中西医临床医学专业
教材建设委员会

本书编委会

主　编：刘友章

副主编：（按姓氏笔画为序）

刘凤斌　汤水福　孙志佳　张　丹

吴　伟　李南夷　杨洪涌

编　委：（按姓氏笔画为序）

古学奎　刘友章　刘凤斌　刘安平　刘丽萍

刘　琼　刘建博　汤水福　孙志佳　张　丹

张　伟　吴　伟　吴秀美　吴　辉　李文晞

李　荣　李南夷　杨小红　杨洪涌　杨晓军

陈刚毅　陈　鹏　宋雅芳　罗月中　周迎春

洪永敦　洪创雄　胡莉文　谢桂权　熊文生

学术秘书：刘丽萍　宋雅芳

21世纪中西医临床医学专业系列教材

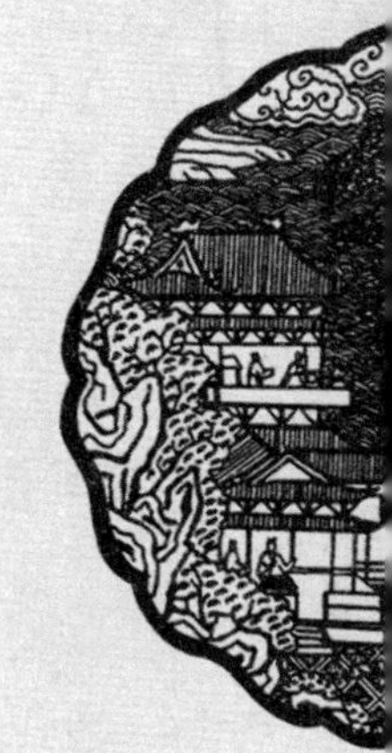

中西医结合内科学

刘友章　主编

◎

广东高等教育出版社

广州

图书在版编目（CIP）数据

中西医结合内科学/刘友章主编．—广州：广东高等教育出版社，2007.9
（21 世纪中西医临床医学专业系列教材）
ISBN 978－7－5361－3536－9

Ⅰ．中…　Ⅱ．刘…　Ⅲ．内科学－中西医结合疗法－高等学校－教材　Ⅳ．R5

中国版本图书馆 CIP 数据核字（2007）第 119339 号

广东高等教育出版社出版发行
地址：广州市天河区林和西横路
邮政编码：510500　电话：（020）87551436
广东省农垦总局印刷厂印刷
787 毫米×1092 毫米　16 开本　60.5 印张　1400 千字
2007 年 9 月第 1 版　2007 年 9 月第 1 次印刷
印数：1～2 000 册
定价：112.00 元

序

21世纪中西医临床医学专业系列教材由广州中医药大学第一临床医学院中西医临床医学专业教材建设委员会组织编写，由广东高等教育出版社出版，适用于中西医临床医学专业，适合中西医结合执业医师考试和中西医结合中、高级技术资格考试的需要。

中西医结合是我国医学领域重要的发展方向。中西医结合的目的是使中西医优势互补，共同为保障我国人民健康作出贡献。中华人民共和国成立以后，毛泽东主席提出了"中西医结合"的指导思想，是根据我国既有传统的中医学，又有西医学的现实国情提出来的。温家宝总理最近题词："实行中西医结合，发展传统医药学。"在国家领导人的倡导和中西医专家的共同努力下，经过50年的研究与实践，中西医结合事业得到了长足的发展。

中西医结合事业要有更大发展，关键是教育。从20世纪90年代开始，我国的高等教育领域开设了中医专业本科的中西医结合方向课程。2002年，国家教育部批准设置中西医临床医学专业，标志着中西医结合的高等教育开始走向规范。目前中西医结合培养模式深受社会欢迎，说明将中西医结合正式纳入高等本科教育体系有其重要意义。

广州中医药大学从2004年开办中西医临床医学专业。近3年已招收本科学生380余人。根据中西医临床医学专业的培养目标，我们设立了中西医临床医学专业教材建设委员会，拟定教学大纲和教材建设规划，组织编写《中西医结合内科学》、《中西医结合外科学》、《中西医结合妇产科学》、《中西医结合儿科学》、《中西医结合骨伤科学》、《中西医结合眼科学》、《中西医结合耳鼻咽喉科学》、《中西医结合内科急症学》和《临床医技学》等一系列教材，覆盖全部临床学科以及影像诊断等领域。各科教材的主编均为具有丰富临床与教学经验、学术造诣深厚的中西医结合专家。本套教材力求达到思想性、科学性、启发性、先进性和适用性的统一。内容主要体现中医与西医基础理论、中西医结合临床基本知识和基本技能，注重西医诊断与中医辨病、辨证的结合，中西医治疗方法的优势互补，并提出中西医结合的临床思路，反映中西医结合在各个临床学科的新进展、新理论、新成果。本系列教材的编写本着"以精品育精英"的原则，从教材的规划、编写到审定等各个环节，多次组织专家进行认真的讨论，不断完善，保证质量，力争编出特色、编出水平，突出中西医结合的优势，注重对学生临床思维、实践

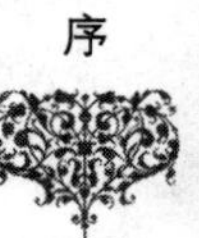

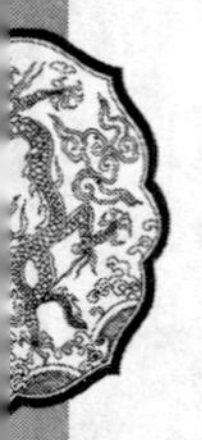

能力与创新能力的培养。

目前，第一临床医学院拥有中医临床基础、内科、骨伤科和妇科等4个教育部重点学科；拥有国家级精品课程“中医妇科学”，省级精品课程“中医内科学”、“中医伤科学”、“伤寒论”、“温病学”、“中医眼科学”，校级精品课程“中医耳鼻喉科学”和“金匮要略”等；承担了国家级“十五”、“十一五”规划教材、案例式教材共31部的主编和副主编工作；培养了一批中西医结合临床专业的硕士和博士研究生。这些为本系列教材的编写创造了条件。

“工欲善其事，必先利其器”。教材是教学工作与课程建设的重要载体。本系列教材的编写、出版，是广州中医药大学中西医临床医学专业本科教育的一项重要工作。希望这套教材给教师提供理论与实践教学的范本，给学生提供系统、实用的临床读本，促进学生的知识、能力、素质协调发展，为培养高素质的中西医结合人才做出贡献。

广州中医药大学
中西医临床医学专业教材建设委员会
2007年6月

前　言

本教材由广州中医药大学第一临床医学院中西医临床医学专业教材建设委员会组织编写和审定，供中西医结合临床医学专业使用。

中西医结合内科学是临床专业的主干课程，是学好其他各临床学科的基础，是中西医结合专业的必修课程。中西医结合内科临床水平基本体现了中西医结合学术发展的水平。本教材以培养学生中西医内科基础理论、基本知识和基本技能，以及建立辨病辨证的诊治思维与方法为目标。使学生掌握内科常见病的诊断、鉴别诊断、中医辨证论治和西医治疗常规，熟悉内科疾病的预防与调护，了解内科常见病的预后与转归。

本教材借鉴、参考国内外大量文献资料，结合我院多年教学和临床实践，根据中西医结合内科学的学科特点，采用以病名为纲，病证结合的分篇方法，共分为绪论、呼吸、循环、消化、泌尿、内分泌与代谢、风湿、血液和神经系统疾病九章。涵盖了病因病理、临床表现、实验室及其他检查、诊断、鉴别诊断、中医辨证分型及中西医治疗等内容，并总结概括了临床思路，切合临床需要。

《中西医结合内科学》由国家教育部重点学科——广州中医药大学内科教研室组织具有丰富临床和教学经验，长期从事临床、教学工作的高级职称教师编写。国家中医药管理局重点建设学科中医内科消化学科带头人、全国知名的中西医结合专家、广东省中医药学会常务理事、疑难病专业委员会常务副主任委员、广州中医药大学内科学博士生导师刘友章教授担任主编，各专科主任担任副主编。编写人员多次与中西医结合专业师生交流，听取和采纳多方面意见和建议，从而使本书的科学性、启发性、实用性和创新性得到了全面体现。

在教学、医疗和科研任务十分繁重的情况下，编者们不辞辛劳，投入了大量的时间和精力，学术秘书刘丽萍、宋雅芳为本书编写付出了辛勤的劳动，才使本书顺利出版。本教材的编写和审定工作得到了广州中医药大学副校长林培政教授、第一临床医学院院长樊粤光教授、副院长冼绍祥教授的指导，并得到第一临床医学院陈茂珍教授、方熙茹副教授的支持与协助。全国知名中医专家丘和明、陈镜合、许鑫梅、陈宏珪、罗日永、丁有钦等资深教

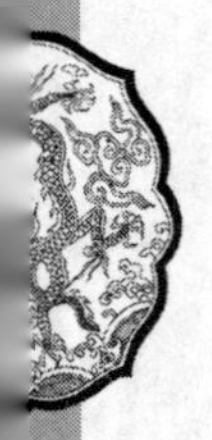

授也对本书的编写给予了悉心的指导，各位专家对《中西医结合内科学》给予了充分的肯定并提出了许多建设性的意见，谨在此表示衷心的感谢！

由于本教材是第一版，编写的疏漏和错误在所难免，诚恳地欢迎同行专家和使用本书的每一位师生提出宝贵的批评和建议，以便今后进一步修订和不断完善。

《中西医结合内科学》教材编委会
2007 年 6 月

目　录

第一篇　绪　论

第二篇　呼吸系统疾病

第三篇　循环系统疾病

第四篇　消化系统疾病

第五篇　泌尿系统疾病

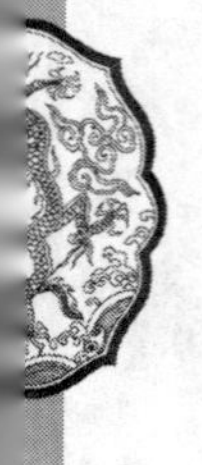

第六篇 内分泌和代谢系统疾病

第七篇 风湿性疾病

第八篇 血液系统疾病

第九篇　神经系统疾病

第一篇 绪 论

一、中西医结合内科学的定义和范围

中西医结合内科学是运用中西医结合的临床思维方式，运用中西医理论和技能，认识和诊治内科疾病的一门临床新学科。

中国中西医结合研究会章程对“中西医结合”概念的界定是：“运用现代科学（包括现代医学）理论知识和方法，加强中、西医结合的研究，继承发掘祖国医学遗产，取中、西医药之长，融会贯通，促进医学科学的繁荣进步。”

中西医结合的内涵，是通过比较中西两种医学体系在医疗实践中所采用的思维方式、认识手段和应对措施的异同，吸收各自的长处，做到在理论体系上融会贯通，在临床实践中优势互补。现代科学可以帮助理解和阐明深奥复杂的中医理论，而中医药学对人体生命现象的独特认识和对疾病独到的治疗手段又能丰富和充实现代生命科学的内涵。

中西医结合内科学的研究范围相当广泛，病种也相当多。根据中西医临床专业（五年制）教学计划的总体要求和课程目标的实际需要，本教材阐述的范围包括循环、呼吸、消化、泌尿、内分泌和代谢、风湿、血液、神经各系统疾病。以常见病、多发病为主。编写体例以“西医病名为纲，中、西医内容为目”，每一系统均有总论，每一病种分别从概念、西医病因病理、中医病因病机、临床表现、实验室与其他检查、中西医诊断与鉴别诊断、中西医治疗、临床思路、预后与转归、预防与调护等方面予以阐述。

二、中西医结合内科学的发展概要

中国的临床医学存在着中医和西医两个不同的体系。16 世纪下叶，西方医学开始传入我国。19 世纪下半叶至 20 世纪初，西医学在我国得到了广泛的传播与发展，随着中西医学的交流，形成了中国医学史上独特的新的一个学术流派——中西医汇通派。20 世纪二三十年代，西医得到了长足的发展，中医却受到了几乎是毁灭性的摧残。新中国成立以后西医得到飞速发展，中医也获得了新生。与此同时，在我国医学领域开展了“西学中”、“西研中”，使中西医汇通派的探索思维及结果得到了延伸和发展，形成了中西医结合学科，中西医结合内科学随之逐步形成和发展。

中西医结合内科学形成、发展大致经历了四个时期：

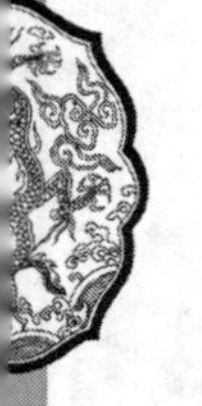

1. 汇通时期　16 世纪下叶至 20 世纪初，部分中医学家把西医药知识与中医药知识联系起来共同用于内科疾病的诊治，产生了中西医汇通思想，其后逐渐发展形成中西医汇通派。

1582 年意大利天主教士利玛窦来到我国，他在《西国记法》中有关神经学说的论述，是传入我国第一部西方医学的记载。此后，意大利的龙华民、罗雅各，德国的汤若望、邓玉函合译的《人身图说》、《泰西人身说概》、《四体液说》等为我国最早的解剖生理学书籍。这些书籍受到中国学者、中医界少数有识之士的注意和兴趣，如明代医家方以智（1611—1671 年），他不仅同意“脑主记忆”说法，而且企图以西方“四体液说”的理论来解释中医脉象，且该书已出现对中西医学术要“会通”的观点，被马伯明誉为“中西汇通派之第一人”。中西医汇通思想开始启蒙。

19 世纪下半叶至 20 世纪初，中西医汇通学派开始形成。其代表人物有唐容川、朱沛文、恽铁樵、张锡纯等。张锡纯（1860—1933 年，河北盐山人），在其《医学衷中参西录》中，除从医理及各种病证阐述对中西医的一些认识互相印证外，最突出的特点是介绍了其在临床上中西药配合运用的经验。如创用西药阿司匹林与中药玄参、沙参等药配伍治疗肺结核发热，防止耗散肺阴的经验，以及对温病初起主张用阿司匹林解表、石膏清里，以求表里双解等。张氏在临床实践中提倡沟通中西医学说，取长补短，互济互用，这对后世影响较大，开辟了中西医药并用防治内科疾病之先河。近代名医杨则民（1893—1948 年，浙江诸暨人），晚年著述多采用中西医结合形式，尤其在《医林独见》中设专论“辨证与辨病”，主张把中医重辨证，西医重辨病有机结合起来诊治疾病，可谓中西医结合采用辨证辨病相结合诊治方法的首倡者。

在中西医汇通时期，尽管众多医家从内科临床方面开始了中西医汇通的探索与实践，但中西医结合在内科领域进行初步研究及中西医结合内科学的形成与发展，则是从新中国成立以后开始的。中西医汇通派的某些思维及研究方法，为中西医结合内科学的产生、发展奠定了基础。

2. 探索时期　这一时期大致为 20 世纪 50 年代末至 70 年代。发展和组织队伍，逐渐开展用中、西医两种方法诊治内科疾病，是这个时期的基本特点。1950 年，毛泽东同志在第一届全国卫生大会上号召：“团结新老中西医各部分医药卫生工作人员，组成巩固的统一战线，为开展伟大的人民卫生工作而奋斗。”1955 年中国中医研究院成立，明确规定：“中医研究院的主要任务是中西医合作。对中医中药知识和中医临床经验进行系统的整理，同时负责搜集和整理中医中药书籍（包括民间单方秘方），并为医学院培养讲授中医课程的师资和编纂教材。”同时组织了第一期西医学习中医研究班。临床主要是在西医诊断明确的基础上进行中医辨证，找出辨证和治疗的规律，提高临床疗效。如秦伯未用黄芪建中汤治消化性胃溃疡的经验，其他如白虎汤治流行性乙脑的经验、十枣汤治结核性胸膜炎的病例报告等。

1958 年 10 月 11 日，中医研究院第一届西医离职学习中医班毕业后，卫生部向党中央呈送该班的总结报告。毛泽东同志为此专门致信中央办公厅主任杨尚昆，对中西医结合的问题提出具体的实施意见，批示肯定了举办西医离职学习中医班的成绩，进一步要求，“在一九五八年每个省、市、自治区各办一个七十至八十人的西医离职学习班，以两年为期，则在一九六〇年冬或一九六一年春，我们就有大约二千名这样的中西结合的高级医生，其中可能出几个高明的理论家”，并指出：“这是一件大事，不可等闲视之”，“中国医药学是一个伟大的宝库，应当努力发掘，加以提高”。批示在《人民日报》发表后，全国掀起了西医学习中医的热潮。1960 年 2 月，卫生部党组向中央提交《关于全国西医学习中医经验座谈会情况的报告》，在有关文件中第一次提出“中西医结合”概念。从此，“中西医结合”成为我国医学上一个专用术语并得到了广泛应用。

20 世纪 60 年代中期至 70 年代，中西医结合内科学发展主要表现为两个特点：其一，从临床入手开展实验研究，如运用动物模型从内分泌角度开展对“阴阳学说”的研究、对肾的本质研究、对脾本质的研究等，从而揭开了对中医“证”的本质进行现代医学科学研究的序幕；其二，内科各领域均开展了“辨证与辨病相结合”的系统研究，力图探求西医辨病与中医辨证之病证关系及其规律。这些研究在客观上促进了中医内科辨证的规范化、统一化、标准化，为中西医结合内科学的初步形成创造了条件。

3. 形成时期　研究病种广泛，诊断和疗效评定逐步规范化，医药并重和相关理论的深入研究是本段时期的基本特点。

进入 20 世纪 80 年代，现代医学科学技术突飞猛进，对中西医结合内科领域的研究已经发展到临床与基础理论研究结合、临床观察与实验检测结合、宏观辨证与微观辨证结合的新阶段。CT、电镜、内窥镜、放射免疫检测技术、内分泌学技术、微循环技术、血液流变学检测技术等新的实验研究方法的应用，大大地促进了内科领域中西医结合水平的发展，特别是运用中西医结合研究方法对中医阴阳、气血、寒热、经络、证、中药药理等研究不断深化，同时宏观辨证与微观辨证相结合的规律研究、相关实验室检测指标的探索也取得了一定进展，基本上建立了中西医结合内科诊治疾病的学术体系，标志着中西医结合内科学的初步形成。

4. 发展时期　跨入 20 世纪 90 年代以来，中西医结合内科学在学科及理论体系方面都进入了新的历史发展时期。1996 年底党中央国务院召开的全国卫生工作会议将“中西医并重、发展中医药”列入“九五”计划和 2010 年远景目标，作为重大战略任务写入《中共中央国务院关于卫生改革与发展的决定》。明确提出：“中西医要加强团结，互相学习，取长补短，共同提高，促进中西医结合。”这一时期的特点，主要表现为辨证与辨病相结合、宏观辨证与微观辨证相结合的中西医结合内科诊断方法的建立，而且已为中医、中西医结合临床工作者普遍采用，同时辨证与辨病相结合的诊断模式亦被纳入中西医结合病历书写规范。现代科技日新月异，电脑技术、核磁共振等高精尖技术的应用，进一步促进了中西医结合内科学诊治水平的提高。人文科学、全科医学的融入，中西医结合在原有诊治模式的基础上融入了整体与局部结合、功能与结构结合、动态与静态结合、综合与分析结合、传统与现代结合等研究方法，使中西医结合内科学在抢救多脏器功能衰竭、心脑血管危急重症及防治肝胆脾胃病、肾病、肺病、肿瘤、血液及代谢疾病等方面都取得了重大突破。

三、学习中西医内科学的意义

中、西医学是在两种异质的文化土壤和社会背景中发生发展起来的。中医学侧重于

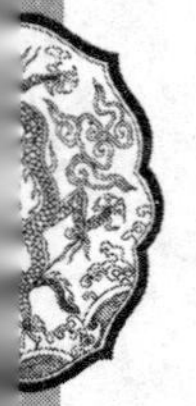

整体、恒动、功能、天人相应等观点，特别是中医学的概念术语常多义、歧化、模糊、涵盖面广，其诊治疾病，长于辨证思维、经验总结和猜测性的天才思辨，以自然药物和养生调理为主要工具。所以中医认识疾病有或然性、笼统模糊性、臆测性等不足。传统的中医教育学生、授业后人的模式，要求习医者广泛学习中医历代医家的经典著作及临床经验，在心悟和顿悟后，方可通晓中医学的深刻理论内涵及奥妙医理。西医学则具有静态、结构、分析、局部等特点，其诊治疾病遵循在严格逻辑体系上建筑的医学理论，注重系统的实践和事实，其教育学生，则注重对各种技能及思维能力的培养。中医要发展自己、完善自己，丰富治疗手段，提高临床疗效，必然要走中西医结合的道路。这种结合是历史的必然，现实的需要，也是“发展才是硬道理”在中医现代化中的具体体现。学好中西医结合内科学，在临床诊疗过程中，既充分运用现代医学的技术方法对疾病进行定性定位诊断；同时又严格按照中医理论方法对疾病及其各阶段表现的“证”进行全面分析；或结合现代医学对“证”研究的一些微观指标，对中医病证进行诊断；或在临床治疗中，中西医药方法配伍使用，以提高疗效。在这种中西医结合的临床思维方式下，可克服中医对疾病微观认识不足，弥补西医对疾病发病过程机体整体反应及个体差异性重视不够的不足，取得更好的临床疗效。此外，学习中西医结合内科学的重要意义还在于：①中西医结合内科学作为一门新兴的临床学科，它是中西医结合临床各门学科基础，它的基本理论和思维方法对学习其他学科具有重要启迪作用。②中西医结合工作是我国卫生事业的重要组成部分，是我国人民防治疾病的重要途径和方法。学好中西医结合内科学，是防治疾病，保护人民健康的需要。③是中医药走向世界的需要。

四、中西医结合内科学的学习方法和要求

（一）学习方法

1. 密切联系基础学科知识　基础医学是临床医学的基础，中医学基础是中医内科学的基础，学好了基础学科知识才能更好地理解疾病的病机及特点，掌握疾病的诊断与治疗方法。因此在学习内科学每个疾病时，应及时复习该系统器官的解剖、生理，学习药物治疗应联系药理学、生物学知识，了解药物的药理基础、药物作用、副作用、药动学和药效学、常用剂量等。这样能从根本上提高中西医内科学的学习质量，做到知识融会贯通，举一反三。

2. 注重理论联系实际

（1）应重视临床技能的训练如何接触病人，采集完整的病史，完成全面的体格检查，在此基础上通过综合分析，发现问题，选择进一步诊断方法和鉴别措施，这是内科学临床技能，也是内科学的基本功。只有在取得全面可靠的第一手资料的基础上，才可能提出正确的诊治方案。正确的病史采集和体检可以缩小实验室检查和特殊检查范围，提高检查的诊断效率，减少病人的痛苦和经济负担，节约医疗资源。同时，病史采集和体检的过程有助于建立良好医患关系，获得病人的理解、支持与配合，从而达到良好的治疗效果。

（2）理论与临床实践相结合医学是一门实践性很强的学科，没有实践，就不能获得解决病人实际问题的本领。每一个病人由于年龄、性别、民族、所处的环境、社会地位

及遗传因素不同，疾病的临床过程可千变万化，不同病人对治疗的反应也各不相同，因此在治病时必须将书本上理论知识与临床实践中所遇到的病人结合起来，根据病人情况作个体化处理。

3. 要有严谨的治学态度，摒弃妄自菲薄和片面夸大中医的思想　中西医结合内科学作为一门新兴学科，还存在诸多不足，尚待进一步发展完善。必须科学地对待，保持严谨的治学态度，取中西医之所长，补中西医之所短。中西医有着两种不同的诊治疾病的思路和方法，绝不能把其中任何一种作为唯一标准来评判另一方。

4. 建立辨病与辨证结合、宏观与微观辨证结合的诊治思维方法　辨病与辨证结合、宏观与微观辨证结合的诊治思维方法是中西医结合内科学诊治疾病的基本思维方法，必须在学习中注意培养和运用。如在疾病的发展过程中，有些证是提前或滞后于病的发展的，如现代医学之肝病、肿瘤等，在早期阶段，无任何症状出现，病者也未表现出任何不适，但是肝功能、超声诊断均可提示异常。由于中医对现代疾病的认识不足，认为是“无证可辨”，实际上疾病已经发生或发展，这就需要借助现代医学的诊察手段，处方用药。如果仍固守辨证论治的观点，将会延误病情。

辨证论治是中医的特点，它体现了中医的恒动观；西医强调辨病，重视局部器官的器质和功能变化。在中西医结合中，把西医辨病与中医辨证有机结合，体现了同病异治的原则；把中医辨证方法横向运用于西医辨病，则是体现了异病同治的理念。

宏观辨证与微观辨证相结合。宏观辨证，也就是中医的辨证，就是把通过四诊收集来的材料，分析、归纳为某一种证。宏观辨证对证的认识是全面的、动态的、宏观意义上的。但是宏观辨证收集材料的过程，还应当引用现代科学，特别是现代医学的先进技术，也就是微观辨证，在更深层次上，微观地认识疾病发生的特点，这样才能更完善、更准确、更本质地阐明证的本质，给临床治疗的有效性提供前提和保证。

（二）学习要求

通过学习，要求学生掌握中西医内科两套基本理论、基本知识和基本技能，建立辨病与辨证结合、宏观与微观辨证结合的诊治思维方法，掌握内科常见疾病的诊断、鉴别诊断、中医辨证论治和西医治疗常规，熟悉内科常见疾病的预防与调护，了解内科常见疾病的预后与转归。

总之，中西医结合是医学发展的必然，也是我国医学事业发展的特色和亮点，是我们缩短与医学发达国家之间的差距并以自己的特色赶上和超过世界先进水平的优势所在。前卫生部部长张文康曾在第二届世界中西医结合大会上指出：“中西医结合是在既有中医药又有西医药这样特殊的历史和现实条件下产生的；是在当代科学发展总趋势下，相邻学科彼此渗透、相互促进、补充融合的必然结果。中西医结合将随着中医学与西医学的发展而前进；同时中西医结合的发展也必将促进中医与西医的发展与提高。现在中西医结合已经成为继承发展中医药的一个重要途径，已经成为我国卫生工作的一大优势。”在新的世纪里，大力发展中西医结合建设，为我国医学事业的发展而奋斗。

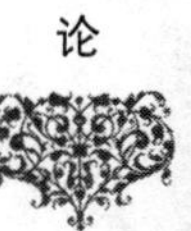

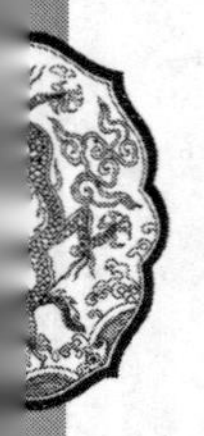

第二篇 呼吸系统疾病

第一章 总 论

第一节 呼吸系统解剖

呼吸系统由呼吸道和肺两部分组成。呼吸道包括鼻腔、咽、喉、气管和支气管，鼻腔、咽、喉为上呼吸道，气管和支气管为下呼吸道。

一、鼻

鼻是呼吸道的起始部分，能净化吸入的空气并调节其温度和湿度，它也是嗅觉器官，还可辅助发音。鼻包括外鼻、鼻腔和鼻旁窦三部分。

1. 外鼻 指突出于面部的部分，由骨和软骨为支架，外面覆以皮肤构成。上端较窄，位于两眼之间叫鼻根，下端高突的部分叫鼻尖，中央的隆起部叫鼻背，鼻尖两侧向外方膨隆的部分叫鼻翼。

2. 鼻腔 以骨性鼻腔和软骨为基础，表面衬以黏膜和皮肤而构成。鼻腔由鼻中隔分为左、右两腔，前方经鼻孔通外界，后方经鼻后孔通咽腔。每侧鼻腔可分为鼻前庭和固有鼻腔两个部分。鼻前庭是指由鼻翼所围成的扩大的空间。固有鼻腔是指鼻前庭以后的部分，后借鼻后孔通咽。每侧鼻腔有上、下、内、外四个壁。上壁较狭窄。下壁即口腔顶，由硬腭构成。内侧壁为鼻中隔，由骨性鼻中隔和鼻中隔软骨共同构成。外侧壁有三个鼻甲，由上而下依次为上鼻甲、中鼻甲和下鼻甲，各鼻甲下方的间隙分别叫上鼻道、中鼻道和下鼻道。上鼻甲的后上方的凹窝叫蝶筛隐窝。各鼻甲与鼻中隔之间的间隙叫总鼻道。中、上鼻道和蝶筛隐窝有鼻旁窦开口，下鼻道有鼻泪管开口。

固有鼻腔黏膜按其性质可分为嗅部和呼吸部。嗅部黏膜为上鼻甲以上及其相对的鼻中隔部分，呈淡黄色或苍白色，内含嗅细胞，能感受气味的刺激。其余部分为呼吸部黏膜。

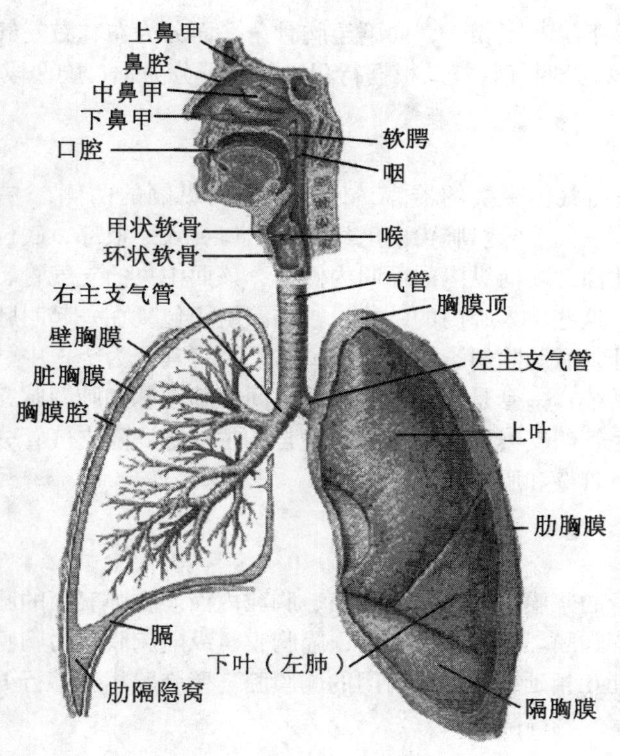

图2-1-1　呼吸系统解剖图

3. 鼻旁窦　鼻旁窦四对，由骨性鼻旁窦表面衬以黏膜构成，鼻旁窦开口于鼻腔。上颌窦最大，位于上颌骨体内，上壁是眶下壁；下壁邻近上颌磨牙，紧邻骨质菲薄的牙根，故牙根感染常波及上颌窦；前壁在眶下孔下方处较薄，进行上颌窦手术时即由此处凿开；内侧壁为鼻腔外侧壁，邻近中、下鼻道，在下鼻道上部骨质较薄，上颌窦穿刺即由此处刺入。上颌窦开口位置较高，所以上颌窦发炎化脓时引流不畅。额窦开口于半月裂孔前端。筛窦开口于中鼻道和上鼻道。蝶窦开口于蝶筛隐窝。

二、喉

喉（larynx）是呼吸道，也是发声器官，位于颈前部，相当于第4～6颈椎体范围。上方以韧带和肌肉系于舌骨，下方续于气管。前面覆以皮肤、颈筋膜和舌骨下肌群。后方与咽紧密相连，其后壁即喉咽腔前壁。两侧有颈部血管、神经和甲状腺侧叶。

喉的结构比较复杂，它是以软骨支架为基础，贴附肌肉，内面衬以黏膜构成的。软骨支架围成喉腔，向上经喉口与咽相通，向下与气管内腔相续。喉腔的中部，有上、下两对自外侧壁突入腔内的黏膜皱襞，下面的一对叫声襞（声带），两侧声襞之间的窄隙叫声门裂。

三、气管和支气管

气管（trachea）和支气管（bronchi）均以软骨、肌肉、结缔组织和黏膜构成。气

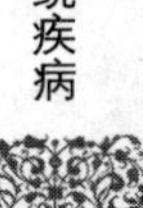

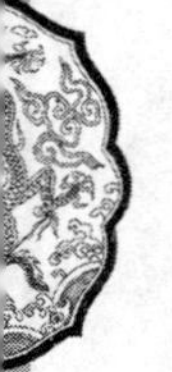

管上端平第6颈椎体下缘与喉相连，向下至胸骨角平面分为左、右支气管为止，成人全长约10～13 cm。分杈处叫气管杈。根据行程，气管可分为颈、胸两段，颈段较浅表。

四、肺

肺（lung）是进行气体交换的器官，位于胸腔内纵隔的两侧，左右各一。肺为锥形，分肺尖和肺底，三面三缘。肺尖向上经胸廓上口突入颈根部，底位于膈上面，朝向肋和肋间隙的面叫肋面，朝向纵隔的面叫内侧面，该面中央的支气管、血管、淋巴管和神经出入处叫肺门，这些出入肺门的结构，被结缔组织包裹在一起叫肺根。左肺由斜裂分为上、下二个肺叶，右肺除斜裂外，还有一水平裂将其分为上、中、下三个肺叶。

肺有二套血管系统：一套是循环于心和肺之间的肺动脉和肺静脉，属肺的机能性血管。一套是营养性血管叫支气管动、静脉，发自胸主动脉，随支气管分支而分布，营养肺内支气管壁、肺血管壁和脏胸膜。

五、胸膜

胸膜是一层光滑的浆膜，覆于肺的表面、胸腔内面。在肺表面的胸膜叫脏胸膜，在胸腔内面的胸膜叫壁胸膜。壁胸膜分4部，膈胸膜、纵隔胸膜、肋胸膜、胸膜顶。脏胸膜和壁胸膜在肺根处互相延续，形成封闭的胸膜腔。壁胸膜相互移行处形成隐窝，有肋膈隐窝、肋纵隔隐窝、膈纵隔隐窝。

六、纵隔

纵隔是左右纵隔胸膜间的全部器官、结构的总称。通常以胸骨角平面将纵隔分上纵隔和下纵隔。下纵隔以心包为界分为前纵隔、后纵隔和中纵隔。

第二节　呼吸系统生理

呼吸功能是维持人体生命的重要环节，人体组织、细胞必须不断地进行氧化代谢，并不断产生大量的CO_2，因此机体必须不断地进行呼吸，从外界摄入O_2及排出机体内过多的CO_2。

呼吸过程通常分为两个部分，即内呼吸和外呼吸，其中呼吸功能与血液循环功能密切配合，肺循环进行着血液与外环境的气体交换，称为外呼吸；体循环进行组织细胞与血液间的气体交换，称为内呼吸。

呼吸生理主要内容是外呼吸（即肺的呼吸功能）的各环节，包括肺容量、通气、换气、呼吸动力学，血液运输、呼吸节律控制及通气调节等。

一、肺容量

吸气肌收缩产生足够的力使肺和胸壁扩张并克服气道内的阻力，空气才能从体外流向肺的气体交换单位。至于究竟有多少容积的气体流抵肺泡，则由肺实质、气道和胸壁的力学特性以及呼吸肌产生的收缩力所决定。呼吸系统内的气量反映进行外呼吸的空间，是通气和气体交换的基础。因此对肺容积的测定可提供患者呼吸功能最基本的资料。在疾病过程中，或手术前后作肺容积的动态观察可帮助对疾病病情的了解。

1. 潮气容积（VT） 平静呼吸时每次吸入或呼出的气量为潮气容积。它受机体代谢率、运动量、情绪等因素的影响。静息状态时成人潮气容积约为500 ml。

2. 肺总量（TLC） 深吸气后肺充分扩张时的气量为肺总量。是肺活量与残气容积的和。

3. 肺活量（VC） 深吸气达到肺总量，所能呼出的最大气量为肺活量。它是深吸气量和补呼气容积的和。VC和体表面积、性别、年龄、胸部结构及呼吸肌强度有关。又因职业、平时体力锻炼的影响，个体差异较大。对患者定期检查可反映肺组织病理生理变化，也可作为以后需对患者通气进行机械支持或由机械通气撤离的一项简单参考指标。

4. 深吸气量（IC） 平静呼气后能吸入的最大气量，也是潮气容积和补吸气容积的和。受吸气肌肌力、肺和胸壁弹性、气道阻力等影响。

5. 补呼气容积（ERV） 平静呼气后所能呼出的最大气量。体位和膈肌位置对补呼气容积影响较大。

6. 残气容积（RV） 深呼气后肺内残余的气量，也就是在肺总量状态呼出肺活量后的气量。临床上为排除体表面积对RV绝对值的影响，以残气量占肺总量（RV/TLC）百分数作为肺泡内气体滞留的一项指标。

7. 功能残气量（FRC） 平静呼气后肺内存留的气量，是残气容积和补呼气容积的和。功能残气量过于增加时，吸入的新鲜气将被肺泡内残余气所稀释，肺泡气氧分压降低，二氧化碳分压增高。因此功能残气量是反映机体通气状态的一项重要的指标。

二、通气

1. 呼吸系统的力学特点 肺和胸壁都是弹性结构。呼吸肌收缩时产生生力，肺和胸壁组织具有弹性回缩力，气流在气道内流动时产生阻力，肺和胸壁运动时都有一定的惯性。一般除了极度肥胖的个体，上述这些因素中惯性可以忽略不计。但弹性回缩力、气道内阻力等均具有力学的特点，研究和认识呼吸运动过程中肺容量变化产生通气的经过，必须熟悉呼吸系统的力学特点。

2. 动态条件下的肺通气 空气能够从外界流向肺泡，乃因胸廓和肺扩张时形成的肺泡和口腔间的压力差。压力差又由肺与胸壁的弹性回缩力、气流阻力和呼吸系统惯性决定。每分钟通气量、肺泡通气量和时间肺活量等数值反映的是肺通气的动态特点，也反映出影响肺通气机械力学特性的综合效应，是在研究或讨论患者呼吸生理状态时经常要涉及的内容。

3. 通气的肺内分布 人的肺总容量不过3~5 L，但每日为了摄入O_2和呼出CO_2所必需的交换面积则高达70~80 m^2。唯有当肺脏被分隔为3亿左右的微小肺泡才能满足此要求。这样，吸入气必须经过20余级呼吸道分支才能抵达肺泡。

4. 通气功能障碍 当疾病过程影响呼吸系统的正常生理功能时，可表现为通气功能障碍。通气分布不均固然是非常常见，但不方便直接测定，通过常规肺功能检查，一

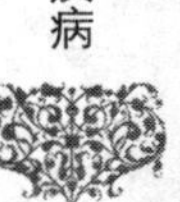

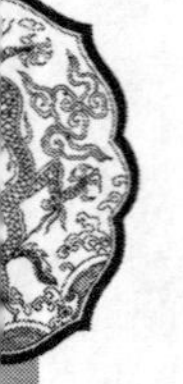

般均概括为限制性与阻塞性通气功能障碍，或表明为二者同时存在的混合性通气障碍。

三、气体交换

空气自体外随吸气动作抵达肺气体交换单位，氧分子通过肺泡毛细血管膜进入肺循环血液中，二氧化碳分子由血液从代谢产生地点（组织）带至气体交换单位，再通过肺泡毛细血管膜排入肺泡气中，随呼气排出体外。此种气体通过呼吸膜进行交换的过程称为弥散（diffusion）。弥散作用是一种被动进行的物理现象，不需要额外的能量。

1. 弥散律　又称 Fick 定律。气体通过一层组织膜的速率和组织膜的面积呈正比，和两侧气体的压力差呈正比，和组织厚度呈反比。

2. 影响弥散功能的因素　弥散量受多种情况影响，儿童氧弥散量小于青年人，男性大于女性，仰卧位大于直立位，运动时大于静息时。肺气肿时因肺泡膜退行性变，氧弥散量有所减少。肺纤维化、矽肺等因肺泡膜增厚也会减损弥散功能。但因肺弥散功能的代偿能力十分巨大，实际上并非单纯因弥散功能障碍引起缺氧的疾患，往往肺部病变产生弥散功能减退的同时，已经发生其他严重呼吸功能障碍，如通气—血流灌注比例失调。

四、气体运输

1. 氧和二氧化碳在血液中存在的形式　O_2 和 CO_2 都以两种形式存在于血液：物理溶解和化学结合。主要是结合状态。虽然溶解形式的 O_2、CO_2 很少，但也很重要。因为在肺或组织进行气体交换时，进入血液的 O_2、CO_2 都是先溶解，提高分压，再出现化学结合；O_2、CO_2 从血液释放时，也是溶解的先逸出，分压下降，结合的再分离出来，补充所失去的溶解的气体。溶解的和化学结合的气体两者之间处于动态平衡。

2. 氧的运输　血液中的 O_2 以溶解的和结合的两种形式存在。溶解的量极少，仅占血液总 O_2 含量的约 1.5%，结合的占 98.5% 左右。O_2 的结合形式是氧合血红蛋白（HbO_2）。血红蛋白（hemoglobin，Hb）是红细胞内的色蛋白，它的分子结构特征使之成为极好的运 O_2 工具。血液 Hb 的运 O_2 量可受多种因素影响：包括 PO_2、Hb 本身的性质和含量、pH 值、PCO_2、温度、2，3－DPG（2，3－二磷酸甘油酸）和 CO 等，pH 值降低，PCO_2 升高，温度升高，2，3－DPG 增高，氧离曲线右移；pH 值升高，PCO_2、温度、2，3－DPG 降低和 CO 中毒，曲线左移。

3. 二氧化碳的运输　血液中 CO_2 也以溶解和化学结合的两种形式运输。化学结合的 CO_2 主要是碳酸氢盐和氨基甲酸血红蛋白。从组织扩散入血的 CO_2 首先溶解于血浆，一小部分溶解的 CO_2 缓慢地和水结合生成碳酸，碳酸又解离成碳酸氢根和氢离子，H^+ 被血浆缓冲系统缓冲，pH 值无明显变化。溶解的 CO_2 也与血浆蛋白的游离氨基反应，生成甲酸血浆蛋白，但形成的量极少，而且动静脉中的含量相同，表明它对 CO_2 的运输不起作用。在血浆中溶解的 CO_2 绝大部分扩散进入红细胞内，在红细胞内主要以碳酸氢盐、氨基甲酸血红蛋白结合形式存在。

五、通气的调节

在正常人体中，呼吸运动始终不断地、有节律地交替进行着，并能随机体的需要和外界环境的变化而调整。呼吸生理处于精密灵敏的控制之下。

1. 感受器　在呼吸系统或相关组织中，存在着调节和控制呼吸的感受器，它们对机械或化学刺激、生理或病理条件的需求发生反应，向中枢控制单位传递信息，以增加或降低通气来适应对 O_2 摄取或 CO_2 清除的最终需要。

2. 中枢控制单位　延髓是启动、处理和传递信息最重要的指挥部，过去笼统地称之为呼吸中枢。延髓传递部分信息至大脑皮层，感知呼吸的知觉，如呼吸困难；也是主动呼吸的命令来源所在。部分信息自延髓向自律神经系统传递，指挥肺及相关的其他器官的呼吸动作。

3. 效应器官　横膈、肋间肌、腹壁肌和辅助呼吸肌构成呼吸动作的效应器官。

4. 呼吸控制失常　许多常见病，如发热、代谢性疾病或心理精神性疾患都引起呼吸频率和深度的变化。过度通气是指通气量增加超出 CO_2 产生的需要，$PaCO_2$ 降低；通气不足则相反。

第三节　中医肺的功用

肺属五脏之一，居于胸腔，由于肺位最高，故称“华盖”，因肺叶娇嫩，不耐寒热，易被邪侵，故又称“娇脏”。其主要功能是主气、司呼吸，主宣发和肃降、通调水道，外合皮毛，开窍于鼻。

一、肺主气、司呼吸

肺主气是指人身之气皆由肺所主管，其含义包括三个方面：

1. 肺主气与肺的呼吸功能有关　肺是体内外气体交换的场所，通过肺的呼吸，吸入自然界的清气，呼出体内的浊气，吐故纳新，以维持人体正常的生命活动。《素问·阴阳应象大论》说“天气通于肺”，就是此意。

2. 肺主气与人体宗气生成有关　肺与宗气的生成有密切关系，由肺吸入的清气与水谷精气结合而成宗气，它积于胸中，上出喉咙以司呼吸，又通过心脉而散布全身，以营养各脏腑组织，故肺起到了主持一身之气的作用。《素问·五藏生成篇》说“诸气者，皆属于肺”，就是指此而言。

3. 肺主气与肺朝百脉有关　所谓“肺朝百脉”是指全身的血液，都通过经脉而聚会于肺。肺气能协助心脏调节人体气血的循行，故有“肺主治节”之说。肺主气的功能正常，则气机通畅，气血流通，百脉充盈，呼吸均匀，脉来匀和，若肺气不足，不仅会引起呼吸功能减退，而且会影响宗气的生成，因而出现呼吸无力，少气懒言，语音低微，身倦乏力等。

二、肺主宣发与肃降

1. 宣发功能　宣发即有宣通发散之意。其功能有三个方面：一是通过肺的气化，排出体内的浊气；二是将脾所运化的水谷精微，布散到全身；三是宣发卫气，调节腠理之开合，排泄汗液及病邪等。因此肺失宣散，即可出现呼气不利，胸闷、咳喘，以及鼻

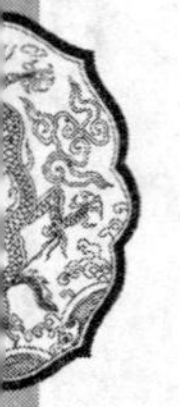

塞和无汗等病变。

2．肃降功能　肃降即有清肃和下降之意。其功能也有三个方面：一是吸入自然界的清气；二是肺为华盖之脏，故将吸入之清气和水谷精气向下布散；三是肃清肺和呼吸道内的异物，以保持呼吸道的洁净。因此肺失肃降，可出现呼吸短促，咳喘、咳痰等病变。宣发与肃降是肺脏的两种生理功能，两者是相互协调的，宣降正常，则肺气升降出入通畅，呼吸调匀，若宣降失常，就会发生“肺气不宣”或“肺失肃降”的病变。

三、肺主通调水道

肺的通调水道功能，是指肺的宣发和肃降对体内水液的输布、运行和排泄起着疏通和调节的作用。肺主宣发，不但将水谷精微宣布全身，而且司腠理开合，调节汗液的排泄；肺气肃降，不但将吸入之清气下纳于肾，而且也将体内的水液不断地向下输送，经肾与膀胱的气化作用，生成尿液而排出体外。因肺气能促进和调节水液代谢。所以有“肺主行水”和“肺为水之上源”之说。若肺的通调水道功能减退，就可发生水液停聚而生痰、成饮，甚则水肿、无汗等病变。

四、肺主皮毛，开窍于鼻

皮毛，是皮肤、汗腺、毫毛等的总称，为一身之表，是人体抗御外邪的屏障。皮毛由肺输布的卫气与津液来温养，使皮毛汗孔开合正常，起着保卫机体，抗御外邪的作用。《素问·五脏生成篇》说“肺之合皮也，其荣毛也”，说明了肺与皮毛在生理上有密切关系。肺气充足，则皮毛润泽，开合正常，邪不易入侵；若肺气虚弱，则皮毛御邪能力减弱而易感冒，从而出现恶寒发热、鼻塞、咳嗽、气喘等肺卫不宣的证候。

肺司呼吸，鼻是呼吸出入的通道，故鼻为肺窍。鼻的通气和嗅觉功能，与肺气的和畅有关。如《灵枢·脉度篇》说：“肺气通于鼻，肺和则鼻能知香臭矣。”由于鼻为肺窍，所以外邪犯肺，常从口鼻而入。如风寒束肺，肺气不宣，每见鼻塞流涕，嗅觉失灵；若肺热壅盛，则常见鼻翼煽动之症。

五、肺与大肠相表里

肺与大肠通过经络互相络属，构成表里关系，在生理病理上互相影响，如肺气肃降正常，则大肠传导如常，大便通畅；若肺失肃降，津液不能下达，则大便秘结；反之，若大肠实热，腑气不通，也可影响肺气不利而咳喘。

六、肺与其他脏器的关系

1．肺与心　肺主气，心主血，血之运行有赖气之推动，而气之输布亦有赖于血之运载，两者结合，才能敷布到全身，两者密不可分，故有“气为血帅，血为气母”、“气行则血行，气滞则血瘀”等说法。若肺气虚弱，宗气不足，则运血无力而导致心脉瘀阻；若心气不足，血运不畅，也会影响肺之宣降功能而致胸闷、咳喘等症。

2．肺与脾　肺主气，脾主运化，为气血生化之源，肺气受水谷之气的资生，而水谷之气，也有赖肺气为之输布，其水液的运化，亦需肺气的通调。若脾气虚弱，可致肺气亦虚而出现疲乏无力，少气懒言等证；水湿停留，聚结成痰，影响肺气的宣降而见咳嗽、痰多，故有“脾为生痰之源，肺为贮痰之器”之说；若肺失通调而致水湿困脾，则可见纳呆、腹胀、便溏等症。

3. 肺与肝　在生理上，肝主升发，肺主肃降，肝升肺降则气机调畅，气血上下贯通，所以二者的关系，主要表现在人体气血的升降运行上。在病理上，若肝气郁结，气郁化火，循径上行，灼肺伤津，影响肺之宣肃，形成“肝火犯肺”（又称“木火刑金”）之证，出现咳嗽咽干，咳引胁痛，甚或咯血等。反之，肺失清肃，燥热下行，灼伤肝肾之阴，使肝失调达，疏泄不利，则在咳嗽同时，还可以出现胸胁引痛，胀满，头晕，头痛，面红目赤等症。

4. 肺与肾　肺为水之上源，肾为主水之脏；肺主呼吸，肾主纳气。故肺肾之间的关系主要表现为呼吸和水液代谢两方面。在呼吸方面：肺的呼吸功能，必须依赖于肾主纳气的作用才得以正常发挥。在病理上，若肾气虚损，摄纳无权，则气浮于上，或肺气虚损，久病及肾，导致下元虚衰，气不归根，均可出现呼吸困难、呼多吸少、动则喘甚之肾不纳气之证，中医或称之为肺肾气虚。在水液代谢方面：肾为主水之脏，具有气化功能，其气化作用贯彻在水液代谢的始终，而肺为水之上源，肺主行水，宣发肃降，通调水道。肺肾两脏相互配合，共同维持人体水液代谢的协调平衡。在病理上，肺肾功能失调，常互为因果，引起水液代谢障碍。此外，肺肾之间还存在着“金水相生”的关系。

第四节　呼吸系统疾病的诊断概要

一、肺科疾病的诊断思路

呼吸系统疾病的诊断，主要依靠周密详细的病史和体格检查，理化检查，如X线胸部检查、动脉血气分析等对肺部病变具有特殊的重要作用。由于其他系统的疾病，尤其是结缔组织类的疾病，发展到一定的阶段，常表现出呼吸系统征象，因此对这类原发病的相关诊断方法亦要予以体现。

1. 病史　要详细了解患者的各类病史，包括生活、工作和居住环境，如是否接触粉尘、油烟和其他异味，有无吸烟史，饮食物有无可能导致过敏及寄生虫感染的可能；是否曾使用可致肺间质病变的某些药物，如化疗药物、含重金属离子药物；某些药物可能直接产生咳嗽及喘息，如胺碘酮、β_1 受体阻断剂等，某些疾病如支气管哮喘、肺泡微结石症等可有家族史。

2. 症状　呼吸系统的咳嗽、咳痰、咯血、气急、哮鸣、胸痛等症状，虽为一般肺部所共有，但仍各有一定的特点，可能为诊断提供参考。

3. 体征　气管支气管病变以干湿啰音为主；肺部炎变有呼吸音性质、音调和强度的改变，如大片炎变呈实变体征；胸腔积液、气胸或肺不张可出现相应的体征，可伴有气管的移位。由于病变的性质、范围不同，胸部疾病的体征可完全正常或出现明显异常。

胸部疾患可伴有肺外的表现，常见的有支气管－肺和胸膜化脓性病变的杵状指（趾）；某些支气管肺癌所致的肺性骨关节病、杵状指以及异位内分泌症群等副癌综合征。

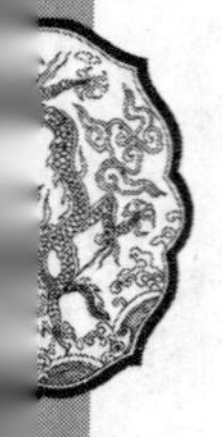

二、肺科疾病常见症状的鉴别诊断学

1. 咳嗽　急性发作的刺激性干咳常为上呼吸道炎引起，若伴有发热、声嘶，常提示急性病毒性咽、喉、气管、支气管炎。慢性支气管炎，咳嗽多在寒冷天发作，气候转暖时缓解。体位改变时咳痰加剧，常见于肺脓肿、支气管扩张。支气管癌初期出现干咳，当肿瘤增大阻塞气道，出现高音调的阻塞性咳嗽。阵发性咳嗽可为支气管哮喘的一种表现，夜间阵发性咳嗽可见于左心衰竭的患者。

2. 咳痰　痰的性质（浆液、黏液、黏液脓性、脓性）、量、气味，对诊断有一定帮助。慢性支气管咳白色泡沫或黏液痰。支气管扩张、肺脓肿的痰呈黄色脓性，且量多，伴厌氧菌感染时，脓痰有恶臭。肺水肿时，咳粉红色稀薄泡沫痰。肺阿米巴病呈咖啡色痰，且出现体温升高，可能与支气管引流不畅有关。

3. 咯血　咯血首先要与口鼻喉部出血和上消化道出血相鉴别，病史、鼻咽镜及喉镜有助于鉴别。咯血可以从痰中带血到咯吐纯血。肺结核、支气管肺癌以痰血或少量咯血为多见；支气管扩张的细支气管动脉形成小动脉瘤（体循环）或肺结核空洞壁动脉瘤破裂可引起反复、大量咯血，24 小时可达 500 ml 以上。

4. 呼吸困难　按其发作快慢分为急性、慢性和反复发作性。急性气急伴胸痛常提示肺炎、气胸、胸腔积液，应注意肺梗塞，左心衰竭患者常出现夜间阵发性呼吸困难。慢性进行性气急见于慢性阻塞性肺病、弥散性肺间质纤维化疾病。支气管哮喘发作时，出现呼气性呼吸困难，且伴哮鸣音，缓解时可消失，下次发作时又复出现。呼吸困难可分吸气性、呼气性和混合性三种。如喉头水肿、喉气管炎症、肿瘤或异物引起上气道狭窄，出现吸气性喘鸣音；哮喘或喘息性支气管炎引起下呼吸道广泛支气管痉挛，则引起呼气性哮鸣音。

5. 胸痛　肺和脏层胸膜对痛觉不敏感，肺炎、肺结核、肺梗塞、肺脓肿等病变累及壁层胸膜时，方发生胸痛。胸痛伴高热，考虑肺炎。肺癌侵及壁层胸膜或骨，出现隐痛，持续加剧，乃至刀割样痛。亦应注意与非呼吸系疾病引起的胸痛相鉴别，如心绞痛、纵隔、食管、膈和腹腔疾患所致的胸痛。

三、肺科疾病常见的诊断手段及应用

1. 血液检查　肺部细菌感染时，外周血白细胞和中性粒细胞增加；嗜酸性粒细胞增加提示过敏性因素或寄生虫感染。外源性哮喘患者可出现 IgE 升高。肺部肿瘤患者可出现肿瘤相关抗原增高；肺结核病人结核抗体阳性。

2. 抗原皮肤试验　哮喘的过敏原皮肤试验阳性有助于用抗原作脱敏治疗。对结核或真菌呈阳性的皮肤反应仅说明已受感染，并不能肯定患病。

3. 痰液检查　痰涂片找抗酸杆菌是确诊肺结核最重要的手段之一。痰培养利于确诊肺部感染的病原体，并发现敏感药物。此外疑诊肺癌患者痰中找到癌细胞利于确诊。值得注意的是，痰液检查时要注意对痰标本的质量控制，要确保所送的痰标本来自于下呼吸道，并及时送检。

4. 胸液检查和胸膜活检　常规胸液检查可明确渗出性还是漏出性胸液。检查胸液的溶菌酶、腺苷脱氨酶、癌胚抗原测定及染色体分析，有利于结核性与癌性胸液的鉴别。脱落细胞和胸膜病理活检对明确肿瘤或结核有诊断价值。

5．影像学检查　胸部X光检查是肺科最常用的影像检查，能发现大部分病变。胸肺部CT能进一步明确病变部位、性质以及有关气管支气管通畅程度。磁共振影像对纵隔疾病和肺动脉栓塞可有较大帮助。肺血管造影用于肺栓塞和各种血管先天的或获得性的病变的诊断；支气管动脉造影和栓塞术对咯血有较好的诊治价值。

6．支气管镜　硬质支气管镜检查已被纤维支气管镜所替代，仅必要时用于作气管内肿瘤或异物的摘除手术。纤支镜能深入亚段支气管，直接窥视黏膜水肿、充血、溃疡、肉芽肿、新生物、异物等，作黏膜的刷检或钳检，进行组织学检查；并可经纤支镜作支气管肺泡灌洗，冲洗液的微生物、细胞、免疫学、生物化学等检查，以利明确病原和病理诊断；还可通过它取出异物、诊治咯血，经高频电力、激光、微波治疗良恶性肿瘤。借助纤支镜的引导还可作经鼻气管插管治疗。

7．呼吸功能测定　肺功能检测可了解呼吸疾病损害功能的性质及其程度。如慢阻肺等疾病表现为阻塞性通气功能障碍，而肺间质纤维化、胸廓畸形、胸腔积液、胸膜增厚或肺切除术后均示限制性通气损害。此外，支气管激发（舒张）试验是诊断支气管哮喘的重要手段。

8．肺活组织检查　经纤支镜作病灶肺活检，可反复取材，有利于诊断和随访疗效；近胸壁的肺肿块等病灶，可经胸透、B型超声或CT定位作经胸壁穿刺肺活检，进行微生物和病理检查。以上两种方法不足之处为所取肺组织过小；故为明确诊治需要，必要时可作剖胸肺活检。

9．其他　如放射性核素扫描对肺动脉栓塞、部分肺间质病变、肺部肿瘤有诊断意义。超声检查作胸腔积液定位，指导穿刺抽液。

第五节　呼吸系统疾病的中西医治疗概要

一、中医治疗概要

（一）治疗思路

1．辨证施治　辨证施治是中医治法的精髓，肺系疾病的治疗应以辨证施治为主，结合辨病、辨证的方法。

2．治肺为主，调理它脏　部分肺系疾病虽然以咳嗽、咯痰或气喘等为主要表现，但主要病位并不在肺，正如《内经》所言："五脏六腑皆令人咳，非独肺也。"治疗时应该辨明病所，以期取得好的疗效。

3．治未病　肺科疾病中的部分疾病在现有的医疗条件下，无法治愈，如慢性咳嗽、肺胀等疾病，宜早期诊断及早期治疗。

4．内服药物为主，各种治疗手段兼顾　除口服药物以外，中药外用药物及近年来出现的中药注射剂都极大限度地丰富了治疗手段。此外，针灸、呼吸吐纳、导引等传统的非药物治疗方法运用得当，亦可获得良好的效果。

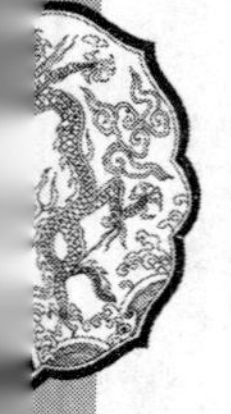

（二）治法概要

1. 肺气虚

主要证候：咳嗽气短，动则气喘，痰多清稀，怕冷自汗，易患感冒，神疲乏力，声低懒言，舌淡苔白，脉虚弱。

治法：补益肺气。

方药：补肺汤；药用人参、黄芪、五味子、甘草等。

2. 肺阴虚

主要证候：干咳少痰，或痰中带血，口干咽燥，颧红，五心烦热，盗汗，舌红少苔，脉细数。

治法：滋阴润肺。

方药：养阴清肺汤；药用生地黄、沙参、麦门冬、百合等。

3. 燥邪犯肺

主要证候：干咳无痰或痰少而粘或痰中带血，鼻干咽燥，喉痒，咳甚胸痛。舌尖红，苔薄黄而干，脉细数。本证以肺燥为主，无阴虚症状。

治法：清肺润燥。

方药：清燥救肺汤；药用桑叶、枇杷叶、杏仁、沙参等。

4. 风寒束肺

主要证候：咳嗽声重，咯痰稀白，恶寒发热，头痛身楚，鼻塞流涕，舌苔薄白，脉浮紧。

治法：疏风散寒，宣肺止咳。

方药：止嗽散；药用麻黄，桂枝、紫苏、桔梗、陈皮、半夏等。

5. 痰浊阻肺

主要证候：咳嗽气喘，痰多泡沫或色白黏腻，喉中痰鸣，胸部满闷，甚则不能平卧，苔白腻，脉滑。

治法：燥湿祛痰，健脾利肺。

方药：二陈汤合三子养亲汤；药用陈皮、半夏、苏子、白芥子、莱菔子、茯苓等。

6. 肺实热证

主要证候：咳嗽气喘，痰黄稠带血，胸痛，鼻煽，身热，口干，大便干结，小便赤涩，舌质红，苔黄腻，脉滑数。

治法：清肺化痰。

方药：清金化痰汤，或麻杏石甘汤。药用桑白皮、地骨皮、知母、黄芩、桔梗、栝蒌、贝母、石膏、杏仁等。

二、现代医学治疗概要

（一）治疗思路

1. 祛除病因或控制诱因　主要是针对病因进行治疗。如肺部感染的患者使用抗生素、哮喘患者使用 β_2 受体激动剂。

2. 支持治疗　包括营养支持、呼吸支持和循环支持等，主要用于慢性病、危重病及体质较差的患者，使用时应注意碳水化合物、蛋白质、脂肪、电解质等各种营养要素的合理使用。

3. 处理并发症　呼吸系统疾病，尤其是危重病，会出现一些并发症，其中有些甚至是致命性的。如呼吸衰竭的患者可能会并发消化道大出血，要及时发现并处理。

4. 功能康复或预防复发　支气管哮喘具有反复发作的特点，预防性使用药物如表面激素能有效减少哮喘的发作次数及发作时的严重程度；而慢性阻塞性肺疾病是以气流阻塞为特征的疾病，常呈进行性发展，但亦有部分可逆。缓解期康复治疗被证明为确有疗效，应给予重视。

（二）用药要点

1. 药物的选择　主要考虑疾病的病因、诱因、发病机理和并发症用药，同时应考虑疾病的分期和分度。应尽量选用选择性高、不良反应小的药物。如年青患者的社区获得性肺炎，考虑肺炎链球菌感染的机会大，应给予青霉素。

2. 剂型和给药途径　药物有口服、肌肉注射、静脉注射等常规途径，呼吸系统疾病还有雾化吸入剂型。应根据病情、病人的依从性等因素选择不同的给药途径。近年来雾化剂在呼吸系统使用越来越广泛，因其具有用量少、起效快及副作用少的特点，目前，表面激素、部分支气管扩张剂有雾化剂型供使用。

3. 给药间隔　给药间隔与药物的吸收、代谢和排泄等药代动力学有关，也与剂型有关，缓释制剂给药间隔可延长。如青霉素一日应使用 2 ~ 4 次，而丁胺卡那霉素一日 1 次即可。

4. 剂量　应根据患者的体重、年龄、肝肾功能等多种因素来调整。某些药物，如茶碱类，其有效剂量和中毒剂量接近，而且与部分药物，如喹诺酮类合用时，要调整剂量，在使用时要监测血药浓度，防止过量。

5. 疗程　疗程长短与治疗目标有关，如预防发作则疗程较长，哮喘长期管理吸入糖皮质激素的疗程至今尚未达成共识。哮喘缓解期变应原免疫治疗（脱敏治疗）一般主张 3 ~ 5 年。不同疾病不同病原体疗程也不同，细菌性肺炎抗生素治疗在症状和体征消失数天后即可停药，但肺结核的疗程就要 6 ~ 12 个月。

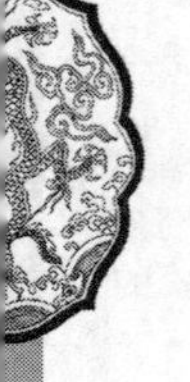

第二章　急性上呼吸道感染

急性上呼吸道感染（acute upper respiratory tract infection）是鼻腔、咽或喉部急性炎症的概称。包括普通感冒、病毒性咽炎和喉炎、细菌性咽-扁桃体炎等。常见病原体为病毒，少数是细菌。

全年皆可发病，但冬春季节多发，一般病情较轻，病程较短，预后良好，具有一定的传染性。由于病毒的类型较多，人体对各种病毒感染后产生的免疫力较弱且短暂，并无交叉免疫，故一个人一年内可有多次发病。

急性上呼吸道感染属中医“感冒”范畴。

【病因病理】

一、西医病因病理

1. 病因及发病机制　约有70%~80%的急性上呼吸道感染由病毒引起。细菌感染可直接或继发于病毒感染之后发生，以溶血性链球菌为多见，其次为流感嗜血杆菌、肺炎球菌和葡萄球菌等。当受凉、淋雨、劳累时，原已存在于上呼吸道或从外界侵入的病毒或细菌可迅速繁殖，引发本病。

2. 病理与病理生理　鼻腔及咽黏膜可见充血、水肿、上皮细胞破坏，有少量单核细胞浸润，有浆液性渗出。继发细菌感染后，有中性粒细胞浸润，可出现脓性分泌物。

二、中医病因病机

1. 外感风邪　感冒的主要病因是风邪。风为百病之长，流动于四时之中，因而外感之病以风为先导。常兼夹其他当令之时气，相合致病。如冬季夹寒、夏季夹暑湿、秋季夹燥、梅雨季节夹湿邪等。此外还有非时之邪伤人致病。

2. 正气虚弱　正气虚弱，肌腠空虚，卫表不固，极易为外邪所侵引发体虚感冒，感邪性质与体质特点相关，阳虚之人易感风寒之邪，阴虚之人易感风热、燥热之邪，痰湿偏盛者易感外湿之邪。

本病病位在肺卫，外邪侵袭，卫阳被遏，营卫失和，正邪相争则恶寒发热、头痛、身痛，肺失宣肃则鼻塞、流涕、咳嗽、咽痛。由于感受四时之气的不同及禀赋的差异，故在病程中常可见寒热、虚实的错杂。

【临床表现】

1. 普通感冒　起病较急，初期有咽干、咽痒或烧灼感，喷嚏、鼻塞、流清涕，2~3天后鼻涕变稠。可伴咽痛，听力减退，也可出现流泪、声嘶、少量咳嗽，低热、畏寒和头痛等。检查可见鼻黏膜充血、水肿、有分泌物，咽部轻度充血。如无并发症，一般经5~7天自行痊愈。

2. 病毒性咽炎和喉炎　咽部发痒和灼热感，声嘶，常有发热、咽痛或咳嗽。体格检查可见喉部充血、水肿，局部淋巴结轻度肿大和触痛，有时可闻及喉部的喘息声。

3. 疱疹性咽峡炎　明显咽痛、发热，病程约为一周。检查可见咽充血，软腭、悬雍垂、咽及扁桃体表面有灰白色疱疹及浅表溃疡，周围有红晕。多于夏季发作，多见于儿童，偶见于成人。

4. 咽结膜热　发热、咽痛、畏光、流泪、咽及结膜明显充血。病程4~6天，常发生于夏季，可通过游泳传播。儿童多见。

5. 细菌性咽-扁桃体炎　起病急，明显咽痛、畏寒、发热。检查可见咽部明显充血，扁桃体肿大、充血，颌下淋巴结肿大、压痛。

【实验室与其他检查】

1. 血液分析　病毒性感染可见白细胞计数正常或偏低，淋巴细胞比例升高。细菌感染有白细胞计数与中性粒细胞增多和核左移现象。

2. 病原学检查　视需要可用免疫荧光法、酶联免疫吸附检测法、血清学诊断和病毒分离鉴定等方法确定病毒的类型。细菌培养可判断细菌类型。

【诊断与鉴别诊断】

一、诊断要点

（一）西医诊断

1. 症状　起病急，咽干，咽痛，喷嚏，鼻塞流涕，声音嘶哑，咳嗽、胸痛，发热。此外常有全身酸痛、乏力、头痛、胃纳不佳等症状。部分患者可伴发单纯疱疹。

2. 体征　鼻黏膜充血、水肿，咽部充血，或伴扁桃体肿大、充血，局部淋巴结轻度肿大和触痛。

3. 实验室及其他检查　血液分析、病毒分离及细菌培养等检查可明确诊断。

（二）中医辨病与辨证要点

1. 辨病要点　本病需与风温的鉴别，风温初起，有类似风热感冒的症状，但随即高热、壮热，传变迅速，由卫而气，入营入血，甚者谵妄、神昏、惊厥等。且有明显的季节性，发于春冬两季。

2. 辨证要点

(1) 辨寒热：风寒感冒者，多见于一般体质或阳虚体质，冬季为多，以恶寒重，发热轻，头痛，身痛，鼻塞流清涕，咽痒，苔白，脉浮紧为特征。风热感冒者，多见于一般体质或阴虚或阳盛之体，春季易发，以发热重，恶寒轻，鼻塞流黄涕，口渴，咽痛，苔白少津或薄黄，脉浮数为特征。

(2) 辨兼夹证：夹湿者多见于梅雨季节，以身热不扬，头胀如裹，骨节疼痛，胸

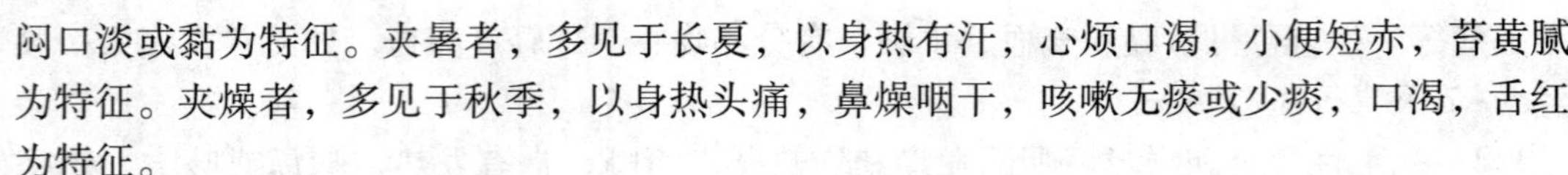

闷口淡或黏为特征。夹暑者，多见于长夏，以身热有汗，心烦口渴，小便短赤，苔黄腻为特征。夹燥者，多见于秋季，以身热头痛，鼻燥咽干，咳嗽无痰或少痰，口渴，舌红为特征。

(3) 辨一般感冒、虚人感冒、时行感冒：一般感冒以青壮年多见，属实证，无传染性，病情较轻，病程较短；虚人感冒为虚实夹杂，病情轻重不一，无传染性，病程多较长；时行感冒多属实证，也有虚实相兼，病情较重，有传染性，病程较长。

二、鉴别诊断

本病需与麻疹、脊髓灰质炎、脑炎等急性传染病的前驱症状相鉴别。应结合流行病史、临床表现、细菌培养或病毒分离等实验室资料综合分析，以资区别。

【治疗】

一、中医治疗

一般感冒多实证，治疗以解表达邪为原则。风寒者治以辛温解表；风热者治以辛凉解表；暑湿者当清暑祛湿。时行感冒多属风热重证，除辛凉解表之外，还当佐以清热解毒之品；虚人感冒，应区分气、血、阴、阳的亏虚，采取益气解表，养血解表，滋阴解表，温阳解表。

（一）辨证论治

1. 风寒感冒

主要证候：轻者鼻塞声重，喷嚏，流清涕，咽痒，痰清稀色白；重者恶寒重，发热轻，无汗，头痛，肢节酸痛。舌苔薄白，脉浮紧。

治法：辛温解表，宣肺散寒。

方药：荆防败毒散加减。方中荆芥、防风、生姜辛温散寒；柴胡、薄荷疏表退热；川芎活血祛风；前胡、桔梗、枳壳、茯苓、生甘草宣肺理气、化痰止咳；羌活、独活祛风散寒，兼能祛湿，为治肢体疼痛的要药。方中人参对体虚有扶正祛邪之意，体实者可减去。

风寒夹湿，可加厚朴、陈皮、苍术、半夏。夹痰浊，可加二陈汤。夹气滞，可加用香附、紫苏梗。兼见内热证，为寒包火，可用麻杏石甘汤。

2. 风热感冒

主要证候：发热，微恶寒，汗出不畅，头痛，鼻塞流浊涕，口干而渴，咽喉红肿疼痛，咳嗽，痰黄黏稠。舌红，苔薄黄，脉浮数。

治法：辛凉解表，清肺透邪。

方药：银翘散加减。方中金银花、连翘辛凉透表，清热解毒；薄荷、荆芥、豆豉疏风解表透热外出；桔梗、牛蒡子、甘草宣肺祛痰、利咽消肿；竹叶、芦根甘凉消热，生津止渴。

头痛者，加桑叶、菊花。咳嗽痰多加用杏仁、贝母、栝蒌皮。咽喉肿痛者加板蓝根、马勃。风热重证或时疫外感，可加葛根、黄芩、石膏、知母、天花粉。风热夹湿，可加藿香、佩兰。

3. 暑湿感冒

主要证候：发于夏季，发热，汗出不解，鼻塞流浊涕，或见头昏重胀痛，身重倦怠，心烦口渴，胸闷欲呕，尿短赤。舌质红，苔黄腻，脉濡数。

治法：清暑祛湿解表。

方药：新加香薷饮。方中香薷祛暑发汗解表；金银花、连翘辛凉清解；厚朴、扁豆花和中化湿。

暑热偏盛，加黄芩、青蒿、荷叶。湿困卫表，加藿香、佩兰。小便短赤，加六一散、赤茯苓。

4. 气虚感冒

主要证候：恶寒发热，头痛鼻塞，少气懒言，倦怠无力，自汗恶风，易反复发作。舌质淡，苔薄白，脉浮无力。

治法：益气解表。

方药：参苏饮加减。方中人参多用党参代替，茯苓、甘草益气健脾，扶正祛邪；紫苏叶、葛根疏风解表；前胡、桔梗、枳壳、半夏、陈皮宣肺理气，化痰止咳，木香行气醒脾。

气虚较甚者，加用黄芪。自汗怕风容易感冒者，可用玉屏风散。若偏阳虚而感受风寒者，宜选再造散加减。阳虚不甚者，可选用麻黄附子细辛汤加减。

5. 阴虚感冒

主要证候：头痛身热，微恶风，无汗或微汗。常有干咳少痰，或痰中带血丝，五心烦热，盗汗，头晕心悸，口干不欲饮，失眠。舌质红，少苔，脉细数。

治法：滋阴解表。

方药：加减葳蕤汤。方中玉竹滋阴生津以助汗源；葱白、淡豆豉、桔梗、薄荷解表散邪；白薇清热养阴；大枣、甘草甘润和中，可助玉竹之养阴。全方解表而不伤阴，滋阴而不留邪。

表证较重，加荆芥、薄荷。咽干、咳嗽，咯痰不爽，加牛蒡子、浙贝母。心烦口干较甚，加淡竹叶、天花粉。血虚感冒者，宜选葱白七味饮加减。

（二）其他疗法

1. 针刺　针刺列缺、迎香、风门、风池，适用于风寒感冒。尺泽、鱼际、曲池、内庭、大椎、外关，适用于风热感冒。孔最、合谷、中脘、足三里、支沟，适用于暑湿感冒。大椎、肺俞、足三里、气海，适用于气虚感冒。

2. 拔火罐　选取大椎、大杼、风门、肺俞等穴。适用于风寒型感冒。

二、西医治疗

1. 一般治疗　以休息、戒烟、多饮水、保持室内空气流通为主。

2. 对症治疗　抗感冒的复合剂可解热镇痛，并减少鼻咽充血、分泌，如酚麻美敏片，每次1片，一日3～4次。

3. 抗菌药物治疗　如合并有细菌感染，常选青霉素、第一代头孢菌素、大环内酯

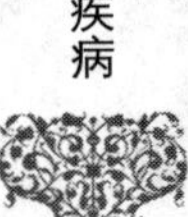

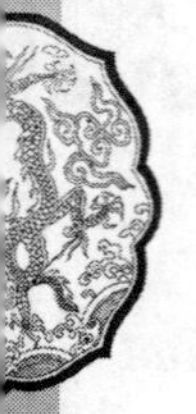

类。如头孢拉定片，每次0.25 g，一日4次；阿奇霉素，每次0.5 g，一日1次。

4. 抗病毒药物治疗　利巴韦林，每次150 mg，一日3次。奥司他韦、金刚烷胺、吗啉胍也可选用。

【临床思路】

急性上呼吸道感染的病原体以病毒为主，西医目前抗病毒药疗效不确切，且因病毒种类繁多，故临床应用受到限制。中医中药防治本病疗效肯定，副作用少。

根据病邪性质、禀赋体质，治疗应明辨寒热虚实，实者有风寒、风热、暑湿之分，虚者有气血阴阳之别。治疗以解表达邪为主，预后良好。对病毒合并细菌感染的上呼吸道感染，采用中西医结合治疗，疗效最佳。

【预后与转归】

风寒感冒，寒热不退，可郁而化热。反复感冒，正气耗散，可由实转虚。素体亏虚者，又反复感邪，可致正气愈亏，而成本虚标实之证。

一般而言，感冒本属轻浅之疾，只要能及时而恰当地诊治，很快即可痊愈。但对老年、婴幼、体弱患者，必须予以重视，并及时调治，防止并发症的发生，如支气管炎、鼻窦炎，甚至肾炎、风湿病等等。

【预防与调护】

增强体质，劳逸结合，生活规律，是预防上呼吸道感染最好的方法。室内应经常开窗通风，被褥应勤洗晒，多饮开水，饮食清淡。注意上呼吸道感染患者的隔离，防止交叉感染。在流行季节到来之前，接种灭活疫苗，保护率可达70%～90%。普通感冒的预防，在冬季寒冷季节，可用贯众、荆芥、紫苏叶、甘草水煎服；在夏令暑湿季节，可用藿香、佩兰、薄荷、金银花水煎服。

第三章　气管与支气管炎

（附：支气管扩张症）

气管－支气管炎（tracheobronchitis）是病毒或细菌感染，物理、化学性或过敏反应等因素引起的气管－支气管黏膜炎症。其主要临床症状为咳嗽、咳痰或并有喘息。临床上根据其发病急缓又可分为急性气管－支气管炎（acute tracheobronchitis）和慢性支气管炎（chronic bronchitis）两类。急性气管－支气管炎多由上呼吸道感染引起，一般病程较短，起病常先有上呼吸道症状，如鼻塞、喷嚏、咽痛、声嘶等，全身症状轻微，病变局限于气道黏膜，痊愈后黏膜结构和功能完全恢复。慢性支气管炎多与吸烟有关，在此基础上发生反复气道感染，病程较长，发复发作，病变多累及气道周围组织，后期常导致气道重构，进而发展为慢性阻塞性肺疾病和慢性肺源性心脏病。急性气管－支气管炎的发病多在寒冷季节，各年龄均可发病，老年、儿童等抵抗力差者易发。慢性支气管炎患病率随年龄增长而升高，50 岁以上者患病率达 15% 或更高；不同地区患病率不同，北方气候寒冷地区患病率高于南方；大气污染严重的工矿地区，患病率高于一般城市。

急性或慢性支气管炎均属中医“咳嗽”病范畴。

【病因病理】

一、西医病因病理

（一）病因及发病机理

1．急性气管－支气管炎

（1）感染：引起本病的病毒有腺病毒、呼吸道合胞病毒、流感、副流感病毒等。健康成人多由腺病毒或流感病毒引起，儿童则以呼吸道合胞病毒或副流感病毒多见。细菌有肺炎球菌、流感嗜血杆菌、葡萄球菌等。细菌感染多继发于病毒感染的基础上。近年来由支原体和衣原体引起者逐渐增多。

（2）物理、化学因素：吸入冷空气、粉尘、刺激性气体或烟雾（如二氧化硫、二氧化碳、氨气、氯气等）可以引起气管－支气管的急性炎症。

（3）变态反应：常见变应原包括花粉、有机粉尘、细菌蛋白、真菌孢子以及在体内移行的钩虫、蛔虫的幼虫。

2．慢性支气管炎

（1）吸烟：吸烟是慢性支气管炎最主要的发病因素。吸烟可导致支气管上皮纤毛变短、不规则，纤毛发生运动障碍，降低气道局部抵抗力，削弱肺泡巨噬细胞的吞噬、灭菌作用，又能引起支气管痉挛，增加气道阻力。在吸烟的基础上更容易发生反复的病

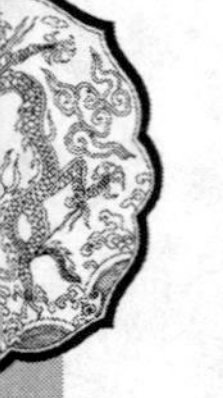

毒或细菌感染。另外，吸烟者肺功能较非吸烟者差，吸烟者 FEV_1（第 1 秒钟用力呼气量）年降低率较非吸烟者高，吸烟量与肺功能损害程度相关。

（2）感染：呼吸道感染是慢性支气管炎发病和加剧的另一个重要因素。常见的病毒有鼻病毒、流感病毒、副流感病毒、黏液病毒、腺病毒、呼吸道合胞病毒等。病毒的感染造成呼吸道上皮损害，有利于细菌感染的发生。肺炎链球菌、流感嗜血杆菌和卡他莫拉菌为最主要的致病菌。肺炎支原体、肺炎衣原体与慢性支气管炎的关系尚待进一步研究。

（3）空气污染：化学气体如氯气、二氧化氮、二氧化硫等烟雾，对支气管黏膜有刺激和细胞毒作用。其他粉尘如二氧化硅、煤尘、棉屑等也刺激支气管黏膜，引起肺纤维组织增生，使肺清除功能受损，为细菌入侵创造条件。

（4）过敏因素：喘息性慢性支气管炎与过敏因素的关系密切，喘息性慢性支气管炎有过敏史的较多，对多种抗原激发的皮肤试验阳性率较高，痰内组织胺和嗜酸性粒细胞有增高倾向。变态反应使支气管收缩或痉挛、组织损害和炎症反应，继而发生慢性支气管炎。

（5）其他：气候变化与慢性支气管炎的发病有明显关系，慢性支气管炎的急性发作有明显的季节性，冬天发作或明显加重，夏天逐渐缓解。寒冷空气能引起黏膜分泌物增加，支气管纤毛运动减弱。本病的发生还可能有机体内在的因素参与，多数患者有植物神经功能失调现象，部分患者的副交感神经功能亢进，气道反应性较正常人增高。老年患者，性腺及肾上腺皮质功能减退，喉头反射减弱，呼吸道防御功能退化，也可使慢性支气管炎发病增加。遗传因素可能是本病发生的因素之一。

（二）病理与病理生理

1. 急性气管－支气管炎　主要表现为气管、支气管黏膜充血、水肿；纤毛细胞损伤、脱落；黏液腺体增生、肥大；并有淋巴细胞和中性粒细胞浸润。

2. 慢性支气管炎　早期支气管黏膜上皮细胞变性、坏死、增生及鳞状上皮化生，纤毛变短、粘连、倒伏、参差不齐或脱落，杯状细胞增生，黏膜下腺体增生肥大，黏液腺分泌亢进，浆液腺及混合腺相应减少，管腔内可发现黏液栓，黏膜下炎症细胞浸润，毛细血管充血、水肿。晚期，支气管平滑肌和支气管周围纤维组织增生，肺细小动脉壁硬化，支气管软骨萎缩变性，部分被结缔组织所取代。管腔狭窄或局部扩张、弹性减退，进而发生阻塞性肺气肿。电镜下可见Ⅰ型肺泡上皮细胞肿胀变厚，线粒体肿胀，内质网扩张呈空泡状，Ⅱ型肺泡上皮细胞增生。毛细血管基底膜增厚，内皮细胞损伤，血栓形成和管腔纤维化、闭塞。肺泡壁纤维组织弥漫性增生。

二、中医病因病机

支气管炎的病因不外乎外感和内伤两类，或由外邪侵袭，肺卫受感，肺失宣降而致病；或由肺脏虚弱，或其他脏腑病变传至肺脏。急性支气管炎主要因于外感，慢性支气管炎主要因于内伤。

咳嗽病因复杂，既有外感，亦有内伤，涉及五脏六腑，因此《素问·咳论》说："五脏六腑皆令人咳，非独肺也。"外感咳嗽多是肺脏本身的病证，病变性质属实，为外邪犯肺，肺气壅遏不畅所致；内伤咳嗽常涉及其他脏腑，病变性质为邪实与正虚并见，他脏及肺者，多因邪实导致正虚，肺脏自病者，多因虚致实。不论外感与内伤咳嗽，病机均属肺系受病，宣降失常，肺气上逆所致，故《景岳全书·咳嗽》说："咳证虽多，无非肺病。"外感咳嗽属于邪实，日久不愈，可损脏腑，发展成为内伤咳嗽，而内伤咳嗽多邪实与正虚并见，肺卫不固，又易外感，使咳嗽加重，故外感与内伤咳嗽，可互为因果。

本病病位主要在肺，涉及五脏六腑，病因不外乎外感、内伤二途，其基本病机是内外邪气干肺，肺气不清，肺失宣肃，肺气上逆迫于气道而为咳。

（一）外感

主要由于风、寒、暑、湿、燥、火六淫之邪袭肺所致。六淫之气致咳，因四时气候、季节变化而各有所盛，在临床上又有风寒、风热、风燥等不同咳嗽，其中以风寒者多见。而地域不同，病邪亦有区分，北方多由寒邪致病，南方多由热邪致病。阳盛阴虚体质者，易为热邪所伤；阳虚阴盛体质者，易为寒邪所伤。此所谓因时、因地、因人而异。又风为百病之长，在外感咳嗽诸证中，不论风寒、风热或燥热致病，多以风为先导。

外邪犯肺，一是从鼻窍直接吸入，由咽喉以至于肺；二是从皮毛侵入，因皮毛为肺之合，病邪从所合而至于肺。肺司呼吸，肺气通畅，呼吸得以正常进行，外邪袭肺，则肺气壅塞，清肃失常，气道不利，肺气上逆而咳。

（二）内伤

1．肺脏虚弱　肺脏自病者，常由肺系疾病日久，迁延不愈，耗气伤阴，肺不能主气，肃降无权而肺气上逆作咳；或肺气虚不能布津而成痰，肺阴虚而虚火灼津为痰，痰浊阻滞，肺气不降而上逆作咳。

2．脾虚生痰　肺主气，脾主运化，肺气有赖于脾所运化之水谷精微以充养，若饮食不当、生冷不节，恣食肥甘厚味，损伤脾胃，脾虚日久，致痰浊内生，上贮于肺，阻塞气道，致肺气上逆而作咳。所谓"脾为生痰之源，肺为贮痰之器"。

3．肝火犯肺　肺与肝以经络相连，肝经"其支者，复从肝别贯膈，上注肺"（《灵枢·经脉》）。肝气升发，肺气肃降，相互制约、相互协调，则人体气机升降正常。若情志失畅，肝失调达，气郁化火，气火循经上逆犯肺，致肺失肃降而作咳。肝火上炎，易灼伤肺阴，称之为"木火刑金"。

4．肾气虚衰　肺主气，司呼吸，肾主纳气，正常之呼吸功能有赖于肾脏辅助。肾精充足，吸入之气才能下纳入肾。若肾精亏虚，不能辅助肺吸气，肾不纳气，则出现呼吸短促、呼多吸少、动则尤甚之症，所谓"肺为气之主，肾为气之根"。又肺阴与肾阴有着相互资生、相互依存的关系。若肾阴下亏不能上滋肺阴或虚火上炎，灼伤肺阴。另一方面，肺阴充足，金能生水，则肾阴亦充。在人体津液代谢方面，若肾阳不振，气化不利，致水液停滞，上逆犯肺，亦可导致咳嗽。

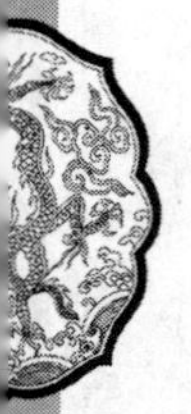

【临床表现】

一、急性气管－支气管炎

1. 症状　起病常先有上呼吸道感染的症状。如鼻塞、流涕、喷嚏、咽部疼痛、声音嘶哑等。全身症状较轻微，仅有轻度畏寒、发热，全身乏力，头痛及全身酸痛等。咳嗽开始不重，呈刺激性，痰少。1～2天后咳嗽加剧，痰由黏液转为黏液脓性痰。当伴发支气管痉挛时，可有哮鸣和气急。急性气管－支气管炎一般呈自限性，发热和全身不适可在3～5天消失，咳嗽有时可持续数周。

2. 体征　早期或轻者可无明显体征。多有呼吸音粗糙，黏液分泌物阻塞在较大支气管时，可闻及鼾音，咳嗽后消失。并有支气管痉挛时可闻及两肺哮鸣音。水样分泌物停留在小支气管时，则在肺部闻及湿性啰音。

二、慢性支气管炎

（一）症状

主要症状有咳嗽、咳痰、喘息。起病缓慢，病程较长，反复发作，病情逐渐加重。部分患者起病前有急性支气管炎、流感或肺炎等急性呼吸道感染史。患者常在寒冷季节发病。咳嗽、咳痰一般是白天程度较轻，晨起较重，临睡前出现阵发性咳嗽、咳痰。平素痰液多呈白色泡沫状，黏稠不易咳出，在并发急性呼吸道感染时，痰量可明显增多，黏稠或黄色脓性痰，部分病人并有发热。慢性支气管炎有过敏因素存在时，气道对刺激性因素反应性过度增高，气道痉挛，从而出现喘息。

（二）体征

本病早期多无特异性体征。急性发作期有时可闻及肺部散在干、湿性啰音。喘息型支气管炎可在两肺闻及广泛性哮鸣音。病程较长者并发肺气肿时可见相应体征。

（三）临床分型和分期

1. 分型

根据有无喘息表现分为单纯型和喘息型两型。单纯型主要表现为咳嗽、咳痰。喘息型除咳嗽咳痰外，尚伴有喘息、哮鸣音，其喘鸣在阵发性咳嗽时加剧。

2. 分期

（1）急性发作期：指在1周内出现脓性或黏液脓性痰，痰量明显增加；或伴有发热等炎症表现；或“咳”、“痰”、“喘”等症状任何一项明显加剧。

（2）慢性迁延期：指有不同程度的“咳”、“痰”、“喘”症状，迁延1个月以上者。

（3）临床缓解期：指经过治疗或临床缓解，症状基本消失或偶有轻微咳嗽、少量咳痰，保持2个月以上。

【实验室与其他检查】

1. 血常规检查　急性气管－支气管炎血常规白细胞计数和分类多无异常，少数细菌感染者白细胞总数和中性粒细胞分类百分比增高。慢性支气管炎早期血常规检查多无异常，急性发作期或并有细菌感染时白细胞总数和中性粒细胞分类百分比增高。喘息型患者嗜酸性粒细胞计数增多。慢性支气管炎晚期由于长期缺氧导致红细胞总数和血红蛋白含量增加。

2. X线检查　急性气管-支气管炎X线摄片多无异常或仅为肺纹理增粗。慢性支气管炎可见两下肺为主的纹理增粗、紊乱，呈网状或条索状、斑点状阴影，亦可无明显异常。

3. 肺功能检查　急性气管-支气管炎对呼吸功能多无影响。慢性支气管炎早期常规肺功能大多正常，但闭合容量增大。随着病情进展逐渐出现第一秒用力呼气容积（FEV_1）下降，最大分钟通气量（MMV）减少，残气量（RV）和功能残气量（FRC）增加等。这些肺功能变化在急性发作期加重，在缓解期可以有一定程度恢复，但是总的趋势是肺功能损害呈不可逆性发展。

4. 痰液检查　细菌性支气管炎痰涂片革兰氏染色可以查见感染的球菌或杆菌，并见有大量白细胞或脓细胞。细菌培养可以找到相应的致病菌，但是细菌培养的阳性率不高，并且有一定的假阳性率。

【诊断与鉴别诊断】

一、诊断要点

（一）西医诊断

1. 急性气管-支气管炎　根据病史、症状和体征并结合外周血象和胸部X线检查结果可做出诊断。

2. 慢性支气管炎　主要根据病史和临床表现。临床凡有慢性或反复发作的咳嗽、咳痰或伴喘息，每年发病至少持续3个月，并连续2年或以上者，在排除其他心、肺疾病（如肺结核、尘肺、支气管哮喘、支气管扩张症、肺癌、心脏病等）后，诊断即可成立。如每年发病持续不足3个月，而有明确的客观检查依据（如X线、肺功能检查等）亦可诊断。

（二）中医辨病与辨证要点

1. 辨病要点

（1）肺痨：咳嗽是肺痨的主症之一，因此须与咳嗽病相鉴别。肺痨由痨虫犯肺引起，常出现咳嗽、咯血、胸痛、潮热、盗汗、消瘦等症。而咳嗽病以咳嗽或兼有咳痰为主症，无咯血、胸痛、潮热、盗汗、消瘦等症，可资鉴别，必要时可行肺部X线检查，以助诊断。

（2）肺胀：肺胀有久患咳、痰、喘病证的病史。在咳嗽的同时，并有胸中烦闷，膨膨胀满，上气咳喘，甚至面目晦暗，唇甲紫绀，颜面四肢浮肿等，且病情缠绵、经久难愈。

（3）哮病：哮病可以兼有咳嗽，但哮病以呼吸困难、喉中哮鸣有声为主要临床特

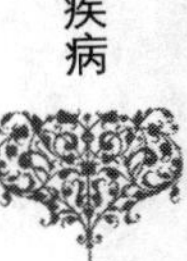

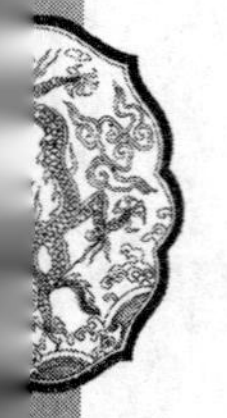

点。病因为宿痰伏肺，复感外邪，或遇激发因素，引动内邪，痰气互搏，气道壅塞，呼吸不利而发。“咳嗽”病主要以咳嗽、咳痰为主症，病因外感六淫、内伤五脏而致。若咳嗽同时并有喉间痰鸣，按哮病论治。

（4）喘证：喘证主要表现为呼吸迫促，张口抬肩，不能平卧，烦躁不安，甚则大汗淋漓，唇甲紫绀，神志丧失。喘证可以兼有咳嗽，咳嗽多无喘促之症。

2. 辨证要点

（1）辨外感、内伤：外感咳喘一般起病较急，病程短，初期常有恶寒、发热、头痛，全身酸痛，实证居多，多源于肺。宜用宣肺、清肺、肃肺、泻肺等法，选用辛甘散邪的止咳、祛痰、降气、平喘之品。内伤咳喘，起病较慢，咳嗽持续时间较长，多反复发作，缠绵难愈，多属虚证，多涉及脾肾。宜清火肃肺、清肺泻肝、滋肾固肺、补土生金、补气益肺等法，常用甘平养阴、甘寒润肺之品。

（2）辨咳嗽特点：有声无痰为咳，咳而不出，病在肺；有痰无声叫嗽，痰随嗽出，声不响，病在脾。外感咳嗽则声盛而浊，先缓后急，痰涎黏稠；内伤阴虚咳嗽，则声低气怯，先急后缓，痰液清稀。喉痒作咳多为伤风初起。胸中作痒，痒则为咳，此脾胃津乏内虚，使肺系失养所致。气上冲而咳，是肝肾亏虚所引起。清晨咳嗽，为气动宿痰；午后咳嗽属阴虚；夜半咳嗽为阳火升动。

（3）辨痰的特点：痰少或干咳无痰者，多属燥热、阴虚；痰多者，常属痰湿、痰热、虚寒。痰白而稀薄者属风、属寒；痰白而稠厚者属湿。痰黄而黏稠者属热。痰中带血多属热伤肺络或阴虚肺燥。

（4）辨寒热虚实：寒证：咳嗽其声不扬，逢冷加剧；痰多稀薄色白，或有气泡，苔薄白或腻，脉浮或紧。热证：咳声洪亮，逢热加剧，痰多夹黄脓状或稠厚发黏，苔黄燥质红，脉洪滑数。虚证：咳声低怯，逢劳即甚，或干咳无痰或少痰，面色㿠白少神，倦怠乏力，食少便溏，多汗，舌质淡苔薄白，脉细弱无力。实证：咳声重浊，痰多黄稠，坚结成块，痰涎壅盛，大便结燥，脉实有力。

二、鉴别诊断

（一）急性支气管炎应与流行性感冒、急性上呼吸道感染、肺炎、肺结核、麻疹等相鉴别

1. 流行性感冒　由流感病毒引起，全身中毒症状如发热、身痛、头痛乏力、食欲减退等较重，呼吸道症状较轻，常有流感接触史，确诊须行病毒血清抗体检测或病毒分离。

2. 急性上呼吸道感染　鼻咽部症状较为突出，咳嗽、咳痰一般不明显，肺部无异常体征，胸部X线检查正常。

3. 急性肺炎　其咳嗽、咳痰等症状容易与急性支气管炎相混淆。肺炎发热症状较为明显，可有胸痛，严重时有呼吸困难，外周血常规检查多有白细胞总数和中性粒细胞比例增高。胸片可见肺部片状或斑片状阴影，大叶性肺炎可累及整个肺叶，呈均匀一致的高密度影。一般通过胸片检查两者可资鉴别。

（二）慢性支气管炎应与肺结核、支气管哮喘、支气管扩张症、肺癌等相鉴别

1. 支气管哮喘　喘息型慢性支气管炎与支气管哮喘无论从病因、发病机制以及临床表现上均有很多相似之处。支气管哮喘多于青少年时起病，常有过敏性鼻炎、荨麻疹等过敏性疾病史，发病季节性强，临床上以反复发作性喘息为特征，常夜间发病。常在接触花粉、粉尘、螨虫、动物毛发以及刺激性气体等因素时诱发，发病迅速，缓解较快。喘息型慢性支气管炎多见于中老年人，以反复发作的咳嗽、咳痰、喘息为主要特征，咳嗽、咳痰多在晨起及睡前发作。发病缓慢，缓解时间较长。目前两者已经不再严格区分，喘息型慢性支气管炎可以参照支气管哮喘治疗。

2. 肺结核　活动性肺结核常有结核中毒症状如潮热、盗汗、乏力、食欲减退、消瘦等。咳嗽持续时间较长，常有咯血，干酪性肺炎并空洞时可咳出豆腐渣样物。胸片可见肺部结核病灶，痰结核菌检查阳性。

3. 支气管扩张症　以慢性咳嗽、咳大量脓稠痰液、反复咯血为主要临床特征。痰液多有分层，胸部X线检查可见肺部不规则透亮区或蜂窝状透亮区，肺部CT检查或支气管造影可以确诊。

4. 肺癌　多见于中老年以上病人，有吸烟史，典型症状有较长时间刺激性咳嗽、咳痰带血丝、胸痛、进行性消瘦等。痰涂片可查见癌细胞，胸部X线或CT检查有典型表现，纤维支气管镜检查可以帮助确诊。

【治疗】

一、中医治疗

辨证首先应区别外感还是内伤，论治应分清邪正虚实。外感咳嗽多为新病，见肺卫表证，属于邪实，治当祛邪，以宣肺散邪为法。内伤咳嗽多为久病，反复发作，多正虚，治当补虚，以补益肺脾肾为法；如由他脏及肺者，多属虚实兼夹，治当去邪兼顾扶正。

（一）辨证论治

1. 急性气管－支气管炎

（1）外感风寒。

主要证候：咳嗽声重有力，痰清稀色白，咽痒，鼻塞流清涕，恶寒发热，无汗，全身酸软，舌苔薄白，脉浮紧。

治法：疏风散寒、宣肺止咳。

方药：杏苏散。方中紫苏叶、前胡疏风散寒；杏仁、桔梗宣降肺气；枳壳、陈皮、半夏、茯苓理气化痰；生姜、大枣调和营卫；甘草止咳并调和诸药；诸药共奏解表宣肺之功。

咳嗽较甚者，加金沸草，紫菀；咳而气急者，去紫苏叶加麻黄、紫苏子；表邪较甚者，可加防风、羌活；兼见气虚者，加党参。

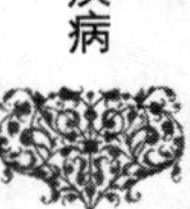

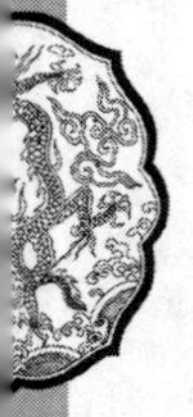

（2）外感风热。

主要证候：咳嗽不爽，痰黄黏稠，不易咯出，口渴咽痛、鼻流黄涕，头痛身热，恶风汗出，苔薄黄，脉浮数。

治法：疏风清热，宣肺化痰。

方药：桑菊饮。方中以桑叶、菊花、薄荷疏风散邪，宣透风热；杏仁、桔梗、甘草轻宣肺气，祛痰止咳；连翘、芦根清热生津。

咳嗽甚者，加枇杷叶、浙贝母、矮地茶；若热邪较甚，身热口渴明显者，加黄芩、知母、栝蒌；咽痛明显者加射干、马勃；若风热伤络，见鼻衄或痰中带血丝者，加白茅根、藕节。

（3）外感风燥。

主要证候：干咳无痰，或痰少黏稠，或痰带血丝，咳引胸痛，恶风发热，鼻干咽燥，舌红少津，苔薄黄，脉细数。

治法：疏风清肺、润燥止咳。

方药：桑杏汤。方中桑叶、淡豆豉辛凉解表，轻宣燥热之邪，配山栀子清泄肺热；杏仁、贝母宣肺、化痰、止咳；沙参、梨皮养阴、润肺、生津。

燥热之象明显者，加麦门冬、知母；头痛、发热者加薄荷、连翘、蝉蜕；咽痛明显者加玄参、射干、马勃；鼻衄加白茅根、生地黄、茜草；声嘶者加蝉蜕、菊花。

（4）外感凉燥。

主要证候：咳嗽、痰少或无痰，喉痒、咽干唇燥，头痛、恶寒、发热、无汗。舌苔薄白而干，脉浮紧。

治法：轻宣凉燥，润肺止咳。

方药：止嗽散。方中百部、紫菀润肺止咳；桔梗升提肺气以利膈；白前能下气开壅以止咳，佐以陈皮宣肺利气祛痰，荆芥疏风解表，甘草缓急止咳，调和诸药。上药合用，辛开苦降，温而不燥，润而不腻，苦不过寒，辛不过热。

津伤较重者，加麦门冬、玉竹；咽痒明显者，加防风、荆芥；头痛、恶风寒者，加羌活、川芎、蔓荆子。

2．慢性支气管炎

（1）痰湿阻肺。

主要证候：咳嗽痰多，痰白而黏，胸脘胀满，纳少呕恶，神疲乏力，舌淡胖，苔白腻，脉濡滑。

治法：健脾燥湿，化痰止咳。

方药：二陈汤。方中半夏辛温性燥、燥湿化痰；橘红行气消痰，使气顺痰消。茯苓健脾渗湿，湿去脾旺，痰无由生；甘草健脾和中；生姜降逆化饮；乌梅收敛肺气。诸药合用，湿去痰消，气机通畅，脾得健运，诸症自解。

痰多湿重、脘痞胸闷者，加苍术、厚朴、薏苡仁；证属寒痰者，加干姜、细辛；属风痰者，加制南星、白附子；痰湿食阻，症见痰多气逆，脘痞纳呆者，可合三子养亲汤。

（2）痰热蕴肺。

主要证候：咳嗽、痰多，痰黄稠难以咳出，甚者痰中带血，胸闷，口干，口苦，咽痛，舌苔黄腻或黄白相间，脉滑数。

治法：清热肃肺，化痰止咳。

方药：清金化痰汤。方中黄芩、山栀子、知母、桑白皮清解肺热；橘红、桔梗、栝蒌仁理气化痰；麦门冬、贝母、甘草润肺止咳；茯苓健脾渗湿；诸药共奏清热肃肺，化痰止咳之效。

痰壅气喘者，加胆南星、天竺黄、莱菔子；便秘者，加大黄、枳实、芒硝。肺热壅盛，发热口渴者，加金银花、鱼腥草、石膏。

（3）肺气虚弱。

主要证候：咳嗽声低无力，气短，痰多清稀，神疲，畏风，自汗，易于感冒，苔薄白、舌质淡，脉弱。

治法：补益肺气，化痰宁咳。

方药：补肺汤。方中以人参、黄芪益气补肺；熟地黄、五味子滋肾敛肺，共起肺肾双补之用；配以紫菀、桑白皮止咳平喘。诸药共奏补益肺气，化痰宁咳之功。

痰多清稀者，去桑白皮，加茯苓、款冬花；汗出、恶风较重者，加白术、防风；肺病及脾致肺脾两虚者，可用六君子汤。

（4）肺阴亏虚。

主要证候：咳逆上气，干咳少痰，咳痰不爽，或咳吐涎沫，口干咽燥，见手足心热，消瘦神疲，舌红少苔，脉细数。

治法：滋阴润肺，化痰止咳。

方药：麦门冬汤。方中重用麦门冬以其甘寒之性，滋养肺阴，且清虚火；半夏意在降逆化痰，人参补益中气，配麦门冬补气生津；粳米、甘草、大枣补脾益胃，中气健运，则津液自能上输于肺，使肺得其润。诸药共用，功为滋阴润肺，化痰止咳。

咳嗽甚者，加贝母、紫菀、款冬花、木蝴蝶；咽干口燥者，加百合、沙参、玄参、生地黄；阴虚火旺、痰中带血者，加白茅根、茜草、白及。

（5）脾肾阳虚。

主要证候：咳嗽反复发作，痰涎清稀呈泡沫状，气短乏力，动则尤甚，头晕、心悸、形寒肢冷，肢体沉重，腰膝酸软，舌质淡胖，苔白润，脉沉细。

治法：温阳散寒，化气利水。

方药：真武汤。方中附子温肾祛寒；茯苓、白术健脾利水，导水气下行；生姜温散水气；芍药与附子同用，能入阴和阳。

咳甚者，加干姜、细辛、五味子；气机不利，胸胁满闷者加白芥子、旋覆花；短气甚者加党参；大便稀溏者加干姜。

（二）其他疗法

1. 针刺

（1）毫针浅刺肺俞、列缺、合谷、少商、外关等穴位可治疗外感咳嗽。风热者可疾刺，风寒者留针或针后在背部肺俞等穴位拔罐。

（2）毫针刺肺俞、太渊、章门、太白、丰隆等穴位可治疗内伤咳嗽之痰湿阻肺证。

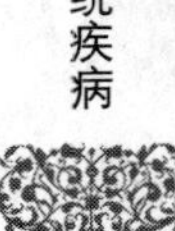

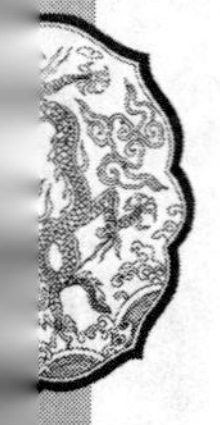

用平补平泻法或加灸。

（3）针刺肺俞、尺泽、阳陵泉、太冲等穴位可治疗内伤咳嗽之肝火犯肺证。

2. 灸法　艾条灸，每天治疗1次，每次约5～10分钟，以皮肤潮红为度，可和针刺配合应用。适用于慢性支气管炎。

3. 水针　用维生素$B_1$100 mg注射液，或胎盘注射液选注背部肺俞穴、定喘、大杼、风门，每次取穴一对，注射0.5 ml，由上而下，依次轮换。隔日1次，20次为1疗程。适用于慢性支气管炎。

二、西医治疗

1. 急性－气管支气管炎

（1）一般治疗：注意休息、多饮水，有助于缓解病情。

（2）镇咳：咳嗽较剧无痰时可适当使用镇咳剂，如咳必清25 mg、美沙芬10 mg、可待因30 mg，一日3次，口服。痰多者不宜使用可待因等强力镇咳药。

（3）祛痰：常用西药有复方氯化铵、盐酸氨溴索（沐舒坦）、N－乙酰－L－半胱氨酸（富露施）、强力稀化黏素（吉诺通）等。中成药有复方鲜竹沥口服液、蛇胆川贝口服液、川贝枇杷膏等，应根据中医理论，辨证用药。

（4）解痉、抗过敏：有支气管痉挛可用氨茶碱、硫酸特布他林、沙丁胺醇等解痉治疗。有过敏因素时可用氯雷他定、马来酸氯苯那敏、异丙嗪等抗过敏治疗。

（5）抗生素治疗：如有细菌性感染，可以使用青霉素类、头孢菌素类、大环内酯类、喹诺酮类等抗菌药物治疗。

2. 慢性支气管炎　缓解期治疗以增强体质，提高抗病力和预防复发为主。急性发作期及慢性迁延期治疗应以控制感染和祛痰、镇咳为主；伴有喘息时，加用解痉平喘药。

（1）抗菌治疗：一般病例可按常见致病菌为用药依据，抗生素主要针对肺炎链球菌，同时覆盖流感嗜血杆菌、卡他莫拉菌和肠杆菌科的细菌，并参考所在地区的细菌耐药情况用药，必要时可以联合用药。常用药物有青霉素类、头孢菌素类及其加酶抑制剂的复合剂、大环内酯类、氨基糖苷类和喹诺酮类等。

（2）祛痰镇咳药：可给予盐酸氨溴索、N－乙酰－L－半胱氨酸、溴乙新（必嗽平）、氯化铵等口服化痰，亦可以用盐酸氨溴索雾化吸入。慢性支气管炎分泌物一般较多，不宜单纯使用镇咳药。

（3）解痉平喘药：可以口服氨茶碱、硫酸特布他林、班布特罗等，亦可配合使用沙丁胺醇、异丙托溴胺气雾剂吸入治疗。

（4）氧疗：急性加重时有缺氧表现，可给予吸氧。慢性支气管炎并有阻塞性肺气肿时，应进行长期家庭氧疗，可以降低肺动脉压，延缓肺心病的发生，提高生存质量和生存期。

【临床思路】

支气管炎是临床常见疾病，无论是急性气管－支气管炎，还是慢性支气管炎，中医均可按“咳嗽”病辨治，急性气管-支气管炎因其发病较急，病程较短，咳嗽较重，可按“暴咳”辨治；慢性支气管炎发病缓慢，病程日久，反复发作，难以痊愈，多按“久咳”辨治。急性气管-支气管炎其病因多为外感，病主要在表，但也可在内科基础病证（本虚）基础上感病；慢性支气管炎病因多为内伤，特别是其临床迁延期及缓解期主要病机为内伤肺、脾、肾等五脏，以本虚为主，但其急性发病时常由外感六淫之邪诱发，本虚标实、表里同病。因此，临证论治咳嗽，应分清“暴咳”、“久咳”，外感、内伤，表里、虚实，分而治之。外感之咳嗽既以外邪为主，治法当以祛邪为主，病在肺卫，应宣肺解表。肺为上焦、为华盖之官，故药宜清扬，药力才易达病所，所谓治“上焦如羽，非轻不举”。因此，外感咳嗽一般不宜使用滋腻、沉降、收涩、镇咳之品，以免留邪。内伤之咳嗽一般先病于肺，后及他脏，亦有他脏病而及肺者，其中尤以肺、脾、肾与内伤“久咳”关系最为密切。治宜调理脏腑为主，法宜养肺、健脾、补肾、清肝等。虚中夹实者尤需详辨，标本兼顾、攻补兼施。

【预后与转归】

外感咳嗽（急性气管-支气管炎）与内伤咳嗽（慢性支气管炎）的转归，从疾病性质上来说，主要是由实转虚或转为虚中夹实的变化。从脏腑病转归来说，主要是肺、脾、肾之间的相移。外感咳嗽多属暴病，属实证，其病在肺，但若调治失宜，亦可转为内伤而累及他脏。一般病在肺为轻，病脾较重，病肾尤重，由肺及脾至肾的过程即是病情由轻转重的过程。故病在肺脾治疗尚易，病至肾治疗棘手。此外，内伤久咳，病久必累及于心，导致肺肾心脾亏虚，气滞、痰凝、血瘀、水饮而演变为肺胀，预后较差。

从西医角度看，急性气管-支气管炎预后良好，但是若急性气管-支气管炎迁延不愈、反复发作可转为慢性支气管炎。慢性支气管炎后期多并发慢性阻塞性肺气肿，使肺功能受损，且呈不可逆性发展，进而引起慢性肺源性心脏病，慢性肺心病失代偿期又可引起全身各主要脏器功能障碍（如心功能不全、肺性脑病、肾功能不全等），预后不良。

【预防与调护】

生活起居有度，注意气候变化，防寒保暖，加强身体锻炼，防止感冒。忌烟酒，防止有害气体、粉尘吸入。保持室内空气流通、清洁。咳嗽患者，应忌食辛辣香燥、肥甘厚腻及寒凉之品。调畅情志，保持心情愉快，可减少疾病发生，促进疾病痊愈。接种气管炎疫苗、卡介苗和流感疫苗，可以预防感冒和减少慢性支气管炎发作次数。中医药预防可用玉屏风散以益气固表。

附：支气管扩张症

支气管扩张症（bronchiectasis）指支气管及其周围肺组织的慢性炎症损坏管壁，导致支气管扩张和变形。多见于儿童和青年。主要临床症状为慢性咳嗽、咳大量脓性痰和反复咯血。在广泛应用抗生素以来，其发病率已经明显下降。

本病常见发病因素有麻疹、百日咳、流行性感冒、肺结核、支气管内膜结核、曲霉

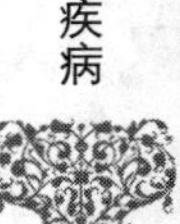

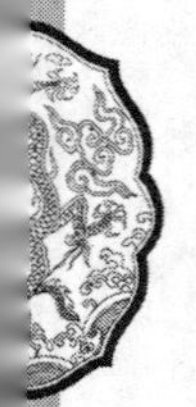

菌病等支气管和肺的感染性疾病。由于感染损害支气管壁各层组织，使其管壁破坏、弹性减弱，最终导致支气管扩张。此外，异物、肿瘤以及吸入刺激性气体（氯气、芥子气等）亦可引起本病。支气管扩张以下叶特别是左下叶最为常见。

其典型临床表现为慢性咳嗽、咳大量脓性痰、反复咯血。多数表现为反复咳痰并有咯血。痰量在体位改变时最多，痰液收集后静置于玻璃杯中数小时可分离为三层：上层为泡沫和脓性物；中层为混浊黏液；下层为坏死组织。部分病人仅有咳痰或仅有咯血，若仅表现为反复咯血，平时咳痰不明显，甚至完全无痰者，称为干性支气管扩张。

支气管扩张症的X线检查表现为不规则环状透亮区或蜂窝状透亮区，囊状扩张时有气液平。肺部CT检查特别是超薄CT检查可以确诊。支气管造影术是诊断本病的最可靠方法，但是因操作较为复杂，有一定的并发症和不良反应，现已较少采用。若须外科手术治疗，需要了解病变的部位、性质和范围，可行支气管造影检查。

西医治疗的基本原则是体位引流、控制感染、必要时手术切除。

本病多属于中医学的“咳嗽”、“咳血”、“肺痈”等病证范畴。病因多为正气亏虚、外感邪气，肺气壅塞而失于宣降，痰浊内蕴，郁久化热，损伤肺络所致。临床常分以下几个证型辨证论治。

1．痰热壅肺

主要证候：咯痰黄稠或脓性量多，痰中带血，血色鲜红；或兼发热，胸痛、胸闷、气急；舌红，苔黄厚腻，脉滑数。

治法：清肺化痰。

方药：苇茎汤。方中苇茎清肺泄热；冬瓜仁、薏苡仁清化痰热，利湿排脓；桃仁活血祛瘀以消热结。诸药共用清肺化痰。

咳血较多者加仙鹤草、茜草、藕节；痰多黄稠难咳者，加栝蒌仁、海蛤壳、海浮石、胆南星；热毒壅盛兼有发热者，加鱼腥草、败酱草、金荞麦；胸痛者，加全栝蒌、三七。

2．肝火犯肺

主要证候：急躁易怒，情绪诱发，咳嗽频作，痰少白黏，咳吐鲜血，胁肋胀痛，口苦咽干；舌红，苔薄黄，脉细弦。

治法：清肝泻肺。

方药：黛蛤散合泻白散。黛蛤散清肝豁痰，泻白散泻肺清热，止咳平喘。两方合用，清肝泻肺。

咳血量多者，加仙鹤草、茜草、白茅根、白及；火热较盛者，加丹皮、山栀子；便秘者，加大黄、枳实；胁痛甚者，加延胡索、柴胡、川楝子。

3．肺脾气虚

主要证候：咳嗽，咯痰白黏；气短、乏力，自汗，怕冷恶风，头晕，纳呆、便溏；舌质淡红，苔薄白，脉滑无力。

治法：补脾益肺。

方药：六君子汤。方中以人参益气补中；白术健脾燥湿；茯苓渗湿，助白术以健脾。甘草和胃，半夏、陈皮燥湿化痰。诸药共奏补土生金、健脾化痰之功。

咳嗽较重者，加紫菀、款冬花、贝母；痰多清稀者，重用茯苓、白术（炒）；腹胀、纳呆者，加莱菔子、厚朴、鸡内金、麦芽；气短、乏力甚者加黄芪、五爪龙；自汗、恶风者可合用玉屏风散。

4. 阴虚火旺

主要证候：咳嗽痰少，口干咽燥，痰中带血或反复咳血，午后潮热，盗汗，面部潮红，五心烦热；或兼耳鸣、腰膝酸软。舌质红，苔少，脉细数。

治法：养阴清热。

方药：百合固金汤。方中百合、麦门冬滋阴润燥；熟地黄、生地黄、玄参滋阴清热；当归、白芍药养血柔肝；贝母、甘草化痰止咳。方中桔梗于咳血不利，宜去除。

以咳血为主者，加白茅根、藕节、侧柏叶、仙鹤草；潮热甚者，加地骨皮、白薇以清虚热；盗汗明显者，加浮小麦、煅牡蛎、糯稻根。

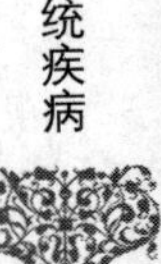

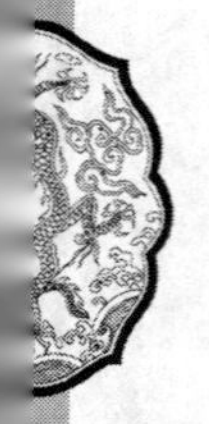

第四章 肺 炎

肺炎（pneumonia）是由病原微生物（如细菌、病毒、真菌、支原体等）或其他因素（如放射线、化学、过敏及药物等）引起的终末气道、肺泡腔及肺间质的炎症。临床主要症状为寒战、高热、咳嗽、咯痰、胸痛等。肺炎是常见病，我国每年约有250万例肺炎发生，12.5万人因肺炎死亡，在各种致死病因中居第5位。老年或机体免疫力低下者伴发肺炎时，病死率尤高。

肺炎可分别按解剖和病因加以分类。按解剖可分为大叶性（肺泡性）、小叶性（支气管性）及间质性肺炎；按病因可分为感染性肺炎、理化性肺炎和变态反应性肺炎等，其中以感染性肺炎最常见。感染性肺炎按获得方式或途径又可分为社区获得性肺炎（CAP）和医院内获得性肺炎（HAP）两大类。后者多为继发于各种原发疾病的危重患者，常为混合感染，耐药菌株多，病死率高，目前受到很大关注。

本病属于中医“喘咳”、“风温”、“胸痛”等病证范畴。

【病因病理】

一、西医病因病理

（一）病因及发病机制

正常人的呼吸道防御机制使气管隆凸以下的呼吸道处于无菌状态，许多因素可以损伤这些防御功能和人体免疫力，致使病原菌到达下呼吸道，孳生繁殖，即可发生肺炎。现分述如下：

1. 细菌性肺炎

（1）肺炎球菌肺炎：肺炎球菌为革兰阳性球菌，常成对（肺炎双球菌）或呈链状排列（肺炎链球菌），菌体外有荚膜，荚膜多糖体具有特异抗原性，现已知有86个血清型，成人致病菌多属1~9型及12型，以第3型毒力最强。肺炎球菌不产生毒素，不引起原发性组织坏死或形成空洞；其致病力是由于含有高分子多糖体的荚膜对组织的侵袭作用。首先引起肺泡壁水肿，迅速出现白细胞和红细胞渗出，含菌的渗出液经Cohn氏孔向肺的中央部分扩散，甚至蔓延及几个肺段或整个肺叶。

（2）葡萄球菌肺炎：葡萄球菌有凝固酶阳性和阴性两种，前者如金黄色葡萄球菌（简称金葡菌），后者如表皮葡萄球菌。主要通过呼吸道感染引起肺炎，也可经血行播散感染。毒素与酶是其主要致病物质，具有溶血、坏死、杀伤白细胞及致血管痉挛的作用。金葡菌是化脓性感染的主要原因。

（3）克雷白杆菌肺炎：克雷白杆菌属革兰阴性杆菌，具有荚膜。根据其荚膜不同的抗原性，可分为80多个血清型，引起肺炎者以1~6型最为多见。该菌常存在于人体上呼吸道和肠道，当机体抵抗力降低时，便经呼吸道进入肺泡内生长繁殖。常引起社区获得性肺炎，亦为医院获得性肺炎的常见病原体。在医院获得性肺炎中，医务人员的手是最常见的传播途径。多见于老年患者，嗜酒者以及慢性肺部疾病、抗生素（特别针对革兰阳性球菌的药物）大量使用者。机体免疫功能下降、严重疾病、创伤性检查、治疗和手术者均易感。

（4）军团菌肺炎：军团菌存在于水及土壤中，多经空气传播，由呼吸道吸入而产生炎症反应，进入血循环则可引起全身感染。中老年、慢性疾病、恶性肿瘤和接受免疫抑制剂治疗者易患病。

2. 病毒性肺炎　引起肺炎的病毒包括腺病毒、呼吸道合胞病毒、流感病毒、副流感病毒、鼻病毒、冠状病毒、麻疹病毒、巨细胞病毒、单纯疱疹病毒等。这些病毒主要通过飞沫与直接接触传播，且传播迅速、传播面广，可两种以上病毒同时感染，常继发细菌感染，可累及肺间质及肺泡，也可经血行播散感染。

3. 肺炎支原体肺炎　肺炎支原体大小介于病毒与细菌之间，经口、鼻分泌物通过空气传播引起呼吸道感染。感染以儿童及青年人居多，传染性不强，平均潜伏期2～4周，痊愈后带菌时间长，流行表现为间歇性发病，流行可持续数月至1～2年。病原体通常潜伏在纤毛上皮之间，不侵入肺实质。近年发现，其致病性还可能与患者对病原体或其代谢产物过敏有关。

4. 真菌性肺炎　生长在土壤中的真菌将孢子播散到空气中，可能被吸入肺部引起肺真菌感染。如曲菌、奴卡菌、隐球菌、荚膜组织胞浆菌等。这些真菌都可能被吸入肺部引起肺部真菌感染。当机体免疫力下降时，有些口腔寄生真菌可经呼吸道吸入引起肺部感染，如念珠菌、放线菌等。另外，颈部、膈下病灶中的真菌感染亦可直接蔓延，或循淋巴、血液系统到达肺部引起肺炎。

5. 非感染性肺炎　物理化学和过敏因素亦可引起肺炎。放射线可损伤肺组织，其炎症程度与接受的放射线剂量关系密切，剂量越大，放射性肺炎程度越严重，严重者可发展为肺广泛纤维化，甚至发生呼吸衰竭或急性呼吸窘迫综合征。吸入化学物质，包括刺激性气体和液体，可以发生支气管及肺损伤，严重的化学性肺炎可以发生呼吸衰竭或呼吸窘迫综合征。机体对某些过敏原（外界侵入的、感染性的或自身免疫性的）发生变态反应或异常免疫反应，肺部形成嗜酸性粒细胞浸润症，伴有轻或重的呼吸系统症状。

（二）病理与病理生理

由于引起肺炎的病因不同，所发生的病理变化也不尽相同。病原体到达下呼吸道，在其中生长繁殖，引起周围肺泡毛细血管充血、水肿，肺泡内纤维蛋白渗出及细胞浸润。

1. 细菌性肺炎

（1）肺炎球菌肺炎：多呈大叶性或肺段性分布。病理变化可分为四期：早期为充血期，表现为肺组织充血、扩张、水肿和浆液性渗出；继而为红色肝变期，肺泡内有大量中性粒细胞、吞噬细胞及红细胞的渗出；进而为灰色肝变期，大量白细胞及纤维蛋白渗出；最后为消散期，纤维蛋白性渗出物溶解、吸收，肺泡重新充气。实际上四个病理

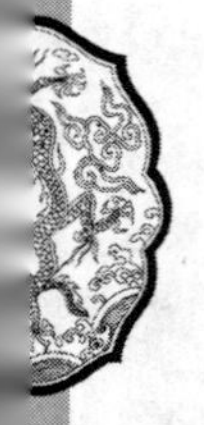

阶段并无绝对分界，由于抗生素的广泛使用，很少见到典型的病理分期。病变消散后肺组织可完全恢复正常，极个别患者肺泡内纤维蛋白吸收不完全而形成机化性肺炎。

（2）金黄色葡萄球菌肺炎：常呈大叶性分布，肺组织可有肺叶或肺段化脓性炎症或多发性脓肿，炎症和脓肿消散后，可形成肺大泡或囊状气肿，气肿破溃可形成气胸或脓气胸。

（3）克雷白杆菌肺炎：原发性克雷白杆菌肺炎常呈大叶分布，以右上叶多见，继发性者多呈小叶分布。细菌在肺泡内生长繁殖，破坏细胞壁，引起肺组织坏死、液化，形成脓腔、空洞。病变累及胸膜及心包时，可有渗出性和脓性积液，易于机化，导致胸膜粘连、增厚。

（4）军团菌肺炎：主要侵犯肺泡和细支气管，发生化脓性支气管炎，也可形成融合性大叶实变。呈多灶性，渗出物中含有大量纤维蛋白，肺泡间隙炎性细胞渗出，以中性多核细胞与巨噬细胞为主，损伤肺泡，可致肺纤维化。少数有空洞形成。

2. 病毒性肺炎　病毒侵入细支气管上皮引起细支气管炎，侵入肺间质、肺泡引起肺炎。多表现为间质性肺炎，肺泡间隔有大量单核细胞浸润，肺泡水肿，内含纤维蛋白。肺泡细胞和巨噬细胞内可见病毒包涵体，细支气管内有渗出物。病毒性肺炎多为局灶性或广泛弥漫性，偶成肺实变，病变吸收后可留有纤维化，甚至结节性钙化。

3. 支原体肺炎　肺部病变表现为细支气管炎、支气管肺炎或间质性肺炎，常累及呼吸道黏膜。肺泡壁与间隔有中性粒细胞、单核细胞及浆细胞浸润，支气管黏膜充血，上皮细胞肿胀，形成胞浆空泡，有坏死和脱落。胸腔可有纤维蛋白渗出和少量渗液，并可发生灶性肺不张。

4. 真菌性肺炎　基本病理变化为凝固性坏死、细胞浸润和化脓。肺部可有过敏反应、化脓性炎症反应或形成慢性肉芽肿。

5. 非感染性肺炎　放射性肺炎主要病理改变为肺血管特别是毛细血管损伤，充血、水肿及细胞浸润，淋巴管扩张和透明膜形成。急性变化有可能自行消散，但常引起肺结缔组织增生、纤维化和玻璃样变。慢性期肺泡广泛纤维化，肺脏收缩、毛细血管内膜增厚、硬化、管腔狭窄或阻塞而导致肺循环阻力增高和肺动脉高压。炎症和纤维化还可引起胸膜增厚。吸入性肺炎主要为吸入物刺激引起支气管痉挛，随后产生急性炎症反应和周围炎性物质浸润。引起肺泡上皮细胞破坏、变性，并累及毛细血管壁，使血管壁通透性增加，液体渗出，引起水肿及出血性肺炎。由于肺泡毛细血管膜的破坏，形成间质性肺水肿，肺泡内水肿吸收后，可遗留肺纤维化。

二、中医病因病机

肺炎的发生，常因寒温失调、劳倦过度或醉后当风等，导致人体正气不足，肺卫不固，复感外邪，病邪犯肺而发。

1. 风热犯肺　肺居上焦，为五脏华盖，上连咽喉，开窍于鼻，外合皮毛，而主卫表。风热之邪侵袭，首犯肺卫。邪正相争，见有发热、畏寒，肺失宣肃，则有咳嗽、咳痰。

2. 痰热壅肺　病势不解，卫邪入里而达气分；或寒郁化热，或邪热壅肺，或素体热盛。热邪炽盛，灼津炼液成痰，痰热壅肺，肺气不清。

3. 热闭心神　失治误治，或正不胜邪，热毒炽盛，扰动心神，则烦躁不安；热闭心神，则神昏谵语，或昏聩不知。

4. 阴竭阳脱　邪热不解，闭阻于内，阳气不达；或邪热过盛，正气不支；或邪正剧争，正气溃败，骤然外脱，则阴津失其内守，阳气不能固托，终则阴阳不能维系，形成阴竭阳脱之危象。

总之，本病属外感病，病位首先在肺在卫，常可深入营血或逆传心包。正如《温热论》所言："温邪上受，首先犯肺，逆传心包。"病分虚实两类，以实者居多。外邪内侵，邪郁于肺，化热、生痰、酿毒，三者互结于肺，发为本病。外邪或入里化热，或痰热壅盛，或热闭心神。治疗得当，邪退正复；若风温热邪久羁不解，易深入下焦，下竭肝肾，导致真阴欲竭，气阴两伤。

【临床表现】

一、细菌性肺炎

1. 肺炎球菌肺炎　好发于冬春季节，以男性多见。多先有上呼吸道病毒感染，或受寒、醉酒、全身麻醉等诱因。往往突然发病，先为寒战，继而高热，体温达 39 ~ 41 ℃，多为稽留热。全身肌肉酸痛，患侧胸痛，可放射至肩、腹部，咳嗽或深呼吸时加重。痰少，可带血丝或呈铁锈色。胃纳锐减，偶有恶心、呕吐、腹痛或腹泻等消化道症状，易误诊为急腹症。患者呈急性病容，口角或鼻周可出现单纯性疱疹，严重者可有气急，紫绀。有败血症者，皮肤和黏膜可有出血点，巩膜黄染。累及脑膜时可有颈抵抗。心率增快，有时心律不齐。发病早期肺部体征无明显异常。肺实变时触觉语颤增强，叩诊浊音，可闻及支气管呼吸音，消散期可闻及湿啰音。重症可伴有肠胀气。严重感染可伴发休克、弥漫性血管内凝血、急性呼吸窘迫综合征和神经症状，如意识模糊、烦躁不安、嗜睡、谵妄、昏迷等，须密切观察，积极救治。

2. 金黄色葡萄球菌肺炎　常发生于免疫功能低下的病人。起病急骤，高热与寒战反复，且热度波动很大，呼吸急促，胸痛，大量脓性痰，或带血丝，或呈粉红色乳状，严重者迅速出现周围循环衰竭。院内感染者通常起病较隐匿。典型病例在病程早期即可出现紫绀、全身衰竭等全身体征，而肺部体征尚不明显；当有大片支气管肺炎或脓肿形成时可听到湿啰音。

3. 克雷白杆菌肺炎　常继发于年老体弱或慢性肺部疾病者，以上叶病变多见。起病突然，部分患者发病前有上呼吸道感染症状，出现寒战、高热、咳嗽、咯痰、体温多波动于39℃上下，伴呼吸困难、发绀，可有典型的肺实变体征，临床表现类似重症肺炎球菌肺炎。痰液常呈灰绿色或砖红色胶冻状，为此类肺炎的特征性改变，但临床并不多见。也有病人咳铁锈色痰或痰带血丝，或伴明显咯血，有些有恶心、呕吐等消化道症状，少数早期即发生虚脱。慢性患者少见，表现为咳嗽、咯痰，病情反复，病程久。并发症可有单个或多发性脓肿。病变累及胸膜和心包可引起渗出性或脓性积液，并能导致败血症，甚者全身衰竭，休克，病死率高。

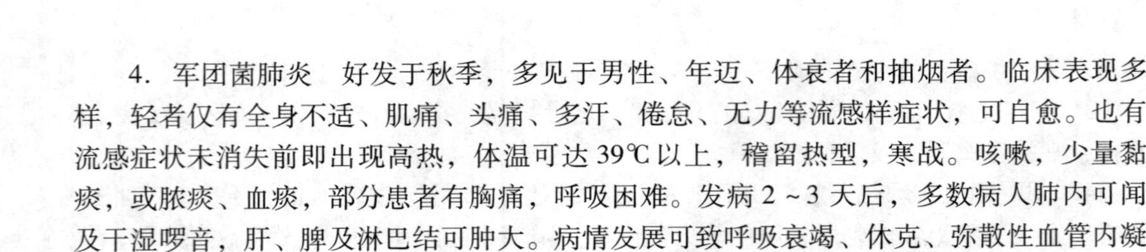

4．军团菌肺炎　好发于秋季，多见于男性、年迈、体衰者和抽烟者。临床表现多样，轻者仅有全身不适、肌痛、头痛、多汗、倦怠、无力等流感样症状，可自愈。也有流感症状未消失前即出现高热，体温可达39℃以上，稽留热型，寒战。咳嗽，少量黏痰，或脓痰、血痰，部分患者有胸痛，呼吸困难。发病2～3天后，多数病人肺内可闻及干湿啰音，肝、脾及淋巴结可肿大。病情发展可致呼吸衰竭、休克、弥散性血管内凝血、急性呼吸窘迫综合征或急性肾功能衰竭。早期多系统受累是本病的特点。

二、病毒性肺炎

临床症状通常较轻，多为上呼吸道感染的一般症状。起病相对缓慢，发热、头痛、全身酸痛、倦怠等较突出，咳嗽并咯少量白色黏液痰，胸痛少见。在老年病人、免疫缺陷及慢性心肺疾患的病人，病情往往较严重，见持续高热、呼吸困难、紫绀、心悸、全身衰竭，可伴有低氧血症、休克、心力衰竭。由于广泛的肺泡间质和肺泡内水肿，严重者可发生急性呼吸窘迫综合征。肺部体征往往不明显，但病情严重者可见呼吸三凹征和鼻翼煽动、发绀，肺部闻及较为广泛的干湿啰音。

三、肺炎支原体肺炎

肺炎支原体可引起包括肺炎在内的咽炎、支气管炎等呼吸道感染，常于秋季发病。儿童和青少年居多。临床有乏力、咽痛、咳嗽、发热、纳差、全身肌肉酸痛等表现，半数病例无症状。胸部一般无明显异常体征，约10%～15%的病例可出现少量胸腔积液。

四、真菌性肺炎

（一）肺念珠菌病

肺念珠菌病是由白色念珠菌或其他念珠菌所引起的。主要源于误吸，其次是血行播散。粒细胞缺乏、中心静脉留置导管、腹部大手术、激素和抗生素治疗、糖尿病、肾功能不全、器官移植等为本病的易感和高危人群。临床表现类似急性细菌性肺炎，可有寒战、高热、咳嗽、憋气、咯血、乏力、胸痛，典型者咯白色粥样痰，也可呈乳酪块状，痰液有酵母臭味或口腔及痰中有甜酒样芳香味为其特征性表现。

（二）肺曲菌病

肺曲菌病主要由烟曲菌引起。该菌常寄生在上呼吸道，只有在慢性疾病患者机体免疫力降低时才能致病。临床有以下四种类型。

1．支气管－肺炎型　曲菌菌丝在支气管黏膜上生长，但不侵入管壁。黏膜炎症轻微，有咳嗽、咳痰（痰可呈棕黄色）、低热等。如侵蚀肺组织，则可引起局限性的曲菌肉芽肿或肺炎、肺脓肿。

2．变态反应性曲菌病　对曲菌过敏者吸入大量孢子后，阻塞小支气管，引起短暂性肺不张，也可引起远端肺部出现反复游走性浸润。患者畏寒、发热、乏力、有刺激性咳嗽，咳棕黄色脓痰，有时带血。

3．曲菌球　曲菌寄生在肺部慢性疾病所伴有的空腔内（如肺囊肿、支气管扩张、肺结核空洞中）繁殖、储积，与纤维蛋白和黏液细胞凝聚形成曲菌球。曲菌球不侵犯组织，不引起病人全身症状，只是有刺激性咳嗽，痰不多，有时可反复咯血。

4. 继发性肺曲菌病　重病患者（如白血病、淋巴瘤）的终末阶段，以及使用广谱抗生素、免疫抑制药物或各种原因导致机体免疫力低下者，肺部所伴曲菌感染是局限性肉芽肿或广泛化脓性肺炎，脓肿形成。病灶呈急性凝固性坏死，伴坏死性血管炎、血栓和菌栓，甚至累及胸膜、脑膜、肝、脾等全身脏器，预后很差。

五、非感染性肺炎

1. 放射性肺炎　常见症状为刺激性干咳、气急和胸痛，呈进行性加重。伴感染时可有低热，体温一般在38℃左右。放射性物质损伤肋骨时可出现胸痛，严重者可因广泛肺纤维化而出现进行性呼吸困难、发绀，甚至呼吸衰竭。放射部位皮肤萎缩和硬结，出现色素沉着。继发感染时肺部可听到干、湿啰音和胸膜摩擦音。重症者可见端坐呼吸，发绀，亦可闻及爆裂音。伴发肺源性心脏病时可出现右心衰竭的体征。

2. 吸入性肺炎　多见于醉酒、麻醉、气管插管、气管切开及昏迷的病人，儿童每因误吸引起。患者常有吸入诱因史，初期有呛咳、气急，吸入后逐渐出现呼吸困难、发绀，咳淡红色浆液性泡沫状痰，并发细菌感染时咳大量脓性痰。如由气管食管瘘引起的吸入性肺炎，则每在进食后有痉挛性咳嗽、气急。昏迷病人无此表现。

【实验室与其他检查】

一、血常规

大多数细菌性肺炎，白细胞总数增高，中性粒细胞增多，并有核左移或细胞质内出现毒性颗粒，年老体弱、酗酒、免疫功能低下者白细胞计数常不增高，但中性粒细胞百分比增高。支原体肺炎周围血白细胞正常或稍增多。病毒性肺炎白细胞计数可正常或偏低。

二、病原学检查

通过革兰染色可鉴别阳性球菌和阴性杆菌。肺炎链球菌感染时，可见中性粒细胞内外有成对的革兰阳性球菌；葡萄球菌感染时，则可见到成簇的葡萄串状革兰阳性球菌。病毒性感染时，以单核细胞为主，并在分泌细胞中可见有包涵体。通过痰、气道分泌物及血培养可鉴别及分离出致病菌株，有时需用特殊培养基培养才能获得菌株，如厌氧菌、真菌、支原体以及军团菌等。

三、X线检查

主要为观察肺炎病变的部位、范围、性质以及有否胸腔积液、肺不张、肺大疱或气胸，或有否心脏受累等并发症。

1. 肺炎球菌肺炎　早期仅有肺纹理增多，有淡薄均匀的阴影，实变期可见呈大片状致密阴影波及整个肺叶或肺段。

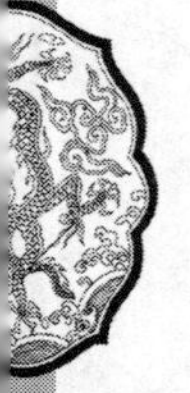

2. 金黄色葡萄球菌肺炎　X线摄片显示肺段或肺叶实变，或呈小叶样浸润，可有单个或多发的液气囊腔，形成阴影内伴有空洞或液平。

3. 克雷白杆菌肺炎　X线摄片表现多种多样，肺大叶实变好发于右肺上叶和双肺下叶，可有多发性蜂窝状肺脓肿形成、叶间裂弧形下坠等。

4. 军团菌肺炎　早期为单侧斑片状肺泡浸润，继而有肺叶实变，可迅速发展至多肺叶段，下叶多见，可伴少量胸腔积液。病变吸收较慢，治疗有效时X线摄片表现仍呈进展状态。严重者出现肺内空洞及肺脓肿。

5. 病毒性肺炎　多见双下肺叶弥漫性密度均匀的小结节状浸润阴影，边缘模糊，少数患者可见叶性浸润或弥漫性网状结节性浸润灶。

6. 肺炎支原体肺炎　可见有形态多样的浸润性阴影，多分布于下叶，密度淡而均匀，部分患者可呈双侧弥漫性网状结节状浸润，少数可有胸腔积液。

7. 真菌性肺炎　X线摄片表现多种多样，除曲菌球外均缺少特异性。肺念珠菌病可见双肺中、下野纹理增粗，条索影伴大小形状不等的结节状影，亦可融合成大片肺炎阴影，边缘模糊，形态多变，可有游走现象，还可有多发性脓肿或形成空洞，少数病例伴胸膜改变。肺曲菌球患者可见在原有的慢性空洞内有一团圆形的致密阴影，其边缘有透光晕影或半月形透光带。

8. 非感染性肺炎　放射性肺炎急性期在照射的肺叶上出现弥漫性模糊阴影，边缘模糊，类似支气管炎或肺水肿。病变的范围与胸廓表面照射范围一致。后期发展为纤维化，病变成条索状或团块状收缩或局限性肺不张。纵隔胸膜和心包有大量粘连，纵隔向患侧移位，横膈升高，一侧胸廓收缩。吸入性肺炎X线检查见两肺散在不规则片状模糊影，右肺多见。发生肺水肿时表现为自肺门向肺叶扩散的大片状阴影，以两肺中内带明显。继发感染可出现有厚壁空洞的肺脓疡征象。

【诊断与鉴别诊断】

一、诊断要点

（一）西医诊断

根据典型症状与体征，结合胸部X线检查，可做出初步诊断。对于临床表现不典型者，需认真加以鉴别。确诊有赖于病原体检测。

（二）中医辨病与辨证要点

1. 辨病要点　肺炎可表现为以风温、咳喘、胸痛等病证为主证。分别需与感冒、肺痈及胁痛相鉴别。

（1）与风热感冒鉴别：二者发病初期都具有肺卫证，证见发热、恶风、汗出、咳嗽等，不同之处在于风热感冒多兼有鼻塞、流涕、头项强痛等症，预后好；而肺炎初起兼有烦渴、气急、胸痛等症状，多在气分而解，治疗不及时易生变证，危及生命。

（2）与肺痈鉴别：二者均为肺系疾病，均可出现发热、咳嗽、咳痰、胸痛等症状。不同之处在于肺痈为肺部生疮，咳吐腥臭脓痰，甚至脓血相兼；而肺炎则表现多样，咳痰多为黄色或黄白相兼。若肺炎失误治疗，迁延反复，也可发展为肺痈。

（3）与胁痛鉴别：二者均可有胸胁部疼痛。不同之处在于胁痛为两胁胀痛或窜痛，或见黄疸、积块，多由气滞、血瘀、湿热所致；而肺炎胸痛多为一侧胸部刺痛，多伴咳嗽、咯痰、气促等症状，多由感受寒邪，痰热壅阻所致。

2. 辨证要点

（1）辨虚实：一般病之初起，邪气盛而正未衰为实，临床表现为恶寒发热，或但热不寒，咳嗽声高，咯黄稠痰或铁锈色痰，呼吸急促，鼻煽气粗，口渴，舌质红，苔黄干，脉浮数或洪大。病久，邪气渐衰而正气不足为虚，临床表现为低热、汗出、咳嗽声低不畅，呼吸浅促，神疲纳呆，手足心热，舌红少苔，脉细数无力。

（2）辨病之深浅：病初起，有恶寒头痛等表证为病在肺卫，病较轻；若病情发展，出现但热不恶寒，大汗口渴，咳嗽气促喘粗，咯黄稠或血痰，此为邪入气分，为病之极期；病情较重，若出现神昏谵语，皮下紫斑，此为病入营血，病情危重。

二、鉴别诊断

1. 肺结核　浸润性肺结核与轻型肺炎相似，但前者发病缓慢，中毒症状相对较轻，可有反复咯血，病灶常位于肺尖，X 线检查其病灶有特征性。干酪性肺炎多有长期发热、乏力和消瘦，X 线摄片呈大片密度增高阴影，其中有多个不规则的薄壁空洞，对侧肺常有播散病灶。痰结核菌阳性，病程长，抗痨治疗有效。

2. 肺癌　患者年龄多较大，起病缓慢，常有刺激性咳嗽和少量咯血，无明显全身中毒症状，血白细胞计数不高，若痰中发现癌细胞可以确诊。肺癌可伴发阻塞性肺炎，若经有效抗生素治疗后肺部炎症迟迟不消散，或暂时消散后又复出现者，应密切随访，必要时进一步做胸部 CT、MRI、纤维支气管镜检查、痰脱落细胞检查等，以免贻误诊断。

3. 急性肺脓肿　早期临床表现与肺炎球菌肺炎相似。但随病程进展，咳出大量脓臭痰为肺脓肿的特征。X 线显示脓腔及液平面。

4. 其他　肺炎伴剧烈的胸痛时，应与渗出性胸膜炎、肺梗死鉴别。相关的体征及 X 线影像有助鉴别。肺梗死常有静脉血栓形成的基础，咯血较多见，很少出现口角疱疹。下叶肺炎可能出现腹部症状，应通过 X 线、B 超等检查与急性胆囊炎、膈下脓肿、阑尾炎等进行鉴别。

【治疗】

一、中医治疗

本病主要病机为虚实兼夹，辨治多应标本兼顾，治法主要有宣肺解表、清热解毒、润肺止咳化痰、益气养阴、回阳救逆等。应根据不同病因、病机特点选方用药。

（一）辨证论治

1. 邪犯肺卫

主要证候：发病急骤，发热，恶寒，无汗或少汗，咳嗽，痰白或黄，口渴，舌边尖

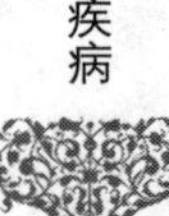

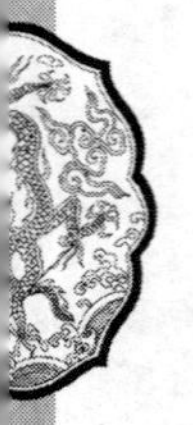

红，苔薄白或微黄，脉浮数。

治法：辛凉透表，清热解毒。

方药：银翘散。方中金银花、连翘辛凉透解，清热解毒；荆芥穗、淡豆豉开皮毛而逐邪；桔梗宣肺利咽，甘草清热解毒，竹叶清上焦热，芦根清热生津。全方合用，收辛凉透表，清热解毒之效。

内热盛加黄芩、鱼腥草；口渴明显者，加北沙参、天花粉。痰黄黏稠者加浙贝母、天竺黄；咽痛明显者加板蓝根、山豆根。

2. 痰热壅肺

主要证候：高热不退，咳嗽，咳痰黄稠或咳铁锈色痰，胸痛，呼吸气促，口渴烦躁，小便黄赤，大便干燥，舌红苔黄，脉洪数或滑数。

治法：清热化痰，宣肺止咳。

方药：麻杏石甘汤合苇茎汤。方中石膏清泄肺胃之热以生津，麻黄宣肺平喘，二药相制为用，既能宣肺，又能泄热；苇茎助石膏清肺泄热，生津止渴；杏仁合冬瓜仁清热化痰止咳，助麻黄宣肺平喘；薏苡仁清热利湿；桃仁活血，止咳平喘，合杏仁、薏苡仁通便；甘草祛痰解毒，调和诸药。

若痰热盛，可加鱼腥草、全栝蒌、黄芩、浙贝母；咳血者加侧柏叶、白茅根；胸痛者加郁金、丝瓜络；便秘者加生大黄、芒硝。

3. 热毒内陷

主要证候：高热不退，咳嗽气促，痰声漉漉，烦躁，谵语，甚则四肢厥冷，舌红绛，苔黄而干，脉细数。

治法：清热解毒，清心开窍。

方药：清营汤合菖蒲郁金汤。方中用水牛角代犀角清心安神，泄热解毒；生地黄、玄参甘寒清热养阴；黄连、金银花、连翘清心解毒，并透热于外；竹叶心、山栀子清热除烦；牡丹皮清热凉血；石菖蒲、浙贝母、郁金、鲜竹沥、玉枢丹清热豁痰开窍。两方合用，收清热解毒、清心开窍之功。

高热烦躁、神昏谵语为主者可加服安宫牛黄丸；高热痉厥为主者可加服紫雪丹；兼腑实便秘者加生大黄、芒硝。

4. 正虚邪恋

主要证候：咳嗽，低热，自汗出，手足心热，舌红，苔薄黄，脉细数。

治法：益气养阴，润肺化痰。

方药：竹叶石膏汤。方中生石膏、淡竹叶清热除烦，人参、麦门冬益气滋养阴液，半夏化痰，甘草、粳米和中养胃。诸药合用，益气养阴，润肺化痰。

低热，加北沙参、生地黄、地骨皮，咳甚加入杏仁、桑白皮、栝蒌皮。

5. 正虚欲脱

主要证候：体温骤降，额出冷汗，面色苍白，口唇青紫，呼吸短促，舌淡青紫，脉微细。

治法：回阳救逆，益气养阴。

方药；参附汤合生脉散。方中人参、附子益气回阳救逆，麦门冬、五味子养阴固脱，共奏回阳固脱之功。

大汗淋漓者加煅龙骨、煅牡蛎、山茱萸。临床可用参附注射液 20 ml 或参麦注射液 20 ml 加入葡萄糖注射液或生理盐水 20 ml 中静脉注射。

（二）其他疗法

1. 针刺疗法　毫针可取尺泽、孔最、列缺、合谷、肺俞、足三里，捻转泻法，每日 1 次。高热者可用针刺放血，取大椎、十宣穴。耳针可取肾上腺、肺、皮质下等穴为主穴，留针 20～30 分钟，或耳尖放血。咳嗽配支气管、交感，喘促者配内分泌、胸，每日 1 次。

2. 刮痧疗法　取胸、背部脊椎两侧和肩胛区，用刮痧板蘸植物油或白酒，刮至皮肤充血，用于发热神昏者。

二、西医治疗

（一）一般治疗

注意休息，保持室内空气流通。多饮水，给予易消化食物。高热、食欲不振者应静脉补液，注意补充足够蛋白质、热量及维生素。密切观察呼吸、脉搏、血压等变化，防止休克发生。

（二）对症治疗

高热者可采用物理降温。如有气急发绀者应吸氧。咳嗽、咳痰不易者可给予溴已新 8 ～16 mg 口服，每天 3 次。剧烈胸痛者，可热敷或酌用小量镇痛药，如可待因 15～30 mg。如有腹胀、鼓肠可用腹部热敷及肛管排气。如有麻痹性肠梗阻，应暂时禁食、禁饮，给予胃肠减压。烦躁不安、谵妄者酌用地西泮（安定）5～10 mg 或水合氯醛1～1.5 g，禁用抑制呼吸中枢的镇静药。

（三）抗菌药物治疗

抗生素可用于各种细菌性肺炎的治疗，也可用于预防病毒性肺炎合并细菌感染，应针对致病菌并结合药敏试验用药。

1. 肺炎球菌肺炎　首选青霉素 G，用药途径及剂量视病情轻重及有无并发症而定。轻者用青霉素 G240 万～480 万 U/d，静脉滴注，每 6～8 小时 1 次；重症及并发脑膜炎者，每日剂量可增至 1 000 万～2 000 万 U（1U = 1 μmol/min = 16.67 nmol · s^{-1} = 16.67 nkat），分 4 次静脉滴注。对青霉素过敏者，轻者可用红霉素，每天 2 g，分 4 次口服，或每天 1.5 g 静脉滴注；重症患者可酌情选用二、三代头孢菌素类，如头孢丙烯、头孢呋辛、头孢曲松、头孢噻肟、头孢泊肟等。在近 3 个月内应用过 β－内酰胺类抗生素的患者可选用喹诺酮类。抗菌药物疗程通常为 5～7 天，或在退热后 3 天停药或由静脉用药改为口服，维持数天。

2. 金黄色葡萄球菌肺炎　治疗应根据分离的菌株对甲氧西林是否耐药而定。敏感者可选择甲氧西林、苯唑西林、氯唑西林、第一代头孢菌素如头孢唑林等。耐甲氧西林者需使用糖肽类抗生素如万古霉素、去甲万古霉素、替考拉宁等。必要时联合利福平或福地西酸。

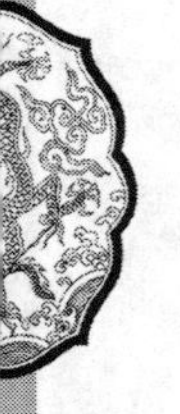

3. 克雷白杆菌肺炎　治疗可选用二、三代头孢菌素、β－内酰胺类/β－内酰胺酶抑制剂、氟喹诺酮类抗感染药物。由于耐药率高，在获得培养和药敏结果后，尚应根据临床治疗反应和药敏结果调整抗生素治疗。疗程2～4周。

4. 军团菌肺炎　首选红霉素，每天1～2 g，分4次口服，重者用静脉滴注。亦可与利福平联合应用，以减少细菌耐药。也可选用副作用较少的罗红霉素、阿奇霉素等。喹诺酮类药物如环丙沙星、左氧氟沙星等也可选择。疗程一般7～14天，免疫功能低下者用药应不少于3周。

5. 病毒性肺炎　抗病毒治疗目前特异性较强的药物有：流感病毒早期（48 h内），选用金刚烷胺、金刚乙胺、神经氨酸酶抑制剂（奥司他韦和扎那米韦），前二者仅作用于甲型流感病毒，后二者对甲乙型均有效。疱疹病毒可选择阿昔洛韦和更昔洛韦。呼吸道合胞病毒可选用利巴韦林。

6. 肺炎支原体肺炎　对β－内酰胺类不敏感，而大环内酯类、四环素类或喹诺酮类药物治疗均有效，疗程10～14天。

7. 真菌性肺炎　轻症患者通过消除诱因（如广谱抗生素、糖皮质激素、免疫抑制剂及体内留置导管），病情常能逐渐好转，病情严重者则应及时应用抗真菌药物。治疗肺念珠菌病可用氟康唑，在重症患者以及耐氟康唑的克柔念珠菌、近平滑念珠菌等感染需选择两性霉素B或伏立康唑、卡泊芬净。肺曲菌病可选用伊曲康唑、两性霉素B、伏立康唑或卡泊芬净。

8. 非感染性肺炎　放射性肺炎一旦确诊，要立即停止放射治疗。急性期可应用泼尼松口服，每日40～60 mg，症状控制后逐渐减量，一般疗程3～6周。继发性细菌感染时，应根据痰培养药物敏感试验的结果选择合适的抗生素。治疗吸入性肺炎，首先应查明并尽力去除病因。继发性感染时致病菌多为厌氧菌、青霉素及克林霉素类疗效较佳。

（四）感染性休克的治疗

1. 补充血容量　补充血容量是抢救感染性休克的重要措施。只有当血容量得到适当补充后，血管活性药物的作用才能有效地发挥。补液量和速度视病情而定。一般先给右旋糖酐40、复方氯化钠溶液等，以维持有效血容量，减低血液黏滞度，防止弥散性血管内凝血。血压、尿量、尿比重、血细胞比容及患者的全身情况，可作为调整输液的指标，并应监测中心静脉压。

2. 纠正水、电解质和酸碱平衡紊乱　输液不宜过快，以免发生心力衰竭与肺水肿。随时监测和纠正钾、钠及氯紊乱以及酸碱中毒。应注意感染性休克时主要是纠正代谢性酸中毒，可酌情用5％碳酸氢钠静脉滴注，或根据检查结果补充。在纠正酸中毒后，血压常可回升。

3. 糖皮质激素的应用　对病情危重、全身毒血症症状明显的患者，可短期（3～5天）静脉滴注氢化可的松或地塞米松。

4. 血管活性药物的应用　一般不作首选药物，多在经上述处理后血压仍不回升时使用。紧急情况下亦可在输液的同时使用，以保证重要器官的血液供应。可选用的药物有异丙肾上腺素，多巴胺与间羟胺（阿拉明）。

5. 控制感染　诊断明确者，可加大青霉素剂量，或用二、三代头孢菌素。对病因不明的严重感染，可合并头孢他啶或头孢哌酮钠及氨基糖苷类抗生素，以兼顾革兰阳性及阴性细菌，再根据血培养药物敏感试验选用有效抗生素。

6. 防治心肾功能不全　有心功能不全者，应减慢输液速度，控制入液量，酌用毒毛花苷 K 或毛花苷丙静脉注射。若血容量已补足而 24 小时尿量 <400 ml、比重 <1.018 时，应考虑合并有急性肾衰竭，应紧急处理。

【临床思路】

肺炎是临床常见病。其治疗目的在于消灭病原体，控制病情发展，减轻症状，避免并发症。针对病原菌选用有效抗生素治疗是肺炎治愈的关键。抗生素在杀灭病原菌，快速缓解症状方面具有明显的优势。随着临床可选药物品种的增多和多重耐药菌株的不断增加，合理选择用药尤为重要。根据药物敏感试验结果，有的放矢地选择敏感的抗菌药物，能取得事半功倍的治疗效果。同时应根据病情对症支持治疗，包括畅通气道、祛痰、止咳、吸氧，纠正水、电解质和酸碱平衡紊乱、补充营养等。

中医认为本病为人体正虚之时，感受风热邪毒所致，其传变迅速，变证易出。风邪与温邪俱为阳邪，“两阳相劫，必伤阴液”，故治疗时当以“宣肺透邪，顾护阴液”为治疗原则。本病初期多表证，邪在肺卫，治以辛散外邪，宣肺开闭为主。中期为里证、实热证，应注意清热解毒和通腑泄热，注意将辛寒、苦寒、甘寒和甘凉药很好地结合起来。后期多为正气不足的虚证，此时治疗当分清气虚与阴虚，肺虚与脾虚，不可因其热病之后必有阴虚而纯用补阴药，也不可将乏力认为气虚而单用补气药，应细致区分，辨证用药。对于炎症吸收缓慢或吸收不良者，宜加入活血化瘀、消痰散结之品，以改善微循环，有利于肺功能状态的恢复及炎症的吸收。

临床应根据病情合理选择中西医治疗方法。对于轻症肺炎或病原学诊断不清时，可先以中医药治疗为主。一旦病原菌明确，则应针对病原菌选用敏感抗生素加强治疗。重症肺炎应以西医治疗为主，早期、足量、联合、静脉使用抗生素，积极处理各种并发症，配合中药清热解毒、宣肺化痰，以利促进痰液排出，保持气道通畅。肺炎后期可使用中药调理，促进病灶吸收，防止机化，增强机体免疫力，预防复发，使患者早日康复。

【预后与转归】

肺炎初起多属实证，多为风热或风寒入里化热，继而热入气分，邪热壅肺，肺热郁蒸，灼津为痰，痰热交阻；若正邪交搏，正不胜邪，热毒炽盛，可内传营血，轻者热灼营阴，扰乱心神；重者邪热内陷，热传心包，蒙闭清窍，出现神昏谵语；若邪热燔炽，引动肝风，则见抽搐时作；若邪盛正衰，气阴两伤，则出现汗出肢冷，脉微欲绝等阴竭阳脱之危象。

大多数肺炎，经过积极治疗 4 ~ 8 周能获愈。但一些院内获得性肺炎患者和老年人以及伴有严重基础疾病与免疫功能抑制者，一方面由于病者体质差，防御能力低下，另一方面又多半是特殊菌和（或）病毒感染甚或多种感染，难以治疗，易伴发休克、败

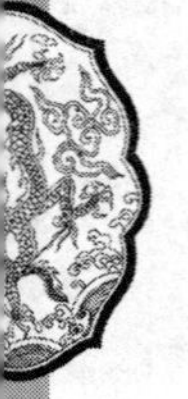

血症、急性呼吸窘迫综合征、呼吸衰竭、心力衰竭或多脏衰竭等并发症，致使病程延长及病死率增高。

【预防与调护】

肺炎的发生主要是由于在机体抵抗力下降的基础上，受到病原微生物的侵袭所致。因此“扶正祛邪”应为预防肺炎的主要方法。包括：积极锻炼身体，提高机体免疫力，对于年老体弱和免疫机能低下者，可注射肺炎球菌疫苗预防；尽量减少侵入检查与治疗措施对呼吸系统防御功能的损害，如支纤镜、气管插管、气管切开等；避免淋雨、受寒、疲劳、醉酒等诱发因素；注意口腔卫生，减少慢性口腔感染性疾病，治疗基础病。

调护措施包括：起居有常，保证睡眠，合理锻炼，防止受寒，避免疲劳和醉酒；饮食要有规律、有节制，宜进食营养丰富而又易消化的食物，多饮水和果汁，忌烟，戒酒，禁食辛辣等有刺激的食品；保持心情舒畅，避免情志刺激和过度劳累，消除紧张，注意生活规律。

第五章　特发性肺间质纤维化

特发性肺间质纤维化（idiopathic pulmonary fibrosis，简称 IPF），亦称隐源性致纤维化肺泡炎（CFA），是一种原因不明、以弥漫性肺泡炎和肺泡结构紊乱最终导致肺间质纤维化为特征的疾病。临床上多表现为进行性呼吸困难伴有刺激性干咳，胸部 X 线片在早、中、晚期分别表现为毛玻璃状、网织状、囊状等不同改变。肺功能表现为限制性通气障碍。本病多为散发，估计发病率在 3～5/10 万人，占全部肺间质性疾病的50%～60%左右。各年龄组均可发病，50 岁以上多见，男女比例约为 1.5～2.0∶1。本病预后不良，生存期一般 5 年左右。

特发性肺纤维化中医无对应病名，多属于中医学的“肺痿”、“肺痹”、“喘证”等病证范畴。

【病因病理】

一、西医病因病理

1. 病因及发病机制　特发性肺纤维化病因未明，近年多数学者认为系自身免疫性疾病，可能与遗传因素有关。其发病机理及过程概括如下：①某种未知抗原激活 B 细胞，产生 Ig 并形成免疫复合物，继而刺激和活化肺泡巨噬细胞。②活化的肺泡巨噬细胞释放多种介质，如蛋白水解酶、胶原酶、纤维连接蛋白、肺泡巨噬细胞原性生长因子、血小板衍生生长因子等。它们能吸附纤维细胞，刺激其增殖，以及介导胶原基质收缩。③在肺泡巨噬细胞释放的 IL－8 、TNF 等介导下，中性粒细胞向着肺泡趋化、聚集和活化，形成以中性粒细胞比率增高为特征的肺泡炎，而中性粒细胞炎症反应又释放一系列介质，引起或加重肺损伤与纤维化。④成纤维细胞增生和产生胶原是本病的重要环节和结局。

2. 病理与病理生理　特发性肺间质纤维化早期或急性期病理改变主要为肺泡炎。可见肺泡壁和间质内淋巴细胞、浆细胞、单核细胞、组织细胞和少数中性及嗜酸性粒细胞浸润。肺泡腔可以不累及，但也可以有细胞和纤维蛋白渗出，包括脱落的Ⅱ型肺泡细胞和巨噬细胞。肺泡间隔可有网硬蛋白增生，但早期纤维化较少。随着疾病发展，炎症细胞渗出和浸润逐渐减少，成纤维细胞和胶原纤维增生，肺泡壁增厚，Ⅰ型肺泡细胞减少，Ⅱ型肺泡细胞增生，肺泡结构变形和破坏，并可波及肺泡管和细支气管。后期呈现弥漫性肺纤维化，气腔（肺泡、肺泡管、细支气管）变形，扩张成囊状，谓之“蜂窝肺”。本病病理上无动脉血管炎或肉芽肿病变，以此可与结缔组织病或其他间质性肺病鉴别。

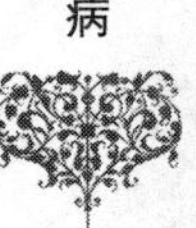

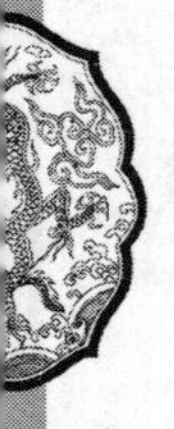

二、中医病因病机

本病病因主要为三个方面：六淫外邪袭肺，肺气受损；或先天不足，禀赋薄弱，正气亏损；或病久耗伤气津，肺叶萎弱，致肺宣降失司，痰浊内生，气血循行受阻致气滞血瘀，脉络失通，痰瘀互结；久病气损及阴，阴损及阳，致气阴两虚、脾肾阳虚、阴阳俱损。

1. 感受外邪，肺气受损　肺开窍于鼻而通于外，六淫之邪从口鼻而入侵犯人体，损伤肺气；皮毛为肺之合，外邪袭表，首先犯肺。肺气受损，气机不利，失于宣降，肺气壅塞。六淫之邪，常相合而为病，约而言之，不外风寒和燥热两端。临床所见肺纤维化患者，多以感受温热之邪为主，特点是邪势较重，来势较急，损害较甚。肺为娇脏，不耐火灼，一旦感受温热毒邪，易致肺之津气损伤。同时，暴感六淫之邪，肺气失畅，脉络涩滞而成瘀，此乃引发本病的重要原因。

2. 禀赋不足，肺气亏虚　先天禀赋不足，肺脏亏虚，气虚无力，吐纳失司。肺主气，司呼吸，正气充沛，肺行其职，则呼吸调和，吐纳自如；倘若肺气虚弱，不足以息，则呼吸失常，宣降失司而发为咳、喘。人之气血津液，资生于脾胃而散布于肺，肺气输布，灌溉脏腑，濡养百脉。肺气虚弱则气血津液不能正常输布，脏腑、血脉缺少濡养而发生病变。肺病日久，气损及阴，阴损及阳，而致气阴两虚或阴阳两虚；气为血之帅，气虚则血不行，久病气虚必致血瘀。肺病及脾，脾病及肾，肺脾肾虚，痰浊内生，水饮内停，因虚致实，虚实兼夹；水饮、痰浊久蓄体内，受阳气煎熬，或阴虚火旺，或肺有蓄热，结为痰火，胶结于肺，闭阻肺络，使肺宣降失常。

3. 耗伤气津，肺叶萎弱　久病邪毒侵袭或慢性虚损等均可致气阴耗损，阴虚则阳亢，燥热遂生。肺阴匮乏，燥热燔灼，使肺叶备受煎熬、失于濡养，日久肺体萎缩变性，则渐失正常功能。正如尤怡所云：“痿者萎也，如草木之萎而不荣，为津亡而肺焦也。”

本病病位在肺而与脾肾关系密切；病性属本虚标实，肺脾肾气（阴）亏虚为本虚，外邪、痰浊、瘀血、热毒为标实，二者互相影响，互为因果。病势初期在肺，以邪实为主；中期病及脾肾，本虚标实并见；晚期累及于心，五脏阴阳并损，转为喘脱、虚劳重症。

总之，本病多为本虚标实之证，本虚者多为肺脾肾或气虚或阴虚或气阴两虚，标实者以痰浊、瘀血、火热为多见。病机总以虚、瘀为关键，虚和瘀贯穿于发病的始终。

【临床表现】

一、症状

1. 呼吸困难　劳力性呼吸困难并进行性加重，呼吸浅速，可有鼻翼煽动和辅助呼吸肌参与呼吸，大多无端坐呼吸和喘息。

2. 咳嗽、咳痰　早期无咳嗽，以后可有干咳或少量黏液痰。继发感染时出现黏液脓性痰或脓痰，偶见血痰。

3. 全身症状　可有消瘦、乏力、食欲不振、关节酸痛等，一般较少见。

二、体征

1. 呼吸频率加快和发绀；

2. 胸廓扩张和膈肌活动度降低；

3. 两肺中下部爆裂音（Velcro 啰音），具有一定特征性；

4. 杵状指（趾）；

5. 终末期呼吸衰竭和右心衰竭相应体征。

【实验室与其他检查】

1. X线胸片　早期肺泡炎X线检查可无明显异常，随着病情的进展，表现出云雾状或磨玻璃状弥漫性阴影。进一步发展可出现纤细网织状到粗大网织状或网织结节状影。晚期呈大小不等囊状蜂窝肺改变。肺容积缩小致膈肌上抬，叶间裂移位。

2. 胸部CT　胸部CT特别是高分辨率CT（HRCT）有助于本病的早期诊断。

3. 放射性核素扫描　特发性肺间质纤维化常有肺泡毛细血管膜通透性增高，核素技术吸入^{99m}Tc－DTPA气溶胶测定肺上皮通透性可见$T_{1/2}$缩短，有助于早期发现和诊断间质性肺病，但对于特发性肺间质纤维化并无特异性。

4. 肺功能检查　本病典型肺功能改变为限制性通气功能障碍、肺容积缩小、肺顺应性降低和弥散量降低。肺功能检查可作动态观察，对病情和疗效评估很有帮助。但是其肺功能改变无特异性。

5. 纤维支气管镜及支气管肺泡灌洗（BALF）　纤支镜检查主要为排除结节病、肿瘤、结核等疾病，并可进行经纤支镜肺活检。经纤支镜支气管肺泡灌洗，回收液细胞计数，细胞总数增高、中性粒细胞比例增加是特发性肺间质纤维化较为典型的改变，对诊断有帮助。

6. 肺活检　肺活检对本病确诊及活动性评价有重要意义。首选经纤支镜肺活检，有时标本较小，诊断困难，必要时可经皮穿刺、胸腔镜或开胸肺活检。

【诊断与鉴别诊断】

一、诊断要点

（一）西医诊断

1999年美国胸科学会（ATS）和欧洲呼吸学会（ERS）联合制定了特发性肺间质纤维化诊断标准。中华医学会呼吸病学分会于中华结核与呼吸杂志2002年7月25卷第7期发表了我国的特发性肺（间质）纤维化诊断和治疗指南（草案），其诊断标准如下：

诊断特发性肺间质纤维化标准可分为有外科（开胸/胸腔镜）肺活检资料和无外科肺活检资料。

1. 有外科肺活检资料

（1）肺组织病理学表现为特发性肺间质纤维化特点。

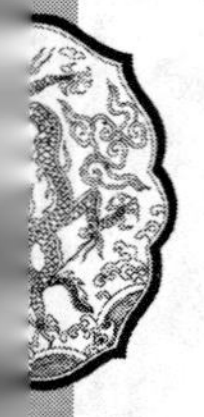

（2）除外其他已知病因所致的间质性肺疾病，如药物、环境因素和风湿性疾病等所致的肺纤维化。

（3）肺功能异常，表现为限制性通气功能障碍和（或）气体交换障碍。

（4）胸片和 HRCT 可见典型的异常影像。

2. 无外科肺活检资料（临床诊断） 缺乏肺活检资料原则上不能确诊特发性肺间质纤维化，但如患者免疫功能正常，且符合以下所有的主要诊断条件和至少 3/4 的次要诊断条件，可临床诊断特发性肺间质纤维化。

（1）主要诊断条件：①除外已知原因的肺间质纤维化，如某些药物毒性作用、职业环境接触史和风湿性疾病等；②肺功能表现异常，包括限制性通气功能障碍（VC 减少，而 FEV_1/FVC 正常或增加）和（或）气体交换障碍［静态/运动时 $P_{(A-a)}O_2$ 增加或 DL_{CO}降低］；③胸部 HRCT 表现为双肺网状改变，晚期出现蜂窝肺，可伴有极少量磨玻璃影像；④经支气管肺活检（TBLB）或 BALF 检查不支持其他疾病的诊断。

（2）次要诊断条件：①年龄大于 50 岁；②隐匿起病或无明确原因进行性呼吸困难；③病程≥3 个月；④双肺听诊可闻及吸气性 Velcro 啰音。

（二）中医辨病与辨证要点

1. 辨病要点 特发性肺间质纤维化中医既可归属于肺痿，亦可归属于喘证。以气息迫促为主要表现者可归于喘证；表现为气短、咳吐浊唾涎沫、反复发作者可归于肺痿。中医主要应和以下疾病相鉴别。

（1）肺痈：肺痈是肺内形成痈肿脓疡的一种疾病，临床上以发热、咳嗽、胸痛、咳痰量多、气味腥臭，甚至咳吐脓血为特征。肺痿虚热者，咳吐黄痰浊痰，也可痰中带血，需加鉴别。《医门法律·肺痿肺痈门》云：“肺痈者，肺气壅而不通也；肺痿者，肺气痿而不振也。”肺痈为实，肺痿多虚；肺痈脓痰腥臭，肺痿浊痰不臭；肺痈发病急，形体不瘦；肺痿发病缓，病程长，形体消瘦。

（2）肺痨：肺痿与肺痨亦多有相似之处。两者均以阴虚为主要证候。但两者却有本质的区别。从临床症状看，肺痨以咳嗽、咯血、潮热、盗汗为主症，且具有传染性。较之肺痿，病变严重时每可伴见遗精、泄泻，而极少见有喘息。肺痨若治疗及时得当，多可痊愈康复，其预后较之肺痿为好。肺痨久治不愈亦可转化为肺痿，正如唐代王焘在《外台秘要·传尸方》所言，肺痨为“传尸之疾，……气急咳者，名曰肺痿”。

（3）肺胀：肺胀与肺痿同为由多种慢性肺系疾病反复发作，迁延不愈所致的一种慢性难治性疾患。均呈反复缠绵、时轻时重、渐次加重的发展过程。临床均可表现出咳、喘、咯痰等症状，且最终可致唇甲颜面晦暗，以致成为喘脱危候。临证辨别肺痿与肺胀，首先从病性上看两者有本质区别：一般而言，肺痿属虚而肺胀多虚实兼夹。肺胀是由于肺气胀满，不能敛降所致的以咳逆上气，胸部膨满，闷胀如塞，痰多喘息，甚则目胀如脱，烦躁不安，颜面四肢浮肿为主症的一种疾病；而肺痿是由于肺叶萎废不用所致的以咳喘唾涎沫为主症的一种疾病，一般少有肿胀之症。

（4）哮病：特发性肺间质纤维化主要表现为喘促症状时，应和哮病相鉴别。喘证以气息喘迫为主要表现，多并发于多种急、慢性疾病中。而哮病是一个独立的疾病，除气息喘促外，以发作时喉中哮鸣如水鸡声为其特点。明·虞抟《医学正传》对哮与喘作出了明确的区别："喘以气息言，哮以声响言，夫喘促喉间如水鸡声者谓之哮，气促而连续不能以息者谓喘。"

2. 辨证要点

（1）辨病位：本病病位一般初起在肺，随疾病发展可渐及于脾、肾二脏，至晚期亦可殃及于心。单纯以干咳或咳吐涎沫为主症者，病在肺；如渐见动喘，腰膝酸软、耳鸣者，病在肺肾；兼见乏力懒言，食少腹胀便溏，肢重消瘦者，病在肺脾。

（2）辨虚实寒热：本病病性总属于虚，即或有实邪见症者，亦属本虚标实。其虚以气虚、阴虚为主，多责之于肺脾肾；其标实则多为痰浊、热毒、瘀血。咳吐浊唾涎沫，质黏稠，不易咯出或痰中带血丝者，病性属虚热；咳唾涎沫，质清稀量多，口不渴，气短者，病性属虚寒；咯吐涎沫浊唾，胸闷气短，唇甲青紫者，为有瘀血。

（3）辨标本缓急及兼证：特发性肺间质纤维化中医辨证较为复杂，不同阶段，有不同特点。早期以实证为主，以燥热伤肺、痰热壅肺之证多见。病情发展，伤及气阴或阴阳俱损。但是，无论早期或晚期，病证多有兼夹，虚实并现，本虚标实，而且血瘀之证见于各临床阶段，只是轻重程度不同。因此，临床上气虚风寒犯肺证、气阴两虚夹痰证、气阴两虚夹瘀证、气阴两虚痰瘀互结证、阴阳两虚血脉阻瘀证，脾肾阳虚气滞血瘀证等兼夹之证甚为常见。

二、鉴别诊断

1. 肺结核　肺结核的咳嗽、咳痰呼吸困难与特发性肺间质纤维化相似。但是肺结核常有咯血及潮热、盗汗等结核中毒症状；胸片可见肺部结核病灶，上肺叶尖、后段及下肺叶背段多见；痰结核菌检查阳性。特发性肺间质纤维化无结核中毒症状；胸片呈双肺弥漫性改变；痰菌检查阴性。肺结核后期常导致继发性肺纤维化。

2. 隐原性机化性肺炎　隐原性机化性肺炎（cryptogenic organizing pneumonia，COP）是一种以肺泡管和肺泡机化或伴有细支气管机化为主要病理特征的原因不明的机化性肺炎。其主要临床表现有持续性干咳、进行性呼吸困难以及体检时肺部吸气相的爆裂音等与特发性肺间质纤维化甚为相似。两者鉴别主要依靠病理学检查，COP 组织病理学特征为细支气管腔内、肺泡管、肺泡内较多机化性分泌物，细支气管内肉芽组织增生。特发性肺间质纤维化主要为肺间质纤维化，甚少细支气管病变。临床上 COP 激素治疗效果良好，而特发性肺间质纤维化激素治疗反应差。

3. 其他肺间质疾病　临床上很多种原因可以导致继发性肺间质纤维化如药物性，放射性损伤，结缔组织病（类风湿性关节炎、皮肌炎、系统性硬化症以及系统性红斑狼疮）等。这些继发性肺间质纤维化只要原发病诊断明确，与特发性肺间质纤维化不难鉴别。

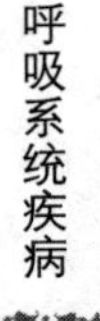

【治疗】

一、中医治疗

本病主要病机为虚实兼夹，辨治多应标本兼顾，治法主要有清宣肺燥、清肺化痰、

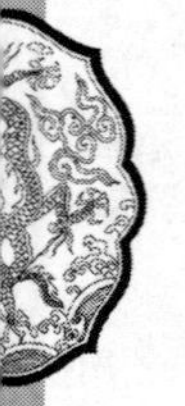

活血化瘀、健脾补肺、益气养阴、补肾纳气、温肾壮阳等，应根据不同病因、病机特点选方用药。

（一）辨证论治

1. 燥热伤肺

主要证候：干咳无痰，或少痰而黏结，不易咳出，时轻时重，亦可见痰中带血丝，咳甚胸痛，鼻燥咽干口干，有时伴有寒热。舌尖红少津，苔少或薄黄，脉细略数。

治法：轻宣温燥，润肺止咳。

方药：桑杏汤。方中桑叶、淡豆豉宣肺散邪；杏仁宣肺利气、润肺止咳；沙参、梨皮养阴润肺；浙贝母止咳化痰；山栀子清泄胸膈之热。诸药合用，轻宣温燥、润肺止咳。

燥热明显者加知母、石膏、麦门冬；津伤严重者加麦门冬、玉竹、百合；头痛发热者加薄荷、连翘、蔓荆子；痰中带血丝者加白茅根、荷叶；咽痛明显者加玄参、马勃。

2. 痰浊阻肺

主要证候：咳喘、痰多，色白黏腻或呈泡沫状，咳痰不爽，胸中满闷，恶心纳呆，口黏无味。舌质偏淡，舌苔薄腻或浊腻，脉濡滑。

治法：健脾燥湿，降气平喘。

方药：二陈汤合三子养亲汤。方中半夏辛温性燥以燥湿化痰，且可和胃；橘红行气消痰；茯苓健脾渗湿；生姜降逆化饮；乌梅收敛肺气，配半夏一收一散，相反相成；甘草调和诸药，兼润肺和中。紫苏子降气行痰、止咳平喘；莱菔子行气祛痰、消食导滞；白芥子温肺利气。两方合用，健脾燥湿，降气平喘止咳。

寒象明显者，加细辛、干姜；表寒内饮者，可用小青龙汤；有热化之象者，加芦根、黄芩；阴伤痰量减少者，去苦寒之味，加沙参、麦门冬；痰多黏腻、咳痰不爽者，加冬瓜仁、海蛤壳、海浮石。腹胀、纳呆、食少者加鸡内金、麦芽、神曲、莱菔子。

3. 痰热壅肺

主要证候：喘咳气逆，胸部胀痛，痰多黏稠色黄，咳吐不利，或夹血色，伴有胸中烦热，身热汗出，口渴，面红，咽干，尿赤，便秘，苔黄或腻，脉滑数。

治法：清热化痰，宣肺平喘。

方药：麻杏石甘汤合苇茎汤。方中麻黄与杏仁相配，可宣肺平喘；与石膏配伍，能发散郁热；甘草、杏仁止咳平喘；再加苇茎、冬瓜仁、薏苡仁，以加强清热化痰之力；桃仁活血化瘀。两方合用清热化痰，宣肺平喘兼以活血。

里热重者，加黄芩、桑白皮；喘甚痰多者，加射干、葶苈子、海蛤壳；便秘腹胀身热不解者，加莱菔子、栝蒌仁、大黄。

4. 肺阴亏虚

主要证候：咳嗽涎沫浊唾，其质较黏稠，或咳痰带血丝，咳声不扬，气急喘促，口干咽燥，形体消瘦，午后潮热，皮毛干枯，舌红而干，脉虚细数。

治法：滋阴清热，润肺生津。

方药：麦门冬汤。方中麦门冬滋阴润肺；人参益气生津；甘草、大枣、粳米补脾益胃，使中气健运，则津液得以上输于肺；半夏降逆止咳化痰，与麦门冬相配，减其温燥之性，又使麦门冬滋而不腻；诸药合用，滋阴清热，润肺生津。

虚烦、呛咳、呕逆者，为火盛之象，去大枣，加竹茹、竹叶；咳吐浊唾黏痰、口干欲饮者，加天花粉、知母、川贝母；津伤严重者，加沙参、玉竹；潮热者加银柴胡、地骨皮；虚热肺痿之平稳期，可常服清肺膏或琼玉膏以资调理。喘息明显者酌加牛膝、山萸肉、五味子。

5. 肺脾气虚

主要证候：喘促短气、乏力，自汗恶风，咳嗽痰多，色白清稀，口淡不渴，面色苍白，神疲乏力，纳呆便溏、食后腹胀不舒，或食后即便，或大便不尽感，肌肉瘦削。舌质淡，脉细弱。

治法：健脾益气，补土生金。

方药：补中益气汤。方中人参、黄芪、炙甘草补益肺气；升麻、柴胡升举阳气；白术健脾；当归活血；陈皮理气。诸药合用肺脾并调，气血兼顾，共奏健脾益气、补土生金之功。

咳痰稀薄，形寒、口不渴加干姜；大便溏薄者，加茯苓、淮山药、薏苡仁；喘息短气著者，加钟乳石、紫河车、五味子，并可另配合吞服蛤蚧粉。

6. 脾肾阳虚

主要证候：咳喘日久，胸中满闷，呼多吸少，动则加剧，纳呆腹胀，四肢不温，甚者颜面、下肢浮肿，冷汗多，畏寒神怯，大便溏薄，小便清长，舌质淡胖，苔薄白，脉沉细无力。

治法：补益脾肾，纳气平喘。

方药：金匮肾气丸。方中熟地黄滋补肾水，以泽泻宣泄肾浊以清之；山萸肉有温涩之力，而以清泄以佐之；山药为健脾补肾之品，而以茯苓淡渗脾湿以和之。上此六味寓泻于补，补肾而利开合，合桂枝、附子温阳之力，以纳气归元，诸药共奏补益脾肾、纳气平喘之功。

咳喘明显、肺气上逆、胸中满闷者加三子养亲汤；痰多清稀者加薏苡仁、半夏；呼多吸少，动则气喘，加紫河车、蛤蚧、胡桃仁；脾肾阳虚，小便不利，四肢沉重疼痛者，可选用真武汤加减；阳虚水泛、胸腹胀满、下半身肿，可用实脾饮加减。

（二）其他治法

1. 针刺　针刺膻中、肺俞、列缺、风门、天突等穴，毫针刺用泻法，可加艾灸，适用于肺间质纤维化之风寒实证；针刺膻中、肺俞、尺泽、丰隆、定喘等穴，毫针刺用泻法，适用于肺间质纤维化痰热实证；针刺肺俞、膏肓、气海、肾俞、足三里、太渊等穴，毫针刺用补法，用于肺间质纤维化之肺肾气虚者。

2. 天灸　亦称自灸。于农历“三伏”或“三九”天给予中药（毛茛、斑蝥、旱莲、蒜泥、白芥子等）贴敷肺俞、膏肓、百劳等穴位。用治虚寒型肺间质纤维化。

二、西医治疗

特发性肺间质纤维化目前尚无特异性治疗药物和方法，糖皮质激素和免疫抑制剂治疗效果十分有限。半数特发性肺间质纤维化病人生存期不超过 3 年，凡估计激素有效

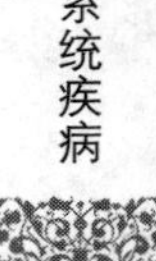

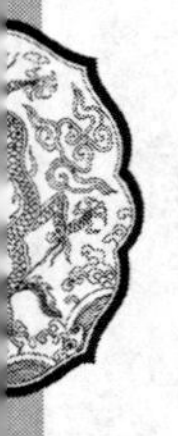

者，应及早试用。

1. 糖皮质激素　目前仍是治疗特发性肺间质纤维化的主要药物，但是仅10%～30%的患者有效。泼尼松40～60 mg/d（1.0 mg/kg），连续3个月，经过客观评价（肺功能、影像学），有效者逐渐缓慢减量，第4个月减至30 mg/d，第6个月15～20 mg/d。之后可适当继续减量。总疗程为1～2年；无效者应减量并在数周内停用。有效病例减量致病情加重或复发，应增加剂量或加用免疫抑制剂。

2. 环磷酰胺　一般认为可以用于激素治疗无效或不能接受激素治疗的患者。目前不推荐在初治者联合激素和环磷酰胺。剂量：1.5～2.0mg/kg，单次口服，疗程尚不确定。

3. 硫唑嘌呤　目前仍有人推荐低剂量泼尼松（20 mg/d）联合硫唑嘌呤（150～200 mg/d）作为第一线治疗方案，经验治疗6个月，有效继续使用，总疗程尚未确定。一般认为硫唑嘌呤疗效不及环磷酰胺，但是其毒副作用少，可用于存在激素禁忌证或已出现明显副作用的患者。

4. 秋水仙碱　目前尚不能确定其对特发性肺间质纤维化的治疗价值。在激素和免疫抑制剂使用有禁忌而病情进行性加重时可以试用，剂量：1 mg，每日1次或一日3次，可与硫唑嘌呤和（或）低剂量泼尼松联合使用。

5. 手术治疗　肺移植是治疗终末期特发性肺间质纤维化较为有效的方法，移植治疗终末期特发性肺间质纤维化的1年存活率近70%，5年存活率49%，无纤维化复发。但是慢性排斥反应发生率较高，使远期存活率受到一定影响。

【临床思路】

肺间质纤维化特别是特发性肺间质纤维化属于疑难病症，病情一般较重，病机复杂，但是总不外本虚标实两个方面：本虚者，肺脾肾气虚或阴虚或气阴两虚；标实者，痰浊、淤血、火热。本虚与邪实相互影响，互为因果，形成因虚致实，因实致虚，虚者更虚，实者更实；病机总以虚、瘀为关键，可向寒热两方面转化。

本病不同病期病机特点又各有不同。病程早期以肺脾气虚、痰瘀阻肺多见，治以益气活血，宣肺化痰；中期多肺肾阴虚、痰热瘀阻及肺肾气阴两虚、痰瘀阻络，前者治以养阴清热，化痰活血，后者治以补益肺肾，化痰通络；晚期多见脾肾阳虚、淤血水泛，治以温补脾肾，化瘀行水。各期又可挟感发作，挟感时可见风寒阻肺及燥热犯肺标实之候，治疗以解表化痰，清肺润燥，宣肺降气为主。

本病常反复发作，迁延难愈。一般迁延期以扶正固本，活血化瘀为主，并根据肺脾肾所虚之主次予以调补，益肺肾气阴为主，而尤应重视补肾，并据正邪盛衰，酌用养血活血之品。发作时根据病机，视其痰浊、瘀血、火热或有无挟感随证治之。

总之，本病虽然复杂难辨，只要能抓住其虚和瘀的两大病机特点，明确病位，分清病性之寒热、虚实。理法明确，遣方用药，自然得心应手。

【预后与转归】

病机转化：本病的病机转化取决于肺气的盛衰和病邪的进退。凡肺气渐复、肺之阴津得养者，病情可得渐缓或长期稳定。另一方面，燥热邪气渐衰者，亦能使肺气得渐复之机，病情向愈。反之，若邪气较盛，肺气受伤日久，缠绵难愈，则病情逐渐加重。

本病的常见病机为虚热津伤而致燥热伤肺，日久肺津渐涸，阴损及阳，而成肺气虚寒之证。肺气虚寒，营卫俱虚，易受外邪侵袭，正邪相争化热，又可伤及肺阴，复转为虚热之证。在此寒热互相转化的过程中，其慢性演变经过决定了病由阴及于气、血，由肺及于脾、肾的必然结果。患者常由初起的干咳发展为咳唾涎沫，由劳力后气短渐至动则喘促。此为殃及母子之由，脾为肺母，肾为肺子故也。另外，不论寒热如何，久而不愈，均可导致气滞血瘀，表现为胸闷气短、唇甲青紫等，气滞血瘀可贯穿于各个阶段和互相转化的各个证类中。随着病情发展，常因患者体质下降而易致虚实夹杂，以上实下虚较为多见。

本病病情较重，发展迅速，目前中西医均尚无特效的治疗方法，多在5年内死亡，预后较差。临床研究表明，若坚持中西医结合治疗，可以减少激素长期使用带来的副作用，改善生存质量和延长生存时间。

【预防与调护】

1. 锻炼康复　适当锻炼以改善呼吸功能、增强体质、提高抗病能力。主要方法有呼吸操、各种健身运动、气功等。坚持进行康复运动，能减轻症状，增强耐力，配合药物、营养、预防感染等综合措施，可提高生活质量，控制疾病发展。

2. 生活起居　本病因肺部抵抗力下降，极易导致呼吸道感染，从而加重病情，所以平素应起居有常，保证睡眠，避免劳倦过度。因时、因地制宜，注意四时季节变化，防止六淫外邪侵袭，夏天注意防止暑热湿邪，冬天注意防风寒袭表；南方主要防止湿热，北方主要防止风寒。

3. 饮食调护　肺喜润恶燥，易为燥热所伤，所以应首先强调慎避燥邪，在燥气流行季节，多饮汤水，以免燥热之邪侵袭而犯肺卫，亦可多食用雪梨等具有滋阴润肺功效的水果，或配合沙参、麦门冬、百合等中药煎服，加强养阴之功效；肺气虚弱、卫外不固，易感冒者，平时可常服玉屏风散以益肺固表。

4. 情志护理　本病病情一般较重，病人心理负担沉重，医务人员应对病人给予必要的心理辅导，使病人保持心情舒畅，树立战胜疾病的信心。

5. 戒烟戒酒　烟酒为火热之品，最易伤肺，有吸烟及饮酒不良嗜好者，一定要鼓励病人戒烟、戒酒，并避免被动吸烟。

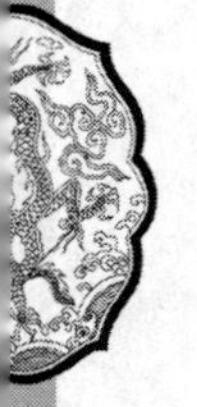

第六章 支气管哮喘

支气管哮喘（bronchial asthma）是由多种细胞和细胞组分参与的气道慢性炎症性疾患。这种慢性炎症与气道高反应性相关，引起喘息、气急、胸闷或咳嗽等症状反复发作，常在夜间或清晨发作，出现广泛多变的可逆性气流受限，多数患者可自行缓解或经治疗缓解。哮喘在我国的患病率为1%～4%，一般认为儿童患病率高于青壮年，男女患病率大致相同。

支气管哮喘属中医“哮病”范畴。

【病因病理】

一、西医病因病理

（一）病因及发病机制

1. 病因

（1）遗传因素：目前认为哮喘是一种多基因遗传病，亲缘关系越近，患病率越高。

（2）激发因素：哮喘的形成和反复发病，是许多复杂因素综合作用的结果。如尘螨、花粉、真菌、动物毛屑等吸入物；细菌、病毒、支原体、寄生虫等感染；鱼、虾、蛋、奶等食物；气候改变；精神因素；运动；心得安、阿司匹林等药物；月经、妊娠都可能是哮喘的激发因素。

2. 发病机制

（1）变态反应：支气管哮喘的发病与变态反应有关，患者多为特应性体质，常伴有其他过敏性疾病。当变应原进入体内刺激机体后，合成并释放多种介质，致使气道炎症细胞浸润增加，平滑肌收缩，产生哮喘临床症状。

（2）气道炎症：支气管哮喘患者的气道炎症是由多种细胞和多种细胞因子相互作用的一种气道慢性非特异性炎症。

（3）气道高反应性：气道高反应性（AHR）是气道对正常不引起或仅引起轻度应答反应的刺激物出现过度的气道收缩反应，其程度与气道炎症密切相关。目前气道高反应性已被公认是支气管哮喘患者的共同病理生理特征。

（4）神经因素：支气管哮喘与β肾上腺素能受体功能低下和迷走神经张力亢进有关。非肾上腺素能、非胆碱能神经能释放舒张支气管平滑肌的神经递质和收缩支气管平滑肌的介质，如两者平衡失调，可引起支气管平滑肌收缩。

（二）病理与病理生理

气道的基本病理改变为气道炎症和重构。气道炎症包括肥大细胞、肺巨噬细胞、嗜酸粒细胞、淋巴细胞与中性粒细胞浸润；气道黏膜下组织水肿，微血管通透性增加，纤毛上皮细胞脱落，基底膜露出，杯状细胞增殖及支气管分泌物增加等病理改变。若哮喘长期反复发作，则进入气道不可逆性狭窄阶段，即气道重构，主要表现为气道壁的增厚。

二、中医病因病机

哮病为宿痰内伏于肺，每因外感、饮食、情志、劳倦等诱因而引触，以致痰随气升，气因痰阻，相互搏结，壅塞气道，气道挛急，肺失肃降而发病。

1. 外邪侵袭　外感风寒或风热之邪，或吸入花粉、烟尘、异味气体，通过皮毛、口鼻侵袭人体，内犯于肺，壅阻肺气，气不布津，聚液生痰，痰浊内蕴，发为哮病。

2. 饮食不节　过食生冷、肥甘、海鲜等食物，以致脾的运化功能受损，脾不健运，痰浊内生，上干于肺，壅阻肺气而发病。

3. 情志失调　情志不遂，肝失条达，气失疏泄，肺气闭阻，或木郁土壅，脾失健运，痰浊内生，上干于肺，发为哮病。

4. 体虚病后　体质不强，或病后体弱，以致肺气亏虚，气不布津，痰饮内生；或脾虚失于健运，痰浊内生，上贮于肺；或肾阳虚，水泛为痰；或阴液亏虚，虚火灼津为痰，壅阻气道而发病。

总之，哮病宿痰的产生责之于肺不能布散津液，脾不能转输精微，肾不能蒸化水液，以致津液凝聚成痰，伏藏于肺，成为哮病发生的“夙根”。此后每遇气候突变、饮食不当、情志失调、劳累过度等诱因导致痰阻气道，气道挛急而发病。发作期常见风哮、寒哮、热哮。如反复发作，由实转虚，表现为肺、脾、肾三脏的亏虚。严重者累及心阳，发生喘脱危候。

【临床表现】

一、症状

发作性伴有哮鸣音的呼气性呼吸困难，或发作性胸闷和咳嗽。严重者被迫采取坐位或呈端坐呼吸，干咳或咳大量白色泡沫痰，甚至口唇紫绀等。常在夜间及凌晨发作。可自行缓解或用药后缓解。

二、体征

发作时双肺可闻及有广泛的呼气相哮鸣音，呼气延长。严重时可出现心率加快、奇脉、胸腹矛盾运动和紫绀。

三、支气管哮喘的分期及病情严重程度分级

1. 急性发作期　哮喘急性发作时严重程度的评估，见表2-6-1。

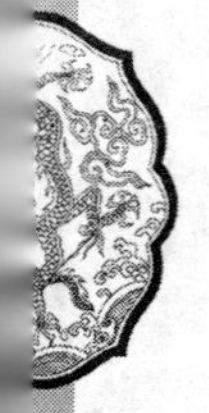

表2-6-1　哮喘急性发作期分度的诊断标准

临床特点	轻度	中度	重度	危重
气短	步行、上楼时	稍事活动	休息时	
体位	可平卧	喜坐位	端坐呼吸	
讲话方式	连续成句	常有中断	单字	不能讲话
精神状态	可有焦虑/尚安静	时有焦虑或烦躁	常有焦虑、烦躁	嗜睡或意识模糊
出汗	无	有	大汗淋漓	
呼吸频率	轻度增加	增加	常 >30 次/分钟	
辅助呼吸肌活动	常无	可有	常有	胸腹矛盾运动及三凹征
哮鸣音	散在，呼吸末期	响亮、弥漫	响亮、弥漫	减弱、乃至无
脉率	<100 次/分钟	100~120 次/分钟	>120 次/分钟	>120 次/分钟或脉率变慢或不规则
奇脉	无（<10 mmHg)	可有(10~25 mmHg)	常有(>25 mmHg)	无
使用 β_2 激动剂后 PEF 预计值或个人最佳值%	>80%	60%~80%	<60%或<100 L/min 或作用时间<2 h	
PaO_2（吸空气）	正常	60~80 mmHg	<60 mmHg	
$PaCO_2$	<45 mmHg	≤45 mmHg	≥45 mmHg	
SaO_2（吸空气）	>95%	91%~95%	<90%	
pH			降低	降低

注：1 mmHg = 0.133 kPa

2．慢性持续期　许多哮喘患者在相当长的时间内仍不同频度或不同程度地出现症状。根据其临床表现和肺功能可分为4级，见表2-6-2。

表2-6-2　哮喘慢性持续期病情严重度的分级

分级	临床特点
间歇发作	症状<每周1次，短期发作（数小时~数天），夜间哮喘症状≤每月2次，PEF或 FEV_1≥80%预计值，PEF变异率<20%
轻度持续	症状≥每周1次，但<每天1次，发作可能影响活动和睡眠，夜间哮喘症状>每月2次，但<每周1次，PEF或 FEV_1≥80%预计值，PEF变异率20%~30%
中度持续	每日有症状，发作影响活动和睡眠，夜间哮喘症状>每周1次，PEF或 FEV_1 占预计值的60%~79%，PEF变异率>30%
严重持续	每天有症状，频繁发作，夜间哮喘频繁发作，体力活动受限，PEF或 FEV_1<60%预计值，PEF变异率>30%

注：PEF：呼气峰值流速，FEV_1：1秒钟用力呼气量

3．缓解期　患者症状、体征消失，肺功能恢复到急性发作前水平，并维持4周

以上。

【实验室与其他检查】

1. 血液常规检查　血嗜酸粒细胞增高，如并发感染可有白细胞总数增高，中性粒细胞比例增高。

2. 痰液检查　痰涂片可见较多嗜酸性粒细胞。如合并呼吸道细菌感染，痰涂片革兰氏染色、细菌培养及药物敏感试验有助于病原菌诊断。

3. 呼吸功能

（1）通气功能检测：哮喘发作期有关呼气流速的全部指标显著下降，1 秒钟用力呼气量（FEV_1）、一秒钟用力呼气量占用力肺活量比值（$FEV_1/FVC\%$）、最大呼气中期流速（MMER）以及呼气峰值流速（PEF）均减少。肺容量指标可有肺活量减少、残气量增加、功能残气量和肺总量增加，残气占肺总量百分比增高。缓解期可逐渐恢复。

（2）支气管激发试验：吸入激发剂为乙酰胆碱或组胺。吸入激发剂后，如 1 秒钟用力呼气量下降 >20%，可诊断为激发试验阳性。

（3）支气管舒张试验：吸入支气管舒张药如沙丁胺醇，如 1 秒钟用力肺活量较用药前增加 >15%，且其绝对值增加 >200 ml，可诊断为舒张试验阳性。

（4）呼气峰值流速（PEF）及其变异率测定　若昼夜呼气峰流速变异率≥20%，则符合气道气流受限可逆性改变的特点。

4. 动脉血气分析　哮喘发作时可有氧分压（PaO_2）降低，二氧化碳分压（$PaCO_2$）下降，pH 值上升，表现呼吸性碱中毒。如重症哮喘，二氧化碳分压（$PaCO_2$）上升，表现呼吸性酸中毒，可合并代谢性酸中毒。

5. 胸部 X 线　一般无特殊改变，久病可见肺气肿征。

6. 特异性变应原检测　过敏性哮喘患者血清 IgE 可较正常人高 2 ~ 6 倍。在哮喘缓解期，用可疑过敏原作皮肤划痕或皮内试验，可做出过敏原诊断。

【诊断与鉴别诊断】

一、诊断要点

（一）西医诊断

1. 病史　多有过敏史或家族史，常因接触变应原、冷空气、物理、化学性刺激、运动而诱发。

2. 症状　反复发作喘息、呼吸困难、胸闷或咳嗽。症状可经治疗缓解或自行缓解。

3. 体征　发作时在双肺可闻及呼气相为主的哮鸣音，呼气相延长。

4. 实验室检查　症状不典型者（如无明显喘息或体征）应至少具备以下一项试验阳性。①支气管激发试验阳性；②支气管扩张试验阳性；③呼气峰值流速（PEF）昼夜波动率≥20%。

5. 除外其他引起喘息、胸闷、咳嗽的疾病。

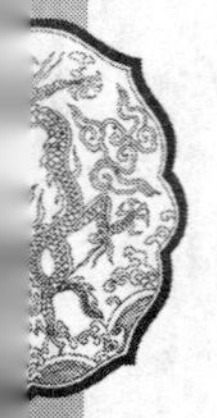

（二）中医辨病与辨证要点

1. 辨病要点　哮病是发作性的痰鸣气喘疾患，哮指声响言，发时喉中哮鸣有声，气促呼吸困难。本病需与喘证相鉴别，喘指气息言，为呼吸气促困难，甚则喘息不能平卧。是多种急慢性疾病的一个症状。哮必兼喘，而喘未必兼哮。

2. 辨证要点

（1）辨病位：发作期病位在肺，缓解期病位在肺、脾、肾。肺虚者自汗怕风，容易感冒，气短声低。脾虚者，少气懒言，倦怠乏力，食少，便溏，痰多。肾虚者，气促，动则加剧，吸气不利，腰膝酸软，头晕耳鸣。

（2）辨虚实：本病属邪实正虚，发作时以邪实为主，应区分寒热。未发时以正虚为主，应区别脏腑之所属，阴阳之偏虚。但久病者，发时每多虚实错杂，当辨别其主次。

（3）辨寒热：咳痰清稀，口不渴，舌质淡，苔白滑，脉浮紧，属寒痰蕴肺；咳痰黄黏，咯吐不利，口渴，舌质红，苔黄腻，脉滑数者属痰热蕴肺。

二、鉴别诊断

本病需与心源性哮喘、喘息性支气管炎、支气管肺癌相鉴别。

【治疗】

一、中医治疗

哮喘的治疗原则是发作时治标，平时治本。发作时攻邪治标，祛痰利气，寒痰宜温化宣肺，热痰当清化肃肺，风痰当祛风化痰，表证明显者兼以解表。平时治本，分别采用补肺、健脾、益肾等法，阳气虚者应予温补，阴虚者则予滋养。病深日久，正虚邪实，寒热错杂时，又当兼以治之。

（一）辨证论治

发作期

1. 风哮

主要证候：哮喘反复发作，时发时止，发时喉中哮鸣有声，呼吸急促，不能平卧，止时有如常人。发前多有鼻痒、咽痒、喷嚏、咳嗽。多与吸入花粉、烟尘、异味有关。舌苔薄白，脉浮。

治法：疏风宣肺，化痰平喘。

方药：过敏煎加紫苏子、杏仁。方中柴胡、防风祛风理肺，乌梅、五味子敛肺平喘，紫苏子、杏仁降气平喘。

鼻塞、喷嚏、流涕重者，加荆芥；胸闷明显或闷痛者，加栝蒌、薤白、半夏；喉中痰涌，倚息不得卧者，加射干、葶苈子。

2. 寒哮

主要证候：呼吸急促，喉中哮鸣有声，胸膈满闷如塞，咳不甚，痰少咯吐不爽，面色晦暗带青，形寒怕冷，口不渴，或渴喜热饮，天冷或受寒易发，兼见寒热，身痛，舌淡，苔白滑，脉弦紧或浮紧。

治法：温肺散寒，化痰平喘。

方药：射干麻黄汤。方中射干、麻黄开痰结，宣肺气；干姜、细辛温肺蠲饮，紫菀、款冬花、半夏降气化痰；五味子收敛肺气，大枣和中并调和诸药。

表寒里饮者，用小青龙汤；面唇青紫，舌质淡暗者，可加桃仁、红花、丹参、赤芍药；痰涎涌盛，喉如曳锯，咯痰黏腻难出者，用二陈汤合三子养亲汤；若病久，发作频繁，发时喉中痰鸣如鼾，声低气短不足以息，咳痰清稀，面色苍白，汗出肢冷，舌苔淡白，脉沉细者，为本虚标实，用苏子降气汤加减。

3. 热哮

主要证候：气粗息涌，喉中痰鸣如吼，胸高胁胀。咳呛阵作，咳痰色黄或白，黏浊稠厚，咯吐不利，烦闷不安，汗出面赤，口渴喜饮。舌质红，苔黄腻。脉滑数或弦滑。

治法：清热宣肺，化痰定喘。

方药：定喘汤。方中麻黄宣肺定喘，黄芩、桑白皮以清泄肺热，止咳平喘；杏仁、半夏、款冬花、紫苏子降气平喘，化痰降逆；白果敛肺祛痰定喘；甘草和中并调和诸药。

表寒重，恶寒、无汗者，加桂枝、生姜。肺气壅实，痰鸣息涌不得卧，加葶苈子、地龙。痰黄胶粘，加知母、海蛤粉、鱼腥草、浙贝母。

哮病日久，迁延不愈，出现气促，张口抬肩，鼻翼煽动，汗出如珠，面青肢冷，脉浮大无根等喘脱危候者，当参考“喘证”之“喘脱”论治。

缓解期

1. 肺虚

主要证候：气短声低，咯痰清稀色白，喉中常有轻度哮鸣音，每因气候变化而诱发。面色苍白，平素自汗怕风，容易感冒，发前喷嚏频作，鼻塞流清涕。舌质淡，苔薄白，脉细弱或虚大。

治法：补肺固卫。

方药：玉屏风散。方中黄芪补益肺脾，益气固表；白术健脾益气，助黄芪益气固表；防风解表祛风，以助黄芪实表固卫。

自汗，怕冷畏风明显者，加桂枝、白芍药、生姜、大枣。自汗甚，加浮小麦、麻黄根。阳虚而肺中虚冷者，加附子、干姜。气阴两虚者，可用生脉散加减。

2. 脾虚

主要证候：气短不足以息，少气懒言，每因饮食不当而引发。平素食少脘痞，痰多，便溏，倦怠无力，面色萎黄，或食油腻易腹泻，或泛吐清水，畏寒肢冷。舌质淡，苔薄腻或白滑，脉细。

治法：健脾化痰。

方药：六君子汤。方中党参、白术、茯苓、甘草健脾益气；陈皮、半夏理气，燥湿化痰。

若脾阳不振，形寒肢冷，便溏者，加桂枝、干姜或合用理中丸。

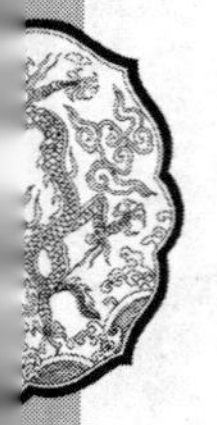

3. 肾虚

主要证候：平素短气，动则为甚，吸气不利，劳累后易发。腰膝酸软，脑转耳鸣。肾阳虚者畏寒肢冷，面色苍白，舌质淡胖嫩，苔白，脉沉细；肾阴虚者颧红，烦热，汗出粘手，舌红少苔，脉细数。

治法：补肾摄纳。

方药：金匮肾气丸或七味都气丸。前方偏于温肾助阳，后方偏于益肾养阴。金匮肾气丸方中桂枝、附子温补肾阳，鼓舞肾气；六味地黄丸滋补肾阴，乃阴中求阳之意。七味都气丸能滋补肾阴，摄纳肾气。

阳虚明显者，加补骨脂、仙灵脾、鹿角片；阳虚痰盛者，可用苏子降气汤；阴虚明显者，加麦冬、当归、龟甲胶。阴虚痰盛者，可用金水六君煎；肾虚不能纳气而喘者，可予参蛤散。

（二）其他疗法

1. 针刺　针刺膻中、列缺、肺俞、尺泽。毫针刺用泻法，适用于哮病发作期，风寒者加风门穴；痰热者加丰隆穴；喘甚者加天突、定喘穴。针刺肺俞、膏肓、气海、肾俞、足三里、太渊、太溪，毫针刺用补法，适用于哮病肺肾亏虚者。

2. 灸法　灸大椎、风门、肺俞、膻中。适用于哮病缓解期。

3. 穴位敷贴　选用白芥子、延胡索、细辛、甘遂等为末，上放少许麝香，敷于百劳、肺俞、膏肓等穴位上，本法在夏季初伏、中伏、末伏各进行一次。可连续敷贴3年。

二、西医治疗

（一）一般治疗

吸入氧浓度为25%～40%，并应注意湿化。注意酸碱、电解质失衡的纠正。

（二）急性发作期的治疗

1. 轻度

（1）糖皮质激素：每日定时吸入糖皮质激素，如二丙酸倍氯米松200～500 μg或相当剂量其他吸入激素。全身性不良反应少，喷药后用清水漱口可减轻局部反应。

（2）支气管扩张剂：按需吸入短效β_2受体激动剂，如沙丁胺醇，每次200～400 μg。还可加用抗胆碱药吸入，如溴化异丙托品，每次40 μg，一日3次。效果不佳时可加用茶碱控释片，每次0.2 g，一日1～2次。

2. 中度

（1）糖皮质激素：每日吸入糖皮质激素，如二丙酸倍氯米松500～1 000 μg或相当剂量其他吸入激素。若不能缓解，可口服糖皮质激素，如泼尼松每日不超过60 mg。

（2）支气管扩张剂：规则吸入β_2受体激动剂或联合吸入抗胆碱药。若不能缓解，可用沙丁胺醇溶液1～2 ml、溴化异丙托品溶液2 ml、生理盐水2 ml持续雾化吸入。效果不佳时可用静脉注射氨茶碱，首次剂量为4～6 mg/kg，注射速度不超过0.25 mg/kg · min，继之以0.6～0.8 mg/kg · h静脉缓慢滴注，每日用药总量不超过1 g。最好在用药中监测血浆茶碱浓度。

（3）白三烯拮抗剂：常用药有扎鲁司特 20mg，一日 2 次；孟鲁司特 10mg，一日 1 次。

3. 重度或危重度

（1）糖皮质激素：静脉滴注糖皮质激素如琥珀酸氢化可的松 100～400 mg/d，或甲泼尼松 80～160 mg/d，或地塞米松 10～30 mg/d。连续用药 2 周以上者，不宜骤然停药，以免复发。待病情得到控制和缓解后，改为口服。

（2）支气管扩张剂：持续雾化吸入 β_2 受体激动剂及抗胆碱药，静脉滴注氨茶碱。

（3）补液：根据失水及心脏情况，每日静脉补液 2 000～3 000 ml，使痰液稀释。

（4）酸碱平衡：注意维持电解质平衡，纠正酸碱失衡。合并代谢性酸中毒，pH 值 <7. 20 时，应适当补碱。

（5）机械通气：病情恶化缺氧不能纠正时，需进行无创或有创机械通气治疗。

（三）哮喘的长期治疗

根据哮喘的病情程度不同制定长期治疗方案，每 3～6 个月对病情进行一次评估，然后再根据病情调整治疗方案，见表 2－6－3

表 2－6－3　哮喘患者长期治疗方案的选择

严重度	每天控制治疗药物	其他治疗选择
第 1 级 间歇发作	不必	
第 2 级 轻度持续	吸入糖皮质激素（≤500 μg BDP 或相当剂量）	缓释茶碱，或 色甘酸钠，或 白三烯调节剂
第 3 级 中度持续	吸入糖皮质激素（200～1 000 μg BDP 或相当剂量），联合吸入长效 β_2 激动剂	吸入糖皮质激素（500～1 000 μgBDP 或相当剂量），合用缓释茶碱，或 吸入糖皮质激素（500～1 000 μg BDP 或相当剂量），合用长效口服 β_2 激动剂，或 吸入糖皮质激素（500～1 000 μg BDP 或相当剂量），合用白三烯调节剂，或 吸入大剂量糖皮质激素（>1 000 μgBDP 或相剂量）
第 4 级 重度持续	吸入糖皮质激素（>1 000 μg BDP 或相当剂量），联合吸入长效 β_2 激动剂，需要时可再增加 1 种或 1 种以上下列药物： 缓释茶碱 白三烯调节剂 口服长效 β_2 激动剂 口服糖皮质激素	

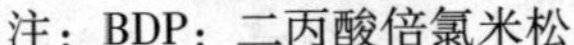
注：BDP：二丙酸倍氯米松

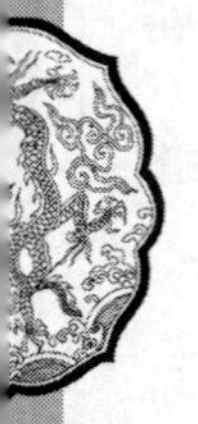

（四）免疫疗法

在无法避免接触变应原或药物治疗无效时，可以考虑针对变应原进行特异性免疫治疗。注射卡介苗、转移因子、疫苗等生物制品等非特异性免疫疗法，有一定的辅助疗效。

【临床思路】

支气管哮喘临证必须辨清证候之虚实。根据“急则治其标，缓则治其本”的原则，在发作期以糖皮质激素治疗为主，或联合应用支气管扩张剂，可迅速缓解哮喘症状。缓解期以中医治疗或中西医结合治疗为主，采用补肺、健脾、益肾等方法扶正固本，配合针灸敷贴，冬病夏治，取得了良好的临床疗效，是预防哮喘复发的有效手段。

【预后与转归】

本病易于反复发作，迁延难愈。部分儿童、青少年至成年时，肾气日盛，正气渐充，辅以药物治疗，可以中止发作；中老年、体弱病久，肾气渐衰，发作频繁者则不易根除。寒痰伤阳气，热痰耗阴津，疾病后期易出现阴液耗竭、阳气衰弱或阴阳俱衰之局面。哮喘持续发作，累及心阳者，可出现喘脱危候。本病长期反复发作，肺脾肾虚损，痰瘀水饮互结，可演变为肺胀。

【预防与调护】

遵循“未发时扶正为主”的原则，在缓解期扶助正气，祛除宿疾伏痰，为预防哮病发作之首务。起居有常，适应气候变化，适时增减衣服，避免接触刺激性气体及易导致过敏的灰尘、花粉、食物、药物和其他可疑物。饮食要清淡而富有营养，忌生冷、肥甘、厚味、辛辣、海膻发物。保持心情舒畅。保证睡眠，合理锻炼，避免劳倦过度。

第七章　慢性阻塞性肺疾病

慢性阻塞性肺疾病（chronic obstructive pulmonary disease，COPD）是具有气流阻塞为特征的慢性支气管炎和/或肺气肿，而气道炎症尤其是小气道炎症是慢性阻塞性肺疾病的主要病变及发病的主要原因，然而目前对其气道炎症的本质、特点及其炎症机制认识尚不十分明确。慢性阻塞性肺疾病在国内外均为常见病，患病率为4%～6%，我国大城市慢性呼吸道疾病（主要是慢性阻塞性肺疾病）的病死率为第四位，居农村病死率的第一位。

慢性阻塞性肺疾病属中医学中的“喘证”、“肺胀”等病范畴。

【病因病理】

一、西医病因病理

（一）病因及发病机制

导致慢性阻塞性肺疾病的病因非常复杂，有些方面至今尚无定论，就大多数资料来看，本病与以下一些因素密切相关：吸烟、空气污染、职业暴露、反复气道感染或过敏、出生时低体重及遗传、年龄及其他因素。

1. 吸烟　吸烟者患慢性阻塞性肺疾病的危险性比不吸烟者高得多，男性发病率高于女性，这与国内女性吸烟者少有关。此外，慢性阻塞性肺疾病的发生与吸烟方式有着更高的相关性：将烟雾深吸入肺内者比将烟雾入口后即吐出者慢性阻塞性肺疾病的发生率高。戒烟后第1年内肺功能受损速度能有明显减慢，以后逐年减慢，戒烟后慢性阻塞性肺疾病发病率比不吸烟者延迟15～20年。

2. 环境污染　近年来，随着人口增加、城市化、能源需求增加等因素的影响，环境污染的程度明显趋于严重，各种有害物质对支气管黏膜具有刺激作用，并可引起肺纤维组织增生，使肺清除功能受阻，为细菌入侵创造条件。

3. 感染　相当部分慢性阻塞性肺疾病病人继发于慢性气道感染，尤其是慢性支气管炎，当病人已患慢性阻塞性肺疾病后，常因感染加重气道炎症，从而使气流阻塞加重，临床症状加剧。值得注意的是，病毒对本病的发生和发展起着重要的作用，病毒感染造成呼吸道上皮受损，有利于细菌感染。

4. 遗传因素　父母患慢性阻塞性肺疾病与子代肺功能一秒量FEV_1（毫升数）呈负相关，父母患慢性阻塞性肺疾病的病情越重，子代FEV_1预计值越低，与子代$FEV_1\% < 70\%$预计值的例数呈显著正相关。西方人种中严重的α_1－抗胰蛋白酶缺乏可致肺气肿。

5. 年龄因素　中老年人胸部骨质的钙化和骨化等退化性变，使胸廓变形呈桶状胸，

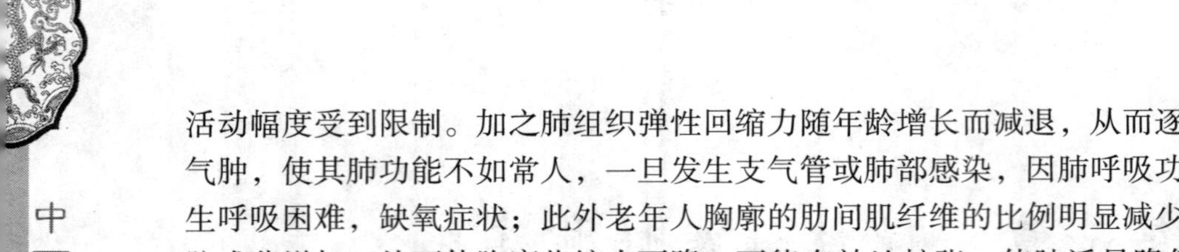

活动幅度受到限制。加之肺组织弹性回缩力随年龄增长而减退，从而逐渐出现老年性肺气肿，使其肺功能不如常人，一旦发生支气管或肺部感染，因肺呼吸功能降低，很易发生呼吸困难，缺氧症状；此外老年人胸廓的肋间肌纤维的比例明显减少和衰退，肋间脂肪成分增加，从而使胸廓收缩力下降，不能有效地扩张，使肺活量降低，肺功能减退。这些因素都易导致慢性阻塞性肺疾病的发生。

6. 过敏　过敏因素与慢阻肺的发病有一定的关系。细菌及其毒素致敏是引起慢性支气管炎速发性及迟发性变态反应的一个原因。尤其是慢性喘息性支气管炎患者，有过敏史的相对较多，临床上慢阻肺病人对多种抗原激发的皮肤阳性率明显增高，患者痰内组胺和嗜酸性粒细胞有增高的倾向。此外，一些患者血清中类风湿因子高于正常组，并发现重症慢性阻塞性肺疾病患者肺组织内 IgG 含量增高，提示与Ⅲ型变态反应有关。

7. 营养状况失调　患者常伴有营养消耗和营养不良，原因可归纳为以下几个方面，一方面可能是由于摄入饮食的绝对不足；另一方面是由于慢性阻塞性肺疾病患者能量消耗增高所造成的能量失衡，因患者胸壁的弹性阻力和气道阻力较正常人增高，呼吸功也相应增加，此外由于肺气肿的形成，使肺容量增加，膈肌下降，膈肌收缩率减少，氧耗量也明显增加，从而使机体处于超高代谢状态，体内总的能量需求相应增高，造成热量的摄入相对不足，引起能量供需失衡。

8. 其他因素　如植物神经功能紊乱、出生时低体重等与慢性阻塞性肺疾病的发生有密切的关系。

（二）病理与病理生理

慢性阻塞性肺疾病时中枢气道主要为巨噬细胞、$CD8^+$ T 细胞浸润、杯状细胞增生、鳞状上皮细胞化生、黏膜下黏液腺肥大、气道壁平滑肌细胞和结缔组织增生、黏液过度分泌，这些病理改变就是慢性咳嗽咯痰等慢性阻塞性肺疾病主要症状的原因。此外，炎症反应亦可使末梢气道发生类似病理改变，但慢性阻塞性肺疾病时的气流受限和肺功能障碍则与末梢气道病变明显相关，因此强调最重要的病理改变为气道狭窄。末梢气道炎症导致的组织损伤修复反应可出现气道重构、纤维母细胞和肌纤维母细胞等间叶细胞聚集及结缔组织沉着，从而使末梢气道腔内呈物理性狭窄，进而因炎症所致的水肿、黏液过度分泌等又进一步增加气道阻力。

二、中医病因病机

（一）发病因素

慢性阻塞性肺疾病的主要发病因素是体质虚弱，反复感受外邪，并与吸烟及职业性吸入有害气体等因素相关。

1. 正气亏虚　《内经》认为“邪之所凑，其气必虚”，发病初期，主要表现为肺脾气虚；或气阴不足，随着病情进一步发展，出现阴损及阳，出现阳虚，部分病人亦可伴有血虚。

2. 外感六淫　《诸病源候论·咳逆短气候》认为：“肺虚为微寒所伤则咳嗽，嗽则气还于肺间则肺胀，肺胀则气逆，而肺本虚，气为不足，复为邪所乘，壅痞不能宣畅，故咳逆、短乏气也。”说明本病是在“虚”的基础上，与六淫之邪反复入侵有关。一般认为，烟为辛热之品，烟毒直接熏蒸于肺，最易损伤肺之气阴，使热毒之邪客于肺脏，灼津为痰，出现咳嗽、咯痰等症。

3．吸烟　临床上大部分慢阻肺病人都有较长的吸烟史，在治疗过程中劝其戒烟后各种症状能得到缓解，亦说明吸烟是本病的重要病因之一。

以上各种因素常相互影响，互为因果。如因其体虚，故易外感，而反复外感使体虚更甚；痰和瘀作为慢阻肺的重要病理因素，二者常相互影响，临床常见痰瘀互结之证。

（二）病机

1．肺脾气虚为本，痰瘀互结为标　本病以肺脾肾的阴阳气血亏虚为本，痰浊、瘀血及水饮停积于体内为标。属本虚标实之证。

2．多脏腑功能失调　病变主要部位在肺，随着病情进一步发展，可累及脾、肾、心等多个脏腑。

3．肺系病证为主，后期变证百出　慢性阻塞性肺疾病主要病位在肺，主要症状为咳嗽、咯痰、气促等肺系疾病常见的症状，但在疾病后期，可出现多种变证。如在疾病严重阶段，患者可能出现便血、昏迷、癫狂等多种并发病证。

【临床表现】

慢性阻塞性肺疾病通常起病隐匿，如以慢性支气管炎为病因者，往往有相当长时间的咳嗽咯痰病史，吸烟患者通常在晨起后咳嗽和咯黏液样痰，并发呼吸道感染时，痰液变成脓性，当慢支急性发作时，支气管分泌物增多，进一步加重通气功能障碍，有胸闷、气急加剧症状。慢支并发肺气肿时，在原有咳嗽、咳痰等症状的基础上出现了逐渐加重的呼吸困难。最初仅在劳动、上楼或登山、爬坡时有气急；随着病变的发展，在平地活动时，甚至在静息时也感气急。临床表现经常与季节和气候变化相关，每到冬春季节气候突然变化时临床症状加重，但病情严重者四季症状都明显。早期病人仅在活动后出现症状，后期发展成稍有活动即有呼吸困难。本病的主要症状是咳嗽、咳痰、气促、喘息等，此外还可伴有乏力，纳差和体重减轻等全身症状，后期可出现呼吸功能衰竭的症状，如紫绀、头痛、嗜睡、神志恍惚等。

早期体征不明显。随着病情的发展，可出现桶状胸，呼吸运动减弱，触诊语颤减弱或消失；叩诊呈过清音，心浊音界缩小或不易叩出，肺下界和肝浊音界下降；听诊心音遥远，呼吸音普遍减弱，呼气延长，并发感染的肺部可有湿啰音。如剑突下出现心脏搏动及其心音较心尖部位明显增强时，提示并发早期肺心病。

【实验室与其他检查】

1．X线检查　胸廓扩张，肋间隙增宽，肋骨平行，活动减弱，膈降低且变平，两肺野的透亮度增加。有时可见局限性透亮度增高，表现为局限性肺气肿或肺大泡。肺血管纹理外带纤细、稀疏和变直；而内带的血管纹理可增粗和紊乱。心脏常呈垂直位，心影狭长。

2．心电图检查　一般无异常，有时可呈低电压。

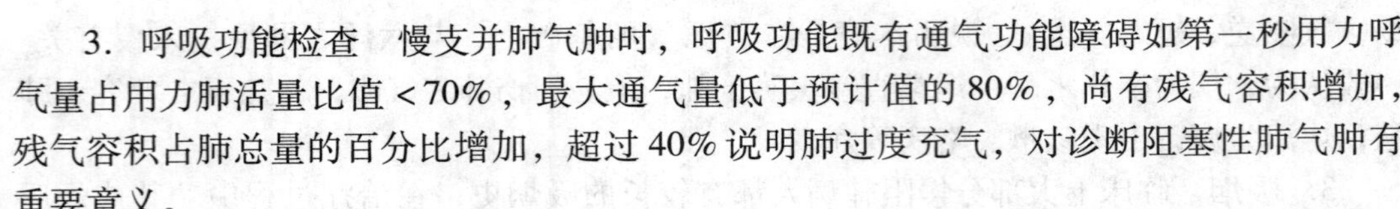

3. 呼吸功能检查　慢支并肺气肿时，呼吸功能既有通气功能障碍如第一秒用力呼气量占用力肺活量比值 <70%，最大通气量低于预计值的 80%，尚有残气容积增加，残气容积占肺总量的百分比增加，超过 40% 说明肺过度充气，对诊断阻塞性肺气肿有重要意义。

4. 血液气体分析　如出现明显缺氧二氧化碳潴留时，则动脉血氧分压（PaO_2）降低，二氧化碳分压（$PaCO_2$）升高，并可出现失代偿性呼吸性酸中毒，pH 值降低。

5. 血液和痰液检查　一般无异常，继发感染时可出现血白细胞总数升高，伴有中性粒细胞比例上升；痰中分离出致病菌时有利于诊断和针对性使用抗生素。

【诊断与鉴别诊断】

一、诊断要点

（一）西医诊断

1. 临床表现　如表 2－7－1。

表 2－7－1　慢性阻塞性肺疾病常见临床表现

主要表现	特　点
慢性咳嗽	开始为间歇性，后进展为每日咳嗽、整日咳嗽；很少仅有夜间咳嗽
慢性咳痰	任何形式
呼吸困难	进行性；持续性；活动后加重；呼吸道感染后加重
危险因子暴露史	吸烟；职业性粉尘和化学物质；来源于烹调和燃料的烟雾

2. 体格检查　可见桶状胸，肋间隙增宽，叩诊呈过清音，听诊呼吸音低弱及呼气时间延长。

3. 肺功能检查　肺量计是慢性阻塞性肺疾病诊断的一个金标准，对慢性阻塞性肺疾病的诊断及定量估计其疾病严重度、病程进展和预后有重要意义。早期以阻塞性通气功能障碍为主，后期阻塞性通气功能障碍和限制性通气功能障碍同时存在。

4. 其他检查

（1）支气管扩张剂可逆性试验：慢性阻塞性肺疾病的气道狭窄为部分可逆，与支气管哮喘的可逆性存在着明显的差异。

（2）糖皮质激素可逆性试验：慢性阻塞性肺疾病的气道狭窄为部分可逆，与支气管哮喘的可逆性存在着明显的差异。

（3）胸部 X 线检查：慢性阻塞性肺疾病早期可无明显的异常。随着病情的发展，可以出现肺纹理增粗、紊乱，并可出现肺气肿征象，如双肺透亮度增高，膈肌低平，后期可出现肺心病征象，如右下肺动脉增宽、心影扩大等。

（4）动脉血气分析：早期可无异常，后期可出现低氧和/或二氧化碳潴留。

5. 排除其他表现为慢性咳嗽、咯痰及气促的疾病　如支气管哮喘、充血性心力衰竭、支气管扩张、肺结核、闭塞性支气管炎、泛细支气管炎、气道内膜病变等疾病。

（二）中医辨病与辨证要点

1. 辨病要点　慢性阻塞性肺疾病应与哮病相鉴别。二者都是肺科常见疾病，临床表现为气促、咳嗽、咯痰。但慢性阻塞性肺疾病患者主要是中老年人，有多年反复发作的肺科疾病的基础，其病情呈进行性发展。而哮病可发生于任何年龄，以青少年患者居多，发作时喉间有喘鸣音，经治疗或自行缓解后如常人。哮病日久不愈，反复发作，可发展为本病。

2. 辨证要点

（1）辨标本虚实：标证常见有痰浊、瘀血、水饮为患，且多兼夹致病；而本虚则主要见于肺脾肾的气血阴阳的亏虚，以气虚、阳虚最为紧要。

（2）辨发作期与缓解期：发作期常见于冬春季节感受外邪，未经及时有效的治疗，外邪由口鼻皮毛入肺，导致咳嗽加剧，咯痰量多质黏稠，伴有喘息，部分患者出现发热、肢体浮肿等症状，以标实证为主。而缓解期则病情相对较轻，主要表现为本虚证。

二、鉴别诊断

1. 慢性阻塞性肺疾病要与存在持续气流阻塞的老年慢性哮喘鉴别　主要从病史、对支气管扩张剂的反应及肺功能 FEV_1/FVC 的可逆性改变等方面进行鉴别。通常慢性阻塞性肺疾病为中年发病，症状缓慢进展，有长期吸烟史，活动后气促，大部分为不可逆性气流受限。哮喘为早年发病（通常在儿童期），每日症状变化快，夜间和清晨症状明显，也可有过敏史、鼻炎和（或）湿疹，有哮喘家族史，气流阻塞大部分可逆。但目前影像学和生理测定技术难以对某些慢性哮喘与慢性阻塞性肺疾病作出明确鉴别诊断。

2. 与其他疾病相鉴别

（1）充血性心力衰竭：听诊肺基底部可闻及细湿啰音；X 线胸片示心脏扩大、肺水肿；肺功能测定示限制性通气障碍。

（2）支气管扩张：有大量脓痰，常伴有细菌感染，听诊可闻及粗湿啰音，可有杵状指。X 线胸片或 CT 示支气管扩张、管壁增厚。

（3）结核病：流行地区高发，X 线胸片示肺浸润性病灶或结节状阴影、PPD 试验阳性，痰中找到结核菌可以确诊为肺结核。

【治疗】

一、中医治疗

慢性阻塞性肺疾病属本虚标实之证，治疗时宜分清标本虚实，正确处理扶正与祛邪的关系。

（一）辨证论治

1. 寒饮伏肺

主要证候：咳嗽气急，甚则喘鸣有声，痰多易咳，色白清稀多泡沫，胸膈满闷，形寒背冷，喜热饮，咳多持续，时有轻重。舌淡苔白滑，脉细弦或沉弦。

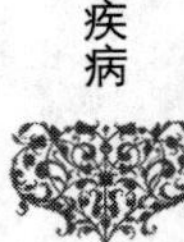

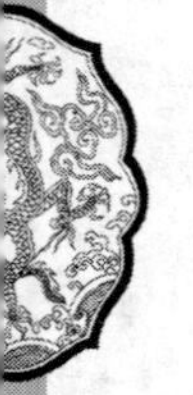

治法：温肺化痰，益气活血。

方药：小青龙汤。方用麻黄、桂枝散表寒，细辛辛温，助麻黄汤发散表邪，并具温肾之功；干姜温阳，使水气蒸腾气化；五味子能敛阳气，使干姜细辛所生之热不易轻散，而功效大增；半夏化饮，能降气；白芍药疏利水道，使水从小便走，且能防发汗之散太过而更伤阳气；炙甘草调和诸药。

咳甚加紫菀、款冬花；痰鸣气促甚者，可加地龙、僵蚕；气逆者，加代赭石；便秘者，加栝蒌仁。

2．痰热壅肺

主要证候：但热不寒，气急胀满，咳喘烦躁，痰黄黏稠，不易咯出，面红，口干但饮水不多，舌质红，苔黄腻，脉象浮数。

治法：清热平喘，益气活血。

方药：麻杏石甘汤。麻黄、生石膏宣肺清热，杏仁化痰降逆，生甘草调和诸药。

内热较重，加黄芩、栀子、芦根；咳嗽重，加前胡、桑白皮。

3．阳虚水泛

主要证候：面浮足肿，腹满尿少，心悸喘咳不得卧，咳清稀痰，形寒怕冷，气短动则甚，面唇青紫，舌胖质暗，苔白滑，脉沉细数或结代。

治法：益气通阳，健脾利水。

方药：真武汤。方中附子温肾助阳，茯苓淡渗利水，白术健脾利湿，生姜温散水湿，佐以白芍药敛阴并有利小便之功。

若水寒射肺而咳者，加干姜、细辛、五味子；阴盛阳衰而下利甚者，去白芍药加干姜；水寒犯胃而呕者，加重生姜用量，并加吴茱萸、半夏。

4．肺肾气虚

主要证候：胸满气短，语声低怯，动则气喘，或见面色晦暗，或见面目浮肿，舌淡苔白，脉沉细。

治法：补肺益肾，止咳平喘。

方药：平喘固本汤合补肺汤。平喘固本汤方中党参、黄芪补益肺肾；胡桃肉、沉香、脐带、冬虫夏草、五味子补肾纳气；紫苏子、半夏、款冬花、橘皮降气化痰。补肺汤以黄芪、太子参固表，熟地黄、五味子滋阴补肾，紫菀、桑白皮清肃肺气、化痰止咳，泻肺平喘，行水消肿；灵磁石纳肾平喘。

肾阳虚者可加附子、鹿角片、补骨脂、钟乳石。

（二）其他治法

1．针灸

（1）体针：取肺俞、膻中、大椎、足三里等穴位，用补法，每周 1～2 次，可加用艾灸，留针约 20 分钟。

（2）穴位注射：取合谷、足三里、三阴交等穴，用黄芪注射液2 ml，或核络注射液 2 ml，上述穴位局部皮肤消毒后常规注入。三个穴位交替，每周 2 次。

2．中医特色治疗——冬病夏治，内外结合

慢性阻塞性肺疾病常有冬重夏轻或冬发夏“愈”的特点，除内服药物治疗外，夏天进行“三伏灸”有一定的疗效。可用牙皂、细辛、白芥子、桃仁等研末，纳入布袋，夜间热熨于肺俞等穴位。

二、西医治疗

（一）一般治疗

1. 戒烟　戒烟是防治慢阻肺最为经济且有效的方法之一。患者应减少直接及间接吸烟。

2. 避免接触有害物的刺激　应避免从事接触粉尘、刺激性气体的工作，减少对呼吸道的损伤。

3. 氧疗　有条件的患者应及时给予氧疗，以保护心肺功能，提高生活质量。

（二）药物治疗

1. 支气管扩张剂　支气管扩张剂是目前治疗慢性阻塞性肺疾病的一线药物，包括有抗胆碱能药物、β_2 受体激动剂和茶碱。长效 β_2 受体激动剂每天两次或一次地使用，这样既可以控制慢性阻塞性肺疾病进展，减少药物的不良反应，同时也增加了患者的依从性。

2. 糖皮质激素　目前用于慢性阻塞性肺疾病治疗仍然有争议。10% ~20% 的慢性阻塞性肺疾病患者口服激素是有效的，而他们可能是因为同时合并有哮喘。

3. 抗生素　患者常因感染而加重，经常需要使用抗生素。抗生素的选择可根据药物敏感试验进行选择，或者经验性的用药。比较常用的抗生素为喹诺酮类、大环内酯类或头孢类。

【临床思路】

慢性阻塞性肺疾病具有病史长、多脏腑功能受损及难以治愈的特点，在临床治疗时应注意以下几点：

1. 坚持治疗，尤其是缓解期的治疗，以期减轻症状，阻止病情发展，缓解或阻止肺功能下降，改善活动能力，提高生活质量，降低病死率。

2. 牢记该病本虚标实的特点，攻补兼施，扶正不忘祛邪，祛邪兼顾扶正。扶正的重点应是肺脾肾的气虚、阳虚，尤其应重视培土生金；祛邪的要点是在痰和瘀两者。

3. 急性发作期，要密切观察病情，及早发现严重的变证，如血证、昏迷等，并进行处理。

4. 重视非药物治疗，如针灸、气功及氧疗等，提高疗效。

【预后与转归】

慢性阻塞性肺疾病初起时病变在肺，随着病情进展，可传到脾、肾、心、脑等多个脏腑，由以气虚为主，发展到阴阳气血亏虚。如不进行有效的治疗，常呈进行性发展成呼吸衰竭及多器官功能衰竭。如果早期发现并坚持治疗，可以延缓病情的发展速度，并提高患者的生存质量。

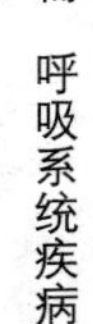

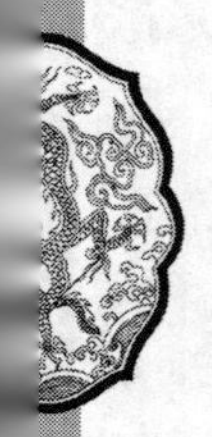

【预防与调护】

慢性阻塞性肺疾病与吸烟和接触粉尘等有关，所以戒烟和改善工作和生活环境是预防本病的重点。本病常因反复感冒而加重，增强体质、预防感冒是防病的关键之一。

1. 生活起居　起居有常，保证睡眠，合理锻炼，避免劳倦过度，禁烟并尽量远离吸烟人群，避免对呼吸道的损伤。

2. 饮食调护　饮食宜清淡、营养充足而易于消化，忌辛辣、油腻之品。

3. 情志护理　鼓励患者树立信心，战胜疾病，并主动配合治疗。

第八章 呼吸衰竭

呼吸衰竭（respiratory failure）是由于呼吸功能严重损害，导致低氧血症或伴有二氧化碳潴留，称为呼吸衰竭。其诊断标准为：在海平面、静息状态、呼吸空气条件下，动脉血氧分压（PaO_2）小于60 mmHg，伴有或不伴有二氧化碳分压（$PaCO_2$）大于50 mmHg。单纯PaO_2小于60 mmHg，动脉血二氧化碳分压正常或减低者，称Ⅰ型呼吸衰竭；如既有低氧血症，同时伴有二氧化碳潴留者，称Ⅱ型呼吸衰竭。本病是急诊常见病证之一，可发生于临床各科，病情严重，如不及时有效治疗，预后不良。

呼吸衰竭属中医“喘证”、“肺胀”、“肺衰”、“肺厥”等证范畴，其中肺衰是指肺气衰败，主气失常，清气不入、浊气不出，临床表现为喘咳气短的疾病；而肺厥则是在原有肺病的基础上，进一步出现以精神恍惚、谵语错乱甚则意识昏蒙为主要表现的病证。

【病因病理】

一、西医病因病理

（一）病因及发病机制

任何能减损呼吸功能的因素都可以导致呼吸衰竭，临床上常见的病因大致有如下五类。

1. 神经系统病变　周围神经传导系统及呼吸肌的病变，脑血管病变、脑炎、脑外伤、电击、药物中毒等直接或间接抑制呼吸中枢；脊髓灰质炎，多发性神经炎、重症肌无力、颈椎外伤等所致的肌肉神经接头阻滞影响传导功能，可使胸廓扩张和收缩失去动力，从而导致通气量不足，产生缺氧和二氧化碳潴留，甚至呼吸骤停。

2. 胸廓病变　如胸廓外伤、畸形、手术创伤、大量气胸、胸腔积液等，影响胸廓活动和肺脏扩张，导致通气减少及吸入气体分布不匀，影响换气功能。

3. 肺组织病变　重度肺结核、肺炎、广泛的肺纤维化、矽肺、肺气肿等，可引起肺容量、通气量、有效弥散面积减少，或通气/血流比例失调，发生缺氧和二氧化碳潴留。

4. 呼吸道病变　支气管痉挛、呼吸道分泌物或异物阻塞气道，增加通气阻力和呼吸肌负担，最后发展至呼吸动力衰竭，而产生缺氧和二氧化碳潴留。

5. 肺血管病变　肺毛细血管瘤、肺小动脉栓塞，使动脉血氧减少。

（二）病理与病理生理

1. 缺氧和二氧化碳潴留发生机理

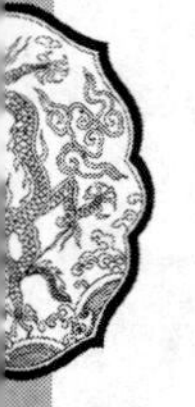

（1）通气不足：在静息呼吸空气时，总肺泡通气量为4 L/min，才能维持正常的肺泡氧和二氧化碳分压。当某种原因导致肺通气量不足，不能吸入足够的氧气并及时排出二氧化碳时，即可出现呼吸衰竭。

（2）弥散障碍：氧弥散能力仅为二氧化碳的1/20，故在肺泡毛细血管床弥散面积减少（如肺气肿、肺实变和肺不张）和弥散膜增厚（如肺水肿、肺间质纤维化）时，发生弥散障碍，主要影响氧的交换，产生以缺氧为主的呼吸衰竭。

（3）通气/血流比例失调：有效气体交换除要求足够肺泡通气外，还有赖于肺泡通气和血流的协调。通气不足时摄入氧量不够，而灌注不足则出现气体弥散障碍，均可出现呼吸衰竭。

（4）静－动脉分流：肺毛细血管瘤或由于肺部病变如肺泡萎陷、肺不张、肺炎和肺水肿，均可引起肺内分流量增加，静－动脉分流使部分静脉血没有接触肺泡气进行气体交换的机会。

（5）氧耗量增加：某些情况如高热、大的创伤，使氧耗量超过机体摄入氧能力，从而出现缺氧。

2. 缺氧和二氧化碳潴留对机体的影响

（1）对呼吸系统的影响：主要是增加通气量。当吸入氧浓度低于12%～14%时，通气量开始增加，氧浓度为10%时，通气量增加50%。缺氧及动脉血二氧化碳分压升高时，位于颈动脉体和主动脉弓的外周化学感受器可产生兴奋，并刺激呼吸中枢，反射性增强呼吸运动，具有代偿意义，此反应在动脉血氧分压低于60 mmHg时才明显，临床可表现为呼吸频率增加和肺通气量增加。但当动脉血氧分压低于30 mmHg或动脉血二氧化碳分压超过80 mmHg时，对呼吸中枢有直接的抑制作用，而使呼吸抑制。

（2）对中枢神经的影响：中枢神经系统对缺氧的敏感性可因部位不同而有所差异，其中以大脑皮质最为敏感，可出现一系列神经精神症状。

（3）对循环系统的影响：一定程度的动脉血氧分压降低可兴奋心血管中枢，二氧化碳潴留可引起心血管活动中枢和交感神经兴奋，表现为腹腔内脏血管收缩，回心血量增加，心率加快，心输出量增加以及血压上升。严重缺氧和二氧化碳潴留则可导致心率变慢，心肌收缩力下降，心输出量减少，血压下降，心律失常，甚至很快出现心脏停止等严重后果。

（4）对血液系统的影响：长期缺氧患者，由于刺激造血功能，使红细胞和血红蛋白增多，从而产生红细胞增多症，增加携氧量，但因血液黏稠度增加而使心脏负担加重。

（5）对肝肾功能的影响：缺氧可直接或间接损害肝细胞，使谷丙转氨酶上升，但随着缺氧的纠正，肝功能可逐渐恢复正常。

二、中医病因病机

本病病变主要与肺、肾、心、脾及脑相关，痰瘀是主要病理因素。病因为久患咳喘，肺气虚衰，心阳不足，脾失健运，肾失温煦蒸化，以致寒热痰饮阻遏、血滞成瘀、痰热浊瘀蕴结不散，清气不升、脑窍失养。主要病机为久患肺胸之疾，肺肾气虚，肺不主气，肾不纳气，清气不入，浊气不出。肺厥的病机关键是一为肺气亏虚，宗气匮乏；二为浊气与痰热互结，随血脉而侵犯脑神。病机特点有以下几点：

1. 慢性呼吸衰竭患者原有肺脏病基础，为久病演变而来，以本虚为主，兼有邪实。

2. 病变涉及多个脏腑，但主要是肺、脾、肾、心，与肝、脑相关。

3. 主要的病邪是痰浊、瘀血和水饮。

4. 本病属病变晚期、垂危重证，需详细诊察。

【临床表现】

1. 呼吸困难，可出现紫绀及三凹征。

2. 呼吸节律、幅度或呼吸周期的异常。

3. 意识障碍，如迟钝、嗜睡、躁动、抽搐、昏迷等。

4. 其他：血压升高或下降，心律失常，出汗，眼球突出，结膜充血，血液呈高凝状态，酸碱失衡或电解质紊乱等。

【实验室与其他检查】

（一）实验室检查

1. 影像检查　对于任何严重呼吸系疾病，皆应拍摄后前位或前后位胸片，如有可能，还要拍摄一张至少是与床成75°角的近垂直胸片，这种胸片对识别左心衰竭早期表现有一定价值。若能与过去的胸片对比，则更有意义。必要时可作胸肺部CT与磁共振成像。

2. 痰的细菌培养及药敏试验　对于伴有呼吸道感染的呼吸衰竭患者，应及时作痰培养加药物敏感试验，尽量在使用抗生素之前进行痰培养。对治疗效果不好的感染，应多次反复作痰培养。

3. 动脉血气分析检查

（1）pH值：Ⅱ型呼吸衰竭的患者可出现pH值下降。

（2）实际碳酸氢盐（AB）和标准碳酸氢盐（SB）：在二氧化碳分压40 mmHg、血氧饱和度100%、温度37 ℃的“标准”条件下测得碳酸氢离子（HCO_3^-）值为SB，AB是指采血时血浆中HCO_3^-的实际含量，即实测HCO_3^-值。AB受呼吸因素的影响；SB反映代谢因素的影响。

（3）剩余碱（BE）：大于3 mmol/L表示有碱剩余，可以是原发的代谢性碱中毒也可以是继发的呼吸性酸中毒的代偿。呼吸衰竭的患者经常合并代谢性碱中毒。

（4）二氧化碳分压（$PaCO_2$）：大于45 mmHg为呼吸性酸中毒，也可以是继发性的代谢性碱中毒的代偿。小于35 mmHg为呼吸性碱中毒，也可以是继发性代谢性酸中毒的代偿。

（5）氧分压（PaO_2）：在80 mmHg，即相当于氧饱和度95%，这是正常成人动脉血氧分压的下限；动脉血氧分压在60 mmHg，相当于氧饱和度90%，这是氧解离曲线的开始转折部位，动脉血氧分压在40 mmHg，相当于氧饱和度75%时，临床已有明显

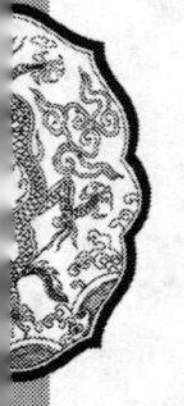

紫绀。

（二）其他检查

1. 肾功能检查　患者应检测肾功能，一是因为患者常有肾功能不全，二是因为治疗药物可能影响肾功能。常需要检测血清尿素氮（BUN）、肌酐（Cr）、内生肌酐清除率（Ccr）、尿酸（UA）等项目。

2. 肝功能检查　合并心力衰竭的患者，血清谷丙转氨酶一般在肝淤血时上升，心力衰竭好转后1~2周内可恢复。

3. 电解质检查　主要是血清钾、钠、氯、碳酸氢根离子等，部分病人还应特别注意血清镁及钙的含量。

【诊断与鉴别诊断】

一、诊断要点

（一）西医诊断

1. 病史　有急慢性呼吸系统疾病史，或引起呼吸衰竭的其他病史，如严重的创伤、中毒等。

2. 症状

（1）呼吸困难。

（2）紫绀。

（3）神经精神症状：急性呼吸衰竭更为明显，急性严重缺氧可立即出现精神错乱、狂躁、昏迷、抽搐等症状，慢性缺氧多有智力或定向功能障碍而被忽视。

（4）血液循环系统症状：可发生右心衰竭，严重缺氧可出现心律失常。二氧化碳潴留及脑血管扩张，可产生血管搏动性头痛。

（5）消化道和泌尿系统症状：可出现消化道出血、水肿等症状。

3. 体征　缺氧和二氧化碳潴留早期，患者皮肤红润、温暖多汗、末梢紫绀。颞浅静脉充盈，球结膜充血、水肿。瞳孔常缩小，眼底检查，可见血管扩张或视乳头水肿。鼻翼煽动，口唇和口腔黏膜紫绀，颈静脉充盈或怒张。双肺底可闻及干性和湿性啰音。心率加快，严重二氧化碳潴留，可出现腱反射减弱或消失，锥体束征阳性等。

4. 实验室及其他检查　包括动脉血气分析、胸肺部X线检查、血分析等，有助于协助诊断。

（二）中医辨病与辨证要点

1. 辨病要点　呼吸衰竭在临床上表现为呼吸急促、痰多，甚至神志昏迷，在临床上应与哮病、中风等疾病相鉴别。

（1）与哮病相鉴别：呼吸衰竭与哮病都可见呼吸困难，但哮病常有反复发作史，伴喉间哮鸣有声。二者在预后方面也不同，哮病多可以在短期内缓解而如常人；而呼吸衰竭如不给予及时有效的处理，将可能危及生命。同时，二者之间也有密切的相互关系：哮病严重时可转化为呼吸衰竭。

（2）与中风相鉴别：呼吸衰竭与中风（中脏腑）都可表现为神志异常，并可出现呼吸困难。但中风伴有肢体偏瘫、言语不利等后遗症。

2. 辨证要点

（1）辨脏腑：呼吸衰竭的病因病机十分复杂，多种疾病发展到一定的程度都可以导致呼吸衰竭，其病位主要在肺、脾、肾、心等，与多脏腑功能失调关系密切。急性呼吸衰竭病位主要在肺，而慢性呼吸衰竭，或其他慢性疾病导致的呼吸衰竭，与脾、肾、心等脏腑功能失调相关。

（2）辨病邪性质：导致呼吸衰竭的病邪主要是痰浊、瘀血、水饮等，其他因素如毒蛇咬伤、煤气中毒、严重的创伤、溺水等，亦不少见。

（3）辨本虚性质：阴虚、阳虚、气虚、血虚发展到一定的程度均可以导致呼吸衰竭。临床上经常出现阴阳气血中的两种或两种以上的因素同时存在。

（4）辨急性与慢性：呼吸衰竭按病程可分为急性和慢性，急性呼吸衰竭是指呼吸功能原来正常，由于突发原因如溺水、电击、创伤、药物中毒、吸入毒气等导致呼吸抑制、肺功能突然衰竭的临床表现，如不及时抢救，会危及患者生命，以实证多见。慢性呼吸衰竭多继发于慢性肺系疾病，如慢性咳嗽、喘证、哮病，其呼吸功能损害逐渐加重，以虚证为主，或本虚标实。

二、鉴别诊断

呼吸衰竭出现神经系统症状时应与脑血管病、代谢性碱中毒进行鉴别。脑血管疾病患者常有高血压病、高脂血症等基础疾病，常突然发作，神志不清，但动脉血气分析没有低氧和/或二氧化碳潴留，而头颅 CT 可作为鉴别诊断依据。代谢性的碱中毒常并发于一些危重疾病，患者可出现呼吸困难及呼吸节律异常，但血气分析没有低氧和/或二氧化碳潴留，而有代谢性碱中毒存在。

【治疗】

一、中医治疗

（一）辨证论治

1. 呼吸衰竭急性期

（1）痰湿化热，上壅于肺。

主要证候：咳嗽痰多，痰黄黏稠，不易咳出，喘促气短，难以平卧，唇舌紫黯，苔黄或黄腻，脉滑数。

治法：清热化痰，宣肺平喘。

方药：麻杏石甘汤。方用麻黄为君，取其能宣肺而泄邪热，是“火郁发之”之义。但其性温，故配伍辛甘大寒之石膏为臣药，而且用量倍于麻黄，使宣肺而不助热，清肺而不留邪，肺气肃降有权，喘急可平，是相制为用。杏仁降肺气，用为佐药，助麻黄、石膏清肺平喘。炙甘草既能益气和中，又与石膏合而生津止渴，更能调和于寒温宣降之间，所以是佐使药。

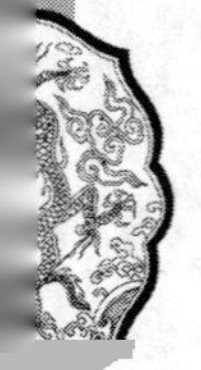

如肺热甚，壮热汗出者，宜加重石膏用量，并酌加桑白皮、黄芩、知母；表邪偏重，无汗而恶寒，石膏用量宜减轻，酌加薄荷、紫苏叶、桑叶；痰多气急，可加葶苈子、枇杷叶；痰黄稠而胸闷者，宜加栝蒌、贝母、黄芩、桔梗。

（2）脾肾阳虚，水气凌心。

主要证候：咳喘气促，伴胸闷、心悸，肢体浮肿，小便尿少，面颊及四肢末端紫绀，脉沉弦或结代，舌质暗红或淡紫，苔薄白微黄。

治法：温阳行水，补肾平喘。

方药：真武汤。方用附子温阳散寒，佐以白术、茯苓健脾利水，生姜温脾散寒行水，又配以白芍酸敛护阴，共奏温阳利水之效，且使阳得复而阴有护，寓有水火相济之妙，为其配伍特点。

若水寒射肺而咳者，加干姜、细辛、五味子；阴盛阳衰而下利甚者，去白芍，加干姜；水寒犯胃而呕者，加重生姜用量，并加吴茱萸、半夏。

（3）痰浊闭窍。

主要证候：咳喘，语无伦次，神志恍惚，昏睡、昏迷，面紫绀，脉滑数，舌质紫黯或紫绛，苔白腻或黄腻。

治法：豁痰开窍平喘。

方药：涤痰汤。方中人参、茯苓、甘草补心益脾而泻火；陈皮、胆南星、半夏利热燥而祛痰；竹茹清燥开郁；枳实破痰利膈；石菖蒲开窍通心；使痰消火降，呼吸畅顺。

抽搐频繁者，加天麻、钩藤、全蝎；精神恍惚者，加珍珠母、生铁落、灵磁石；痰涎壅盛加白金丸；纳呆、腹胀加神曲、莱菔子；神疲乏力加党参、白术、茯苓。

（4）肝风内动。

主要证候：咳喘，烦躁，躁动，语无伦次，手足抽搐，蠕动，谵语，脉弦细数，舌紫暗，苔白腻或黄腻。

治法：平肝熄风，醒脑开窍。

方药：安宫牛黄丸。给予安宫牛黄丸1粒，温水溶化，从胃管注入。

（5）阳微欲绝。

主要证候：呼吸浅表，面色晦暗，自汗，四肢逆冷，烦躁不安，表情淡漠或面泛红，舌紫黯，苔薄白少津，脉沉细无力或脉微欲绝。

治法：温阳纳气。

方药：参附汤。方中附子回阳救逆，人参大补元气；二者共奏温肾纳气，回阳救逆之功。

伴有痰多神昏者，可用参附汤送服安宫牛黄丸；伴汗出如珠，气息低微者，可大剂量静脉滴注生脉注射液或参附注射液。

2. 呼吸衰竭缓解期

（1）肺肾两虚。

主要证候：咳嗽已减轻，气短，动则尤甚，语言怯弱，身倦无力，易感外邪，脉沉细，舌质淡，苔薄白；或口咽干燥，五心烦热，盗汗，脉细数、舌红或绛紫，苔少或薄白少津。

治法：补益肺肾。

方药：玉屏风散、生脉散。玉屏风散方中黄芪甘温，内可大补脾肺之气，外可固表止汗，为君药。白术健脾益气，助黄芪以加强益气固表之力，为臣药。两药合用，使气旺表实，则汗不外泄，外邪亦难内侵。佐以防风走表而散风御邪，黄芪得防风，则固表而不留邪；防风得黄芪，则祛风而不伤正。生脉散以人参之甘补气，麦门冬甘寒，泻热补水之源，五味子之酸清肃燥金。

自汗较重者，可加浮小麦、煅牡蛎、麻黄根；久病者可酌加三七。

（2）心脾肾阳虚，水饮内停。

主要证候：咳喘已控制但见下肢及颜面水肿，心悸气短，动则喘甚，纳差，肝脾肿大，颈脉充盈，脉沉弦结代，舌淡胖或淡紫，苔白腻。

治法：补益脾肾，利水消肿。

方药：苓桂术甘汤。方中茯苓、白术健脾利水，桂枝温阳化水，甘草和中协调诸药。

咳嗽痰多者，加半夏、陈皮；心下痞或腹中有水声者，可加枳实、生姜。

（二）其他治法

1．针刺治疗　可选用针刺法，主穴取气舍、人迎。兼外感风热者，配丰隆、尺泽，用泻法；痰浊蔽窍者，配丰隆、人中、内关，用泻法；肺肾气虚者，配气海、血海、足三里，用补法。

2．搐鼻法　用搐鼻散（细辛、皂角、半夏）和通关散（牙皂、细辛、薄荷等）吹入患者鼻中，使之喷嚏，以达到兴奋呼吸的目的。

二、西医治疗

1．通畅呼吸道　呼吸衰竭的猝死多因呼吸道阻塞，保持呼吸道通畅是抢救和治疗成功与否的关键。应加强气道管理，定期与及时吸痰。痰黏稠不易咳出者，可用生理盐水 5 ml 加盐酸氨溴索 30 mg 雾化吸入。但应注意雾化器面罩与患者口鼻不要过分压紧，以免雾化水气刺激气道，而引起支气管痉挛，加重症状。亦可用支气管解痉剂扩张支气管，常用 β_2 受体兴奋剂和茶碱类，必要时给肾上腺皮质激素以缓解支气管痉挛。如上述处理效果甚微，则应作口鼻气管插管或气管切开，建立人工气道。

2．抗感染　就呼吸系感染而言，具有较好药物代谢动力学的抗菌药物为大环内酯类、氟喹诺酮类，其次为 β－内酰胺类。一般可按各种治疗指南进行经验性用药，危重病人或疗效不佳的患者，宜及早作痰培养、血培养，根据敏感细菌针对性使用抗生素。一种抗生素的效果至少要应用 48～72 小时才能做出判断，抗生素的疗程一般为 7～10 天，病情重者要 14 天，如发生混合感染，疗程则要延长。病情危重，病原菌不明确的应选用广谱抗生素。

3．增加通气量，改善二氧化碳潴留　现常采用呼吸兴奋剂和机械通气支持改善通气功能。机械通气已成为呼吸衰竭的主要治疗手段；呼吸兴奋剂可兴奋呼吸中枢刺激通气，但目前对呼吸兴奋剂疗效的评价不一致，甚至有持否定态度，如低通气，是以中枢呼吸抑制为主的，呼吸兴奋剂的疗效较好。但以换气障碍为特点的呼吸衰竭，呼吸兴奋

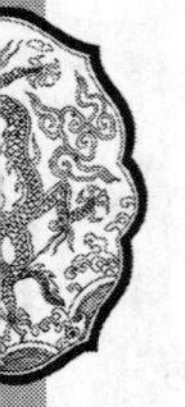

剂有弊无益，应列为禁忌。常用尼可刹米（Nikethamide），常规用量0.375～0.75 g静脉缓慢推，随即以3～3.75 g加入生理盐水500 ml中，按25～30滴/分静脉滴注，密切观察患者神志，随访动脉血气，以便调节剂量，如出现震颤等副反应时须减慢滴速。

4. 呼吸支持　对达到上机指征的患者，应及时采用机械通气技术。（具体内容请参见相关章节）

【临床思路】

呼吸衰竭属危重病证，可发生于临床各科，因其预后不良，故早期诊断、早期治疗显得十分重要。中西医在诊治本病时各有优势，中西医结合是治疗本病的主要手段。中医药治疗呼吸衰竭的主要方法应为辨证施治，这方面的研究较多，亦有专方及中成药治疗，特色疗法的研究相对较少，有些疗法如搐鼻法、水罐疗法等只有简单的介绍，未有临床对照研究结果，尚缺乏充足的临床依据，需要进一步开发及深入研究，其他更有效的治疗手段亦有待我们去继续挖掘。中医药治疗呼吸衰竭具有值得肯定的疗效，但剂型相对单一，速效、高效、安全的中药注射剂不多，因此，急待对各种传统剂型进行改革。

现代医学治疗呼吸衰竭进展很快，尤其是在机械通气方面。但要注意如有上机指征时，要及早上呼吸机。在整个治疗过程中，除了处理呼吸衰竭外，还应着重处理以下两个环节，一是引起呼吸衰竭的原发病，二是呼吸衰竭的并发症。

【预后与转归】

中医认为急性呼吸衰竭发作早期为邪气壅盛，祛邪利气则愈。若正气耗竭，根本不固，补之未必即效。尤其是慢性呼吸衰竭急性发作者因体虚易感外邪，诱发反复发作，往往喘咳而致汗脱、血证则难治。

病死率高低与能否早期诊断，合理治疗有密切关系，文献报道病死率为10%～60%。近年来有呼吸衰竭监护室（RICU）的建立，使用各种类型机械呼吸装置和呼吸生理功能仪器监测，已取得显著疗效。

【预防与调护】

对各种可能出现呼吸衰竭的病证，如严重的创伤、重症肺炎等，在积极处理原发病的同时，密切注意观察血氧和二氧化碳，早期发现和处理呼吸衰竭；对慢性呼吸衰竭的病人，或既往有呼吸衰竭病史的患者，注意扶正固本，防止复发和加重。适寒温，慎起居。缓解期饮食宜清淡，急性发作期宜尽快放置胃管，保障肠道内营养。

第九章　肺　结　核

（附：胸腔积液）

肺结核是结核分枝杆菌引起的慢性肺部感染性疾病，占各器官结核病总数的80%～90%，其中痰中排菌者称为传染性肺结核病。临床上常有低热、乏力、盗汗、消瘦等结核中毒症状及咳嗽、咯血、呼吸困难、胸痛等呼吸系统症状。肺结核病包括原发性肺结核和继发性肺结核，其基本病理特征为渗出、干酪样变、结核结节及其他增殖性组织反应，可伴有空洞形成。若能及时诊断并予以合理治疗，大多可获得临床治愈。本病可累及所有年龄的人，但以青壮年居多，男女之比为4：1，青年妇女及老年人死亡率较高。结核病流行于全世界，发展中国家疫情尤其严重。我国2000年流行病学调查，活动性肺结核患病率为367/10万，痰菌阳性的患病率为160/10万，估算全国活动性肺结核病人约500万人，肺结核病死率为8.8/10万，疫情仍相当严峻。

本病属中医学“肺痨”等病证的范畴。

【病因病理】

一、西医病因病理

（一）病因及发病机制

1. 病原学　肺结核的病原体为结核杆菌。该菌属分枝杆菌，涂片染色具有抗酸性，亦称抗酸杆菌。外观呈细长稍弯状，可分为人型、牛型、鼠型、鸟型等，人型、牛型对人类致病，引起肺结核的为人型。结核杆菌耐干燥，不耐高温，在烈日下曝晒2小时或煮沸1分钟可被杀死，70%酒精接触2分钟亦可被杀死。将痰吐在纸上烧掉是最简易的灭菌方法。结核菌的菌体成分较复杂，主要含有类脂质、蛋白质和多糖类。类脂质在人体促进结核结节的形成；蛋白质能诱发变态反应；多糖类是引起结核的特异性免疫反应的物质。病灶中菌群常包括数种不同生长速度的结核菌。代谢旺盛不断繁殖的结核菌（A群）致病力强，传染性大，也易为抗结核药物所杀灭；在吞噬细胞内的酸性环境中受到抑制的结核菌（B群）和偶然繁殖菌（C群）只对少数药物敏感，可为日后复发的根源；休眠菌（D群）一般耐药，但逐渐被吞噬细胞所消灭。

2. 流行病学　肺结核的传染源主要是排菌的患者，尤其是痰涂片细菌阳性、未经治疗的患者。传播途径主要是以飞沫或尘埃经呼吸道传播。人群对结核杆菌普遍易感。

3. 发病机制　结核杆菌侵入机体后能否发病，不仅取决于结核杆菌数量和致病力的大小，还取决于人体免疫力的强弱和变态反应的高低，上述因素还影响疾病的发展与转归。免疫力包括特异性和非特异性免疫力。非特异性免疫力较弱，对入侵的结核杆菌不易杀灭，必须有赖于机体产生的特异性免疫力，即人体感染结核杆菌或接种卡介苗后

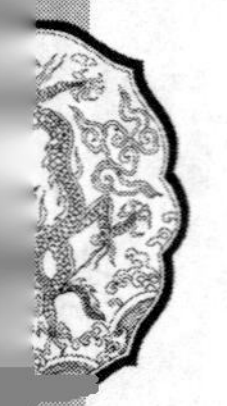

产生的获得性免疫力，此种免疫主要为细胞免疫，作用很强，表现为T淋巴细胞致敏和吞噬作用增强。巨噬细胞将侵入的细菌吞噬、消化，并致敏T淋巴细胞，当致敏的T淋巴细胞再次接触细菌，便释放多种淋巴因子，使巨噬细胞聚集在细菌周围，激活并增强其吞噬、杀菌功能，在其吞噬并杀灭细菌后可转化成类上皮细胞和郎格汉斯细胞（Langhans cell），最后形成结核结节，使病灶局限化。机体感染结核杆菌4～8周后，常出现过分强烈的变态反应，局部出现炎性渗出，甚至干酪样坏死，多伴有发热、食欲下降等全身症状。

（二）病理与病理生理

1．基本病变　肺结核的基本病理改变有渗出、增生和变质。在肺结核病的过程中，3种病变多同时存在，具体病例以何种病变为主，取决于入侵结核菌的数量、毒力和机体的免疫状态，或治疗措施等因素。

（1）渗出为主的病变：病变部位充血、水肿、白细胞浸润。早期渗出性病灶中有中性粒细胞，以后逐渐为大单核细胞所代替。在单核细胞内常可见到吞入的结核菌。渗出性变往往出现在结核炎症的早期或病灶发生恶化时，随病情好转，渗出性病变可以完全吸收而消散。

（2）增生为主的病变：开始时可有一短暂的渗出阶段，当大单核细胞吞噬并消化了结核杆菌后，细菌的磷脂成分使大单核细胞形态变大而扁平，类似上皮细胞，称为“类上皮细胞”。类上皮细胞相聚成团，中央出现多核巨细胞，周围有较多的淋巴细胞聚集，形成典型结核结节，为结核病特征性改变，“结核”由此得名。增生为主的病变往往发生在侵入的细菌数少、人体细胞免疫占优势的情况下。增生性病灶可经治疗自然吸收、缩小仅遗留轻微的纤维瘢痕。

（3）变质为主的病变：常发生在渗出性或增生性病变的基础上。当人体抵抗力降低或菌量过多，变态反应过于剧烈时，上述渗出性病变和结核结节连同肺组织结构一起坏死。这是一种彻底的组织凝固性坏死，肉眼观察坏死区呈灰白略带黄色，质松而脆，状似干酪，故名干酪样坏死；镜下可见一片凝固的染成伊红色的无结构的坏死组织。经有效治疗或机体免疫力增强时，干酪坏死灶可发生液化，液化的干酪样物质被吸收或通过支气管排出后局部形成空洞，支气管阻塞不能排出的可凝固成“结核球”。干酪坏死灶也可失水、收缩和钙盐沉积形成钙化灶。较小的干酪样坏死可自然吸收、缩小，仅遗留轻微的纤维瘢痕。上述三种病变可同时存在于一个肺部病灶中，但往往以一种病变为主。在疾病发展的不同阶段，三种病变可以互相转化，反复发生，肺组织反复破坏，纤维组织反复增生，最后造成肺泡组织严重减少，纤维瘢痕增多，肺功能减退，在临床上表现出不同类型的肺结核。

2．结核病变的转归

（1）吸收：早期渗出性病灶吸收后，常不遗留瘢痕，病灶吸收标志临床好转，如完全吸收临床痊愈。

（2）纤维化：病灶愈合过程中常有纤维组织增生，形成条索状瘢痕。

（3）钙化：结核病灶内钙盐沉着为钙化。常见于儿童的原发结核病灶内。

（4）液化：干酪样物质液化溶解，从支气管排出后形成空洞，常造成支气管播散，如机体抵抗力强，病变被纤维组织包围，可形成结核球。

（5）播散：人体初次感染结核菌时，细菌被细胞吞噬，经淋巴管被带到肺门淋巴结，少数细菌常可进入血循环向周身播散，但并不一定伴随明显的临床症状（隐性菌血症）。坏死病灶侵蚀血管，大量结核菌进入血循环，可引起包括肺的全身粟粒性结核，如脑、骨、肾结核等。肺内细菌也可沿支气管播散到其他肺叶。当大量痰菌被咽入消化道，可引起肠结核、腹膜结核等。肺结核可局部进展扩大，直接蔓延到胸膜引起结核性胸膜炎。

二、中医病因病机

中医认为，本病的病因主要是由正气虚弱，感染痨虫所致。痨虫袭肺是发病的外因，气血不足、阴精耗损是发病的基础，二者又相互为因。

1. 痨虫袭肺　痨虫多经口鼻侵袭肺脏，也可因它脏痨病经血脉流注于肺引起感染。痨虫腐蚀肺叶，肺体受损，耗伤肺阴，肺失清肃而发生肺痨咳嗽。痨虫致病最易伤阴动血，损伤肺中络脉则发生咯血；阴虚火旺，灼津外泄，则出现潮热、盗汗。

2. 正气虚弱　先天禀赋不足，肺脏亏虚，气虚无力。若兼嗜欲过度，或忧思劳倦，或大病久病失于调治，或外感久咳，或胎产之后耗伤气血津液，使机体抗病力低下，终致痨虫乘虚侵入为患。

由此可见，在肺痨的病因中，内外因素可互为因果，但以正虚为发病的关键。正气旺盛，则感染后不一定发病；若正气亏虚，则感染后易于发病。同时病情的轻重也与内在正气的强弱有关。本病的病位在肺，与脾肾两脏的关系最为密切，同时也涉及心和肝。脾为肺之母，肺痨日久，子盗母气，则脾气亦虚，甚者可致肺、脾、肾三脏同病。本病病理性质的重点，以阴虚火旺为主，并可导致气阴两虚，甚则阴损及阳。

由于病情有轻重，病变发展阶段有不同，故病机转化演变不一。一般来说，初起病变在肺，肺脏损伤，阴液亏耗，肺失滋润，故见肺阴亏损之候，继可导致阴虚火旺。如阴伤及气，甚则阴损及阳，则见气阴两虚，或阴阳两虚之候。

【临床表现】

一、发病过程和临床类型

1. 原发型肺结核　指初次感染即发病的肺结核，又称初染结核。典型病变包括肺部原发灶、引流淋巴管和肺门或纵隔淋巴结的结核，三者合称为原发综合征。多见于儿童，偶见于未受感染的成年人。原发性病灶多好发于胸膜下通气良好的肺区如上叶下部和下叶上部。其时机体尚未形成特异性免疫力，病菌沿所属淋巴管到肺门淋巴结，进而可出现早期菌血症。大约4~6周后免疫力形成，上述病变迅速被控制，原发灶和肺门淋巴结炎消退，仅遗留钙化灶。倘若原发感染机体不能建立足够免疫力或过敏反应强烈，则发展为临床原发性肺结核。少数严重者肺内原发灶可成为干酪性肺炎；淋巴结干酪样坏死破入支气管引起支气管结核和沿支气管的播散；早期菌血症或干酪化病变蚀及血管可演进为血行播散型肺结核。多数原发型肺结核临床症状轻微。

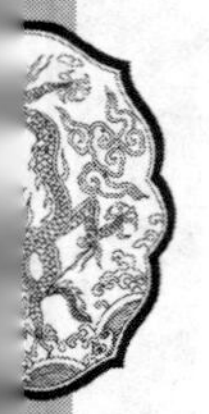

2. 血行播散型肺结核　大多伴随于原发型肺结核，儿童较多见。在成人，原发感染后隐潜性病灶中的结核菌破溃进入血行，偶尔由于肺或其他脏器继发性活动性结核病灶侵蚀邻近淋巴血道而引起。本型肺结核发生于免疫力极度低下者。急性血行播散型肺结核常伴有结核性脑膜炎和其他脏器结核。当少量结核菌间歇性多次入侵血道或机体免疫力相对较好时，则形成亚急性或慢性血行播散型肺结核，病变局限于肺或其一部分，临床上比较少见。

3. 继发型肺结核　由于初染后体内潜伏病灶中的结核菌重新活动和释放而发病，极少数可以为外源性再感染。本型是成人肺结核的最常见类型。常呈慢性起病和经过，但也有呈急性发病和急性临床过程者。由于免疫和过敏反应的相互关系及治疗措施等因素影响，继发型肺结核在病理和X线形态上又有渗出浸润型肺结核、增生型肺结核、纤维干酪型肺结核、干酪型肺炎、空洞型肺结核、结核球（瘤）、慢性纤维空洞型肺结核等区分。其中有些区分仅有很少临床意义。继发型肺结核好发于两肺上叶尖后段或下叶背段，肺门淋巴结很少肿大，病灶趋于局限，但易有干酪坏死和空洞形成，排菌较多，不同于大多数原发型肺结核不治自愈、很少排菌的特点，在流行病学上更具重要性。

4. 结核性胸膜炎　肺部原发病灶后期，结核菌经淋巴管逆行到达胸膜，或胸膜下结核病灶直接蔓延至脏层与壁胸膜引起。其他如肺门淋巴结核或脊椎结核可直接累及附近胸膜引起结核性胸膜炎。常见于青壮年，临床上可分为干性胸膜炎及渗出性胸膜炎两种。常见单侧少至中等量积液，双侧者常提示为血行播散型肺结核所致。它的自然过程为胸液的渗出与吸收。

5. 其他肺外结核　肺结核病灶中的结核杆菌还可随血行播散到全身其他脏器，引起病变。如结核性脑膜炎或脑炎、骨关节结核、消化道结核以及泌尿生殖系统结核等。

二、症状和体征

1. 全身症状　发热为肺结核最常见的全身性毒性症状，多数为长期低热，每于午后或傍晚开始，次晨降至正常，可伴有倦怠、乏力、夜间盗汗。当病灶急剧进展扩散时则出现高热，呈稽留热或弛张热型，可以有畏寒，但很少寒颤。肺结核高热病人全身状况相对良好，有别于其他感染如G^-杆菌败血症发热病人的极度衰弱和萎顿表现。其他全身症状有食欲减退、体重减轻、妇女月经不调、易激惹、心悸、面颊潮红等轻度毒性和自主神经功能紊乱症状。

2. 呼吸系统症状

（1）咳嗽、咳痰：浸润性病灶咳嗽轻微，干咳或仅有少量黏液痰。有空洞形成时痰量增加，若伴继发感染，痰呈脓性。合并支气管结核则咳嗽加剧，可出现刺激性呛咳，伴局限性哮鸣或喘鸣。

（2）咯血：约1/3～1/2病人在不同病期有咯血。结核性炎症使毛细血管通透性增高，常表现痰中带血；病变损伤小血管则血量增加；若空洞壁的动脉瘤破裂则引起大咯血，出血可以源自肺动脉，亦可来自支气管动脉。凡合并慢性气道疾患、心肺功能损害、年迈、咳嗽反射抑制、全身衰竭等状态使气道清除能力削弱，容易导致窒息。咯血易引起结核播散，特别是中大量咯血时，咯血后的持续高热常是有力提示。

（3）胸痛：部位不定的隐痛为神经反射引起。固定性针刺样痛、随呼吸和咳嗽加重、而患侧卧位症状减轻，常是胸膜受累的缘故；膈胸膜受刺激，疼痛可放射至肩部或上腹部。

（4）气急：重度毒血症状和高热可引起呼吸频率增加。真正气急仅见于广泛肺组织破坏、胸膜增厚和肺气肿，特别是并发肺心病和心肺功能不全时。

3. 体征　取决于病变性质、部位、范围或程度。病灶以渗出型病变为主的肺实变且范围较广或干酪性肺炎时，叩诊浊音，听诊闻及支气管呼吸音和细湿啰音。继发型肺结核好发于上叶尖后段，故听诊于肩胛间区闻及细湿啰音，有极大提示诊断价值。空洞性病变位置浅表而引流支气管通畅时有支气管呼吸音或伴湿啰音；巨大空洞可出现带金属调的空瓮音，现已很少见。慢性纤维空洞型肺结核的体征有患侧胸廓塌陷、气管和纵隔间向患侧移位、叩诊音浊、听诊呼吸音降低或闻及湿啰音，以及肺气肿征象。支气管结核有局限性哮鸣音，特别是在呼气或咳嗽末。

【辅助检查】

1. X线检查　为早期发现肺结核的主要方法。不仅可作出诊断，而且能判断病灶部位、范围、性质、发展趋势及治疗效果。肺结核的常见X线检查表现有：渗出性病灶表现为云雾状或片絮状，密度较淡，边缘模糊；干酪性病灶表现为密度较高，浓淡不一，边缘清晰；空洞病灶表现为环形边界的透光区；纤维化、钙化、硬结病灶表现为斑点、条索、结节状，密度较高，边缘清晰。肺结核病灶好发于肺上部、肺下叶上部，存在时间较长，且有多种形态病灶混合存在。

2. 痰结核菌检查　痰中找到结核杆菌可确诊肺结核，痰要连续多次检查。常用方法有：①直接涂片法；②荧光显微镜法；③集菌法；④培养法。

3. 结核菌素试验　结核菌素是结核菌的代谢产物，从长出结核菌的液体培养基提炼而成，主要成分为结核蛋白，目前国内均采用国产结核菌素纯蛋白衍生物（purified protein derivative，PPD）。我国推广的试验方法是国际通用的皮内注射法（Mantoux 法）。将 PPD 5 U（0.1 ml）注入左前臂内侧上中三分之一交界处皮内，使局部形成皮丘。72 小时观察局部硬结大小，判断标准为：硬结直径 <5 mm 阴性反应，5～9 mm 一般阳性反应，10～19 mm 中度阳性反应，≥20 mm 或不足 20 mm 但有水疱或坏死为强阳性反应。

结核菌素试验阳性对成人仅表示结核菌感染，并不一定患病。3 岁以下儿童结核菌素试验呈强阳性反应，应视为新近感染的活动性结核病。成人强阳性反应常提示体内有活动性结核病灶，应进一步检查。结核菌素试验阴性除提示无结核菌感染外，尚可见于感染早期（变态反应还未建立）、严重结核病、免疫功能受抑制或缺陷等。

4. 其他检查　结核病患者血象多正常，严重病例可有继发性贫血，急性血行播散性肺结核可有白细胞总数减低或类白血病反应。活动性肺结核可出现血沉增快，但对诊断无特异性。采用酶联免疫吸附试验（ELISA）方法可检出结核病人血清中的特异性抗体，但其特异性有待提高。经纤维支气管镜对支气管或肺内病灶钳取活组织做病理检

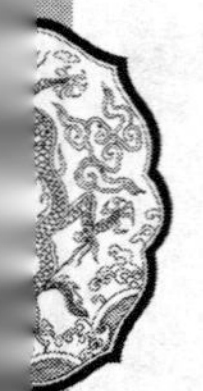

查，同时采取刷检、冲洗或吸引标本用于结核菌涂片和培养，有利于提高肺结核的诊断敏感性和特异性，尤其适用于痰涂阴性等诊断困难者。

【诊断与鉴别诊断】

一、西医诊断

（一）诊断要点

1. 既往有与开放性肺结核病人接触史。

2. 出现低热、乏力、消瘦、盗汗、午后颧红、食欲不振等全身症状与咳嗽、咯血、胸痛、呼吸困难等呼吸系统症状。

3. 查到锁骨上下区有湿性啰音、肺实变、胸廓变形、胸腔积液等体征。

4. X 线检查是早期发现肺结核的主要方法。

5. 痰结核菌检查是诊断肺结核的可靠依据。

（二）诊断记录

肺结核的诊断包括临床类型、病变范围及空洞部位、痰菌检查、活动性及转归四部分。

1. 临床类型　根据中华医学会结核病学分会于 1999 年颁布的我国结核病新分类法，分为原发型肺结核、血行播散型肺结核、继发型肺结核、结核性胸膜炎和其他肺外结核 5 型。

2. 病变范围及空洞部位　以第二和第四前肋下缘内端水平将两肺分为上、中、下肺野。记录时将右侧病变记在横线以上，左侧病变记在横线以下。一侧无病变者以（－）表示。有空洞者，在相应肺野部位加“0”号表示。

3. 痰菌检查　痰结核菌阳性或阴性，分别以（＋）或（－）表示，以“涂”、“集”和“培”分别代表涂片法、集菌法和培养法。病人无痰或未查痰时，应注明“无痰”或“未查”。

4. 活动性及转归　可结合病人的临床表现、肺部病变、空洞及痰菌等情况来综合判定。

（1）进展期：新发现活动性病变；病变较前增多、恶化；新出现空洞或空洞增大；痰菌阳转。凡具备上述一项者属进展期。

（2）好转期：病变较前吸收好转；空洞缩小或闭合；痰菌减少或阴转。凡具备上述一项者属好转期。

（3）稳定期：病变无活动性，空洞闭合，痰菌连续阴性（每月至少查痰 1 次）达 6 个月以上。若空洞仍然存在，则痰菌需连续阴性 1 年以上。

进展期和好转期属活动性肺结核，需要治疗。稳定期为非活动性肺结核，需随访观察 2 年，仍无活动性者为临床痊愈。

（三）鉴别诊断

1. 肺炎　支原体肺炎常伴有咽痛及胸骨后疼痛，肺部炎症在 2～3 周内可自行消散，血清冷凝集素试验可阳性。过敏性肺炎肺内浸润常呈游走性，血液中嗜酸粒细胞增多。细菌性肺炎起病急骤，除寒战高热外，可有口唇疱疹、铁锈色痰、痰中结核菌阴性而能查到相应致病菌，有效抗菌药物治疗下，肺部炎症一般在3周左右完全消散。

2. 肺癌　多发于40岁以上男性，无中毒症状，有刺激性咳嗽、明显胸痛和进行性消瘦。X线检查癌肿边缘不光滑，常有切迹、毛刺。痰脱落细胞检查可查到癌细胞。应警惕肺癌与肺结核并存的情况。

3. 肺脓肿　起病较急，有高热，大量脓臭痰。白细胞总数及中性粒细胞增高，痰中结核杆菌阴性而其他细菌阳性。应注意慢性纤维空洞型肺结核继发感染。

4. 支气管扩张　有长期咳嗽、脓痰和反复咯血病史，痰结核菌阴性，X线平片可发现卷发样阴影，支气管造影可确诊。

二、中医辨病与辨证要点

（一）辨病要点

肺痨病应与虚劳、肺痈、肺痿相鉴别。

1. 虚劳　二者同属于虚损类疾病的范围，肺痨具有传染性，是一个独立的慢性传染性病；虚劳是由于脏腑亏损、元气虚弱而致的多种慢性疾病虚损证候的总称，不具有传染性。肺痨病位主要在肺，以阴虚为主；而虚劳以五脏并重，以脾肾为主，以五脏气血阴阳亏虚为要。肺痨是由体质虚弱，痨虫侵肺所致，临床主要以咳嗽、咯血、潮热、盗汗身体逐渐消瘦等为其特征；而虚劳则为多脏的气血阴阳亏虚，临床特征表现多样，病情严重。

2. 肺痈　肺痈是肺叶生疮，形成脓疡，临床以咳嗽、胸痛、发热、咯吐腥臭浊痰，甚则脓血相兼为主要特征的一种疾病，病程一般不长，为热壅血瘀，属实热证；而肺痨的临床特点有咳嗽、咳血、潮热、盗汗四大主症，其发病缓慢，病程较长，是以肺阴亏虚为主。

3. 肺痿　肺痿是肺部多种慢性疾患后期转归而成，如肺痈、肺痨、久嗽等，导致肺叶痿弱不用，临床上是以咳吐浊唾涎沫为主症；而肺痨是以咳嗽、咳血、潮热、盗汗为特征。《外台秘要》认为肺痨后期可以转成肺痿。

（二）辨证要点

1. 辨病理属性　本病的辨证，须按病理属性，结合脏腑病机进行分证。区别阴虚、阴虚火旺、气虚的不同，掌握肺与脾、肾的关系。临床总以肺阴亏损为多见，如进一步演变发展，则表现为阴虚火旺，或气阴耗伤，甚至阴阳两虚。病位主要在肺，肺阴虚为主，常易及肾，并可涉及心肝，而致阴虚火旺；肺气虚者，常易及脾，而致气阴耗伤，久延症重，由气虚而致阳虚，则可病损及肾，表现阴阳两虚之候。

2. 辨病情轻重　一般初起病情多轻，微有咳嗽，疲乏无力，逐渐消瘦，食欲不振，偶或痰中夹有少量血丝；继则咳嗽加剧，干咳少痰或痰多，午后发热，掌心尤甚，两颧红艳，唇红，口干多饮，或有形寒，时时咳血；甚则大量咯血，盗汗，失眠，胸部闷痛，心烦易怒，男子梦遗失精，女子月经不调或停闭，如病重而未能及时治疗，可发展

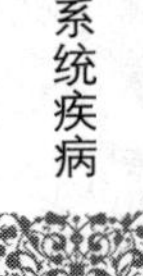

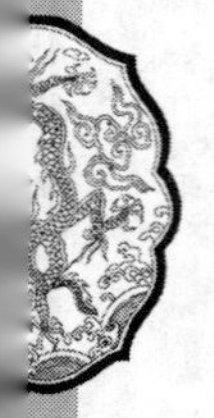

至大骨枯槁，大肉陷下，骨髓内消，肌肤甲错，音哑气喘，面唇发紫，大便溏泄，肢体浮肿。

3. 辨证候顺逆　肺痨顺证表现为元气未衰，胃气未伤，无气短不续，无大热或低热转轻，无痰壅咯血，虚能受补，脉来有根。肺痨逆证表现为大肉脱陷，骨蒸发热，潮热持续不解，胃气大伤，大量咯血，反复发作，短气不续，动则大汗，声音低微，虚不受补，脉来浮大无根，或细而数疾。

【治疗】

采用中西医结合的方法治疗肺结核，可互相取长补短，使得症状控制快，副作用减少。

一、中医治疗

（一）治疗原则

本病以补虚培元和治痨杀虫为原则。根据患者体质强弱而分别主次，但应重视补虚培元，增强机体正气，以提高抗病能力。调补脏腑，重点在肺，兼顾脾肾，并应注意脏腑整体关系。治疗大法根据“阴虚”的病理特点，以滋阴为主，火旺者兼以降火，如合并气虚、阳虚者，又当同时兼顾。杀虫主要是针对病因治疗。临床上须按其肺阴亏虚、阴虚火旺、气阴两虚、阴阳两虚等不同证候，予以治疗。

（二）辨证论治

1. 肺阴亏损

主要证候：干咳，咳声短促，少痰或痰中有时带血，午后手足心热，皮肤干灼，或有少量盗汗，口干咽燥，胸闷隐痛。舌质红，苔薄少津，脉细或兼数。

治法：滋阴润肺，清热杀虫。

方药：月华丸。方中沙参、麦门冬、天门冬、生地黄、熟地黄滋阴润肺；百部、獭肝、川贝母润肺止嗽，兼能杀虫；阿胶、三七止血和营；茯苓、山药甘淡健脾补气，以资生化之源；菊花、桑叶有清肺热之功。

可加百合、玉竹以增滋补肺阴之力。若痰中带血，宜加白及、白茅根、藕节、仙鹤草；若低热不退，宜加银柴胡、十大功劳叶、地骨皮；若神疲食少，宜加太子参。

2. 阴虚火旺

主要证候：咳呛气急，痰少质黏，反复咯血，量多色鲜；五心烦热，颧红，心烦口渴，或吐痰黄稠量多，急躁易怒，胸胁掣痛，失眠多梦，男子梦遗，女子月经不调，骨蒸潮热，盗汗量多，形体日渐消瘦，舌质红绛而干，苔薄黄或剥，脉细数。

治法：补益肺肾，滋阴降火。

方药：百合固金汤合秦艽鳖甲散。方中百合、麦门冬、玄参、生地黄、熟地黄滋阴润肺生津；鳖甲、知母以滋补肾阴，又能清热；秦艽、柴胡（用银柴胡）、地骨皮、青蒿清热除蒸；川贝母、百合、甘草、桔梗化痰补肺止咳；当归、白芍药养血柔肝。

另加白及、百部补肺止血杀虫；龟甲、阿胶、五味子滋肾养阴；若咳痰量多黄稠，宜加桑白皮、海蛤壳、鱼腥草；反复咯血不止者，宜加紫珠草、牡丹皮、大黄炭或十灰散；盗汗严重者，宜加煅牡蛎、煅龙骨、浮小麦；梦遗者加山萸肉、芡实、金樱子；胸胁掣痛者，宜加川楝子、延胡索、广郁金；烦躁失眠者，宜加酸枣仁、夜交藤、珍珠母。服本方易腻胃碍脾，故须酌加砂仁、香橼、佛手等醒脾理气之品，以除滋腻碍脾之弊。

3．气阴耗伤

主要证候：咳嗽无力，痰中偶夹有血，血色淡红，气短声低；神疲倦怠，午后潮热，热势一般不剧，身体消瘦，食欲不振，面色㿠白，盗汗颧红；舌质嫩红，边有齿印，苔薄，脉细弱而数。

治法：养阴润肺，益气健脾。

方药：保真汤。方中用太子参、白术、黄芪、茯苓、大枣、炙甘草补益肺脾之气；麦门冬、天门冬、生地黄、五味子以滋阴润肺；当归、白芍药、熟地黄以滋补阴血；地骨皮、黄柏、知母以滋阴退热；陈皮、柴胡、厚朴、生姜理气以助运化。

并可加白及、百部、冬虫夏草以补肺杀虫；咳嗽痰稀，可加紫菀、款冬花、紫苏子。咳血可酌加阿胶、仙鹤草、三七配合补气药。骨蒸、盗汗者可加鳖甲、牡蛎、五味子、浮小麦；如便溏、腹胀、食少等脾虚症状明显者，应酌加扁豆、山药、薏苡仁、莲肉等，并去知母、黄柏以及生地黄、熟地黄、当归。

4．阴阳两虚

主要证候：痰中或见夹血，血色暗淡，咳逆喘息少气，形体羸弱，劳热骨蒸，面浮肢肿；潮热，形寒，自汗，盗汗，声嘶失音，心慌，唇紫，肢冷，五更腹泻，口舌生糜，男子滑精、阳痿，女子经少、经闭；舌光质红少津，或舌质淡体胖，边有齿痕，脉微细而数，或虚大无力。

治法：温补脾肾，滋养精血。

方药：补天大造丸。方中黄芪、人参、茯苓、白术、山药补肺脾之气；枸杞子、龟甲可育阴精；鹿角、紫河车滋补精血，以助阳气；地黄可滋肾阴；当归、酸枣仁、远志、白芍药养血宁心安神。可加麦门冬、阿胶、五味子、山萸肉滋养肺肾。由于阴阳两虚证是气阴耗伤的进一步发展，故可参照上证。但病损日久，必下损及肾，病情深重，当注意温养精气，以培根本。

若肾虚气逆喘息可配冬虫夏草、紫石英；心慌可加柏子仁、丹参、五味子；五更腹泻者，则当加入肉豆蔻、补骨脂，忌投地黄、阿胶等滋腻之品。

（三）针灸治疗

主穴：肺俞、膏肓、尺泽、足三里。潮热者加大椎、曲池；咳嗽加天突、风门、孔最；痰多者加丰隆；胸痛加外关；咳血加肝俞、膈俞（浅刺）；盗汗加后溪、复溜；失眠加神门、三阴交、合谷；食欲减退加中脘。均用中等刺激手法。

二、西医治疗

使用抗结核药物是肺结核治疗最主要的方法，合理的抗结核药物治疗可基本消灭病灶内细菌。抗结核药物治疗的基本原则是早期、联合、适量、规律和全程。早期用药，

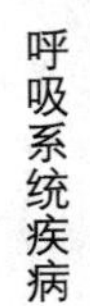

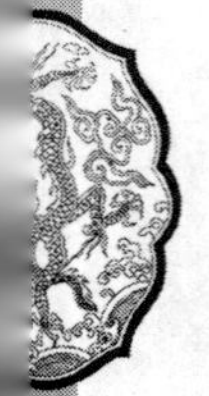

病灶局部血管丰富，药物浓度高，细菌处于旺盛繁殖期，可以发挥最佳的杀菌作用。联合是指两种以上抗结核药物同时应用，可减少结核杆菌耐药性。适量是指使用的抗结核药物剂量既达到组织内有效杀菌或抑菌浓度，而又无明显的药物毒副作用。规律和全程是指按规定的给药方式定时服药，不漏用、不中断，并且坚持足够长的用药时间（常规疗法 12～18 个月，短程疗法 6～9 个月）。否则，治疗不彻底，可造成复发。当出现大咯血、大量胸腔积液时，应及时采取相应的对症处理。

（一）抗结核化学药物治疗（简称化疗）

1. 常用抗结核药物　理想的抗结核药物应具有杀菌和较强的抑菌作用，毒性低，使用方便，价格低廉，药源充沛。药物能在血液中达到有效浓度，并能渗入吞噬细胞、浆膜腔和脑脊液内，疗效迅速而持久。血液中（包括巨噬细胞内）药物浓度在常规剂量下达到试管内最低抑菌浓度的 10 倍以上才能起杀菌作用，否则仅起抑菌作用。异烟肼和利福平在细胞内外均能达到此要求，故称为杀菌剂。链霉素难以透入吞噬细胞杀菌，仅在细胞外偏碱的环境中方能发挥最大杀菌作用；吡嗪酰胺能透入吞噬细胞内，在偏酸环境中才有杀菌作用，因此，两者被称为半杀菌剂。乙胺丁醇、对氨基水杨酸、氨硫脲等因常规用药剂量在体内达不到杀菌浓度，由于毒副作用又不能再增加剂量，故统称为抑菌剂。鉴于抗结核治疗的长期性和结核菌的耐药性，杀菌剂与抑菌剂常配合使用。常用抗结核药物和主要副作用见表 2－9－1。

表 2－9－1　常用抗结核药物剂量和主要副作用

药名	缩写	成人每日剂量（g）	间歇用药每次量（g）	主要副作用
异烟肼	H，INH	0.3	0.6～0.8	偶有肝功能损害，周围神经炎
利福平	R，RFP	0.45～0.60*	0.6～0.9	肝功能损害，过敏反应
链霉素	S，SM	0.75～1.0△	0.75～1.0	听力障碍，眩晕，肾功能损害
吡嗪酰胺	Z，PZA	1.5～2.0	2.0～3.0	肝功能损害，高尿酸血症
乙胺丁醇	E，EMB	0.75～1.0	1.5～2.0	视神经炎，关节痛
对氨基水杨酸	P，PAS	8～12#	10～12	胃肠道不适，过敏反应
氨硫脲	T，Tb	0.075～0.10#	—	胃肠不适，肝功损害，造血抑制
卡那霉素	K，KM	0.75～1.0△	0.75～1.0	听力障碍，眩晕，肾功能损害

附注：* 体重 <50 kg，用 0.45，≥50 kg，用 0.60；S，Z，Tb 用量亦按体重调节；
△老年人用 0.75；
#每日分三次服用（其他药物为每日 1 次）

2. 化疗方法

（1）常规化疗与短程化疗：根据化疗时间长短分为常规化疗与短程化疗。常规化疗，又称标准疗法，治疗时间为 12～18 个月，由于疗程太长，病人不易坚持而影响疗效，现已较少应用。短程化疗，治疗时间为 6～9 个月，由于联合使用两种以上杀菌剂，其疗效与复发率与常规疗法相同，时间短，便于病人坚持全程，故现应用较多。

（2）两阶段用药与每日给药、间歇给药：目前抗结核化疗，无论是常规化疗还是短程化疗多采用两阶段，即在开始化疗的2～3个月内，选用3种或3种以上药物联合应用，称为强化阶段；其后选用2种或2种以上药物联合应用，称为巩固阶段。强化阶段必须每日给药，巩固阶段可以每日给药，也可以间歇给药，即每周给药2～3次。

3. 化疗方案　临床上根据前述化疗原则，结合患者病情、经济条件、药源供应等，制定具体化疗方案。

（1）初治病例：首次发现肺结核，未经抗结核药物治疗或用药不足3个月的病例。①轻症或痰菌阴性者可选用：2HSP/10HP或2HSE/10HE（常规化疗方案），2HRZ/4HR或2HRZ/4H_2R_2（短程化疗方案）。②重症或痰菌阳性者可选用：2HSP/16HP（常规化疗方案），2HRS/7HR或2HREZ/7HR（短程化疗方案）。

（2）复治病例：初治失败、痊愈后复发或不规律化疗超过3个月的病例。复治必须选择敏感药物，由于细菌对异烟肼产生耐药性后常可恢复敏感性，故复治时仍可继续应用。可选用2HRE/7HRE。

说明：化疗方案中，分子部分为强化阶段，分母部分为巩固阶段，药物缩写符号前的数字为该组药物的应用时间（月），药物缩写符号右下角的数字为该药物每周用药次数。如2HRZ/4H_2R_2方案，即2个月强化期服用H、R和Z，4个月巩固期服用H和R，每周各2次。

4. 疗效考核　痰结核菌转阴持续3个月为主要指标，痰菌转阴说明病灶内细菌大为减少或绝迹，不再是社会传染源。X线检查病灶吸收、硬结为第二指标。临床症状可作为疗效考核的参考指标。

（二）对症治疗

1. 大咯血

（1）一般处理：吸氧。安慰患者，消除紧张情绪，必要时给予小剂量镇静剂如安定。采取患侧卧位，轻轻将气管内存留的积血咳出。若有大血块不能排出引起胸闷气急、烦躁不安、挣扎坐起、进行性紫绀等窒息倾向，应立即采取头低脚高位，轻拍背部，以利血块排出，同时尽快挖出或吸出口、咽、喉、鼻部血块，必要时作气管切开或气管插管。

（2）使用止血药物：垂体后叶素5～10 U加入葡萄糖注射液40 ml内，缓慢静脉推注（不少于10分钟），或垂体后叶素10 U加入葡萄糖注射液500 ml内，缓慢静脉滴注，6～8小时1次，用至出血停止后再巩固1～2日，每日2次，每次5～10 U。禁用于高血压、冠心病患者及孕妇。

（3）补液、输血：每日静脉补液2 000～2 500 ml，以补足血容量。失血过多或反复大咯血者，少量多次输入新鲜血液（每次100～200 ml）。

（4）局部止血：大量咯血出血不止者，可经纤支镜确定出血部位，用浸有稀释的肾上腺素海绵压迫或填塞于出血部位止血。亦可用冷生理盐水灌洗，或在局部应用凝血酶或气囊压迫控制止血等。必要时可在明确出血部位的情况下考虑肺叶、肺段切除。

2. 剧烈胸痛　可选用可待因每次15～30mg，每日3次口服。

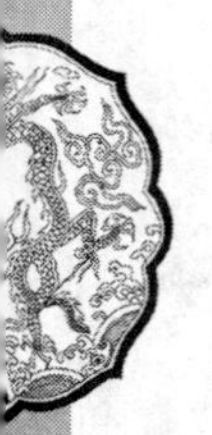

3. 大量胸腔积液　见“［附］胸腔积液”节。

【临床思路】

肺结核是一种慢性传染病，早期诊断非常重要。本病治疗的目的在于控制和消灭致病菌，使疾病最终获得痊愈。西医治疗以内科抗结核化学药物治疗为主，合理的化疗可使病灶全部灭菌、痊愈。外科手术很少应用。

中医认为，本病是由于体质虚弱、气血不足、痨虫侵肺所致，治疗当以补虚培元和治痨杀虫为原则。治疗大法以滋阴为主，同时兼顾气虚、阳虚。对虚中夹实的特殊情况，要补虚治本不忘治标。由于本病虽有火旺的表现，但本质在于阴虚，故当以甘寒养阴为主，适当佐以清火。即使肺火、痰热较为突出，也只能暂清肺火，化痰热，中病即止，不可过量或久用苦寒之品，以免苦燥伤阴，寒凉败胃伤脾。

中医和西医在肺结核的治疗中各有其优势。如抗结核化疗西药治疗对结核病的控制起着决定性的作用，而中医药治疗在补虚扶正方面，则有其独到之处。中西医结合治疗，既能迅速杀灭病原菌，控制病情，同时又能改善病人的虚弱状态，提高机体免疫力，降低复发率，明显改善预后。

【预后与转归】

肺痨患者表现以本虚为主，因此其转归主要取决于人体正气的盛衰。若正气尚盛，或得以及时治疗，可逐渐恢复；若邪盛正虚，病情可加重。由肺虚逐渐损及脾肾心肝，由阴及气及阳，形成五脏亏损。若正气较虚，正邪相持，可致病情迁延。肺阴亏虚多见于肺痨初起，主要为阴虚肺燥，若失治误治，阴虚可以生内热；肺病迁延日久，伤及脾气，可转化为气阴两虚；阴虚火旺甚者，伤及肺络，大量咯血，形成气随血脱；气阴两虚证，若久治不愈，正气耗伤，阴损及阳，而致阴阳两虚证，多属肺痨晚期证候。

本病的预后，主要取决于体质的强弱，病情的轻重，治疗的迟早。肺阴亏虚证多发生在病程的早期，治疗及时，预后良好；阴虚火旺证及气阴两虚证的患者，积极诊治一般预后亦可；阴损及阳导致阴阳两虚证，多属本病晚期阶段，预后多为不良。

【预防及调护】

本病具有传染性，病变活动期应予隔离治疗或在专科医院治疗。嘱咐患者养成良好的卫生习惯，切勿随地吐痰。病室环境应该安静、整洁，阳光充足，空气新鲜。应加强病室及患者的用具、排泄物的清洁消毒。易感者或高危人群应接种卡介苗。我国规定新生儿出生时接种卡介苗，每5年补种，直到15岁。患病之后，不仅要耐心治疗，更应重视摄生，戒酒色，节起居，禁恼怒，慎寒温，适当进行体疗锻炼，如太极拳、气功等。饮食要有规律、有节制。宜进食营养丰富而又易消化的食物，多饮水和果汁，多吃新鲜瓜果，忌烟，戒酒，禁食辛辣等有刺激性的食品。

附：胸腔积液

由胸膜原发或其他疾病继发而引起胸膜腔液体潴留，称为胸腔积液。主要有因炎症所导致的渗出液和非炎症病因所产生的漏出液两大类。化脓性感染造成的胸腔积液称为脓胸。较多血液进入胸膜腔成为血胸。胸导管或其他淋巴管破裂，使乳糜液漏入胸膜腔，称为乳糜胸。本节主要介绍临床常见的结核性渗出性胸膜炎和恶性胸腔积液。

引起胸腔积液的原因很多，而渗出性积液则与肺或胸膜疾病有关。国内资料统计其病因以结核杆菌感染最多。近年恶性积液也有逐渐增加的趋势，约占25%以上。

胸腔积液属中医“悬饮”范畴。悬饮又名癖饮，是饮邪停留于胸胁所致。其发病可与下列因素有关：六淫侵袭、饮食不洁、七情所伤、正气不足。其病机为三焦受阻，痰湿热毒水饮蕴结，闭阻胸胁。本病为虚实夹杂之证，初期多邪实饮盛，中期、后期多邪衰正虚。

其临床症状因积液的性质、积液量的多少和积液形成的速度有关，多有发热、恶寒、胸痛、气促等表现，严重者可出现呼吸困难、心悸、紫绀。体检早期可听到胸膜摩擦音，或仅在患侧下部（坐位）叩及浊音，呼吸音减弱。积液较多时患侧胸廓饱满，叩诊为实音，呼吸音明显减弱或消失。

根据病史及临床表现，一般可作出诊断。对于胸腔积液病因的诊断尚需结合实验室检查和其他特殊检查，如常规检查、化学分析和细菌培养、胸部CT、纤维支气管镜检查、胸膜活检等。

治疗本病可采用中西医综合疗法。

中医治疗　本病辨证主要为饮停胸胁，但应分清虚实。肺脾肾阳气不足，三焦气化失常为本属虚；痰热水瘀结于胸胁，饮邪壅盛为标属实。胸水难退者多为气滞血瘀，胸液量少者为饮邪伤阴，阴虚内热。治则为化饮逐水，但应按本质之强弱、病势之缓急及疾病发展阶段而治法有异。

本病早期为邪实饮盛，治则化饮逐水。此期又有轻重之分。轻者为痰热蕴结，胸水量不多，症见恶寒发热，干咳少痰，胸胁疼痛，口苦、舌苔薄白或黄，脉弦数或滑数。治法是清热化痰、和解少阳。方药用小陷胸汤合小柴胡汤加减。胸痛甚加延胡索、白芥子。重者为饮流胁下，胸水量多，胸胁胀痛，转侧及呼吸时疼痛加剧，肋间饱满，气短息促，舌苔薄白，脉沉弦滑。治法是攻下逐饮。方药用十枣汤，甘遂、芫花、大戟三药研末，以大枣煎汤吞服。服法由小剂量开始，逐渐递增，利下即减量或停服。服用十枣汤之同时，可配服椒目栝蒌汤随症适当加减。若体质偏弱，不任峻下者可改服葶苈大枣泻肺汤。

本病后期多为邪去正虚或正虚邪恋，治以扶正补虚为重点。①饮邪留恋：多见于结核性胸腔积液或其他细菌感染的胸腔积液，经治疗后积液渐退。症见身热午后为甚，日久不退，咳嗽气短，颧红盗汗，神疲乏力，咽干纳差，舌边尖红，无苔或少苔，脉细数。治法为养阴清热、化痰祛饮。方药用清骨散合小陷胸汤。偏气虚加太子参、黄芪，偏阴虚加麦门冬、五味子、百合，胸痛剧加延胡索、三七，痰多黏稠加桑白皮、知母、栝蒌、海蛤壳，盗汗加煅牡蛎、糯稻根，咯血痰可加紫珠草、白茅根。②气阴两虚：见于感染性渗出性胸腔积液后期。形体消瘦，短气神疲，胸胁隐痛不舒，干咳痰少，纳呆乏力，舌淡红，苔白薄或舌红无苔或少苔，脉细数或细弱。治法用益气养阴，扶正祛邪。方药用生脉散（《备急千金要方》）加味。潮热加鳖甲、地骨皮，咳嗽加百部、贝

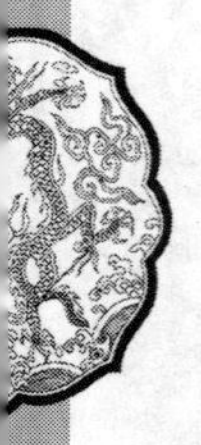

母，胸痛加栝蒌皮、郁金，气虚明显者加党参、黄芪。

西医治疗　①抗结核药物治疗，与肺结核的治疗相同。②在有效抗结核药物应用的同时，加用糖皮质激素。其作用有抗炎、抗过敏、减少胸液渗出、促进吸收、防止胸膜粘连和减轻中毒症状。常用剂量为泼尼松 20 ~ 30 mg/d，口服。症状减轻后，逐渐停药，一般疗程 4 ~ 6 周。③穿刺抽液。一般每周抽 1 ~ 2 次，每次抽液不超过 1 000 ml。抽液时若发生头晕、大汗、面色苍白、心悸、脉搏细速、四肢发凉等“胸膜反应”，应立即停止抽液，使患者平卧，必要时皮下注射1∶1 000肾上腺素 0.5 ml。

第十章　自发性气胸

气胸（pneumothorax）胸膜因病变或外伤破裂时，胸膜腔与大气沟通，气体进入胸膜腔，称为气胸。气胸按其病因通常分为自发性气胸、外伤性气胸、人工气胸三类。自发性气胸（spontaneous pneumothorax）多因肺或胸膜疾病，肺组织及脏层胸膜自发性破裂，气体进入胸膜腔而导致，是与创伤性气胸相对而言的一种类型。自发性气胸按有无基础疾病又可分两型。①原发性气胸：又称特发性气胸，指肺部常规X线检查未发现明显病变的健康者所发生的气胸。多见于20～40岁的青壮年男性。②继发性气胸：指继发于肺部各种疾病的气胸。常见于40岁以上的患者。

本病属于中医学“胸痛”、“咳嗽”、“喘证”等病证范畴。

【病因病理】

一、西医病因病理

（一）病因及发病机制

原发性气胸是由于肺脏层胸膜下微小疱或肺大疱的破裂所致。病变常位于肺尖部。肺大疱既可因肺组织发育不全所致，亦可因支气管或肺部炎症愈合后的纤维牵拉或通气不畅引起。因疱较小，且多位于脏层胸膜下，X线胸片检查不易发现。

继发性气胸常于肺或胸膜疾病的基础上发病。慢性阻塞性肺疾病、慢性肺结核、矽肺等并发代偿性肺大疱，当患者剧烈咳嗽、突然用力、持重、屏气等诱发因素下，肺大疱内压力突然增高，导致肺大疱及脏层胸膜破裂，引起气胸；金黄色葡萄球菌、厌氧菌等引起的肺脓疡，肺结核和肺癌等引起的肺空洞破裂亦可导致气体进入胸膜腔，引起气胸；胸膜疾病引起胸膜粘连、粘连带形成时，在以上诱因作用下，由于两层胸膜突然剧烈的相对运动，可导致脏层胸膜及肺组织撕裂，引起气胸。

（二）病理和病理生理

自发性气胸发病的病理基础主要有肺微小疱、肺大疱和急、慢性肺和胸膜疾病等。其本身的病理变化较为简单，即脏层胸膜的破裂导致气体进入胸膜腔。按自发性气胸的病理生理变化特点常将其分为三种类型：

1. 闭合性气胸　又称单纯性气胸。由于脏层胸膜裂口随着肺萎陷而关闭，气体不再继续进入胸膜腔，胸内压接近或稍超过大气压。抽气后压力下降且不再上升。此型肺压缩多不严重，缺氧不明显，临床症状一般较轻。

2. 开放性气胸　又称交通性气胸。破裂口持续开放，空气自由进出胸膜腔。胸内压接近大气压，在“0”上下波动，抽气后压力不变。此型因肺组织压缩明显，常有较

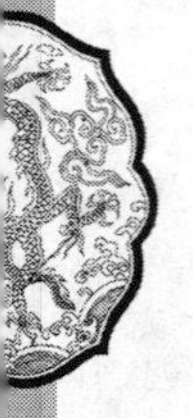

为明显的缺氧表现，而且由于健侧胸腔内的压力随呼吸运动不断变化，形成两侧压力差，可导致纵隔随呼吸左右摆动，拖拽心脏和大血管，可导致循环障碍，一般临床症状较重。

3. 张力性气胸　又称高压性气胸。由于裂口呈单向活瓣作用，吸气时，空气进入胸膜腔；呼气时，因活瓣关闭使空气滞留，经多次呼吸周期后，胸内压急骤上升，可超过 20 cm H_2O，胸内压抽气后可下降，但迅速上升，肺压缩越来越严重，纵隔被推向健侧；一部分患者可并有纵隔气肿，导致大血管与心包受压；右侧气胸者腔静脉受压，血液向心回流受阻。这些因素均可导致严重循环障碍，合并休克者多发生于此型，病情多危急。

二、中医病因病机

气胸的病因病机可归结为虚、实两个方面，常虚实互见，并非截然区分。而用力努责、持重屏气为其发病的诱发因素。虚者主要为肺禀赋虚弱、久病肺虚；实者主要为气滞血瘀、痰热阻肺。

1. 禀赋虚弱　素体不强，先天不足，肾气虚弱致肺卫不固，易受邪侵，肺失宣降而发病。

2. 久病肺虚　如内伤久咳，哮喘 、肺胀、肺痨等肺部慢性疾患，迁延失治，津液失于输布，聚而成痰，痰浊内生，久郁化热，肺气闭阻，日久耗伤肺气，肺不主气而发病。

3. 情志、劳倦伤肺　情志失常，暴喜、暴怒，大喊、大笑，或劳倦过度、用力持重、屏气，均可伤及肺络，肺膜受损，致肺失宣降，气机郁闭，气滞血瘀，上焦壅塞，脉络痹阻，清气难入，浊气难出，滞于胸中，肺叶萎陷，发为气胸。

4. 外邪犯肺　六淫外邪由口鼻或皮毛入侵，伤及肺络，肺膜受损，致肺失宣肃，气失和降而致本病。

气胸病位在肺，与脾肾相关。病机为本虚标实，虚实夹杂，以整体为虚，局部为实。

【临床表现】

气胸的临床表现取决于气体进入胸膜腔的速度、肺压缩的程度和肺部原发基础病的情况。

1. 症状　患者多有剧烈咳嗽、突然用力、持重、屏气等诱发因素，亦有正常活动或静息时发病者。典型症状为突发性胸痛、呈尖锐刺痛，常位于气胸同侧，多为气胸起病的首发表现。继之出现呼吸困难和刺激性咳嗽。气胸量大、肺部有原发疾病、老年患者呼吸困难明显，甚者紫绀、不能平卧。少量气胸、无原发基础病、年青患者呼吸困难不明显。刺激性咳嗽主要和肺压缩致支气管扭曲有关，继发性气胸其基础疾病亦常导致咳嗽，两者需加以鉴别。

2. 体征　典型表现为患侧胸廓膨隆，呼吸运动减弱，气管向健侧移位，语颤减弱或消失，叩诊呈鼓音，心肝浊音区消失，听诊呼吸音减弱或消失。气胸在 30% 以下时，体征多不典型，易致漏诊。

【实验室与其他检查】

X 线检查　X 线检查是诊断气胸最主要的检查方法。气胸典型 X 线表现为肺向肺门萎缩呈圆球型阴影，外缘呈弧形或分叶状，并可见气胸线（发线），其外侧透亮度高，无肺纹理。透视下发线随呼吸内外移动。气胸延至下部时膈肋角显示锐利。少量气胸常局限于肺尖，易被骨骼掩盖，嘱病人深吸气，肺萎陷加重，气胸带显示更明显。局限性气胸，前后位 X 线检查易漏诊，透视下转动体位更容易发现。肺边缘巨大的肺大疱与局限性气胸在普通 X 线检查下有时难以鉴别，需借助胸部 CT 检查诊断。

如何计算肺被气体压缩的程度，Kircher 提出一个简单方法，即：

肺被压缩的比率 =（患侧胸廓面积 – 患侧肺的面积）/患侧胸廓面积 ×100%

用此方法计算，在气胸侧，以胸椎横突外缘至胸壁内缘为基准范围（为整个一侧肺野），当肺野外侧受压至上述范围之 1/4 时，肺组织大约受压 35%；当受压至 1/3 时，肺组织受压 50%；当受压 1/2 时，肺组织受压 65%；当受压至 2/3 时，肺组织受压 80%；而当肺组织全部被压缩至肺门，呈软组织密度时，肺组织受压约为 95%。由于胸廓形状的个体差异，上述数值在不同患者可有一定的差别。

【诊断与鉴别诊断】

一、诊断要点

（一）西医诊断

1. 诱因　多有剧烈咳嗽、突然用力、持重、屏气等诱发因素。

2. 症状　以突发性胸痛为首发症状，继之出现咳嗽、呼吸困难等。

3. 体征　表现为患侧胸廓膨隆，呼吸运动减弱，气管向健侧移位，语颤减弱或消失，叩诊呈鼓音，听诊呼吸音减弱或消失等。

4. 实验室及其他检查　X 线检查可以确诊。

（二）中医辨病与辨证要点

1. 辨病要点　自发性气胸多以胸痛为主要症状，因此多可以按胸痛辨治。若以咳嗽或呼吸困难为主症，也可分别以咳嗽病或喘证辨治。胸痛主要应与胁痛和真心痛鉴别。

（1）胁痛：胁痛主要位于胸胁两侧，或一侧或双侧，常兼见胁满不舒，善太息，嗳气、纳呆、腹胀或口干、咽干、目赤，甚则发热、黄疸等肝胆经症状和肝气郁结乘脾之症状。多和肝胆的疾病相关，由于肝气郁结、湿热、瘀血、痰火等引起。胸痛可位于胸前或两侧，位置不定，与咳嗽或呼吸相关，常伴有咳嗽、咳痰、发热、气喘。

（2）真心痛：真心痛由心脉瘀阻所致，多位于前胸和胸骨后，中老年人多发，胸前闷痛、压榨感，疼痛剧烈，可伴有心悸、气短、汗出、肢冷等症，疼痛多与呼吸、咳嗽无关。胸痛位于胸前或两侧，位置不定，可由心肺两脏的病变引起。胸痛之因于肺

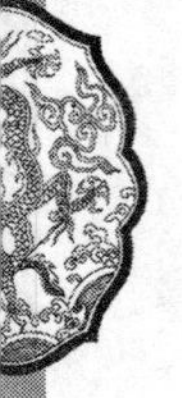

者，疼痛之特点多呈持续不解，常与咳嗽或呼吸相关，而且多有咳唾、发热和吐痰。

2．辨证要点

（1）辨虚实：虚证者素体多禀赋不足、身体羸弱或久病咳嗽伤及肺气，症见少气懒言，声低气怯，干咳无痰，舌苔薄少，脉细无力；实证者多体质强壮，无慢性肺病，发病突然，胸痛较剧、痛有定处，或咳嗽、痰多、发热，苔厚腻，脉弦滑。

（2）辨轻重：年龄较轻，身体较健，无基础肺病，以胸痛为主症，无明显咳、喘者，病情多轻；年龄较大，久病体虚，咳喘明显，甚则端坐呼吸、张口抬肩、不能平卧，昏仆不醒，面色紫绀，大汗淋漓，四肢厥冷，脉微欲绝，提示病情危重，甚至可导致死亡，应及时抢救处理，不可延误。

二、鉴别诊断

1．急性心肌梗死　两者均可有胸痛、呼吸困难或合并休克等相似临床症状，但心肌梗死有高血压冠心病史，心音性质及节律改变，或有左心功能不全体征，无气胸体征。心电图、心肌酶学及胸片检查可帮助鉴别诊断。

2．巨型肺大疱　局限性气胸可与巨型肺大疱混淆，既往有肺大疱病史有助于诊断，肺大疱起病缓慢，呼吸困难较轻。胸片显示疱内有细小的条状纹理，为肺小叶或血管的残迹。抽气后肺大疱无明显改变，但抽气可引发气胸。必要时可行胸部CT检查协助诊断。

3．急性肺栓塞　亦常有胸痛、呼吸困难、休克等症状，但其有咯血、发热、白细胞增高以及形成栓子的基础性疾病等气胸不具备的表现，无气胸体征。胸片上气胸与肺栓塞各有典型表现，可资鉴别。

4．其他疾病　气胸还应与干性胸膜炎、心包炎、肋软骨炎、急腹症等相鉴别。

【治疗】

一、中医治疗

自发性气胸中医辨证首先应分清虚实，扶正祛邪为其治疗大法。根据病机其主要治法有清肺化痰、理气活血、健脾补肺、养阴润肺等。临床上痰热壅肺与气滞血瘀者多见，因此清肺化痰、理气活血为本病常用的治法，但是虚实兼夹者应攻补兼施。

辨证论治

1．痰热壅肺

主要证候：患者多年老体弱、久病咳嗽，复感外邪，风热外袭，或风寒化热，致咳嗽加重，胸痛突发，气促不能平卧，咳痰黄稠，口干、大便秘结、尿黄、舌质红，舌苔黄厚、脉滑数或浮数。

治法：清热化痰，理气宽胸。

方药：小陷胸汤合苇茎汤。小陷胸汤原治“小结胸病，正在心下，按之则痛，脉浮滑者”。方中以栝蒌为君药，清热化痰，宽胸理气，黄连为臣，清热泻火以助君药清热之力；半夏降逆消痞，黄连半夏合用，辛开苦降，气机得畅。合苇茎汤以助清热化痰之功，诸药合用则清肺化痰、理气宽胸。

兼外感风热者加银花、连翘、桑叶、菊花；胸痛明显者加丹参、延胡索、红花、桃仁；咳嗽重者加贝母、枇杷叶、紫菀、款冬花；痰多黏稠者加海蛤壳、冬瓜仁、海浮石、胆南星。

2. 气滞血瘀

主要证候：用力努责或剧咳、大笑后突然胸痛，痛有定处，上胸多见，疼痛呼吸、咳嗽加重，胸闷不适，气促、咳嗽少见、舌质淡黯、脉弦。

治法：活血祛瘀，行气止痛。

方药：血府逐瘀汤。方由桃红四物汤合四逆散加桔梗、牛膝而成。方中桃红四物汤活血化瘀而养血，四逆散行气和血而舒肝，桔梗开肺气，载药上行，合枳壳则升降上焦之气而宽胸，牛膝通利血脉，引药下行，互相配合，使血活气行，诸证自解。

胸痛重者，加田七、延胡索、丹参；痰多黄稠者，加桑白皮、鱼腥草、海蛤壳、冬瓜仁；咳嗽较重者，加贝母、枇杷叶、紫菀、前胡；若以胁肋疼痛、急躁易怒为主，肝郁气滞之证明显者，也可以柴胡疏肝散加减治之。

3. 肺气亏虚

主要证候：身体羸弱，咳嗽日久，劳倦后突然胸闷、胸痛，声低气促，面色㿠白，恶风自汗，倦怠懒言，语声低怯，咳嗽有白稀痰，舌质淡胖或黯紫、苔薄白、脉沉细无力。

治法：健脾补肺。

方药：补肺汤。方以人参、黄芪补肺益气；桑白皮、紫菀肃降肺气；肾为气之根，故以熟地黄、五味子益肾固元而敛肺气，诸药合用而健脾补肺。

自汗者，加龙骨、牡蛎、防风、浮小麦或合玉屏风散；痰黏稠不易咳出者，加海浮石、炙皂角；四肢不温、口唇紫绀者，加制附子、干姜。

4. 肺阴亏虚

主要证候：形体消瘦，咽干口燥，干咳气急，痰少黏稠，潮热盗汗，心烦眠差，大便干结，舌质嫩红、少苔，脉细。

治法：养阴润肺

方药：百合固金汤。方中生地黄、熟地黄、麦门冬、百合、玄参滋阴润肺；当归、芍药养血滋阴；桔梗、贝母清肺化痰，甘草和中，诸药合用共奏养阴润肺之功。

大便干结者，加火麻仁、郁李仁；咳嗽痰中带血者，去当归、桔梗，加阿胶、杏仁、白茅根、茜草根；骨蒸、潮热、盗汗重者，加银柴胡、白薇、知母、地骨皮；形体消瘦、肺肾虚损者，加紫河车、人参、龟甲。

二、西医治疗

（一）一般治疗

各型气胸病人均应卧床休息，限制活动。镇咳、止痛对症治疗。一般无需应用抗生素，合并感染时可适当应用抗生素。

（二）吸氧

吸氧不但可以改善缺氧状态，而且通过吸入高浓度氧，可以促进胸腔内气体的快速

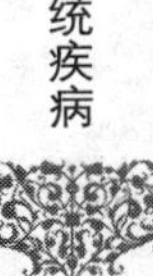

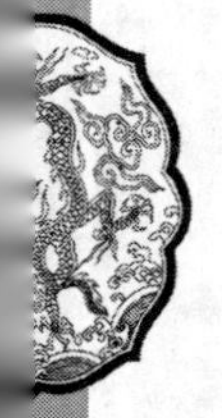

吸收，缩短肺复张时间。

（三）排气疗法

当肺压缩 >20% 时，病人多需要进行人工排气治疗。方法分为简易排气法、胸腔穿刺抽气法、胸腔闭式引流法等。体位多取半卧位，穿刺或插管部位多在患侧第二肋间锁骨中线外侧，但中下部局限性气胸需以上操作时，应按 X 线胸片提示选择适当部位。

1. 简易排气法　剪下消毒指套，绑扎在针头的针栓上，指套端剪开一小缝隙，常于患侧第二肋间锁骨中线附近，针头刺入胸膜腔，当胸腔内压力高于大气压时，气体自动排出，胸腔内压小于大气压时，指套自动闭陷，空气并不能进入胸腔。此法主要适用于张力性气胸的急救。

2. 胸腔穿刺抽气法　以带硅胶软管的胸腔穿刺针穿刺，以 60 ml 注射器反复抽气，或将胸腔穿刺针接气胸仪抽气，气胸仪抽气可以测定抽气前后胸腔内压力。

3. 胸腔闭式引流术　胸腔闭式引流术是最常用、最有效的胸腔排气方法。适用于肺压缩明显，临床症状较重，估计为交通性或张力性气胸，虽经抽气短时间内肺难以复张的病人。有经套管针穿刺插管、切开胸壁置管等多种方法可以将引流管置入胸膜腔，引流管应固定于胸壁，引流管外接水封瓶，水封瓶内与引流管相接的硬管应埋入水中 2 cm左右，太深时气体引流困难，太浅时外界空气容易进入胸腔。可使用单瓶、双瓶或三瓶引流，现多为一次性硬质塑料瓶单瓶引流，引流瓶可根据需要接负压吸引，以促进气体排出，使肺尽快复张。

（四）胸膜粘连术

经上述处理无效或复发性气胸，在估计无明显胸膜增厚或阻塞性肺不张，肺能完全复张的前提下，经胸腔插管或胸腔镜，注入或喷洒化学粘连剂（滑石粉、四环素等），生物性刺激剂（支气管炎菌苗、卡介苗及链球菌激酶等），使胸膜产生无菌性炎症，封闭胸膜腔。此方法可有效防治气胸复发。

（五）胸腔镜手术

胸腔镜可以确定病变的部位、范围、性质，从而制定合理的治疗方案。经胸腔镜可以进行电灼或激光凝固、结扎、嵌订切除、楔型肺切除以及喷洒粘连剂等多种手术操作，而且创伤较小，易为病人接受，是目前较为理想的难治性气胸治疗方法。

（六）剖胸手术

经其他方法治疗无效，无胸腔镜治疗条件或不适宜于胸腔镜手术者，可以剖胸手术。剖胸手术可以消除肺的裂口，从根本上处理原发病灶。

【临床思路】

自发性气胸属中医胸痛、咳嗽、喘证范畴，多以胸部疼痛为主要症状，可伴有咳嗽、咳痰、气喘等，是呼吸系统常见危急重症之一。病因以先天禀赋不足、肺气虚弱，久病咳嗽、咳痰伤及肺气，用力努责后肺叶受损致肺气不循常道、气滞血瘀、肺失宣肃。发病急骤，病情较重。病位主要在肺，多为本虚标实之证。本虚者肺气、肺阴亏虚，可及脾肾；标实者气滞血瘀，痰热壅塞肺气，可兼夹外感。而临床又以气滞血瘀者多见，因此宣肺理气、活血化瘀应作为本病的基本治法。本病急性发病者应遵从“急则治其标”的原则，若肺脏亏损明显者，应标本兼治。但是，临床上自发性气胸不独为气滞血瘀、痰热壅肺、肺气亏虚、肺阴不足四证，寒痰伏肺、胸阳不振、气阴两虚、气血亏虚者亦有之，临证诊察，应灵活变通，不必拘泥。

肺为娇脏，为华盖之官，喜润恶燥，因此肺病治宜用轻清宣散之味，在选方用药上应忌用大寒、大热、辛燥、沉降之品。本病肺气多虚，行气活血药味亦不可过用，应行气而不破气，活血而不破血。

自发性气胸为临床急危重症，变化迅速，治不及时，常危及患者生命，因此，采用中西医结合方法诊治较为恰当。以下为西医诊治要点及注意事项。

有慢性肺病如慢性阻塞性肺疾病、哮喘、肺结核等的患者，并发自发性气胸时，原发病的表现与气胸的表现常难以鉴别，容易导致误诊和漏诊，应引起重视。若病人出现原发病不能解释的病情突然变化，如呼吸困难突然加重等，应注意本病的可能，及时胸片检查确诊。

自发性气胸胸腔内气体较多时，症状明显，病情严重，由于气体自行吸收缓慢，应积极排气及早促使肺复张。

采取胸腔闭式引流的患者，首先应详细交代患者胸腔闭式引流术后的注意事项，防止意外情况发生；应注意引流管的观察，注意切口有无渗血、感染、皮下气肿，管道是否堵塞、脱落，有无血性胸水或液体引出及引流量并记录。特别应观察水注的波动情况，水注明显上升，上下波动基本消失，提示胸腔内气体已经基本排除，胸腔负压恢复。

【预后与转归】

气胸发病较急，病情变化迅速，初始为胸痛者可以转化为以气喘为主症的喘证，严重者出现厥脱之病证，治不及时可导致病人死亡。

气胸预后取决于年龄、病情轻重、气胸类型、原发病和肺功能等情况。青壮年闭合性气胸多预后良好；老年患者有慢性肺疾病，肺功能较差者死亡率较高；血气胸者死亡率在20%左右；双侧气胸肺功能差者死亡率高达50%。

【预防与调护】

自发性气胸患者多因剧烈咳嗽、突然用力、持重、屏气等诱发，因此对于有慢性肺病的患者，应避免过度用力、持重、大声呼喊、爆笑等。有慢性咳嗽者，应及时诊治，体虚易感冒者可服用玉屏风散。肺为娇脏，喜润恶燥，因此平素应忌食辛辣温燥之品，尤其应戒除烟酒，以免伤肺。病室宜清静，湿度、温度适宜，避免喧哗。起居有常，保证睡眠，保持大便通畅，合理锻炼，避免劳倦过度。禀赋不足、体质虚弱者应适当锻炼身体，增强体质，预防感冒。注意饮食调理，干咳频者，可服用梨炖白蜜或雪梨膏以润肺止咳。大便秘结者应多食蔬菜水果，可给予蜂蜜早晚一汤匙或麻子仁丸以润肠通便。气胸发病后应多进食如牛奶、鸡蛋、鱼肉等高蛋白食物以及高维生素食物，以增强机体修复能力。

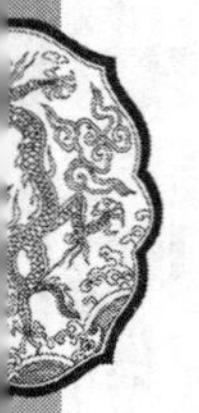

第十一章　原发性支气管肺癌

原发性支气管肺癌（primary bronchogenic carcinoma）简称肺癌（lung cancer）。肿瘤细胞起源于支气管黏膜或腺体，是最常见的支气管原发性恶性肿瘤。肺癌多数在40岁以上发病，发病年龄高峰在60~79岁之间，男女之比为2.13∶1。目前在多数发达国家中，肺癌居男性恶性肿瘤首位，在女性居第二位。在我国城市人口中，肺癌的死亡率已由第四位跃居为各种恶性肿瘤的首位，农村中上升最快的也是肺癌。

本病属于中医“息贲”、“肺积”、“肺痿”等病证的范畴。

【病因病理】

一、西医病因病理

（一）病因和发病机制

肺癌的发病机制至今未完全明确，目前认为与下列因素有关：

1. 吸烟　吸烟是引起肺癌发病的十分重要的因素。肺癌病人中85%以上有吸烟史。吸烟者肺癌死亡率比不吸烟者高10~13倍，吸烟开始的时间越早、吸烟时间越长、吸烟量越大，肺癌的死亡率越高。戒烟者患肺癌的危险性随着戒烟年份的延长而逐渐降低。有足够的证据显示，吸烟与肺鳞癌、小细胞肺癌（SCLC）关系密切。被动吸烟者也容易引起肺癌。国内外研究表明，家庭及办公室内有吸烟者时，不吸烟者每天从空气中吸入的有害物质并不少于吸烟者，而且不吸烟者对烟草中有害物质的刺激反应比吸烟者更大。许多国家已发起了广泛的劝阻吸烟运动，甚至制定了法律，禁止在公共场所吸烟。

2. 空气污染　城市中的工业废气、汽车废气、公路沥青等都含有致癌物质，如苯并芘、甲基胆蒽类环烃化物、二氧化硫、一氧化氮和飘尘等。女性肺癌与厨房内空气污染有关，如煤焦油、煤烟、烹调时的油烟等污染，香烟燃烧物，室内氡气、氡子体等均可成为女性肺癌的危险因素。

3. 职业致癌因子　某些职业的劳动环境中具有许多致癌物质。目前已被国际组织确认的致癌物质有铬、镍、砷、铍、石棉、煤烟、煤焦油、芥子气、异丙油、二氯甲基醚等。推测有致癌作用的物质如丙烯、氯乙烯、镉、玻璃纤维、二氯化硅、滑石粉及氯化苯等。由于肺癌的形成是一个漫长的过程，因此不少病人在已停止接触上述物质很长时间后才发现肺癌。

4. 电离辐射　电离辐射可能是职业性的，也可能是非职业性的，有来自体外的电离辐射，也有因吸入放射性粉尘和气体而引起的体内照射。

5. 饮食与营养　食物中天然维生素A类、β胡萝卜素和微量元素的摄入量与以后癌症的发生呈负相关，其中最突出的是肺癌。维生素 E、B_2 的缺乏和不足在肺癌病人中较为突出。

6. 遗传因素　许多基因与肺癌的易感性有关。肺癌患者常有第 3 条染色体短臂缺失。

7. 其他因素　病毒感染，某些慢性肺部疾病（如慢性支气管炎、肺结核、结节病、慢性肺间质纤维化和硬皮病等）与支气管肺癌的发生也有一定关系。

（二）病理

1. 按解剖学部位分类

(1) 中央型肺癌：发生在段支气管至主支气管的癌肿称为中央型肺癌，约占3/4，以鳞状上皮细胞癌和小细胞未分化癌较多见。

(2) 周围型肺癌：发生于段以下支气管的肺癌，约占1/4，以腺癌较多见。

2. 按组织学分类

根据各型肺癌的分化程度、形态特征和生物学特点，目前将肺癌分为两大类，即小细胞肺癌（small cell lung cancer，SCLC）和非小细胞肺癌（non－small cell lung cancer，NSCLC），后者包括鳞状上皮细胞癌、腺癌、大细胞未分化癌及鳞腺癌。

(1) 小细胞未分化癌（简称小细胞癌）：是肺癌中恶性程度最高的一种，约占原发性肺癌的1/5。患者年龄较轻，多在 40～50 岁左右，多有吸烟史。多数起源于肺门附近的大支气管，倾向于黏膜下层生长，常侵犯管外肺实质，易与肺门、纵隔淋巴结融合成团块。癌细胞生长快，侵袭力强，远处转移早，手术时发现 60%～100% 血管受侵犯，尸检证明 80%～100% 有淋巴结转移，常转移至脑、肝、骨、肾上腺等脏器。本型对放射治疗和化学药物治疗比较敏感。

癌细胞多为类圆形或菱形，胞浆少，类似淋巴细胞，燕麦细胞型和中间型可能起源于神经外胚层的 Kulchitsky 细胞或嗜银细胞。核细胞浆内含有神经分泌型颗粒，具有内分泌和化学受体功能，能分泌 5－羟色胺、儿茶酚胺、组胺、激肽等肽类物质，可引起类癌综合征（carcinoid syndrome）。

(2) 鳞状上皮细胞癌（简称鳞癌）：是最常见的类型，约占原发性肺癌的 40%～50%。多见于老年男性，与吸烟关系非常密切。以中央型肺癌多见，并有向管腔内生长的倾向，常早期引起支气管狭窄，导致肺不张，或阻塞性肺炎。癌组织易变性、坏死，形成空洞或癌性肺脓肿。鳞癌生长缓慢，转移晚，手术切除的机会相对较多，5 年生存率较高，但放射治疗、化学药物治疗不如小细胞未分化癌敏感。

支气管黏膜柱状上皮细胞受慢性刺激和损伤、纤毛丧失、基底细胞鳞状化生、不典型增生和发育不全，最易突变成癌。典型的鳞癌细胞大，呈多形性，胞浆丰富，有角化倾向，核畸形，染色深，细胞间桥多见，常呈鳞状上皮样排列。电镜检查：癌细胞间有大量核粒与张力纤维束相连接。

有时偶见鳞癌和腺癌混合存在称混合型肺癌（鳞腺癌）。

(3) 大细胞未分化癌（简称大细胞癌）：可发生在肺门附近或肺边缘的支气管。细胞较大，但大小不一，常呈多角形或不规则形，呈实性巢状排列，常见大片出血性坏死；癌细胞核大，核仁明显，核分裂象常见，胞浆丰富，可分为巨细胞型和透明细胞

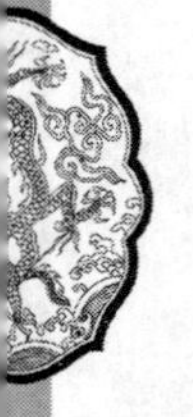

型。巨细胞型癌细胞团周围常有多核巨细胞和炎症细胞浸润。透明细胞型易误诊为转移性肾腺癌。大细胞癌转移较小细胞未分化癌晚，手术切除机会较大。

（4）腺癌：女性多见，与吸烟关系不大，多生长在肺边缘小支气管的黏液腺，因此在周围型肺癌中以腺癌为最常见。腺癌约占原发性肺癌的25%。腺癌倾向于管外生长，但也可循肺泡壁蔓延，常在肺边缘部形成直径2～4 cm的肿块。由于腺癌血管丰富，故局部浸润和血行转移较鳞癌早。易转移至肝、脑和骨，更易累及胸膜而引起胸腔积液。

典型的腺癌细胞呈腺体样或乳头状结构，细胞大小比较一致，圆形或椭圆形，胞浆丰富，常含有黏液，核大，染色深，常有核仁，核膜比较清楚。

细支气管－肺泡癌（简称肺泡癌）是腺癌的一个亚型，发病年龄较轻，男女发病率近似，约占原发性肺癌的2%～5%，病因尚不明确。有人认为其发生与慢性炎症引起的瘢痕和肺间质纤维化有关，而与吸烟关系不大。其表现有结节型与弥漫型之分。前者为肺内孤立圆形灶，后者为弥漫性播散小结节灶或大片炎症样浸润。可能由于癌细胞循肺泡孔（Cohn孔）或经支气管直接播散引起，亦有认为是多源性发生。它的组织起源多数认为来自支气管末端的上皮细胞。电镜检查发现癌细胞浆内含有似Ⅱ型肺泡细胞内的板层包涵体。典型的本型癌细胞呈高柱状，核大小均匀，无畸形，多位于细胞基底部。胞浆丰富，呈嗜酸染色，癌细胞沿支气管和肺泡壁生长。肺泡结构保持完整，肺泡内常有黏液沉积。单发性结节型肺泡癌的病程较长，转移慢，手术切除机会多，术后5年生存率较高。但细胞分化差者，其预后与一般腺癌无异。

二、中医病因病机

肺癌的形成，主要是由于正气内虚，脏腑功能失调。在正气内虚，尤其是年老精气渐衰以后，邪气容易犯肺，引起肺气宣降失司，气机不畅，肺不布津，津液积聚成痰。痰凝气滞则有碍血行，致使脉络瘀阻。进而痰气瘀血胶结，日久形成积块，发为肺癌。

痰可致瘀，瘀也可致痰。痰瘀互结，积聚加重，结块增大，是本病的基本病机。起病本由邪毒犯肺而起，痰瘀结块以后，郁久必化热化毒。毒而瘀，瘀而毒，进一步损伤肺之气阴。所以到了病的后期，气阴受损，正气益虚，更难抗御病邪，如此痰瘀热毒胶结难化，遂成痼疾。若阴损及阳，出现阳气衰败者，形销骨立，奄奄一息，最后阴阳离决而死亡。所以，正气虚弱既是“邪之所犯”的内在条件，又因痰瘀热毒而加深了正气虚弱。

1．正气内虚　正气内虚，脏腑阴阳失调，则邪气踞之，积而成疾；或年老体衰，久患肺疾，肺气虚损，卫外不固，易招邪侵；或劳倦过度，肺气虚弱，肺阴亏损；或他脏失调，累及肺脏，外邪乘虚而入，留滞不去，气机不畅，致气滞血瘀，久而成块。

2．痰湿蕴肺　素体脾虚，水湿失运，聚湿生痰，留于肺脏；或饮食不节，损伤脾胃，水湿痰浊内聚，贮于肺络，肺气宣降失常，痰阻气滞，进而与外邪凝结，形成肿块。

3．七情失调　忧思、恼怒、悲伤太过，脏腑功能失调，气机不得疏泄，津液不布成痰，血行不畅成瘀，终致气滞、痰凝、毒瘀互结于肺，形成肺积。

4. 烟毒内蕴 长期吸烟，热灼津液，阴液内耗，致肺阴不足，气随阴亏，加之烟毒之气内蕴，羁留肺窍，阻塞气道，而致痰湿瘀血凝结，形成肿块。

5. 邪毒侵肺 肺为娇脏，邪毒易侵，致使肺气失宣，郁滞不行，气不布律，聚液生痰或血瘀于内，毒聚、痰湿、血瘀、气郁交给于肺，日久成块。

【临床表现】

多数肺癌病人在就诊时已有症状，仅5%的病人发现肺癌时无症状。其临床表现与肺癌的发生部位、类型、大小、发展阶段、有无并发症或转移等有关。

一、原发肿瘤引起的症状

1. 咳嗽、咳痰 为肺癌早期的常见症状。主要与肿瘤生长的部位、方式和速度有关。肿瘤生长在大气道时，容易引起支气管狭窄，可有刺激性呛咳，多为持续性、高调金属音，无痰或少许泡沫痰，继发感染时，痰量增多呈黏液性或脓性。细支气管—肺泡细胞癌时可有大量黏液痰。

2. 咯血 癌组织血管丰富，局部坏死组织常引起咯血。以中央型肺癌多见，多为痰中带血或间断血痰。如果破坏大血管则可发生大咯血。

3. 喘鸣 肿瘤阻塞支气管，可发生局限性喘鸣。

4. 胸闷、气急 肿瘤阻塞造成支气管狭窄，或压迫大气道，或转移至胸膜引起胸腔积液，或转移至心包出现心包积液，或有膈肌麻痹、上腔静脉阻塞以及肺部广泛受累时，均可发生胸闷、气急。

5. 体重下降 消瘦是肿瘤的常见症状之一。肿瘤晚期，由于毒素刺激和慢性消耗等原因，并有感染、疼痛所致的食欲减退，可表现为消瘦或恶液质。

6. 发热 肿瘤引起的继发性肺炎是导致患者出现发热症状最主要的原因。另外，还可因肿瘤组织坏死而引起发热。

二、肿瘤局部扩展引起的症状

1. 胸痛 约有30%的肿瘤可因直接侵犯胸膜、肋骨和胸壁而引起胸痛。肿瘤位于胸膜附近时，有不规则的钝痛或隐痛，呼吸、咳嗽时疼痛加重。侵犯肋骨、脊柱时，可有压痛点，而与呼吸、咳嗽无关。

2. 呼吸困难 肿瘤压迫大气道而出现吸气性呼吸困难。

3. 咽下困难 由肿瘤侵犯或压迫食管而引起，尚可引起支气管—食管瘘，导致肺部感染。

4. 声音嘶哑 肿瘤直接压迫，或纵隔淋巴结肿大后压迫喉返神经（多见左侧），使声带麻痹，可发生声音嘶哑。

5. 上腔静脉压迫综合征 肿瘤或纵隔肿大淋巴结压迫上腔静脉时，上腔静脉回流受阻，产生头面部、颈部和上肢水肿，以及胸壁淤血和静脉曲张。严重者皮肤呈暗紫色，眼结膜充血，视力模糊，头晕头痛。

6. 霍纳（Horner）综合征 位于肺尖部的肺癌称肺上沟癌（pancoast tumor），可

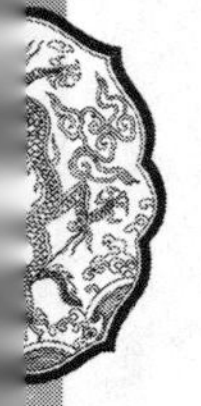

压迫颈部交感神经，引起病侧眼睑下垂、瞳孔缩小、眼球内陷，同侧额部与胸壁无汗或少汗，感觉异常。

7. 臂丛神经压迫征　可出现同侧自腋下向上肢内侧放射性、烧灼样疼痛，夜间尤甚。

三、肿瘤远处转移引起的症状

1. 转移至淋巴结　锁骨上淋巴结转移最为常见。淋巴结增大、增多，固定而坚硬，多无痛感。

2. 转移至中枢神经系统　可有头痛、呕吐、眩晕、复视、共济失调、脑神经麻痹、一侧肢体无力甚至半身不遂等神经系统症状，甚则引起颅内高压。

3. 转移至骨骼　表现为局部疼痛和压痛，尤其是转移至肋骨、脊柱骨和骨盆时。

4. 转移至肝　可有厌食、肝区疼痛、肝大、黄疸和腹水等。

四、肺癌的肺外表现

肺癌病人出现胸部以外其他脏器的症状和体征，而非肿瘤直接作用或转移引起，称之为肺癌的肺外表现，又称副癌综合征。

1. 抗利尿激素分泌失调综合征　表现为嗜睡、易激动、定向障碍、癫痫样发作或昏迷。

2. 异位促肾上腺皮质激素综合征　有不典型的库欣（Cushing）综合征表现，如色素沉着、水肿、肌萎缩、低钾血症、代谢性碱中毒、高血糖或高血压等。

3. 分泌促性腺激素　可引起男性乳房异常发育，并伴有肥大性骨关节病。

4. 神经肌肉综合征　最常见为多发性周围神经炎、重症肌无力和肌病、小脑变性等，多见于小细胞癌。

5. 高钙血症　常见于鳞癌，表现为口渴和多尿，甚则有恶心、呕吐、便秘、嗜睡和昏迷等症状。

6. 肥大性肺性骨关节病　表现为杵状指及肥大性骨关节病变，受累关节肿胀、压痛、长骨远端骨干的 X 线显示骨膜增厚、有新骨形成。

【实验室及其他检查】

1. 胸部 X 线检查　胸部 X 线检查是发现肺癌的最基本方法。通过透视、正侧位胸片可发现肿块影或可疑病灶，配合体层摄片，便可明确病灶部位。

（1）中央型肺癌：多为一侧肺门类圆形阴影，边缘毛糙，可有分叶或切迹。肿块与肺不张、阻塞性肺炎并存时，可呈现“S”形 X 线征象。也有肺癌本身与转移性肺门或纵隔淋巴结融合而成单侧不规则的肺门部肿块。局限性肺气肿、肺不张、阻塞性肺炎和继发性肺脓肿等则是支气管完全或部分阻塞而形成的间接征象。

（2）周围型肺癌：早期常有局限性小斑片状阴影，也可呈结节状、球形（直径 < 2 cm）、网状阴影。肿块周边可有毛刺、切迹和分叶，可见偏心性癌性空洞，内壁不规则，凹凸不平，易与肺脓肿和肺结核空洞相混淆。

（3）细支气管－肺泡癌：有结节型和弥漫型两种表现，后者似血行播散型肺结核，易于被误诊为浸润型或粟粒型肺结核、肺炎和间质性肺炎，应予鉴别。

2. 电子计算机体层扫描（CT）　CT 扫描可发现普通 X 线难以发现的病变，还能辨认有无肺门和纵隔淋巴结肿大，以及有无侵犯邻近器官。

3. 磁共振（MRI）　在明确肿瘤与大血管之间关系，以及分辨肺门淋巴结或血管阴影方面 MRI 优于 CT，但它对肺门病灶分辨率不如 CT 高，也不容易发现较小的病灶。

4. 痰脱落细胞学检查　痰脱落细胞学检查是简单而有效的早期肺癌诊断手段之一，并能进行组织学检查。痰细胞学检查的阳性率的高低与标本是否合格、检查技术水平、肿瘤类型及送检次数等因素有关，非小细胞癌的阳性率较小细胞癌者高，可达 70%～80%。

5. 纤维支气管镜检查　此检查是确诊肺癌的重要检查方法。优质窥镜能直接窥视到 4～5 级支气管以内的癌肿或浸润。可在透视下经纤维支气管镜做肺活检，或吸取支气管深部痰液或肺泡灌洗液送检。中央型肺癌确诊率可达 95% 左右，周围型确诊率可达 55%。

6. 病理学检查　在透视、胸部 CT 或 B 超引导下采用细针经胸壁穿刺进行肺部病灶活检；经纵隔镜或胸腔镜活检；锁骨上肿大淋巴结或胸膜活检等取得病变部位组织，进行病理学检查，对肺癌的诊断具有决定性意义。

7. 正电子发射断层显像（PET）　通过跟踪正电子核素标记的化合物在体内的转移与转变，显示代谢物质在体内的生理变化，能无创性地从体外显示人体内部组织与器官的功能，并作出定量分析。如采用 18F 脱氧葡萄糖（FDG）为示踪元素，对肺癌进行定位及随诊，其诊断敏感性和特异性分别为 93.6% 和 80%。

【诊断与鉴别诊断】

一、诊断

（一）西医诊断

1. 诊断要点　肺癌的早期诊断极为重要，它直接决定着治疗的效果和预后。对于下列情况之一的人群，尤其是 40 岁以上长期大量吸烟者，应提高警惕，及时进行相关检查。

（1）刺激性咳嗽持续 2～3 周，治疗无效；

（2）有慢性呼吸道疾病，咳嗽性质改变者；

（3）持续痰中带血而无其他原因可解释者；

（4）反复发作的同一部位的肺炎，特别是段性肺炎；

（5）原因不明的肺脓肿，无中毒症状，无大量脓痰，抗感染治疗效果不显著者；

（6）原因不明的四肢关节疼痛及杵状指（趾）；

（7）X 线的局限性肺气肿或段、叶性肺不张，孤立性圆形病灶和单侧性肺门阴影增大者；

（8）原有肺结核病灶已稳定，而形态或性质发生改变者；

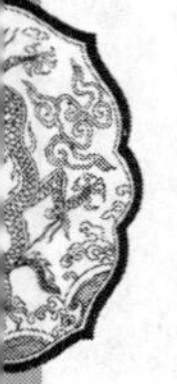

(9) 无中毒症状的胸腔积液，尤以血性、进行性增加者等。

一般根据病史、临床表现、体格检查和相关的辅助检查，80% ~90% 的肺癌患者可确诊。影像学、细胞学和病理学检查是肺癌诊断的必要手段。

2. 临床分期　肺癌的临床分期可较准确地估计病情，对制订合理的治疗方案和估计预后有很大帮助。国际抗癌协会 2002 年制定的肺癌的 TNM 分期标准分别见表 2 - 11 - 1 和表 2 - 11 - 2。

表 2 - 11 - 1　肺癌的 TNM 分期

原发肿瘤（T）

T_x：原发肿瘤不能评价；痰、支气管冲洗液找到瘤细胞，但影像学或支气管镜没有可视肿瘤

T_0：没有原发肿瘤的证据

Tis：原位癌

T_1：肿瘤最大径≤3 cm，周围为肺或脏层胸膜所包绕，镜下肿瘤没有累及叶支气管以上（没有累及主支气管）

T_2：肿瘤大小或范围符合以下任何一点：①肿瘤最大径 >3 cm；②累及主支气管，但距隆突≥2 cm；③累及脏层胸膜；④扩展到肺门的肺不张或阻塞性肺炎，但不累及全肺

T_3：任何大小的肿瘤已直接侵犯了下述结构之一者：①胸壁（包括上沟癌）、膈肌、纵隔、胸膜、心包；②肿瘤位于距隆突 2 cm 以内的主支气管，但尚未累及隆突；③全肺的肺不张或阻塞性炎症

T_4：任何大小的肿瘤已直接侵犯了下述结构之一者：①纵隔、心脏、大血管、气管、食管、椎体、隆突；②恶性胸腔积液或恶性心包积液；③原发肿瘤同一叶内出现单个或多个的卫星结节

区域淋巴结（N）

N_x：区域淋巴结不能评价

N_0：没有区域淋巴结转移

N_1：转移至同侧支气管周围淋巴结和（或）同侧肺门淋巴结，和原发肿瘤直接侵及肺门淋巴结

N_2：转移至同侧纵隔和（或）隆突下淋巴结

N_3：转移至对侧纵隔、对侧肺门淋巴结，同侧或对侧斜角肌或锁骨上淋巴结

远处转移（M）

M_x：远处转移不能评价

M_0：没有远处转移

M_1：有远处转移

表 2-11-2 肺癌的 TNM 分期标准

分期		TNM
隐性肺癌		$T_xN_0M_0$
0 期		Tis，原位癌
Ⅰ期	ⅠA	$T_1N_0M_0$
	ⅠB	$T_2N_0M_0$
Ⅱ期	ⅡA	$T_1N_1M_0$
	ⅡB	$T_2N_1M_0$、$T_3N_0M_0$
Ⅲ期	ⅢA	$T_3N_1M_0$、$T_1N_2M_0$、$T_2N_2M_0$、$T_3N_2M_0$
	ⅢB	T_4 任何 N，M_0、任何 TN_3M_0
Ⅳ期		任何 T 任何 N M_1

（二）中医辨病与辨证要点

1．辨病要点

（1）与肺痨鉴别：肺痨与肺癌均有咳嗽、咯血、胸痛、发热、消瘦等症状，两者很容易混淆。但是，一般在 40 岁以下者，患肺痨的机会较多，若发生在 40 岁以上者，往往在青少年时期有肺痨史；而肺癌则好发于 40 岁以上的中老年男性。肺痨经抗痨治疗有效，肺癌经抗痨治疗则病情继续恶化。此外，借助现代诊断方法，有助于两者的鉴别。

（2）与肺痈鉴别：典型的肺痈是急性发病，高热，突发性，痰多而臭；肺癌发病较缓，热势不高，咯痰不臭或痰中带血。凭此两者不难鉴别。

（3）与肺胀鉴别：肺胀是多种慢性肺系病症反复发作、迁延不愈而成，病程长，咳、痰、喘、肿四项主症同时并见；肺癌气喘肿胀之症虽然可见，但不是必具之症。

2．辨证要点

（1）辨证候虚实：肺癌的发生多与肺气不足，痰湿瘀血交阻有关。肺癌早期，多见气滞血瘀，痰湿毒蕴之证，以邪实为主；肺癌晚期，多见阴虚毒热，气阴两虚之证，以正虚为主。临床上，多病情复杂，虚实互见。

（2）辨邪正盛衰：肺癌是高度恶性的肿瘤，发展快，变化迅速。辨明邪正盛衰，是把握扶正祛邪治则和合理遣方用药的关键。一般说来，肺部癌瘤及症状明显，但患者形体尚丰，生活、体力、活动、饮食等尚未受阻，此时多为邪气盛而正气尚充，正邪交争之时；如肺部广泛侵犯或多处转移，全身情况较差，消瘦、疲乏、衰弱、食少，生活行动困难，症状复杂多变，多为邪毒内盛而正气明显不支的正虚邪实者。

二、鉴别诊断

1．肺结核　多见于青壮年患者，病程长，常有持续性发热及全身中毒症状，可有反复的咯血，痰液可检出结核菌，X 线检查有结核灶的特征，抗结核药物治疗有效。

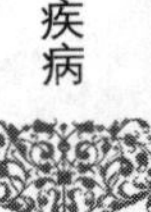

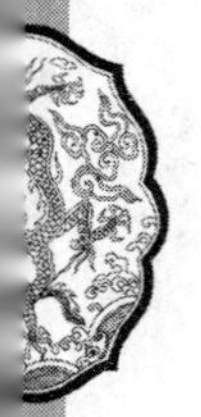

2. 肺炎　多急性起病，寒战高热，白细胞增高，抗生素治疗有效。若起病缓慢，无毒血症状，抗生素治疗效果不明显，或在同一部位反复发生的肺炎等，应注意肺癌的可能。

3. 肺脓肿　起病急，中毒症状明显，伴咳大量脓臭痰，白细胞和中性粒细胞比例增高，胸部X线呈厚壁空洞，内壁光整，内有液平，周围有炎症改变。而癌性空洞常先有肿瘤症状，然后出现继发感染的症状。纤维支气管镜等可资鉴别。

4. 结核性胸膜炎　胸液多呈透明，草黄色，有时为血性，而癌性胸水增长迅速，以血性多见，结合能否找到癌细胞、抗结核治疗疗效等进行鉴别。

【治疗】

一、中医治疗

（一）治疗原则

扶正祛邪，标本兼治是治疗肺癌的基本原则。本病整体属虚，局部属实，正虚为本，邪实为标。肺癌早期，以邪实为主，治当行气活血、化瘀软坚和清热化痰、利湿解毒；肺癌晚期，以正虚为主，治宜扶正法邪，分别采用养阴清热、解毒散结及益气养阴、清化痰热等法。临床还应根据虚实互见，和每个病人的具体情况，按标本缓急恰当处理。由于肺癌患者正气内虚，抗癌能力低下，虚损情况突出，因此，在治疗中要始终维护正气，保护胃气，把扶正抗癌的原则贯穿肺癌治疗的全过程。

（二）辨证论治

1. 痰湿蕴肺

主要证候：咳嗽，咯痰，痰质黏稠，痰白或黄白相兼，胸闷，胸痛，纳呆便溏，神疲乏力，或有咯血，舌质暗，苔白黄腻或黄厚腻，脉弦滑。

治法：燥湿祛痰，健脾益气。

方药：二陈汤合栝蒌薤白半夏汤。二陈汤中半夏辛温善能燥湿化痰，陈皮理气，茯苓健脾渗湿，甘草调和诸药；栝蒌薤白半夏汤中栝蒌涤痰散结，辛温通阳，宽胸散结。两方合用，共奏理气燥湿化痰，宽胸散结，健脾益气之功。

若见胸脘胀闷，喘咳较甚者，可加用葶苈大枣泻肺汤；瘀郁化热，痰黄稠黏难出者，加海蛤壳、鱼腥草、黄芩；胸痛甚，且瘀象明显者，加郁金、川芎、延胡索；神疲纳呆者，加西洋参、白术、鸡内金。

2. 气血瘀滞

主要证候：咳嗽不畅，咳痰带血色暗红，口唇紫黯，胸闷气憋，胸痛有定处，如刺如锥。舌质暗或有瘀斑，苔薄，脉细弦或细涩。

治法：活血散瘀，化痰行气。

方药：桃红四物汤。此方以熟地黄、川芎、白芍药、当归调血行瘀，合桃仁、红花活血通络。

胸痛明显者，可加丹皮、香附、延胡；反复咯血、血色暗红者，加蒲黄、藕节、仙鹤草、三七、茜草根；瘀滞化热、损伤气津见口干、舌糜者，加沙参、天花粉、生地黄、知母；食少、乏力、气短者，加黄芪、党参、白术。

3. 阴虚毒热

主要证候：呛咳气逆，无痰或少痰，或痰中带血，甚则咯血不止，胸痛，心烦，低热，盗汗，或壮热不退，口渴，大便干结，舌质红，苔薄黄或苔少，脉细数或数大。

治法：养阴清热，解毒散结。

方药：沙参麦冬汤合五味消毒饮。沙参麦冬汤滋养肺阴而清热，五味消毒饮清热解毒，两方合用适用于阴虚毒热，肺失宣降之证。方中沙参、玉竹、麦门冬、桑叶、天花粉等养阴清热；金银花、野菊花、蒲公英、紫花地丁、紫背天葵清热解毒散结，甘草和中。

若见咯血不止，可用生地黄、白茅根、仙鹤草、茜草根、三七；若大便干结加栝蒌仁、桃仁；若低热盗汗明显加地骨皮、白薇、五味子。

4. 气阴两虚

主要证候：咳嗽痰少，或痰稀而黏，或咳痰带血，咳声低弱，气短喘促，神疲乏力，面色㿠白，形寒恶风，自汗或盗汗，口干少饮，大便干结，舌质红或淡，脉细弱。

治法：益气养阴，清热解毒。

方药：生脉散。本方用党参补肺气，麦门冬养阴生津，五味子敛补肺津，三药合用，奏益气养阴生津之功。

气虚明显者加生黄芪、太子参、白术；偏阴虚者加北沙参、天门冬、玄参、百合；毒热偏盛，身热，口干，痰中带血，加黄芪、半枝莲、白薇；咯痰不利，痰少而黏者，可加仙灵脾、仙茅、巴戟天、肉苁蓉、补骨脂。

另外，各证型在辨证论治的基础上可加用下列具有抗癌作用的中草药，如雷公藤、龙葵、蜀羊泉、蒺藜、蛇毒、紫河车、蚤休、天门冬等。

二、西医治疗

主要根据病人的机体状况，肿瘤的病理类型和临床分期，采用相应的综合治疗措施，以期延长病人的生存时间、提高病人的生活质量。治疗的主要方式是：非小细胞肺癌首选手术治疗，辅以放疗和化疗；小细胞癌多选用化疗加放疗加手术。

（一）手术治疗

非小细胞肺癌Ⅰ期和Ⅱ期的病人应行以治愈为目标的手术治疗。当病灶局限，未侵袭对侧及高位纵隔淋巴结时，可行肺叶、肺段、楔形、双肺叶及袖状切除术。当病变已累及同侧纵隔淋巴结或胸壁的Ⅲa病人，仍可试行肿瘤切除加纵隔淋巴结清扫或胸壁重建。小细胞肺癌90%以上就诊时已转移，因此，国内主张先化疗，后手术。

（二）化学药物治疗（简称化疗）

一般主张全身化疗。小细胞肺癌对化疗非常敏感，许多化疗药物如环磷酰胺（CTX）、长春碱酰胺（VDS）、足叶乙甙（VP16）、鬼臼噻吩甙（VM26）、顺铂（ODP）、卡铂（CBP）、异环磷酰胺（IFO）、洛莫司汀（CCNU）、表柔比星（EPI）、

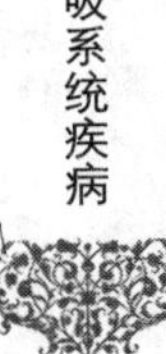

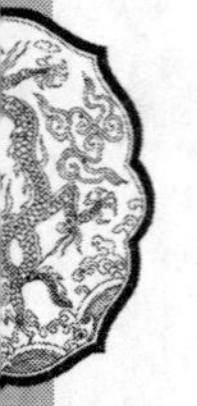

甲氨蝶呤（MTX）等能提高小细胞肺癌的缓解率，一般诱导化疗以2～3个周期为宜，使较大病灶经化疗后缩小，以利手术及放疗。手术后或放疗后应继续化疗，一般术后2～3周可行化疗。小细胞肺癌化疗周期应大于3～4周期。

非小细胞肺癌对化疗的反应较差，目前有主张对非小细胞肺癌Ⅰ、Ⅱ期病人手术后进行化疗，以防术后发生局部复发或远处转移。Ⅲa期病人应于手术前、术后进行全身化疗，Ⅲb期及Ⅳ期病人已不宜手术或放疗，化疗可延长生存期。

（三）放射治疗

放射治疗可分为根治性和姑息性两种。根治性放疗用于病灶局限、因解剖原因不便手术或其他原因不能手术者。若辅以化疗，可提高疗效。姑息性放疗目的在于抑制肿瘤的发展，延迟肿瘤扩散和缓解症状，如对肺癌引起的顽固性咳嗽、咯血、肺不张、上腔静脉阻塞综合征有肯定疗效，也可缓解骨转移性疼痛和脑转移引起的症状。应注意减少和防止白细胞减少、放射性肺炎、放射性肺纤维化和放射性食管炎等放疗反应。对全身情况差，有严重心、肺、肝、肾功能不全者应列为禁忌。

（四）介入性治疗

1. 支气管动脉灌注化疗　适用于失去手术指征，全身化疗无效的晚期肺癌患者。此方法毒副作用小，可缓解症状，减轻病人痛苦。

2. 经纤维支气管镜介导治疗　可将抗癌药物直接注入肿瘤，还可进行腔内放疗、激光切除，以减轻肿瘤引起的气道阻塞和控制出血。

【临床思路】

肺癌的治疗目的在于延缓病情发展，减轻症状，减少并发症的发生，延长患者生存期，提高生存质量。目前提高癌症的治疗效果仍基于“三早”，即早期发现、早期诊断和早期治疗。西医治疗仍以放射治疗、化学治疗、外科手术治疗作为根治肺癌的主要手段。特别是早期病人，如无手术禁忌证者，都应采取手术治疗。随着化学药物治疗的应用和发展，开发了一些有效的药物和方案，提高了临床疗效。但化疗仍存在肿瘤细胞抗药性，对正常组织及器官引起损伤等副作用的问题，限制了它的应用。

中医认为，肺癌发生的根本在于正气虚弱，而与痰湿、瘀血、邪毒交阻于肺有关，是为本虚标实之证。本虚，或为脾肺气虚，或肺肾阴虚，或气阴两虚；标实则为痰、热、瘀、饮四种邪气所致。脾肺两虚，属气虚，运化不利，蕴生痰湿，是脾肺两虚挟痰湿；阴虚肺热，为肺肾阴虚兼有虚热；瘀血内阻，则是气虚或气滞致血液运行不畅而出现的一派瘀血之象，或聚而成形，或血溢脉外；饮留胁下，是正虚基础上，水饮泛溢，停留胁下而致。临证时须认清，此四种邪气既可单独致病，也可相互夹杂，合而为病，或痰热壅肺，或瘀痰互结，或痰热瘀并见，或瘀血、水饮同存。治疗上，首先，应明确中医中药在肺癌的治疗中有其独特的优势，有其一定的适应范围，正确运用中药治疗肺癌在改善症状，减少并发症，提高生存质量上有明显的效果。其次，在辨证论治中需明确虚实，权衡补泻，或先补后泻，或先泻后补，或攻补兼施，不可一味补之或妄且攻之。再次，肺癌有其共同的发生与发展基础和辨证规律，而每个病例又有其不同的特点，所以临证施治时存在着同病异治和异病同治的现象。最后，现代中医普遍认为肺癌的病机为毒邪内侵，因此治疗肺癌多采用辨证论治，并配合选用抗癌药及对症用药。抗癌药多具有清热解毒功用，一般多选用白花蛇舌草、半枝莲、鱼腥草、山豆根、干蟾皮、紫草根、蛇毒、山慈菇、生南星、冬凌草、仙鹤草等。

【预后与转归】

从总体上说支气管肺癌的预后较差。但随着医疗技术的发展，特别是综合性的治疗措施的应用，病人的存活期也有相应的延长。影响本病预后的重要因素之一是发现本病的时机早晚，因病邪初起时邪毒郁滞于肺，以实证为主，机体正气未虚，则既能抗邪，又可以耐受各种治疗措施，如中医攻伐之品及西医的化疗、放疗等，故其预后较好。如果发现本病时已处病变晚期，邪毒已向肺外转移，可至全身各处，上及于脑，内达于肝脾肾等多个脏器，且耗气伤血，劫阴损阳，形成“大肉陷下”、“大骨枯槁”等症，则预示病情危重，预后凶险，治疗效果极差。

隐性肺癌早期治疗可获痊愈。能够接受外科手术治疗的第Ⅰ期和第Ⅱ期非小细胞肺癌病人 5 年生存率可达 45% ~85%。一般而言，鳞癌的预后较好，腺癌次之，未分化小细胞癌的预后最差。

【预防与调护】

近年来，随着社会医学的兴起，对肺癌的预防建立了三级预防的概念。Ⅰ级预防，为病因预防，针对致病因素或病因，采取预防措施。主要包括控制吸烟、减少环境污染、开展劳动卫生和加强职业防护工作、饮食预防和化学药物预防等。Ⅱ级预防，为临床前预防和“三早”预防，即通过定期检查，包括 X 线胸片、痰检等，以期早期发现、早期诊断、早期治疗，目的是防止初发疾病的发展。Ⅲ级预防，为临床预防或康复性预防，主要是通过对肺癌患者进行综合有效的治疗，防止复发和转移，注重康复、姑息和止痛治疗，进行生理、心理、营养和锻炼指导，尽量提高病人的生存率和生存质量。

调护措施主要包括饮食和情志等方面。患者应多食清淡而富于营养的食物，如含胡萝卜素、纤维素较多的食物，少食肥甘厚味、变质发霉、腌制或熏制食品；保持情志舒畅，积极锻炼身体，如气功、太极拳等，可以增加机体的抗病能力。

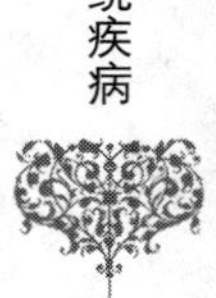

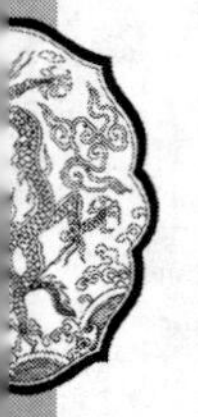

第十二章　肺血栓栓塞症

肺血栓栓塞症（pulmonary thromboembolism，PTE）为来自静脉系统或右心的血栓阻塞肺动脉或其分支所致的疾病，以肺循环和呼吸功能障碍为其主要临床和病理生理特征。肺栓塞包括肺血栓栓塞症、脂肪栓塞综合征、羊水栓塞、空气栓塞等，肺血栓栓塞症占肺栓塞的绝大多数，通常所称肺栓塞即指肺血栓栓塞症。本病在美国每年有65万~70万新发患者，我国目前还没有准确的流行病学资料。本病在临床上常易被误诊或漏诊。

肺栓塞属中医“胸痹”、“喘证”等范畴。

【病因病理】

一、西医病因病理

（一）病因及发病机制

肺栓塞是由于静脉血流淤滞、静脉系统内皮损伤和血液高凝状态三大因素造成的。

1. 原发性危险因素　包括Ⅴ因子突变、蛋白C缺乏、蛋白S缺乏和抗凝血酶缺乏等，以反复静脉血栓栓塞为主要临床表现。

2. 继发性危险因素　包括血栓性静脉炎和静脉曲张、心肺脑血管疾病、骨折、创伤、手术、肿瘤、制动、口服避孕药及肥胖等。

（二）病理与病理生理

引起肺栓塞的血栓大部分来源于下肢深静脉，特别是从腘静脉上端到髂静脉段的下肢近端深静脉。由于肺组织同时接受肺动脉、支气管动脉和肺泡气体三重氧供，故肺动脉阻塞时，较少出现肺梗死。肺梗死常发生于外周小动脉阻塞，梗死肺有出血性改变。

栓子阻塞肺动脉后，引起肺动脉收缩、肺动脉高压、右室扩大、右心功能不全，进而可引起体循环低血压或休克。栓塞后肺血流减少、通气/血流比例失调、支气管痉挛、肺泡内液体增多、肺不张、胸腔积液等因素导致呼吸功能不全，出现低氧血症和低碳酸血症。

二、中医病因病机

本病多因正气亏虚，感受外邪、饮食、情志、体虚劳倦所致肺脉痹阻，气血运行失畅而成。

1. 寒湿内侵　素体阳虚，寒湿之邪乘虚而入，寒凝气滞，血行不畅，发为本病。

2. 饮食　过食肥甘厚味，日久伤及脾胃，脾失健运，痰浊内生，气血运行不畅，痰瘀互结，肺脉痹阻，遂成本病。或烟热毒邪，炼液成痰，痹阻肺络，亦成本病。

3. 情志失调　忧思伤脾，脾失健运，痰浊内生，气血运行不畅，痰瘀互结，痹阻肺络，发为本病。或郁怒伤肝，肝郁气滞，郁久化火，灼津成痰，气血运行失畅，气滞痰浊瘀血痹阻肺络，而成本病。

4. 体虚劳倦　外伤、手术、久卧、久坐、年老体虚均能导致人体正气虚弱，气虚无力推动血脉，血运不畅，诱发本病。

综上所述，本病病位在肺，因外邪、痰浊、肝郁气逆，体虚劳倦导致气血运行失畅，肺脉痹阻，肺失宣降，故见胸痛、气促、胸闷、咳嗽、咯血等症。严重时，血脉痹阻，气机逆乱，闭塞清窍，出现晕厥或猝死。若肺病迁延不愈，累及于肾，肾不纳气则喘促加重，动则益甚。若脾肾阳虚水泛，凌心犯肺，还可见气促不能平卧，四肢浮肿等症。

【临床表现】

一、症状

肺栓塞的临床症状多种多样，可见呼吸困难、气促、胸痛、晕厥、烦躁不安、咯血、心悸等，大约有一半的病人下肢出现不对称肿胀。不同病例常有不同的症状组合，但均缺乏特异性。各病例所表现症状的严重程度亦有很大差别，可以从无症状到血流动力学不稳定，甚至发生猝死。

二、临床分型

1. 大面积肺栓塞　临床上以休克和低血压为主要表现，即体循环压＜90 mmHg，或较基础值下降幅度≥40 mmHg，持续15分钟以上。须除外新发生的心律失常、低血容量或感染中毒症所致血压下降。

2. 非大面积肺栓塞　不符合以上大面积肺栓塞标准的肺栓塞。此型患者中，一部分人的超声心动图表现有右心室运动功能减弱或临床上出现右心功能不全表现，归为次大面积肺栓塞。

【实验室与其他检查】

1. 动脉血气分析　常表现为低氧血症，低碳酸血症，肺泡－动脉血氧分压差增大。部分病人的血气分析结果正常。

2. 心电图　心电图的常见表现为动态出现 $S_{I}Q_{III}T_{III}$ 征及 V_{1-4}T 波倒置、肺性 P 波及右束支传导阻滞、窦性心动过速。

3. 胸部X线检查　栓塞区域的肺纹理减少及局限性透过度增加，可见楔形阴影、肺不张，患侧横膈抬高，有少至中量胸腔积液，还可以出现右下肺动脉干增粗、右心增大。

4. D－二聚体（D－Dimer，DD）　用酶联免疫吸附法（ELISA）诊断肺栓塞的敏感性为92%以上，当D－二聚体低于500 μg/L时可基本除外急性肺栓塞。

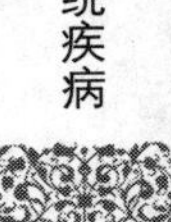

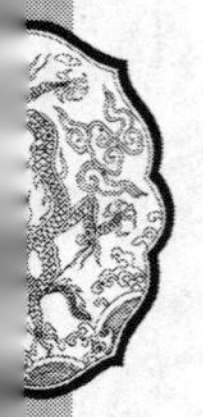

5. 超声心动图检查　位于主肺动脉或左右肺动脉内的血栓可被超声检出而确诊。若长期存在肺动脉高压，可见右心室壁肥厚。

6. 螺旋CT和电子束CT　CT肺动脉造影（CTPA）对诊断肺段或以上的肺栓塞的敏感性为75%～100%。

7. 磁共振显像　磁共振显像肺动脉造影（MRPA）对段以上肺动脉内血栓的诊断敏感性和特异性均较高。当CT检查有禁忌证时，可作为替代方法。

8. 放射性核素肺扫描　放射性核素肺扫描是一种安全、无创的肺栓塞的诊断方法。典型表现是呈肺段分布的灌注缺损，并与通气显像不匹配。

9. 肺动脉造影　肺动脉造影是目前临床诊断肺栓塞的金标准。有一定的危险性，对临床诊断明确拟采用内科保守治疗的患者，造影并非必要。

【诊断与鉴别诊断】

一、诊断要点

（一）西医诊断

1. 病史　对于存在危险因素的患者，特别是有多个危险因素的病例，需有较强的诊断意识。

2. 症状　在高危病例出现不明原因的呼吸困难、胸痛、晕厥和休克，或伴有单侧或双侧不对称性下肢肿胀、疼痛等，对诊断具有重要的提示意义。

3. 体征　患者呼吸频率增快、紫绀、膈肌抬高，肺野可闻及哮鸣音或细湿啰音。合并胸腔积液时，病变部位呼吸音减弱。患者心率增快，颈静脉充盈，肺动脉区第二心音亢进，三尖瓣区收缩期杂音，严重者血压下降甚至休克。

4. 实验室及其他检查　宜尽快常规行D－二聚体检测（ELISA法），以做出可能的排除诊断。对疑诊病例行CT肺动脉造影、磁共振显像、放射性核素肺扫描、肺动脉造影检查，其中一项阳性即可明确诊断。

（二）中医辨病与辨证要点

1. 辨病要点　本病需与真心痛相鉴别，真心痛患者胸疼痛的部位为左前胸，常可放射至左肩背部或左臂，表现为胸前闷痛或压榨感，可伴心悸、气短、汗出等，严重者手足青至节、脉结代。

2. 辨证要点

（1）辨虚实：本病由寒凝、痰浊、气滞所致肺脉痹阻者属标实，由体虚劳倦所致肺脉痹阻者为本虚标实证。

（2）辨病位：因寒凝、痰浊、气滞所致者，病位在肺，久病或体弱所致者，病位在肺、脾、肾、心。

二、鉴别诊断

本病应与冠心病、肺炎、原发性肺动脉高压、主动脉夹层相鉴别，症状、体征、

CT肺动脉造影等实验室检查有助于鉴别。

【治疗】

一、中医治疗

本病病位在肺，标实者，根据病邪的不同，采取祛寒活血、化痰散结、行气活血等方法。本虚者，根据气血阴阳的不同，采取补气活血、益气养阴，温阳利水活血等方法。治疗时应辨明主次。

辨证论治

1．寒凝肺脉

主要证候：胸闷气紧，或见胸痛、心悸，恶寒发热。多因骤遇风寒而发病或症状加重，舌淡、苔薄白，脉沉紧。

治法：祛寒活血。

方药：当归四逆汤。方中当归甘温，养血和血；桂枝辛温，温通血脉，为君药。细辛温经散寒，助桂枝温通血脉；白芍药养血和营，助当归补益营血，共为臣药。通草通经脉，以畅血行；大枣、甘草，益气健脾养血，共为佐药。

胸痛者加桃仁、红花、丹参、郁金。

2．痰浊蕴肺

主要证候：胸闷，气短，咳嗽，痰白黏，头晕，舌质淡，苔白腻，脉滑。

治法：理气化痰。

方药：二陈汤合栝蒌薤白半夏汤。方中半夏、陈皮、茯苓、甘草燥湿化痰；栝蒌、薤白、半夏行气祛痰，宽胸散结。

痰浊夹瘀，可加桃仁、红花、赤芍药。痰色转黄、舌苔黄者，加浙贝母、黄芩、桑白皮。若痰中带血丝者，加仙鹤草、白茅根、白及。

3．气滞血瘀

主要证候：胸部疼痛，痛有定处，胸闷，可因情志波动而增减，甚至反复晕厥，舌质暗红，苔薄，脉弦。

治法：行气活血。

方药：血府逐瘀汤。方中当归、赤芍药、桃仁、红花、川芎等均为活血祛瘀之品，牛膝引瘀血下行，柴胡疏肝解郁，升达清阳，桔梗开宣肺气，又合枳壳则一升一降，开胸行气，调整气机；生地黄凉血清热，合当归能养阴润燥，使瘀祛而不伤阴血。

肝郁而化火，加丹皮、山栀。热伤血络、痰中带血丝者，加仙鹤草、白茅根、白及。

4．气虚血瘀

主要证候：气短喘促，甚则动则加剧，气怯声低，咳声低弱，舌质淡暗红，脉细弱。

治法：补气活血。

方药：补肺汤加丹参、桃仁、川芎。方中人参、黄芪补益肺气，五味子敛肺平喘；熟地补阴；紫菀、桑白皮化痰清利肺气。

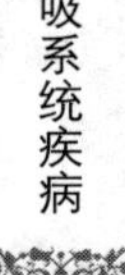

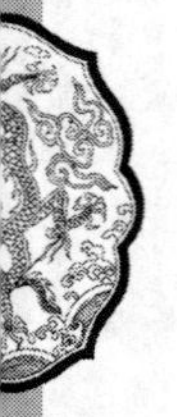

病久气阴两虚者，可用生脉散加减。

5．阳虚水泛

主要证候：胸闷气促，动则加剧，甚至喘咳不能平卧，咯痰清稀，心悸，面浮，下肢肿，甚则一身悉肿，腹部胀满，尿少，怕冷，面唇青紫，舌胖质黯，苔白滑，脉沉虚数。

治法：温阳利水。

方药：真武汤合五苓散。真武汤方中附子温肾通阳，茯苓、白术、生姜健脾利水、白芍药利小便兼可缓急止腹痛，合五苓散以助渗湿利水。

面唇青紫、舌质黯者，加红花、赤芍药、泽兰、益母草。心悸喘满、倚息不得卧者，加沉香、椒目、葶苈子。

二、西医治疗

（一）一般处理与呼吸循环支持治疗

对高度疑诊或确诊肺栓塞的患者，应进行严密监测生命体征，要求绝对卧床，保持大便通畅，避免用力；可适当使用镇静剂、止痛、镇咳等相应的对症治疗。

对有低氧血症的患者，采用经鼻导管或面罩吸氧。当合并严重的呼吸衰竭时，可使用无创性机械通气或经气管插管行机械通气。

（二）溶栓治疗

溶栓治疗主要适用于大面积肺栓塞病例。对于次大面积肺栓塞，血压和右室运动均正常的病例不推荐进行溶栓。溶栓的时间窗一般定为14天以内。溶栓的主要并发症为出血。最严重的是颅内出血。溶栓的绝对禁忌证有活动性内出血、近期自发性颅内出血。

1．尿激酶　剂量为20 000 IU/kg，持续静脉滴注2小时。

2．链激酶　负荷量250 000 IU，静脉滴注30分钟，随后以100 000 IU/h持续静脉滴注24小时。链激酶具有抗原性，故用前需肌注苯海拉明或地塞米松，以防止过敏反应。

3．重组组织型纤溶酶原激活剂（rt－PA）　剂量为50～100 mg，持续静脉滴注2小时。

溶栓治疗结束后，应每2～4小时测定凝血酶原时间（PT）或活化部分凝血激酶时间（APTT），当其水平低于正常值的2倍时，即应开始规范的肝素治疗。

（三）抗凝治疗

1．普通肝素　予3 000～5 000 IU或按80 IU/kg静脉注射，继之以18 IU/（kg·h）持续静脉滴注。在开始治疗后的最初24小时内每4～6小时测定活化部分凝血激酶时间，使活化部分凝血激酶时间达到正常值的1.5～2.5倍。

2．低分子肝素（LMWH）　那曲肝素，0.1 ml/10 kg，每12小时1次，每日2次，皮下注射。达那肝素，100 IU/kg，每12小时1次，每日2次，皮下注射。肝素或低分子肝素须至少应用5天，直到临床情况平稳。对大面积PTE或髂股静脉血栓，肝素约需用至10天或更长。

3．华法林　在肝素/低分子肝素开始应用后的第1～3天加用口服抗凝剂华法林，初始剂量为3.0～5.0 mg/d，与肝素/低分子肝素需至少重叠应用4～5天，当连续2天测定的国际标准化比率（INR）达到2.0～3.0时，或凝血酶原时间（PT）延长至正常值1.5～2.5倍时，停用肝素/低分子肝素，单独口服华法林治疗。一般口服华法林的疗程至少为3～6个月。对复发性下肢深静脉血栓、合并肺心病或危险因素长期存在者，抗凝治疗的时间应延长达12个月或以上，甚至终身抗凝。

（四）肺动脉血栓摘除术

该手术风险大，死亡率高，需要较高的技术条件，仅适用于经积极的内科治疗无效的紧急情况。

（五）肺动脉导管碎解和抽吸血栓

此方法适应于大面积肺栓塞存在溶栓和抗凝治疗禁忌，或溶栓治疗无效，而缺乏手术条件者。

（六）放置腔静脉滤器

为防止下肢深静脉大块血栓再次脱落阻塞肺动脉，可考虑放置下腔静脉滤器。

（七）慢性血栓栓塞性肺动脉高压的治疗

华法林3.0～5.0 mg，每日1次，保持国际标准化比率为2～3。反复下肢深静脉血栓脱落者，可放置下腔静脉滤器。若阻塞部位处于手术可及的肺动脉近端，可考虑行肺动脉血栓内膜剥脱术。

【临床思路】

肺栓塞临床症状多种多样，缺乏特异性。对存在危险因素，特别是并存多个危险因素的病例，需有较强的诊断意识。在高危病例出现不明原因的呼吸困难、胸痛、晕厥和休克，或伴有单侧或双侧不对称下肢肿胀、疼痛等，都对诊断有重要提示意义。结合心电图、X线胸片、动脉血气分析等基本检查，可以初步疑诊肺栓塞或排除其他疾病。宜尽快常规行D－二聚体检测（ELISA法），据以作出可能的排除诊断。对疑诊病例合理安排进一步检查以明确诊断。

肺脉痹阻、气血运行失畅是本病的主要病机，故活血化瘀法始终贯穿在本病的治疗当中。现代药理学研究表明，活血化瘀药物可扩张血管，增加组织、器官的血流量，从而能改善血瘀患者的浓、黏、凝、聚状态。

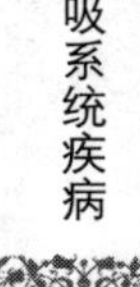

【预后与转归】

本病易反复发作，病程较长，病后4～6周内复发的危险性最大。病人如能渡过急性期或得到正确诊治则预后较好。经治疗后肺栓塞总的转归：再溶解80%，死亡5%，肺梗死10%，肺动脉高压5%。

【预防与调护】

急性肺栓塞者应卧床休息，避免膏粱厚味，宜食用蛋白质、纤维素含量高的食品，宜戒烟酒，保持大便通畅。对存在危险因素的病人，应适时活动下肢，防止血栓形成。并可使用加压弹力袜、间歇序贯充气泵、下腔静脉滤器及抗凝药物预防。

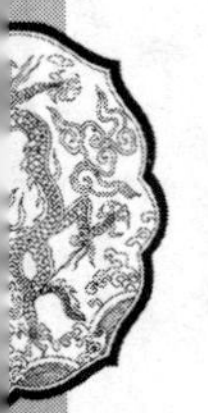

第十三章　慢性肺源性心脏病

慢性肺源性心脏病（chronic pulmonary heart disease）简称肺心病，是由于肺、胸廓或肺动脉的慢性病变所致的肺循环阻力增加、肺动脉高压，进而引起右心室肥厚、扩大，甚至发展为右心衰竭的疾病。临床上以反复咳喘、咳痰、水肿、紫绀等为特征。本病发病年龄多在 40 岁以上，随着年龄增长而患病率增高。急性发作以冬、春季多见。本病的发病率高，近年全国各地肺心病流行病学调查资料表明，我国平均患病率为 0.41% ~0.47%。调查还发现，肺心病的患病率存在一定的地区差异，东北、西北、华北患病率高于南方地区，农村患病率高于城市，并随年龄增长而增高。吸烟者比不吸烟者患病率明显增高，男女无明显差异。冬、春季节，气候骤然变化是肺心病急性发作的重要因素。

本病属于中医学“咳喘”、“痰饮”、“心悸”、“水肿”、“肺胀”等范畴。

【病因病理】

一、西医病因病理

（一）病因及发病机制

慢性肺源性心脏病的病因比较复杂，归纳起来，有以下几个方面：

1. 支气管、肺疾病　以慢性支气管炎并发阻塞性肺气肿最为多见，约占 80% ~ 90%，其次为支气管哮喘、支气管扩张、重症肺结核、尘肺、先天性肺囊肿所并发的肺气肿及肺纤维化。

另外，弥漫性肺间质纤维化、结节病、硬皮病、播散性红斑狼疮、皮肌炎、特发性肺含铁血黄素沉着症等也可引起本病，但较少见。

2. 胸廓运动障碍性疾病　较为少见，严重的脊椎后、侧凸、脊椎结核、类风湿性关节炎、胸膜广泛粘连及胸廓成形术后造成的严重胸廓或脊椎畸形，以及神经肌肉疾患如脊髓灰质炎，可引起胸廓活动受限、肺受压、支气管扭曲或变形，导致肺功能受限，气道引流不畅，肺部反复感染，并发肺气肿，或纤维化、缺氧、肺血管收缩、狭窄，使阻力增加，肺动脉高压，发展成肺心病。

3. 肺血管疾病及其他　如累及肺动脉的过敏性肉芽肿病，广泛或反复发生的多发性肺小动脉栓塞及肺小动脉炎，以及原因不明的原发性肺动脉高压症，均可使肺小动脉狭窄、阻塞，引起肺动脉血管阻力增加、肺动脉高压和右心室负荷加重，发展成肺心病。

（二）病理

1. 小气道病变　①细支气管上皮出现杯状细胞化生与增生，分泌亢进；②管壁全层有急、慢性炎症细胞浸润，黏膜下层及黏膜处小血管充血、水肿；③管壁平滑肌束肥大，弹力纤维减少；④黏膜因结缔组织增生、炎症细胞浸润或平滑肌肥厚而形成皱褶向管腔内突出；⑤管腔内有炎症渗出物或黏液形成的炎栓或黏液栓阻塞，或管壁增生的炎性肉芽组织使管腔完全闭锁，甚者仅在小瘢痕灶内残留有少量平滑肌束；⑥细支气管外膜纤维性增厚，增生的结缔组织呈放射状与周围发生纤维化的肺泡间隔相连，部分肺泡间隔断裂，肺泡腔融合形成肺气肿。

2. 肺实质改变　肺泡残气量增多、相互融合而形成肺气肿。这种肺气肿主要累及肺小叶中央区域，扩张的肺泡可形成大疱。全小叶型肺气肿较少。

3. 肺血管病变　慢性支气管周围炎及肺炎波及支气管动脉和附近肺动脉分支，使支气管动脉不同程度增厚，此外，可有非特异性肺血管炎、肺血管内血栓形成和机化或坏死性血管炎等。

4. 心脏病变　可见到右心室肥大、室壁增厚、心腔扩张和肺动脉圆锥膨隆。心肌纤维有肥大和萎缩，间质水肿，部分呈局灶性溶解坏死病变，最后被纤维组织替代。有严重心律失常者，都有传导系统和心肌急慢性病损，造成心肌传导和应激的不一致，容易在心室肌内形成折返激动，导致心律失常。

二、中医病因病机

（一）发病因素

肺心病的病因为机体正气不足，反复感受风寒，肺伤气弱，痰饮留滞，气道不畅。肺伤日久必及于心，肺脏血瘀，损及心气而致病。

1. 正气虚弱　本病是多种慢性肺病反复发作而来的，按中医理论，“久病必虚”，临床亦常见病人表现出正气亏虚的征象，故“虚”是肺心病的主要病因。

2. 六淫外感　本病常于冬春季节，气候突变时，感受外邪而发作并加重，与以风寒之邪为主的六淫致病关系密切。

3. 痰饮作祟　痰饮是肺心病的重要致病因素，痰滞于肺可见咳喘咯痰，痰迷于心可见神昏谵妄、昏迷等症。饮泛肌肤则成水肿，上凌于心则心悸怔忡，形寒肢冷，胸满痰鸣，端坐喘息。

4. 瘀血为患　肺心病大多病程日久，久病必瘀，此外，患者正气亏虚，气虚无力推动血液运行，致瘀血停滞；血瘀日久，血不生气，则气虚更甚。

病理变化首先在于机体正气不足，抵抗力低下，邪气侵袭人体，肺先受之，肺气宣降失司，发为喘咳。若反复感受邪气则肺伤气弱，痰饮留滞，日久正气必衰，而进一步累及心、脾、肾诸脏。“肺伤日久必及于心”，心气虚无以推动致心血瘀阻而见心悸、胸闷憋喘、紫绀、舌黯；脾主运化，脾失健运，水谷不化，痰湿内生，上涌犯肺，而见咯痰量多；肾主水，肾虚无以制水，水气凌心，则加重心悸、气短；肾又主纳气，肺主呼吸，肺气应下行归肾，肾气又有摄纳肺气的作用，若肾气虚不能摄纳肺气，则发为虚喘。因此，肺心病的发生，在于肺、心、脾、肾四脏功能失调。

（二）病机特点

1. 本虚标实　肺心病患者以肺脾心肾的阴阳气血亏虚为本，在不同阶段，其本虚

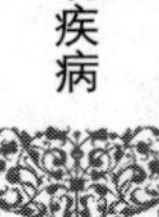

有所不同。早期以肺脾气虚为本，后期可出现阴阳两虚，或气阴不足，或心肾阳虚等多种证候。而标证则主要表现为痰浊阻肺、瘀血内停、水饮停聚等证。

2. 多脏受累　本病的病位主要在肺脾，随着病情的进一步发展，可以累及心肾，在疾病的终末期，病变可及肝、脑，病人表现出昏迷、抽搐等症。

【临床表现】

本病发展缓慢，临床上除原有肺、胸疾病的各种症状和体征外，主要是逐步出现的肺、心功能不全以及其他器官受损的征象，往往表现为急性发作期与缓解期交替出现，肺、心功能不全亦随之进一步恶化，急性发作次数愈多，肺、心功能损害亦愈重。下面按其功能代偿期与失代偿期分别加以阐述。

一、肺、心功能代偿期

（一）肺部原发疾病表现

1. 患者常有长期慢性咳嗽、咳痰或喘息病史，逐渐出现乏力、呼吸困难，活动后心悸、气促加重。

2. 可见肺气肿体征。

3. 由于肺或支气管病变，肺部听诊常有干、湿啰音。

（二）肺动脉高压和右心室肥大体征

1. 肺动脉瓣区第二心音亢进，提示肺动脉高压。

2. 三尖瓣区出现收缩期杂音或剑突下的心脏收缩期搏动，多提示有右心室肥厚、扩大。

3. 部分病例因严重肺气肿使胸腔内压升高，上腔静脉回流受阻，可出现颈静脉充盈；又因膈肌下降，肝下缘可在肋下触及，酷似右心功能不全的体征。但此时静脉压无明显升高，肝脏无淤血、前后径并不增大，且无压痛，可予鉴别。

二、肺、心功能失代偿期

多由急性呼吸道感染所诱发。除上述症状加重外，相继出现呼吸衰竭和心力衰竭。

（一）呼吸衰竭

主要表现为缺氧和二氧化碳潴留症状。

1. 低氧血症　除胸闷、心悸、心率增快和紫绀外，严重者可出现头晕、头痛、烦躁不安、谵妄、抽搐和昏迷等症状。

2. 二氧化碳潴留　头痛，多汗，失眠，夜间不眠，日间嗜睡。重症出现幻觉、神志恍惚，烦躁不安、精神错乱和昏迷等精神、神经症状，以致死亡。

（二）心力衰竭

以右心衰竭为主。心悸、心率增快、呼吸困难及紫绀进一步加重，上腹胀痛、食欲不振、少尿。主要体征为颈静脉明显怒张，肝肿大伴有压痛，肝颈静脉回流征阳性，下肢水肿明显，并可出现腹水。因右心室肥大使三尖瓣相对关闭不全，在三尖瓣区可听到收缩期杂音，严重者可出现舒张期奔马律。也可出现各种心律失常，特别是房性心律失常。病情严重者可发生休克。少数患者亦可出现急性肺水肿或全心衰竭。

三、主要并发症

1. 肺性脑病　主要由于高碳酸血症和低氧血症引起的脑水肿所致。早期表现为头痛，头晕，白天嗜睡，夜间失眠，严重者出现表情淡漠，神志恍惚，谵妄，抽搐，甚至昏迷。

2. 上消化道出血　是肺心病心肺功能衰竭晚期并发症之一，死亡率较高。其主要表现是无溃疡病症状，常有厌食、恶心、上腹闷胀疼痛，甚至在出血前无任何症状。出血时呕吐物多为咖啡色，且有柏油样便，大量出血可诱发贫血及休克。

3. 酸碱平衡失调及电解质紊乱　肺心病患者呼吸衰竭时由于缺氧和二氧化碳潴留，常并发呼吸性酸中毒，还可出现各种不同类型的酸碱失衡及电解质紊乱。如肺心病急性加重期，常因严重缺氧、肝肾功能衰竭和摄入不足等而出现呼吸性酸中毒合并代谢性酸中毒及高钾血症；或因利尿剂、皮质激素等药物的应用和严重呕吐或补碱过量等可发生呼吸性酸中毒合并代谢性碱中毒及低钾、低氯血症。

4. 休克　发病率一般在4.5%左右。常有感染中毒性、失血性和心源性休克，主要表现为血压降低、脉压差减少、脉搏细数、烦躁不安、面色苍白、肢体湿冷、末梢发绀等综合体征。

5. 其他　功能性肾衰竭、弥漫性血管内凝血等。

【实验室及其他检查】

1. 血液检查　血液流变学检查可了解红细胞变形性等变化；凝血功能检查有助于了解有无血液高凝状态；血电解质测定可了解电解质紊乱；血常规检查可见红细胞、血红蛋白的升高，合并感染时，白细胞总数升高，中性粒细胞升高。

2. X线检查　除肺、胸基础疾病的特征外，尚可有肺动脉高压征，如肺动脉段弧突出或其高度≥3 mm；右下肺动脉增宽，其横径≥15 mm；其横径与气管横径比值≥1.07；右心室增大，心脏呈垂直位。心力衰竭时可见全心扩大，但在心力衰竭控制后，心脏可恢复原来大小。

3. 心电图检查　慢性肺心病的心电图阳性率为30%左右，可呈现右房右室增大的变化。右房增大表现为P波高尖，右室增大表现为电轴右偏，极度顺钟向转位时，$R_{v1}+S_{v5}\geq 1.05$ mV。有时在V_1、V_2甚至延至V_3，可出现酷似陈旧性心肌梗死图形的QS波，应注意鉴别。

4. 动脉血液气体分析　用以判断有无缺氧、二氧化碳潴留和酸碱平衡紊乱及其严重程度，对于指导肺心病急性发作期的治疗具有重要意义。

5. 心向量图检查　主要表现为右心室肥大和（或）右心房增大，随右心室肥大的程度加重，QRS方位由正常的左下前或后逐渐演变为向后，再向下，最后转向右前，但终末部仍在右后。QRS环自逆钟向运行或“8”字形发展至重度时之顺钟向运行。P环多狭窄，左侧面与前额面P环振幅增大，最大向量向前下、左或右。一般说来，右

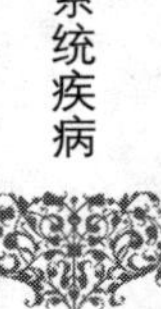

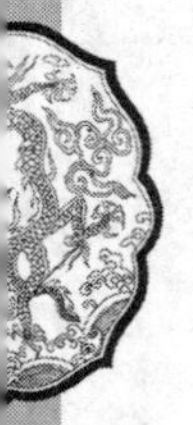

心室肥大越明显，则 P 环向量越向右。

6. 超声心动图检查　可显示右肺动脉内径增大，右心室流出道内径增宽（≥30 mm），右心室内径增大（≥20 mm），右心室前壁及室间隔厚度增加，搏动幅度增强，左、右心室内径比 <2 mm。二维扇形超声心动图示肺总动脉舒张期内径明显增大。多普勒超声心动图中出现三尖瓣反流及右室收缩压增高。

7. 右心导管检查　经静脉送入漂浮导管至肺动脉，直接测定肺动脉和右心室压力，可作肺心病的早期诊断。

【诊断与鉴别论断】

一、诊断要点

（一）西医诊断

根据患者有严重 COPD、其他胸肺疾病或肺血管病变病史，并有肺动脉瓣区第二心音亢进、剑突下心音增强、颈静脉怒张、肝大压痛、肝颈静脉反流征阳性、下肢水肿及体静脉压升高等肺动脉高压、右心室增大或右心功能不全的表现，结合心电图、X 线胸片、超声心动图、心电向量图有肺动脉高压和右心室肥厚、扩大的征象，可以作出诊断。

（二）中医辨病与辨证要点

肺心病较为常见，病机错综复杂，症状各不相同，临证宜加详辨。

1. 辨病要点　肺心病既可表现为以喘证为主症，也可表现为以肺胀为主症，或以心悸、水肿为主症，因此，肺心病中医辨病应注意相互鉴别并与真心痛、厥证、中风病相鉴别。

（1）哮病、喘证、肺胀：三者均有呼吸急促，而哮病是一种反复发作的疾病，以喉中哮鸣有声，呼吸气促困难，甚则喘息不能平卧为主要特点；喘证是以呼吸困难，甚则张口抬肩，鼻翼煽动，不能平卧为主要临床表现的病证，经治疗后喘促可缓减，为多数慢性疾病的一个症状；肺胀多以咳、痰、喘、肿、满并见，或伴心悸、唇甲紫黯，咳喘虽经治疗缓解，但气短不能续，胸中胀满持续存在。由此不难区别。

（2）饮证与水肿：两者同属于津液输布失常的病变。但饮证是水饮之邪停聚于身体的某一部位；而水肿则为水液泛溢于全身各部，可先眼睑、后头面四肢，也可先下肢肿胀，渐至全身浮肿。以此作为鉴别。

（3）真心痛、厥证、中风：真心痛常与心悸合并出现，但它除了心慌不安，脉结、代外，必有心前区或胸骨后疼痛，且常放射至肩背部，唇甲青紫或手足青至四肢末端，同时伴有大汗淋漓、呼吸急促甚至晕厥。厥证与中风两者均有昏仆，但厥证表现为突然昏仆，不省人事，移时苏醒如常人，无半身不遂；而中风则有半身不遂，口、眼歪斜的特征。

2. 辨证要点

（1）辨虚实：本病乃邪实正虚之证，发作时以邪实为主，未发作时以正虚为本，久病则虚实夹杂。

（2）辨寒热：寒性凝滞收引，故外感寒邪者多因遇风寒而作，痰稀白，不渴或喜热饮；热结火郁，外感热邪者多见气粗息促，痰稠咳吐不利，胸中烦热，烦渴思饮，恶热喜凉，溲赤，便结，苔黄少津，脉象弦数等证。

（3）辨病位：以外邪、痰浊、瘀血导致邪壅肺气，肺气宣降不利，病位在肺。以久病劳伤、肺肾摄纳失常、虚实夹杂，病位在肺肾；子耗母气，肺病及脾，脾失健运则病位在脾肺；累及于心，心气不足，鼓动无力则病位在心。

二、鉴别诊断

1．冠心病　肺心病和冠心病都见于老年患者，均可发生心脏扩大、心律失常和心力衰竭，少数患者心电图上Ⅰ、aVL或胸导联出现Q波，类似陈旧性心肌梗死。但肺心病无典型心绞痛或心肌梗死的临床表现，多有慢性支气管炎、哮喘、肺气肿等胸、肺疾病史，心电图中ST－T改变多不明显，且类似陈旧性心肌梗死的图形多发生于肺心病的急性发作期和明显右心衰竭时，随着病情的好转，这些图形可很快消失。值得注意的是，肺心病伴发冠心病者临床并非罕见，应详细询问病史、体格检查和有关的心、肺功能检查，加以鉴别。

2．风湿性心脏病　肺心病患者在三尖瓣区可闻及Ⅰ～Ⅱ级的吹风样收缩期杂音，有时可传到心尖部；有时出现肺动脉瓣关闭不全的吹风样舒张期杂音；加上右心室肥大、肺动脉高压等表现，易与风湿性心脏瓣膜病相混淆。一般通过详细询问有关慢性肺、胸疾病史，有肺气肿和右心室肥大的体征，结合X线胸片、心电图、心电向量图、超声心动图等表现以及动脉血氧饱和度显著降低，二氧化碳分压高于正常等，可资鉴别。

3．原发性扩张型心肌病、缩窄性心包炎　前者心脏增大常呈球形，常伴心力衰竭、房室瓣膜相对关闭不全所致杂音。后者有心悸、气促、发绀、颈静脉怒张、肝肿大、腹水、浮肿及心电图低电压等，均需与肺心病相鉴别。一般通过病史、X线胸片、心电图等不难鉴别。

【治疗】

一、中医治疗

急性期多本虚标实，以邪实为主，主要有痰热壅肺、痰浊阻肺、痰热蒙窍、阳虚水泛等证。按照“急则治其标”的原则，应以清热化痰、燥湿化痰、涤痰开窍、温阳利水等为法。缓解期以本虚为主，肺肾气虚、气阴两虚多见，应“缓则治其本”，以补肺纳肾、益气养阴为法。由慢性阻塞性肺疾病发展至慢性肺心病，气滞血瘀贯穿于本病发生、发展的始终，因此理气活血法亦应作为本病重要的治疗方法。

（一）急性期

1．寒饮闭肺

主要证候：恶寒发热，鼻塞流涕，肢体酸楚，身痛无汗，兼见咳逆喘促，痰多色白、泡沫，胸部胀满，口干而不欲饮；舌淡暗苔白滑，脉浮紧。

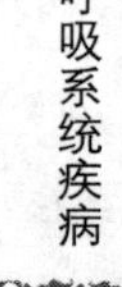

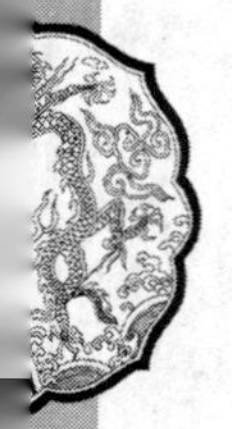

治法：宣肺散寒、祛痰平喘。

方药：小青龙汤。本方用麻黄、桂枝为君药，发汗解表，除外寒而宣肺气；干姜、细辛为臣，温肺化饮，兼助麻、桂解表；配五味子敛气，白芍药养血，并为佐制之用；半夏祛痰和胃而散结，甘草益气和中、调和诸药；全方共奏宣肺散寒、祛痰平喘之功。

喘促重者加杏仁；口渴者，去半夏加天花粉；腹胀、腹泻者，加茯苓、薏苡仁、莱菔子；表寒不著者，可用射干麻黄汤。

2．痰热壅肺

主要证候：咳嗽气促，烦躁胸满，痰黄黏稠、难以咳出，或伴发热，舌质红、舌苔黄腻，脉滑数。

治法：清肺化痰，止咳平喘。

方药：苇茎汤合麻杏石甘汤。苇茎汤清肺化痰；麻杏石甘汤清肺、宣肺、平喘；两方合用共奏清肺化痰，止咳平喘之功。

痰多黏稠者，加海蛤壳、栝蒌仁；发热重者，加鱼腥草、黄芩；痰中带血者，加仙鹤草、紫珠草、茜草。

3．痰热蒙窍

主要证候：神志模糊，嗜睡、昏睡，或烦躁不安，甚者神昏谵语，抽搐、震颤，咳嗽、气喘，痰液黄稠难出，舌质暗红，舌苔黄腻，脉滑数。

治法：清热豁痰，醒神开窍。

方药：菖蒲郁金汤。另服安宫牛黄丸或至宝丹。方中石菖蒲、郁金涤痰开窍，行气开郁；山栀子、连翘、鲜竹叶清泄郁热；牡丹皮清热凉血，竹沥清热化痰，灯心草、木通通利湿热、清心除烦，加玉枢丹冲服以助清热化痰开窍之力。诸药合用，清热豁痰，醒神开窍。

病情急重者可先服用安宫牛黄丸或至宝丹，或静脉滴注醒脑静、清开灵等注射液；便秘、腹胀者，加大黄、枳实、厚朴；抽搐、震颤肝风内动者，加钩藤、羚羊角。

4．阳虚水泛

主要证候：面浮肢肿，心悸气短、不能平卧，尿少，口唇紫绀，脘痞纳呆，舌质绛紫，苔白腻，脉沉虚数。

治法：健脾补肾，温阳利水。

方药：真武汤。方中附子温肾暖脾，以助阳气；茯苓，甘淡渗利，健脾渗湿以利水邪；生姜辛温温阳祛寒，温散水气。白术健脾燥湿，以扶脾之运化；白芍和里缓急。

阳虚明显、阴寒内盛者，加肉桂、干姜；紫绀明显者，加红花、桃仁、丹参；水肿明显者，加汉防已、葶苈子、花椒。

（二）缓解期

1．肺肾气虚

主要证候：胸满气短，语声低怯，呼多吸少，气不得续，神疲乏力，自汗，肢冷，或有浮肿，面青唇紫，舌质淡，苔白，脉沉细。

治法：补肾益肺、纳气平喘。

方药：补肺汤合参蛤散。补肺汤方中以人参、黄芪益气补肺；熟地黄、五味子滋肾敛肺，共起肺肾双补之用；配以紫菀、桑白皮止咳平喘；合参蛤散意在取蛤蚧补肾纳气之功用。两方合用补肾益肺、纳气平喘。

兼瘀血者，加当归、丹参、川芎；肺虚有寒者，加肉桂、干姜、细辛；兼脾肾阳虚畏寒者，加附子；恶风、自汗、易感冒者，加防风、白术或玉屏风散。

2. 气阴两虚

主要证候：干咳少痰，易出汗或盗汗，气短声低，口干舌燥，舌质嫩红，少苔，脉细数无力。

治法：益气养阴，润肺止咳。

方药：生脉散合百合固金汤。生脉散中人参补气；麦冬养阴；五味子敛肺。百合固金汤中生、熟地黄滋阴补肾；麦冬、百合、贝母养阴润肺，化痰止咳；玄参滋阴凉血清虚火；当归养血润燥。白芍药养血益阴；桔梗宣利肺气；甘草调和诸药兼以止咳。两方合用，益气养阴，润肺止咳。

阴虚内热、肺络受伤咳血者，加白茅根、侧柏叶、紫珠草；阴虚盗汗者，加浮小麦、沙参；咳嗽明显者，加紫菀、款冬花、千层纸；低热者，加银柴胡、地骨皮。

（三）其他治法

1. 针刺

（1）针刺：取定喘、肺俞、中脘、丰隆等穴位，用泻法，适用于饮犯胸肺者。

（2）针刺：取肺俞、气海、肾俞、太渊、太溪等穴位，用补法，适用于肺肾气虚者。

2. 水针　取定喘、肺俞穴，每穴位注射当归注射液或喘可治注射液 0.5 ~ 1 ml，每日 1 次，10 ~ 15 日为 1 疗程。适用于肺心病缓解期虚证。

二、西医治疗

慢性支气管炎、慢性阻塞性肺气肿等慢性阻塞性肺疾病是肺心病发生的最主要病因，因此，积极预防和治疗这些基础性疾病是避免肺心病发生、发展的根本性措施。应鼓励病人戒烟、积极锻炼身体、预防感冒，尽量减少和控制疾病的急性发作，保护肺功能，延缓疾病发展。治疗上应根据疾病缓解期和急性发作期的不同分别加以处理。

（一）急性期

积极控制感染；通畅气道，改善肺功能；纠正缺氧与二氧化碳潴留；控制呼吸衰竭和心力衰竭。

1. 控制呼吸道感染　由于呼吸道感染是诱发肺心病急性加重和引发呼吸衰竭、心力衰竭的最主要原因，因此控制感染是肺心病急性加重期治疗的关键。肺心病并发的呼吸道感染多为混合感染，因此应联合应用抗生素。在未明确感染病原体之前，应根据感染的环境以及痰涂片革兰氏染色的结果指导用药。社区获得性感染的常见病原体为肺炎球菌，其次有流感嗜血杆菌、肺炎支原体等。医院获得性感染常见的病原体为绿脓杆菌，且多为耐药菌。目前特别强调早期经验治疗的重要性，正确的早期经验治疗可以明显降低病死率。经验治疗抗生素的选择除了要考虑感染的环境外，还应参考本地区、本医院流行的耐药菌株的不同特点。社区感染一般可选用青霉素类、大环内酯类、氟喹诺

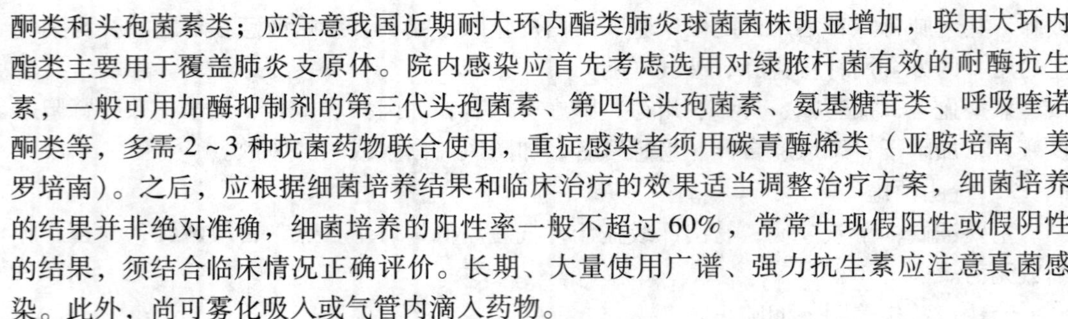

酮类和头孢菌素类；应注意我国近期耐大环内酯类肺炎球菌菌株明显增加，联用大环内酯类主要用于覆盖肺炎支原体。院内感染应首先考虑选用对绿脓杆菌有效的耐酶抗生素，一般可用加酶抑制剂的第三代头孢菌素、第四代头孢菌素、氨基糖苷类、呼吸喹诺酮类等，多需2～3种抗菌药物联合使用，重症感染者须用碳青霉烯类（亚胺培南、美罗培南）。之后，应根据细菌培养结果和临床治疗的效果适当调整治疗方案，细菌培养的结果并非绝对准确，细菌培养的阳性率一般不超过60%，常常出现假阳性或假阴性的结果，须结合临床情况正确评价。长期、大量使用广谱、强力抗生素应注意真菌感染。此外，尚可雾化吸入或气管内滴入药物。

2. 改善呼吸功能，抢救呼吸衰竭　采取综合措施，包括缓解支气管痉挛、减少和清除痰液、通畅呼吸道、持续低浓度（25%～35%）或低流量（1～3 L/min）给氧、应用呼吸兴奋剂、BiPAP呼吸机无创正压通气等。必要时气管插管、气管切开和呼吸机辅助通气。

3. 控制心力衰竭　轻症者经积极控制感染，改善呼吸功能后心功能改善，症状自行改善或消失，较重者加用利尿剂可以较快控制病情。

（1）利尿剂：一般应短期、间歇、小量使用，以减轻心脏负荷，可先用缓和利尿剂氢氯噻嗪（25 mg，每日1～3次，口服）、螺内酯（20～40mg，每日1～3次，口服），根据情况可用呋塞米（20 mg，每日1～3次，口服）等，排钾与保钾利尿剂应联合使用，以防止低血钾。

（2）强心剂：在呼吸功能未改善前，洋地黄类药物疗效差，慢性肺心病患者由于肝肾功能差，易发生中毒，因此用量宜小。宜选用起效快、半衰期较短的注射剂毛花苷丙（西地兰）或毒毛旋花子苷K，根据情况可继用地高辛0.125～0.25 mg/d维持治疗。注意纠正缺氧和低血钾，以免发生中毒。

（3）血管扩张剂：应用血管扩张剂可以降低肺动脉压，减轻右心负荷。常用药物有酚妥拉明、硝酸异山梨酯（消心痛）、硝苯地平、卡托普利等。应从小剂量开始。

4. 控制心律失常　肺心病患者由于感染、缺氧、酸碱失衡和电解质紊乱，容易发生心律失常，以房性心律失常见，随着病情好转，多可自行消失，无需特殊处理。心房纤颤者可用洋地黄类，或乙胺碘呋酮；若出现频发早搏、室性心动过速者，可用乙胺碘呋酮、利多卡因等；洋地黄中毒所致的室性早搏首选苯妥英钠。此外，应注意避免使用β受体阻滞剂（如普奈洛尔、美托洛尔等），以免加重支气管痉挛。

5. 糖皮质激素　糖皮质激素有抗炎、解痉、改善通气、减轻血管渗出、强心、中和毒素等作用。在有效控制感染的情况下，短期使用有利于改善呼吸衰竭和心力衰竭，减轻脑水肿。通常用地塞米松10～20 mg加入葡萄糖溶液500 ml静脉滴注，每日1次，或甲泼尼龙40～80 mg加生理盐水20 ml静脉注射，每日1～2次。应注意防止消化道出血和精神障碍。有消化道溃疡和精神疾患者慎用。

6. 并发症处理　防止和及时处理酸碱平衡失调和电解质紊乱、消化道出血、休克、弥漫性血管内凝血（DIC）等。

（二）缓解期

1. 呼吸锻炼如腹式呼吸及缩唇呼吸以改善肺通气功能。

2. 积极防治原发病和急性呼吸道感染。

3. 提高机体免疫力，如口服或注射核酸酪素制剂，接种麻疹减毒疫苗、多价肺炎球菌疫苗、流感病毒疫苗等。

4. 在进行西医治疗的同时，应积极采用益肺、健脾、补肾等扶正固本的中医药辨证治疗，可以取得更好的效果。

【临床思路】

慢性肺源性心脏病，绝大多数是慢性支气管炎、支气管哮喘并发肺气肿的后果，因此积极防治这些疾病是避免肺心病发生的根本措施。应讲究卫生和增强体质，提高全身抵抗力，减少感冒和各种呼吸道疾病的发生。对已发生肺心病的患者，应针对缓解期和急性期分别加以处理。本病易反复发作，使病情日益加重，但肺心病病程中多数环节是可逆的，如能及时积极控制感染，改善心、肺功能，对病情的转归具有积极的意义。缓解期间宜采用中西医结合的综合措施进行防治，如鼓励患者进行呼吸锻炼、耐寒锻炼、提倡戒烟等，防止或减少、减轻急性发作，延缓病情的进一步发展。近年提倡家庭长期氧疗，能改善预后。

中医药治疗肺心病已积累了相当多的经验。主要优势应该是缓解期的治疗。运用"治病求本"及"未病先防"治疗原则，以扶正固本为主，重点在于补益肺脾之气。通过缓解期的治疗，可以达到减少患者感受六淫的机会，从而减少患者急性发作的次数及发作时的严重程度。同时，在发作期，中西医结合的方法被证明效果好过单纯的中医及西医治疗，近年来在发作期治疗积累了很多经验和方法，其中疗效最为可靠的还是辨证施治。

【预后与转归】

本病的多种证候之间，存在着一定的联系，各证常可互相兼夹转化。其预后受患者的体质、年龄、病程及治疗等因素影响。一般说来，素体较壮、年轻、病程短、病情轻，治疗及时有力者，可使病情基本控制，带病延年，反之则迁延恶化。如出现气不摄血，咳吐泡沫血痰，或吐血、便血，或痰蒙神窍，肝风内动，谵妄昏迷，震颤、抽搐；或见喘脱，神昧，汗出肢冷，脉微欲绝，内闭外脱等危象时，如不及时救治则预后不良。

本病的病死率较高，近年来已控制在15%左右，这与肺心病发病高峰年龄向高龄推移、多脏器合并症、感染菌群的改变等多层因素有关。主要死因依次为肺性脑病、呼吸衰竭、心力衰竭、休克、消化道出血、弥漫性血管内凝血、全身衰竭等。

【预防与调护】

防止经常感冒、内伤咳嗽迁延发展成为慢性咳喘，是预防形成本病的关键。同时应重视原发病的治疗。既病之后，更应注意保暖，秋冬季节，气候变化之际，尤需避免感受外邪。一经发病，立即治疗，以免加重。平时常服扶正固本方药增强正气，提高抗病能力，禁忌烟酒及恣食辛辣、生冷、咸、甜之品。有水肿者应进低盐或无盐饮食。

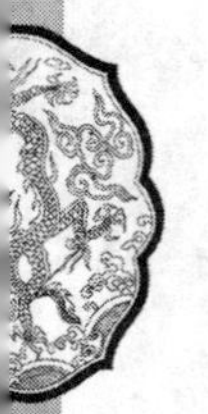

第三篇 循环系统疾病

第一章 总 论

循环系统由心脏、血管和调节血液循环的神经体液机构组成。其功能是为全身组织器官运输血液，通过血液将氧、营养物质、酶和激素等供给组织并将组织代谢废物运走，以保证人体正常新陈代谢的进行。近年来发现某些心肌细胞和血管内皮细胞能分泌一些体液因子，说明循环系统尚有内分泌功能。循环系统疾病包括上述所有器官的疾病，其中以心脏病最为多见，是一种常见病，在内科疾病中占较大比重，且多数较严重，常明显影响病人的劳动力，导致较高的病死率和病残率。我国 1998 年的统计资料显示，虽然城市和农村的疾病构成有一定差异，但无论城市或农村，心血管系统疾病（包括脑血管意外）的病死率都占首位。因此，积极防治和研究循环系统疾病，对保障人民健康和维护社会生产力有重要意义。

第一节 循环系统解剖

心脏、大血管及其分支直至交织如网的毛细血管，构成一循环的管道系统。毛细血管网遍布于全身各部的器官和组织中。循环系统的运输功能是通过心脏的泵血功能来维持的。

一、心脏

心脏处于循环系统的中心，由左、右心房和左、右心室四个心腔及左、右房室瓣和左、右半月瓣四个瓣膜组成，其有节律的收缩和舒张，如同泵一样推动血液循环，将自腔静脉回流来的含氧量低的血液（血氧饱和度 66% ~88%）泵入肺动脉，又将自肺静脉回流来的在肺泡壁毛细血管氧合后含氧量高的血液（血氧饱和度 95% ~100%）泵入主动脉，供应全身脏器。

二、血管

血管是循环系统的周围结构，为运输血液的管道，包括动脉、毛细血管和静脉。动脉将血液从心脏输向组织，管壁含有较多的肌纤维和弹力纤维，具有一定的张力和弹性，又称“阻力血管”；毛细血管将小动、静脉相连，在组织中呈网状分布，管壁仅由一层内皮细胞和少量纤维组织构成，血液在此可直接与组织进行物质交换，提供氧、激素、酶、维生素和其他营养物质，运走代谢产物和二氧化碳，故毛细血管又称“功能血管”，其渗透性和静水压与血液胶体渗透压调节着血液和组织间的液体平衡；静脉将血液从组织汇入心脏，管壁较薄、管腔较大，能容纳很大的血量，又称“容量血管”。

第二节　循环系统生理

一、心脏收缩舒张功能

心脏的泵血主要在于心肌的舒缩。心肌舒缩的基本单位是组成肌原纤维的肌节。后者由粗细两种肌丝交错排列构成；粗肌丝为肌凝蛋白，位于肌节中央；细肌丝为肌动蛋白，位于肌节的两旁，并与肌凝蛋白部分重叠。在肌动蛋白上还有两种调节蛋白——肌钙蛋白与原肌凝蛋白的复合体，在心肌舒张时它们阻碍了肌动蛋白与肌凝蛋白的结合，使两者保持分离状态，肌节弛展。当心肌细胞除极时，膜外的钙离子随同钠离子内流，经肌膜进入肌管系统（肌浆网和横管系统），刺激肌浆网终池中储存的钙离子大量释放，后者作用于调节蛋白复合体，使肌动蛋白上的受点暴露，肌凝蛋白的球形末端遂与之结合，形成横桥，位于两旁的肌动蛋白向肌节中央滑行，致肌节缩短、心肌收缩，此为兴奋 - 收缩耦联。此后，钙离子与调节蛋白复合体分离，排到肌管系统和肌膜外，调节蛋白遂作用于肌动蛋白的受点上，使收缩蛋白间横桥分离，肌动蛋白向两旁滑行回复原位，肌节弛展，心肌舒张。心肌在收缩和舒张过程中需消耗能量，且舒张时所耗的能量较收缩时更多，所耗的能量系由肌凝蛋白三磷酸腺苷（ATP）酶作用于线粒体制造出 ATP 而得。

二、心脏起搏和节律

心脏有节律地舒缩主要依赖特殊心肌细胞组成的起搏传导系统——包括窦房结、结间束、房室结、房室束、左右束支及其分支和浦肯野纤维网的作用。该系统能节律地发放冲动，并将冲动迅速传到普通心肌使之兴奋而收缩，其中窦房结最富含起搏细胞，具有最高的自律性。

三、冠状动脉血流调节

心脏本身的血供主要来自起源于主动脉根部的左、右冠状动脉，其大分支分布于心肌表面，小分支进入心肌，经毛细血管网汇集成心脏静脉，最后形成冠状静脉窦进入右心房。休息时，正常成人左室每分钟血流量为 60 ~ 90 ml/100 g 心肌。冠状动脉血流量

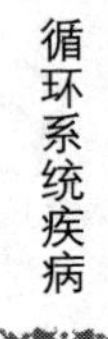

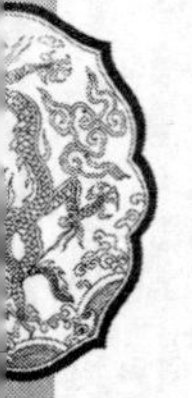

调节取决于：① 心肌耗氧量；②冠状动脉灌注压；③心脏收缩时，心室壁对冠状动脉的压迫；④舒张期长短；⑤内源性或外源性血管活性物质对冠状动脉的作用。

四、调节血液循环的神经体液因素

心脏虽有自律性，但整个循环系统的功能受神经体液因素的调节：①交感神经通过兴奋心脏肾上腺素能 β_1 受体，使心率加速、传导加快和心脏收缩力增强，兴奋 α 受体使周围血管收缩（α 和 β_2 受体兴奋使冠状血管和骨骼肌内血管舒张）。②副交感神经通过兴奋乙酰胆碱能受体，使心率减慢、传导抑制、心脏收缩力减弱和周围血管扩张。③激素、电解质和一些代谢产物是调节循环系统的体液因素：儿茶酚胺、钠和钙等起正性心率和心缩作用，而乙酰胆碱、钾和镁等起负性心率和心缩作用，儿茶酚胺、肾素、血管紧张素、精氨酸加压素、血栓烷 A_2、内皮素等使血管收缩，而激肽、环磷酸腺苷、三磷酸腺苷、前列环素（PGI_2）、组胺、酸性代谢产物等使血管扩张。

通常，在安静的情况下，成人心脏每分钟搏动 60～100 次；每次从左、右心室分别搏出 60～70 ml 血液（心搏量），每分钟从心室排出约 5L 血液（心排血量），如以体表面积校正则为 2.6～4.0 L/min·m^2（心脏指数）。当运动时，通过神经体液调节，心排血量可增加到 20 L/min，为正常时的 4 倍，因此心脏有很大的储备。近年来发现，循环系统不仅是一个血液动力学系统，而且是人体内一个重要内分泌系统。现已证明，整个循环系统包括心脏、血管平滑肌细胞、内皮细胞甚至血管周围组织的细胞都有内分泌功能，对于心血管活动的调节，起到了一定的作用。

第三节 中医心的功用

中医认为，心是五脏中的一个重要脏器。《素问·灵兰秘典论》称心为“君主之官”。心在五行属火，与夏季阳热之气相应，故为阳脏。其主要功能是主血脉并主神明，起着主宰生命活动的作用。其次心在体合脉，其华在面，其应虚里，在液为汗。心开窍于舌，心与小肠相表里。心与血脉构成一个动态的、整体联系的功能系统。传统中医学认为“心”的功能尚包括脑髓，即现代医学的大脑高级神经系统的功能活动。本教材把脑的功用及脑系疾病另立专篇论述。

第四节 循环系统疾病的诊断概要

在心血管疾病诊断和治疗新技术大量应用的今天，获取充分、详细的病史及仔细、全面的体格检查对疾病的正确诊断和治疗仍十分重要。根据病史、体征、心电图、心脏 X 线检查及其他实验室检查结果，综合分析各类信息，才可以对疾病状况作出全面的评估，获得正确诊断或找出诊断中尚未确定的问题，为求进一步收集临床资料，获得完整、准确的诊断提供思路和方向。忽视病史采集和体格检查在临床实践中的意义，过分依赖实验室检查结果，而对实验室诊断技术的准确性和诸多影响因素不甚了解，可能导致误诊和漏诊。

心血管疾病完整的诊断应包括以下几个方面内容：①病因诊断，如风湿性心脏病、冠状动脉粥样硬化性心脏病等（对原因不明的疾病，通常在病名前加上“原发性”或“特发性”，如原发性高血压、原发性扩张型心肌病）；②病理解剖诊断，如二尖瓣狭窄、室间隔缺损、心肌梗死等；③病理生理方面的诊断，包括心功能状况、心律等。通常采用美国纽约心脏协会（NYHA）分级法评价心功能。若属急性心肌梗死，心功能常用Killips分级法。例如急性心肌梗死临床诊断书写格式为：冠心病，急性广泛前壁心肌梗死，频发室性早搏，Killips泵功能Ⅲ级。

获取完整、准确的病史对心血管疾病的诊断十分重要。有的疾病，如冠心病心绞痛、阵发性室上性心动过速等，病人一般在疾病发作间歇期来看医生，此时，可以完全无症状和阳性体征。常规心电图、心脏X线及超声心动图检查也可能无异常发现。但是，典型的病史可为疾病的诊断提供线索。例如，根据胸痛的发作方式、性质、部位、持续时间、诱发和缓解因素，可初步判断病人患冠心病心绞痛的可能性有多大。

在主诉和现病史的询问中，除常见心血管疾病的症状外，应注意询问病人的运动耐量，有无黑朦、晕厥等情况，大多数心血管疾病的中晚期常伴有心功能不全、心律失常及栓塞等并发症，这些信息对判断疾病的严重程度和预后具有重要意义。有时，主诉并不能提示疾病的本质，例如，少数急性心肌梗死病人以恶心、呕吐、上腹疼痛起病，而胸痛不明显。一些急性心肌梗死病人以休克或晕厥为主要表现来就诊。因此，应注意询问相关症状（包括代诉的症状）及其发作方式和特点。从相关症状中，一般可以找到提示心血管疾病的线索。在病史询问中，还应注意询问有无拔牙、外伤、病毒感染、静脉使用毒品的历史，这些可能与感染性心内膜炎、心肌炎、心包炎等发病有关。冠心病危险因素的询问，如吸烟、糖尿病、高血压、血脂异常等，对诊断和治疗均具有重要意义。对病人近期用药和治疗情况，应尽可能获得详尽的资料，包括药名、剂量和用法。有的药物，如三环类抗抑郁药、茶碱类或拟交感胺类支气管扩张剂、洋地黄类等，可能引起心律失常及相关症状。此外，其他系统、器官的疾病，如内分泌疾病、尿毒症、严重贫血等，也可伴发心血管系统的症状。在问诊中应注意获取有助于鉴别诊断的信息。心血管疾病的常见症状包括胸痛、呼吸困难、晕厥、心悸、咳血、发绀及水肿等。

体格检查的重点是心血管系统，但全面的体格检查仍十分重要，不少心血管疾病有全身性表现。例如，肺部啰音可见于左心衰的病人，肝肿大、腹水和下肢水肿常见于慢性右心功能不全和缩窄性心包炎病人。全身表现不仅反映了心脏疾病的严重程度，而且常可提示并发症和伴有疾病的存在。

在仔细询问病史和体格检查的基础上，选择适合的实验室检查项目，对确定诊断、判断疾病的严重程度和预后、选择恰当的治疗方案具有重要意义。在选择时应遵循以下原则：①选择检查项目时，应有明确目的，首先应选择最具有诊断或鉴别诊断意义的项目。例如，当怀疑为急性心肌梗死时，应首先选择常规心电图和血清心肌损伤标记物检测。如果需要鉴别心瓣膜病和心肌病，应首选超声心动图。②了解每项检查在诊断某一疾病时，出现假阳性和假阴性的比例，正确评价检查结果。例如，对围绝经期女性病人，用心电图运动试验诊断冠心病时，出现假阳性的比例较高。采用常规心电图诊断左室肥大时假阴性率较高。③注意所选项目的适应证和禁忌证。例如，不稳定型心绞痛、

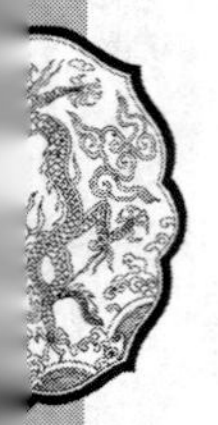

严重主动脉瓣狭窄、肥厚性梗阻型心肌病患者等均不宜选择运动试验，在剧烈运动过程中，可能发生严重并发症，甚至猝死。④在疾病诊断已经明确后，所选检查项目对疾病严重程度和预后判断及治疗方案选择应具有价值。例如，对风湿性心脏病二尖瓣狭窄，超声心动图检查对确定采用经皮二尖瓣球囊扩张术或外科手术治疗具有重要意义。

第五节　循环系统疾病的中西医治疗概要

自20世纪80年代以来，围绕高血压、冠心病、充血性心力衰竭和心律失常的防治，进行了一系列大规模多中心临床试验。这些临床试验的结果已成为指导我们临床实践的重要依据和准则。

一、心血管疾病的预防

心血管疾病的预防包括一级预防（primary prevention）和二级预防（secondary prevention）。一级预防是预防疾病本身的发生。例如，对冠心病来说，一级预防的目的在于降低冠心病的发病率。二级预防目前主要针对临床已经确诊为冠心病和动脉粥样硬化的患者，通过适当的干预治疗措施，以降低心血管临床事件，如心肌梗死、心力衰竭、心脏性猝死、脑卒中等的发生率和总死亡率，达到改善病人远期预后和生活质量的目的。

根据对动脉粥样硬化机制的研究和大量流行病学资料，冠心病的危险因素包括吸烟、高血压、血脂异常、肥胖、体力活动过少、血清同型半胱氨酸升高等。大量临床试验的结果表明，对这些危险因素进行干预，在一级预防中可降低冠心病的发病率和死亡率。在青少年人群中，改善生活居住条件，用青霉素治疗和预防链球菌感染，对风湿热和风湿性心脏病的一级预防具有重要意义。在一级预防中，对全社会进行广泛、持久的健康教育非常重要。据调查，在我国现有的1.6亿高血压病患者中，不知道自己患有高血压的占69.8%，未服用降压药的占75.3%，血压未控制到目标水平的占93.9%。近年来，由于政府主管部门的重视和积极的健康教育，这一状况已有一定程度的改善。

在冠心病的二级预防中，应重视和加强冠心病危险因素的控制和干预。根据我国血脂异常防治对策专题组的建议和美国胆固醇教育方案，在二级预防中，应将血清总胆固醇（TC）和低密度脂蛋白胆固醇（LDL－C）降到更低的水平。对仅有危险因素而无动脉粥样硬化疾病的患者，TC和LDL－C应分别降至5.2 mmol/L和3.12mmol/L以下。对冠心病、动脉粥样硬化疾病或糖尿病患者，应分别降至4.68 mmol/L和2.60 mmol/L以下。临床试验证实，在二级预防中，强化的降脂治疗，如对具有多重危险因素的极高危病人将LDL－C降至1.8mmol/L，可进一步降低心血管事件的发生率和总死亡率。近年来，一系列多中心临床试验结果显示，长期应用阿司匹林、β受体阻滞剂、血管紧张素转换酶抑制剂和他汀类降脂药，在冠心病的二级预防中具有重要价值。

二、心血管疾病西医治疗概要

疾病治疗的基本目的在于消除或缓解症状，改善生活质量和远期预后，降低各种临床事件的发生率和死亡率。

（一）治疗基本原则

1. 高效、快速的急救体系是降低死亡率的重要保证　心血管疾病大多数发病急、死亡率高，其中心脏骤停和猝死是最严重的表现形式，甚至也可能是首次发病的表现形式。发生急性心肌梗死后，一年内的死亡率高达50%，其中大约一半的死亡发生在发病后病人到达医院之前，成功的心肺复苏是抢救的关键。临床试验结果显示，在急性心肌梗死溶栓治疗中，发病12小时内溶栓，每治疗1 000例病人，可减少21例死亡。平均每提前1小时溶栓，可多挽救1.6人的生命；超过12小时溶栓，不降低死亡率。较早溶栓治疗者，其远期预后也较好。23个随机临床研究（7 739例）的荟萃分析显示：急性心肌梗死接受直接介入治疗优于溶栓治疗，表现为短期（4～6周）及长期随访（6～18个月）的全因死亡、非致死性再梗死、卒中等发生率进一步降低（ⅠA级证据）。因而，对于每一例急性心肌梗死患者，应根据当地技术水平、经济条件，尽快在时间窗内选择相应的再灌注治疗。在急性左心功能不全、心源性休克、高血压危象、主动脉夹层、肺栓塞、急性心包压塞及血流动力学状态不稳定的严重心律失常等急症抢救中，也应争分夺秒。

2. 对病人进行危险分层（risk stratification）是选择正确治疗方案的重要方法　危险分层是根据流行病学研究和临床试验的大量资料，结合病人的临床表现和实验室检查结果，对疾病的严重程度和预后做出判断的一种方法。例如：在高血压患者，用于危险分层的因素包括血压升高的程度（分为1、2、3级），动脉粥样硬化的其他危险因素（如吸烟、血清总胆固醇升高、糖尿病、早发冠心病家族史、靶器官损害及伴发疾病如脑血管疾病、冠心病、心力衰竭、肾衰竭等）。在确定治疗方案时，不仅根据血压升高的程度，而且要考虑到决定病人预后的多种因素，其合理性显而易见。对冠心病、慢性心力衰竭、心房颤动、室性心律失常等，目前都有一些为临床广泛采用的危险分层方法。

3. 治疗的个体化原则　在制定治疗方案时，除应考虑到疾病的性质和严重程度外，还应考虑到是否需要长期用药，药物毒、副作用及个体反应差异，病人的年龄、性别、职业、社会、文化背景、对治疗的依从性等诸多因素。这些因素的差异决定了治疗个体化原则。例如，对一位依从性差而需要长期服药的高血压病患者，最好选用每天只服一次的长效降压药。对于一位经济落后地区的高血压病人，即使服用便宜的短效降压药，也比不服降压药病人预后要好！

4. 循证医学原则　循证医学是近年来倡导的一种临床医学模式。它要求临床医生在诊断、治疗病人时，应参照大规模临床试验所提供的循证医学证据。如果只凭个人的临床经验和临床医学的理论知识，可能做出错误决策。心律失常抑制试验（cardiac arrhythmia suppression trial，CAST试验）的结果充分证明了循证医学原则的重要性。在心肌梗死存活病人中，严重室性心律失常所引起的猝死较为常见，是死亡的重要原因。根据推理和当时学术界的共识，治疗无症状或伴有轻度症状的室性心律失常（以室性期前收缩为主），可能预防严重室性心律失常的发生，达到降低死亡率的目的。CAST试验将氟卡尼、恩卡尼和莫雷西嗪三种抗心律失常药与安慰剂对比。结果显示，这三种

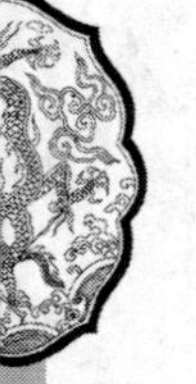

药虽可有效控制室性心律失常，但死亡率却明显高于安慰剂组。如今，氟卡尼、恩卡尼和莫雷西嗪这类抗心律失常药在冠心病治疗中已被淘汰。目前，国际权威学术机构如美国心脏学会、欧洲心脏学会在制定心血管疾病治疗指南时都严格遵循了循证医学的原则。

（二）常用治疗方法

1. 药物治疗　要正确掌握心血管药物的临床应用，应熟悉每一种药物的药效学、药代动力学、剂量、用法、适应证、禁忌证和不良反应等基本知识。个体对药物反应的差异很大，例如，使用β受体阻滞剂或血管扩张剂时，要达到同样的临床疗效，对不同病人，所用剂量可能相差几倍甚至10倍以上。因此，在用药过程中，应密切观察病人的反应，并调整剂量。选用抗心律失常药物时，不仅要考虑心律失常的类型，而且还要注意患者基础心脏病的种类及心功能状况。如果忽略后者，所选的药物虽然能控制心律失常，但却可能使死亡率增加。有的药物治疗剂量与中毒剂量接近，掌握不当，可产生致命的毒、副作用。这些因素增加了正确使用心血管药物的难度。联合用药有时可增强疗效，减轻副作用。如在高血压的治疗中，常采用2种或2种以上降压药联合使用。在联合用药时，应注意药物的相互作用。例如，某些降脂药和抗心律失常药可增加口服抗凝药的抗凝作用，导致出血并发症。

2. 电治疗　除颤器用于心室颤动的紧急电除颤，是医院必备的急救设备。电除颤器还用于阵发性室性和室上性心动过速，心房扑动及心房颤动，将其转复为窦性心律。植入体内的自动复律除颤器（ICD），可自动识别和终止室性心动过速和心室颤动，用于心脏性猝死的预防。人工心脏起搏器按设置的频率有规律地发放电脉冲激动心脏，主要用于治疗各种原因引起的严重心动过缓和心脏停搏。

3. 介入治疗　介入治疗是在心导管术基础上发展起来的一种崭新的治疗技术，创伤小，疗效显著。可由心内科医生独立完成。目前主要应用领域有：冠心病支架治疗、先天性心脏病封堵治疗、心瓣膜病球囊扩张术及某些快速性心律失常射频消融治疗。

4. 外科手术治疗　对先天性心脏病、心瓣膜病、大血管疾病、冠心病及心脏肿瘤和心包疾病，外科手术是主要的治疗方式之一。手术方式和时机的选择，围手术期的处理常常需要内科医生参与。

5. 心理和行为治疗　行为、性格类型和精神紧张可能与高血压、冠心病的发病有一定关系。在心血管病患者，过度紧张、兴奋、焦虑可能诱发心律失常、心绞痛、心肌梗死、脑卒中、动脉瘤破裂甚至猝死等严重后果。由于疾病带来的痛苦，或者由于对疾病性质、预后或诊断、治疗方式的误解，可使病人处于紧张和焦虑之中。医生对疾病的不恰当处理或对预后的错误解释，常可加重病人的心理负担，使症状加重。例如，对室性期前收缩而无器质性心脏病证据的患者，如果被医生轻易诊断为“心肌炎”或“冠心病”并进行过分的干预治疗，其结果可能加重病人的心理负担，使本身无症状或症状很轻的室性期前收缩患者症状加重或出现新的症状。无器质性心脏病的室性期前收缩绝大多数预后良好，一般不需要特殊药物治疗。心理治疗的目的在于帮助病人正确认识疾病，消除心理负担，并积极配合治疗。

三、心血管病中医治疗概要

1．心病实证治疗　宜祛邪以损其有余，兼以镇潜安神。痰火扰心者，宜清心豁痰泻火；饮遏心阳，宜温阳化饮；心血瘀阻，宜活血化瘀通络；痰火扰心者多兼肝肾阴虚，治当兼顾阴津亏耗；饮遏心阳多兼脾肾阳虚，按照“病痰饮者，当以温药和之”为治；心之痰阻，因其气虚、气滞、肝火之不同兼挟，当在涤痰基础上，分别以益气、理气、清肝之剂。临床上治疗心血管病各种证型，都要重视活血化瘀法。

2．心病虚证治疗　当补其不足，兼以养心安神。心阳（气）虚者，宜温心阳、益心气；心阴（血）虚者，应滋心阴，养心血。由于心阳虚必兼心气虚，心阴虚亦兼心血虚，所以治疗心阳虚必加补心气药，治疗心阴虚必加养心血药。而治疗心气虚常加温心阳之品，取少火生气之意；养心阴常加补气之药，益气以生阴血。

3．五脏相关治疗　心主血，脾统血，思虑过度伤及心脾，常表现为心脾两虚，治当补益心脾。若心肾不交，或肾阴不足，心火独亢；或心火上炎，不能交下，治宜滋阴降火，交通心肾。心主血，肺主气，无论心气虚致肺失肃降，或是肺气虚血运无力，临床表现心肺两虚，治宜补益心肺。心肝火旺，风火相煽，治宜清心平肝熄风。

4．心病在急性发作期，多为急危重症，应加强监护　注意神志、舌象、脉象、呼吸、血压等变化。做好各种急救措施，必要时给予吸氧、心电监护及建立静脉通道。辨病辨证使用中成药：如静脉注射剂常用参附注射液、参麦注射液、生脉注射液、丹参注射液、川芎嗪注射液等，口服药常用麝香保心丸（舌下含服）、复方丹参滴丸（舌下含服）等。缓解期应使患者保持心情舒畅，避免情志过极及不良刺激因素；饮食宜清淡有营养、易消化，不宜过食肥甘，饮食过饱；保持大便通畅；劳逸适度，保证充足的休息及睡眠。根据病情从事适当的劳动或体育运动，以力所能及，不加重病情为度。

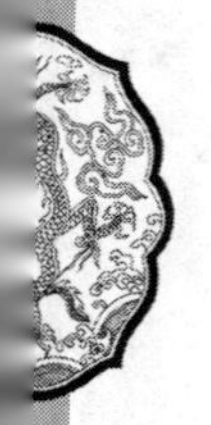

第二章　冠状动脉粥样硬化性心脏病

冠状动脉粥样硬化性心脏病（coronary atherosclerotic heart disease）指冠状动脉粥样硬化使管腔狭窄或阻塞，导致心肌缺血、缺氧而引起的心脏病。它和冠状动脉功能性改变即冠状动脉痉挛一起，统称冠状动脉性心脏病（coronary heart disease，CHD），简称冠心病，亦称缺血性心脏病。

根据WHO的统计，冠心病是世界上最常见的死亡原因之一。男性多在40～60岁之间，女性最常在绝经期后表现症状，男性多于女性。本病的发病率按照地域的不同有很大的差异。本病在欧美国家极为常见，在美国占人口死亡数的1/3～1/2，占心脏病死亡数的50%～75%。在我国，本病不如欧美国家多见，约占心脏病死亡数的10%～20%。MONIKA研究显示，我国冠心病的发病率和死亡率也存在较明显的地区差异，北方省市高于南方省市。我国冠心病的发病率和死亡率近30年逐渐升高，近年来有加速上升趋势。1984—1988年，我国城市冠心病实际死亡率增长13.5%，达41.88/10万人，农村增长22.8%，达19.17/10万人，而到了1996年城市冠心病死亡率增至64.25/10万人，8年内又增长53.8%，农村则增至26.92/10万人，增长40.4%。据上海两所综合性医院资料统计，20世纪90年代冠心病患者已经占住院心脏病人总数的1/3，冠心病住院人数是20世纪50年代的近15倍。

根据冠状动脉病变的部位、范围、血管阻塞程度和心肌供血不足的发展速度、范围和程度的不同，本病可分为五种临床类型：①无症性状心肌缺血型，亦称隐匿型冠心病；②心绞痛型；③心肌梗死型；④缺血性心肌病型，表现为心力衰竭和心律失常；⑤猝死型。

近年来，提出了急性冠状动脉综合征（acute coronary syndrome，ACS）的概念，希望提高对此类高危病人的认识，寻找共同的治疗策略，但实际上未能寻找出共同治疗方案。ACS是一组由急性心肌缺血甚至坏死为表现的临床综合征。其心源性死亡的风险增高，包括不稳定型心绞痛（unstable angina pectoris，UAP）、非ST段抬高性心肌梗死（non－ST－segment elevation myocardial infarction，NSTEMI）和ST段抬高性心肌梗死（ST－segment elevation myocardial infarction，STEMI）以及心源性猝死，约占所有冠心病患者的50%。研究认为其共同的病理基础是冠状动脉内粥样斑块破裂、表面破损或出现裂纹，继而引发不同程度的血栓形成和远端血管栓塞，引起冠状动脉不完全或完全性阻塞。

冠心病属中医“胸痹”、“心痛”的范畴。根据症状特征，心绞痛相当于“厥心痛”，心肌梗死相当于“真心痛”；合并休克称“厥脱”；猝死型可称“暴脱”。

第一节　动脉粥样硬化

动脉粥样硬化（atherosclerosis）始发自儿童时代而持续进展，通常在中年或中老年出现临床症状。本病变是多因素多机制共同作用的结果。

【病因病理】

一、西医病因病理

（一）病因

本病的病因尚不完全清楚。大量的研究表明本病是多因素作用所致，这些因素称冠心病的危险因素（risk factors），主要有：

1. 血脂异常　各种脂蛋白导致动脉粥样硬化的危险程度不同：富含甘油三酯的脂蛋白如乳糜微粒和极低密度脂蛋白（VLDL）被认为不具有致动脉粥样硬化的作用，但它们脂解后的残粒分别为乳糜微粒残粒和低密度脂蛋白（LDL－C），能导致动脉粥样硬化。现已明确 VLDL 代谢终末产物 LDL 以及脂蛋白（a）能导致动脉粥样硬化，而高密度脂蛋白（HDL－C）则有心脏保护作用。

2. 高血压　在不同地区和不同人种中进行的许多观察性流行病学研究，都确定高血压与冠心病、脑卒中的发病率直接相关。血压和心血管事件危险性之间的关系连续一致，持续存在并独立于其他危险因素。

3. 糖尿病　冠心病是1型和2型糖尿病的常见并发症。在观察随访14年的 Rancho Bernardo 研究中，334例2型糖尿病患者与2 137例无糖尿病者比较，男性糖尿病的冠心病相对死亡危险是1.9，女性是3.3。糖尿病患者中动脉粥样硬化发生较早并更为常见，冠心病、脑血管疾病和周围血管疾病在成年糖尿病患者的死亡原因中占75%～80%。

4. 吸烟　Framingham 心脏研究结果显示，平均每天吸烟10支，能使男性心血管死亡率增加18%，女性心血管死亡率增加31%。

5. 遗传因素　动脉粥样硬化有家族聚集发生的倾向。在控制其他危险因素后，家族史是较强的独立危险因素。冠心病患者的亲属比对照组的亲属患冠心病的危险增大2.0～3.9倍，双亲中有70岁前患心肌梗死的男性患心肌梗死的相对危险性是2.2，冠心病家族史在婴儿期即有影响。

6. 体力活动减少　研究表明久坐的职业人员与积极活动的职业相比冠心病的相对危险增加1.9。从事中等度体育活动的人中冠心病死亡率比活动少的人降低三分之一。

7. 年龄　动脉粥样硬化是从婴儿期就开始的缓慢发展的过程，出现临床症状多见于40岁以上的中、老年人。49岁以后进展较快，致死性心肌梗死患者中约4/5是65岁以上的老年人。

8. 性别　本病多见于男性，男性的冠心病死亡率为女性的2倍，男性发病较女性平均年龄早10岁，但绝经期后女性的冠心病发生率迅速增加。糖尿病对女性产生的危

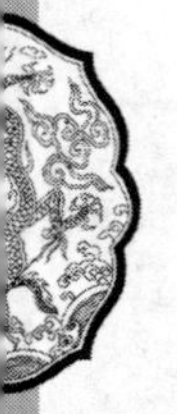

险较大，HDL胆固醇降低和甘油三酯增高对女性的危险也较大。

9. 酒精摄入　适量饮酒可以降低冠心病的死亡率。这种保护作用被认为与酒精对血脂及止血因子的作用有关。中等量饮酒可以升高HDL及载脂蛋白A1并降低纤维蛋白原浓度，另外酒精还对血小板聚集有抑制作用。但是，大量酒精摄入可导致高血压及出血性脑卒中的发生。

10. 其他因素　包括①肥胖；②A型性格；③微量元素铬、锰、锌、钒、硒摄取减少，铅、镉、钴摄取增加；④缺氧、抗原-抗体复合物、维生素C缺乏、动脉壁内酶的活性降低等能增加血管通透性的因素；⑤血液同型半胱氨酸增高；⑥西方饮食方式，含高热量、较多动物性脂肪和胆固醇、糖等；⑦高纤维蛋白原血症；⑧血液中抗氧化物浓度低；⑨PAI-1、尿酸升高；⑩微生物感染：研究表明AS与某些微生物感染有关，如肺炎衣原体、单纯性疱疹病毒、巨细胞病毒等。但微生物与冠心病危险之间的关系有待进一步研究。

（二）发病机制

最早提出的是脂肪浸润学说，认为血中增高的脂质LDL、VLDL或其残粒侵入动脉壁，堆积在平滑肌细胞、胶原和弹性纤维之间，引起平滑肌细胞增生。后者与来自血液的单核细胞一样可吞噬大量脂质成为泡沫细胞。脂蛋白降解而释出胆固醇、胆固醇酯、甘油三酯和其他脂质，LDL-胆固醇（LDL-C）还和动脉壁的蛋白多糖结合产生不溶性沉淀，都能刺激纤维组织增生，从而形成粥样斑块。其后，又提出血小板聚集和血栓形成学说以及平滑肌细胞克隆学说。前者强调血小板活化因子（PAF）增多，使血小板粘附和聚集在内膜上，释出血栓素A_2（thromboxaneA_2，TXA_2）、血小板源生长因子，成纤维细胞生长因子、第Ⅷ因子、血小板第4因子（PF4）、PAI-1等，促使内皮细胞损伤、LDL-C侵入、单核细胞聚集、平滑肌细胞增生和迁移，成纤维细胞增生、血管收缩、溶栓机制受抑制等，都有利于粥样硬化形成。后者强调平滑肌细胞的单克隆性增殖，使之不断增生并吞噬脂质，进一步形成动脉粥样硬化。

1973年提出动脉粥样硬化形成的损伤—反应学说，此学说的内容涵盖了上述3种学说的一些论点。其认为可导致本病的各种危险因素最终都损伤动脉内膜，而粥样斑块的形成是动脉对内膜损伤作出反应的结果。该学说认为，“损伤”发生于动脉壁上特殊解剖部位——内皮细胞。这种假说的关键是内皮损伤，损伤的原因不仅包括修饰的脂蛋白，还有病毒，如疱疹病毒，以及其他可能的微生物，如在斑块中已见到的衣原体。但微生物存在与动脉粥样硬化的因果关系还未确立。内皮损伤可表现为多种的内皮功能紊乱，如干扰内膜的渗透屏障作用，改变内皮表面抗血栓形成的特性，增加内膜的促凝血特性或增加血管收缩因子或减少血管舒张因子的释放。内皮损伤可引起内皮细胞许多功能的改变，包括由内皮细胞合成和分泌的物质如血管活性物质、脂解酶和生长因子等的变化，进而引起严重的细胞间相互作用并逐渐形成动脉粥样硬化病变。

血脂异常主要是氧化低密度脂蛋白（oxLDL）和胆固醇对动脉内膜产生功能性损伤，使内皮细胞和白细胞表面特性发生改变。高胆固醇血症增加单核细胞对动脉内皮的粘附力，单核细胞粘附在内皮细胞的数量增多。通过趋化吸引，在内皮细胞间迁移，进入内膜后单核细胞转化成有清道夫样作用的巨噬细胞。通过清道夫受体吞噬脂质，主要为内皮下大量沉积的 oxLDL，巨噬细胞吞噬大量脂质后成为泡沫细胞，并形成脂质条纹。oxLDL 对内皮细胞及微环境中的其他细胞有毒性作用。巨噬细胞在内膜下的积聚导致内膜进一步发生损伤。

巨噬细胞的另一重要作用是分泌生长调节因子。已证实，活化的巨噬细胞至少能合成和分泌四种重要的生长因子：血小板源性生长因子（PDGF），成纤维细胞生长因子（FGF），内皮细胞生长因子样因子（EGF 样因子）和转化生长因子 β（TGF－β）。在体试验显示这些生长因子协同作用，强烈刺激成纤维细胞的迁移和增生，也可能刺激平滑肌细胞的迁移和增生，并刺激这些细胞形成新的结缔组织。

损伤反应学说认为当血流在某些特定的解剖部位引起内皮损伤，内皮细胞与细胞的连接受到影响，引起细胞之间的分离，导致内皮细胞收缩和内皮下泡沫细胞或/和结缔组织的暴露，任何一种情况均可导致血小板的相互作用，血小板粘附、聚集并形成附壁血栓。此时，血小板成为生长因子的第三种来源，分泌同活化巨噬细胞相同的四种生长因子，促细胞分裂因子沉积在动脉壁上，在粥样硬化病变中平滑肌细胞的增生起非常重要的作用。

（三）病理

动脉粥样硬化是累及体循环系统从大型肌弹力型（如主动脉）到中型肌弹力型（如心外膜冠状动脉）动脉内膜的疾病。其特征是动脉内膜散在的斑块形成（尽管在严重情况下斑块可以融合）。每个斑块的组成成分不同，脂质是粥样硬化斑块的基本成分，内膜增厚严格地说不属于粥样硬化斑块而是血管内膜对机械损伤的一种适应性反应。

根据病理解剖可将粥样硬化斑块进程分为六期：第Ⅰ期（初始病变，initial-lesion）：单核细胞粘附在内皮细胞表面并从血管腔面迁移到内膜。第Ⅱ期（脂质条纹期，fatty streak）：主要由含脂质的单核细胞（泡沫细胞）在内皮细胞下聚集而成。第Ⅲ期（粥样斑块前期，pre－atheroma）：Ⅱ期病变基础上出现细胞外脂质池。第Ⅳ期（粥样斑块期，atheroma）：Ⅳ期病变的两个特征是病变处内皮细胞下出现平滑肌细胞及细胞外脂质池融合成脂核。第Ⅴ期（纤维斑块期，fibroatheroma）：在病变处脂核表面有明显结缔组织沉着形成斑块的纤维帽。有明显脂核和纤维帽的斑块为Ⅴa 型病变；有明显钙盐沉着的斑块为Ⅴb 型病变；斑块成分主要由胶原和平滑肌细胞组成的病变为Ⅴc型病变。第Ⅵ期（复杂病变期，complicated lesions）：此期又分为三个亚型，Ⅵa 型病变——斑块破裂或溃疡，主要由Ⅳ期和Ⅴa 型病变破溃而形成；Ⅵb 型病变——壁内血肿，是由于粥样硬化斑块中出血所致；Ⅵc 型病变——血栓形成，多由于在Ⅵa 型病变的基础上并发血栓形成导致管腔完全或不完全堵塞。

二、中医病因病机

1. 禀赋不足　禀赋不足，失于调养，肾阳不足，心脉失于温煦。肾阴亏虚，心脉失于濡养。心之气血运行滞涩不畅，血脉瘀阻。

2. 七情所伤　情志不舒，忧郁恼怒，悲哀思虑等情志不遂，可致气机运行不畅，血脉痹阻而致病。肝郁气滞，郁久化火，灼津成痰，气滞痰浊瘀阻血脉。

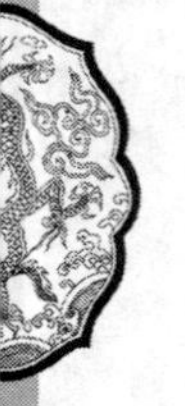

3. 饮食不节　饮食不当、恣食肥甘厚味或饱餐过度，日久损伤脾胃，运化失司，酿生痰湿，痰阻血脉，遂成本病；或痰郁化火，火热又可炼液为痰，灼血为瘀，痰瘀交阻，瘀阻血脉。

4. 年老体虚　年老体弱，久病失养，阳气虚血液推动无力，血脉瘀阻；阴血虚脉失濡养，脉络涩滞，均可致本病。

5. 劳逸失度　劳倦过度，损伤心脾。脾气虚则气血生化不足；心血虚则血脉失养。或久坐不动，气不输津聚而为痰，血不运行凝而为瘀。无论过劳或过逸均可导致心脉失养，血脉瘀阻。

动脉粥样硬化的病机不外气、血、阴、阳、痰、瘀六端。基本病机是痰瘀互阻，经络脏腑受损。病位在血脉，病至后期累及脏腑，重在心脑。在病变过程中，上述六端因素，常使病情变化急剧，错综复杂。在急性期，血瘀、痰浊标实为主，有痰浊化火或肝风化火之象，甚至闭阻清窍。在缓解期，气阳虚或气阴虚多见，兼挟痰瘀阻络。阳气虚弱，或气机郁滞不畅可使气血和津液运行障碍，聚而成痰成瘀；痰瘀形成后反过来又影响气血津液运行，往往加重本虚病情。

【临床表现】

根据粥样硬化斑块的进程可将粥样硬化的临床过程分为4期：

1. 无症状期或隐匿期　其过程长短不一，对应于Ⅰ～Ⅲ期病变及大部分Ⅳ期和Ⅴa型病变，粥样硬化斑块已形成，但尚无管腔明显狭窄，因此无组织或器官受累的临床表现。

2. 缺血期　由于动脉粥样硬化斑块导致管腔狭窄、器官缺血所产生。对应于Ⅴb和Ⅴc及部分Ⅴa型病变。根据管腔狭窄程度及靶器官不同，所导致的临床表现也有不同。冠状动脉狭窄导致心肌缺血可表现为心绞痛，长期缺血可导致心肌冬眠及纤维化，表现为心功能减退及心力衰竭。肾动脉狭窄可引起顽固性高血压和肾功能不全。在四肢动脉粥样硬化中以下肢较为多见，尤其是腿部动脉，由于血供障碍，引起下肢发凉、麻木和间歇性跛行。严重时可持续性下肢疼痛，下肢动脉尤其是足背动脉搏动减弱或消失。其他内脏器官血管狭窄可产生靶器官缺血的相应症状。

3. 坏死期　由于动脉管腔堵塞或血管腔内血栓形成而产生靶器官组织坏死的一系列症状。冠状动脉闭塞表现为急性心肌梗死。下肢动脉闭塞可表现为肢体坏疽。

4. 纤维化期　长期缺血导致靶器官组织纤维化、萎缩而引起症状。心脏长期缺血纤维化，可导致心脏扩大、心功能不全、心律失常等表现。不少患者不经坏死期而进入纤维化期，而在纤维化期的患者也可发生缺血期表现。长期肾脏缺血可导致肾萎缩并发展为肾功能衰竭。

【实验室检查】

部分患者有脂质代谢失常，主要表现为血清总胆固醇增高、LDL－C增高、HDL－C降低、甘油三酯增高、ApoA降低、ApoB和LP（a）增高。选择性或数字减影法动脉造影可显示动脉粥样硬化病变所在部位、范围和程度。放射性核素心脏检查、超声心动图检查、心电图检查和心脏负荷试验所示的特征性改变有助于诊断冠状动脉粥样硬化。电子束CT可准确监测并定量冠状动脉的钙化。随着技术的进步，无创性多排螺旋CT和磁共振显像（MRA）已用于诊断冠状动脉粥样硬化。MRI和PET尚用于有无存活心肌的评估。

【诊断和鉴别诊断】

1．诊断　本病的早期诊断相当困难。当粥样硬化病变发展到相当程度，引起管腔的狭窄甚至闭塞或血栓形成，从而导致靶器官出现明显病变时，诊断并不困难。患者有血脂异常、糖尿病、高血压、吸烟等易患因素，动脉造影发现血管狭窄性病变，应首先考虑诊断本病。

2．鉴别诊断

（1）主动脉粥样硬化引起的动脉病变和主动脉瘤，需与梅毒性主动脉炎和主动脉瘤鉴别，胸片发现主动脉影增宽还应与纵隔肿瘤相鉴别。

（2）其他靶器官的缺血或坏死表现需与其他原因的动脉病变所引起者相鉴别。

（3）冠状动脉粥样硬化引起的心绞痛和心肌梗死需与其他原因引起的冠状动脉病变如冠状动脉炎、冠状动脉畸形、冠状动脉栓塞等鉴别。

（4）心肌纤维化需与其他心脏病特别是原发性扩张型心肌病鉴别。

（5）尚需与消化性溃疡、胃食管反流、肋间神经炎、心脏神经症等鉴别。

（6）四肢动脉粥样硬化应与血栓闭塞性脉管炎、多发性大动脉炎、急性动脉栓塞等鉴别。

【治疗】

一、中医治疗

（一）辨证论治

1．痰浊内阻

主要证候：形体肥胖，少动喜卧，口中黏腻乏味，舌质淡胖或齿印，苔白厚或白腻，脉弦滑或沉滑。

治法：化痰降浊。

方药：导痰汤。方中半夏、陈皮、制南星、枳实理气化痰；茯苓、甘草健脾祛痰。

血脂异常者，可加荷叶、蒲黄、山楂、泽泻、决明子化痰调脂。若脾虚者，加白术、党参。痰热者，用黄连温胆汤。

2．气滞血瘀

主要证候：平素易怒心烦，时感胸胁胀闷不适，头晕头胀，舌质暗或有瘀斑，舌下脉络迂曲紫黯，脉涩。

治法：理气活血。

方药：柴胡疏肝散合丹参饮。前方用四逆散疏肝理气；辅以香附、川芎、陈皮理气活血。合丹参饮则加强理气活血之功。

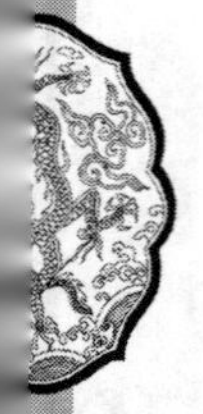

气郁化火者，改用丹栀逍遥散。并气虚者，加用补阳还五汤。

3．肝肾亏虚

主要证候：眩晕头痛，失眠健忘，腰膝酸软，耳聋耳鸣，动作迟缓，舌淡暗，脉弦细。

治法：补肾填精。

方药：六味地黄丸。方中熟地黄滋补肾阴，山茱萸滋阴固涩，山药健脾益精；泽泻宣泄肾浊，茯苓淡渗脾湿，牡丹皮清泻而不腻。六味三补三泻，寓泻于补，补肾而利开合。

若偏于阴虚者，可选左归丸；偏于阳虚者，选用右归丸。

（二）常用中成药

1．血脂康胶囊　功效：健脾祛痰，调脂。适用于血脂异常及动脉粥样硬化症。用法：每次2粒，每日2次。或轻症每晚2粒，睡前服。

2．绞股蓝总甙片　功效：健脾益气，除痰化瘀。适用于血脂异常及动脉粥样硬化症。用法：每次2~3片，每日3次。

3．银杏叶片　功效：活血化瘀通脉。适用于血瘀型心痛、中风之证。用法：每次2~3片，每日3次。

4．通心络胶囊　功效：活血化瘀通络。适用于血瘀型心痛、中风之证。用法：每次2~3粒，每日3次。

二、西医治疗

首先应积极预防动脉粥样硬化的发生，如已发生动脉粥样硬化，应积极治疗，防止病变发展并争取逆转。已发生器官功能障碍者，应及时治疗，防止其恶化，延长患者寿命。药物治疗方法：

1．调脂药　血脂异常的患者，经饮食和进行体力活动调节后仍未正常者，可按血脂的具体情况选用下列调脂药物：

（1）HMG-CoA还原酶抑制剂（他汀类药物）：他汀类药物部分结构与HMG-CoA结构相似，可和HMG-CoA竞争与酶的活性部位相结合，从而阻碍HMG-CoA还原酶的作用，因而抑制胆固醇的合成，血胆固醇水平降低。常见的副作用有乏力、胃肠道症状、头痛和皮疹等，但有少数病例出现肝毒性和肌毒性的副作用，有横纹肌溶解致死的报道，要注意定期监测肝、肾功能和肌酸肌酶。常用制剂有洛伐他汀（lovastatin）20~40 mg，普伐他汀（pravastatin）10~20 mg，辛伐他汀（simvastatin）10~40 mg，氟伐他汀（fluvastatin）10~40 mg，阿托伐他汀（atorvastatin）10~40 mg，均1次/日。一般他汀类药物的安全性高耐受性好，其疗效远远大于产生肌病的风险。

（2）氯贝丁酯类（clofibrate）：又称贝丁酸或纤维酸类。其降血甘油三酯的作用强于降总胆固醇，并使HDL增高，且可减少组织胆固醇沉积。可选用以下药物：非诺贝特（fenofibrate）100 mg，3次/日，其微粒型制剂200 mg，1次/日；吉非贝齐（gemfibrozil，吉非罗齐）120 mg，2次/日；苯扎贝特（bezafibrate）200 mg，2~3次/日；环丙贝特（ciprofibrate）50~100 mg，1次/日等。这类药物有降低血小板黏附性，增加纤维蛋白溶解活性和减低纤维蛋白原浓度，削弱凝血的作用。与抗凝药合用时，要注意抗凝药的用量。少数患者有胃肠道反应，皮肤发痒和荨麻疹，以及一过性血清转氨酶增高和肾功能改变，宜定期检查肝、肾功能。

（3）烟酸类（nicotinic acid）：有降低血甘油三酯和总胆固醇，增高 HDL 以及扩张周围血管的作用。可引起皮肤潮红和发痒、胃部不适等副作用，故不易耐受；长期应用还要注意检查肝功能。用法：烟酸，3 次/日，每次剂量从 0.1 g 逐渐增加到最大量 1.0 g。同类药物有阿昔莫司（acipimox，吡莫酸），口服 250 mg，3 次/日，副作用较烟酸少，适用于血 TG 水平明显升高、HDL－C 水平明显低者。

（4）胆酸螯合树脂类（bile acid sequenstering resin）：为阴离子交换树脂，服后吸附肠内胆酸，阻断胆酸的肠肝循环，加速肝中胆固醇分解为胆酸，与肠内胆酸一起排出体外而使血总胆固醇下降。有考来烯胺（cholestyramine，消胆胺）4～5 g，3 次/日；考来替泊（colestipol）4～5 g，3～4 次/日等。可引起便秘等肠道反应，近年采用微粒型制剂，副作用减少，患者较易耐受。

（5）其他调节血脂药：①不饱和脂酸（unsaturated fatty acid）类，包括从植物油提取的亚油酸、亚油酸乙酯等和从鱼油中提取的多价 4 不饱和脂酸如 20 碳 5 烯酸（EPA）和 22 碳 6 烯酸（DHA）。后两者用量为 3～4 g/d。②维生素类，包括维生素 C（口服至少 1 g/d）、维生素 B_6（口服 50 mg，3 次/日）、泛酸的衍生物泛流乙胺（pantethine，口服 30～60 mg，3 次/日）、维生素 E（口服 100 mg，3 次/日）等，其降脂作用较弱。

以上调节血脂药多需长期服用，但应注意掌握好用药剂量和副作用。

2. 抗血小板药物　抗血小板黏附和聚集的药物，可防止血栓形成，有助于防止血管阻塞性病变病情发展，用于心肌梗死后预防复发和预防脑动脉血栓栓塞。可选用：①阿司匹林：抑制 TXA_2 的生成，较少影响 PGI_2 的产生而起作用，50～300 mg，1 次/日。②氯吡格雷（clopidogrel）75 mg，1 次/日，或噻氯匹定（ticlopidine）250 mg，1～2 次/日，通过 ADP 受体抑制血小板内 Ca^{2+} 活性，并抑制血小板之间纤维蛋白原桥的形成。噻氯匹定可因骨髓抑制导致粒细胞减少症，应随访血常规。③血小板糖蛋白Ⅱb/Ⅲa（GPⅡb/Ⅲa）受体阻滞剂，能通过抑制血小板 GPⅡb/Ⅲa 受体与纤维蛋白原的结合，使血小板聚集和功能受抑制，静脉注射制剂有阿昔单抗（abciximab）0.25 mg/kg，替罗非班（tirofiban），口服制剂有 xemilofiban，但口服制剂的疗效不肯定。④双嘧达莫（dipyridamole，潘生丁）50 mg，3 次/日，可使血小板内环磷酸腺苷增高，抑制 Ca^{2+} 活性，可与阿司匹林合用。⑤西洛他唑（cilostazol）是磷酸二酯酶抑制剂，50～100 mg，2 次/日。

【临床思路】

根据动脉粥样硬化的临床表现及病理变化，可归属“瘀证”、“痰证”、“脉痹”等范畴，病至后期参照“心痛”、“中风”、“坏疽”等辨治。病位涉及心、脑、肝、肾、脾或脉络等。无论证候变化如何，都可以参照上述基本病因病机进行分析、辨证分型论治。以下各节主要讨论冠心病分型论治，对于心绞痛及心肌梗死又当辨其虚实、缓急，使用不同的治疗或急救方法，中西医结合治疗可显示其优势。

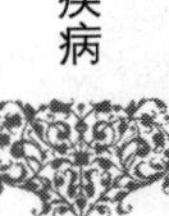

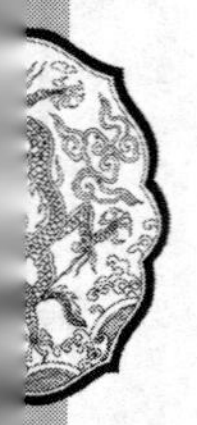

【预后与转归】

本病的预后随病变部位、程度、血管狭窄进展、受累器官受损情况和有无并发症而不同。病变涉及心、脑、肾者，可致残致死。如不稳定心绞痛，病情急且易向急性心肌梗死转化或发生猝死。急性心肌梗死，病情急且危重，若不积极抢救，死亡率甚高。现代运用中西医结合方法抢救治疗，可明显降低死亡率。

【预防与调护】

饮食及生活方式的改变是预防本病的重要组成部分。要发挥患者的主观能动性配合治疗　经过防治，本病病情可得到控制，病变可能部分消退，患者可维持一定的生活和工作能力。此外，病变本身又可以促使动脉侧支循环的形成，使病情得到改善。因此说服患者耐心接受长期的防治措施至关重要，采取合理的膳食。

（1）年过40岁者即使血脂无异常，也应避免经常食用过多的动物性脂肪和含胆固醇较高的食物，应食用低胆固醇、低动物性脂肪食物。

（2）已确诊有冠状动脉粥样硬化者，严禁暴饮暴食，以免诱发心绞痛或心肌梗死。合并有高血压或心力衰竭者，应同时限制盐的摄入。

（3）提倡饮食清淡，多食富含维生素C（如新鲜蔬菜、瓜果）和植物蛋白（如豆类及其制品）的食物。在可能条件下，尽量以植物油为食用油。

适当地进行体力劳动和体育锻炼，生活要有规律，保持乐观、愉快的情绪，避免过度劳累和情绪激动，注意劳逸结合，保证充分睡眠。积极治疗与本病有关的一些疾病，包括高血压、肥胖症、高脂血症、痛风、糖尿病、肝病、肾病综合征和有关的内分泌病等。体力活动量根据原来身体情况、原来体力活动习惯和心脏功能状态来规定，以不过多增加心脏负担和不引起不适感觉为原则。

本病的预防措施应从儿童期开始，即儿童也避免摄食过量高胆固醇、高动物性脂肪的饮食，防止肥胖。

第二节　稳定型心绞痛

心绞痛是由于心肌需氧和供氧之间暂时失去平衡而发生心肌缺血的临床症状。它的产生是在一定条件下冠状动脉所供应的血液和氧不能满足心肌需要的结果。稳定型心绞痛（stable angina pectoris）是由于劳力引起心肌缺血，导致胸部及附近部位的疼痛不适，可伴心功能障碍，但没有心肌坏死。一般指心绞痛发作的频率，持续时间，疼痛程度等稳定在一个月以上。

【病因病理】

一、西医病因及发病机制

对心脏予以机械性刺激并不引起疼痛，但心肌缺血缺氧则引起疼痛。当心肌急剧的、暂时的缺血缺氧时，即产生心绞痛。在多数情况下，劳力诱发的心绞痛常在同一“心率×收缩压”的水平上发生。产生疼痛感觉的直接因素可能是：在缺血缺氧的情况下，心肌内积聚过多的代谢产物，如乳酸、丙酮酸、磷酸等酸性物质，或类似激肽的多肽类物质，刺激心脏内自主神经的传入纤维末梢，经1～5胸交感神经节和相应的脊髓段，传入大脑，产生疼痛感觉。这种痛觉反映在与自主神经进入水平相同脊髓段的脊神经所分布的区域，即胸骨后及两臂的前内侧与小指，尤其是在左侧，而多不在心脏部位。有人认为，在缺血区内富有神经供应的冠状血管的异常牵拉或收缩，可以直接产生疼痛冲动。

在心绞痛发作时，心肌代谢和功能障碍常为暂时性和可逆性的，随着血液供应平衡的恢复，可以减轻或者消失。有时冠状动脉暂时闭塞15 min，虽不引起心肌坏死，但造成心功能障碍持续1周以上，包括心肌收缩、高能磷酸键的储备及超微结构不正常，称为心肌顿抑（stunning of myocardium）。

二、病理

一般来说，至少一支冠状动脉狭窄程度>70%才会导致心肌缺血。稳定型心绞痛患者冠状动脉粥样硬化病变的病理对应上一节中提到的斑块的Ⅴb型和Ⅴc型，但也有部分为Ⅳ型和Ⅴa型。稳定型心绞痛的患者，冠状动脉造影显示有1、2或3支冠脉直径减少>70%的病变者分别各占25%左右，左主干狭窄患者占5%～10%，其余约15%患者无显著狭窄。

三、中医病因病机

心绞痛的病因总体与第一节动脉粥样硬化所论述类似。主要与外邪内侵、饮食不节、情志失调、年老体衰等因素有关。病因病机变化具有以下特点。

1. 外邪内侵　素体阳虚，胸阳不振，阴寒之邪乘虚侵袭，寒凝心脉。在阴雨潮湿之季，湿邪犯心，湿郁化热，交阻心脉。营卫不和，气候突变，寒邪或暑热犯心，亦患此病。

2. 情志失调　忧郁恼怒，悲哀思虑等情志不遂，可致气机运行不畅，心脉挛急而致病。肝郁气滞，郁久化火，灼津成痰，气滞痰浊痹阻血脉。

3. 饮食不节　饮食不节，日久损伤脾胃，运化失司，酿湿生痰，痰阻血脉；或痰郁化火，火热又可炼液为痰，灼血为瘀，痰瘀交阻，痹阻血脉，均可致本病。

4. 年老体衰　年老体弱，阳气虚血液推动无力，血脉瘀阻；阴血虚脉失濡养，脉络涩滞，均可致本病。

本病基本病机是心脉挛急或痹阻。病位在心，涉及肝、脾、肾。病性多属本虚标实。本虚以气阴虚或气阳虚为主，标实以血瘀、痰浊、气滞、寒凝为主。心血瘀阻贯穿整个病机变化。若心脉挛急或心血瘀阻进一步加重，病情可发展为厥心痛重症（不稳定心绞痛）或真心痛（急性心肌梗死）。

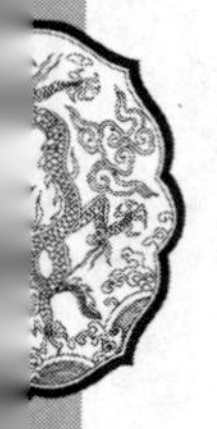

【临床表现】

1. 症状　心绞痛以发作性胸痛为主要临床表现，疼痛的特点为：①部位：主要在胸骨体上段或中段之后，可涉及心前区，有手掌大小范围，甚至横贯前胸，界限不很清楚。常放射至左肩、左臂内侧达无名指和小指，或至颈、咽或下颌部。②性质：胸痛常为压迫、发闷或紧缩性，也可有烧灼感，但不尖锐，不像针刺或刀割样痛，偶伴濒死的恐惧感。发作时，患者往往不自觉地停止原来的活动，直至症状缓解。③诱因：发作常由体力劳动或情绪激动（如愤怒、焦急、过度兴奋等）所激发，饱食、寒冷、吸烟、心动过速、休克等亦可诱发。疼痛发生于劳力或激动的当时，而不是在劳累之后。典型的心绞痛常在相似的条件下发生。但有时同样的劳力只有在早晨而不是在下午引起心绞痛，提示与晨间痛阈较低有关。④持续时间：疼痛出现后常逐步加重，然后在 3 ~5 分钟内逐渐消失，一般在停止原来诱发症状的活动后即缓解。一般不超过 15 分钟。可数天或数周发一次。⑤缓解方式：舌下含用硝酸甘油能在 1 ~2 分钟内使之缓解。

根据心绞痛的严重程度及其对体力劳动的影响，加拿大心血管学会（CCS）将稳定型心绞痛分为Ⅳ级，见表 3 –2 –1。

表 3 –2 –1　加拿大心血管学会（CCS）分级

分级	心绞痛的严重程度及其对体力活动影响
Ⅰ级	一般体力活动如步行或上楼不引起心绞痛，但可发生于费力或长时间用力
Ⅱ级	体力活动轻度受限。心绞痛发生于快速步行或上楼、餐后步行或上楼，或者在寒冷、顶风逆行时、情绪激动时。平地行走两个街区（200 ~400 m），或常速上相当于 3 楼以上的高度能诱发心绞痛
Ⅲ级	日常体力活动明显受限。可发生于平地行走 1 到 2 个街区或以常速上 3 楼
Ⅳ级	任何体力活动或休息时均可出现心绞痛

2. 体征　稳定型心绞痛患者体检通常无异常发现，但仔细体检能提供有用的诊断线索，可排除某些引起心绞痛的非冠状动脉疾病，如瓣膜病、心肌病等，并确定患者某些冠心病危险因素。心绞痛发作时常见心率增快、血压升高、表情焦虑、皮肤冷或出汗，有时出现第四或第三心音奔马律。缺血发作可有暂时性心尖部收缩期杂音，是乳头肌缺血、功能失调引起二尖瓣关闭不全所致。可有第二心音逆分裂或出现交替脉。部分患者可出现肺部啰音。

【实验室和其他检查】

1. 心电图（electrocardiogram，ECG）　是发现心肌缺血、诊断心绞痛最常见的检查方法。①静息心电图检查：稳定型心绞痛患者静息心电图一半是正常的，所以静息心电图正常并不能排除严重的冠心病。最常见的心电图异常是 ST – T 改变，包括 ST 段压低（水平型或下斜型），T 波低平或倒置，可伴有或不伴有陈旧性心肌梗死的表现。但 ST 段改变往往比 T 波改变更具特异性。②心绞痛发作时心电图检查：据估计将近 95%

的病例心绞痛发作时出现明显的并有相当特征的心电图改变，可出现暂时性心肌缺血引起的 ST 段移位。心内膜下心肌容易缺血，故常见 ST 段压低 0.1 mV 以上，发作缓解后恢复。有时出现 T 波倒置。③心电图负荷试验：负荷心电图是对怀疑有冠心病的患者给心脏增加负荷（运动或药物）而激发心肌缺血的心电图检查。通常运动负荷心电图的敏感性可达到约 70%，特异性 70% ~90%。有典型心绞痛并且负荷心电图阳性，诊断冠心病的准确率达 95% 以上。④心电图连续监测（动态心电图）：连续记录 24 小时或以上的心电图，可从中发现心电图 ST – T 改变和各种心律失常，出现时间可与患者的活动和症状相对照，心电图中显示缺血性 ST – T 改变而当时并无心绞痛称为无症状性心肌缺血。

2. 超声心动图　稳定型心绞痛患者的静息超声心动图大部分无异常表现，与负荷心电图一样，负荷超声心动图可以帮助识别心肌缺血的范围和程度。负荷超声心动图按负荷的性质可分为药物负荷试验（多巴酚丁胺常用）、运动负荷试验、心房调搏负荷试验以及冷加压负荷试验。根据各室壁的运动情况，可将室壁运动异常分为运动减弱、运动消失、矛盾运动和室壁瘤。

3. 放射性核素检查

(1) ^{201}Tl（铊） – 静息和负荷心肌灌注显像：^{201}Tl 随冠状动脉血流很快被正常心肌所摄取。静息时铊显像所示灌注缺损主要见于心肌梗死后瘢痕部位，冠状动脉供血不足导致的灌注缺损仅见于运动负荷后。

(2) 放射性核素心腔造影：静脉内注射焦磷酸亚锡被细胞吸附后，再注射 ^{99m}Tc 即可使红细胞被标记上放射性核素，得到心腔内血池显影。可测定左心室射血分数及显示室壁局部运动障碍。

4. 冠状动脉造影术（coronary angiography）和左心室造影术　这是一项有创性检查方法。前者目前仍然是诊断冠心病最准确的方法。进行心导管检查要有明确的指征并借此方法指导是否进一步介入治疗。绝大多数劳力性稳定型心绞痛患者至少有一个冠状动脉主支或大分支的高度狭窄或闭塞。冠状动脉狭窄根据直径变窄百分率分为四级：① Ⅰ级：25% ~49%；② Ⅱ 级：50% ~74%；Ⅲ 级：75% ~99%（严重狭窄）；Ⅳ 级：100%（完全闭塞）。

【诊断和鉴别诊断】

一、诊断

根据典型的发作特点和体征，休息或含用硝酸甘油后缓解，结合年龄和存在的其他冠心病危险因素，除外其他疾病所致的心绞痛，即可建立诊断。静息心电图无改变的患者可考虑作心电图负荷试验。发作不典型者，诊断要依靠观察硝酸甘油的疗效和发作时心电图的变化。如仍不能确诊，可多次复查心电图或心电图负荷试验，或作 24 小时的动态心电图连续监测。诊断困难时可考虑放射性核素检查和选择性冠状动脉造影。

二、鉴别诊断

稳定型心绞痛尤其需要与以下疾病进行鉴别，见表 3 – 2 – 2。

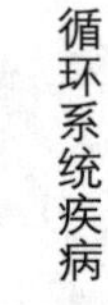

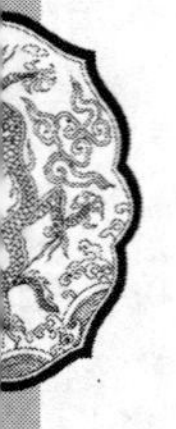

表 3-2-2 需与稳定型心绞痛相鉴别的疾病

心源性胸痛	肺部疾患 纵隔疾患	消化道疾病	神经肌肉疾病	精神性疾病
主动脉夹层	胸膜炎	反流性食管炎	肋间神经痛	焦虑性疾病
心包炎	肺栓塞	食管痉挛	肋骨肋软骨病	情感性疾病（如抑郁症）
心肌病	肺炎	食管失弛缓综合征	带状疱疹	躯体性精神病
主动脉瓣狭窄	纵隔肿瘤	食管裂孔疝		思维性精神病
心脏神经症	气胸	消化性溃疡		
心肌梗死		胰腺炎		
		胆囊炎、胆囊结石		

1. 心脏神经症　本病患者常诉胸痛，但为短暂（几秒钟）的刺痛或持久（几小时）的隐痛，患者常善太息。症状多在疲劳之后出现，而有时作轻度体力活动反觉舒适，有时可耐受较重的体力活动而不发生胸痛或胸闷。含用硝酸甘油无效，常伴其他神经衰弱的症状。心电图检查无缺血改变。

2. 不稳定型心绞痛和急性心肌梗死　不稳定型心绞痛其发病机制与稳定型心绞痛不同；急性心肌梗死临床表现更严重。下二节将详细介绍。

3. 其他疾病引起的心绞痛　包括主动脉瓣严重狭窄或关闭不全、冠状动脉炎引起的冠状动脉口狭窄或闭塞、肥厚型心肌病、X 综合征等疾病均可引起心绞痛，要根据临床表现与辅助检查来鉴别。其中 X 综合征多见于女性，心电图负荷试验常阳性，但冠状动脉造影阴性且无冠状动脉痉挛，预后良好，被认为与毛细血管功能不良有关。

4. 肋间神经痛　本病疼痛常累及 1～2 个肋间，但并不一定局限在胸前，为刺痛或灼痛，多为持续性而非发作性，咳嗽、用力呼吸和身体转动可使疼痛加剧，沿神经行经处有压痛，手臂上举活动时局部有牵拉疼痛，故与心绞痛不同。

5. 不典型胸痛　还需与包括胃食管反流、食管动力障碍、食管裂孔疝等食管疾病以及消化性溃疡、颈椎病等鉴别。见有关章节。

三、中医辨病与辨证要点

1. 辨病要点　厥心痛是因心脉挛急或痹阻而引起的以膻中部位或左胸膺部发作性憋闷、疼痛为主要表现的一种病证。轻者胸闷如窒，呼吸欠畅；重者疼痛如绞榨样或压榨感，胸痛彻背，背痛彻心。常见的伴随症状有疲乏汗出，心悸气短，惊恐不安，面色苍白，大汗淋漓，四肢不温。与真心痛鉴别：真心痛是心痛的重证，由于心脉完全闭塞，猝然大痛，四肢不温，舌青气冷，面白唇紫，大汗淋漓，脉微欲绝。疼痛时间多在半小时以上。序列心电图及心肌特异性抗原或心肌酶学可资鉴别。与胃痛鉴别：胃痛多伴有嗳气、泛酸、呃逆、腹胀等胃系症状，与饮食相关，有规律性，饥饿时痛，食后缓解，或食后饱胀痛。

2. 辨证要点

（1）辨疼痛性质：刺痛多由血瘀或痰瘀互结所致，灼痛多由阴虚或痰火所致，绞痛多由阳虚或阴寒凝滞所致；闷痛兼胁胀，善太息，属气滞。

（2）辨气血阴阳：气虚表现为疲倦、气短、心慌、心悸；舌质淡、胖嫩或有齿痕，脉濡，或沉细，或结代。阳虚是在气虚的基础上出现畏寒肢冷、精神倦怠、自汗、面白、舌质淡或胖、脉沉细或沉迟。阴虚表现为心烦、口干、盗汗、舌质红、少苔、脉细数或促。阳脱表现为四肢厥冷、大汗淋漓、表情淡漠、舌质淡暗、脉微欲绝。

【治疗】

一、中医治疗

冠心病稳定型心绞痛发作期以标实为主，针对气滞、血瘀、寒凝、痰浊而理气、活血、温通、化痰，尤重活血通络。缓解期以本虚为主的特点，宜调阴阳补气血，尤重补益心气之不足。

（一）辨证论治

1. 心血瘀阻

主要证候：胸部疼痛如绞榨样，固定不移，入夜更甚，时而心悸不宁，舌质紫暗，脉沉涩。

治法：活血化瘀，通络止痛。

方药：血府逐瘀汤。方由桃红四物汤合四逆散加牛膝、桔梗组成。以当归、川芎、桃仁、红花、赤芍活血化瘀而通脉；柴胡、桔梗与枳壳、牛膝配伍，一升一降，调畅气机，行气活血。生地黄凉血消瘀。诸药共成活血通脉、行气止痛之剂。

若血瘀轻者，可用丹参饮。胸痛甚者，加郁金、延胡索、丹参。

2. 痰浊壅塞

主要证候：胸闷如窒而痛，或痛引肩背，气短喘促，肢体沉重，形体肥胖，舌苔浊、腻或白滑，脉滑。

治法：通阳宣痹，化痰泄浊。

方药：栝蒌薤白半夏汤加味。方中以栝蒌、薤白化痰通阳，行气止痛；半夏加厚朴、枳实辛苦温通气滞而破痰结。加桂枝温阳化气通脉。配茯苓、甘草健脾利水。用干姜、细辛温阳化饮、散寒止痛。全方共奏宣阳通痹、化痰泄浊功效。

若大便干，口干苦，苔黄腻，为痰浊郁而化热之象，用黄连温胆汤加郁金、胆南星清化痰热。若脾虚痰浊较重，可加白术、陈皮、白豆蔻。若痰瘀互结，可加丹参饮。

3. 寒凝心脉

主要证候：猝然心痛如绞，或心痛彻背，背痛彻心，或感寒痛甚，心悸气短，形寒肢冷，冷汗自出，苔薄白，脉沉紧或促。多因气候骤冷或感寒而发病或加重。

治法：辛温通阳，宣痹散寒。

方药：当归四逆汤。方中以桂枝、细辛温散寒邪，通阳止痛；当归、芍药养血活血；芍药、甘草缓急止痛；通草通利血脉；大枣健脾益气。全方共呈温经散寒，活血通痹之效。

若疼痛剧烈，心痛彻背，背痛彻心，痛无休止，伴有身寒肢冷，气短喘息，脉沉紧

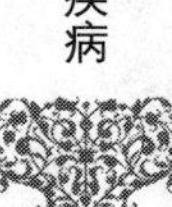

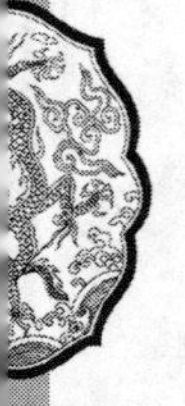

或沉微者，为阴寒极盛，胸痹心痛重证，治以温阳逐寒止痛，方用乌头赤石脂丸。

4. 气阴两虚

主要证候：胸闷不适，心胸疼痛时作，或灼痛，或隐痛，气短心悸，五心烦热，口燥咽干，潮热盗汗，舌红少泽，苔薄或剥，脉细数或结代。

治法：益气养阴，活血通络。

方药：天王补心丹。方中以生地、玄参、天门冬、麦门冬、丹参、当归滋阴养血而泻虚火；人参、茯苓、柏子仁，酸枣仁、五味子、远志补心气、养心神；朱砂重镇安神；桔梗载药上行，直达病所，为引药。

若阴不敛阳，虚火内扰心神，心烦不寐，舌尖红少津者，可用酸枣仁汤；如不效者，再予黄连阿胶汤。心肾阴虚兼见头晕、耳鸣、烦热、心悸，用左归丸。

5. 阳气不足

主要证候：心胸阵阵隐痛，胸闷气短，动则益甚，心中动悸，倦怠乏力，神疲懒言，面色㿠白，或易出汗，舌质淡红，舌体胖且边有齿痕，苔薄白，脉细缓或结代。

治法：温阳养气，活血通脉。

方药：保元汤。本方以人参、黄芪大补元气，扶助心气；甘草炙用，甘温益气，通经利脉，行血气；肉桂辛热补阳，温通血脉；或以桂枝易肉桂，有通阳、行瘀之功。

心阳不振者，可用参附汤合桂枝甘草汤。痰浊痹阻加半夏、栝蒌。瘀血痹阻加红花、丹参。

（二）常用中成药

在心绞痛发作时，多使用中成药舌下含服，如麝香保心丸，2～4粒或复方丹参滴丸10粒，舌下含服，可以活血芳香通脉止痛。可辨证使用中成药，如冠心丹参胶囊、通心络胶囊、复方丹参片、心可舒片等。

二、西医治疗

治疗目的：一是预防心肌梗死和猝死，改善预后；二是减轻症状和缺血发作，提高生活质量。

（一）一般治疗

发作时立刻休息，一般患者在停止活动后症状即可消除。平时应尽量避免各种确知的诱发因素，如过度的体力活动、情绪激动、饱餐等，冬天注意保暖。调节饮食，特别是一次进食不宜过饱，避免油腻饮食，禁绝烟酒。调整日常生活与工作量；减轻精神负担；保持适当的体力活动，以不致发生疼痛症状为度；治疗高血压、糖尿病、贫血、甲状腺功能亢进等相关疾病。

（二）药物治疗

1. 抗心绞痛和抗缺血治疗

（1）硝酸酯类药物（nitrates）：这类药物除扩张冠状动脉，降低阻力，增加冠状循环的血流量外，还通过对周围容量血管的扩张作用，减少静脉回流心脏的血量，降低心室容量、心腔内压和心室壁张力；同时对动脉系统有轻度扩张作用，降低心脏后负荷和心脏的需氧。①硝酸甘油：为即刻缓解心绞痛发作，可使用作用较快的硝酸甘油舌下含片，1～2片（0.5～1.0 mg），舌下含服，迅速为唾液所溶解而吸收，1～2分钟即开始起作用，约半小时后作用消失。对约92%的患者有效，其中76%在3分钟内见效。②硝酸异山梨酯：硝酸异山梨酯（isosorbide dinitrate，消心痛）口服3次/日，每日5～20 mg，服后半小时起作用，持续3～5小时，缓释制剂药效可维持12小时，可用20 mg，2次/日。本药舌下含化后2～5分钟见效，作用维持2～3小时，可用5～10 mg/次。以上两种药物还有供喷雾吸入用的气雾制剂。③5－单硝酸异山梨酯（isosorbide 5－mononnitrate）：多为长效制剂，每日20～40 mg，每日1～2次。硝酸酯类药物长期应用的主要问题是产生耐药性，其机制尚未明确，可能与巯基利用度下降、肾素－血管紧张素－醛固酮（RAS）系统激活等有关。副作用有头晕、头胀痛、头部跳动感、面红、心悸等，偶有血压下降。

（2）β肾上腺素能受体阻滞剂（beta－adrenergic blockers）：机制是阻断拟交感胺类对心率和心收缩力的刺激作用，减慢心率，降低血压，降低心肌收缩力和氧耗量，从而缓解心绞痛的发作。常用的制剂是美托洛尔（metoprolol）25～100 mg，2～3次/日；阿替洛尔（atenolol）12.5～50 mg，1～2次/日；普萘洛尔（propranolol），10 mg/次，3～4次/日，逐步增加剂量，用到100 mg/d。比索洛尔（bisoprolol）5～10 mg，1次/日。本药经常与硝酸酯制剂联合应用，比单独应用效果好。但要注意：①本药与硝酸酯制剂有协同作用，因而剂量应偏小，开始剂量尤其要注意减少，以免引起直立性低血压等副作用；②停用本药时应逐步减量，如突然停用有诱发心肌梗死的可能；③支气管哮喘以及心动过缓、高度房室传导阻滞者不用为宜；④我国多数患者对本药比较敏感，难以耐受大剂量。

（3）钙离子拮抗剂（calcium antagonists）：本药药物抑制钙离子进入心肌内，也抑制心肌细胞兴奋－收缩耦联中钙离子的作用，因而抑制心肌收缩，减少心肌氧耗；扩张冠状动脉，解除冠状动脉痉挛，改善心内膜下心肌的供血；扩张周围血管，降低动脉压，减轻心脏负荷；还能改善心肌的微循环。常用制剂包括：①二氢吡啶类：硝苯地平控释片，30 mg，1次/日。非洛地平（felodipine）、氨氯地平（amlodipine）为新一代具有血管选择性的二氢吡啶类。不主张使用短效的硝苯地平（nifedipine），因其可致交感活性增加。②维拉帕米（verapamil）40～80 mg，3次/日或缓释剂120～480 mg/d。③地尔硫䓬（diltiazem，硫氮䓬酮）30～60 mg，3次/日，其缓释制剂合贝爽90 mg，1～2次/日。对于需要长期用药的患者，目前推荐使用控释、缓释或长效剂型。低血压、心功能减退和心衰加重可以发生在长期使用该药期间。钙离子拮抗剂的副作用包括周围性水肿和便秘，还有头痛、面色潮红、嗜睡、心动过缓或过速和房室传导阻滞等。本类药可与硝酸酯联合使用，其中二氢吡啶类尚可与β受体阻滞剂同用，但维拉帕米和地尔硫䓬与β受体阻滞剂合用时则有过度抑制心脏的危险，慎用。

2．预防心肌梗死和死亡的药物治疗　抗血小板治疗：包括阿司匹林、氯吡格雷和噻氯匹定，用法参照上一节。西洛他唑（cilostazol）是磷酸二酯酶抑制剂。

3．调脂药物　在治疗冠状动脉粥样硬化中起重要作用，对37个研究的荟萃分析证实，降低胆固醇治疗与冠心病死亡率和总死亡率降低有明显关系。临床试验表明，慢性

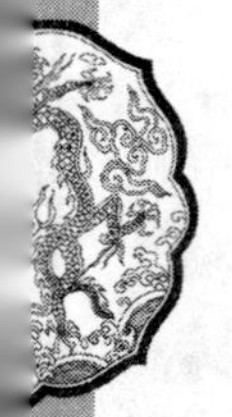

稳定型心绞痛的患者，主张进行调脂治疗，即使只是出现轻到中度 LDL－C 升高。建议目标是将 LDL－C 水平降到 <2.60 mmol/L。

4．血管紧张素转换酶抑制剂（ACEI）　ACEI 在降低缺血性事件方面有重要作用。ACEI 能逆转左室肥厚、血管增厚，延缓动脉粥样硬化进展，能减少斑块破裂和血栓形成，另外有利于心肌氧供/氧耗平衡和心脏血流动力学，并降低交感神经活性。常用药物：卡托普利（短效制剂）12.5～50 mg，每日 2～3 次；长效制剂：贝那普利 5～20 mg，培哚普利 4～8 mg，福辛普利 10～20 mg，均每日 1 次。下述情况不应使用：收缩压 <90 mmHg、肾衰竭、双侧肾动脉狭窄、妊娠和过敏者。其副作用包括干咳、低血压和罕见的血管性水肿。

（三）经皮冠状动脉介入治疗

经皮冠状动脉介入治疗（percutaneous coronary intervention，PCI）指一组经皮介入技术，包括经皮冠状动脉球囊成形术（PTCA）、冠状动脉支架置入术和粥样斑块消蚀技术等。与内科保守疗法相比能使患者的生活质量提高（活动耐量增加），但是心肌梗死的发生和死亡率无显著差异。经皮介入治疗开始时仅应用于单支近段病变，现在已经推广至更复杂的病变，介入治疗的手术数量已超过外科旁路手术。

（四）冠状动脉旁路移植手术

冠状动脉旁路移植手术（coronary artery bypass surgery）是使用患者自身的大隐静脉或游离内乳动脉或桡动脉作为旁路移植材料，一端吻合在主动脉，另一端吻合在有病变的冠状动脉的远端；引主动脉的血流以改善该冠状动脉所供血心肌的血流供应。本手术适应证：①冠状动脉多支血管病变，尤其是合并糖尿病的患者；②冠状动脉左主干病变；③不适合于行介入治疗的患者；④心肌梗死后合并室壁瘤，需要进行室壁瘤切除的患者；⑤闭塞段的远段管腔通畅，血管供应区有存活心肌。

【临床思路】

稳定型心绞痛主要病机是心脉挛急或痹阻，病理性质多是虚实夹杂。其在实多是瘀血、痰浊、气滞、寒凝痹阻心脉；其虚多是气血阴阳不足。临床须加以鉴别。现代医学的理化检查有助于明确诊断，临床上一些稳定型心绞痛可以单纯用中医中药的方法缓解病情。如使用舌下途径含服中成药缓解发作期心绞痛；而在缓解期辨证应用汤药或中成药均有较好的临床疗效。一些临床报道，联用中西医结合方法治疗，临床疗效明显优于单纯西医治疗。

【预后与转归】

稳定型心绞痛患者大多数能生存很多年，但有发生急性心肌梗死或猝死的危险，有室性心律失常或传导阻滞者预后较差，但决定预后的主要因素为冠状动脉病变范围和心功能。左冠状动脉主干病变最为严重，左主干狭窄患者第一年的生存率为 70%，三支血管病变及心功能明显减退的患者（LVEF <25%）的生存率与左主干狭窄相同，左前降支近段病变较其他两支的病变严重。

【预防与调护】

预防与调护可参照上节内容。本病一级预防主要针对其危险因素，预防动脉粥样硬化的发生和发展，包括合理膳食，生活调摄，积极控制高血压，减轻体重，调脂，戒烟等项措施。二级预防即继发预防，无禁忌者应用β受体阻滞剂，小剂量阿司匹林，他汀类药物。在调护方面，应注意调节饮食，饮食清淡，少食多餐，避免膏粱厚味，晚餐不宜过饱。应注意天气变化，适宜增减衣服，避免外寒侵袭。天气潮湿，宜适当运动，辅以芳香化湿、健脾化湿之品调养。暑热耗气伤心，宜居阴凉之处，辅以益气养阴之品调养。注意精神调摄，避免情绪激动，保持乐观。注意劳逸结合，适当参加体育运动，以不觉疲劳为度。若突然出现心绞痛，要立即舌下含服硝酸甘油片或芳香温通类中成药，并嘱患者保持镇静，卧床休息。

第三节　不稳定型心绞痛和非 ST 段抬高性心肌梗死

不稳定型心绞痛（unstable angina pectoris，UAP）和非 ST 段抬高性心肌梗死（NSTEMI）是由于动脉粥样斑块破裂，伴有不同程度的表面血栓形成及远端血管栓塞所导致的一组临床症状。部分不稳定型心绞痛常发生心肌坏死而没有 ST 段抬高，因而称为非 ST 段抬高性心肌梗死。UAP/NSTEMI 的发病机制和临床表现相似但程度不同，主要不同表现在缺血是否严重到有足够心肌受到损害，故合为一节讨论。不稳定型心绞痛没有 ST 段抬高性心肌梗死的特征性心电图动态演变的临床表现。根据以下三个病史特征可以判断，见表 3－2－3。变异型心绞痛（variant angina pectoris）特征为静息心绞痛，表现为 ST 段一过性抬高，是不稳定型心绞痛的一种特殊类型，其发病机制主要为冠状动脉痉挛。

表 3－2－3　不稳定型心绞痛的三大临床表现

静息型心绞痛（rest angina pectoris）	发作于休息时，持续时间≥20 min
初发型心绞痛（new－onset angina pectoris）	通常在首发症状 1～2 个月内，很轻的劳力活动可诱发（程度至少达 CCS Ⅲ级）
恶化型心绞痛（accelerated angina pectoris）	在相对稳定的劳力型心绞痛基础上心绞痛逐渐增强（疼痛更剧烈、时间更长或更频繁，按 CCS 分级至少增加Ⅰ级水平，程度至少 CCS Ⅲ级）

【病因病理】

一、西医病因及发病机制

由于斑块破裂或糜烂并发血栓形成、血管收缩、微血管栓塞导致急性或亚急性心肌供氧的减少。

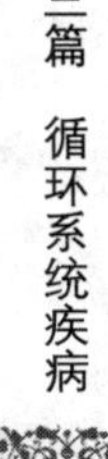

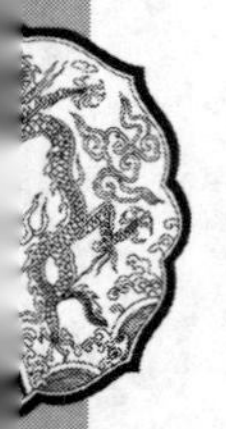

1. 斑块破裂和糜烂　动脉粥样硬化不是一个连续的线性发展过程，而是由稳定和不稳定互相转变的过程。突发和不可预见的心绞痛发生通常与斑块破溃（plaque disruption）有关，易发生破裂的动脉粥样硬化斑块往往纤维帽较薄、脂核大、平滑肌细胞密度低、富含单核巨噬细胞和组织因子。在泡沫细胞死亡后，金属蛋白酶主动溶解胶原形成脂核，而不单纯是被动的积聚。不稳定斑块常含有较多的胆固醇结晶和不饱和脂肪酸，边缘位置的不饱和脂肪酸含量比中心部位更低。脂肪酸浓度不同可以影响局部血小板聚集和血栓形成。斑块破溃的方式包括斑块破裂（plaque rupture）（主动破裂、被动破裂）和斑块糜烂（plaque erosion）。主动破裂是由于单核巨噬细胞分泌的蛋白酶消化纤维帽引起；被动破裂与外力作用于纤维帽上最薄弱的部位（通常为纤维帽最薄处或斑块与“正常”血管壁交界处）有关；斑块糜烂似乎更多见于女性、糖尿病和高血压患者，一些证据表明其易发生在高度狭窄和右冠状动脉狭窄病变中。斑块糜烂时血栓黏附在斑块表面，而斑块破裂后血栓可进入到斑块的脂核内并导致斑块的迅速生长。

2. 炎症　纤维帽中常含大量的Ⅰ型胶原，能承受血管张力防止斑块破裂。然而，生长因子促胶原合成与金属蛋白酶促胶原分解之间存在动态平衡，另外平滑肌细胞的凋亡也可削弱纤维帽的强度。病理观察表明，破裂斑块中巨噬细胞是稳定型斑块的6～9倍，另外在斑块破裂处可见到激活的T淋巴细胞，这些T淋巴细胞释放能激活巨噬细胞并刺激平滑肌细胞增生的细胞因子。巨噬细胞和激活的T淋巴细胞反映炎症过程的存在。这些细胞可以分泌金属蛋白酶消化细胞外基质。另外，在斑块边缘可发现肥大细胞。

3. 血小板聚集和血栓形成　大量的资料表明，在不稳定型心绞痛患者中，血小板聚集既可是原发现象，也可是血管内斑块破裂或裂缝的继发表现。血小板产生 TXA_2 是一种促血小板聚集和具有血管收缩作用的物质。血栓形成通常发生在斑块破裂或糜烂处，从而导致管腔狭窄程度的急剧变化，进一步导致管腔的不完全性或完全性闭塞。

4. 血管收缩　富含血小板的血栓可释放诸如血清素、TXA_2 等缩血管物质，引起斑块破裂部位及远端血管、微血管的收缩。冠状动脉造影显示血管收缩反应一般局限于有粥样斑块病变的部位。内皮功能障碍促进血管释放收缩介质（如内皮素－1）或释放抑制血管舒张的物质，导致血管收缩，由这些因素引起的血管收缩作用在变异型心绞痛发病中占主导地位。

二、病理

病理研究发现，病变血管供应的心肌组织产生的变化不一。不稳定型心绞痛病理检查时心肌可无坏死，但部分患者可以发现“罪犯”血管所供应区域的心肌发生不同程度的坏死；小的灶性坏死可能与反复多次的血栓栓塞有关，通常的心肌酶学检查（CK、CK－MB）不能检测到。最近用于临床的心脏肌钙蛋白（cardiac troponin cTn）T或I既敏感又特异，被认为是检测心肌损害的首选指标。微小心肌损伤（minimal myocardial damage）概念在临床相当重要，对预后和治疗策略选择有指导意义。

三、中医病因病机

不稳定型心绞痛和非ST段抬高性心肌梗死的病因与第二节稳定型心绞痛类同。在病机上，虽然属于本虚标实之证，但是其寒凝心脉，痰阻心脉，瘀阻心脉等标实之候更为突出。若不积极治疗，心脉挛急和痹阻将发展为心脉完全闭塞，遏阻心之气血阴阳，出现至虚之候，并发心悸、喘证甚至厥脱或暴脱之证。

【临床表现】

1. 症状　不稳定型心绞痛胸部不适的性质与典型的稳定型心绞痛相似，通常程度更重，持续时间更长，可达30分钟或以上，胸痛可在休息时发生。下列线索可帮助诊断不稳定型心绞痛：诱发心绞痛的体力活动阈值突然或持久地降低；心绞痛发生频率、严重程度和持续时间增加；出现静息或夜间心绞痛；胸痛放射至附近的或新的部位；发作时伴有新的相关症状，例如出汗、恶心、呕吐、心悸或呼吸困难。常规休息或舌下含服硝酸甘油的方法只能暂时或不能完全缓解症状。但症状不典型者也不少见，尤其在老年女性、糖尿病患者。

2. 体征　体检可发现一过性的第三心音或第四心音，由于二尖瓣反流引起的一过性收缩期杂音。这些非特异性体征也可出现在稳定型心绞痛和ST段抬高性心肌梗死患者身上。

【实验室和其他检查】

1. 心电图　不仅可以帮助诊断，而且根据其异常的严重程度和范围可以提供预后信息。症状发作时的心电图尤其有意义，如有从前描记的心电图作比较，可提高心电图异常的诊断准确率。大多患者胸痛发作时有一过性ST段变化（降低或抬高）。T波的倒置也提示心肌缺血。

2. 连续心电监护　连续的心电监测可发现无症状或心绞痛发作时的ST段变化。

3. 冠状动脉造影和其他侵入性检查　冠状动脉造影能提供详尽的血管结构方面的信息，帮助评价预后和指导治疗。在长期稳定型心绞痛基础上出现的不稳定型心绞痛患者常有多支冠状动脉病变，而新发作的静息心绞痛患者可能只有单支冠状动脉病变。在所有的不稳定型心绞痛患者中，3支血管病变占40%，2支血管病变占20%，左冠状动脉主干病变约占20%，单支血管病变约占10%，没有明显血管狭窄占10%。冠状动脉内超声显像常可以准确地发现斑块的性质、破溃的大小及位置、斑块内有无血栓形成。冠状动脉内镜检查能够发现斑块破裂处所形成的血栓性质（白色血栓或红色血栓）。

4. 心脏标志物检查　心脏肌钙蛋白（cTn）T及I较传统的CK和CK－MB更敏感、更可靠、更早出现。cTnT及cTnI阳性表明心肌损害。临床上不稳定型心绞痛（UAP）的诊断主要依靠临床症状及发作时心电图ST－T的动态改变，如cTn阳性意味着该患者已发生微量心肌损伤，比cTn阴性的患者预后差。

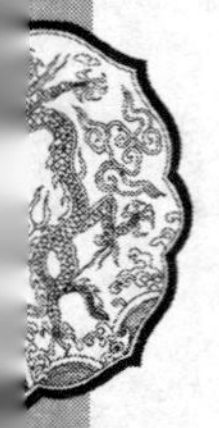

【诊断和鉴别诊断】

根据上述典型临床表现和辅助检查，不稳定型心绞痛的诊断不难确立。不稳定型心绞痛和非ST段抬高性心肌梗死的发病机制与急性ST段抬高性心肌梗死有所不同，二者治疗原则不同，因此需进行鉴别诊断，详见下一节。与其他疾病的鉴别诊断如上一节稳定型心绞痛所述。临床上，危险分层不同预后也有所区别，见表3－2－4。

表3－2－4　不稳定型心绞痛严重度分级（Braunwald分级）

严重程度	定义	一年内死亡或心肌梗死
Ⅰ级	严重的初发型心绞痛或恶化型心绞痛，无静息疼痛	7.3%
Ⅱ级	亚急性静息型心绞痛（一个月内发生过，但48小时内无发作）	10.3%
Ⅲ级	急性静息型心绞痛（在48小时内有发作）	10.8%
临床环境		
A	（继发性心绞痛） 在冠状动脉狭窄基础上，存在加剧心肌缺血的冠状动脉以外的疾病	14.1%
B	（原发性心绞痛） 无加剧心肌缺血的冠状动脉以外的疾病	8.5%
C	（心肌梗死后心绞痛） 心肌梗死后两周内发生的不稳定型心绞痛	18.5%

【治疗】

一、中医治疗

（一）辨证治疗

不稳定型心绞痛和非ST段抬高性心肌梗死通常表现为以下三种标实为主的证型，重点治其标。但若出现虚候，则按加减法标本同治。

1．寒凝心脉

主要证候：猝然胸痛如绞，形寒，感寒痛作或加剧，甚则胸背彻痛，面色苍白，四肢厥冷，出冷汗，短气心悸，舌苔白，脉沉迟。

治法：祛寒活血，宣痹通阳。

方药：当归四逆汤。方中以桂枝、细辛温散寒邪，通阳止痛；当归、白芍养血活血；白芍和甘草相配，有缓急止痛之功；通草通调经脉；大枣养脾和营。

若寒甚而心背彻痛者，可用乌头赤石脂丸，或于上方中加制附片、蜀椒、薤白；若痛剧而见四肢不温，冷汗出等，可即予苏合香丸含服。心阳虚者，加参附汤。

2．痰阻心脉

主要证候：胸闷如窒而痛，或痛引肩背，气短喘促，肢体沉重，形体肥胖，或痰多，苔浊腻，脉滑。

治法：通阳泄浊，豁痰开结。

方药：栝蒌薤白半夏汤。方中以栝蒌、薤白化痰通阳，行气止痛；半夏化痰开结。

痰浊较甚者，加石菖蒲、枳实、厚朴；舌苔黄腻，痰黄者，属痰浊化热，宜用黄连温胆汤，也可选用小陷胸汤。气虚者加黄芪、党参、白术。

3．瘀阻心脉

主要证候：心胸疼痛较剧，如刺如绞，痛有定处，入夜更甚，日久不愈，时有心悸不宁。舌紫暗或有瘀斑，舌下脉青紫，脉涩，或有结代。

治法：活血化瘀，通脉止痛。

方药：冠心Ⅱ号方。本方由川芎、赤芍、降香、红花、丹参等活血化瘀药组成，力专协同，共奏理气活血通脉之功。

临床上可加砂仁理气以加强活血之功。气阴两虚加生脉散合人参养荣汤；胸痛较甚者，去生地黄、牛膝，加郁金、延胡索；胸部闷胀，气滞明显者，加檀香、沉香；痛剧伴恶寒肢冷者，加细辛、桂枝。

（二）常用中成药

在心绞痛发作时，一般标实为主，多使用中成药舌下含服，如麝香保心丸2～4粒或复方丹参滴丸10粒，舌下含服，可以活血芳香通脉止痛。辨证使用中药注射液，如心血瘀阻型，丹参注射液或香丹注射液20～30 ml，稀释后静脉滴注；如气阴两虚型，参麦注射液或生脉注射液20～40 ml，稀释后静脉滴注。辨证使用活血化瘀中成药，如冠心丹参胶囊、通心络胶囊、复方丹参片、心可舒片等。

二、西医治疗

（一）治疗原则

不稳定型心绞痛和非ST段抬高性心肌梗死是严重的、具有潜在危险性的疾病，治疗目的是即刻缓解缺血症状和避免严重不良后果（如死亡、心肌梗死和再发心肌梗死）。

可疑不稳定型心绞痛第一步关键性治疗就是在急诊室中做出恰当的检查评估，按轻重缓急送适当的部门治疗，并立即开始抗心肌缺血治疗；心电图和心肌标志物正常的低危患者在急诊经过一段时间治疗观察后可进行运动试验。若运动试验结果阴性，可以考虑出院继续药物治疗；反之，大部分不稳定型心绞痛患者应入院治疗，如血流不稳定或持续胸痛的患者，应在监护病房至少观察24小时。

患者应立即卧床休息，消除紧张情绪和顾虑，保持环境安静，可用小剂量镇静剂和抗焦虑药物，约半数患者通过上述处理可减轻或缓解心绞痛。有发绀、呼吸困难或其他高危表现的患者给予吸氧，可用脉搏血氧仪测定血氧饱和度（SaO_2），维持SaO_2 > 90%。积极诊治可能引起心肌耗氧量增加的疾病，如感染、发热、甲状腺功能亢进、贫血、低血压、心力衰竭、低氧血症、肺部感染和快速型心律失常（增加心肌耗氧量）及严重的缓慢型心律失常（减少心肌灌注）。

应连续监测心电图以发现缺血和心律失常，多次测定血清心肌酶CK－MB或/和肌

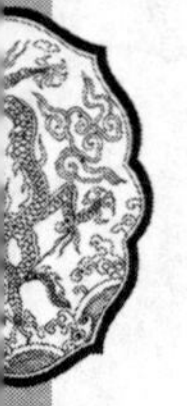

钙蛋白 T 及 I。具体方案见以下流程图（图 3－2－1）：

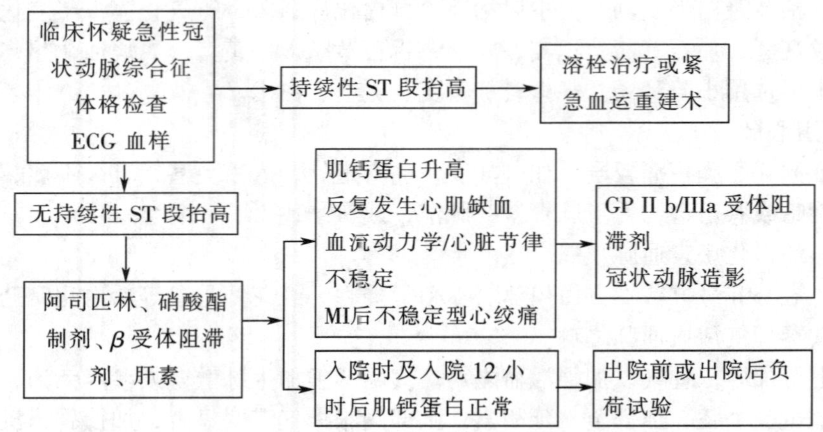

图 3－2－1　可疑急性冠状动脉综合征患者诊治流程图

（二）药物治疗

1．抗缺血药物　主要目的是减少心肌耗氧量（减慢心率、降低血压或减弱左室收缩力）或扩张冠状动脉，缓解心绞痛的发作。①硝酸酯制剂：在心绞痛发作时，可舌下含服硝酸甘油 1～2 片，3～5 分钟内可重复，如服 3～5 片后仍无效，可静脉内应用硝酸甘油或硝酸异山梨酯。静脉应用硝酸甘油应以 5～10 μg/min 的剂量开始，持续滴注，每5～10 分钟增加 10 μg/min，直至症状缓解或出现明显副作用（头痛或低血压、收缩压低于 90 mmHg 或比用药前的平均动脉压下降 30 mmHg），200 μg/min 一般为最大推荐剂量。目前推荐静脉应用硝酸甘油的患者在症状消失 12～24 小时后，改用口服制剂。②β 肾上腺素能受体阻滞剂：主要作用于心肌的 β_1 受体而降低心肌耗氧量，对改善近、远期预后均有好处。应当尽早用于所有无禁忌证的不稳定型心绞痛患者，少数高危的患者，可先静脉使用，后改口服；中度或低度危险患者主张直接口服。一般首选具有心脏选择性的药物如美托洛尔和比索洛尔。已服用 β 受体阻滞剂仍发生不稳定型心绞痛的患者，除非存在禁忌证，否则无需停药。③钙离子拮抗剂：钙离子拮抗剂为变异型心绞痛的首选药物，能有效降低心绞痛的发生率。足量 β 受体阻滞剂与硝酸酯治疗后仍不能控制缺血症状的患者可口服长效钙离子拮抗剂。钙离子拮抗剂与 β 受体阻滞剂联合应用或二者与硝酸酯联合应用，可有效地减轻胸痛，减少近期死亡的危险，减少急性心肌梗死和急诊冠状动脉手术的需要。但大规模临床试验荟萃分析表明，钙离子拮抗剂单独应用于不稳定型心绞痛，不能预防急性心肌梗死的发生和降低病死率。对心功能不全的患者，应用 β 受体阻滞剂以后加用钙离子拮抗剂应特别谨慎。

2．抗血小板治疗　①阿司匹林：除非有禁忌证，所有 UAP/NSTEMI 患者均应尽早使用阿司匹林并长期维持；②ADP 受体拮抗剂：包括噻氯吡啶和氯吡格雷；③血小板糖蛋白Ⅱb/Ⅲa 受体阻滞剂（platelet GP Ⅱb/Ⅲa receptor antagonists）：阿昔单抗（abciximab）是直接抑制糖蛋白Ⅱb/Ⅲa 受体的单克隆抗体，在血小板激活起重要作用的情况下，特别是患者进行介入治疗时，能有效地与血小板表面的糖蛋白Ⅱb/Ⅲa受体结合，从而抑制血小板的聚集，其口服制剂作用尚不确定。人工合成的拮抗剂包括以下三种：依替巴肽（eptifibatide）、替罗非班（tirofiban）和拉米非班（lamifiban）。目前主要在经皮冠状动脉介入治疗术中应用，往往与阿司匹林、肝素联合。

3. 抗凝治疗　抗凝治疗常规应用于中危和高危组的不稳定型心绞痛和非ST段抬高性的心肌梗死患者中。①普通肝素：肝素的推荐用量是静注80 U/kg后，以15～18 U/kg·h的速度静脉滴注维持，治疗过程中在开始用药或调整剂量后6小时需监测活化部分凝血活酶时间（APTT），调整肝素用量，一般使APTT控制在45～70秒。静脉应用肝素2～5天为宜，后可改为皮下注射肝素5 000～7 500 U，每日2次，再治疗1～2天。肝素对富含血小板的血栓作用较小，并且肝素的作用可由于肝素结合血浆蛋白而受影响。未口服阿司匹林的患者停用肝素后可能加重胸痛的反跳，这是因为停用肝素后引起继发性凝血酶活性的增高，逐渐停用肝素可能会减少上述现象。肝素使用过程中需监测血小板。②低分子肝素：目前研究表明，与普通肝素相比，低分子肝素在降低心脏事件发生方面有更优或相等的疗效。低分子肝素具有强烈的抗Ⅹa因子及Ⅱa因子活性的作用，并且可以根据体重调整剂量，皮下应用，不需要实验室监测，故低分子肝素较普通肝素有疗效更肯定、使用方便的优点。FRISC研究证实了那曲肝素（nadroparin）的益处。常用药物包括依诺肝素（enoxaparin）、达肝素（dalteparin）和那曲肝素等。

4. 降脂治疗　他汀类药物在急性期应用可促使内皮细胞释放一氧化氮（NO），有类硝酸酯作用，并有抗炎症和稳定斑块作用，能降低冠状动脉疾病的死亡和心肌梗死发生率。在LDL－C＞2.60 mmol/L或总胆固醇水平增高的患者都可采用降脂治疗，使LDL－C＜1.8 mmol/L。

5. 血管紧张素转换酶抑制剂　研究表明，血管紧张素转换酶抑制剂（ACEI）可以降低急性心肌梗死合并左室功能不全或心力衰竭的死亡率及心血管事件发生率；但同时，部分研究发现在无ST段抬高性的患者中，其疗效不一致；因此，对无心功能不全的不稳定型心绞痛和非ST段抬高性的心肌梗死患者，短期应用ACEI的疗效尚不明确。对合并心功能不全的不稳定型心绞痛和非ST段抬高性的心肌梗死患者，长期应用ACEI能降低心肌梗死和再发心肌梗死率。

（三）冠状动脉血运重建术

冠状动脉血运重建术（coraonary revascularization）包括：

1. 经皮冠状动脉介入治疗（PCI）　由于技术进步、操作即刻成功率提高和并发症降低，PCI在UAP/NSTEMI患者的应用增加。药物洗脱支架的应用进一步改善远期疗效，拓宽了PCI的应用范围。目前对UAP/NSTEMI有“早期保守治疗”（early conservative stratery）和“早期有创治疗”（early invasive strategy）两种治疗策略。近年来在不稳定型心绞痛介入治疗中应用新的抗血栓治疗，加用低分子肝素和/或血小板糖蛋白Ⅱb/Ⅲa受体阻滞剂，使手术并发症发生率下降，与药物保守治疗相比，介入治疗降低了住院天数和抗心绞痛药物治疗的需要。血管成形术成功后，不稳定型心绞痛的5年存活率超过90%，其中75%的患者在此期间无心绞痛发作，而且心肌梗死的发生率与稳定型心绞痛的患者无明显差异。高危不稳定型心绞痛患者主张早期介入行血运重建

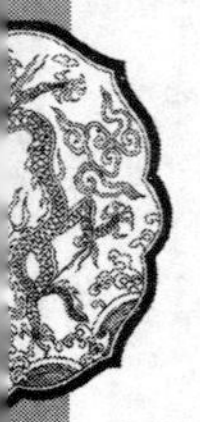

术，多能明显缓解心肌缺血发作，改善局部和整体左心室功能。

2. 冠状动脉旁路移植术（CABG） 选择何种血运重建术策略主要根据临床因素、术者经验和基础冠心病的严重程度来确定。近期未发生过心肌梗死的难治性不稳定型心绞痛患者，冠状动脉旁路移植术死亡率为3.7%，约稳定型心绞痛的2倍，围手术期心肌梗死发生率为10%。术后每年死亡率为2%，非致死性心肌梗死发生率为每年3%～4%。手术最大的受益者是病变严重，往往有多支血管病变的症状严重和左心室功能不全的患者。

【临床思路】

不稳定型心绞痛是介于稳定型心绞痛与急性心肌梗死之间的中间综合征。属中医心痛重症。非ST段抬高性心肌梗死则类似真心痛。两者发病机制类同，故归纳为一类讨论。UA和NSTEMI急性期一般在2个月左右，在此期间发生心肌梗死或死亡的危险性很高，因此必须高度重视治疗。

在临床上需中西医结合抢救治疗。中医辨证分型其多属本虚标实之证，尤其于急性期，以心血瘀阻、痰浊闭阻、寒凝血脉为主要特征，分别予以活血化瘀、通脉止痛；通阳泄浊，豁痰开结；祛寒活血，宣痹通阳之治法。最近研究表明，不稳定型心绞痛在病机上常表现为热毒血瘀，或痰热血瘀，进而提出使用清热凉血活血法、涤痰泄热活血法，值得进一步深入研究。

【预后与转归】

UA和NSTEMI属心痛重症或真心痛，常需中西医结合治疗。在急性期以标实为主，心血瘀阻与痰浊闭阻常互为影响，交阻心脉。既可化火化热，也可迅速伤及心阴或心阳，乃至阳脱。若出现大汗淋漓，四肢不温，脉微欲绝或脉律紊乱，乃心阳虚衰欲脱，当争分夺秒，紧急中西医结合进行抢救。

【预防与调护】

参照本章第一节内容。UA和NSTEMI与危险因素相关，因而要积极控制危险因素。此外，要注意情志调节，饮食控制，劳逸结合。在气候多变之季节，适寒温，增减衣服，保证充足睡眠。“有胸痛，上医院”。胸痛含服硝酸甘油不缓解者，呼叫120接往医院。强调UA和NSTEMI应住院治疗。应立即卧床休息，消除紧张的情绪和顾虑。必要时给予镇静安神之药品。吸氧，密切心电、血压、呼吸、血氧的监护。食物为容易消化之品，切忌暴饮暴食，保持大便通畅。

第四节 急性ST段抬高性心肌梗死

急性心肌梗死（acute myocardial infarction，AMI）是在冠状动脉粥样硬化基础上发生血栓形成，导致冠状动脉持续堵塞。急性ST段抬高性心肌梗死（ST－segment elevation myocardial infarction，STEMI）是急性心肌缺血性坏死，大多是在冠状动脉病变的基础上，发生冠状动脉血供急剧减少或中断，使相应的心肌严重而持久的急性缺血所致。在溶栓治疗时代之前，根据AMI后数天内的心电图检查通常将AMI分成Q波AMI和无Q波AMI，Q波AMI通常被认为是透壁性心肌梗死，无Q波AMI是非透壁或心内膜下心肌梗死，现已不用此名称。基于对AMI病理生理进展的认识，重新认识了AMI的表现形式，分非ST段抬高性心肌梗死（NSTEMI）和ST段抬高性心肌梗死(STEMI)。同样是AMI，两种类型AMI的病理生理及处理策略就有所不同。本节专门讨论STEMI。

【病因病理】

1．西医病因及发病机制

STEMI原因通常是在冠状动脉粥样硬化不稳定斑块病变的基础上继发血栓形成导致冠状动脉血管持续、完全阻塞。

STEMI主要影响左心室的功能，其严重程度与受累的部位、程度和范围有关。梗死的心肌节段丧失了收缩能力，若异常收缩节段超过左心室的15%则左心室射血分数降低，超过25%则出现左心衰竭，达40%将出现心源性休克或死亡。在梗死早期左心室顺应性增加，但以后则降低；急性期后由于梗死纤维瘢痕形成则左心室舒张功能将继续降低。心肌梗死后将出现左心室重构（LV remodeling）。梗死扩展（expansion）引起心肌变薄是心室重构早期的主要特征；非梗死区心肌肥厚则贯穿其全程，是晚期重构的主要特征，二者共同导致了左心室扩大、心室几何形状改变和心力衰竭。目前认为心室重构的机制主要与血流动力学异常和神经内分泌激活有关。梗死扩展的特征为梗死区不成比例的变薄和扩张，然后形成牢固的纤维化瘢痕。梗死扩展的程度与梗死前室壁厚度有关，原先心肌肥大可防止心室壁的变薄，心尖部是心室最薄的部位，也是最容易受到梗死扩展损伤的区域。心室扩大（dilation）在梗死发生后立即开始，并持续数月甚至数年。心室扩大伴有左室压力-容量曲线右移，导致一定舒张压下左室的容积更大。非梗死区的这种球形扩大可以看作为代偿机制，在大面积梗死的情况下维持每搏输出量。然而，心室扩大也使心肌除极处于不一致，易导致致命性心律失常。

右心室梗死在心肌梗死患者中少见，主要出现右心衰竭的血流动力学变化，右心房压力增高，心排血量减低，血压下降等特征。

2．病理

肉眼观察下，AMI主要分为两型：透壁性梗死，此型的心肌坏死累及到心室肌全层（或接近全层）；非透壁性梗死（内膜下梗死），此型的心肌坏死累及到内膜下或/和中层心肌，但没有扩张到外膜。在坏死发生至少6~12小时以后，才能发生肉眼辨认的心肌坏死，缺血病变区的心肌起先呈现苍白、轻度肿胀；由于红细胞向病变部位集中，大约在梗死后18~36小时，心肌变成褐红色或紫红色，在透壁梗死的外膜上可有浆液纤维蛋白渗出，这些变化持续约48小时。梗死区随后变成灰色，在边缘部位有继发于中性粒细胞浸润而形成的浅黄色线条；梗死后8~10天，单核细胞清除坏死心肌组织，梗死部位的心室壁变薄，这一时期梗死切面为黄色，坏死组织有紫红色的肉芽组织条带状缠绕，持续3~4周，这种表现可持续2~3个月的时间，梗死部位逐渐变成胶状、毛

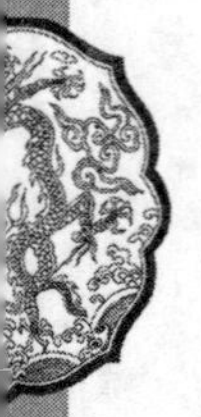

玻璃状的灰色外观，最终转变成皱缩、薄而牢固的疤痕，随时间的流逝疤痕变白，并更加坚固。这一过程从梗死区的边缘开始，渐渐地向中央部位移行，梗死区中的内膜厚度增加，颜色变灰且不透光。

电子显微镜下病理变化出现较早，在冠脉闭塞后20~30分钟，心肌即有少数坏死，1~2小时之间绝大部分心肌呈凝固性坏死，心肌间质充血、水肿伴炎症细胞浸润。以后心肌纤维逐渐溶解，形成肌溶灶，随后形成肉芽组织。坏死组织1~2周后开始吸收，并纤维化。在6~8周形成瘢痕愈合，称为愈合性心肌梗死。

3. 中医病因病机　STEMI的病因与胸痹、心痛相似，与年老体衰、情志内伤、饮食不节、寒邪内侵等因素有关。年老肾虚，导致气血阴阳不足，心脉失养；或兼之饮食不节、情志内伤，可导致寒凝、气滞、瘀血、痰浊阻于心脉。在情绪激动、劳累过度、饱餐、寒冷刺激等诱因作用下，使心脉突然闭塞，气血运行中断则发为真心痛。基本病机为心脉闭塞不通，心失所养。病位在心，且与肝、脾、肾相关。病性本虚标实，本虚是心气阴虚或气阳虚；标实为寒凝、气滞、血瘀、痰阻，以血瘀为主，兼夹痰浊化热。疼痛剧烈者，多以实证为主，疼痛不典型或疼痛缓解后则多以虚证为主。本病心脉闭塞不通较一般胸痹为重，本虚、标实均较之更加突出，病情凶险，易生他证。若气虚血少，心失所养，可出现心动悸、脉律紊乱；若心肾阳虚，水饮内停，凌心射肺，可出现心悸、喘促不得平卧、水肿、厥证；若心气心阳耗损至极，可出现心阳暴脱、阴阳离决之危证。

【临床表现】

一、诱因和前驱症状

在寒冷天气，早晨6点至中午12点本病多发。饱餐、重体力活动、情绪过分激动、血压剧升或用力大便以及休克、脱水、出血、外科手术或严重心律失常等均可成为本病的诱因。近2/3患者在发病前数日有胸骨后或心前区疼痛、胸部不适、活动时心悸、憋气、上腹部疼痛、头晕、烦躁等前驱症状，其中以初发型心绞痛或恶化型心绞痛最为常见。

二、症状

1. 疼痛　是最常见的起始症状。典型的疼痛部位和性质与心绞痛相似，但疼痛更剧烈，诱因多不明显，持续时间较长，多在30分钟以上，也可达数小时或更长，休息和含服硝酸甘油多不能缓解。患者常烦躁不安、出汗、恐惧，或有濒死感。老年人、糖尿病患者以及脱水、休克患者常无疼痛。少数患者以休克、急性心力衰竭、突然晕厥为始发症状。部分患者疼痛位于上腹部，或者疼痛放射至下颌、颈部、背部上方，易被误诊，应与相关疾病鉴别。

2. 全身症状　有发热和心动过速等。发热由坏死物质吸收所引起，一般在疼痛后24~48小时出现，体温一般在38℃左右，持续约1周。

3. 胃肠道症状　常伴有恶心、呕吐、肠胀气和消化不良，特别是下后壁梗死者，重症者可发生呃逆。

4. 心律失常　见于75%～95%的患者，以发病24小时内最多见，可伴心悸、乏力、头晕、晕厥等症状。其中以室性心律失常居多，可出现室性早搏、室性心动过速、心室颤动或加速性心室自主心律。如出现频发的、成对的、多源的和R on T的室性期前收缩，或室性心动过速，常为心室颤动的先兆。室颤是急性心肌梗死早期主要的死因。室上性心律失常则较少，多发生在心力衰竭中。缓慢型心律失常中以房室传导阻滞最为常见，束支传导阻滞和窦性心动过缓也较多见。

5. 低血压和休克　见于20%～30%的患者。疼痛期的血压下降未必是休克。如疼痛缓解后收缩压仍低于80 mmHg，伴有烦躁不安、面色苍白、皮肤湿冷、大汗淋漓、脉细而快、少尿、精神迟钝甚或昏迷者，则为休克表现。休克多在起病后数小时至1周内发生，主要是心源性，为心肌收缩力减弱、心排血量急剧下降所致，尚有血容量不足、严重心律失常、周围血管舒缩功能障碍和酸中毒等因素参与。

6. 心力衰竭　主要是急性左心衰竭，可在起病最初几天内发生，发生率约为32%～48%。出现呼吸困难、咳嗽、发绀、烦躁等症状，严重者可出现肺水肿，随后可出现颈静脉怒张、肝大、水肿等右心衰竭表现。右心室梗死者早期即可出现右心衰竭表现，伴血压下降。

急性心肌梗死引起的心力衰竭按Killip's心功能分级法可分为4级：Ⅰ级，无心力衰竭的体征和症状；Ⅱ级，为轻、中度心力衰竭，肺部湿啰音小于50%肺野；Ⅲ级，是严重心力衰竭，有肺水肿，肺部湿啰音大于50%肺野；Ⅳ级，为心源性休克伴或不伴肺水肿。

三、体征

梗死范围不大、无并发症者可无异常体征。部分患者可出现心脏浊音界轻度、中度增大，心尖部第一心音减弱，第四心音奔马律，心包摩擦音，心尖区粗糙的收缩期杂音或伴收缩中晚期喀嚓音，以及各种心律失常。除了极早期急性心肌梗死可有血压增高外，几乎所有患者都有血压降低。可出现心律失常、休克或心力衰竭相关的其他体征。

四、并发症

1. 乳头肌功能不全或断裂　总发生率可高达50%。二尖瓣乳头肌收缩功能障碍可产生二尖瓣脱垂并关闭不全，引起心力衰竭。乳头肌整体断裂极少见，多发生在二尖瓣后乳头肌，心力衰竭明显，可迅速发生肺水肿而死亡。

2. 心室壁瘤　主要见于左心室，发生率5%～20%。可出现左侧心界扩大，收缩期杂音。心电图ST段持续抬高。X线检查、超声心动图、放射性核素心脏血池显像以及左心室造影可见局部心缘突出、搏动减弱或有反常搏动。

3. 心肌梗死后综合征　发生率约10%。于心肌梗死后数周至数月内出现，可反复发生，表现为心包炎、胸膜炎或肺炎，有发热、胸痛等症状，可能为机体对坏死物质的过敏反应。

4. 栓塞　发生率1%～6%，见于起病后1～2周，左心室附壁血栓脱落者引起体

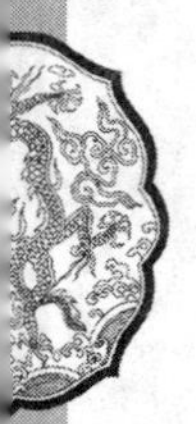

循环动脉栓塞，下肢静脉血栓脱落所致者可产生肺动脉栓塞。

5. 心脏破裂　少见，常在起病1周内出现，多为心室游离壁破裂，造成心包积血引起急性心脏填塞而死亡。偶为心室间隔破裂造成穿孔，可引起心力衰竭和休克而在数日内死亡。

【实验室和其他检查】

1. 心电图　心肌梗死典型的心电图有特征性改变，呈动态演变过程，并有定位意义，有助于估计病情演变和预后。

(1) 特征性改变：ST段抬高性心肌梗死的心电图表现特点为：①宽而深的Q波(病理性Q波)，一般指Q波时间大于0.04秒，深度大于同导联R波的1/4，在面向心肌坏死区的导联上出现；②ST段呈弓背向上型抬高，在面向坏死区周围心肌损伤区的导联上出现；③T波倒置，在面向损伤区周围心肌缺血区的导联上出现。在背向心肌梗死区的导联则出现相反的改变，即R波增高、ST段压低和T波直立并增高。非ST段抬高性心肌梗死的心电图表现为无病理性Q波，有普遍性ST段压低≥0.1 mV，但avR导联（有时还有V_1导联）ST段抬高，或有对称性T波倒置。有时也无ST段变化，仅有T波倒置。

(2) 动态性改变：ST段抬高性心肌梗死：① 超急期：起病数小时内，可无异常或出现异常高大两肢对称的T波。② 急性期：数小时后，ST段弓背向上型抬高，与直立的T波连接，形成单相曲线。数小时至两日内出现病理性Q波，同时R波减低，Q波在3～4天内稳定不变。③ 亚急性期：ST段抬高持续数日至两周左右，逐渐回到基线水平。T波则变为平坦或逐渐倒置。Q波留存。④ 慢性期：数周至数月后，T波倒置呈两肢对称型，可永久存在，也可在数月至数年内逐渐恢复。多数患者Q波永久存在。若ST段持续抬高半年以上者，应考虑室壁瘤。非ST段抬高性心肌梗死先出现ST段改变，继而T波倒置加深呈对称型，但始终不出现Q波，ST段和T波的改变持续数日或数周后恢复。

(3) 定位：ST段抬高性心肌梗死的定位可根据出现特征性改变的相关导联来判断，见表3-2-5。

2. 放射性核素检查　静脉注射锝（^{99m}Tc）焦磷酸盐，因其可与坏死心肌细胞中的钙离子结合，可进行“热点”成像，有助于急性期的定位诊断。用^{201}Tl或^{99m}Tc-MIBI可进行“冷点”扫描，适用于慢性期陈旧性心肌梗死的诊断。用放射性核素心腔造影可观察心室壁的运动和左心室的射血分数，有助于判断心室功能、诊断室壁运动失调和心室壁瘤。用PET可观察心肌的代谢变化，判断存活心肌。

3. 超声心动图　有助于了解心室壁的运动和左心室功能，协助诊断室壁瘤和乳头肌功能失调等。床边超声心动图在AMI早期就可发现梗死室壁运动异常。

表 3-2-5　ST 段抬高性心肌梗死的心电图定位诊断

导联	前间隔	局限前壁	前侧壁	广泛前壁	下壁①	下间壁	下侧壁	高侧壁②	正后壁③
V_1	+			+		+			
V_2	+			+		+			
V_3	+	+		+		+			
V_4		+		+					
V_5		+	+	+			+		
V_6			+				+		
V_7			+				+		+
V_8							+	+	+
avR									
avL		±	+	±	−	−	−	+	
avF		−	−	−	+	+	+	−	
Ⅰ		±	+	±	−	−	−	+	
Ⅱ		−	−	−	+	+	+	−	
Ⅲ		−	−	−	+	+	+	−	

①即膈面。右心室心肌梗死不易从心电图得出诊断，但 CR_{4R} 或 V_{4R} 导联的 ST 段抬高，可作为下壁心肌梗死扩展到右心室的参考指标。

②在 V_5、V_6、V_7 导联高 1~2 肋处可能有改变。

③在 V_1、V_2、V_3 导联 R 波增高。同理，在前侧壁梗死时，V_1、V_2 导联 R 波也增高。

注："+"为正面改变，表示典型 ST 段上抬、Q 波及 T 波变化。

"−"为负面改变，表示 QRS 主波向上，ST 段下降及与"+"部位的 T 波方向相反的 T 波。

"±"为可能有正面改变

4. 血清心肌坏死标记物　常检测的标记物有肌红蛋白、肌钙蛋白 I（cTnI）或 T（cTnT）、肌酸激酶同工酶（CK－MB）、肌酸激酶（CK）、天门冬酸氨基转移酶(AST)、乳酸脱氢酶（LDH）等。各项酶学时相改变见表 3-2-6。这些标记物的测定各有优缺点，应综合评价。肌红蛋白出现最早，也十分敏感，持续时间短，若其水平再次升高可用于梗死延展或再梗死的判定，缺点是特异性不很强。cTnT 和 cTnI 特异性很高，但出现稍迟，若症状出现后 6 小时内测定为阴性者，6 小时后应再次复查。对判断是否有新的再梗死，可进行定量检测。CK－MB 虽不如 cTnT、cTnI 敏感，但对早期（<4 小时）心肌梗死的诊断有较重要的价值，其升高程度能较准确地反映梗死的范围，其高峰时间是否提前有助于判断溶栓是否再通。沿用多年的心肌酶测定包括 CK、AST 和 LDH，其特异性及敏感性均远不如前述标记物，但仍具有一定的参考价值。

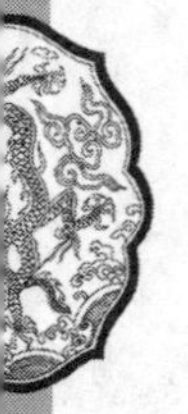

表3-2-6 急性心肌梗死血清心肌标记物及其检测时间

标记物	开始升高时间（h）	高峰时间（h）	持续时间（d）
肌红蛋白	1~2	4~8	0.5~1.5
cTnI	2~4	11~24	5~10
cTnT	2~4	24~48	5~14
CK-MB	3~4	10~24	2~4
CK	6~10	12~24	3~4
AST	6~10	24~48	3~5
LDH	6~10	48~36	7~14

【诊断和鉴别诊断】

一、诊断

诊断必须至少具备下列3条标准中的2条。诊断本病并不困难：①突发胸痛的临床病史；②心电图的动态演变；③血清心肌坏死标记物浓度的动态改变。对老年患者，突然发生严重心律失常、休克、心力衰竭而原因未明，或突然发生较重而持久的胸闷或胸痛者，都应高度考虑本病的可能。宜先按急性心肌梗死来处理，并短期内进行心电图、血清心肌酶测定和肌钙蛋白测定并动态观察以确定诊断。对非ST段抬高的心肌梗死，血清肌钙蛋白测定的诊断价值更大。

二、鉴别诊断

1. 心绞痛　心绞痛时胸痛的部位和性质与心肌梗死相似，但程度较轻，持续时间短，一般不超过15分钟，发作前常有诱因，休息和含服硝酸甘油能迅速缓解。静息心电图可无异常，发作时或运动试验出现暂时性ST段压低或抬高（变异型心绞痛）和T波改变，无病理性Q波。无心肌坏死标记物的明显升高。选择性冠状动脉造影显示冠状动脉有狭窄病变，但未完全阻塞。

2. 急性心包炎　可有较剧烈而持久的心前区疼痛，但疼痛与发热同时出现，呼吸和咳嗽加重。早期即有心包摩擦音，摩擦音和疼痛在心包腔出现渗液时均消失。心电图广泛导联均有ST段弓背向下型抬高，T波倒置，无病理性Q波出现。无心肌坏死标记物的明显升高。

3. 急性肺动脉栓塞　可出现胸痛、咳血、呼吸困难而休克。有右心负荷急剧增加表现如发绀、肺动脉瓣区第二心音亢进、颈静脉充盈、肝大、下肢水肿等。心电图呈$S_{I}Q_{III}$型，胸导联过渡区左移，右胸导联T波倒置等改变。肺CT、肺动脉造影可资鉴别。

4. 急腹症　急性胰腺炎、消化性溃疡穿孔、急性胆囊炎、胆石症等，均有上腹部疼痛，可伴有休克。仔细地询问病史和体格检查，以及血、尿淀粉酶，心电图检查，心肌坏死标记物测定可协助鉴别。

5. 主动脉夹层　呈撕裂样剧痛，胸痛一开始即达到高峰，常放射到背、肋、腹、腰和下肢，两上肢的血压和脉搏可有明显差别，可有下肢暂时性瘫痪、偏瘫等表现，但无心肌坏死标记物升高。超声心动图检查、X线或胸、腹部CT或MRI有助于鉴别。

【治疗】

一、中医治疗

（一）辨证论治

1. 气滞血瘀

主要证候：胸中痛甚，胸闷气促，烦躁易怒，心悸不宁，脘腹胀满，唇甲青暗，舌质紫暗或有瘀斑，脉沉弦或结代。

治法：活血化瘀，通络止痛。

方药：血府逐瘀汤。方解同第二节。

若痛甚者酌加降香、郁金、延胡索；若因肝郁化火者，可酌加牡丹皮、栀子。

2. 寒凝心脉

主要证候：胸痛彻背，心痛如绞，胸闷憋气，形寒畏冷，四肢不温，冷汗自出，心悸短气，舌质紫暗，苔薄白，脉沉细或沉紧。

治法：散寒宣痹，芳香温通。

方药：当归四逆汤。方中以桂枝、细辛温散寒邪，通阳止痛；当归、芍药养血活血；芍药、甘草缓急止痛；通草通利血脉；大枣健脾益气。全方共呈温经散寒，活血通痹之效。

可加用苏合香丸。发作无休止，身寒肢冷者可用乌头赤石脂丸；若血瘀明显者，可加川芎、三七、红花、丹参。

3. 痰瘀互结

主要证候：胸痛剧烈，如割如刺，胸闷如窒，气短心悸，腹胀纳呆，恶心呕吐，舌苔浊腻，脉滑。

治法：豁痰活血，理气止痛。

方药：栝蒌薤白半夏汤合冠心Ⅱ号方。前方以栝蒌、薤白化痰通阳，行气止痛；半夏加厚朴、枳实辛苦温通气滞而破痰结。后方由活血化瘀药川芎、赤芍、降香、红花、丹参组成，活血通脉。

若痰瘀化热，见心烦口渴、便秘、舌苔黄腻、脉滑数者，加黄芩、竹茹、胆南星、酒大黄；若恶心呕吐、呃逆频作者，加生姜、半夏、旋覆花、厚朴；若畏寒、肢冷、腹胀者，加附子、生姜、木香。

4. 气虚血瘀

主要证候：胸闷心痛，动则加重，神疲乏力，气短懒言，心悸自汗，舌体胖大有齿痕，舌质暗淡，苔薄白，脉细弱无力或结代。

治法：益气活血，祛瘀止痛。

方药：补阳还五汤。方中大剂黄芪补气，当归、川芎、赤芍、桃仁、红花活血化瘀。临床上，可去地龙。

若痛甚者，可加失笑散、三七；若因情志诱发加重者，加柴胡、枳壳、香附；若见胸脘满闷、纳呆、苔腻者，加陈皮、半夏、白术、茯苓；若腹胀便秘者，加酒大黄、厚朴；若乏力明显、纳少、便溏者，加党参、白术、茯苓、砂仁。

5. 气阴两虚

主要证候：胸闷心痛，心悸不宁，气短乏力，心烦少寐，自汗盗汗，口干耳鸣，腰膝酸软，舌红，苔少或剥脱，脉细数或结代。

治法：益气滋阴，通脉止痛。

方药：生脉散合左归饮加减。前方人参、麦冬、五味子益气养阴。后方熟地黄、枸杞子、山茱萸滋肾阴，山药健脾益精，茯苓合山药健脾淡渗，使滋阴之药不腻。

若胸部刺痛加三七、丹参、桃仁、红花；若心烦口渴明显者，加黄连、知母；若阴虚肠燥便秘者，加玄参、火麻仁、生地黄、大黄；若心悸、烦躁、失眠者，加炙甘草、酸枣仁、柏子仁、龙骨、牡蛎。

6. 阳虚水泛

主要证候：胸痛胸闷，喘促心悸，气短乏力，畏寒肢冷，下肢、腰部浮肿，面色苍白，唇甲淡白或青紫，舌淡胖或紫黯，苔水滑，脉沉细。

治法：温阳利水，通脉止痛。

方药：真武汤合葶苈大枣泻肺汤。方中制附子配合生姜温阳通脉，白芍制约生姜之发散，茯苓、葶苈子利水，大枣、白术健脾和胃。

若胸痛甚者，加水蛭、地龙、红花；若伴有寒凝者，加薤白、桂枝、细辛；若水肿甚者，加车前子、泽兰、泽泻、益母草等；若喘促、咳痰者，重用葶苈子，并加桑白皮。

7. 心阳欲脱

主要证候：胸闷憋气，心痛频发，四肢厥逆，大汗淋漓，面色苍白，口唇发绀，手足青至节，虚烦不安，甚至神志淡漠或突然昏厥，舌质青紫，脉微欲绝。

治法：回阳救逆，益气固脱。

方药：参附龙骨牡蛎汤。方中以人参益气，附子回阳救逆，龙骨、牡蛎配合人参附子回阳固脱。

若兼阴竭欲脱、烦躁、汗出如油者，加麦冬、五味子；兼心脉瘀阻，唇色紫暗、脉细涩者，可加丹参、三七、桂枝。

（二）常用中成药

1. 麝香保心丸　功效行气活血、祛瘀止痛。适用于冠心病气滞血瘀型。用法：含服，每次2～4粒，每日3次。

2. 复方丹参滴丸　功效活血化瘀、理气止痛。适用于胸中憋闷疼痛。用法：口服或舌下含服，每次10丸，每日3次。

3. 通心络胶囊　功效益气活血、通络止痛。适用于气虚心血瘀阻者。用法：每日2～4粒，每日3次。

4. 丹参注射液 功效活血祛瘀，通脉活络。适用于冠心病心肌梗死血瘀脉络者。用法：静脉滴注，每次 20 ~ 30 ml，以 5% ~10% 葡萄糖注射液 250 ~ 500 ml 稀释后缓慢静脉滴注，每日 1 次。

5. 生脉注射液 功效益气养阴，复脉固脱。适用于心肌梗死、心源性休克的气阴两亏、脉虚欲脱型，见心悸、气短、四肢厥冷、汗出、脉欲绝者。用法：静脉滴注，每次 20 ~ 60 ml ，以 5% 葡萄糖注射液 250 ~ 500 ml 稀释后使用，每日 1 次。

6. 参附注射液 功效回阳救逆，益气固脱。适用于阳气暴脱的厥脱症以及阳气亏虚所致的惊悸、怔忡、喘咳等证。用法：静脉滴注，每次 20 ~ 40 ml，以 5% ~10% 葡萄糖注射液 250 ~ 500 ml 稀释后使用。

二、西医治疗

对 ST 段抬高性的心肌梗死，强调及早发现，及早住院，并加强住院前的就地处理。治疗原则是尽快恢复心肌的血液灌注（到达医院后 30 分钟内开始溶栓或 90 分钟内开始介入治疗），以挽救濒死的心肌，防止梗死扩大或缩小心肌缺血范围，保护和维持心脏功能，及时处理严重心律失常、泵衰竭和各种并发症，防止猝死，使患者渡过急性期，保持尽可能多的有功能的心肌。

（一）一般治疗

1. 监测 持续心电、血压、呼吸和血氧饱和度监测，及时发现和处理心律失常、血流动力学异常和低氧血症。

2. 卧床休息 对血流动力学稳定且无并发症的患者一般卧床休息 1 ~ 3 天，对病情不稳定及泵衰竭等高危患者卧床时间应适当延长至 1 周或 2 周。

3. 建立静脉通道 保持给药途径通畅。

4. 镇痛 应迅速给予有效镇痛剂。可予吗啡 3 mg 静脉注射，必要时每 5 分钟重复 1 次，总量不宜超过 15 mg。

5. 吸氧 初起即使无并发症，也应给予鼻导管吸氧。在严重左心衰竭、肺水肿和合并有机械并发症的患者，多伴有严重低氧血症，需面罩加压给氧或气管插管并机械通气。

6. 硝酸甘油 只要无禁忌证，通常使用硝酸甘油静脉滴注 24 ~ 48 小时，然后改用口服硝酸酯制剂。具体用法和剂量参见药物治疗部分。

7. 阿司匹林 所有患者只要无禁忌证，均应立即口服水溶性阿司匹林或嚼服肠溶阿司匹林 150 ~ 300 mg。

8. 纠正水、电解质和酸碱平衡失调。

9. 饮食和通便 患者需禁食至胸痛消失，然后给予流质、半流质饮食，逐步过渡到普通饮食。所有患者均应使用缓泻剂，以防止便秘时排便用力导致心脏破裂或引起心律失常、心力衰竭。

（二）再灌注治疗

起病 3 ~ 6 小时内，最多在 12 小时内，使闭塞的冠状动脉再通，心肌得到再灌注，濒临坏死的心肌可能得以存活或使坏死范围缩小，对梗死后心肌重塑有利，可以改善预

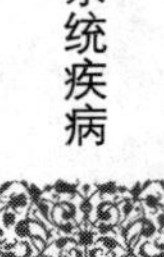

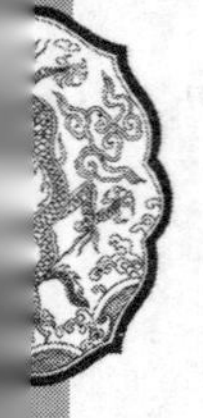

后，是一种积极的治疗措施。

1. 溶栓疗法　如无条件施行介入治疗或因转送患者到可施行介入治疗的医院将会错过再灌注时机，无禁忌证时应立即（接诊后30分钟内）行溶栓治疗。

（1）适应证：①两个或两个以上相邻导联ST段抬高（胸导联≥0.2 mV，肢导联≥0.1 mV），或病史提示急性心肌梗死伴左束支传导阻滞，起病时间<12小时，患者年龄<75岁；②ST段显著抬高的心肌梗死患者年龄>75岁，经慎重权衡利弊仍可考虑；③ST段抬高的心肌梗死，发病时间已达12~24小时，但对于有进行性缺血性胸痛和广泛ST段抬高并经过选择的患者，仍可考虑。

（2）禁忌证：①既往发生过出血性脑卒中，1年内发生过缺血性脑卒中或脑血管事件；②颅内肿瘤；③近期（2~4周）有活动性内脏出血；④可疑主动脉夹层；⑤入院时严重且未控制的高血压（>180/110 mmHg）或慢性严重高血压病史；⑥目前正在使用治疗剂量的抗凝药或已知有出血倾向；⑦近期（2~4周）创伤史，包括头部外伤、创伤性心肺复苏或较长时间（>10分钟）的心肺复苏；⑧近期（<3周）外科大手术；⑨近期（<2周）曾行不能压迫部位的大血管穿刺术；⑩活动性消化性溃疡。前4点为绝对禁忌证，其后为相对禁忌证。

（3）溶栓药物的使用方法：①尿激酶（UK），150万U于30分钟内静脉滴注。②链激酶（SK）或重组链激酶（rSK），150万U，在1小时内静脉滴注。国内无此药。曾使用链激酶（尤其5天至2年内使用者）或对其过敏者，不能重复使用链激酶。③重组组织型纤维蛋白溶酶原激活剂（rt-PA）为选择性溶栓剂，再通率最高。一般100 mg用法，先以15 mg静脉推注，之后85 mg在90分钟内滴完。国内50 mg用法，先以8 mg静脉注射，另42 mg在90分钟内滴完，也获得较好疗效。应配合使用肝素或低分子肝素。

溶栓是否再通应根据冠状动脉造影直接判断，或根据以下4点临床间接判断血栓溶解：①胸痛突然消失或在2小时内基本消失；②心电图抬高的ST段于2小时内下降>50%；③2小时内出现再灌注心律失常；④血清CK和CK-MB峰值分别提前出现16小时和14小时以内。

2. 介入治疗（PCI）　具备施行介入治疗条件的医院在患者抵达急诊室明确诊断之后，对需施行直接PCI者边给予常规治疗和做术前准备，边将患者送到心导管室。

（1）直接PTCA：适应证为：①ST段抬高和新出现左束支传导阻滞的心肌梗死；②ST段抬高的心肌梗死并发心源性休克；③适合再灌注治疗而有溶栓治疗禁忌证者；④无ST段抬高的心肌梗死，但梗死相关动脉严重狭窄，血流≤TIMI Ⅱ级。但应注意：①急性期不宜对非梗死相关的动脉施行PTCA；②发病12小时以上或已接受溶栓治疗且已无心肌缺血证据者不宜施行PTCA；③要由有经验者施术，以避免延误时机。有心源性休克者宜先行主动脉内球囊反搏术，待血压稳定后再施术。

（2）支架置入术：近年认为其效果优于直接PTCA，可在施行直接PTCA的患者中考虑较广泛地应用。

（3）补救性PCI：溶栓治疗后仍有明显胸痛，ST段抬高无显著回落，临床提示未再通者，应尽快进行急诊冠状动脉造影，若TIMI血流0~Ⅱ级应立即行补救性PCI，使梗死相关动脉再通。尤其对发病12小时内、广泛前壁心肌梗死、再次梗死及血流动力学不稳定的高危患者意义更大。

(4) 溶栓治疗再通者的PCI：溶栓治疗成功的患者，如无缺血复发，应在7～10天后行择期冠状动脉造影，若病变适宜可行PCI。

3. 紧急冠状动脉旁路移植术（CABG） 介入治疗失败或溶栓治疗无效，有手术指征者，宜争取6～8小时内施行CABG。

（三）药物治疗

1. 硝酸酯类 急性心肌梗死早期，通常给予硝酸甘油静脉滴注24～48小时。静脉滴注硝酸甘油从10 μg/min开始，可每5～10分钟增加5～10 μg，直至达到有效治疗剂量，即症状控制、血压正常者动脉收缩压降低10 mmHg或高血压患者动脉收缩压降低30 mmHg。最高剂量不超过200 μg/min。静脉用药后可使用口服制剂。下壁伴右室梗死时，因易出现低血压也应慎用。

2. 抗血小板药 ①急性期，阿司匹林使用剂量应在150～300 mg/d，首次服用时应选择水溶性阿司匹林或肠溶阿司匹林嚼服，3天后改为小剂量50～150 mg/d维持。②噻氯匹定，起始剂量为250 mg，每日2次，1～2周后改为250 mg，每日1次维持。该药起效慢，不适合急需抗血小板治疗的临床情况，多用于对阿司匹林过敏或禁忌的患者或者与阿司匹林联合用于置入支架的患者。副作用有中性粒细胞及血小板减少。该类新型药物氯吡格雷，初始剂量300 mg，以后75 mg/d维持。

3. 抗凝药 肝素作为溶栓治疗的辅助治疗，随溶栓制剂不同用法亦有不同。rt－PA溶栓因有再次血栓形成的可能，故需要充分抗凝治疗。溶栓前先用肝素3 000～5 000 U静脉注射，继以肝素每小时500～1 000 U持续静脉滴注共48小时，根据APTT或ACT调整肝素剂量（保持其凝血时间延长至对照的1.5～2.0倍），以后改为皮下注射7 500 U每12小时1次，连用2～3天。尿激酶和链激酶溶栓期间不需要抗凝，可于溶栓后6小时开始测定APTT或ACT，待APTT恢复到对照时间2倍以内时（约70秒）开始给予皮下肝素治疗。

4. β受体阻滞剂 在起病的早期，如无禁忌证应尽早使用美托洛尔、阿替洛尔或普萘洛尔等β受体阻滞剂，尤其是前壁心肌梗死伴有交感神经功能亢进者，可防止梗死范围的扩大，改善急、慢性期的预后，但应注意其对心脏收缩功能的抑制。

5. ACEI类和血管紧张素Ⅱ受体阻滞剂 有助于改善恢复期心室的重塑，降低心力衰竭的发生率，从而降低死亡率。无禁忌证时，在起病早期血压稳定情况下即可开始使用ACEI，应从低剂量开始逐渐增加剂量。对于4～6周后无并发症和无左心室功能障碍者，可停服；若合并左心功能不全，特别是前壁心肌梗死者，治疗期应延长。如不能耐受ACEI者可选用血管紧张素Ⅱ受体阻滞剂，如氯沙坦和缬沙坦等。

（四）消除心律失常

1. 发生心室颤动或持续性多形性室性心动过速时，尽快采用非同步直流电复律。持续性单形性室性心动过速伴心绞痛、肺水肿、低血压者，或室性心动过速药物疗效不满意者也应及早用同步直流电复律。

2. 持续性单形性室性心动过速不伴前述情况者，首先给予药物治疗。频发室性早

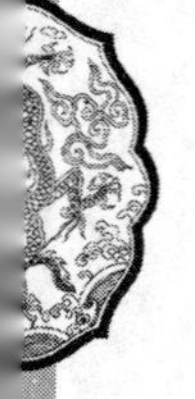

搏、成对室性早搏、非持续性室速，可严密观察或以利多卡因50 mg静脉注射，需要时每15～20分钟可重复，最大负荷剂量150 mg，然后2～4 mg/min静脉滴注维持，时间不宜超过24小时。室性心律失常反复发作者可用胺碘酮150 mg于10分钟静脉注入，必要时可重复，然后以0.5～1 mg/min静脉滴注维持。尽量不要联合应用以上两种药物。不推荐使用其他Ⅰ类抗心律失常药物。

3．对缓慢性心律失常可用阿托品0.5～1 mg肌肉或静脉注射。

4．Ⅲ度、Ⅱ度Ⅱ型房室传导阻滞、双束支传导阻滞，以及Ⅱ度Ⅰ型房室传导阻滞症状性窦性心动过缓经阿托品治疗无效者，宜安装临时心脏起搏器。

5．室上性快速心律失常可用维拉帕米、地尔硫䓬、美托洛尔、洋地黄制剂、胺碘酮等，药物治疗不能控制时可考虑用同步直流电转复。

（五）治疗心力衰竭

主要是治疗急性左心衰竭：①利尿剂。②静脉滴注硝酸甘油，由10 μg/min开始，逐渐加量，直到收缩压下降10%～15%，但不低于90 mmHg。③尽早口服ACEI。④肺水肿合并严重高血压是静脉滴注硝普钠的最佳适应证。从10 μg/min开始，根据血压调整剂量。⑤洋地黄制剂在发病24小时内应尽量避免使用。在合并快速心房颤动时，可用毛花苷丙（西地兰）或地高辛减慢心室率。⑥急性肺水肿伴严重低氧血症者可行人工机械通气。

（六）控制休克

1．升压药　在严重低血压时，应静脉滴注多巴胺5～15 μg/kg·min，一旦血压升至90 mmHg以上，则可同时静脉滴注多巴酚丁胺3～10 μg/kg·min，以减少多巴胺用量。如血压不升，应加大多巴胺剂量。大剂量多巴胺无效时，也可静脉滴注去甲肾上腺素2～8 μg/min。

2．主动脉内球囊反搏（IABP）　心源性休克药物治疗难以恢复时，在有条件的医院，予IABP支持下作选择性冠状动脉造影，随即施行PCI或CABG，可挽救一些患者的生命。

3．补充血容量　若为血容量不足引起的休克，中心静脉压和肺动脉楔压（PCWP）低者，可用右旋糖酐或5%～10%葡萄糖液静脉滴注。

4．其他　治疗休克的其他措施包括纠正酸中毒、避免脑缺血、保护肾功能，必要时应用洋地黄制剂等。

（七）恢复期的评价和处理

近年主张出院前作症状限制性运动负荷心电图、动态心电图、负荷超声显像和（或）放射性核素检查，进行心肌缺血、存活心肌、心功能评价，以及室性心律失常的检测和评价。如显示心肌缺血或心功能较差者，宜行冠状动脉造影检查，并根据病变情况考虑PCI或CABG等治疗。

（八）并发症的处理

并发栓塞时，用溶解血栓和（或）抗凝疗法。心室壁瘤如影响心功能或引起严重心律失常，宜手术切除或同时作CABG。心脏破裂和乳头肌功能严重失调都可考虑手术治疗。心肌梗死后综合征可用糖皮质激素或阿司匹林、吲哚美辛等治疗。

（九）右心室心肌梗死的处理

治疗措施与左心室梗死略有不同。右心室心肌梗死引起右心衰竭伴低血压而无左心衰竭的表现时，宜扩张血容量。在血流动力学监测下静脉滴注输液，直到低血压得到纠治或肺毛细血管压达 15 ~ 18 mmHg。如输液 1 ~ 2 L 低血压未能纠正可用多巴酚丁胺。不宜用利尿药和硝酸酯类。伴有房室传导阻滞者可予以临时起搏。

【临床思路】

本病是临床危急重症，治疗上争分夺秒，尽早实施再灌注治疗（溶栓、介入和冠状动脉搭桥术等），复通梗死相关血管，能降低病死率，改善预后。急性期配合使用益气活血中药再防治心力衰竭、休克、心律失常等方面优于单纯西医治疗。急性期以后，西医在使用 ACEI 类防治心室重构、用他汀类降血脂和稳定斑块、防治血栓等方面有明确的证据支持；中医辨证论治在防治并发症、保护心功能、改善症状等方面有一定优势，中西医结合是最佳的治疗策略。近年中医药在防治介入后再狭窄、防治再灌注损伤等方面进行了积极探索，显示出良好的前景。

【预后与转归】

预后与梗死范围的大小，侧支循环产生的情况以及治疗是否及时有关。急性期住院病死率在采用监护治疗后降至15%左右，采用溶栓疗法后降至8%左右，住院 90 分钟内施行介入治疗后进一步降至4%左右。死亡多发生在第一周内，尤其在数小时内，发生严重心律失常、休克或心力衰竭者，病死率尤高。非 ST 段抬高性心肌梗死近期预后虽佳，但长期预后则较差，可由于相关冠状动脉进展至完全阻塞而出现再次梗死或猝死。

【预防和调护】

参照第一节。已有冠心病及心肌梗死病史者应预防再次梗死及其他心血管事件，为冠心病二级预防。二级预防应全面综合考虑，为便于记忆可归纳为 A、B、C、D、E 五个方面：A：Aspirin 阿司匹林，以抗血小板聚集（或噻氯匹定、氯吡格雷）；Anti-anginals，如抗心绞痛药，硝酸类制剂。B：Beta - blocker，β 受体阻滞剂，预防心律失常，减轻心脏负荷等；Blood pressure control，控制血压。C：Cholesterol lowing，控制血脂水平；Cigarettes quiting，戒烟。D：Diet control，控制饮食；Diabetes treatment，治疗糖尿病。E：Education，普及有关冠心病的教育，包括患者及家属；Exercise，鼓励有计划的、适当的运动锻炼。调护：急性期 1 周以内应卧床休息，并心电、血压监护；保持心情平静；开始一般应进流质食物，保持大便通畅；病情平稳后可引导患者循序渐进地进行运动；病后应戒烟酒，调节饮食，避免膏粱厚味。近年提倡急性心肌梗死恢复后，进行康复治疗，逐步做适当的体育锻炼。2 ~ 4 个月后，酌情恢复部分或轻体力工作，部分患者可恢复全天工作，但应避免过重体力劳动或精神过度紧张。

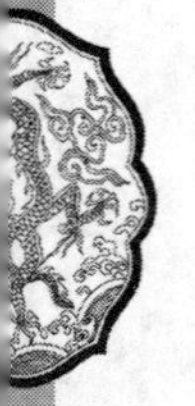

第三章　原发性高血压

高血压（hypertension）是一种以体循环动脉压升高为主要特点，由多基因遗传、环境及多种危险因素相互作用所致的全身性疾病。现代医学将高血压分为原发性高血压（essential hypertension，即高血压病）和继发性高血压（secondary hypertension，即症状性高血压）两大类。

原发性高血压（essential hypertension）又称高血压病，是指未接受抗高血压药物治疗者其收缩压（SBP）≥140 mmHg 和/或舒张压（DBP）≥90 mmHg，乃动脉收缩压和/或舒张压升高的临床综合征。原发性高血压占高血压的95%以上，其病因尚未十分明确，一般我们所说的高血压病均指原发性高血压病。

继发性高血压是指由某些确定的疾病和原因引起的血压升高，如由慢性肾小球肾炎、慢性肾盂肾炎、肾动脉狭窄、嗜铬细胞瘤等所致的血压升高。

西方发达国家高血压病患病率多在20%以上，我国则较低，但近20多年呈增加趋势。目前我国人群总患病率约为11.29%，估计全国约有1.6亿高血压患者，而且城市高于农村，北方高于南方。患病率随着年龄的增长而升高。近期调查显示，我国人群高血压知晓率、治疗率和控制率分别为30.2%、24.7%和6.1%，仍处于较低水平，因此，控制高血压从而减轻心血管疾病的危害是一项重大的社会公共卫生问题。

高血压病属中医学“眩晕”、“头痛”、“肝风”等范畴。

【病因病理】

一、西医病因病理

（一）病因与发病机制

1. 病因　目前，对原发性高血压病因尚不完全清楚。多数人认为，高血压是遗传与环境因素长期相互作用的结果。大量流行病学研究表明，除遗传和基因因素外，超重、高盐摄入、饮酒、吸烟、缺乏运动及社会心理应激等是原发性高血压重要的易患因素。

2. 发病机制

（1）遗传学说：原发性高血压有群集于某些家族的倾向，提示其有遗传学基础或伴有遗传生化异常。双亲均有高血压的正常血压子女，以后发生高血压的比例增高。动物实验也筛选出遗传性高血压大鼠株－自发性高血压大鼠（SHR）。但是，至今尚未发现有特殊的血压调节基因组合，也未发现有早期检出高血压致病的遗传标志。

（2）肾源学说：肾小球入球动脉的球旁细胞可分泌肾素，作用于肾素－血管紧张素－醛固酮系统，使水钠潴留，继而引起血容量增加；此外，血管紧张素Ⅱ还可通过交感神经末梢突触前膜的正反馈使去甲肾上腺素分泌增加。以上作用均可使血压升高，是参与高血压发病并使之持续的重要机制。近年来发现，组织中的肾素－血管紧张素－醛固酮系统在高血压病形成过程中可能具有更大作用。

（3）精神神经学说：交感神经活动增强是高血压发病机制中的重要环节。交感神经兴奋通过以下多个方面升高血压：①心率加快，心肌收缩力增强，心输出量增加，内脏血管收缩；②肾交感神经兴奋可增加肾素分泌、降低肾小球滤过率，肾小管再吸收钠增加，导致水钠潴留；③颈动脉窦压力感受器敏感性降低，使压力调节“再置（reset）”于较高水平。此外，交感神经可作为一种促生长因子，通过促进心肌与血管壁平滑肌细胞的生长而致肥厚与增生，或通过对血管壁平滑肌细胞膜诱发电活动，加强血管收缩，维持慢性高血压和高血凝状态。

（4）血管内皮功能异常：血管内皮细胞生成血管舒张及收缩物质，前者包括前列环素（PGI_2）、内皮源性舒张因子（NO）等；后者包括内皮素（ET－1）、血管收缩因子（EDCF）、血管紧张素Ⅱ等。血压增高时，NO生成减少，而ET－1增加，血管壁平滑肌细胞对舒张因子的反应减弱而对收缩因子反应增强，最终形成高血压病。

（5）胰岛素抵抗：胰岛素抵抗在高血压发病机制中的具体意义尚不清楚，但胰岛素的以下作用可能与血压升高有关：①使肾小管对钠的重吸收增加。②增强交感神经活动。③使细胞内钠、钙浓度增加。④刺激血管壁增生肥厚。

（6）高血压的“膜学说”：高血压病患者细胞膜存在特异性生化缺陷而造成膜转运蛋白结构异常，促使产生暂时性或持久性细胞内Na^+、Ca^{2+}浓度增加而升压，其升压机制可能是：①增加外周阻力。②使压力感受器“再置”，血压被调节到较高水平。③影响交感神经活动和介质的传递。④促进心血管细胞增生、肥大。⑤血液流变学异常和微循环障碍，促进高血凝状态和血栓形成。

（二）病理生理

初期仅为全身细小动脉痉挛，无明显病理形态改变。长期的血压升高，使全身细小动脉发生硬化，内膜下透明样变，管壁增厚，小动脉壁弹力纤维增生，中层肥厚变硬，管腔狭窄，以肾细小动脉病变最显著。在中等及大动脉内可出现内膜脂质沉积，形成粥样斑块、血栓。随病程的进展，心、脑、肾等重要脏器均可累及，其结构和功能因此发生不同程度的改变。

1. 心　高血压病引起的心脏改变主要包括左心室肥厚和冠状动脉粥样硬化。左心室肥厚是严重影响预后的独立危险因素，病情进展还可发生心力衰竭。冠状动脉粥样硬化病变的特点为动脉壁上出现纤维素性和纤维脂肪性斑块，并有血栓附着。随斑块的扩大和管腔狭窄加重，可产生心肌缺血；斑块的破裂、出血以及继发性血栓形成等可堵塞管腔造成心肌梗死。

2. 脑　脑小动脉尤其颅底动脉环是高血压动脉粥样硬化的好发部位，可造成脑缺血和脑血管意外，颈动脉的粥样硬化亦可导致同样的后果。近半数高血压病患者脑内小动脉有许多微小动脉瘤，这是导致脑出血的重要原因。微小动脉瘤的病理改变与粥样硬化不同，其形成与高血压及年龄密切相关。

3. 肾　肾动脉的粥样硬化可使血压进一步升高，导致肾功能减退。肾小动脉可发

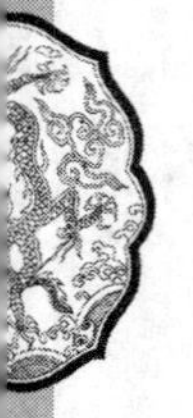

生脂肪玻璃样变性，系由于血压升高所致，亦可造成肾单位萎缩，严重者引起肾衰竭。

二、中医病因病机

高血压病的发生常与情志失调、饮食失节、劳欲过度及内伤虚损等因素有关。如长期精神紧张或恼怒忧思、恣食肥甘厚味醇酒、损伤脾胃以及劳役过度、房室不节、先天不足或年高体衰、久病精伤、失血失精等，都会导致高血压病的发生。

1. 情志失调　由于情志不畅，精神紧张，使肝气不舒，郁而化热，耗伤肝阴，肝阳上亢，而致血压升高。

2. 饮食不节　恣食肥甘厚味或过量嗜酒，损伤脾胃，脾失健运，湿浊内生，化痰化火，痰浊上扰，阻塞脉络，发为本病。

3. 劳欲虚损　劳欲过度，耗伤气阴，或年老肾亏，阴精不足，水不涵木，阴虚阳亢，内风窜动，乃发本病。

妇女高血压病还与冲任二脉有关。冲脉主血海，任脉主一身之阴，倘若冲任失调，亦可导致阴虚阳亢或阴阳两虚之病理现象。

总之，中医认为高血压病的致病因素，可单一致病，亦可相互转化，或相兼共同致病。其发病机理是在上述各种因素的作用下，人体阴阳消长失调，气机升降逆乱，从而形成本虚标实的病机特点。本虚是指阴阳气血亏虚，尤其以肝肾阴虚者多，标实是指风、火、痰、瘀。病位主要在心、肝、肾三脏，影响波及全身气血经络，妇女则还与冲任失调有密切的关系。基本病机为脏腑、经络功能紊乱，气血阴阳失调。

【临床表现】

根据起病和病情进展的缓急及病程的长短，高血压病可分为缓进型和急进型，前者又称良性高血压，绝大部分患者属此型，后者又称恶性高血压，仅占本病患者的1%~5%。

一、缓进型高血压病

起病多数隐匿，病情发展慢，病程长。多中年后起病，有家族史者发病年龄可较轻。早期患者血压波动，血压时高时正常，为脆性高血压阶段，在劳累、精神紧张、情绪波动时易有血压升高，休息、去除上述因素后，血压常可降至正常。

1. 脑部表现　头痛、头晕、头胀、失眠、健忘或记忆力减退、注意力不集中、耳鸣、情绪易波动或发怒以及神经质等是高血压病常见的神经系统症状，也可有头部沉重或颈项扳紧感。高血压病直接引起的头痛多发生在早晨，位于前额、枕部或颞部，这些病人舒张压多较高，经降压药物治疗后头痛可减轻。高血压病引起的头晕可为暂时性或持续性，伴有眩晕者较少，与内耳迷路血管性障碍有关，经降压药物治疗后也可减轻，但要注意有时血压下降幅度过大也可引起头晕。

2. 心脏表现　左心室因代偿而逐渐肥厚、扩张，形成了高血压性心脏病。出现临床症状的高血压性心脏病多发生在高血压病起病数年至十余年之后。在心功能代偿期，除有时感心悸外，其他心脏方面的症状可不明显。代偿功能失调时，则可出现左心衰竭症状；反复或持续的左心衰竭，可影响右心室功能而发展为全心衰竭。在心脏未增大前，体检可无特殊发现，或仅有脉搏或心尖搏动较强有力，主动脉辨区第二心音因主动脉舒张压升高而亢进。由于高血压可促进动脉粥样硬化，部分病人可因合并冠状动脉粥样硬化性心脏病而有心绞痛、心肌梗死的表现。

3. 肾脏表现　肾血管病变的程度与血压升高程度和病程密切相关。实际上，血压未得到控制的本病患者均有肾脏的病变，但在早期可无任何临床表现。随病程的进展可先出现蛋白尿，但如无合并其他情况（如心力衰竭和糖尿病等），24 小时尿蛋白总量很少超过 1 g，控制高血压可减少尿蛋白。可有血尿，多为显微镜血尿，少见有透明和颗粒管型。

二、急进型高血压病

在未经治疗的原发性高血压病病人中，约 1% 可发展成急进型高血压，发病可较急骤，也可发病前有病程不一的缓进型高血压病史。男女比例约 3∶1，多在青中年发病，近年来此型高血压已少见，可能和早期发现轻中度高血压病人并进行及时有效的治疗有关。其表现基本上与缓进型高血压病相似，但具有症状如头痛等明显，病情严重、发展迅速、视网膜病变和急性肾功能衰竭等特点。血压显著升高，舒张压多持续在 130 ~ 140 mmHg 或更高。各种症状明显，小动脉的纤维样坏死性病变进展迅速，常于数月至 1 ~ 2 年内出现严重的脑、心、肾损害，发生脑血管意外、心力衰竭和尿毒症。并常有视力模糊或失明，视网膜可发生出血、渗出及视乳头水肿。血浆肾素活性高。由于肾脏损害最为显著，常有持续蛋白尿，24 小时尿蛋白可达 3 g，血尿和管型尿，最后多因尿毒症而死亡，但也可死于脑血管意外或心力衰竭。

三、高血压危象

在高血压病的进程中，如全身小动脉发生暂时性强烈痉挛，周围血管阻力明显上升，致使血压短期内急剧升高，舒张压超过 130 mmHg 并伴一系列严重症状，甚至危及生命的临床现象，称之为高血压危象（hypertensive crisis）。这是高血压病的急重症，可见于缓进型高血压病各期和急进型高血压病，常在诱发因素作用下出现，如强烈的情绪变化、精神创伤、心身过劳、寒冷的刺激和内分泌失调（如经期和绝经）等。病人出现剧烈头痛、头晕，亦可有恶心、呕吐、胸闷、心悸、气急、视力模糊、腹痛、尿频、尿少、排尿困难等症状。有的伴随自主神经紊乱症状，如发热、口干、出汗、兴奋、皮肤潮红或面色苍白、手足发抖等；严重者，尤其在伴有靶器官病变时，可出现心绞痛、肺水肿、肾功能衰弱、高血压脑病等。发作时尿中出现少量蛋白和红细胞，血尿素氮、肌酐、肾上腺素、去甲肾上腺素可增加，血糖也可升高，眼底检查小动脉痉挛，可伴出血、渗出或视乳头水肿。发作一般历时短暂，控制血压后，病情可迅速好转，但易复发。在有效降压药普遍应用的人群中，此危象已很少发生。

为便于选择适当的治疗，高血压危象可分为两种类型，即高血压急症和高血压亚急症。

血压显著升高并伴靶器官损害，如高血压脑病、颅内出血、蛛网膜下腔出血、急性

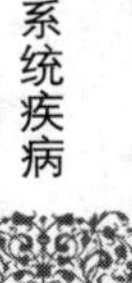

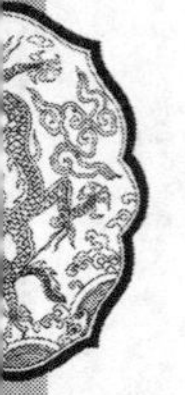

脑梗死伴严重高血压、心肌梗死、不稳定性心绞痛、急性左心衰竭、肺水肿、急性主动脉夹层等，称为高血压急症（hypertensive emergencies），需住院和进行经静脉途径的药物治疗。血压虽显著升高但不伴靶器官损害的患者，如围手术期高血压、急进型恶性高血压、β受体阻滞剂或可乐定所致的撤药综合征、药物引起的高血压等，称为高血压亚急症（hypertensive urgencies），通常不需住院，但应立即予以口服降压药联合治疗，并仔细评估和监测高血压导致的心肾损害，确定高血压的可能原因。若血压突然升高，并伴视网膜病变（Ⅳ级眼底），有视乳头水肿，则称为恶性高血压。急进型高血压和恶性高血压两者病理改变和临床表现极其相似，可认为是同一发病过程的不同阶段，即前者是后者的早期阶段，故亦可将两者统称为急进型恶性高血压。

【实验室与其他检查】

1. 血常规　红细胞和血红蛋白一般无异常，但急进型高血压时可有 Coombs 试验阴性的微血管病性溶血性贫血，伴畸形红细胞。

2. 尿常规　早期病人尿常规正常，肾小管浓缩功能受损时尿比重逐渐下降，可有少量尿蛋白、红细胞，偶见管型。随肾脏病变进展，尿蛋白量增多。红细胞和管型也可增多，管型主要是透明管型和颗粒。

3. 血液生化检查　测定血钾、尿素氮、肌酐、尿酸、空腹血糖和血脂，包括血清总胆固醇（TC）、甘油三酯（TG）、高密度脂蛋白胆固醇（HDL－C）和低密度脂蛋白胆固醇（LDL－C），还可检测一些选择性项目如 PRA、醛固酮。

4. 胸部 X 线检查　可见主动脉，尤其是升、弓部迂曲延长，其升、弓或降部可扩张。出现高血压性心脏病时有左室增大，有左心衰竭时左室增大更明显，全心衰竭时则可左右心室均增大，并有肺淤血征象。肺水肿时则见肺门明显充血，呈蝴蝶形模糊阴影。心胸比率大于 0.5 提示心脏受累，多由于左心室肥厚和扩大。

5. 心电图　可诊断高血压患者是否合并左心室肥厚、左心房负荷过重以及心律失常。心电图诊断左心室肥厚的敏感性不如超声心动图，但对评估预后有帮助。心电图上出现左心房负荷过重亦提示左心受累。

6. 超声心动图　UCG 能更为可靠地诊断左心室肥厚，其敏感性较心电图高 7～10 倍。UCG 还可评价高血压患者的心脏功能，包括收缩功能、舒张功能和左心室射血分数。

7. 动态血压监测（ABPM）　可观察被测试者一天 24 小时的血压变化，一般监测的时间为 24 小时，测压时间间隔为 15～30 分钟，白天和夜间的测压时间间隔宜相同。动态血压监测提供 24 小时中白天和夜间各时间段血压的平均值和离散度，可较为客观和敏感地反映患者的实际血压水平，比偶测血压更为准确。

8. 眼底检查　测量视网膜中心动脉压可见增高，在病情发展的不同阶段可见下列的眼底变化：

Ⅰ级：视网膜动脉痉挛。

Ⅱ级：A. 视网膜动脉轻度硬化；B. 视网膜动脉显著硬化。

Ⅲ级：Ⅱ级加视网膜病变（出血或渗出）。

Ⅳ级：Ⅲ级加视神经乳头水肿。

【诊断与鉴别诊断】

一、诊断要点

（一）西医诊断

1. 诊断要点

（1）确诊高血压，即非同日3次（每次不少于3个测量值）血压测量是否均高于或等于140/90 mmHg。

（2）除外症状性高血压。

（3）血压达到确诊高血压水平时，应参照1999年WHO/ISH标准确定分级和危险分层（见表3－3－1、3－3－3）。

（4）注意有无合并症或并发症的存在。

表3－3－1 血压水平的定义和分类

类别	收缩压（mmHg）	舒张压（mmHg）
正常血压	<120	<80
正常高值	120～139	80～89
高血压：	≥140	≥90
1级高血压（轻度）	140～159	90～99
2级高血压（中度）	160～179	100～109
3级高血压（重度）	≥180	≥110
单纯收缩期高血压	≥140	<90

若患者的收缩压与舒张压分属不同的级别时，则以较高的分级为准。单纯收缩期高血压也可按照收缩压水平分为1、2、3级。

2. 高血压病的危险性分层

为了估计患者的预后并指导治疗，1999年WHO/ISH高血压指南委员会总结了可影响高血压病人预后的因素（表3－3－2）并结合血压水平和影响因素对病人的危险性进行分层（表3－3－3）。

表3－3－2 高血压患者影响预后的因素

心血管病的危险因素	靶器官的损害（TOD）	糖尿病	并存的临床情况（ACC）
·收缩压和舒张压水平（1～3级）	·左心室肥厚	空腹血糖≥7.0 mmol/L	·脑血管病
·男性>55岁	心电图	（126 mg/dl）	缺血性卒中
·女性>65岁	超声心动图：LVMI	餐后血糖≥11.1 mmol/L	脑出血
·吸烟	或X线	（200 mg/dl）	短暂性脑缺血发作
·血脂异常	·动脉壁增厚		·心脏疾病

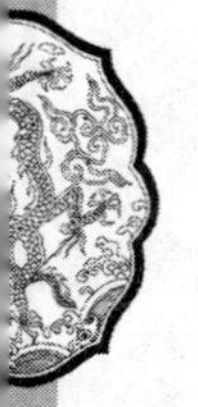

续上表

心血管病的危险因素	靶器官的损害（TOD）	糖尿病	并存的临床情况（ACC）
TC≥5.7 mmol/L（220 mg/dl） 或 LDL－C＞3.6 mmol/L（140 mg/dl） 或 HDL－C＜1.0 mmol/L（40 mg/dl） ·早发心血管病家族史 一级亲属，发病年龄＜50 岁 ·腹型肥胖或肥胖 腹型肥胖 ＊WC 男性≥85 cm 女性≥80 cm 肥胖 BMI≥28 kg/m^2 ·缺乏体力活动 ·高敏 C 反应蛋白≥3 mg/L 或 C 反应蛋白≥10 mg/L	颈动脉超声 IMT≥0.9 mm 或动脉粥样硬化性斑块的超声表现 ·血清肌酐轻度升高 男性 115～133 μmol/L（1.3～1.5 md/dl） 女性 107～124 μmol/L（1.2～1.4 mg/dl） ·微量白蛋白尿 尿白蛋白 30～300 mg/24 h 白蛋白/肌酐比： 男性≥22 mg/g（2.5 mg/mmol） 女性≥31 mg/g（3.5 mg/mmol）		心肌梗死史 心绞痛 冠状动脉血运重建 充血性心力衰竭 ·肾脏疾病 糖尿病肾病 肾功能受损（血清肌酐） 男性＞133 μmol/L（1.5 mg/dl） 女性＞124 μmol/L（1.4 md/dl） 蛋白尿（＞300 mg/24 h） ·外周血管疾病 ·视网膜病变：出血或渗出， 视乳头水肿

TC：总胆固醇；LDL－C：低密度脂蛋白胆固醇；HDL－C：高密度脂蛋白胆固醇；LVMI：左室质量指数；IMT：颈动脉内膜中层厚度；BMI：体重指数；WC：腰围。＊为中国肥胖工作组标准

表 3－3－3　高血压危险性分层

其他危险因素和病史	血压（mmHg） 1 级（轻度高血压） SBP140～159 或 DBP90～99	2 级（中度高血压） SBP160～179 或 DBP100～109	3 级（重度高血压） SBP≥180 或 DBP≥110
Ⅰ．无其他危险因素	低危	中危	高危
Ⅱ．1～2 个危险因素	中危	中危	极高危
Ⅲ．3 个以上危险因素或 TOD①或糖尿病	高危	高危	极高危
Ⅳ．ACC②	极高危	极高危	极高危

＊10 年内卒中或心梗危险性，低危＜15%，中危 15%～20%，高危 20%～30%，极高危≥30%。

①TOD：靶器官损害（见表 3－3－2）。

②ACC：伴随的临床情况，包括临床心血管疾病或肾脏疾病（见表 3－3－2）

（1）低危险组：高血压水平 1 级，年龄男性＜55 岁，女性＜65 岁，无任何其他危险因素。本组病人 10 年内发生主要心血管事件的危险性＜15%。临界高血压的病人危险性尤低。

（2）中危险组：高血压水平2级或1～2级并有1～2个危险因素。本组病人10年内发生主要心血管病事件的危险性大约15%～20%。若是高血压水平1级兼有一种危险因素，其危险性约15%。

（3）高危险组：高血压水平1级或2级，兼有3种或更多的危险因素，伴糖尿病或靶器官损害，或高血压水平3级但无其他危险因素。本组病人10年内发生主要心血管事件的危险性约20%～30%。

（4）极高危组：高血压水平3级并有1个以上的危险因素或靶器官损害、糖尿病，或高血压水平1～3级兼有临床相关病变。本组病人10年内发生主要心血管病事件的危险性最高，≥30%。

（二）中医辨病与辨证要点

1. 辨病要点　原发性高血压病既可表现为以头痛为主症，也可表现为以眩晕为主症，或者两者兼而有之。高血压头痛以头部疼痛为主症，属内伤头痛，以实证居多。眩晕以头晕眼花为主症，以内伤为主，虚证居多；眩晕须与中风、厥证、痫病相鉴别（见表3－3－4）。

表3－3－4　眩晕与中风、厥证、痫病的鉴别要点

	眩晕	中风	厥证	痫病
相同点	头晕，甚或仆倒			
不同点	无半身不遂 无不省人事 无口眼㖞斜 无舌强语蹇	半身不遂 可有不省人事 伴口眼㖞斜 伴舌强语蹇	有不省人事 伴四肢厥冷 短时间自醒 醒后无后遗症	有不省人事 伴抽搐 伴两目上视 伴口吐涎沫 伴猪羊叫声

2. 辨证要点

（1）辨脏腑病位：高血压病病位主要在肝肾，兼及心脾。病位在肝，临床表现以头脑胀痛、眩晕口苦为主。病位在肾，临床表现以头脑空痛、眩晕腰痛为主。病位在心，临床表现以头昏失眠、眩晕心悸为主。病位在脾，临床表现以眩晕健忘、乏力舌淡，或头昏呕恶、肢重苔腻为主。

（2）辨虚实：高血压病病因复杂，病机多端，临床诊治当首辨虚实，方不致误。一般而言，虚则肾阴虚兼及心脾，乃阴虚于下，水不涵木，脑髓失养使然；实则肝阳亢兼及痰浊瘀血，乃肝阳亢盛、痰浊上蒙、瘀血阻蔽所致。

（3）辨病程与各证型关系：高血压病是一个全身性慢性疾病，从证候表现来看，主要属于肝肾两脏病变。本病初期偏于肝阳上亢为多；中期则久因血压升高，肝阳过亢不愈，伤阴及肾，以致此期常出现阴虚阳亢或气虚痰浊现象；后期可因阴损及阳，导致阴阳两虚，而出现阴阳两虚证。亦可因肝阳暴亢，化风化火，使气血逆乱而出现中风。临床需根据病情进展情况进行细辨，方能达到治疗目的。

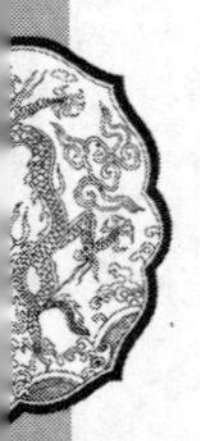

二、鉴别诊断

原发性高血压当与以下继发性高血压相鉴别。

1. 肾实质病变性高血压

该类高血压包括有急慢性肾小球肾炎、肾盂肾炎、狼疮性肾炎、肾结核、多囊肾、糖尿病性肾病、肾肿瘤等。其中以急、慢性肾小球肾炎为常见。

原发性高血压病与急性肾小球肾炎的鉴别点是：后者有典型的发热、肉眼血尿、少尿、浮肿等临床表现，尿镜检可见大量蛋白、红细胞和管型。这些是原发性高血压病所不具备的。

慢性肾小球肾炎与原发性高血压病伴肾损害的鉴别点是：后者的肾损害发生于高血压病后，尿异常较轻，肾小管功能损害较肾小球功能损害为早、为重，并还常伴有心脏并发症。慢性肾小球肾炎有血尿、蛋白尿，并常反复发作，还多有不同程度的贫血，肾小球功能损害明显。

2. 肾血管性高血压　包括有肾动脉畸形、肾血管发育不良、肾动脉粥样硬化、肾动脉纤维瘤和大动脉炎累及肾动脉等。肾动脉发育不良和肾动脉粥样硬化均可造成肾动脉狭窄，属于肾动脉畸形。后者与原发性高血压病的鉴别要点是：肾血管性高血压病无高血压病家族史，一般降压药物治疗效果不佳，约 80% 的患者在上腹部或肾区可听到血管杂音。肾动脉血管造影可显示狭窄部位和程度。肾动脉纤维瘤多见于青、中年妇女，病变多见于肾动脉外 2/3 与分支处，肾动脉造影和分侧肾静脉肾素比值测定可确诊该病。大动脉炎是指主动脉及其主要分支和肺动脉的非特异性炎性病变，致血管壁增厚，甚至某些部位血管狭窄、堵塞。该病发病年龄轻，女性多于男性，多表现为急进型恶性高血压，药物治疗效果差。部分患者有低热，胸痛，体重下降，血象和血沉异常，腹部可闻及收缩期杂音，四肢脉搏搏动异常。

3. 嗜铬细胞瘤　该病为肾上腺髓质或交感神经节大量分泌去甲肾上腺素和肾上腺素而引起阵发性或持续性血压增高，临床多见年轻人。常因精神刺激、剧烈运动、体位改变、挤压肿瘤引起。表现为剧烈头痛、心悸、出汗、面色苍白等症。血压可骤然升高达 200～250/100～150 mmHg，发作间歇期血压明显下降，甚至正常，测量血液中肾上腺素或去甲肾上腺素、尿中 3－甲基－4－羟基苦杏仁酸明显增高。靠超声波双肾及肾上腺检查和 CT、磁共振成像检查均可定位诊断。

4. 原发性醛固酮增多症　本病是因肾上腺皮质增生或肿瘤致分泌过多醛固酮入血，引起水钠潴留、血容量增多，钠离子引起血管反应性增强，使血压升高。临床中多见于青、中年女性。症状有饮水多、尿多、乏力或阵发性肌无力及肌麻痹的典型表现，极少出现浮肿。血生化检查见有血清钾低、钠高、尿醛固酮增多、尿钾增高、血浆肾素活性降低等特征。超声波、同位素和 CT 检查均可定位诊断。

5. 库欣综合征　本病由于肾上腺皮质肿瘤或因下丘脑－垂体分泌过多促肾上腺皮质激素，使肾上腺皮质增生并分泌过多糖皮质激素，致水钠潴留引起高血压病。临床以女性多见，表现为躯干肥胖，满月脸，水牛肩，腹垂悬，而四肢肌肉消瘦，多血质面容，腹部及大腿内侧有紫纹出现，有不同程度的性征改变。实验室检查见 24 小时尿

17－羟皮质类固醇增高，X 线蝶鞍检查、脑 CT 和肾上腺 CT 扫描皆有确诊价值。

6. 妊娠高血压综合征　多发生于妊娠后期 3～4 个月、分娩期或产后 48 小时内，分娩后 3 个月之内血压恢复正常。对孕前无高血压史或早期妊娠血压不高者不难诊断。孕前已有原发性高血压或症状性高血压，称之为妊娠合并慢性高血压。孕前已存在高血压，妊娠后血压增高加重，称妊娠前高血压状态并妊高症。

7. 医源性高血压

（1）口服避孕药，服药 1～2 周后即可发生高血压。服药数月到数年则更多见。停药 1～12 个月内血压可恢复正常。

（2）服具有皮质激素的药物，如糖皮质激素、甘草及一些治疗胃溃疡病药物，可发生高血压。

（3）损害肾脏的药物，如非那西丁也可致高血压。

【治疗】

一、中医治疗

辨证论治

中医临床对高血压病的治疗，强调辨证论治，临床可归纳为以下 6 种证型。

1. 肝阳上亢型

主要证候：头晕头胀，目痛耳鸣，头重脚轻，烦躁易怒，胸胁胀痛，失眠多梦，舌质红，脉弦。

治法：平肝潜阳、滋养肝肾。

方药：天麻钩藤饮加减。方中天麻、钩藤、石决明具有平肝熄风潜阳之效，栀子、黄芩清热泻火，使肝经之热不致偏亢，益母草活血利水，牛膝引血下行，配合杜仲、桑寄生补益肝肾，夜交藤、茯苓安神定志。诸药合用共奏平肝熄风、清热活血、补益肝肾之功效。

如风阳上亢明显者，可加夏枯草或羚羊角，如无肾虚不足者，可减去杜仲。

2. 阴虚阳亢型

主要证候：头晕头痛，耳鸣眼花，失眠多梦，腰膝酸软，五心烦热，舌红苔少，脉弦细数。

治法：育阴潜阳。

方药：杞菊地黄丸。方中六味地黄丸和枸杞子都是滋养肝肾之品，菊花平肝熄风，是较为理想的滋下清上之剂，为阴虚阳亢型高血压病的常用方药。

若肝阳亢盛明显而眩晕甚者，可选加天麻、钩藤、石决明。阴虚而大便干结者，加胡麻仁、柏子仁。心悸失眠可加酸枣仁、浮小麦。

3. 阴阳两虚型

主要证候：头晕眼花，头痛耳鸣，心悸气短，腰酸腿软，失眠多梦，男子遗精阳痿，女子月经不调，四肢不温，夜尿频数或少尿水肿，舌淡苔白，脉沉细无力。

治法：补肾养肝，育阴助阳。

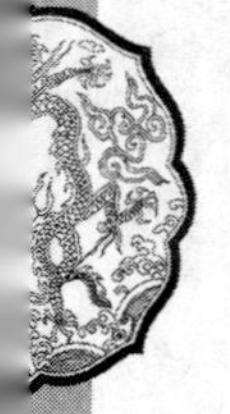

方药：金匮肾气丸加减。方中以六味地黄丸滋补肾阴，桂附助阳，是一条阴阳双补的良方。

气短可加党参、黄芪、五爪龙；失眠心悸可加酸枣仁、柏子仁；育阴潜阳可加龟甲、石决明等。

4．气血亏虚型

主要证候：头痛头晕，遇劳加重，面色无华，倦怠懒言，心悸失眠，少气自汗，舌淡胖嫩，苔薄白，脉细弱。

治法：益气养血。

方药：归脾汤。方中参、芪补气；当归、龙眼肉补血；白术、茯苓、木香、炙甘草健脾消滞；远志、枣仁养心安神。共奏益气健脾，养心安神之效。是一条补气与养血，养心与健脾并重的方剂。

若偏于脾虚气陷者，用补中益气汤；若为脾阳虚衰，可用理中汤加首乌、当归、川芎、肉桂等。血虚甚者，用当归补血汤。如属气不摄血者，可用四君子汤加黄芪、阿胶，白及、田三七之属；若暴失血而突然晕倒者，可急用针灸法促其复苏，内服方可用六味回阳饮。

5．痰浊中阻型

主要证候：头晕头重，困倦乏力，心胸烦闷，脘腹痞满，呕吐痰涎，少食多寐，手足麻木，舌淡苔腻，脉象弦滑。此型患者形体多肥胖。

治法：祛湿化痰，理脾定眩。

方药：半夏白术天麻汤加减。方中半夏燥湿化痰，降逆止呕，天麻化痰熄风而止头眩，二者合用，为治风痰眩晕头痛之要药。白术健脾燥湿，与半夏、天麻配伍，祛湿化痰，止眩之功益佳，佐以茯苓健脾渗湿，与白术相合，尤能治痰之本。陈皮理气化痰，姜枣调和脾胃，甘草和中。

若痰热甚者，加竹茹、川贝母，或合用黄连温胆汤加减治疗。

6．瘀血阻络型

主要证候：头痛头胀，痛如针刺，经久不愈，固定不移，偏身麻木，心痛胸痹，面唇发绀，舌质紫黯有瘀斑，脉象弦涩。

治法：活血化瘀，行血通络。

方药：血府逐瘀汤。方中当归、生地黄、桃仁、红花、赤芍、川芎等为活血化瘀主药；枳壳、柴胡、桔梗、牛膝行气通络，疏理气机。

若兼气虚，身倦乏力，少气自汗，宜加黄芪，且应重用（30～60 g 以上）。若兼血瘀化热者，加牡丹皮、地骨皮。若兼寒凝，畏寒肢冷，可加附子、桂枝。

上述各种证型可以单独出现，但更多的是混合出现。本病早期大多属于肝阳上亢证；久而久之肝肾受损，多见阴虚阳亢，后期则阳气受损，所谓阴损及阳，阴阳两虚；另一方面，久病多瘀，除了有肝肾阴虚、肾阴阳两虚证外，尚兼有血瘀。临床应用时须根据实际情况灵活加减。

二、西医治疗

（一）降压的目标

原发性高血压经过治疗使血压控制在正常范围内，可使脑卒中、心力衰竭发生率和病死率降低，使肾功能得以保持甚至改善。近年来的研究进一步提示，经降压治疗可能使冠心病病死率降低。因此，对原发性高血压治疗的目标应该是：降低血压，使血压降至正常范围；防止或减少心脑血管及肾脏并发症，降低病死率和病残率。降压治疗达标的水平是：普通高血压患者的血压降至140/90 mmHg以下，老年人的收缩压降至150 mmHg以下，有糖尿病或肾病的高血压病患者的血压降至130/80 mmHg以下。

（二）非药物治疗

1．戒烟　吸烟所致的加压效应使高血压合并症如脑卒中、心肌梗死和猝死的危险性显著增加，并降低或抵消降压治疗的疗效，加重脂质代谢紊乱，降低胰岛敏感性，减弱内皮细胞依赖性血管扩张效应和增加左心室肥厚的倾向。戒烟对心血管的良好益处，任何年龄组1年后即可显示出来。

2．戒酒或限制饮酒　戒酒和减少饮酒可使血压显著降低，适量饮酒仍有明显加压反应者和体瘦者应戒酒。

3．减轻和控制体重　体重减轻10%，收缩压可降低6.6 mmHg。超重10%以上的高血压患者体重减少5 kg，血压便明显降低，且有助于改善伴发的危险因素如糖尿病、高脂血症、胰岛素抵抗和左心室肥厚等。体重减轻亦可增加降压药物疗效。减轻体重可能降低交感神经系统的活性、改善胰岛素的敏感性，并间接降低盐敏感性，因而对血压控制有益。减轻体重的方法是减少每天摄入的热量及适量增加体力活动。

4．合理膳食　钠摄入每天应少于2.4 g（相当于氯化钠6 g）。通过食用含钾丰富的水果（如香蕉、桔子）和蔬菜（如油菜、苋菜、香菇、大枣等），增加钾的摄入。要减少膳食中脂肪，适量补充优质蛋白质。

5．增加体力活动　增加体力活动，高血压患者血压下降可达11/6 mmHg，且此种血压下降独立于体重减轻。中老年高血压患者可选择步行、慢跑、上楼梯、骑车等。运动强度宜因人而异，可采用心率监测法，运动时心率不应超过最大心率（180或170次/分）的60%～85%。每日适度运动，每次持续30～60 min比每周2～3次剧烈运动更为有效。

6．减轻精神压力，保持心理平衡　长期精神压力和情绪忧郁既是导致高血压，又是降压治疗效果欠佳的重要原因。应对患者作耐心的劝导和心理疏导，鼓励其参加体育、文化和社交活动。

（三）药物治疗

1．降压药物的应用

（1）利尿剂（diuretics）。

利尿剂使细胞外液容量减低、心排血量降低，并通过利钠作用使血压下降。降压作用缓和，服药2～3周后作用达高峰，适用于轻、中度高血压，尤其适宜于老年人收缩

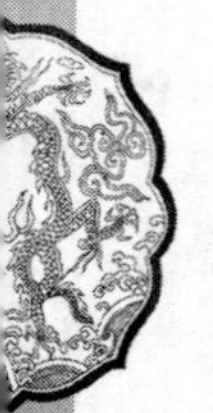

期高血压及心力衰竭伴高血压的治疗。可单独用，并更适宜与其他类降压药合用。有噻嗪类、袢利尿剂和保钾利尿剂三类。噻嗪类应用最普遍，但长期应用可引起血钾降低及血糖、血尿酸、血胆固醇增高，糖尿病及高脂血症患者宜慎用，痛风患者禁用；保钾利尿剂可引起高血钾，不宜与ACE抑制剂合用，肾功能不全者禁用；袢利尿剂利尿迅速，肾功能不全时应用较多，但过度作用可致低血钾、低血压。另有制剂吲达帕胺，同时具有利尿及血管扩张作用，能有效降压而较少引起低血钾。

在降压治疗中比较常用的利尿剂有下列几种：氢氯噻嗪12.5～25 mg，每日1次；吲达帕胺1.25～2.5 mg，每日1次；氨苯蝶啶25～50 mg，每日1次；氯噻酮12.5～25 mg，每日1次。

（2）β受体阻滞剂（beta blockers）。

β受体阻滞剂的降压机制尚未完全明了。血管β受体阻滞虽可使α受体作用相对增强，周围血管阻力增加，不利于降压，但β受体阻滞后可使心排血量降低、抑制肾素释放并通过交感神经突触前膜阻滞使神经递质释放减少，从而使血压降低。β受体阻滞剂降压作用缓慢，1～2周内起作用，适用于轻、中度高血压，尤其是心率较快的中青年患者或合并有心绞痛、心肌梗死后的高血压患者。

β受体阻滞剂对心肌收缩力、房室传导及窦性心律均有抑制，可引起血脂升高、低血糖、末梢循环障碍、乏力及加重气管痉挛。因此对下列疾病不宜用，如充血性心力衰竭、支气管哮喘、糖尿病、病态窦房结综合征、房室传导阻滞、外周动脉疾病。冠心病患者长期用药后不宜突然停用，因可诱发心绞痛；由于抑制心肌收缩力，也不宜与维拉帕米等合用。

在降压治疗中比较常用的β受体阻滞剂有下列几种：美托洛尔25～50 mg，每日2次；阿替洛尔12.5～50 mg，每日2次；普萘洛尔10～30 mg，每日1～2次；比索洛尔2.5～10 mg，每日1次。

（3）钙通道阻滞剂（calcium channel blockers，CCB）。

钙通道阻滞剂由一大组不同类型化学结构的药物所组成，其共同特点是阻滞钙离子L型通道，抑制血管平滑肌及心肌钙离子内流，从而使血管平滑肌松弛、心肌收缩力降低，使血压下降。

CCB有维拉帕米、地尔硫䓬及二氢吡啶类三组药物。前两组药物除抑制血管平滑肌外，并抑制心肌收缩及自律性和传导性，因此不宜在心力衰竭、窦房结功能低下或心脏传导阻滞患者中应用。二氢吡啶（如硝苯地平）类近年来发展迅速，其作用以阻滞血管平滑肌钙通道为主，因此对心肌收缩性、自律性及传导性的抑制少，但由于血管扩张，引起反射性交感神经兴奋，可引起心率增快、充血、潮红、头痛、下肢水肿等。上述副作用主要见于短作用制剂，其交感激活作用对冠心病事件的预防不利，因此不宜作为长期治疗药物应用。近年来二氢吡啶类缓释、控释或长效制剂不断问世，使上述副作用显著减少，可用于长期治疗。

钙通道阻滞剂降压迅速，作用稳定为其特点，可用于中、重度高血压的治疗。尤适用于老年人收缩期高血压。

临床上应优先考虑使用长效制剂，如非洛地平缓释片5～10 mg，硝苯地平控释片

30 mg，氨氯地平 5 ~ 10 mg，拉西地平 4 ~ 6 mg，维拉帕米缓释片 120 ~ 240 mg 或地尔硫䓬缓释片 90 ~ 180 mg，均每日 1 次。一般情况下也可使用硝苯地平或尼群地平普通片剂 10 mg，每日 2 ~ 3 次。

（4）血管紧张素转换酶抑制剂（ACE inhibitors，ACEI）。

ACEI 是近年来进展最为迅速的一类药物。降压作用是通过抑制 ACE 使血管紧张素Ⅱ生成减少，同时抑制激肽酶使缓激肽降解减少，两者均有利于血管扩张，使血压降低。ACE 抑制剂对各种程度高血压均有一定降压作用，对伴有心力衰竭、左室肥大、心肌梗死后、糖耐量减低或糖尿病肾病蛋白尿等合并症的患者尤为适宜。高血钾、妊娠、肾动脉狭窄患者禁用。最常见的不良反应是干咳，可发生于 10% ~20% 患者中，停用后即可消失。引起干咳原因可能与体内缓激肽增多有关。

在降压治疗中比较常用的 ACEI 有下列几种：卡托普利 25 ~ 50 mg，每日 2 ~ 3 次；依那普利 5 ~ 10 mg，每日 1 ~ 2 次；贝那普利 5 ~ 20 mg，雷米普利 2. 5 ~ 5 mg，培哚普利 4 ~ 8 mg，西拉普利 2. 5 ~ 10 mg，福辛普利 10 ~ 20 mg，均每日 1 次。

（5）血管紧张素Ⅱ受体阻滞剂（angiotensinⅡ receptor blockers，ARB）。

ARB 通过对血管紧张素Ⅱ受体的阻滞，可较 ACE 抑制剂更充分有效地阻断血管紧张素对血管收缩、水钠潴留及细胞增生等不利作用。适应证与 ACE 抑制剂相同，但不引起咳嗽反应为其特点。血管紧张素Ⅱ受体阻滞剂降压作用平稳，可与大多数降压药物合用（包括 ACE 抑制剂）。

在降压治疗中比较常用的 ARB 有下列几种：洛沙坦 50 ~ 100 mg，缬沙坦 80 ~ 160 mg，伊贝沙坦 150 mg，均每日 1 次。此类药和小剂量氢氯噻嗪（12. 5 ~ 25 mg/d）合用，可明显增强降压效应。

（6）α 受体阻滞剂（alpha blockers）。

α 受体阻滞剂分为选择性及非选择性两类。非选择性类如酚妥拉明，除用于嗜铬细胞瘤外，一般不用于治疗高血压。选择性 α_1 受体阻滞剂通过对突触后 α_1 受体阻滞，对抗去甲肾上腺素的动静脉收缩作用，使血管扩张、血压下降。本类药物降压作用明确，对血糖、血脂代谢无副作用为其优点，但可能出现体位性低血压及耐药性，使应用受到限制。

在降压治疗中比较常用的 α 受体阻滞剂有下列几种：多沙唑嗪 1 ~ 10 mg，特拉唑嗪 2 ~ 8 mg，均每晚 1 次，睡前服用。酚妥拉明为静脉制剂，可用于重症高血压或高血压危象而需要较迅速降压治疗的患者。

（7）其他：包括中枢交感神经抑制剂如可乐定、甲基多巴；周围交感神经抑制剂如胍乙啶、利血平；直接血管扩张剂如肼屈嗪（肼苯达嗪）、米诺地尔（长压定）等。上述药物曾多年用于临床并有一定的降压疗效，但因其副作用较多且缺乏心脏、代谢保护，因此不适宜于长期服用。

2. 降压药物的选择

高血压治疗应采取个体化的原则。临床试验证实，利尿剂（主要为噻嗪类）、钙拮抗剂（CCB）、β 受体阻滞剂、血管紧张素转换酶抑制剂（ACEl）和血管紧张素受体拮抗剂（ARB）等 5 类药物，均能有效降压和减少高血压的并发症，均可认为是第一线

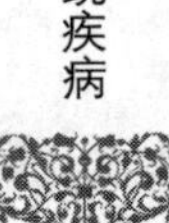

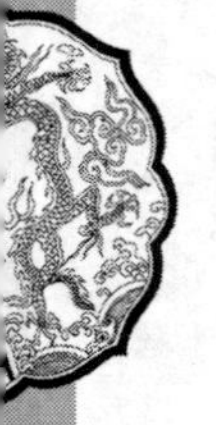

降压药物。晚近颁布的 ALLHAT 试验结果和美国预防、检测与与治疗高血压全国联合委员会第七次报告（JNC7）建议，噻嗪类利尿剂应作为多数高血压患者的起始用药。如血压超过目标水平 20/10 mmHg 以上，应考虑选用两种药物作为初始治疗，其中一种通常为噻嗪类利尿剂。

（1）合并有心力衰竭者，宜选择 ACE 抑制剂、利尿剂。

（2）老年人收缩期高血压者，宜选择利尿剂、长效二氢吡啶类钙通道阻滞剂。

（3）合并糖尿病、蛋白尿或轻、中度肾功能不全者（非肾血管性），可选用 ACE 抑制剂。

（4）心肌梗死后的患者，可选择无内在拟交感作用的 β 受体阻滞剂或 ACE 抑制剂（尤其伴收缩功能不全者）。对稳定型心绞痛患者，也可选用钙通道阻滞剂。

（5）对伴有脂质代谢异常的患者可选用 α 受体阻滞剂，不宜用 β 受体阻滞剂及利尿剂。

（6）伴妊娠者，不宜用 ACE 抑制剂、血管紧张素Ⅱ受体阻滞剂，可选用甲基多巴。

（7）对合并支气管哮喘、抑郁症、糖尿病患者不宜用 β 受体阻滞剂；痛风患者不宜用利尿剂；合并心脏起搏传导障碍者不宜用 β 受体阻滞剂及非二氢吡啶类钙通道阻滞剂。

3. 难治性高血压及治疗　难治性高血压又称为顽固性高血压，指的是应用包括一种利尿剂在内的足量的 3 种降压药物的联合治疗仍未能达到目标血压水平。在除外各种可能的高血压病因后，须仔细分析是否存在未达目标血压的下列常见原因：①血压测量不正确。②容量负荷过重和假性耐药，如摄钠过多、肾脏疾病所致的液体滞留、利尿剂治疗不充分。③与药物应用相关的原因，如患者顺从性差（未坚持服药）、药物剂量偏低、联合用药不够合理、服用了可能影响血压的药物（包括中药、食物补充剂）等。④伴随的状况，如肥胖、吸烟、饮酒过量。如存在这些原因，均须逐一矫正。与患者良好的沟通，十分重要，可提高长期服药的顺从性。伴晚期肾病（血肌酐 2.5～3.0 mg/dl，相当于 221～265 μmol/L）者，常需联合应用袢利尿剂并提高剂量。

4. 高血压危象的治疗

（1）选择适当的降压药物要考虑到药物的药理学和药代动力学作用，对心搏出量、全身血管阻力、靶器官灌注等血流动力学的影响，药物的降压速度和降压的目标水平，以及可能发生的不良反应。硝普钠、硝酸甘油、酚妥拉明、乌拉地尔等均对上述各项指标具有益作用，作用快而副作用少，常被列为优先考虑的药物。

（2）采用正确的给药方法 静脉给药 1～2 天后应加用口服药物，然后逐渐停用静脉制剂而维持口服药，以使血压长期稳定。降压药剂量起初宜小，逐步增量，经 1～2 周使血压达到正常水平，这样可增加患者对降压治疗的耐受性和顺从性。

（3）用于高血压危象的常用药物。

常用的注射用降压药物及其应用方法和剂量

药物	作用机制	剂量和用法	起效时间	持续时间	不良反应
硝普钠	动静脉扩张剂	0.25～10 μg/（kg·min）静脉滴注	即刻	1～2 min	恶心，呕吐，肌颤，出汗，硫氢酸盐中毒
硝酸甘油	静脉和外周动脉扩张剂	5～100 μg/（kg·min）静脉滴注	1～5 min	30 min	头痛，恶心，呕吐，心动过速，面潮红
酚妥拉明	α阻滞剂	5～10 mg缓慢静注，或0.2～0.5 mg/min静脉滴注	1～2 min	3～10 min	头痛，面红，心动过速
乌拉地尔	α阻滞剂兼有中枢5－HT激动作用	首剂12.5～25 mg静脉注射，随之5～40 mg/h静脉滴注	3～5 min	4～6 h	低血压，头昏，恶心

（4）注意事项。

把握好降压的速率和时间。迅速将血压降至安全水平有助于改善衰竭脏器的功能，但降压过快过度又会显著减少脏器的灌注，加重和诱发靶器官的功能障碍。应根据具体状况采取不同的降压速率：高血压急症需要立即降压；高血压亚急症可在数小时至24小时内逐渐降压至安全水平；还有一些状况只有在血压明显升高时才应立即降压，如高血压颅内出血、急性蛛网膜下隙出血、急性脑梗死。

恰当确定要达到的降压目标水平。肾功能正常且无心脑血管病变者，血压可降至正常水平；老年人或伴心脑肾损害者应避免急剧降压。降压的安全水平在160～180/100～110 mmHg之间，或者平均动脉压降低20%～25%；起初48小时的降压，舒张压不低于100 mmHg，收缩压不低于160 mmHg。

【临床思路】

高血压病是一个全身性慢性疾病，从证候表现来看，主要属于肝肾两脏病变。本病初期偏于肝阳上亢为多；中期则久因血压升高，肝阳过亢不愈，伤阴及肾，以致此期常出现阴虚阳亢或气虚痰浊现象；后期可因阴损及阳，而出现阴阳两虚证。由于本病与肝肾关系至为密切，故调整肝肾阴阳平衡是治疗本病重要环节，降压要合理，要重视证候改善的变化。对肝阳过亢者，用药宜潜降平肝，不宜苦寒伐肝。对肝肾阴虚者，宜滋养肝肾，但勿滋腻碍脾。对阴阳两虚者更需育阴助阳，阴阳并治。兼血瘀者，宜加活血通络之品以畅运血行。处方用药尽可能做到降不伤气，补不伤肝，滋不碍脾，以求达到阴阳平衡为目的。

辨病与辨证相结合，在补益肝肾、滋阴潜阳的基础上，予以活血化瘀治疗。高血压患者微血管硬化痉挛，微循环阻力加大，组织有效灌注降低，导致微循环障碍，与中医瘀血理论基本一致，因此活血化瘀治疗高血压病有其理论基础。

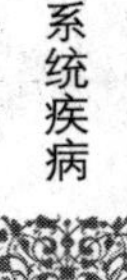

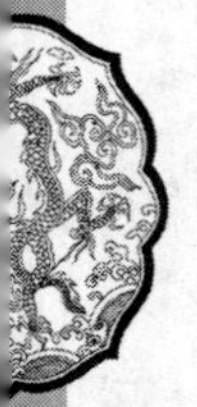

中医药治疗高血压病，在传统的中医辨证治疗的基础上选加具有降压作用的中药，可以提高治疗效果。药理研究证明，具有扩血管作用的降压中药有：防己、黄芩、钩藤、益母草、赤芍、罗布麻叶等；具有利尿作用的降压中药有：防己、杜仲、桑寄生、茯苓、泽泻、萹蓄、茵陈蒿、龙胆草、罗布麻等；具有中枢性降压作用的中药有：远志、酸枣仁；具有β受体阻滞作用的降压中药有：葛根、佛手、淫羊藿等；具有钙离子拮抗作用的降压中药有：防己、川芎、当归、赤芍、红花、三棱、丹参等；具有影响血管紧张素Ⅱ受体功能的降压中药有：黄芪、山楂、何首乌、白芍、红花、板蓝根、牛膝、泽泻、胆南星、半夏、栝蒌、降香等。

【预后与转归】

高血压病常见的病理转归是由实转虚，虚实夹杂，久病脉络瘀阻，肝风夹痰夹火，闭塞清窍。1 级高血压，一般病情较轻，如能及时治疗，多可痊愈，预后良好。2 级高血压，因病程已久，久病入络，脉络闭阻，可见胸痹、心痛之证；也可见气阴两虚或气血两虚之证；部分患者，病邪可化火动风，出现面红目赤、肢麻震颤等虚实夹杂证，如能及时抢救治疗，多数预后良好。3 级高血压因久治不愈，往往阴损及阳，出现心悸、气促等症，病情迁延难愈，若病久不愈，发作频繁，或伴视力减退、复视、恶心呕吐等，说明病情加重。有些患者出现肝阳暴涨，阳化风动、血随气逆，夹痰夹火、横窜经络、蒙闭清窍，突发中风、厥证等危急症候，预后不良。也有少数患者，因肝血、肾精耗竭，耳目失养，而发为耳目失聪。极少数患者，血压骤然持续升高，很快出现中风及心肾阳气虚衰，病情危笃。总之，长期的血压增高，无论是什么原因引起的或有无明显自觉症状，对健康都有危害，常能严重损害心、脑、肾等重要脏器。一般认为，高血压的水平越高，病程越长，其危害就越大，预后也越差。

【预防与调护】

一方面，有高血压家族史者，应低盐低脂饮食，保持情绪稳定，充足睡眠，减少本病的发生。既病之后要心胸开朗，精神乐观，注意劳逸结合，避免情绪激动和精神紧张，积极参加文体活动，规律服药等；戒烟、低盐饮食、避免肥胖等都对预防本病有积极意义。WHO 推荐减轻体重、限盐、运动、限制饮酒及松弛疗法等措施为防治高血压的基础疗法。1995 年世界高血压联盟的《维多利亚宣言》郑重提出："合理膳食、适量运动、戒烟限酒及心理平衡"为人类心脏健康的"四大基石"，为预防与控制高血压提供了指导。另一方面，开展群众性的防病治病工作，进行集体的定期健康检查，对有高血压家族史而本人曾有过血压升高记录者，定期随访观察，则有利于本病的早期发现和及早治疗。

第四章　心脏瓣膜病

心脏瓣膜病（valvular heart disease）是由于炎症、黏液瘤样变性、退行性改变、先天性发育畸形、缺血性坏死、结缔组织疾病、创伤等原因引起的单个或多个瓣膜结构（包括瓣叶、瓣环、腱索及乳头肌）的功能或结构异常，导致瓣口狭窄和（或）关闭不全为主要临床表现的一组心脏病。心室和主、肺动脉根部严重扩张也可产生相应房室瓣和半月瓣的相对性关闭不全。二尖瓣最常受累，约占70%，二尖瓣并主动脉瓣病变者占20%～30%，单纯主动脉瓣病变为2%～5%，而三尖瓣和肺动脉瓣病变者极少见。

风湿性心脏病（rheumatic heart disease）简称风心病，是风湿热引起风湿性炎症所致的常见心脏瓣膜病，主要累及40岁以下人群。我国风心病的人群患病率在20世纪70年代成人为1.9‰～2.9‰，儿童为0.4‰～2.7‰，80年代分别为1.99‰和0.25‰，已有所下降。但风心病仍是我国常见的心脏病之一。瓣膜黏液样变性和老年人的瓣膜钙化在我国日益增多。

心脏瓣膜病属于中医“心悸”、“喘证”、“水肿”的范畴。

第一节　二尖瓣狭窄

二尖瓣狭窄绝大多数是由风湿热引起二尖瓣损害导致。多见于20～40岁青壮年，男女比例为1∶1.5～2。二尖瓣病变多出现于首次感染风湿热后2年以上，亦有不少病例缺乏典型风湿热史。风心病二尖瓣狭窄约占25%，二尖瓣狭窄并二尖瓣关闭不全约占40%。主动脉瓣常同时受累。

【病因和病理】

一、西医病因病理

（一）病因及发病机制

绝大多数的二尖瓣狭窄（mitral stenosis）是由风湿热所致，即风湿性心脏病（rheumatic heart disease，简称风心病），是二尖瓣狭窄最常见病因。其他病因包括：①瓣环钙化，老年人常见的退行性变；②先天性发育异常；③结缔组织病，如系统性红斑狼疮、硬皮病；④多发性骨髓瘤等。

（二）病理和病理生理

1. 病理　风湿性二尖瓣狭窄主要病理改变为：瓣叶纤维化、增厚、僵硬和钙化；交界处或瓣叶游离缘粘连融合（此为风湿性二尖瓣狭窄的标志性改变）；腱索或乳头肌

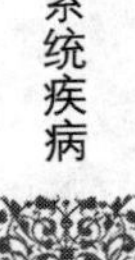

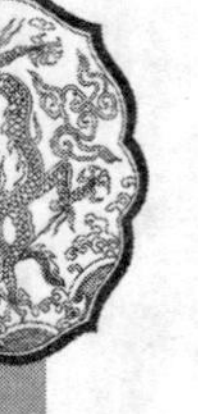

融合、增厚和缩短，最终导致二尖瓣狭窄。可表现为瓣尖的轻度增厚、粘连形成横膈膜似鱼口形的二尖瓣狭窄（隔膜型）。若腱索发生融合短缩并向二尖瓣尖方向回收形成一个漏斗状结构时，则二尖瓣狭窄程度更加严重（漏斗型）。长期严重二尖瓣狭窄导致左房扩大伴附壁血栓、肺动脉壁增厚、右室肥厚和扩张。

2. 病理生理　二尖瓣狭窄的血流动力学异常系由于舒张期血流流入左心室受阻。正常成人二尖瓣口面积为4~6 cm^2，当减少至2.0 cm^2时，为轻度二尖瓣狭窄。随左室流入道阻力增高，左房发生代偿性扩张及肥厚以增强收缩，增加瓣口血流量，以延缓左房平均压力升高。此时病人多无症状，临床表现为代偿期。当瓣口面积减少到1.5 cm^2时为中度二尖瓣狭窄，减少到1.0 cm^2时为重度二尖瓣狭窄。此时左房失代偿，左房压力明显升高。当瓣口面积为1.0 cm^2时，左房与左室间跨膜压力差达25 mmHg时才能维持正常心排出量。左房压力的增高，使肺静脉和肺毛细血管压力相继增高，导致肺顺应性降低，临床上出现劳力性呼吸困难，称左房失代偿期。当肺毛细血管楔嵌压缓慢上升达30~35 mmHg时，血浆可渗出到毛细血管外，且可通过淋巴系统运出，临床上不产生急性肺水肿。若压力上升过快过高，则血浆及血细胞进入肺泡，临床上将发生急性肺水肿，出现急性左房衰竭征象。严重的肺动脉高压，使右室肥厚扩张，终致右室衰竭，称为右心受累期。此时肺淤血症状反而减轻。慢性二尖瓣狭窄导致左房扩大引起心房颤动，快速心室率使舒张期充盈时间减少而加重血流动力学异常，导致肺循环压力的进一步加重。单纯二尖瓣狭窄不累及左心室。

二、中医病因病机

1. 感受外邪，内舍于心　心气素虚，风、寒、湿、热诸邪乘虚侵入，反复感邪，内舍于心，邪闭诸经，则可出现心悸。心痹既成，复感于邪，心受邪而不能主脉，导致一系列心虚证及由心虚而出现的痰饮、瘀血病变。

2. 心气阳虚，波及五脏　外邪反复内舍于心，轻者损伤心气，气虚不能运血，心神失养，宗气内损。气虚日久，继则内损心阳，血脉失却温通。心病及脾，心脾阳虚；心病及肺，肺失治节之令，不能助心行脉，肺络瘀滞；心病及肝，肝气不舒，心肝血瘀。心病及肾，肾不纳气，三焦气化无能。心肾虚极，阳脱于外，甚至阴阳离绝。本病以伤气伤阳为主，偶有反复感邪，瘀热内盛，或治疗失当，利尿太过而伤阴者，或病久阳病及阴，则出现气阴两虚、阴阳两虚之证。

3. 痰饮瘀血，邪正相涉　心气阳虚，运血无力，是血瘀的主因，还有肺络瘀滞，肝脉不畅，肾阳虚以致心脉失于温煦而凝滞，以及外邪侵入营血等均可导致血瘀形成。心病波及肺脾肾，则三焦气化失常，气不化津而化液，因而形成水饮、痰浊，因而水饮上凌心肺。

本病的发生主要由于正气内虚，复感风寒湿邪或风湿热邪反复侵袭机体，由关节肌肉到血脉经络直至心脏受累，发为本病。本病病位在心，久病累及脾、肺、肝、肾诸脏。本病属于虚实夹杂之证，虚者气血阴阳亏虚，实者血瘀、痰浊痹阻，虚实之间可以相互转化。

【临床表现】

一、症状

一般二尖瓣口面积<1.5 cm^2 时始有明显症状。

1. 呼吸困难　为常见的早期症状。早期表现为劳力性呼吸困难，晚期表现为夜间阵发性呼吸困难和端坐呼吸。若有阵发性快速心房颤动发作、感染、发热、妊娠或分娩、输液过多过快等因素均可诱发急性肺水肿。

2. 咯血　有下面几种表现：①突然咯血，咯血量大，它是薄而扩张的支气管静脉破裂所致，常由于左房压力突然升高引起；②痰中带血，伴有夜间阵发性呼吸困难；③咳粉红色泡沫痰是急性肺水肿合并肺泡毛细血管破裂的特征性表现；④肺梗死，是二尖瓣狭窄伴有心衰的晚期并发症。

3. 咳嗽　常见，表现在卧床时干咳，可能因支气管黏膜水肿易引起慢性支气管炎，或左房增大压迫左支气管有关。

4. 声音嘶哑（Ortner 综合征）　是由于左心房明显扩张、支气管淋巴结肿大和肺动脉扩张压迫左侧喉返神经所致。

二、体征

1. 二尖瓣面容　中、重度二尖瓣狭窄常有“二尖瓣面容”——双颧呈绀红色。

2. 二尖瓣狭窄的心脏体征　①心尖搏动正常或不明显；②心尖区 S_1 亢进，是隔膜型二尖瓣狭窄的特征，若瓣膜增厚粘连严重、发生纤维化和钙质沉积时，则瓣膜僵硬，活动能力减弱，S_1 减弱甚或消失；③二尖瓣开瓣音，是二尖瓣狭窄听诊的特征性改变，在心尖区和胸骨左缘 3、4 肋间最易听到，当二尖瓣叶纤维化或钙质沉积，弹性减弱或消失时，二尖瓣开瓣音消失；④心尖区舒张中晚期低调、隆隆样、呈递减－递增型的舒张期杂音，常伴有舒张期震颤，是二尖瓣狭窄最典型的体征。一般是狭窄越重，杂音时限越长，但严重狭窄时却听不到舒张期杂音，称“哑性二尖瓣狭窄”，是由于通过狭窄瓣口的血流量很少所致。

3. 肺动脉高压和右室扩大的心脏体征　肺动脉高压时，胸骨左下缘可扪及右室收缩期抬举样搏动，P_2 亢进或分裂。由于肺动脉扩张，于胸骨左上缘闻及短促的收缩期喷射性杂音和递减型高调哈气性舒张早期杂音（Graham－Steell murmur）。右室扩大伴三尖瓣关闭不全时，胸骨左缘第 4、5 肋间有全收缩期吹风性杂音，于吸气时增强。

三、并发症

1. 心房颤动　常伴发心房颤动。心房颤动时心排血量降低 20%～25%，当突然发生快速心房颤动时，可诱发加重左房衰竭和右心衰竭，甚至诱发急性肺水肿。

2. 急性肺水肿　为重度二尖瓣狭窄的严重并发症。如未及时抢救，往往致死。

3. 充血性心力衰竭　为严重二尖瓣狭窄晚期的并发症及主要死亡原因。

4. 栓塞　26% 发生栓塞，其中有 80% 伴心房颤动。2/3 为体循环栓塞，其余依次

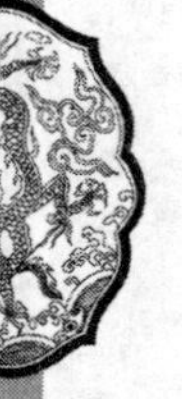

为周围的脾、肾和肠系膜动脉栓塞。常表现为反复发作和多处栓塞。偶见左房带蒂球状血栓，或偶尔堵塞二尖瓣口而导致猝死。

5. 感染性心内膜炎　较少见，对窦性心律伴有体循环栓塞的二尖瓣瓣膜病病人，病情加重而又无其他原因可查，应考虑感染性心内膜炎的可能。

6. 肺部感染　常见，诱发和加重心功能不全。

【实验室与其他检查】

1. 心电图　左房扩大可出现二尖瓣P波，右室肥厚。心律失常早期有房性期前收缩，频发和多源房性期前收缩往往是心房颤动的先兆。

2. X线检查　轻度二尖瓣狭窄时心影可正常。中、重度二尖瓣狭窄左房显著扩大时，心影呈梨形，称二尖瓣型心，它是肺动脉主干、左心耳和右心室扩大所致。后前位和右前斜位可见食管受压迫而向右后移位，左前斜位可见左主支气管上抬。

3. 超声心动图（UCG）　为确定和定量诊断二尖瓣狭窄的可靠方法。M型超声心动图典型表现是二尖瓣前叶活动曲线EF斜率降低、双峰消失，前后叶同向运动，形成“城墙样”图形。二维图像可显示二尖瓣狭窄瓣叶增厚、缩短、瓣膜弹性和钙化、活动受限的程度，二尖瓣瓣口面积的测量有助于二尖瓣狭窄病人是否适宜行球囊二尖瓣成形术。连续波或脉冲波多普勒能较为准确地测定舒张期跨二尖瓣压差和二尖瓣口面积，判定狭窄的严重程度。彩色多普勒血流显像可实时观察二尖瓣狭窄的射流，有助于连续多普勒测定的正确定向。经食管超声心动图显示二尖瓣图像更佳，也可鉴别左房血栓和黏液瘤。超声心动图还可提供房室大小、室壁厚度和运动、心脏功能、肺动脉压和其他瓣膜异常等信息。

4. 心导管检查　如准备手术，对可能合并冠状动脉病变的病人，确定是否需旁路移植术时方进行冠状动脉造影。

【诊断和鉴别诊断】

一、诊断要点

（一）西医诊断

1. 病史　青年人可伴或不伴风湿热病史。

2. 症状　早期可无症状。晚期常伴气促、咳嗽、咯血、下肢水肿等。

3. 体征　心尖区舒张中晚期隆隆样杂音伴左房扩大是其最典型体征。

4. 实验室及其他检查　心电图、X线检查，尤其是超声心动图检查多能明确诊断。

（二）中医辨病与辨证要点

1. 辨病要点　二尖瓣狭窄可表现以喘证为主症，可表现以心悸为主症，也可表现以水肿为主症，就症状而言，喘证、心悸与水肿可同时出现，亦可以是疾病不同阶段的表现，此时应以证候特征为辨证依据。且喘证应与气短、哮病、肺胀相鉴别。水肿与臌胀鉴别，心性水肿与肾性水肿鉴别。

(1) 与气短的鉴别：喘证与气短同为呼吸异常，但气短即少气，呼吸微弱而喘促，或短气不足以息，似喘而无声，尚可平卧。

(2) 与哮病的鉴别：哮与喘都表现为呼吸困难，但哮指声响言，呼吸困难而兼喉中哮鸣，是一种反复发作的独立性疾病；喘指气息言，为呼吸气促困难而无喉中哮鸣，是多种急慢性疾病的一个症状。一般来说，哮必兼喘，喘未必兼哮。

(3) 与肺胀鉴别：肺胀为多种慢性肺部疾病长期反复发作，迁延不愈发展而来，由脾肺肾三脏虚损，痰瘀相结，致肺气壅滞，肺体胀满，肺不敛降而成，以喘促、咳嗽、咯痰、胸部膨满等为临床特征，喘促仅为肺胀的一个症状。但喘证日久可致脾肺肾三脏虚损，发展为肺胀。

(4) 与臌胀的鉴别：严重水肿时可出现腹水，须与臌胀鉴别。臌胀主要表现为腹部胀大如鼓，四肢多不肿，反见瘦削，后期或可伴见轻度肢体浮肿。每有肝病病史，是由肝脾肾功能失调，导致气滞、血瘀、水停腹中，皮色苍黄、腹壁有青筋显露；水肿多周身皆肿，先从眼睑及下肢开始，延及四肢全身。每有心肾病史，为心脾肾相干为病，导致水液泛滥肌肤，面色㿠白或晦滞，腹壁无青筋显露。

(5) 心性水肿与肾性水肿的鉴别：肾性水肿多先从眼睑、颜面开始，继则延及四肢、周身，可伴见腰部酸重，面色㿠白等症；心性水肿多从下肢足跗开始，而遍及全身，可伴见心悸，胸闷气促，面色青紫，脉结代等。

2. 辨证要点

(1) 辨虚实：虚者气血阴阳亏虚，以气、阳虚为主；实者为瘀、痰、水、饮和外邪。常见虚实夹杂或本虚标实之证。

(2) 辨病位：本病主要病变在心，是由风寒湿热之邪侵犯心脏引起，久则累及肺脾肾肝诸脏。

二、鉴别诊断

二尖瓣狭窄心尖区舒张期隆隆样杂音尚可见于其他一些疾病，应予鉴别：①相对性二尖瓣狭窄：见于重度贫血、扩张型心肌病、重症心肌炎、甲状腺功能亢进、左向右分流的先天性心脏病及严重二尖瓣反流。由于左室扩大而二尖瓣环未能相应扩张而致相对性二尖瓣狭窄。②奥－弗氏杂音（Austin－Flint murmur）：见于严重主动脉瓣关闭不全。③左房黏液瘤：阻塞二尖瓣口时产生舒张期隆隆样杂音，杂音多随体位而变动。

【治疗】

一、中医治疗

治疗当扶正祛邪。扶正以益气、温阳、阴阳两补为主，重在益心，其次补肾，兼补脾肺；祛邪以利水、逐饮、化瘀为主，兼有外邪者还要祛风、散寒、祛湿、清热解毒。临床多虚实夹杂者，常需攻补兼施，标本兼顾。

辨证论治

1. 心气不足

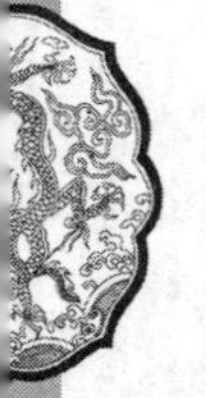

主要证候：倦怠，气短，心悸，自汗，不耐劳累，易感外邪，舌质淡，苔薄白，脉细虚数，偶有结脉。

治法：补益心气，固表复脉。

方药：补中益气汤。方中黄芪补中益气，固表止汗，人参、白术、炙甘草甘温补中，当归养血和营，升麻、柴胡以升举下陷之清阳，陈皮调气机之升降。

脉结代，心动悸，气血两虚者，用炙甘草汤，补气血而复心脉；舌红少苔，脉细数者，为气阴两虚，用生脉饮，以益气养阴；汗多加浮小麦、糯稻根、牡蛎。

2. 心肺肾虚

主要证候：怔忡，气喘动尤甚，甚则不能平卧，或夜间突发胸闷憋气，伴头晕，眼花，神疲，舌质淡暗，苔白，脉虚数，或促，或涩。

治法：强心复脉，补益肺肾。

方药：保元汤。方中人参、甘草、黄芪益气补血，少量肉桂温补阳气。

酌情加入仙灵脾、补骨脂、蛤蚧、紫河车、沉香等补肾纳气。若咳喘甚，可口服心宝以强心温阳，并用葶苈大枣泻肺汤以泻肺逐饮。

3. 心肾阳虚

主要证候：怔忡不已，稍劳尤甚，汗多，唇指青紫，纳差，腹胀，恶心呕吐，尿少，肢肿，四肢冷，甚则咳喘，不能平卧。舌质淡胖或紫暗，苔白，脉细促，或涩。

治法：温阳利水，活血通脉。

方药：真武汤合五苓散。方中附子主入心肾，温壮肾阳，茯苓、猪苓淡渗利水，生姜温胃散寒行水，白芍敛阴缓急而舒筋止痛，泽泻利水祛湿清热，白术健脾燥湿，促进运化，桂枝温通阳气。

酌加人参、黄芪、肉桂、补骨脂、防己、车前子、五加皮，以增强补气、温阳、利水之功。水肿甚者加大腹皮、桑白皮以行气利水。胸闷，咳喘甚者，多因水凌心肺，加葶苈子、五加皮、防己以泻肺利水。恶心呕吐甚者加半夏、陈皮、生姜。兼见瘀血者，加当归、川芎、刘寄奴、益母草。

4. 血瘀气滞

主要证候：胸闷痛，心悸，两颧瘀红，唇指发绀，咳血，胁痛，颈脉显露，胁下痞块，或见黄疸，舌暗瘀斑，脉结、促、代、涩。

治法：益气复脉，活血化瘀。

方药：补阳还五汤。方中黄芪，大补元气，使气旺则血行，瘀消而不伤正，当归活血和血，赤芍、川芎、桃仁、红花活血祛瘀，地龙通经活络。

血瘀气滞者，加柴胡、枳壳、木香。血虚加何首乌、熟地黄、阿胶。阴虚者加麦冬、玉竹、枸杞子、女贞子。夹有痰浊，苔浊腻，加瓜蒌、薤白、半夏。

5. 心痹感邪

主要证候：风心病患者，反复发热，咽痛，多关节红肿热痛，随之心悸、气促、胸闷、水肿诸症加重，或见指（趾）端及皮肤黏膜瘀点，口干渴，疲乏及食欲减退，舌质红，苔黄腻，脉虚数，促或涩。

治法：清热解毒，祛风除湿，益气养阴。

方药：生脉散合四妙丸。方中人参益气生津，麦门冬益气养阴生津，五味子生津止咳；黄柏、苍术清热燥湿，牛膝活血利水，补肝肾强筋骨，薏苡仁清利湿热，健脾舒筋，共具清热解毒、祛风除湿、益气养阴之功。

高热加生石膏、知母、银花藤。咽痛加六神丸。关节红肿热痛处外敷双柏散。若夹血瘀，舌质紫暗有瘀点瘀斑，加牡丹皮、丹参、益母草、赤芍、红花。若兼气滞，见胸闷、喜叹息者，可加绿萼梅、佛手、香橼等理气而不伤阴之品。口干渴加生地黄、玄参。

二、西医治疗

（一）内科治疗

1. 预防链球菌感染和风湿热复发　30 岁以前应持续给予长效青霉素 120 万 U 肌注，每月 1 次。预防感染性心内膜炎，及时积极治疗贫血和感染。

2. 劳逸适宜　避免从事紧张和劳动强度大的工作。有呼吸困难的病人应适当减少活动，限制钠盐和口服利尿剂来减轻心脏前负荷及肺淤血症状。

3. 心律失常　频发房性期前收缩是心房颤动先兆，给予胺碘酮对预防心房颤动发生有一定疗效。心房颤动伴快速心室率可用洋地黄类药，控制心室率在 70～80 次/分左右，如心室率控制不满意，可加用小剂量 β 受体阻滞剂。对轻度二尖瓣狭窄病人如有适应证应考虑药物或电复律治疗。阵发性室上性心动过速亦可用洋地黄类药物、维拉帕米、胺碘酮或普鲁卡因胺等药物治疗。窦性心动过速时可用 β 受体阻滞剂。

4. 大咯血　降低肺静脉压如镇静剂，取坐位，积极的利尿剂治疗等。

5. 急性肺水肿　治疗原则和方法与急性左心衰竭大致相同。

6. 预防栓塞　慢性心房颤动、有栓塞史或超声检查有左房血栓者，如无禁忌证，均应长期服用华法林抗凝治疗。

7. 右心衰竭　限制钠盐、利尿剂及硝酸酯类药物的应用等。

（二）经皮球囊二尖瓣成形术

经皮球囊二尖瓣成形术（percutaneous balloon mitral valvuloplasty，PBMV）是缓解二尖瓣口机械性狭窄的首选方法。通常适应证为：中、重度单纯二尖瓣狭窄，瓣叶特别是前叶活动好，无明显钙化和瓣下结构无明显增厚，心腔内无血栓，心功能Ⅱ、Ⅲ级是最理想的适应证。经皮球囊二尖瓣成形术免除了开胸手术的痛苦，术后症状和血液动力学立即改善，康复快，并发症少，死亡率低，其疗效与外科二尖瓣闭式分离术相仿。术后若能坚持长期应用长效青霉素预防风湿活动，则可大大减少术后再狭窄。再狭窄者，可再行经皮球囊二尖瓣成形术。

（三）外科治疗

有中、重度二尖瓣狭窄的症状，心功能Ⅱ级或Ⅱ级以上，二尖瓣瓣口面积小于 1.0 cm^2；或有体循环栓塞史者，即使无其他症状，也应考虑外科手术治疗：①二尖瓣闭式分离术：将扩张器由左室心尖瓣口分离交界处的粘连和融合。其适应证和效果与经皮球囊二尖瓣成形术者相似，但随手术技术的发展有被经皮球囊二尖瓣成形术取代之

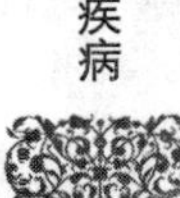

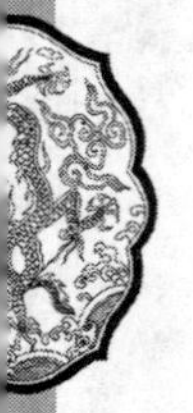

势。②二尖瓣直视分离术：主要适用于伴有中、重度二尖瓣关闭不全、瓣膜严重钙化或腱索重度融合缩短、左房内有血栓或再狭窄者。③二尖瓣置换术：适用于重度二尖瓣狭窄，心功能Ⅲ～Ⅳ级，合并有二尖瓣关闭不全或主动脉瓣病变，瓣膜广泛中、重度钙化和腱索乳头肌明显缩短者。人工瓣膜有机械瓣和生物瓣膜两种。机械瓣术后需终身抗凝治疗，故有溃疡病者慎用。

国际上较一致的意见是：所有有症状的瓣膜性心脏病心力衰竭（NYHA 心功能Ⅱ级以上），以及重度主动脉瓣病变伴有晕厥、心绞痛者，均必须进行介入治疗或瓣膜置换术，因有充分证据表明可提高长期存活率。

【临床思路】

心脏瓣膜病二尖瓣狭窄属中医心悸、喘证、水肿等范畴。以气短、心悸、胸闷甚至呼吸困难，不能平卧，下肢水肿等为主要临床表现的一种常见病证。病因病机主要由于正气内虚，复因风寒湿邪或风湿热邪反复侵袭机体，由关节肌肉到血脉经络直至心脏受累，发为本病。以感受外邪，内舍于心，心气阳虚，波及五脏，痰饮瘀血，邪正相涉为主要表现。强调邪正关系中，正气虚损为本，若正气盛，虽感邪亦能拒邪于外，不使外邪“内舍于心”，而气血虚弱，腠理空疏，就会反复感邪，更兼居处卑湿，治疗失当，使外邪得以逐渐深入，侵犯心脏，成为心痹。心痹既成，心不主脉，气血运行受阻，血液瘀滞，血不养心，更促成心气虚衰。日久，累及肺脾肾肝诸脏，导致多脏损害，气化失常，内生水饮、血瘀，形成本虚标实的特点。

二尖瓣狭窄并发急性肺水肿时，病情危急应以中西结合抢救治疗，中药静脉制剂参附注射液、参麦注射液对急性肺水肿有效。参附注射液既可强心又能升压，并有抗心律失常作用，也不增快心率。辨证使用，阳气虚脱用参附注射液，气阴两虚用参麦注射液。中西药结合疗效明显优于单纯西药。

病情缓解时可根据病情不同阶段予中药辨证论治。治疗研究以抗心衰及抗风湿活动为主。心衰是本虚标实之证，病位在心，与肺脾肾相关，心气阳虚是其发病基础，虚及气血阴阳。标实有血瘀、痰浊、水饮，血脉瘀滞是其中心病理环节。常用益气温阳的方剂有补中益气汤、保元汤、参附汤、参蛤散；常用益气养阴方剂有生脉散、炙甘草汤；常用泻肺逐饮方剂有葶苈大枣泻肺汤、五苓散；常用活血化瘀方剂有补阳还五汤、血府逐瘀汤。对风湿性心脏病要辨证治疗，应按卫气营血辨证。在气热弛张阶段，以白虎汤为主，加银花、连翘、牛膝、木瓜、苍术等，咽痛加六神丸、山豆根、马勃、射干、桔梗，高热加黄连、黄柏、紫雪丹；气营两燔用清营汤、清热地黄汤、清瘟败毒饮；气阴两伤用生脉散、竹叶石膏汤。

【预后与转归】

心脏瓣膜病二尖瓣狭窄初起时，往往症状不明显，以气血不足为主，治疗予扶正及抗风湿为主，预后较好。后期因气血虚弱，腠理空疏，就会反复感邪，更兼居处卑湿，治疗失当，使外邪得以逐渐深入，侵犯心脏，成为心痹。心痹既成，心不主脉，气血运行受阻，血液瘀滞，血不养心，更促成心气虚衰。日久，累及肺脾肾肝诸脏，导致多脏损害，气化失常，内生水饮、血瘀，形成本虚标实的特点，治疗颇为棘手，预后较差，甚至出现喘促，不能平卧，水肿，厥脱等变证、坏证，若不及时抢救，预后极差，甚至猝死。

二尖瓣狭窄出现症状和发生心房颤动、慢性心力衰竭伴心脏扩大及有栓塞史者预后不良。内科治疗有症状的二尖瓣狭窄5年死亡率为20%，10年死亡率为40%，外科手术后死亡率与此相比成倍降低。手术治疗显著提高患者生活质量和存活率。疾病的进展有很大差别，一般首次急性风湿热10～20年无症状，如不进行手术，其后5～10年内病情进展迅速。大多数病人症状发生于心房颤动发作、妊娠和感染等。一旦发生持续性心房颤动应即考虑手术治疗。预防风湿活动，减少并发症和及时外科治疗，可改善预后。

【预防与调护】

心脏瓣膜病二尖瓣狭窄主要由于正气内虚，复因风寒湿邪或风湿热邪反复侵袭机体，由关节肌肉到血脉经络直至心脏受累，发为本病。因此，在预防上要重视锻炼身体增强体质，改善居住环境。注意饮食卫生，限制肥甘厚味及辛辣刺激性食物，戒烟限酒。

1. 生活起居　起居有常，保证睡眠，合理锻炼，提高身体对疾病的抗病能力，避免劳倦过度，剧烈活动。预防感冒，注意防寒保温，保持居住环境卫生干燥。

2. 劳逸适宜　避免从事紧张和劳动强度大的工作。

3. 情志护理　保持心情舒畅，避免紧张、抑郁、忧伤、悲愤等不良情绪，解除精神负担，树立战胜疾病的信心。

第二节　二尖瓣关闭不全

二尖瓣关闭不全可由多种不同的病因引起，50%以上同时伴二尖瓣狭窄，单纯性二尖瓣关闭不全多见于男性，男女之比约为3∶2。

【病因和病理】

一、西医病因病理

（一）病因及发病机制

二尖瓣关闭不全（mitral incompetence，MI）可由瓣叶、瓣环、腱索、乳头肌和左室的任一结构异常和功能失调所致。

1. 瓣叶异常　最常见于慢性风湿性心脏病。风湿热反复发作的慢性炎性病变及纤维化使瓣叶缩短、变硬、变形，腱索粘连、融合、变粗等导致二尖瓣关闭不全。感染性心内膜炎引起瓣叶穿孔，赘生物阻碍瓣膜关闭，以及瓣膜退缩引起二尖瓣关闭不全。

2. 二尖瓣瓣环异常　严重的左室重度扩张（如扩张型心肌病）引起瓣环扩张，及老年二尖瓣环钙化、僵硬引起二尖瓣关闭不全等。高血压、主动脉瓣狭窄及糖尿病等可

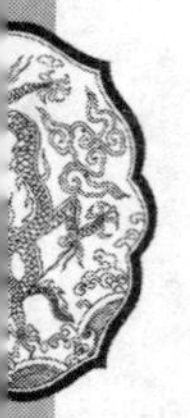

加速瓣环钙化发展。

3. 腱索异常　腱索可能是先天性异常，或继发于感染性心内膜炎、外伤和风湿热或少见于发育不良。二尖瓣后叶腱索的断裂较前叶多见，特发性二尖瓣腱索断裂者常伴乳头肌纤维化，提示乳头肌功能不全引起腱索拉长断裂。

4. 乳头肌异常　最常见病因为冠心病，前乳头肌由前降支的对角支和（或）回旋支的钝缘支供血，发生梗死较少，而后乳头肌只由后降支供血，故易发生梗死。乳头肌缺血导致乳头肌功能不全，使其对腱索和瓣叶牵制作用减弱而引起二尖瓣关闭不全。

（二）病理生理

慢性二尖瓣反流时，左室对慢性容量负荷过度的代偿机制是增加左室舒张末容量，通过 Frank – Starling 机制使左室心搏量增加。心肌代偿性离心性扩大和肥厚，更有利于左室舒张末期容量的增加。此外，左室收缩期排血入低压的左房，室壁应力下降快，有利于左室排空，故左室仍可维持正常的前向心搏量。慢性二尖瓣反流时左房顺应性增加，左房扩大和左室于较长时间内适应容量负荷增加，使左房压和左室舒张末压不致明显上升，故在相当长时期内不出现肺淤血而无临床症状。但持续严重的过度负荷，终致左室心肌功能衰竭，左室舒张末压和左房压明显上升，肺淤血出现，最终导致肺动脉高压和右室衰竭发生。

急性二尖瓣反流时左室血反流到左房，与肺静脉的前向血流于舒张期充盈左室，致左房和左室容量负荷骤增。由于左室扩张程度有限，总的左室心搏量增加不足以代偿反流量，故前向心搏量和心排血量明显减少，导致左室舒张末压急骤上升，继之左房压亦急剧升高，导致肺淤血，甚至急性肺水肿，相继肺动脉高压和右心衰竭。

二、中医病因病机

中医对本病的认识与二尖瓣狭窄基本相同，参见“二尖瓣狭窄”。

【临床表现】

一、症状

1. 慢性二尖瓣关闭不全（chronic mitral insufficiency）　病人症状取决于反流严重程度、病情进展速度、肺动脉压及是否伴发瓣膜、心肌和冠状动脉病变。在左心衰竭发生之前症状常不明显。轻度二尖瓣关闭不全可终身无症状。严重反流导致心排血量低下引起倦怠、乏力是最常见的症状，肺淤血症状如呼吸困难等出现较晚。

（1）风心病：首次风湿热到出现二尖瓣关闭不全的症状间期常超过 20 年，一旦出现明显症状时，多已有不可逆的左室功能不全。急性肺水肿、咯血和体循环栓塞较二尖瓣狭窄少见。

（2）二尖瓣脱垂：一般二尖瓣关闭不全较轻，多数无症状，或仅有心悸、乏力、体位性昏厥等症状；严重二尖瓣反流晚期出现左心衰竭。

2. 急性二尖瓣关闭不全（acute mitral insufficiency）　轻度二尖瓣反流可有轻微劳力后呼吸困难。严重急性二尖瓣反流可很快出现左心衰竭，甚至急性肺水肿或心源性休克。

二、体征

1. 慢性二尖瓣关闭不全

（1）心尖搏动向左下移位，呈抬举性搏动。

（2）心音：重度二尖瓣关闭不全时，S_1 减弱或不能听及；由于左室射血期缩短，主动脉瓣关闭提前可致 S_2 分裂，吸气时明显；严重反流心尖区可闻及 S_3，卧位时易听到；S_4 为最常见体征。P_2 亢进或分裂。

（3）心脏杂音：心尖区全收缩期杂音是二尖瓣关闭不全最主要的体征，杂音响度常在 3 级或 3 级以上，在心尖区最响，可伴震颤；杂音向左腋下和左肩胛下区传导。风湿性二尖瓣关闭不全以后叶损害为主，杂音多向胸骨旁和主动脉区传导。二尖瓣脱垂杂音多为收缩中晚期并伴有喀喇音。冠心病乳头肌功能不全所致为早、中、晚或全收缩期杂音，腱索断裂伴连枷样瓣叶时，杂音似海鸥鸣或呈乐音样。严重反流心尖区可闻 S_3 后的短促舒张期隆隆样杂音。

2. 急性二尖瓣关闭不全　心尖搏动为高动力性，左心衰竭时消失，P_2 亢进。非扩张的左房强有力收缩所致心尖区 S_4 常见。由于收缩末期左室－左房压差小，心尖区反流性杂音于 S_2 前终止，呈递减型，低调，不如慢性者响。严重反流亦可出现心尖区 S_3 和短促舒张期隆隆样杂音。

三、并发症

二尖瓣关闭不全的并发症与二尖瓣狭窄时相似，心力衰竭在急性者早期出现，慢性者仅在晚期发生。体循环栓塞较二尖瓣狭窄少见，而感染性心内膜炎较二尖瓣狭窄多见。

【实验室和其他检查】

1. 心电图　慢性二尖瓣关闭不全常有左房扩大，重症者多有左室肥厚伴劳损图形，心房颤动较常见，少数有右室肥厚。急性二尖瓣关闭不全心电图正常，常伴窦性心动过速。

2. X 线检查　慢性重度反流常见左房和左室增大，左室衰竭时可见肺淤血和间质性肺水肿征。二尖瓣环和瓣膜的钙化在左侧位或右前斜位可见。

3. 超声心动图　M 型超声心动图不能确定二尖瓣关闭不全。二维超声心动图能清楚确定左室容量负荷，评价左室功能及确定病因。多普勒超声心动图应用脉冲多普勒可测出收缩期二尖瓣异常反流信号而确诊。多普勒彩色血流显像对二尖瓣反流极为敏感，且可半定量反流程度。急性二尖瓣关闭不全，左房－左室压力阶差小，彩色多普勒也可能探测不到反流信号。

4. 核素心室造影　可测定左室收缩、舒张末期容量和休息、运动时射血分数以判断左室收缩功能，并通过比较左室和右室容积，来确定反流程度。

5. 心导管检查和左室造影　可发现二尖瓣关闭不全的存在和程度及提供心功能评价，并可确定大部分病人的病因。

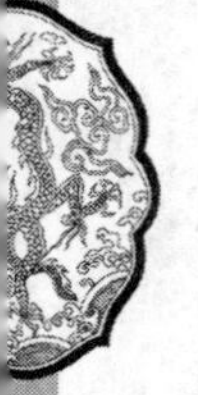

【诊断和鉴别诊断】

一、诊断要点

（一）西医诊断

1. 病史　常不明显，结合起病缓急、发病情况。
2. 症状　早期可无症状。晚期常出现呼吸困难，症状严重，进展快。
3. 体征　心尖区典型的全收缩期杂音伴左房室增大。
4. 实验室及其他检查　心电图、X线检查，尤其是超声心动图检查多能明确诊断。

（二）中医辨病与辨证要点

参见“二尖瓣狭窄”。

二、鉴别诊断

1. 生理性杂音　多位于心尖区和胸骨左缘，柔和、短促，强度多为1~2级，杂音不传导。

2. 相对性二尖瓣关闭不全　见于各种原因所致左室扩大，但二尖瓣本身无增厚、粘连等病变，瓣叶活动良好，杂音较柔和，多出现在收缩中晚期。

3. 室间隔缺损　为全收缩期杂音，在胸骨左缘4、5、6肋间最明显，不放射到腋下，常伴有收缩期震颤。超声心动图可确诊。

4. 主动脉瓣狭窄　心底部喷射性收缩期杂音，偶伴有收缩期震颤，呈递增-递减型，杂音向颈部传导。

5. 三尖瓣关闭不全　为全收缩期杂音，在胸骨左缘4~5肋间最明显，几乎不传导，少有收缩期震颤。右室扩大显著时可传至心尖区。杂音在吸气时增强。心电图示右室肥厚，胸部X线示右室扩大。超声心动图可确诊。

【治疗】

一、中医治疗

参见“二尖瓣狭窄”。

二、西医治疗

（一）慢性二尖瓣关闭不全

1. 内科治疗　①预防感染性心内膜炎，风心病需预防风湿热，无症状心功能正常者不需特殊治疗，但应定期随访，及时监测左室功能的变化；②慢性心房颤动的处理同二尖瓣狭窄，如伴有体循环栓塞史，或心脏超声检查左房有血栓者，应长期抗凝治疗以防血栓栓塞；③慢性心力衰竭应限制钠盐摄入，洋地黄和利尿剂，尤其是血管紧张素Ⅱ受体阻滞剂的使用尤为重要。

2. 外科治疗手术适应证　①合理药物治疗后仍有心功能不全和（或）症状尚轻、但非创伤性检查显示左室功能进行性恶化；②心功能Ⅱ级，特别是有心脏扩大，左室收缩末期容积 > 30 ml/m^2 者；③心功能Ⅲ～Ⅳ级，经内科疗法充分治疗后应及时手术。手术前应行心导管检查和心血管造影检查，以了解血流动力学情况、二尖瓣关闭不全的程度及冠状动脉病变，便于指导手术治疗。手术方法有人工瓣膜置换术和二尖瓣修复术，后者用于非风湿性、非感染性和非缺血性病因者，如二尖瓣脱垂、腱索断裂和瓣环扩张等。二尖瓣脱垂是单纯重度二尖瓣关闭不全最常见的原因，反流严重症状不易控制，应进行二尖瓣修补术。

（二）急性二尖瓣关闭不全

内科治疗一般为术前紧急过渡措施，应予紧急处理，如急性心肌梗死时，乳头肌头部断裂，可出现急性二尖瓣关闭不全，尽可能在床旁 Swan－Ganz 导管血流动力学监测下应用静脉滴注硝普钠以减轻心脏前后负荷，及应用其他血管扩张药、正性肌力药物、血管紧张素Ⅱ受体阻滞剂及利尿剂等，严重病例还需应用主动脉内球囊反搏术。病情稳定后行冠状动脉造影，以采取紧急、择期或选择性手术（人工瓣膜置换术或整复术）。手术禁忌者可长期应用血管紧张素Ⅱ受体阻滞剂，可维持严重二尖瓣关闭不全病人临床症状改善数月甚至数年。

【临床思路】

参见“二尖瓣狭窄”。

【预后与转归】

参见“二尖瓣狭窄”。

慢性二尖瓣关闭不全的代偿期较长，无症状期可长达 20 多年以上，一旦失代偿则病情迅速恶化。二尖瓣关闭不全经确诊后内科治疗 5 年存活率为 80%，10 年为 60%。若合并有二尖瓣狭窄，则症状出现比单纯二尖瓣关闭不全更早，内科治疗 5 年生存率为 67%，10 年为 30%。劳动力严重丧失的二尖瓣关闭不全者，内科治疗 5 年生存率为 45%，即使行瓣膜置换术，预后亦不佳。急性严重反流伴血流动力学不稳定者，如未及时手术治疗，极难存活。

【预防与调护】

参见“二尖瓣狭窄”。

第三节　主动脉瓣狭窄

主动脉瓣狭窄（aortic stenosis）可由多种不同的病因引起，单纯风湿性主动脉瓣狭窄极少见，多合并主动脉瓣关闭不全和二尖瓣病变。

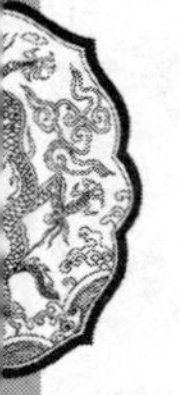

【病因和病理】

一、西医病因病理

（一）病因及发病机制

1. 风湿性主动脉瓣狭窄　系由交界处和瓣叶粘连和融合，瓣膜环的小叶血管增生，进而导致瓣膜游离缘的回缩和硬化，以致瓣口呈小的圆形或三角形开口。

2. 先天性主动脉瓣狭窄　主动脉瓣的先天性畸形有单叶型、二叶型和三叶型。单叶型瓣膜可引起严重梗阻，是1岁以下儿童引起致命性狭窄的最常见畸形。先天性二叶型瓣膜在出生时即有交界处粘连而产生狭窄，但多无明显症状，常在晚年时钙化造成严重的狭窄。先天性三叶型瓣膜，瓣尖大小不一，并有某些粘连，许多瓣膜可在一生中保持正常功能，但最终引起钙化和狭窄。

3. 退行性钙化性主动脉瓣狭窄　系由于钙质沉积于瓣膜基底固定线上而使瓣尖丧失活动所致，可累及主动脉和其他大动脉，常见于严重高胆固醇血症病人，是成人主动脉瓣狭窄最常见病因。

（二）病理生理

主动脉瓣狭窄发展缓慢，当瓣口面积缩小至正常的1/4（$<0.8\ cm^2$）以下，致左室－主动脉压>50 mmHg，则可出现临床症状。主动脉瓣狭窄导致左心室射血阻力增加，加重左室后负荷，引起左室收缩压增高，左心室射血时间增加，左室舒张末压增高，主动脉压力降低，左心室收缩压和容量负荷增加使左室向心性肥厚，左室重量增加，左室壁顺应性降低，相继发生左心房扩大、左心房压力增高，最终引起肺静脉压、肺毛细血管楔嵌压、肺动脉压均相继升高的一系列左心室功能不全的表现。同时左心室收缩压的增高，左心室重量和左心室射血时间增加使心肌耗氧量增加；左心室射血时间增加导致舒张时间（心肌灌注时间）减少；左心室舒张压增高和主动脉舒张压力降低使冠状动脉灌注压减少；舒张时间和冠状动脉灌注压减少降低了心肌供氧量，氧耗增加和氧供减少引起心肌缺血，这些因素进一步损害了左心室功能，加重了左心功能不全。

二、中医病因病机

中医对本病的认识与二尖瓣狭窄基本相同，参见“二尖瓣狭窄”。

【临床表现】

一、症状

先天性主动脉瓣狭窄常于青少年期出现症状，风湿性主动脉瓣狭窄出现症状较晚，而退行性钙化性主动脉瓣狭窄则见于老年人。典型的症状是呼吸困难、运动时晕厥和心绞痛三大主症。

1. 呼吸困难　疲乏、无力和头晕是最早期症状。劳力性呼吸困难为晚期肺淤血引起的首发症状。轻度的左心衰竭可出现气短、呼吸困难，严重者可出现夜间阵发性呼吸困难和端坐呼吸，甚或急性肺水肿，其预后很差。

2. 晕厥或眩晕　约1/4有症状的主动脉瓣狭窄病人发生晕厥。常发生于劳力后或身体向前弯曲时，少数在休息时发生。其发生机制有：①劳力后周围血管扩张，而心排血量未能相应增加，导致急性脑缺血；②运动后导致心肌缺血加重，使左室收缩泵功能突然降低，心排血量减少；③发生严重心律失常，如心室颤动、心房颤动或房室传导阻滞等，导致急性血流动力学障碍；④颈动脉窦过敏等。以上均引起体循环动脉压下降，脑循环灌注压降低，发生急性脑缺血。

3. 心绞痛　常见，随年龄增长，发作更频繁。约有39%的病人伴有冠心病。

4. 猝死　约有20%~25%的病人发生猝死，可为首发症状，可能与急性心肌缺血诱发致命性心律失常有关。

二、体征

1. 心音　S_1正常，轻度主动脉狭窄S_2亦正常，严重狭窄时左室射血时间显著延长，可出现S_2逆分裂。瓣膜钙化、增厚时A_2减弱甚至消失。S_3出现预示左心功能不全。S_4可见于中、重度狭窄。主动脉收缩期喷射音可见于先天性主动脉瓣狭窄或瓣叶活动度良好者，在胸骨左缘第3肋间易听到，可向心尖区传导，为短促而响亮的单音，不随呼吸而改变。风湿性主动脉瓣狭窄一般不产生喷射音。

2. 心脏杂音　收缩期喷射性杂音在S_1稍后开始，终止于S_2之前，杂音呈吹风性，粗糙、响亮，3~4级以上，多伴有震颤，呈递增-递减型；在胸骨右缘第2肋间最响，向颈部传导，也可沿胸骨下及心尖区传导。老年人钙化性主动脉瓣狭窄者，杂音在心底部，粗糙，但其高频成分向心尖区传导，呈乐音性，在心尖区最响，可被误认为二尖瓣反流的杂音。狭窄越重，杂音越长。在左心室衰竭和心排血量减少时，杂音减轻或可消失。

三、并发症

1. 心脏性猝死　约占10%~20%。猝死前常有晕厥、心绞痛或心力衰竭史，也可发生于无任何症状者。

2. 心力衰竭　主动脉瓣狭窄一般死于进行性心力衰竭，多数只发生左心衰竭。但死前可发生右心衰竭的症状。

3. 心律失常　并发心房颤动后心排血量明显减少和左房压升高，病情发展迅速，可发生晕厥和肺水肿；尚可发生室性心律失常、房室传导阻滞而致昏厥猝死。

4. 其他　感染性心内膜炎及体循环栓塞等。

【实验室和其他检查】

1. 心电图　左室肥厚伴ST-T继发性改变，房室传导和室内传导阻滞（左束支传导阻滞、P-R间期延长）均常见，少数发生左前分支阻滞。可有心房颤动或室性心律失常。

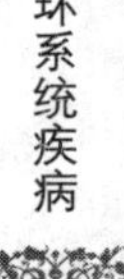

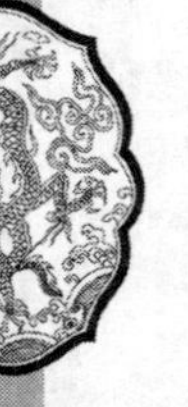

2. X线检查　轻度狭窄心影可正常，中、重度狭窄左室可增大，因为主动脉瓣狭窄引起左室后负荷过重，常呈向心性肥厚而心腔无明显扩大，故左室影多为轻度增大，晚期左室功能不全，可有左室腔扩大。常见主动脉瓣钙化影及升主动脉狭窄后扩张征象，晚期可有肺淤血。

3. 超声心动图　为确定主动脉瓣狭窄的重要方法。主动脉瓣开口的正常范围为 $1.6\sim2.6\ cm^2$。多普勒超声心动图可计算左室－主动脉的压力阶差和瓣口面积，所得结果与心导管检查计算法有良好的相关性。彩色多普勒有助于诊断和确定合并的各种主动脉瓣反流的严重程度。

4. 心导管术　左心导管检查用以确定主动脉瓣狭窄的严重程度，考虑人工瓣膜置换术或分离术。心血管造影还可判断主动脉瓣狭窄类型，即瓣下、瓣膜部和瓣上狭窄。对年龄较大的病人应行冠状动脉造影以确定是否并存冠状动脉病变。

【诊断与鉴别诊断】

一、诊断要点

（一）西医诊断

1. 病史　常不明显。

2. 症状　典型的症状是呼吸困难、运动时晕厥和心绞痛。

3. 体征　胸骨右缘第2肋间闻及收缩期喷射性吹风样杂音，粗糙、响亮，3～4级以上，多伴有震颤。

4. 实验室及其他检查　心电图、X线检查，尤其是超声心动图检查多能明确诊断。

（二）中医辨病与辨证要点

参见“二尖瓣狭窄”。

二、鉴别诊断

主动脉瓣狭窄与其他左室流出道梗阻疾病的鉴别：①先天性主动脉瓣上狭窄的杂音在胸骨右缘第2肋间，无收缩期喷射音及主动脉瓣反流性杂音；②先天性主动脉瓣下狭窄常合并二尖瓣反流。由于其无收缩期喷射音，且收缩期杂音近于收缩晚期，常闻及第4心音；③肥厚梗阻性心肌病杂音以胸骨左下缘与心尖之间最响，位置较低，不向颈部和锁骨下区传导，多无收缩期震颤，无收缩期喷射音。以上疾病需通过超声心动图检查确诊。

【治疗】

一、中医治疗

参见“二尖瓣狭窄”。

二、西医治疗

（一）内科治疗

1. 无症状的轻中度主动脉瓣狭窄可以不需特殊处理，但应避免剧烈体力活动防止晕厥、心绞痛和猝死发生。

2. 定期随访和检查，应包括多普勒超声心动图对狭窄的定量评估。随访观测狭窄进展情况，为有手术指征者选择合适的手术时机。

3. 预防感染性心内膜炎和风心病风湿活动。

4. 合并心房扑动和心房颤动应考虑合并二尖瓣病变的可能。

5. 心绞痛可给予硝酸酯类和钙拮抗剂治疗。

6. 左心衰竭按心力衰竭处理，但应避免强效利尿剂及血管扩张剂，以免左室舒张末压过度下降，导致心排血量降低引起直立性低血压。

（二）外科治疗

人工瓣膜置换术为治疗成人主动脉瓣狭窄的主要方法，特别是重度主动脉瓣狭窄者应尽早施行，可不要考虑左室功能。以下情况为手术指征：①反复昏厥或心绞痛发作；②有明显的左心衰竭病史；③无症状的重度狭窄患者；④主动脉瓣口面积 $<0.8\ cm^2$。对于瓣膜严重钙化或先天性二叶瓣患者常需作瓣膜置换术。

（三）经皮球囊主动脉瓣成形术

经皮球囊主动脉瓣成形术（percutaneous balloon aortic valvuloplasty，PBAV）系单纯先天性非钙化性主动脉瓣狭窄的婴儿、青少年患者首选的治疗方法。但半年内再狭窄率达50%，且不能降低死亡率。

【临床思路】

参见“二尖瓣狭窄”。

【预后与转归】

参见“二尖瓣狭窄”。

婴幼儿的主动脉瓣狭窄预后不良，存活到20岁的病人有10%～20%死亡，常为猝死或进行性充血性心力衰竭。成人可多年无症状，直到病程相当晚期才出现症状。已有血流动力学异常者，内科治疗5年生存率为64%。合并心绞痛或晕厥者，平均生存2～3年，有充血性心力衰竭者则为1.5年。人工瓣膜置换术可明显改善预后。

【预防与调护】

参见“二尖瓣狭窄”。

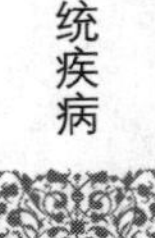

第四节　主动脉瓣关闭不全

主动脉瓣关闭不全可分为急性和慢性，由多种不同的病因引起，风湿性主动脉瓣关

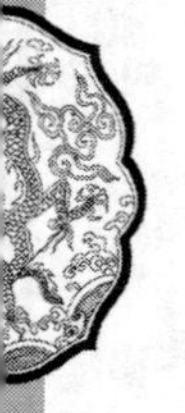

闭不全是主动脉瓣关闭不全最主要的病因，在我国约占60% ~80%。

【病因和病理】

一、西医病因病理

（一）病因及发病机制

1. 慢性主动脉瓣关闭不全（chronic aortic insufficiency）

（1）主动脉瓣叶疾病：①风心病：系风湿性主动脉瓣炎反复发作，使瓣叶挛缩、硬化所致。风湿性主动脉瓣关闭不全是主动脉瓣关闭不全最主要的病因，常伴有不同程度的主动脉瓣狭窄和二尖瓣病变；②先天性畸形：二叶和三叶主动脉瓣叶畸形或缺陷最多见；③主动脉瓣脱垂：系主动脉瓣黏液样变性致使瓣叶舒张期脱垂入左室；④强直性脊柱炎：瓣叶基底部和远端边缘增厚伴瓣叶缩短；⑤感染性心内膜炎：损坏瓣叶并引起穿孔，赘生物也影响瓣膜尖的正常闭合；⑥退行性主动脉瓣病变：已成为老年人主动脉瓣关闭不全主要原因之一。

（2）主动脉根部疾病：①梅毒性主动脉炎：系梅毒性炎症破坏主动脉壁中层，使主动脉根部扩张，瓣环扩大，而发生主动脉瓣关闭不全；②马方综合征（Marfan syndrome）：因侵犯主动脉瓣环、主动脉窦引起主动脉瓣关闭不全；③强直性脊柱炎：升主动脉呈弥漫性扩张；④重度高血压或动脉粥样硬化退行性病变。

2. 急性主动脉瓣关闭不全（acute aortic insufficiency）

①感染性心内膜炎；②创伤：引起主动脉撕裂，使瓣膜交界处的支撑受损而发生主动脉瓣脱垂；③主动脉夹层分离：因夹层血肿使主动脉瓣环扩大，瓣环和瓣叶被撕裂而发生关闭不全；④瓣膜置换术后瓣周漏及瓣膜损伤。

（二）病理生理

主动脉瓣反流引起左心室舒张末容量增加，使每搏容量增加和主动脉收缩压增加，而有效每搏血容量降低；左心室舒张末容量增加，左心室重量增加，进而引起左心功能不全和衰竭；左心室收缩每搏容量增加引起收缩压增加和左心室射血时间延长；舒张时间（心肌灌注时间）、主动脉舒张压和有效每搏容量的降低均可减少心肌氧供。左室心肌重量增加导致心肌氧耗的增加，心肌氧耗增加和氧供减少引起心肌缺血，这些因素进而更加重了左心室功能衰竭。因心肌氧耗增加，主动脉舒张压降低和心肌内小血管舒张储备能力降低可出现心绞痛症状。

急性主动脉瓣反流左室容量负荷急剧增加，如反流量大，左室急性扩张以适应容量过度负荷的能力有限，造成左心室舒张末压力急剧升高而导致左房压升高，引起肺淤血甚至肺水肿。左室舒张压急剧增高，可导致二尖瓣提早关闭，有助于防止左房压过度升高和肺水肿发生，但该代偿机制有限，随急性主动脉瓣反流导致血流动力学障碍的加剧，左房代偿扩大有限，最终发生左房压和肺静脉压增高，出现急性肺水肿和左心衰竭。

二、中医病因病机

中医对本病的认识与二尖瓣狭窄基本相同，参见“二尖瓣狭窄”。

【临床表现】

一、症状

（一）慢性主动脉瓣关闭不全

1. 轻度者可多年无症状。最早的主诉为心排血量增加和心脏收缩力增强而发生的心悸、心尖搏动强烈、左胸不适、颈部和头部动脉强烈搏动感等；一旦心功能失代偿，则病情常迅速恶化。

2. 约50%严重反流可发生心绞痛。

3. 约10%可发生猝死，可能与突然发生致命性心律失常有关。

4. 晚期出现左心衰竭表现。

（二）急性主动脉瓣关闭不全

主要与反流严重程度有关，轻者可无症状，重者可有胸痛，系与心肌需氧增加而冠脉血流量减少有关，常于短期内发生左心功能不全。

二、体征

（一）慢性主动脉瓣关闭不全

1. 周围血管征　常见，包括节律性点头运动、脉搏呈水冲脉、股动脉枪击音、杜氏双重杂音、毛细血管搏动征等。收缩压增高，舒张压降低，脉压增宽。

2. 心尖搏动　弥散且呈高动力，向左下移位。

3. 心音　S_1 减弱，系由于收缩期前二尖瓣部分关闭引起。A_2 轻或消失。心尖区可闻 S_3 奔马律，与左室舒张末容量增高有关。

4. 心脏杂音　为高调叹气样递减型舒张早期杂音，坐位前倾和深呼吸时易听及；严重主动脉瓣反流时，杂音为全舒张期，性质粗糙。当呈现音乐声样杂音时，提示主动脉瓣穿孔和外翻。原发性瓣膜病变所致者，杂音最易在胸骨左缘第3、4肋间听到，若反流系升主动脉扩张所致者，杂音最易沿胸骨右缘闻及。严重主动脉瓣反流者，在心尖区可闻及舒张中和（或）晚期隆隆样杂音（Austin－Flint murmur）。

（二）急性主动脉瓣关闭不全

周围血管征不明显，通常无杜氏双重杂音、股动脉枪击音。心尖搏动正常。S_1 降低或消失。P_2 亢进和 S_3、S_4 出现提示为肺动脉高压。急性主动脉瓣反流时舒张期杂音为低音调，系由于左心室舒张压增高，主动脉和左心室的压力阶差急剧下降之故。

三、并发症

1. 感染性心内膜炎　较常见而危险的并发症，常导致瓣膜穿孔和断裂而加重主动

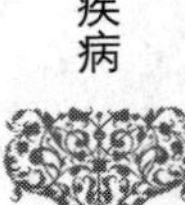

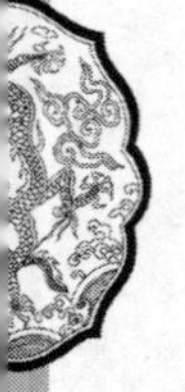

脉瓣反流，加速心力衰竭的发生。

2. 室性心律失常　预示左心功能受损，心脏性猝死较少见。

3. 心力衰竭　急性者多于早期出现心力衰竭，慢性者于晚期始出现。

【实验室和其他检查】

1. 心电图　急性者，窦性心动过速和非特异性 ST－T 改变常见，可有或无左心室肥大。慢性者常见为左室肥厚、心室内传导阻滞、房性和室性心律失常。

2. X 线检查　急性主动脉瓣关闭不全时心脏大小正常或稍有增大，常有肺淤血和肺水肿征。慢性主动脉关闭不全者心脏明显扩大，典型扩大为左心室向左下扩大，呈“靴型心”改变。

3. 超声心动图　M 型超声心动图表现舒张期二尖瓣前叶和（或）后叶出现高频率扑动或室间隔左室面扑动为主动脉瓣关闭不全的可靠征象；急性者可见二尖瓣在左室收缩之前提前关闭。主动脉瓣舒张期快速扑动为瓣叶破裂的特征。二维超声心动图可更全面地观察主动脉瓣及其周围结构，有助于主动脉瓣反流不同病因的鉴别。多普勒超声心动图于左室流出道内探及全舒张期的反流信号，为诊断主动脉瓣反流高敏感和准确的技术，并半定量分析主动脉瓣反流程度。经食管超声有利于主动脉夹层和感染性心内膜炎的诊断。

4. 放射性核素显像　放射性核素造影测定反流分数和左室与右室心搏量比值能准确测定反流严重程度，有助于早期诊断主动脉瓣关闭不全病人左心功能受损。

5. 磁共振显像　可准确测定流容量、左心室收缩末期和舒张容量及关闭不全瓣口的大小。

6. 主动脉造影　选择性主动脉造影可半定量反流程度，可作为外科手术的参考依据。

【诊断和鉴别诊断】

一、诊断要点

（一）西医诊断

1. 病史　可不明显或伴风湿热病史。

2. 症状　可多年无症状。常伴心绞痛发作。

3. 体征　典型主动脉瓣的舒张期杂音伴周围血管征。

4. 实验室及其他检查　心电图、X 线检查，尤其是超声心动图检查多能明确诊断。

（二）中医辨病与辨证要点

参见“二尖瓣狭窄”。

二、鉴别诊断

单纯主动脉瓣关闭不全者应考虑马方综合征（心脏型）（Marfan syndrome）。主动脉瓣舒张早期杂音于胸骨左缘明显时，应与格－斯杂音（Graham－Steell murmur）相鉴别。奥－弗氏杂音（Austin－Flint murmur）应与二尖瓣狭窄的心尖区舒张中晚期隆隆样杂音相鉴别，前者常紧随 S_3 后，S_1 常减弱；后者则紧随开瓣音后，S_1 常亢进。

【治疗】

一、中医治疗

参见“二尖瓣狭窄”。

二、西医治疗

（一）慢性主动脉瓣关闭不全

1. 内科治疗

（1）无症状不需内科治疗，轻度或中度反流者应 1 ~2 年、重度反流者每 6 个月进行临床随访，并应限制重体力劳动。

（2）预防感染性心内膜炎和风心病预防风湿活动。

（3）发现早期心脏扩大者，虽收缩功能正常，应长期应用洋地黄、利尿剂和 ACEI 治疗，以延长其代偿期。

（4）心绞痛可试用硝酸酯类药。

（5）有症状的心律失常应予治疗。

2. 外科治疗　人工瓣膜置换术为严重主动脉瓣反流的主要治疗方法，要求在左心室发生不可逆病变前进行手术。下列情况应考虑手术：①有症状伴左心功能不全者；②有症状病人，无论何种心功能状态，均应推荐手术；③无症状病人，密切监测左心功能，连续 3 ~6 个月多次无创检查显示心功能减退者。术后大部分病人症状显著改善，心脏大小、心肌重量减小，左心功能有所恢复，但心功能改善程度不及主动脉瓣狭窄病人。

（二）急性主动脉瓣关闭不全

外科治疗（人工瓣膜置换术或主动脉瓣整复术）为根本措施。积极的内科治疗为术前的过渡治疗措施，目的在于降低肺静脉压，增加心排血量，稳定血流动力学状态。

【临床思路】

参见“二尖瓣狭窄”。

【预后与转归】

参见“二尖瓣狭窄”。

急性严重主动脉瓣关闭不全，一旦出现左心衰竭则早期死亡者为常见。慢性者可长期无症状，但左心功能不全已在逐渐恶化。病人明确诊断后五年生存率为 75%。一旦出现症状则病情迅速恶化，若不进行外科治疗，心绞痛和心力衰竭出现后分别 4 年和 2 年发生死亡。

【预防与调护】

参见“二尖瓣狭窄”。

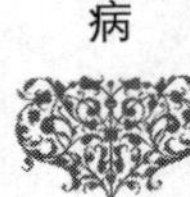

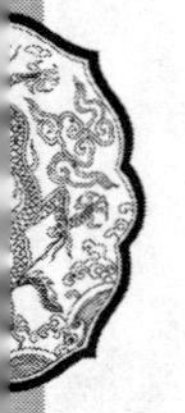

第五章　心力衰竭

心力衰竭是由于心脏器质性或功能性疾病损害心室充盈和射血能力而引起的一组临床综合征。其主要临床表现为由运动耐量受限而引起的呼吸困难和疲乏，以及由肺淤血和肢体水肿导致的体液潴留。当仅有心脏充盈和射血能力不正常，而尚未出现心力衰竭的临床表现时，常称为“心功能不全”。心力衰竭按病情的缓急分为急性心衰和慢性心衰，按影响的左右心腔不同分为左心衰、右心衰和全心衰，按舒缩功能不同又分为收缩性心衰和舒张性心衰，收缩性心力衰竭临床特点为心脏扩大，收缩末期容积增加和射血分数下降，舒张性心力衰竭则因舒张期心室主动松弛能力受损和心室顺应性下降导致心室充盈受限，而收缩功能正常，临床特点为左室舒张末压升高而射血分数正常，舒张性心力衰竭可单独发生，也可与收缩性心力衰竭合并发生。心力衰竭是一种进行性病变，一旦发生，即使没有新的心肌损害，临床表现亦稳定，仍可不断进展。

第一节　慢性心力衰竭

慢性心力衰竭是临床极为常见的危重症，是大多数心血管疾病的最终归宿和主要死亡原因。近年来心衰的发病率日益增高，据统计，美国每年有 200 万心衰病人接受治疗，并有 40 万新增病例，估计发病率 0.3% ~2.0%，而 65 岁以上者可高达 3% ~13%，在新诊断的病例中，年死亡率高达35% ~45%。据我国 50 家医院调查，心衰住院率占同期心血管病的20%，而死亡率达 40%。心力衰竭的病因过去我国以心瓣膜病为主，近年来则以高血压、冠心病为主，其发病率的增高，显然与人群年龄老化及冠心病等心脏疾病的治疗水平提高，患者存活期延长有关。

根据临床表现本病可归属于中医的“心悸”、“喘病”、“水肿”、“痰饮”、“心痹”、“心水” 等病证范畴。

【病因病理】

一、西医病因病理

（一）病因及发病机制

1．原发性心肌收缩功能障碍

（1）心肌病变：主要有心肌梗死、心肌缺血、心肌炎、心肌病及结缔组织病的心肌损害等。

（2）原发性或继发性心肌代谢障碍：常见于冠心病、肺心病、高原病、休克、严重贫血、维生素 B_1 缺乏、糖尿病心肌病、心肌淀粉样变性等疾病。

2. 心脏负荷过重

(1) 压力负荷过度：又称后负荷过度，是指心脏在收缩时所承受的阻抗负荷增加。常见于高血压、主动脉瓣狭窄；右室压力负荷过度常见于肺动脉高压、肺动脉狭窄等。

(2) 容量负荷过度：又称前负荷过度，是指心脏舒张期所承受的容量负荷增加，左室容量过度常见于主动脉瓣、二尖瓣关闭不全及先天性心脏病由右向左分流或由左向右分流者；右室容量负荷过度常见于房间隔缺损、肺动脉瓣或三尖瓣关闭不全等；双室容量负荷过度常见于严重贫血、甲状腺功能亢进、脚气性心脏病及动静脉瘘等。

3. 心脏舒张受限　冠心病、高血压心肌肥厚、肥厚型心肌病、限制型心肌病和心包疾病（缩窄或填塞）、左右房室瓣狭窄等因素均可使心室充盈受限，导致舒张性心力衰竭。

心衰发作的诱因主要有：

(1) 感染：为最常见诱因，呼吸道感染占首位，尤其是肺部感染，其他部位感染也可诱发。

(2) 心律失常：包括各种快速性心律失常（以心房颤动最为常见）以及严重缓慢性心律失常。

(3) 劳力过度：体力活动、情绪激动和气候变化、饮食过度或摄盐过多、妊娠和分娩。

(4) 药物：洋地黄过量、利尿剂过度、心脏抑制药物和抗心律失常药物及糖皮质激素类药物引起水钠潴留等。

(5) 其他：主要包括输血输液过多或过快、电解质紊乱和酸碱平衡失调、贫血等。

（二）病理和病理生理

心衰最根本问题是心排血量下降，在其发展过程中，可出现一系列代偿过程，在一定程度上可能对心力衰竭的血流动力学有益，但过度代偿即为有害，并最终发生失代偿，使病情逐渐进展并恶化。主要代偿机制有：

1. Frank - Starling 机制　即机体通过增加心脏前负荷，增加回心血量的方法使心室舒张末容量增加，从而增加心排血量的代偿机制。但这种代偿达到一定程度时反而产生不利影响，此时心室舒张末容量明显增加，心室显著扩张，相应心房压、静脉压也显著增加，从而出现肺静脉或腔静脉的充血，严重时可致肺水肿，同时，衰竭心肌由于前负荷过度增加，心排血量反而明显减少。

2. 心肌肥厚　心肌肥厚是心脏负荷增加时心脏主要代偿机制之一。此时心肌细胞和心肌纤维明显增多，但前者增生的程度和速度远不及后者，心肌从整体上能源供应不足，最终发生心肌细胞坏死。早期心肌肥厚时心肌收缩力增强，可增加心排血量，但同时使心肌顺应性变差，舒张功能下降，早期易出现舒张功能不全，后期心室扩张，收缩力降低，收缩功能也下降。

3. 神经体液的代偿机制

(1) 交感 - 肾上腺素系统激活：心衰时该系统激活，使肾上腺儿茶酚胺分泌增多，使心率加快、心肌收缩力增强、静脉收缩使回心血量增加、小动脉收缩保证重要脏器血

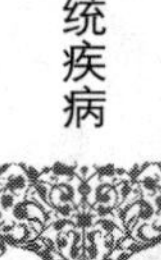

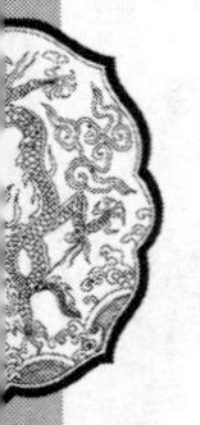

供等有利影响。但交感神经张力持续升高可引起β受体下调，使β受体介导的腺苷酸环化酶活性降低，并激活肾素－血管紧张素－醛固酮系统，对心脏均产生不利的影响。

（2）肾素－血管紧张素－醛固酮系统（RAAS）激活：该系统激活后使血管紧张素Ⅱ（ATⅡ）及醛固酮分泌增加，使心肌、血管平滑肌、血管内皮细胞等发生一系列变化，称之为细胞和组织的重构，ATⅡ使心肌细胞收缩蛋白合成增加，醛固酮促进胶原纤维增生和心肌间质纤维化，血管平滑肌细胞增生致管腔狭窄，使血管舒张受限，这些不利因素长期作用，促进了心衰的发生发展。

（3）心衰时各种体液因子的变化：近年来发现一些新的肽类因子参与心衰的发生发展，其中主要以血管加压素、心钠素、脑钠素、缓激肽、炎性细胞因子等为代表，这些因子均从多种途径影响心衰的发生发展。

4．心室重塑　是心衰发生发展的基本病理机制，引起心室重塑的主要原因有血流动力学和神经内分泌－细胞因子系统两方面，其通过各种信号传导通路和细胞凋亡过程参与和促发心室重塑。心室重塑是由一系列复杂的分子和细胞机制所导致的心肌形态、功能和表型的变化，这些变化包括心肌细胞肥大、凋亡，胚胎基因和蛋白质的再表达，细胞外基质质量和组成的变化。临床表现为心肌重量、心室容量的增加和心室形态的改变（横径增加呈球状）。

二、中医病因病机

中医认为本病主要为心脏自身病变日久或他脏病日久累及于心，致心气亏虚，引起肺脾肝肾等脏腑功能失调，主要病因病机有：

1．体质虚弱　先天禀赋不足，精气不充，或发育不全，可致心气虚损；或年老体衰，肾气已虚，心失温养致心气虚；或久患心疾或他疾，耗伐心气，致心气亏虚。

2．外邪入侵　外邪侵袭，以风寒湿及温疫之邪常见，风寒湿邪反复侵袭而为痹，久痹则邪由脉络内舍于心；温邪上犯，可顺传或逆传于心；疫疠之邪亦可直犯于心。以上外邪均可耗伤心气而发病。

3．饮食不节　嗜食肥甘厚腻、烟酒之品，导致痰浊内生，痰蕴日久，可阻于脉络，伤筋腐脉，致心脉不畅，日久因实致虚，心失充养而致心气亏虚。

4．久咳伤肺损心　肺主气，心主血；肺朝百脉，心主血脉。久咳损伤肺气，因“气为血帅”，气虚无力行血，则肺络瘀阻，累及于心，心气亏虚而发病。

此外，情志失调、房事不节、劳倦、中毒等因素均可致心气受损而发为本病。心气受损，则血行无力，血脉瘀阻；心气虚损累及肺，肺失宣降，水道不通，津液蓄积而为痰饮；心气虚损日久，致脾肾亏虚，脾气虚则运化失职，致痰饮内停，肾气虚则不能纳气及化气行水，致水饮内停；血瘀、水停并存，相互转化、相互促进，导致疾病缠绵日久难愈。

综上所述，本病病位在心，与肺脾肝肾关系密切，初起多在心肺两脏，日久累及脾肝肾，属本虚标实之证，以心气亏虚为根本，以血瘀、痰饮、水停为标，而气血水三者又相互为病，形成恶性循环。

【临床表现】

心衰的临床表现取决于多种因素，包括病人的年龄，心功能受损程度，病变发展速度及受累的心室状况等。其发展过程分为 4 个阶段（ABCD 四期）：第一阶段（A 期）有发展为心衰的高危险因素，如高血压、冠状动脉疾病和糖尿病等，但无心脏结构异常和心衰症状或体征；第二阶段（B 期）有导致心衰的心脏结构异常，但无心衰的症状或体征；第三阶段（C 期）既有心脏结构异常，又有心衰的症状和体征（包括曾经出现经治疗症状已消失的病人）；第四阶段（D 期）有严重心脏结构异常和顽固性心衰，需特殊治疗（如机械循环装置、持续应用正性肌力药物或静脉滴注扩血管药物、住院等待心脏移植等）。

一、左心衰竭

主要表现为肺循环淤血和心排血量降低所致的临床综合征。

（一）症状

1. 呼吸困难　是左心衰竭较早出现的主要症状，主要表现有以下几种情况：

（1）劳力性呼吸困难：是左心衰竭最早出现的症状，呼吸困难仅发生在重体力活动时，休息时可自行缓解。因运动使回心血量增加，肺淤血加重所导致。

（2）夜间阵发性呼吸困难：熟睡后突然憋醒，感到严重的窒息感和恐怖感，并迅速坐起，呼吸深快，需 30 分钟或更长时间后方能缓解。通常伴有两肺哮鸣音，又称为“心源性哮喘”。其发生与平卧入睡后回心血量增加、迷走神经张力增高、膈肌上升、肺活量减少、支气管易痉挛等因素有关。

（3）端坐呼吸：肺淤血达到一定程度时，患者卧位时很快出现呼吸困难，坐位时因双腿下垂而回心血量减少、膈肌下移等呼吸困难可减轻。

（4）急性肺水肿：是左心衰呼吸困难最严重的形式（详见本章第二节）。

2. 咳嗽、咯痰、咳血　咳嗽是较早发生的症状，常发生在夜间，坐位或立位时咳嗽可减轻或停止，痰通常为白色浆液性泡沫状，有时带血丝，也可有咳血，肺水肿时可有粉红色泡沫样痰。

3. 其他　心排血量降低、组织器官灌注不足而引起疲倦、乏力和虚弱等，肾脏血流减少而出现少尿，或血尿素氮、肌酐升高并有肾功能不全的相应表现。

（二）体征

1. 一般体征　有收缩压下降、脉压减小、脉搏加快，四肢末梢苍白、发冷及发绀、颧部潮红等。

2. 心脏体征　除基础心脏病体征外，一般有心脏扩大（单纯舒张性心衰除外），可闻及舒张早期奔马律，P_2 亢进，心尖部可闻及收缩期杂音（左室扩大引起相对性二尖瓣关闭不全）。

3. 肺部体征　肺底湿啰音是主要体征。阵发性呼吸困难者，湿啰音较多并可闻及哮鸣音及干啰音。急性肺水肿时双肺满布湿啰音、哮鸣音及咕噜音。

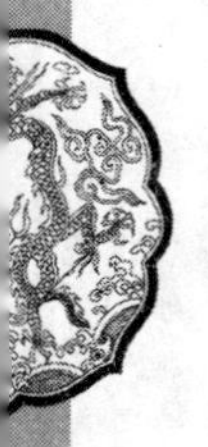

二、右心衰竭

主要表现为体循环淤血为主的综合征。

（一）症状

长期胃肠道、肝等内脏淤血可引起腹胀、食欲不振、恶心、呕吐、肝肿大、肝区不适或疼痛、少尿等症状。

（二）体征

1. 心脏体征　除原有心脏病体征外，右室增大并引起相对性三尖瓣关闭不全，三尖瓣听诊区可闻及收缩期吹风样杂音。

2. 体循环淤血体征　颈静脉怒张和（或）肝颈静脉反流征阳性；身体低垂部位对称性凹陷性水肿；胸水和（或）腹水、心包积液；肝肿大和压痛、黄疸甚至心源性肝硬化等。

三、全心衰竭

全心衰竭多见于心脏病晚期，病情危重。同时具有左、右心衰竭的临床表现。

【实验室与其他检查】

1. X线检查　可反映心影大小及外形，有助诊断心脏原发病及判断肺淤血的程度。肺淤血X线显示肺门阴影扩大，肺野模糊，两肺上野静脉影显著增强，下野血管变细，呈血液再分配现象。肺间质性水肿时可见Kerley B线，肺泡性肺水肿时肺门影增大，可呈蝴蝶状，肺野可见大片融合的阴影。

2. 心电图检查　心衰本身无特异性心电图变化，但有助于心脏基本病变的诊断并为治疗提供依据。如提示房室肥大、心肌劳损、心肌缺血、心肌梗死、心律失常等。

3. 超声心动图检查　是心衰诊断中最有价值的单项检查，可准确提供各心腔大小、室壁形态及运动状态、心内瓣膜及大血管结构与功能等参数；测量收缩功能指标（如EF值）、舒张功能指标（如E/A比值），并区分收缩性心衰和舒张性心衰，协助诊断、指导治疗及评估预后。

4. 核素心室造影及核素心肌灌注显像　可准确测定左室容量，室壁运动及收缩舒张功能。

5. 有创性血流动力学监测　多采用心导管进行心脏血管内压力和心排血功能的测定。可用于严重心衰、治疗效果不佳的心功能监测，还可用于呼吸困难或低血压的鉴别诊断分析并指导临床用药。

【诊断与鉴别诊断】

一、诊断要点

（一）西医诊断要点

心力衰竭的诊断应综合病因、病史、症状、体征及客观检查而作出。本病患者多有各类器质性心脏病的基础，发作时常有诱因存在，临床有上述特征性的症状及体征，结合客观检查，一般不难作出诊断。临床诊断应包括心脏病的病因（基本病因和诱因）、病理解剖、病理生理、心律及心功能分级等诊断，目前对心功能分级仍采用美国纽约心脏病协会（NYHA）分级法，将心功能分为四级，心衰分为三度：

Ⅰ级：体力活动不受限，日常活动不引起过度的乏力、呼吸困难或心悸。即心功能代偿期。

Ⅱ级：体力活动轻度受限。休息时无症状，日常活动即可引起乏力、心悸、呼吸困难或心绞痛。亦称Ⅰ度或轻度心衰。

Ⅲ级：体力活动明显受限，休息时无症状，轻于日常的活动即可引起上述症状。亦称Ⅱ度或中度心衰。

Ⅳ级：不能从事任何体力活动，休息时亦有充血性心衰或心绞痛症状。亦称Ⅲ度或重度心衰。

（二）中医辨病与辨证要点

1．辨病要点

（1）喘证与肺胀鉴别：本病左心衰竭主要表现为呼吸困难，属中医“喘证”、“心喘”范畴。临床当与慢性肺部疾病引起的“肺胀”相鉴别，后者多有反复咳喘咯痰史，迁延不愈，致肺气壅滞，肺失敛降，以喘促、咳嗽、咯痰、胸部膨满等为临床特征，但有时二者可合并出现，尤其有心肺疾病的老年患者。

（2）心水与臌胀鉴别：本病右心衰或全心衰时，可出现腹胀、胁下积块、肢肿、颈部青筋暴露等，当与臌胀相鉴别。后者病位在肝脾肾，病机为肝脾肾功能失调，气血水互结于腹内，临床以腹部胀大如鼓，按之坚满，四肢不肿或枯瘦，皮色苍黄，晚期可见四肢浮肿，甚至吐血、昏迷等，不难鉴别。

2．辨证要点

（1）辨虚实：本病为虚实夹杂证，首当辨虚实，虽本病以正虚为本，但有阳虚、阴虚、气虚、血虚之别；以邪实为标，又有血瘀、水湿、痰饮之异，可单独出现，但多合并出现，又有轻重之不同，临证当仔细辨别。

（2）辨轻重：本病初起在心肺，多为心肺气虚，症见心悸，咳嗽、气促、气短乏力，病情尚轻；久病则累及脾肾，以心脾肾阳虚为主，症见心悸气促，尿少浮肿，喘促不得卧，动则尤甚，病情较重；若症见喘促汗出，四肢厥冷，面青唇紫，脉微欲绝则属阳气欲脱，病情危重。

（3）辨主要证候：对喘促、心悸、水肿等三大主要证候进行辨证，有利于明确其

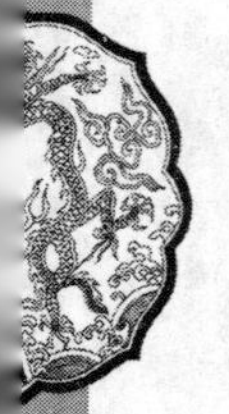

病机并确立治法方药。如喘促多由肺气不足、肾虚不纳、水饮犯肺等引起，有虚实之分，若喘促声低，气短不接则属肺肾亏虚之虚喘；若气促伴咳嗽频繁，痰多壅盛，胁下积块，下肢水肿者，多为痰饮犯肺之实喘。心悸多由心虚失养、心脉痹阻或水饮凌心所致，当仔细加以辨别。本病水肿发生缓慢，多从下肢开始，按之凹陷，属阴水证，当与他病呈现的阳水证相鉴别。

二、鉴别诊断

1. 左心衰竭的鉴别诊断　左心衰竭引起的呼吸困难，应与肺部疾病引起的呼吸困难相鉴别，有时鉴别较困难，尤其当二者合并存在时。慢性阻塞性肺疾病也会发作夜间阵发性呼吸困难，但多有慢性阻塞性肺疾病病史，发作时常伴咳痰，痰咳出后呼吸困难缓解，肺部以哮鸣音为主，对支气管扩张剂有效。而左心衰竭者多有心脏基础病或诱发因素，发作时坐位可减轻呼吸困难，肺底水泡音或干湿性啰音，甚至咳粉红色泡沫痰，对强心、利尿及扩血管药有效，结合辅助检查可助鉴别。急性左心衰竭时应与严重支气管哮喘鉴别，见急性心力衰竭章节。此外，代谢性酸中毒、过度换气及心脏神经症等，有时也可引起呼吸困难，应注意鉴别。

2. 右心衰竭的鉴别诊断　右心衰竭和（或）全心衰竭时引起的肝大、水肿、胸腹水等应与心包积液、缩窄性心包炎、肾源性水肿、门脉性肝硬化等引起者相鉴别，应仔细询问病史，结合相关体征及辅助检查以资鉴别。

【治疗】

一、中医治疗

中医治疗以辨证论治为主，以补虚泻实、标本同治为治则，心气虚为病机之根本，因此补益心气是治疗本病的基本治法，但因虚致实，血瘀、水停、痰饮等往往相兼为病，并可相互转化，因而活血、利水、逐饮等也为临床常用，尤其血瘀病机也贯穿了疾病的始终，因此，活血化瘀法也应贯穿本病治疗的始终。

（一）辨证论治

1. 心肺气虚

主要证候：神疲乏力，短气自汗，动则加剧；食少纳呆，咳嗽喘促，心悸怔忡，面色青紫；舌质黯或有瘀斑瘀点，舌淡苔薄白，脉沉无力或兼促、涩、结代。

治法：补益心肺。

方药：养心汤。方中人参、黄芪补心气，肉桂温心阳；川芎、当归养心血；茯苓、远志、酸枣仁、五味子宁心安神，半夏和胃化痰，甘草调和诸药，全方共奏补益心肺之功。

若喘促，痰多，加葶苈子、紫苏子；若面白、肢冷，加附子温补阳气；若水肿、尿少，加泽泻、猪苓等。本证亦可用保元汤加减。中成药可选用黄芪注射液20～40 ml加入葡萄糖氯化钠注射液250 ml中静脉滴注，一日1～2次。

2. 气阴两虚

主要证候：心悸气短，动则尤甚，乏力，头晕目眩，口干舌燥，心烦失眠，自汗盗汗，舌红苔少，脉细数或促、涩、结代。

治法：益气养阴。

方药：生脉散。方中人参大补元气，兼补心气，麦冬、五味子养阴敛汗。

夹瘀血者加益母草、毛冬青、丹参；夹痰饮者加葶苈子、大枣；若兼尿少水肿者加茯苓、猪苓、泽泻以利水消肿；若兼有咳嗽，咯痰色黄，加黄芩、鱼腥草、贝母、杏仁；本证亦可选炙甘草汤加减。中成药可选用生脉饮口服，每次2支，一日3次；生脉胶囊口服，每次2粒，一日3次；参麦注射液40 ml加入葡萄糖氯化钠注射液250 ml中静脉滴注，每日1~2次。

3. 血脉瘀阻

主要证候：心悸怔忡，气短，动则更甚，心胸痹痛，胁下痞积，口唇紫绀，两颧黯红，下肢浮肿，舌质紫黯或有瘀点瘀斑，脉涩或结代。

治法：活血化瘀。

方药：血府逐瘀汤。方中柴胡、桔梗、枳壳行气开胸，桃仁、川芎、牛膝、红花、赤芍活血化瘀，当归、生地黄、甘草养血通脉。

若气虚明显者去牛膝加党参，若胸胁胀满疼痛明显，去川芎、当归，加用香附、延胡索理气止痛；若兼失眠者，去川芎、当归，加酸枣仁、远志等养心安神。

4. 阳虚水泛

主要证候：心悸气短，畏寒肢冷，腰酸膝冷，尿少浮肿，面色苍白或青紫，舌质淡黯，舌苔白滑，脉沉无力或结代。

治法：温阳利水。

方药：真武汤。方中附子补肾温阳、化气行水，茯苓、白术健脾利湿，生姜温化水饮，白芍敛阴，全方共奏温阳利水之功。

若水肿较甚者，加猪苓、泽泻等，茯苓可改用茯苓皮；若兼外感风寒者，加荆芥、防风；若兼咳血，加葶苈子、仙鹤草。

5. 痰热壅肺

主要证候：心悸气短，不能平卧，发热无恶寒，咳嗽，咯痰黄稠，胸脘痞满，口干口苦，尿黄量少，浮肿，舌红苔黄，脉象滑数或兼促、涩。

治法：清热化痰，降气定喘。

方药：桑白皮汤。方中桑白皮、半夏、贝母清肺化痰，黄芩、黄连、栀子清肺热，紫苏子、杏仁宣降肺气，全方有清肺泄热，化痰平喘作用。

兼有表寒证者，加防风、紫苏叶；兼有表热者加连翘、银花辛凉解表；兼有咳血者，加侧柏叶、仙鹤草；兼发热不退者加青蒿、柴胡。

6. 阳气虚脱

主要证候：心悸喘甚，不得平卧，虚烦不宁或神志淡漠，大汗淋漓，四肢厥冷，尿少浮肿，四肢厥冷，面色苍白或青紫，舌质紫暗，舌苔白滑，脉微欲绝或散乱。

治法：回阳救逆，益气固脱。

方药：参附龙牡汤。方中人参大补元气、附子回阳救逆，煅龙骨、煅牡蛎涩汗固

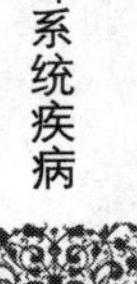

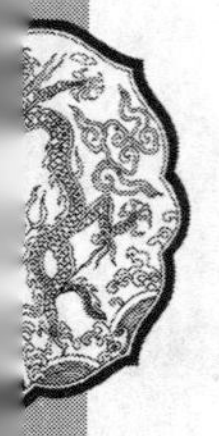

脱，全方共奏益气回阳固脱之功。

大汗不止加山茱萸、五味子；喘促欲绝加服黑锡丹。

此型病情极为严重，务必全力抢救，急救之时通常先用参附注射液20 ml加入葡萄糖氯化钠注射液20 ml中静脉注射，继而用参附注射液40～60 ml加入葡萄糖氯化钠注射液250 ml中静脉滴注以回阳救逆，之后再服汤剂维持药效。

（二）其他疗法

1. 体针　针刺内关、间使、通里、少府、心俞等穴。水肿者加取水分、水道、阳陵泉或三阴交、水泉等。咳嗽痰多加取尺泽、丰隆；嗳气腹胀者，加取中脘；心悸不眠者，加曲池；喘促不能平卧者加取肺俞、合谷、膻中。一日1次，7～10天为1疗程。

2. 耳针　取穴肾上腺、皮质下、心、肺、内分泌，两耳交替取穴，适当刺激后间歇留针，留针2～4小时。

3. 穴位注射　以当归注射液，取穴内关、间使、定喘、肺俞、心俞，每穴注入0.5 ml，每日1次，10天为1疗程。

4. 灸法　灸神阙、气海、关元，可回阳固脱。

二、西医治疗

心衰治疗的目标不仅是改善症状，提高生活质量，更重要的是针对心室重塑机制，防止和延缓心室重塑的发展，从而降低心衰的住院率和死亡率。因此，心衰的治疗必须采取长期的综合性治疗措施，对不同病人的治疗方案的制定要按心衰不同的临床阶段并注意个体化。当前心衰的治疗方法已从过去短期应用改善血流动力学药物（如利尿剂、正性肌力药和血管扩张剂）转为长期应用神经内分泌拮抗剂（如ACEI和β受体阻滞剂）修复性的治疗策略，以改善衰竭心脏的生物学功能。

（一）一般治疗

1. 休息　是减轻心脏负荷的主要措施之一，尤其是心衰发作时，休息包括限制体力和心理活动，按心衰程度限制体力活动，心功能改善后应鼓励病人尽早活动，并根据病人体力逐渐增加活动量。应予心理治疗，鼓励和安慰病人。

2. 控制钠盐摄入　可减少心脏前负荷。根据心衰程度进行钠盐控制，一般成年人每日钠摄入量不超过3 g。

3. 病因治疗　改善生活方式，控制心血管危险因素如高血压、血脂异常、糖尿病、肥胖、吸烟等，降低新发心脏病的危险；去除或缓解基本病因，如对高血压和甲亢的药物控制，通过介入或冠状动脉旁路手术改善冠心病心肌缺血，心脏瓣膜病瓣膜置换和先天性心血管畸形的纠正手术等；去除常见诱因如感染、心律失常等。

（二）药物治疗

1. 利尿剂　利尿剂通过抑制肾小管对钠的重吸收而抑制水钠潴留，减轻心脏容量负荷从而改善心功能。合理使用利尿剂是成功治疗心力衰竭的关键。常用的利尿剂有袢利尿剂如呋塞米，噻嗪类利尿剂如氢氯噻嗪和氯噻酮，保钾类利尿剂如螺内酯、氨苯蝶啶等。

（1）适应证：所有心力衰竭而有液体潴留或既往有过液体潴留的患者。心功能Ⅰ级患者一般不需用利尿剂，心衰症状控制后，不能将利尿剂作为单一治疗，应与 ACEI 和β受体阻滞剂联合应用。

（2）使用方法：通常从小剂量开始，逐渐增加剂量至尿量增加，轻度心衰首选噻嗪类常可获满意疗效，如氢氯噻嗪每日 25 mg 起始逐渐增加剂量；中度心衰一般需加用潴钾利尿剂，常用螺内酯，每日 20 mg 起始逐渐增加剂量。无效时用袢利尿剂，常用呋噻米（速尿）每日 20 mg 起始逐渐增加剂量；重度心衰选用袢利尿剂与潴钾利尿剂合用，效果不佳时加用噻嗪类。利尿剂可联合应用，排钾与潴钾利尿剂合用是常用的联合方式，有明显协同作用，并防止低钾。利尿剂主张间断用药，防止水、电解质紊乱。

（3）不良反应：常有电解质紊乱如低钾、低镁等，神经内分泌系统如肾素－血管紧张素系统激活、低血压、肾损害等，应严格掌握其适应证，合理使用利尿剂。

2. 血管紧张素转化酶抑制剂（ACEI）　ACEI 能通过抑制循环和组织肾素－血管紧张素系统（RAS）而发挥改善血流动力学、防止和延缓心室重构作用，有益于慢性心衰的治疗，可以明显改善预后、降低病死率。

（1）适应证：所有心衰患者，包括无症状性心衰，除非有禁忌证或不能耐受，均需应用 ACEI，而且需无限期地终生应用。伴有体液潴留者与利尿剂合用，不能用于急性心力衰竭或难治性心力衰竭正在使用静脉药物者。

（2）使用方法：基本原则是尽早使用，从小剂量开始，逐渐增加至最大耐受量或靶剂量，不应按症状的改善与否及其程度而调整剂量，剂量调整的快慢取决于患者的临床状况，有低血压史、低钠血症、糖尿病、氮质血症及服用保钾利尿剂者，递增速度宜慢。ACEI 的治疗反应通常要到 1～2 个月甚至更长时间才会显示出来，即使症状改善不明显，仍应长期维持治疗，以减少死亡及住院的危险，ACEI 的撤除有可能导致临床状况恶化，应予避免。常用药物有卡托普利（起始 6. 25 mg，一日 3 次，最大目标剂量 25～50 mg，一日 3 次）、依那普利（起始 2. 5 mg，一日 2 次，最大目标剂量 10 mg，一日 2 次）、培哚普利（起始 2 mg，一日 1 次，最大目标剂量 4 mg，一日 1 次）、赖诺普利（起始 2. 5～5 mg，一日 1 次，最大目标剂量 20～40 mg，一日 1 次）。

（3）禁忌证：严重肾功能不全（血肌酐 >265. 2 μmol/L，即 3 mg/dl）、双侧肾动脉狭窄、高钾血症（>5. 5 mmol/L）、明显主动脉瓣及二尖瓣狭窄、低血压（收缩压 < 90 mmHg）时均应慎用。对 ACEI 曾有致命性不良反应的患者，如曾有血管神经性水肿、无尿性肾衰竭或妊娠妇女为绝对禁忌。

（4）不良反应：主要有低血压、肾功能恶化、钾潴留、咳嗽和血管性水肿等。

3. 洋地黄制剂　能抑制心肌细胞膜 Na^+-K^+－ATP 酶，使细胞内 Na^+ 升高、K^+ 降低，Na^+ 与 Ca^{2+} 交换，使细胞内 Ca^{2+} 升高，从而发挥正性肌力作用；此外，能适当降低交感神经张力、降低 RAS 活性，减慢心率及减慢房室传导，是治疗心力衰竭的传统药物。迄今，该类药物在心衰的药物治疗中仍占重要地位，常用药物有地高辛、洋地黄毒苷等。

（1）适应证：适用于中、重度收缩功能不全者，尤其伴心脏扩大、窦性心动过速、室上性心动过速及心房颤动而心室率快者疗效更好。

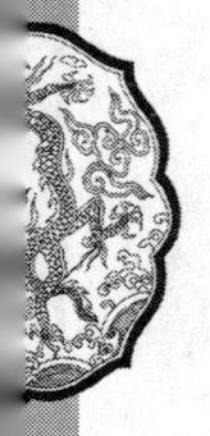

（2）使用方法：目前最常用地高辛，给药方法已不沿用过去的先给负荷量，再加维持量的方法，而是一开始治疗即应用维持量方法，即地高辛每日 0.125 ~0.25 mg，约经5个半衰期（5~7天）后可达稳态治疗血药浓度；或者病情较重者，可先用速效制剂静脉注射，以后口服维持。

（3）禁忌证：病态窦房结综合征、Ⅱ度以上房室传导阻滞而无起搏器保护不能使用；窦性心律的单纯重度二尖瓣狭窄不用，伴心房颤动可适用；急性心肌梗死发生后24小时内一般不用，必要时慎用；肺心病心衰时常有低氧血症，应慎用。

（4）不良反应：主要不良反应包括：①心律失常：期前收缩、折返性心律失常和传导阻滞，以室性期前收缩最常见；②胃肠道症状：厌食、恶心和呕吐；③神经精神症状：视觉异常、定向力障碍、昏睡及精神错乱。洋地黄制剂治疗量范围与中毒量范围有明显重叠，如地高辛的治疗量范围在2.0 ng/ml以内，而这些不良反应可出现在血清地高辛浓度>2.0 ng/ml时，尤其在低血糖、低血镁、甲状腺功能低下时宜发生。地高辛与维拉帕米、胺碘酮、普罗帕酮、硝苯地平及地尔硫䓬等药合用时，可使血清地高辛浓度增加，从而增加洋地黄中毒的发生率，此时地高辛宜减量。

（5）洋地黄中毒的处理：目前中毒发生率由于其规范使用而明显减少，中毒的诱因以低钾、低镁、高钙、酸中毒、心肌缺氧、肾功能减退、严重心肌病变、甲状腺功能低下及老年病人等常见。发生洋地黄中毒后应立即停药。轻者停药可以消失，快速性心律失常者如血钾低则可静脉补钾，血钾不低者可用苯妥英钠，禁止电复律；缓慢性心律失常可以使用阿托品。

4. β受体阻滞剂　通过抑制肾上腺素能系统过度激活而抑制心肌重塑，能显著降低慢性心衰患者总死亡率、心血管事件死亡率及再住院率。

（1）适应证：所有纽约心脏病协会（NYHA）心功能Ⅱ、Ⅲ级患者病情稳定，左室射血分数（LVEF）<40%者，均必须使用β受体阻滞剂，除非有禁忌证或不能耐受，而且应尽早应用。心功能Ⅳ级者如病情己稳定，无液体潴留且不需要静脉用药者，可谨慎使用。

（2）应用方法：①充分使用ACEI、利尿剂和洋地黄类等药物控制心衰，应在血流动力学稳定基础上，特别是病人体重恒定，保持干体重时开始使用β受体阻滞剂；②常用药物有比索洛尔、美托洛尔缓释片、卡维地洛等，应从极低剂量开始，如比索洛尔起始以1.25 mg，一日1次，最大目标剂量10 mg，一日1次；美托洛尔控释片起始12.5 mg，一日1次，最大目标剂量200 mg，一日1次；卡维地洛起始3.125 mg，一日2次，最大目标剂量25 mg，一日2次；③递增剂量渐进缓慢，每1~4周增加剂量，直至达最大耐受量或靶剂量，β受体阻滞剂个体差异很大，故治疗宜个体化。另外，β受体阻滞剂对心衰症状的改善通常在2~3个月后才显示，即使症状未改善，仍能减少心脏危险。由于β受体阻滞剂具有负性肌力作用，治疗初期可能会抑制心功能，但长期治疗则能改善心功能，因此，β受体阻滞剂只适用于慢性心力衰竭的长期治疗，而绝不能作为急性失代偿性心力衰竭的治疗。

（3）禁忌证：支气管痉挛性疾病、心动过缓（心率<60次/分）、Ⅱ度及以上房室传导阻滞无起搏器保护者均为禁忌。

5. 其他药物

（1）非洋地黄类正性肌力药：主要有β受体激动剂和磷酸二酯酶抑制剂。这两种药物均通过提高细胞内环磷酸腺苷（cAMP）水平而增加心肌收缩力，而且亦有外周血管扩张作用，短期应用均有良好的血流动力学效应。①β受体激动剂：常用制剂有多巴胺及多巴酚丁胺。多巴胺宜用小剂量2～5 μg/kg·min，此时主要发挥正性肌力作用，若大剂量6～10 μg/kg·min时则使外周血管收缩而增加心脏后负荷，加重心衰。多巴酚丁胺加快心率和收缩外周血管的作用均较多巴胺轻，因而优于多巴胺，常用剂量2～5 μg/kg·min。②磷酸二酯酶抑制剂：常用制剂为米力农，负荷剂量50 μg/kg，10分钟内给予，然后以0.25～0.5 μg/ kg·min静脉滴注。上述两类药物由于缺乏有效的证据，以及考虑到其毒性，不主张对慢性心衰患者长期、间歇静脉滴注此类正性肌力药。仅适用于难治性心衰、心脏移植前的终末期心衰及心脏手术后心肌抑制所致的急性心力衰竭的短期支持治疗（3～5天）。

（2）醛固酮拮抗剂：醛固酮在心肌细胞外基质重塑中起重要作用，醛固酮拮抗剂有阻断醛固酮的作用，与ACEI合用，能更好地阻断醛固酮的产生，因而是一很好组合，二者长期合用可进一步降低重度心衰患者病死率，常用螺内酯，每次20 mg，一日1次，主要不良反应是高血钾和男性乳腺增生。

（3）血管紧张素Ⅱ受体拮抗剂（ARB）：此类药理论上阻断血管紧张素Ⅱ作用较ACEI更完全，但其效应是否相当于或优于ACEI尚无定论，近年来一些临床试验证实其治疗心衰有效，可用于慢性心衰的治疗，但目前临床多以ACEI为首选，而ARB多用于不能耐受ACEI不良反应如咳嗽、血管性水肿等的心衰患者。ARB副作用与ACEI类似。常用药物有缬沙坦、氯沙坦等。

（三）舒张性心力衰竭

多见于高血压和冠心病，治疗包括去除舒张性心衰的因素和改善舒张功能，常用钙拮抗剂、β受体阻滞剂、ACEI治疗。肺淤血明显者可适量应用静脉扩张剂或利尿剂降低前负荷。无收缩功能不全者禁用正性肌力药物。

【临床思路】

心力衰竭是内科急危重症，临床表现错综复杂，病情反复易迁延，远期预后不良。目前西医对本病发病机制的认识不断深入，其治疗措施日益丰富，因此西医在本病的治疗中占有主要地位。尽管如此，西医仍面临着本病发病率不断增长、病死率居高难下、患者生存质量低下、长期西药治疗所带来的不良反应（如血液动力学改变、电解质失衡、代谢紊乱）等问题。中医药治疗本病有改善症状、提高生存质量、改善心功能等作用。因此，在西医基础上，结合运用中医药治疗本病会取得更好的临床效果。

中医认为心力衰竭属本虚标实之证，病位以心为主，五脏相关，与肺脾肝肾等多脏腑有密切关系，其病机根本为心气亏虚，贯穿于本病发生发展的全过程，故补虚是本病的根本治则，补益心气是本病最根本的治疗方法。心气虚又有气阳虚和气阴虚之不同，临床当注意鉴别。另外，在心气虚基础上，通常因虚致实，产生瘀血、痰饮、水停等标实之邪，尤其气血相关，心气虚则血行不畅，停而为瘀，故瘀血病机亦贯穿了本病的整

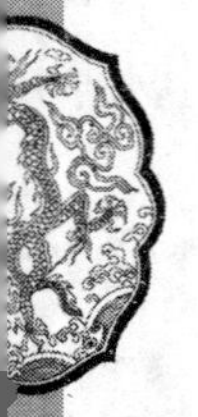

个病理进程，因而在补益心气的基础上，结合运用活血、化痰、利水等是中医治疗本病的基本治法。现代药理学研究证实，上述中医常用治法均可通过各种药理途径而发挥治疗心衰效果，如益气法、益气养阴法、温阳法能够增强心肌收缩力、升高每搏量和心脏指数，增加心排血量。活血、利水方药能改善血液流变学，降低心脏前后负荷，增加冠脉血流量等等，为上述中医药常规治法方药提供了现代药理学的客观证据。

由于本病病机虚实夹杂，多脏同病，证候复杂多样，且在不同的病理阶段，兼并症也各不相同，因此治疗时要善于抓住不同阶段的病机要点，根据不同的病理阶段、病情缓急、虚实轻重、邪实性质及程度、兼并症情况等方面灵活施治，不可拘泥。如早期单纯左心衰竭常以心肺气虚为主，治疗以补益心肺为主，兼以活血、化痰；当疾病进展合并右心衰时，累及脏腑较多，且多兼有痰饮、水停，此时多结合运用化痰、逐饮、利水等法；当后期心肾阳虚，水饮泛滥时，则以温阳利水，当病情恶化出现阳气欲脱时，则急以回阳固脱为先；在疾病发展过程中易合并肺部感染，可出现痰浊蕴肺或痰热壅肺等证候，此时标实较突出，可急则治标，以宣肺涤痰或清肺化痰、降气平喘为主。另外，将中医辨证与基础心脏疾病结合进行治疗，也会取得较好效果，如冠心病引起者以心血瘀阻为主，治疗时强调活血通络；病毒性心肌炎引起者，多属邪毒稽留、气阴耗伤，常治以益气养阴，清热解毒；高血压性心脏病导致者，常见肝肾不足、肝阳上亢之证候，治疗可酌情予以平潜肝阳、活血利水等方药。

【预后与转归】

慢性心力衰竭的预后取决于原发心脏病的性质、严重程度、病因及诱因的可控性。一般而言，心力衰竭一旦发生，其预后较差，尽管冠心病等主要心脏疾病的病死率有所下降，但心力衰竭的病死率仍然很高，5 年病死率约 50%，对于病情严重者（纽约心脏协会分级Ⅳ级者）1 年内病死率可高达 50% ~70%，其死因约有一半死于进行性泵衰竭，另一半死于心律失常所致的猝死。心力衰竭必须及早发现、及早诊断并尽早治疗，同时积极控制心血管多重危险因素，去除各种诱发因素，延缓心衰的恶性发展。

【预防与调护】

改善生活方式，进行适当运动及控制饮食，控制血压、血糖、血脂等常见心脏病危险因素，积极治疗甲亢、防治风湿热等，以减少心脏疾病的发生率。心脏病发生以后，应当积极进行病因分析，防止心功能损害，维护心功能。

心衰发生后应及时使用各种药物防止心室重塑的进展，防止心衰恶化。同时及时控制和去除心衰发生的各种诱因。应适当休息，避免过度劳累，病情允许应适当锻炼，提高运动耐量，病重者则应卧床休息为主，但应作肢体运动以防血栓形成。加强精神护理，避免精神刺激，解除思想顾虑，增强信心，保持良好的精神状态以利疾病康复。合理调配饮食，根据心衰轻重不同程度限制钠盐摄入，补充维生素，进食富营养易消化食物，忌食肥腻、难消化的食物，少食多餐，多食水果蔬菜，并戒烟戒酒。

第二节 急性心力衰竭

急性心力衰竭是指由于急性心脏病变引起心排血量显著、急剧降低，导致组织器官灌注不足和急性肺淤血综合征。临床上以急性左心衰竭最为常见，主要表现为急性肺水肿，重者伴心源性休克。急性右心衰竭较少见，可发生于急性右心室心肌梗死或大面积肺梗死等。本节主要讨论急性左心衰竭。

【病因病理】

1. 病因及发病机制　任何心脏结构或功能的突发异常，使心排血量急剧降低，均可发生急性心力衰竭，它可发生于原有心功能代偿的慢性心衰病人，也可发生在心脏功能正常，或无心脏病变的病人。常见病因有：①急性弥漫性心肌损害，如急性心肌梗死、急性心肌炎等。②急性心脏机械性梗阻，如严重的瓣膜狭窄、左室流出道梗阻、左房内血栓或黏液瘤嵌顿二尖瓣口等。③急性心脏后负荷过重，如突然动脉压显著增高。④原有瓣膜狭窄（二尖瓣、主动脉瓣）或左室流出道梗阻者突然过度体力活动。⑤急性容量负荷过重，如急性心肌梗死、感染性心内膜炎或外伤引起的乳头肌断裂或功能不全、腱索断裂、瓣膜穿孔等导致的急性瓣膜反流，以及输血输液过多过快等。⑥严重心律失常，如快速性心房颤动、室性快速性心律失常、严重心动过缓等。

2. 病理和病理生理　主要的病理生理基础为心脏收缩力突然严重受损，心排血量急剧减少，或上述各种原因导致左室舒张末压和（或）左室舒张末容量迅速升高，肺静脉压快速升高，肺毛细血管压随之升高，使血管内液体渗入到肺间质及肺泡内，形成急性肺水肿。

【临床表现】

急性左心衰竭可表现为昏厥、休克、心脏骤停和急性肺水肿等四种类型，急性肺水肿最常见，其具体表现：突然发生严重呼吸困难、端坐呼吸、烦躁不安、面色苍白、皮肤湿冷、大汗淋漓，并频繁咳嗽，严重时咳粉红色泡沫样痰，极重者因脑缺氧而神志模糊。听诊心率增快，开始肺部可无啰音，或仅有哮鸣音，继而发展为双肺满布湿啰音和哮鸣音。心尖部可听到舒张期奔马律，P_2亢进，早期动脉压常代偿性升高，后期血压下降，如不能及时纠正，严重者可出现心源性休克。胸部X线片示肺纹理增多、增粗或模糊，肺间质水肿所致的Kerley B线，双肺门有呈放射状分布的大片云雾状阴影，或呈粗大结节形、粟粒状结节影。

【诊断与鉴别诊断】

根据典型症状和体征，一般诊断并不困难。常需与重度支气管哮喘相鉴别。后者常有反复发作史，胸廓过度扩张，叩诊呈过清音，呼吸时辅助呼吸肌的使用特别明显，肺部哮鸣音呈高音调、乐音性，干啰音和湿啰音较肺水肿为少。大量粉红色泡沫样痰和心尖部舒张期奔马律有助于急性肺水肿的诊断。合并心源性休克时，应与其他原因引起的

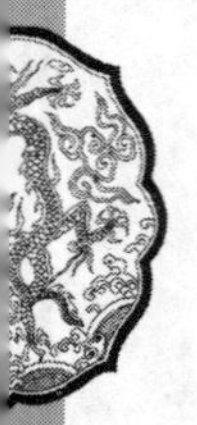

休克相鉴别，心源性休克多与肺淤血、肺水肿并存是其鉴别要点。

【治疗】

一、抢救措施

急性左心衰竭是急危重症，应积极迅速抢救。主要治疗急性肺水肿，治疗原则有增加左室心搏量、减少循环血量、减少肺泡内液体渗入保证气体交换。具体措施如下：

1. 体位　取坐位，双腿下垂，以减少静脉回心血量。

2. 呼吸　开始氧流量为 2～3 L/min，也可高流量给氧 6～8 L/min，必要时予面罩加压给氧或正压呼吸。氧气流经 50%～70% 酒精湿化瓶或有机硅消泡剂，使泡沫表面张力降低而破裂，有利于肺泡通气的改善。

3. 镇静剂　吗啡是治疗急性肺水肿极为有效的药物，应为首选。吗啡可镇静、减轻病人烦躁不安而减低耗氧、降低外周静脉和小动脉张力而减轻心脏前后负荷，降低呼吸中枢兴奋性而使呼吸频率减慢，呼吸深度变小而改善通气。常用 3～5 mg 静脉注射，必要时每隔 15 分钟重复，连续不得超过 3 次，也可皮下或肌内注射。低血压或休克、慢性肺部疾病、神志障碍及晚期危重病人伴有呼吸抑制者禁用吗啡。老年病人慎用或减量应用，或用哌替啶 50～100 mg 肌注。

4. 快速利尿　呋塞米 20～40 mg 或利尿酸钠 25～50 mg 静脉注射，通过利尿、扩张静脉作用缓解肺水肿。

5. 血管扩张剂　可降低心脏前后负荷而迅速减轻肺水肿。常用硝普钠、硝酸甘油、酚妥拉明静脉滴注。

（1）硝普钠：常为首选药，扩张动脉、静脉，初始量 10～15 μg/min，维持量50～100 μg/min，用药中严密观察血压，使血压维持在 100/60 mmHg 以上为宜。如肺水肿并低血压或休克时，可用硝普钠和多巴胺或多巴酚丁胺联合静脉滴注。因本品含氰化物故连续使用不得超过 24 小时。

（2）硝酸甘油：扩张小静脉减少回心血量，降低左室舒张末压和肺毛细血管压。初始量为 5～10 μg/min，以后可根据治疗反应调整剂量，维持 50～100 μg/min，监测血压同前。

（3）酚妥拉明：以扩张小动脉为主，降低心室后负荷。初始以 0.1 mg/min，每 5～10 分钟调整 1 次，最大可至 1.5～2.0 mg/min，监测血压同前。

6. 洋地黄制剂　如果近一周内未用过地高辛，可予西地兰 0.4 mg 稀释后静脉注射，必要时 2～4 小时可重复用药，如近一周内用过地高辛，可在严密观察下给西地兰 0.2 mg 静脉注射，若无中毒反应可酌情 2～4 小时后重复原剂量。急性心肌梗死避免在发病 24 小时内应用，但如果合并快速心房颤动则可慎用。禁用于高度二尖瓣狭窄伴窦性心律者，此时应以扩血管药物为主。

7. 氨茶碱　可解除支气管痉挛并有正性肌力及扩张血管、利尿作用。常用剂量 0.25 g 稀释后静脉推注，10 分钟推完。必要时 4～6 小时可重复应用，缺血性心脏病慎用。

8. 其他方法　用止血带轮流结扎四肢，可减少回心血量，结扎压介于收缩压与舒张压之间；糖皮质激素适用于大量输血输液所致的急性肺水肿；主动脉内气囊反搏术对药物治疗无效，或伴有低血压及休克者可取得较好疗效。

二、确定并治疗诱因

急性肺水肿常可找到诱因，如急性心肌梗死、快速心律失常及输液过多过快等。由高血压危象引起者应迅速降压，可用硝普钠。如器质性心脏病伴快速性心律失常对抗心律失常药物无效，而非洋地黄引起，应迅速电击复律等。

三、基本病因的诊断和治疗

经初步急诊处理后，应及时对基本病因和基础心脏病做出诊断。如重度二尖瓣狭窄、感染性心内膜炎伴瓣膜穿孔及肥厚梗阻性心肌病等，并给予相应的处理。

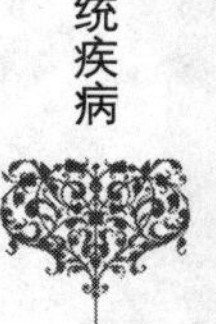

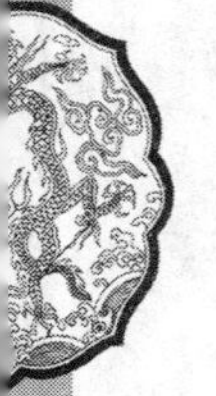

第六章　心脏骤停与心脏性猝死

心脏骤停是指心脏泵血功能的突然停止。偶有自行恢复，但通常会导致死亡。心脏性猝死是指由于心脏原因所致的突然死亡。可发生于原来有或无心脏病的病人中，常无任何危及生命的前期表现，突然意识丧失，在急性症状出现后1小时内死亡。91%以上的心脏性死亡是心律失常所致，但某些非心电意外的情况如心脏破裂、肺栓塞等亦可于1小时内死亡，但其发生机理及防治则与心律失常性猝死相异。

在工业化国家中成人心脏性猝死的重要原因为冠心病，心脏性猝死的发生率文献报告为0.36～1.28/1 000·年，但未送医院的猝死未统计在内，因此，人群中心脏性猝死的实际发生率可能更高。在不同年龄、性别及心血管疾病史的人群中，心脏性猝死发生率有很大差别，60～69岁有心脏病史的男性中心脏性猝死发生率高达8/1 000·年。在人口总死亡中，21%男性和14.5%女性为突然的意外死亡，80%的医院外猝死发生于家中，15%发生于路上或公共场所。美国每年约30万～40万患者死于心脏性猝死，发生率约为1/1 000·年。

心脏骤停与心脏性猝死属于中医学的“卒死”、“厥证”之“阴阳离决”、“脱证”等范畴。

【病因病理】

一、西医病因病理

（一）病因

绝大多数心脏性猝死者有心脏结构异常。成人病人中心脏结构异常主要包括冠心病、肥厚型心肌病、心脏瓣膜病、心肌炎、非粥样硬化性冠状动脉异常、浸润性病变和心内异常通道，这些心脏结构改变是室性快速心律失常的发病基础。心脏性猝死可由以下因素触发：心电不稳定、血小板聚集、冠状动脉痉挛、心肌缺血、自主神经系统不稳定、电解质紊乱、过度劳累、情绪压抑及致室性心律失常的药物等。

在世界范围内，特别是西方国家，冠状动脉粥样硬化性心脏病是导致心脏性猝死最常见的心脏结构异常。在美国所有的心脏性猝死中，冠状动脉粥样硬化及其并发症所致心脏性猝死者高达80%以上，心肌病（肥厚型、扩张型）占10%～15%，其余5%～10%的心脏性猝死可由各种病因酿成。

（二）病理及病理生理

1．病理

病理检查可能发现致心脏性猝死的各种异常，但冠心病是心脏性猝死患者最常见的基础心脏结构异常，心脏骤停存活者中40%～86%发现有冠心病。心脏性猝死病人中约75%具有两支以上的冠状动脉狭窄≥75%，15%～64%具有新近冠状动脉血栓栓塞的证据。病理研究还表明：左室肥厚本身易发生心脏骤停，如以往有过心肌梗死史则发生心脏骤停的危险性更大；细胞凋亡也参与了心脏性猝死者心律失常或传导系统异常的发生和病理改变。

由于技术上的困难，对心脏性猝死者心脏传导系统病理的研究至今报告不多。因急性心肌梗死猝死的病人中有房室结动脉狭窄者约占50%，少数病人的梗死病灶直接累及房室结、房室束及其分支。心脏传导系统的纤维化很常见，但无特异性，可能是许多原因（如Lenegre和Lev病，小血管病变导致的缺血性损伤，以及炎症、浸润性病变等）的结局，其在心脏性猝死中的地位尚未肯定。急性炎症（如心肌炎）和浸润性病变（如淀粉样变、硬皮病、血色病等）均可损害房室结/束，导致房室阻滞。某些局部病损（如结节病、类风湿性关节炎）也可影响传导系统。由于常规尸检常不包括细致的传导系统检查，上述病损可能被漏检。肿瘤对传导系统的局部损害（尤其是间皮瘤、淋巴瘤、癌肿甚或横纹肌瘤、纤维瘤）也有报道。

近年来还注意到心脏神经疾病可能是心脏性猝死的致病因素，这包括冠状动脉病变导致的缺血性损伤和病毒所致的心脏神经病损。它可导致自主神经的不稳定及心律失常。

2. 病理生理

各种心脏结构异常加之某些触发因素与功能改变，可影响心肌的稳定性，诱发致命性心律失常。

致死性快速性心律失常：慢性冠心病常有区域性心肌血供不足，从而有局部心肌的代谢或电解质状态改变。应激时心肌需氧量增加，但病变的冠状动脉不能相应增加血供而导致心律失常或猝死。冠状动脉痉挛或冠状动脉侧支循环的改变可使心肌面临暂时性的缺血和再灌注的双重危害。慢性冠状动脉病变内皮细胞的损害和斑块破裂而导致的血小板激活与聚集，不仅可导致血栓，而且可产生一系列生化改变，影响血管运动调节，导致心室颤动的发生。急性心肌缺血可立即导致心肌的电生理、机械功能和生化代谢异常。在心肌细胞水平，急性缺血导致细胞膜完整性的丧失，从而导致K^+外流和Ca^{2+}内流、酸中毒、静息跨膜电位降低、动作电位缩短及自律性增高。

冠状动脉阻塞的头2分钟缺血的不应期缩短伴随动作电位时间缩短。由于复极后的不应性进一步导致缺血区和缺血区周围的心电生理特性不协调，造成传导明显延迟、单向传导阻滞和折返激动间联系受损。快速多形性室性心动过速和心室颤动是缺血早期的特征性心律失常，易致心脏性猝死，多由传导速度不同步以及缺血区与缺血区周围存在绝对不应期而容易引起折返所致。而冠状动脉阻塞后儿茶酚胺释放增多，则与自律性异常、触发活动等室性心律失常发生机制有关。室性快速心律失常亦常常发生于再灌注期。再灌注时产生一系列的改变，其中Ca^{2+}持续内流起重要作用，它可导致心电不稳定，刺激α和（或）β受体，诱发后除极而引起室性心律失常。此外，在再灌注时超氧自由基的形成，血管紧张素转换酶活性的改变以及在缺血或再灌注时心内膜下心肌的激动时间和不应期的差异也可能是引起致死性快速性心律失常的机制。急性缺血时的心肌

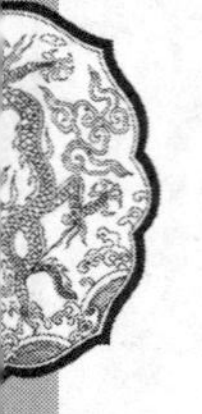

状态是另一个值得注意的重要因素，下列情况的心肌特别容易因急性缺血而产生心电不稳定性：①以往有过损伤而愈合的心肌；②慢性心肌肥厚；③低血钾。上述情况加之急性缺血的触发，易导致心电异常，导致心室颤动。

缓慢性心律失常和心室停搏：此型心脏性猝死的机制主要是在于窦房结和（或）房室结无正常功能时，下级自律性组织不能代之起搏。常见于严重心脏疾病，心内膜下普肯耶纤维弥漫性病变，缺氧、酸中毒、休克、肾功能衰竭、外伤和低温等全身情况导致细胞外 K^+ 浓度的增高，普肯耶细胞部分除极，4 相自动除极的坡度降低（自律性受抑），最终导致自律性丧失。此型心律失常是由于自主细胞的整体受抑，有别于急性缺血时的区域性病损。自主细胞功能受抑时对超速抑制特别敏感，因而在短阵心动过速后即发生长时间的心室停搏。后者导致局部高钾和酸中毒，使自主性进一步受抑，最终发生心室颤动或持久的心室停搏。

电－机械分离即心脏有持续的电节律性活动，但无有效的机械功能。电－机械分离在心脏骤停者中占30%，常继发于心脏静脉回流的突然中断，如大面积肺栓塞、人工瓣急性功能不全、大量失血和心脏压塞。也可为原发性，即无明显的机械原因因而发生电－机械的不耦联。常为严重心脏病的终末表现，但也可见于急性心肌缺血或长时期心脏骤停的电击治疗后。

自主神经系统与心律失常：交感神经兴奋容易引起致命性心律失常，而迷走神经兴奋对交感神经刺激诱发的致死性心律失常具有预防和保护效应，因而通过抑制腺苷酸环化酶的活性，减少去甲肾上腺素的释放，产生抗肾上腺素能效应。如急性心肌梗死能引起局部心脏交感与副交感神经去神经化。而对儿茶酚胺超敏，并伴有动作电位时间与不应期的缩短不同步，容易引发心律失常。预缺血能保存急性冠状动脉阻塞早期交感与副交感神经传出纤维的活性，而减少致命性心律失常的发生。

人体各系统组织对缺氧的耐受性不一，最敏感的是中枢神经系统，尤其是脑组织，其次是心肌，再次是肝和肾，而骨骼肌、骨和软骨、结缔组织对缺氧的耐受性则较高。当脑组织缺氧时，由于脑血管内皮细胞水肿致使脑血流机械性受阻，导致脑血管阻力增加和颅内压的轻度增高，使脑灌注进一步减少。然而，脑组织中氧和能量的储备很少，对缺氧和酸中毒的耐受性差，循环停止后，脑组织所储备的三磷酸腺苷和糖原在数分钟内即耗尽。如体温正常，在心脏骤停后 8～10 分钟内，即可导致脑细胞的不可逆性损伤，受累部位依次为脑干、基底神经节、丘脑和皮质。缺氧和酸中毒时，心肌收缩力受到严重抑制，心肌处于弛缓状态，周围血管张力也减低，两者对儿茶酚胺的反应性大为减弱。此外，由于心室颤动阈值的降低，心室颤动常呈顽固性。肝脏和肾脏对缺氧也较敏感，缺氧时前者首先发生小叶中心坏死，后者则产生肾小管坏死而致急性肾功能衰竭。

上述重要脏器在缺氧和酸中毒时发生的病理生理过程，尤其是心、脑的病变，又可进一步加重缺氧和酸中毒，从而形成恶性循环。血液循环停止的时间越长、复苏成功率越低。故心脏骤停的抢救必须分秒必争。

二、中医病因病机

本病病因病机目前尚无完整而统一的认识，认为与心阳素虚、久病正虚、外邪侵袭、血瘀痰浊等有关。

1. 心阳素虚　患者由于先天禀赋缺陷，致成人之后，心阳亏虚，心气不固，若逢外邪侵袭，每易直犯心包，致心神受损，心阳暴脱而发为猝死。

2. 外邪侵袭　患者感受六淫或疫疠毒邪，或邪毒炽盛，正气耗伤，脏腑受损，或邪毒直犯心包，心神受损，若救治不及，均易导致心阳暴脱，而成猝死。亦有猝然为雷电所击，或溺水窒息，使机体气机闭塞，气血逆乱，阴阳之气失接而发为猝死者。

3. 久病正虚　患者原有久病宿疾，正气暗耗，若失于调治，病情日重，终致脏腑虚损至极，元气衰惫，阴精逐渐消亡而成心阳暴脱、阴阳离决之危候。

4. 血瘀痰浊　或伤于情志，或伤于饮食，致脏腑功能失调，血瘀痰浊逐渐聚于体内，心脉痹阻，胸阳不振，此后若其人仍不善调摄，终将致痰瘀闭于心之大脉，而使心神失守，心阳暴脱。

综上所述，本病的病因病机有虚实两个方面，患者或因先天禀赋缺陷，或久病宿疾耗伤，致使心阳亏虚，血瘀痰浊积于体内，在此基础上，骤逢外邪侵袭，直犯心君，或为情志过极，引动瘀血痰浊闭阻心脉，均可使心神失守，心阳暴脱而发为猝死。本病的基本病机为心阳暴脱，阴阳离决。若抢救不及时，可发展为一蹶不复的死证。

【临床表现】

心脏骤停或心脏性猝死的临床过程可分为4个时期：前驱期、发病期、心脏骤停期和生物死亡期。

前驱期：许多病人在发生心脏骤停前有数天或数周，甚至数月的前驱症状，诸如心绞痛、气急或心悸的加重，易于疲劳及其他主诉。但这些症状并非心脏性猝死所特有。

发病期：亦即导致心脏骤停前的急性心血管改变时期，通常不超过1小时。典型表现包括：长时间的心绞痛或急性心肌梗死的胸痛，急性呼吸困难，突然心悸，持续心动过速或头晕眼花等。若心脏骤停瞬间发生，事前无预兆，则95%为心源性，并有冠状动脉病变。从心脏猝死者所获得的连续心电图记录中可见在猝死前数小时或数分钟内有常见心电活动的改变，其中以心率增快和室性期前收缩的恶化升级为最常见。猝死于心室颤动者，常先有一阵持续的或非持续的室性心动过速。这些以心律失常发病的患者，在发病前大多清醒并在日常活动中，发病期（自发病到心脏骤停）短。心电图异常大多为心室颤动。另有部分病人以循环衰竭发病，在心脏骤停前已处于不活动状态，甚至已昏迷，其发病期长。

心脏骤停期：意识完全丧失为该期的特征。如不立即抢救，一般在数分钟内进入死亡期。罕有自发逆转者。心脏骤停的症状和体征依次出现如下：①心音消失；②脉搏扪不到、血压测不出；③意识突然丧失或伴有短阵抽搐，抽搐常为全身性或伴有眼球偏斜，多发生在心脏停跳10秒内，常为最早被发现的体征之一；④呼吸断续，呈叹息样，以后停止，多发生在心脏停搏后20～30秒内；⑤昏迷，多发生于心脏停搏30秒后；⑥瞳孔散大，多在心脏骤停后30～60秒出现。

生物死亡期：心室颤动或心室停搏，如在头4～6分钟内未予心肺复苏，则预后很差，在头8分钟内未予心肺复苏，除非在低温等特殊情况下，否则几无存活。从统计资

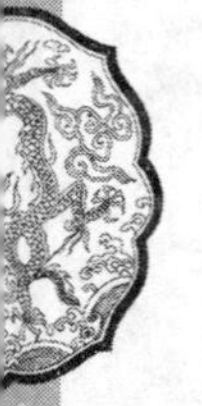

料来看，目击者立即施行心肺复苏术和尽早除颤是避免生物学死亡的关键。

【实验室与其他检查】

一、心电图检查与心电监测

心电活动表现有以下3种类型：

1. 心室颤动　心电活动呈QRS波群消失，代之以不规则的连续的室颤波，每分钟达200～400次。心室肌发生极不规则的快速而又不协调的颤动。

2. 缓慢而无效的心室自主心律　心电活动呈间断出现的宽而畸形振幅较低的QRS综合波，此种情况也称为电－机械分离，心室肌可呈断续出现慢而极微弱的不完整的收缩，频率在每分钟20～30次以下。

3. 心室停顿　心电活动无心室激动波可见，或仅见心房波，心室肌完全丧失了收缩活动。

二、实验室检查

1. 血液常规　血白细胞可增高，尤其是中性粒细胞增多，见于冠心病急性心肌梗死、大面积肺梗死等引起的心脏骤停。

2. 血沉、C反应蛋白　升高见于冠心病急性心肌梗死、大面积肺梗死、急性心肌炎等引起心脏骤停。

3. 血清肌钙蛋白和心肌酶　含量增高见于冠心病急性心肌梗死、大面积肺梗死、急性心肌炎等。

4. 血液电解质　见于电解质、酸碱平衡失调/紊乱引起的心脏骤停。

5. 血气分析　肺心病、心力衰竭者可呈现异常。

【诊断与鉴别诊断】

一、诊断要点

（一）西医诊断

1. 病史　可有或无心脏基础病史。

2. 症状与体征　根据上述临床表现，出现以下症状或体征：意识突然丧失或伴有短阵全身抽搐；心音消失；大动脉搏动消失、血压测不出；呼吸不规则或停止；昏迷；瞳孔散大。但在实际工作中切勿要求上述症状体征全具备时才确立诊断。最可靠而出现较早的临床征象是意识的突然丧失伴大动脉（如颈动脉和股动脉）搏动消失，这两个征象的存在，心脏骤停的诊断即可成立。

3. 实验室及其他检查　心电图检查与心电监测表现为心室颤动或心室停顿等，血液常规，血沉、C反应蛋白，肌钙蛋白和心肌酶，电解质，血气分析等检查有助于诊断。

（二）中医辨病与辨证要点

1. 辨病要点　本病（猝死）需与厥证、脱证、昏迷、喘证、心悸等相鉴别，详见有关章节。

2. 辨证要点　主要以心肺复苏后的临床表现，分清寒热虚实配合中药治疗，目的在于防止脑衰竭、心力衰竭和肾功能衰竭，或多脏器功能衰竭。

(1) 正虚邪实而以邪实为主。“邪实”以痰浊、血瘀、热闭多见；“正虚”以阳虚、阴虚、气阴两虚为主。

(2)“邪实”属痰浊者可为热痰或寒痰内闭。痰热者多有神昏高热，喉中痰鸣，黄稠而难以咯出，舌红，苔黄腻，脉滑数。寒痰者，神昏虽有热但不高，喉中痰涎稀薄，不黄而白，舌苔白腻，脉濡缓。属血瘀者，面色晦暗，舌边瘀点，脉涩、结或代。属热闭者，高热，神志不清，面红气粗，舌红苔黄，脉数。

(3)“正虚”属阳虚欲脱者，面色苍白，大汗出，四肢厥冷，呼吸急促，舌淡白，脉沉迟或细微欲绝，神志欠清。属阴虚者，面色潮红，潮热盗汗，舌红无苔，脉细数。属气阴两虚者，呼吸急促，面色苍白，潮热自汗，盗汗，舌红苔薄白，脉细数或虚数无力。

二、鉴别诊断

1. 单纯性晕厥　发作前多有诱因；有头晕、恶心、上腹不适等前驱症状；发作时血压下降，心率减慢或心音微弱；常发生于立位或坐位，很少发生在卧位。

2. 癫痫　有癫痫发作史；发作时心音脉搏存在，血压可测到；易在夜间入睡后发作，脑电图有特征性改变可助鉴别。

3. 脑卒中　多数为50岁以上的高血压病人，急性起病的昏迷伴有脑局灶症状，病情发展迅速，常在数分钟至数十分钟到高峰，眼底检查发现视乳头水肿、视网膜出血。现代医学的脑CT和磁共振（MRI）有助鉴别。

【治疗】

一、中医治疗

现代复苏术比古代复苏术为优，故心肺复苏宜争分夺秒，采用先西后中，或中西医结合治疗；如复苏后在西医治疗的基础上加用中医药，可望在成活率方面有所提高，致残率方面有所降低。复苏后多根据不同证型，治以清化痰热、开窍醒神；回阳固脱；益气养阴；益阴回阳、化气行水与活血祛淤等。因神志不清者居多，要用中医的综合疗法，如鼻饲、肛管滴入、针灸、按摩、外敷诸法。

（一）辨证论治

1. 痰热闭窍

主要证候：神昏谵语，痰涎壅盛，呼吸气粗，尿黄量少，舌质红苔黄腻，脉滑数或结代。

治法：清化痰浊、开窍醒神。

方药：温胆汤合安宫牛黄丸。方中半夏、竹茹化痰降逆，清热和胃，止呕除烦；枳实、陈皮理气化痰，使气顺痰消；安宫牛黄丸清热化痰，醒脑开窍。

加石菖蒲、郁金等以加强开窍醒脑之功。

2．阳虚欲脱

主要证候：大汗淋漓，四肢厥冷，面色苍白，神志欠清，呼吸息微，舌质淡白，脉微细欲绝或结代。

治法：回阳固脱。

方药：参附汤。方用人参大补脾胃之元气，以固后天；配伍大辛大热之附子，温壮元阳，大补先天。二药相须，具有上助心阳、下补肾命、中补脾土的作用。

可加干姜、白术、茯苓、黄芪等以增益气回阳固脱之力。

3．气阴两虚

主要证候：心悸气促，倦怠乏力，精神萎靡，盗汗自汗，午后身热，心烦不寐，口渴唇焦，舌红无苔，脉细数或结代。

治法：益气养阴。

方药：生脉散加味。用人参补肺益气以生津为主；辅以麦冬养阴清热以生津，五味子敛肺止汗而生津。三药合用，一补，一清，一敛，共成益气养阴，生津止渴，固表敛汗之功，使气复津回，汗止而阴存。

可加煅龙骨、煅牡蛎、黄芪、浮小麦、山茱萸等以固表敛汗，益气护阴。

4．瘀血阻滞

主要证候：颜面、唇舌、肢端紫绀，皮肤斑疹，舌边有瘀点，脉涩、结或代。

治法：活血化瘀。

方药：桃红四物汤。方中桃仁、红花、川芎、当归、赤芍活血化瘀，生地黄凉血养血。

可加丹参等以增强活血化瘀之力；兼气虚者可加黄芪、人参等以益气活血。

（二）其他疗法

1．毫针　取人中、十宣、内关、涌泉、心俞等穴，采用强刺激手法。

2．灸法　可艾灸气海、关元、神阙、百会等穴，回阳复脉。

3．耳针　取肾上腺、皮质下、心、脑点等穴，强刺激。

（三）常用中成药

1．参麦注射液（红参、麦冬）10～20 ml 加入5%葡萄糖20 ml 静脉注射，每隔15～20分钟1次，连续3～5次，待血压回升或稳定后再以50～100 ml 加入5%～10%葡萄糖250～500 ml 中静脉滴注。适用于气阴两虚型。

2．参附注射液（红参、附子）10～30 ml 加入5%葡萄糖40 ml 静脉注射1～2次后，再以40～80 ml 加入5%～10%葡萄糖250～500 ml 中静脉滴注。适用于阳虚欲脱型。

3．醒脑静注射液（麝香、冰片、栀子、郁金等）20 ml 加入5%～10%葡萄糖250～500 ml 中静脉滴注。适用于痰热闭窍型。

4．丹参注射液20～30 ml 加入5%～10%葡萄糖250～500 ml 中静脉滴注。适用于气滞血瘀型。

5. 安宫牛黄丸或至宝丹、紫雪丹鼻饲。适用于痰热闭窍型。

二、西医治疗

(一) 初期心肺复苏

即基础的生命活动支持（basic life support，BLS），旨在迅速建立有效的人工循环，给脑组织及其他重要脏器以氧合血液。其主要措施包括开放气道、重建呼吸、重建循环和除颤，简称ABCD（airway control，breathing support，circulation support，defibrillation）。

1. 开通气道　在意识丧失的病人舌常后移而堵塞气道，因此心肺复苏的第一步必须设法畅通气道。通常将手置于病人的额部加压使头后仰，便可使下颌前移而使舌根离开咽喉后壁，气道便可通畅。对疑有气道异物者，把气道内异物清除。

2. 重建呼吸－人工呼吸　救生呼吸的方法有：口对口呼吸、口对隔离设备、口对鼻或口对呼吸孔、气囊面罩装置、气管插管、自动转运呼吸机等。如病人自主呼吸已停止，则应迅速做人工呼吸，以口对口人工呼吸的效果最好。

3. 重建循环－人工胸外心脏按压　有效的按压对提供血流是十分重要的，应该用力和快速按压。

按压方法是，患者应仰卧于坚实的平面，抢救者跪在患者胸部的一侧或站在床旁。术者用左掌置于患者胸骨中下1/3交界处，右掌压在左掌背，肘关节伸直，借重力向下按压，使胸骨下陷4～5cm，然后立即松手（手不要离开胸壁）使胸部完全回弹。下压与放松的时间相等。按压频率每分钟100次。

心脏按压与通气的比率为30∶2。如只有一人操作，则心脏按压30次后，口对口人工呼吸2次。

4. 除颤　成人心脏骤停时的心律主要是心室颤动，及时除颤复律是心脏复苏成功的关键。如果能够立即开始心肺复苏并在3～5分钟内除颤，将能获得较高的生存率。在可能的条件下，应在气管插管和建立静脉通道前先予以立即电除颤。室颤或无脉搏室速应尽早电击除颤，电击后立即继续进行心肺复苏。除颤能量选择：室颤或无脉搏室速的双相波除颤的建议能量为150～200 J，此后再次电击采用相同的能量或增加能量。单相波除颤能量360 J。单形室速，不论有无脉搏，予单相波电击除颤100 J，如不成功可增加能量再次除颤。不稳定的多形室速与室颤相同。

(二) 高级心肺复苏

旨在进一步支持基本生命活动，恢复病人的自主心跳和呼吸。包括进一步维持有效的通气和换气，转复心律，稳定血流动力学，恢复脏器的灌注，药物治疗。

1. 除颤转复心律　迅速除颤是室颤患者存活的主要决定性因素。曾主张争取时间“盲目除颤”。但目前所有除颤器上均有心电监护装置，盲目除颤已不必要。提倡使用电极板示波，以鉴别晕厥的性质。自动体外除颤器已问世，可自动分析心律失常，识别室颤，使操作更简便。

2. 辅助呼吸　心肺复苏中辅助通气与氧合都是十分重要的。在室颤所导致的心脏

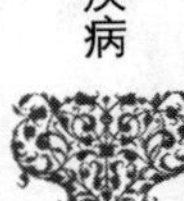

骤停患者的初始救治中胸外按压比通气更重要，因为向脑和心脏等组织中供氧时，组织中的血流比动脉中血氧含量更重要。在室颤所致心脏骤停的患者延长复苏时间以及其他原因所致的原发性呼吸停止的心脏骤停患者，通气和按压二者都重要。

在初级心肺复苏和高级心肺复苏中都应尽早给予100%氧吸入。短时间氧疗不会产生氧中毒。通气的辅助设施包括面罩、气囊－活瓣装置（简易呼吸器）、自动运送呼吸器、氧驱动－手动呼吸器、气道支持装置（口咽及鼻咽导气管和气管插管）。对初始的心肺复苏和除颤无反应或自主循环已恢复但呼吸未恢复者，应考虑气管插管。

3．药物治疗

（1）给药途径：首选静脉给药，为使药物尽快达到中央循环，可采用弹丸式快速推注，用20 ml液体冲入；其他给药途径有骨内给药、气管给药等。

（2）控制心率及心律失常的药物。

①血流动力学稳定的宽QRS心动过速：应尽量根据病史、12导联心电图、食道心电图明确诊断，在无法明确诊断时可经验性使用胺碘酮、普鲁卡因酰胺、索他洛尔。

②血流动力学稳定的室速：可首先应用静脉胺碘酮、普鲁卡因酰胺、索他洛尔。利多卡因终止室速相对疗效不好，作为次选药放在其他药物之后。有心功能不好的患者首先考虑胺碘酮，也可以直接使用电转复。

③多形性室速：一般血流动力学不稳定，可蜕变室颤。血流动力学稳定者应进一步鉴别有否QT间期延长。QT间期延长所致尖端扭转性室速应停止使用可致QT延长的药物、纠正电解质紊乱。亦可采用静脉注射镁剂、临时起搏、β受体阻滞剂（在应用临时起搏后，可作为辅助措施）和利多卡因。不伴QT延长的室速先行病因治疗。其他情况的室速治疗可应用静脉胺碘酮、利多卡因、普鲁卡因酰胺、索他洛尔、β受体阻滞剂。

④室颤/无脉搏的室速：首先进行除颤，不能转复或无法维持稳定灌注节律者，通过应用呼吸辅助设施如气管插管等改善通气，应用药物肾上腺素、加压素等措施后，再行除颤1次。如果仍未成功，可用抗心律失常药改善电除颤效果，首选胺碘酮，利多卡因和镁剂也可使用。

⑤血流动力学不稳定的快速房颤、房扑：不论持续时间长短，应立即电转复血流动力学稳定的快速房颤、房扑，用药物控制室率。心功能正常时可选择：β受体阻滞剂、钙拮抗剂、地高辛。对常规控制室率措施无效或有禁忌证时可考虑用静脉胺碘酮。心功能受损（LVEF $<$ 40%）时可选择：地高辛、地尔硫䓬、胺碘酮。

⑥有症状的窦性心动过缓，房室阻滞可使用阿托品。对阿托品无效的患者，尤其是阻滞部位在希浦系统以下时，应考虑起搏治疗。其他可考虑应用肾上腺素2～10 μg/min。在阿托品和肾上腺素无效的心动过缓中，可应用多巴胺2～10 μg/kg·min静脉滴注，多巴胺可单独或与肾上腺素一起应用。

（3）用于改善血流动力学的药物。包括作用于外周血管张力的药物、变时及变力药物。

①肾上腺素：尽管肾上腺素广泛应用于复苏中，但很少有证据表明它可以改善人类生存。它的有益作用主要是其α肾上腺素能刺激作用，而肾上腺素的β受体兴奋作用的价值和安全性一直是有争议的。高剂量肾上腺素是否能提高自主循环恢复率或早期生存

率，经9 000例心脏停搏患者的验证表明，大剂量肾上腺素并不能改善预后（出院成活率、神经系统的损伤）。目前在成人心肺复苏中肾上腺素推荐剂量1 mg，静脉或骨内给药，每3～5分钟可重复。更高剂量的肾上腺素用于一些特殊情况，如钙拮抗剂过量或β受体阻滞剂过量。

②加压素：加压素系非儿茶酚胺类血管收缩剂。现有证据表明：加压素与肾上腺素相比，在自主循环恢复、24小时生存、出院存活率方面无统计学差异。在无脉搏心脏骤停治疗中，可单次应用加压素40 U，静注给药代替第一剂或第二剂肾上腺素。

③去甲肾上腺素只适用于严重低血压及周围血管阻力低的患者。

④多巴胺：兼有α、β及多巴胺受体刺激作用，其药理作用呈剂量依赖性。2～4 μg/kg·min，作用于多巴胺受体，扩张肾及肠系膜动脉，有利尿作用，但增加尿量并不表明改善肾小球滤过率。现在不推荐用于急性无尿性肾衰；5～10 μg/kg·min，主要为β受体刺激作用，有正性肌力作用，心排血量增加。具有5－羟色胺及多巴胺介导的静脉血管收缩作用，而无明显肺动脉压升高；10～20 μg/kg·min，为α受体刺激作用，使周围血管收缩压和肺动脉压明显升高。

复苏时，多巴胺一般用于症状性心动过缓的低血压或自然循环恢复之后的低血压。如需20 μg/kg·min以上才能维持血压，应该加入肾上腺素。

⑤非洋地黄类正性肌力药物有多巴酚丁胺、氨力农和米力农。

⑥硝酸甘油：用于急性冠状动脉综合征，高血压急症及心肌梗塞有关的心衰。硝酸甘油可引起低血压（可用补充液体纠正）、心动过速、低氧血症（增加通气血流比值的不匹配）、头痛等并发症。

⑦硝普钠：为强有力的、快速的、直接血管扩张剂，常用于心衰、高血压危象。与硝普钠相比，硝酸甘油不大会降低冠状动脉灌注压（产生冠状动脉缺血），并可能增加心肌缺血部位的供血。在再灌注以前，硝酸甘油比硝普钠更能降低急性心肌梗死的死亡率。在急性心肌梗死尤其是合并充血性心力衰竭的患者应选用硝酸甘油。但急性心肌梗死或充血性心力衰竭合并高血压时，单用硝酸甘油控制不满意时，可加用硝普钠。由于硝普钠可能增加心肌缺血，故缺血性心脏病时，硝酸甘油可能优于硝普钠。但硝酸甘油效果不好者可加用硝普钠。用法：以12.5 μg/min始用，根据反应提高剂量，剂量范围0.1～5 μg/kg·min。最大剂量可用至10 μg/kg·min。有肝肾功能衰竭或用量需持续时间长者，可能有氰化物及硫氰酸蓄积。

⑧钙剂：目前不主张常规应用钙剂，除非有明确适应证，如低钙血症、高钾血症、钙拮抗剂过量等。

⑨洋地黄：在心脏急救时，洋地黄类药的正性肌力作用是有限的。主要用于控制某些房颤或房扑患者的心室率。

（4）碱性药物的应用：酸中毒可致心肌收缩力下降，心排血量下降及血管对儿茶酚胺的反应性下降，并降低室颤阈值及电除颤成功率。从理论上讲，用碳酸氢钠是有益的。但事实上，在心肺复苏最初15分钟内主要发生呼吸性酸中毒，而不是代谢性酸中毒。充分的通气及恢复组织灌流，是控制心脏停搏时酸碱平衡的主要方面。碱性药物近年趋于不用或晚用。其应用指征：①原有代谢性酸中毒、高钾血症、三环类抗抑郁药或

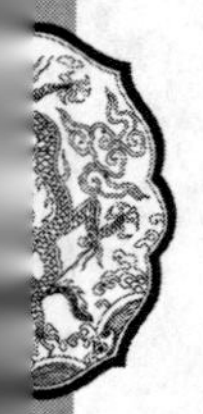

苯巴比妥过量；②长时间的心脏停搏或长时间复苏者。应用原则：宜小不宜大，宜晚不宜早，宜慢不宜快。碳酸氢钠是在除颤、心脏按压、插管、通气及1次以上的肾上腺素注射后才考虑使用。初始剂量可予1 mmol/kg，以后每10～15分钟可加50%的初始量。

（5）呼吸兴奋剂的应用：呼吸兴奋剂对自主呼吸的建立非常重要，但并非用药越早越好。只有在循环复苏满意的情况下，呼吸中枢才具备恢复功能的物质基础，此为使用呼吸兴奋剂的前提，心肺复苏早期应用可能无效。

（三）复苏后处理

心脏骤停复苏后，自身循环恢复时常伴有心血管功能和血流动力学紊乱，包括低血容量性休克、心源性休克与全身炎症性反应综合征（SIRS）相关的血管扩张性休克，这称为复苏后综合征。心肺复苏成功后约有半数病人在24小时内因复苏后综合征而死亡。心肺复苏后期治疗的重点是改善因血流动力学不稳定、多脏器功能衰竭引起的早期死亡和因脑损伤引起的晚期死亡。处理原则是提供可靠的心肺支持以保证组织灌注，特别是脑灌注。应转入医院进行重症监护，寻找心脏停搏的原因，采取预防复发的措施。

1. 维持有效循环　应进行全面的心血管系统及相关因素的评价。为减少脑损害，应避免低血压。无创血压监测可能不准确，需动脉内血压监测。危重病人应进行血流动力学监测，指导液体及血管活性药物的应用。

（1）复跳后心律失常的处理：由于循环骤停后缺血、酸中毒、电解质紊乱等病理生理与生化改变直接作用于心肌，使心肌应激性增高而引起各种心律失常。处理时应分析其原因，除合理选用抗心律失常药物或电起搏外，纠正缺血、酸中毒、电解质紊乱、低血压等非常重要。

（2）低心排血量与休克处理：①查明有无导致低血压的原发因素，如心包填塞、张力性气胸或气道阻塞；②查明有无出血或血容量不足；③进一步纠正酸中毒；④血液动力学监测以指导治疗；⑤血管活性药物的应用。

2. 维持呼吸　自动心跳恢复后，若自主呼吸不出现，常提示有严重脑缺氧存在，可用呼吸兴奋剂，必要时行气管切开，使用呼吸器辅助呼吸。随着自主呼吸的恢复，可逐渐减少呼吸辅助。PEEP有助于肺功能的恢复和左心衰的治疗。过度通气应避免。最近研究表明持续低 $PaCO_2$，可加重脑缺血，心脏骤停恢复后初期（10～30分钟）出现一过性血流增高，随之出现持续血流降低。由此导致了血流与氧需不平衡，此时过度通气，低 $PaCO_2$ 导致脑血管收缩，更加重脑血流的减少，加重神经系统的损害。此外过度通气增加气道压力，容易产生自动呼气末正压，导致颅内静脉压和颅内压升高，进而使脑血流量进一步降低。

3. 防止脑水肿　心肺复苏成功者约40%仍因不可逆性损害，意识不能恢复而死亡；少数存活者生活也不能自理。所以，脑复苏是成功关键，心跳停止的时间直接影响脑复苏的成功率。心脏骤停后，脑组织缺氧性脑损伤的严重程度与骤停时间密切相关。中断循环10秒，导致脑氧供下降，意识丧失；2～4分钟，脑储存的糖和糖原耗尽；4～5分钟，ATP耗尽。缩短循环中断时间，减少自由基生成，保护细胞膜功能，防止 Ca^{++} 内流是脑复苏的关键。在低氧血症和高碳酸血症情况下，脑血流自主调节功能丧失，脑血流赖于脑灌注压，因此，脑复苏时既要加强有效循环功能，维持平均动脉压，也要降低颅内压，取头高30°位以增加脑静脉回流，以维持足够的脑灌注压（80～100 mmHg）。

措施：①控制性过度换气：$PCO_2$25～35 mmHg，$PO_2$100 mmHg以上，pH 7.3～7.6，一般情况下过度通气不主张用。特殊情况时可用，如用于脑疝或有肺动脉高压造成的心脏停搏时。有利于降颅内压和脑循环自主调节功能的恢复。②冬眠降温：低温可降低颅内压及脑代谢，提高对缺氧的耐受力。通常认为，体温每下降1 ℃，颅内压下降5.5%，脑代谢下降7%。但主动降温有增加血黏度，降低心排血量和增加感染机会的并发症。目前认为轻度自发体温下降（>33 ℃）可能对神经系统的恢复有利，但不应主动诱发低温。最近已有证据表明，轻度的低温（>34 ℃）对缓解缺血性脑损伤有效。③利尿、脱水：渗透性利尿剂通过提高血浆渗透压，造成血液－脑脊液－脑组织的渗透压差，可使脑组织内的水分进入血液而排出体外，以消退脑水肿或降低颅内压。④高压氧治疗：通过增加血氧含量及弥散，提高脑组织氧分压，改善脑缺氧，并能降低颅内压力，对脑复苏有利。此外，脑干缺氧的改善有利于生命机能的维持和缩短苏醒时间。⑤近年来，对于促进早期脑血流灌注已受到重视。其措施有：抗凝以疏通微循环，用钙拮抗剂解除脑血管痉挛，给予巴比妥类药物以减少脑耗氧量和脑水肿。

4. 纠正水电解质紊乱和酸碱失衡。

5. 防治急性肾功能衰竭　应导尿以精确记录每小时尿量，并记录其他液体的总出入量。无尿的病人应监测血流动力学。可使用速尿等利尿剂。多巴胺已不用来治疗无尿性急性肾衰。避免使用具有肾毒性和经肾脏排泄的药物。心肺复苏后，早期出现的肾功能衰竭多为缺血再灌注损伤所致。急性肾衰的防治在于做好心肺复苏，维持好心脏和循环功能。

6. 防治继发感染　心脏骤停病人由于昏迷、机体防御功能降低，加之抢救时静脉切开、气管切开、导尿等操作，易于并发感染，故复苏过程中应注意无菌操作及合理应用抗菌素。

7. 系统炎症反应综合征和败血症　由外伤、烧伤、感染所致，可进展为多脏器功能衰竭，出现血管扩张性休克。治疗的目的是保证组织氧的正常摄取，包括扩容、使用血管活性药物。

8. 关于发热　复苏后发热对中枢神经系统恢复不利，应密切监测体温，积极治疗发热。

【临床思路】

复苏中应积极处理以下问题：①危及生命的电解质紊乱。②处理药物中毒和毒品造成的问题。如停搏前兆，心动过缓，心动过速，急性冠状动脉综合征，传导障碍，休克，心脏停搏。③体温过低、溺水、致命性哮喘、过敏、外伤、电击伤或雷电击伤。④灌注治疗：在心肺复苏中特别对急性冠状动脉综合征及脑卒中给予注意，急性ST段抬高性心肌梗死：可予溶栓，直接PCI。ST段压低的缺血可予血小板糖蛋白Ⅱb/Ⅲa抑制剂、低分子肝素。急性缺血性脑卒中可予溶栓。

累级计30分钟以上的高级心肺复苏，始终没有自主循环的恢复，应考虑终止。如在任何时间恢复过自主循环，应延长复苏的时间。其他情况如药物过量、低温等情况时

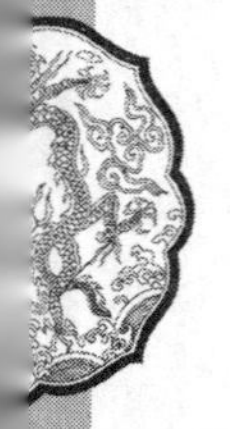

应考虑延长复苏。

中医“痰热闭窍”一型与复苏后出现脑水肿近似；“阳虚欲脱”型与复苏后出现心力衰竭、脑水肿与休克相似；“气阴两虚型”与复苏后心力衰竭、休克相似；近年有报道，停跳时间长复苏后加用中医中药的综合治疗措施，如鼻饲中药、肛管滴入中药、静脉滴入中药、针灸等抢救，可收到单独西医处理不能达到的意想不到的效果。

【预后与转归】

急性心肌梗死早期的原发性心室颤动，经及时除颤易复律成功。相反，急性广泛前壁心肌梗死合并房室或室内阻滞引起的心脏骤停，预后不良。继发于急性大面积心肌梗塞及血流动力学异常的心脏骤停，发生缓慢性心律失常或心搏停顿及无脉搏性电活动的机会很大，即时死亡率高，心脏复苏往往不易成功。即使复苏成功，亦难以维持稳定的血流动力学状态。非心脏性病变引起的心脏骤停分两类。一类是致命性或晚期疾病，例如恶性肿瘤、败血症、器官衰竭和严重的中枢神经系统疾病等，复苏的成功率极低，预后不良。另一类是急性中毒、抗心律失常药物或其他非心脏药物的促心律失常作用，电解质紊乱、酸中毒所致的心脏骤停，由于引起心脏骤停的因素是可以逆转的，如能消除促发因素，预后良好。

【预防与调护】

1. 心脏骤停的预防迄今仍是一个现代医学中尚未解决的问题。近年来在预防心脏骤停中的主要进展是识别心脏骤停的高危对象。冠心病，尤其是心肌梗死的急性期、康复期及其后的慢性过程中，心脏骤停的危险性较高。急性心肌梗死后的慢性室性期前收缩是心脏死亡和猝死的一个危险因素，特别是频发的室性期前收缩（24 小时动态心电图显示室性期前收缩在 10～30 次/小时以上）和短阵性、非持续性室速。若伴有左室射血分数明显降低（EF≤30%），则年死亡率达 20%。对心肌梗死后心肌缺血的积极治疗是预防猝死的主要有效措施，对心肌梗死后运动试验阳性、冠状动脉造影显示严重狭窄的患者，积极予以介入治疗（PCI）或冠脉旁路移植术（CABG），可有效减少猝死发生。近年有关 ICD 植入与抗心律失常药物治疗预防心脏性猝死的临床试验结果表明，心肌梗死后心脏性猝死高危患者应用 ICD 预防性治疗，与传统的药物治疗相比，可显著降低病死率。

除冠心病急性心肌梗死外，由任何其他原因所致的基本病变的严重程度以及过去有过心脏骤停病史者也是心脏性猝死的高危因素，是重点的预防对象。

2. 毋逆天时　根据“天人相应”的理论，在人体生命活动中，必须顺应自然界的气象变化。做到起居有常，寒暖相宜，防止疾病的发生。

3. 情志调理　中医学将精神因素列为致病因素之一，认为精神、情志方面的变化，可以导致人体脏腑功能失调而产生各种病证。医护人员应了解病人的心理状态，避免过度紧张、恐惧、暴怒、过喜过忧等不良情绪。

4. 饮食调养　饮食宜低盐饮食，清淡素食为主，宜流质或半流质，少食多餐。心跳恢复，病情稳定后，根据证候表现，进行辨证施膳，有助于病人早日康复。

第七章 心律失常

心律失常是指心脏激动的起源、频率、节律、传导等任一项异常或复合异常。心律失常有多种类型，包括心动过缓、心动过速、心律不齐及异位心律等，临床表现复杂多样，常见症状有心悸、乏力、头晕等，严重者可有呼吸困难、黑矇、甚至晕厥、抽搐、猝死等，亦可无症状。心律失常的分类方法尚未完全统一，常用的有按心律失常的发生机制、速率或心电图诊断分类，本文为便于描述，将心律失常分为快速性心律失常和缓慢性心律失常，并将提早发生的早搏归于快速性心律失常加以讨论。

根据心律失常的临床表现，本病相当于中医学“心悸”、“怔忡”、“眩晕”、“厥脱”等病范畴。

【病因病理】

一、西医病因病理

心律失常的病因和诱因非常复杂，涉及某些生理情况、各种器质性心脏病及非心脏性疾病、电解质紊乱和酸碱平衡失调、物理化学因素作用、中毒、医源性药物或诊疗操作等多方面。其发病机制归纳起来主要有心脏冲动形成异常和冲动传导异常两方面，前者主要包括自律性改变和触发两种机制，后者主要包括折返和传导阻滞两种机制。

（一）快速性心律失常

1. 窦性心动过速　生理性因素包括情绪激动、体力劳动、运动、进食、饮用烟、酒、茶、咖啡等；病理性因素如发热、贫血、甲亢、风湿热、急性心肌炎和心力衰竭等。此外还可以由某些药物如β受体激动剂（异丙肾上腺素等）和M受体拮抗剂（阿托品等）引起。主要为迷走神经张力降低或交感神经兴奋性加强使窦房结自律性增高。

2. 过早搏动（或称期前收缩）　可发生在任何年龄，以老年人为多见。可见于健康人，多于情绪激动、精神紧张、过度疲劳、消化不良，或饮用烟、酒、茶、咖啡等发生；也可由冠心病、高血压病、心肌炎、心肌病、风湿性心脏病、心功能不全等心内外疾病产生；药物不良反应和中毒（如抗心律失常药、抗肿瘤药、抗精神病药等）及电解质紊乱（如低血钾、低血镁等）都可引起各种早搏。早搏产生的机制主要有：异位起搏点自律性增高、折返激动、触发激动、并行心律等。

3. 阵发性心动过速　主要发生机理为折返，少数为自律性异常增高，包括有：

（1）阵发性室上性心动过速：多见于无器质性心脏病者，如房室结折返性心动过速和房室折返性心动过速。各种器质性心脏病如冠心病、高血压性心脏病、心肌病、风心病、甲状腺功能亢进性心脏病、先天性心脏病、肺心病等均可致心房负荷增加而促发房性心动过速。

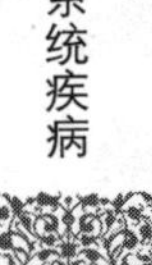

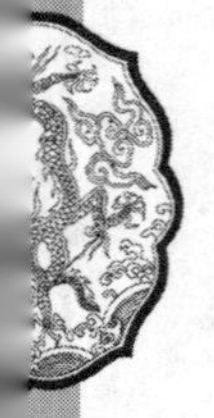

（2）阵发性室性心动过速：最常见的原因为严重的心肌损害，如冠心病尤其是急性心肌梗死、急性心肌炎、心肌病、心力衰竭及电解质紊乱、药物中毒等。近年来遗传性室性心律失常（如先天性长 QT 综合征、Brugada 综合征等）逐渐被认识而受到重视，极少数室性心动过速患者未发现明确病因，称为特发性室性心动过速。

4．心房颤动与扑动　多数由于器质性心脏病如冠心病、高血压性心脏病、风心病、甲亢性心脏病、心包炎、心肌病、先天性心脏病等引起。房扑多由房性冲动在心房内环形折返所致，房颤则有心房内多发微波折返及异位快速发放冲动灶触发两种机制，均与各种致病因素导致心房肌细胞电生理异常有关。少数阵发性房颤发生于无心内外疾病者称为特发性房颤。

5．心室扑动与颤动　常见于急性心肌梗死等严重的器质性心脏病患者，并见于多数（约 80%）心脏骤停和心脏性猝死患者。此外，尚可见于严重药物中毒（包括抗心律失常药物）、电解质紊乱、遗传性室性心律失常、心脏手术、麻醉、触电及雷击等，各种疾病临终前亦可出现。

（二）缓慢性心律失常

1．窦性心动过缓　多由于迷走神经张力过高所引起。属生理情况者见于运动员、强体力劳动者、老年人或睡眠时等；属病理性者，由冠心病、心肌炎、心肌病、高血压病及颅内压增高、黄疸、黏液性水肿、伤寒等心内外疾病引起。药物作用（如洋地黄、β受体阻滞剂等）也很常见。

2．病态窦房结综合征　乃窦房结因病变导致组织学改变，并产生持久而不可逆的功能改变。主要病因有冠心病、窦房结退行性变、心肌病、结缔组织病、代谢性疾病、肿瘤、外伤和家族性遗传性疾病等。病理上主要表现为窦房结细胞显著减少和纤维组织的大量增生。

3．房室传导阻滞　多见于器质性心脏病，持久性的房室传导阻滞见于冠心病、心肌炎、心肌病、急性风湿热、药物中毒、电解质紊乱、结缔组织病和原发性传导束退化症等。偶尔，Ⅰ度和Ⅱ度Ⅰ型房室传导阻滞可见于健康人，与迷走神经张力增高有关。

二、中医病因病机

本病主要由外邪侵袭、七情刺激、饮食劳倦、体质虚弱等因素损伤于心，导致心之气血阴阳亏虚，心失濡养或心脉痹阻而发病。其主要病因病机归纳如下：

1．外邪侵袭　外邪以风寒湿热之邪及温疫之邪最易犯心。温邪上受，首先犯肺，可顺传或逆传于心，耗伤气阴或邪毒稽留不去，内损于心而成本病。风寒、风热或温疫之邪侵袭机体而为痹，日久邪由脉络而入于心，即“脉痹不已，复感于邪，内舍于心”。

2．情志刺激　七情太过可以致病，除过喜可以直接损伤于心之外；忧思过度伤脾，脾虚则痰浊内生；肝气郁结，木旺克脾则脾虚，也可导致湿聚痰生。过怒伤肝，木盛化火，火热灼津，炼津为痰。痰阻气机，血脉不畅，心失所养而发病。

3．饮食不节　过食膏粱厚味、醇酒乳酪，损伤脾胃，脾胃失健，痰湿由生，痰浊痹阻心脉，或痰郁化火上扰于心而发为本病。

4. 劳欲过度　房劳过度，肾精亏耗，心失所养；劳伤心脾，气血生化乏源，心神失养亦可发病。

5. 体质虚弱　先天禀赋不足，或年老体弱，或久病体虚，心失所养；或心气亏虚，血行无力，心脉不通。此外也有因服药不当，损害于心而发病的。

本病病位在心，但与肺脾肝肾等脏密切相关，为虚实夹杂之证，虚者心之气血阴阳亏虚，实者痰饮瘀血阻滞，以心脉失养、心脉瘀阻、脏腑功能失调为基本病机。

【临床表现】

一、症状

（一）快速性心律失常

1. 窦性心动过速　心率在100～150次/分范围内，可无症状，或有心悸、乏力等，严重者可诱发心绞痛、心衰。

2. 过早搏动　偶发者可无症状或自觉心跳不规则，心跳停歇感或增强感。频发者有心悸、胸闷、乏力，甚则有心绞痛发作。

3. 阵发性室上性心动过速　突发突止，持续数分钟至数天不等。发作时有心悸、头晕、焦虑、紧张、乏力，严重者可诱发心绞痛、心衰、晕厥或休克等。

4. 阵发性室性心动过速　取决于心室率快慢、持续时间长短及有无器质性心脏病。非持续性室速通常无症状或症状轻微，持续性室速易促发明显血流动力学障碍与心肌缺血，可出现低血压、气促、心绞痛和晕厥等症状，如未进行及时和有效的治疗，可发展为心力衰竭、休克或心室颤动。

5. 房扑与房颤　房扑与房颤发作时症状取决于有无器质性心脏病、基础心功能以及心室率的快慢及发作形式等。如无器质性心脏病、心功能较好和心室率不快，则病人症状较轻或无症状。反之，病人可有病因相关表现和心悸、气促、甚至发生心绞痛、心衰、低血压、休克等。房颤时由于心房无机械收缩和血流淤滞等原因，易形成左房或心耳部血栓，脱落时易发生动脉栓塞事件，尤以脑栓塞的发生率最高。

6. 室扑与室颤　一旦发生，瞬即出现意识丧失、抽搐，继之呼吸停止。如不及时有效地抢救，迅即死亡。

（二）缓慢性心律失常

1. 窦性心动过缓　心率不低于50次/分，一般不引起症状，如心率低于45次/分，可有心悸、头晕、乏力等不适，严重者可诱发晕厥、心功能不全、低血压、甚至休克等。

2. 病态窦房结综合征　除病因相关表现外，常有心、脑、肾等重要脏器供血不足表现，轻者表现为头晕、心悸、乏力、纳减、记忆力减退等；重者表现为心功能不全、心绞痛、晕厥、少尿，甚至出现阿－斯综合征等。

3. 房室传导阻滞　除病因相关表现外，Ⅰ度房室传导阻滞常无症状。Ⅱ度Ⅰ型和Ⅱ型房室传导阻滞常有心悸、乏力等不适。高度、几乎完全性和Ⅲ度房室传导阻滞的症

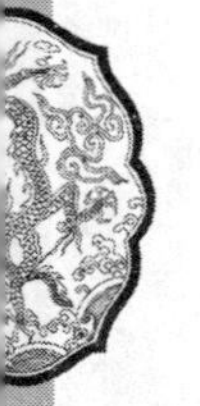

状取决于原发病因和心室率快慢，常有心悸、心功能不全、心绞痛、眩晕或晕厥，甚至发生阿－斯综合征或猝死。

二、体征

（一）快速性心律失常

1. 窦性心动过速　心率在 100～150 次/分之间，可有心尖部搏动和颈部血管搏动增强，心音响亮，或可在心尖部听到收缩期杂音，脉率快。

2. 过早搏动　可听到提前发生的早搏和其后较长时间的间歇，早搏的第一心音常增强，第二心音减弱或消失。

3. 阵发性心动过速　室上性心动过速发作时心率在 150～250 次/分，心率快而绝对规则，不因呼吸和运动而变化，第一心音强度不变。心脏原有杂音减弱或消失。室性心动过速心率在 150～250 次/分，心律快而略不规则，心尖部第一心音强弱不等并可有心音分裂，偶可闻大炮音。

4. 心房扑动与颤动　体检时房扑的心室率可规则或不规则，颈静脉搏动次数常为心室率的倍数。按摩颈动脉窦时，心室率可突然明显减慢或不规则。运动时可使心室率成倍增加。房颤时心脏听诊心律绝对不规则，第一心音强弱不一，脉搏短绌。

5. 心室扑动与颤动　病人意识丧失，无血压，大动脉搏动消失，心音消失、呼吸不规则或停止以及瞳孔散大、对光反射消失等。

（二）缓慢性心律失常

1. 窦性心动过缓　心率减慢（＜60 次/分，但一般＞40 次/分），常伴有窦性心律不齐。

2. 病态窦房结综合征　心律失常的表现为多样性，如有严重心动过缓、窦性停搏、窦房阻滞，心率常在 50 次/分以下，并可听到心律不整或长间歇。当病窦出现“慢—快”综合征时，此时表现为心率和脉搏慢快交替出现。

3. 房室传导阻滞　体检时Ⅰ度房室传导阻滞常有第一心音减弱；Ⅱ度房室传导阻滞常有心搏脱漏；Ⅲ度房室传导阻滞第一心音强弱不一，间可闻及响亮清晰的大炮音，为心房心室几乎同时收缩所致。

【实验室与其他检查】

1. 常规心电图

（1）窦性心动过速：心电图 P 波为窦性，P－R 间期大于 0.12 秒，心率一般在 100～150 次/分，P 波可能与前面的 T 波重叠。

（2）过早搏动：①房性早搏表现为有提早出现的 P 波，形态与窦性心律不同。常重叠于 T 波上，P－R 间期＞0.12 秒，提早出现的 QRS 波群形态大多与窦性心律者相同。早搏后代偿间歇不完全。②结区性早搏其 QRS 波群形态与窦性者相同，逆行 P 波可出现于 QRS 之前，P－R 间期＜0.12 秒，或出现于 QRS 之后，R－P 间期＜0.20 秒，或埋藏于 QRS 之中，早搏后多有完全性代偿间歇。③室性早搏有过早出现的 QRS 波群，形态异常，时限大于0.12秒，T波与QRS波主波方向相反，ST段随T波方向移位，其前无相关的P波。早搏之后多有完全性代偿性间歇。

（3）阵发性心动过速：①室上性者有连续3次以上房性或结区性早搏，频率多在150~250次/分，节律规则。P波形态与窦律不同，QRS波形态一般正常。P波也可与T波重叠，或在QRS波后见逆行P波。②室性心动过速有3次以上连续室性早搏，QRS波群增宽超过0.12秒，心室率150~250次/分，节律可略不规则，P波与QRS波群无固定关系。

（4）心房扑动与心房颤动：①心房扑动表现为P波消失，代之以规则形状一致的房扑波（F波），频率在250~350次/分。QRS波群形状大致与窦性相同，房室传导比例为2∶1至4∶1不等。②心房颤动表现为P波消失，代之以大小形态不一的，且不整齐的房颤波（f波），频率在350~600次/分，心室律绝对不规则，QRS波群大致与窦性相同。

（5）心室扑动与颤动：①心室扑动表现为QRS波群为规则而连续的大扑动波，频率为150~250次/分，QRS-T波相融合而无法区分。②心室颤动表现为QRS、T波群完全消失，代之以频率为每分钟150~500次的大小不等，形状不同，极不均匀的颤动波形。室颤开始时，其波幅常较大，以后逐渐变小频率变慢，终于变为等电位线。

（6）窦性心动过缓：窦性P波，心率<60次/分，P-R间期0.12~0.20秒。

（7）病态窦房结综合征：可见有窦房传导阻滞和（或）窦性静止，显著窦性心动过缓，逸搏，短暂或持续逸搏心律，逸搏夺获二联律，时伴房性快速心律失常、传导阻滞等。

（8）房室传导阻滞：①Ⅰ度房室传导阻滞表现为窦性P波后均有QRS波群，P-R间期>0.20秒。②Ⅱ度房室传导阻滞表现为有两型：莫氏Ⅰ型（文氏现象）为P-R间期逐渐延长，直至P波后脱落一次QRS波群，以后又周而复始，形成3∶2、4∶3或5∶4的房室传导比例的阻滞。莫氏Ⅱ型为PR间期较为恒定，每隔1、2或3个P波后有一个QRS波脱漏。因而分别称为2∶1、3∶2、4∶3房室传导阻滞。③Ⅲ度房室传导阻滞表现为P波与QRS波群相互无关，心房率比心室率快，心房律可以是窦性或起源于异位，心室律由交界区或心室起搏点维持。

2. 动态心电图检查（Holter监测）　动态心电图检查是心律失常诊断的重要方法，能记录24小时甚至更长时间段的心电活动，能发现短暂、隐性的心律失常。可用于评价患者活动、症状与心律失常的关系，鉴别良性与恶性心律失常，确定心律失常的诊断，观察药物的作用等。

3. 经食管心电生理检查　用于测定窦房结传导时间、窦房结恢复时间等，以评价窦房结功能，诱发阵发性室上性心动过速并协助诊断与鉴别诊断。

4. 心内电生理检查　心内电生理检查是有创性的心电诊断技术，在研究心律失常的发生机制，鉴别室上性或室性心动过速，诊断房室传导阻滞部位等各方面有重要意义。

5. 药物诊断试验　即通过抗心律失常药物对心律失常进行干预，以助确定心律失常的性质、发生机制及评价药物作用、筛选药物等，常用药物有阿托品、腺苷、维拉帕

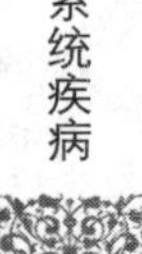

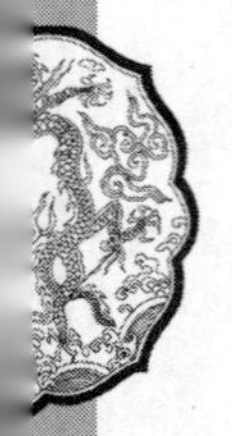

米、心律平等。

6. 心室晚电位检测　晚电位为 QRS 波末端出现的高频低幅信号。常发生于缺血性心脏病与心肌梗死后恶性心律失常，与猝死有关。

【诊断与鉴别诊断】

一、诊断要点

（一）西医诊断

1. 病史　详询病史，能寻找对心律失常诊断有用的线索，如心律失常的病因及诱因、发作频度与终止方式、病人的感受和对血流动力学的影响等。

2. 临床表现　临床表现复杂多样，部分患者可无症状，常见症状有心悸、乏力、头晕等，严重者可有呼吸困难、黑朦甚至晕厥、抽搐、猝死等，体格检查应着重判断心律失常的性质及其对血流动力学的影响。应注意观察血压高低、心音强弱、心律整齐与否、心脏杂音、颈静脉搏动和刺激迷走神经等方法对心律失常的影响等。根据相应的临床表现及明确的心电图特征，可作出各种类型心律失常的相应诊断。在此基础上，选择必要的辅助检查能确立心律失常的类型、发生机制、病因与诱因等，并为合理选择药物和（或）非药物治疗、判断疗效等提供有价值的信息。

（二）中医辨病与辨证要点

1. 辨病要点　本病相当于中医“心悸”病范畴，乃由于气血阴阳亏虚，或痰饮瘀血阻滞，导致心失所养或心脉不畅，从而出现心中急剧跳动，惊慌不安，不能自主为主要表现的一种病证。多由情志刺激、劳倦过度、饱餐、烟酒刺激等诱发，发作时多伴有胸闷、气短、眩晕、乏力等症状，严重者可出现喘促、黑朦甚至晕厥；脉象或数，或迟，或节律不齐。发作持续时间视病情不同而长短不一，有阵发性发作，也有持续性或永久性发作。

2. 辨证要点

（1）辨虚实：心律失常为本虚标实之证，临床表现复杂多样，但不外虚实两端，首先当辨虚实。虚证有气、血、阴、阳之分；实证有痰、饮、瘀、火之别。其次，当分清虚实之程度，正虚程度与脏腑虚损程度相关，一脏虚损较轻，多脏虚损较重；在邪实方面，一般而言，一种邪实者较轻，多种邪实夹杂者较重。另外，虚实之间往往相互转化、相互兼夹，如心气不足，帅血无力，可以造成心脉瘀阻；痰浊血瘀可以阻塞脉道，使心失濡养，致心之气血阴阳亏虚。临床上虚实之证可以单独出现，但更多的是混合相见，如心气不足往往与心脉瘀阻并见，心阳不足往往与痰浊水饮共存，心阴不足往往与心火上炎相伴等。

（2）辨脉象：①辨脉象特征：脉象变化为本病的特征性征象，当仔细辨别。快速性心律失常者，脉象可表现为一息六至之数脉、一息七至之疾脉、一息八至之极脉、一息九至之脱脉、一息十至以上之浮合脉。快而不齐则表现为促脉（数而时止、止无定数），多见于较快基础频率之上的早搏，其后引起代偿间歇所造成脉搏的停顿；快速性心房纤颤时，其脉来急促且快慢不均、强弱不一，相当于“解索脉”或“散乱脉”；短阵室上性或室性心动过速时，表现为脉来快速搏动3次或以上，尔后较长时间歇止后复动如前，如此反复的“雀啄脉”；心室扑动与颤动大多数表现为涩微或怪乱或脉微欲绝。缓慢性心律失常者，脉象表现为一息四至之缓脉、一息三至之迟脉、一息二至之损脉、一息一至之败脉、二息一至之夺精脉。窦性停搏多表现为结脉（缓而时止，止无定数）；窦房阻滞以及房室传导阻滞Ⅱ度Ⅰ型者往往表现为代脉（缓而时止，止有定数）；病窦出现慢—快综合征时，此时脉象即表现为脉迟缓与促涩交替出现。若缓慢型房颤，脉来艰涩、缓慢且节律不等，如轻刀刮竹，称为“涩脉”。②辨脉象所主病机：一般而言，“数热迟寒”，即数、促、疾等快速型脉象主热，因“阳盛则促”、“数为阳热”，临床多属心火、痰热、热毒或阴虚火旺等；而缓、结、代等慢速型脉象主寒，因“阴盛则结”、“迟而无力定虚寒”，临床多属心阳不足、心肾阳虚、寒凝心脉等证。但临床也有见阳虚而数者，如形寒肢冷，面浮肢肿，尿少，动辄气促，舌淡脉沉细之心气阳虚者临证又可见脉数、促，其为虚阳外越，而非热证，故临证时当四诊合参，不可拘泥一说，方可正确识脉。

（3）辨病与辨证相结合：心律失常的证候与其原发病的类型有密切关系，一般而言，病毒性心肌炎引起者常表现为邪毒扰心，且多挟气阴两伤；因甲状腺功能亢进引起者常常表现为阴虚火旺或气阴两虚；因冠心病、风湿性心脏病引起者常表现为心脉痹阻；因肺心病引起者常常表现为“痰扰心脉”证；因植物神经功能失调引起者常常表现为“心神不宁”证；与心功能不全合并出现者，常表现为心气不足、心肾阳虚挟血瘀水停，甚至“心阳虚脱”证等等。临床辨证时应与原发病相结合，有助于抓住关键病机，从而采取相应的治疗方法。

二、鉴别诊断

1．阵发性室性心动过速与伴室内差异性传导的阵发性室上性心动过速鉴别　阵发性室上性心动过速多无器质性心脏病基础，多有反复发作病史；而室性心动过速多见于严重器质性心脏病及洋地黄、奎尼丁中毒等；阵发性室上性心动过速发作时心室率绝对整齐，而室性心动过速心室率可有轻度不齐；阵发性室上性心动过速伴有室内差异性传导时，其QRS波群多呈右束支传导阻滞图形，而QRS波群呈左束支阻滞图形或不符合典型左或右束支阻滞图形者，多为阵发性室性心动过速；如发现室房分离、心室夺获或室性融合波等则支持阵发性室性心动过速的诊断。

2．心房颤动时室性早搏与室内差异性传导的鉴别　二者表现为宽大畸形的QRS波群，但室内差异性传导的QRS波群多呈右束支传导阻滞形态；凡前一个R－R间期较长而后一个R－R间期缩短至一定程度而出现QRS波群畸形者，多为室内差异性传导；而室性早搏的后面常有一较长间歇；既往窦性心律时的室性早搏和现在的畸形QRS波群形态相近者，提示为室性早搏；心室率较慢时室性早搏机会大，心室率较快时室内差异传导机会大；若畸形QRS波群与前面基本QRS波群保持固定的联律间期时，室性早搏可能性大，而联律间期多变、形态多变者差异性传导可能性大。

3．生理性窦性心动过缓与病态窦房结综合征　可行运动试验或阿托品试验以资鉴

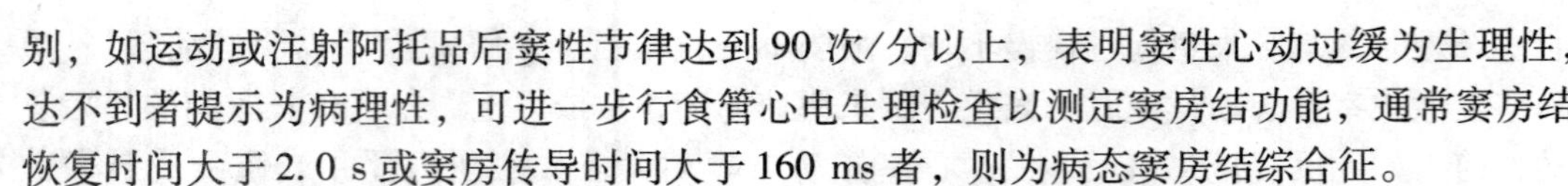

别，如运动或注射阿托品后窦性节律达到90次/分以上，表明窦性心动过缓为生理性，达不到者提示为病理性，可进一步行食管心电生理检查以测定窦房结功能，通常窦房结恢复时间大于2.0 s或窦房传导时间大于160 ms者，则为病态窦房结综合征。

4. Ⅲ度房室传导阻滞与干扰性完全性房室脱节鉴别　Ⅲ度房室传导阻滞心室率较心房率慢，且P波的不能下传可发生于心动周期的任何部位，P与QRS无固定关系；干扰性完全性房室脱节心室率较心房率略快，同时P波出现在紧靠QRS波群前后，房室脱节可出现心室夺获。

其余常见心律失常如阵发性室上性心动过速的鉴别，室性心动过速的鉴别等详见相关心电图介绍。

【治疗】

一、中医治疗

中医治疗仍以辨证论治为主要方法，应根据不同个体、不同病因、不同类型的心律失常所表现出来的不同的证候表现加以治疗。治疗前首先应区分病情缓急轻重，按急则治其标，缓则治其本的原则，病情急重者首先应降低危险和保护生命，应以中西医结合法急救，病情缓解期则多用补虚扶正、消除病因以治其本。

（一）辨证论治

1. 心虚胆怯

主要证候：心悸怔忡，胸闷气短，自汗，善恐易惊，稍受惊吓则坐立不安，恶闻声响，失眠多梦，梦中容易惊醒，舌淡苔白，脉虚数或时有结、涩。

治法：镇惊定志，养心安神。

方药：安神定志丸。方中人参、茯苓补益心气，远志、石菖蒲、茯神养心安神，龙齿镇惊定志，全方共奏补益心气、安神定志之功。

心气虚偏阳虚者人参可用东北红参或高丽参，偏阴虚者可改用西洋参。若无人参则用党参代替。若有自汗、盗汗者，可加黄芪、煅牡蛎；善惊易恐明显可加磁石、琥珀、珍珠母；中成药可用天王补心丹，每次6 g，每日3次。

2. 心脾两虚

主要证候：心悸气短，失眠多梦，思虑劳心则甚，神疲乏力，眩晕健忘，面色无华，口唇色淡，纳少腹胀，大便溏薄，舌质淡，苔薄白，脉细弱，或细数，或促结代。

治法：补血养心，益气安神。

方药：归脾汤。方中当归、龙眼肉补养心血，黄芪、党参、白术、炙甘草益气以生血，茯神、远志、酸枣仁宁心安神，木香行气，使补而不滞。全方共奏补益气血，养心安神之功。

血虚甚加熟地黄、白芍、阿胶；阳虚而汗出肢冷，脉结代者，加附片、桂枝、煅龙骨、煅牡蛎；阴虚甚而心烦、口干、舌红少苔者，加生地黄、沙参、麦冬；自汗、盗汗者加麻黄根、浮小麦、五味子等。

3. 心阳不振

主要证候：心悸不安，动则尤甚，畏寒肢冷，胸闷气短，面色㿠白，自汗、舌淡苔白，脉虚弱或兼迟缓，或兼涩、结、代。

治法：温补心阳。

方药：桂枝甘草龙骨牡蛎汤。方中桂枝、炙甘草温补心阳，煅龙骨、煅牡蛎收敛阳气，兼以安神定悸，全方奏温补心阳、安神定悸之功。

兼心气不足者加人参、黄芪；若心阳不振，以心动过缓为著者，酌加炙麻黄、附子、补骨脂，重用桂枝，或以麻黄附子细辛汤加味；若兼水饮凌心，以苓桂术甘汤；若兼肾阳虚衰，水饮上凌心肺，可用真武汤；若阳气亏虚进一步发展，症见心悸，喘促不得卧，四肢厥冷，冷汗淋漓，面色苍白，表情淡漠，脉疾数、微弱欲绝或疾数怪乱者，为阴阳离即将离绝之危象，当予以中西医结合救治，在西药基础上，中医以回阳固脱复脉为法，当急投以独参汤、参附汤或参附龙牡汤。

4. 气阴两虚

主要证候：心悸气短，神疲乏力，心烦失眠，五心烦热，自汗盗汗，胸闷，面色无华，舌质淡红少津，苔少或无，脉细数或促。

治法：益气养阴。

方药：生脉散。方中人参以益气补心，麦门冬清热养阴，五味子养阴敛汗、安神。三药一补、一清、一敛，共同发挥益气养阴复脉的作用。

若气虚偏甚，气短乏力较甚者，加黄芪；若阴虚而有低热者加天门冬、生地黄、黄连、莲子心、苦参；若兼心脉瘀阻，胸闷心痛，舌有瘀点者，加丹参、三七。本证亦可用炙甘草汤加减。中成药可辅以生脉饮口服，每次 1 支，每日 3 次。

5. 心脉瘀阻

主要证候：心悸不安，心胸憋闷，心痛时作，或见面唇紫黯，爪甲青紫，两胁胀痛，善太息，形寒肢冷，舌质紫黯或瘀斑瘀点，脉涩或结代。

治法：活血化瘀。

方药：桃仁红花煎。方中桃仁、红花、丹参、赤芍、川芎活血化瘀；延胡索、香附、青皮理气通脉；生地黄、当归养血活血，全方共奏活血化瘀之功。

若兼气虚、心悸乏力者，可去香附、青皮，加党参、黄芪；兼阳虚胸闷气短、畏寒肢冷者，去青皮、生地黄、红花，加淫羊藿、熟附子（先煎）、肉桂。

6. 痰扰心脉

主要证候：心悸气短，胸闷胀满，食少腹胀，恶心呕吐，纳呆，头重身倦，舌苔浊腻，脉弦滑或涩、结代。

治法：理气化痰。

方药：导痰汤。方中半夏、陈皮、胆南星、枳实理气化痰，茯苓健脾化痰，生姜化痰和胃止呕，甘草调和诸药，全方有健脾理气、化湿除痰作用。

若气虚者，去枳实，加党参、黄芪；痰浊蕴久化热而见心悸失眠，胸闷烦躁，口干口苦者，加黄连、竹茹，或用黄连温胆汤加减。中成药可以黄连素片每次 0.6 g，每日 3 次，适用于快速性心律失常而有热者。

7. 阴虚火旺

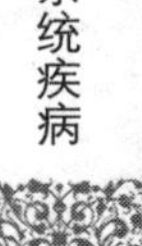

主要证候：心悸不宁，心烦易怒，失眠多梦，腰膝酸软，视物昏花，两目干涩，或有低热，或五心烦热，口舌干燥，小便黄短，大便干结，舌红少津，脉细数或促涩。腰膝酸软，视物昏花，两目干涩。

治法：养阴清热，宁心安神。

方药：朱砂安神丸。方中黄连清热，生地黄养阴兼清热，当归养血补血，朱砂镇心安神，甘草调和诸药，共奏清热养阴安神之功。朱砂不入汤剂，易转化成汞毒，现多省去不用。

时若心火炽盛，低热口苦者，去当归，加莲子心、苦参；若心气虚弱，心悸气短，疲倦乏力者，加西洋参或太子参；心神不宁者可加柏子仁、酸枣仁、珍珠末、生龙骨。中成药可用冬虫夏草胶囊，每次2粒，每日3次，适用于快速性心律失常偏肾虚者。

（二）针灸疗法

1. 针刺内关、神门、心俞、厥阴俞，用平补平泻法，留针10～15分钟，适用于各种早搏。

2. 独取膻中，用平补平泻法，留针10～15分钟，适用于阵发性心动过速。

3. 针刺双侧内关穴，新发病及年轻体力尚强者，用重刺激，留针3～5分钟，对久病体虚者，以补法轻刺激，留针15～30分钟，适用于各种早搏。

二、西医治疗

（一）快速性心律失常治疗

1. 窦性心动过速　无明显症状不需治疗，症状明显主要以病因治疗，必要时可予β受体阻滞剂（有禁忌证者可选用钙拮抗剂如维拉帕米或地尔硫䓬）或镇静剂等。

2. 过早搏动　①无器质性心脏病基础的房性早搏一般无需治疗，症状显著者可用β受体阻滞剂治疗；伴有器质性心脏病者，以病因治疗为主；对早搏可诱发室上性心动过速或心房颤动的患者，可予治疗。常用药物包括β受体阻滞剂、普罗帕酮、莫雷西嗪、维拉帕米、胺碘酮等。②结性早搏通常无需治疗，仅进行病因治疗和去除诱因。③无器质性心脏病的病人，偶发室性早搏或无明显症状者，不必进行药物治疗；如症状明显，应解除病人顾虑，纠正诱发因素。必要时短期应用镇静剂、β受体阻滞剂、美西律、莫雷西嗪、普罗帕酮等缓解症状。对于有器质性心脏病的病人，应加强病因治疗为主，如控制高血压、改善冠脉供血和纠正心功能不全等。同时，对复杂型（多形、成对、成串）室性早搏者可酌情选用β受体阻滞剂或胺碘酮等，同时应注意药物的致心律失常作用。对严重器质性心脏病如急性性冠脉综合征、左室射血分数（LVEF）下降或心力衰竭、急性心肌炎等患者出现的频发室性早搏，在强有力病因治疗的同时，应加强心电监护和随访，并应早期应用β受体阻滞剂或胺碘酮、补充钾、镁，可明显减少心室颤动等致命性心律失常的发生率，以前常规预防性应用利多卡因的方法目前已不主张。

3. 阵发性室上性心动过速　①发作时不能自行终止者可采用兴奋刺激迷走神经的方法使其终止。常用的刺激方法有颈动脉窦按摩、Valsalva动作（深吸气后屏息，再用力作呼气动作）、用棉枝刺激咽喉部诱发恶心、将面部浸没于冰水内等，须在心电监护下进行。②上述方法无效则改用药物治疗，可选用普罗帕酮 1.0～1.5 mg/kg 稀释后5分钟内缓慢静脉注射，必要时10～20分钟后可重复，有效则以0.5～1 mg/kg 静脉滴注维持，禁用于有传导阻滞、窦房结功能不良者，心功能受损者慎用或不用。亦可选用维拉帕米5～10 mg 稀释后5～10分钟内缓慢静脉注射，无效30分钟后可重复，或美托洛尔5 mg 稀释后5分钟内缓慢静脉注射，必要时5分钟后可重复，或胺碘酮2.5～5 mg/kg 稀释后10分钟内缓慢静脉注射，有效则以0.5～1 mg/min 维持。此外，还可使用腺苷或三磷酸腺苷、索他洛尔等药物。药物终止后应预防复发，常用上述终止有效的药物，选择上述药物时一定要注意其不良反应，尤其是其致心律失常作用。③少数病人在心动过速时出现心绞痛、心功能不全、晕厥或休克等严重症状或应用以上方法仍不能终止者应立即进行电复律，可试以经食管法终止，将食管电极插入食道近左房处，用超速或亚速抑制法常可迅速终止心动过速。情况紧急者，采用低能量（50 J）体外同步直流电复律，但洋地黄中毒引起者禁用电复律。④频繁发作、症状明显、药物治疗无效或不愿长期服药进行预防，应首选导管射频消融术（RFCA），其创伤小、见效快、根治率高（可达95%以上）。注意：由房室旁路逆传引起的房室折返性心动过速应避免使用刺激迷走神经方法和洋地黄、维拉帕米等药物，因它们可使房室结不应期延长和旁道不应期缩短，当发展至心房扑动、心房颤动时易诱发致命性室性心律失常。故常选用普罗帕酮、索他洛尔、普鲁卡因胺或胺碘酮等静脉注射。伴血流动力学障碍者应立即进行电复律等治疗。

4. 阵发性室性心动过速　①去除病因及诱因：是能否终止室速和预防复发的关键，特别是急性心肌梗死、电解质紊乱和药物中毒等。②心脏电复律：伴严重血流动力学障碍者首选，血流动力学稳定但药物治疗无效的持续性室速也应选择电复律，能量选择100～150 J。③药物治疗：非持续性室速以病因治疗为主，酌情选用β受体阻滞剂；持续性室速无严重血流动力学障碍者除病因治疗外，须静脉给药以复律。有器质性心脏病者可选用胺碘酮、β受体阻滞剂，也可选用利多卡因50～100 mg 稀释后缓慢注射，无效5～10分钟后可重复，1小时内总量不宜超过300 mg，有效则以1～4 mg/min 维持，但该药有增加急性心肌梗死合并室性心动过速患者死亡的可能，因此在急性心肌梗死时建议短期使用（不超过24小时），无器质性心脏病者的室速（特发性室速）中，若室速起源于右室宜首选普罗帕酮等；若起源于左室宜首选维拉帕米，无效时可选用胺碘酮、利多卡因等。各型室速被终止后，应逐渐过渡到口服相应的抗心律失常药物维持治疗。④ICD 及射频消融术治疗：对反复发作而药物治疗无效的室速患者，尤其对有遗传性室性心律失常、心肌梗死、心脏骤停或晕厥病史等患者应植入埋藏式自动除颤器（ICD），以防猝死。特发性室速、束支折返性室速等可选用经导管射频消融术。

5. 房扑与房颤　①病因治疗。②转复心律：为房扑发作时首选治疗，对于年龄较轻、病史短于1年、发作时症状较重、左房内径 <45 mm 和无器质性心脏病的房颤患者也为首选。转复方法有药物复律、同步心脏电复律、经导管射频消融术等，药物复律多为首选，多使用普罗帕酮、胺碘酮、奎尼丁、伊布利特、多非利特等药物，奎尼丁可先试用0.1 g，观察2小时，如无过敏反应可每2小时给予0.2 g，共5次，日间服用。胺

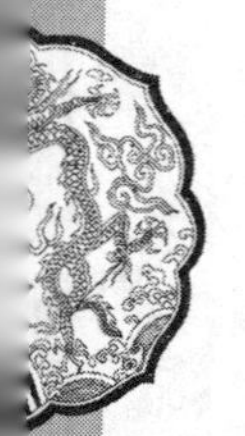

碘酮适用于伴器质性心脏病患者，先0.2 g，每8小时1次，口服7天未能转复窦性心律时停药。转复为窦性心律后改为维持量0.2 g，每日1次。心脏电复律成功率最高（几乎达100%），当合并严重血流动力学障碍时应作为首选，另外适用于药物复律失败者，房扑功率多用50 J，房颤常用100～200 J。近年来射频消融术治疗房扑房颤（尤其后者）取得了很大进展，成功率在日益提高，显示了诱人的前景。需行心外科手术的心脏病患者的房颤可同时行外科迷宫模式手术治疗。此外，房扑还可尝试经食管心房调搏终止。③控制心室率：适用于年龄较大、房颤病史长于1年、房颤复律疗效不满意和持续性房颤或永久性房颤伴器质性心脏病等患者。可选用洋地黄、β受体阻滞剂、钙离子拮抗剂，必要时可联合用药。④预防栓塞治疗：主要针对不能转复为正常心律的房颤患者，根据其栓塞危险度的不同选择不同强度的抗栓治疗，常用华法林、阿司匹林等。

6. 室扑与室颤　立即按心跳骤停复苏处理，必须争分夺秒进行抢救，及时应用非同步直流电复律是室颤与室扑抢救成功的关键，功率通常用360 J，具体抢救方法详见有关章节。

（二）缓慢性心律失常治疗

1. 窦性心动过缓　无症状性窦性心动过缓一般无需治疗，有症状者应进行病因治疗和驱除诱因，并酌情选用M受体阻滞剂（如阿托品）、β受体兴奋剂（如异丙肾上腺素）或非特异性兴奋、传导促进剂（如氨茶碱）。

2. 病态窦房结综合征　①病因治疗。②药物治疗可选用β受体兴奋剂、M受体拮抗剂和非特异性兴奋传导促进剂，但一般对多数患者疗效欠满意。③对药物治疗无效、慢－快综合征型或伴心力衰竭而治疗困难或反复出现严重症状（如晕厥等）、心电图R－R＞3秒长间歇或间歇性心室率＜40次/分者宜首选安装人工起搏器。

3. 房室传导阻滞　①病因治疗。②药物治疗：Ⅰ度和Ⅱ度Ⅰ型房室传导阻滞一般无需应用抗心律失常药物，Ⅱ度Ⅱ型以上房室传导阻滞应酌情选用β受体兴奋剂、M受体拮抗剂和非特异性兴奋传导促进剂。③Ⅱ度Ⅱ型和高度以上房室传导阻滞伴明显症状、血流动力学障碍、甚至阿－斯综合征者，应及时进行临时性或永久性心脏起搏治疗。

【临床思路】

心律失常是临床表现复杂多样、类型不一、严重程度不一的一类综合征，临床应根据其不同的病因、不同的类型以及其严重程度、合并症情况等不同而进行治疗，治疗目标包括缓解和消除症状、纠正心律失常引起的血流动力学障碍、立即终止致命性心律失常、阻止心律失常对机体的进一步损害等。至于其治疗原则，首先，应积极治疗病因和去除诱因，其次，心律失常性质有良性、潜在恶性、恶性之分，病情有轻重缓急之别，应区分其性质及病情轻重缓急而选择个体化治疗方案，一般认为，良性心律失常多为功能性，可表现为窦性心动过速、窦性心动过缓、窦性心律不齐、早搏、一度或二度Ⅰ型房室传导阻滞、右束支传导阻滞等，多不需要应用抗心律失常药物治疗，潜在恶性心律失常多见于器质性心脏病患者，但无活动性心肌炎症、缺血、损伤和明显的血流动力学障碍，应以病因治疗为主，适当辅以抗心律失常药物；恶性心律失常多见于有活动性心肌炎症、缺血、损伤的器质性心脏病患者，常表现为严重或致命性心律失常，如极快室率的心房颤动、持续性室性心动过速、心室扑动和颤动、严重心动过缓、心脏停搏等，常伴有明显的血流动力学障碍，此时应立即选用强有力的抗心律失常治疗措施，包括选用电复律、心脏起搏和（或）静脉注射抗心律失常药物等，使患者迅速渡过危险期。

中医治疗心律失常也应根据基础病因、心律失常类型、性质及病情轻重缓急、合并症状况等具体情况区别对待，中药治疗心律失常急重症及抗心律失常作用不佳，但对于良性、功能性心律失常，消除心律失常的症状、提高生活质量，减少抗心律失常西药毒副作用、治疗心律失常合并症、心律失常的预防及调理等方面，中医具有很大特色及优势。早期西医对于心律失常的药物治疗过于积极，随着临床试验结果的陆续揭晓，人们发现过分积极的抗心律失常药物治疗反而会带来严重的临床后果，如上世纪末完成的心律失常抑制试验（CAST）发现，Ⅰ类药物治疗心肌梗死后室性心律失常虽然有效，但却明显增加了病死率，该试验结论直接导致了心律失常药物治疗领域的变革，也使抗心律失常药物的毒副作用（包括致心律失常作用）和安全性受到高度重视。尽管目前认为Ⅱ、Ⅲ类药物较Ⅰ类药物相对安全，但同样存在着不少不良反应。中医药在抗心律失常治疗同时又可避免或减少西药的毒副作用，起到增效减毒的作用，因此，在心律失常的不同病理阶段，可根据个体状况采取中医或中西医结合治疗，可起到良好的治疗效果。

中医治疗心律失常方法很多，但总应以辨证论治为原则，不可过分偏重于对“病”的治疗而忽略对“证”的治疗，中医药治疗心律失常着重在于缓解症状，提高生活质量，因此，不能一概选择具有抗心律失常的中草药进行组方，也不能一概以古方“炙甘草汤”通治。另外，在辨证同时辅以辨病，会取得更好的效果，如病毒性心肌炎所致的心律失常，在辨证基础上根据其病机可选用黄芪、淫羊藿、苦参、虎杖、板蓝根等有抗病毒作用的中药，冠心病患者选用三七、丹参、当归等既有活血通脉作用又具有抗心律失常药理作用的中药。现代药理学证实多种中草药有不同程度的抗心律失常药理作用，如对快速性心律失常，可选用苦参、莲子心、当归、石菖蒲、甘松、三七、延胡索、地龙等；对缓慢性心律失常，可选用麻黄、附子、细辛、吴茱萸、椒目、丁香等。

中医治疗心律失常的合并症也有一定优势，如长期房颤病人，出现脑栓塞，可按“中风”治疗，室性心动过速出现心源性休克，可按“心阳虚脱”进行抢救。重症心律失常，则采用中西医结合方法治疗效果好。

另外，中医治疗心律失常善养心神。心律失常者每有心悸、心慌、易惊、难寐之候，多为心神失养或心神受扰所致，治疗时必须注意护养心神，加以镇惊安神或养心安神之品，常可明显改善临床症状。

【预后与转归】

心律失常的预后因心律失常的性质及类型不同而各异，并与基础疾病、心功能状况、发作时有无血流动力障碍等多种因素相关。一般而言，良性心律失常预后好，恶性心律失常预后差；无器质性心脏病基础的心律失常较有器质性心脏病基础的心律失常预后好；心功能正常者心律失常较心功能不全者心律失常预后好，尤其是严重心功能不全或急性心肌缺血者，预后较差；室上性心律失常一般较室性心律失常预后好，但持续性

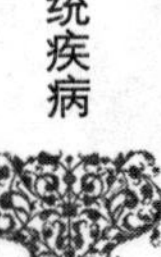

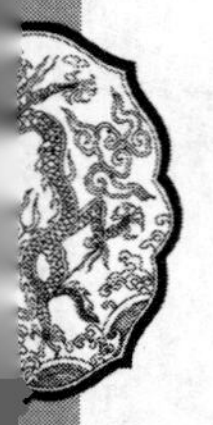

房颤有栓塞危险，室上性心动过速持续发作经久不愈易致心动过速性心肌病，预激综合征发生房扑或房颤且心室率很快时则病情危急，如及时直流电或药物转复后可转危为安，择期行射频消融术根治后预后好，否则预后差。

【预防与调护】

积极防治原发病，及时控制、消除病因和诱因是预防本病发生的关键。注意生活规律，起居有常，劳逸结合。发病期间不宜过劳，可适当散步、打太极拳等，严重心律失常以及严重心脏病发作期必须充分休息治疗。饮食宜戒烟酒、浓茶及咖啡，宜以富含营养的、高蛋白饮食为主，辅以新鲜蔬果，避免过饱，保持大便通畅，并适当辅以中医食疗，利于疾病的康复。另外应重视精神调理，避免精神刺激，保持乐观、情绪稳定，增强疾病康复信心。

第八章　感染性心内膜炎

感染性心内膜炎指因细菌、真菌和其他微生物（如病毒、立克次体、衣原体、螺旋体等）直接感染而产生心瓣膜或心室壁内膜的炎症，有别于由于风湿热、类风湿、系统性红斑狼疮等所致的非感染性心内膜炎。

本病与中医学中的“心瘅”相类似，也可归属于“心痹”、“温病”、“心悸”等范畴。

【病因病理】

一、西医病因病理

1. 病因与发病机制　近年来，几乎所有已知的致病微生物都可引起本病。尽管目前草绿色链球菌心内膜炎的比例有所下降，但链球菌包括各种不同类型的变异体以及葡萄球菌仍是最常见、毒性最强的致病菌。此外，肺炎球菌、淋球菌、A 族链球菌和流感杆菌、真菌、立克次体和衣原体都可为该病的致病微生物。Q 热感染性心内膜炎近年来引起人们的关注，Q 热是由伯氏柯克斯体引起的感染性疾病。

2. 病理与病理生理　基本病理变化为在心瓣膜表面附着由血小板、纤维蛋白、红细胞、白细胞和感染病原体沉着而组成的赘生物。后者可延伸至腱索、乳头肌和室壁内膜。病变严重时，心瓣膜可形成深度溃疡，甚于发生穿孔。本病的赘生物容易碎落成感染栓子，随循环血流播散到身体各部产生栓塞，以脑、脾、肾和肢体动脉为多，引起相应脏器的梗死或脓肿。本病常有微栓或免疫机制引起的小血管炎，如皮肤黏膜瘀点、指甲下出血、Osler 结和 Janeway 损害等。感染病原体和体内产生相应的抗体结合成免疫复合物，沉着于肾小球的基底膜上，引起局灶性、弥漫性或膜型增殖性肾小球肾炎，后者引起肾衰竭。同一病原体可产生急性病程，也可产生亚急性病程。

二、中医病因病机

中医认为本病病因与正气不足或手术创伤导致温热毒邪内犯心体有关。

1. 正气不足　主要是先天禀赋不足，或后天患心痹、胸痹等病，致心气不足，卫外不固，从而构成外邪入侵的条件。

2. 手术创伤　心脏、血管手术或介入性检查、治疗等损及心脉，温毒之邪乘虚侵入脏腑血脉，内舍于心，损伤心之肌肉、内膜或外膜，导致本病的发生。

3. 湿热毒邪　湿毒之邪乘虚从口鼻或肌表侵入脏腑血脉，内舍于心，形成温毒之邪从卫入气，从气入营，或从卫直入营等一系列病证。

本病关键病机为温热毒邪内犯于心，心体受损。病位在心。病性虚实夹杂，实以温

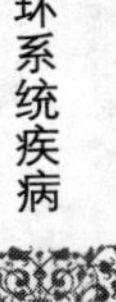

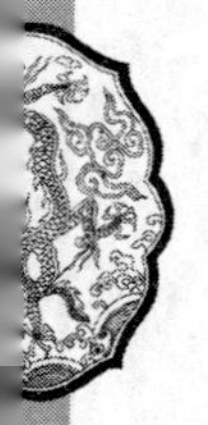

热毒邪为主，虚以气虚、阴虚、血虚为主。严重时可发为心衰、心厥等病，属急性危重病证。

【临床表现】

根据病程、有无全身中毒症状和其他临床表现常将感染性心内膜炎分为急性和亚急性，但两者有相当大的重叠性。

一、急性感染性心内膜炎

多发生于正常心脏，主动脉瓣常受累及。①中毒症状明显，常是全身严重感染的一部分，表现为高热，寒战，头痛，胸背和肌肉痛、关节痛，乏力等。②病程进展迅速，数天至数周引起瓣膜破坏。③感染迁移多见。④病原体主要为金黄色葡萄球菌。⑤常可迅速发展为急性心力衰竭导致死亡。体征：由于心瓣膜和腱索的急剧损害，在短期内可出现高调的杂音或原有的杂音性质迅速改变。皮肤可能有多形瘀斑和紫癜样出血性损害，少数患者可能脾大。

二、亚急性感染性心内膜炎

至少占据2/3的病例，多发生于有心瓣膜病或先天性心血管畸形的病人。①中毒症状轻，表现为不规则持续发热，体温大多在37.5～39 ℃之间，可高达40 ℃以上，也可仅为低热，约3%～15%患者体温正常或低于正常。可伴有全身疼痛，关节痛、低位背痛和肌痛在起病时较常见。疲倦及体重减轻等非特异性症状。②病程数周至数月。③感染迁移少见。④病原体以草绿链球菌多见，其次是肠球菌。⑤体征：可听到原有心脏病的杂音或原来正常的心脏出现杂音。在病程中杂音性质的改变常由于贫血、心动过速或其他血液动力学上的改变所致。约有15%患者开始时没有心脏杂音，而在治疗期间出现杂音，少数患者直到治疗后2～3个月才出现杂音，偶见治愈多年一直无杂音，但十分罕见；瘀点可出现任何部位；在趾（指）末端掌面、大小鱼际或足底出现Osler结节，亚急性者较常见；亦可在手掌和足底有出血红斑，为Janeway结，主要见于急性；脾常有轻至中度肿大，质软，可有压痛，其发生率已较前明显减少；70%～90%的患者有进行性贫血，多为轻、中度贫血，有时可达严重程度，主要是由于感染抑制骨髓所致。

三、感染性心内膜炎的特殊类型

1. 真菌性心内膜炎　近年来有增多趋势，大多发生在器质性心脏病基础上。临床上以念珠菌（尤其是白色念珠菌）、组织胞浆菌、隐球菌和曲菌为常见。除有细菌性心内膜炎的临床表现外，还有以下特点：①多发生于年老体弱、长期使用抗生素、免疫抑制剂或激素的患者，瓣膜修补或换置术后，长期插有静脉导管或导尿者；②抗生素治疗无效甚至恶化，多次血培养阴性；③病程长，可达半年或1年，常有大动脉特别是下肢栓塞；④可伴有眼色素层炎或内眼炎；⑤全身性真菌感染的证据。

2. 右心感染性心内膜炎　多为金黄色葡萄球菌感染，其次为链球菌、真菌、革兰阴性杆菌等。多有静脉内用药史，特别是静注麻醉品，或有右心导管及肺动脉插管史。确定诊断的主要条件包括：①证实三尖瓣或肺动脉瓣有赘生物；②有发热和感染征象。次要条件包括：①多次短期内连续血培养阳性；②有细菌性肺栓塞的证据；③缺乏全身栓塞；④短期内三尖瓣或肺动脉瓣区出现杂音。

3. 人造瓣膜感染性心内膜炎　是心脏换瓣术后严重并发症之一，主要病原菌为表皮葡萄球菌，可能是医院内或手术前感染所致，其次是金黄色葡萄球菌、革兰阴性杆菌等或真菌等。其诊断标准为：①血培养 2 次阳性，且为同一菌种；②标本病理组织学示有感染性心内膜炎的改变；③临床有下列 2 项以上的体征：发热、新出现反流性杂音、新出现的脾肿大、外周血管栓塞。符合以上 3 项中的 2 项可诊断。

【并发症】

1. 心脏　心力衰竭是本病常见的并发症和首要的致死原因。患病后瓣膜及其支持结构如乳头肌、腱索等受损，或感染后影响到心肌均可引起心力衰竭。如侵犯到传导组织时可致心律失常，为室性期前收缩，少数发生心房颤动；如侵袭到房室束或压迫心室间隔引起房室传导阻滞和束支传导阻滞。

2. 栓塞现象　是次于心力衰竭的常见并发症。发生率为 15% ~35%。栓塞最常见部位是脑、肾、脾和冠状动脉。心、肾和脾脏的栓塞不易察觉，多于尸检中发现。本病痊愈后 1 ~2 年内仍有栓塞发生的可能，并不一定是复发，需密切观察。

3. 菌性动脉瘤　以真菌性动脉瘤最常见。主要发生于主动脉窦，其次为脑动脉、已结扎的动脉导管、腹部血管、肺动脉、冠状动脉等。

4. 神经精神方面的并发症　发生率 10% ~15%。临床表现有头痛、精神错乱、恶心、失眠、眩晕等中毒症状；脑部血管感染性栓塞引起的一系列症状，以及由于脑神经和脊髓或周围神经损害引起的偏瘫、截瘫、失语、定向障碍、共济失调等运动、感觉障碍和周围神经病变。

5. 肾脏　感染后细菌毒素损害或免疫复合物可引起局灶性肾炎和慢性增殖性肾小球肾炎。较少引起氮质血症。

【实验室与其他检查】

1. 血培养　约 75% ~85% 患者血培养阳性。阳性血培养是诊断本病最直接的证据。急性患者宜在应用抗生素前 1 ~2 小时内抽取 2 ~3 个血标本，亚急性患者在应用抗生素前 24 小时采集 3 ~4 个血标本。先前应用过抗生素的患者应至少每天抽取血培养共 3 天，以期提高阳性率。如血培养阴性患者，更应加强对真菌的培养。观察时间至少 2 周，当培养结果阴性时应保持到 3 周，确诊 2 次以上血培养阳性。罕见情况下，血培养阴性患者，骨髓培养可阳性。

2. 一般化验检查　红细胞和血红蛋白降低。偶可有溶血现象。白细胞计数在无并发症的患者可正常或轻度增高，有时可见到核左移。红细胞沉降率大多增快。部分患者可见蛋白尿、血尿、脓尿以及尿素氮和肌酐增高。肠球菌性和金黄色葡萄球菌性心内膜炎常可导致菌尿症，因此作尿培养也有助于诊断。

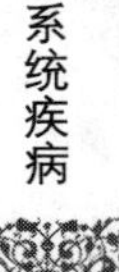

3. 免疫学检查　可有部分患者类风湿性因子呈阳性，有时可出现高球蛋白血症或低补体血症，约有90%患者的循环免疫复合物CIC阳性，且常在100 μg/ml以上，比无心内膜炎的败血症患者高，具有鉴别诊断的价值。其他检查尚有真菌感染时的沉淀抗体测定、凝集素反应和补体结合试验。

4. 心电图　一般无特异性。并发心肌梗死、心包炎、室间隔或瓣环脓肿时，可显示特征性改变。

5. 放射影像学检查　胸部X线检查仅对并发症如心力衰竭、肺梗死的诊断的帮助；CT或螺旋CT对怀疑有较大的主动脉瓣周脓肿患者有助于诊断。磁共振显像（MRI）的诊断作用可能更大。

6. 超声心动图检查　本检查能发现赘生物所在部位、大小、数目和形态，对血培养阴性的患者的检查很有诊断价值。经食道超声心动图检查显著优于经胸壁检查，检出率达90%。超声心动图还能探测瓣膜破坏的情况，了解安置在位的人工机械瓣膜或生物瓣的状况，以及瓣膜反流的严重程度和左室功能的评估，可作为判断预后和确定是否需要手术的参考。

【诊断与鉴别诊断】

一、诊断要点

（一）西医诊断

1. 病史　有心脏瓣膜病和先天性心脏病史、人工瓣膜置换术后、体-肺循环分流术后、长期使用抗生素、免疫抑制剂或激素、有右心导管及肺动脉插管史、长期插有静脉导管或导尿等病史。

2. 症状　发热，可高达40 ℃，疲倦及体重减轻，肌肉、关节痛，乏力等。

3. 体征　心脏出现高调杂音或原有的杂音性质改变，瘀点，Osler结节，出血红斑，杵状指，脾大，贫血等。

4. 实验室及其他检查　血培养，超声心动图检查，化验检查，免疫学检查，心电图，放射影像学检查。

（二）中医辨病与辨证要点

1. 辨病要点

（1）胸痹心痛：两者均存在心悸、胸闷等症状，本病也可并发胸痹心痛，但后者发病年龄多在40岁以上；有膻中或左胸部发作性憋闷、疼痛等症状；心电图检查有缺血性改变；血脂多增高。

（2）湿温：两者均存在发热症状，但后者有持续发热，脘痞腹胀，苔腻脉缓，神情淡漠，蔷薇疹；脾肿大；白细胞减少，肥达氏反应效价增高等特征表现。

（3）心痹：两者均存在心悸、胸闷等症状，但后者发病年龄多在20～40岁的青壮年，女性多于男性；有心悸、胸闷气短，关节肌肉酸胀疼痛，心脏杂音，颧颊紫红等症状；病程较长，反复发作；抗链球菌溶血素“O”增高等。

2. 辨证要点

(1) 辨虚实：该病病性虚实夹杂，以温热毒邪为实，以气虚、阴虚、血虚为虚。早期以标实为主，多见热证、实证；中后期可见伤津耗气等正虚标实，虚实夹杂之证。

(2) 辨病位：本病是按卫、气、营、血传变的过程，临证时应辨明病位所在。若发热恶寒，头身疼痛，舌苔薄脉浮为热在卫表；如发热不恶寒反恶热，大汗，烦渴，脉洪大为气分热盛；身热夜甚，烦躁不安，斑疹隐隐，为热入营血；低热反复日久不退，口干咽燥，自汗盗汗，全身乏力为阴虚火旺或气阴两虚之征象。

二、鉴别诊断

常需与流行性感冒、急性关节炎、急性化脓性脑膜炎、急性肾盂肾炎等鉴别。由于本病的临床表现多样，易与其他疾病混淆，应注意鉴别。如以发热为主要表现而心脏体征轻微者须与伤寒、结核、上呼吸道感染、肿瘤、胶原组织疾病等鉴别；如以神经或精神症状为主要表现者，在老年人中应注意与脑动脉硬化所致脑血栓形成、脑出血及精神改变相鉴别；在风心病基础上发生本病，经足量抗生素治疗而热不退，心力衰竭不见好转，应怀疑合并风湿活动的可能；发热、心脏杂音、检查表现有时亦须与心房黏液瘤相鉴别。

【治疗】

一、中医治疗

该病在辨证上以卫气营血为纲，在治疗上应急则治其标，治疗以清热为主，各期注意宣透营卫、清热存阴、益气扶正、活血化瘀等治法灵活运用。

（一）辨证论治

1. 风热外袭

主要证候：发热恶风，或低热不退，胸闷心悸，或咳嗽，汗出口微渴；舌红苔薄黄，脉浮数或结代。

治法：辛凉解表，疏风清热。

方药：银翘散加减。方中金银花、连翘辛凉透表，清热解毒，荆芥穗、淡豆豉发散表邪，透热外出，配以竹叶、芦根等药清热生津，共奏解表清热之功。

热重者加栀子、黄芩、石膏、大青叶；心悸胸闷甚者加栝蒌、枳壳；头痛者加桑叶、白芷、菊花。

2. 气分热盛

主要证候：壮热，口渴欲饮，汗多，心悸心烦，气粗，或身痛，面赤，大便秘结，小便短赤；舌红苔黄少津，脉洪数或滑数。

治法：清热生津，泻火解毒。

方药：白虎汤加减。方中生石膏，性大寒，善能清热，以制阳明（气分）内盛之热，并能止渴除烦；知母性寒质润，助石膏以清热生津；配以粳米、炙甘草和中益胃，共奏清热生津，止渴除烦之功。

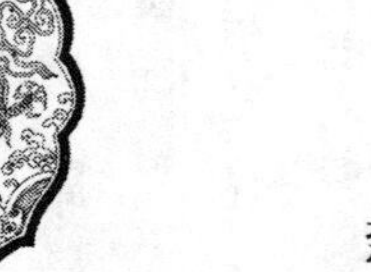

热甚者可加金银花、黄连、芦根；腹胀便秘者加大黄、芒硝；烦渴引饮者加天花粉、芦根、麦冬；小便短赤者加车前子、白茅根；心悸气短者加人参。

3. 热入心营

主要证候：身热夜甚，心烦不寐，甚或神志模糊或谵语，斑疹隐现，或见出血，尿黄便结；舌红绛，无苔，脉细数。

治法：清营解毒，泄热养阴。

方药：清营汤加减。全方以水牛角、生地黄、玄参清热凉血之品，配入气分养阴的麦冬，以及清心的竹叶心、丹参、黄连，共奏清营解毒，泄热养阴之效。

心动悸者，加龙齿、牡蛎、苦参、葛根，北五加皮等；神昏谵语较重者，可与安宫牛黄丸、紫雪丹合用；发斑出血者，加黄芩碳、藕节碳等。

4. 气阴两虚

主要证候：低热多汗，心胸烦闷，气逆欲呕，神疲乏力，形体消瘦，气短懒言，咽干口燥，尿少便结，或见盗汗；舌瘦而红，苔少或有裂纹，脉弱而数。

治法：益气和胃，清热生津。

方药：竹叶石膏汤加减。方中石膏、竹叶清热除烦，人参、麦冬益气生津，诸药配伍，共收清热生津、益气和胃之功。

加减：皮下瘀斑者，加白茅根、旱莲草等。盗汗较甚者，加牡蛎、浮小麦；心悸怔忡、失眠多梦者，加酸枣仁、远志、夜交藤。

（二）其他疗法

1. 针刺　卫分证：风池、风门、肺俞、列缺、合谷、大椎等；气分热盛者：合谷、足三里、曲池、解溪等，或点刺少商、商阳、十宣；热入营血者：大椎、太冲、足三里、三阴交、合谷等；心悸者：神门、心俞、内关、神阙等；血瘀者：取血海、三阴交。一般急性期以泻法为主。

2. 灸法　隔姜灸、无痕灸、温和灸都能提高机体功能，促进健康，增强抗病能力，平素体质属虚寒者为适应证。

（三）常用中成药

1. 清开灵注射液　适用于感染性心内膜炎各期，40～60 ml 加入 5% 葡萄糖液 500 ml 中静脉滴注，每日 1 次。

2. 复方丹参注射液　适用于伴有栓塞现象者，40～60 ml 加入 5% 葡萄糖液 500 ml 中静脉滴注，每日 1 次。

3. 参麦注射液　适用于伴有心力衰竭者，40～60 ml 加入 5% 葡萄糖液 500 ml 中静脉滴注，每日 1 次。

4. 紫雪丹　适用于高热抽搐者，口服，每次 3 g，一日 2 次。

5. 安宫牛黄丸　适用于高热神昏谵言者，口服，每次 1 丸，一日 1 次。

二、西医治疗

1. 抗微生物治疗　及早采用足量有效的抗生素是感染性心内膜炎的治疗能否获得

成功的关键。治疗原则是早期、大剂量、长疗程经静脉给予杀菌药。

大量临床资料显示抗生素治疗4～6周可以使本病死亡率减少30%～50%。一般大剂量选择青霉素、链霉素、头孢菌素类等杀菌剂，并维持血中有效杀菌浓度。若血培养阳性，可根据药敏选择药物。

在未获血培养结果之前，应根据临床有效征象检查、推测最可能的病原菌使用抗生素。一般运用针对金黄色葡萄球菌、链球菌等菌种的广谱抗生素。苯唑西林、哌拉西林等，每日6～12 g，静脉给予；头孢噻吩6～12 g/d或万古霉素2～3 g/d等，可根据细菌的药敏适当调整抗生素的种类和剂量。

对于革兰氏阴性杆菌、肠球菌感染者，可采用一种氨基糖苷类与一种β内酰胺药物联用。如庆大霉素12万～24万U/d；妥布霉素3～5 mg/kg·d或阿米卡星1 g/d，头孢哌酮4～8 g/d，头孢噻肟6～12 g/d；头孢曲松2～4 g/d。

真菌感染所致者，药物治愈极为罕见，应在抗真菌治疗期间早期手术切除受累的瓣膜组织，术后继续抗真菌治疗才有可能提供治愈的机会。药物治疗以二性霉素B为优，0.1 mg/kg·d开始，逐步增加至1 mg/kg·d，总剂量1.5～3 g。

立克次体心内膜炎可选用四环素2 g/d静脉给药，治疗6周。

感染性心内膜炎复发时，应再治疗，且疗程宜适当延长。

2. 手术治疗　尽管有与时俱进的抗生素治疗，各种类型的感染性心内膜炎的死亡率还是一直为10%～50%，因此，有些严重的心内并发症或抗生素治疗无效时应考虑手术治疗。公认的外科治疗的适应证包括：①急性主动脉瓣反流伴二尖瓣关闭不全；②Valsalva窦瘤破裂到右心室；③破裂到心包；④瓣膜梗阻；⑤人工瓣膜不稳定；⑥急性主动脉或者二尖瓣关闭不全伴NYHA Ⅲ－Ⅳ级；⑦室间隔穿孔；⑧证实的瓣环或主动脉脓肿、真性或假性动脉瘤、瘘的形成，新出现的传导异常；⑨抗生素治疗无效；⑩证实人工瓣膜进行性的反流；⑪证实合适的抗生素使用7～10天后瓣膜功能异常和持续的感染，表现为持续的发热或菌血症，证实没有非心脏原因的感染；⑫霉菌所致的真菌性心内膜炎。

【临床思路】

感染性心内膜炎属中医“心瘅”范畴，以发热、心悸、胸闷为主要症状，多伴有肌肉、关节痛，乏力等，严重者可致心衰。是急性的危重病证之一。病因病机以先天禀赋不足，或后天患心痹、胸痹、创伤等病，致心气不足，卫外不固，不慎感受温热毒邪，温热毒邪乘虚侵入脏腑血脉，内舍于心，损伤心之肌肉、内膜或外膜，所形成的从卫入气，从气入营，或从卫直入营等一系列病证。西医治疗方面主要是在早期给予大剂量、长疗程经静脉的杀菌药尽早改善症状。而中医则运用辨证理论通过辨证施治、整体调节、虚实兼顾治疗本病。其中以清热解毒、益气养阴具有较独特的优势。

此病多发原有心脏瓣膜病变之人，或吸毒、手术者，均为阴精素亏，正气不足之体，加之外感温热病邪。由于正虚邪袭，病邪在里，初起即见里热炽盛的表现，为邪盛正旺、正邪剧烈抗争之候。故病始应使用清热解毒之法以清泄里热，减轻毒血症和炎性因子对机体的损害。至病后期正邪消耗，为邪少虚多、余邪伏留阴分、气阴两伤，益气

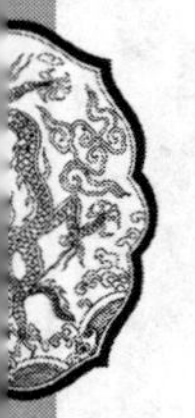

养阴，扶正固本以祛邪，能起到调节机体免疫功能，防止感染性休克的功效。

【预后与转归】

感染性心内膜炎病性虚实夹杂，以温热毒邪为实，以气虚、阴虚、血虚为虚。早期以标实为主，多见热证、实证；中后期可见伤津耗气等正虚标实，虚实夹杂之证。常规按卫、气、营、血传变。可并发心悸怔忡，胸痹、真心痛、中风等病症，甚者可因水凌心肺导致亡阳亡阴。属临床的危重证候，如不及时抢救，可危及生命。

对抗生素敏感的患者，治疗及时、得当，其存活率可达70% ~80%。随着抗生素的大量使用，死亡率减少，而影响预后的主要原因是病情、有无栓塞并发症、肾功能衰竭、诊断错误、抗生素使用不当或用量不足、细菌耐药性、充血性心力衰竭等。人工瓣膜术后的感染预后严重，其病死率高，复发率高达10%。早期发现，及时治疗，选择敏感的、足量和足够疗程的抗生素是至关重要的。

【预防与调护】

预防感染是本病的根本。特别对已经患有心脏瓣膜病或瓣膜置换术者，更应预防。一是要增强机体抵抗力；二是密切注意可能引起感染的各种手术，如牙科手术、扁桃体摘除术、心脏导管手术、泌尿道手术及血透等，手术前后使用抗生素。针对本病的易感因素进行预防治疗，平素应加强锻炼身体，提高免疫力；饮食以清淡、易消化的流质或半流质为主，忌食油腻、辛辣、肥厚之品；注意口腔及皮肤清洁卫生；对于有心瓣膜损害或人工瓣膜者，应增强体质，注意卫生，及时清除各种感染灶。

第九章　原发性心肌病

原发性心肌病又称特发性心肌病，为一组原因不明的以心肌的非炎症性病变为主的心脏疾患。临床上以心脏肥大、心律失常、心力衰竭及血管栓塞为主要表现。1995 年世界卫生组织和国际心脏病学会联合会专题小组根据病理生理学特征，将原发性心肌病分为四型：扩张型心肌病、肥厚型心肌病、限制型心肌病和致心律失常型右室心肌病。本章仅介绍扩张型、肥厚型和限制型三种常见心肌疾病。

1. 扩张型心肌病　扩张型心肌病（dilatedcardiomyopathy，DCM）为原发性心肌病中最为常见的类型，主要特征是左心室或右心室或双心室心腔明显扩大，且均有肥厚，收缩功能障碍，易发生心力衰竭和各种心律失常。病死率较高，年死亡率 25% ~45%，猝死发生率 30%。近十余年来，扩张型心肌病的发病呈增长趋势，年发病率为 5 ~10/10 万，男性多于女性（2.5∶1），平均发病年龄约 40 岁。

2. 肥厚型心肌病　肥厚型心肌病（hypertrophiccardiomyopathy，HCM）是以心肌非对称性肥厚、心室腔变小为基本特征，以左心室血液充盈受阻，舒张期顺应性下降为基本病态的心肌病。根据左心室流出道有无梗阻可分为梗阻性（Obstructive）和非梗阻性（Non - obstructive）肥厚型心肌病，不对称性室间隔肥厚致主动脉瓣下狭窄者称特发性肥厚型主动脉瓣下狭窄（Idiopathic hypertrophic subaortic stenosis，IHSS）。流行病学资料显示，有家族史者占 50%，男女比例 2∶1，平均发病年龄 38 ±15 岁。本病常为青年猝死的原因。

3. 限制型心肌病　限制型心肌病（restrictivecardiomyopathy RCM）以一侧或双侧心室舒张充盈受限、舒张期容量降低和舒张功能障碍为特征，收缩功能和室壁厚度正常或接近正常，可见间质纤维化。本病多见于热带或温带地区，包括发生在热带的心内膜纤维化及发生在温带的嗜酸细胞心肌病，我国罕见。男女之比为 3∶1，大多数年龄在 15 ~50 岁。

根据临床不同表现，原发性心肌病可归属于中医学“心悸”、“怔忡”、“水肿”、“喘证”、“胸痹”等范畴。

【病因病理】

一、西医病因病理

（一）病因及发病机制

1. 扩张型心肌病　病因可以是特发性、家族/遗传性、病毒和/或免疫性、酒精/中毒性，或者是已知心血管疾病的心肌功能损害程度不能以心脏负荷状态或缺血损害程度来解释即特异性心肌病。近十余年来的研究证实，大多数扩张型心肌病的发生与持续性

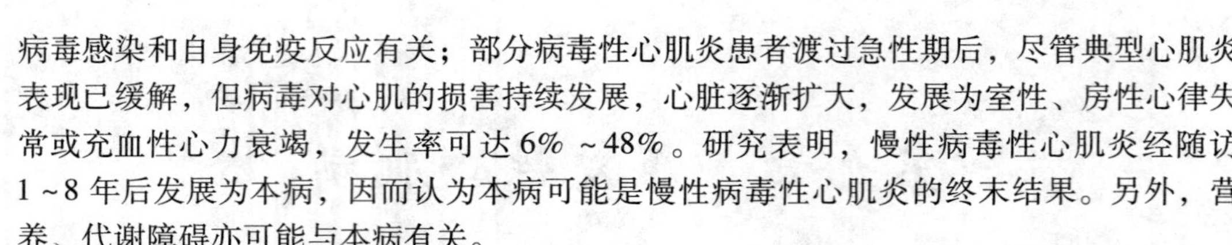

病毒感染和自身免疫反应有关；部分病毒性心肌炎患者渡过急性期后，尽管典型心肌炎表现已缓解，但病毒对心肌的损害持续发展，心脏逐渐扩大，发展为室性、房性心律失常或充血性心力衰竭，发生率可达6%～48%。研究表明，慢性病毒性心肌炎经随访1～8年后发展为本病，因而认为本病可能是慢性病毒性心肌炎的终末结果。另外，营养、代谢障碍亦可能与本病有关。

2．肥厚型心肌病　病因不明，可能因素有：①遗传：约50%的肥厚型心肌病患者是由心肌肌小节蛋白基因突变所致，有家族史，一个家族中可有多人发病，提示与遗传有关，被认为是常染色体显性遗传病。Matsumori 发现本病 HLADRW4 检出率高达73.3%，对照组检出率极低。HLADR 系统是遗传基因之一，对免疫反应有调节作用，说明本病与遗传有关。②内分泌紊乱：嗜铬细胞瘤患者并存肥厚型心肌病者较多，人类静脉滴注大量去甲肾上腺素可致心肌坏死。动物实验，静脉滴注儿茶酚胺可致心肌肥厚。因而有人认为肥厚型心肌病是内分泌紊乱所致。

3．限制型心肌病　限制型心肌病的病因目前仍未阐明，可能与非化脓性感染、体液免疫反应异常、过敏反应和营养代谢不良等有关。最近报道本病可以呈家族性发病，可伴有骨骼肌疾病和房室传导阻滞。心肌淀粉样变性是继发性限制型心肌病的常见原因。

（二）病理生理

1．扩张型心肌病　扩张型心肌病的心脏扩大，均有一定程度的心肌增厚。心脏扩大为普遍性，左右心室腔增大，左室为甚，心脏苍白色，可伴有钙化、心内膜增厚及纤维化，附壁血栓多发生在心尖部。光镜下，心肌纤维增粗、变性、坏死及纤维化，少量炎性细胞浸润。电镜下，线粒体数目增多，线粒体嵴部分或全部消失，肌浆网状结构扩张和糖原增多。

2．肥厚型心肌病　主要病理变化为左室心肌肥厚，尤其主动脉瓣下部的室间隔和乳头肌最为明显，因而形成左心室流出道梗阻。心室腔常缩小变窄呈S形裂隙状，当有显著二尖瓣关闭不全时，可有继发性二尖瓣叶增厚。显微镜下可见心肌细胞肥大、心肌纤维粗大、排列交错紊乱。由于室壁肥厚的范围和程度不同，将本病分为三型：①非对称性室间隔肥厚（90%）；②对称性左心室肥厚（5%）；③特殊部位肥厚：心尖肥厚（3%），室间隔后部及侧部肥厚（1%），心室中部肥厚（1%）。

3．限制型心肌病　疾病早期，心肌活检可见心内膜增厚，心内膜下心肌细胞排列紊乱、间质纤维化。随着病情的进展，患者的心内膜明显增厚，外观呈珍珠样白色，质地较硬，致使心室壁轻度增厚。这种损害首先累及心尖部，继而向心室流出道蔓延，可伴有心室内附壁血栓形成。乳头肌亦可萎缩、缩短、心室腔缩小，心房扩大。冠状动脉很少受累。在病变发展到严重阶段，心内膜增厚和间质纤维化显著，组织学变化为非特异性。增厚和纤维化的心内膜及心内膜下心肌，顺应性降低，舒张和收缩功能均发生障碍。舒张期由于心室舒张受限，心房贮血增多，心房扩大，出现类似缩窄性心包炎的血流动力学改变。

二、中医病因病机

心肌病的发生与先天禀赋不足、外邪侵袭、过度劳倦、饮食失调等因素有关。

1. 外邪侵袭　气候骤变，寒暖失调之时，若起居不慎，或疲劳过度，冷热不调、冒风淋雨等，致腠理疏松，卫气不固，外邪乘虚侵袭，由气及血，伤及血脉，日久不去，内舍于心，痹阻脉络，心脉瘀阻而为病，或致心之阴阳受伤，阴血不充，阳气不振，逐渐发为本病。

2. 饮食所伤　饮食不调或生冷不洁、饮酒过度、恣食油腻等，皆能损伤脾胃，致脾胃运化失司，水湿内停，饮邪上犯，凌心射肺而致本病；或心病及肺，肺的治节失常，痰饮阻肺，肺气不降，血随气逆而致本病。

3. 思虑劳倦　思虑过度，或劳倦伤脾，脾失健运，致使气血生化乏源，日久必气血亏虚，心失所养，而发生本病。

4. 禀赋不足，体质虚弱　多为先天脾肾阳虚，或久病之后阳气虚衰，不能温养心脉，心阳不振；加之肾阳不足，阳虚水泛，水饮上凌心肺，合二发为本病。

总之，该病的发生主要归因于先天不足，后天失调。外邪毒气乘虚而入，侵犯心肺则发咳喘、心悸；若有心阳不足，心脉痹阻则为胸闷心痛。脾阳不运，运化失权，水湿停聚发为水肿，或上凌心肺而见咳喘心悸。其病位主要在心，涉及肺、脾、肾诸脏。以脾肾阳虚，心阳不振为本，外邪、瘀血、痰浊、水饮为标。属本虚标实、虚实夹杂的病证。其病情发展取决于正气盛衰和感邪轻重，多为疑难病证。病情严重者可发展为心阳暴脱，甚至阴阳离决而猝死。

【临床表现】

一、扩张型心肌病

1. 症状　扩张型心肌病是原发性心肌病中最常见的类型，30～50岁最多见，男多于女，起病缓慢，可有无症状的心脏扩大多年，或表现各种类型的心律失常，逐渐发展，出现心力衰竭。可先有左心衰竭，心慌、气短、不能平卧。然后出现右心衰竭，肝脏肿大，浮肿、尿少。亦可起病即表现为全心衰竭。胸部隐痛或钝痛，典型心绞痛少见。可因心搏出量减少而见头晕或头痛，甚或晕厥。也可因心脏内附壁血栓而致肺、脑、肾、四肢动脉栓塞。可因心律失常或动脉栓塞而突然死亡。

2. 体征　心脏扩大最多见，心尖部第一心音减弱，由于相对性二尖瓣关闭不全，心尖常有收缩期杂音，偶尔心尖部可闻张期杂音，心衰加重时杂音增强，心衰减轻时杂音减弱或消失，大约75%患者可闻第三心音或第四心音。10%患者血压增高，可能与心衰时儿茶酚胺分泌增高水钠潴留有关。

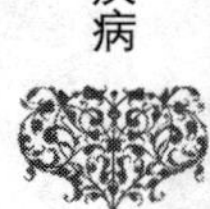

二、肥厚型心肌病

1. 症状　主要有：①呼吸困难。劳力性呼吸困难，严重呈端坐呼吸或阵发性夜间呼吸困难。②心绞痛。常有典型心绞痛，劳力后发作。胸痛持续时间较长，用硝酸甘油

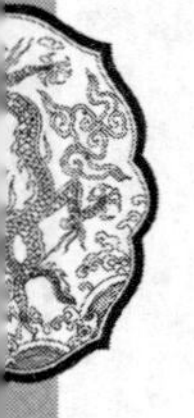

含化不但无效且可加重。③晕厥与头晕，多在劳累时发生。④心悸。患者感觉心脏跳动强烈，尤其左侧卧位更明显。严重心律失常是肥厚型心肌病患者猝死的主要原因。

2. 体征　常见体征：①心尖部收缩期搏动。第一心音后又有第二次收缩期搏动，形成收缩期双重搏动。②收缩期细震颤，多在心尖部。③收缩期杂音。在胸骨左下缘或心尖内侧呈“粗糙吹风性”收缩中晚期杂音。梗阻性肥厚型心肌病患者心尖区内侧或胸骨左缘中下段闻及喷射性收缩期杂音。④心尖部收缩期杂音。本病约50%伴有二尖瓣关闭不全，因而心尖部有收缩中晚期吹风样杂音，或全收缩期杂音。非梗阻性肥厚型心肌病的体征不明显。⑤第三心音及第四心音。

三、限制型心肌病

青壮年常见，无明显性别差异，病变可局限于左心室，右心室或双心室同时受累。由于病变部位不同，而有不同的临床表现。

1. 右心室病变所致症状和体征　起病缓慢，可见心前区不适感，劳动力下降，咳嗽、咯痰，腹胀、腹水、腹痛，劳力性呼吸困难及阵发性夜间呼吸困难。主要体征：心尖搏动减弱，心界轻或中度扩大。第一心音减弱。胸骨左下缘吹风性收缩期杂音。可闻第三心音。下肢浮肿与腹水不相称，腹水量大而下肢浮肿较轻。用利尿剂后，下肢浮肿减轻或消失，而腹水往往持续存在，颈静脉怒张明显。

2. 左心室病变所致症状和体征　心慌、气短。心尖部吹风样收缩期杂音，少数心尖部有收缩期细震颤。当肺血管阻力增加时，出现肺动脉高压的表现。

3. 双侧心室病变所致症状和体征　表现为右心室及左心室心内膜心肌纤维化的综合征象，但主要表现右心室病变的体征及症状，少数患者突出表现为心律失常，多为房性心律失常，可导致右心房极度扩大，甚至虚脱、死亡。也有患者以慢性复发性大量心包积液为主要表现，常误为单纯心包疾病。此外，血压常偏低，脉压小。除有心力衰竭和栓塞表现外，可发生猝死。

【实验室与其他检查】

一、扩张型心肌病

1. 心电图　QRS低电压，少数病例有病理性Q波、ST段降低及T波倒置。心律失常以室性心律失常、房颤、房室传导阻滞及束支传导阻滞多见。

2. 胸部X线检查　心影扩大，心胸比大于0.5，可见肺淤血征象。

3. 超声心动图　心脏四腔图均增大而以左心室扩大为显著、左心室流出道扩大、室间隔和左室后壁运动弥漫性减弱；附壁血栓多发生在左室心尖部，多合并有二尖瓣和三尖瓣反流，左心室舒张末期内径 $>2.7\ cm/m^2$、舒张末期容积 $>80\ ml/m^2$ 通常提示心室扩大；测定射血分数和左室内径缩短率可反映心室收缩功能。室壁运动节段性异常需要与缺血性心肌病鉴别。

4. 心导管造影检查　心室造影可见左心室扩大，弥漫性室壁运动减弱，心室射血分数低下。冠状动脉造影多无异常，心室和冠脉造影有助于与冠心病鉴别。

5. 心内膜心肌活检 心肌细胞肥大、变性、间质纤维化等，对扩张型心肌病诊断无特异性，但有助于与特异性心肌疾病和急性心肌炎鉴别诊断。用心内膜活检标本进行多聚酶链式反应或原位杂交，有助于感染病因诊断；或进行特异性细胞异常的基因分析。

6. 放射性核素显像 门控心血池扫描测定心室腔大小、心室收缩功能、射血分数和局部射血分数。5% ~10% 患者仅有轻微的心室扩张，核素心肌扫描可发现室壁运动弥漫性减弱。

7. 免疫学检查 以分离的心肌天然蛋白或者合成肽作抗原，用酶联免疫吸附试验检测抗 ADP/ATP 载体抗体、抗 β_1 - 受体抗体、抗肌球蛋白重链抗体、抗 M_2 - 胆碱能受体抗体对扩张型心肌病的诊断具有较高的特异性和敏感性。

二、肥厚型心肌病

1. 心电图 30% ~50% 患者在Ⅱ、Ⅲ、AVF 及 $V_{4\sim6}$ 导联上出现深而窄的 Q 波（< 0.04 s），相应导联 T 波直立，有助于与心肌梗死鉴别。$S_{V_1}+R_{V_5}$ 呈有意义的增大，提示左室前壁肥厚，$S_{V_1}+R_{V_5}$ 值逐年减少与心肌退行性变化有关。胸前导联 QRS 电压增高伴倒置 T 波逐年加深，反应心尖部室壁厚度变化。心尖肥厚型心肌病具有特征性的心电图改变：①左室高电压伴左胸导联（$V_{4\sim6}$）ST 段压低；②以 V_3、V_4 导联为轴心的胸前导联 T 波倒置。

2. 动态心电图 动态心电图检查有助于发现室性期前收缩、阵发性室性心动过速、阵发性室上性心动过速和心房颤动等心律失常。约 50% 患者检查出室性心律失常，19% ~36% 检出无症状性阵发性室性心动过速。

3. X 线检查 可显示左心缘明显突出，肺淤血征。

4. 超声心动图 典型的超声心动图改变多见于梗阻型患者：①室间隔明显肥厚≥1.5 cm，室间隔厚度/左室游离壁厚度之比 >1.3 ~1.5；②二尖瓣前叶收缩期前移贴近室间隔；③左室流出道狭窄；④主动脉瓣收缩中期呈部分性关闭。彩色多普勒血流显像可评价左室流出道压力阶差、二尖瓣反流，其结果与左心导管检查密切相关。心尖肥厚型心肌病二维超声心动图特征性改变是左室长轴切面可见心尖室间隔和左室后下壁明显肥厚，最厚处可达 20 ~30 mm，心尖部心室腔狭小。

5. 磁共振心肌显像 可以直观反映心室壁肥厚和室腔变窄，对于特殊部位心肌壁肥厚和对称性肥厚更具有诊断价值。

6. 左心室造影 显示心尖肥厚型心肌病左室腔呈香蕉状、舌状或纺锤状。

三、限制型心肌病

1. 心电图 ST 段及 T 波非特异性改变。部分患者可见 QRS 波群低电压、病理性 Q 波，束支传导阻滞、心房颤动和病窦综合征等心律失常。

2. X 线胸片 心影正常或轻中度增大，可有肺淤血表现，偶见心内膜钙化影。

3. 超声心动图 心室壁增厚和重量增加，心室腔大致正常，心房扩大。约 1/3 的病例有少量心包积液。较严重的病例可有附壁血栓形成。Doppler 心动图的典型表现是舒张期快速充盈随之突然终止。

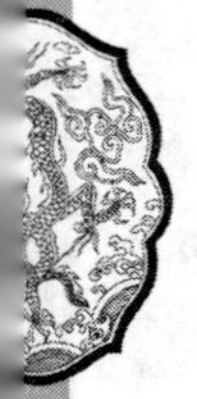

4. 心导管检查　心房压力曲线出现右房压升高和快速的 Y 下陷；左心充盈压高于右心充盈压；心室压力曲线上表现为舒张早期下降和中晚期高原波；肺动脉高压。

5. 心内膜心肌活检　右心室活检可证实嗜酸性粒细胞增多症患者的心内膜心肌损害。对心内膜弹性纤维增生症和原发性限制型心肌病的组织学诊断具有重要价值。

【诊断与鉴别诊断】

一、诊断要点

（一）西医诊断

1. 扩张型心肌病　1995 年中华心血管病学会组织专题研讨会，提出本病的诊断参考标准如下：

（1）临床表现为心脏扩大、心室收缩功能减低伴或不伴有充血性心力衰竭，常有心律失常，可发生栓塞和猝死等并发症。

（2）心脏扩大：X 线检查心胸比 >0.5，超声心动图示全心扩大，尤以左心室扩大为显，左室舒张期末内径≥2.7 cm/m^2，心脏可呈球形。

（3）心室收缩功能减低：超声心动图检测室壁运动弥漫性减弱，射血分数小于正常值。

（4）必须排除其他特异性（继发性）心肌病和地方性心肌病（克山病），包括缺血性心肌病、围产期心肌病、酒精性心肌病、代谢性和内分泌性疾病如甲状腺机能亢进、甲状腺机能减退、淀粉样变性、糖尿病等所致的心肌病、遗传家族性神经肌肉障碍所致的心肌病、全身系统性疾病如系统性红斑狼疮、类风湿性关节炎等所致的心肌病、中毒性心肌病等才可诊断特发性扩张型心肌病。

（5）有条件者可检测患者血清中抗心肌肽类抗体如抗心肌线粒体 ADP/ATP 载体抗体、抗肌球蛋白抗体、抗 β_1 受体抗体、抗 M_2－胆碱能受体抗体，作为本病的辅助诊断。临床上难与冠心病鉴别者需作冠状动脉造影。

2. 肥厚型心肌病　根据患者的心脏杂音特点，劳力性胸痛和呼吸困难，晕厥等症状，结合典型的超声心动图改变和彩色多普勒测定左室流出道压力阶差，可以诊断肥厚型心肌病。非梗阻性肥厚型心肌病约半数患者有心悸，不明原因的室性心律失常或晕厥，体检无明显心脏杂音，多数患者通过超声心动图检查可发现左室壁肥厚，其厚度≥1.5 cm，磁共振心肌显像更有诊断价值。由于 50% 以上肥厚型心肌病患者有家族史，对患者的血缘直系亲属进行心电图、超声心动图等检查，有助于肥厚型心肌病的早期发现。

3. 限制型心肌病　限制型心肌病临床诊断比较困难。对于出现倦怠、乏力、劳力性呼吸困难、胸痛、腹水、浮肿等症状，心室没有明显扩大而心房扩大的患者，应考虑本病。心内膜心肌活检有助于确定限制型心肌病属原发性和继发性。选择性左心室造影见心室腔缩小，心内膜可有线状钙化现象。超声心动图见心室壁增厚，心腔内径缩小，心内膜回声增强，心房扩大。需排除缩窄性心包炎。

（二）中医辨病与辨证要点

1. 辨病与辨证相结合　本病均可有心悸、气短、胸闷等表现，应结合客观检查，特别是X线及超声心动图检查，判明心脏是否肥厚，有无心腔扩大，有无心腔闭塞等以分清是哪一类型的心肌病。本病起病缓慢，在疾病早期，有一段时间可能只有客观检查发现心腔扩大或心肌肥厚，而病人并无明显自觉不适，此时应结合实验室检查进行辨证，如果出现心腔普遍扩大，心脏搏动减弱，即使病人没有心悸、气急也提示病人有心气虚证。若病人出现心悸、气短，超声心动图显示心肌肥厚、心腔不大、心搏强而有力，应再结合舌苔脉象，诊断为心脉痹阻、而非心气虚证。

2. 辨虚实　本病病程长，症状逐步出现并加重，多表现为虚实兼夹证候。实证当辨气滞血瘀和痰瘀痹阻；虚证当辨气血或阴阳亏虚。若胸闷，憋气，活动后发作性胸痛，固定不移，舌质紫暗，脉沉涩或弦，则为气滞血瘀；若胸闷心悸，动则胸痛，头晕，甚则晕倒，不省人事，或咳嗽喘息，恶心纳呆，舌质暗淡，苔薄或腻，脉弦滑，则为痰瘀痹阻；若心悸气短，神疲乏力，胸闷自汗，口干舌燥，舌红少津，脉细数或结代，则为气阴两虚。若心悸自汗，形寒肢冷，神疲尿少，下肢浮肿，咳喘难以平卧，唇甲青紫，舌质淡暗或紫暗，苔白滑，脉沉细，则为阳虚水泛；若心悸气急，不能平卧，大汗淋漓，四肢厥冷，尿少浮肿，舌淡或紫，苔薄，脉微欲绝，则为阳虚欲脱。

3. 辨轻重　若病变累及多个脏腑者表明虚损较重。邪实也有轻重的不同，如血瘀证表现为胸痛偶发、舌质较暗为轻证，若出现舌质紫暗、胁下痞块、胸痛频发则为重证。饮邪内停，如仅在下午出现下肢浮肿为轻证，若胸腹胀满，咳唾血沫，倚息不得卧为重证。

二、鉴别诊断

（一）需与扩张型心肌病相鉴别的疾病

1. 冠心病　当有胸痛胸闷心律失常，心电图ST－T改变及异常Q波时，两者鉴别困难。尤其40岁以上患者，极易误为冠心病。然而冠心病多发生在40岁以上者，往往有心绞痛或心肌梗塞史，在反复心力衰竭后方引起心脏扩大，借助于超声心动图及冠状动脉造影可助鉴别。扩张型心肌病与缺血性心肌病鉴别见表3－9－1。

表3－9－1　扩张型心肌病与缺血性心肌病的鉴别

	扩张型心肌病	缺血性心肌病
年龄	可发生于任何年龄，中年多见，常<40岁	偏大，常>40岁
病史	常有心肌炎病史，基本上无典型心绞痛史，可有家族史	有冠心病危险因素，经常有心绞痛，或有急性心肌梗死史
超声心动图	常见四个心腔扩大，室壁厚度均匀变薄，室壁弥散性运动减弱，少数病人有心室内血栓	以左心室扩大为主；室壁节段性变薄，有节段性运动减弱，部分病人有室壁瘤
核素检查	心肌显像有不规则心肌扫描缺损，心肌放射性核素分布大致均匀	沿冠状动脉分布缺损，节段性放射性核素分布稀疏
冠状动脉造影	正常	多支病变

2. 高血压性心脏病　心肌病可与高血压性心脏病并存。心肌病并存高血压时与高血压性心脏病的鉴别，主要依据：①高血压病程，除急进型高血压外，高血压病发展到

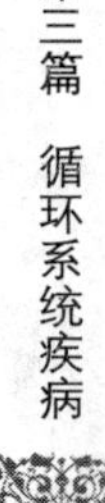

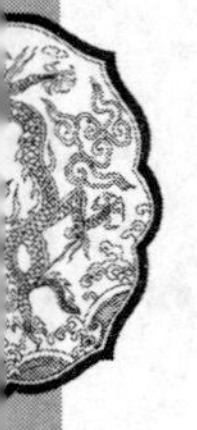

高血压性心脏病心力衰竭，往往要数年病史。②高血压严重程度，高血压导致高血压性心脏病心力衰竭时，往往有较严重的血压升高。③高血压性心脏病时左心室肥厚扩张，且伴有主动脉增宽。④高血压病时，常有高血压眼底改变及肾脏改变。

3. 风湿性心脏病　心肌病由于左心室扩大，发生相对性二尖瓣关闭不全，可出现收缩期杂音，少数尚有舒张期杂音，常被误诊为风湿性二尖瓣病。鉴别要点：①心肌病时，杂音在心衰时出现或增强，心衰纠正后杂音减弱或消失。风湿性二尖瓣病，心衰纠正后，杂音增强。②X 线所见，心肌病心脏普遍扩大，搏动普遍减弱、肺淤血程度较轻。风湿性二尖瓣病，肺动脉段突出，肺淤血较重。③心电图心肌病广泛 ST－T 改变，左束支传导阻滞病理性 Q 波。风心病少见。④超声心动图可助进一步鉴别。

4. 心包积液　心肌病时心脏普遍扩大，搏动极弱易误为心包积液，可根据下列条件进行鉴别：①心脏增大，搏动减弱，病程长达半年以上者，以心肌病可能性大。②X 线检查，左心室增大者，提示心肌病。③超声心动图，心脏显著增大而无液性暗区，支持心肌病。④心电图：左室高电压，左室肥厚，束支传导阻滞，异常 Q 波，室性心律失常等提示心肌病。⑤收缩时间间期在心肌病时明显异常，心包病则正常。

5. 先天性心脏病　多数具有明显的体征，不难区别。三尖瓣下移畸形有三尖瓣区杂音，并可有奔马律、心搏减弱、右心扩大与衰竭，须与心肌病区别，但此病症状出现于早年，左心室不大，紫绀较著。超声心动图检查可明确诊断。

6. 继发性心肌病　全身性疾病如系统性红斑狼疮、硬皮病、血色病、淀粉样变性、糖原累积症、神经肌肉疾病等都有其原发病的表现可资区别。较重要的是与心肌炎的区分。急性心肌炎常发生于病毒感染的当时或不久以后，区别不十分困难。慢性心肌炎若无明确的急性心肌炎史则与心肌病难分。

（二）需与肥厚型心肌病相鉴别的疾病

1. 室间隔缺损　二者收缩期杂音的部位相近，但室间隔缺损者的收缩期杂音为全收缩期，心尖区多无杂音。超声心动图、心导管检查及心血管造影可肯定室水平分流存在。

2. 主动脉瓣狭窄　症状及杂音性质相似，但主动脉瓣狭窄者的杂音部位较高，并常有主动脉瓣区收缩期喷射音，向颈部传导，可伴震颤，第二音减弱，还可有舒张期杂音。X 线检查示升主动脉扩张。生理动作和药物作用对杂音影响不大。超声心动图示主动脉狭窄。左心导管检查显示收缩期压力差存在于主动脉瓣前后，无移行区，而肥厚型心肌病压差存在于左室与流出道之间，左室与主动脉之间有移行区存在。

3. 风湿性二尖瓣关闭不全　杂音与肥厚型心肌病相似，但前者多为全收缩期，血管收缩药或下蹲动作使杂音加强，常伴有心房颤动，左心房较大。超声心动图有助于鉴别。

4. 冠心病　肥厚型心肌病与冠心病均有心绞痛，心电图 ST－T 改变，异常 Q 波及左室肥厚，因而两病较易误诊。鉴别点：①杂音：肥厚型梗阻性心肌病在胸骨左下缘或心尖内侧可闻喷射性收缩期杂音。乏氏动作使杂音增强 ，两腿上抬则杂音减弱。可伴有收缩细震颤。冠心病合并室间隔穿孔时或伴乳头肌功能不全时，亦可有收缩期杂音。但系反流性杂音。②冠心病心绞痛，含化硝酸甘油 3～5 分钟内缓解。肥厚型心肌病心绞痛，硝酸甘油无效，甚或加重。③超声心动图，肥厚型心肌病，室间隔厚度≥15 mm，室间隔左室后壁比值＞1. 5∶1。而冠心病主要表现为室壁节段性运动异常。④

心导管检查及冠脉造影可明确诊断。

（三）需与限制型心肌病相鉴别的疾病

1. 缩窄性心包炎　有急性心包炎病史，X线摄片示心包钙化。

2. 风湿性心脏病　可有风湿病史，典型心脏杂音，超声心动图有典型改变。

【治疗】

一、中医治疗

（一）辨证论治

1. 实证

（1）气滞血瘀。

主要证候：胸闷、憋气，活动后发作性胸痛，固定不移。心悸气急，脘腹胀闷，颜面青黑。舌质紫暗或有瘀斑、瘀点，苔薄白，脉弦。

治法：活血化瘀，理气通脉。

方药：血府逐瘀汤加减。方中当归、生地黄、桃仁、红花、赤芍、川芎等为活血消瘀主药；枳壳、柴胡、桔梗、牛膝行气通络，疏理气机。

若夹痰浊，可合用温胆汤加减，痰浊化热则合用黄连温胆汤；若气短明显，脉细者，酌加黄芪、黄精；若四肢不温，舌淡胖者，加桂枝、制附片、淫羊藿。

（2）痰瘀痹阻。

主要证候：胸闷心悸，动则胸痛，头晕，甚则晕倒，不省人事，或咳嗽喘息，恶心纳呆，舌质暗淡，苔薄或腻，脉弦滑。

治法：理气活血，化痰通痹。

方药：桃红四物汤合栝蒌薤白半夏汤加减。方中以桃红四物去生地以活血化瘀；柴胡、香附理气；栝蒌、半夏、胆南星、竹茹化痰；薤白宣痹通阳。

痰瘀化热，苔黄腻者可加黄连等，或合用小陷胸汤或黄连温胆汤。

2. 虚证

（1）气阴两虚。

主要证候：心悸气短，神疲乏力，胸闷自汗，心烦失眠，五心烦热，口干舌燥，舌红少津，苔薄白或薄黄，脉细软无力或结代。

治法：益气养阴，通脉宁心。

方药：生脉饮加减。方中以太子参或西洋参、炙甘草益气生津；麦冬、生地黄养阴；五味子敛气生津。

若属心脾两虚，气血不足者，宜选用归脾汤；若为心血不足、心气亏虚者，可选用炙甘草汤。惊悸多梦者，加龙骨、牡蛎；心烦畏热者，加黄连、知母；便秘者加火麻仁、柏子仁。

（2）阳虚水泛。

主要证候：心悸自汗，形寒肢冷，神疲尿少，下肢浮肿，咳喘难以平卧，唇甲青

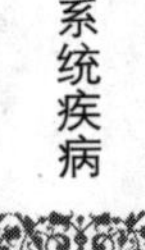

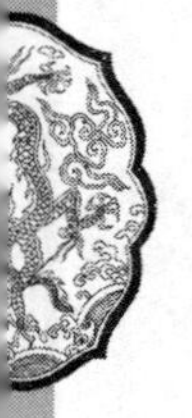

紫，舌质淡暗或紫暗，苔白滑，脉沉细。

治法：温阳利水。

方药：真武汤加减。方中以附子温肾助阳；白术、茯苓、猪苓健脾利水；桂枝、生姜温散水寒之气；白芍调和营阴。

若兼见腹满便溏者，可合用理中汤；兼见恶心呕吐者，加半夏、陈皮；若心悸不宁加酸枣仁、龙齿；浮肿甚者加泽泻、防己。

（3）阳虚欲脱。

主要证候：心悸气急，不能平卧，大汗淋漓，四肢厥冷，尿少浮肿，舌淡或紫，苔薄，脉微欲绝。

治法：回阳固脱。

方药：参附龙牡汤加味。方中以人参大补元气，附子回阳救逆；煅龙骨、煅牡蛎、五味子敛汗固脱。

心阳暴脱，肾不纳气，喘急不能平卧者，加服蛤蚧粉；阳脱兼阴伤，舌质偏红，脉细数无力者，加太子参、天冬、麦冬、玉竹。

（二）常用中成药

1. 生脉饮，每次 1～2 支，每日 3 次。用于心气下足，心功能不全者。
2. 补心气口服液，每次 1～2 支，每日 3 次。用于心气下足，心功能不全者。
3. 注射液：黄芪注射液、参麦注射液、生脉注射液用于气虚或气阴两虚者。参附注射液用于阳气虚者，丹参注射液用于有血瘀者。

二、西医治疗

（一）扩张型心肌病

治疗目标：有效控制心力衰竭和心律失常，缓解免疫介导的心肌损害，提高扩张型心肌病患者的生活质量和生存率。

1. 一般治疗　避免过劳，注意休息，心衰者应卧床休息，有感染者应积极控制感染，以免病情恶化。

2. 心力衰竭的治疗

（1）强心甙：地戈辛 0.125～0.25 mg，口服，每日一次。注意本病由于心肌损害广泛，洋地黄类药易于中毒，应减量应用。

（2）非洋地黄类强心药：多巴酚丁胺每分钟以 2.5～10 μg/kg 速度静点，给药后 1～2 分钟起效。氨吡酮静脉给药负荷量 1.5～3 mg/kg，再以每分钟 10 μg/kg 静脉滴注维持，口服 100 mg，每日 3 次。

（3）血管扩张剂：ACEI 可以改善心力衰竭时血流动力学变化，还能改善心力衰竭时神经激素异常激活，从而保护心肌。剂量：开搏通 12.5～25 mg，每日 3 次，培多普利 2～4 mg/d，贝那普利 5～10 mg/d。消心痛 5～10 mg，每日 3～4 次，严重病例可用硝酸甘油或硝普钠静脉滴注。

（4）利尿剂：双氢克尿噻 25～50 mg，每日1～3 次；氨苯喋啶 50～100 mg，每日

1～3 次；水肿明显或有急性左心衰时可用速尿口服或静脉给药。螺内脂 20 mg/d 可以延缓心肌纤维化进程。

3. 心肌保护措施　主要通过干预免疫介导心肌损伤，保护心肌。美托洛尔可以预防扩张型心肌病恶化、改善症状和心功能。用法：美托洛尔从 6.25 mg 每日 2 次开始，逐渐增加到 12.5～100 mg，每天 2 次，适用于心率快、室性心律失常、抗 β_1－受体抗体阳性的患者。卡维地洛 6.25 mg 每日 1 次开始，逐渐增加 6.25～25 mg 每日 2 次也有良好疗效。在心力衰竭治疗基础上加用地尔硫䓬可以改善扩张型心肌病患者的心功能和运动耐量，改善左室舒张期末内径和射血分数。用量 30 mg，每日 2～3 次。

4. 纠正心律失常

（1）房早、房颤：扩张型心肌病可用地戈辛 0.125 mg，口服，每日 1 次，心室率过快时，可加服小剂量 β 受体阻滞剂，如美托洛尔 6.25～12.5 mg，每日 2 次。

（2）频发或多源性室早搏或室性心动过速，可用乙胺碘呋酮 0.1～0.2 g，每日 3 次；慢心律 100～200 mg，每日 3～4 次。静脉用药可选乙胺碘呋酮、心律平等。注意抗心律失常药物对心肌的抑制作用。药物治疗无效，危及生命或意识丧失者可考虑电击复律。

（3）心脏起搏治疗：对少数伴有慢性心律失常的 DCM 患者，尤其合并恶性心律失常而药物干预无效，安置起搏器是必要的，国内近几年相继有双腔或三腔型起搏器治疗 DCM 心力衰竭有效的报道。

5. 改善心肌代谢　辅酶 Q_{10} 参与氧化磷酸化及能量的生成过程，并有抗氧自由基及膜稳定作用。用法：辅酶 Q_{10} 片 10 mg，每日 3 次。

6. 栓塞、猝死的防治　阿司匹林 75～100 mg/d，防止附壁血栓形成，预防栓塞。预防猝死主要是控制诱发室性心律失常的可逆性因素：①纠正心衰，降低室壁张力；②纠正低钾低镁血症；③改善神经激素功能紊乱，选用 ACEI 和 β 受体阻滞剂；④避免药物因素如洋地黄、利尿剂的毒副作用；⑤胺碘酮（200 mg/d）有效控制心律失常，对预防猝死有一定作用。

7. 外科治疗　同种原位心脏移植是治疗终末期扩张型心肌病的外科治疗方法，环孢素 A 等免疫抑制剂的应用明显降低了免疫排斥反应所导致的死亡，提高了心脏移植的疗效。

（二）肥厚型心肌病

治疗目标：减轻左室流出道梗阻，缓解症状，尽可能逆转心肌肥厚，改善左心室舒张功能，预防猝死，提高肥厚型心肌病患者的长期生存率。

1. 一般治疗　休息，吸氧，必要时使用镇静剂，心衰时低盐饮食。患者应避免激烈运动、持重或屏气等，减少猝死的发生。

2. β 受体阻滞剂　β 受体阻滞剂能改善肥厚型心肌病患者的胸痛和劳力性呼吸困难症状，其机制是抑制心脏交感神经兴奋性，减慢心率，降低左心室收缩力和室壁张力，降低心肌需氧量，从而减轻流出道梗阻。主要用于梗阻性肥厚型心肌病改善症状。美托洛尔有逆转心肌肥厚作用，可望改善肥厚型心肌病预后，剂量：美托洛尔 25～100 mg/d，分 2 次服用。

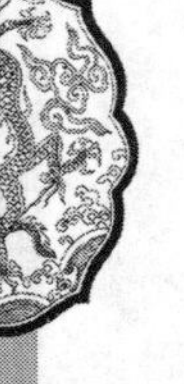

3. 钙拮抗剂　钙拮抗剂选择性地抑制细胞膜Ca^{2+}内流，降低细胞内Ca^{2+}利用度和细胞膜Ca^{2+}结合力，减少心肌细胞内ATP的消耗，干扰兴奋－收缩耦联过程，从而降低左室收缩力和左室流出道梗阻，改善左室顺应性。长期应用钙拮抗剂治疗肥厚型心肌病具有良好疗效。剂量：维拉帕米120～240 mg/d，地尔硫䓬180～270 mg/d，分3次服用。

4. 洋地黄类药物和血管扩张剂　洋地黄类药物和血管扩张剂只用于有心衰的患者，无心衰者避免使用，洋地黄剂量宜较小，并注意毒性反应。心绞痛不宜使用亚硝酸酯或硝酸酯类药物，应用β受体阻滞剂。

5. 抗心律失常，预防猝死　反复晕厥、室性心动过速的肥厚型心肌病患者长期口服钙拮抗剂和β受体阻滞剂，随访1～7年均无晕厥发生。近年来发现胺碘酮对防治肥厚型心肌病合并室性心律失常和房颤有效，还能减轻症状和改善运动耐量。剂量：胺碘酮200 mg口服，每天3次，7天后改用200 mg每天2次，再7天后改用维持量200 mg每天1次，药物治疗时可考虑电复律。

6. 其他治疗　左室流出道压力阶差≥50 mmHg，并且伴有明显症状，经内科治疗无效的患者，可进行室间隔部分心肌切除术和室间隔心肌剥离扩大术。梗阻性肥厚型心肌病可行双腔心脏起搏治疗和室间隔化学消融治疗，远期疗效有待观察。心脏移植适用于终末期患者。

（三）限制型心肌病

1. 对症治疗　限制型心肌病缺乏特异性治疗方法，治疗以对症为主。预防仅限于避免并发症。不宜劳累，防止感染。可试用地尔硫䓬、β受体阻滞剂、血管紧张素转换酶抑制剂。利尿剂能有效地降低心脏前负荷，减轻肺循环和体循环淤血，降低心室充盈压，改善患者气急和易疲乏等症状。对于伴有快速性房颤或心力衰竭患者，可选用洋地黄制剂，必须小剂量和谨慎观察。发生房颤者较常见，可选用胺碘酮转复和维持心律。对于严重的缓慢性心律失常患者，可植入永久性心脏起搏器。心腔内附壁血栓形成者，应尽早给予华法林抗凝治疗，在应用抗凝药期间，应注意出血表现，定期复查出、凝血时间及凝血酶原时间。

2. 外科治疗　对严重的内膜心肌纤维化可行心内膜剥脱术，切除纤维性心内膜。伴有瓣膜反流者，可行人工瓣膜置换术。对于附壁血栓者，行血栓切除术。

【临床思路】

原发性心肌病是一种原因未明、难治性的疾病，早期治疗效果好，晚期常合并严重心力衰竭、顽固性心律失常等并发症，使患者丧失劳动力，甚至死亡。因此，如何早期诊断、早期治疗以及对晚期严重心衰、顽固性心律失常的治疗成为当前本病研究的难点与热点。

本病早期属心功能代偿期，临床可无明显症状，或有劳累后心悸、气急、乏力等，可单纯用中医辨证治疗。本病为本虚标实之证，发病早期，正气尚盛，痰阻血瘀、外感风热毒邪等标实之证亦表现明显，故应治标为主兼顾其本。特别提出，因风热毒邪伤及心脉者，则应清热解毒、益气养心。现代研究表明：柯萨奇病毒、埃可病毒，尤其是柯萨奇病毒B族病毒性心肌炎可以反复发作、迁延不愈，日久而成为心肌病。因此，在病毒感染期我们常在辨证用药基础上加选苦参、虎杖、射干等这些对柯萨奇病毒有抑制作用的中药，同时采用生脉散为基本方益气养心，保护心脏，以阻止病变发展，促进受损心肌的康复，治标之同时始终注意顾护正气。用中医辨证观点来看，肥厚型心肌病常有胸闷痛等心脉瘀阻的表现，限制型心肌常有颈静脉怒张、肝大、腹胀、水肿等气滞血瘀的表现，因此，我们认为对于这两型心肌病，应该早期使用活血祛瘀药。现代研究表明，活血祛瘀药例如丹参、桃仁、红花等能够改善血液流变、改善微循环、抑制纤维组织增生，以此来阻止心肌增生肥厚以及心内膜纤维组织的增生。

本病中期，则主要表现为心功能失代偿，以体循环和（或）肺循环瘀血，心排出量减少为特点。扩张型心肌病心衰的处理，除了强心利尿、扩张血管、减轻心脏前后负荷之外，尚应注意改善心肌营养，通常采用口服、静脉滴注生脉饮参麦注射液以养心阴益心气。肥厚型心肌病、限制型心肌病发生心衰之后，中医在辨证论治的时候要注意加强运用活血祛瘀中药，常用丹参、桃仁、红花、川芎、赤芍、三七、益母草等，从而降低血液黏稠度、抑制血小板聚集、改善心功能。

本病晚期，心功能严重受损，从而出现严重的肺循环和体循环淤血及心律失常，或心、脑、肺等重要脏器的栓塞。多为心、脾、肾阳气虚衰，水湿泛滥或阳气欲脱，甚至阴阳离绝。此期病情危重，应采用中西医结合及时救治。中医辨治当根据病情选用独参汤、参附汤或四逆汤等扶正回阳救逆之品，以匡复正气，从而挽救人的生命。

【预后与转归】

原发性心肌病早期明确诊断和及时治疗，症状、体征可以消失或缓解，继续巩固治疗可以改善预后及提高生活质量。一旦出现心衰，病情进展较快。如果反复发作心力衰竭、心律失常及栓塞等并发症，则可使患者丧失劳动力，甚至危及生命，预后较差。多数晚期心力衰竭病人，内科治疗无效，只能通过心脏移植达到治疗目的，术后 1 年生存率在 85% 以上，5 年生存率为 50% 左右，而且生活质量有一定程度的提高。

【预防与调护】

一方面，要注意生活调护。若外感时邪，应及时治疗，以免邪毒入里，损伤脏腑，内舍于心而得病。既病之后，应避免受寒而诱发疾病加重。既病后宜多静养，切忌过劳。心脏扩大，心功能减退，病情严重者，须卧床休息，以免病情恶化；饮食宜清淡而富含营养，戒烟酒，忌暴饮暴食；水肿者应低盐饮食。生活起居要有规律。饮食宜清淡，忌肥甘厚味、生冷、辛辣及过咸饮食。另一方面，要注意精神调护。应调节情志，保持心情愉快。原发性心肌病患者应避免情绪激动、精神紧张和过度劳累，因为情绪激动、精神紧张和过度劳累可导致原发性心肌病并发症发生，如心力衰竭等，不利于患者的康复。在缓解期可参加适当的活动，如散步、太极拳、气功等健身活动，以增强抵抗力，减少并发症，提高生活质量。

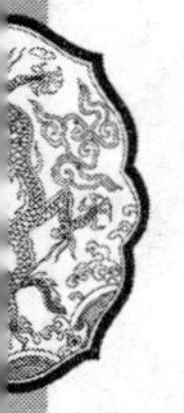

第十章　病毒性心肌炎

心肌炎（Myocarditis）是指某种感染引起的心肌炎性疾病。各种感染都可引起心肌炎，但通常为病毒感染，称为病毒性心肌炎。心肌炎的临床表现不一，可轻如局灶性感染而无症状，亦可重至暴发性心肌炎而引起致命性心力衰竭和心律失常。近年来，病毒性心肌炎的发病率显著增多，是当前我国最常见的心肌炎，应引起高度重视。

复旦大学（原上海医科大学）附属中山医院报道流感流行期间病毒性心肌炎的发病率约为7%；湖北、云南等地发生小范围病毒性心肌炎暴发流行，流行期间当地急性病毒感染病人中病毒性心肌炎发病率达26.8%～50%。国外文献报道，急性病毒感染病人中病毒性心肌炎的发病率为1%～5%，病毒性心肌炎暴发时发病率可达50%。病毒性心肌炎以儿童和40岁以下的成年人居多，35%的病人为10～30岁，而且男性多于女性。复旦大学（原上海医科大学）附属中山医院393例急性病毒性心肌炎患者中，男性与女性病人的比例为1.34∶1。但是，1991年楚雄地区的柯萨奇B组病毒性心肌炎流行时女性病人多于男性，男女比例为1∶2.25。

根据本病的临床表现，当属中医的“心痹”、“心悸”等范畴。

【病因病理】

一、西医病因病理

1．病因及发病机制　多种病毒可引起心肌炎，有报道在24种以上，其中以引起肠道和上呼吸道感染的各种病毒感染最多见。柯萨奇病毒（Coxsackie virus）A组及柯萨奇病毒B组、埃可（ECHO）病毒、脊髓灰质炎病毒为致心肌炎的常见病毒，尤其是柯萨奇B组病毒为致心肌炎的最主要病毒。心肌膜受体对柯萨奇B组病毒颗粒有极大的亲和力，临床上半数以上的病例系该组病毒所致。尽管众多的病毒与心肌炎的发病有关，但极难从心肌炎患者心脏中分离到病毒。迄今仅自暴发性、急性重症心肌炎致死患者的心肌中分离到了柯萨奇B组病毒、脊髓灰质炎病毒、埃可病毒及水痘病毒等少数病毒。研究表明，急性病毒性心肌炎患者心肌中存在病毒感染且可致心肌损害；病毒持续感染与慢性心肌炎及其发展成的扩张型心肌病有关。

病毒的直接作用和机体的免疫反应是病毒性心肌炎的主要发病机制。

在病毒性心肌炎急性和亚急性期，大量的病毒于心肌组织中复制，直接致心肌损伤、坏死。在慢性期则主要表现为持续病毒感染，即病毒核酸于心肌中低水平持续复制，可直接损伤心肌结构和功能，也可能通过持续激活并维持免疫反应而间接致心肌损伤。

在实验动物与人体病毒性心肌炎起病9天后心肌内已不能再找到病毒，但心肌炎症仍在继续；有些患者的心肌中可能发现抗原抗体复合体。以上都提示免疫机制的存在。实验研究表明病毒性心肌炎有细胞介导的免疫机制存在。研究还提示细胞毒性主要由T淋巴细胞所介导。临床上，病毒性心肌炎迁延不愈者，淋巴细胞转化率、补体C均较正常人为低，抗核抗体、抗心肌抗体、抗补体均较正常人的检出率为高，说明病毒性心肌炎时免疫机能异常。

总之，病毒性心肌炎早期以病毒直接作用为主，而持续病毒感染和自身免疫反应则是慢性病毒性心肌炎及其可能演变成扩张型心肌病的主要机制。

2. 病理和病理生理　病变范围大小不一，可为弥漫性或局限性，随病程发展可为急性或慢性。病变较重者肉眼见心肌非常松弛，呈灰色或黄色，心腔扩大。病变较轻者在大体检查时无发现，仅在显微镜下有所发现而难以诊断。在显微镜下，心肌纤维之间与血管四周的结缔组织中可发现细胞浸润，以单核细胞为主。心肌细胞可有变性、溶解或坏死。病变如在心包下区则可合并心包炎，成为病毒性心包心肌炎。病变可涉及心肌与间质，也可涉及心脏的起搏与传导系统如窦房结、房室结、房室束和束支，成为心律失常的发病基础。病毒的毒力越强，病变范围就越广。在实验性心肌炎中，可见到心肌坏死之后由纤维组织替代。

心肌炎病变无论累及心肌或是间质，均可引起心肌松软无力，心肌收缩力下降，导致心功能减退，出现心力衰竭的各种症状。当病变累及心脏传导系统时，则会出现各种心律失常，例如：房性及室性早搏，房室传导阻滞，心房颤动，病态窦房结综合征等等，甚至出现猝死。

二、中医病因病机

本病的发生为外因致病，源于感受外邪，邪客于心，日久则损伤正气，心阴心阳受损，具体来说有如下几方面：

1. 邪毒内蕴　由于禀赋不足，正气内虚，外感风寒暑热之邪，因邪盛正虚，以致热毒客于心脏，心悸不宁而为病。

2. 心阴耗损　病势缠绵，或素体阴虚，外邪郁而化热，耗损心阴，心脉失于濡养，心神不宁而为病。

3. 心阳不振　病势日久，正气不足，阴损及阳，或素体阳虚，停痰留瘀，阻遏心阳，阳虚水泛，水气凌心，心悸怔忡而为病。

4. 气虚血少　疾病后期，正虚邪恋，元气内亏，阴液不足，气血生化乏源，气虚血少，心悸不宁，心神不安而为病。

总之，邪热内犯，热结阴伤为本病主要病机，病变在心，初起与风寒湿热之邪侵入，邪毒客于心脏有关，其证多属正虚邪实或虚实互见，日久耗损气阴，久病成虚，也可表现为虚多实少。

【临床表现】

取决于病变的广泛程度与部位。重者可至猝死，轻者几无症状。

1. 症状　病毒性心肌炎的症状可能出现于原发病的症状期或恢复期。如在原发病

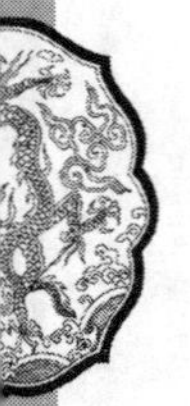

的症状期出现，其表现可被原发病掩盖。多数患者在发病前有发热、全身酸痛、咽痛、腹泻等症状。患者常诉胸闷、心前区隐痛、心悸、乏力、恶心、头晕。临床上诊断的病毒性心肌炎中90%左右以心律失常为主诉或首见症状，其中少数患者可由此而发生昏厥或阿－斯综合征。极少数患者起病后发展迅速，出现心力衰竭或心源性休克。

2. 体征

(1) 心脏增大：轻者心脏浊音界不增大，一般有暂时性心脏浊音界增大，不久即恢复。心脏增大显著者反映心肌炎症范围广泛而病变严重。

(2) 心率改变：心率增速与体温不相称，或心率异常缓慢，均为病毒性心肌炎的可疑征象。

(3) 心音改变：心尖区第一音可减低或分裂。心音呈胎心样。心包摩擦音的出现反映有心包炎存在。

(4) 杂音：心尖区可能有收缩期吹风样杂音或舒张期杂音，前者为发热、贫血、心腔扩大所致，后者因左室扩大造成的相对性二尖瓣狭窄。杂音响度都不超过3级，病情好转后消失。

(5) 心律失常：极常见，各种心律失常都可出现，以房性与室性期前收缩最常见，其次为房室传导阻滞；此外，心房颤动、病态窦房结综合征均可出现。心律失常是造成猝死的原因之一。

(6) 心力衰竭：重症弥漫性心肌炎患者可出现急性心力衰竭，属于心肌泵血功能衰竭，左右心同时发生衰竭，引起心排血量过低，故除一般心力衰竭表现外，易合并心源性休克。

【实验室与其他检查】

1. 急性期白细胞计数可升高，血沉可增速。部分患者血清心肌酶增高，反映心肌坏死。各种测定的项目中以心肌肌钙蛋白I或肌钙蛋白T的定量测定、心肌肌酸磷酸激酶同工酶（CK－MB）的定量测定增高最有诊断价值。

2. 心电图

(1) ST－T变化：T波倒置或减低常见，ST段可有轻度移位。

(2) 心律失常：除窦性心动过速与窦性心动过缓外，异位心律与传导阻滞常见。房性、室性、房室交界性期前收缩均可出现，约2/3患者以室性期前收缩为主要表现，也可除期前收缩外无其他发现。期前收缩可有固定的联律间距，但大多数无固定的联律间距，部分符合并行收缩，可能来自局灶性病变。期前收缩可为单源性，也可为多源性。室上性或室性心动过速比较少见，但室性心动过速有可能引起昏厥。心房颤动与扑动也可见到，扑动相对较少。心室颤动也较少见，但为猝死的原因。一至三度窦房、房室传导阻滞，束支或分支传导阻滞都可出现，约1/3患者起病后迅速发展为三度房室传导阻滞，成为猝死的另一机制。上述各种心律失常可合并出现。心律失常多见于急性期，在恢复期消失，也可随瘢痕形成而造成持久的心律失常。瘢痕灶是引起期前收缩反复出现的基础之一。

3. X线检查　局灶性心肌炎无异常变化。弥漫性心肌炎或合并心包炎的患者心影增大，心搏减弱，严重者可见肺淤血或肺水肿。

4. 超声心动图　左室扩张多不明显，可有收缩或舒张功能异常、节段性及区域性室壁运动异常、室壁厚度增加、心肌回声反射增强和不均匀、右室扩张及运动异常。

5. 核素检查　2/3 患者可见到左室射血分数减低。

6. 病毒学检查　包括从咽拭子或粪便或心肌组织中分离出病毒，血清中检测特异性抗病毒抗体滴定度，从心肌活检标本中用免疫荧光法找到特异抗原或在电镜下发现病毒颗粒，以及用 PCR 从粪便、血清、心肌组织中检测病毒 RNA。

【诊断与鉴别诊断】

一、诊断要点

（一）西医诊断

1999 年全国心肌炎心肌病专题座谈会提出的成人急性病毒性心肌炎诊断参考标准可作为诊断本病的参考。

1. 病史与体征　在上呼吸道感染、腹泻等病毒感染后 3 周内出现心脏表现，如出现不能用一般原因解释的感染后重度乏力、胸闷、头昏（心排血量降低所致）、心尖第一心音明显减弱、舒张期奔马律、心包摩擦音、心脏扩大、充血性心力衰竭或阿－斯综合征等。

2. 上述感染后 3 周内出现下列心律失常或心电图改变

（1）窦性心动过速、房室传导阻滞、窦房阻滞、束支阻滞。

（2）多源、成对室性期前收缩、自主性房性或交界性心动过速、阵发性或非阵发性室性心动过速、心房或心室扑动或颤动。

（3）两个以上导联 ST 段呈水平型或下斜型下移≥0.1 mV 或 ST 段抬高或出现异常 Q 波。

3. 心肌损害的参考指标　病程中血清心肌肌钙蛋白 I 或肌钙蛋白 T（强调定量测定）、CK－MB 明显增高。超声心动图示心腔扩大或室壁活动异常和（或）核素心功能检查证实左室收缩或舒张功能减弱。

4. 病原学依据

（1）在急性期从心内膜、心肌、心包或心包穿刺液中检测出病毒、病毒基因片段或病毒蛋白抗原。

（2）病毒抗体第二份血清中同型病毒抗体（如柯萨奇 B 组病毒中和抗体或流行性感冒病毒血凝抑制抗体等）滴度较第一份血清升高 4 倍（2 份血清应相隔 2 周以上）或一次抗体效价≥1∶640 者为阳性，320 者为可疑阳性（如以 1∶32 为基础者则宜以≥256 为阳性，128 为可疑阳性，根据不同实验室标准作决定）。

（3）病毒特异性 IgM：以≥1∶320 者为阳性（按各实验室诊断标准，需在严格质控条件下）。如同时有血中肠道病毒核酸阳性者更支持有近期病毒感染。

对同时具有上述 1、2 的第（1）、（2）、（3）中任何一项，3 中任何 2 项，在排除其他原因心肌疾病后，临床上可诊断急性病毒性心肌炎。如同时具有 4 中一项者，可从

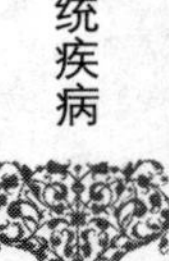

病原学上确诊急性病毒性心肌炎；如仅具有4中第（2）、（3）项者，在病原学上只能拟诊为急性病毒性心肌炎。如患者有阿－斯综合征发作、充血性心力衰竭伴或不伴心肌梗死样心电图改变、心源性休克、急性肾衰竭、持续性室性心动过速伴低血压或心肌心包炎等一项或多项表现，可诊断为重症病毒性心肌炎。如仅在病毒感染后3周内出现少数期前收缩或轻度T波改变，不宜轻易诊断为急性病毒性心肌炎。

对难以明确诊断者，可进行长期随访，有条件时可做心内膜心肌活检进行病毒基因检测及病理学检查。

（二）中医辨病与辨证要点

1．辨病要点　病毒性心肌炎多以心悸怔忡等为主症，应与心痛相鉴别。两者皆可出现心悸不安，脉结或代，但是胸痹心痛必以心痛为主症，多呈心前区或胸骨后闷痛，常因劳累、受寒、饱餐或情绪波动而诱发，多呈短暂发作。严重者可出现真心痛，胸痛剧烈呈持续性，唇甲紫绀或手足青冷至节，呼吸急促，大汗淋漓，病情危笃，可资鉴别。

2．辨证要点

（1）辨虚实：本病多属本虚标实或虚实夹杂之证，实证表现多见热毒内蕴，痰瘀阻滞。虚证多见气阴两虚或心肾阳虚。实证者可见口干咽痛，心烦胸闷，悸动不已，或反复发热，脉有歇止等，虚证者可见心悸气短，胸闷乏力，面色少华，浮肿尿少，舌淡、脉沉弱或结代。

（2）辨轻重：本病轻者仅见心悸、乏力，脉结代等症，重者可见胸闷，心悸，气促，头晕，乏力，下肢浮肿，全身浮肿等阳虚水泛，凌心射肺之象，甚至迅速死亡。因此，辨病之轻重，不可不慎。

二、鉴别诊断

本病主要与β受体功能亢进、甲状腺功能亢进、二尖瓣脱垂综合征及影响心肌的其他疾患，如风湿性心肌炎、中毒性心肌炎、冠心病、结缔组织病、代谢性疾病以及克山病（克山病流行区）等相鉴别。

1．甲状腺功能亢进　可引起心悸不适等症状，心电图上可见窦性心动过速，快速心房纤颤等表现，但甲状腺功能亢进还可出现各种交感兴奋，高代谢状态所致的症状，比如手颤、多食、消瘦等，做甲状腺功能检查可以鉴别。

2．风湿性心肌炎　可出现心悸不适、胸闷气促等症状，但风湿性心肌炎同时存在风湿活动的表现，如游走性关节痛，发热，血液检查抗“O”、血沉等指标增高，结合心脏彩超可鉴别。

【治疗】

一、中医治疗

邪热内犯，热结阴伤为本病主要病机，治疗上应注意顾护阴液。临床常分以下四个证型进行治疗。

（一）辨证论治

1. 邪毒内蕴

主要证候：咽痛，口干，胸闷，心烦，心悸心慌，乏力，舌质偏红，苔薄黄，脉结代。

治法：清热解毒，辛凉透邪。

方药：银翘散。方中银花、连翘清热解毒，荆芥、淡豆豉解表透邪，桔梗、竹叶清上焦，芦根清热生津，甘草调和诸药，共奏清热解毒、辛凉透邪之功。

可加入板蓝根、大青叶加强清热解毒作用，加入浮小麦和柏子仁取其宁心安神之功。

2. 心阴耗损

主要证候：心悸胸闷，口干，盗汗，心烦失眠，手心灼热，舌红少苔，脉象细数。

治法：滋养心阴，宁心安神。

方药：天王补心丹。方中生地黄、玄参、麦冬（以上之药即增液汤）功在滋阴降火为主药；茯苓、远志、柏子仁、酸枣仁、五味子养心安神为辅药，人参益气健脾，当归、丹参养血活血共为兼治；桔梗载药上行可视为引药，共成滋养心阴，宁心安神之效。

如热毒未清，可酌加板蓝根、连翘、银花等药，清热解毒，以祛余邪。

3. 心阳不振

主要证候：心悸心慌，自汗，气短，面色少华，手足欠温，疲倦乏力，形寒怕冷，或肢体浮肿，舌淡胖，苔薄白，脉沉弱。

治法：温养心气，宁心安神。

方药：炙甘草汤。方中炙甘草之甘温，温能补益心气，甘能滋润肺阴，心肺两补，益气生血，是本方之主药；桂枝温通心阳而复脉作辅药，人参、大枣健脾益气，以固诸气之本；生地黄、阿胶、麦冬、麻仁滋阴养血，共为兼治，以充血脉。

大便稀溏可去麻仁，加入酸枣仁养心安神；心悸甚者可加龙齿、牡蛎等加强其安神作用。因阳虚无力鼓动血行，易兼血瘀之象，可加上丹参、桃仁或田七等药，增强其活血化瘀作用。

4. 气虚血少

主要证候：心悸气短，头晕乏力，胸闷，面色欠华，心烦不眠，舌质淡、脉虚细或结代无力。

治法：补气养血，宁心安神。

方药：归脾汤。方中人参、黄芪、白术、甘草、生姜、大枣甘温补脾益气；当归甘辛补血，茯神、酸枣仁、龙眼肉甘平养心安神；远志交通心肾而定志宁心；木香理气醒脾，以防滋腻，共成补气养血、宁心安神之效。

心悸甚者可加龙齿、牡蛎等加强其安神作用。偏气虚者可用补中益气汤。

（二）其他治法

1. 中成药针剂　可用清开灵 30 ml 加入 5% 葡萄糖 250 ml，静脉滴注，每日 1 次，

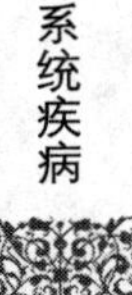

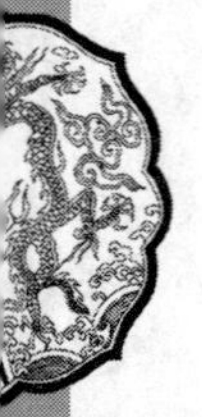

加强清热解毒之效；可用黄芪针 30 ml 加入 5% 葡萄糖 250 ml，静脉滴注，每日 1 次，扶正祛邪。

2. 针刺

（1）体针：常用穴位有内关、神门、膻中、心俞、合谷、曲池、足三里、外关、三阴交、通里等，手法以补法为主，每日或隔日 1 次，亦可用电针。本法适用于病毒性心肌炎引起的缓慢性或快速性心律失常。

（2）耳针：常用穴位有心、神门、皮质下、胸区、交感等，每次取 2～3 穴，留针 20 分钟，或用王不留行籽穴位按压。本法可用于心肌炎各期。

二、西医治疗

心肌炎的治疗针对两方面：病毒感染和心肌炎症。对原发病毒感染，近年来提出用干扰素或干扰素诱导剂预防和治疗心肌炎。

（一）一般治疗

心肌炎急性期患者应卧床休息，进食易消化和富含维生素和蛋白质的食物。

（二）药物治疗

1. 调整免疫功能

可用免疫核糖核酸每周皮下注射 6 mg 或胸腺素 10 mg，每天 1 次肌注；也可用转移因子、干扰素治疗。近年来发现，黄芪对提高免疫功能及改善心功能可能有益，口服或注射均可。

肾上腺皮质激素的应用，可使严重心肌炎的心力衰竭好转，严重心律失常（如高度房室传导阻滞）减轻或消除，其作用可能是通过抑制心肌炎的炎症和水肿、消除变态反应、减轻毒素的作用而产生。实验研究中激素能抑制干扰素的合成和释放、加速病毒增殖，引起感染加重，故目前认为一般患者不必应用，尤其是发病最初的 10 天内。但临床实践证明，对重症患者，激素仍宜应用，以渡过危重时期。对其他方法治疗效果不佳者，或免疫反应强烈者，在发病后 10 天至 1 月内，也可考虑应用激素。

对一般心肌炎患者，应用激素、环孢素等作免疫抑制治疗未证明有益，但免疫抑制剂 mycophenolate mofetil（MMF）能明显减少柯萨奇 B3 病毒诱导鼠科类动物心肌炎的发生。近来有静脉用注射免疫球蛋白治疗急性病毒性心肌炎的报道。

2. 保护心肌

促进心肌代谢的药物，如三磷酸腺苷、辅酶 A、肌苷、环化腺苷酸、细胞色素 C 等在治疗中可能有辅助作用。一般可选用三磷酸腺苷 10～20 mg，或辅酶 A 50 U，或肌苷 200～400 mg，或环化腺苷酸 20～40 mg，或细胞色素 C 15 mg 肌内注射，2～3 次/天。维生素 C（2～4 g）加入葡萄糖 40 ml 静脉注射，每日 1～2 次。极化液（葡萄糖－胰岛素－氯化钾液）静脉滴注，每日 1 次，10～15 日为 1 疗程。辅酶 Q_{10} 亦可用于治疗心肌炎，口服 20～60 mg，3 次/天。

3. 并发症治疗

心力衰竭应及时控制，但应用洋地黄类药时须谨慎，宜从小剂量开始，逐步增加，以避免发生毒性反应。除洋地黄类药外，扩血管药和利尿药也可应用。有报道血管紧张素转换酶抑制剂（ACEI）用于治疗病毒性心肌炎，可减轻心脏前后负荷而降低心肌耗氧量，减少氧自由基的产生，从而减少炎症对心肌的损伤作用。血管紧张素Ⅱ受体 AT_1 型阻滞剂对实验性病毒性心肌炎也有较好的疗效。

期前收缩频繁，或有快速心律失常者用抗心律失常药。如因高度房室传导阻滞、快速室性心律或窦房结损害而引起昏厥或低血压，则需用电起搏或电复律，多数三度房室传导阻滞患者借起搏器渡过急性期后得到恢复。

【临床思路】

病毒性心肌炎属中医的“心痹”、“心悸怔忡”等证范畴。本病的发生为外因致病，源于感受外邪，邪客于心，日久则损伤正气，心阴心阳受损。邪热内犯，热结阴伤为本病主要病机，其证多属正虚邪实，日久耗损气阴，久病成虚，也可表现为虚多实少。

本病初期为温热邪毒犯心。既有心体受损，灼津伤液，又有邪毒侵犯营卫之象。故在急当宣透邪毒的同时，要时刻护辅心之阴血的损伤，宣透邪毒也是护阴，只要治疗恰当及时，邪去心安，正损易复。如若宣透邪毒不利，邪毒壅盛，化热伤阴，津血大伤，阴损及阳，迅即心阳衰微而现危证。这是病毒性心肌炎急性期时刻警惕的一种变化，预后不良。

病毒性心肌炎在急性期经积极恰当的治疗，大多数患者预后良好，但仍有一部分患者病程迁延不愈，转为慢性阶段。以心之气阴两虚最为多见，在气阴两虚中以偏阴血虚者居多，上海名老中医张伯臾教授认为：“因温邪时毒，伤人阴血津液为其常，阳气耗损为其变。临床初起辨证为阳气偏虚者，经益气温阳为主治疗后，转为偏阴血虚者，屡见不鲜。阳气虚易效，而阴血虚最难治，此符合温热病中后期多见阴血津液亏损的一般规律。”故认为恢复期心肌炎补阴为重点，益气温阳为其次，贯彻始终。阴血复，阳气敛，病得痊愈。如若辨证不准确，治疗失误，不但心体俱伤，而且肺脾肾因失心血濡养，其气已伤，痰浊瘀血等接踵而至，阻塞经络，加重心伤。在此虚损的基础上，已无卫外之能，外来之温热邪毒又不断侵及，使疾病反复加重而不愈，终至危候，预后不良，在此阶段如能权衡其标本缓急，亦可收效。总之，病毒性心肌炎之预后与其脏腑亏损程度及标证治疗当否，有密切关系。

【预后与转归】

大多数患者经过适当治疗后痊愈，不遗留任何症状或体征。极少数患者在急性期因严重心律失常、急性心力衰竭和心源性休克而死亡。部分患者经过数周或数月后病情趋于稳定，但有一定程度的心脏增大、心功能减退、心律失常或心电图变化。此种情况历久不变，大致为急性期后心肌瘢痕形成，成为后遗症。还有部分患者由于急性期后炎症持续，转为慢性心肌炎，逐渐发展成扩张型心肌病，出现进行性心脏扩大、心功能减退、心律失常，经过数年或一二十年后死于上述各并发症。各阶段的时间划分比较难定，一般可以 3 个月以内为急性期，6 个月至 1 年为恢复期，1 年以上为慢性期。

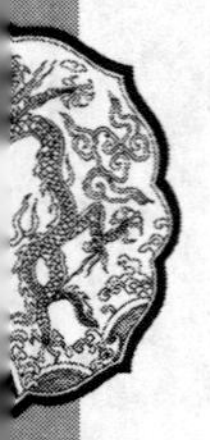

【预防与调护】

感冒发热常是造成心肌炎的前驱病证，因而应加强对伤风、乳蛾、烂喉痧等病的治疗。适当加强身体锻炼，合理安排休息时间，注意生活规律，根据病情配合打太极拳、散步、体操等，或结合气功疗法，调匀呼吸，流畅气血，促进早日康复。要注意谨慎起居，寒温适宜，防止居处潮湿。患病期间，需进食易消化和营养饮食，多以谷肉果菜等调养胃气。若因阳虚水泛而出现尿少浮肿时，食物不宜过咸。对心动悸、脉结代者不宜过食辛辣刺激食物和烟酒等。

第十一章　周围血管病

第一节　多发性大动脉炎

多发性大动脉炎（primary arteritis of the aorta and its main branches），又称缩窄性大动脉炎。本病是主动脉及其分支的慢性、进行性且常为闭塞性的非特异性炎症。由于受累动脉的不同而产生不同的临床类型，其中以头和臂部动脉受累引起的上肢无脉症为最多，其次是降主动脉、腹部主动脉受累的下肢无脉症和肾动脉受累引起的肾动脉狭窄性高血压，也可累及肺动脉和冠状动脉。临床所称的"无脉病"、"主动脉弓综合征"、"慢性锁骨下动脉－颈动脉梗阻综合征"、"主动脉弓分支血栓闭塞性动脉炎"等，多是指本病的头和臂部动脉受累的类型。本病多见于女性，占67.7%～69%，89%在30岁以下发病。

根据本病的临床表现，当属中医的"脉痹"、"血痹"等范畴。

【病因病理】

一、西医病因病理

（一）病因及发病机制

本病的病因和发病机制尚不明确，可能与下列因素有关。

1．自身免疫性疾病　结核杆菌、链球菌或立克次体等感染后引起主动脉及其分支动脉壁上的抗原抗体反应导致炎症；结缔组织病如风湿热、类风湿性关节炎、红斑狼疮和颞动脉炎等。

2．遗传因素　有人认为本病与组织相容抗原（HLA）系统中BW40、BW52位点有密切关系，属显性遗传。

3．内分泌失衡　雌激素水平高与本病发病有关。

（二）病理和病理生理

本病有两个临床阶段——即早期活动期和慢性血管阻塞期。早期动脉病变由中层的淋巴细胞浸润和有巨细胞存在的外膜组成，特别是在大动脉壁中的小滋养动脉及静脉部。慢性血管阻塞期的特点是病变动脉段的纤维增生导致血管腔的阻塞；病变呈多节段性，在两段病变之间的动脉壁可正常。晚期可并发局部动脉瘤形成、狭窄后扩张和钙化。

头臂动脉型（上肢无脉症型）的受累动脉常为主动脉弓发出的三支大动脉，由锁

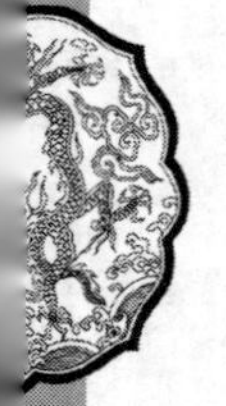

骨下动脉伸展至椎动脉开口处，造成头、眼和上肢组织缺血。胸腹主动脉型（下肢无脉症型）的受累动脉为降主动脉和腹主动脉，常波及到肾动脉、骼动脉等处，造成下肢血供不足，而上肢血压可显著增高。肾动脉型病变则主要累及一侧或两侧肾动脉，产生顽固性高血压而无明显下肢供血不足的表现。部分患者病变可累及肺动脉或冠状动脉，而产生相应的病理变化。

在病变形成的过程中，同时有相应动脉的侧支循环形成。

二、中医病因病机

本病的病因病机较复杂，既有正气内虚的内在基础，又有六淫入侵的外在条件。正如《灵枢·百病始生篇》所云："风雨寒热，不得虚邪，不能独伤人。卒然逢疾风暴雨而不病者，盖无虚，故邪不能独伤人，此必因虚邪之风，与其身形，两虚相得，乃客其形。"具体来说，有如下几方面：

1. 感受风寒湿邪　由于正气内虚，风寒湿邪得以乘虚而入，客于血脉之中，邪气闭阻血脉，血脉因而为之不畅，加之寒为阴邪，主收引、凝滞，气血更为瘀滞不畅，从而产生本病。

2. 感受风热湿邪　由于正气内虚，风热湿邪得以乘虚而入，客于血脉，邪气闭阻血脉，血脉因而为之不畅，加之热为阳邪，易伤阴血，阴亏血涩则血脉更为瘀滞不畅，从而产生本病。

或因感受风寒湿邪，客于血脉，邪气久留不去，郁而化热，灼伤阴血，导致阴亏血涩，气血为之瘀滞而产生本病。

3. 气虚血瘀　由于先天不足，或后天失养、久病等导致气血亏虚。气为血帅，血为气母，气虚则无力鼓动血液运行，血虚则血脉干涩不畅，从而导致气血瘀滞而形成本病。

4. 阳虚寒凝　由于先天禀赋不足，或后天失养、久病、房劳过度等导致阳气亏虚，阳虚则阴寒内盛，气血失于温煦而凝滞不畅，脉道为之不利而产生本病。

5. 肝肾阴虚　由于先天禀赋不足，或后天失养，或久病等导致肝肾阴亏，阴虚则不能制阳，形成阴虚阳亢之证，或阴虚则内热而形成阴虚内热之证，从而产生本病。

总之，本病的关键在先天禀赋不足，或后天失养等导致正气内虚为本，瘀血内阻为标。其瘀或因邪致瘀，或因虚致瘀。炎症活动期多表现为邪实，而稳定期则多表现为正虚血瘀。

【临床表现】

本病的发展大多较缓慢，亦偶有自行缓解者。病程一般为2~3年，最长达20年。

一、全身性症状

在动脉炎活动期中出现，有发热、全身不适、食欲不振、出汗、苍白、消瘦等。可能伴有关节炎和结节性红斑等。病人可能有雷诺综合征表现和脾肿大。

二、局部症状

根据受累血管的不同可分为五型。

1. 头臂动脉型　即上肢无脉型，占23%～33.3%。

(1) 症状：由上肢、头、眼缺血所产生。工作上肢易疲劳，并有疼痛、发麻或发凉感觉。这种现象常称为上肢间歇性“跛行”。可出现头面部或脑部症状，如咀嚼时颊部肌肉疼痛，情绪易激动，有眩晕、头痛、记忆力减退、易昏厥、视力减退和一过性眼前发黑等。严重者可有精神失常、抽搐、偏瘫和昏迷。

(2) 体征：单侧或双侧桡、肱、腋、颈或颞动脉搏动减弱或消失。上肢血压测不出或明显减低，或两臂收缩压持续相差 >20 mmHg，下肢血压正常或增高。但很少有上肢肌肉萎缩。43%～51.5%的患者两侧颈部、锁骨上和胸锁乳突肌外的三角区有连续性杂音或收缩期杂音。

2. 胸腹主动脉型　即下肢无脉症型，约占19.3%。

(1) 症状：缺血产生下肢麻木、疼痛、发凉，感觉易疲劳，并可有间歇性跛行。上肢血压持续增高者可有高血压的各种症状，甚至发生心力衰竭。

(2) 体征：下肢从股动脉开始，可有一侧或两侧脉搏搏动减弱或消失，血压测不出或明显降低，上肢血压增高。腹部或肾区可听到收缩期杂音。肩胛骨附近、两肩胛间、胸部或胸骨旁，可听到连续性或收缩期杂音。

3. 肾动脉型　本型约占15.8%。

(1) 症状：可导致持续、严重而顽固的高血压，以及由高血压所引起的各种症状。

(2) 体征：四肢血压均明显增高，可有左心室大或左心衰竭的体征。上腹部或肾区可听到收缩期杂音。

4. 肺动脉型　有人报道本病中肺动脉受累高达14%～50%。病变一般累及大和中等大小的肺动脉。但63%有肺动脉高压或右室劳损，5%病例可伴有胸水。72%有肺动脉瓣区第2心音亢进、收缩中期杂音及收缩期喷射音等体征。

5. 混合型　约占31.6%～41.5%。病变同时累及上述两组或两组以上的血管。其症状或体征则随受累血管的不同而异。此外，累及冠状动脉时可产生心绞痛或心肌梗死，升主动脉受累后扩张可导致主动脉瓣关闭不全。

【实验室与其他检查】

1. 血液　在动脉炎活动期中，红细胞沉降率增快，抗链球菌溶血素“O”滴度增高，C反应蛋白阳性，白细胞计数增多。

2. X线　①常规X线检查：在胸腹主动脉型和肾动脉型的胸片中可见左心室增大，前者肋骨下缘还有由于扩张的肋间动脉侵蚀所致的凹陷缺损。肺动脉型可见肺野外周纹理减少，肺动脉圆锥突出和右心室增大。②选择性动脉造影可明确诊断及病变部位。③排泄性尿路造影：肾动脉型静脉造影可见两肾大小差异，患侧肾缩小，两侧肾显影时间和浓度差异及由侧支循环所致的输尿管压迹。

3. 磁共振显像（MRI）　本法可观察到动脉壁异常增厚，受累的主动脉弓向上发

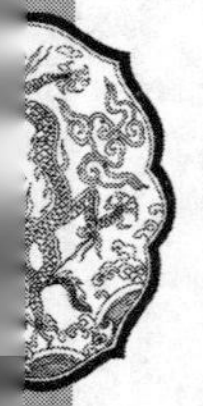

出的三支大动脉、胸腹主动脉及肾动脉狭窄。

4. 核素检查　放射性核素肾图显示患侧肾脏有缺血性改变。

5. 超声血管检查　可显示动脉狭窄的状况和严重度，以及两侧肾脏大小的差异。

7. 肺扫描　用核素^{113m}铟-聚合大分子白蛋白扫描，肺动脉受累者可见肺野放射性分布有明显缺陷。

8. 节段性肢体血压测定和脉波描记　采用应变容积描记仪（SPG）、光电容积描记仪（PPG）可测定同侧肢体相邻段血压或两侧肢体对称部位的血压差，>20 mmHg 时提示压力降低的近端动脉狭窄或阻塞。

9. 螺旋 CT 血管造影　可显示升主动脉、主动脉及其分支的各种腔内病变包括狭窄、闭塞、扩张及动脉瘤。

【诊断与鉴别诊断】

一、诊断要点

（一）西医诊断

根据病史以及特殊的体征，凡青年女性有下列一项或一项以上表现者，应考虑本病诊断。

1. 上肢和（或）下肢、单侧或双侧的肢体出现缺血症状，伴有患肢动脉搏动的减弱或消失，血压降低或不能测出者。

2. 脑部缺血症状，伴有一侧或两侧颈动脉搏动减弱或消失，以及颈部或锁骨上、下区有血管杂音者。

3. 持续、严重而顽固的高血压伴有上腹部或肾区 2 级以上高调血管杂音者。

4. 上肢脉搏消失伴有视力减退和眼底改变者。

5. 肺动脉瓣区、腋部和背部有收缩期杂音，伴肺动脉高压者。

（二）中医辨病与辨证要点

1. 辨病要点　多发性大动脉炎表现为以无脉症为主证，应与厥脱证相鉴别。

两者皆可出现无法触及脉象的情况，但无脉症一般情况尚好，并无全身冷汗、面色苍白、四肢湿冷等阳气欲脱之证，而且患者虽然无法触及寸口脉，但可触及趺阳脉，而厥脱证出现全身冷汗、面色苍白、四肢湿冷等阳气欲脱之证，寸口脉和趺阳脉皆无法触及，可资鉴别。

2. 辨证要点

（1）辨寒热：若证见发热汗出，心烦口渴，小便短赤，皮肤出红斑，舌质红，苔黄或黄腻，脉细数或滑数；或症见面色潮红，心烦口渴，失眠多梦，急躁易怒，小便短赤，舌质红，苔黄，脉弦数者为热证。若症见形寒肢冷，神疲乏力，面色苍白，食欲不振，舌质淡，苔白，脉细弱或无脉者属寒证。

（2）辨虚实：本病为本虚标实之证，但病变初起，或慢性活动期者常见病情多变，发展较快，证见发热汗出，口渴心烦，急躁易怒，小便黄赤，皮肤红斑者多属实证。如病属慢性稳定期，病情发展缓慢，证见形寒肢冷，神疲乏力，面色苍白，心悸气短，舌质淡、脉微细弱或无脉者多属虚证。但由于本病的病机关键是气血瘀阻、脉道不畅，故虚中仍有实。

二、鉴别诊断

本病需与血栓闭塞性脉管炎、闭塞性动脉粥样硬化、主动脉先天性畸形（如“不典型先天性主动脉缩窄”）、胸廓出口综合征、创伤或主动脉受压等鉴别。

1．血栓闭塞性脉管炎　本病多发生于男性青壮年，常有吸烟和受寒史，病变主要发生在中小动脉，如足背动脉、胫后动脉、腘动脉、桡动脉等，下肢多于上肢。病变中后期常有皮温下降，指趾端发凉，体位性皮色改变，甚至紫暗，肢端剧烈疼痛，甚至肢端坏死。

2．闭塞性动脉粥样硬化症　本病多见于45岁以上中老年人，男性为多，阻塞段面较高，常发生在大中型动脉，病程短，发展快，病变后期可引起肢端坏死，常伴有高血压、高脂血症、糖尿病、心脑血管病等。

3．先天性主动脉狭窄　本病男性为多，血管杂音的位置较高，限于心前区及背部，腹部听不到杂音，无炎症活动的表现，狭窄部位恒定，常见狭窄后扩张，头臂动脉多呈扩张，侧支循环丰富，主要由锁骨下－乳内－肋间动脉系统构成。胸部X线照片常见双弓影呈“3”字征。常见左锁骨下动脉扩张，升主动脉膨隆和弓下食管压迹移位，肋骨切迹。

【治疗】

一、中医治疗

根据其临床表现可分如下五型辨治。其治疗原则为扶正祛邪，活血通脉。

辨证论治

1．风寒湿型

主要证候：恶寒发热，全身酸痛不适，肢体麻木，关节疼痛，舌质淡红，苔薄白，脉弦细或细弱。

治法：温经散寒，调和营卫。

方药：黄芪桂枝五物汤。方中黄芪益气活血，桂枝温经通阳，芍药养血柔筋，生姜、大枣调和营卫。

患肢冷痛甚者，可加麻黄、熟附子、细辛温阳散寒；佐以丹参活血祛风。

2．风湿热型

主要证候：发热汗出，全身不适，肢体酸痛，关节疼痛，心烦口渴，小便短赤，皮肤红斑，舌质红，苔黄或黄腻，脉滑数或细数。

治法：清热利湿，解毒活血。

方药：四妙勇安汤。方中金银花清热解毒，玄参泻火解毒，当归活血散瘀，甘草调和诸药，共奏清热解毒，活血通脉之功。

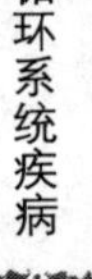

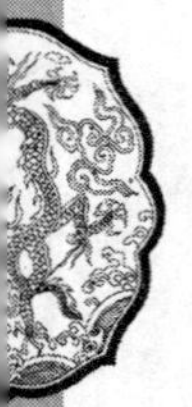

上肢酸痛者可加用桑枝、忍冬藤通络止痛，丹参、赤芍活血化瘀，舌苔黄厚者加用黄柏、薏苡仁清热利湿，下肢痛者可加用牛膝引血下行。

3．气虚血瘀

主要证候：面色无华，心悸气短，头晕，神疲乏力，肢体麻木，患肢凉痛，舌质淡暗，或舌边尖有瘀斑、瘀点，脉细弱或涩或无脉。

治法：益气养血，活血通脉。

方药：补阳还五汤。方中重用黄芪大补元气，当归养血活血，川芎、赤芍、桃仁、红花、地龙活血通脉，共奏益气养血，活血通脉之效。

气虚甚者，可加用人参加强益气之力，脉涩或无脉者，可加用红花、丹参、水蛭活血化瘀。

4．阳虚寒凝

主要证候：形寒肢冷，神疲乏力，面色苍白，腰膝酸软，肢体麻木、疼痛，心悸气短，舌淡苔白，脉沉细无力或无脉。

治法：温阳散寒，活血通脉。

方药：阳和汤。方中熟地黄温补营血，鹿角胶填精补髓，姜炭、肉桂温中有通，麻黄达肌表，白芥子温散腠理之寒，炙甘草调和诸药。

血虚者，可加川芎、当归养血活血，无脉者，加丹参活血化瘀，寒凝甚者，加熟附子温阳驱寒，鸡血藤养血通络。

5．肝肾阴虚

主要证候：头晕目眩，两目胀痛，视物模糊，腰膝酸软，失眠多梦，心烦易怒，手足心热，面色潮红，舌质红，少苔或剥苔，脉弦细数或无脉。

治法：滋阴潜阳，活血化瘀。

方药：镇肝熄风汤。方中牛膝归肝肾之经，引血下行，补益肝肾，生赭石配生龙骨、生牡蛎，降逆潜阳，镇肝熄风，龟甲、芍药、玄参、天门冬滋养阴液，以制阳亢，可去原方茵陈、川楝子、麦芽，加入牡丹皮、生地黄、丹参共成滋阴潜阳，活血化瘀。

若症见低热，或午后潮热，口干咽燥，手足心热，面色潮红，舌红少苔或无苔，脉细数或无脉，此乃阴虚内热，治当滋阴清热、活血化瘀，方可用知柏八味丸加减：知母、黄柏、熟地黄、山茱萸、泽泻、牡丹皮、山药、赤芍、银柴胡、地骨皮、胡黄连、鳖甲。

二、西医治疗

（一）活动期治疗

在动脉炎症活动期全身症状明显时，可用肾上腺皮质激素治疗，给泼尼松 5～10 mg或地塞米松 0.75～1.5 mg，3～4 次/日，至体温下降，血沉趋向正常后逐渐减量以至停药。如有结核或链球菌感染，应同时给予抗结核药物或青霉素 G。如用激素后仍有症状者，可加用环磷酰胺 2 mg/kg · d，静脉注射，维持血白细胞 $>3\times10^9$/L，此时，激素可改为隔日应用。

（二）稳定期治疗

1. 血管扩张药物

选用：①盐酸妥拉苏林：25～50 mg，3 次/日。②烟酸：50～100 mg，3 次/日。③盐酸酚苄明：10～20 mg，2～3 次/日。④血管紧张素转换酶抑制剂如：卡托普利（巯甲丙脯酸）：25～50 mg，3 次/日。⑤己酮可可碱：400 mg，3～4 次/日。⑥地巴唑：10 mg，3 次/日。

2. 抗血小板聚集药物　选用①肠溶阿司匹林：100 mg，1 次/日。②氯吡格雷：75 mg，1 次/日。

3. 低分子右旋糖酐（分子量 2 万～4 万）500 ml 静脉滴注，1～2 次/日，10～15 天为一个疗程。

4. 蛋白酶类药物　①菠萝蛋白酶：1 片 5 万 U/次，3 次/日。②糜蛋白酶：5 mg，肌注，1～2 次/日。③胰蛋白酶：5 000 U，肌注，1～2 次/日。

（三）手术治疗

适用在慢性期，病情稳定半年至一年而病变局限者；有严重脑、肾、肢体缺血，影响功能但脏器功能尚未消失者；有严重顽固性高血压，药物治疗无效者。

（四）经皮腔内血管成形术（PTA）

可用于颈动脉、锁骨下动脉、肾动脉、髂动脉和股动脉狭窄者。如伴以支架植入，则疗效更佳。并发症包括穿刺部血肿、假性动脉瘤、远端动脉继发性血栓形成和血管破裂等。

【临床思路】

多发性大动脉炎属中医的“脉痹”、“血痹”范畴。以脉搏减弱为主要症状，伴有各系统缺血的表现。许多学者都认为本病系本虚标实之证。本虚主要是气血阴阳不足，气虚则无力鼓动血液运行，导致气虚血瘀；血虚则血脉空虚，血涩不畅；阴虚则不能制阳，导致阴虚阳亢；或阴虚热从内生，导致阴虚内热；阳虚则寒从内生，阴寒内盛则气血凝滞不行，导致气血瘀阻。标实主要是感受风寒湿邪或风热湿邪，邪气闭阻血脉，导致气血不畅，瘀血内阻。一般来说，炎症活动期以邪实为主，慢性稳定期则以正虚与瘀血并重。

本病的辨证论治各家报道不一。但其分型证治总离不开标实为寒凝、湿热（热毒、湿毒）、气滞血瘀，本虚则离不开气虚、血虚（心脾两虚）、阴虚（肝肾阴虚）、阳虚（心脾肾阳虚）。并分别选用相应的方药：寒凝用黄芪桂枝五物汤或麻黄附子细辛汤加减；湿热（热毒、湿毒）用四妙勇安汤或龙胆泻肝汤加减；气虚血瘀用补阳还五汤加减；阳虚用阳和汤或加味通脉四逆汤；肝肾阴虚用镇肝熄风汤加减。此外，亦有许多学者仅在辨病的基础上用专方专药治疗。如用四妙勇安汤、血府逐瘀汤、黄芪桂枝五物汤、阳和汤、加味通脉四逆汤、温阳通脉汤、补阳还五汤等治疗本病。

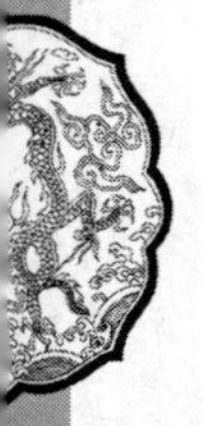

【预后与转归】

多发性大动脉炎目前尚难完全根治，经过治疗，大多数病人可以控制症状，长期生存。诊断为多发性大动脉炎的病人，总的15年存活率为83%，死亡大多由于中风、心肌梗死以及心衰。有重大合并症的患者，存活率低至66%，而无重大合并症的患者则可达96%。

【预防与调护】

多发性大动脉炎病因尚未完全清楚，尚无特殊预防方法。中医认为本病的关键在先天禀赋不足，或后天失养等导致正气内虚为本，瘀血内阻为标。其瘀或因邪致瘀，或因虚致瘀。良好的生活习惯可使正气存内，邪不可干，气行而不瘀，血活而不滞，因此，在预防上要重视精神与饮食的调摄。患者要保持情绪愉快、开朗，起居有常，保证睡眠，合理锻炼，避免劳倦过度，禁烟并尽量远离吸烟人群，杜绝尼古丁的侵袭。饮食要有规律、有节制，以清淡易消化的食物为宜，限制肥甘厚味及辛辣刺激性食物，有高血压者忌吃咸，戒烟限酒。同时保持心情舒畅，避免紧张、抑郁、忧伤、悲愤等不良情绪，解除精神负担，树立战胜疾病的信心。

第二节　血栓闭塞性脉管炎

血栓闭塞性脉管炎（thromboangitis obliterans）是我国慢性周围血管疾病中最常见的病种。这是一种周围血管的慢性闭塞性炎症疾病，伴有继发性神经改变，主要发生于四肢的中、小动脉和静脉，以下肢尤为多见。本病多发生于体力劳动者，我国北方较南方多见，男性显著多于女性，男女比例约为29∶1。发病年龄多在20～40岁之间。冬季多发。

根据本病的临床表现，当属中医的“脉痹”、“脱疽”等范畴。

【病因病理】

一、西医病因病理

（一）病因与发病机制

本病病因还不明确，可能与下列因素有关：

1. 吸烟　患者中吸烟者占60%～95%，且戒烟可使病情缓解，再度吸烟又可使病情加重。

2. 慢性砷中毒　在亚洲许多砷中毒高危地区，60%以上外周动脉疾病可能是由于血栓闭塞性脉管炎所致。

3. 内分泌紊乱　患者中男性占90%以上，且都在青壮年时期发病，女性发病少且病情轻，提示性激素可能影响本病的发生。

4. 自体免疫学说　患者血清中免疫球蛋白 G、A 和 M 明显增高，而补体 CH_{50} 和 C_3 明显降低。患者血清和病变血管中有抗动脉抗体和对动脉有强烈亲和力的免疫复合物，以及弹性蛋白抗体等。

5. 遗传因素　1% ~5% 患者中有家族史。患者中组织相容抗原 HLA-J-1-1、HLA－B5、HLA－BW54、HLA—BW52 和 HLA—A9 阳性率增高。

6. 血液凝固性增高因素　患者检查结果显示其全血粘度和血浆粘度增高，提示存在高凝状态。

7. 药物性脉管炎　最近有人提出丙硫氧嘧啶、肼屈嗪、集落刺激因子、别嘌醇、头孢克洛、米诺环素、D－青霉胺、苯妥英、异维 A 酸和甲氨蝶呤等可引起脉管炎，但大多数病例在停药后可消退。

8. 其他　患肢受寒冻、潮湿或创伤，病毒或真菌感染和缺乏蛋白质、维生素 B_1 和 C 等营养不良，以及血管神经调节障碍使血管易处于痉挛状态，从而导致血栓形成，血管闭塞。

（二）病理与病理生理

病变主要发生在四肢血管，特别是下肢的中小型动脉，如下肢的胫前、胫后、足背和跖部等动脉，严重者可累及腘、股动脉。也可累及上肢桡动脉、尺动脉和指动脉。偶有累及内脏血管者，伴行的静脉可同时累及。病变初期镜下可见动脉从内膜到外膜各层都有炎症（全动脉炎）；周围组织有非特异性肉芽组织，其中有淋巴细胞、中性粒细胞、组织细胞、浆细胞和巨细胞浸润，伴有血管腔内血栓形成，血栓内可有微型脓肿形成。晚期，血栓机化，中层收缩，动脉周围广泛纤维化，动脉、静脉和神经被周围的致密结缔组织包裹，形成坚硬索条。静脉病变与动脉相仿。

受累肢体可因局部营养障碍而发生肌肉萎缩、骨质疏松、指（趾）甲肥厚、皮肤萎缩、毛发脱落，晚期可出现溃疡和坏疽。

二、中医病因病机

根据前人的经验及现代的研究，本病的病因病机既有先天禀赋因素，亦有后天失于调养因素，以及受寒、吸烟、外伤等因素。具体病因病机主要有如下几方面。

1. 阳虚寒凝　由于先天禀赋不足，或后天失于调养，导致阳气亏虚，阴寒内盛，气血失于温养，或寒湿之邪乘虚而入，寒湿凝滞、血脉闭阻不通而形成本病。

2. 气滞血瘀　由于情志失调，肝气郁结不畅，气血为之瘀滞；或寒凝日久，气血为之瘀滞；或跌仆外伤导致瘀血内阻等均可引起血脉闭阻不通而形成本病。

3. 湿热下注　感受湿热之邪，或感受寒湿之邪郁久化热，湿热熏蒸阴血，气血为之瘀滞，血脉闭阻不通而形成本病。

4. 热毒炽盛　过食膏粱厚味，辛辣炙焯，嗜烟成瘾，火毒内生，或湿热郁蒸，或瘀血、寒湿郁久化热，热盛肉腐而形成本病。

5. 气血亏虚　素体虚弱，或久病体虚，导致气血亏虚，气虚则无力推动血液运行，血虚则脉道干涩不畅，气血为之瘀滞而形成本病。

总之，本病的缺血期，营养障碍期及坏死期的恢复阶段多因阳虚寒凝、气滞血瘀、

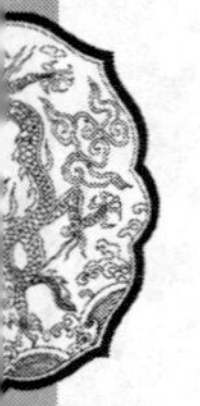

气血亏虚导致血脉闭阻不通，四末失于温养而成；坏死期则多因湿热下注，或热毒炽盛，或瘀血、寒湿郁久化热，导致热盛肉腐形成。

【临床表现】

多在寒冷季节发病，病程长而反复，病变常从下肢肢端开始，以后逐渐向足部和小腿发展。单独发生在上肢者较少见，累及脑、肠、心、肾等部位者更少见。

本病按发展过程在临床上可分为三期。

一、局部缺血期

1．症状　往往在受寒冻或蹚凉水后，觉足部麻木、发凉疼痛，走路时小腿酸胀、易疲劳，足底有硬胀感。症状逐渐加重，发生间歇性跛行。随病情的发展，患者在静息时也出现下肢疼痛，足部抬高时加重，下垂时减轻。下肢抬高后皮肤苍白，下垂后潮红或发紫。40%～50%患者在发病前期或病程中小腿或足部可反复出现游走性血栓性静脉炎。

2．体征　①患肢动脉搏动减弱或消失。②指压试验：指压指（趾）端后观察局部皮肤或甲床毛细血管充盈情况。如松压后5秒皮肤或甲床仍呈苍白或紫红色，提示动脉供血不足（>2秒即为异常）。③肢体抬高试验：抬高肢体（下肢70°～80°，上肢直举过头），持续60秒。如存在肢体动脉供血不足，则皮肤呈苍白；下垂肢体后，皮色恢复时间由正常的10～20秒延长到45秒以上，且颜色不均，呈斑片状。④静脉充盈时间：抬高患肢使静脉排空、塌陷，然后迅速下垂肢体，观察足背浅表静脉充盈情况。延长>15秒（正常应在15秒内充盈），常提示肢体动脉供血不足，部分患者可出现雷诺综合征表现。⑤尺动脉通畅试验（Allen试验）：检查者用拇指压迫患者的桡动脉，来检查尺动脉的通畅度，也可以压迫尺动脉检测桡动脉的通畅性。

二、营养障碍期

病情继续发展，患肢麻木、怕冷、发凉和静止时疼痛明显，夜间痛更甚。患肢动脉搏动消失，局部皮肤干燥，呈潮红、紫红或苍白色，汗毛脱落。小腿肌肉萎缩。

三、坏死期

患肢可因局部加温、药物刺激、拔甲、损伤等因素发生溃疡或坏疽，多局限在脚趾或足部，向上蔓延累及踝关节和小腿者很少见，为干性坏疽，但并发继发感染可变为湿性坏疽。当患肢溃烂后，创面可经久不愈，疼痛更剧。患者体力日衰、胃纳减退、消瘦无力，可伴有发热、明显贫血，甚至意识模糊，但发生败血症者很少见。

【实验室与其他检查】

1．皮肤温度检查　本病患者均有患肢皮肤温度的降低。

2．超声血管检查　①患侧动脉搏动幅度降低，小于正常平均值的1/3或本人健侧肢体值的2/3；重者测不到搏动曲线。②血压法：正常人踝部血压>腕部血压，故血压指数（踝部血压/腕部血压）>1.0。本病血压指数<1.0，间歇性跛行时平均为0.59，而静息痛时仅0.25左右，有坏死者则降至0.05左右。③踏车试验：正常人踏车时踝部血压轻度增高，停踏1.5分钟后血压恢复正常。患者在踏车试验时踝部血压下降，休息后血压回升缓慢。

3. 小腿阻抗式血流图检查　患肢血流图的波形呈现峰值幅度降低，降支下降速度减慢，其改变程度与患肢病变程度平行。

4. ^{32}磷皮内廓清试验或^{133}氙小腿肌肉廓清试验　示患肢廓清时间延长。

5. 甲皱微循环检查　患趾（指）毛细血管内血流速度减慢。异型毛细血管袢明显增多，其周围有渗出或出血。

6. 血液物理化学特性检查　显示全血粘度增高、红细胞电泳时间延长，而血沉正常。

7. 活动平板运动试验　计算两侧踝肱指数（ABI）=踝部血压/肱动脉血压。然后患者在速度为3.2 km/h、斜率为5°的运动平板上步行。记录开始出现下肢肌肉酸胀疼痛等症状的时间（相对跛行时间）和因症状加剧无法行走而停止运动的时间（绝对跛行时间）。如果5分钟内无症状，则走满5分钟停止。平卧，测运动后2、5、10、20分钟时的四肢即时血压，直到下肢血压恢复到运动前水平的90%以上为止。

结果：阳性标准为运动后下肢血压下降>20%，恢复时间一般>5分钟。

8. 红外线热象图　患肢缺血部位辉度较暗，出现异常“冷区”。

9. 动脉造影　选择性动脉造影可以确定阻塞的部位、范围、程度，以了解侧支循环建立的情况。

10. 生化检查　①尿砷>2.66 μmol/L（0.2mg/L）；②发砷>0.1 mg/100 g。均说明有过量砷吸收。

【诊断与鉴别诊断】

一、诊断要点

（一）西医诊断

年龄20~40岁的男性青壮年，有一侧或两侧下肢间歇性跛行，有腘或肱动脉以下动脉搏动减弱或消失等肢体动脉慢性缺血的临床表现，伴有游走性血栓性浅表静脉炎的病史，即应考虑本病的可能。

（二）中医辨病与辨证要点

1. 辨病要点

血栓闭塞性脉管炎是周围血管的慢性闭塞性炎症疾病，可表现为患肢缺血、疼痛、间歇性跛行、受累动脉搏动减弱或消失等等，需要和痿病相鉴别。

两者皆可出现肢体无力的情况，但血栓闭塞性脉管炎往往在受寒冻或蹚凉水后，觉足部麻木、发凉疼痛，走路时小腿酸胀，易疲劳，足底有硬胀感。症状逐渐加重，发生间歇性跛行，严重者有肢端溃疡或坏死，而痿病以肢体筋脉弛缓，痿软无力，肌肉萎缩

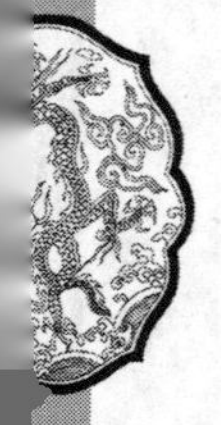

为主证，不会出现肢端溃疡或坏死，两者可资鉴别。

2．辨证要点

（1）辨寒热：证见肢凉怕冷，皮温降低，疼痛遇冷则甚，得热则缓解，舌苔白腻，脉沉细或沉迟，为寒证。多见于缺血期、营养障碍期及坏死期的恢复阶段。若证见肢端溃疡或坏死，局部红肿灼热，疼痛剧烈，昼轻夜重，喜凉怕热，伴发热，心烦口渴，小便短赤，大便秘结，舌苔黄燥或黄腻，舌质红，脉细数或弦数，为热证。多见于坏死期。

（2）辨轻重：病变局限于1趾（指），肿痛不甚，皮色不紫黑；或溃疡、坏疽局限于1趾（指）肉色不紫黑，脓成作腐，疼痛有时，先脓后腐，溃后腐脱，肉色红润者病情较轻。若病变范围较广，多趾（指）同病，疼痛剧烈，皮色紫黑，或溃疡坏疽广泛，甚至漫延足背、踝关节以上，恶臭难闻，肉色紫黑，伴发热、心烦口渴，甚至意识障碍者多属重证。

二、鉴别诊断

本病主要与闭塞性动脉硬化症、雷诺综合征、多发性大动脉炎、手足发绀症、网状青斑、红斑性肢痛症等疾病相鉴别。

1．闭塞性动脉硬化症　本症多发生于45岁以上中老年人，男性为多，阻塞段面较高，常发生在大中型动脉，病程短，发展快，病程后期可引起肢端坏死，常伴有高血压、血脂异常、糖尿病、心脑血管疾病。

2．雷诺综合征　本综合征多见于青壮年女性，发病多在上肢，呈对称性。发作时指端出现皮肤苍白—紫绀—潮红顺序变化，发作过后恢复正常，发作常与寒冷、情绪波动有关。个别病例晚期可发生指尖部局限性溃疡或坏疽。约有30%的血栓闭塞性脉管炎患者出现雷诺现象。

3．多发性大动脉炎　本病多发生于青年女性，主要累及主动脉及其分支。累及上肢一般表现为无脉症，血压测不到，累及下肢则肢端发凉、无力及间歇性跛行，但少疼痛，皮色改变不明显。常在颈部、腹部、背部、肾区听到收缩期血管杂音。

4．手足发绀症　本症多发生于青壮年女性，四肢均可发生，常呈对称性，患肢皮肤发凉、紫绀，遇冷加重，春夏季病情缓解。周围动脉搏动正常，肢体无营养障碍改变。

5．红斑性肢痛症　本症多见于青壮年女性，发作性肢端皮肤发红、充血、灼痛、皮温升高，遇热症状加重，遇冷或高举患肢则症状减轻，患肢动脉搏动增强，无肢体缺血征象。

【治疗】

一、中医治疗

其治疗原则为扶正祛邪，活血化瘀。

（一）辨证论治

1. 阳虚寒凝

主要证候：患肢喜暖怕冷，麻木疼痛，遇冷则甚，得暖则缓，局部皮肤苍白、潮红、紫红色，触之冰冷。舌质淡，苔薄白，脉沉细或迟。

治法：温经散寒，活血化瘀。

方药：阳和汤。方中熟地黄温补营血，鹿角胶填精补髓，姜炭、肉桂温中有通，麻黄达肌表，白芥子温散腠理之寒。

可加入黄芪、当归补气养血活血，下肢加牛膝，上肢加桂枝，寒重加附子、制川乌，痛甚加乳香、没药。

2. 气滞血瘀

主要证候：患肢呈持续性、固定性或静息性疼痛，活动时加剧，局部皮肤紫红、暗红或青紫色，患肢肢端皮肤有瘀斑，皮肤干燥，趾甲增厚，患肢动脉搏动明显减弱或消失。舌质红绛或紫绛，或有瘀斑、瘀点，舌苔薄白，脉沉细涩。

治法：活血化瘀，理气通络。

方药：当归活血汤。方中四物汤活血，并用丹参、全蝎活血祛瘀；桑枝通络镇痛；穿山甲散瘀通络；牛膝引药下行，且有通经活血之功；牡蛎软坚散结，溶解血栓；血瘀则气滞，故方中加入郁金理气行滞。诸药合用，以疏通血脉之瘀滞。

偏热加金银花、玄参，偏寒加肉桂、炮姜、附子。

3. 湿热下注

主要证候：患肢局部潮红、紫红、肿胀，肢端轻度溃疡或坏疽、红肿灼热、渗出，疼痛加剧等炎症表现。舌质红，苔黄腻，脉弦细数或滑数。

治法：清热利湿，活血化瘀。

方药：四妙勇安汤。方中金银花清热解毒，玄参泻火解毒，当归活血散瘀，甘草调和诸药，共奏清热解毒，活血通脉之功。

偏热加水牛角、生地黄、牡丹皮、紫草，偏湿加薏苡仁、土茯苓、木通、防己。

4. 热毒炽盛

主要证候：患肢发生溃疡或坏死，继发严重感染，局部红肿热痛明显，脓液多，有恶臭气味，高热寒战，心烦口渴，小便短赤，大便秘结。舌质红绛，苔黄腻或黄燥，或黑苔，脉滑数或洪大，或脉数。

治法：清热解毒，凉血活血。

方药：五味消毒饮。方中金银花两清气血热毒，紫花地丁、蒲公英、青天葵、野菊花均具清热解毒之功，配合使用，其解毒之力更强，并能凉血散结以消肿痛。

可加入玄参、牡丹皮、生地黄、丹参、没药加强凉血活血之功。大便秘结加大黄、芒硝；烦渴加天花粉、知母。与此同时，兼服西黄丸、牛黄清心丸等。

5. 气血两虚

主要证候：身体虚弱，面容憔悴萎黄，消瘦无力，患肢肌肉萎缩，皮肤干燥脱屑，趾甲干燥增厚，生长缓慢，伤口经久不愈，肉芽暗红或淡红，脓液稀少，舌质淡，苔薄白，脉细弱。

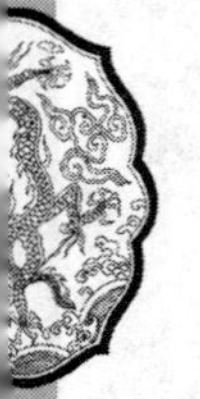

治法：益气养血，调和营卫。

方药：人参养荣汤。方中人参、黄芪、白术、茯苓、炙甘草、生姜、大枣健脾益气，陈皮开胃进食，共培气血生化之源；当归、白芍、熟地黄滋肝养血；肉桂温通血脉以畅气血运行之流；远志宁神；五味子安神。全方配伍，气血同治，补通结合，开源畅流，共奏益气养血之功效。

亦可用顾步汤：黄芪、当归、石斛、丹参、白术、鸡血藤、党参、牛膝、赤芍、茯苓、川芎、甘草。

（二）其他治法

采用外治法可取得良好的效果：

1. 缺血期和营养障碍期外洗方　伸筋草、透骨草、花椒、红花各 30 g，生川乌、生草乌、细辛、乳香各 10 g，马钱子 5 g，洋金花 3 g。

每 1 剂外洗药用 3 天，每天熏洗 2 次，每次 40 ~ 60 分钟。

2. 坏死期

（1）外洗法：外洗药物煎汁，多作为换药前清洗疮面用，对于控制疮面感染及促进新鲜肉芽生长有很好的作用，但对坏疽及溃疡发展期及干性坏疽慎用或忌用。常用外洗方有：①金银花、当归各 30 g，乳香、没药、煅石决明各 15 g，白芷、紫草各10 g，儿茶 6 g。适用于溃疡久不收口，脓液少且无明显红肿热痛者。②金银花 30 g，蒲公英、紫花地丁、黄柏、毛冬青、大青叶各 20 g，苦参、木鳖子各 15 g，乳香 10 g。此方适用于患肢红肿，溃烂脓多臭秽之时。

（2）对坏疽及溃疡的处理：①干性坏疽：首先用复方五黄液（黄连、黄柏、黄芩、大黄、马钱子各 3 g，黄酒 500 ml，泡 7 天）擦洗，然后包扎，保持患处干燥，防止感染，病情稳定后做清创术。②湿性坏疽：首先用外洗方中药煎汁冲洗疮面，坏死物少者，用红油膏纱布条掺九一丹少许外敷，并用蚕食疗法，逐步清除坏死组织。如坏疽较多，且感染严重者，此时应中西医结合治疗，通过细菌培养及药敏试验，合理选用有效抗生素外敷或静脉给药，待病情稳定，坏疽局限后，施手术清创。③对疮面的处理：a. 疮面上坏死物少者，可选择东方 1 号膏或黄连膏掺九一丹少许外敷；b. 疮面新鲜且较小者，选用生肌玉红膏或生肌像皮膏纱条外敷；疮面大者，则施点状植皮术，促使疮面尽早愈合。

二、西医治疗

（一）一般治疗

1. 戒烟　极为重要。戒烟后不会发生新的病变，已有的病变也较少发展。

2. 足部运动锻炼（Buerger 运动练习法），促进侧支循环的建立。患者平卧，抬高患肢 45°，维持 1 ~ 2 分钟，然后两足下垂于床边 2 ~ 5 分钟；同时两足和足趾向四周环旋活动 10 次，再将患肢放平休息 2 分钟。如此反复练习 5 次，每天数回。

（二）药物治疗

1. 低分子右旋糖酐　低分子右旋糖酐（分子量 2 万 ~ 4 万）500 ml 静脉滴注，1 ~

2 次/日，10～15 天为一个疗程。每个疗程结束后间歇 7～10 天可重复。在急性发展期和溃疡、坏疽伴有继发感染时不宜应用。

2. 血管扩张药物　主要适用于有雷诺综合征伴溃疡的患者中，一般情况下对血管扩张药物的疗效尚有疑问。可参考多发性大动脉炎选用相应药物。

3. 止痛药物　疼痛明显者，可选用各种止痛药物；或用普鲁卡因穴位封闭、静脉封闭或股动脉周围封闭，甚至用腰交感神经阻滞、硬脊膜外麻醉等。

4. 肾上腺皮质激素　在病情急性发展阶段又无感染时，可考虑应用泼尼松 5～10 mg或地塞米松 0.75～1.5 mg，3～4 次/日；或静脉滴注氢化可的松 100～200 mg，1 次/日。泼尼松龙 20 mg 静脉内注射，3～7 天内可使疼痛明显减轻或消失。

5. 抗菌药物　有局部或全身感染时，选用合适的抗菌药物治疗。

6. 二氧化碳治疗　95% 二氧化碳 2 ml/kg，股动脉内注射，或 0.3 ml/kg，肱动脉内注射。每周 1 次，4～8 次为一个疗程。一般治疗 1～2 个疗程。

7. 血液稀释疗法　放血 500 ml 后缓慢注入等量预加温的 10% 人造血浆，重复进行，维持血细胞比容至少降低 10%，3 周后停止治疗。

8. 高压氧治疗　1 次/日，每次 3～4 小时，10 次为一疗程，可进行 2～3 个疗程。

9. 血管内皮生长因子（VEGF）基因治疗　VEGF 是一种内皮细胞特异性的分裂原，可促进内皮细胞的黏附、迁移和增殖，这是血管生成的必要前提。

10. 如尿砷和发砷均高于正常，可试行慢性砷中毒的治疗方法，给予：①10% 硫代硫酸钠 10ml，静脉注射，以辅助砷排泄；②5% 二巯丙醛钠 2.5～5.0 ml，肌注，1 次/日，连续 3 天，停药 4 天为一疗程。一般用 2～3 个疗程；③皮肤或黏膜损伤处可用 2.5% 二巯基丙醇软膏外涂。上述疗法对本病是否有效尚待进一步探讨。

（三）外科处理

局部溃疡、坏疽的处理。经上述治疗无效者，可根据患者情况选作交感神经切除术、肾上腺部分切除术、动脉血栓内膜剥脱术、动脉旁路移植术等多种手术。

【临床思路】

血栓闭塞性脉管炎属中医的“脉痹”、“脱疽”等证范畴。其临床特点为患肢缺血、疼痛、间歇性跛行、受累动脉搏动减弱或消失，伴有游走性血栓性浅表静脉炎，严重者有肢端溃疡或坏死。

本病的病因病机是复杂的，但主要是感受寒湿之邪，寒湿之邪易伤人阳气，且寒主收引、凝滞，导致血脉不通，气血瘀滞而形成本病。这与本病多见于我国东北及华北等寒冷地区是一致的，与本病每因受寒凉或蹬水而发病也是一致的。中医还认为本病与过食膏粱厚味、辛辣炙煿、烟酒过度有关，由于上述因素易致火毒内生，湿热郁蒸导致热盛肉腐而形成本病。这与本病患者吸烟率高达 90% 左右及某些维生素的缺乏有关也是一致的。此外，中医认为本病的产生还与先天禀赋不足，后天失于调养，导致正气内虚，邪得以入侵有关，所谓“邪之所凑，其气必虚”。这与本病的发生有一定的家族性，与内分泌、细胞免疫及体液免疫有关也是一致的。至于病机，中医认为本病早中期（缺血期、营养障碍期）主要是湿热下注或热毒内盛，气血瘀滞。恢复期则主要是正气

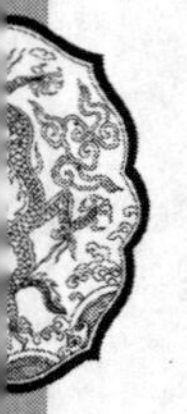

内虚、气血瘀滞。还认为气血瘀滞贯穿着本病的始终。

本病的治疗应该采取中西医结合的治疗方法，中医按传统方法辨证论治，西医根据不同分期适当使用血管扩张剂、抗生素、创面局部处理、手术截肢等方法。这种中西医结合疗法各地应用最多，疗效亦比单纯应用中医辨证论治高。

【预后与转归】

本病如合并严重感染，可危及生命，即使并未合并感染，要彻底痊愈，亦不容易。如病属轻症，处于缺血期和营养障碍期，经积极治疗，大部分患者能够好转。如已进展至坏死期，则治疗难度大，只能通过中西医结合治疗，尽量避免截肢。关于本病预后尚没有大规模的权威统计结果。

【预防与调护】

冬季注意保暖，可饮少量酒。不吸烟，避免应用各种收缩血管药物。患肢应防止受冷，但不要烘热或晒太阳；不要两腿交叉而坐，保持患肢皮肤清洁和干燥；及时剪去趾甲，但不要损伤皮肤；不要穿太紧的鞋、袜，更不能赤脚走路；及时治疗鸡眼和胼底，避免损伤，每周自我检查患足有无皲裂和伤口等，并及时局部用药治疗。

第四篇 消化系统疾病

第一章 总 论

消化系统疾病包括食管、胃、肠、肝、胆、胰等器官的器质性和功能性疾病，临床上十分常见，既可局限于消化系统本身，也可累及全身或其他系统；而全身性或其他系统的疾病和精神神经因素亦可引起消化系统的疾病或症状。例如急性胰腺炎可引起全身多器官功能障碍；肝硬化可引起一些内分泌功能紊乱；严重急性感染、外伤与大手术后、休克、严重心力衰竭等应激状态可导致消化道大出血；精神神经因素则可引起胃肠道功能性疾病。因此，掌握消化系统的结构和功能特点，并具有临床医学的完整概念，注意局部与整体、消化系统与其他系统的联系，对于掌握消化系统疾病的诊断与防治是十分重要的。

第一节 消化系统的结构特点

一、食管

食管是长约25 cm的肌性管道。其上端在环状软骨处与咽部相连，下端穿过膈肌1～4 cm后与贲门相接。从门齿到食管入口处距离为15 cm，从门齿到贲门距离约40 cm。在咽与食管相续处、食管与左主支气管交叉处以及食管穿过膈的食管裂孔处有三个生理狭窄部，是食管癌好发部位。

食管壁由黏膜、黏膜下层与肌层组成，缺乏浆膜层，因此食管病变容易扩散延及纵隔。

在咽与食管上端交界处，环行肌特别增厚，构成上食管括约肌。食管与胃交界处虽无类似结构，但在功能上有括约肌作用，故称下食管括约肌。此括约肌的功能失调是反流性食管炎、食管贲门失弛缓症的基础。

食管下段的静脉最易充盈曲张，甚至破裂出血。

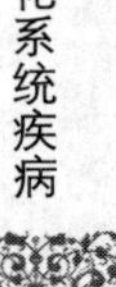

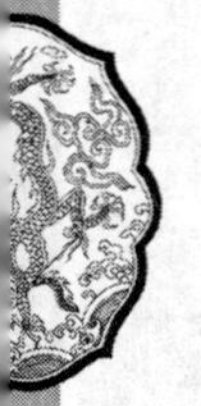

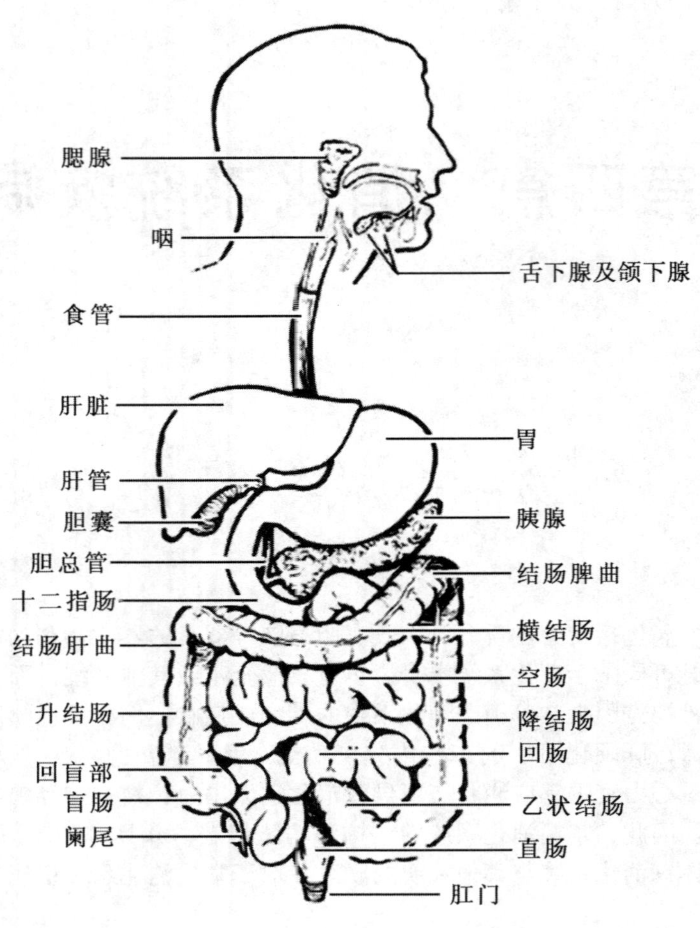

图 4－1－1　消化系统

二、胃

胃可分为胃贲门部、胃底、胃体、胃窦（也称幽门部）等部分。胃体与胃窦在小弯的分界部称角状切迹，这是在内镜检查中作定位的重要标记；它相当于胃小弯垂直与水平段相交处，是溃疡、胃癌好发部位。

胃底、胃体和胃窦黏膜含大量腺体．主要由三种细胞组成：其中壁细胞能分泌盐酸，胃酸激活胃蛋白酶，能使蛋白变性，易于消化；主细胞分泌胃蛋白酶原，在酸性溶液中变为具有活性的胃蛋白酶，参与蛋白质的消化；黏液细胞分泌碱性黏液，起中和、缓冲胃酸和保护黏膜的作用，这种作用被称为黏液屏障。胃黏膜上皮细胞的脂蛋白层能阻止 H^+ 从胃腔回渗入黏膜，抵抗胃酸－胃蛋白酶的消化，这种作用称为胃黏膜屏障。表层上皮细胞是不断更新的细胞，很易受损而脱落，但修复迅速，大约只需 36 小时即可。在正常情况下，表层上皮细胞大约每 1～3 天完全更新一次。正是由于具有胃黏液屏障、胃黏膜屏障、胃黏膜血流、细胞更新等一系列防御修复机制，胃黏膜才能抵御胃内高浓度胃酸、胃蛋白酶、胆盐、药物等侵袭性因素的损害。

三、小肠

小肠的起始部为十二指肠，固定于腹膜后，分四段：第一段为球部，此段临近胆囊，发生炎症时，二者容易互相粘连，甚至穿透；第二段为降部，胆总管与胰管汇合或分别开口于其后内侧壁的乳头；第三段为水平部，肠系膜上动脉在其前面跨越，偶可压迫此段肠管而发生部分梗阻；第四段为升部，与空肠连接，连接处为屈氏韧带固定。空肠和回肠挂在大量的系膜上，在腹腔内有较大的移动性。空肠肠曲一般位于上腹偏左，回肠在下腹偏右，部分在盆腔。小肠肠腔内径平均为 4 cm，愈往下愈窄，至回肠末段最窄，此处易因异物或病变发生梗阻。小肠黏膜由于具有环状皱襞、绒毛及微绒毛结构，其功能面积巨大，据计算约为 200 m^2，因此有极大的吸收功能。

四、大肠

大肠分为盲肠（包括阑尾）、结肠及直肠。回肠末端向盲肠突起处，形成上、下两片唇状瓣即回盲瓣。回盲瓣一方面有控制回肠中食糜残渣间歇地进入结肠的作用，另一方面能防止结肠内容物包括细菌逆流入小肠。升结肠及降结肠的前面和两侧有腹膜覆盖，后面借结缔组织固定于腹后壁。横结肠完全为腹膜包裹并形成较宽的横结肠系膜，使横结肠能成为弓状下垂；一般横结肠位于腹上部或腹中部，内脏下垂者可达髂嵴水平以下。乙状结肠的两端固定于腹后壁不能移动，而中段有很大的活动范围并可呈一定的生理性扭转。直肠则有弓向后方的直肠骶曲和弓向前方的直肠会阴曲。

大肠黏膜表面光滑，覆以柱状上皮。上皮细胞间夹有大量杯状细胞。肠腺底部的未分化细胞有不断增生分化及形成新生细胞能力。大肠肠壁肌层由内环、外纵的两层平滑肌组成。增厚的环肌是形成结肠半月皱襞的基础。

五、肝脏

肝脏是人体最大的腺体，以镰状韧带为分界线，主要分为左叶和右叶。肝脏有双重血液供应，1/4 来自肝动脉的高浓度含氧血，3/4 来自门静脉。肝从门静脉接受来自肠道的高浓度营养物质和胰腺、肠道来的激素，这些物质经过有功能的肝细胞合成加工或分解后再由肝小叶中央静脉通过肝静脉流入下腔静脉回到体循环或通过胆汁排出。因此肝是碳水化合物、脂肪和蛋白质的代谢中心，也是清除从肠道来的毒素、细菌及化学药物的主要场所。

肝的结构单位为肝小叶，其结构特点是由 15 ~ 30 个肝细胞以单层细胞排列组成的肝细胞板（liver cell plate）。肝细胞板靠近肝血管（肝动脉、门静脉分支）端为第 1 带（zone 1），顺次为第 2 带和第 3 带逐渐远离入肝血管，肝细胞板第 3 带的末端组成了中央静脉。血流在汇管区经过肝动脉、门静脉进入肝窦，沿着肝细胞板进入中央静脉，位于第 1 带的肝细胞摄入的是高浓度氧，而第 3 带的氧供较差，因此，第 3 带肝细胞易受缺血引起损伤。第 1 带肝细胞的结构功能也与第 3 带的不同。第 1 带的肝细胞线粒体多而且大，溶酶体和高尔基复合体丰富，其主要功能为糖原异生、脂肪酸 β 氧化、氨基酸

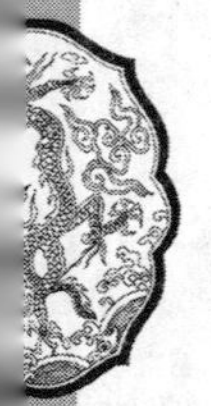

分解代谢、尿素生成、合成胆固醇、分泌胆汁，因此由于化学损伤引起的坏死和脂肪变主要分布在1带。第3带的肝细胞光面内质网比第1带丰富，细胞核较大，该带肝细胞主要进行与释放能量有关的反应包括糖酵解、脂肪生成、合成谷氨酰胺清除血氨，该带也是解毒和药物生物转化的主要场所，因此药物中毒常累及第3带。

肝内的非实质细胞也具有结构上的特点：

（1）肝窦内皮细胞：位于肝窦血流和Disse氏间隙之间，在肝窦内皮细胞浆中可见有许多直径为100nm的小孔（网孔），允许蛋白质自由地从肝窦到Disse间隙进行迅速充分的物质交换。

（2）库普弗（Kupffer）细胞：过去译为枯否细胞，是肝内巨噬细胞，位于窦壁，有吞噬活性，可清除细菌、病毒及内毒素，还可分泌多种细胞因子。

（3）肝星形细胞：以前译为贮脂细胞，Ito细胞，其细胞浆内含有大量维生素A，位于肝窦壁，各种致病因子活化肝星形细胞后，产生多种细胞因子并合成胶原，在纤维化的形成中起中心作用。

（4）自然杀伤细胞（NK cell）：正常肝含1×10^9淋巴细胞，其中肝窦内的自然杀伤细胞，可清除肝细胞内病毒，亦是抗肿瘤的屏障。

六、胰腺

胰腺为腹膜后器官，可分为头、颈、体、尾四部分，有主胰管和副胰管通入十二指肠。大部分人的主胰管与胆总管合为“共同管道”而形成十二指肠壶腹，该处如有梗阻，胆汁可逆流入胰管引起急性胰腺炎；十二指肠壶腹在十二指肠开口处具有Oddi括约肌，它能控制胆汁和胰液排入肠道。胰腺神经是腹腔神经丛的分支，腹腔神经丛位于胰腺体部的上后侧，胰腺病变可累及神经丛，引起背部疼痛。

第二节　消化系统的功能特点

一、胃肠道

1. 胃肠道的消化、吸收、分泌功能　胃肠道的主要生理功能是摄取、转运和消化食物，吸收营养和排泄废物。食物在胃肠道内经过一系列复杂的消化分解过程，成为小分子物质，被肠道吸收，肝脏加工，变为体内物质，供全身组织利用；其余未被吸收和无营养价值的残渣构成粪便，被排出体外。

胃是消化道中最膨大的部位，具有暂时储存食物和对食物中的蛋白质进行初步消化的功能；小肠是消化吸收食物的主要场所，淀粉、蛋白质、脂肪等食物成分在小肠内依靠胰腺、小肠腺分泌的消化酶、肝脏分泌的胆汁等的酶促反应参与下，被消化分解为葡萄糖、氨基酸、脂肪酸等较简单的物质，才能被肠壁吸收。此外，小肠还能吸收各种维生素、矿物质、药物和水分。大肠的主要生理功能在于吸收水分，形成和排出粪便。

食物消化与吸收是一个十分复杂的过程，涉及到胃肠道的外分泌和内分泌，胃肠道的运动，神经体液的调节，血液及淋巴循环以及它们之间的相互联系和密切配合，任何一环的破坏，均可引起胃肠道疾病。胃肠道黏膜上皮细胞的高度转运吸收和腺体的分泌作用、胃肠道平滑肌协调性推进腔内食物的胃肠道动力作用，以及胃肠道内分泌细胞和神经细胞分泌的胃肠道激素的生理调节作用等对于维持消化道正常生理功能是不可缺少的，其功能异常是引起胃肠道疾病的主要原因。

2. 胃肠道免疫功能　大多数病原微生物和有害物质入侵机体要经过胃肠道黏膜表面，而胃肠道黏膜表面有丰富的免疫组织，是重要的免疫器官。胃肠黏膜固有层丰富的淋巴组织（有大量浆细胞、T 淋巴细胞、B 淋巴细胞、肥大细胞和巨噬细胞等），组成了第一线黏膜免疫防卫屏障，在抵御病原微生物入侵和维持机体正常防御功能上起重要作用。研究表明胃肠道免疫功能的失调在一些胃肠疾病的发生和发展中起重要的作用。

二、肝脏

肝脏是维持生命的重要器官，是人体新陈代谢的枢纽，也是体内免疫系统重要的组成部分。

1. 代谢功能　肝脏能制造胆汁，胆汁主要由肝细胞分泌，毛细胆管及胆管本身也能制造少量胆汁。胆汁中的胆盐以及胆汁酸的肠肝循环对脂肪的消化吸收有重要作用。肝脏参与摄入脂肪和体内储存脂肪的动员和氧化，以及甘油三酯、磷脂、胆固醇、脂蛋白的合成作用。

肝脏能使葡萄糖、某些氨基酸、脂肪中的甘油等转变成糖原而储存。肝通过糖原分解及异生供给葡萄糖，又通过糖酵解、糖原合成、储存而摄取葡萄糖，在调节血糖浓度、维持其稳态中起重要作用。

肝脏是血浆中全部白蛋白、凝血酶原和其他凝血因子、纤维蛋白原和部分球蛋白的合成场所，肝脏是机体唯一能合成白蛋白的器官，每日合成量约为每公斤体重 200 mg，必要时可增加。肝实质细胞受损，蛋白合成功能障碍，可出现凝血酶原时间延长以及低白蛋白血症。

肝是体内碳水化合物、蛋白质、脂质、维生素合成代谢的重要器官，肝脏有维持体内水分和激素平衡的作用。一旦肝细胞受损停止工作或由于酶的缺乏均可导致代谢紊乱而引起疾病。

2. 生物转化功能　肝脏能通过肝内氧化、还原、水解、结合等过程，使各种物质的生物活性发生很大的改变，使多数有毒物质的毒性减弱。肝是体内主要解毒器官，是药物、多种激素、血红蛋白代谢产物和血氨分解去毒、灭活和排泄的场所。药物在肝内的代谢主要是通过肝细胞光面内质网上的微粒体内，以细胞色素 P450 为主的一系列药酶作用。肝在药物药代动力学中起重要作用，反过来药物及其代谢产物也可引起肝损害导致药物性肝病。

3. 免疫功能　肝是体内最大的单核吞噬细胞系统，所含库普弗细胞占全身单核吞噬细胞系统的 70% 以上，它的解剖部位决定了它是一个内脏血流的过滤器，起着生物过滤作用。肝窦的库普弗细胞能吞噬来自肠道的病原菌、内毒素、外来抗原以及循环免疫复合物。肝脏的星形细胞和肝血窦内的吞噬细胞，以及脾脏产生的抗体和补体，共同组成了消化系统的第二线免疫防卫屏障，阻止有害物质从肠道侵入全身。自然杀伤细胞

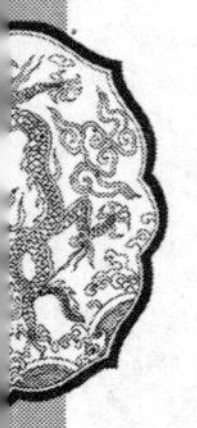

则在机体抗肿瘤免疫上也具有重要作用。

三、胰腺

胰腺兼有内、外分泌功能。

胰腺腺泡和胰管上皮细胞分泌的胰液排入十二指肠，具有重要的消化、分解作用。胰液是人体最重要的消化液，主要含有碳酸氢盐、淀粉酶、脂肪酶、胰蛋白酶、糜蛋白酶、弹性蛋白酶、血管舒缓素及核糖核酸酶、羧肽酶等。胰蛋白酶、糜蛋白酶和其他许多酶在分泌入肠时呈无活性的酶原状态，经肠激酶激活后才能将蛋白质分解成朊与胨，有活性的胰蛋白酶也能激活多种其他无活性的胰酶原。胰羧肽酶能逐步将多肽水解为游离的氨基酸。

胰岛有多种内分泌的细胞：A（或α）细胞分泌胰高糖素；D（或δ）细胞分泌生长抑素；pp 细胞分泌胰多肽等，对消化系统及全身生理功能起重要调节作用。

第三节　中医脾胃肝胆功用

脾与胃同居中焦，通过经脉络属构成表里关系。脾的主要生理功能是主运化、主统血、主肌肉及四肢，开窍于口，其华在唇；胃的主要生理功能是主受纳与腐熟水谷。

脾属阴喜燥恶湿，胃属阳喜润恶燥，脾升胃降，燥湿相济，共同完成水谷的消化、吸收与输布，为气血生化之源，五脏六腑、四肢百骸皆赖以滋养。故脾胃两者常合称为“水谷之海”及“后天之本”。

脾胃病证致病因素多系饮食不节、情志失调或劳倦所伤，导致脾失健运，脾胃升降失常，则水谷的受纳、腐熟、转输等功能发生障碍，呕吐、呃逆、泄泻、腹胀等病证由此而起；同时脾失健运，化源不足，脏腑经络、四肢百骸无不失于滋养；脾气虚弱，血不归经，血证由此而生；脾失转输，水津敷布失常，水湿停聚，为饮为肿。

脾之为病，其证候不外虚实寒热等方面，如中气不足、脾阳虚衰属虚证；寒湿困脾、湿热内蕴属实证。因脾虚不运则水湿不化，故脾病多与湿有关，而出现本虚标实的证候。临床上常见的病证有泄泻、胃痛、呃逆、呕吐、痰饮、吐血、便血等。

胃主受纳，如胃失和降，常见恶心、呕吐之证；胃为燥土，性喜润恶燥，故一般以食积郁热、口渴便秘等燥热之证属胃。胃的病证临床常见者，有胃痛、嘈杂、呕吐、呃逆、便秘、口臭、牙宣等。

脾胃有病可影响其他脏腑，其他脏腑有病也可影响脾胃，其中尤与肝肾的关系最为密切。如脾虚化源衰少，则五脏之精少而肾失所藏；肾虚阳气衰弱，则脾失温煦而运化失职。肝随脾升，胆随胃降，肝木疏土，助其运化之功，脾土营木，成其疏泄之用，肝郁气滞，亦可乘侮脾胃，脾胃不健，肝气常易乘虚侵犯，故胃痛、腹痛等常可发生。

肝与胆同处腹部，横膈之下，右胁之内，胆附于肝，两者不仅有经脉相互络属，而且肝胆本身就直接相连，构成非常密切的表里关系。肝的生理功能是主疏泄、主藏血、主筋、其华在爪、开窍于目。胆的生理功能是贮存和排泄胆汁，以助饮食的消化。

肝胆本为一体，肝主气机及胆汁疏泄，有协助脾胃升降，促进食物消化的作用；肝与情志有关，胆也与情志活动有联系。《素问·兰灵秘典论》曰：“肝者，将军之官，谋虑出焉”，“胆者中正之官，决断出焉”。肝主谋虑，胆主决断。

肝胆病证致病因素多为情志所伤，并与体质、饮食、感受外邪有关，病理表现有气郁、湿阻、化火、生痰、伤阴、动风、耗血、扰神之变，并易累及脾、肺、心、肾等脏。若肝气郁结，气滞血瘀，或血不养肝，常会导致胁痛；气滞血瘀，日久不愈，又可变生癥瘕积聚；血瘀水停，而致气血水瘀结于内，可形成臌胀；湿热内蕴，胆汁外溢，可出现黄疸；若肝阴暗耗，肝阳偏亢，上扰清空，或肾水素亏，肝失滋养，肝阳上亢，均可发为头痛、眩晕；若肝肾阴亏于下，肝阳暴张于上，气血逆乱，则发为中风；若寒邪侵袭肝脉，凝滞不利，可出现少腹胀痛、牵引睾丸，形成疝气；肝不藏血，可发生各种血证；肝血不足，筋脉失养，可导致麻木、痿痹；胆热痰郁，上扰心神，可发生烦躁不寐，惊悸不宁等证。

肝的病证，可概括为虚实两类，而以实证为多。实证有肝气郁结、肝火上炎、肝风内动、寒滞肝脉；虚证为肝阴不足，但可与实证的风、火并见。胆的病证，多表现为火旺之候。因火热可煎熬津液而为痰，故胆病又多痰。痰火郁遏，常扰心神。

肝胆有病，可影响其他脏腑，其他脏腑有病，也可影响肝胆。如肝气郁结，肝木侮土，可导致肝胃不和，肝脾不调；肾藏精，肝藏血，精血互生，若肾精不足，肝失濡养，可导致肝阳上亢；脾生血，心主血，若心脾不足，肝血亦可亏虚，可导致血不养筋、血虚生风。胆火炽盛，常可犯胃，导致胃失和降而见呕吐苦水。脾胃湿热，熏蒸肝胆，而使胆汁外泄，可发生黄疸病证。

第四节　消化系统疾病的诊断概要

一、病史与症状

消化系统疾病的主要临床表现是消化系统症状，而症状是在病史的采集过程中得到的，与其他系统相比，病史的采集在消化系统疾病的诊断中往往具有更为重要的地位。

病史的采集应尽可能耐心、细致和客观，并作系统分析、归纳和思考。应了解全部病程，包括起因与起病情况、发病经过、是否间歇发作以及复发的诱因等。要抓住主要症状，深入问清其性质、程度、时间、部位、加剧和缓解的规律性，以及伴随的其他症状等。消化系统疾病可累及全身或其他器官，因此也要根据具体情况有重点地了解其他有关器官的病史。全面、仔细的体格检查常可证实由病史而得到的诊断或提供更多线索。实验室和影像学检查常可对疾病的可能诊断提供确定或否定的客观证据。

消化系统疾病可以按疾病部位分为食管、胃、十二指肠、空肠、回肠、结肠、直肠、肝、胰、胆道疾患。常见的症状有吞咽困难、恶心呕吐、嗳气、泛酸、食欲不振、烧心感、早饱、腹胀、腹痛、腹泻、腹块、便秘、里急后重、黄疸、呕血、黑便、便血等。典型的消化系统疾病多有消化系统的症状，但有些病变在消化系统，而症状却是全身性的或属于其他系统的，也有一些消化系统的症状有时并不是由消化系统疾病引起，如恶心呕吐等症状，可能是由于中枢神经系统的刺激，通过脑－肠轴引起的。问诊中应

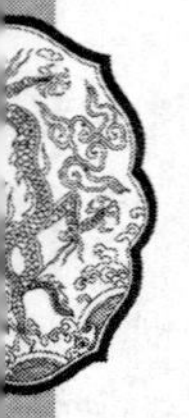

注意仔细询问局部与全身情况，并结合全面体格检查及有针对性的辅助检查得到更多线索，做出正确诊断。

二、体格检查

全面系统的体格检查对于消化系统疾病的诊断和鉴别诊断非常重要。

在一般检查项目当中，要注意皮肤有无黄疸、蜘蛛痣、肝掌，皮肤黏膜有无出血倾向，锁骨上淋巴结是否肿大，胸腹壁有无静脉曲张及血流方向等。

对于腹部的重点深入的查体极为重要，检查时应注意以下各点：腹部的轮廓（凹陷、全腹膨隆或局部隆起）、蠕动波、腹壁静脉及其血流方向、压痛点、反跳痛、腹壁紧张度、移动性浊音、震水音、肠鸣音、肝脾肿大等。当触及腹部包块时，应了解其部位、深浅、大小、形状、表面情况、质地硬度、有无移动性、压痛、搏动感等，以判断病变的性质和所累及的器官。要注意不要误把乙状结肠内粪块、充盈的膀胱、前凸的脊柱、腹主动脉、肾脏、妊娠子宫当作腹部包块，并应注意与腹部其他系统的肿块如卵巢囊肿等仔细鉴别。

在有便秘、慢性腹泻、便血、下腹痛的病例，直肠指检是必要的常规检查，常可及时地诊断或排除直肠癌等重要疾病。

其他有关系统的检查也有重要意义。如神经系统检查对发现及诊断肝性脑病至关重要，患者可出现手扑翼样震颤和踝阵挛，甚至出现昏迷。

三、实验室与辅助检查

（一）血液检查

血常规和血液生化检查对胃肠道疾病缺少特异性诊断价值。但这些检查对估计某些疾病的活动性有一定作用，例如胃肠道出血患者常有小细胞性贫血，消化道急性炎症或缺血性腹痛时可有白细胞升高。严重的呕吐、腹泻可引起电解质紊乱和血尿素氮增高；消化道大量出血也可引起尿素氮和肌酐升高，而且以前者升高为主。血清中某些激素水平的测定对于寻找消化道症状的病因有帮助，例如血清胃泌素或肠血管活性肽（VIP）水平升高分别见于胃泌素瘤及肠血管活性肽瘤引起的腹泻病人。癌胚抗原（CEA）、CA199、CA50 等肿瘤标志物对结肠癌、胰腺癌有辅助诊断意义。

最常用来诊断肝病的血液生化测定为肝功能试验，包括反映肝细胞损伤的丙氨酸氨基转移酶（ALT）、天门冬氨酸氨基转移酶（AST）、碱性磷酸酶（ALP）和 γ－谷氨酰转移酶（GGT）；反映肝脏对胆红素代谢功能的直接胆红素和总胆红素测定以及对染料、药物代谢能力的靛氰绿（ICG）滞留率试验和利多卡因代谢产物（MEGX）的测定；反映肝细胞合成功能的指标，如血清白蛋白（ALB）、凝血酶原时间（PT）和血清凝血因子水平。除肝功能试验外，病毒性肝炎的血清标志（包括甲、乙、丙、丁、戊型肝炎）和免疫学指标测定如免疫球蛋白、抗线粒体抗体、抗核抗体、抗平滑肌抗体对确定病因有帮助。

（二）尿液检查

尿液胆红素与尿胆原的检查，对于黄疸和肝脏病有协助和确定诊断的价值。

（三）粪便检查

对于胃肠道疾病，粪便检查是一种简便易行的诊断手段，对胃肠道感染、出血、功能紊乱等尤为重要。粪便的肉眼观察、隐血试验、光镜下常规细胞、寄生虫学和细菌学检查等，为临床诊断提供重要的第一手资料。

（四）其他实验室试验

1. 胃液分析对胃泌素瘤的诊断与鉴别诊断有重要的价值。

2. 小肠吸收功能试验（脂肪平衡试验、木糖试验、维生素 B_{12} 吸收试验等）对于慢性胰腺炎和小肠吸收不良等有诊断和鉴别诊断价值。

3. 胰腺外分泌功能试验（血清中各种胰酶、粪脂的测定以及 N－苯甲酰－L－酪氨酰对氨苯甲酸（BT－PABA）试验和促胰液素试验等）可用于慢性胰腺炎等疾病的诊断。

4. ^{13}C 或 ^{14}C 尿素呼气试验是诊断幽门螺杆菌感染的非侵入性试验，具有较高的敏感性和特异性。

5. 活组织和脱落细胞检查

（1）肝穿刺活组织检查：肝穿刺活组织检查是确诊慢性肝病最有价值的方法之一，目前已作为常用的检查方法。目前采用较多的有经皮 1 秒钟穿刺吸取法，超声或 CT 引导下细针穿刺法等。

（2）黏膜病变检查：通过胃镜、肠镜钳取食管、胃、小肠、结肠、直肠黏膜等组织进行病理学检查，有助于病因的诊断。

（3）脱落细胞检查：通过内镜冲洗或擦刷消化管腔黏膜（特别是在内窥镜直视下操作），收集脱落细胞做病理检查，有助于消化道肿瘤的诊断。

6. 分子生物学检查　应用分子扩增技术结合探针杂交、序列分析、限制性切割方法，能够快速、敏感、特异地从体液、活检标本或粪便中识别多种病原微生物，并能分析它们的毒性产物以及耐药性能，甚至可能为设计更新更好的抗菌药物提供信息；分子生物学方法还能应用于流行病学研究，观察在暴发和流行中分离的不同病原的相互关系以便寻找传染源和传播途径；有助于胃肠道感染性疾病等病原学诊断。

（五）内镜检查

随着科技的进步，内镜视野更加清晰，操作更加灵便，用途日益扩大。纤维内镜、电子内镜已成为消化系统疾病诊断的一项极为重要的检查手段，使消化系统疾病的诊断向前迈进了一大步。应用内镜可以直接观察消化道管腔内溃疡、出血、炎症、肿瘤等各种病变，并可采取活组织进行病理检查，胃镜、结肠镜还可以结合黏膜染色、细胞病理学检查等，有助于对早期胃癌及早期肠癌做出诊断。而逆行胰胆管造影（将十二指肠镜插到十二指肠降部，通过内镜活检孔道插入导管至十二指肠乳头开口部，注入造影剂，作 X 线胰胆管造影），已成为诊断胰腺、胆道疾病重要手段。

（六）影像学检查

1. 超声检查　超声检查可显示肝、脾、胆囊的大小和轮廓，还能显示脾静脉、门静脉宽度、胆囊结石、胆管扩张等，对慢性肝病特别是肝硬化、肝癌、肝脓肿的诊断帮

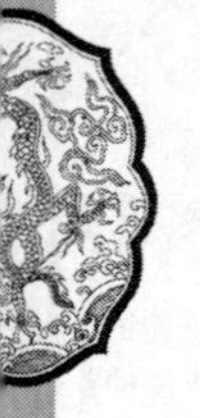

助较大，对胆石症诊断的敏感度高达90%以上，对腹水、腹腔内实质性肿块的诊断，也有一定价值。但对于胰腺等腹膜后器官疾病诊断的正确性则因易被胃、横结肠内气体干扰而受到一定影响。

2. 彩色多普勒超声　彩色多普勒超声在肝病诊断尤其是肝内血流动力学研究中起重大作用。由于可以测定门静脉、肝动脉血流方向、流速和有无脐静脉开放，彩色多普勒超声对于肝硬化门脉高压的诊断起重要作用，也是诊断和鉴别原发性肝癌可靠的无创伤检查手段和监测肝移植后肝动脉和门静脉血流是否通畅的有效工具。

3. 超声内镜　内镜端部装上一个超声探头，插到管腔，在内镜观察同时行超声检查，用于弥补内镜对于腔外解剖和病理学检查的不足。超声内镜对于胃肠道隆起性病变的性质与起源，尤其是黏膜下病变诊断有很大帮助，还可了解病变侵犯管壁深度。对胰腺病变特别是胰腺癌的诊断也很有帮助。

4. X线检查　腹部平片对于诊断胃肠穿孔、胃肠梗阻、不透X线的胆结石等有帮助；消化道钡餐和钡灌肠检查有助于了解整个胃肠道动力状态，对肿瘤、溃疡、憩室的诊断也有一定帮助；消化道气钡双重造影技术的应用，大大提高了诊断的正确率。X线胆管胆囊造影可显示胆囊结石、胆囊浓缩和排空功能；经皮肝胆管造影有助于鉴别肝内胆汁淤积性黄疸与肝外阻塞性黄疸。选择性腹腔动脉造影对腹内肿瘤（尤其是肝脏和胰腺肿瘤）的诊断，以及消化道出血的定位定性诊断具有一定价值。

5. 电子计算机X线体层显像（CT）和磁共振显像（MRI）的影像学诊断　电子计算机X线体层显像（CT）对腹内脏器病变，尤其是肝、胰、胆占位性病变如囊肿、脓肿、肿瘤、结石等的诊断有重要作用，对弥漫性病变如脂肪肝、肝硬化、胰腺炎的诊断也有重要价值。磁共振胰胆管造影术（MRCP）是诊断胆道、胰腺疾病的一项很有前途的无创伤性检查。

6. 放射性核素检查　临床上应用放射性核素^{99m}锝－吡哆醛－5－甲基色氨酸（^{99m}Tc－PMT）肝肿瘤阳性显像来协助诊断原发性肝癌。静脉注射放射性核素标记的红细胞对于不明原因的下消化道出血的诊断也有一定的价值。经由直肠给予^{99m}锝－甲氧异晴（^{99m}Tc－MIBI）进行直肠－门静脉显像，并以心肝放射比值（H/L）或分流指数（SL）来判断有无门静脉高压及其程度，有助于门脉高压的诊断和疗效考核，该项检查目前已广泛用于临床。

7. 正电子发射体层显像（PET）　PET已广泛用于结肠、直肠、肝脏、胰腺、神经内分泌系统和其他胃肠病的分析与评估。近年来PET还用于食管癌和胃癌的术前诊断，对检测淋巴结和远处转移比CT敏感，可使手术不能切除的病人免做探查术。

第五节　消化系统疾病的中西医治疗概要

近二十多年来，细胞生物学、分子生物学、免疫学等学科的发展以及技术的进步，使消化系统疾病的病因及发病机理的认识进一步深入，推动诊断技术日新月异，中西医防治措施等方面也日臻完善。

一、一般治疗

传统中医学以及现代医学均认为消化系统疾病的发生、发展与饮食因素及精神心理因素密切相关，中西医治疗消化系统疾病均注重饮食及精神心理的调护。消化系统病变会影响食物摄取、转运、消化、吸收、代谢等生理功能，而不当的饮食又会引起消化道疾病，加重其损伤。因此饮食和营养在消化系统疾病治疗中占有重要地位。应视疾病部位、性质及严重程度决定限制饮食甚至禁食。如急性胰腺炎的病人要予以禁食及胃肠减压，发病初期病人呕吐、消化吸收不良，再加上禁食，会导致营养障碍，甚至水、电解质和酸碱平衡紊乱，所以营养支持疗法相当重要，禁食期间注意静脉补液及补充营养物质，肠道功能恢复后再予以肠内营养。

精神神经因素可以引起胃肠道功能性疾病，精神紧张或生活紊乱也可诱发或加重器质性疾病。如应激和心理因素可通过迷走神经机制影响胃十二指肠分泌、运动和黏膜血流的调控，诱发或加重消化性溃疡。因此，精神心理治疗相当重要，措施包括辅导患者消除焦虑情绪，舒缓过于紧张的心情，必要时予心理治疗、适当使用镇静剂，辅导患者注意劳逸结合、合理安排作息生活。

二、药物治疗

对于有明确病因的消化系统疾病，如细菌引起的胃肠道炎症、胆道炎症等，针对性地给予抗菌药物治疗，多可治愈。

大多数消化系统疾病病因未明，治疗上则主要针对发病的不同环节，切断病情发展的恶性循环，促进病情缓解、改善症状和预防并发症的发生。如消化性溃疡患者，针对胃酸、胃蛋白酶等侵袭性因素与黏液、黏膜屏障等防御性因素之间失衡的发病机制，应用抑酸剂或黏膜保护剂药物治疗；又如肝硬化患者，因其肝脏受到致病因素损伤时，肝星状细胞变成纤维细胞、纤维组织形成过多、再生结节形成、导致肝硬化的发病机制，针对性地给予病因治疗、保护肝细胞膜、抗纤维化药物以及活血化瘀为主的中医药治疗等。

由于消化系统疾病病程进展过程中，病理生理涉及多方面，综合治疗及不同时期治疗措施的合理选择非常重要。如急性重症胰腺炎患者，全病程大体分为三期：急性反应期、全身感染期、残余感染期。前两周的急性反应期，主要病理生理特点为胰腺内大量胰酶激活、引起过度的全身炎症反应、多器官功能损伤，药物治疗以抗休克治疗、全身支持治疗、胰腺休息疗法（如禁食胃肠减压，肠外营养支持）、抑制胰液外分泌、抑制胰酶活性、预防感染、对症治疗以及通里攻下中药应用为主；全身感染期，主要表现为全身细菌感染、深部真菌感染，药物治疗以针对性地选择敏感而又能透过血胰屏障的抗生素、抗真菌药物以及应用清热解毒中药为主；残余感染期，主要表现为全身营养不良、腹膜后或腹腔内残腔伴消化道瘘等，药物治疗则以强化全身支持治疗、加强营养支持治疗为主。

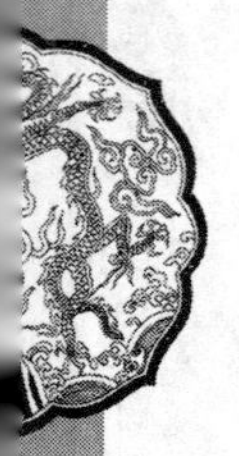

三、手术治疗

手术治疗是消化系统疾病治疗的重要手段。对经内科治疗无效或疗效不佳或出现严重并发症的疾病，手术治疗常为最终选择的治疗途径。如消化性溃疡合并穿孔、严重大出血不止、器质性梗阻等并发症时常需要手术治疗。急性胰腺炎重症病例在重症监护和强化保守治疗的基础上，若病情仍未稳定或进一步恶化，是进行手术治疗或腹腔冲洗的指征；坏死胰腺组织继发感染者，一般经加强治疗观察 24 小时反应不佳，病情继续恶化时需要行坏死组织清除术加局部灌洗引流术；胰腺假性囊肿可择期行穿刺引流术，而胰腺脓肿则应立即行手术引流；重症胰腺炎后期合并消化道瘘者，亦需及时手术治疗。另外，对于终末期肝病患者可考虑肝移植术提高生存率。总之，手术指征的掌握，应从病情出发，结合病人耐受手术的能力，考虑手术可能引起并发症的风险，权衡利弊，综合考虑。

四、介入治疗

自从 1957 年美国学者 Hirshowitz 发明了纤维胃镜，开启了内镜发展、应用的新纪元。经钳道管送入活检钳、抓持钳及网篮等促进了内镜取异物技术的广泛开展；上世纪 70 年代我国学者首先经纤维内镜取胆道蛔虫成功；此外，内镜下消化道出血的止血治疗、内镜下胃肠道息肉摘除、胆道取石、消化道狭窄的扩通等介入治疗技术的发展，使消化系内镜进入了内镜治疗时代。

早期的血管性介入放射学技术包括 Detter 等首创的同轴导管血管成形术、Lussehop 等的经导管动脉栓塞术和 Nusbamn 等的经导管血管内药物灌注术，到了 20 世纪 90 年代，上述技术有了长足的发展和进步，血管性介入放射学技术已能对消化道出血、血管畸形、动脉瘤、血管狭窄等病变进行治疗，甚至部分取代了外科手术治疗；对肝癌患者开展经导管肝动脉内化疗、经导管肝动脉栓塞术、门静脉栓塞术等介入放射治疗技术，极大地丰富了肝癌的临床治疗方法，使部分无法手术者得到了二期手术的机会；而对于内科保守治疗效果不好的肝硬化失代偿期患者的门脉高压症，开展经颈静脉肝内门体分流术，能用非手术治疗方式，将肝内肝静脉－门脉分流，大大降低门脉压力，从而防治门脉高压者食道静脉曲张出血、顽固性腹水等并发症，使患者生活质量得到明显改善。

近年来血管介入放射治疗技术及内镜治疗技术的发展很快，以往需外科手术的许多消化系疾病可用创伤较少的介入治疗替代外科手术，或与外科手术互相配合，从而大大开拓了消化系疾病治疗的领域。

五、中西医结合治疗

近年消化系统疾病的中西医结合治疗方面也取得了一定进展，消化系统疾病中西医结合治疗常优于单用西医治疗，如清胰汤治疗急性胰腺炎，排石汤治疗胆道结石均有较好疗效；中西医结合治疗消化性溃疡、肝炎、肝硬化等病的疗效也常优于单纯西医治疗；针灸对幽门痉挛、便秘、腹泻等胃肠功能紊乱症状有一定缓解作用，应该积极地推广应用。

第二章　胃食管反流病

胃食管反流病（gastroesophageal reflux disease，GERD）是指胃、十二指肠内容物反流入食管引起烧心、泛酸、食管炎及食管外组织损伤（口、咽、喉、气道等）等一系列临床症状和消化性炎症表现的一种常见的胃肠道疾病。

发现有食管下端黏膜破损的 GERD 者，称为反流性食管炎（reflux esophagitis，RE）；内镜检查未发现食管黏膜明显破损的 GERD 者，称非糜烂性反流病（non - erosive reflux disease，NERD）。

本病属中医“吐酸”、“胸痛”、“噎证”、“胃痛”等病证的范畴。

【病因病理】

一、西医病因病理

（一）病因及发病机制

胃食管反流病是由多种因素造成的消化道动力障碍性疾病。

1. 食管抗反流屏障减弱　正常时胃食管交界的解剖结构有利于抗反流，它包括食管下括约肌（lower esophageal sphincter，LES）、膈肌、膈食管韧带、食管胃底角（His 角）等，其中最主要的是 LES 的功能状态。正常人静息时 LES 为高压区，LES 压为 10～30mmHg。吞咽时 LES 松弛，使食物通过进入胃腔。正常人餐后也有少量胃食管反流，但由于抗反流防御机制的存在，这种生理性胃食管反流时间短暂，不损害食管黏膜，常无症状。

许多因素可使 LES 压下降。某些胃肠激素（胆囊收缩素、胰高血糖素、肠血管活性肽等）、高脂食物、腹内压增高以及胃内压增高（如胃扩张及胃排空迟缓）均可促使 LES 压降低，而导致胃食管反流。

2. 食管对反流物的清除能力下降　生理状态下，吞咽食物后食管出现推进性蠕动，由近端食管向远端推进，遇有反流时，通过神经反射，出现继发性蠕动，可有效地清除反流物。唾液对食管的冲刷作用和酸碱化学缓冲作用以及坐位或立位时反流物的自重影响，都能清除反流物，不损伤食管黏膜。但在胃食管反流病时，食管的这种清除功能减弱，如同时有唾液分泌的减少，则不仅使其对反流物的容量清除下降，而且对反流物的化学缓冲作用也降低，因而导致食管黏膜损害。食管裂孔疝是部分胃经膈食管裂孔进入胸腔的疾病，可引起胃食管反流并降低食管对酸的清除，而导致胃食管反流病。

3. 食管黏膜抵抗力下降　长期吸烟、饮酒、浓茶以及抑郁、紧张等心理障碍可导致食管黏膜屏障作用下降，不能抵御反流物中酸和胃蛋白酶的损害。因此，食管黏膜的抵抗力在防止反流性食管炎中起着重要的作用。

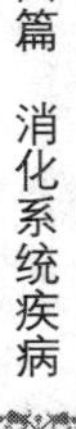

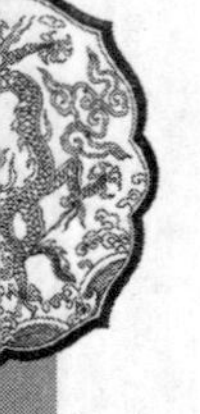

4. 反流物对食管黏膜的攻击作用　在食管自身抗反流机制下降的基础上，反流物刺激和损害食管黏膜，其受损程度与反流物的质和量有关，也与反流物与黏膜的接触时间、部位有关。胃酸与胃蛋白酶是反流物中损害食管黏膜的主要成分，可引起食管黏膜充血、水肿、糜烂、溃疡。有胃大部分切除史、食管空肠吻合术或有过多十二指肠液反流存在时，非结合型胆盐、胰酶也可成为主要的攻击因子，而导致食管黏膜损害，故又称碱性反流性食管炎。

（二）病理

长期反复胃食管反流可引起食管黏膜充血、水肿、糜烂、溃疡等病理改变。病变主要在食管下段、部分病人可涉及食管中段。反流性食管炎的基本病理改变如下：①食管鳞状上皮增生，包括基底细胞增生超过 3 层和上皮延伸；②黏膜固有层乳头向表面延伸，达上皮层厚度的 2/3，浅层毛细血管扩张，充血和（或）出血；③上皮层内中性粒细胞和淋巴细胞浸润；④黏膜糜烂或溃疡形成，炎性细胞浸润，肉芽组织形成和（或）纤维化；⑤胃食管连接处以上出现 Barrett 食管改变。

二、中医病因病机

胃食管反流病见于中医学“吐酸”、“胸痛”、“噎证”、“胃痛”等病证中，其病位在食管，属胃气所主，其主要病机是胃失和降、浊气上逆。其发病与肝气郁滞、脾胃受损，气、火、痰、瘀阻于胸膈，升降失常，胃火、浊气上逆有关；病因多为情志不畅、饮食失调、劳累过度等。情志不畅，肝失疏泄，气机升降失调；饮食不节、烟酒过度、损伤脾胃，以致湿热壅积于中；或久病伤脾，脾气虚弱，土虚木郁，肝胃不和，以上诸多因素均可致痰、气、热、瘀结于食管，胃之通降受阻，而见恶心、呕吐、泛酸、嗳气、胸骨后痛伴烧灼感诸证，甚则吞咽困难，饮食难下或食入反出。

1. 饮食不节　恣食辛辣、煎炒油炸食物，或嗜烟酒，或暴饮暴食，惯食过烫、过酸、过咸或霉腐之物，耗损胃气，损伤胃阴，胃失和降则泛酸、嗳气由作。酒食、腐霉易生痰浊，痰浊内阻，脾失运化，升降失常，气机不利，不通则痛。滥服药物或误服腐蚀之品，损伤食道，脘管失润，逆而不降，发为本病。

2. 情志失调　忧思郁怒，气郁伤肝，肝失疏泄，横逆犯胃，胃失和降，胃气上逆则泛酸、嗳气；肝郁化火，阴津受损，脘管失润，则饮食难下、噎塞之感而生。忧思伤脾，脾伤气结，津液失于输布，凝聚成痰，痰气交阻，逆而不降，食管为痰浊所阻，气机不畅则见胸骨后闷痛不适。肝失疏泄，气滞血瘀，则可见痰瘀互结，不通则痛，胸骨后疼痛加剧，入夜尤甚。

3. 外感六淫　寒温失调，或邪毒循咽而入，犯及脘管。脘管受侵，升降失调，胃气上逆，则嗳气、泛酸；邪阻气机则闷痛不适，吞咽不畅。

4. 脾胃虚弱　先天不足或后天所伤，均可致脾胃虚弱，运化无力，通降失职，食停气滞，甚而上逆，或胃中阴火灼伤而发病。

上述病因病机，可单独致病，亦可兼夹为病。早期以肝胃不和，饮食所伤，脾虚气滞及痰瘀中阻为主，久病则可见气虚血瘀，或气阴两虚等证，病性常为虚实夹杂、寒热互见。

【临床表现】

胃食管反流病既有食管本身的症状，也有食管以外的症状。目前常将其临床表现分为以下几种情况：

1. 反流症状　常见的有泛酸、反胃及嗳气。

2. 反流物刺激食管引起的症状　反流物刺激食管可引起烧心、胸痛、吞咽困难等。烧心是胃食管反流病最常见症状，是指胸骨后烧灼感或不适，常于餐后1小时出现，尤其在饱餐后，躯体前屈、卧位或用力屏气时加重。

3. 食管以外的刺激症状　如咳嗽、哮喘及咽喉炎等。少部分患者以呼吸道症状为主，反流引起的症状无季节性，常有夜间喘息。可反复诱发肺炎，甚至出现肺间质纤维化等。

4. 并发症表现　胃食管反流病的常见并发症有上消化道出血、食管狭窄及Barrett食管。反流性食管炎可引起少量渗血，弥漫性食管炎和食管溃疡时可发生较大量出血。长期反复反流可引起食管炎，纤维组织增生，疤痕形成，并发食管狭窄。患者常逐渐出现吞咽困难，进食稍快可引起反食，偶尔食物可嵌顿在狭窄处。在食管黏膜的修复过程中，食管贲门交界处的齿状线2cm以上的食管鳞状上皮被特殊的柱状上皮取代称之为Barrett食管。Barrett食管组织发生溃疡时，又称为Barrett食管溃疡。严重的食管炎或Barrett食管溃疡可并发食管穿孔。其中部分患者可发展成食管腺癌，Barrett食管合并食管腺癌比一般人群高30～50倍。

【实验室与其他检查】

1. 影像学检查

(1) 食管吞钡X线检查：食管吞钡可见下段食管黏膜皱襞增粗，可见龛影、狭窄等，远端食管蠕动减弱，部分患者有食管裂孔疝表现。

(2) 内镜及活组织检查：内镜检查可明确是否有反流性食管炎，可对其进行分级并进行活检，对判断病变的严重程度有重要价值。1995年洛杉矶世界胃肠病大会将反流性食管炎内镜下分为A、B、C、D四级。A级：黏膜皱襞表面破损，但破损直径小于5 mm；B级：黏膜皱襞表面破损直径大于5 mm，但破损间无融合；C级：黏膜破损相互融合，但尚未环绕食管壁四周；D级：黏膜破损相互融合并累及至少食管四壁75%。

2. 动力学检查

(1) 24小时食管pH监测：24小时食管pH监测能记录24小时食管内pH<4的百分比、pH<4次数、持续5分钟以上的反流次数及最长反流时间等指标，确定生理活动状态下有无过多的反流，并有助于阐明患者症状与酸反流的关系。

(2) 食管滴酸试验：受试者取坐位，自鼻孔插入鼻胃管，固定在距鼻孔30 cm处，滴注生理盐水10～12 ml/min，历时15分钟，再以同样速度滴注0.1 mol/L盐酸，直到产生疼痛或烧灼症状。若注酸30分钟，一直不产生症状，则为阴性结果。如注酸过程中产生症状随即改注生理盐水，症状若缓解，再重复一次。两次注酸均引起疼痛，改注生理盐水能使疼痛缓解，则为阳性结果。

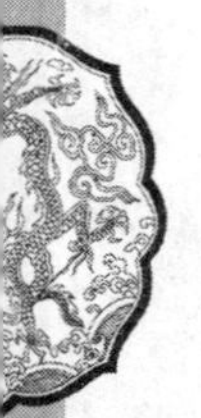

（3）质子泵抑制剂（proton pump inhibitor，PPI）试验：本试验为一种治疗性临床试验。对因典型的胃食管反流症状就诊的患者，在无任何报警症状的情况下可予以 PPI 治疗 7 天（如：奥美拉唑 20 mg，每日 2 次），如患者症状消失则为阳性，临床即可诊断为胃食管反流病。

（4）核素扫描：用同位素标记液体食物，显示在平卧位及腹部加压时有无过多的核素胃食管反流。

（5）食管测压检查：胃食管反流病患者食管测压，约半数可见 LES 静息压力降低，食管蠕动幅度降低。

【诊断与鉴别诊断】

一、诊断要点

（一）西医诊断

胃食管反流病的诊断有一定困难，其临床表现多种多样，有的患者有烧心、反胃、胸骨痛等典型反流症状，但 X 线、内镜检查无异常发现；有的患者可有反复发作的哮喘、咳嗽、心绞痛样疼痛、夜间呼吸困难及咽喉炎等症状，在相当长时间不容易被认识，而得不到及时诊断。还有的患者内镜下发现有食管炎，却没有反流症状。因此，常需做进一步的辅助检查才能确诊。

1. 临床表现　胃食管反流病的临床表现多样，轻重不一，有的食管炎患者其症状与食管炎程度不一定呈正相关。主要分为以下 3 组：

（1）反流症状：有泛酸、嗳气、反食，伴有酸味或苦味。严重者，一边说话，一边反流，带有强烈的酸味。也有在熟睡时，反流物吸入气管，引起呛咳、气喘，甚至有窒息感。还可见唾液分泌过多，这是由于胃酸反流至食管，触发了食管唾液反射，引起唾液过多分泌。

（2）反流物刺激食管引起的症状：有烧心、胸痛、吞咽困难。烧心是指胸骨后或上腹部烧灼感或胃烧灼，常由胸骨下段向上延伸，约半数以上的胃食管反流病患者有烧心症状。屈曲、弯腰、咳嗽、妊娠、用力排便、腹水、穿紧身外衣和围腰、头低位仰卧等姿势均可诱发和加重烧心，还可因进食过量，饮茶、咖啡、果汁，酗酒，服用阿司匹林等而诱发。酸性反流物还可刺激食管引起胸痛，多为胸骨后疼痛，有时发生在剑突下，重者为剧烈疼痛，可放射到后背、胸部、肩部、甚至耳后，酷似心绞痛或胸膜炎。30% 以上胃食管反流病患者有吞咽困难，其原因可能是反流性食管炎、食管狭窄以及食管运动功能失调所致。

（3）食管以外的刺激症状：包括咳嗽、气急、咽喉炎等。胃食管反流病可诱发哮喘，特点为症状发作无季节性，夜间哮喘或夜间咳嗽、喘息，睡醒后声嘶常提示睡眠时发生过胃食管反流。

2. 辅助检查　主要有影像学检查，如：食管吞钡 X 线检查、内镜及活组织检查，及动力学检查。如：24 小时食管 pH 监测、食管滴酸试验、质子泵阻滞剂（PPI）试验、核素扫描检查、食管测压检查等。

（二）中医辨病与辨证要点

胃食管反流病表现多样，辨证当分清寒热虚实。

1. 辨病要点　本病既可以“噎证”的吞咽困难为主要表现，亦可以“胸痛”的胸骨后灼痛为主要表现，还可以“泛酸”为主要表现，临证时注意辨证施治。

2. 辨证要点

（1）辨寒热虚实：久病，形寒怕冷，进食冷饮则胸骨后疼痛加剧，胸膈满闷，泛吐清水，喜热饮，舌淡脉沉者属寒证；新病，胸骨后灼热样疼痛，泛吐酸水，口干欲冷饮，舌质红，苔黄或黄腻，脉数者属热证；久病，神疲乏力，吞咽无力，懒言，形体消瘦，舌质淡或光剥无苔，脉细弱或细数无力者属虚证；而新病，胸骨后灼热疼痛，口干口苦，语声洪亮，大便干结，舌质红，苔黄腻或黄，脉弦数有力者当属实证。

（2）辨气滞、血瘀及痰浊：胸闷喜叹息，胸骨后灼热闷痛，嗳气泛酸，口干苦，疼痛时作时止，舌苔薄黄，脉弦者多属气滞；胸骨后疼痛，入夜尤甚，口干不欲饮，吞咽困难，胸中窒塞，舌质暗或有瘀斑，脉涩者为血瘀；胸闷脘痞，胸骨后闷痛，痰涎较多，或泛吐痰涎，腹满便溏，舌质红或淡红，苔黄腻或白腻，脉滑者为痰浊。

二、鉴别诊断

1. 以胸痛为主要症状

（1）冠心病：中、老年患者出现胸骨后疼痛为主要表现，难以与心绞痛或心肌梗死鉴别时，应首先考虑作心电图检查、心肌酶谱分析或心电图负荷试验。如无阳性发现，可考虑作有关非心源性疼痛的检查，如食管滴酸试验诱发胸痛发作，或24小时食管pH监测。

（2）胸膜炎：患者常有患侧剧烈胸痛，并伴有咳嗽，其胸痛常因咳嗽或深呼吸而加剧。此外，胸膜炎患者常有发热，X线和B超检查有助于诊断。

2. 以吞咽困难为主要症状

（1）食管癌：吞咽困难为进行性加重，开始为间断性，以后间隔时间渐短，先对固体食物而后发展为对进食半流质、流质饮食亦有困难。晚期患者常出现消瘦、营养不良、体重下降、恶病质。X线、内镜及活组织检查可予确诊。

（2）贲门失弛缓症：无痛性吞咽困难为本病突出特点，病初多呈间歇性发作，常因情绪波动或进食有刺激性食物而诱发，后期转为持续性。常合并有反食，反出的食物为未消化的食物，可发生在进食过程中或进餐后不久。X线检查可发现食管体部明显扩张，远侧食管光滑、变细呈鸟嘴样。

3. 有反流症状但无反流性食管炎

（1）消化性溃疡：慢性病程，具有周期性发作、节律性腹痛的特点。十二指肠溃疡表现为饥饿痛或夜间痛，进食后可缓解；胃溃疡表现为餐后痛，进食后可引起腹痛加剧。患者可有嗳气、泛酸等症状，与体位改变无关。X线或内镜检查可确诊。

（2）胆道疾病：可出现泛酸、嗳气等消化不良症状，当胆管发生嵌顿时，可产生胆绞痛，并可伴有恶心、呕吐、畏寒、发热、黄疸等症状。B超、肝功能检查可有阳性发现。

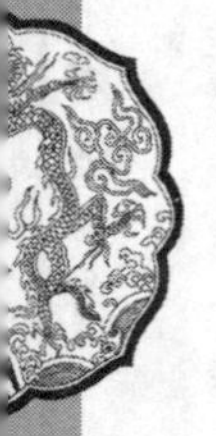

【治疗】

一、中医治疗

胃食管反流病临床分型较多，且各型常错杂互见；首当辨清寒热虚实，再则分辨气滞、血瘀及痰浊；本病病位在食管与胃，病机为胃失和降，痰浊或瘀血阻滞，气机不畅，脘管功能失调，与脾肝胆诸脏腑相关。治法以调畅气机、化浊除痰、理气活血及和胃降逆为主。

（一）辨证论治

1．胃失和降

主要证候：泛吐酸苦，胸骨后灼热疼痛，卧则加剧，脘痞胸闷，甚或恶心呕吐，大便不畅，舌苔薄白，脉弦滑。

治法：降逆化痰，益气和胃。

方药：旋覆代赭汤。方中旋覆花、代赭石降逆止噫，半夏、生姜祛痰散结止呕，人参、大枣、炙甘草益气补中。诸药相合，共奏降逆化痰，益气和胃之功。

泛酸明显者加煅瓦楞子、海螵蛸；如疼痛较重者加延胡索、白芍；嗳气者加紫苏子、厚朴、陈皮、沉香。

2．痰气交阻

主要证候：胸骨后闷痛，胸脘痞闷，时呕吐痰涎，吐后觉舒，恶食油腻之物，时有吞咽不利，舌淡苔白腻，脉弦滑。

治法：理气化痰，和胃降逆。

方药：半夏厚朴汤。方中半夏、厚朴行气散结降逆，茯苓渗湿健脾，助半夏化痰，生姜和胃止呕，紫苏叶助厚朴宣通郁结之气，共奏行气散结，降逆化痰之功。

若形体肥胖痰湿盛者，加泽泻、胆南星；若气郁较重者，可酌加香附、郁金；咽痛者加玄参、桔梗。

3．肝郁化热

主要证候：胸胁苦闷，口苦咽干，泛吐酸水，胸中闷热疼痛，心烦易怒，舌质红，苔黄，脉弦数。

治法：疏肝清热，和胃降逆。

方药：丹栀逍遥散。方中牡丹皮、栀子清肝泄热，柴胡疏肝解郁，当归、芍药养血和血柔肝，白术、茯苓、炙甘草健脾益气，少许薄荷透达肝经郁热，生姜降逆和中，全方共奏疏肝清热、和胃降逆之功。

肝郁气滞较甚者加香附、陈皮；疼痛较重者加川楝子、延胡索；腹胀便结者加大腹皮、枳壳、火麻仁；灼热甚者加蒲公英。

4．热盛痰阻

主要证候：胸脘闷痛，泛吐痰涎，或嗳腐吞酸，口干口苦，舌质红，苔黄腻，脉滑数。

治法：清热化痰，和胃降逆。

方药：黄连温胆汤。方中半夏燥湿化痰，降逆和胃；竹茹清胆和胃，止呕除烦；黄连清热燥湿；枳实、陈皮理气化痰、气顺痰自消；茯苓健脾化湿，甘草调和诸药，全方共奏清热化痰，和胃降逆之功。

若内心烦热者，加麦冬、重用黄连；口燥舌干者，去半夏，加麦冬、天花粉。

5. 胃阴不足

主要证候：胸骨后灼热疼痛，口干欲饮，吞咽干涩难下，形体消瘦，大便干结，舌质红而干，苔少或光剥无苔，脉细无力。

治法：滋养胃阴，和降胃气。

方药：麦门冬汤。方中重用麦冬甘寒清润，养阴生津；人参、甘草、粳米、大枣益胃气，养胃阴；少许半夏降逆下气，化其痰涎，与大剂量麦冬相伍则温而不燥，滋而不腻，相反相成；甘草润肺利咽，调和诸药，全方共奏生胃阴、润肺燥及和降胃气之功。

阴伤甚者，加北沙参、玉竹；若呕吐较重者可加枇杷叶、芦根；若热象较显者可加黄连、金银花；而胸骨后疼痛较重者加五灵脂、延胡索。

6. 气滞血瘀

主要证候：胸骨后痛甚，入夜加剧，吞咽不利，口干不欲饮，时呕出暗黑色血块，舌质暗红或有瘀斑，脉弦或涩。

治法：活血化瘀，行气止痛。

方药：血府逐瘀汤。本方由桃红四物汤合四逆散加桔梗、牛膝而成，方中当归、川芎、赤芍、桃仁、红花活血化瘀；牛膝祛瘀血，通血脉；柴胡疏肝解郁；桔梗开宣肺气，配合枳壳一升一降，气行则血行；生地黄凉血清热；甘草调和诸药。全方共奏活血化瘀，行气止痛之功。

若口干较甚者加石斛、沙参、麦冬；若有出血者去桃仁、红花、赤芍，加三七、藕节、地榆、白及。

7. 寒热错杂

主要证候：胸骨后灼热疼痛，心烦脘痞，泛吐清水或酸水，形寒怕冷，舌质淡，苔黄，脉数。

治法：寒热并用，和胃降逆。

方药：半夏泻心汤。方中半夏散结除痞、降逆止呕；干姜辛热以温中散寒；黄芩、黄连苦寒以泄热开痞；人参、大枣甘温益气；炙甘草调和诸药。全方寒热互用以和其阴阳，苦辛并进以调其升降，补泻兼施以顾其虚实，共奏寒热并用，和胃降逆之功。

呕甚而中气不虚，或舌苔厚腻者，可去人参、大枣，加枳实、生姜；脾虚便溏者，加苍术、藿香。

（二）常用中成药

1. 香砂养胃丸　由党参、白术、苍术、茯苓、藿香、厚朴、白豆蔻、半夏、砂仁、香附、陈皮、木香、神曲、麦芽、甘草组成，具有健脾和胃，理气止痛的作用，用于脾胃虚弱之食管炎。口服，每次 9 g，每天 2 ~ 3 次。

2. 开郁顺气丸　由柴胡、乌药、枳壳、茯苓、白芍、甘草、半夏、香附、陈皮、栀子、当归、砂仁等组成，有开郁理气、健胃消食之功，用于肝胃不和所致的食管炎。

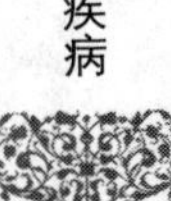

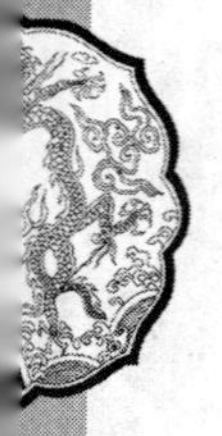

每次1丸，一日2次。

二、西医治疗

本病的特点是慢性反复出现症状，故其治疗目的：①减轻或消除胃食管反流的症状；②预防和治疗重要并发症；③防止胃食管反流的复发。

（一）一般治疗

体位是减少反流的有效方法，如餐后保持直立，避免过度负重，不穿紧身衣，抬高床头等。抬高床头15～20 cm比加枕头更有效；肥胖者应减肥；睡前3小时勿进食；饮食宜少量、高蛋白、低脂肪和高纤维素，限制咖啡因、酒精、酸辣食品、巧克力、番茄和柑橘制品等；戒烟；慎用如下降低LES压力的药物：黄体酮、茶碱、PGE_1、E_2和A_2、抗胆碱药、β受体兴奋剂、α受体阻滞剂、多巴胺、地西泮和钙通道阻滞剂等。

（二）药物治疗

药物治疗目的在于加强抗反流屏障功能，提高食管清除能力，改善胃排空与幽门括约肌功能以防止胃、十二指肠内容物反流，保护食管炎症和裸露组织。

1. 中和和抑制胃酸药物　中和胃酸的药物有氢氧化铝、碳酸钙等，近来较常用的有铝碳酸镁，服用方法为每次2片，一日3次，饭后1～2小时嚼碎服下。抑制胃酸的药物主要是H_2受体拮抗剂（H_2RA）和质子泵抑制剂（PPI），PPI能持久抑制基础与刺激后胃酸分泌，是治疗胃食管反流病最有效的药物，目前临床应用的有奥美拉唑、兰索拉唑、泮托拉唑、雷贝拉唑等。经治愈的病人停药后，90%可在6个月内复发，因此需要长期维持治疗。

2. 促动力药　如多潘立酮、莫沙必利等，多潘立酮为多巴胺受体拮抗剂，莫沙必利是5－羟色胺受体4（5－HT4）的激动剂，治疗用量为5～20 mg，每日3次，饭前30分钟服用，其单独应用的效果与H_2RA相似。

3. 联合用药　抑酸与促动力药物的联合应用是目前治疗胃食管反流病最常用的方法，其中以PPI与莫沙必利合用的疗效较为明显。

4. 黏膜保护剂　主要有硫糖铝和三钾二枸橼酸铋；前者常用剂量为1 g，一日4次，饭前1小时和睡前服用；后者240 mg，一日2次，早饭和晚饭前30分钟服用。

5. 抗抑郁或焦虑治疗　对久治不愈或反复发作者，应考虑精神性疾病的可能。5－羟色胺再摄取抑制剂可用于伴有抑郁或焦虑症状的胃食管反流病病人的治疗。

（三）手术治疗

对内科治疗无效者，可采取手术治疗。

【临床思路】

胃食管反流病属中医“吐酸”、“胸痛”、“噎证”、“胃痛”等病证的范畴，是以烧心、泛酸、胸痛、吞咽困难及胃脘隐痛等为主要临床表现的一种疾病。病因病机以饮食不节、情志失调、肝气郁结、外感六淫、脾胃虚弱等而致胃失和降，痰浊或瘀血阻滞，气机不畅，脘管功能失调。

中医治疗本病临床疗效确切，仅以痰气交阻一证为例略述于下：痰气交阻者，宜理气化痰，和胃降逆。胃食管反流病初期多以气郁为主，而以嗳气频多，兼有胸闷，偶有食物反流为表现。气机不畅，肝失疏泄，脾胃运化功能失司；或由于脾胃虚弱，饮食不节，嗜食辛辣、热烫之物，积热肠胃，水不化津，痰浊内生，痰随气升，搏结于食管；亦可由于脾胃内蕴湿热，寒温失宜，六淫邪毒，内侵食管，终致痰气交阻之证，而见胸骨后闷痛，胸脘痞闷，时呕吐痰涎，吐后觉舒适，恶食油腻之物，时有吞咽不利，舌淡苔白略腻，脉弦滑等表现。《金匮要略》半夏厚朴汤一方，以半夏、厚朴行气散结降逆，茯苓渗湿健脾，助半夏化痰，生姜和胃止呕，紫苏叶助厚朴宣通郁结之气，全方共奏行气散结，降逆化痰之功。若形体肥胖痰湿盛者，可加泽泻、胆南星等消痰之品；若气郁较重者，则酌加香附、郁金；咽痛者加玄参、桔梗。

【预后与转归】

胃食管反流病多因情志不畅、饮食失调、劳累过度而发病。情志不畅，肝失疏泄，气机失调；饮食不节、烟酒过度，损伤脾胃；或久病伤脾，脾气虚弱，土虚木郁，肝胃不和，以上诸因素均可致痰、气、热、瘀结于食管，胃之通降受阻而见临床诸证。本病经久不愈，多虚实夹杂，积极治疗，预后尚可。

大多数胃食管反流病患者预后良好。食管炎的发生具有慢性和复发性的特点，尽管应用质子泵抑制剂可使几乎所有重度食管炎患者治愈，但在中止治疗后有相当部分患者会复发。与食管炎有关的病死率极低，但食管炎的重要并发症 Barrett 食管有发生腺癌的倾向，应提高警惕。

【预防与调护】

本病病程较长，与情绪、饮食关系较大，故应避免精神刺激，养成良好的饮食习惯，劳逸结合。少吃肥甘厚腻之品，不吃过烫、辛辣、变质食物，忌烈性酒；多吃新鲜蔬菜、水果。穿衣宽松为宜，不过重负物以减轻腹内压等等。注意少量多餐，吃低脂饮食；体重超重者宜减肥；睡眠时可将头侧的床脚垫高 15 ~ 20 cm，对减轻夜间反流是一个行之有效的好办法。

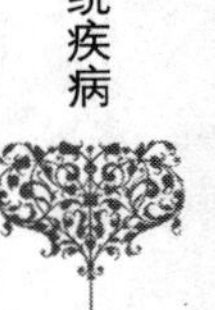

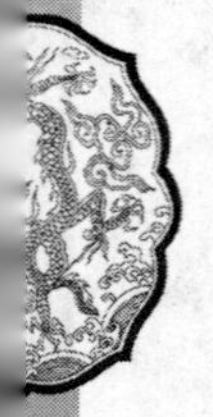

第三章　胃　炎

胃炎（gastritis）是胃黏膜对损伤所产生的炎症反应，常伴有上皮损伤和上皮细胞再生。胃炎是临床上最常见的消化道疾病之一。一般分成急性胃炎和慢性胃炎两大类。

第一节　急性胃炎

急性胃炎（acute gastritis）是由多种病因引起的急性胃黏膜炎症。临床上急性发病，常有明显的上腹部症状。内镜检查可见胃黏膜充血、水肿、出血、糜烂、浅表性溃疡等一过性急性病变。以胃黏膜多发性糜烂为特征的急性胃黏膜病变，称为急性糜烂出血性胃炎，临床常见，本节予重点讨论。

急性胃炎属中医“胃痛”、“呕吐”、“血证－吐血”、“血证－便血”等范畴。

【病因病理】

一、西医病因病理

急性胃炎的病因有多种，主要有急性应激、化学性损伤（如药物、乙醇、胆汁、胰液等）、急性感染等。

（一）病因及发病机制

1. 急性应激　脑血管意外、多脏器功能衰竭、休克、败血症、严重创伤、大手术、大面积烧伤等均可引起胃黏膜糜烂、出血，属于急性糜烂出血性胃炎。其发病机制尚未完全明了，一般认为是由于严重应激状态下胃黏膜微循环不能正常运行，造成黏膜缺血、缺氧，从而导致胃黏膜黏液和碳酸氢盐分泌不足，局部前列腺素合成不足，胃黏膜屏障因而受损。

2. 化学性损伤

（1）药物：常见的有非甾体抗炎药（non-steroidal anti-inflammatory drugs，NSAIDs）如阿司匹林。其机制主要是抑制环氧酶活性，阻碍保护胃黏膜的前列腺素合成。其他药物如某些抗肿瘤药、某些抗生素、氯化钾、铁剂等，也可刺激或损伤胃黏膜。

（2）乙醇：高浓度乙醇可直接引起上皮细胞损伤，破坏胃黏膜屏障。

（3）胆汁和胰液：胆盐、溶血卵磷脂、胰酶等可破坏胃黏膜屏障，在反流性胃炎的发病中起主要作用。

3. 急性感染　沙门菌、葡萄球菌毒素等摄入胃中，可引起急性胃炎。幽门螺杆菌感染也可引起急性胃炎，其致病机制将在慢性胃炎节中讨论。

（二）病理

急性胃炎病理组织学特征为胃黏膜固有层以中性粒细胞为主的炎症细胞浸润。

二、中医病因病机

感受外邪、饮食不节、情志不调，或久病重病耗伤正气，均可导致胃气不利，胃失和降，而生胃痛、呕吐诸证；外邪、酒食、毒物等损伤脉络，或正气亏虚，气不摄血，血液溢出脉外，而生吐血、便血。

1. 外邪伤中　风、寒、暑、湿、秽浊之气，侵袭人体，犯于胃腑。胃腑气机被郁，不通则痛而生胃痛；胃失和降，胃气上逆，则致呕吐。

2. 饮食伤胃　过食生冷，寒滞于中；恣食辛辣，燥热伤胃；嗜饮酒浆，嗜食肥甘厚味，酿生湿热；暴饮暴食，积滞难消；饥饱无常，进食馊腐，误服毒物，损伤脾胃。上述病因均可导致脾胃运化功能失常，胃腑气机不利，胃失通降，从而导致胃痛、呕吐等病证的发生；内生之燥热、湿热之邪熏灼血络，毒物直接损伤血络，血液溢出脉外，而致吐血、便血的发生。

3. 情志失调　郁怒伤肝，肝失疏泄，肝气横逆犯胃，胃气失和；思虑伤脾，脾失健运，湿浊内生，胃气不得和降。均可导致胃痛、呕吐等病证的发生。

4. 热病、久病、重疾伤正　热病之后，耗伤胃阴，胃失濡养，胃络失和，不通则痛，而致胃痛；胃失润降，而致呕吐；虚火灼伤胃络，而致吐血、便血。久病、重疾耗伤人体正气，脾胃气虚，胃络失养，不得通降，而致胃痛、呕吐；气虚气不摄血，血溢脉外，而致吐血、便血。若人体阳气耗伤，中焦虚寒，寒浊内生，胃失温养，而致胃痛；胃失和降，而致呕吐；脾阳亏虚，血失统摄，而致吐血、便血。

总之，本病病位在胃，与肝、脾密切相关。病性有虚、实之分。究其病机，可以归结为“不通则痛”与“胃气上逆”。若热迫血行，或脾虚不能统血，血溢脉外，则致吐血、便血。

【临床表现】

主要表现为上腹部饱胀不适、疼痛、恶心、呕吐、食欲不振等。由于病因不同，临床表现又有所不同。应激或药物所致的急性糜烂出血性胃炎患者，有时可以呕血和/或黑粪为首发症状。乙醇所致者以呕吐和出血多见。急性糜烂出血性胃炎是上消化道出血的常见病因之一。沙门菌、葡萄球菌毒素等污染食物所致者常伴有急性肠炎。

常见体征是上腹部压痛，有时上腹胀气明显。

【实验室与其他检查】

1. 呕吐物和/或大便隐血　怀疑出血者应作呕吐物和/或大便隐血试验。

2. 大便常规和/或培养　怀疑感染因素引起者应作大便常规和/或培养检查。

3. 血液分析　出血者红细胞计数、血红蛋白、红细胞比积下降；感染者白细胞计数和/或中性粒细胞分类计数升高。

4. X线检查　急性胃炎患者临床上较少进行X线钡剂检查。检查时可发现黏膜水

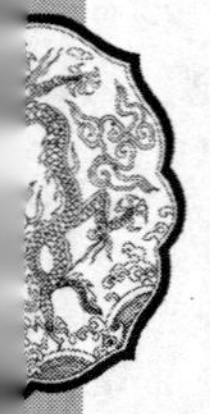

肿，皱襞肥大，多发性不规则浅龛影，胃窦部狭小，蠕动亢进等。

5. 胃镜检查　急性胃黏膜病损以多发性糜烂、出血灶、浅表性溃疡为特征。急性糜烂出血性胃炎确诊有赖于急诊胃镜检查，强调应在出血后 24～48 小时内进行。吞食腐蚀剂者禁忌胃镜检查。

【诊断与鉴别诊断】

一、诊断要点

（一）西医诊断

1. 病史　临床危重症患者，或长期服用 NSAIDs 等药物，或酗酒，或不洁饮食史等。

2. 症状　上腹部饱胀不适、疼痛、恶心、呕吐、食欲不振，甚至呕血、黑便等。

3. 体征　上腹部不同程度压痛。

4. 实验室及其他检查　包括呕吐物，大便隐血，大便常规，大便培养，血液分析，胃镜等。

有症状者根据病史即可作出诊断；仅有上消化道出血而无临床症状者，主要依靠急诊胃镜诊断。

（二）中医辨病与辨证要点

1. 辨病要点　急性胃炎既可表现为以胃脘痛为主证，也可表现为以呕吐为主证。以胃脘痛为主证时，属中医“胃痛”病证范畴，需注意与痞满、真心痛的鉴别，详见本章第二节慢性胃炎。以呕吐为主证时，属中医“呕吐”病证范畴，需注意与反胃的鉴别。

（1）呕吐与反胃的鉴别：呕吐与反胃同属胃部的病变，其病机都是胃失和降，胃气上逆，都有胃内容物经食道从口吐出的症状。

反胃是以脘腹痞胀，朝食暮吐、暮食朝吐，甚或食入不久即吐为主要表现的疾病。其病机是脾胃虚寒，胃中无火，难以腐熟谷食，停蓄胃中，致胃失和降，气逆于上，以呕吐宿食，吐后觉舒为特征。现代医学之胃潴留多以反胃为主要表现。

呕吐是指胃失和降，气逆于上，胃内容物经食道、口腔吐出的一种病证。病机有邪气干扰和胃虚失和之不同。吐出多为当日之食，或呕吐痰涎、黏沫，甚至干呕无物。

（2）呕吐与噎膈的鉴别：呕吐与噎膈都有呕吐的症状。

噎膈是以吞咽不顺，饮食梗塞难下为主要表现的疾病，轻者表现为下咽时梗塞不顺，重者表现为食物不能入胃，食入即吐。其病位在食道，病性为本虚标实，以气滞、血瘀、痰阻为标，津枯血燥为本。其基本病机在于食管干涩，或食管狭窄。现代医学之弥漫性食管痉挛、食管－贲门失弛缓症、食管癌、贲门癌等疾病，临床上多表现为噎膈的症状。

呕吐病机是胃气上逆，胃失和降，以胃内容物经食道从口吐出为特征，食道并无病变，无吞咽困难和梗阻的症状。

2. 辨证要点

（1）辨虚实：《景岳全书·呕吐》云："呕吐一证，最当详辨虚实。"急性胃炎所致之呕吐，虽然都是急性起病，病程短，以实证为多，但亦有虚证，或呈虚中夹实之证。呕吐实证，多因感受外邪，或饮食停滞，或肝气犯胃所致，呕吐量多，且多酸腐臭秽，脉实有力；热病、久病、重疾之后所致之呕吐，多为虚证，或为虚中夹实之证，呕吐量不多，酸腐味不甚，常伴精神萎靡，倦怠乏力等证，脉弱无力。

（2）辨呕吐物：呕吐物的性状能够反映出病变的寒热虚实。呕吐酸腐臭秽之物，多为内有食积；呕吐痰浊涎沫，多为痰饮中阻；呕吐黄水苦水，多为胆热犯胃；呕吐绿水酸水，多为肝热犯胃；呕吐清水，多为脾胃虚寒；呕吐黏沫量少，多为胃阴不足。

二、鉴别诊断

诊断急性胃炎要注意排除轻症急性胰腺炎、胆囊炎、急性阑尾炎、急性心肌梗死等。胃镜有助于鉴别。

1. 轻症急性胰腺炎　以急性上腹部疼痛为主要临床表现，伴有恶心、呕吐，易误诊为急性胃炎。其特点为疼痛多剧烈而持续，以仰卧位为甚，前倾位减轻，可向左腰背部放射。实验室检查血清淀粉酶活性增高（≥正常值上限3倍）。

2. 急性胆囊炎　疼痛位于右上腹部，常放射至右肩部，有时可于右上腹部触及肿大的胆囊，墨菲（Murphy）征阳性。B超可发现胀大和充满积液的胆囊。

3. 急性阑尾炎　急性阑尾炎早期可表现为中上腹部疼痛，并可出现恶心、呕吐，易误诊为急性胃炎。但急性阑尾炎随病情进展，疼痛会转移或集中在右下腹部，麦氏点出现明显压痛、反跳痛，继之体温升高。阳性体征还可有结肠充气试验阳性，腰大肌征阳性，闭孔肌征阳性等。B超可发现阑尾肿胀，周围积液或包块。

4. 急性心肌梗死　少数急性心肌梗死的病人仅表现为上腹部急性疼痛，伴有恶心、呕吐，易误诊为急性胃炎。对于存在危险因素的患者，应首先考虑急性心肌梗死可能，进行心电图、血清心肌酶、肌钙蛋白等检查。即使没有明确的危险因素，但表现为持续性闷痛，按照消化系统炎症处理症状不能改善者，亦应考虑到急性心肌梗死可能。

【治疗】

一、中医治疗

急性胃炎多属新病，治宜祛邪治标为先。而虚证或虚实夹杂之证，又应补虚或扶正祛邪。

（一）辨证论治

1. 寒邪客胃

主要证候：感寒或过食生冷后胃脘部疼痛暴作，痛而拘急，喜温畏寒，或泛吐清水，或吐出物清稀酸腐不甚，口不渴，可伴有恶寒发热、肢体酸痛、大便稀溏等，苔薄白或白腻，脉弦紧。

治法：温胃散寒，和胃降逆。

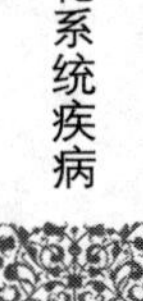

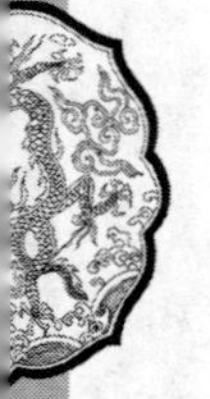

方药：良附丸合藿香正气散。方中高良姜温胃散寒，香附行气止痛，藿香、紫苏叶、白芷发散风寒，化湿和中，半夏曲、陈皮和胃止呕，白术、茯苓健脾止泻，厚朴、大腹皮行气化湿除满，桔梗宣肺利膈，甘草、大枣调和营卫而和中。

可酌加荆芥、防风、羌活等以加强祛风寒解表之效；夹有食滞，宜去白术、甘草、大枣，加鸡内金、神曲；气机阻滞，脘腹痞胀明显，可加木香、延胡索；若夏令感受暑湿，身热汗出，心烦口渴，可用新加香薷饮加佩兰、荷叶等。

2．湿热中阻

主要证候：胃脘痞闷或疼痛，心烦躁扰，口苦黏腻，恶心、呕吐，小便黄热，大便秘结或溏垢不爽，舌质红，苔黄腻，脉滑数。

治法：清热化湿，理气和胃止痛。

方药：连朴饮。方中芦根清热止呕除烦，黄连清热燥湿，厚朴理气祛湿，石菖蒲芳香化湿，半夏燥湿和胃，栀子、淡豆豉清宣郁热而除烦。

若感受湿温或暑温夹湿，湿重热轻，伴有头痛恶寒，身重疼痛，苔白脉濡，可用三仁汤或藿朴夏苓汤；若暑热犯胃，壮热口渴，口干舌燥，脉洪数，可用黄连解毒汤；若胃脘疼痛明显，可加用延胡索、枳壳；口黏纳呆，可加藿香、佩兰、谷芽、麦芽；若感受秽浊之气，呕吐剧烈，可合用玉枢丹；胃热伤络，而见吐血、便血，可用泻心汤合十灰散。

3．饮食停滞

主要证候：脘腹胀满疼痛，嗳气厌食，甚至恶心呕吐酸腐，得食加重，吐后反舒，苔厚腻，脉滑。

治法：消食导滞，和胃降逆止痛。

方药：保和丸。方中山楂、神曲、莱菔子消食导滞，健胃下气，半夏、陈皮、茯苓健脾和胃，化湿理气，连翘散结清热。

食积化热，大便秘结，可合用小承气汤；胃中积热上冲，食入即吐，大便秘结，可合用大黄甘草汤；伤于肉食者，重用鸡内金；伤于米面食者，重用莱菔子，加用谷芽、麦芽；伤于酒食者，重用神曲，加用白豆蔻、葛花；伤于鱼蟹者，加紫苏叶、生姜；伤于豆制品者，加服生萝卜汁。

4．肝气犯胃

主要证候：胃脘胀痛连胁，嗳气频作，甚至呕吐吞酸，舌边红，苔薄白，脉弦。

治法：疏肝理气，和胃止痛。

方药：柴胡疏肝散。方中柴胡、芍药、川芎、香附疏肝解郁，陈皮、枳壳、炙甘草理气和中。

若以呕吐见证突出，可合用半夏厚朴汤；气郁化火，可用小柴胡汤；吞酸明显，可合用左金丸。

5．脾胃气虚

主要证候：久病、重疾患者，见神疲乏力，胃脘痞闷，甚至隐痛，纳差便溏，或见恶心呕吐，舌淡，苔薄白，脉细弱。

治法：健脾益气，和胃止痛。

方药：香砂六君子汤。方中人参、白术、茯苓、炙甘草、大枣健脾益气，半夏、陈皮、生姜、乌梅祛痰理气，和胃止呕，木香、砂仁理气降逆。

若大便溏泄，可用参苓白术散；若呕吐频作，可用旋覆代赭汤；气虚气不摄血，可用归脾汤。

6．脾胃阳虚

主要证候：久病、重疾患者，出现胃脘隐痛，喜暖喜按，时吐清水，纳少，乏力神疲，手足欠温，大便溏薄，舌质淡，脉濡弱。

治法：温中健脾，和胃降逆。

方药：理中汤。方中干姜温中祛寒，扶阳抑阴，人参补中益气，白术燥湿健脾，健运中州，炙甘草调和诸药。

若呕吐甚，可加砂仁、半夏、陈皮；若呕吐清水不止，可加吴茱萸；若胃寒痛甚，可加附子、肉桂或合用良附丸；脾不统血而呕血紫黯者，可用黄土汤。

7．胃阴不足

主要证候：胃脘隐隐灼痛，似饥而不欲食，时作干呕，口燥咽干，五心烦热，大便干，舌红少苔而干，脉细数。

治法：滋养胃阴，和胃降逆。

方药：麦门冬汤。方中麦冬养阴生津，滋液润燥，清虚热，人参、甘草、粳米、大枣益胃养阴，半夏降逆化痰止呕。

若余热未清，气津两伤，而见身热多汗，气逆欲呕，烦渴喜饮，脉虚数，可用竹叶石膏汤；胃阴亏虚，内热不甚，可用益胃汤；呕吐较甚，可加竹茹、陈皮；虚火灼伤血络，而见吐血便血者，可加用黄芩、生地黄、阿胶、水牛角等。

（二）其他疗法

1．针灸疗法　针刺内关、中脘、足三里、胃俞。热吐，配合谷、金津、玉液，疾出不灸；寒吐，配上脘，宜留针，多配合灸法；食积，配下脘、璇玑；肝郁，配阳陵泉、太冲；脾虚，配脾俞、章门；痰饮，配丰隆、膻中。

2．敷贴疗法　半夏10 g，生姜20 g，捣烂成饼，敷于双侧内关、中脘或脐部，胶布固定。

二、西医治疗

（一）一般治疗

去除损害因子，积极治疗原发病因和创伤，给予禁食、补液等治疗，以后可给予流质或半流质饮食。

（二）药物治疗

1．恶心、呕吐者可肌注甲氧氯普胺10～20 mg/次，每日不超过0.5 mg/kg体重。

2．腹痛者可使用阿托品0.3～0.6 mg，口服，一日3次；或0.5 mg，肌肉、皮下或静脉注射。亦可使用山莨菪碱5～10 mg，肌肉或静脉注射，或静脉滴注。

3．由于细菌感染引起者选用抗菌药物治疗，如氨基糖苷类抗生素，喹诺酮类抗菌

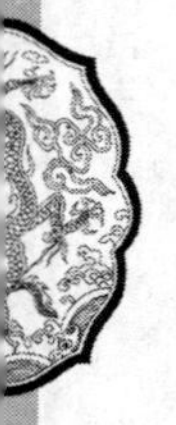

药等。

4. 处于急性应激状态者，应常规使用抑制胃酸分泌的 H_2 受体阻断药或质子泵抑制药，也可选用增强胃黏膜屏障功能的药物作为预防措施。有胃黏膜糜烂、出血者，也可采用上述药物治疗。

(1) H_2 受体阻断药：西咪替丁 0.4 g，口服，一日 2 次；或 0.4～0.8 g，静脉滴注。雷尼替丁 150 mg，口服，一日 2 次。法莫替丁 20 mg，一日 2 次，口服或静脉注射，或静脉滴注。

(2) 质子泵抑制药：奥美拉唑 20 mg，口服，一日 2 次；或 40 mg，静脉注射。

(3) 增强胃黏膜屏障功能的药物：硫糖铝 1 g，口服，一日 2 次；可用至 1 g，口服，一日 4 次，餐前 1 小时及睡前服用。

5. 上消化道出血者的处理，详见本篇第十三章上消化道出血。

【临床思路】

急性胃炎，临床表现较轻者，根据中医辨证施治可取得满意的疗效。若疼痛、呕吐剧烈，影响进食，或出现脱水、出血者，应采用中、西医综合措施进行救治。

急性胃炎，临床上以实证居多，但亦应注意热病、久病、重疾情况下发生急性胃炎，往往为虚证或虚实夹杂之证，此时当详辨寒热虚实，勿犯虚虚实实之戒。

对于以呕吐为主要见证的患者，用药时应注意不宜使用味浓气腥之品，味数宜少，量要轻。

【预后与转归】

急性胃炎以实证、热证为多，但证候之间可以相互转化。食积可化热，感邪可伤正，脾胃虚弱又易感受外邪或导致食积，血热迫血妄行还可引起便血、吐血等证。本病预后较好。若影响进食，化源不足，或呕血、便血，量大难止，可致脱证，不及时抢救，可危及生命。

绝大多数急性胃炎患者预后良好，短期内可痊愈。呕吐剧烈者可出现脱水，电解质紊乱，甚至休克。上消化道大出血者可出现失血性休克。

【预防与调护】

应积极治疗原发病，预防急性应激的发生。慎用非甾体抗炎药等对胃黏膜有刺激或损害的药物。呕吐剧烈者宜采取侧卧位。腹痛、呕吐剧烈者应禁食 1～2 天，以后根据病情改为流质或半流质清淡饮食。注意观察疼痛、呕吐物、大便及生命体征等情况的变化。注意休息，注意饮食卫生，避免暴饮暴食及过度烟、酒、茶、油腻、粗糙、刺激性食物。调畅情志，避免怒时进食。服汤药前用鲜姜擦舌面或含姜片，且服药时少量频服，可减少呕吐的发生。

第二节　慢性胃炎

【概述】

慢性胃炎（chronic gastritis）主要是由幽门螺杆菌（Helicobacter pylori，H. pylori）感染所引起的胃黏膜慢性炎症，多数是以胃窦为主的全胃炎，胃黏膜层以淋巴细胞和浆细胞浸润为主，部分患者后期可出现胃黏膜固有腺体萎缩和肠腺化生。其临床症状无特异性，确诊要靠胃黏膜活组织的病理检查。

本病在临床上十分常见，尤其在门诊病人中，约占门诊接受胃镜检查的80%～90%，为一常见病、多发病。发病率随年龄的增高而增高，男性多于女性。

慢性胃炎属中医“胃痛”、“痞满”等范畴。

【病因病理】

一、西医病因病理

（一）病因

慢性胃炎的病因尚未完全明了，物理性、化学性以及生物性因素均可导致本病。

1. 幽门螺杆菌感染　H. pylori感染是慢性胃炎的主要病因，绝大多数慢性活动性胃炎患者胃黏膜中可检出H. pylori。

2. 免疫因素　自身免疫性胃炎患者体内有抗壁细胞抗体（parietal cell antibody，PCA）及抗因子抗体（intrinsic factor antibody，IFA），合并恶性贫血的胃炎患者，其IFA阳性率高达90%，PCA阳性率高达60%。

3. 十二指肠液反流　胆汁中的化学物质对胃黏膜有极强的损伤作用，此型胃炎临床上称为胆汁反流性胃炎。

4. 食物　辛辣饮食、暴饮暴食以及粗糙食物的机械磨损均可引起胃黏膜反复损伤。

5. 药物　阿司匹林、吲哚美辛等非甾体抗炎药可使胃黏膜内的前列腺素E_2（PGE_2）减少，胃黏膜抵抗力降低，而容易导致急性胃黏膜病变，愈合后可遗留慢性胃炎。

6. 饮酒　酒精可引起细胞浆脱水，发生沉淀而损伤胃黏膜。有人则认为低浓度酒精可提高胃黏膜的前列腺素E_2水平，起到保护胃黏膜的作用。

7. 吸烟　尼古丁能引起幽门括约肌松弛，胆汁反流，同时尼古丁能刺激胃黏膜，引起胃酸分泌增加，导致胃炎。

（二）病理

慢性胃炎的过程是胃黏膜损伤与修复的一种慢性过程，主要组织病理学特征是炎症、萎缩和肠化生。

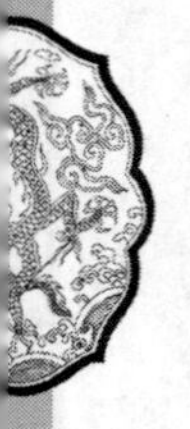

二、中医病因病机

慢性胃炎病位在胃，与肝、脾密切相关，为本虚标实之证。每在脾胃虚弱的基础上，由饮食、情志等因素引起。

1. 脾胃虚弱　素体脾胃虚弱，或劳倦内伤、或久病不愈、或用药不当等皆可损伤脾胃。脾虚不运，气机不利，导致胃痛、痞满等症状反复发作。

2. 饮食伤胃　饥饱失常，过食生冷，恣食肥甘、辛辣，过饮烈酒，均可导致饮食停滞，损伤脾胃。脾胃受损，气机不利，升降失常，而生胃痛、痞满。

3. 情志失调　忧思伤脾，恼怒伤肝，情志不畅，气机壅滞不行，而致胃痛、痞满。气滞日久，瘀血内生，瘀阻络脉，而致胃痛，并可见吐血、便血等证。肝气久郁，化而为火，迫灼肝胃之阴，胃失濡养而痛。

【临床表现】

慢性胃炎的分类方法较多，我国2000年全国慢性胃炎研讨会共识意见中采纳了国际上新悉尼系统的分类方法，根据病变部位和病理组织学改变，结合可能病因，将慢性胃炎分为浅表性（非萎缩性）胃炎、萎缩性胃炎和特殊类型胃炎（如化学性、放射性等）三大类（表4－3－1）。

表4－3－1　根据部位、组织病理学和病因学的慢性胃炎分类

胃炎类型	病因	胃炎同义语
非萎缩性胃炎	H. pylori	浅表性
萎缩性胃炎		
自身免疫性胃炎	自身免疫	A型胃炎
		弥漫胃体性
		恶性贫血相关性
多灶萎缩性胃炎	H. pylori	B型胃炎
特殊类型胃炎		
化学性胃炎（病）	化学性刺激	反应性
	胆汁反流	反流性
	NSAIDs	NSAID
感染性胃炎	细菌（非H. pylori）	
	真菌	
Ménétrier病	病因未明	
其他		
嗜酸细胞性胃炎		
非感染性肉芽肿性胃炎	克罗恩病	胃克罗恩病
	结节病	胃结节病
充血性胃病	门脉高压性	门脉高压性胃病
痘疮性胃炎		

慢性胃炎临床表现不具有特异性。多表现为无规律性上腹痛，有时为饥饿痛或饭后

痛，亦可表现为腹胀、嗳气、泛酸、烧心、恶心、呕吐等。部分病人症状不明显。常因冷食、硬食、辛辣食物等引起症状加重，用抗酸药及M胆碱受体阻断药不易缓解。体征主要有上腹部压痛，部分病人可伴有缺铁性贫血。

【实验室与其他检查】

1. 幽门螺杆菌检测　目前临床上检测H. pylori感染的方法很多，主要有：H. pylori形态学（涂片、组织学染色或免疫组化染色）；尿素酶依赖性试验（RUT、^{13}C或^{14}C－UBT）；血清学试验（ELISA或免疫印迹试验等）；特异性PCR检测。

2. 胃液分析　浅表性胃炎胃酸正常或略低，而萎缩性胃炎则明显降低，尤其是A型萎缩性胃炎病人。胃蛋白酶与胃酸分泌平行。

3. 血清学检查　在萎缩性胃炎患者中，血清胃泌素水平常增高，这是由于胃酸减少反馈作用使其增高；内因子分泌减少，从而影响维生素B_{12}在肠道中的吸收，造成恶性贫血，故血清维生素B_{12}也下降；血清PCA常阳性。

4. 胃镜及活组织检查　胃镜及活组织检查是慢性胃炎最有价值的诊断方法，其确诊要靠活检。

（1）浅表性胃炎：可见红斑（点、片状或条状）、黏膜粗糙不平、出血点/斑。

（2）萎缩性胃炎：可见黏膜呈颗粒状、黏膜血管显露、色泽灰暗、皱襞细小。

【诊断与鉴别诊断】

一、诊断要点

（一）西医诊断

1. 病史　既往有慢性胃炎或反复发作的消化系统症状的病史。

2. 症状　多表现为无规律性上腹痛，但症状无特异性，不能靠此确诊。

3. 体征　体征主要有上腹部压痛，部分病人可伴有缺铁性贫血。

4. 实验室及其他检查　包括H. pylori检测，胃液分析，血清维生素B_{12}、胃泌素水平测定，血清PCA检测，X线检查，胃镜及活组织检查等。

（二）中医辨病与辨证要点

慢性胃炎较为常见，病机错综复杂，症状各不相同，临证宜加详辨。

1. 辨病要点　慢性胃炎既可表现为以胃脘痛为主要证候，也可表现为以痞满为主要证候。胃痛又称胃脘痛，是以胃脘近心窝处经常发生疼痛为主要表现的疾病。痞满是以胃脘部壅塞，满闷不舒，触之无形，按之柔软，压之无痛为主要表现的疾病。胃脘痛应注意与真心痛鉴别。鉴别要点见表4－3－2。

2. 辨证要点

（1）辨虚实：胃痛而胀，大便闭结不通、喜凉、拒按、食后痛甚、脉实气逆、病程较短、体壮者多以实证为主；痛而不胀，大便不闭结、喜温、喜按、饥则腹痛、脉虚气少、久病体衰者多为虚证。

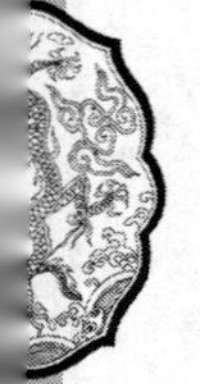

表4－3－2　胃痛与真心痛的鉴别要点

	胃痛	真心痛
部位	胃脘部	膻中及左胸膺部
病机	胃失和降，气机不利	心脉痹阻
症状	胃脘隐痛或胀痛，常伴嗳气、泛酸、上腹痞闷，或饿痛或饱痛，可放射至胁背部	中老年人多发，胸前闷痛、刺痛或压榨感，可伴心悸、气短、汗出等，严重者手足青至节、脉结代，常可放射至左肩背部或左臂，病情急重
治疗	重在调和胃气	重在宣痹通阳

（2）辨寒热：寒性凝滞收引，故寒邪犯胃之疼痛，多为绞痛，拒按，伴纳呆，苔白，脉弦紧等证；脾胃阳虚之虚寒胃痛，多见隐隐作痛，喜暖喜按，遇冷加剧，四肢不温，舌淡苔薄，脉弱等证；热结火郁，胃失通降的胃痛，多为灼痛，伴烦渴思饮，恶热喜凉，溲赤，便结，苔黄少津，脉弦数等证。

（3）辨气血：胃痛有在气在血之分，一般初病在气，久病在血。凡痛属气分者，多见既胀且痛，以胀为主，痛无定处，时作时止，聚散无常，此乃无形之气痛。凡痛属血分者，多见持续刺痛，痛有定处，舌质紫黯，此乃有形之血痛；其他如食积、痰阻，亦属有形疼痛之列。

二、鉴别诊断

诊断慢性胃炎一定要排除胃溃疡、胃癌以及各种肝病等。胃镜有助于鉴别。

【治疗】

一、中医治疗

慢性胃炎临床表现复杂，常见虚中有实，寒热夹杂，气滞血瘀并存之证，治疗时应辨明主次。

（一）辨证论治

1. 饮食停滞

主要证候：胃脘胀满疼痛拒按，嗳腐吞酸，或呕吐不消化之食物，吐后较舒，不思饮食，大便不爽，舌苔厚腻，脉滑。

治法：消食导滞，和胃止痛。

方药：保和丸。方中山楂、神曲、莱菔子消食导滞，健胃下气，半夏、陈皮、茯苓健脾和胃，化湿理气，连翘散结清热，共奏消食和胃之效。

胃脘胀痛不减者，可加香附、枳壳；食积化热，便秘，苔黄者，加芒硝、大黄。

2. 肝气犯胃

主要证候：胃脘胀满，攻撑作痛，痛连两胁，胸闷嗳气，善太息，每因烦恼郁怒而痛作，苔多薄白，脉弦。

治法：疏肝理气，和胃止痛。

方药：柴胡疏肝散。方中柴胡、芍药、香附、川芎疏肝解郁，陈皮、枳壳、炙甘草理气和中，共奏疏肝理气，和胃止痛之效。

痛甚者加延胡索、川楝子、佛手；嗳气者加白豆蔻、沉香、旋覆花；若肝气郁结，日久化火，肝胃郁热，胃脘灼痛，嘈杂泛酸者，应以疏肝泄热为治，常用丹栀逍遥散合左金丸，或化肝煎合左金丸；肝胃郁热迫血妄行而呕血色红或紫黯者，可用龙胆泻肝汤合十灰散；若肝火伤阴者，加生地黄、牡丹皮，或用一贯煎。

3．瘀血阻络

主要证候：胃脘痛如针刺或刀割，痛处固定，拒按，可见夜间疼痛多发或加重，或见吐血、黑便，舌质紫黯或有瘀斑，脉涩。

治法：活血化瘀，理气止痛。

方药：失笑散合丹参饮。方中五灵脂、蒲黄、丹参活血散瘀止痛，檀香、砂仁行气和胃。

气虚者，可加党参、白术、黄芪；血瘀气滞，疼痛较剧者，加延胡索、枳壳、青皮，并可用血府逐瘀汤或膈下逐瘀汤；有出血见证时，宜去檀香、砂仁，合用十灰散，或加三七；血瘀而兼血虚者，宜合四物汤。

4．脾胃虚寒

主要证候：胃脘隐隐作痛，绵绵不断，喜暖喜按，得食则减，时吐清水，纳少，乏力神疲，手足欠温，大便溏薄，舌质淡，脉濡弱。

治法：温胃健脾，益气和中。

方药：黄芪建中汤。方中黄芪补中益气，小建中汤温脾散寒，和中止痛。

如泛吐清水较多者，可加陈皮、半夏、茯苓；若吐酸水者，可去饴糖加左金丸；若胃寒痛甚，加良附丸；便黑者，加干姜炭、白及、地榆炭，或合用黄土汤。

5．胃阴亏虚

主要证候：胃脘隐隐灼痛，烦渴思饮，口燥咽干，五心烦热，似饥而不欲食，大便干，舌红少苔，脉细数或细弦。

治法：养阴益胃，泄热和中。

方药：一贯煎合芍药甘草汤。方中北沙参、麦冬、生地黄、枸杞子养阴益胃，当归、川楝子柔肝理气，芍药、甘草和中缓急止痛。

吞酸者加瓦楞子（煅）；兼有瘀滞者可加丹参、桃仁；大便干结者，加火麻仁、郁李仁、栝蒌仁；由于肝胃郁热伤阴所致，气滞仍著时，宜加佛手、素馨花、香橼。

（二）针灸疗法

1．针刺　针刺内关、中脘、足三里，适用于各种慢性胃炎。

2．针灸　艾灸中脘、足三里、神阙，适用于虚寒性慢性胃炎。

二、西医治疗

1．一般治疗　消除病因，如戒烟酒，规律饮食，以多次少餐软食为主，避免暴饮暴食及粗糙饮食，少辛辣饮食，避免应用非甾体抗炎药。

2 药物治疗　目前无特效药物，主要是根据病人的症状做对症治疗。

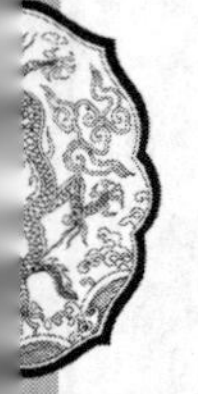

伴有腹胀、恶心、呕吐的症状或有胆汁反流的患者可用胃肠促动药，以往有甲氧氯普胺，现在有第二代及第三代产品多潘立酮及西沙比利、莫沙比利。多潘立酮一般 10 mg 一日 3 次，西沙比利 20 mg 一日 3 次，莫沙比利 5 mg 一日 3 次，均餐前服用。

上腹痛可用 M 胆碱受体阻断药如阿托品或山莨菪碱；硫糖铝有保护胃黏膜的作用，可以试用。

胃酸分泌减少的病人可用稀盐酸和胃蛋白酶。

胃黏膜有糜烂或以烧心、泛酸、上腹饥饿痛为主要表现者，根据病情和症状严重程度，可选用抗酸药（如碳酸氢钠）、H_2 受体阻断药（如雷尼替丁、法莫替丁）或质子泵抑制药（如奥美拉唑）。

贫血的患者可用叶酸及维生素 B_{12}，有人提出对于萎缩性胃炎及肠上皮化生病人，联合应用硫酸亚铁及稀盐酸疗效较佳，可预防非典型增生及癌变的发生。

为改善胃炎的症状及防止胃炎复发，目前多采用根除幽门螺杆菌的办法，具体方案详见本篇第四章消化性溃疡。

3．手术治疗　萎缩性胃炎合并不典型增生属癌前病变，提倡手术治疗。

【临床思路】

慢性胃炎病程较长，寒热虚实，错综复杂。西医局限于对症治疗，即便是幽门螺杆菌发现后，经过根治治疗，症状改善亦不理想。应用中医理论辨证论治，取得了确切的临床效果。在此讨论肝郁气滞者的中医中药治疗。

慢性胃炎初期以气滞最为多见。这类患者或有忧思恼怒等情志致病史，或无明显七情内伤，可见胃脘胀满疼痛，或疼痛走窜不定，或连及胁肋，喜叹息，嗳气，脉弦。亦可见胃脘胁肋灼热疼痛，口干口苦，泛酸嘈杂，脉弦数。前者宜疏肝和胃，后者当清肝泄火。临床常用辛散苦泄，疏散之力较缓慢温和、且无耗气伤阴之弊的佛手、素馨花之类。若肝气郁结日久且重，或肝郁有化热之象时可选用川楝子。

【预后与转归】

慢性胃炎病之初起多属实证，多为寒凝、食积、气滞，且三者之间相互影响。继续发展，寒邪郁久化热，食积日久变生湿热，气郁日久化火，气滞而致血瘀，还可出现寒热互结等复杂征象。且日久耗伤正气，由实转虚，或阳虚，或阴虚，或转为虚劳之证；或气滞血瘀，瘀久生痰，癥瘕内生；或血热妄行，或久瘀伤络，或脾不统血引起便血、吐血等都是常见转归。预后一般较好。实证治疗较易，邪气去则胃气安；虚实夹杂，或正虚邪实者，则治疗难度较大，且经常反复发作。若影响进食，化源不足，则正气日衰，形体消瘦。伴有呕血、便血，量大难止，胃痛剧烈，兼见大汗淋漓、四肢不温、脉微欲绝者，为气随血脱的急危之候，如不及时抢救，亦可危及生命。

绝大多数慢性胃炎患者预后良好。浅表性胃炎患者经治疗后一部分可以痊愈，一部分可以转化为萎缩性胃炎；萎缩性胃炎多数稳定不变，少部分可以发展为胃癌，我国萎缩性胃炎的癌变率为 1%。

【预防与调护】

慢性胃炎多与情志不遂、饮食失节有关，因此，在预防上要重视精神与饮食的调摄。患者要愉快、开朗，切忌暴饮暴食，或饥饱不均，一般可少食多餐，且以清淡易消化的食物为宜，讲究饮食卫生，限制肥甘厚味及辛辣刺激性食物，戒烟限酒。避免服用对胃有刺激作用的药物，如确需服用，应在餐后或装胶囊或调以蜂蜜口服。服药应掌握以下原则：健脾开胃的药宜饭前服；消积化滞的药宜饭后服；抗酸药宜在两餐之间或夜间服；增强胃粘膜屏障功能药物宜在餐前半小时及晚间服。

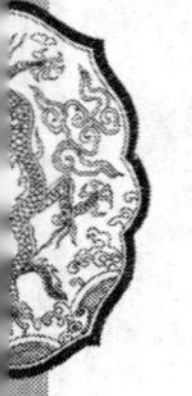

第四章　消化性溃疡

消化性溃疡（peptic ulcer）泛指胃肠黏膜在某种情况下被胃酸/胃蛋白酶消化而造成的溃疡，其深度达到或穿透黏膜肌层。溃疡最常发生于胃和十二指肠。故一般所谓的消化性溃疡，是指胃溃疡（gastric ulcer，GU）和十二指肠溃疡（duodenal ulcer，DU）。消化性溃疡是全球性的多发病，不同国家、不同地区，其患病率可存在很大差异，国外资料估计，约10%的人一生中患过消化性溃疡。国内统计资料显示，男性消化性溃疡多于女性，男女溃疡发病率之比DU为4.4～6.8：1，GU为3.6～4.7：1，溃疡病可发生在不同的年龄，但DU多见于青壮年，而GU则多见于老年。前者的发病高峰一般比后者早10年。

消化性溃疡属中医“胃痛”范畴。

【病因病理】

一、西医病因病理

（一）病因及发病机制

消化性溃疡的病因与发病机制尚未完全明了，研究表明消化性溃疡的发生是一种或多种有害因素对黏膜破坏超过黏膜抵御损伤和自身修复能力所引起的综合结果。

1. 幽门螺杆菌（H. pylori）感染　幽门螺杆菌感染是引起消化性溃疡的重要病因。研究发现消化性溃疡患者中幽门螺杆菌感染率高，如能排除检测前患者服用过抗生素、铋剂和非甾体类抗炎药（NSAIDs）等因素，DU患者的幽门螺杆菌感染率为90%～100%，GU为80%～90%；根除幽门螺杆菌可促进溃疡愈合和显著降低溃疡复发率，过去用常规抗酸治疗后愈合的溃疡，停药后溃疡的年复发率为50%～70%。根除幽门螺杆菌可使DU、GU的年复发率下降至5%以下。幽门螺杆菌感染改变了黏膜侵袭因素与防御因素之间的平衡。

2. 非甾体类抗炎药（NSAIDs）　NSAIDs的摄入被认为是消化性溃疡最主要病因之一。临床研究发现长期服用NSAIDs可诱发消化性溃疡，妨碍溃疡愈合，增加溃疡复发率和出血、穿孔等并发症的发生率。溃疡发生危险性与服用NSAIDs的种类、剂量大小和疗程长短相关，同时与患者的年龄（>60岁）、既往溃疡史和并发症、幽门螺杆菌感染、吸烟、同时应用抗凝药物、肾上腺皮质激素等因素有关。NSAIDs对胃十二指肠黏膜的损伤机制包括直接局部作用和系统作用两方面，NSAIDs的肠溶制剂可在很大程度上克服药物的局部作用，但临床研究结果表明剂型改变并不能显著降低NSAIDs相关溃疡和并发症的发生率，提示直接局部作用不是主要的致溃疡机制，另有研究结果显示，经肠外途径给药也可引起胃溃疡，提示无局部作用时，药物的系统作用就可以引起胃十二指肠黏膜的损害。

3. 胃酸和胃蛋白酶　消化性溃疡的最终形成是由于胃酸/胃蛋白酶自身消化所致，这一概念在“幽门螺杆菌时代”仍未改变。由于胃蛋白的活性受到胃酸的制约，因而在探讨消化性溃疡发病机制和治疗措施时，主要考虑胃酸的作用。无酸的情况下罕有溃疡的发生，抑制胃酸分泌的药物可促进溃疡的愈合，因此胃酸的存在是溃疡发生的决定因素。DU患者的平均基础酸排量（BAO）和五肽促胃液素等刺激后最大酸排量（MAO）常大于正常人，有20%～50%患者高于正常。GU患者的基础和刺激后胃酸排出量多属正常或低于正常。

4. 遗传因素　随着对幽门螺杆菌在消化性溃疡发病中重要作用的认识，遗传因素的重要性受到了挑战。但遗传因素的作用不能否定，孪生儿观察表明，单卵双胎同胞发生溃疡的一致性高于双卵双胎，在一些罕见的遗传综合征中，消化性溃疡为其临床表现的一部分。

5. 胃十二指肠运动异常　部分DU患者的胃排空比正常人快，特别是胃液排空。部分GU患者存在胃运动障碍，表现为胃排空延缓和十二指肠－胃反流，反流液中胆汁、胰液和溶血卵磷脂对胃黏膜有损伤作用，同时胃运动障碍可加重幽门螺杆菌感染或NSAIDs摄入对胃黏膜的损伤。

6. 应激和心理因素　急性应激可引起应激性溃疡已是共识。临床观察表明长期精神紧张、焦虑或情绪波动的人易患消化性溃疡，提示情绪应激和心理矛盾的致病作用；应激和心理因素可通过迷走神经机制影响胃十二指肠分泌、运动和黏膜血流的调控。

7. 其他危险因素

（1）吸烟：吸烟者消化性溃疡的发生率比不吸烟者高，吸烟影响溃疡愈合、促进溃疡复发和增加溃疡并发症发生率。

（2）饮食：饮食与消化性溃疡的关系不十分明确。酒、浓茶、咖啡和某些饮料能刺激胃酸分泌，诱发溃疡的发生。

（3）病毒感染与消化性溃疡的形成也有一定的关系。

（二）病理

GU多发生于胃小弯，DU多发于球部；溃疡可单发，也可多发；胃或十二指肠发生两处以上的溃疡称为多发性溃疡；胃和十二指肠均发生溃疡称为复合性溃疡。典型溃疡呈圆形或椭圆形，边缘整齐略高，深达黏膜下，基底光滑、清洁，表面覆盖灰白色苔膜。溃疡直径大于2cm者为巨大溃疡。溃疡深达浆膜层，可出现急性穿孔，慢性穿透性溃疡若在后壁，可与胰腺、肝或结肠粘连。

二、中医病因病机

消化性溃疡的病位在胃，但胃与脾互为表里，而肝为刚脏，性喜条达而主疏泄，故胃痛与肝、脾有密切关系。胃痛的病因虽有多种，但其发病之共同病机为“不通则痛”，其常见原因为：

1. 饮食伤胃　饮食不节，或过饥过饱，损伤脾胃，致胃失和降而发生胃痛。《症因脉治》说：“内伤胃脘之因：饮食不节，伤其胃口，太阴升降之令，凝结壅闭，则食

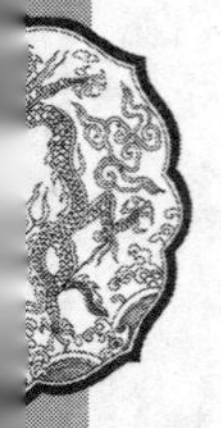

积之痛作矣。”

2. 肝气犯胃　忧思恼怒，肝郁气滞，疏泄失职，横逆犯胃，致气机阻滞，不通则痛。《沈氏尊生书·胃痛》说：“胃痛，邪于胃脘痛也。……唯肝气相乘为尤甚，以木性暴，且正克也。”

3. 脾胃虚弱　素体脾胃虚弱，或劳倦过度，或久病脾胃受伤，均可导致中焦虚寒而胃痛。若脾阳不足，寒从内生者为虚寒胃痛；若阴虚火旺，或胃阴受伤，木郁不达者，则为阴虚胃痛。

【临床表现】

本病的临床表现不一，部分患者可无症状，或以出血、穿孔等并发症作为首发症状。多数消化性溃疡有以下特点：①慢性过程呈反复发作，病史可达几年甚或十几年。②发作呈周期性，与缓解期相互交替；缓解期长短不一，短则几周或几月，长的可达几年；发作有季节性，多在秋冬和冬春之交发病，可因精神情绪不良或服 NSAIDs 等诱发。③发作时上腹痛呈节律性。

一、症状

（一）疼痛

上腹疼痛为本病主要症状。典型者有轻度或中等度剑突下持续疼痛，可被抗酸药或进食所缓解。

1. 疼痛部位　多位于上腹中部、偏右或偏左，但胃体上部和贲门下部的溃疡疼痛可出现在左上腹部或胸骨、剑突后，胃或十二指肠后壁的溃疡，特别是穿透性溃疡的疼痛可放射至背部。

2. 疼痛程度或性质　疼痛一般较轻而能忍受，可为钝痛、灼痛、隐痛、胀痛或剧痛，但也可仅有饥饿样不适感。

3. 疼痛节律性　节律性疼痛是消化性溃疡的特征性症状之一，常与进食有关。DU 的疼痛常在两餐之间发生，持续不减至下餐进食或服用抗酸剂后缓解。GU 的疼痛多在餐后 1 小时内出现，经 1 ~ 2 小时后逐渐缓解，直至下餐进食后再复现上述规律。DU 可发生夜间疼痛，多出现在午夜或凌晨 1 时左右。GU 夜间疼痛症状较少。DU 的疼痛如失去过去的节律变为恒定而持续，且不能为进餐或抗酸剂所缓解，或者开始放射至背部，可能是溃疡发生穿透的预兆；进餐后疼痛加剧并伴有呕吐时，常表示幽门梗阻；GU 合并较重的慢性胃炎时，疼痛多无明显规律。

4. 疼痛的周期性　周期性疼痛又是消化性溃疡的又一特征，尤以 DU 较为突出。上腹疼痛发作可持续数天、数周或数月后，继以较长时间的缓解，以后又复发。部分患者经长年累月的发作之后，病情可渐趋严重，亦有少数患者经过几年或十几年周期性的发作后，复发次数减少，甚至完全停止。

（二）其他症状

消化性溃疡除上腹疼痛外，常有泛酸、嗳气、烧心、上腹饱胀、恶心、呕吐、食欲减退等消化不良症状。

二、体征

溃疡活动时剑突下可有一固定而局限的压痛点，缓解时可无明显体征。

三、特殊类型的消化性溃疡

1. 无症状性溃疡　15% ~35% 的消化性溃疡患者可无任何症状，常因其他疾病作内镜或 X 线钡餐检查时被发现，或当发生出血、穿孔等并发症时，甚至于尸体解剖时被发现。无症状溃疡在 NSAIDs 诱发的溃疡中占 30% ~40%。

2. 老年人消化性溃疡　老年人消化性溃疡临床表现多不典型，无症状或症状不明显者比率较高，疼痛多无规律，食欲不振、恶心、呕吐、体重减轻、贫血等症状较突出。老年者中 GU 发病率等于或多于 DU。位于胃体上部或高位的溃疡以及巨大溃疡多见，需与胃癌相鉴别。

3. 复合性胃和十二指肠溃疡　指胃十二指肠同时发生的溃疡，复合性胃和十二指肠溃疡的幽门梗阻发生率较单独 GU 或 DU 为高，相对而言 GU 如伴随 DU，则恶性机会较少。

4. 幽门管溃疡　病理生理与 DU 相似，胃酸一般较多。幽门管溃疡常缺乏典型溃疡的周期性和节律性疼痛，餐后上腹痛多见，对抗酸药反应差，容易出现呕吐或幽门梗阻，穿孔或出血等并发症也较多。

5. 球后十二指肠溃疡　指发生于十二指肠球部以下的溃疡，多发生于十二指肠乳头的近端，X 线和胃镜检查易漏诊。球后十二指肠溃疡多具有十二指肠球部溃疡的临床特点，但夜间疼痛和背部放射痛更为多见，对药物治疗反应较差，较易并发出血。

6. 难治性溃疡　一般剂量的 H_2 受体阻断药（H_2RA）正规治疗一定时间（GU12 周，DU8 周）后以胃镜检查确定未愈的溃疡和（或）愈合缓慢、复发频繁的溃疡。

四、并发症

出血、穿孔和幽门梗阻是消化性溃疡的主要并发症，极少部分 GU 可发生癌变。

1. 上消化道出血　消化性溃疡是上消化道出血最常见的病因，约占所有病因之 50%，DU 并发出血的发生率较 GU 高，有 10% ~20% 的消化性溃疡患者以出血为首发症状，在 NSAIDs 相关溃疡中这一比率更高。出血量的多少与被溃疡侵蚀的血管大小有关，其临床表现取决于出血的速度和量的多少。一般出血量 50 ~100 ml 可表现为黑便；超过 1 000 ml 可引起循环障碍，出现眩晕、出汗、血压下降和心率加速症状，在半小时内出血量超过 1 500 ml 时可发生休克。消化性溃疡患者在发生出血前常有上腹疼痛加重，而于出血后上腹疼痛多随之缓解。

如既往无溃疡病史的上消化道出血，临床表现不典型而诊断困难，应争取在出血 24 ~48 小时内行急诊内镜检查。

2. 穿孔　溃疡病灶穿透浆膜层则并发穿孔，溃疡穿孔可引起三种类型：①位于十二指肠前壁或胃前壁的溃疡，发生穿孔后胃肠内容物渗入腹膜腔引起急性弥漫性腹膜炎

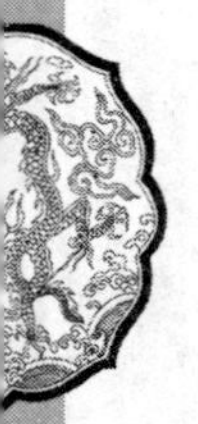

（游离穿孔），表现为突然出现剧烈腹痛，持续加剧，先出现于上腹，再逐步蔓延全腹，有腹肌强直，腹部压痛及反跳痛，半数有气腹征，肝浊音区消失，约10%在穿孔后伴发出血。②后壁溃疡穿孔与邻近组织或器官（肝、胰）发生粘连，穿孔时胃肠内容物不流入腹腔，称为慢性穿孔或穿透性溃疡，表现为原有腹痛节律发生改变，变得顽固持续，如穿透入胰，则腹痛放射至背部，血清淀粉酶升高。③溃疡穿孔入空腔器官形成瘘管，DU可穿破入胆总管，GU可穿入十二指肠或横结肠。

3. 幽门梗阻　消化性溃疡所致的幽门梗阻主要由DU引起，临床上表现为上腹饱胀不适或疼痛，伴呕吐，症状于餐后为甚。呕吐物量多，内含发酵酸性宿食，大量呕吐后症状可减轻。反复呕吐和不能进食患者可出现脱水、营养不良和低氯低钾性碱中毒等症状。溃疡活动期时溃疡周围组织炎症充血、水肿和幽门部反射性痉挛而引起暂时性梗阻，如溃疡反复发作，瘢痕形成及瘢痕组织收缩可引起持久性梗阻。清晨空腹检查胃内有震水音或插胃管抽液量>200ml，提示有胃潴留。

4. 癌变　少数GU可发生癌变，DU则否。对有长期慢性GU病史、年龄在45岁以上、溃疡顽固不愈者应注意是否有癌变发生，在胃镜下活检做病理检查，并在积极治疗后复查胃镜，直至溃疡完全愈合，必要时定期随访。

【实验室与其他检查】

1. 幽门螺杆菌检测　幽门螺杆菌感染的诊断已成为消化性溃疡的常规检测项目，有侵入性和非侵入性两种方法。目前常用的侵入性试验包括快速尿素酶试验（rapid urease test，RUT）、组织学检查、黏膜涂片染色镜检、微需氧培养和多聚酶链反应（PCR）等；非侵入性试验主要有^{13}C或^{14}C尿素呼气试验（urea breath test，UBT）、血清学试验和粪便幽门螺杆菌抗原（H. pylori stool antigen，HpSA）检测等。RUT是侵入性试验中诊断幽门螺杆菌感染的首选方法；非侵入性试验^{14}C－UBT或^{13}C－UBT检测诊断幽门螺杆菌感染的敏感性和特异性高，可作为根除治疗后复查的首选方法。HpSA检测是一项新方法，其诊断幽门螺杆菌感染的敏感性和特异性很高。

2. 胃液分析　胃液分析对消化性溃疡诊断和鉴别诊断价值不大，目前胃液分析主要用于胃泌素瘤的辅助诊断。

3. 血清胃泌素测定　血清胃泌素测定诊断消化性溃疡意义不大，当怀疑胃泌素瘤时，应作此项测定，血清胃泌素值一般与胃酸分泌成反比，胃泌素瘤时则两者同时升高。

4. X线钡餐检查　溃疡的X线征象有直接和间接两种：龛影是直接征象，对溃疡有确诊价值；间接征象包括局部压痛、胃大弯侧痉挛性切迹、十二指肠球部激惹和球部畸形等。活动性上消化道出血是钡餐检查的禁忌证。

5. 内镜检查　内镜检查已广泛用于临床。它对于消化性溃疡的诊断和良、恶性溃疡鉴别诊断的准确性高于钡餐检查。内镜下溃疡可分为活动期（A）、愈合期（H）、瘢痕期（S）三个病期，其中每一病期又可分为两个阶段。

【诊断与鉴别诊断】

一、诊断要点

（一）西医诊断

1. 病史很重要，有典型的周期性和节律性上腹部疼痛。

2. 内镜检查发现溃疡病灶或X线钡餐检查发现龛影或局部压痛、胃大弯侧痉挛性切迹、十二指肠球部激惹和球部畸形等。

（二）中医辨病与辨证要点

消化性溃疡临床上很常见，病机复杂，临证需详辨。

1. 辨病要点　发病常与饮食不节、情志不畅或劳累受寒有关，以反复上腹靠近心窝部疼痛为主证，可表现为隐痛、胀痛或剧痛，可伴有胸脘痞闷、泛酸嗳气、嘈杂，甚至呕血、大便色黑如柏油等证。需与心痛、胁痛、腹痛相鉴别。

（1）心痛：胃痛的病位在胃脘部，以钝痛、隐痛为常见，疼痛多可耐受，且与饮食有明显关系，一般预后良好。而心痛病位常在侧胸膺部，发作突然，疼痛剧烈，或如锥刺，或心胸闷痛窒塞，难以忍受，可痛彻胸背，常与活动或情绪活动有关，一般病情较重，伴心悸气短，肢厥，唇甲青紫。

（2）胁痛：胁痛是以两胁疼痛为主证，常伴有尿黄或皮肤目黄，而无胃痛之证。肝气犯胃之胃痛，虽有时亦可攻痛连胁，但仍以胃脘部痛为主证。

（3）腹痛：腹痛是指胃脘部以下，耻骨毛际以上整个部位疼痛为主证。胃痛是以上腹胃脘部近心窝处疼痛为主，两者疼痛部位不同。但胃处腹中，与肠相连，故胃痛与腹痛可相互影响，这就要从其疼痛的部位和如何起病来加以辨别。

2. 辨证要点

（1）辨缓急：感受寒邪，或因饮食所伤引起胃痛起病较急，疼痛较明显。肝郁气滞，或脾胃虚弱，气滞血瘀所致的胃痛起病缓，胃痛渐发。

（2）辨寒热：寒证之胃痛，发作急，遇寒凉则疼痛加剧，得温则痛减；热证之胃痛为胃脘灼痛，痛势急迫，舌苔黄或黄腻，脉弦或濡数。

（3）辨虚实：胃痛而胀，大便秘结不通，拒按，食后痛甚，或痛而不移，，补法治疗痛增等，多属实证；疼痛日久或年高久病，痛势绵绵，胃胀痛而无大便秘结，喜按，空腹疼痛，痛处不定，攻法治疗加重等，多属虚证。

（4）辨气滞血瘀：一般初病在气，久病在血。以胀痛为主，痛无定处，聚散无形，伴嗳气者，多属气滞。痛如针刺或如刀割，痛有定处，舌质紫黯者，多属血瘀。

二、鉴别诊断

1. 功能性消化不良　指有消化不良的症状而无溃疡及其他器质性疾病者而言，检查可完全正常或只有轻度胃炎，多见于年轻妇女，表现为餐后上腹饱胀、嗳气泛酸、恶心和食欲不振等，有时症状酷似消化性溃疡，有赖于X线和胃镜检查进行鉴别。

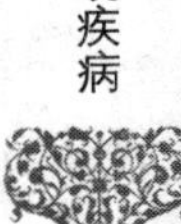

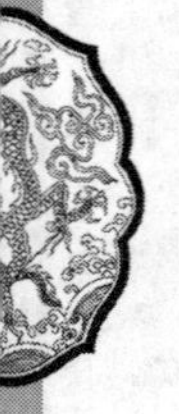

2. 慢性胆囊炎和胆石症　疼痛与进食油腻有关，疼痛位于右上腹，并放射至背部，可伴发热黄疸，B 型超声检查或内镜下逆行胆道造影检查可鉴别。

3. 胃癌　GU 与胃癌很难从症状上作出鉴别，必须依赖钡餐检查和内镜直视下取组织做病理检查。需要强调的是：①对于怀疑恶性溃疡而一次活检阴性者，必须在短期内复查胃镜并再次活检。②强力抑制胃酸分泌药物治疗后，溃疡缩小或部分愈合不是判断良、恶性溃疡的可靠依据，对 GU 要加强随访。

4. 胃泌素瘤　亦称 Zollinger－Ellison 综合征，是胰腺非 B 细胞瘤能分泌大量胃泌素所致。半数为恶性，该病除了在典型部位（胃、十二指肠球部）发生溃疡外，在不典型部位（十二指肠降段、横段甚或空肠近端及胃大部切除后的吻合口）也发生多发性溃疡。其特点是溃疡常发生于不典型部位，易并发出血、穿孔，具难治性特点，有高胃酸分泌及血清胃泌素测定常 $>500pg/ml$。

【治疗】

一、中医治疗

胃痛之病因虽有虚、实、寒、热或虚实并见、寒热错杂之不同，但以理气和胃为基本原则，初期或活动期多给予疏肝理气，清热和胃为主；久病或恢复期则以健脾益气养胃，活血化瘀为多。同时须辨证审因，相机立法，投以方药。

（一）辨证论治

1. 肝胃不和

主要证候：胃脘胀痛，攻撑作痛，或连及两胁，胸闷喜太息，伴泛酸嗳气，常因烦恼郁怒而作痛或痛甚，苔薄白，脉弦。

治法：疏肝理气，和胃止痛。

方药：四逆散。方中炙甘草，芍药缓急止痛；枳实与柴胡合而升降调气；芍药与柴胡合而疏肝理脾。

肝胃郁热见胃痛灼热感，烦躁易怒，苔黄者，慎用香燥之品，免助火伤阴，加黄芩，栀子；便秘腹胀者，加大腹皮、大黄；疼痛明显者加佛手、延胡索，砂仁（后下）；泛酸明显可加海螵蛸。

2. 脾虚肝郁

主要证候：胃脘隐痛时作时止，或痛连胁背，过饥过饱为甚，纳呆食少，面色无华，倦怠乏力，大便时烂，舌淡苔薄白而滑润，脉弦缓。

治法：健脾疏肝，理气止痛。

方药：四君子汤合四逆散。方中党参、白术、茯苓补气健脾；柴胡、芍药疏肝理气，和胃止痛；炙甘草甘温益气健脾，调和诸药。

溃疡活动期胃黏膜有渗血者，加白及、仙鹤草；肝郁化火者，合左金丸。

3. 脾胃虚寒

主要证候：胃脘隐隐作痛，绵绵不断，喜温喜按，空腹痛甚、得食则减，纳少，泛吐清水，倦怠乏力，畏寒肢冷，大便溏薄，舌质淡，脉细弱。

治法：温中补气，散寒止痛。

方药：黄芪建中汤。方中小建中汤温中补虚，和里缓急；黄芪甘温益气升阳，以增强益气建中之力。

嗳气频作，去饴糖、大枣，加紫苏梗、香附、旋覆花；泛吐清水较多者加陈皮、半夏、茯苓；胃痛甚者加良附丸。

4. 胃阴不足

主要证候：胃脘隐隐灼痛，心中烦热，口燥咽干，烦渴思饮，手足心热，消瘦，大便干，舌红少苔，脉数。

治法：养阴益胃，生津止痛。

方药：一贯煎。方中生地黄、沙参、麦冬、枸杞子、当归滋阴养血生津。川楝子疏肝理气，石斛养胃生津，滋阴除烦，知母滋阴润燥。

5. 瘀血阻络

主要证候：胃脘部疼痛如针刺刀割，痛处固定不移而拒按。可伴呕血或大便色黑如柏油，舌质紫黯，或见瘀斑瘀点，脉细涩。

治法：活血化瘀，行气止痛。

方药：失笑散。方中五灵脂、蒲黄活血祛瘀止痛，通利血脉。

气虚不足者加党参、白术、茯苓、黄芪；呕血或黑便，当按“血证”进行辨证论治；若呕吐频繁发作，呕吐物为宿食者常为并发幽门梗阻，应按“反胃”论治；并发穿孔者，则应行外科治疗。

（二）其他疗法

1. 针灸

（1）针刺：各种胃脘痛均可针刺内关、中脘、足三里。实证用泻法，虚痛用补法。

（2）艾灸：虚寒胃痛者可艾灸中脘、足三里、神阙。

2. 常用中成药

（1）香砂养胃丸：适用于脾虚肝郁胃痛者。用法：每次6 g，一天2次。

（2）附子理中丸：适用于脾胃虚寒胃痛。用法：每次6 g，一天2次。

二、西医治疗

近期目标——解除症状，促进溃疡愈合；远期目标——幽门螺杆菌根除，预防复发，预防并发症。

（一）一般治疗

溃疡活动期，有并发症者应休息；生活要有规律，强调进餐定时，餐间、夜间不应进食；避免辛辣、过咸食物，少喝浓茶、咖啡；如有烟酒嗜好而确认与溃疡的发病有关系者，应戒烟、戒酒。

（二）药物治疗

1. 根除幽门螺杆菌治疗　国际对幽门螺杆菌相关性溃疡的处理共识是：不论溃疡初发或复发，不论活动或静止，不论有无并发症史，均应该抗幽门螺杆菌治疗。治疗方

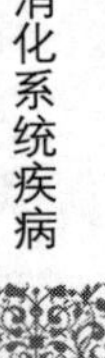

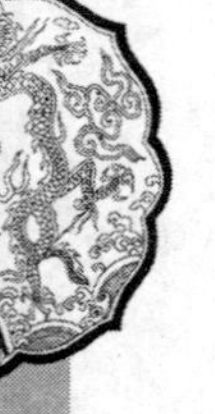

案多采用抑制胃酸分泌药、抗菌药或起协同作用的胶体铋剂联合应用。可分为以质子泵抑制药（PPI）为基础和胶体次枸橼酸铋为基础两大类。即一种 PPI 或一种胶体次枸橼酸铋加上克拉霉素、阿莫西林（或四环素）、甲硝唑（或替硝唑）3 种抗生素中的二种，组成三联疗法，疗程为7 天（见表4－4－1、表4－4－2）。根除幽门螺杆菌疗程结束后，多数活动性溃疡可有效愈合，若溃疡面积较大，抗幽门螺杆菌治疗结束时患者症状未缓解或近期有出血等并发症时，建议抗幽门螺杆菌治疗结束后继续用抑制胃酸分泌药治疗 2～4 周。对于难治性溃疡或有并发症史的 DU 及经过适当治疗仍有顽固性消化不良症状的患者应在抗幽门螺杆菌治疗结束后，不少于 4 周进行幽门螺杆菌检测试验，而 GU 原则上应在治疗后适当时间作胃镜和幽门螺杆菌复查。

表 4－4－1　根除 HP 三联疗法方案

PPI 或胶体铋剂	抗菌药
奥美拉唑 20 mg bid	克拉霉素 250～500 mg bid
兰索拉唑 30 mg bid	阿莫西林 500～1 000 mg bid
胶体次枸橼酸铋 240 mg bid	甲硝唑 400 mg bid
选择一种	选择两种
上述剂量分 2 次服，疗程 7 天	

表 4－4－2　推荐的根除幽门螺杆菌治疗方案

药物及剂量	疗程
一线方案	
PPI（标准剂量）＋A（1.0 g）＋C（0.5 g）	bid.　×7 d
PPI（标准剂量）＋M（0.4 g）＋C（0.5 g）	bid.　×7 d
PPI（标准剂量）＋A（1.0 g）＋F（0.1 g）/M（0.4 g）	bid.　×7 d
铋剂（标准剂量）＋F（0.1 g）＋M（0.4 g）＋C（0.5 g）	bid.　×7 d
铋剂（标准剂量）＋M（0.4 g）＋T（0.75 g 或 1.00 g）	bid.　×7 d
铋剂（标准剂量）＋M（0.4 g）＋A（0.5 g）	bid.　×7 d
二线方案	
PPI（标准剂量）＋B（标准剂量）＋M（0.4 g）＋T（0.75 g或1.00 g）	bid.　×7～14 d
PPI（标准剂量）＋B（标准剂量）＋F（0.1 g）＋T（0.75 g或1.00 g）	bid.　×7～14 d

注：PPI：质子泵抑制药，包括埃索美拉唑 20 mg、雷贝拉唑 10 mg、兰索拉唑 30 mg、奥美拉唑 20 mg；A：阿莫西林；B：铋剂，包括枸橼酸铋钾 220 mg 或 240 mg、果胶铋 240 mg；C：克拉霉素；M：甲硝唑；T：四环素；F：呋喃唑酮

2. 制酸治疗　溃疡的愈合率与抗酸治疗的强度和时间成正比。碱性抗酸药（如氢氧化铝、氢氧化镁及其复方制剂）中和胃酸（兼有一定细胞保护作用），对缓解溃疡疼痛效果好，现多用于加强止痛的辅助治疗。目前临床常用抑制胃酸分泌药为 H_2 受体阻断药（H_2RA）和 PPI 两大类。临床上常用的 H_2RA 有：西米替丁 400 mg bid；雷尼替丁 150 mg bid；法莫替丁 20 mg bid；尼扎替丁 150 mg bid。已应用临床的 PPI 制剂有：奥美拉唑 20 mg qd；兰索拉唑 30 mg qd；泮托拉唑 40 mg qd；雷贝拉唑 10 mg qd；根除幽门螺杆菌治疗时剂量需加倍。

3. 保护胃黏膜治疗　增强胃黏膜屏障功能药物主要有三种，即硫糖铝、枸橼酸铋钾和前列腺素类药物米索前列醇。这些药物治疗 4 ~8 周的溃疡愈合率与 H_2RA 相似。

(1) 硫糖铝：是硫酸化二糖和氢氧化铝的复合物，在酸性胃液中凝聚成糊状黏稠物，覆盖在溃疡面上阻止胃酸和胃蛋白酶继续侵袭溃疡面、促进黏膜再生和溃疡愈合。用法：每次 1 g，每天 4 次，饭前 1 小时和睡前口服，4 ~6 周为一疗程。便秘为其主要不良反应。

(2) 枸橼酸铋钾：又名胶体次枸橼酸铋。除了具有硫糖铝类似作用外，尚有较强的抗幽门螺杆菌作用。用法：每次 0.3 g（含铋 110 mg），每天 4 次，分别于三餐前和晚饭后 2 小时服用。短期服用枸橼酸铋钾者除舌苔发黑外，很少出现不良反应；为避免铋在体内过量积蓄，不宜连续长期服用。

(3) 米索前列醇：具有抑制胃酸分泌、增加胃十二指肠黏膜黏液/碳酸氢盐分泌和增加黏膜血流的作用。用法：每次 200 μg，每天 4 次。腹泻是其主要不良反应，因可引起子宫收缩，孕妇忌用。

(4) 麦滋林 - S - 颗粒：具有促进胃黏液分泌、促使 D 细胞分泌生长抑素、促进黏膜前列腺素 E_2 合成、抑制胃蛋白酶活性及抑制幽门螺杆菌感染等多种作用，能显著促进溃疡愈合并可预防复发。用法：1.5 ~2.5 g/d，分 3 ~4 次服用。不良反应有口干、恶心、呕吐、便秘、腹痛、腹泻等。

4. NSAIDs 溃疡的治疗和预防　对 NSAIDs 相关性溃疡，应尽可能暂停或减少 NSAIDs 剂量，并检测幽门螺杆菌感染和进行根除治疗。如停服 NSAIDs 后，可用常规抗溃疡方案进行治疗；如病情需要继续 NSAIDs 类药物治疗，则应选用 PPI 进行治疗；既往有溃疡病史或有严重疾病、高龄等因素对溃疡及其并发症不能承受者以及同时应用抗凝药物、肾上腺皮质激素等药物者，应预防性地同时服用 PPI 或米索前列醇，而常规剂量的 H_2RA 和硫糖铝预防效果不明显。

5. 溃疡复发的预防　去除幽门螺杆菌感染、服用 NSAIDs、吸烟等危险因素可以大大降低溃疡的复发，但目前根除幽门螺杆菌治疗方案的疗效难以达到 100% 及幽门螺杆菌根除后仍有一定再感染率，故对溃疡复发的预防，部分患者采用根除幽门螺杆菌治疗与维持治疗互补。维持治疗多用抑酸，维持时间长短根据具体病情决定。

【临床思路】

消化性溃疡属中医胃痛范畴，以胃脘疼痛为主要症状，常伴有胃脘嘈杂、嗳气、纳呆、泛酸等。病因病机主要是忧思恼怒引起肝胃不和、土虚木乘、气滞血瘀及长期饮食失调，过度劳累，损伤脾胃，土壅木郁，以致胃中气机阻滞而成。消化性溃疡常反复发作或长期不愈，致久痛夹瘀，故溃疡病的发生发展和慢性迁延过程与气滞血瘀有密切相关。治疗以理气和胃为基本原则，同时在辨证基础上可根据胃镜下所见的溃疡灶病理变化特点，加强清热消炎、活血化瘀可提高疗效。

如肝郁气滞的中医中药治疗，肝郁气滞，宜调肝理气。中医认为肝主疏泄，性喜条达，调节脾胃升降与运化功能，肝疏泄失常，影响脾胃，或可因疏泄不及，土失木疏，气壅而滞；或可因疏泄太过，横逆脾胃，肝胃不和。前者治宜疏肝为主，后者则以敛肝

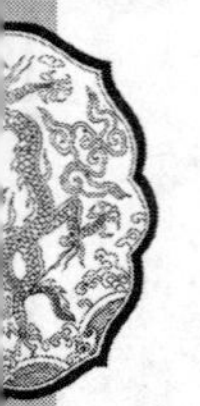

为宜。然气郁日久可化火为亢，气旺日久又可耗之成郁，故治宜疏肝与敛肝两法先后或同时运用。常用：郁金、延胡索、佛手、白芍等，但理气药多辛散，用之太过易耗气伤津，故中病即止，如有气阴虚者，必须配伍益气养阴之品。消化性溃疡迁延不愈，损伤脾胃，其临床表现多以虚证多见，热象表现不明显，但临床观察发现溃疡在活动期，如病人出现口苦口干，舌苔变黄时，加用清热药如：蒲公英、黄芩、黄连、柴胡等可促进溃疡的愈合。

【预后与转归】

消化性溃疡病初起多属实证，常为寒凝、食积、气滞之异，三者之间，常相互影响，如寒凝则气滞，寒凝、气滞于中焦，中阳不振，脾胃失运，则易于食积胃脘，土壅木郁，亦可加重气滞等。若疾病进一步发展，气郁可以化火，寒邪久郁也可转化为热，积滞亦可变生湿热；或初病在气，气滞日久，血行瘀滞，病及血络等，多出现虚实夹杂、寒热错杂、气滞血瘀之证。若日久病不解，或素体不足，正气耗损，脾胃受损，病机由实转虚，而出现气血阴阳不足之候，或为中焦阳虚，或为脾胃阴虚，或为阴阳两虚。气血不足，运行无力，久则留瘀生痰，遂致虚证夹痰夹瘀。此外，或因脾胃受损，脾不统血，或因血热妄行，或因瘀久伤络，可见吐血、便血而失血的结果，致使气血愈虚，如此等等，皆为胃痛一病常见的病机演变。

胃痛的预后，实证治疗较容易，一般预后较好；久病虚实夹杂，或正虚邪实者，治疗则颇为棘手，常反复发作，每因疼痛持续、进食少而使气血生化乏源，机体愈加羸弱。胃痛也易出现并发症，若并发呕血或便血，来势急暴，伴大汗淋漓，脉微欲绝，则为虚脱危证，如救治不及，则危殆立至。

【预防与调护】

消化性溃疡多与情志不畅、饮食失节有关，因此预防上须重视畅情志、消除紧张和忧虑情绪，保持乐观，调节饮食。

生活起居有规律，避免过度劳累。饮食以易消化之食物为主。强调进餐定时，避免暴饮暴食，餐间、夜间不应进食；避免辛辣、过咸食物，少喝浓茶、咖啡；如有烟酒嗜好而确认与溃疡的发病有关系者应戒烟、戒酒。避免服用对胃黏膜有损害的一些药物，如肾上腺皮质激素类药物、非甾体类抗炎药，如必须要服用此类药物，应采取防止其副作用的措施。溃疡病缓解期，可服食一些健脾胃的药物。

第五章　肠结核与结核性腹膜炎

肠结核（tuberculosis of intestine）是结核分枝杆菌侵犯肠道引起的慢性特异性感染，绝大多数继发于肺结核，特别是开放性肺结核。发病年龄多为青壮年，40岁以下占91.7%，女性多于男性，约为1.85∶1。

结核性腹膜炎（tuberculous peritonitis）是由结核杆菌引起的慢性弥漫性腹膜感染。腹腔内结核病变，包括肠结核、肠系膜淋巴结结核及输卵管结核等，在发展过程中往往涉及其邻近腹膜而导致局限性腹膜炎。本病可见于任何年龄，以儿童及青壮年多见，女性多于男性，男女比例为1∶1.77～1∶4.6。

肠结核与结核性腹膜炎属中医“腹痛”、“泄泻”、“积聚”、“臌胀”范畴。

【病因病理】

一、西医病因病理

（一）病因及发病机制

肠结核主要由人型结核分枝杆菌引起。少数由牛型结核杆菌所致，系饮用未经消毒的带菌牛奶或乳制品而感染。

结核杆菌主要经口感染肠道，如开放性肺结核或喉结核病人，因经常吞下含结核杆菌的痰液而感染或经常和开放性肺结核病人共餐而忽视餐具消毒隔离，使结核菌进入消化道；其中回盲部最易受到结核分枝杆菌的入侵，其原因可能有：①含结核菌的肠内容物经过回盲瓣前停留较久，结核菌与肠黏膜密切接触的机会增加，增加了肠黏膜的感染机会；②回盲部有丰富的淋巴组织，而结核分枝杆菌最容易侵犯淋巴组织；因此，回盲部成为肠结核的好发部位。肠结核也可由血行播散或由腹腔内或盆腔内结核病灶直接蔓延所引起。结核病的发病是人体和结核菌相互作用的后果，经上述途径感染仅是致病的条件；只有当入侵的结核菌数量较多，毒力较大，并有人体免疫功能异常、肠功能紊乱引起局部抵抗力削弱时，才会发病。

结核性腹膜炎病人多继发于体内其他部位的结核病。肠结核、肠系膜淋巴结结核、输卵管结核等结核病灶可直接蔓延到腹膜，是本病的主要感染途径，约占83%。有时腹腔内干酪样坏死病灶溃破可导致急性弥漫性腹膜感染。少数可通过淋巴血行播散引起“粟粒型结核性腹膜炎”，此为全身播散型结核的一部分。本病育龄期妇女多见，可能与女性生殖器结核有关。

（二）病理

肠结核好发于回盲部，其次依次为升结肠、空肠、横结肠、降结肠、阑尾、十二指

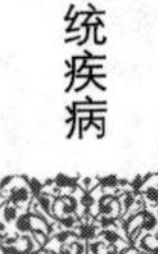

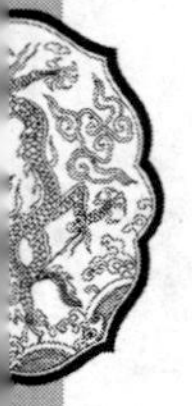

肠和乙状结肠等，少数见于食管、直肠。本病的病理变化随人体对结核菌的免疫力与过敏反应的情况而定。如果人体的过敏反应强，病变以渗出性为主；当感染菌量较多，毒力大，可有干酪样坏死，形成溃疡，称为溃疡型肠结核。溃疡型肠结核病变首先发生在肠壁的集合淋巴组织和孤立淋巴滤泡，呈充血、水肿，以致渗出性病变逐渐加重，且常伴有干酪样坏死，肠黏膜因坏死脱落而形成小溃疡，并渐趋融合增大，其边缘不规则，其深浅不一，基底可达肌层或浆膜层，并可累及周围腹膜或邻近肠系膜淋巴结，引起局限性结核性腹膜炎或肠系膜淋巴结结核。因病变发展较慢，常与附近的肠外组织发生粘连，因此急性穿孔少见。慢性穿孔多形成腹腔脓肿或肠瘘。组织遭受严重破坏后，有大量纤维组织增生与瘢痕组织形成，从而引起不同程度的肠管狭窄，但引起肠梗阻较少。如果机体免疫状态良好，感染较轻，则表现为肉芽组织增生，进一步可纤维化，称为增生型肠结核。增生性肠结核病变多局限于盲肠，有时可累及升结肠近端或回肠末端。黏膜层常有小溃疡，黏膜下层及浆膜层有大量结核性肉芽组织和纤维组织增生，使肠腔有局限性增厚与变硬，肠腔变窄而导致肠梗阻。早期肠结核既无溃疡，也无增生改变，仅见回盲部黏膜充血、水肿、糜烂、渗出或有霜样白苔等一般炎症性改变，其实质为黏膜结核，光镜下可见黏膜层内上皮样细胞、朗格汉斯细胞及周围淋巴细胞包绕的结核结节。随着病情发展，病变侵及黏膜下层及浆膜层，产生溃疡，结核肉芽组织形成和纤维组织增生，成为典型的溃疡型或增生型扬结核。临床上兼有两种病变者亦可见，称混合型或溃疡增生型肠结核。

根据结核性腹膜炎病理解剖特点可分为渗出、粘连和干酪三型，以前两型多见。在病情发展过程中，可有上述两种或三种并存，称为混合型。

1. 渗出型　腹膜充血、水肿，表面覆以纤维蛋白渗出物，可见有许多黄白色或灰白色细小结核结节，或见有互相融合的较大的结节或斑块。腹腔内有程度不等的浆液纤维蛋白渗出液，腹水为草黄色，有时微呈血性。慢性病例中，由于结节增大，纤维组织增多，腹膜可显著增厚。

2. 粘连型　因大量纤维组织蛋白沉积可使肠系膜、肠系膜淋巴结及肠管间发生粘连，形成包块。腹腔常因广泛粘连而闭塞，严重时许多内脏紧密错综粘连在一起，不易分离。由于包块压迫或粘连束缚肠管，可引起慢性肠梗阻。本型常由渗出型在腹水吸收后形成，但也可能开始即以粘连为主。

3. 干酪型　亦称小房型。以干酪样坏死病变为主，肠曲、大网膜、肠系膜或腹腔内其他脏器互相之间粘连分隔成很多小房，小房内有混浊或脓性积液，同时由于干酪样坏死的肠系膜淋巴结参与其间，形成结核性脓肿。有时小房可向肠曲、阴道或腹壁穿破而形成内瘘或外瘘。本型多由渗出型或粘连型演变而来，病情较重。

二、中医病因病机

肠结核与结核性腹膜炎的致病因素有外因和内因两个方面，外因是指痨虫感染，内因是指内伤体虚、气血不足、阴津耗损。

1. 痨虫感染　痨虫侵袭人体，中州之土健运失职，或侵袭肺脏，乘虚而入肠胃，或饮食不节，痨虫随饮食侵袭肠道。如《三因极一病证方论·痨瘵诸证》中指出：“诸证虽曰不同，其根多有虫”，明确提出痨虫感染是形成本病的唯一因素。

2. 正气虚弱　禀赋不足，或饮食不节，或后天嗜欲无度，或有内伤、情志失调，或素体阳虚、寒凝血结，耗伤气血津液，导致正气虚弱，中焦损伤，土失健运，痨虫乘虚而入而发病。日久脏腑失和，痰浊内聚，气机郁滞，脉络痹阻，津液失运，水液内停，郁久化热，水饮瘀毒互结，而成积聚于腹，积聚迁延日久，血运不畅，瘀血内停，脉络受阻，而成臌胀。

本病主要在于痨虫感染，正虚脾胃损伤是发病关键。一方面正气旺盛，虽然感染痨虫但不一定发病，正气不强则感染后易于致病，同时病情轻重与内在正气的强弱有关。另一方面感染痨虫，既是耗伤人体气血的直接原因，又是决定发病后病变发展的规律。

本病病机复杂，常虚实相兼、寒热错杂。本病病位在中焦腹部，属于脾胃与肠道，涉及肝肾。脾胃位于中州，主运化水谷精微，为气机升降之枢纽，故多影响气血运化，从而导致气滞、血瘀、水停内生，互结于腹中，从而出现积聚、臌胀等病证。其中，气滞、血瘀、水停互为因果，是邪实的主要内容，正虚既是疾病发生的原因，又是气滞、血瘀、水停发展的必然趋势，所涉及的脏腑主要为脾、肝、肾。其病变的性质是本虚标实，或实中夹虚，或虚中有实，或虚实夹杂。

【临床表现】

肠结核多数起病缓慢，早期症状可不明显，病人常伴有活动性肠外结核，其临床表现可被掩盖而忽略。而结核性腹膜炎由于原发病灶与感染途径的不同，人体反应的差异以及病理类型的区别，发病情况可缓急不一，起病症状轻重不等。发病时的临床表现缺乏特征性，多数起病时主要症状为发热、腹胀与不同程度的腹痛，但也有发病急骤，以急性腹痛或骤起高热为主要表现，可被误诊为外科疾患而行急诊手术。少数病人起病隐袭或无明显症状，往往因其他腹部疾患于外科手术或尸体解剖时被发现。两者主要临床表现归纳如下：

1. 腹痛　腹痛是肠结核和结核性腹膜炎的主要症状。肠结核因病变常累及回盲部，故疼痛最常见于右下腹，小肠结核位于脐周，常于进餐时或餐后诱发。增生型肠结核可有不完全性肠梗阻的表现，持续性疼痛，阵发性加剧，伴肠鸣音活跃，排气后缓解。腹痛发作时常伴有腹泻。结核性腹膜炎约有2/3病例出现腹痛，以持续性隐痛或钝痛多见，也可呈阵发性。腹痛位于脐周、下腹或全腹，常由于腹膜炎症或肠粘连、部分肠梗阻及腹腔内其他脏器的活动性结核病灶而引起。

2. 腹泻与便秘　腹泻是溃疡型肠结核的主要症状之一，这是因肠道炎症和溃疡的刺激，使肠蠕动加速、排空过快以及继发性吸收不良所致。结核性腹膜炎腹泻可因腹膜病变本身引起的神经病理反射导致肠运动失常所致，也可因溃疡型肠结核或广泛的肠系膜淋巴结结核或部分肠梗阻以及肠曲间瘘管形成而产生。排便一般每日2~4次，以糊状粪便居多。如病变严重，涉及范围较广者，尚可有便秘，或腹泻与便秘交替出现，但并非本病的临床特征，是肠功能紊乱所致。增生型肠结核多以便秘为主。

3. 腹胀、腹水　结核性腹膜炎病人起病时常有腹胀感，可由结核病毒血症或腹膜炎伴有肠功能紊乱引起，多伴有腹部膨隆而无明显腹水，临床检查常不易觉察。渗出型

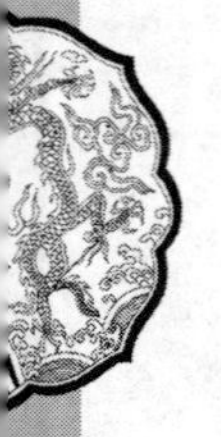

的腹水一般以少量及中等量为多见。

4. 腹部肿块　主要见于增生型肠结核，在回盲部可触及肿块，一般比较固定，中等质地，可有轻度或中度压痛。溃疡型肠结核合并局限型结核性腹膜炎者，其病变肠曲可和邻近肠曲与肠系膜淋巴结结核相粘连而致包块，其表面不平，局部轻度压痛。结核性腹膜炎腹块多见于粘连型和干酪型病人，常位于脐周，也可在其他部位。肿块大多由大网膜、肠系膜淋巴结、粘连肠曲、干酪样淋巴结积聚而成，其大小不一，边缘不整，表面不平，有时呈结节状，压之疼痛，可误诊为肿瘤或肿大的内脏。渗出型腹部逐渐膨胀，叩诊有移动性浊音，全腹有中度压痛，若腹水量大，腹壁皮肤可有光泽与妊娠样条纹。部分粘连型病人的腹壁可触及特殊柔韧感和橡皮样抗力。腹内脏器发生广泛粘连时可触及不规则块状物。并发肠粘连或肠梗阻时可见肠型和肠蠕动波，并有肠鸣音增加。干酪型病人多呈重病面容，显著消瘦，有严重的毒血症状。腹部膨胀而柔韧，压痛明显。大块干酪样淋巴结及粘连肠曲间的积脓可形成肿块而被触及，干酪样组织易坏死、溃破而穿孔，形成肠瘘及脐部瘘管等并发症，病死率甚高。

5. 全身症状　发热为肠结核及结核型腹膜炎常见症状之一。肠结核常有结核毒血症，尤以溃疡型肠结核多见，轻重不一，表现为发热、盗汗、消瘦、全身乏力等。发热多呈不规则热或低热。病变活动期或同时有活动性肠外结核者，也可呈弛张热或稽留热。增生型肠结核一般病程较长，病人全身情况较好，可无结核中毒症状。消化道症状可有恶心、呕吐、腹胀、食欲减退等。结核性腹膜炎以低热和中等热最多见，在渗出型、干酪型病例则常有弛张热，少数可呈稽留热，高热时可达40 ℃，伴有明显毒血症，晚期病人常有消瘦、贫血、营养不良、水肿、口角炎和维生素 A 缺乏等。

6. 腹部体征　无肠穿孔、肠梗阻或伴有腹膜结核或增生型肠结核者，除在右下腹及脐周有压痛外，常无其他特殊体征。结核性腹膜炎常有腹壁柔韧感，即为揉面感，是腹膜因慢性炎症而增厚、腹壁肌张力增高、腹壁与腹内脏器粘连引起的腹壁触诊感觉，常与压痛部位一致，较常见于典型的粘连型腹膜炎。但腹壁柔韧感并非是结核性腹膜炎粘连型的特征性体征，在非结核疾病如血性腹水或腹腔癌瘤时，也可有类似征象。

【实验室和其他检查】

1. 血液检查　溃疡型肠结核可有中度贫血，结核性腹膜炎病人往往有轻度或中度贫血，白细胞计数可正常，如腹腔结核急性播散，则白细胞一般较高。血沉多明显增快，可作为评定结核病活动程度的指标之一。

2. 粪便检查　溃疡型肠结核粪便多为糊状，一般不含黏液脓血。常规镜检可见少量脓细胞和红细胞。粪便浓缩找结核杆菌，阳性者有助于肠结核的诊断，但仅在痰菌检查阴性者才有意义。

3. 结核菌素试验（PPD）　结核菌素试验强阳性有助于本病诊断，可作诊断时参考。一般阳性则对诊断帮助不大，但阴性不能排除本病。

4. 腹水检查　结核性腹膜炎可行腹水检查。腹水多为草黄色渗出液，静置后自然凝固，少数呈混浊或淡血性，偶见乳糜样者，比重大于 1.018，蛋白质定性试验阳性，定量在 30 g/L 以上；白细胞数在 0.5×10^9/L 以上，以淋巴细胞或单核细胞为主。腹水浓缩涂片找抗酸杆菌阳性机会仅约5%，但取大量腹水浓缩后行结核杆菌培养和动物接种，可明显增高结核杆菌阳性率（约14%），腹水腺苷脱氨酶（ADA）明显增高，有助于结核性腹膜炎的诊断，但并非特异性指标。采用PCR结合地高辛标记核酸探针Southern杂交检测结核性腹水中结核分枝杆菌DNA，敏感性为69%，特异性为96%，明显优于抗酸染色镜检和培养，并有确诊价值。

腹水细胞学检查目的是排除癌性腹水，宜作为常规检查。

5. 影像学检查　X线钡餐检查对肠结核的定性和定位诊断有重要价值，并可了解其功能障碍情况。如并发肠梗阻或病变广泛涉及结肠其他部位者，应先作钡餐灌肠检查。溃疡型肠结核，钡剂于病变肠段呈激惹征象，排空很快，充盈不佳，而在病变的上、下肠段则钡剂充盈良好，称为X线钡影跳跃征象。增生型者则见肠壁增厚，黏膜呈结节状变形。若伴有溃疡存在亦可有激惹现象。小肠增生型结核好发于回肠末端，常有盲肠病变，主要表现为黏膜紊乱增生，呈数目众多的小息肉样改变，亦可见粗大息肉与增生型肿瘤相似。在结肠则有肠袋消失，甚至有结节充盈缺损。不论何种类型，晚期多见管腔狭窄或（和）肠管缩短，甚至由于不完全梗阻导致近端肠管扩张，出现明显的气液面。如发生在回盲部时，回肠末端与盲肠多同时受累，此点有利于与其他病变鉴别。

腹部平片可见到散在钙化阴影，提示钙化的肠系膜淋巴结结核。

肠结核CT检查的敏感性远不如肠道X线造影，但对发现合并腹内肠外结核，特别是淋巴结结核，显示病灶的来源及定性诊断方面优于肠道X线造影。

B超、CT、MR检查可见增厚的腹壁及腹水，甚至可见肠袢之间的瘘管。超声引导下细针穿刺包裹性积液送生化检查有助于确诊。

6. 内镜检查　纤维结肠镜可以对全结肠和回肠末段进行直接检查，并行活检协助诊断。病变主要在回盲部，内镜下见病变肠黏膜充血、水肿，溃疡形成，大小形态各异的炎症息肉，肠腔变窄等。活检找到干酪样坏死性肉芽肿或结核菌则可确诊。

结核性腹膜炎有腹水而无腹膜粘连者可行腹腔镜检查，腹腔镜下可见本病典型病变如充血、水肿、黄白色或灰白色粟粒样结节；慢性病变呈腹膜增厚、浆膜失去正常光泽、较粗大的纤维性结节、腹腔内条索状或幕状粘连等。腹膜有广泛粘连者禁作腹腔镜检查。

【诊断与鉴别诊断】

一、诊断要点

（一）西医诊断

肠结核典型病例诊断一般无困难，诊断可依据以下各点：①青壮年病人，原有肠外结核，特别是开放性肺结核，或原发病灶好转而一般情况及结核病毒血症症状反而加重者；②有腹痛、腹泻、便秘等消化道症状，并伴有发热、盗汗等全身症状者；③腹部，尤其是右下腹有压痛、肿块伴或不伴压痛，或出现原因不明肠梗阻者；④X线胃肠钡餐检查，对肠结核的诊断有重要价值。经内镜黏膜活检有助于确诊。对疑似肠结核而无法

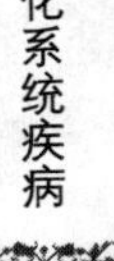

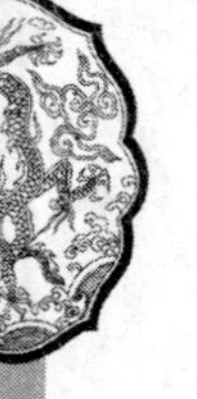

确诊者可给予诊断性抗结核药物治疗 2～3 周，观察临床症状有无好转，以判明诊断。增生型肠结核与肠癌或其他赘生性疾病不能鉴别时，应剖腹探查。

结核性腹膜炎的诊断主要可依据以下各点：①病人多为青壮年，尤其是女性；伴有腹膜外结核或肺结核病史。②发热的同时伴有腹痛、腹泻、腹胀、消瘦、乏力。③腹部柔韧感、伴或不伴腹水、腹部肿块等体征。④腹部 B 超检查发现不规则液平。腹腔穿刺可获得草黄色渗出液，且 ADA 明显增高。⑤X 线胃肠钡餐检查有肠粘连及腹平片有肠梗阻或散在钙化点等征象。⑥腹腔镜检查及腹膜活检有确诊价值。

（二）中医辨病与辨证要点

肠结核与结核性腹膜炎临床上表现多种多样，属于中医的腹痛、泄泻、积聚、臌胀等病证，往往虚实互见，本虚标实，虚实夹杂，故需辨病与辨证相结合。

1. 辨病要点

（1）腹痛与胃痛：胃处腹中，与肠相连，腹痛常伴有胃痛的症状，胃痛有时也有腹痛的表现，需鉴别。胃痛部位在心下胃脘之处，常伴有恶心、嗳气等证，腹痛部位在胃脘之下，多伴有便秘、泄泻等肠病。

（2）腹痛与外科、妇科的腹痛症状：内科腹痛常先发热后腹痛，疼痛不剧，压痛不明显，腹部柔软，痛无定处；外科腹痛多先腹痛后发热，疼痛剧烈，痛有定处，压痛明显，伴有肌紧张和反跳痛，当出现外科腹痛征象时，应及时确诊。另外，女性患者应与妇科腹痛相鉴别，妇科腹痛多在小腹，与经、带、胎、产有关，如痛经、流产、异位妊娠、输卵管破裂等，应及时进行妇科检查，以明确诊断。

（3）泄泻与痢疾：二者均表现为腹痛，大便次数增多，粪质稀薄，且病变部位均在肠间，但泄泻以腹痛，排便次数增多，粪质稀薄，甚至泻出如水样为主证。而痢疾之腹痛是与里急后重同时出现，泻下赤白脓血为主证，其痛便后不减。

（4）积聚与臌胀：积聚与臌胀均有七情郁结、酒食所伤而致气滞血瘀的相同病机，其病变部位可同在肝脾，皆有胀满、疼痛、包块等临床表现，但臌胀以肚腹胀大、脉络暴露为临床特征，其病机变化有水饮内停。因而腹中有无水液是积聚与臌胀鉴别之关键所在。

（5）积聚、臌胀与痞满：痞满是指自觉脘腹中有胀满之感，而按之柔软无物，虽有胀满而无胀急之象，其病变主要在胃；而积聚除胀满外，更有聚证发时有形可视，积证扪之有物可及之特征，其病变部位重在肝脾；臌胀可兼有腹满，且有胀急之状，病程长，腹内有积块等有形之物。

2. 辨证要点

（1）辨本虚与标实：实证以气滞、血瘀、水停为主，偏于气滞者，可兼有腹胀满或腹中气聚，随情绪波动而起伏；偏于血瘀者，常伴有四肢消瘦、腹部积块，面色黧黑，舌边尖瘀点、瘀斑等；偏于水湿者，常兼有腹胀，按之如囊裹水，或腹中有振水音，溲少便溏，或下肢浮肿。虚证多为气虚、气阴两虚、脾肾阳虚等，偏于脾虚者，兼有面色萎黄，神疲乏力，纳少，舌淡，脉缓等；偏于气阴两虚者，除兼有脾气虚症状外，还见有口干不欲饮，知饥而不能纳，形体消瘦，五心烦热，舌体红瘦而少津等；偏于脾肾阳虚者，兼有畏寒肢冷，大便溏薄，腰膝冷痛等；偏于肝肾阴虚者，兼有头晕耳鸣，腰膝酸软，心烦少寐，颧红烘热，舌红少苔，脉弦细。

（2）辨积证与臌胀早、中、末期：积证与臌胀可于临床分为初、中、末期。初期正气尚盛，邪气虽实而不甚，表现为腹胀痛，腹中积块形小，按之不坚，或腹大胀满，叩之如鼓；中期正气已虚，邪气渐甚，表现为腹中积块渐大，或腹大坚满撑急，动之有振水声；末期正气大伤，邪盛已极，表现为积块明显，按之坚硬，或腹大胀满不舒，早宽暮重。辨识其初、中、末期，以知正邪之盛衰，从而选择攻补之法。

二、鉴别诊断

肠结核须与以下疾病相鉴别：

1．克罗恩（Crohn）病　本病的临床表现及 X 线所见与肠结核类似，鉴别要点包括：①不伴有肺结核或其他肠外结核证据；②病程一般比肠结核更长，有缓解与复发趋势；③粪便反复检查不能找到结核菌；④X 线检查发现病变以回肠末端为主，有边缘不全的线条状阴影，肠曲病变呈节段分布，间以扩张的肠曲，呈所谓脱漏区征象；⑤肠梗阻、粪瘘等并发症较肠结核更为常见；⑥抗结核药物治疗无效；⑦手术切除标本无结核证据，为全壁性肉芽肿而无干酪坏死，镜检与动物接种均无结核菌发现。

2．升结肠癌　发病年龄在 40 岁以上，无肠外结核证据。病程呈进行性发展，一般无结核毒血症状。腹块表现呈结节感，质较硬，压痛不明显。X 线检查主要是充盈缺损，涉及范围较局限，不累及回肠。纤维结肠镜检查可窥见肿瘤，活组织检查可明确诊断。

3．阿米巴或血吸虫性肉芽肿　既往有相应的感染史，通过直肠或乙状结肠镜检查或从粪便中检出病原体或虫卵多可证实诊断，相应的特效治疗有明显疗效。

4．溃疡性结肠炎合并逆行性回肠炎　两者鉴别一般无困难，本病以脓血便为主，这在肠结核极少见，溃疡性结肠炎如累及回肠者，其病变必累及整个结肠，并且以乙状结肠、直肠最为严重，乙状结肠镜或直肠镜检查可以鉴别。

结核性腹膜炎常须与以下疾病作出鉴别诊断：

1．以腹痛为主要表现者　常因局限性炎症而导致误诊，须与 Crohn 病、消化性溃疡、慢性胆囊病变、慢性阑尾炎、非结核性部分肠梗阻或慢性盆腔炎进行鉴别。特别是小肠 Crohn 病常以慢性腹痛、腹泻、发热、消瘦等为主要症状，类似本病，必须仔细寻找腹外结核证据，才有助于鉴别诊断。急性腹痛常须与急性阑尾炎、急性胆囊炎、胆石症、肠梗阻等鉴别。

2．以腹水为主要表现者　特别要排除其他性质的腹水如肝硬化腹水或卵巢囊肿等。血性腹水应考虑癌瘤的可能。腹水顽固不消者应与缩窄性心包炎、肝静脉阻塞综合征、慢性胰源性腹水等相鉴别。

3．以腹块为主要表现者　由于腹块可出现在不同部位，具有不同性状，在临床上必须与胃癌、肝癌、结肠癌、卵巢癌等加以鉴别。鉴别困难者，需剖腹探查，以免误诊。

4．以发热为主要表现者　如稽留热、白细胞计数偏低，也有因合并粟粒型肺结核而肝脾肿大者，必须与伤寒相鉴别。弛张型高热者还须排除其他原因引起的发热如败血

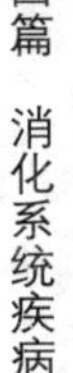

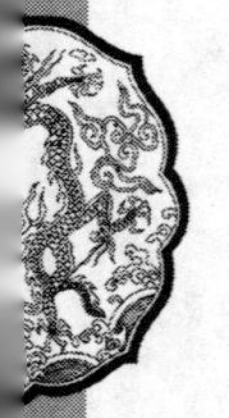

症、产褥热等。发热伴有进行性消瘦与贫血或伴有腹块者，须与腹型淋巴瘤、恶性组织细胞病相鉴别。

【治疗】

一、中医治疗

肠结核与结核性腹膜炎临床表现多种多样，但均为正虚、痨虫感染导致，故治疗以补虚培元和治痨杀虫为原则，同时需辨虚实、判正邪之盛衰，从而选择攻补之法。

（一）辨证治疗

1. 脾肾阳虚

主要证候：腹痛隐隐，阵发性加剧，大便稀薄，或五更泄泻，乏力倦怠，形寒肢冷，纳差食少，腰酸膝软，面色苍白，舌淡苔薄，脉细弱无力。

治法：益气温阳，健脾补肾。

方药：参苓白术散合四神丸加减。方中党参、白术、茯苓、山药、扁豆、薏苡仁、莲子、甘草健脾益气；肉豆蔻、吴茱萸温中散寒；陈皮理气和胃；补骨脂补益肾阳。

寒性秘结者，可加肉苁蓉、肉桂、当归、升麻。

2. 食滞痰阻

主要证候：脘腹胀满或痛，或时有条索状物聚起，按则胀痛加剧，腹痛欲泻，泻后痛减，泻下粪便臭如败卵，或大便秘结，不思饮食，舌苔厚腻，脉滑。

方药：六磨汤。方中木香、乌药行气，沉香降气，疏利气机，引气下行；大黄、槟榔、枳壳破气行滞，推陈出新。

气滞较重者，可酌加川楝子、郁金等；食积较甚者，酌加山楂、莱菔子；痰湿较重者，则加半夏、陈皮；大便干结者，可加火麻仁、郁李仁。

3. 瘀血阻滞

主要证候：下腹刺痛拒按，或腹内结块，推之固定不移，可有便秘，舌紫黯或有瘀斑，脉细涩。

治法：化瘀消积，行气化滞。

方药：少腹逐瘀汤。方中以小茴香、干姜、肉桂健脾理气止痛，延胡索、没药、当归、川芎、赤芍、蒲黄、五灵脂理气活血止痛。

可加百部以抗痨杀虫；肿块明显者，加浙贝母、三棱、莪术；腹部胀气甚者，加槟榔、川楝子、木香。

4. 气阴两虚

主要证候：面色萎黄，午后潮热，倦怠乏力，手足心热，盗汗、颧红，腹胀腹痛，或腹中见有积块，隐隐作痛，纳差消瘦，舌体瘦，质红，脉细数。

治法：益气养阴。

方药：四君子汤合清骨散。方中人参、白术、茯苓益气，鳖甲滋阴清热，银柴胡、胡黄连、秦艽、地骨皮、青蒿、知母清虚热，甘草益气，调和诸药。

可加百部与黄精抗痨杀虫；若腹胀腹痛者，可加用延胡索、川楝子。

5. 水湿停聚

主要证候：腹大胀满，按之如囊，小便短少，纳食呆滞或大便溏薄，肢体沉重乏力，苔白腻，脉弦滑。

治法：健脾理气，化湿利水。

方药：中满分消丸。方中人参、白术、炙甘草健脾化湿，茯苓、泽泻、猪苓利水消胀，厚朴、枳实、陈皮、砂仁、半夏化湿理气宽中，干姜、姜黄以温中理中，黄芩、黄连、知母清郁热。

可加大腹皮、车前子、百部；若无腹泻便溏兼有便秘者，可加大黄。

6. 气滞血阻

主要证候：腹胀腹痛，甚则腹中有积块软而不坚，经久不愈，或腹胀大如鼓，叩之如鼓，持久不减，口苦脘痞，舌质青紫，或瘀斑，苔薄，脉弦。

治法：理气活血，通络化瘀。

方药：四逆散合少腹逐瘀汤。方中柴胡、枳实疏肝理气，五灵脂、蒲黄、当归、赤白芍、川芎、延胡索、没药活血化瘀，百部抗痨杀虫，炙甘草调和诸药。

可酌加茯苓、白术以防脾胃之伤；若见口苦者，加柴胡、黄芩；脘痞者加木香、枳实；若偏于气滞者，则加青皮、槟榔，若血瘀较重，见腹内结块，疼痛固定不移者，可加三棱、莪术。

7. 正虚邪实

主要证候：乏力倦怠，潮热盗汗，甚至形脱骨立，脘腹痞胀，进食大减，甚至不敢进食，大便时溏时秘，右下腹刺痛拒按，腹内结块，推之固定不移，或腹大坚满，撑急，动之有振水声，大便或秘或溏，小便短少，舌质淡，体胖有齿痕，或紫暗，或有瘀斑，苔厚腻或无苔，脉细滑。

治法：益气健脾，化瘀祛邪。

方药：秦艽鳖甲散合保真汤加减。方中以黄芪、党参、白术、茯苓、甘草等以健脾益气；鳖甲以滋阴软坚，白芍、当归、熟地黄以滋补阴血；地骨皮、柴胡、秦艽、知母、青蒿、乌梅以滋阴液、清虚热；熟地黄、生地黄、天冬、五味子养阴清热；生姜、大枣调和诸药。

可加乳香、没药等；大便溏薄食少者，可去鳖甲加白扁豆、薏苡仁；便秘者，可加火麻仁、生首乌；若积块日久，阴津大伤，甚至形脱骨立者，可加石斛、黄精、玉竹等；若腹大坚满，脘腹撑急，可加用木香、大腹皮、槟榔、益母草、泽兰、水红花子。

若腹水严重，常法治疗不效时，也可以选用攻逐利水的方法，常用以十枣汤等化裁。但须遵循以下原则：腹水严重，腹胀撑急难忍；患者当能承受攻逐之力；中病即止，或腹水退其七八即止；攻逐之后，调理脾胃，以巩固疗效。

8. 正虚邪恋

主要证候：神倦懒动，气短声怯，骨瘦如柴，面色苍黄或㿠白，腹大胀满不舒，早宽暮急，或腰膝冷痛，畏寒肢冷，男子阳痿，女子停经，或五心烦热，肌肤甲错，头晕耳鸣，少寐盗汗，舌质淡，体胖，苔白，或舌红少苔，脉沉细。

治法：温补脾肾，或滋补肝肾为主。

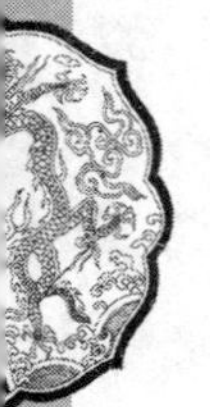

方药：温补脾肾以附子理中丸合济生肾气丸化裁。滋补肝肾以麦味地黄丸为主。方中以附子理中丸温中健脾，振奋中阳；以济生肾气丸温肾助阳，化气利水，脾肾阳虚者，两方可以交替服用；麦味地黄丸方中熟地黄、山药、山茱萸滋阴补肾，牡丹皮疏泄肝热，茯苓、泽泻健脾利水，麦冬、五味子养阴敛阴。

可酌加泽泻、白芍、当归等。

（二）其他疗法

针灸疗法：取穴膏肓穴、大椎、三阴交。潮热加大溪、劳宫穴，盗汗加阴郄、复溜穴，阳虚加脾俞、肾俞、关元穴。阴虚多用针法，阳虚多用灸法。

二、西医治疗

肠结核与结核性腹膜炎的治疗原则包括：①早期诊断、彻底治疗、合理用药、避免复发；②同时治疗其他器官的结核病；③改善全身情况，以增强病人的抗病能力。同时肠结核的治疗还应促进病灶愈合、防止并发症如肠梗阻及肠穿孔等。

1. 一般治疗　有结核中毒症状者，必须卧床休息。注意营养，消瘦、营养不良和因胃肠道症状而妨碍进食者，应给予完全肠外营养疗法。

2. 抗结核化学治疗　抗结核化学的剂量、用法和不良反应等参见“肺结核”节，疗程6～12个月。但在结核性腹膜炎的应用中应注意：对一般渗出型病例，由于腹水及症状消失常不需要太长时间，患者可能会自行停药，而导致复发，故必须强调全程规则治疗；对粘连型或干酪型病例，由于大量纤维增生，药物不易进入病灶达到应有浓度，病变不易控制，故应加强抗结核化学药的联合应用，并适当延长抗结核的疗程；对由血行播散而有严重结核毒血症以及主要渗出型的结核性腹膜炎病人，在足量抗结核药物治疗的同时可考虑加用肾上腺皮质激素。

3. 对症治疗　对并发不完全性肠梗阻者须进行胃肠减压和静脉补液。如合并有失水、电解质与酸碱平衡紊乱者，应予纠正。如有大量腹水，可适当放腹水以减轻症状。

4. 手术治疗　适用于完全性肠梗阻或部分性肠梗阻经内科治疗无效、急性肠穿孔、肠道大出血不止等病例。对增生型肠结核也可考虑部分肠切除术。结核性腹膜炎广泛粘连及干酪型病人以及广泛腹膜外活动性结核者，为手术禁忌证。

【临床思路】

肠结核与结核性腹膜炎病程较长，临床表现多种多样，往往虚实互见，本虚标实，虚实夹杂，故治疗较为困难。本病是由于正虚、痨虫感染导致，故治疗以补虚培元和治痨杀虫为原则，临床需辨明本虚与标实及正邪之盛衰，以选择攻补之法。同时本病以阴虚为主要病理变化，故治疗之中需时时注意避免伤及阴液。

气滞血阻者，宜理气活血、通络化瘀。痨虫侵犯肠道，气机阻滞不通，日久导致血瘀，脉络不和，结为积块，血属有形，故见腹中积块，按之不坚，因病属初期，故正气尚盛，邪气虽实而不甚，故尚可攻伐，治以理气活血、通络消积。此类患者多有忧思恼怒等情志致病史，导致肝气郁结，所以兼有腹胀腹痛、口干口苦、脉弦等。同时本病由于由痨虫感染导致，皆可配合百部、功劳叶等药物抗痨杀虫，同时痨虫感染常导致阴液虚损，故需时时注意避免伤及阴液，辛燥之品不宜过用，以免犯虚虚之戒。本病损及脾胃，故治疗应常以顾护脾胃，以补益后天之本，以滋养四肢百骸。治疗当权衡其标本缓急，灵活处理。若卒然腹部疼痛剧烈，拒按，伴有呕吐、便秘，应会同外科共商手术治疗。

【预后与转归】

肠结核与结核性腹膜炎病程较长，临床表现多种多样，往往虚实互见，早期多为腹痛、泄泻、聚证等，治疗较后期容易，后期多为积证、臌胀，虚中夹实，治疗困难，皆因积证、臌胀显现之时，大多经历了相当长的病程，正气已有较大程度之损伤，故治疗较为艰难。但若积证及臌胀在早、中期，甚至积证末期，若立法处方得当，部分患者尚能减轻症状，改善体质，甚至带病延年。

病变过程中各证可交叉重叠或互相转化。若失治误治，腹痛可进展为聚证，聚证可进展为积证，积聚可进展为臌胀；或如气阴两虚，脾运失常，腹水明显，则可转为水湿停聚证，水湿停聚而血行瘀滞，痰浊内生，瘀积形成，则又可兼有痰瘀凝结。治疗当权衡其标本缓急，灵活处理。若卒然腹部疼痛剧烈，伴有呕吐、便秘，则提示本病转化为走哺（肠梗阻）重证，宜用通腑泻实之承气汤类；若腑实不解，腹痛拒按，应会同外科共商手术治疗。

肠结核与结核性腹膜炎患者的预后与病变的类型密切相关。渗出型者的预后较佳，粘连型者次之，干酪型者预后最差。持久发热，饮食减少、迅速消瘦者，并发肠梗阻者为不佳现象，保证有充分的抗结核药物剂量及足够疗程，也是决定本病预后的关键。

【预防与调护】

注意休息，病重者以卧床休息为主。饮食有节，宜低盐饮食，禁食生冷、油腻、辛辣刺激性食物，以及油炸、粗糙、坚硬类食物。注意饮食营养，食用蔬菜水果等富有维生素的食物。忌饮酒，少吸烟。保持心情舒畅，避免精神刺激，消除恐惧心理，增强治疗信心，坚持治疗疗程。对腹痛、泄泻等病证久治不愈者，宜及时检查，以期早期发现、早期治疗，以防演变为积聚、臌胀等。

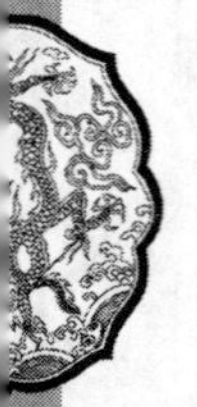

第六章　溃疡性结肠炎

【概述】

溃疡性结肠炎（ulcerative colitis，UC）是结肠和直肠慢性非特异性炎症性疾病，与克罗恩病（Crohn disease，CD）一起统称为炎症性肠病（inflammatory bowel disease，IBD）。炎症性肠病发病率和患病率有明显的地域和种族差异，以北美、北欧最高，亚洲较低，同一地域白人明显高于黑人，犹太人明显高于非犹太人。且近年来发病率和患病率在世界范围内有持续增高趋势。2004 年北京亚太消化系疾病周（APDW）会议上报告，亚洲溃疡性结肠炎年发病率为 1.0/10 万～2.0/10 万，患病率为 4.0/10 万～44.3/10 万，中国推测患病率为 11.6/10 万。溃疡性结肠炎病变主要侵犯直肠、乙状结肠的黏膜和黏膜下层，可向上扩展至左半结肠，次全结肠甚至全结肠。临床表现为持续或反复发作的腹泻、黏液脓血便伴腹痛、里急后重和不同程度的全身症状。

溃疡性结肠炎属中医“痢疾”、“泄泻”等范畴。“泄泻”在其他章节中讨论，本篇重点讨论“痢疾”。

【病因病理】

一、西医病因病理

炎症性肠病（包括溃疡性结肠炎和克罗恩病）的病因和发病机制尚未完全明确，目前认为是多种因素相互作用的结果，主要包括环境、遗传、感染和免疫因素。

（一）病因及发病机制

1．病因

（1）环境因素：炎症性肠病发生的地域性差异提示环境因素在炎症性肠病发病中的重要作用。多项研究证实不吸烟者发生溃疡性结肠炎的危险性增加，吸烟者戒烟后 2 年以上患溃疡性结肠炎的危险性更高，提示吸烟可以预防溃疡性结肠炎的发生。相反，吸烟却增加克罗恩病的危险性。饮食也可能是溃疡性结肠炎的危险因素。

（2）遗传因素：炎症性肠病的发病率和患病率在不同的种族有很大的差异，而且大量研究资料表明炎症性肠病患者一级亲属发病率高于普通人群。日本和欧美的基因研究显示 HLA－DR2、HLA－DRB1＊1030、HLA－DR9 与溃疡性结肠炎呈正相关，HLA－DR4 与溃疡性结肠炎呈负相关。目前认为，溃疡性结肠炎是一多基因、遗传异质性疾病，患者在一定的环境因素作用下由于遗传易感而发病。

（3）感染因素：目前尚未发现溃疡性结肠炎特异性微生物病原（无论是细菌还是病毒等），但动物实验中如动物处于无菌环境，则不能诱发肠道炎症，提示感染可能是溃疡性结肠炎发病中的一种启动因子。近年来一种被普遍接受的观点是：溃疡性结肠炎可能是针对自身正常肠道菌丛的异常免疫反应引起的。

(4) 免疫因素：目前较为流行的学说是：针对正常肠道抗原（食物或微生物）的肠道黏膜异常免疫反应被激活，肠道黏膜巨嗜细胞和肠上皮细胞等释放一系列细胞因子和炎症介质，免疫反应被逐级放大，最后造成组织损伤。

(5) 精神心理因素：中枢神经系统和消化系统之间通过神经和体液存在着广泛的联系。有资料显示，40%以上的溃疡性结肠炎患者，由于长期精神心理障碍，可诱发或加重病情。

2. 发病机制　溃疡性结肠炎是累及肠黏膜免疫系统的疾病。目前对溃疡性结肠炎发病机制的认识可概括为：感染等始发因素破坏了肠黏膜屏障，使肠组织暴露于大量的肠抗原（食物或微生物）中。在遗传易感者中肠黏膜异常免疫反应被激活，由于免疫调节的异常，肠免疫系统过度反应和错误识别，一系列细胞因子和炎症介质被释放，导致机体细胞和免疫反应发生和发展。免疫过程一旦被启动，免疫炎症反应就会逐级放大，表现为过度亢进和难于自限。

（二）病理

溃疡性结肠炎病变主要位于大肠，呈连续性弥漫分布，以直肠、乙状结肠多见，主要侵犯黏膜与黏膜下层，少数暴发型或重型患者病变可涉及结肠全层。

溃疡性结肠炎的病理变化取决于疾病的严重程度、病程的长短以及有无活动性。从显微镜下观，溃疡性结肠炎基本病变表现为固有膜内弥漫性淋巴细胞、浆细胞、单核细胞、嗜酸性粒细胞浸润；活动期黏膜呈弥漫性炎症反应，杯状细胞减少或缺失，固有膜、隐窝上皮、隐窝内、表面上皮有大量中性粒细胞浸润，形成隐窝炎、隐窝脓肿，脓肿融合溃破，形成黏膜浅小溃疡，并可逐渐融合成大片溃疡；随着病程的进展，隐窝结构紊乱，腺体萎缩，潘氏细胞化生，溃疡愈合后瘢痕形成，并出现黏膜肌层及肌层肥厚，少数可发生癌变。肉眼观，活动期黏膜弥漫性充血、水肿，表面呈细颗粒状，脆性增加，糜烂及溃疡，少见中毒性巨结肠、结肠穿孔、瘘管形成、结肠周围脓肿；随病程进展，炎性息肉形成；结肠可发生变形缩短，结肠袋消失，甚至肠腔狭窄；少数可发生癌变。

二、中医病因病机

溃疡性结肠炎的形成，与脾、肾、胃、肠密切相关。由于先天禀赋不足，或后天失养，脾胃、肾虚弱，复为外邪、饮食、情志所伤，导致脏腑功能失常，痰湿内生，壅滞肠中，与气血搏结。肠络受损，化生脓血，而见下痢赤白脓血；气血瘀滞，腑气不通，而见腹痛、里急后重，终发为痢疾。

1. 脾胃虚弱　由于禀赋不足，或后天失养，致脾胃虚弱，不能正常受纳、腐熟水谷，化生精微，反酿生湿浊，凝聚为痰，与肠中气血搏结，损伤肠络，发为痢疾。

2. 肾阳虚衰　由于先天禀赋不足，或为劳倦、房室所伤，或女子孕产，更伤元气，导致肾阳虚衰，不得温煦脾土，寒湿内生，与肠中气血搏结，发为痢疾。

3. 情志不遂　由于长期情志焦虑、抑郁，导致肝气郁结，肝失疏泄，气滞血瘀。

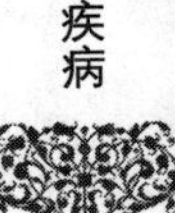

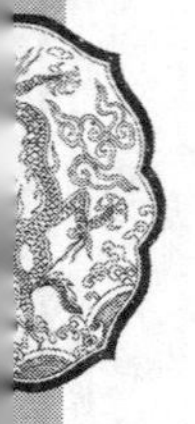

脾胃本虚，易为肝木所乘，脾胃健运功能失职，酿生痰湿，与肠中气血搏结，发为痢疾。

4. 饮食不节　在脏腑虚弱、功能失常的基础上，过食寒凉，或嗜食肥甘厚味，或恣饮酒浆，或偏嗜辛辣，或误食秽物，更伤脾胃，酿生寒湿或湿热，蕴结肠中，与气血搏结，发为痢疾。

5. 外邪侵袭　脾胃本虚之人，风、寒、湿、热之邪侵袭人体，更易直中中焦，导致脾胃功能失常，气血痰湿相互搏结，诱发或加重痢疾。外邪之中，又以湿邪为重。

溃疡性结肠炎病位在肠。其基本病机为邪（痰、湿、湿热等）滞肠中，与气血搏结，损伤肠络，化生脓血，大肠传导功能失司。病理因素以湿为主，气血失于调畅，故病情缠绵难愈。病机属性有寒、热、虚、实之分，寒热错杂、虚实夹杂之证更属多见。初起或急性发作期往往为外邪、饮食、情志所诱发，表现为湿热痢或寒湿痢，属实证；病程迁延，邪势渐衰，正虚渐著，虚实夹杂，寒热错杂，可表现为阴虚痢、或虚寒痢、或休息痢；若邪毒上攻于胃，或久痢伤正，胃虚气逆，痢而不能食，此为噤口痢。临床上病机复杂，病情缠绵。

【临床表现】

溃疡性结肠炎多起病缓慢，呈慢性经过，表现为活动期与缓解期交替；少数急性起病，或表现为症状持续并逐渐加重；偶见暴发性起病。临床表现与病变范围、病情活动性、严重度等有关。

一、消化系统表现

1. 腹泻　由于溃疡性结肠炎患者结肠运动功能失常，肠壁黏膜炎症水肿导致水钠吸收障碍，绝大多数患者表现有腹泻，多为糊状，甚至稀水样。粪质与便次反映出病情的轻重。直肠炎症患者，由于直肠激惹，可有便频而量少、窘迫感。病变局限于直肠的患者，或老年患者，由于直肠痉挛，或直肠排空功能障碍，偶尔也可表现为便秘。

2. 便血　由于炎症渗出、黏膜糜烂及溃疡，溃疡性结肠炎患者便中常伴有黏液脓血，这也是本病活动期的重要表现。血液可附着于粪便表面（多见于病变局限于直肠患者），也可与粪便混杂，甚至以血为主。便血程度亦反映病情轻重。

3. 腹痛　一般有轻度至中度腹痛，多为左下腹或下腹部阵痛，有疼痛－便意－便后缓解的规律，常有里急后重。轻度病例可无腹痛或仅有腹部不适感。并发中毒性巨结肠或炎症波及腹膜时，有持续性剧烈腹痛。

4. 其他症状　腹胀、食欲不振，甚至恶心、呕吐。

5. 体征　结肠受累区压痛，有时可触及痉挛的结肠。直肠指检可有触痛或指套有血。重度和暴发型患者常有鼓肠和明显压痛。腹部膨隆，压痛、反跳痛，肠鸣音减弱或消失提示中毒性巨结肠或肠穿孔。

二、全身表现

发热（一般≤38 ℃）、消瘦、贫血、低蛋白血症、水与电解质紊乱等，一般出现在中、重度患者。

三、肠外表现

肠外表现可分为两类，一类是与溃疡性结肠炎病程相关的肠外表现，包括外周关节炎、结节性红斑、坏疽性脓皮病、巩膜外层炎、前葡萄膜炎、口腔溃疡等，随肠病的控制而缓解或恢复；另一类是与溃疡性结肠炎病程无关的肠外表现，包括骶髂关节炎、强直性脊柱炎、硬化性胆管炎等，可与溃疡性结肠炎并存，与肠病本身的病情变化无关。

四、并发症

1．中毒性巨结肠　多发生在暴发型和重度溃疡性结肠炎患者。由于炎症侵及肌层，肠肌神经丛受累，肠壁张力减退，结肠蠕动消失，肠内容物和气体大量积聚，引起急性结肠扩张，一般以横结肠最严重。常因低钾、使用M胆碱受体阻断药或阿片类镇痛药、钡剂灌肠而诱发。临床表现为鼓肠，腹部压痛甚至反跳痛，肠鸣音消失，全身毒血症状明显，有脱水和电解质平衡紊乱。血分析白细胞计数升高，腹平片显示横结肠直径超过6cm，结肠袋消失。本并发症预后很差，易引起急性肠穿孔。

2．肠穿孔　多与中毒性巨结肠有关，以左半结肠多见。

3．肠出血　见于重度溃疡性结肠炎伴很多炎性息肉与溃疡、糜烂者。

4．直肠结肠癌变　广泛性溃疡性结肠炎，病程长达8～10年以上，伴有原发性硬化性胆管炎等，均为高危致癌因素，应加强监测。

五、临床分型

溃疡性结肠炎临床分型系统包括以下内容：

（一）根据病变范围分型

美国胃肠病协会（ACG）2004溃疡性结肠炎治疗指南分为两型：

1．远端　定义为肛门到结肠脾曲。

2．广泛　病变范围超过结肠脾曲。

2005年蒙特利尔世界胃肠病学大会工作组报告，按照内镜下表现和随访期间病变累及的最大范围来确定溃疡性结肠炎的病变范围，分为三个亚组：

1．溃疡性直肠炎　病变仅累及直肠（炎症范围的远端达到直乙交界处）。

2．左侧溃疡性结肠炎（又称远端溃疡性结肠炎）　病变范围局限于直肠至脾曲。

3．广泛的溃疡性结肠炎　病变范围超过结肠脾曲。

（二）根据严重程度分型

按照美国胃肠病协会（ACG）2004溃疡性结肠炎治疗指南分为四型：

1．轻度　每天大便≤4次（有或没有血便），无全身中毒症状及血沉正常。

2．中度　每天大便>4次，全身中毒症状轻微。

3．重度　每天至少6次血便，有明显的全身中毒症状（发热，脉速，贫血或血沉升高）。

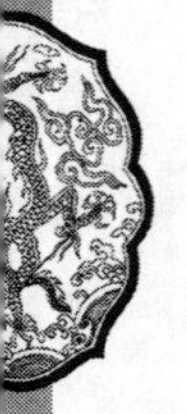

4. 暴发型　每天至少10次大便，持续出血，中毒症状明显，腹痛，腹胀，有输血指征，腹平片显示结肠充气扩张。

（三）根据活动性分型

分为活动期和缓解期。

（四）根据临床类型分型

分为四型，各型之间可相互转化。

1. 初发型　无既往史的首次发作。

2. 慢性复发型　临床上最多见，发作期与缓解期交替。

3. 慢性持续型　症状持续半年以上。

4. 急性暴发型　少见，急性起病，腹部与全身毒血症状明显，可伴有中毒性巨结肠、肠穿孔等并发症。

【实验室与其他检查】

1. 血液检查　血分析血红蛋白正常（轻度病例）或不同程度下降（中、重度病例），白细胞计数在活动期可增高。活动期还可见血沉升高和C－反应蛋白增高。严重或病情持续病例血清白蛋白下降。

2. 粪便检查　粪便常规检查肉眼观常有黏液脓血，显微镜检查见红细胞和脓细胞。粪便病原学检查至少连续3次，目的是排除感染性结肠炎，内容包括：

（1）常规致病菌培养，排除痢疾杆菌、沙门菌、大肠杆菌等感染。

（2）特殊致病菌培养，排除空肠弯曲菌、难辨梭状芽孢杆菌、真菌等感染。

（3）新鲜粪便（注意保温），找溶组织阿米巴滋养体及包囊，排除溶组织内阿米巴感染。

3. 自身抗体检测　溃疡性结肠炎患者血中可检测到核周性抗中性粒细胞胞浆抗体（anti-neutrophil cytoplasmic antibodies，p－ANCA），但缺乏特异性和敏感性。

4. 结肠镜检查　结肠镜检查是溃疡性结肠炎诊断与鉴别诊断的重要手段。应作全结肠及回肠末段检查，同时取活组织做病理检查。但中毒性巨结肠禁忌行结肠镜检查。暴发型溃疡性结肠炎宜暂缓结肠镜检查。本病的镜下特点为：

（1）病变呈连续性、弥漫性分布，绝大部分从肛端直肠开始逆行向上扩展；

（2）活动期黏膜弥漫性充血、水肿，血管纹理模糊、紊乱，易脆（接触性出血），伴大量黏液，有颗粒状外观，点状出血等；

（3）病变明显处可见多发性糜烂或溃疡；

（4）慢性病变见假息肉及桥状黏膜，结肠袋囊变钝或消失。

黏膜活检病理学检查活动期见炎性细胞浸润，隐窝炎，隐窝脓肿，杯状细胞减少或消失；缓解期隐窝结构紊乱，腺体萎缩，潘氏细胞化生。

5. X线钡剂灌肠检查　钡剂灌肠检查也是溃疡性结肠炎的诊断手段之一。但结肠镜检查比X线检查准确，应首选结肠镜全结肠检查。重度或暴发型病例不宜钡灌肠检查，以免加重病情或诱发中毒性巨结肠。溃疡性结肠炎的主要X线征有：

（1）黏膜粗乱和（或）颗粒样改变；

（2）溃疡存在时肠管边缘毛糙，呈锯齿状或毛刺样，可见小龛影；

（3）有炎性息肉时管壁边缘表现为多个小的圆或卵圆形充盈缺损；

（4）肠管短缩、变细，结肠袋囊消失，可呈铅管状。

【诊断与鉴别诊断】

一、诊断要点

（一）西医诊断

亚太地区炎症性肠病处理共识意见（2004）提出改良的 Mendeloff 标准结合 Lennard－Jones 标准，其要旨如下：

1．确诊溃疡性结肠炎

（1）腹泻或便血 6 周以上，至少进行一次乙状结肠镜或结肠镜检查，且发现一个以上的下述表现：黏膜易脆、点状出血、弥漫性炎性溃疡；钡剂检查发现溃疡、肠腔狭窄或结肠短缩的证据。

（2）手术切除或活检标本在显微镜下有特征性改变。

2．疑诊溃疡性结肠炎

（1）病史不典型，结肠镜或钡剂灌肠检查有相应表现；

（2）有相应病史，伴可疑的结肠镜检查表现，无钡剂灌肠检查；

（3）有典型病史，伴可疑的钡剂灌肠发现，无乙状结肠镜或结肠镜检查报告；

（4）手术标本大体表现典型，但组织学检查不肯定。

排除感染性结肠炎、缺血性结肠炎、放射性结肠炎、孤立性直肠溃疡、克罗恩病结肠炎后，如果有明确的组织学检查发现，如非肉芽肿性、连续性黏膜炎症和直肠受累延及结肠可确诊，缺乏组织学证据则属疑诊。

3．溃疡性结肠炎诊断要点　完整的 IBD 诊断应包括临床类型、病变分布、疾病范围、疾病严重度和活动性，此外也应包括肠外表现和并发症。诊断最重要的内容是病变分布、严重度和活动性，因为这三者将影响治疗策略、用药途径和疾病预后等。

（二）中医辨病与辨证要点

1．辨病要点　痢疾需与泄泻鉴别。两者都可有大便次数增多，粪质稀薄的表现。但痢疾以腹痛、里急后重、泻下赤白脓血为主要特征。泄泻大便稀薄，次数增多，甚至泻出如水样，但不夹有脓血，也没有里急后重，腹痛可有可无。应该指出的是溃疡性结肠炎可以某一时期表现为泄泻的症状，另一时期表现出痢疾的症状，应根据主证辨病辨证进行治疗。

2．辨证要点

（1）辨虚实：痢初起多为实证，久痢多为虚证；腹痛拒按者为实，腹痛喜按，痛势绵绵者为虚；里急后重，便后得减者为实，里急后重，便后不减者为虚，其中，气虚者里急而频见污衣，气陷者后重而便后转甚，阴虚者每虚坐努责。

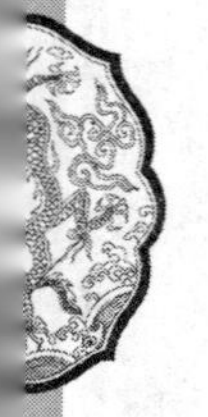

（2）辨寒热：痢下脓血，质稠恶臭，肛门灼热，小便黄或短赤，舌红，苔黄腻，脉数者属热；痢下纯白清稀，或如冻、如涕，或晦暗而清稀，臭秽不甚，面白、畏寒喜暖，小便清长，舌淡，苔白，脉缓者属寒。

（3）辨痢色：痢下白冻，或白多赤少，多为湿重于热，邪伤气分，病位轻浅；痢下纯白清稀，或如冻如涕，为寒湿伤于气分；痢下白而滑脱，多为虚寒。痢下赤冻，或赤多白少，多为热重于湿，邪伤血分，病位较深。痢下赤白相杂，为气血俱伤。痢下紫黑，多属瘀血。

二、鉴别诊断

1．急性自限性结肠炎　病因常疑为沙门菌、痢疾杆菌、难辨梭状芽孢杆菌、大肠杆菌等，病程通常≤4 周，75% 以上的患者急性发作时伴有发热和腹泻 10 次/天以上，肠镜检查结肠黏膜隐窝通常正常，黏膜活检固有层以多形核细胞浸润为主。大便培养阳性有助于诊断。

2．阿米巴结肠炎　病变主要侵犯右侧结肠，取其新鲜粪便、黏膜分泌物或黏膜活检，可发现阿米巴滋养体或包囊，血清中可检测出阿米巴抗体。肠镜检查典型病变为深而潜行的溃疡，溃疡间黏膜正常。

3．慢性细菌性痢疾　常有急性细菌性痢疾病史，黏液脓性分泌物培养或粪便检查可分离出痢疾杆菌，抗菌药物治疗有效。

4．克罗恩病　克罗恩病是一种病因未明的胃肠道慢性炎性肉芽肿性疾病，病变多见于末段回肠和邻近结肠，但从口腔到肛门各段消化道均可受累。临床上以腹痛、腹泻、腹块、瘘管形成和肠梗阻为特点。

表 4－6－1　溃疡性结肠炎和克罗恩病的临床和内镜鉴别要点

	溃疡性结肠炎	克罗恩病
疾病部位	结肠，极少数病例可见回肠末段数厘米内黏膜炎症改变	胃肠道任何部分
分布	从直肠开始逆行向上扩展，呈弥漫性、连续性，病变主要局限于黏膜和黏膜下层	阶段性，跳跃性，一般不累及直肠穿壁性
并发症		
瘘管和脓肿	少见	常见
狭窄	不常见	常见
癌变危险	常见	很少
结肠镜表现	弥漫性炎症，易脆，或溃疡	局限性阿弗他溃疡、纵行溃疡、裂隙性溃疡、铺路石征
肛周病变	少见	约占 75%

表4－6－2 溃疡性结肠炎和克罗恩病的组织学鉴别要点

溃疡性结肠炎	克罗恩病
黏膜炎症特征	斑片状穿壁性炎症
黏膜下宽度正常或降低	黏膜下宽度正常或增加
血管增加，轻度水肿	血管很少增加，水肿明显
灶性淋巴样增生限于黏膜和浅表黏膜下层	灶性淋巴样增生在黏膜、浆膜、肠周围组织
隐窝脓肿很常见	隐窝脓肿少见
无上皮样细胞肉芽肿	60%～70%的患者可见从肠到淋巴结上皮细胞样肉芽肿
无裂沟	裂沟很常见
可发生癌前病变	癌前病变少见
肛门病变常为非特异性炎症	肛周上皮样细胞肉芽肿常见

5. 缺血性结肠炎 多见于老年人，表现为突然发生的间歇性腹部绞痛和便血、腹泻，病变部位以左侧多见，通常不累及直肠，组织学可见肠壁内微小血管闭塞、纤维素血栓和含铁血黄素沉着，结肠黏膜中浅表上皮常遭破坏，深层隐窝未累及。

6. 放射性结肠炎 有腹部接受放射治疗的病史，一般发生在放射治疗后3个月至1年，慢性病变可发生在10年以后。组织学可见毛细血管和黏摸下小血管扩张，小血管内皮细胞肿胀；慢性期肠壁全层纤维化，残存腺体增生，瘢痕形成。

7. 孤立性直肠溃疡 为一良性慢性肠道炎症性疾病。其特征性改变为直肠前壁出现浅表性溃疡。最常见的症状和体征是直肠出血、直肠脱垂、排便费力和黏液便。组织学特征性改变是固有膜纤维闭塞、黏膜肌层肥大伴肌纤维伸入固有膜。

【治疗】

一、中医治疗

溃疡性结肠炎初起多为实证，以湿热或寒湿证突出，正虚表现不明显，治疗时重在祛邪，忌用收涩之品。病情迁延反复，往往表现为虚实夹杂之证，治宜攻补兼施。病情缓解期，以正虚为主，重在扶正，兼以收涩固摄，慎用攻伐之品。此外，由于肠中有滞，气血不调为痢疾的基本病机，调气、和血、行血应作为治痢的基本大法，并始终顾护胃气，不可过于峻下攻伐。

（一）辨证论治

活动期

1. 湿热痢

主要证候：便中夹脓带血，质稠臭秽，肛门灼热，腹痛，里急后重，小便短赤，舌红，苔黄腻，脉滑数。

治法：清热燥湿，调气和血。

方药：芍药汤。方中重用芍药，柔肝理脾，调和气血，黄连、黄芩清热燥湿，大黄泻热祛积破瘀，木香、槟榔行气导滞，当归柔肝和血行瘀，肉桂反佐，防苦寒伤中与冰伏湿热之邪，炙甘草益胃和中，配芍药缓急止痛。

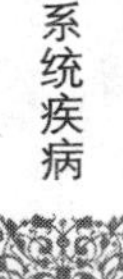

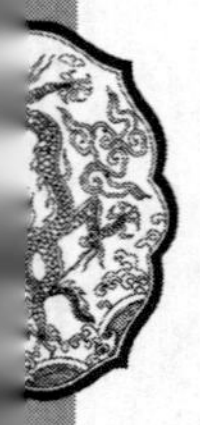

若属热重下痢，宜用白头翁汤，并酌加地榆、赤芍、牡丹皮；若湿重于热，大便白多赤少，脘闷纳呆，可去当归、大黄，加茯苓、石菖蒲、陈皮；若内有食滞，可用枳实导滞丸。

2．寒湿痢

主要证候：痢下赤白黏冻，白多赤少，或纯为白冻，腹痛，里急后重，脘闷，口淡乏味，头身困重，舌淡，苔白腻，脉濡缓。

治法：温化寒湿，调气和血。

方药：不换金正气散。方中藿香芳香化湿，厚朴、苍术、陈皮、半夏，健脾燥湿，行气导滞，甘草、生姜、大枣，和中温胃。

可加炮姜、桂枝、木香、当归、白芍；若兼有表证，可用荆防败毒散；若内有食积，可合用保和丸；若内有寒积，通降不利，见痢下脓血，滞而不爽，里急、肢冷、苔白腻等，可用温脾汤。

3．虚寒痢

主要证候：痢证日久，见下痢稀薄，带白冻，腹部隐痛，神疲，食少纳呆，形寒肢冷，腰膝酸软，遇寒加重，舌淡，苔白滑，脉沉细而弱。

治法：温补脾肾，收涩固脱。

方药：真人养脏汤。方中人参、白术健脾益气，肉豆蔻、肉桂温中强肾，当归、白芍调血合营，诃子、罂粟壳涩肠止泻，木香理气行滞，炙甘草调和诸药。

可加附子、干姜；滑脱不禁者合用桃花汤；兼积滞者，宜去诃子、肉豆蔻、罂粟壳，酌加山楂、神曲；脾虚气陷，见脱肛，可用补中益气汤；情志抑郁，肝旺乘脾者，可合用痛泻要方。

4．阴虚痢

主要证候：下痢赤白脓血，黏稠如冻，量少难出，脐腹灼痛，虚坐努责，心烦，口干，午后低热，盗汗，失眠，消瘦乏力，舌红，苔少或无苔，脉细数。

治法：养阴清热止痢。

方药：驻车丸。方中黄连清热坚阴，止痢，当归、阿胶养阴和营，干姜少佐制黄连苦寒太过。

宜加白芍、甘草、乌梅；若口干口渴尿少，可加石斛、北沙参、麦冬；若痢下血多，可加牡丹皮、赤芍；若烦热、口苦、肛门灼热，湿热未清，可加黄柏、秦皮；若为肝郁化火阴伤，可合一贯煎。

5．休息痢

主要证候：下痢时作时止，日久不愈，腹痛，里急后重，大便夹有黏液脓血，倦怠，嗜卧，怕冷，食少，舌淡，苔腻，脉濡软或虚数。

治法：温中清肠，调气化滞。

方药：连理汤。方中人参、白术、茯苓、干姜、甘草温中健脾，黄连清肠中湿热余邪。

可加木香、槟榔、当归；若湿热征象明显，参照湿热痢治疗，但苦寒之品不可太过；若表现为寒湿之证，参照寒湿痢治疗；若湿热症状较轻，可用香连丸；若为上热下寒，寒热错杂证，证见下痢稀溏，或下痢脓血或夹杂赤白，腹痛隐隐，胃脘灼痛，心烦欲呕，口干口苦，四肢不温，舌苔或黄或白，脉沉，可用乌梅丸（作汤剂）。

缓解期

1. 脾气虚弱

主要证候：大便溏薄或夹有少量黏液，食少纳呆，神疲倦怠，少气懒言，面色萎黄，或见脱肛，舌淡，苔白或腻，脉弱。

治法：健脾益气，化湿升阳。

方药：参苓白术散。方中人参、白术、茯苓健脾益气渗湿，山药、莲子助人参健脾益气，兼能止泻，白扁豆、薏苡仁助白术、茯苓以健脾渗湿，砂仁醒脾和胃，行气化滞，桔梗宣肺利气，通调水道，又载药上行，大枣、甘草健脾和中，甘草尚调和诸药。

亦可用补中益气汤，有脱肛见证时尤为适用；若伴有脘闷纳呆，呕逆，可用六君子汤；兼有里寒而腹痛者，可加干姜、肉桂；兼有血瘀，可加当归、赤芍；若肝旺乘脾，胸胁胀满，嗳气，肠鸣腹泻，可合用逍遥丸。

2. 脾阳虚衰

主要证候：大便稀溏，夹有少量黏液白冻，腹痛绵绵，喜温喜按，食少纳呆，形寒气怯，四肢不温，面白无华，口淡不渴，舌淡胖或有齿印，苔白滑，脉沉迟无力。

治法：温阳祛寒，益气健脾。

方药：附子理中丸。方中附子、炮姜温中祛寒，扶阳抑阴，人参补中益气，培补后天，白术燥湿健脾，健运中州，炙甘草补脾益气，调和诸药。

可加肉桂；若兼肢体浮肿，可合用苓桂术甘汤；若兼有外感，可用桂枝人参汤；若有滑脱不禁，可合用桃花汤。

（二）其他疗法

1. 苦参、马齿苋以 1∶2 比例，水煎收滤液 150 ml，保留灌肠或直肠滴入。

2. 白头翁汤水煎收滤液 150 ml，保留灌肠或直肠滴入。

3. 辨证拟方，水煎收滤液 150 ml，保留灌肠或直肠滴入。

4. 上述各方中，还可加入锡类散，或双料喉风散，或西瓜霜喷剂适量保留灌肠或直肠滴入，出血较多者还可加入云南白药适量保留灌肠或直肠滴入。

二、西医治疗

溃疡性结肠炎治疗的目标是诱导、维持临床症状和黏膜炎症的缓解，重建肠黏膜屏障平衡，减少复发和并发症，改善患者的生活质量。

（一）一般治疗

1. 休息　活动期患者应充分休息。

2. 饮食　活动期宜流质饮食，病情好转后改为富营养少渣饮食。病情严重应禁食，予完全胃肠外营养治疗。有牛乳过敏或不耐受者应限制乳制品的摄入。

3. 对症治疗　低蛋白血症者输注人血清白蛋白，贫血者输血，及时纠正水、电解质平衡紊乱。焦虑、紧张者可予心理治疗。轻度溃疡性结肠炎患者，应用止泻药（如

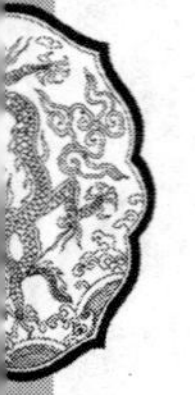

洛哌丁胺、地芬诺酯）或M胆碱受体阻断药，能减少大便次数，减轻腹痛及直肠窘迫，但重度病例则须禁忌，以免诱发中毒性巨结肠。抗菌药物不作为常规用药，对重症有继发感染者，应静脉使用广谱抗菌药。

（二）药物治疗

1. 氨基水杨酸制剂　是轻、中度溃疡性结肠炎活动期的一线药物，也是维持缓解的一线药物。常用药物有柳氮磺吡啶（sulfasalazine，SASP）和5－氨基水杨酸（5－ASA）新型制剂。柳氮磺吡啶口服到达结肠后，在结肠细菌作用下分解为5－氨基水杨酸和磺胺吡啶，前者是主要有效成分，后者通常认为是产生不良反应的成分。不良反应分为两类，一类是剂量相关的不良反应，如头痛、恶心呕吐、腹部不适、食欲不振、可逆性不育等，减少剂量或餐后服用，可减轻副作用；另一类属过敏反应，有皮疹、粒细胞减少、自身免疫性溶血、再生障碍性贫血、肝脏毒性、肾毒性等，一旦发生，必须停药，改用其他药物。5－氨基水杨酸直接口服大部分在小肠近段吸收，结肠内不能达到有效药物浓度，近年研制出5－氨基水杨酸的特殊制剂，能到达结肠发挥药效，这类制剂有美沙拉嗪（mesalamine），奥沙拉嗪（olsalazine），巴柳氮（balsalazide）。5－氨基水杨酸栓剂及灌肠剂，适用于病变局限于直肠者。5－氨基水杨酸制剂也可产生类似柳氮磺吡啶的过敏反应，应引起警惕。

2. 糖皮质激素　口服制剂用于氨基水杨酸制剂无效的轻、中度活动性溃疡性结肠炎患者，不作为维持缓解的药物。静脉制剂是重度溃疡性结肠炎、暴发型溃疡性结肠炎及中毒性巨结肠的一线用药。作用机制为非特异性抗炎和抑制免疫反应。口服制剂常用泼尼松，静脉制剂常用琥珀酸氢化可的松或泼尼松龙，灌肠剂常用氢化可的松灌肠剂、10%的氢化可的松泡沫剂、新型灌肠剂布地萘德。

3. 免疫抑制药　作为二线用药。硫唑嘌呤（azathioprine）和6－巯嘌呤（6－mercaptopurine，6－MP）起效缓慢，需要3～6个月的治疗才能达到最佳疗效，可用于对激素治疗效果不佳，或对激素依赖，或氨基水杨酸制剂不能有效维持缓解期的病例。应在糖皮质激素治疗的同时加用，估计二者都已收效时再逐渐抽减糖皮质激素剂量。环孢素（cyclosporine）起效快，用于激素治疗无效的重度溃疡性结肠炎、暴发型溃疡性结肠炎，或中毒性巨结肠的抢救。

（三）手术治疗

美国胃肠病协会（ACG）2004溃疡性结肠炎治疗指南提出手术指征包括：

1. 穿孔、癌变以及大出血；
2. 严重的肠炎或中毒性巨结肠治疗无效；
3. 症状虽不严重，但患者对一些症状或治疗的副作用不能耐受。

美国结直肠外科医师协会2005溃疡性结肠炎外科治疗指南提出手术指征包括：

1. 穿孔或即将发生穿孔的溃疡性结肠炎患者应急诊手术；
2. 重度溃疡性结肠炎、暴发型溃疡性结肠炎患者，在药物治疗同时病情恶化，或经过48～96小时的适当药物治疗后无明显改善，应考虑手术；
3. 药物治疗无效，或无法耐受药物的毒副反应，也是溃疡性结肠炎的手术指征；

4. 癌症、非腺瘤样与病变及包块相关的异型增生、重度异型增生，肠镜无法通过或有症状狭窄段的轻度异型增生应行全结肠切除术；

5. 溃疡性结肠炎患者有结肠狭窄，特别是病程较长的患者，应施行结肠切除。

(四) 治疗方案的选择

根据亚太地区炎症性肠病处理共识意见（2004）：

1. 活动期诱导缓解的方案

(1) 轻度远端溃疡性结肠炎（病变不超过 25 cm）：局部使用氨基水杨酸作为一线治疗方案。包括柳氮磺吡啶栓剂（0.5 g/粒）0.5 g，一日 2 次；或美沙拉嗪栓剂(1 g/粒）1 g，一日 2 次。于早、晚排便后塞入肛门。有荟萃分析表明局部采用 5 - 氨基水杨酸（美沙拉嗪）治疗较口服氨基水杨酸有效。

(2) 轻 - 中度远端溃疡性结肠炎（病变超过 25 cm）：口服氨基水杨酸与局部应用氨基水杨酸联合治疗优于局部氨基水杨酸单一治疗。口服制剂包括柳氮磺吡啶片或肠溶片，规格有 0.25 g，0.5 g；美沙拉嗪片或肠溶片、或缓释片、或缓释颗粒，规格有 0.25 g，0.4 g，0.5 g；巴柳氮钠胶囊，规格 0.75 g，或巴柳氮钠颗粒，规格 2.5 g : 0.75 g；奥沙拉嗪胶囊，规格 0.25 g。局部制剂包括柳氮磺吡啶片 2 g，或美沙拉嗪灌肠剂 1 ~4 g，混悬于生理盐水 50 ~100 ml，保留灌肠。还可局部应用糖皮质激素治疗，如琥珀酸氢化可的松 100 mg，混悬于生理盐水 50 ~100 ml，保留灌肠，或直肠滴入。美沙拉嗪灌肠剂 4 g 的疗效远远优于可的松灌肠剂。对上述治疗方法均无效的患者，可采用泼尼松 40 ~60 mg/d 口服。

氨基水杨酸制剂最佳剂量：柳氮磺吡啶 3 ~6 g/d，美沙拉嗪 2 ~4.8 g/d，巴柳氮 4 ~6.75 g/d，奥沙拉嗪 2 g/d。剂量应根据该地区体重指数（BMI）和个人经验来调整。

(3) 轻 - 中度广泛性溃疡性结肠炎：口服柳氮磺吡啶 4 ~6 g/d，或美沙拉嗪 4.8 g/d。若直肠症状明显，可联合局部使用氨基水杨酸或糖皮质激素。如果患者经 2 ~4 周的 5 - 氨基水杨酸治疗无反应，应开始口服糖皮质激素治疗。泼尼松 40 ~60 mg/d 有效，量效关系明显，60 mg/d 优于 40 mg/d。减量原则：临床症状明显改善后，每周减量 5 ~10 mg 直至 20 mg/d，然后每周再减量 2.5 mg。若上述治疗方法无效，可以 6 - 巯嘌呤（1.0 ~1.5 mg/kg · d）或硫唑嘌呤（1.5 ~2.5 mg/kg · d）治疗。但该两种药物起效缓慢，需要 3 ~6 个月才能达到最佳疗效。

(4) 重度广泛性溃疡性结肠炎：如果口服糖皮质激素无效或口服治疗顽固病例，应住院进行静脉糖皮质激素治疗（如琥珀酸氢化可的松 300 mg 或泼尼松龙 48 mg）。加大激素剂量并不增加疗效，反而增加副作用。如果糖皮质激素治疗 7 ~10 天无效，应考虑使用环孢素（cyclosporine，2 ~4 mg/kg · d）治疗，但随访 1 年发现约 50% 的患者最终需行结肠切除术。并发感染或有临床中毒症状时需考虑使用抗生素，直至血培养阴性为止。

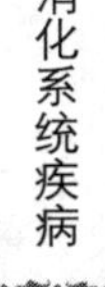

(5) 暴发型溃疡性结肠炎或中毒性巨结肠：须禁食，避免使用胆碱受体阻断药和麻醉药，治疗方案基本同重度广泛性溃疡性结肠炎，但应密切观察病情变化，暴发型结肠炎 7 ~14 天内根据治疗效果考虑是否行手术，中毒性巨结肠经 72 小时治疗无效时应实施手术治疗。

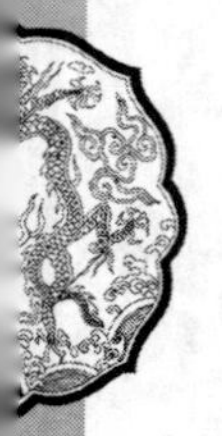

日本的研究发现，白细胞洗脱术（leukocytapheresis）可减少促炎因子和黏附分子的生成，可用于难治性和重度溃疡性结肠炎患者。目前认为它是患者避免手术的标准治疗之一。

2. 缓解期维持缓解的方案　除初次轻度发作或病变局限，且经初始治疗获得完全缓解的患者外，推荐所有患者接受维持治疗，如果诱导缓解后6个月内复发也推荐维持治疗。

（1）轻－中度远端溃疡性结肠炎：①局部美沙拉嗪栓剂500mg，一日1次或一日2次；或美沙拉嗪灌肠剂2～4g，一日1次，或两日1次，或三日1次。剂量效应关系明显。②口服柳氮磺吡啶2 g/d，或美沙拉嗪3.2 g/d，或奥沙拉嗪1 g/d，或巴柳氮3～6 g/d。③美沙拉嗪1．6g/d口服联合美沙拉嗪4 g每周2次灌肠维持治疗效果优于单独口服美沙拉嗪。④局部激素治疗无效。

（2）轻－中度广泛性溃疡性结肠炎：①柳氮磺吡啶2～4 g/d口服有效，呈剂量依赖性，但患者一般难以耐受。②美沙拉嗪4g/d疗效优于柳氮磺吡啶，且副作用小。奥沙拉嗪、巴柳氮亦有效，推荐长期使用5－氨基水杨酸进行维持治疗。③上述药物治疗无效者可选择硫唑嘌呤或6－巯嘌呤（0.75～1.5 mg/kg·d）。④不推荐糖皮质激素用于维持治疗。⑤如果5－氨基水杨酸和免疫抑制剂无效，应考虑结肠切除术或应用生物制剂，如英夫利昔单抗（infliximab，IFX）或益生菌。

（3）重度溃疡性结肠炎：推荐用6－巯嘌呤维持治疗。

【临床思路】

溃疡性结肠炎目前病因及发病机制尚未完全明确，中西药物均无特效治疗，难以治愈，是一公认的难治性疾病。中西医结合治疗，能发挥协同作用，提高疗效，且可以降低西药的毒副作用。

从中医理论分析，溃疡性结肠炎为一本虚标实之证，实无纯实，虚无绝虚。治疗应遵循急则治其标，缓则治其本的原则，始终顾护胃气。注意祛邪不可过于苦寒攻伐，中病即止，以免损伤正气；补虚又当防过于滋腻，以免滞脾留邪。

根据痢疾的基本病机，调气和血行血为治痢的基本大法，木香、当归、白芍、赤芍等为治痢的常用药物。白痢病在气分，当重用气药，赤痢病在血分，当重用血药。赤白痢并见，气血俱伤，气血并治。

此外，溃疡性结肠炎的治疗，还应注意内治与外治相结合。内治从整体调节人体的邪正盛衰；外治局部灌肠或直肠滴药，直接作用于病所，加强疗效。

【预后与转归】

溃疡性结肠炎为本虚标实之证。初起或发作期以标实为主，正虚未甚，积极、正确的治疗，病情可望长期缓解。随着病情的进展，邪势渐衰，正虚渐著，虚实夹杂，寒热错杂，病情缠绵难愈，变证由生。由于肠络损伤，或气虚、阳虚不摄，血溢脉外，可见痢下纯血，甚至气随血脱，变生脱证，危及生命。或邪气久羁，化生为毒，邪毒内炽，而见高热、腹胀痛甚、呕吐、烦躁口渴、气急甚或神昏谵语诸证，预后凶险。若气滞血瘀痰湿凝聚，生为癥积，病程更为缠绵难愈，甚至化生毒邪，转为肠癌。

本病一般呈慢性经过，大部分患者反复发作，预后与病变范围、活动性和疾病严重度有关。轻度及长期缓解者预后良好；急性暴发型、病变广泛的重度溃疡性结肠炎，慢性持续型或反复发作频繁的溃疡性结肠炎，预后较差；癌变、中毒性巨结肠、肠穿孔等并发症出现，预后极差。合理的手术治疗能改善预后。

【预防与调护】

注意休息，避免劳累。轻度患者可以参加轻体力工作，中、重度患者应充分休息。起居有常，避免受凉，尤其注意腹部保暖，以免外邪直中。保持心情舒畅，增强治病信心。注意饮食调理，对可疑不耐受的食物，如乳制品、虾、蟹等，应尽量避免。应忌食辣椒，忌食冰冻、生冷食品。对于吸烟的患者，不主张戒烟。

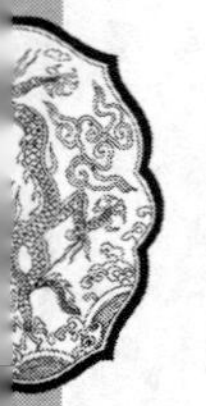

第七章　功能性消化不良

功能性消化不良（functional dyspepsia，FD）是临床上十分常见的以上腹部正中或其周围区域的疼痛或不适感等症候群，主要包括餐后饱胀感、上腹部痛或局部灼热感、早饱、嗳气、食欲不振、胀气等症状。功能性消化不良是临床上常见的功能性胃肠病。西方国家流行病学研究表明，普通人群中约有19% ~41%的人出现长期或反复发作的消化不良症状。我国广州一份调查报道，功能性消化不良占该院胃肠专科门诊患者50%。虽然仅1/4的消化不良患者去医院就诊，但高发生率、慢性或反复发作的特点仍使消化不良成为影响患者生存质量的重要临床问题。

功能性消化不良归属于“胃痛”、“痞满”等范畴。

【病因病理】

一、西医病因病理

（一）病因与发病机制

本病的发病因素尚未完全阐明，但大部分学者认为有以下几个方面：

1．胃肠运动异常　大约50%功能性消化不良患者有胃的液相食物或固液相混合食物排空障碍，原因可能与胃窦部运动功能紊乱、胃肠蠕动减弱、胃窦部容积增加有关。此外，功能性消化不良患者缺乏逆行性复合运动Ⅲ相运动复合波，胃的近端运动功能受损，使胃腔与十二指肠压力梯度降低，近端胃顺应性舒张功能障碍。

2．心理因素　中枢神经系统对内脏高敏感性的发生起重要作用。注意力过度集中或处于焦虑等精神紧张状态时易致胃的敏感性增高。功能性消化不良患者常伴有焦虑和抑郁等心理障碍，会影响胃酸的分泌、胃黏膜的血流、胃肠蠕动功能而导致功能性消化不良。

3．酸分泌异常　多数功能性消化不良患者胃酸分泌正常，胃黏膜对酸或十二指肠内容物的敏感性也无异常。但抑酸治疗对少数患者确实可起到缓解消化不良症状的作用。

4．幽门螺杆菌感染与慢性炎症　功能性消化不良患者胃镜活检可发现组织学的慢性胃炎、十二指肠球炎，然其在无症状健康对照者中检出率也很高，胃和十二指肠炎病变与消化不良的症状亦无明显的相关性。因此，目前多数学者认为幽门螺杆菌感染与慢性胃炎在功能性消化不良发病中不起主要作用。

5．饮食因素　咖啡、茶、吸烟、饮酒、某些饮料可刺激胃酸分泌；非甾体抗炎药NSAIDs对胃和十二指肠黏膜有损伤作用，但均非功能性消化不良发病的主要因素。

（二）病理生理机制

1. 胃排空延迟　胃排空延迟曾被认为是功能性消化不良和特发性胃轻瘫最主要的原因。胃窦低动力导致的胃窦－十二指肠－空肠动力障碍是胃排空延迟主要病理机制。约30%的消化不良患者有胃固体食物排空功能障碍而出现餐后饱胀、恶心或呕吐等症状。

2. 胃容受功能受损　胃容受作用为食物提供储存空间，同时使胃内压力在胃容积明显增加时不升高或仅稍升高。功能性消化不良患者胃内食物在远端胃积聚相对较多，提示餐后近端胃容受功能受损。

3. 胃扩张敏感性增高　正常情况下人体一般难以感觉到消化过程中的生理刺激作用。功能性胃肠病患者可能存在胃肠道感觉功能异常，正常生理性刺激也引起症状。约34%的功能性消化不良患者对胃扩张敏感性增高，且与餐后疼痛、嗳气和体重减轻等症状相关。

4. 脑—肠轴功能障碍　功能性消化不良患者的胃功能和症状与心理、情感等因素显著相关，如恶心、呕吐、早饱和体重减轻与女性、就诊次数和残留症状的多少相关。低迷走神经活性可能是介导这一相关性的机制。

二、中医病因病机

1. 饮食不节　暴饮暴食，食谷不化；或恣食生冷，损伤中阳，影响脾胃运化功能，食滞胃脘，胃失和降，痞壅不通，发为本病。此外，脾失健运，不能运化水湿，湿聚生痰，痰凝气滞，壅塞中焦，也可发生功能性消化不良。

2. 情志失调　忧思太过则伤脾，恼怒太过则伤肝，肝脾气机郁滞，升降失常，引发功能性消化不良。另如悲忧气郁，惊恐气乱，均可导致气机逆乱，升降不利而出现功能性消化不良。

3. 脾胃虚弱　先天禀赋不足，素体脾胃虚弱；或因饮食劳倦，饥饱失常，损伤脾胃；或病后胃气未复，均可致脾失健运，胃失和降，气机不利，而发病。

本病的病位在胃，涉及肝脾两脏。病机关键在于脾胃功能障碍，致中焦气机阻滞，升降失常而发病。

【临床表现】

本病临床表现多为难以清楚描述的主观感觉，包括上腹痛，餐后上腹饱胀感，上腹部不适或局部灼热感，早饱、嗳气、食欲不振、胀气等症状。临床上常以某一个或一组症状出现为主，在病变过程中某些症状也可发生变化。

上腹部疼痛，甚至有夜间痛、间歇痛等节律性腹痛，进食或抑酸药治疗可缓解，但无器质性病变。

上腹部饱胀是指进食后自觉有食物长时间滞留在胃。上腹胀感是指自觉上腹胀而体检并未见明显的上腹部膨隆，多发生于餐后，或呈持续性餐后加重，常伴有嗳气。早饱是指有饥饿感，但进食后不久即有饱感，摄入食物明显减少。

不少患者常伴有失眠、焦虑、抑郁、头痛、注意力不集中等精神症状。

本病多起病缓慢，反复发作，大部分患者可因饮食、精神、气候等因素诱发或加重。

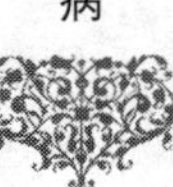

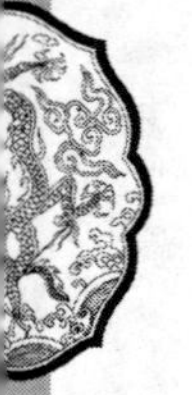

绝大多数患者体检无阳性体征发现。

【实验室与其他检查】

常无特异的实验室检查异常。相关的实验室和其他检查均具排除其他诊断的意义。

【诊断与鉴别诊断】

一、诊断要点

（一）西医诊断

1999 年制定了本病的罗马Ⅱ诊断标准。2006 年再次修订并发布了罗马Ⅲ标准。

功能性消化不良罗马Ⅲ诊断标准：病程至少 6 个月，近 3 个月满足以下诊断标准且至少具备下列 1 个症状：① 餐后饱胀；② 早饱感；③ 上腹痛；④ 上腹烧灼感。同时，无器质性原因可解释上述症状（包括上消化道内镜检查结果）。

罗马Ⅲ标准将功能性消化不良分为两类：餐后不适综合征（post – prandial distress syndrome，PDS）和上腹痛综合征（epigastric pain syndrome，EPS）。

餐后不适综合征的诊断标准：病程至少 6 个月，近 3 个月满足以下诊断标准且至少具备下列 1 个症状：①每周发作数次，进常规量饮食后出现餐后饱胀；②每周发作数次，因早饱感而不能进常规量饮食。患者可同时具有上腹部胀气或餐后恶心或大量嗳气；可同时具有上腹痛综合征的症状。

上腹痛综合征的诊断标准：病程至少 6 个月，近 3 个月满足以下诊断标准且至少具备下列 1 个症状：①每周至少 1 次中度上腹痛或烧灼感，疼痛间歇发作；②不向胸部或腹部其他部位放射；③排气或排便后不能缓解；④不符合胆囊及肝、胰腺、壶腹括约肌功能障碍标准。患者可同时具有烧灼样疼痛，但不是胸骨后；疼痛可在餐后诱发或减轻，但空腹时也可发生；可同时具有餐后不适综合征的症状。

常见的检查有血液常规、粪便常规加隐血、尿液常规、生化分析、B 超、X 线钡餐检查、X 线气钡双重造影、电子胃肠镜、胃排空及运动功能检查如钡条通过试验、放射性核素检查、24 小时食管 pH 监测等。

（二）中医辨病与辨证要点

1．辨病要点　功能性消化不良临床表现多为难以清楚描述的主观感觉，包括上腹痛、餐后上腹饱胀感、上腹部不适或局部灼热感、早饱、嗳气、食欲不振、胀气等症状。当临床上表现出以上腹部疼痛为主要症状时可诊断为胃痛；当上腹部饱胀感明显，无明显疼痛症状时可诊断痞满。临床上应与臌胀、胸痹、聚证相鉴别。

臌胀：臌胀以腹部外形胀大如鼓为特征，常见腹部皮色苍黄，甚则青筋暴露；病在大腹。

胸痹：胸痹属胸阳痹阻，心脉瘀阻，心脉失常为患，表现为胸闷、胸痛、心悸、气短，无嗳气、早饱、纳差食少等证。

聚证：聚证的临床特征为腹内可触及包块，时聚时散，或痛或胀。

2．辨证要点

（1）辨虚实：本病应首辨虚实，有邪为实，无邪为虚。属实者可见胀满疼痛，持续不减，按之痛甚，大便多秘。应进一步区分饮食停滞、痰湿内阻和肝郁气滞之不同。属虚者，可见胀满不能食，或食少不化，胀满时减，喜揉喜按，大便多溏属脾胃气虚，运化无力，升降失司。临床上多见虚实夹杂之证。

（2）辨寒热：胀满疼痛急迫，渴喜热饮，舌质红，苔黄，脉数者属热；胀满疼痛势缓，得热则舒，口淡不渴，苔白，脉沉者属寒。同时应注意辨别寒热虚实的兼夹错杂情况。

（3）辨气血：本病多以气机郁滞，升降失常为主，临床以胀满疼痛、纳差食少、嗳气为主。当本病迁延不愈时，常久病入络，由气入血。

（4）辨脏腑：本病的病位在于脾胃，但与其他脏腑有密切关系。初病大多在胃，与饮食有关，症状有上腹胀痛、闷痛、嗳气、大便不爽、脉滑等；在肝常常反复发作，与精神因素有密切关系，上腹胀痛放射至两胁，部位不定，脉弦。在脾多为久病，以饥饿时隐痛或胀满为主，进食后可以缓解，面色萎黄，疲倦乏力，大便溏薄，脉缓。

二、鉴别诊断

本病需要与引起消化不良的器质性疾病包括食管、胃、十二指肠、肝胆胰腺及有上消化道症状的其他系统疾病相鉴别，如消化性溃疡、糜烂性胃炎、反流性食管炎、肠易激综合征、消化道肿瘤、肝硬化、糖尿病胃轻瘫等。

临床上应注意，功能性消化不良症状可以有肠易激综合征的表现，也可以是肠易激综合征与功能性消化不良并存。因此，只有当肠易激综合征患者存在符合诊断标准的消化不良症状时，才能认为功能性消化不良与肠易激综合征并存。鉴别主要应与伴有消化不良症状的器质性疾病及其他系统性疾病和全身性疾病相鉴别。

【治疗】

一、中医治疗

1．饮食停滞

主要证候：上腹部胀痛，嗳腐吞酸，胃脘部满闷不舒，按之更甚。恶心呕吐，或呕吐不消化食物，呕吐或矢气后痛减，不思饮食，大便不调。舌苔厚腻，弦滑。

治法：消食导滞，行气除胀。

方药：保和丸加减。方中神曲、山楂、莱菔子消食导滞，健胃下气；半夏、陈皮、茯苓健脾和胃，化湿理气；连翘清积热。

脘腹气多胀甚者，加枳实、砂仁、槟榔。如服上品无效，胃脘疼痛而胀伴大便不通者，可合用小承气汤加木香、香附；胃痛急剧而拒按，伴见苔黄燥便秘者，为食积化热成燥，可合用大承气汤。

2．肝胃不和

主要证候：胃脘胀满，攻撑作痛，痛连两胁，每因情志因素而诱发。嗳气频繁，大

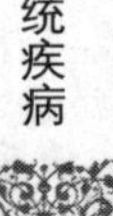

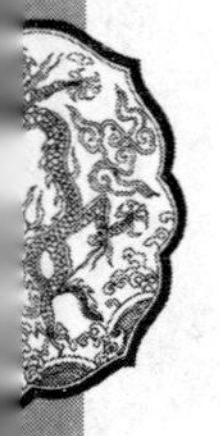

便不畅，不思饮食，精神抑郁，喜太息。苔多薄白，脉弦滑。

治法：疏肝理气，和胃止痛。

方药：柴胡疏肝散加减。方中以柴胡、川芎、芍药、香附疏肝解郁；陈皮、枳壳、甘草理气和中；共奏理气止痛之功。可加郁金、木香、素馨花加强理气解郁之功效。

胀明显者，加青皮、郁金、木香；疼痛甚者，加川楝子、延胡索，但延胡索活血祛瘀，注意孕妇慎用；嗳气较频者，加沉香、旋覆花（包煎）、代赭石。

3. 湿浊壅阻

主要证候：胸脘痞满不适，恶心欲吐，纳差食少。头晕目眩，头重如裹，身重肢倦，或咳嗽痰多，口淡不渴。舌体胖大，边有齿痕，苔白厚腻，脉沉滑。

治法：除湿化痰，理气宽中。

方药：平胃散合二陈汤为主方。其中平胃散除湿理气宽中；二陈汤健脾利湿，理气化痰。

湿浊郁而化热，症见烧灼样痛，泛酸嘈杂，厌食嗳气，口干口苦或口中黏腻，舌红，苔腻或黄腻，脉弦滑，宜半夏泻心汤以辛开苦降。

4. 脾胃虚弱

主要证候：上腹不适或隐痛，空腹尤甚，痞塞胀满，时缓时急，喜温喜按。纳呆，食少，体倦乏力，气短懒言，大便稀溏。舌质淡，苔白，沉弱。

治法：补气健脾，升清降浊。

方药：香砂六君子汤加减。方中党参、白术、茯苓、甘草健脾益气；陈皮、半夏祛痰理气，和胃止呕；木香、砂仁理气降逆。

吐清水较重者，加小半夏加茯苓汤或苓桂术甘汤温胃化饮；伴有泛酸者，加瓦楞子、海螵蛸等；阳虚寒甚者，用大建中汤，或附子理中汤；兼有血虚者，可用归芪健中汤；中气下陷者，补中益气汤；有肾阳不足表现如腰膝酸软、形寒肢冷等，可加用附子、肉桂、巴戟天、仙茅；肾虚表现明显者可以用肾气丸、右归丸。

5. 胃阴不足

主要证候：胃脘隐痛或隐隐灼痛。嘈杂，似饥而不欲饮食，口燥咽干不欲饮，大便干结。舌体瘦，质嫩红，少苔或无苔，脉细数。

治法：养阴益胃。

方药：益胃汤合芍药甘草汤加减。方中北沙参、玉竹益气养阴，麦冬、生地黄滋养阴津，冰糖生津养胃。芍药甘草汤和中缓急止痛。可加香橼、佛手、素馨花。

胃痛明显者，合用金铃子散；阴虚明显者，加芦根、天花粉、乌梅；大便干结者加天花粉、火麻仁；纳差者加乌梅、山楂、木瓜、鸡内金；胃脘灼痛，嘈杂泛酸者，合用左金丸；日久肝肾阴虚可加山茱萸、玄参、生地黄、牡丹皮。

胃阴亏虚多见于老年人或因过用温燥理气止痛之品，或肝胃气滞，湿热中阻等郁久化热而成，治宜养阴而不碍脾气，用甘平之品如山药、太子参、玉竹、石斛等。

二、西医治疗

主要是对症治疗，应遵循综合治疗和个体化治疗的原则。

（一）一般治疗

建立良好的生活习惯，避免烟酒和服用非甾体抗炎药。以清淡、容易消化、新鲜和富含营养的食物为主，少食刺激性强、生冷和易产气之食物以及咖啡、巧克力、土豆、红薯及酸性食物。

注意根据病人的不同特点进行心理治疗。失眠、焦虑者可适当予镇静剂、抗忧郁剂治疗。

（二）药物治疗

1. 胃肠促动药　一般适用于以上腹胀、早饱、嗳气为主要症状的胃肠动力障碍患者。常用的促胃肠动力药物有以下几类：

（1）胆碱受体激动药：直接作用于平滑肌细胞，促进分泌乙酰胆碱，此类有贝胆碱等，现已基本不用。

（2）多巴胺受体阻断药：作用于多巴胺受体，阻断多巴胺对上消化道的抑制作用，抑制胃底适应性舒张，增强胃窦收缩，促进胃排空。还可作用于化学感受器而起到止吐作用，主要有甲氧氯普胺、多潘立酮等。临床上常用多潘立酮 10 ~ 20 mg，一日 3 次，餐前 15 ~ 30 分钟口服。

（3）$5-HT_4$ 受体激动药：兴奋肠神经系统的肌间神经丛节前神经元的 $5-HT_4$ 受体，加速胃肠运动。本类有甲氧氯普胺、西沙必利、莫沙必利。

（4）胃动素受体激动药：主要有大环内酯类抗生素，如红霉素及其类似物。红霉素激动胃动素受体，选择性抑制 MMC3 相强力收缩，促进胃排空。125 ~ 250 mg，一日 3 次，餐后 15 ~ 30 分钟口服。

2. 制酸药

（1）H_2 受体阻断药：临床常用的有西米替丁、雷尼替丁、法莫替丁、尼扎替丁等，其可阻断壁细胞上的 H_2 受体，抑制胃酸的产生。与质子泵抑制药相比，H_2 受体阻断药抑酸作用稍逊色，但仍有相当强度，迅速改善症状，且价格低廉，故临床应用较广。

西米替丁 400 mg/次、雷尼替丁 150 mg/次、法莫替丁 20 mg/次，早晚各 1 次。数周后随病情好转而减量，乃至停药。

（2）质子泵抑制药（PPI）：临床上常用的有奥美拉唑、兰索拉唑、泮托拉唑、埃索美拉唑和雷贝拉唑等，其作用于壁细胞的 H^+-K^+-ATP 酶，使细胞内的 H^+ 不能被泵出，具有强有力的制酸作用。对于功能性消化不良患者，只是在 H_2 受体阻断药使用无效的情况下，才改用 PPI。PPI 类药物中，埃索美拉唑是奥美拉唑的左旋异构体，作用更强。而雷贝拉唑多经非酶代谢，较少影响肝细胞色素 P450 的代谢，起效快、作用时间长，可作为治疗首选或 H_2 受体阻断药无效时选用。

奥美拉唑 20 mg/次；兰索拉唑 30 mg/次；泮托拉唑 40 mg/次；埃索美拉唑 20 mg/次；雷贝拉唑 10 mg/次，每日 1 ~ 2 次。应用数周后随病情好转而减量，乃至停药。

（3）碱性药物：碱性药只是对已经从壁细胞分泌出来的 H^+ 起中和作用，可减轻泛酸、嘈杂、烧心等症状，但药效维持时间偏短，需多次服用。常用的有铝碳酸镁、复方碳酸钙和硫糖铝等。其除了有中和胃酸的作用外，尚有胃黏膜保护作用。

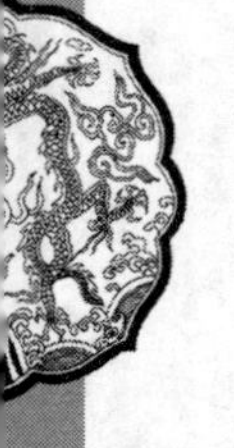

3. 增强胃黏膜屏障功能药物　临床上常使用的胃黏膜保护药物有枸橼酸铋钾、硫糖铝、铝碳酸镁、麦滋林－S－颗粒、替普瑞酮等，可起到增强胃黏膜－黏液屏障、增加血液循环、促进前列腺素的分泌等，在不同环节起到胃黏膜保护作用。

4. 调节内脏敏感性药物　功能性消化不良患者常有内脏敏感性增高，而5－HT_3受体阻断剂、5－HT_4受体激动剂和k受体激动剂等对内脏敏感性具有一定的调节作用，可降低正常人和功能性胃肠疾病患者之消化道的扩张感觉阈值。常用的有恩丹西酮，属5－HT_3受体阻断剂。

5. 根除幽门螺杆菌　目前广泛被接受的用于根除幽门螺杆菌的治疗方案为质子泵抑制药、胶体次枸橼酸铋加两种抗菌药物的四联疗法，疗程7～14天。

6. 抗焦虑、抑郁症药物　对于常伴有焦虑、忧郁等精神症状者，在心理疏导、心理调整等治疗的基础上，常用的有三环类抗抑郁症药如阿米替林、具选择性5－羟色胺再摄取抑制作用的抗抑郁症药如氟西汀（百忧解）等。宜从小剂量开始，注意药物的副作用。其他有帕罗西汀（赛洛特）等。

【临床思路】

中医认为功能性消化不良病证在胃，且涉及肝脾两脏，中医病名归属于“胃痛”“痞满”。饮食不节、痰湿阻滞、情志失调或禀赋不足等各种原因导致脾胃失常，胃气壅滞，而发病。本病起病缓慢，常呈持续性反复性发作，大部分患者饮食、精神、气候因素可诱发或加重。疾病初起，主要由于饮食所伤、情志不畅，表现为胃气壅滞、肝胃气滞；若久病入络化瘀，则表现为瘀血阻滞；病程日久或年老体弱，脾胃虚弱或耗伤气阴，表现为脾胃虚弱，胃阴亏虚。治疗以理气和胃止痛为原则，根据辨证选择治法。临床上应与臌胀、胸痹、聚证相鉴别。

引起消化不良症状的疾病很多，因此，功能性消化不良为排除性诊断。在临床实际工作中，应在不漏诊器质性病变的基础上，尽量避免不加选择地对每例患者进行全面的实验室和相关特殊检查。因此，应在全面采集病史和全身体格检查的基础上进行综合分析，行必要的检查以排除器质性病变。

【预后转归】

功能性消化不良一般预后良好，但本病易受饮食、情志、起居、冷暖等因素诱发或加重，反复发作，病程迁延。因此，应保持心情舒畅，饮食有节制，适当运动，并坚持药物治疗，多能痊愈。

【预防及护理】

养成良好的饮食习惯，定时定量。避免进食固体、坚硬、粗糙等不易消化的食物；不吃过酸、过辣、色香味过浓等刺激性食物。保持心情愉快，避免精神刺激，以免气机郁滞。通过解析病情和对良性病变患者做出适当保证，让病人放松精神，正确认识自己的疾病，增强治病的信心，有利于病情的恢复。注意劳逸结合，适当参加体育锻炼，如太极拳、太极剑、慢跑等运动，量力而行，以增强体质，调畅气机。

第八章　肠易激综合征

肠易激综合征（irritable bowel syndrome，IBS）是一种慢性、间歇性疾病，是指以腹部不适或腹痛伴排便习惯改变为主要特征的一组肠功能紊乱综合征。本病是临床上常见的功能性肠道疾病，患者以中青年居多，发病年龄主要集中在20～40岁之间，50岁以后首次发病少见，男女比例约为1∶2。

肠易激综合征属于中医“腹痛”、“泄泻”、“便秘”等范畴。

【病因病理】

一、西医病因病理

（一）病因及发病机制

1. 胃肠动力异常　研究表明本病患者有胃肠道动力学改变，其收缩频率、收缩幅度和峰电位，特别是在餐后或刺激后，均比健康人明显增强。而有些患者移行运动复合波异常，如果推进力增强，会导致肠道运动加速，则表现为腹泻型肠易激综合征。反之推进力减弱，导致运动变慢，就会表现为便秘型肠易激综合征。如果这种复合波的异常，不固定表现为推进运动的增强或是减弱，则临床表现为腹泻便秘交替型肠易激综合征。到目前为止，本病患者已经发现有多种胃肠运动异常的机制，但是尚无任何一种单一的机制可以完全解释本病所有胃肠运动异常表现。

2. 内脏感知异常　目前普遍认为，本病患者与正常人比较，其胃肠道疼痛阈值发生改变。大多数关于胃肠道敏感性的研究都使用的是腔内球囊扩张的技术，在该项研究过程中，球囊被置于结肠腔内（或是直肠，回肠，食道等），球囊逐渐膨胀。本病患者在非常低的扩张水平就感觉疼痛，相比正常人来说，他们也将这种扩张描述得更为痛苦。肠易激综合征患者内脏敏感性阈值下降不仅表现在结肠，而在全消化道都表现为阈值下降的趋势。提示本病患者可能存在内脏神经敏感性增加，即内脏感知异常是本病的主要发病机制之一。

3. 感染　研究发现感染性疾病会引起内脏高敏感性。因此细菌感染被认为是导致本病发生的一个非常重要的因素，像空肠弯曲杆菌、肠炎沙门氏菌、志贺氏菌都可以导致腹泻和腹痛，但是多数感染者都可以很快痊愈，有一小部分感染者将发展为慢性。流行病学研究发现部分急性肠道感染缓解后会发生慢性、持续性的胃肠功能异常症状，即所谓的感染后的肠易激综合征。

4. 精神心理因素　临床上几乎所有肠易激综合征患者精神心理特征不同于正常人，实验研究也表明情绪波动是肠道运动的刺激因素之一，不同的情绪波动对肠道运动的作用不同。本病的出现和加重可能与精神心理因素有关，焦虑、激动、抑郁、恐惧等因素

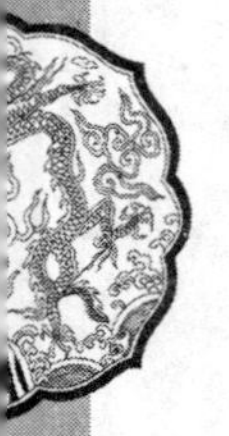

刺激机体，影响植物神经功能，从而引起结肠运动功能和分泌功能失调。

5. 其他　遗传因素，饮食结构不当及饮食习惯改变，肠道菌群失调，以及疾病、药物、理化、季节因素等，均可以引起本病的发生或加重。

（二）病理和病理生理

肠易激综合征除有病理生理上的改变，如肌电和结肠、小肠运动等改变，还有某些内分泌或其反应性改变（如胆囊收缩素增加结肠收缩）和对副交感神经药物的反应性增加，肠镜可见肠管痉挛，充血激惹性疼痛，黏液分泌可能增加或可有极轻度的充血、水肿。除此之外，至目前为止，本病实验室检查尚无任何形态、组织学、微生物学或生化代谢的异常发现，故多认为本病是一种原发性胃肠运动功能紊乱。

二、中医病因病机

肠易激综合征的病因病机是多方面的，情志因素与本病的发生发展密切相关，其他如体质虚弱，气血津液不足，或寒或热，而且各种原因又可相兼为病，而致发病之因更复杂多变。

1. 情志失调　由于忧思恼怒、情怀不畅、情绪紧张等情志失调因素，致肝郁气滞，肝脾不和，引起肠道气机不利，传导失司而发本病。

2. 脾胃虚弱　脾胃素虚，或饮食不节、脾失健运，水谷不化，湿浊内生，最终导致肠道传导失常而发本病。

3. 寒热错杂　疾病迁延不愈，失治误治或禀赋差异，导致寒热错杂，气机失调可致腹泻与便秘交替发作而发本病。

总之，本病以情志失调，脾胃虚弱为主要病因，病变主要发生在肝、脾、肾。病机主要是肝脾气机失调，大肠传导失常，日久及肾，形成肝、脾、肾、肠、胃等脏腑的功能失调。

【临床表现】

肠易激综合征的分类方法很多，主要根据患者主诉的症状特征，通常可以分为腹泻型、便秘型和腹泻便秘交替型三大类。

肠易激综合征表现多种多样，并无特异性，所有症状均可以见于器质性胃肠病。多表现为下腹部疼痛，多在进餐后诱发，便后可以缓解，腹痛时候大便次数增加伴稀薄大便，无睡眠中痛醒史；有明显的大便习惯改变，表现便秘、腹泻或无规律的便秘腹泻交替发作，每次发作的症状以相对恒定的方式持续或反复发作，但程度不一；伴有明显的情绪精神症状如焦虑、抑郁、激动、紧张等，情绪波动时候症状发作或加剧。

【实验室与其他检查】

1. 三大常规检查　血液、尿液、粪便常规及培养（至少 3 次）正常，大便隐血阴性。

2. B 超检查　肝、胆、脾、胰腺 B 超正常。

3. 甲状腺激素测定　甲状腺功能测定正常，以排除甲状腺功能亢进。

4. X线检查　X线钡剂灌肠检查可见过度的结肠袋形成，多位于左半结肠，无阳性发现或结肠有激惹征象。

5. 肠镜检查　电子结肠镜检查可见肠腔痉挛收缩表现，部分患者肠运动亢进，镜下无明显黏膜异常，组织学检查基本正常。

6. 胃镜检查　胃镜检查可以排除上消化道器质性病变。

【诊断与鉴别诊断】

一、诊断要点

（一）西医诊断

1. 病史　起病缓慢，间歇性发作，有缓解期，发病年龄多见于20～50岁。病程较长，可以长达数年甚至数十年。

2. 症状

（1）腹痛：为一主要症状，可以发生于腹部的任何部位，局限性或弥漫性，多位于左侧腹部，以左下腹居多，一般无放射痛。疼痛性质多样，程度多为轻中度，一般不会呈进行性加重，不会于睡眠中发作，于排便后疼痛缓解。

（2）腹泻：常为少量稀散不成形便或稀水样，多发生于晨间或进餐后，可以因进食而诱发，可与便秘交替出现，常伴有异常紧迫的便急感或腹痛，腹泻一般不会导致营养不良、脱水、水电解质紊乱和酸碱失衡。

（3）便秘：可与腹泻交替出现，排便不尽感明显，早期可以为间断性，后期逐渐发展为持续性，排便时多伴有腹痛或腹部不适，可以数日无大便，粪便中可带有较多的黏液，甚至需要长期依赖泻药。

（4）腹胀：白天加重，夜间睡眠时减轻，常伴有呃逆。

（5）其他消化道症状和胃肠外症状：部分患者可以有消化不良、恶心、呕吐、上腹部烧灼样痛等上胃肠道症状和痛经、尿频、尿急、性功能障碍等胃肠外症状。

（6）全身症状：部分患者可有失眠、焦虑、抑郁、头昏、头痛等精神症状。

3. 体征　大部分患者营养状态及一般情况良好，即使有严重腹痛也无明显体征。腹痛可以在相应部位有轻压痛，无反跳痛和肌紧张，部分患者可以触及腊肠样肠管，腹痛腹泻时候可以伴有肠鸣音增强或亢进。直肠指检可以感到肛门痉挛、张力较高，可有触痛，但肠黏膜光滑，指套无血迹。

4. 实验室及其他检查　目前肠易激综合征属于尚缺乏形态学、细菌学和生化功能指标异常的肠功能障碍综合征，主要通过各种检查以排除器质性病变。包括有三大常规、B超、甲状腺激素测定、X线、肠镜、胃镜等。

目前多采取“罗马标准Ⅱ”诊断，即在过去12个月中，腹部不适和疼痛的时间等于或超过3个月，而且具备下列3项中的2项：

（1）排便能使其症状缓解；

（2）症状的发生与排便次数改变有关；

（3）症状的发生与大便性状改变有关。

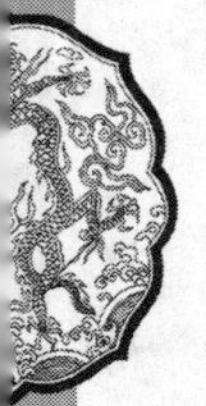

以下症状并非必须，但患者具备越多的症状，确诊肠易激综合征的把握越大：

（1）排便频率的异常（每日大于3次或每周小于3次）；

（2）排便性状异常（粪便结块、硬结或稀软水样便）；

（3）排便过程异常（紧张、急迫或有排便不尽的感觉）；

（4）排便中有黏液；

（5）胃胀气或腹部膨胀。

（二）中医辨病与辨证要点

1．辨病要点　肠易激综合征临床表现多种多样，最主要的临床表现为腹痛，同时伴有排便习惯及粪便性状的改变如腹泻、便秘或者腹泻便秘无规律交替发作型，相当部分患者有其他消化道症状如腹胀、消化不良、排便不爽感，还有肠外症状如失眠、抑郁、焦虑等精神症状。依据其临床症状，如以胃脘部以下，耻骨毛际以上的部位发生疼痛为主要表现，可诊断为中医的腹痛；以排便次数增多，粪便稀溏，甚至泻出如水样为主要表现，可诊断为泄泻；如以大肠传导功能失常，导致大便秘结，排便周期延长，或周期不长，但粪质干结，排便艰难，或粪质不硬，虽有便意，但便出不畅为主要表现，可诊断为便秘。

2．辨证要点

（1）辨虚实：脘腹部疼痛，胀满不适，攻窜两胁，遇忧思恼怒疼痛加剧，得嗳气矢气则舒，食后痛甚，大便闭结不通，脉实气逆者多为实证；脘腹部隐隐作痛，喜温喜按，饮食减少，大便不闭结，痛而不胀，脉虚气少者多为虚证。

（2）辨寒热：腹痛拘急，疼痛暴作，痛无间断，坚满急痛，遇冷痛剧，得热则减者为寒痛；脾胃阳虚之虚寒腹痛，多见隐隐作痛，喜暖喜按，遇冷加剧，四肢不温，舌淡苔薄，脉弱；腹痛急迫，痛处灼热，时轻时重，腹胀便秘，得凉痛减，痛在脐腹者，为热痛。

（3）辨气血：腹痛有在气在血之分，一般初病在气，久病在血。腹痛胀满，时轻时重，痛处不定，攻撑作痛，得嗳气矢气则胀痛减轻者，为气滞痛；腹部刺痛，痛无休止，痛处不移，痛处拒按，入夜尤甚者，为血瘀痛。

二、鉴别诊断

首先必须除外肠道器质性疾病，如结肠癌、结肠息肉病、结肠憩室病、炎症性肠病等。其次必须除外全身性疾病引起的肠道表现，如胃及十二指肠溃疡、胆道及胰腺疾病、妇科病等。

以腹痛为主要表现的应该与引起腹痛的疾病相鉴别，以腹泻为主要表现的应该与引起腹泻的疾病相鉴别，以便秘为主要表现的应该与引起便秘的疾病相鉴别。表4－8－1，列举肠易激综合征和肠道器质性疾病临床及实验室检查的鉴别要点。

表 4-8-1　肠易激综合征和肠器质性疾病的鉴别要点

	肠易激综合征	肠道器质性疾病
症状	多见于青、中年，女性患者多见； 慢性经过，每次形式类同； 腹泻或便秘，粪便量少，不带血； 睡眠中不出现； 一般情况较好； 下腹痛，进食后加重，便后缓解； 症状与应激有关，心身疾病较突出。	各年龄均有，老年多见； 进行性加重； 大便带脓血或脂肪泻； 惊扰睡眠； 明显消瘦； 腹痛与排便关系不确定； 可以伴有心身疾病，但多为继发。
体征	无发热； 多有紧张、焦虑、自主神经功能紊乱； 乙状结肠曲易触及并痛觉过敏； 结肠镜检查时易出现肠管痉挛、腹痛，钡灌肠显示结肠痉挛，结肠袋减少。	可有发热； 如有紧张、焦虑，多属于继发； 腹肌紧张、反跳痛、高调肠鸣音； 结肠镜检查或钡灌肠有器质性病变或明显炎症表现。
实验室检查	大便检查一般正常；可有结、直肠压力和通过异常；其他实验室检查一般无异常	大便检查见大量白细胞、脓血或有脂肪滴、虫卵；血沉增快，血白细胞升高，明显贫血

【治疗】

一、中医治疗

肠易激综合征临床分型较多，虚中有实，寒热夹杂，气滞血瘀并存，治疗以调理肝脾气机为主，兼以健脾温肾。其中舒肝解郁，除湿理气，健脾益气，温补脾肾为其主要治疗大法。

（一）辨证论治

1. 肝郁脾虚

主要证候：每因情志抑郁、情绪紧张即发生腹痛肠鸣泄泻，泻后痛减，痛处多在少腹部，脘痞胸闷，急躁易怒，饮食减少，嗳气、矢气痛减，舌边红，舌苔薄白，脉弦。

治法：疏肝健脾，调畅气机。

方药：痛泻要方。方中白术健脾补虚；白芍养血柔肝；陈皮理气醒脾；防风升清止泻。全方共奏健脾舒肝，调理气机之功。

肝气郁结较甚者，兼见两胁胀痛，胃脘痞闷，可配伍枳壳、柴胡、木香；若脾气虚弱甚者，可以加服六君子汤或参苓白术散；腹痛较甚者，加延胡索、川楝子；夹有湿热，大便夹有黏液，可加黄连、黄芩；气滞日久，腹痛有定处，舌紫黯或有瘀点者，加五灵脂、桃仁、丹参。

2. 脾胃虚弱

主要证候：大便时溏时泻，反复发作，饮食减少，稍有饮食不慎，大便次数即增多，水谷不化，时夹有黏液，腹部隐隐作痛，面色萎黄，疲乏无力，舌淡苔薄白，脉

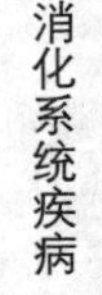

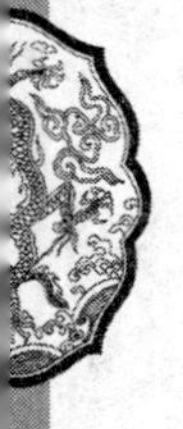

细弱。

治法：健脾益气，调理脾胃。

方药：参苓白术散。方中用四君子汤平补脾胃之气为主，加入和胃理气渗湿之品如白扁豆、薏苡仁、山药、莲子，既可以健脾，又能渗湿而止泻，标本兼顾。砂仁芳香醒脾燥湿，畅通气机。全方共奏健脾益气，调理脾胃之功。

久泻不止，脾虚下陷者，加升麻、柴胡、黄芪；脾虚湿盛，加苍术、厚朴、藿香；大便泻下呈黄褐色，为内夹湿热，可于原方中加黄连、厚朴、地锦草；黎明泄泻，伴腰膝酸软，形寒肢冷者，加补骨脂、肉豆蔻。

3. 肠道津亏

主要证候：大便3～4日一行，硬结难下，大便呈羊屎状。部分患者可在左下腹触及条索状包块，时欲饮冷，伴有失眠、心中烦闷、多汗，舌红少苔或苔燥，脉弦。

治法：润肠泻热，行气通便。

方药：麻子仁丸。火麻仁、杏仁、芍药合用润肠通便，大黄攻下泻热，枳实、厚朴破气散结，行滞消胀，蜂蜜润燥滑肠，调和诸药。全方组成攻润相合之剂，使腑气通顺，津液充足，下而不伤正。

大便干结者，加芒硝；舌质红苔干，便结不通，可用增液汤；兼气虚者，加黄芪、太子参、甘草。

4. 寒热错杂

主要证候：腹痛时作或肠鸣泄泻，便下黏腻不爽，或腹泻与便秘交替发作，心烦欲呕，不思饮食，或见口干，或见手足厥冷、脘腹喜按，舌红，苔黄白而腻，脉弦滑。

治法：寒热并用，调和肠胃。

方药：乌梅丸。方中乌梅酸涩，可涩肠止泻；黄连、黄柏苦寒，能清热燥湿止泻；附子、干姜、桂枝、花椒、细辛皆属于温热之品，可以温肾暖脾而助运化；人参、当归益气补血而扶正。诸药合用，共奏温中补虚，清热燥湿止泻之功。

口干口苦明显，胃脘灼热者去花椒、干姜、附子，加栀子、生石膏；湿邪内阻，腹满后重者去党参，加藿香、佩兰、厚朴；腹痛恶寒者去黄连，加荔枝核、小茴香。

（二）其他疗法

1. 针灸疗法　取足三里、三阴交、天枢、中脘、关元、神阙、上下巨虚为主穴，根据症型不同肝郁加肝俞、行间、太冲；脾肾阳虚加肾俞、命门。其中神阙用灸法，一日1次，每次用艾条悬灸30分钟；其余穴位用针法，每日用一次，每次留针30分钟，实证用泻法，虚证用补法，留针期间根据寒热虚实不同选用不同手法，可以配合背俞穴行火罐疗法。

2. 耳针　取交感、神门、皮质下、肝、脾、大肠、小肠、肾上腺等穴。贴穴针刺均可。

3. 敷脐疗法

（1）食盐炒热，装于布袋中敷肚脐或直接填敷于肚脐上，对虚寒型腹痛有良好效果。

（2）吴茱萸适量研末敷脐，一日1次，治疗久泻。

4. 物理治疗　腹部以热水袋或热毛巾热敷，可以减轻胃肠痉挛引起的腹痛；另外，对腹部进行轻柔地按摩、温水沐浴等对本病均有一定的帮助。

（三）常用中成药

1. 逍遥丸，每次 8 丸，每日 3 次，用于肝郁脾虚型。

2. 香砂六君子丸，每次 6～9 g，一日 2～3 次，用于脾虚气滞型。

3. 参苓白术丸，每次 6～9 g，一日 2～3 次，用于脾胃虚弱型。

4. 附子理中丸，每次 1 丸，一日 1～2 次，用于脾胃虚寒型。

5. 乌梅丸，每次 1 丸，一日 1～2 次，用于寒热错杂型。

二、西医治疗

（一）一般治疗

1. 心理治疗　首先告诉患者通过检查分析已排除器质性疾病，而确诊为肠易激综合征（IBS）。科学准确说明疾病的性质和预后，是一种良性的功能性疾病，经过治疗调理是完全可以治愈的，纠正患者曲解的认知，达到正确认知自己的病情，树立胜病信心。通过与患者的交流，分析暴露其与 IBS 发病有关的心理机制，阻断心理因素与临床症状之间的恶性循环，调整患者的情绪和行为，建立合理规律的生活方式，以改善患者的临床症状和生活质量。

2. 饮食治疗　由于个体对进餐所产生的复杂反应存在差异，患者大脑皮质对食物的色、香、味等都能诱发胃肠道反应，因此，应建议患者对饮食种类进行认真评估，尽量避免能使自己产生胃肠不适的食物。一般应避免过量的脂肪及刺激性食物如咖啡、浓茶、酒精等的摄取，对某些食物明显不耐受者，必须禁食该食物。关于饮食中纤维素含量问题，应根据病情需要和个体反应情况来确定。

（二）药物治疗

1. 胃肠解痉药　钙通道阻滞药适用于治疗腹泻为主型或痉挛性便秘的患者，常用的有匹维溴胺（为选择性作用于胃肠道平滑肌的钙通道阻滞药），每次 50 mg，一日 3 次，饭后口服。还有奥替溴胺，每次 40 mg，一日 2～3 次，饭后口服。

2. 胃肠促动药　适用于腹胀、胀气和慢通过型便秘的患者，常用有西沙比利和莫沙比利，每次 5～10mg，一日 3 次，饭前口服。

3. 泻药　对以便秘为主导型的患者可以酌情使用泻药，但不宜长期使用，一般建议使用作用温和的泻药以减少不良反应和药物依赖性，慎用刺激性泻药和高渗性泻药。常用的泻药有容积性泻药，如纤维素类，渗透性轻泻药如乳果糖或山梨醇等也可以选用。

4. 止泻药　可用于以腹泻为主导型的患者，如洛哌丁胺，每次 2 mg，一日 3～4 次，或复方苯乙哌啶，每次 2.5～5.0 mg，一日 3～4 次，均口服。如为轻症的适宜选用吸附药如蒙脱石等，止泻药均不宜长期使用。

5. 多离子通道调节药　此类药物可直接作用于细胞膜多离子通道，对平滑肌运动具有双向调节作用，故适用于腹泻型和便秘型的患者，可以选用马来酸曲美布汀，每次

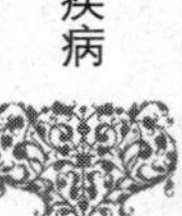

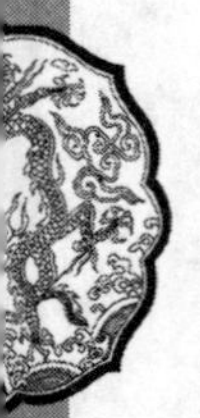

100 mg，一日 3 次，口服。

6. 抗抑郁症药　对于腹痛症状较重者，或伴有精神症状、反复发作者，可试用小剂量抗抑郁症药，以三环类较为常用，如阿米替林，10 ~ 25 mg，一日 2 ~ 4 次，或氟西汀，20 mg，一日 2 ~ 4 次，均口服，且宜从小剂量开始，注意药物的不良反应。

7. 胃肠微生态制剂　可以纠正肠道菌群失调，对腹泻、腹胀有效，适用于伴有肠道菌群失调的患者。

【临床思路】

肠易激综合征属于中医腹痛、泄泻、便秘范畴，以胃脘部以下，耻骨毛际以上的部位发生疼痛，及腹泻、便秘或腹泻便秘交替发作为主要表现，多伴有腹胀、消化不良、恶心、呕吐、上腹部烧灼样痛及焦虑、抑郁、情绪激动紧张等精神症状。是临床上常见的消化系统疾病之一。本病以情志失调，脾胃虚弱为主要病因，病变主要发生在肝、脾、肾。病机主要是肝脾气机失调，大肠传导失常，日久及肾，形成肝、脾、肾、肠、胃等脏腑的功能失调。本病寒热虚实夹杂，用辨证论治这一中医独特的理论体系需辨明虚实、寒热、气血、兼夹的主次及相互关系，在临床上中医治疗肠易激综合征取得了确切的临床效果。在此讨论肝郁脾虚者的中医中药治疗。

肝主疏泄，其疏可以使气通而不滞；其泄可以使气散而不郁。肝的疏泄功能正常，则气的运动疏散通畅，血的运行和津液的输布也随之而畅通无阻，经络通利，脏腑功能也正常和调。肝的疏泄功能正常，全身气机疏通畅达，有助于脾升胃降和二者之间的协调。若肝失疏泄，无以助脾之升散，从而引起“木不疏土”的病理变化，可见精神抑郁，胸胁胀满，腹胀腹痛，泄泻便溏等症。另一方面，若脾胃升降逆乱，气失调畅，亦可导致肝气郁结，从而导致肝木乘脾、肝胃不和。这类病人一般多有焦虑、抑郁、忧思、恼怒或情绪激动紧张等情志失调病史，由于气机不利，肝失条达，横逆侮脾，故见腹部胀满疼痛，或疼痛走窜不定，连于两胁，腹痛即泻，泻后痛减，多伴有嗳气、食少、矢气频作，舌边红，舌苔薄白，脉弦，治疗上宜以舒肝调脾，理气止痛为法。由于本病与情绪紧张有密切关系，而情志活动除了与心关系密切之外，亦与肝的疏泄功能密切相关。正常的情志活动，主要依赖于气血的正常运行，而肝主要通过疏泄、调畅气机，促进血液运行的生理功能来影响情志活动。除此之外，肝气对中焦气机亦有重要影响，加之中焦气机郁滞反过来也可以影响肝气的疏泄，故临床上肠易激综合征患者无论有无明显肝失疏泄表现，均可以酌加舒肝解郁调气之品，以疏肝气，调和脾胃。临床上根据症状选用不同的理气药，常用的有木香、枳实、枳壳、陈皮、香附、青皮、佛手、紫苏梗、柴胡等。需要注意的是，大部分理气药因其辛散苦泄，疏散之力较强，久用易于耗气伤阴，故必须严格控制用量及用药时间，不宜大量及长期服用。

【预后与转归】

体质好，病程短，正气尚足者预后良好；体质较差，病程较长，正气不足者预后较差；身体日渐羸瘦，正气日衰者难治。便秘日久，大便干燥过度努挣，可以引起肛裂、痔疮；慢性久泻脏气亏虚，病情缠绵，难取速效，少数病人反复泄泻，导致脾虚中气下陷，可见纳呆、小腹坠胀、消瘦、甚至脱肛等证；若久泻脾虚及肾，脾肾阳虚，则泄泻无度，病情趋向危重。

大部分肠易激综合征的患者经过适当治疗后能收到暂时的效果，其中一部分患者可以获得持久的缓解。由于该病为慢性病，病程较长，很容易掩盖新发生的肠道恶性病变。为此，医者应该随时提高警惕，注意对并发器质性病变，应早期发现与治疗。

【预防与调护】

肠易激综合征多与情志不遂有关，一般在情绪激动、紧张、焦虑、抑郁、恐惧及思想负担过重等因素影响下发病，因此，在预防上要重视对精神的调摄，保持心情开朗，精神愉快，避免精神刺激，消除紧张情绪，保持乐观是预防、治疗本病的关键。另外，要注意饮食有节，少食肥甘厚腻及辛辣醇酒等刺激性饮食，尽量避免泻药及各理化因素对肠道刺激。饮食定量，不过饥过饱，养成良好的生活习惯。适当参加文体活动，积极锻炼身体，增强体质，提高机体对疾病的抵御能力，预防疾病的发生发展。

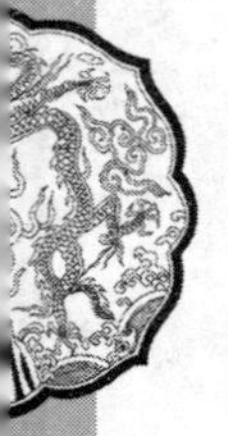

第九章　慢 性 腹 泻

腹泻是一种常见症状，是指排便次数增多（>3 次/日），粪质稀薄，水分增加（含水量>85%），每日排便量超过 200 g，可伴有黏液、脓血，或含未消化食物，常伴有排便急迫感及腹部不适，或肛门不适、失禁等症状。慢性腹泻（chronic diarrhea）指病程至少在 4 周以上，常超过 6~8 周，或间歇期在 2~4 周内的复发性腹泻。

慢性腹泻属于中医的“泄泻”范畴。

【病因病理】

一、西医病因病理

慢性腹泻的病期在 6~8 周以上，常表现为脂肪泻、水泻或炎症性腹泻，病因比急性腹泻更复杂。

（一）病因及发病机制

1. 肠道感染性疾病　慢性阿米巴痢疾、慢性细菌性痢疾、肠结核、梨形鞭毛虫病、肠道念珠菌病等常引起慢性腹泻。这是因病原体引起肠黏膜炎症，渗出大量的黏液和脓血，导致腹泻。

2. 肠道非感染性炎症　如炎症性肠病（克罗恩病和溃疡性结肠炎）、放射性肠炎、缺血性结肠炎、尿毒症性结肠炎。这些疾病可引起肠黏膜充血、水肿、出血，甚至发生溃疡、坏死，而致腹泻发生。

3. 肿瘤　如大肠癌、结肠腺瘤病（息肉）、小肠恶性淋巴瘤、胃泌素瘤、类癌、血管活性肠肽瘤等。可分泌血管活性肠肽，刺激肠黏膜分泌大量的黏液，或癌肿本身的溃疡、糜烂、出血，均可引起腹泻。

4. 小肠吸收不良

（1）原发性小肠吸收不良：如热带性口炎性腹泻，成人乳糜泄。

（2）继发性小肠吸收不良：①消化不良（胰消化酶缺乏，如慢性胰腺炎，胰腺癌，胰瘘等）；②双糖酶缺乏，如乳糖不耐受症等；③胆汁排出受阻和结合胆盐不足，如肝外胆管梗阻、肝内胆汁淤积等；④小肠吸收面积减少［小肠切除过多（短肠综合征）等］；⑤小肠浸润性疾病（Wipple 病、系统性硬化症等）。这些疾病主要可致小肠黏膜的萎缩，吸收面积的减少，或某些酶、胆汁的缺乏，主要引起对脂肪的吸收障碍，而多发生脂肪泻。

5. 动力性腹泻　肠蠕动紊乱（多数为加速）引起，如肠易激综合征、胃大部分切除术后、迷走神经切断后、部分性肠梗阻、甲状腺功能亢进、肾上腺皮质功能减退症等。可引起肠蠕动增快，致使应在肠道吸收的物质不能被吸收，而发生腹泻。

6. 药源性腹泻　泻药如酚酞、番泻叶等；抗生素如林可霉素、克林霉素等；降压药如利血平、胍乙啶等；肝性脑病用药如乳果糖、山梨醇等。这些药物，可使肠腔内渗透增加，影响水的吸收，肠内容积增大，使肠管扩张，肠蠕动加速，而发生腹泻。

（二）病理和病理生理

正常人每24小时有大量液体和电解质进入小肠，约9 L以上，主要由小肠吸收，而随粪便排出体外的水分不到200 ml，这是水在肠道分泌和吸收过程动态平衡的结果，如平衡失调，每日肠道内只要增加数百毫升水分足以引起腹泻。从病理生理角度，可将腹泻分为：肠腔内存在大量不能吸收、有渗透活性的溶质；肠腔内电解质的过度分泌；炎症所致病理渗出物大量渗出；肠道运动功能失调而致肠蠕动亢进。据此可将腹泻分为渗透性、分泌性、渗出性和胃肠道运动异常等4种类型。

二、中医病因病机

1. 感受外邪　六淫之邪，能使人发生泄泻，其中以寒湿暑热等引起的较为多见。脾喜燥而恶湿，湿邪最能引起泄泻，其他寒邪或暑热之邪，除了侵袭皮毛肺卫之外，也能直接影响于脾胃，使脾胃功能障碍，而引起泄泻，但仍多与湿邪相兼为病。

2. 饮食所伤　饮食不节，宿食内停；或过食肥甘，呆胃滞脾；或多食生冷，误食不洁之物，损伤脾胃，大肠传导失职，升降失调，而发生泄泻。

3. 情志失调　平素脾胃虚弱，复因情志影响，忧思恼怒，精神紧张，以致肝气郁结，横逆乘脾，运化失常，而成泄泻。

4. 脾胃虚弱　脾主运化，胃主受纳，若因长期饮食失调，劳倦内伤，久病缠绵，均可导致脾胃虚弱，不能受纳水谷和运化精微，水谷停滞，清浊不分，混杂而下，遂成泄泻。

5. 肾阳虚衰　久病之后，损伤肾阳，或年老体衰，阳气不足，脾失温煦，水谷运化失常，而致泄泻；此外，肾司开阖，开窍于前后二阴，为胃之关，关门不固亦可致泄。

泄泻的病变主要在脾胃与大小肠。其致病原因，有感受外邪、饮食所伤、七情不和及脏腑虚弱等，但主要关键在于脾胃功能障碍。慢性泄泻多与脾虚生湿，健运无权，或在脾虚基础上，肝气乘脾，或肾阳虚而不能助脾腐熟水谷所致，病属虚证或虚实夹杂证。

总之，脾病湿胜是导致本病发生的重要因素。外因与湿邪关系最为密切，湿邪侵入，损伤脾胃，运化失常，即所谓“湿胜则濡泄”，内因则与脾关系最为密切，脾失健运，水谷不化精微，湿浊内生，混杂而下，发生泄泻；肝肾所引起的泻泄，也多在脾病的基础上产生。脾病失运，可造成湿盛，而湿盛又可影响脾的运化，故脾病与湿盛是相互影响的。

【临床表现】

慢性腹泻主要是指病程6～8周以上，以大便次数增多，粪质溏稀，甚至泻如水样，或夹有黏液，可有腹痛腹胀，且便后减轻，部分患者或有发热消瘦，主要的体征可有腹

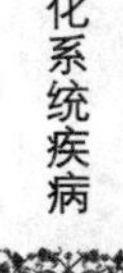

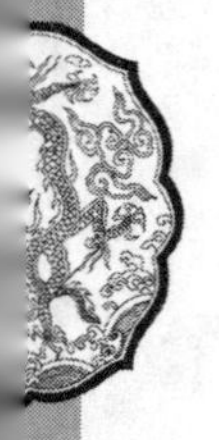

部压痛，或肠鸣音活跃。

【实验室与其他检查】

1. 粪便检查　粪便常规检查可发现出血、吞噬细胞、白细胞、原虫、虫卵、脂肪滴、未消化食物等。粪便培养可发现致病微生物，如弯曲杆菌属、沙门菌属、志贺菌属、艰难梭菌属等，通常水样便培养不易获得阳性结果。必要时行粪便电解质浓度和24小时排量测定，粪便渗透压和血浆－粪便溶质差测定，及粪便滤液pH测定。

2. 血液检查　血常规和生化检查了解有无贫血、白细胞增多以及电解质和酸碱平衡情况。

3. 小肠吸收功能试验

（1）粪脂测定：粪脂量超过正常时反映小肠吸收不良，可因小肠黏膜病变，小肠内细菌过度生长或胰腺外分泌不足等原因引起。

（2）D－木糖吸收试验：阳性者反映空肠疾病或小肠细菌过度生长引起的吸收不良。在仅有胰腺外分泌不足或仅累及回肠的疾病，木糖试验正常。

（3）维生素 B_{12} 吸收试验：在回肠功能不良或切除过多，小肠细菌过度生长及恶性贫血时，维生素 B_{12} 尿排泄量低于正常。

（4）胰功能试验：功能异常时表明小肠吸收不良由胰腺疾病引起。

（5）呼气试验：氢呼气试验，诊断乳糖或其他双糖吸收不良，小肠内细菌过度生长或小肠传递过速有价值；^{14}C－甘氨酸呼气试验，在回肠功能不良或切除过多及小肠细菌过度生长时，肺呼出的 ^{14}C 标记的 CO_2 和粪排出的 ^{14}C 标记的 CO_2 明显增多。

（6）乳糖耐量试验：给50 g乳糖，测定2小时血糖浓度，正常人应提高1.1 mmol/L（20 mg/dl），乳糖酶缺乏者低于此值。

4. 血浆激素和介质测定　对分泌性腹泻的诊断有重要或决定性意义。包括血浆活性肠肽（VIP瘤）、促胃泌素（Zollinger－Ellison综合征）、5－羟色胺、P物质、组胺、降钙素（甲状腺髓样癌）、甲状腺激素（甲状腺功能亢进症）、尿5－羟吲哚乙酸（类癌）等。

5. X线检查　根据病情需要，选择腹部平片、X线钡餐、钡灌肠等检查。可以观察胃肠道黏膜的形态，胃肠道肿瘤，小肠的吸收分泌功能状态，胃肠动力功能，胆石、胰腺或淋巴结钙化。CT和选择性血管造影检查以发现原发和转移瘤。

6. 内镜检查　结肠镜检查和活检可以发现结肠肿瘤、炎症性肠病、放射性肠炎、缺血性肠炎和肠道特异性炎症等。小肠镜可观察十二指肠和空肠近端病变并做活检。怀疑胆道和胰腺疾病时，经内镜逆行胰胆管造影（ERCP）有重要价值。

7. B型超声显像　为无创伤和无放射性检查，怀疑肝胆胰的病变，应优先采用。

8. 小肠黏膜活组织检查　某些寄生虫，如贾第虫属、类圆线虫等感染大便中难以检测到病原菌，弥漫性小肠黏膜病变，如热带口炎性腹泻、乳糜泻、Whipple病、弥漫性小肠淋巴瘤等，可经口插入小肠活检管吸取小肠黏膜做病理检查以帮助诊断。

【诊断与鉴别诊断】

一、诊断要点

（一）西医诊断

多数慢性腹泻患者只需根据病史、体征及必要的实验室检查等可明确诊断，但对于常规检查不能确诊者，为进一步明确引起腹泻的病因，当结合患者的特点作出选择。同时在对腹泻患者进行诊断时，当详细了解患者以下几点情况：

1．年龄、性别、籍贯、职业等一般资料　乳糖酶缺乏和先天性氯泻多从儿童期起病；功能性腹泻、溃疡型肠结核和炎症性肠病多见于青壮年；结肠癌多见于男性老年人；甲状腺功能亢进症多见于女性；血吸虫病见于流行区的农民和渔民等。

2．排便情况与腹痛性质　病变在直肠和（或）乙状结肠的患者多有便意频繁和里急后重，每次排粪量少，有时只排出少量气体和黏液，粪色较深，多呈胶胨状，可混有血液，如有腹痛，多为持续性，位于下腹或左下腹，便后可稍减轻。小肠病变的腹泻无里急后重，粪便稀烂成液状，色较淡；慢性胰腺炎和小肠吸收不良者，粪呈油腻状，多泡沫，含食物残渣，有恶臭。肠结核和肠易激综合征常有腹泻与便秘交替现象。肠易激综合征的功能性腹泻多在清晨起床后和早餐后发生，每日2～3次，粪便有时含大量黏液。

3．其他症状和体征　慢性腹泻伴发热时，要考虑克罗恩病、溃疡性结肠炎、阿米巴病、淋巴瘤和肠结核等。显著消瘦和（或）营养不良要考虑引起小肠吸收不良的各种疾病、胃肠道癌和甲状腺功能亢进症。有关节炎症状的要考虑溃疡性结肠炎、克罗恩病、Whipple 病。腹块常提示肿瘤或炎性病变，炎性肿块的质地一般比肿瘤软，但压痛较显著。腹部显著压痛常见于结肠炎、结肠憩室炎、克罗恩病和阑尾脓肿等。

4．实验室及其他检查　包括粪便检查、血液检查、小肠吸收功能试验、血浆激素和介质测定、X 线检查、内镜检查、B 型超声显像、小肠黏膜活组织检查等，可帮助诊断。

（二）中医辨病与辨证要点

慢性腹泻相当中医的久泻，病机虚实错杂，临证宜加详辨。

1．辨病要点　慢性腹泻，病程较长，以大便次数增多，粪质变稀为主要表现。粪质或清稀如水，或黄褐黏滞不爽，或臭如败卵。泄泻迁延日久，大便次数相对减少，粪质多溏，可夹有不消化食物或黏液，每因劳倦、受凉、饮食不慎及情志因素而发。本病当与痢疾、霍乱等相鉴别。其鉴别要点，见表4－9－1。

2．辨证要点　泄泻一病，主要根据病人的主要症状、体征、舌象和脉象，并结合起病特点，进行辨证。

（1）辨病位：慢性腹泻病位在脾，与肾肝密切相关。如大便时溏时泻夹有水谷不化，稍进油腻之物，则大便次数增多，面黄肢倦者，多为脾胃虚弱；如平时常感胸胁胀闷，嗳气食少，每因情志郁怒而发作或加剧者，多为肝郁犯脾；如腹泻常发生在黎明之前，伴有腹痛肠鸣，泻后则安，形寒肢冷，腰膝酸软者，多为肾阳虚衰。

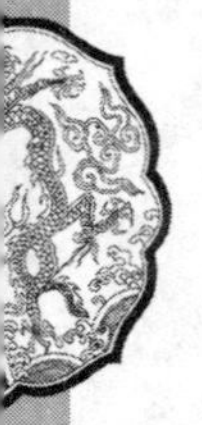

表 4-9-1 泄泻、痢疾与霍乱的鉴别要点

	泄泻	痢疾	霍乱
病位	脾胃与大小肠	肠	肠胃
病机	脾虚湿盛	气血凝滞，脂络受损	感受秽浊时邪，损伤脾胃，升降失常，清浊相混而下
症状	便次增多，粪质变稀，可伴腹痛，腹胀，肠鸣	腹痛、里急后重，下痢赤白脓血为主	起病急骤，卒然发作，上吐下泻，腹痛或不痛为特征，可伴有皮肤弛皱，目眶凹陷等
治疗	重在健脾化湿	重在调气行血	重在辟秽泄浊

（2）辨寒热虚实：一般而言，粪质清稀如水，腹痛喜温，畏寒，完谷不化，手足欠温者，多属寒证；如粪便黄褐而臭秽，肛门灼热，泄下急迫，小便短赤，口渴喜冷饮者，多属热证；脘腹胀满，腹痛拒按，泄后痛减，小便不利者，多为实证；腹痛不甚，腹痛喜按，小便利，不渴者，多属虚证。黄白腻苔属湿热，白润腻苔属寒湿，舌质淡嫩属阳虚，舌质淡嫩而见黄白腻苔者为虚寒夹湿热之象。

二、鉴别诊断

引起慢性腹泻的疾病有很多，在此仅介绍最常见的三种：

1. 慢性非特异性溃疡性结肠炎　好发于中青年，病变主要侵犯直肠、乙状结肠及降结肠，也可侵犯右半结肠。其粪便呈糊状或稀便，常混有黏液脓血，重者仅排出黏液脓血而无粪质。常伴有腹痛，里急后重等症状。少数病例可有关节痛、杵状指等症状。结肠镜可见：黏膜多发性溃疡，伴充血、水肿，病变多从直肠开始，且呈弥漫性分布；黏膜粗糙呈细颗粒状，血管模糊，质脆易出血；病变反复发作者可见假息肉，结肠袋消失，肠壁增厚等表现。黏膜活组织学检查呈炎性反应，同时可见糜烂、溃疡、隐窝脓肿、腺体异常排列、杯状细胞减少及上皮变化。X 线钡剂灌肠可见：黏膜皱襞粗乱或有细颗粒变化；多发性浅龛影或小的充盈缺损；肠管缩短，结肠袋消失呈管状。

2. 克罗恩病　好发于青壮年，病变可侵及全消化道，但多见于回肠末端及其相邻近的盲肠、升结肠。腹泻的特点为每日大便 3～6 次不等，多为糊状或稀便，少有黏液脓血。右下腹常有压痛，有时右下腹可扪及包块。少数病人可有关节炎等肠外表现。肠镜可见跳跃式分布的纵行或匍行性溃疡，周围黏膜正常或增生呈鹅卵石样，或病变活检有非干酪样坏死性肉芽肿或大量淋巴细胞聚集。X 线表现有胃肠道的炎性病变如裂隙状溃疡、鹅卵石征、假性息肉、多发性狭窄等。

3. 肠结核　多见于青少年和壮年，女性多于男性。本病的好发部位是回肠末端或右半结肠。腹泻是溃疡型肠结核的主要症状，常与便秘交替出现，腹泻特点为粪便呈糊状或水样、每日 3～5 次不等，重者可达 10 次以上。常伴有发热盗汗等结核中毒症状。结肠镜检查可看到溃疡或增生性病变，活检若发现结核性病变（干酪性肉芽肿）则可确诊。X 线钡剂检查可见回盲部有激惹、钡剂充盈缺损或狭窄等征象。结核菌素试验阳性，抗结核治疗 6 周后病情改善。

肠结核与克罗恩病鉴别诊断较为困难，尤其是与增生性肠结核的鉴别诊断非常困难，有时需手术探查，必要时可试行抗结核诊断性治疗。

【治疗】

一、中医治疗

慢性腹泻临床表现错综复杂，辨证时要首先区别寒热虚实，但病变过程中往往出现虚实兼夹，寒热互见，故而辨证时，应全面分析。在治法上，《医宗必读》提出治泄九法：淡渗、升提、清凉、疏利、甘缓、酸收、燥脾、温肾、固涩，在临床上可灵活使用。

（一）辨证论治

1. 寒湿困脾

主要证候：大便清稀或如水样，腹痛肠鸣，脘闷食少，舌质淡，舌苔薄白，或白腻，脉濡缓。

治法：温脾散寒，芳香化湿。

方药：藿香正气散。方中藿香辛温散寒，芳香化湿，是为主药；白术、茯苓健脾除湿；陈皮、厚朴、大腹皮理气消满，疏利气机；紫苏、白芷解表散寒；半夏曲醒脾燥湿；桔梗宣肺利膈，甘草大枣和中。本方既能散寒，又能化湿除满，健脾宽中，调理脾胃，使湿浊内化，脾胃功能得到恢复，而泄泻自止。

兼有表证者可加荆芥、防风，但中病及止，不可过汗；湿邪偏重，无表证者，症见胸闷腹胀尿少，肢体倦怠，苔白腻者，可用胃苓汤；寒湿化热者，去大枣，加黄连、黄芩、葛根；气虚者，加党参，山药；脾肾阳虚者，加附子、干姜。

2. 湿热蕴脾

主要证候：腹泻腹痛，泄下急迫，肛门灼热，泄下不爽，粪色黄褐而恶臭，烦热口渴，小便短赤，舌质红，舌苔黄腻，脉濡数或滑数。

治法：清热利湿，升阳止泻。

方药：葛根芩连汤。方中黄芩、黄连苦寒清热燥湿；葛根解肌清热，升清止泄，甘草甘缓和中，调和诸药。

湿邪偏重，症见胸腹满闷，口不渴，或渴不欲饮，舌苔微黄厚腻，脉濡缓，可合平胃散；夹食滞者宜加神曲、麦芽、山楂；夏季盛暑之时，证见泻泄如水，自汗面垢，烦渴尿赤，可加藿香、香薷、扁豆衣。

3. 脾虚食积

主要证候：腹痛肠鸣，大便溏薄，有腐臭气，排便不爽，伴有不消化食物，脘腹痞胀，纳少嗳腐，舌淡，苔腐或厚腻，脉弦缓。

治法：消食导滞，补脾健胃。

方药：保和丸。本方以消食导滞为主，并能和胃除湿，方中山楂、神曲、莱菔子消导食滞，宽中除满为主药；佐以陈皮、半夏、茯苓和胃祛湿；连翘以消食清郁热。

腹胀重者，加槟榔、枳壳、木香、厚朴；呕吐加白豆蔻、砂仁；大便不爽加槟榔；

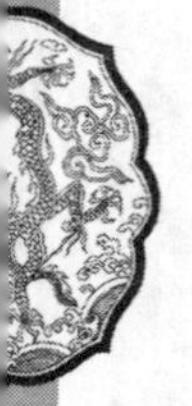

食积化热，舌苔黄腻者，加黄连；脾虚明显者，可用健脾丸。

食滞者多损伤中气，气虚者每易食滞，食滞者宜消，气虚者宜补，若只健脾则愈补愈泄，必致气机不利，已滞之邪不得去，反之，单消不补，则正气愈虚，积滞难下，所以当消补兼施，避免闭门留寇。治疗同时当节制饮食。

4. 肝郁脾虚

主要证候：素有胸胁胀闷，嗳气食少，每因抑郁恼怒或情绪紧张之时，发生腹痛腹泻，伴有腹部下坠感，舌淡红，脉弦缓无力。

治法：抑肝扶脾，调理气机。

方药：痛泻要方。方中白术健脾补虚；白芍养血柔肝；陈皮理气醒脾；防风升清止泄。

久泄不止者，宜加酸收之品，加重白芍用量，并加少许石榴皮、乌梅、木瓜等；便秘与泄泻交替者，加木香、砂仁；胃中吞酸嘈杂者，加黄连、吴茱萸。

本证情志诱发最为关键，平素应注意心理治疗，辅助药物治疗。

5. 脾胃亏虚

主要证候：大便时溏时泄，水谷不化，稍进油腻之物，则大便次数增多，饮食减少，脘腹胀闷不舒，面色萎黄，肢倦乏力，舌淡苔白，脉细弱。

治法：健脾益气，渗湿止泻。

方药：参苓白术散。方中用四君子汤以健脾益气为主，山药、白扁豆、莲子肉、砂仁、薏苡仁、大枣以健脾和胃，化湿止泻。桔梗为使，载药上行。

形寒肢冷，脉沉迟，腹部冷痛，为脾阳不振，加炮姜、肉豆蔻；中气下陷，见气短少力，大便滑脱不禁，甚则肛门下坠或脱肛者，加黄芪、升麻、柴胡。

本证兼外感时，当标本兼顾，使扶正不留邪，祛邪不伤正。

6. 肾阳亏虚

主要证候：泄泻多在黎明之前，腹部作痛，肠鸣即泄，泄后则安，形寒肢冷，腰膝酸软，舌淡苔白，脉沉细。

治法：温肾健脾，固涩止泄。

方药；四神丸。方中以补骨脂补肾阳；吴茱萸、肉豆蔻温中散寒；五味子涩肠止泄。

年老体弱，久泄不止，中气下陷，宜加黄芪、党参、白术，或合桃花汤；有血瘀者可用桂枝汤加当归、川芎、赤芍；肾泄为五更泄，但“五更泄”并不都是肾泄，如酒食积滞者，亦常在黎明之前即大便，但便下溏垢或夹有粪块，而无肾阳虚衰之征；此外，“五更泄”，应在睡前服药，若离腹泻时间较长，效果不佳。

（二）其他治法

1. 灌肠疗法　先排空大便，用约 37.0～37.5 ℃的中药约 150 ml 保留灌肠，以 10～20 天为一疗程，常用的灌肠用药：白及、黄柏、黄芩、苦参、地榆、白矾或锡类散加味，并根据证候特点加减，如脾虚加黄芪，湿热加黄连等。

2. 脐疗　包括“填脐”、“敷脐”等法，寒湿腹泻可用石菖蒲、吴茱萸、胡椒研末；湿热腹泻可选用六一散、车前子研末；伤食腹泻用焦山楂、神曲、莱菔子研末；脾肾阳虚用肉桂、干姜末；滑泻不止用五倍子、石榴皮研末。依据病情可选用水、酒、醋调敷。脐疗用药后宜用热水袋加温片刻，以图迅速发挥药效；换药前应将脐眼洗净擦干，2~3小时后再上药；酒、醋等赋型剂有刺激性，如发现脐孔发红，糜烂应及时停药。

3. 针灸　取脾俞、中脘、梁门、天枢、足三里等穴。肾泄配命门、关元。针用补法，中脘、天枢、关元、命门等皆可用灸法，以温运脾肾阳虚。脾虚配脾俞、关元，肝郁配肝俞、行间；肾虚配命门、肾俞。腹泻特效穴：足外踝最高点之下，赤白肉际交界处，将艾柱或艾条点燃后，温和灸，左右两穴每次各灸15分钟，日灸2次。

二、西医治疗

（一）病因治疗

1. 抗感染　适用于志贺菌属、沙门菌、弯曲杆菌、大肠杆菌等所致的腹泻的常用药物，有复方新诺明，每次1~2片，一日2~3次，口服，首剂加倍。喹诺酮类（诺氟沙星、氧氟沙星、环丙沙星），氧氟沙星每次100 mg，一日2~3次，口服；艰难梭菌感染可用甲硝唑或万古霉素，甲硝唑每次0.2~0.4 g，一日3~4次，口服。肠结核应三联或四联抗结核治疗。阿米巴痢疾可选用甲硝唑；炎症性肠病可选用柳氮磺胺吡啶或5-氨基水杨酸制剂，如美沙拉嗪、柳氮磺胺吡啶开始每次0.5~1 g，一日3~4次，如无反应可逐渐增至每次1~1.5 g，每日3~4次。待症状好转后再减为维持量，每次0.5 g，一日4次。美沙拉嗪：溃疡性结肠炎，每次1.0 g，一日4次，维持治疗剂量为每次0.5 g，一日3次；克罗恩病，每次1.0 g，一日3~4次，儿童：每日20~30 mg/kg。

2. 其他　乳糖不耐受症不宜用乳制品，成人乳糜泻应禁食麦制品（包括大麦、小麦、燕麦和裸麦）。慢性胰腺炎应补充多种消化酶。因服药所致的腹泻应及时停用有关药物。消化道肿瘤可手术切除或化疗。生长抑制素，如奥曲肽可抑制肿瘤分泌激素，可用于类癌综合征及神经内分泌肿瘤引起的腹泻。

（二）对症治疗

1. 纠正水电解质平衡紊乱　有脱水者应补充液体，轻症用口服补液，病情较重者应静脉补液。根据脱水的性质和血清电解质状况补充氯化钠、氯化钾。有酸碱平衡紊乱者应及时纠正。

2. 纠正营养失衡　根据病情可以补充维生素、氨基酸、脂肪乳剂等营养物质。有缺铁、缺钙者亦应及时补充。

3. 黏膜保护药　硫糖铝、思密达等有黏膜保护作用，可用于感染性或非感染性腹泻，可口服亦可灌肠。

4. 微生态制剂　可以调节肠道菌群。常用制剂有双歧三联活菌每次420 mg，一日3次。复方谷氨酰胺肠溶胶囊每次2粒，一日3次。

5. 止泻药　有活性炭、氢氧化铝凝胶、复方地芬诺酯、洛哌丁胺等。氢氧化铝凝胶（含氢氧化铝3.6%~4.4%），每次4~8 ml，一日3次，饭前1小时和睡前口服。复方地芬诺酯，每次2.5~5 mg，一日2~4次，至腹泻被控制时，应即减少剂量；洛

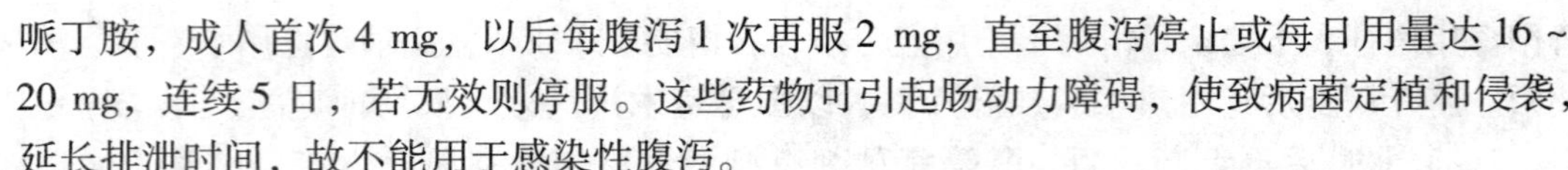
哌丁胺，成人首次4 mg，以后每腹泻1次再服2 mg，直至腹泻停止或每日用量达16～20 mg，连续5日，若无效则停服。这些药物可引起肠动力障碍，使致病菌定植和侵袭，延长排泄时间，故不能用于感染性腹泻。

6. 止痛药　654－Ⅱ、普鲁本辛等具有解痉作用，可用于缓解疼痛症状。654－Ⅱ，每次10 mg，一日2～3次；普鲁本辛，每次15～30 mg，一日3～4次，餐前或睡前服，但青光眼、前列腺肥大者慎用。严重炎症性肠病患者中可诱发巨结肠，亦应慎用。

【临床思路】

慢性腹泻属于中医久泻范畴，以便次增多，粪质稀薄为主要特征，可伴有腹痛、腹胀等表现。是临床常见的消化系统疾病之一。病因病机以感受外邪，饮食所伤，七情不和及脏腑虚弱等，而致脾胃功能失常，水谷不化精微，湿浊内生，混杂而下，发生泄泻；脾病造成湿盛，而湿浊又易困脾，因此脾病与湿胜相互影响，互为因果，若进一步发展则损伤脾肾阳气，而致脏腑衰弱，病情缠绵，经久不愈。在治疗上以辨证论治为主，着重于寒热虚实的辨证。在此讨论脾胃亏虚者的中医中药治疗。

脾胃虚弱者，宜健脾益气。慢性腹泻以脾胃功能障碍为主要病机，脾胃为仓廪之官，在体为肉，开窍于口，脾主运化，输布水谷精微，脾胃表里相合，共司升清降浊。而小肠受盛胃中水谷，主转输清浊，清者输于各部，浊者渗入膀胱，下注大肠，大肠传送糟粕，以排出体外。脾胃受损，脾虚运化不及，胃失受纳腐熟，水谷停滞，清浊不分，混杂而下，发为泄泻；脾虚健运失职，则饮食减少，稍进油腻之物，则大便次数增多；脾虚湿阻，气机不畅，故脘腹胀闷不舒；脾胃虚弱，气血来源不足，故见面色萎黄，肢倦乏力，舌淡，苔白，脉细弱；久病及肾，脾肾阳虚可见肠鸣水泻，腹中冷痛，四肢不温，脉沉细。因此对于有脾胃虚弱表现者，临床当加用健脾益气升阳之品，常用的药物有葛根、升麻、苍术、白术等，对于脾肾阳虚者，当补脾益肾，常用药物有炮姜、吴茱萸、附子等。

【转归与预后】

慢性腹泻病程较长，且难治。肝郁、脾虚及肾阳虚泄泻者，病程迁延，经年累月；见目陷皮皱、大便直出无度、手足不温、水谷不入，下泻、呕吐或呃逆，舌红绛无苔，体虚衰而脉洪大者预后不良。泄泻见烦渴引饮、大汗肢冷、面色苍白、脉微欲绝或洪大无根，属危候，多难救治。极少数病人，年老体弱者，久泄不止，造成亡阴亡阳危候。

属炎症性肠病者病程较长，预后一般。肠结核虽然病程较长，但通过系统的积极治疗，能够治愈，属恶性肿瘤引起的，预后极差。

【预防及调护】

注意饮食卫生，勿食馊腐不洁之物，勿过食生冷，或肥甘厚腻，或酒食无度，以防饮食所伤，脾胃功能失调；夏季或梅雨季节，勿贪凉露宿，冒雨涉水，或久卧潮湿之地，以防湿邪入侵；注意情志因素，以防肝郁乘脾；加强锻炼，增强体质。

第十章　慢性肝炎

慢性肝炎（chronic hepatitis）不是一种独立的疾病，而是一组由多种病因所致的临床病理综合征。其特征为肝细胞不同程度的炎症坏死，包括点状、灶性、融合性、桥架性坏死，以及小叶周围及间隔的碎屑样坏死，炎症以淋巴细胞浸润为主，伴有不同程度的肝纤维化。临床表现病毒性轻、重程度差别很大，轻者无临床症候，重者出现肝衰竭。病程在6个月以上。其中慢性病毒性肝炎是我国常见、多发性传染病，近年来有逐渐增加的趋势，成为危害人民健康的慢性病之一。

慢性肝炎属中医“湿阻”、“胁痛”、“黄疸”、“积聚”等范畴。

【病因病理】

一、西医病因病理

（一）病因及发病机制

肝炎的慢性化是病原因素与宿主因素二方面综合作用的结果，后者包括基因易感性/多态性及机体的免疫功能状态。

1. 嗜肝病毒感染　在嗜肝病毒中，乙、丙、丁肝炎病毒（HBV、HCV、HDV）所致的肝炎，慢性化倾向特别明显，而甲型（HAV）、戊型（HEV）肝炎病毒所致的急性肝炎，尚无进展至慢性肝炎的报道。在慢性肝炎中，HBV、HCV、HDV是最常见的病因。HBV所致的急性肝炎，经过急性阶段后，其中10%～15%的病人转化为慢性肝炎。有些隐匿性HBV感染者，长期处于无症状携带者状态，当出现临床表现时，已呈现慢性肝炎组织学特征。HCV感染者的慢性化倾向更胜于HBV感染者，约50%的急性丙型肝炎演变至慢性肝炎，其中经5～8年后，约40%～60%的病人已由慢性肝炎进展至肝硬化；随访输血后急性丙型肝炎15年结束时，32%病人已由慢性肝炎发展为肝硬化。HDV常与其他病毒特别是HBV协同/重叠感染，能加强HBV慢性化倾向、加重其病变的活动度以及加速发展至肝硬化的进程。为此，有学者把HBV、HCV、HDV称为肝炎的慢病毒。

2. 自身免疫因素　各种原因引起的慢性肝炎，都是通过机体免疫反应介导肝损害，免疫功能状态在各类肝炎中起主导作用。

3. 药物性因素　长期持续应用某些特异质肝毒性药物，由于基因多态性关系，生成的毒性/反应代谢产物不能即时清除，它与肝细胞巨分子物质共价连接，构成巨分子复合物，形成新抗原，诱发类似如自身免疫性肝炎（autoimmune hepatitis，AIH）的慢性肝损害。

4. 其他因素　某些毒物、酗酒、代谢异常等均可造成慢性肝炎。

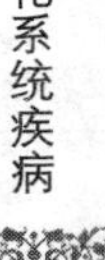

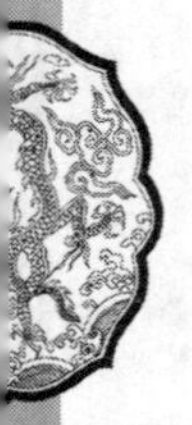

（二）病理和病理生理

慢性肝炎的组织学特征，以肝细胞炎症坏死/凋亡为主，其活动程度从点状、灶状、碎屑样坏死至桥架样、融合性（多小叶）坏死，在炎性坏死的基础上，伴随不定程度的纤维增生；至纤维隔及硬化性结节/假小叶形成时，标志着疾病已进展至肝硬化。

1. 病毒性慢性肝炎（HBV、HCV 或 HBV + HDV）

对于病毒的复制，宿主的免疫功能有三种应答反应：完全免疫反应、免疫耐受及不完全免疫反应，后者是慢性肝炎的重要发病机制。

（1）完全免疫反应：见于成人的急性肝炎。众所周知，HBV 自身并无致肝损害的直接作用，由于病毒的不断复制，感染 HBV 的肝细胞（靶细胞）膜上表达大量的特异性抗原（靶抗原），由此引起机体的免疫反应，细胞毒性 T 细胞（CTL）对靶抗原进行攻击，靶细胞溶解，病毒释放至血中，与保护性中和抗体结合形成复合物后，被吞噬细胞吞噬清除。这种免疫反应能完全彻底地清除病毒，疾病得以自愈，不转化为慢性肝炎。完全免疫反应是机体免疫状态健全的反映。

（2）免疫反应缺失/极度低下：与完全免疫反应相反，即机体对病毒复制及其抗原表达不引起免疫反应，即免疫耐受，主要由于免疫系统发育不成熟或受抑制，缺乏完全免疫反应的条件，故不引起免疫反应。此种情况见于垂直传播的新生儿及青少年、获得性免疫缺陷综合征（AIDs）、白血病以及接受免疫抑制剂治疗的病人，这类病人多呈无症状携带状况，肝组织没有或极少有炎症坏死病变。随着年龄的增长，免疫系统日臻完善，或撤除免疫抑制剂后，可激活免疫系统，引起慢性肝炎的急性发作。

（3）不完全免疫反应：机体有一定的免疫功能，对靶抗原能产生免疫应答，但由于某种免疫缺陷，一次急性发作的免疫反应，并不能完全、彻底地清除病毒，残存的病毒仍可不断复制，导致免疫反应持续存在或反复发作，这是肝炎慢性化最主要的机制。免疫缺陷的相关因素：①免疫系统抗原提呈存在一定缺陷，致敏的淋巴细胞生成不足或功能不全；②遗传性或病毒诱生的干扰素 - α 生成不足，靶细胞不能表达足够的 HLA - I 类抗原，影响 CTL 对靶抗原的识别；③高效、保护性中和抗体生成不足，不能结合血中的病毒颗粒，后者可重新侵入未被感染的肝细胞；④全身病毒的负荷量大，不能通过一次免疫反应被清除；⑤肝外组织细胞亦有病毒复制，成为病毒的储存库，不受肝组织免疫反应的影响。

2. 自身免疫性肝炎（autoimmune hepatitis，AIH）

AIH 是机体免疫系统对自身肝细胞抗原失耐受，产生自身抗体和自身免疫性 T 细胞，从而引起以自身免疫反应为特征的慢性肝损害。自身免疫反应的关键是自身免疫抗原的过度表达，有多种自身免疫抗原成分，其中最主要者有两种：

（1）药酶 P450 系统：现已鉴定出 AIH 病人肝细胞能过度表达肝微粒体药酶 P450 系统中的 3 种自身抗原：①P4502C6：其对应的抗体为抗肝肾微粒体 - 1 型抗体（抗 - LKM - 1）；②P4502C9：其对应的抗体为抗 LKM - 2 型抗体（抗 LKM - 2）；③P4501A2：其对应的抗体为 LKM - 3 型抗体。

（2）人去唾液酸糖蛋白受体（human asiaglycoproteinreceptor，ASGPR）：是人肝细胞特异性脂蛋白的一种成分，88% AIH 病人血清中可检出 ASGPR 抗体。AIH 病人肝活组织学检查，其汇管区周围肝细胞有明显 ASGPR 的表达，伴有碎屑样坏死，并已分离出针对 ASGPR 自身抗原的特异性 T 细胞。

总之，AIH 病人自身抗原过度、持续的表达，是引起自身免疫反应慢性肝损害的始动因素；自身抗原过度表达其机制迄今尚未阐明。

3. 药物性慢性肝炎　基因多态性在药物性慢性肝损害中起重要作用。在一般正常人群中，药物代谢酶（简称药酶）活性呈均匀性、一致性分布，即基因的单一模式或基因单态性。但在个别个体中，偶有 1 种以上的基因模式分布，称为基因多态性，若为一种罕见者，则表现为特异质性。研究最多者是某些芳香胺药物的乙酰化，药酶活性对芳香胺类药物清除较快者，称为快乙酰化，反之则为慢乙酰化，慢乙酰化个体属基因多态性，对异烟肼、肼苯哒嗪代谢物的清除减慢，使毒性/反应性代谢物在肝内蓄积，引起慢性肝损害。其他特异性药物引起的慢性肝炎，均与此有关。

二、中医病因病机

1. 情志抑郁　七情内伤，肝气郁结。肝属木，主疏泄，性喜调达而恶抑郁。若悲哀恼怒，情志不舒，以致肝气抑郁，疏泄失司，气阻络痹，以致胁痛。如《杂病源流犀烛·肝病源流》所言“气郁，由大怒气逆，或谋虑不决，皆令肝火动甚，以致胠胁疼痛”。

2. 肝经湿热　湿邪有内外之分，久卧湿地，湿邪乘虚搏结于胁；或饮食不节，损伤脾胃，脾虚失其健运之能，而致水湿内蕴，日久郁而生热，火热熏蒸，煎熬胆汁，而形成湿热黄疸。

3. 肝阴不足　肝郁日久化火，灼伤肝之阴血，或劳欲过度，肾精亏损，精不化血，水不养木而致肝阴不足，令肝脉失养，不荣而痛，以致阴虚胁痛。如《金匮翼·胁痛统论》所言“肝虚者，肝阴虚也。阴虚则脉细急，肝之脉贯膈布胁肋，阴血燥则经脉失养而痛”。

4. 时邪疫毒　感受时邪疫毒，由表入里，熏蒸肝胆，肝胆失于疏泄，胆汁外溢于肌肤，上注于肝窍，下流于膀胱，故身目小便俱黄，而发黄疸。

5. 气滞血瘀　气滞日久，血运不畅，使瘀血内停，脉络受阻，结而成积块。

6. 饮食内伤　酒食不节，饥饱失宜，损伤脾胃，脾胃失其健运腐熟之职，饮食不能化生水谷精微，反成湿浊痰饮内聚，阻滞气机而为聚证；气滞日久影响血运，形成气滞血瘀，脉络阻滞，而为积证。

慢性肝炎虽与诸多脏腑功能失调相关，但其病位主要在于肝胆；慢性肝炎的发生，乃多种致病因素协同作用的结果，凡外感邪毒，日久不去，或情志抑郁，久而不解，或饮食伤脾，酿生痰浊，或湿热蕴结、瘀血阻络，以及肝阴不足而致络脉失养，以致肝失条达，疏泄不利。其中湿邪阻滞中焦，运化功能减弱，发为“湿阻”；脉络不通或络脉失养，“不通则痛”或“不荣则痛”，发为“胁痛”；疫毒外侵、湿热蕴结，积聚内阻，引发胆汁不循常道，或化源不充、血败不华于色，以致身黄目黄，发为“黄疸”；气滞血瘀而成结聚于腹，发为“积聚”。

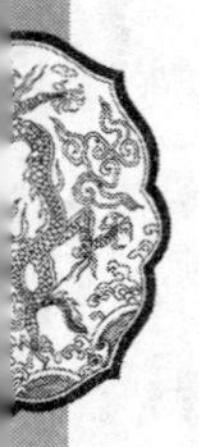

【临床表现】

各种原因引起的慢性肝炎，既有其持异的临床表现，也有其共同的临床表现，其共同的临床表现因肝功能损害的程度不同差异很大，轻者无临床症候，重者则出现肝功能衰竭的相关症候。根据肝功能损害的程度，结合临床症状和体征，分为轻、中、重三度。

1．轻度　病情较轻，有轻度乏力，精神不振，不耐疲劳，食欲不振，腹胀便溏，肝区隐痛，或有胀痛，女子月经不调，情绪易波动，乳房作胀等症。查体：肝脏轻度肿大，质地尚软，表面光滑，边缘有触痛或轻度压痛，肝区有叩击痛，黄疸少见，也有部分病人症状不明显，无任何体征，肝功能正常。

2．中度　病情反复发作，逐渐加重，有神疲乏力，恶心厌油，甚则呕吐，纳差，腹胀便溏，肝区胀痛或刺痛，或隐痛不止，反复黄疸，女子月经紊乱，男子性功能减退，部分病人有肝外表现如关节痛、皮疹、红斑、肾炎、紫癜、皮肤小结节及痤疮等。查体：肝病面容，少许蜘蛛痣，轻~中度肝掌，肝脏肿大，质地中等，有明显压痛、叩击痛，约2/5病例脾脏肿大。

3．重度　病情进行性加重，有明显、持续或反复发作的症状，如精神萎靡，身倦乏力，纳呆腹胀，便溏不爽，肝区刺痛，或胀痛不减，反复黄疸，或腹水，或肢体浮肿，或有出血倾向如鼻衄、皮肤紫癜，甚至上消化道出血。查体：皮肤黄褐或黝黑，唇舌暗紫，蜘蛛痣及肝掌，脾大并排除其他原因，且无门脉高压症者。

除上述条件外，还可参考肝功能的异常程度来判断。凡血清白蛋白≤32 g/L、血清胆红素大于正常上限5倍、凝血酶原活动度60%~40%、胆碱酯酶≤4 500 U/L，4项指标中有任何1项达上述标准者，即可诊断为重度（见表4-10-1）。

表4-10-1　慢性肝炎实验室检查异常程度参考指标

项目	轻度	中度	重度
ALT和（或）AST（1U/L）	≤正常3倍	>正常3倍	>正常3倍
胆红素（μmol/L）	≤正常2倍	>正常2倍~正常5倍	>正常5倍
白蛋白（g/L）	≥35	<35~>32	≤32
A/G蛋白比值	≥1.4	<1.4~>1.0	≤1.0
电泳γ~球蛋白（γGP）（%）	≤21	>21~<26	≥26
凝血酶原活动度（PTA）（%）	≥70	<70~>60	≤60~≥40
胆碱酯酶（CHE）（U/L）	≥5 400	<5 400~>4 500	≤4 500

慢性肝炎若诊治不当，随着病情的进展可发生各种并发症，有时可导致严重的后果，在诊疗过程中应密切观察有否并发症的发生，并注意与原发性疾病的鉴别。现将部分慢性肝炎可能发生的并发症列举如下。

1．胆管炎、胆囊炎　慢性肝炎合并胆系感染会使症状加重，常见右胁疼痛、低热、恶心呕吐、厌油等症。

2. 肾炎　慢性肝炎合并肾炎时，可有浮肿、尿少、腰部胀痛等症，或免疫复合物沉积引起肾小球肾炎。

3. 关节合并症　病变侵犯脊椎（颈、腰）、肩、肘、腕、髋、膝、踝、指（趾）等多个大小关节，受累关节可为单个，也可多个；或对称，或非对称。有游走性疼痛，或持续性的红、肿、热、痛及功能障碍。

4. 结节性多动脉炎　有原因不明的发热、多关节痛、肌痛、皮疹、荨麻疹、中枢性及周围性神经痛等症，还可见高胆红素血症、血尿、氮质血症及嗜酸性白细胞增多症等。

5. 肝衰竭　重度慢性肝炎病情可急剧恶化、临床表现与重症肝炎相似，常发生肝性脑病，上消化道出血，肾功能衰竭及继发感染而死亡。

6. 原发性肝细胞癌　慢性乙型肝炎和慢性丙型肝炎均可并发肝细胞癌，但丙型肝炎并发肝癌的比率明显高于乙型肝炎。

【实验室与其他检查】

1. 谷丙转氨酶（ALT）　轻度慢性肝炎轻微或偶尔升高，中度至重度慢性肝炎中度至高度升高。

2. 谷草转氨酶（AST）　持续升高或明显高于 ALT 值，提示肝实质细胞受损，病情处于活动期，重度慢性肝炎 AST/ALT 比值明显降低。

3. 碱性磷酸酶（ALP）　不具特异性，肝病患者升高反映了胆汁郁积或胆管增殖，重度慢性肝炎升高明显。

4. γ－谷氨酰转移酶（GGT）　其升高反映了肝细胞受损程度及胆汁郁积。

5. 蛋白代谢　轻度慢性肝炎血清的蛋白和球蛋白基本正常，中度及重度慢性肝炎白蛋白下降，球蛋白升高，γ－球蛋白升高明显，严重者白蛋白/球蛋白（A/G）比例倒置。

6. 氨基酸改变　各种慢性肝炎血浆内总游离氨基酸浓度和必需氨基酸浓度增加，支链氨基酸与芳香族氨基酸比例倒置。

7. 抗组织成分抗体检测　中度及重度慢性肝炎可检测到抗组织抗体，如狼疮细胞、抗核抗体、抗线粒体抗体、抗平滑肌抗体及抗肾小球抗体呈阳性反应。

8. 补体检测　中度及重度慢性肝炎补体 C_3 及总补体含量减少，补体升降与病情好转及恶化具有相关性。

9. 血液学变化　慢性肝炎的白细胞、红细胞及血小板随病情的加重而逐渐降低，重度慢性肝炎纤维蛋白原减少，凝血酶原时间延长，凝血酶原活动度逐渐减低。

10. 病毒标志物　慢性病毒性肝炎检测病毒标志物如 HBsAg、HBeAg、HBcAg、HBeAb、HBcAb、抗 HCV、抗 HDV 可呈阳性反应，PCR 法检测 HBV－DNA、HCV－RNA、HDV－RNA 有部分病人呈阳性反应。

11. B 超检查　可供慢性肝炎诊断的参考。轻度慢性肝炎，肝脾无明显异常改变；中度慢性肝炎，可见肝内回声增粗，肝脏和（或）脾脏轻度肿大，肝内管道（主要指肝静脉）走行多清晰，门静脉和脾静脉内径无增宽；重度慢性肝炎可见肝内回声明显

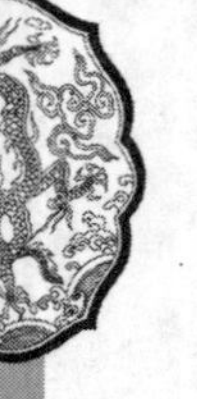

增粗，分布不均匀，肝表面欠光滑，边缘变钝，肝内管道走行欠清晰，或轻度狭窄、扭曲，门静脉和脾静脉内径增宽，脾脏肿大，胆囊有时可见“双层征”。

12. 肝活体组织学检查　诊断价值较高，尤其是在区分慢性肝炎的程度上有决定性意义。

【诊断与鉴别诊断】

一、诊断要点

（一）西医诊断（病史、症状、体征、检查）

1. 病史　以往有HBV、HCV或HBV+HDV感染史，或肝毒性药物使用史等。

2. 症状　有轻、中、重度相应的临床症状。

3. 体征　有轻、中、重度相应的临床体征。

4. 实验室及其他检查　包括ALT、AST、AST/ALT比值、ALP、GGT、白蛋白、球蛋白、白蛋白/球蛋白（A/G）比例、氨基酸改变、抗组织成分抗体检测、补体检测、血液学变化、病毒标志物、B型超声波、肝活体组织学检查等。

（二）中医辨病与辨证要点

1. 辨病要点　慢性肝炎表现多样，依据其临床表现，相当于中医的湿阻、胁痛、黄疸、积聚等病证，其辨别要点：

（1）湿阻：指湿邪阻滞中焦，运化功能减弱，以脘腹闷满，肢体困重，纳食呆滞等为主要症状的外感疾病，慢性肝炎患者出现上述临床表现，可以诊断为湿阻。

（2）胁痛：以一侧或两侧胁肋疼痛为主要表现的病证。由于肝经布两胁，因此慢性肝炎患者，常出现胁痛，一旦以一侧或两侧胁肋疼痛为主症，可以诊断为胁痛。

（3）黄疸：指因肝失疏泄，胆汁外溢，或血败不华于色，引发以目黄、身黄、小便黄为主要表现的病证；慢性肝炎中、重度患者，常出现黄疸，因此一旦出现目黄、身黄、小便黄，尤其是目黄，可诊断为黄疸。

（4）积聚：是指因正气亏虚，脏腑失和，气滞、血瘀、痰浊蕴结于腹，引发腹内结块，或胀或痛为主要临床特征的病证。积聚的主要特征是腹内的结块，慢性肝炎患者，如在腹部扪及结块，可诊断为积聚。

湿阻、胁痛、黄疸、积聚之间的关系甚为密切。因四者不但有相同或相类似的病机，且在胁痛、黄疸、积聚的发生及发展中均可有湿阻的表现，黄疸、积聚的病症又常可见胁肋疼痛这一症状。因此慢性肝炎患者，有可能出现两种或两种以上的中医病证的临床表现，这时应该以最主要、最明显的一个病证为其诊断。

2. 辨证要点

（1）辨虚实：实证多由情志所伤，致肝失疏泄，气机郁结，气郁化火，气火上逆；火劫肝阴，阴不制阳，肝阳上亢；阳亢失制，肝阳化风，或寒邪、火邪、湿热之邪内犯而致。虚证多因旧病失养，或其他脏器病变所累，或失血，致使肝阴、肝血不足。邪实正虚时亦可见虚实夹杂之证。

（2）辨肝血虚和肝阴虚：肝血虚多因脾胃虚弱，化源不足，或因失血、旧病，营血亏虚所致，可见头晕目眩，面白无华，爪甲不荣，视物不清，或见肢体麻木，关节拘急不利，手足震颤，肌肉瞤动，或见妇女月经量少，甚则闭经，舌淡，脉细。肝阴虚多由情志不遂，气郁化火，火灼肝阴，或温热病后期，耗伤肝阴，或肾阴不足，水不涵木，致使肝阴不足而成。可表现为眩晕、头痛、耳鸣耳聋、麻木、震颤、夜盲、舌干红少津、苔少、脉弦数。

（3）辨肝郁气滞、肝火炽盛及肝胆湿热：肝郁气滞，多因情志不遂，或突然受到精神刺激，或因病邪侵扰，阻遏肝脉，致使肝气失于疏泄、条达所致，可见情志抑郁，胸胁或少腹胀满窜痛，善太息，或见胁下积块，妇女可见乳房作胀或痛，痛经，月经不调，甚则闭经，舌苔薄白，脉弦或涩，病情轻重与情志变化关系密切；肝火炽盛，多因情志不遂，肝郁化火，或因火热之邪内侵，或他脏火热累及于肝，以致肝火上逆所致，可见头晕胀痛，痛势若劈，面红目赤，口苦口干，急躁易怒，耳鸣如潮，甚或突发耳聋，不寐或恶梦纷纭，或胁肋灼痛，或吐血、衄血，大便秘结，小便黄短，舌质红，苔黄，脉弦数；肝胆湿热，多因感受湿热之邪，或嗜食肥甘，湿热内生，或因脾胃纳运失常，湿浊内生，土壅侮木，致使湿热蕴阻肝胆所致，可见胁肋灼热胀痛，厌食腹胀，口苦，泛呕，大便不调，小便短赤，或见寒热往来，身目发黄，或阴部瘙痒，或带下色黄秽臭，舌红苔黄腻，脉弦数或滑数。

二、鉴别诊断

鉴别诊断，主要是引起慢性肝炎的常见疾病，如慢性病毒性肝炎、慢性药物性肝炎、自身免疫性肝炎之间的鉴别。见表4－10－2。

表4－10－2　慢性病毒性肝炎、慢性药物性肝炎与自身免疫性肝炎的鉴别

	慢性病毒性肝炎	慢性药物性肝炎	自身免疫性肝炎
病史	HBV、HCV 等感染病史	有对肝损害的长期用药史	有其他自身免疫性疾病病史
伴随症状	无特殊	有中毒的肝外表现	有关节疼痛、皮疹
肝炎病毒学检测	阳性	阴性	阴性
自身抗体检测	少数阳性	阴性	阳性

【治疗】

一、中医治疗

慢性肝炎的症候是复杂多变的，随着病情轻重、体质强弱、阴阳盛衰、病程迁延以及治疗反应等而发生变化，不少病例可能会出现虚实并存、证候相兼的情况，因此临床上应根据四诊所见，具体分析。其治疗原则以扶正为主，调理气血，平补阴阳，兼以祛邪解毒，活血化瘀。

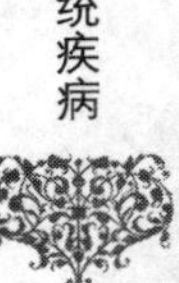

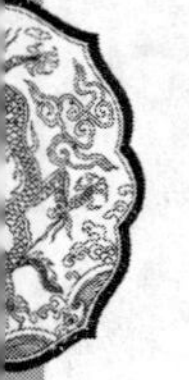

（一）辨证论治

1．湿热蕴结

主要证候：食欲不振，厌食油腻，脘腹胀闷，恶心呕吐，尿少而赤，大便不调（或溏稀或干结），黄疸或有或无，若皮肤巩膜黄染，色泽明亮者属阳黄，色泽晦暗者属阴黄，舌苔黄腻，脉濡滑。

治法：清利湿热为主，佐以芳香化浊、活血凉血。

方药：茵陈蒿汤。方中茵陈为清热利湿退黄的要药，栀子有清泄三焦湿热之功，大黄有降泄胃肠瘀热之效。茵陈配栀子，使湿热从小便而去，茵陈配大黄，使瘀热从大便而解。三者合用，共奏清热利湿，去瘀退黄之效。

如热重于湿，高热烦躁者，可加虎杖、大青叶、板蓝根；鼻出血者可加白茅根、生地黄、牡丹皮、水牛角；如湿重于热，大便稀软、恶心呕吐者，加藿香、苍术、薏苡仁、半夏、陈皮，并酌减清热之品；瘀热明显，舌质紫暗，胸前以及面部可见血丝，加赤芍、泽兰。

2．肝郁脾虚

主要证候：胁肋窜痛，胸腹胀满，全身倦怠，四肢无力，纳差便溏，时有太息，呃逆嗳气，舌质淡红，苔薄白，脉沉缓或沉弦无力。

治法：疏肝解郁，健脾和中。

方药：逍遥散。方中柴胡疏肝解郁，当归、白芍养血柔肝，白术、茯苓健脾祛湿，使运化有权，气血有源，煨姜温胃和中，薄荷助柴胡疏肝解郁，甘草益气补中，缓肝之急。诸药合用则肝气调畅，脾得健运。实验研究证明，本方中的当归、茯苓抗肝坏死效果明显，各单味药均有不同程度抗气球样变性作用；在抑制炎症方面，以茯苓、当归、白芍为佳，而茯苓更有使肝细胞肿胀显著消退之功。

胁痛重者加川楝子、延胡索；腹胀明显者加白豆蔻、砂仁；纳食不香者加焦三仙、鸡内金；胁下有痞块者，加丹参、鳖甲、牡蛎。

3．瘀血癥积

主要证候：两胁刺痛、痛有定处，胁下痞块，面色晦黯，面胸赤缕、红掌，皮肤甲错，妇女闭经或行经夹瘀块，舌质紫黯，或有瘀斑或舌下青筋怒张，脉沉弦细涩。

治法：活血化瘀，消癥软坚，养血柔肝。

方药：血府逐瘀汤。方中川芎、红花和桃仁活血化瘀；柴胡和枳壳舒肝调气，善治胁痛；当归和生地黄补血调肝；牛膝通利血脉；桔梗开肺气以启闭，使气血上下通调；赤芍和甘草滋柔养肝，缓急止痛。诸药配合成方，可使瘀血消散，气畅痛止。

出现黄疸加茵陈、金钱草清热利胆退黄；衄血加三七粉、白茅根、大小蓟；痞块体大而坚者加鳖甲、龟甲、王不留行；血小板减少者加黄芪、阿胶、鸡血藤；兼见倦怠乏力、少气懒言者，加党参、黄芪；兼痰浊者，加半夏、藿香、陈皮。

4．肝肾阴虚

主要证候：咽干舌燥，头晕耳鸣，两目干涩，手心灼热，心烦失眠，腰膝酸软，两胁胀痛，午后潮热，大便干结，舌质红或绛，少津，少苔或无苔，脉弦细数。

治法：滋养肝肾，活血养血，兼以清热。

方药：一贯煎。本方为柔肝的名方。肝为刚脏，非柔润不能调和。方中重用生地黄以滋养肝肾，配北沙参、麦冬、当归、枸杞子加强滋阴养血柔肝之力；川楝子疏肝解郁，行气止痛。以上诸药互相配合，使阴血得养，肝气得平，胸胁疼痛等症可得缓解。

胁痛明显者，加郁金、延胡索；午后低热加地骨皮、银柴胡；出现衄血者，加旱莲草、白茅根、仙鹤草；烦躁失眠，加酸枣仁、柏子仁、夜交藤。治疗中要始终注意脾胃功能，不能一味养阴生津，亦不可过用香燥、苦寒和渗利之品，以免更伤阴津。

5. 脾肾阳虚

主要证候：畏寒肢冷，面色不华或晦暗，少腹腰膝冷痛，四肢水肿，食少腹胀，大便稀溏，完谷不化或五更泄泻，小便清长或夜尿频数，舌质淡红或胖嫩，边有齿痕，舌苔白润，脉象沉细无力。

治法：温补脾肾，助阳祛湿。

方药：金匮肾气丸合实脾饮汤。前方中附子、桂枝温补肾阳，六味地黄丸以滋补肾阴，取阴中求阳，则阳得阴助而生化无穷之意。后方干姜、附子、草果温阳散寒，白术、炙甘草、生姜、大枣健脾补气，茯苓、木瓜利水祛湿，厚朴、木香、槟榔行气利水。

腹胀便溏者加肉豆蔻、吴茱萸；尿少者加车前子、泽泻；纳差者加焦三仙、鸡内金；偏肾阳虚者加仙茅、淫羊藿、桑寄生、葫芦巴。

（二）其他疗法

1. 针刺疗法

（1）体针：主穴：合谷、外关、阳陵泉、足三里、中封、阴陵泉。湿热熏蒸加大椎、太冲；湿热壅滞加胆俞；毒热蕴郁加劳宫、涌泉。每次选主穴1~2个，每日1次，2周为一疗程。

（2）耳针：主穴：肝炎点、肝炎区、肝、胆、交感、三焦、脾、肝阳、内分泌。方法：每次选3~4穴，每日或隔日1次，7~14日为一疗程。亦可用特别的螺旋形耳针行皮内久留针，即将针刺入反应区后，上盖以少许消毒纱布或棉花，再以橡皮膏固定，一般留针1~7天。埋针过程中可让病人自己每天按压刺激1~2次。

（3）足针：主穴：4号穴（在足跟后缘正中线直上5寸）。方法：用28~30号1.5~2寸（1寸=25 mm）长的毫针直刺或斜刺0.5~1寸深。适用于慢性肝炎肝区疼痛。

（4）梅花针：刺激脊椎两侧、第4~10胸椎、上腹部肝胆区，适用于治疗慢性肝炎，肝功能异常伴有肝区疼痛、腹胀、纳呆者。

2. 电针疗法

取穴肝俞、胆俞、脾俞、胃俞、足三里、太冲、至阳。黄疸者配阳陵泉或至阳；发热配合谷；恶心配内关。一日1次，每次15~30分钟，10次为一疗程，疗程间隔3~5天。

二、西医治疗

（一）一般治疗

活动期住院治疗，卧床休息，避免使用对肝脏有损害的药物，禁饮酒，妇女应避免妊娠。加强支持治疗，纠正水、电解质平衡混乱。保护肝细胞、减少炎症和改善肝功能

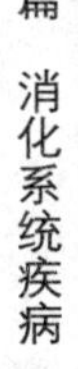

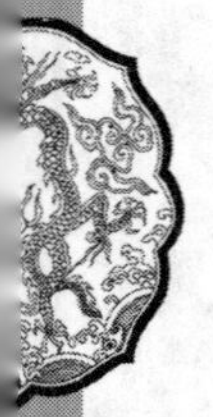

的药物如还原型谷胱甘肽、甘草酸类制剂、熊去氧胆酸等。

（二）药物治疗

1. 慢性病毒性肝炎　治疗的主要目标是清除或永久抑制肝炎病毒，降低肝炎病毒的致病性和传染性，从而中止或减轻肝脏的炎症和坏死。

（1）慢性乙型病毒性肝炎。

干扰素（interferon，IFN）　具有抑制HBV复制及调节免疫功能双重效应。HBV－DNA阳性、HBeAg阳性伴ALT超过正常上限值2倍是IFNα治疗指征。用法3～5 mU，隔日1次皮下或肌内注射，疗程4～6个月，但也可根据病情延长疗程至一年。聚乙二醇（PEG）化干扰素α（PEG－IFNα）半衰期长，每周给药一次即可维持有效血药浓度，180 μg（PEG－IFNα－2a），皮下注射，疗效优于普通干扰素。干扰素治疗的同时也可加用胸腺肽－α（thymosin－α），1.6 mg皮下注射，每周两次，无论HBeAg阳性还是阴性，疗程均为6个月。干扰素的不良反应：用药之初常有发热、头痛、肌痛、恶心、呕吐及全身不适，但1～2周后常可缓解耐受。治疗2～3个月时，25%～30%的病人因骨髓抑制出现白细胞、血小板、网织红细胞减少，长期用药会出现体重减轻、脱发、精神抑郁等。

拉米夫定（lamivudine）　是一种合成的二脱氧胞嘧啶核苷类药物，有较强的抑制HBV复制作用，治疗有效时，首要表现为HBV－DNA的阴转。适应证为ALT＞正常上限值2倍、HBV－DNA＞10^5copy/ml的慢性乙型肝炎患者，对有失代偿倾向或明显失代偿者应尽可能早期治疗。用法为100 mg，一天1次口服，疗程至少一年，延长疗程可增加HBV－DNA阴转率和HbeAg血清转换率。本药副作用少，耐受性良好，但应用本药6个月以上时需注意YMDD变异株的出现，治疗1年时的发生率为14%～32%，并随时间延长逐渐增高。一般来说YMDD变异株致病性不强，表现为血清中HBV－DNA水平升高或伴ALT轻度升高，但常低于治疗前水平，继续应用拉米夫定仍可获益，可能与其对残余野生株的抑制有关。此外，亦可改用或联合应用新型核苷类药物阿德福韦或恩替卡韦。

阿德福韦（adefovir dipivoxil）　对出现YMDD变异后，病情加重的病人有较好的治疗效果。阿德福韦是单磷酸腺苷的核苷类药物，作用于HBV－DNA多聚酶而抑制HBV－DNA的复制。每日口服10 mg可有效作用于HBV野生病毒株和拉米夫定相关的YMDD变异株。阿德福韦有一定的肾毒性，治疗期应注意观察肾功能。

恩替卡韦（entecavir）　为环氧羟碳脱氧鸟苷，属核苷类药物，恩替卡韦可以干扰病毒感染正常细胞的方式，阻断HBV－DNA在体内复制的全部三个阶段。恩替卡韦也可抑制拉米夫定引起的YMDD变异病毒株感染。用法为：首次治疗的慢性乙肝患者（未接受过核苷类药物治疗的患者）每日0.5 mg口服；拉米夫定治疗耐药的患者为每日1mg口服。

（2）慢性丙型病毒性肝炎。

干扰素是目前用于治疗丙型慢性肝炎的第一线药物，与利巴韦林联合用药可提高疗效。

干扰素（IFN）　每次IFN 3mU，或组合干扰素每次9～15 μg，1周3次，治疗6个月，无效停药，有效用至12个月。或聚乙二醇干扰素（PEG－IFNα－2a）每次180

μg，一周1次，皮下注射，连用48周。应用指征：血清ALT/AST水平升高，大于正常上限1.5倍；HCV－RNA阳性；肝组织学：中度以上炎症和坏死，桥架纤维化。

非应用指标：血清ALT/AST水平持续正常的HCV携带者，IFN治疗无效，且可诱发肝损害，不宜应用；已进展至失代偿性肝硬化的丙肝，也不宜应用，因可诱发肝衰竭。

权衡应用指标：ALT/AST轻微升高，肝组织学仅有轻度炎症，或很少纤维化，宜每3～5年作1次肝活检，必要时应用IFN治疗；伴代偿性肝硬化，年龄小于18岁或大于60岁者，根据肝病变活动性和进展情况，权衡利弊，决定是否应用IFN。

IFN＋利巴韦林（ribavirin）　联合用药较单纯IFN治疗能取得更高的应答率与组织学改善。利巴韦林：1200 mg/d（体重＞75kg）或1000 mg/d（体重＜75kg）分4次服，疗程6个月。可引起溶血性贫血，当血红蛋白（Hb）＜100 g/L时应减量，Hb＜80 g/L时应停药，孕妇忌用。

2. 自身免疫性肝炎的治疗　免疫抑制剂是AIH的首选治疗，泼尼松（龙）单一治疗或加用硫唑嘌呤联合治疗，已公认为AIH的标准治疗。加用硫唑嘌呤旨在减少强的松的用量及其不良反应。一般而言，约65%的患者能获得临床、生化及组织学的完全缓解，达到完全缓解的时间平均为22个月（6个月～4年），20年生存率超过80%，约13%的患者部分缓解；另13%的患者对药物无顺应性，产生严重的药物副反应；约9%的患者对药物虽有顺应性，但病情恶化，治疗失败。诱导治疗至少2年，达到完全缓解时停药。完全缓解应有肝活组织学指标，临床症状改善，ALT/AST恢复正常，但肝活体组织学仍呈炎症活动病变，此类患者停药后，其中80%的人会复发，若肝组织学显示正常肝结构时停药，则其复发率约20%。临床症状已基本消失，ALT/AST已恢复正常，但肝组织学仍有残留炎症活动病变者，宜再持续用药6个月。在用药过程中，如确定为治疗无效或治疗失败，或发生药物不良反应，亦应终止治疗。

3. 药物性慢性肝炎的治疗　药物性慢性肝炎的处理，预防重于治疗，应用肝毒性药物者，宜根据各种药物肝毒性的特征，制订定期监测的周期，一旦出现ALT/AST异常时立即停用，以避免进展至慢性肝炎。已诊断慢性肝炎者，更应立即停用，并根据病情轻重，选用适宜措施：①维护肝功能；②特殊解毒剂：促进反应性代谢物的清除，如乙酰半胱氨酸/谷胱甘肽制剂；③皮质激素虽能改善全身症状，但不能缩短病程及提高生存率；激素仅对药物性肝肉芽肿有效。

【临床思路】

慢性肝炎以正气虚为主，病位主要在肝、脾、肾，故治疗应当以疏肝、滋肝、健脾、补肾为原则。由于肝藏血，喜条达，体阴而用阳，故补肝血，疏肝理气，对于肝脏功能的恢复至关重要。脾为后天之本，主运化，慢性肝炎在气虚的基础上大多以湿邪为患，常出现消化功能障碍，故治疗慢性肝炎时应补气健脾，从而达到利湿，恢复消化功能之目的。健脾是治疗慢性肝炎的关键。肾为先天之本，素有肝肾同源，在五行中肝肾又有木水相生关系，滋肾有利于养肝，慢性肝炎常出现肝阴不足，故滋肾对于慢性肝炎治疗有很重要作用。另外，活血化瘀之法在治疗慢性肝炎时亦不可忽视。总之疏肝解郁，宜佐通络而避辛燥。运化中州，甘淡为宜，滋柔肝阴，着眼濡润。消瘀散结，时刻

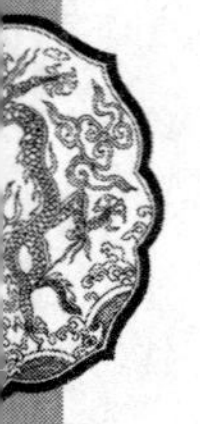

不忘正虚之本，病邪深伏，通络宜用搜剔之法。滋补脾肾肝阴，慎投刚燥，清泄肝经郁火，勿过苦寒，结合辨病参用解毒。下面主要就从脾论治慢性肝炎来讨论。

慢性肝炎的病机特点多为肝失疏泄，脾失健运，肝脾同病，盖肝为刚脏，内寄相火，乃风木之脏，喜润而恶燥，最忌热邪燔灼，湿热之邪蕴郁于肝，将军之官失其舒展升发之性，致疏机不利，木郁克土，脾失健运；同时，脾为中土，喜燥而恶湿，湿为阴邪，易损阳气，湿邪羁留，困遏脾阳，脾主运化，升清降浊，得阳始运，如湿热困脾，致脾运失健，以致肝郁脾虚，肝脾同病。所以在临床上，慢性肝炎患者除表现为胁肋隐痛等症状之外，多伴有纳差、嗳气、恶心、上腹饱胀、肢倦乏力、便溏或干溏不一等脾气亏虚或肝郁脾虚的症状，此《金匮要略》所谓“见肝之病，知肝传脾，当先实脾”是也。据此特点，治疗上应在疏肝行气、清热解毒的基础上，加以健脾培土，肝脾同治。方选四逆散、白术芍药散等方剂，酌配以白花蛇舌草、虎杖、田基黄、金银花、连翘、半枝莲等疏肝健脾解毒；脾虚甚者，则可配以参苓白术散以健脾益气助运。李东垣在《脾胃论》中亦有“见肝之病，不解实脾，唯治肝也”仅为中工，而非上工之说。

【预后与转归】

慢性肝炎其病机特点为湿热羁留、肝胆之气不舒，脾胃受损。若湿热熏蒸肝胆，胆汁不循常道，浸润肌肤而发为黄疸；若肝气郁阻，气血搏结，或气滞，或血瘀，发为胁痛，久则成为积聚；若脾胃受损，波及于肾，内湿愈增，脾肾两亏，久则开阖不利，水气渐积，病情加重必成臌胀；若湿热伤气，热伤阴血，久病必虚，就会形成气血阴阳俱虚之候。

病毒性慢性肝炎的预后取决于病毒和宿主双方面诸多因素，正确的治疗可改变其发展过程。病变静止者可长期代偿，轻度病变者要经过较长时间才能发展为肝硬化，病理损伤严重且范围较广者，预后较差。自身免疫性慢性肝炎的预后差异较大，自发缓解率低。免疫抑制剂治疗和肝移植是改善预后的重要措施。药物性慢性肝炎绝大多数患者停药后病情可恢复，根据肝脏损伤程度，病情恢复快慢不一，少数肝脏损伤严重者预后不佳。

【预防与调护】

慢性肝炎与情志失调、饮食失节、感受外邪有关，在预防上要重视情志、饮食等方面的影响。饮食当定时定量，不可暴饮暴食，依据中医药理论，可选择有益肝胆脾胃的食物服食。不饮酒吸烟，避免接触对肝有害的毒性物质，避免滥用药物，以免损伤肝脏，黄疸流行或与病毒性肝炎病人密切接触者，应注射甲肝或乙肝疫苗以防感染。对胁痛、黄疸等证迁延不愈者，宜及时检查，以期早期发现，早期治疗。及时有效地治疗胁痛及黄疸，可预防积聚的发生。

情志抑郁、所愿不遂在慢性肝炎的发生发展及疗效中占有举足轻重的地位，故应保持心情舒畅，节情欲、远忧愁、戒嗔怒。解除精神负担，树立战胜疾病的信心。应避免膏粱厚味，辛辣煎炸，切莫以酒为浆，饮酒无度，肝胆湿热者尤宜审慎。注意饮食营养，食用蔬菜水果等富有维生素的食物，少吸烟，避免接触对肝有害的毒性物质。注意休息，力争起居有时，劳逸结合，以防因劳加重病情。重症病人应卧床休息。

第十一章　肝　硬　化

肝硬化（hepatic cirrhosis）是一种慢性、进行性、弥漫性肝病，以肝脏纤维结缔组织增生、假小叶和再生结节形成为特征。临床上以肝功能损害（血清白蛋白减低、胆碱酯酶活力降低、凝血酶原时间延长、胆红素升高等）和门脉高压症（脾肿大及脾功能亢进、食管胃底静脉曲张、腹水等）为主要表现。晚期常出现消化道出血、肝性脑病、继发性感染、肝肾综合征等并发症。在我国，肝硬化发病高峰年龄为35～48岁，男性发病率及死亡率均高于女性。

肝硬化属中医“积聚”、“癥瘕”、“臌胀”、“黄疸”等范畴。

【病因病理】

一、西医病因病理

肝硬化的病因种类繁多，主要有感染、化学毒物、胆汁淤积、循环障碍、遗传代谢及自身免疫性肝炎等。

（一）病因及发病机制

1. 病因

（1）感染：慢性病毒性肝炎（主要是乙型、丙型，少数是丁型肝炎病毒与乙型肝炎病毒重叠感染所致）均可进展为肝硬化。急性或亚急性肝炎发生大量肝细胞坏死和纤维化时可直接演变为肝硬化。血吸虫病由于血吸虫卵在汇管区沉积，刺激纤维结缔组织增生，从而引起肝纤维化，形成不完全分隔性肝硬化。在我国，乙型肝炎肝硬化占肝硬化全部病例的一半以上。

（2）化学毒物：①慢性酒精中毒：西方国家多见。长期大量饮酒（根据2006年2月中华医学会肝病学分会脂肪肝和酒精性肝病学组诊疗指南，每日摄入乙醇量男性超过40g、女性超过20g，时间超过5年），由于乙醇及其中间代谢产物乙醛的毒性作用，可引起酒精性肝炎，并可进展为酒精性肝硬化。②药物和毒物：黄曲霉毒素、对乙酰氨基酚、毒蕈、砷等可导致急性或亚急性肝坏死，继而演变为肝硬化；异烟肼、甲基多巴、硫唑嘌呤、环磷酰胺、丙基硫氧嘧啶等可致药物性肝炎，并可逐渐进展为肝硬化。

（3）胆汁淤积：长期肝内胆汁淤积，或肝外胆道梗阻，由于高浓度胆酸和胆红素对肝细胞的毒性作用，可引起原发性或继发性胆汁性肝硬化。

（4）循环障碍：慢性右心心力衰竭、慢性缩窄性心包炎、Buddi－Chiari综合征（柏－卡综合征）、肝小静脉闭塞病等，引起肝脏长期淤血，肝细胞缺氧、坏死，结缔组织增生，最终可演变为淤血性肝硬化。

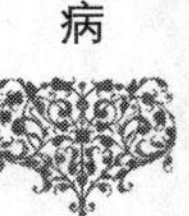

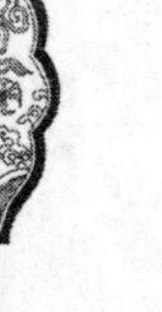

（5）遗传和代谢性疾病：肝豆状核变性（铜代谢障碍）、血色病（铁代谢障碍）、α_1 - 抗胰蛋白酶缺乏症等遗传和代谢性疾病都可引起代谢性肝硬化。

（6）自身免疫性肝炎：为一非自限性自身免疫性疾病，易进展为肝硬化。

（7）其他：非酒精性脂肪性肝炎、营养不良等均可导致肝硬化。尚有至今病因不明肝硬化，称之为隐原性肝硬化。

2. 发病机制　上述各种病因引起肝实质细胞凋亡/炎症坏死，释放各种细胞因子，激活肝星形细胞，产生大量的肝脏细胞外间质（ECM），而对 ECM 的降解相对或绝对不足，导致肝脏内弥漫性纤维结缔组织沉积，肝纤维化形成。胶原（ECM 的主要成分）在 Disse 间隙沉积，形成致密的基底膜，导致肝窦毛细血管化，这一方面促进了星形细胞的激活，另一方面也加重了肝细胞与血液之间的物质交换障碍，肝细胞坏死加重并持续，形成恶性循环。肝细胞广泛坏死、坏死后再生以及肝内纤维结缔组织弥漫增生，形成肝脏硬化结节。肝实质结构的破坏引起肝内血管分流，而再生结节和纤维增生压迫或牵张血管，加重肝内血液循环障碍，增生的纤维结缔组织将残存的肝小叶重新分割，假小叶形成。假小叶没有正常的血流供应系统，肝细胞可再发生坏死和纤维组织增生。而如此病变不断进展，最终形成肝硬化。

（二）病理

1. 肝硬化是弥漫性肝纤维化所形成的纤维隔及肝小叶结构改建所形成的硬化性结节或假小叶。肉眼观，肝脏变形，早期体积增大，晚期缩小，质地变硬，重量减轻，肝包膜增厚，表面高低不平，切面可见圆形或近圆形结节，结节周围有灰白色的结缔组织间隔。光镜下，正常肝小叶结构破坏，代之以假小叶，肝细胞的排列和血窦的分布极不规则，中央静脉位置不在小叶中央，可缺如或增多，汇管区可见小胆管样结构（假胆管）。肝硬化病理形态学分类，按结节大小可以分为三类：

小结节性肝硬化：结节大小均匀，直径 <3 mm，纤维间隔较细，假小叶大小一致。酒精性和淤血性肝硬化常属此型。

大结节性肝硬化：由大片肝坏死引起，结节大小不均，直径 >3 mm，最大可达 5 cm，纤维间隔粗细不一，假小叶大小不等。慢性乙型肝炎、丙型肝炎基础上的肝硬化、血色病、Wilson 病大多属此型。

混合性肝硬化：上述两种情况同时存在。α_1 - 抗胰蛋白酶缺乏症属此型，有些乙型肝炎引起的肝硬化和有些 Wilson 病属此型。

2. 其他脏器病理改变　脾肿大，食管胃肠道黏膜淤血水肿，食管胃底、直肠黏膜下层、腹壁静脉曲张，肾病变（包括膜性、膜增殖性、系膜增殖性肾小球肾炎及肾小球硬化；肾小管变性、坏死），睾丸、卵巢、甲状腺、肾上腺皮质、内分泌腺等萎缩及退行性变。

二、中医病因病机

肝硬化的形成，与肝、胆、脾、肾密切相关。邪毒所伤、酒食不节、情志不遂、虫毒感染等，可导致肝失疏泄，胆失受盛，脾失健运，肾失气化。若痰凝气滞，血液瘀阻，则成积聚；胆汁外溢，则成黄疸；水湿内停，气、血、水互结于腹中，则成臌胀。

臌胀是肝硬化发展至失代偿期的表现，往往由黄疸、积聚发展而来。积聚、黄疸见相关章节，本篇讨论臌胀。

1. 邪毒感染　风、寒、湿、热、疫毒之邪侵袭人体，由表入里，或直中中焦。中焦郁遏，脾失健运，肝失疏泄，湿热或寒湿之邪不得外散而内郁久羁，并可伤及肾之元阴元阳，致气机阻滞，水液运化失常，血行为之迟滞，气、血、水互结于腹中，渐成臌胀。药物、毒物等所致之肝脾损伤，亦可归于邪毒感染。

2. 酒食不节　嗜饮酒浆，湿热毒邪内生；恣食肥甘厚味，酿生湿热。湿热困阻中焦，凝而为痰，损伤脾胃，脾胃健运失职，进而影响肝胆疏泄，渐致气滞、血瘀、痰阻、水停，而成臌胀。湿热伤阴，肝阴亏损，日久累及肾阴，以致肝肾阴虚，臌胀病势日益加重。

3. 情志不遂　邪毒感染、酒食不节、虫毒感染等因素可造成肝失疏泄，情志不畅；另一方面，情志不遂又可加重肝脾损伤，从而导致气滞、血瘀、水停，促进臌胀的形成。

4. 虫毒感染　因水田劳作、捕鱼、游泳等接触血吸虫疫水，感染虫毒，虫毒阻塞络道，内伤肝脾，肝失疏泄，脾失健运，日久而致气滞、血瘀、痰阻、水停，渐致臌胀。

5. 禀赋不足　先天禀赋不足，脾肾亏虚，不能正常化生精血充养机体，水液代谢亦出现异常，易生水湿。肝得不到充足精血之供给，阴血因而不足。肝以血为体，以气为用，阴血不足，疏泄功能失常。肝、脾、肾俱虚，导致气滞、血瘀、水停，臌胀逐渐形成。

6. 他病转化　除黄疸、积聚日久可转化为臌胀外，心悸、心痛、喘证、肺胀等心疾、肺疾日久，亦可导致臌胀的发生。心、肺之疾日久，心肺之气耗伤，心失其推动血液运行之功，肺不得朝百脉，失治节，血行瘀滞。血为气母，血瘀则气停，肝气为之郁滞，进一步加重气滞血瘀。且心肺之疾日久，必然耗伤肾之元气，肾阳虚衰，水无所主，终至气滞、血瘀、水停而成臌胀。

总之，臌胀的发生与肝、脾、肾密切相关。或由肝病及脾，或由脾病及肝，且脾之阳气亏虚、肝之阴血不足，日久必然导致肾之阴阳亏虚，终致肝、脾、肾俱病，气滞、血瘀、水湿之邪内生，相互胶结于腹中，而成臌胀。病性为本虚标实，以肝、脾、肾功能失调为本，气滞、血瘀、水湿为标。若湿热久羁，热迫血行，或瘀血阻络，血不循经，溢于脉外，可见吐血、便血的变证；若痰湿、湿热蒙蔽心包，则成臌胀神昏变证；肝肾阴虚，虚风内动，而致痉挛抽搐之变证；五脏俱损，三焦气化不利，浊邪内聚，可致癃闭、关格变证。

【临床表现】

肝硬化起病隐匿，隐伏期可达 10 年以上。根据病情轻重，临床上分为代偿期肝硬化和失代偿期肝硬化，但两期无截然的界限。

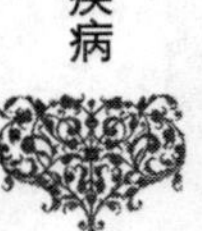

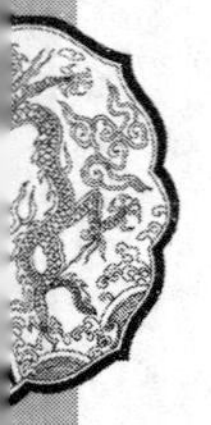

一、代偿期肝硬化

代偿期肝硬化病人可无症状，或有症状亦缺乏特异性。常见的症状为乏力和消化不良，如食欲减退、腹胀、恶心、轻度腹泻等，多因劳累或伴发病出现，休息或治疗后可缓解。

体征上可有肝脏轻度肿大，质地结实或偏硬，无或有轻压痛，脾轻或中度肿大。皮肤可出现轻度肝掌、蜘蛛痣及毛细血管扩张。

二、失代偿期肝硬化

肝硬化病人出现明显的临床症状，有消化道出血、肝性脑病等并发症出现时，提示进展至失代偿期。主要有肝功能减退、门静脉高压两大类临床表现，可有全身多系统症状。

（一）症状

1. 全身症状　病人一般情况和营养状态较差，表现为消瘦、乏力、夜盲等。

2. 消化道症状　由于胃肠道淤血水肿，消化吸收不良，菌群失调，肝脾肿大等原因，病人出现食欲不振，甚至厌食，腹胀、进食后更甚，厌油，恶心呕吐，易出现腹泻等症状。

3. 血液系统症状　由于肝硬化时凝血因子合成减少、脾功能亢进等导致凝血功能障碍，病人出现鼻出血，牙龈出血，皮肤黏膜紫斑或出血点等出血倾向。

4. 内分泌系统症状　由于性激素变化，病人出现性欲减退，女性病人出现月经量少甚至闭经。

（二）体征

1. 色素沉着　由于肾上腺皮质功能减退，色素沉着，患者面色黝黑无光泽（慢性肝病面容）。暴露部位皮肤亦呈现色素加深。

2. 皮肤　由于肝脏对雌激素的灭活障碍，可见肝掌、蜘蛛痣、毛细血管扩张。

3. 浮肿　由于低蛋白血症，及肝脏对醛固酮、抗利尿激素灭活障碍导致的继发性醛固酮和抗利尿激素增多，引起水钠潴留而出现浮肿。

4. 黄疸　可有不同程度黄疸，提示肝细胞坏死，并随病情进展而加重。

5. 发热　由于病情活动或感染等因素影响，患者可有不规则低热。

6. 第二性征　由于雌激素增多，雄激素减少，男性可见乳房发育，睾丸萎缩，阴毛稀少；女性可有乳房萎缩。

7. 贫血　由于营养障碍、出血、脾亢等因素，可有不同程度贫血。

8. 腹水　腹水是肝硬化最突出的临床表现。表现为腹部膨隆、腹壁紧绷发亮、状如蛙腹，移动性浊音阳性，可有脐疝形成。腹水的形成是多种因素综合作用的结果。主要有：

（1）门静脉压力增高，腹腔内脏血管床静水压增高，组织液回吸收减少而漏入腹腔。

（2）内脏动脉扩张，有效循环血容量明显下降，激活交感神经系统、肾素－血管紧张素－醛固酮系统，造成肾血管收缩，水钠潴留。

（3）肝硬化病人合成白蛋白的能力下降，致低白蛋白血症，血浆胶体渗透压降低，液体渗入组织间隙，形成腹水。

（4）肝静脉回流受阻，血浆自肝窦渗透至Disse间隙，使肝淋巴液生成增多，超过了胸导管的引流能力，淋巴液自肝包膜渗入腹腔。

（5）继发性醛固酮增多致肾钠重吸收增加，加重腹水的形成。

（6）继发性抗利尿激素分泌增多致水的重吸收增加，加重腹水的形成。

9. 腹壁和脐周静脉曲张　由于门静脉高压，侧支循环开放，体表可见腹壁静脉曲张，脐周静脉突起呈水母头状。此外，常见的还有食管下段、胃底静脉曲张、痔静脉扩张等。

10. 脾肿大　一般为中度肿大，部分可表现为巨脾。

腹水、脾肿大、侧支循环建立和开放，是门静脉高压症的三大临床表现，尤其侧支循环开放，对门静脉高压症的诊断有特征性意义。

11. 胸腔积液　以右侧多见，双侧次之，单纯左侧者最少。确切产生机制不清。

12. 肝脏　早期肿大，晚期坚硬缩小，肋下常不能触及。

13. 其他　尚有口角炎等。

（三）并发症

1. 上消化道出血　是肝硬化最常见的并发症。临床表现为大量呕血或黑粪，常引起失血性休克、肝性脑病，死亡率高。病因有食管、胃底静脉曲张破裂；急性胃黏膜糜烂；消化性溃疡。

2. 肝性脑病　又称肝昏迷，是肝硬化最严重的并发症，也是最常见的死亡原因。是肝功能衰竭或门体分流引起的中枢神经系统神经精神综合征，主要临床表现从人格改变、行为失常、扑翼样震颤到出现意识障碍、昏迷、死亡。其发病机制尚不清楚，目前认为是多种因素共同作用的结果。主要涉及三个环节：其病理生理基础是肝功能损伤和/或门体侧支分流存在，循环毒素产生，并透过血脑屏障造成对脑功能的损害。主要循环毒素有氨、γ－氨基丁酸、内源性苯二氮草、芳香族氨基酸、假性神经递质等。

3. 感染　由于抵抗力低下，易并发细菌感染。包括：自发性腹膜炎，致病菌多为革兰氏阴性杆菌，临床表现为发热、腹痛、腹水迅速增长或持续不减，严重者出现中毒性休克，体征上可见全腹压痛和/或腹膜刺激征，移动性浊音等。其他尚有胆道感染，肺炎，大肠杆菌败血症等。

4. 肝肾综合征　为功能性肾衰竭，其特征为自发性少尿或无尿、氮质血症、稀释性低钠血症、低尿钠，而肾无重要病理改变。临床有两种类型：Ⅰ型，进展性肾功能损害，2周内肌酐成倍上升；Ⅱ型，缓慢进展的肾功能损害。发生机理是肾血管收缩，导致肾皮质血流量和肾小球滤过率持续降低。下列因素参与肝肾综合征的发生：

（1）交感神经兴奋性增高，去甲肾上腺素分泌增加。

（2）肾素－血管紧张素系统活性增强，致肾血流量和肾小球滤过率降低。

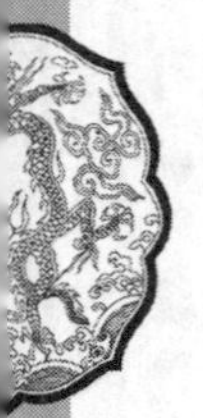

（3）肾前列腺素合成减少，血栓素 A_2 增加，使肾血管收缩，肾血流量减少。

（4）内毒素血症增加肾血管阻力。

（5）白三烯产生增加，在局部引起肾血管收缩。

5. 肝肺综合征　指严重肝病，肺血管扩张，低氧血症组成的三联征。临床表现为呼吸困难和低氧血症。

6. 原发性肝癌　多在大结节性肝硬化或混合性肝硬化基础上发生。进行性肝肿大，质地坚硬，表面呈结节状，持续性肝区疼痛，应怀疑原发性肝癌。

【实验室与其他检查】

1. 血分析　代偿期多在正常范围，或有轻度贫血，白细胞和血小板减少。失代偿期可有轻重不等的贫血。脾功能亢进者白细胞和血小板均减少。

2. 尿分析　代偿期一般无变化。出现黄疸时尿胆红素阳性，尿胆原增加。乙型肝炎肝硬化合并乙肝相关性肾炎时尿蛋白阳性。

3. 肝功能试验　代偿期正常或轻度异常，γ－球蛋白不同程度增高。失代偿期转氨酶轻、中度增高；胆红素水平增高；白蛋白降低，球蛋白增高，白球比例倒置；凝血酶原时间延长，注射维生素 K 不能纠正。

4. 血清免疫学检查

（1）甲胎蛋白（AFP）：活动性肝硬化 AFP 可升高。合并原发性肝癌时明显升高。

（2）病毒性肝炎标记物：须测定乙、丙、丁型肝炎标记物以明确病因。

（3）血清抗线粒体抗体：原发性胆汁性肝硬化病人阳性率高达 95%。

（4）血清抗平滑肌抗体、抗核抗体：二者阳性提示自身免疫性肝病。

5. 腹水检查　应常规查腹水细胞计数，腹水总蛋白，腹水白蛋白，腹水培养，腹水细胞学检查；并同时查血清白蛋白，以计算血清腹水白蛋白梯度（SAAG）。

（1）肝硬化腹水：腹水白细胞平均值 280×10^6/L，最高 500×10^6/L；多形核白细胞（PMN）占 27%～30%，绝对值 $<250\times10^6$/L。SAAG≥11 g/L。

（2）自发性腹膜炎：腹水白细胞 $\geq500\times10^6$/L；PMN >70%，绝对值 $\geq250\times10^6$/L。腹水培养可有致病菌生长。床边血培养瓶作腹水细菌培养，可提高阳性率。

（3）血性腹水应高度怀疑癌变，行细胞学检查。

6. 影像学检查

（1）上消化道钡餐检查：可发现食管及胃底静脉曲张征象。食管静脉曲张呈虫蚀样或蚯蚓状充盈缺损，胃底静脉曲张呈菊花样充盈缺损。但诊断的敏感性不如胃镜检查。

（2）B 超检查：肝缘变钝，早期肝大，晚期各叶比例失调，边缘呈波浪型或锯齿型，肝光点回声增粗增多，不均匀，可见结节；门静脉、脾静脉增宽；脾肿大；胆囊壁水肿；可见腹水征。

（3）CT、MRI：早期肝大，晚期肝叶比例失调，肝裂增宽，表面不规则，可见结节；脾大；腹水；门脉增宽，侧支循环开放等。

（4）放射性核素检查：肝摄取核素稀疏，左右叶比例失调，脾核素浓集。

7. 内镜检查　可以直接观察静脉曲张及其部位和程度，并可进行镜下治疗。还可确定有无门脉高压性胃病。食管及胃底静脉曲张是诊断门静脉高压最可靠的指标。

8. 肝穿刺活组织检查　对肝硬化，特别是早期肝硬化确诊和明确病因有重要价值。病理见假小叶形成，可确诊肝硬化。

9. 腹腔镜检查　诊断不明确时，腹腔镜检查有重要价值。由于为创伤性检查，临床应用不多。

【诊断与鉴别诊断】

一、诊断要点

（一）西医诊断

1. 病史　有病毒性肝炎、长期饮酒、药物史、输血史、家族遗传性疾病等有关病史。

2. 症状体征　有肝功能减退和门静脉高压症的临床表现。肝质地坚硬有结节感。

3. 实验室及其他检查　肝功能试验常有阳性发现。B超、CT、MRI有助于本病的诊断。肝活组织检查见假小叶形成，是肝硬化诊断的金指标。

（二）中医辨病与辨证要点

1. 辨病要点　以腹胀如鼓，腹皮青筋暴露，肤色苍黄为主要表现的疾病，称为臌胀，需注意与水肿、积证、痞满相鉴别。

（1）臌胀与水肿的鉴别（见表4－11－1）。

（2）臌胀与积证的鉴别：臌胀表现为腹部胀大，可见腹水，腹壁青筋暴露。而积证表现为腹内结块，或胀或痛，腹部无明显胀大，无腹水，但积证可发展为臌胀。

（3）臌胀与痞满的鉴别：痞满是指腹中自觉有胀满之感，按之柔软无物，无胀急之象。与臌胀之觉腹部胀满，且有腹部胀大或胀急之状，腹壁青筋暴露，腹内有积块不同。

表4－11－1　臌胀与水肿的鉴别要点

	水肿	臌胀
病因	外感六淫，饮食不节，劳倦太过	情志抑郁，酒食不节，感染虫毒，他病转化
病机	肺失宣降，脾失健运，气化不行	肝脾肾功能失调，气血水互结于腹内
病位	肺 脾 肾	肝 脾 肾
主症	水肿多在肌肤，由眼睑头面及下肢起，后至全身、腹部，皮色不变	水停腹内，腹部胀大坚满，四肢不肿或枯瘦，皮色苍黄，后四肢、全身水肿

2. 辨证要点　臌胀为本虚标实之证。辨证时，应注意辨别标实与本虚的主次。

（1）辨标实：标实有气滞、血瘀、水停的侧重。

偏气滞：古人称之为气臌。以腹部膨隆，脐突皮光，嗳气或矢气则舒，按之空空

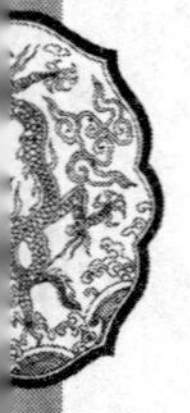

然，叩之如鼓为主证。常伴有两胁胀满，善太息，口苦脉弦。

偏血瘀：古人称之为血臌。以胀病日久，腹部胀满，青筋暴露，内有癥积，按之胀满疼痛，颈胸部可见赤丝血缕为主证。常伴有四肢消瘦，面色黧黑，肌肤甲错，手掌赤痕，唇及爪甲色黯，舌边尖瘀点、瘀斑。

偏水停：古人称之为水臌。以腹部胀大，状如蛙腹，按之如囊裹水，或腹中有震水音为主证，常伴有周身困乏无力，溲少便溏，或有下肢浮肿。

（2）辨本虚：本虚有脾气虚、气阴两虚、脾阳虚、脾肾两虚、肝肾阴虚之不同。

偏于脾气虚：兼次证常有面色萎黄，神疲乏力，纳少不馨，舌淡脉缓等。

偏于气阴两虚：兼次证除脾气虚证外，还可见口干不欲饮，知饥不能纳，形体消瘦，五心烦热，舌红体瘦而少津等。

偏于脾阳虚：兼次证常有面色苍黄，畏寒肢冷，大便溏薄，舌淡体胖，脉沉细无力等。

偏于脾肾阳虚：兼次证除有脾阳虚症状外，还可见腰膝冷痛，男子阴囊湿冷，阳痿早泄，女子月经短期，量少色淡等。

偏于肝肾阴虚：兼次证常有头晕耳鸣，腰膝酸软，心烦少寐，颧赤烘热，齿鼻衄血，舌红少苔，脉弦细而数等。

二、鉴别诊断

1. 慢性肝炎　代偿期肝硬化应与各种原因引起的慢性肝炎鉴别。代偿期肝硬化有一定程度的门脉高压症的表现，而慢性肝炎则无。肝活检可确诊。

2. 原发性肝癌　短期内出现的进行性肝肿大，肝表面呈结节状，持续性肝区疼痛，甲胎蛋白明显增高，或肝功能正常，而甲胎蛋白持续异常，或有血性腹水出现，应注意原发性肝癌可能。

3. 与引起肝、脾肿大的血液病鉴别　可进行骨髓涂片，甚至骨髓活检，必要时做肝活检。

【治疗】

一、中医治疗

肝硬化初期多肝脾失调，气滞湿阻，病程日久，可出现脾肾阳虚，或肝肾阴虚。治疗时应注意攻补兼施，补虚不碍实，攻实不伤正。根据临床实际情况，辨证采用理气化湿、行气活血、健脾利水及温肾、滋养肝肾等法。

（一）辨证论治

1. 气滞湿阻

主要证候：腹大胀满，叩之如鼓，持续不减，食后益甚，嗳气稍舒，胁下胀满，纳少，肢体困重乏力，小便短少，舌质黯，苔白腻，脉弦滑。

治法：疏肝理气，行湿除满。

方药：木香顺气散。方中枳壳、木香、青皮、陈皮、厚朴、槟榔调畅三焦气机，香附调和气血，苍术、砂仁理脾行湿散满，炙甘草和中。

胁下疼痛者，可加郁金、延胡索；纳少，食后腹胀甚，可合用保和丸；小便短少，肢体困重，可加用车前子、泽泻、猪苓、茯苓。

2．湿热蕴结

主要证候：腹大坚满，烦热口苦，小便黄赤，大便秘结，可见身黄、目黄，舌质黯红，苔黄腻或兼灰黑，脉弦数。

治法：清热利湿，攻下逐水。

方药：中满分消丸合茵陈蒿汤。方中黄芩、黄连、栀子、茵陈、大黄、知母清热利湿除烦，厚朴、枳实、砂仁理气通便，陈皮、半夏、干姜、泽泻、猪苓、茯苓健脾化湿利水，党参、白术健脾化湿，姜黄活血化瘀，炙甘草调和诸药。

黄疸鲜明，热毒炽盛，去党参、干姜，加龙胆草、金钱草、半边莲；小便赤涩，加滑石、通草、蟋蟀粉。

3．寒湿困脾

主要证候：腹大胀满，按之如囊裹水，脘腹痞胀，得热稍舒，精神困倦，怯寒懒动，食少便溏，尿少，甚至颜面微浮，下肢浮肿，舌淡黯，苔白腻或白滑，脉缓。

治法：温中健脾，化湿利水。

方药：实脾散。方中干姜、附子温阳散寒，白术、茯苓、炙甘草、生姜、大枣健脾补气，槟榔、木瓜行气利水，木香、厚朴、草果理气健脾燥湿。

水肿明显，加桂枝、泽泻；气虚息短，加黄芪、党参。

4．肝脾血瘀

主要证候：腹大坚满，青筋怒张，颈、胸背、面颊散在红痣血缕，手掌赤痕，胁腹攻痛，口唇色黯，舌质紫黯或瘀斑，脉细涩。

治法：活血化瘀，行气利水。

方药：调营散。方中川芎、赤芍、大黄、莪术、当归活血化瘀理气，瞿麦、槟榔、葶苈子、茯苓、桑白皮、前胡、大腹皮行气利尿，肉桂、细辛温经通阳以助化湿，炙甘草、生姜、大枣调和诸药。

大便色黑，加侧柏叶、三七；水胀满甚，可任攻逐者，可暂用舟车丸、十枣汤，但需中病即止，不可攻伐太过；瘀结明显，加穿山甲、水蛭、土鳖虫，有出血倾向者慎用。

5．脾肾阳虚

主要证候：腹部胀大不舒，入暮尤甚，下肢浮肿，小便短少，脘闷纳呆，神倦怯寒，面色苍黄或㿠白，舌淡胖而黯，脉沉弦无力。

治法：温补脾肾，化气行水。

方药：偏于脾阳虚者，用附子理中丸合五苓散；偏肾阳虚者，用济生肾气丸。附子理中丸方中附子、炮姜温运中焦，祛散寒邪，人参、白术、炙甘草健脾益气，祛除湿邪。五苓散方中猪苓、茯苓、泽泻通利小便，白术健脾燥湿，桂枝辛温通阳以助气化。济生肾气丸方中附子、肉桂温补肾阳，山药、山茱萸、熟地黄、牡丹皮滋阴填精，协调阴阳，茯苓、泽泻、牛膝、车前子利水消肿兼以活血。

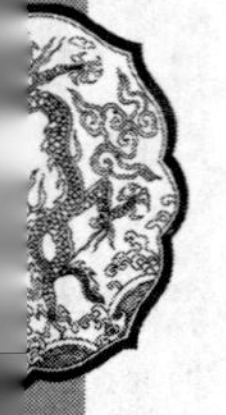

腹部胀满、食后较甚，以脾阳虚为主者，可酌加木香、砂仁、厚朴；面色皖白、怯寒肢冷、脉细无力，肾阳偏虚者，可加用巴戟天、仙灵脾；面目四肢俱肿，可合用实脾散。

6. 肝肾阴虚

主要证候：腹大胀满不舒，甚至青筋暴露，小便短少，心烦失眠，时有鼻衄、齿衄，舌质暗红少津，脉弦细数。

治法：滋养肝肾，凉血化瘀。

方药：六味地黄丸或一贯煎合膈下逐瘀汤。六味地黄丸方中熟地黄、山茱萸、山药滋养肝肾，泽泻、茯苓、牡丹皮清泄湿热。一贯煎方中生地黄、北沙参、麦冬、枸杞子滋阴养肝，当归、川楝子和血疏肝。膈下逐瘀汤方中五灵脂、赤芍、桃仁、红花、牡丹皮活血化瘀，川芎、乌药、延胡索、香附、枳壳行气活血，甘草调和诸药。

口干、舌红绛少津，加玄参、石斛、麦冬；腹胀甚加莱菔子、大腹皮；潮热、烦躁、失眠，加银柴胡、地骨皮、夜交藤。

（二）其他疗法

1. 推拿　单掌横置于涌泉穴，来回擦动50次，适用于臌胀肝肾阴虚者。

2. 脐疗　大蒜头、车前草各6 g，捣烂，贴脐上，一日一换，适用于气滞湿阻之臌胀。

二、西医治疗

肝硬化病人应采取综合治疗措施，消除病因是治疗应掌握的原则。除病因治疗外，早期对症治疗，晚期主要针对并发症治疗。应禁用损害肝脏的药物。

（一）一般治疗

1. 休息　代偿期可参加轻体力工作，失代偿期应卧床休息为主。

2. 饮食　高热量、高蛋白质、维生素丰富、易消化食物为宜。禁酒，避免进食粗糙、坚硬的食物。肝功能严重损害或有肝性脑病先兆时应限制或禁食蛋白质。有腹水时应少盐或无盐饮食。

3. 支持治疗　失代偿期可输注高渗葡萄糖、维生素C、胰岛素、氯化钾等，严重者输注复方氨基酸、白蛋白、新鲜血浆等。注意维持水、电解质、酸碱平衡。

（二）药物治疗

目前尚无特效药。

1. 补充维生素、消化酶　如B族维生素、维生素C、必要时补充维生素K；消化酶可选择复方阿嗪米特、达吉胶囊等。

2. 水飞蓟素（水飞蓟宾）　有保护肝细胞膜的作用，每次2片，3次/日。

3. 秋水仙碱　有抗炎症和抗纤维化作用。肝硬化代偿期可使用，但应注意胃肠道反应和粒细胞减少的不良反应。剂量1 mg/d，分2次服，每周服用5天。

（三）腹水的治疗

1. 限制钠、水的摄入　每日摄入钠盐500～800 mg（氯化钠1.2～2.0 g）；进水量限制在1000 ml/d左右；如有显著的稀释性低钠血症，则进水量限制在500 ml以内。

2. 利尿药　螺内酯（安体舒通），为潴钾利尿药，用量100 mg，一日1～4次，每日总量不超过400 mg。呋塞米（速尿）为排钾利尿药，用量40 mg，一日1～4次，每日总量不超过160 mg。目前主张螺内酯与呋塞米联合应用，剂量比为100/40。

注意利尿的速度不宜过猛，以每天体重减轻≤0.5 kg为宜，否则易诱发肝性脑病、肝肾综合征等。

3. 放腹水加输注白蛋白　经腹腔穿刺每次放腹水4～6 L，同时按每排放腹水1L即补充5g白蛋白的比例补充白蛋白，每两周进行1次，是治疗肝硬化腹水的有效方法。

放腹水加输注白蛋白，是目前难治性腹水的首选治疗方案，可缩短住院时间，且并发症少。

4. 提高血浆胶体渗透压　可每周定期少量、多次静脉输注白蛋白或新鲜血浆。对改善机体一般情况，恢复肝功能，促进腹水消退等很有帮助。

5. 自身腹水回输　是治疗顽固性腹水的较好方法。不良反应和并发症有发热、感染、电解质紊乱等。应注意感染性腹水不可回输。自身腹水回输有下面几种方法。

（1）自身腹水直接静脉回输：一般采用简单无菌装置，将腹水抽出后直接输入静脉。每次输入量500～2 500 ml，或按术前尿量加500 ml的总液体量输入，同时酌情加入地塞米松5 mg和应用速尿。

（2）自身腹水浓缩静脉回输：应用超滤器或人工肾透析器将自身腹水浓缩，把水、电解质和小分子物质（如尿素、肌酐）滤出。保留腹水中的蛋白质及其他营养成分。一般在2～3小时内放出腹水5 000～10 000 ml，经超滤器或透析浓缩到500～1 000 ml，再静脉回输。

（3）自身腹水浓缩腹腔回输：将病人腹腔内腹水引出，经超滤浓缩后再输回腹腔内，形成密闭性腹腔回输。

6. 经颈静脉肝内门－体分流术（transjugular intrahepatic portosystemic shunt，TIPS）是应用介入放射手段，在肝内门静脉和肝静脉之间植入内支架，将门静脉血流分流入腔静脉，以降低门静脉压力的新技术。适用于食管静脉曲张大出血和难治性腹水，但易诱发肝性脑病，多用于等待肝移植的门静脉高压患者。

（四）门静脉高压症的手术治疗

手术目的在于降低门静脉系统压力，消除脾功能亢进。手术方法有分流、断流、脾切除等。

（五）肝移植

肝移植是肝硬化的最后治疗手段，也是唯一能治愈本病的措施。近年来，肝移植后1年平均生存率已达到85%以上，5年生存率也超过75%。目前肝移植已成为一种有临床价值的治疗手段。

【临床思路】

肝硬化腹水属中医臌胀范畴，为“风、痨、臌、膈”四大顽症之一。对于本病，

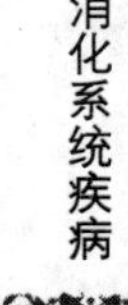

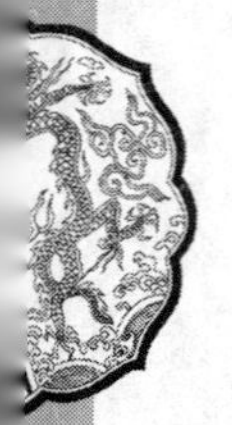

西医多为对症治疗，而利尿剂的应用，往往造成阴虚之体，腹水却反复难愈，治疗颇为棘手。采用中西医结合的治疗方法，标本兼治，育阴利水，使得利水而不伤阴，养阴而不潴水，可发挥中西医治疗的优势，取得更好的临床疗效。临床上多采用一贯煎合猪苓汤加减治疗。如舌绛少苔，口燥津干，可加入太子参、石斛、玄参、玉竹；如小便短少，可加入薏苡仁、白茅根、通草；午后潮热，可加入银柴胡、地骨皮、鳖甲、龟甲；出现各种血证又应加入凉血止血之品，如水牛角、牡丹皮、旱莲草、侧柏叶、仙鹤草、茜草等。

【预后与转归】

肝硬化为本虚标实之证，初起标实为主，正虚未甚，随着病情的进展，正气更虚，邪实难去。晚期可出现便血、吐血、神昏、痉厥等变证。病情早期，正虚未甚，积极治疗，病情可长期稳定；若晚期出现变证，常可危及生命。

本病的预后，取决于病人的营养状况、有无腹水、有无肝性脑病、血清胆红素水平和白蛋白水平以及凝血酶原时间，还与病因、年龄、性别有关。如血吸虫性肝硬化，及时杀灭血吸虫，预后大多良好；而病毒性肝炎肝硬化，预后较差。再出现肝性脑病、肝肾综合征、严重感染、食道胃底静脉破裂出血，预后极差。

【预防与调护】

防治病毒性肝炎，避免饮酒，避免应用对肝脏有损害的药物，避免与血吸虫、疫水接触，避免工农业生产中的各种慢性中毒，定期体检。病情活动期宜卧床休息为主。注意合理营养。有腹水发生时宜低盐饮食，甚至无盐饮食。有出血倾向者忌食煎炸、粗糙、坚硬食品。有肝性脑病倾向，应注意避免蛋白食品的摄入。保持心情舒畅，避免紧张、抑郁、忧伤、悲愤等不良情绪，解除精神负担，树立战胜疾病的信心。

第十二章　急性胰腺炎

急性胰腺炎（acute pancreatitis，AP）是指多种病因引起的胰酶激活，继以胰腺局部炎症反应为主要特征，伴或不伴其他器官功能改变的疾病。其病因包括胆道疾病、饮酒、高脂血症、壶腹乳头括约肌功能不良、十二指肠乳头旁憩室、逆行性胰胆管造影术（ERCP）后、壶腹周围癌及胰腺癌、外伤、药物和毒物、高钙血症、感染性原因（如柯萨奇病毒、腮腺炎病毒、蛔虫症）、自身免疫性疾病（系统性红斑狼疮、干燥综合征）等因素。其中，我国以胆道疾病和酒精性因素多见。其发病的病理机制尚未完全明了，现有研究指出其机制主要包括共同通道学说、十二指肠反流学说、胰胆管梗阻学说、微循环障碍学说等。本病以成年人较多见，平均发病年龄55岁。临床上大多数患者为轻症急性胰腺炎（mild acute pancreatitis，MAP），呈自限性，重症急性胰腺炎（severe acute pancreatitis，SAP）约占20%～30%，死亡率达5%～10%。

本病属中医“腹痛”范畴。

【病因病理】

一、西医病因病理

（一）病因及发病机制

急性胰腺炎病因很多，其中以胆石症和酒精中毒为病因者可达80%。

1. 胆石症与胆道疾病　胆石症、胆道感染或胆道蛔虫等均可引起急性胰腺炎，其中胆石症最为常见。在我国，一半以上的急性胰腺炎患者的诱因为胆石症。胆石症性急性胰腺炎患者如不解决胆石症的问题，急性胰腺炎可反复发作。

2. 大量饮酒和暴饮暴食　乙醇通过刺激胃酸分泌，使胰泌素与缩胆囊素分泌，促使胰腺外分泌增加；刺激Oddi括约肌痉挛和十二指肠乳头水肿，胰液排出受阻，胰管内压增加；长期嗜酒者常有胰液内蛋白含量增高，易沉淀而形成蛋白栓，致使胰液排出不畅。暴饮暴食可短时间内使大量食糜进入十二指肠，引起乳头水肿和Oddi括约肌痉挛；同时刺激大量胰液与胆汁分泌。由于胰液和胆汁排泄不畅，引发急性胰腺炎。

3. 胰管阻塞　胰管结石或蛔虫、胰管狭窄、肿瘤等均可引起胰管阻塞，当胰液分泌旺盛时胰管内压增高，使胰管小分支和胰腺泡破裂，胰液与消化酶渗入间质，引起急性胰腺炎。

4. 手术与创伤　腹腔手术特别是胰胆（如逆行性胰胆管造影术）或胃手术、腹部钝挫伤等可直接或间接损伤胰腺组织与胰腺的血液供应引起急性胰腺炎。

5. 内分泌与代谢障碍　高钙血症可使胰管钙化；增加胰液分泌和促进胰蛋白酶原激活。高脂血症也是急性胰腺炎的常见病因，因胰液脂质沉着或来自胰外脂肪栓塞而

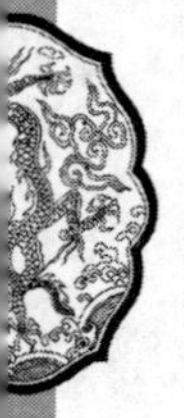

发病。

6．自身免疫性疾病　红斑狼疮（SLE）、类风湿性关节炎等，由免疫因子对胰腺组织的损害引起。

7．其他　病毒感染，如柯萨奇病毒、腮腺炎病毒、埃可病毒等；药物，如噻嗪类利尿药、四环素、硫唑嘌呤、糖皮质激素、口服避孕药等；偶见有壶腹乳头括约肌功能不良、十二指肠乳头旁憩室、血管性疾病（如结节性多动脉炎）等。

8．特发性　急性胰腺炎多数可找到致病因素，但仍有的病因不明，称之为特发性胰腺炎，所占比例世界各地报道不一，我国15%～25%，随着诊断手段的不断提高特发性胰腺炎的比例将逐渐下降。

（二）病理

急性胰腺炎的病理变化有间质炎症和胰腺组织坏死两个方面。

1．间质炎症　肉眼见胰腺肿大，病变累及部分或整个胰腺。显微镜下以间质水肿、充血和炎症细胞浸润为主，也可见少量腺泡坏死和点状脂肪坏死，无明显实质坏死和出血。

2．胰腺组织坏死　多发生于外周胰腺，也可累及整个胰腺。肉眼见胰腺肿大、灶状或弥漫性胰腺间质坏死和/或大面积脂肪坏死。严重的见胰腺表面或胰周组织出血灶，呈褐色或灰褐色，可有新鲜出血。显微镜见胰腺组织凝固性坏死、粒细胞和巨细胞浸润，病灶累及腺泡细胞、胰岛细胞和胰管系统。严重的间质、脂肪坏死可能累及小血管，引起血栓、坏死、破裂，偶尔可见动脉血栓形成。少数可并发胰腺假性囊肿，坏死后如继发细菌感染，将出现化脓性炎症或脓肿。

由于胰液外溢和血管损害，部分病例可出现腹腔积液、胸腔积液和心包积液，并可出现肾小球病变、急性肾小管坏死、脂肪栓塞和弥散性血管内凝血，也可能因过多的脂肪酶随血流运输全身，引起皮下或骨髓的脂肪坏死。

二、中医病因病机

1．饮食不节　酗酒过度，恣食辛辣肥腻；暴饮暴食均可导致饮食停滞，损伤脾胃，湿浊内阻，积而化热。湿热交阻，熏蒸肝胆，致脾胃升降和肝脏疏泄功能失常发为本病。

2．情志失调　忧思恼怒，情志不畅，肝失条达，疏泄失常，横犯脾胃，肝脾不和，气机不利，腑气通降不顺，发为本病。气滞日久，瘀血产生，瘀阻络脉。

3．外感时邪　外感六淫，如伤于风寒则寒凝气滞，不通则痛。伤于湿热，湿热壅滞，传导失职，腑气不通而发生腹痛。如感受疫毒之邪，由表入里，熏蒸肝胆，失于疏泄，胆汁外溢，又可见黄疸。

4．积聚内阻　积聚内阻日久不消，瘀血或砂石阻滞经络，不通则痛，阻滞胆道，胆汁失于常道而外溢，致肌肤身目发黄。

本病病机演变主要以湿、热、瘀、毒蕴结中焦致脾胃升降、肠之传化、肝之疏泄功能失常为主，最终导致“腑气不通”，并可有郁、结、湿、热、瘀、厥、脱七个关键环节。究其病性，在本则为脾胃运化失常，属虚；在标为气滞、湿热、实热、血瘀，属实。其病位主要在脾、胃、肝、胆，常涉及心、肺、肾、脑、肠等多个脏腑。

【临床表现】

急性胰腺炎临床表现的轻重与其病因、病情的严重程度、治疗是否及时等因素有关。

1. 症状

(1) 腹痛：95%急性胰腺炎患者有腹痛，多在胆石症发作后不久、大量饮酒或饱餐后突然发作，呈持续性伴阵发性加剧的绞痛、钝痛或刀割样痛，以上腹部多见。约一半患者腹痛有向左腰背部放射的束带状痛。腹痛通常持续48小时，偶可超过一周，数小时缓解的腹痛很少为胰腺炎所致。5%～10%患者可能无腹痛。突然休克或昏迷，甚至猝死，往往是急性胰腺炎终末期表现。多在老年、体弱患者发生，还见于腹膜透析、腹部手术、肾移植、军团病、脂膜炎等伴发的胰腺炎。

(2) 恶心呕吐：90%的患者初起即有恶心呕吐，呕吐物多为胃内容物，重者可混有胆汁，甚至血液。呕吐后症状无减轻。呕吐可能是炎症累及胃后壁所致，也可由肠道胀气、麻痹性肠梗阻或腹膜炎引起。

(3) 发热：多为中度发热，偶有高热，一般持续3～5天。如发热不退或逐日升高，尤其持续2～3周以上者，要警惕胰腺周围脓肿的可能。在胰腺或腹腔有继发感染时，呈弛张高热。

(4) 黄疸：一般情况下，急性胰腺炎患者可无黄疸。若因胆道因素发病，或因胰头肿大、假性囊肿、脓肿压迫胆总管或合并肝脏损害等可出现黄疸。

(5) 低血压及休克：多发生于重症急性胰腺炎。患者烦躁不安、皮肤苍白、湿冷、脉搏细弱。休克主要是有效循环血容量不足所致。

2. 体征

腹部体征：轻症者仅为上腹轻压痛，多无肌紧张、反跳痛，可有腹胀和肠鸣音减少。重症者可出现腹膜刺激征，胰源性腹水征，血液、胰酶及坏死组织液穿过筋膜与肌层渗入腹壁时可见两侧胁腹皮肤呈灰紫色斑称为Grey－Turner征，而脐周皮肤青紫称Cullen征，多提示预后差。部分患者因脾静脉栓塞出现门静脉高压体征。腹部因液体积聚或假性囊肿形成可触及肿块。

全身体征：与病变的严重程度有关。黄疸可在胆石症性胰腺炎见到，提示可能有远端胆总管胆石性梗阻或水肿的胰头压迫胆总管所致。重症胰腺炎患者多有循环系统、呼吸系统、泌尿系统、血液系统等异常改变。偶见皮下脂肪坏死小结、下肢血栓性静脉炎、多发性关节炎等。

3. 并发症

重症急性胰腺炎常见多种局部并发症，如胰腺假性囊肿、胰腺脓肿、胰腺坏死感染等。也可见全身并发症，如急性呼吸窘迫综合征、急性肾功能衰竭、心律失常和心功能衰竭、上消化道出血、高血糖症、水电解质紊乱和胰性脑病等。

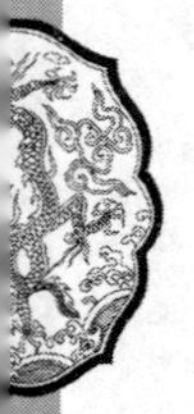

【实验室与其他检查】

根据临床表现与需要鉴别的器质性疾病，选择相关的检查。

1. 血常规　白细胞总数和中性粒细胞分类可以增高。

2. 酶学检查

(1) 血清淀粉酶：急性胰腺炎起病6小时后，血清淀粉酶 >500 U/L（Somogi 单位）可确诊。

(2) 尿淀粉酶：急性胰腺炎起病8~12小时后开始升高，常可 >1 000 U/L（Somogi 单位）。若仅尿淀粉酶升高，尚不能诊断胰腺炎，但应继续动态监测血尿淀粉酶变化。并非所有的急性胰腺炎淀粉酶均升高，不升高的情况有：极重症急性胰腺炎；极轻胰腺炎；慢性胰腺炎急性发作；急性胰腺炎的恢复期；高脂血症相关性胰腺炎，甘油三酯升高可能使淀粉酶抑制物升高。另外，血脂肪酶、血胰蛋白酶原、尿胰蛋白酶原、胰蛋白酶抑制物（PSTI）对诊断急性胰腺炎均有一定意义。

3. 血钙　急性胰腺炎时，血钙的明显下降提示胰腺广泛的坏死。当血钙 <1.75 mmol/L（7mg/dl）时提示患者预后不良。

4. 血糖　可呈暂时性升高，空腹血糖水平持续升高提示广泛的胰腺坏死，预后不良。

5. C反应蛋白（CRP）　当 CRP > 150 mg/ L 时，提示急性重症胰腺炎，胰腺坏死的风险显著增加。

6. X线检查　腹平片可见肠麻痹。胸片可表现为双肺底和胸膜腔改变，甚至盘状不张。

7. B超检查　轻症者胰腺呈均匀性增大，弥漫性回声减低，胰腺界线不清；重症者胰腺呈普遍增大，回声不均匀，或有散在回声，胰腺表面不光滑，有渗液。B超可清晰显示结石，胸腹腔积液，假性囊肿和脓肿。

8. CT/MRI 检查　增强或动态增强-对照 CT 扫描是诊断重症急性胰腺炎的"金标准"。CT 严重程度指数（CTSI）评分≥Ⅱ级作为重症标准。CT 把胰腺炎症的严重程度分为 A~E 级：

表 4-12-1a　急性胰腺炎 CT 分级评分

CT 分级	评分
A	0
B	1
C	2
D	3
E	4

表 4-12-1b　急性胰腺炎坏死面积评分

坏死面积	评分
无	0
1/3	2
1/2	4
>1/2	6

注：急性胰腺炎 CT 严重指数（CTSI） = CT 分级积分 + 坏死积分（Ⅰ级 0~3 分，Ⅱ级 4~6 分，Ⅲ级 7~10 分）

A 级：影像学为正常胰腺；B 级：胰腺实质改变，包括胰腺局部或弥漫性肿大，胰腺内小范围的积液（侧支胰管或直径 <3 cm 的胰腺坏死所致）；C 级：胰腺实质及周围炎症改变，除 B 级所述胰腺实质的变化外，胰腺周围软组织也有炎症改变；D 级：胰腺外的炎症改变，以胰腺周围改变为突出表现而不是单纯的液体积聚；E 级：广泛的胰腺外积液和脓肿，包括胰腺内显著的积液坏死，胰腺周围的积液和脂肪坏死，胰腺脓肿。

【诊断与鉴别诊断】

一、诊断要点

（一）西医诊断

1. 诊断依据

（1）病史：急性起病，多在饮酒、饱食、脂餐后发生。

（2）症状：急性发作的剧烈而持续性上腹痛、恶心、呕吐、伴或不伴发热、黄疸等。

（3）体征：轻症者仅为轻压痛，重症者可出现腹膜刺激征，胸腹水、Grey - Turner 征、Cullen 征。部分患者出现门静脉高压体征。腹部因液体积聚或假性囊肿形成可触及肿块。全身体征：与病变的严重程度有关。

（4）实验室及其他检查：包括血常规、酶学、血钙、血糖、CRP 测定，X 线、B 超检查和 CT/MRI 检查。

2. 诊断标准

急性、持续性腹痛；血清淀粉酶活性增高达正常值上限3倍；影像学提示胰腺有或无形态改变；排除其他疾病者即可诊断。可有或无其他器官功能障碍。少数病例血清淀粉酶活性正常或轻度增高。

临床上又分轻症急性胰腺炎、重症急性胰腺炎和暴发性胰腺炎（fulminate pancreatitis，又称早期重症急性胰腺炎）。

轻症急性胰腺炎应具备急性胰腺炎的临床表现和生化改变，而无器官功能障碍或局部并发症，对液体补充治疗反应良好，Ranson 评分 <3 分，或 CT 分级为 A、B、C 或 CTSI≤2。

表 4 - 12 - 2　Ranson 评分标准

入院时	48 小时
年龄 >55 岁	HCT 下降 >10%
白细胞 >16.0 × 10^9/L	血钙 <2 mmol/L
血糖 >11.1 mmol/L	PaO_2 <60 mmHg
LDH >350 IU/L	BE < -4 mmol/L
SGOT >250 IU/L	BUN 增加 >1.0mmol/L 体液丧失 >6L

注：每项得 1 分；1 ~3 项：轻度，死亡率 <0.5%；1 ~5 项：中度，死亡率 <40%；1 ~6 项：重度，死亡率 <60%；7 项以上：极重度，死亡率 100%

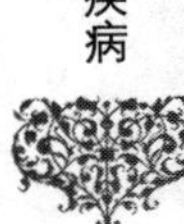

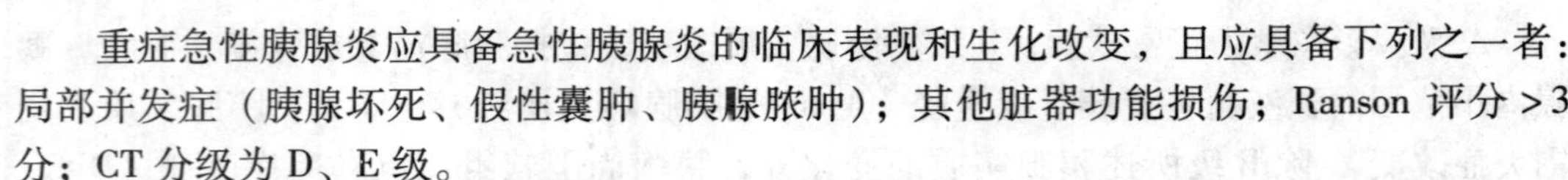

重症急性胰腺炎应具备急性胰腺炎的临床表现和生化改变，且应具备下列之一者：局部并发症（胰腺坏死、假性囊肿、胰腺脓肿）；其他脏器功能损伤；Ranson 评分 >3 分；CT 分级为 D、E 级。

暴发性胰腺炎是急性胰腺炎患者中病情极其凶险者，指急性胰腺炎患者发病后 72 小时内即出现器官功能衰竭、休克、凝血功能障碍、败血症、全身炎症反应综合征等严重并发症。

（二）中医辨病与辨证要点

1. 辨病程阶段　急性胰腺炎起病多急，初期辨证总属实证、热证。一般按病程发展先后可划分为急性期、变证期、恢复期。急性期胸腹痛剧烈，拒按，痛不可近，伴有恶心呕吐，或可伴身黄目黄，大便不畅或干结，小便短赤，舌红苔黄，脉弦数。变证期脘腹疼痛如锥如割，痛有定处，或有包块，或伴皮肤青紫有瘀斑，呕吐剧烈，发热难退，大便秘结，舌红绛，苔黄腻或灰黑，脉弦数或微涩；或腹痛剧烈，烦渴多汗，面色苍白，肢冷搐搦，舌质干绛，苔灰黑而燥，脉沉细而弱。恢复期邪去正衰，若正气逐渐恢复，则可渐告痊愈，若邪恋正虚，则病情迁延或可复发。

2. 辨虚实　急性胰腺炎在本为虚，在标为实。就病程发展而言，证候有偏实偏虚的侧重。病之初，以标实为主，正虚为次；进一步发展则表现为邪盛正虚，晚期以正虚为主，但邪实仍留而不去。偏实者需辨气滞、湿热、实热、血瘀之主次，偏虚者，应辨气血阴阳亏虚之不同，可从病程、兼次症、舌象、脉象加以辨别。

3. 辨顺逆　本病急性起病，部分病例可迅速恶化，危及生命。应辨清病情顺逆，以提高警惕，以防他变。若患者腹痛持续剧痛不止，高热难退，呕吐剧烈，大便秘结不通，或出现神志不清，面色苍白，肢冷搐搦，大汗淋漓，病情多逆。若病人腹痛逐渐减轻，发热渐退，无频繁剧烈呕吐或无呕吐，胃纳可，大便通畅，病情多顺。

二、鉴别诊断

1. 急性胆道感染　常有胆绞痛史，疼痛位于右上腹，常放射到右肩部，Murphy 征阳性，血及尿淀粉酶轻度升高（多在 2 倍以下）。B 超、X 线和胆道造影可明确诊断。

2. 消化性溃疡急性穿孔　有溃疡病病史，腹痛位于上腹剑突下或偏右，突然加剧，典型的急性弥漫性腹膜炎体征。X 线立位平片、胃镜和钡餐检查均能作出鉴别。

3. 急性肠梗阻　剧烈腹痛，呕吐。腹痛呈阵发性，肠鸣音亢进，腹部局部膨隆出现率较高。血清淀粉酶稍高，一般不超过 500 U/L。腹部 X 线检查可确诊。

4. 急性心肌梗死　急性心肌梗死患者也可以有上腹剧痛及合并休克的表现，但无明显腹胀及腹膜炎表现，胰酶一般无增高。急性重症胰腺广泛坏死的患者，心电图可出现急性心肌梗死的图形，临床应注意鉴别。

【治疗】

一、中医治疗

急性胰腺炎应根据病机的演变灵活应用。六腑以通为用，通腑尤为治疗的关键。重点掌握清热解毒、通里攻下、活血化瘀和理气疏肝四大原则。腹痛是胰腺炎的主要症状，腹痛能否缓解，首先与大便能否及时通畅有关。

（一）辨证论治

急性期

1. 肝胆湿热

主要证候：上腹部胀痛拒按，胁痛，或呃逆，发热，倦怠，大便不畅或干结，小便短赤，目黄身黄，舌质红，苔薄黄或黄腻，脉弦数。

治法：清肝利胆，清利湿热。

方药：茵陈蒿汤合龙胆泻肝汤加减。方中茵陈蒿汤清热利湿退黄，龙胆泻肝汤清热利湿，疏利肝胆，行气止痛。

黄疸重者加田基黄、金钱草、黄柏；热毒重者加金银花、野菊花、蒲公英；呕吐甚者加旋覆花、代赭石、竹茹；腹胀者加大腹皮；肝郁气滞者加香附、郁金、乌药等；尿短少、赤涩不畅者加竹叶、赤小豆；若蛔虫上扰者加槟榔、乌梅、使君子、苦楝根皮等。

2. 胃肠热结

主要证候：腹痛剧烈，由上腹而至脐腹部，甚者从心下至少腹满痛不可近，有痞满燥实坚征象，伴有腹胀，恶心呕吐。舌质红或红绛，苔黄燥起刺，脉洪大或洪数。

治法：清热通腑攻下

方药：大柴胡汤合大承气汤加减。方中大黄、厚朴、枳实、芒硝通腑泄浊攻下，柴胡、黄芩疏利肝胆，半夏和胃降逆止呕。

痞满燥结者可用大承气汤灌肠；热甚者加栀子、金银花、野菊花、蒲公英，或重用大黄、加生地黄；腹胀甚者加槟榔、莱菔子；呕吐甚者加姜竹茹。

3. 实热结胸

主要证候：胸腹痛，胁痛，心下满硬，痛不可近，发热畏寒，口苦纳呆，气息短促。苔薄黄，脉弦数或滑数。

治法：清化痰热，泻肺逐饮。

方药：大柴胡汤合小陷胸汤加味。方中大黄、芒硝通腑泄浊攻下，柴胡、黄芩疏利肝胆，黄连清热降火，开心下之痞，半夏降逆化痰，栝蒌清化痰热。

腹胀明显者加厚朴、槟榔、炒莱菔子。

变证期

1. 瘀热互结

主要证候：腹部刺痛拒按，痛有定处，或有包块，或皮肤青紫有瘀斑，发热夜甚，口干不渴，小便短赤，大便燥结，舌质红或有瘀斑，脉弦数或涩。

治法：清热泻火，祛瘀通腑。

方药：泻心汤合膈下逐瘀汤加减。方中黄连、黄芩泄热开痞，大黄、厚朴、芒硝通腑泄浊，牡丹皮、赤芍清热凉血，川芎、延胡索行气止痛，当归、桃仁、红花活血化瘀。

腹部有包块者加穿山甲、皂角刺或三棱、莪术；热重者加金银花、连翘、蒲公英、

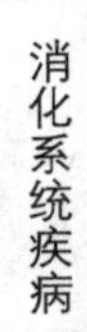

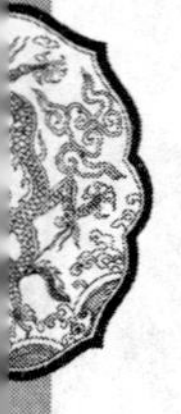

板蓝根。

2．腑闭血瘀

主要证候：脘腹疼痛如锥如割，呕吐剧烈，高热不退，或兼黄疸，腹水，小便如茶，大便秘结，舌质绛或紫，苔黄燥或灰黑，脉弦数而微涩。

治法：清热通腑，化瘀导滞。

方药：大陷胸汤合失笑散加味。方中大黄、枳实、甘遂通腑泄浊攻下逐水，五灵脂、蒲黄、红花、赤芍活血化瘀止痛，栀子、黄芩清热降火，茯苓利水。

3．内闭外脱

主要证候：脐周剧痛，呕恶身热，烦渴多汗，面色苍白，肢冷搐搦，舌质干绛，苔灰黑而燥，脉沉细而弱。

治法：通腑逐瘀，回阳救逆。

方药：小承气汤合四逆汤加减。方中大黄、厚朴、枳实通腑泄浊，附子、干姜助阳救逆。

若气阴两竭，治宜益气回阳，养阴固脱，可用参附龙牡汤合生脉散加味，或急以参附注射液或参麦注射液 10～20 ml 静脉注射。

恢复期

1．肝脾不调

主要证候：上腹部不适或上腹部、胁部微感胀满，进食后明显，纳食不香，或轻微恶心，舌苔白或白腻，脉弦缓等。

治法：疏肝健脾，和胃化湿。

方药：逍遥丸合六君子汤加味。方中柴胡、当归、白芍疏利肝胆，党参、白术、茯苓补气健脾，半夏、陈皮行气和胃，当归活血补血。

2．气阴两虚

主要证候：精神疲倦，少气懒言，纳呆食少，口干，或饥而不欲食，脘痞不舒，大便干，舌淡红少苔或无苔，脉沉细数。

治法：益气生津，养阴和胃。

方药：益胃汤加味。方中北沙参、太子参益气养阴，麦冬、玉竹养阴益气生津。腹痛者可加佛手、素馨花以理气和胃而不伤津。

（二）其他疗法

1．针灸疗法　取足三里、下巨虚、内关、中脘、梁门、阳陵泉、地机、脾俞、胆俞等穴位，可任选一组交替使用，强刺激，留针 30 分钟，每天 3 次。

2．中成药

（1）至宝丹，1 丸，一日 1～2 次。

（2）安宫牛黄丸，1/2 丸，鼻饲，一日 2 次。

（3）紫雪丹，3 g，一日 1～2 次。

3．局部外敷　芒硝外敷痛处。

二、西医治疗

本病起病急，部分病例来势凶猛，迅速恶化而危及生命，强调多学科的协同治疗。

（一）一般治疗

消除病因，如积极治疗胆道疾病，戒酒，避免暴饮暴食，少食辛辣肥腻等。

（二）内科治疗

及时适量的补液对于预防并发症的发生至关重要。早期给氧和补液可纠正器官衰竭，从而降低死亡率。故对所有患者应给予足够的氧气和液体治疗，直到渡过器官衰竭的危险期。

1. 监护　密切监护患者的生命体征以及尿量的变化，定期做腹部体检，以了解有无腹肌紧张、压痛、反跳痛及腹水，检查白细胞计数，注意血、尿淀粉酶及电解质、酸碱平衡的变化。

2. 禁食减压　可减少食物及胃液对胰腺分泌的刺激。

3. 防治休克，改善微循环　急性胰腺炎发作后常出现液体丢失、电解质紊乱和酸碱平衡失调需大量补充液体和电解质。由于大量补液，应注意监测 CVP 和尿量。为改善微循环可适量输入右旋糖酐，原则上在快速扩充血容量时用高分子，随后改为低分子。为扩充血容量并减少炎性渗出，可输入胶体如血浆、白蛋白、代血浆等。此外根据生化、血气结果，适当补充电解质和纠正酸碱失衡。

4. 抑制胰腺外分泌和胰酶抑制剂

（1）生长抑素及其类似物：生长抑素，首次剂量 250 μg 静脉注射，继以 250 μg/h 静脉滴注维持。奥曲肽，首次剂量 100 μg 静脉注射，继以 25 ～ 50 μg/h 静脉滴注维持治疗。临床症状改善、腹痛消失和/或血清淀粉酶活性降至正常为停药指征。

（2）H_2 受体阻断药或质子泵抑制药（PPI）：可抑制胃酸分泌而间接抑制胰腺分泌，还可预防应激性溃疡的发生。

（3）胰酶抑制药：临床疗效尚待证实，主张早期、足量应用，有尿胰蛋白酶抑制剂、抑肽酶、加贝酯等。

5. 解痉止痛　疼痛剧烈时考虑镇痛治疗。在严密观察病情下，可注射盐酸哌替啶（杜冷丁）。不主张使用吗啡，尽量不用阿托品、654－2 类药。

6. 抗生素　对于非胆源性轻症急性胰腺炎不推荐常规使用抗生素。对于重症、继发感染和胆源性胰腺炎者应使用抗生素。多遵循抗菌谱为革兰阴性菌和厌氧菌为主、脂溶性强、有效通过血胰屏障等三大原则。推荐甲硝唑联合喹诺酮类药物、第三代头孢菌素为一线用药，疗效不佳时，可选用亚胺培南（泰能）500mg，3 次/日，连用 7 ～ 14 天，特殊情况下可延长应用。在临床上无法用细菌感染来解释的发热等表现时，应考虑到真菌感染的可能，可经验性应用抗真菌药，同时进行血液或体液真菌培养。

7. 血管活性物质的应用　可用改善胰腺和其他器官微循环的药物，如前列腺素 E_1 制剂、血小板活化因子拮抗剂、丹参制剂等。

8. 营养支持　轻症胰腺炎患者，只需短期禁食，一般在腹胀、腹痛消失后、体征

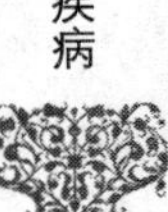

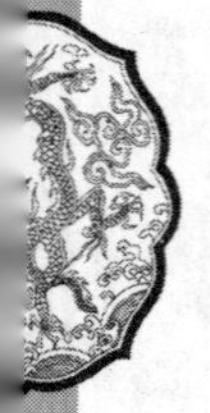

缓解、肠鸣音恢复正常、出现饥饿感时，不需要等待淀粉酶恢复正常，即可逐渐开放饮食。重症胰腺炎患者常先施行肠外营养，待病情趋向缓解，则考虑尽早实施肠内营养。肠内营养是指将鼻饲管放置 Treitz 韧带远端，输入能量密度为 4.187 J/ ml 的要素营养物质，如能量不足，可辅以肠外营养。原则上从小量开始，如能耐受，则逐渐加大剂量。进行肠内营养时，应注意患者的腹痛、肠麻痹、腹部压痛等胰腺炎症状和体征的变化，并定期复查电解质、血脂、血糖、总胆红素、血清白蛋白、血常规和肾功能等，以评价机体代谢状况，调整肠内营养的剂量。应注意补充谷氨酰胺制剂。对于高脂血症患者，应减少脂肪类物质的补充。

9. 预防和治疗肠道衰竭　对于急性重症胰腺炎患者，应密切观察腹部体征及排便情况，监测肠鸣音的变化。及早给予促肠道动力药物，包括生大黄、硫酸镁、乳果糖等；给予微生态制剂调节肠道细菌菌群；应用谷氨酰胺制剂保护肠道黏膜屏障。病情允许的情况下，尽早恢复饮食或实施肠内营养对预防肠道衰竭具有重要意义。

10. 持续性血液滤过　适用于病变早期，以抑制过度炎症反应，清除血脂。

11. 内镜下治疗　当明确为重症胆源性胰腺炎时最好在发病后 24 小时内行 ERCP、EST 以清除胆道结石，恢复胆道通畅，减少胆汁胰管反流，从而使病情迅速改善，并减少复发，其成功率在 90% 左右。

（三）外科治疗

1. 腹腔灌洗　当出现胰腺炎症局部渗出量多时，或出现腹水时，应将胰腺炎渗出液引出体外以减少中毒和炎症反应。传统方法为手术清除加引流，该法创伤大，感染机会多。目前，国内已有人试用在腹腔镜下做腹腔灌洗，并获初步成功。

2. 手术　坏死胰腺组织继发感染者在严密观察下考虑外科手术介入治疗。对于重症病例，在重症监护和强化内科治疗的基础上，患者的病情仍未稳定或进一步恶化，是进行手术治疗的指征。对于胆石症为病因者，亦可在抗菌消炎病情控制的基础上择期手术。

【临床思路】

急性胰腺炎可以参照中医腹痛进行治疗。以腹痛为主要症状，可伴有恶心呕吐、发热、黄疸等。病因病机以饮食不节、饮酒、蛔虫内扰、六淫之邪、七情等为主，湿、热、瘀、毒蕴结中焦致脾胃升降、肠之传化、肝之疏泄失常，最终导致“腑气不通”，并可有郁、结、湿、热、瘀、厥、脱七个关键环节。究其病性，在本则为脾胃运化失常，属虚；在标为气滞、湿热、实热、血瘀，属实。其病位主要在脾、胃、肝、胆，常涉及心、肺、肾、脑、肠等多个脏腑。本病错综复杂，变化多端，应用辨证论治这一中医独特的理论体系着重于病程阶段、证候虚实、病情顺逆。

本病起病急，部分病例来势凶猛，迅速恶化而危及生命，强调多学科的中西医结合协同治疗。中药可以消除并改善胰腺炎微循环障碍、降低炎性介质的释放、防治肠源性细菌移位、减轻内毒素血症、参与调节细胞的凋亡等功用。采用中西医结合综合治疗有助于提高 SAP 非手术治疗成功率。

【预后与转归】

急性胰腺炎一般初起多为湿、热、瘀、毒蕴结中焦，腑气不通，限于局部，无明显全身症状，侧重于实证，虚损不重，机体正气尚强，通过正确积极的调治护理，病情可好转，预后一般较好。若调治不当，或可致邪恋正虚，则病情迁延或可复发。随病情进展，正气渐衰，邪毒日盛，伤及心、肺、肾、脑、肠等多个脏腑，脏腑功能衰竭，出现突然的意识丧失，不省人事或气息微弱，面色苍白，张口自汗，肤冷肢凉，小便自遗等厥、脱之候，则病情凶险，预后恶劣。

急性胰腺炎的病程和预后取决于病变程度以及有无并发症。轻症急性胰腺炎常在一周内恢复，不留后遗症；重症急性胰腺炎者则病情重而凶险、预后差，病死率高。经积极抢救能挽救生命者，多遗留不同程度的胰功能不全，极少数演变为慢性胰腺炎。

【预防与调护】

急性胰腺炎在预防上应从饮食、精神方面着手。切忌过度饮酒、暴饮暴食，少食辛辣肥腻刺激性食物。

平时慎起居，适寒温，适度锻炼身体，增强体质，避免劳累。饮食要有节制、有规律，以低脂、清淡饮食为好。少食动物肝脏。急性期要完全禁食，病情已稳定控制者，可少量多次进食半流质等。保持心情舒畅，避免忧郁、紧张、恼怒等不良情绪，解除精神负担，树立战胜疾病的信心。避免服用对胃肠有刺激作用的药物。注意观察患者神志、呼吸、体温、大小便、脉象变化。对经常反复发作者，寻找病因，针对病因，予以积极治疗。

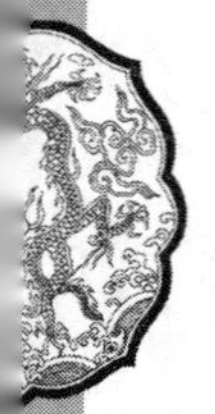

第十三章　上消化道出血

上消化道出血（upper gastrointestinal hemorrhage）是指屈氏韧带以上的消化道，包括食管、胃、十二指肠或胰胆等病变引起的出血；胃空肠吻合术后的空肠病变出血亦属此范围。

大量出血一般指短期内的失血量超出1000ml或循环血容量的20%。其临床表现为呕血和（或）黑便，常伴有血容量减少引起的急性周围循环衰竭。病情严重者，如不及时抢救，可危及生命。

上消化道出血属中医“血证”中的“吐血”与“便血”范畴。

【病因病理】

一、西医病因病理

病因及发病机制

上消化道疾病及全身性疾病均可引起上消化道出血。临床上最常见的病因是消化性溃疡、食管胃底静脉曲张破裂、急性胃黏膜损害和胃癌。食管贲门黏膜撕裂综合征、血管异常引起的出血亦可见。

1. 胃肠道疾病

（1）食管疾病：食管炎、食管癌、食管消化性溃疡、食管损伤。

（2）胃十二指肠疾病：消化性溃疡、胃泌素瘤综合征、急性胃黏膜损害、胃癌、胃血管异常、其他肿瘤（平滑肌瘤、平滑肌肉瘤、息肉、淋巴瘤、壶腹周围癌）、胃黏膜脱垂、急性胃扩张、胃扭转、膈裂孔疝、十二指肠憩室炎、急性糜烂性十二指肠炎、胃手术后病变、其他病变（如胃吸虫病、胃或十二指肠克罗恩病、胃或十二指肠结核等）。

2. 门静脉高压引起的食管胃底静脉曲张破裂或门脉高压性胃病

3. 上消化道邻近器官或组织的疾病

（1）胆道出血：胆管或胆囊结石、胆道蛔虫病、胆囊或胆管癌、术后胆总管引流管造成的胆道受压坏死、肝癌、肝脓肿或肝血管瘤破入胆道。

（2）胰腺疾病累及十二指肠：胰腺癌、急性胰腺炎并发脓肿溃破。

（3）动脉瘤破入食管、胃或十二指肠：主动脉瘤、肝或脾动脉瘤破裂。

（4）纵隔肿瘤或脓肿破入食管。

4. 全身性疾病

（1）血管性疾病：过敏性紫癜、遗传性出血性毛细血管扩张、动脉粥样硬化等。

（2）血液疾病：血友病、血小板减少性紫癜、白血病、弥散性血管内凝血及其他凝血机制障碍。

（3）应激相关胃黏膜损伤：各种严重疾病引起的应激状态下产生的急性糜烂出血性胃炎甚至溃疡形成统称为应激相关胃黏膜损害，可发生出血。

（4）其他疾病：尿毒症、结缔组织病、急性感染。

二、中医病因病机

1．饮食失节　饮酒过多以及过食辛辣厚味，滋生湿热，热伤脉络，引起吐血、便血；或损伤脾胃，脾胃虚弱，血失统摄，而引起出血。

2．劳倦过度　心主神明，神劳伤心；脾主肌肉，体劳伤脾；肾主藏精，房劳伤肾。劳倦过度会导致心、脾、肾气阴的损伤。若损伤于气，则气虚不能摄血以致血液外溢而出血；若损伤于阴，则阴虚火旺，迫血妄行而致出血。

3．情志过极　忧思恼怒过度，肝气郁结化火，肝火横逆犯胃则引起吐血。

4．久病或热病之后　久病或热病使阴津伤耗，以致阴虚火旺，迫血妄行而致出血；久病或热病使正气亏损，气虚不摄，血溢脉外而致出血；久病入络，使血脉瘀阻，血行不畅，血不循经，而致出血。

上消化道出血其病位在胃肠，为胃肠脉络受伤所致，其共同病机可以归纳为火热熏灼、热迫血行及气虚不摄、血溢脉外两大类。在火热之中，又有实火和虚火之分。湿热内蕴、肝郁化火等，均为实火；而阴虚火旺之火，则为虚火。气虚之中，又有仅见气虚，和气损及阳，阳气亦虚者。实证和虚证虽各有不同的病因病机，但在疾病发展变化的过程中，又常发生实证向虚证的转化。如开始为火盛气逆，迫血妄行，但在反复出血之后，则会导致阴血亏损，虚火内生；或因出血过多，血去气伤，以致气虚阳衰，不能摄血。因此，在有的情况下，阴虚火旺及气虚不摄，既是引起出血的病理因素，又是出血所导致的结果。

【临床表现】

上消化道出血的临床表现一般取决于病变性质、部位、出血量与速度。

1．呕血与黑便　呕血与黑便是上消化道出血的特征性表现。出血部位较高者多伴有呕血，但若出血量少、速度较慢者，则可无呕血。反之，幽门以下部位出血，如出血量大、速度快者，可因反流入胃内而表现为呕血。

呕血多为棕褐色呈咖啡渣样。如出血量大，未经胃酸充分混合即呕出，则为鲜红或有血块。黑便呈柏油样，黏稠而发亮，当出血量大，血液在肠内推进快，粪便可呈暗红色甚至鲜红色；但应注意空肠、回肠出血如出血量不大，在肠内停留时间较久，也可表现为黑便，而被误诊为上消化道出血。

2．失血性周围循环衰竭　急性大量出血由于循环血量迅速减少而导致周围循环衰竭。一般表现为头昏、心悸、乏力，突然起立可产生晕厥、口渴、肢体冷感、心率加快、血压偏低等。严重者呈休克状态，表现为烦躁不安或神志不清、面色苍白、四肢湿冷、口唇发绀、呼吸急促等，血压下降（收缩压<80 mmHg）、脉压差变窄（<25～30 mmHg）及心率加快（>120次/分钟）。休克未改善时尿量减少，若补充血容量后尿

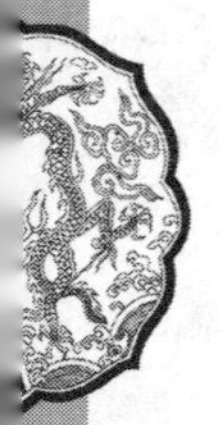

量仍不增高甚至无尿，则要警惕并发急性肾衰竭。

3. 发热　多数患者在上消化道大量出血后24小时内出现发热，但一般不超过38.5℃，持续3~5天降至正常。引起发热原因尚不清楚，可能与循环血量减少、周围循环衰竭，导致体温调节中枢的功能障碍，再加以贫血的影响等因素有关。

【实验室和其他检查】

1. 血液检查

上消化道大量出血后均有不同程度的贫血。在出血的早期，血红蛋白浓度、红细胞计数及血细胞比容可无变化，因此血象检查不能作为早期诊断和病情观察的依据。出血后，组织液渗入血管内使血液稀释，一般需经3~4小时以上才出现贫血，出血后24~72小时红细胞稀释达到最大限度。贫血程度与失血量和出血前有无贫血基础、出血后液体平衡状况等因素有关。

急性出血患者为正细胞正色素性贫血。出血后由于骨髓有明显代偿性增生，可暂时出现大细胞性贫血，周围血片可见晚幼红细胞与嗜多染红细胞。出血24小时内网织红细胞即见增高，至出血后4~7天可高达5%~15%，以后逐渐降至正常。如出血不止，网织红细胞可持续增高。上消化道大量出血短时间内（2~5小时），白细胞计数可升达$10\sim20\times10^9$/L，血止后2~3天才恢复正常。但在肝硬化患者，如同时有脾功能亢进者，白细胞计数可不增高。

2. 呕吐物与大便隐血试验　结果呈强阳性。

3. 生化检查　在上消化道大量出血后，大量蛋白消化产物被肠道吸收入血，引起血中尿素氮浓度暂时性增高，称为肠性氮质血症。一般于一次出血后数小时血尿素氮开始上升，约24~48小时可达高峰，大多不超出6.7 mmol/L，3~4天后降至正常。

对血尿素氮持续升高超过3~4天者，若出血前肾功能正常且血容量已基本纠正，可提示上消化道继续出血或有再出血；若无活动性出血证据，且血容量已基本纠正而尿量仍少，则应考虑由于休克时间过长或原有肾脏病变基础而发生肾功能衰竭。

4. 胃镜检查　胃镜检查是目前诊断上消化道出血病因的首选检查方法。多主张检查在出血后24~48小时内进行，称为急诊胃镜检查，可大大提高出血病因诊断的准确性。急诊胃镜检查还可根据病变的特征判断是否继续出血及估计再出血的危险性，并同时进行内镜下止血治疗。但在急诊胃镜检查前需纠正休克、改善贫血。

5. 影像学检查

上消化道出血患者进行X线钡餐检查目前多主张检查在出血停止和病情基本稳定数天后进行。主要适用于患者有胃镜检查禁忌证或不愿进行胃镜检查者，经胃镜检查出血原因未明者、疑病变在十二指肠降段以下小肠段者。

可采用选择性动脉造影、放射性核素^{99m}锝标记红细胞扫描、吞棉线试验及小肠镜检查主要用于原因不明的小肠出血。但在某些特殊情况，如患者处于上消化道持续严重出血紧急状态，以致胃镜检查无法安全进行或因积血影响视野而无法判断出血灶，而患者又有手术禁忌，此时选择性肠系膜动脉造影可发现出血部位，并同时进行介入手术。

【诊断与鉴别诊断】

一、诊断要点

（一）西医诊断

1. 上消化道出血诊断的确立

根据呕血、黑便和失血性周围循环衰竭的临床表现，呕吐物或黑便隐血试验呈强阳性、血红蛋白浓度、红细胞计数及血细胞比容下降的实验室证据，可作出上消化道出血的诊断。临床应注意以下几个方面：

（1）上消化道大量出血的早期识别：呕血和黑便是消化道出血的特征性表现，但应注意少部分患者因出血速度快，可在呕血及黑便前即出现急性周围循环衰竭的征象。应与内出血及其他原因引起的休克鉴别。及时进行直肠指检，可较早发现尚未排出的黑便，有助于早期诊断。

（2）排除消化道以外的出血因素，如呼吸道、口、鼻、咽喉部等出血因素及进食动物血、炭粉、含铁剂的药物或含铋剂的药物等。

2. 出血量的估计　成人每日消化道出血 >5 ~10 ml，粪便隐血试验阳性；每日出血量 50 ~100 ml 可出现黑便；胃内储积血量在 250 ~300 ml 可引起呕血；一次出血量不超过 400 ml 时，一般不引起全身症状；出血量超过 400 ~500 ml，可出现全身症状，如头昏、心悸、乏力等贫血症状；短期内出血量超过 1 000 ml，可出现周围循环衰竭表现。

出血量的估计最有价值的标准是血容量减少所导致的周围循环衰竭的临床表现，血压和心率是关键指标，应进行动态观察，如果患者由平卧位改为坐位时血压下降（下降幅度大于 15 ~20 mmHg），心率加快（上升幅度大于 10 次/分），提示血容量明显不足，是紧急输血的指征。如收缩压低于 80 mmHg，心率大于 120 次/分，伴有面色苍白、四肢湿冷、烦躁不安或神志不清，即已进入休克状态，属严重大量出血，需积极抢救。

须注意呕血和黑便的频度与量，血红蛋白浓度、红细胞计数及血细胞比容只能供估计出血量的参考而不能作为精确出血量的判断。

3. 出血是否停止的判断　上消化道大量出血经过恰当的治疗，可于短时间内停止出血。临床上出现下列情况应考虑继续出血或再出血：①反复呕血，或黑便次数增多、粪质稀薄，甚至呕血转为鲜红色、黑便变成暗红色，伴有肠鸣音亢进；②周围循环衰竭的表现经补液输血而未见明显改善，或虽暂时好转而又恶化，经迅速补液输血中心静脉压仍有波动，稍稳定又再下降；③血红蛋白浓度、红细胞计数与血细胞比容继续下降，网织红细胞计数持续增高；④在补液与尿量足够的情况下，血尿素氮持续或再次增高。

4. 出血的病因诊断　过去病史、症状和体征可为出血的病因提供重要线索。不同原因引起的消化道出血多有各自临床特点，如消化性溃疡出血前多有慢性、周期性、节律性上腹痛病史，出血前疼痛加剧，出血后减轻或缓解；有服用非甾体抗炎药等损伤胃黏膜的药物、酗酒史或应激状态者，可能为急性胃黏膜损害；过去有病毒性肝炎、血吸虫病或慢性酒精中毒病史，并有肝病与门静脉高压的临床表现者可能是食管胃底静脉曲

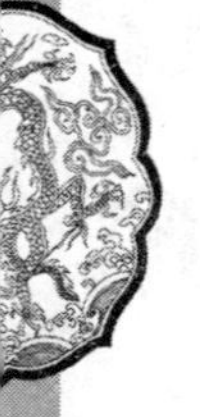

张破裂出血，但应注意消化道出血后肿大的脾脏可暂时缩小。上消化道出血的患者即使确诊肝硬化，不一定都是食管胃底静脉曲张破裂的出血，约有1/3患者出血实际是来自消化性溃疡、急性胃黏膜损害或其他原因，故应作进一步检查；此外，对中年以上患者近期出现上腹痛，伴有厌食、消瘦者，应警惕胃癌的可能性，故上消化道出血的出血原因与部位需靠器械检查如胃镜检查或血管造影等检查。

（二）中医辨病与辨证要点

1. 辨病要点

吐血与便血具有明确而突出的临床表现出血，一般容易辨别。但由于引起出血的原因以及部位的不同，应注意辨清不同病证。

（1）辨吐血与咳血：吐血与咳血，血液均经口出，但吐血是血由胃而出，经呕吐动作而出，血色多紫黯，常夹有食物残渣，吐血之前多有胃脘不适或胃痛、恶心等症，吐血之后无痰中带血，但大便多呈黑色；咳血是血由肺而出，经气道随咳嗽而咳出，血色多为鲜红，常混有痰液，咳血前多有咳嗽、胸闷、喉痒等症，大量咳血后，可见痰中带血数天，大便一般不呈黑色，但大便隐血试验可阳性。

（2）辨便血与痔疮、痢疾：痔疮属外科疾病，其大便下血以便时或便后出血为特点，常伴有肛门异物感或疼痛，肛门指检及直肠检查，可发现内痔或外痔；痢疾初起有发热恶寒等症，其便血为脓血相兼，且有腹痛、里急后重、肛门灼热等；而便血以血液随大便而下，或大便呈柏油样为特点，且无里急后重、脓血相兼等，可与痔疮、痢疾相鉴别。

2. 辨证要点

上消化道出血主要辨寒热虚实。主要有火热熏灼、热迫血行及气虚不摄、血溢脉外两大类。火热之中，又有实火及虚火的区别。一般初病多实，久病多虚；由实火所致者属实，由阴虚火旺、气虚不摄甚至阳气虚衰所致属虚。随病情轻重及原有疾病的不同，则有出血量或少或多，病程或短或长，及伴随症状等不同，与出血同时出现的症状及体征也不同。以火热亢盛、阴虚火旺及正气亏虚多见。

热盛迫血证：多发生在早期，大多起病较急，出血的同时，伴有发热、烦躁、口渴欲饮、便秘、尿黄、舌质红，苔黄，少津，脉弦数或滑数等。

阴虚火旺证：一般起病较缓，或由热盛迫血证，迁延转化而成。表现为反复出血，伴有口干咽燥、颧红、潮热、盗汗、头晕、耳鸣、腰膝酸软、舌质红，苔少，脉细数等。

气不摄血证：多见于病程较长，久病不愈的出血患者。表现为起病较缓、反复出血，伴有神情倦怠、心悸、气短懒言、头晕目眩、食欲不振、面色苍白或萎黄、舌质淡、脉弱等。

二、鉴别诊断

主要排除消化道以外的出血，如呼吸道出血，口、鼻、咽喉部出血、进食动物血、炭粉、含铁剂的治疗贫血药或含铋剂的治疗胃病的药物等引起的黑便，通过仔细询问病史和局部检查可鉴别。

【治疗】

一、中医治疗

辨证治疗

1. 胃热壅盛

主要证候：胃脘灼热作痛，口干口苦喜冷饮，口气臭秽，多见吐血与便血同时存在，吐血色红或紫暗，或夹食物残渣，大便色黑，舌红，苔黄干，脉弦数或弦滑。

治法：清胃泻火，凉血止血。

方药：泻心汤合十灰散。泻心汤方中之大黄、黄芩、黄连苦寒泻胃中之火。十灰散中山栀子泻火止血，大黄导热下行，大小蓟、荷叶、茜草根、白茅根、丹皮凉血止血；配以棕榈炭收涩止血。两方中的大黄，为治胃中实热吐血之要药。

胃热阴伤，证见口干而渴，舌红而干，脉细数者，可加玉竹、沙参、麦冬、天冬、石斛；胃热积中、胃气上逆，恶心呕吐者，可酌加旋覆花、代赭石、竹茹。

2. 肝火犯胃

主要证候：吐血鲜红或黯紫，口苦胁痛，心烦易怒，舌干，苔黄，脉弦数。

治法：清肝泻火，凉血止血。

方药：龙胆泻肝汤。方中龙胆草泻肝胆之实火，黄芩、山栀子苦寒泻火止血，生地黄凉血止血，柴胡疏肝解郁，当归引血归经，泽泻、木通、车前子泻热渗湿利尿。

无湿邪，可去泽泻、木通、车前子；临证可加白茅根、藕节、旱莲草、茜草，或合用十灰散。胁痛甚者，可加郁金、香附。

3. 气虚血溢

主要证候：面色苍白，心悸气短，疲倦纳差，吐血、便血缠绵不断，时轻时重，血色暗淡，舌淡，苔白，脉细弱。

治法：健脾养血，益气摄血。

方药：归脾汤。方中人参、茯苓、白术、甘草健脾益气；黄芪、当归益气生血；龙眼肉、酸枣仁、远志补血养心安神；木香理气醒脾。

便血为主，可加槐花、地榆、白及等。

4. 脾胃虚寒

主要证候：脘腹隐痛喜热饮，畏寒肢冷，神倦懒言，吐血色紫黯，便血紫黯，甚则黑色，纳差便溏，舌淡胖，苔白，脉沉迟细弱。

治法：温中健脾，养血止血。

方药：黄土汤。方中伏龙肝（灶心黄土）温中摄血，附子、白术温阳健脾，地黄、阿胶养阴止血，甘草和中，黄芩苦寒坚阴，用量宜少，以反佐附子辛燥之偏性。

方中可加白及、乌贼骨、三七、花蕊石。阳虚甚者，畏寒冷者，可加鹿角霜、炮姜、艾叶。

5. 气虚血脱型

主要证候：面色青白，呕血或便血量多而不止，神志恍惚，气短心慌，汗出肢冷，

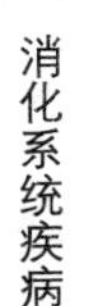

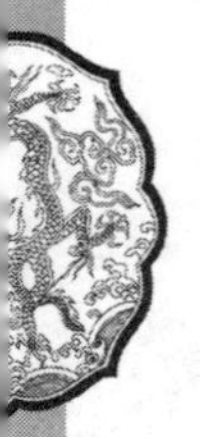

舌淡，脉芤大或微细欲绝。

治法：益气固脱止血。

方药：独参汤或参附汤。独参汤以人参一物为方，大补元气，益气固脱。气虚血脱甚则见阴阳俱虚，予以参附汤，方中附子以大补阳气，人参大补元气，共奏益气回阳之功。

常用吉林参、黄芪、党参、熟附子等。可加用田七、阿胶。

二、西医治疗

（一）一般治疗

上消化道出血少量时注意休息，可进容易消化的食物，但避免刺激性食物或坚硬食物。若大量出血者应卧床休息，保持呼吸道通畅，避免呕血时血液吸入引起窒息，必要时吸氧。活动性出血期间禁食。严密观察患者生命体征，如心率、血液、呼吸、尿量和神志变化。观察呕血和黑便情况，定期复查血红蛋白浓度、红细胞计数、血细胞比容和血尿素氮，必要时行中心静脉压测定。对老年患者根据情况行心电监护。

（二）药物治疗

1. 积极补充血容量

上消化道大量出血者应立即查血型和配血，建立有效的静脉通道，给予平衡液或葡萄糖水快速补充血容量。遇血源缺乏时，可用右旋糖酐或其他血浆代用品代替输血。但改善急性失血性周围循环衰竭的关键是要输足量血。

出现下列情况应进行紧急输血：①患者改变体位出现晕厥、血压下降和心率加快；②收缩压低于 90 mmHg（或较基础压下降 25%）；③血红蛋白低于 70 g/L 或血细胞比容低于 25%。输血量视患者周围循环动力学及贫血改善而定，尿量是有价值的参考指标。应注意避免因输液、输血过快、过多引起肺水肿，同时有冠心病等心脏病基础病者，注意补液量及输液速度。肝硬化病人宜用新鲜血。

2. 止血措施

（1）食管胃底静脉曲张破裂大出血的止血措施。

血管加压素　常用药物为血管加压素（VP）0.2～0.4 U/min 持续静脉滴注，止血后每 12 小时减 0.1 U/min。同时合并使用硝酸甘油静脉滴注，以减少血管加压素不良反应，并可协同降低门静脉压力，根据患者血压调整剂量，或者舌下含服硝酸甘油 0.6 mg，每 30 分钟一次。有冠心病者禁忌使用血管加压素。血管加压素衍生物三甘氨酰赖氨酸加压素（可利新）可用于静脉注射，止血优于血管加压素，副作用小。

生长抑素　生长抑素及其衍生物奥曲肽近年多用于治疗食管胃底静脉曲张出血。其作用可选择性减少门脉血流及抑制胰高糖素释放，止血效果优于 VP，副作用少。常用的有 14 肽天然生长抑素，用法首剂 250 μg 缓慢静脉注射，续以 250 μg/h 持续静脉滴注。其半衰期较短，应注意滴注过程中不能中断，若中断超过 5 分钟，应重新给首剂。8 肽的生长抑素同类物奥曲肽半衰期较长，常用首剂 100 μg 缓慢静脉注射，续以 25～50 μg/h持续静脉滴注。

气囊压迫止血　主要用于食管胃底静脉曲张破裂大出血，药物止血失败者，为暂时止血以赢得时间去准备其他更有效的止血方法而采取的措施。一般胃囊（囊内压50～70 mmHg），食管囊（囊内压35～45 mmHg），以分别压迫食管胃底曲张的静脉。持续压迫时间最长不应超过24小时，放气解除压迫一段时间后，必要时可重新充盈气囊恢复牵引。

内镜治疗　是目前治疗食管胃底静脉曲张破裂大出血的重要方法。可于内镜直视下注射硬化剂至曲张的静脉，或用皮圈套扎曲张静脉，或两种方法同时使用，既可达到止血目的，还可有效防止早期再出血，一般经药物治疗大出血基本控制，患者基本情况稳定，在进行急诊内镜检查同时进行治疗。

手术治疗　食管胃底静脉曲张破裂大出血经上述治疗无效时须进行急症外科手术，但其并发症多、死亡率高。亦可用经颈静脉肝内门体静脉分流术（TIPS）治疗，该法尤适用于准备做肝移植的患者，但易发生肝性脑病和支架堵塞。

预防再出血　常用药物为普奈洛尔，它可降低门静脉血流量而降低门静脉压力，用法：10 mg/d开始，逐日加10 mg，直至静息时心率下降到基础心率的75%，作为维持量，长期服用，并根据心率调节剂量。

（2）其他原因所致上消化道大量出血的止血措施（非曲张静脉上消化道出血）。

抑制胃酸分泌药　常用H_2受体阻断药或质子泵抑制药（PPI），后者在保持胃内持续高pH值优于前者。奥美拉唑每次40 mg静脉推注或静脉滴注，每12小时1次。2006年消化疾病治疗指南中主张大剂量PPI治疗，如奥美拉唑80 mg静脉推注后，以8 mg/h输注持续72小时；也可用泮托拉唑；西咪替丁每次200～400 mg，每6小时1次；法莫替丁每次20 mg，每12小时1次。

内镜下止血　消化性溃疡出血大部分无需特殊处理可自行停止出血，少部分患者则会持续出血或再出血。内镜下止血可根据情况选用药物喷洒和注射、热凝治疗如高频电、氩气血浆凝固术、热探头、微波、激光等和止血夹等治疗。其中注射疗法简易有效而被广泛使用，药物多用1∶1 000肾上腺素、生理盐水、组织胶或硬化剂等，其中1∶1 000肾上腺素使用较广。

手术治疗　不同病因所致的上消化道大量出血手术指征和手术方式各有不同，可根据病因进行选择。

【临床思路】

上消化道出血属中医的吐血与便血范畴，以呕血及黑便为主要症状，病因病机以饮食失节、劳倦过度、情志过极、久病或热病之后等导致火热熏灼，热迫血行，或气虚不摄，血溢脉外而出现出血。随病情轻重及原有的疾病的不同，则有出血量或少或多，病程或短或长，及伴随症状等的不同，与出血同时出现的症状及体征，有不同的证型。若出血量大，见气虚血脱，为危重情况，容易危及生命，应中西医结合积极抢救治疗。因此，临床上应注意观察其出血情况，估计其出血量，判断其出血停止与否，诊断其出血的病因，以指导治疗。应用辨证治疗本病应着重于辨其寒热、虚实。在此讨论胃热壅盛证的辨证施治。

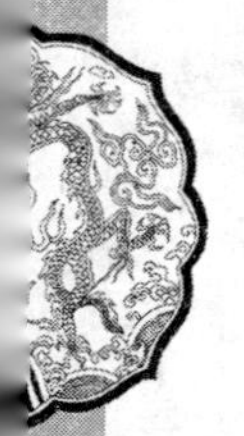

胃热壅盛者，其病位在胃，属于实证、热证。急性上消化道出血早期多为胃热壅盛，主症为胃脘灼热作痛，吐血色红或紫暗，并见口臭、便秘、舌红、苔黄干、脉数等症。这类患者多有嗜食辛辣酒热病史，从而导致热积胃中，热伤胃络，胃失和降而逆于上，血随气逆，因此见吐血、黑便。治疗上以清胃泻火、凉血止血为法，方以泻心汤、十灰散苦寒清泻胃火，凉血止血，两方中均有大黄，此为治胃中实热吐血之要药，多用后下，直泻胃中火热，若为虚多热少者，可用大黄炭服用，可凉血止血。但临床上，应注意胃热壅盛、迫血妄行者，多耗伤胃阴，故苦寒不能太过，以免脾胃受损。

【预后与转归】

上消化道出血初起多为实证，为火热熏灼、热迫血行，治疗上较易，一般预后较好；久病则可演变为虚为寒，有气虚不摄、血溢脉外，有阳虚，脾不统血，治疗较难，若反复发作，迁延难愈，多由血分瘀滞，瘀血阻络所致；若出血量多者，或反复发作者，气随血失，阳气亦虚而出现阴阳俱损，甚至形成气随血脱的危急重病。若出血伴有发热、咳嗽、脉数者，一般病情较重。正如《景岳全书·血证》说："凡失血等症，身热脉大者难治，身凉脉静者易治，若喘咳而上气逆，脉见弦紧细数，有热不得卧者死。"

消化性溃疡、急性胃黏膜损害等非食管胃底静脉曲张所致上消化道出血预后较好，但出血量大时则病情较重；若为食管胃底静脉曲张破裂出血的患者则病情危重，由于其原发病治疗困难，可反复出现上消化道出血，其病死率较高。

【预防与调护】

注意饮食有节，起居有常，劳逸适度，避免情志过极。注意休息，重者应卧床休息。严密观察病情的发展和变化，若出现头晕、心慌、汗出、面色苍白、四肢湿冷、脉细数等，应及时抢救，以防发生厥脱之证。宜进食清淡，易于消化，富有营养的食物，如新鲜蔬菜、水果、瘦肉、蛋等，忌食辛辣厚味之品，戒除烟酒。

第十四章　消化系统肿瘤

第一节　食　管　癌

食管癌（carcinoma of esophagus）是原发于食管的恶性肿瘤，主要起源于鳞状上皮和柱状上皮，其中大部分为食管鳞癌。其典型临床症状为进行性吞咽困难。食管癌是常见的恶性肿瘤之一，与其他国家和地区相比，我国食管癌发病率高，且病死率居首位。世界卫生组织报告，全世界约50%食管癌发生在中国。本病发病率随年龄增高而增加，男性多于女性，男女发病比率接近1.3～2.7∶1。

食管癌属中医“噎膈”、“噎”、“膈”等范畴。

【病因病理】

一、西医病因病理

（一）病因及发病机制

食管癌的病因目前尚未完全清楚，一般认为与居住地区的生活条件、饮食习惯、存在强致癌物质及遗传易感性等有关。

1. 饮食因素　国内外研究表明，长期进食刺激性食物或硬而粗糙食物；进食时过快、过烫等，造成对食管黏膜的慢性刺激，引起食管上皮增生，可能与食管癌的发生有关。

2. 亚硝胺类化合物和真菌霉素

（1）亚硝胺类化合物：包括硝酸盐、亚硝酸盐、二级或三级胺等，是公认的致癌物。而我国研究表明，食管癌高发区居民喜食的酸菜中，含大量的亚硝胺类化合物，通过降低食管癌高发区内饮食和饮水中亚硝胺类化合物的含量，可降低食管癌的发病率。

（2）真菌霉素：具有致癌作用，真菌如黄曲霉菌、白地霉菌等可将硝酸盐还原为亚硝酸盐，并增加二级胺的含量。食管原位癌旁增生上皮内可分离出白色念珠菌的纯株，说明真菌感染与食管癌关系密切。

3. 营养不良和微量元素缺乏　食管癌的高发区，大多在贫困地区，自然条件差，食品匮乏，营养较差。膳食中缺乏动物蛋白质、脂肪、新鲜蔬菜等，或维生素A、C、E等摄入不足，可能与食管癌的发生相关。

4. 遗传因素　流行病学调查发现，食管癌的发病具有家族性聚集的特征，常出现三代或以上发生食管癌的家族。在某些癌症高发家族中，常有抑癌基因，如p53基因的点突变或等位基因的杂合性丢失，在这类人群中，如果有后天因素引起另一条等位基因突变，可使抑癌基因失活而形成癌肿。

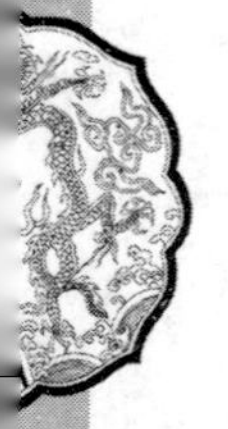

（二）病理

食管癌的病变部位，我国各地报告不一，但均以中段最多（52.69%～63.33%），下段次之（24.95%～38.92%），上段最少（2.80%～14.0%）。

1. 临床病理分期　食管癌的临床病理分期，对治疗方案的选择及治疗效果的评定有重要意义。1976年全国食管癌工作会议制定的临床病理分期标准如表4－14－1。

表4－14－1　食管癌临床病理分期标准

分期	病变长度	病变范围	转移情况
0	不定	限于黏膜层	无
1	<3cm	侵入黏膜下层	无
2	3～5 cm	侵入部分肌层	无
3	>5 cm	侵透肌层或外层	局部淋巴结转移
4	>5 cm	明显外侵	远处淋巴结或器官转移

2. 病理形态分型

（1）早期食管癌：可分为隐伏型、糜烂型、斑块型、乳头型。

（2）中晚期食管癌：可分为髓质型、蕈伞型、溃疡型、缩窄型、腔内型和未定型。

3. 组织学分类　绝大部分是鳞癌，在我国约占90%，少数是腺癌，另有少数是恶性程度高的未分化癌。

4. 食管癌的扩散和转移方式　早期食管癌多沿食管壁内扩散。癌细胞还可直接浸润邻近器官，如喉部及颈部软组织、甲状腺、气管、支气管、肺、胸膜等。亦可经淋巴转移，累及纵隔、腹部等部位。晚期食管癌多见血行转移，常转移至肝、肺、骨、肾等处。

二、中医病因病机

食管癌病位在食管，病因与饮食内伤、情志不调、脏腑失和三者相关，且相互影响，共同致病，最终导致气滞、痰浊、瘀血阻滞于食道，使食管狭窄。也可因津血耗伤，使食道干涩，失于濡润而发病。在脏腑关系上，除与脾胃有关外，还与肝、肾有密切关系，脾胃肝肾都与食道有经络联系。脾主运化，胃主受纳，若脾胃功能失常，可聚湿生痰，阻于食道。气机的舒畅赖肝之条达，若肝失疏泄，则气机郁滞，甚则气滞血瘀，食管狭窄。中焦脾胃赖肾阴、肾阳的濡养和温煦，若肾阴肾阳不足，失于濡养，食管干涩，可发为本病。

1. 情志失调　因情志失调因素而致本病者，多由忧思恼怒而成。忧思伤脾，脾伤则失于运化，水湿内停，滋生痰浊；恼怒伤肝，肝伤则气郁，气郁则血停。气滞、痰浊、瘀血郁结于食道，导致饮食梗塞难下而成本病。

2. 饮食内伤　嗜酒无度，过食肥甘厚腻、辛辣等，可致湿热内生，酿成痰浊，阻塞食道，也可使津血耗伤，食道失于濡润而干涩，均可引起咽下噎塞而成本病。还有饮食过热，食物粗糙，食物发霉等都可损伤食道脉络，使气滞血瘀阻于食道而成噎膈。

3. 肾虚不足 纵欲太甚，真阴亏损，阴虚液竭，食道干涩而成本病。或年老肾虚，精血渐枯，食道失养，干涩枯槁，发为此病。甚则阴损及阳，命门火衰，脾胃失于温煦，脾胃阳虚，运化无力，痰瘀互结，阻于食道而成本病。

【临床表现】

一、早期症状

1. 咽下梗噎感 最多见，可自行消失和复发，不影响进食。

2. 胸骨后和剑突下疼痛 较多见。咽下食物时有胸骨后或剑突下痛，其性质可呈烧灼样、针刺样或牵拉样，以咽下粗糙、灼热或有刺激性食物为著。

3. 食物滞留感和异物感 咽下食物或饮水时，有食物下行缓慢并滞留的感觉，以及胸骨后紧缩感或食物黏附于食管壁等感觉，食毕消失。

4. 咽喉部干燥和紧缩感 咽下干燥粗糙食物尤为明显，此症状的发生也常与病人的情绪波动有关。

5. 其他症状 少数病人可有胸骨后闷胀不适、嗳气等症状。

二、中晚期症状

1. 进行性咽下困难 大多数患者就诊时的主要症状是进行性咽下困难，是本病的较晚期表现。

2. 食物反流 常在咽下困难加重时出现，反流量不大，内含食物与黏液，也可含血液与脓液。

3. 其他症状 当癌肿压迫喉返神经可致声音嘶哑；侵犯膈神经可引起呃逆或膈神经麻痹；压迫气管或支气管可出现气急和干咳；侵蚀主动脉则可产生致命性出血。

三、体征

早期无明显体征。晚期可见消瘦、贫血、营养不良、失水和恶病质等表现。若癌肿转移，可触及肿大而坚硬的浅表淋巴结，或肿大而有结节的肝脏。

【实验室与其他检查】

1. 食管黏膜脱落细胞检查 将带有乳胶气囊和套网的塑料管吞入，通过病变处时充气，再缓慢拉出，然后对套网上擦取物作涂片检查。本法阳性率在90%以上，可作为食管癌高发区普查和随访的手段。

2. 内镜检查 是发现与诊断食管癌首选方法。可直接观察食管病灶，了解病灶的部位、大小、色泽等，并可在直视下对病灶做刷检或取活组织病理学检查，以明确诊断。

3. 食管钡餐检查 可观察食管黏膜形态、管壁蠕动等。早期食管癌可见局部黏膜增粗或小充盈缺损、小龛影等。中晚期可见管腔不规则狭窄、充盈缺损、溃疡龛影等，其近段食管有轻、中度扩张和钡剂潴留、蠕动消失。

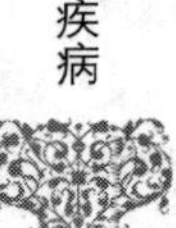

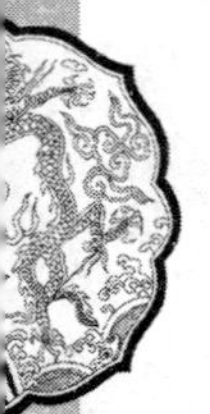

4. CT检查　可清晰显示食管病变的大小，及其与邻近器官的关系，明确癌瘤是否外侵及外侵的范围，对确定放化疗、手术方案具有指导意义。另外食管CT对早期食管癌的发现价值有限。

【诊断与鉴别诊断】

一、诊断要点

（一）西医诊断

本病的诊断主要根据患者进行性吞咽困难的临床表现、体征，以及结合相应辅助检查如食管吞钡造影、脱落细胞、内镜或CT检查等，其中内镜并取活组织病理学检查一般能确诊。临床上对于年龄偏大的患者，如果出现与进食有关的吞咽困难，应高度怀疑本病，并作相关检查以排除。

（二）中医辨病与辨证要点

1. 辨病要点　食管癌的临床特点是吞咽食物梗噎不畅，甚则食物不能下咽入胃，食入即吐。而反胃和梅核气与食管癌具有类似的表现，因此临床上应注意加以鉴别。

（1）与反胃的鉴别：两者都有呕吐饮食物的表现。食管癌初起虽无呕吐症状，后期则见饮食难进，是因食管狭窄所致，吞咽食物阻塞不畅，甚则食入即吐，多属严重，预后多不良。而反胃的病机多因阳虚有寒，食道并无狭窄等异常，故饮食能顺利咽下入胃，临床可见朝食暮吐，暮食朝吐，吐出物皆为不消化之物，病证较轻，预后良好。

（2）与梅核气的鉴别：两者均可有感觉咽喉中堵塞不畅的症状。食管癌不仅感觉咽中噎塞，或者饮食不下，还可见客观的辅助检查异常，是由于痰浊、瘀血等阻塞于食道所致，属于有形之邪。而梅核气只是自觉咽中有物梗塞，吐之不出，咽之不下，但是进食如常，并无不顺畅，为气逆痰阻于咽喉，属于无形之邪。

2. 辨证要点

（1）辨虚实：实者多因饮食、情志所伤，或者寒温失宜，致气滞、血瘀、痰浊互结；虚者多由津血耗伤，房劳伤肾，年老肾虚，而致津枯血燥，气虚阳微。新病多实，或实多虚少；久病多虚，或虚中夹实。吞咽困难，梗塞不顺，胸膈胀痛者多实；食道干涩，饮食不下，或食入即吐者多虚。

（2）辨标本主次：综观食管癌病变全程，多以正虚为本，夹杂气滞、痰阻、血瘀等标实之邪。本病初起以标实症状为主，如可见梗塞不舒，胸膈胀满，嗳气频作等气郁之证；或胸膈疼痛，痛如针刺，痛处不移等瘀血之候；或胸膈满闷，泛吐痰涎等痰阻的表现。发展到后期，以正虚多见，表现为形体消瘦，皮肤干枯，舌红少津等津亏血燥之候；或者为面色㿠白，形寒气短，面浮足肿等气虚阳微症状。

二、鉴别诊断

诊断食管癌要注意排除食管贲门失弛缓症、食管良性狭窄、食管良性肿瘤等。

1. 食管贲门失弛缓症　本病临床上也有吞咽困难的表现，可由情绪波动诱发，但病程较长，无进行性发展。食管钡餐检查时，可见食管下端呈光滑的漏斗状或鸟嘴状狭窄；食管测压对本病诊断有重要意义。

2. 食管良性狭窄　一般由腐蚀性或反流性食管炎所致。X线钡餐检查可见食管狭窄、黏膜消失、管壁僵硬等，但无钡影残缺征。内镜并活检可确诊。

3. 食管良性肿瘤　主要是平滑肌瘤。吞咽困难较轻，进展缓慢，病程长。食管钡餐、内镜等有助诊断。

【治疗】

一、中医治疗

食管癌的治疗初起重在治标，理气、化痰、消瘀为法，并可少佐滋阴养血润燥之品。后期重在扶正，滋阴养血，益气温阳为法，也可少佐理气、化痰、消瘀之药。但治标当顾护津液，不可过用辛散香燥之药；治本应保护胃气，不宜多用甘酸滋腻之品。

辨证论治

1. 肝郁气结

主要证候：吞咽不利，纳食不顺，烦躁易怒或抑郁不乐，胸胁胀闷，舌质暗，苔薄白，脉弦细。

治法：疏肝理气，抗癌散结。

方药：旋覆代赭汤。方中旋覆花、代赭石重镇降逆，下气消痰；半夏、生姜降逆散结，化痰和胃；人参、甘草、大枣益气补中，共奏疏肝理气，抗癌散结之效。

胸痛明显者，可加延胡索、郁金、枳壳；脾胃气虚者，可加党参、黄芪、白术。

2. 痰气交阻

主要证候：吞咽梗塞，胸膈痞满、疼痛，并随情志而波动，伴嗳气呃逆，呕吐痰涎，口干咽燥，大便艰涩，舌质红，苔薄腻，脉弦滑。

治法：开郁化痰，润燥降气。

方药：启膈散。方中丹参、郁金、砂仁理气化痰解郁，沙参、贝母、茯苓润燥化痰，荷叶蒂、杵头糠和胃降逆。

痰重者，加半夏、天南星、栝蒌；燥甚者，加麦冬、玄参、天花粉；郁久化热者，加栀子、黄连、山豆根；津伤便秘者，可配增液汤加白蜜。

3. 痰瘀互结

主要证候：吞咽困难，饮食不下，甚则滴水难进，食入即吐，呕吐痰涎，胸膈疼痛，面色黧黑，肌肤枯燥，形体消瘦，大便坚如羊屎或便血，舌质紫暗，或舌红少津，脉细涩。

治法：破结行瘀，滋阴养血。

方药：通幽汤。方中桃仁、红花活血祛瘀，破结行血；当归、生地黄、熟地黄滋阴养血润燥；槟榔下行而破气滞，升麻升清而降浊阴，一升一降使噎膈得开。

瘀甚者，加乳香、没药、丹参、赤芍、三七、三棱、莪术；痰结甚者，加海藻、昆布、栝蒌、贝母；阴伤燥甚者，加沙参、麦冬、白芍。

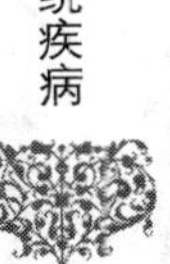

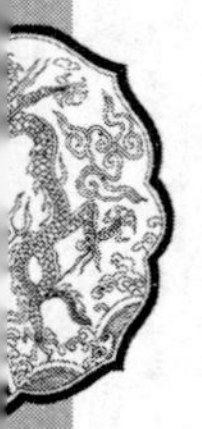

4．津亏热结

主要证候：吞咽梗涩而痛，水饮可下，食物难进，食后复出，胸背灼痛，形体消瘦，肌肤枯燥，五心烦热，口燥咽干，渴欲冷饮，大便干结，舌红而干，或有裂纹，脉弦细数。

治法：滋养津液，泄热散结。

方药：沙参麦冬汤。方中沙参、麦冬、玉竹滋养津液，桑叶、天花粉养阴泄热，扁豆、甘草安中和胃。

阴虚甚者，可加玄参、生地黄、石斛；热甚者，加栀子、黄连、黄芩；肠道干涩者，可加火麻仁、栝蒌仁、何首乌；若食道干涩，口燥咽干，可饮五汁安中饮。

5．气虚阳微

主要证候：长期吞咽受阻，饮食不下，面色㿠白，精神疲惫，形寒气短，面浮足肿，泛吐清涎，腹胀便溏，舌淡苔白，脉细弱。

治法：温补脾肾，益气回阳。

方药：温脾用补气运脾汤，温肾用右归丸。前方以人参、黄芪、白术、茯苓、甘草补脾益气，砂仁、陈皮、半夏和胃降逆。后方以附子、肉桂、鹿角胶、杜仲、菟丝子补肾助阳，熟地黄、山萸肉、山药、枸杞子、当归补肾滋阴养血。

气阴两虚者，可加石斛、麦冬、沙参；若中气下陷者，可用补中益气汤；若脾血亏虚甚，可用归脾汤加减。

二、西医治疗

食管癌的治疗方法包括手术、放疗、化疗、经内镜治疗等，还有将手术与放疗、化疗相结合的综合疗法。

1．手术治疗　手术切除是食管癌治疗的首选方法。我国食管癌手术切除率达80%～90%，早期切除可达到根治效果。

2．放疗　主要适用于食管鳞癌。对病变部位较高而不愿做手术，或有手术禁忌证者均可应用。对晚期癌转移者亦可作姑息治疗。手术前放疗可使癌块缩小，提高切除率和存活率。

3．化疗　化疗通常用于食管癌切除术后，或不能手术及放疗的晚期病例，可以预防和治疗食管癌的全身转移。联合化疗比单药化疗疗效有所提高，但总的化疗疗效不令人满意。

4．经内镜治疗　手段有激光治疗、微波治疗、光化学治疗等。内镜下食管支架置放术可以缓解食管梗阻，延长生存期。

【临床思路】

食管癌多发于中年以上男性，早期症状不明显，仅稍有噎塞不适感觉，易被忽视。而食管癌早期手术切除可达到根治效果，所以发现有吞咽困难、梗塞阻涩者，应尽快结合西医学检查手段，查明原因，早期诊断，早期治疗。本病病因多由饮食不节，情志不遂，年老肾虚等因素日久而成。病变部位在食道，为胃气所主，并常与肝脾肾有关。多为本虚标实之证，标实常有气郁、痰阻、血瘀等，且常相互兼杂，难以截然划分；本虚为津亏血燥，阴损及阳等，共同形成食道狭窄，津液干枯，是本病关键病机。所以治法以开郁理气、滋阴润燥为原则，但应根据标本虚实之轻重缓急，辨证论治。胃为阳土，喜润恶燥，既怕温燥之品以劫其阴，又恐苦寒之属以伤其阳，还忌滋腻之剂以滞其气，当投以轻润和降之品。步步顾胃气，护津液，为治本之法。食管癌初起，以标实为主，久则以正虚为主，常标本并存，虚实夹杂。

【预后与转归】

若患者只出现噎的表现，吞咽不畅，多病情较轻而偏实，预后良好。若由实转虚，由噎至膈，吞咽不下，食入即吐，则病情较重，预后不良，甚则脾肾衰败，转为关格，危及生命。

【预防与调护】

养成良好的饮食习惯。如进食不可太快，宜细嚼慢咽，不吃过烫、辛辣、变质食物，忌烈性酒；多吃新鲜蔬菜、水果。避免食用发霉的食物，如霉花生、霉玉米。管好用水，防止污染，减少水中亚硝酸盐含量。帮助病人克服悲观、紧张、恐惧等不良情绪，关心帮助患者树立信心和勇气，保持心情舒畅，积极配合治疗。起居有常，保证睡眠，合理锻炼，避免劳倦过度。

第二节 胃 癌

胃癌（gastric carcinoma）是起源于胃上皮的恶性肿瘤，是最常见的恶性肿瘤之一，占全球癌症死亡原因的第二位。我国每年死于胃癌的患者居恶性肿瘤死亡原因的首位，其发病率和死亡率男性均高于女性，约2～3∶1；任何年龄均可发生，40～60岁多见。

胃癌属中医“胃痛”、“痞满”等范畴。

【病因病理】

一、西医病因病理

（一）病因及发病机制

胃癌病因与发病机制尚未阐明，研究资料表明胃癌的发生是多因素综合作用的结果。目前认为胃癌的发生与下列因素有关：

1．环境因素　不同国家和地区有明显差别。食物中可能含有某些致癌物质或癌前物质，在体内通过代谢或胃内菌群的作用转化为致癌物质。如在人类，胃液中亚硝胺前体亚硝酸盐的含量与胃癌的患病率明显相关，可通过损伤DNA发生致癌作用。流行病学调查证实饮水中亚硝酸盐含量高的地区胃癌发病率高；腌制食物中含有大量硝酸盐和亚硝酸盐；萎缩性胃炎胃酸过低的情况下，硝酸盐受胃内细菌硝酸盐还原酶的作用而形成亚硝酸盐类物质。其次，研究表明，某些职业与胃癌的发病相关：开采煤炭、锡矿，

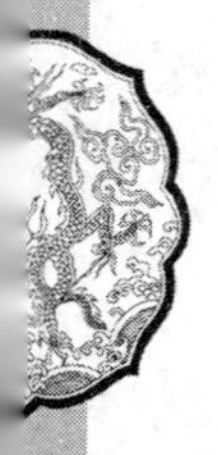

木材加工，金属制造，橡胶处理等会增加胃癌的危险性。

2. 感染因素

（1）幽门螺杆菌（H. pylori）感染：流行病学调查表明胃癌发病率与Hp感染率正相关。Hp感染的致癌机制复杂：①可能通过炎症反应，继而产生基因毒性作用。②Hp感染诱导胃黏膜上皮细胞凋亡和增殖失衡，促进癌变发生。③Hp感染导致胃内抗坏血酸明显减少，削弱其清除亚硝酸盐、氧自由基的作用。

（2）EB病毒感染：胃癌患者的癌细胞中，大约10%有EB病毒感染，在癌旁组织中可检出EB病毒基因组。

3. 遗传因素　胃癌发病有家族聚集倾向，患者家属胃癌发病率高于一般人2～4倍。不同血型、不同种族间也有差异。

4. 癌前期变化　指某些具有较强恶变倾向的病变，包括癌前期状态与癌前期病变，前者系临床概念，包括慢性萎缩性胃炎、胃溃疡、胃息肉、残胃炎、胃黏膜肥厚等。后者为病理学概念，包括异形增生、肠化生。

（二）病理

1. 胃癌发生部位　可发生于胃的任何部位。半数以上发生于胃窦部，大弯、小弯及前后壁均可受累，其次在贲门部，胃体部及累及全胃者相对较少。

2. 病理分期

（1）早期胃癌：指病变仅限于黏膜及黏膜下层，不论范围大小和有无淋巴结转移。可分为隆起型（息肉型，Ⅰ型）、浅表型（胃炎型，Ⅱ型）和凹陷型（溃疡型，Ⅲ型）。

（2）中晚期胃癌：也称进展型胃癌，指病变突破黏膜下层累及肌层。按Borman分型法可分为：①Ⅰ型（结节蕈伞型）：癌肿局限，主要向腔内生长，呈结节状、息肉状，表面粗糙，中央有溃疡、糜烂。②Ⅱ型（溃疡型）：肿瘤局限，中央坏死，溃疡较深，边缘隆起，周围浸润不明显。③Ⅲ型又称溃疡浸润型：溃疡底盘较大，边缘不整齐，周围及深部浸润明显，常较早浸及浆膜或发生淋巴结转移。④Ⅳ型（弥漫浸润型）：癌组织在黏膜下扩展，浸润各层，范围广，使胃腔变小，胃壁厚而僵硬，黏膜可有充血、水肿而无溃疡。

3. 组织病理学　我国按组织学分类可分为四型：①腺癌：包括乳头状腺癌、管状腺癌与黏膜腺癌，按其程度又分为高分化、中分化与低分化三种；②未分化癌；③黏液癌；④特殊类型癌：包括腺鳞癌、鳞状细胞癌、类癌等。

4. 转移途径　①直接播散。②淋巴结转移：占胃癌转移的70%。③血行转移：最常受累的脏器是肝、肺，其次是胰腺、骨、肾上腺、脑、皮肤等处。④腹腔内种植 癌细胞从浆膜层脱落入腹腔，可种植于腹膜、肠壁、盆腔、直肠、卵巢等部位。

二、中医病因病机

胃癌病位在胃，与肝、脾、肾等脏关系密切。若六淫外侵，七情内伤，或饮食所伤，或素体不足，均可导致本病的发生。

1. 外感六淫　六淫之邪，稽留不去，阻碍脏腑气机，痰湿内生，瘀血留滞，脾胃升降失常，当升不升，当降不降，则成朝食暮吐，或暮食朝吐。《灵枢·五变篇》曰："肠胃之间，寒温不次，邪气稍至，蓄积留止，大聚乃起，由寒气在内所生也，气血虚弱，风邪搏于脏腑，寒多则气涩，气涩则生积聚也。"

2．内伤七情　忧思伤脾，脾伤则气结；恼怒伤肝，肝火横逆犯胃；脾胃升降失和，受纳运化水谷失常，而引起进食噎塞难下，或食入良久反吐。《素问·通评虚实论》曰："隔塞闭绝，上下不通，则暴忧之病也。"

3．饮食不节　如烟酒过度或恣食辛香燥热、熏制、腌制、油煎之品，或霉变、不洁的食物等，日久损伤脾胃，脾失健运，聚湿生痰，痰凝气阻血瘀，发为本病。《景岳全书·反胃》曰："以酷饮无度，伤于酒湿，或以纵食生冷，败于真阳……总之无非内伤之甚，致损胃气而然。"

4．正气不足　素体虚弱，脾胃虚寒，或劳倦过度，久病脾胃受伤，均致中焦受纳运化无权，水谷留滞，痰瘀互结而成本病。《医宗必读·反胃噎膈》曰："大抵气血亏虚，复因悲思忧恚，则脾胃受伤，……脾胃虚弱，运行失职，不能腐熟水谷，变化精微，朝食暮吐，暮食朝吐，食虽入胃，复反而出，反胃所由成也。"

【临床表现】

一、症状

早期胃癌70%以上无症状，随着病情的发展到一定程度才出现自觉症状，如上腹不适、泛酸、嗳气、早饱等非特异性消化不良症状，可时隐时现，或长期存在。进展期胃癌常见症状如下：

1．上腹疼痛　是胃癌最常见的症状。开始较轻微，逐渐加重，可为隐痛、钝痛；疼痛与进食无明显关系或进食后加重，部分病人疼痛与消化性溃疡相似，进食或抗酸剂可有一定程度缓解。老年人痛觉较迟钝，多以腹胀为主诉。

2．食欲减退和消瘦　多见，往往进行性加重，表现为乏力、食欲不振、恶心、消瘦、贫血、水肿、发热等，晚期呈恶液质状态。

3．呕血和黑便　1/3胃癌患者经常有少量出血，多为粪便隐血试验阳性伴不同程度贫血，部分可出现呕血或黑便，也有患者以大量呕血而就诊。

4．胃癌位于贲门附近可侵犯食管，引起打呃、吞咽困难，位于幽门附近可引起幽门梗阻。

5．癌肿扩散转移引起的症状　如腹水、肝肿大、黄疸及肺、脑、心、前列腺、卵巢、骨髓等的转移而引起相应症状。

二、体征

早期胃癌可无任何体征，中晚期癌的体征以上腹压痛最为常见。1/3患者可扪及上腹部肿块，质地坚硬而不规则，可有压痛。如出现黄疸，腹水，左锁骨上、左腋下淋巴结肿大，直肠前隐窝肿块，肝脏肿大、表面不光滑等常提示远处转移。此外，胃癌伴癌综合征包括血栓性静脉炎、黑棘皮病和皮肌炎等，可有相应的体征。

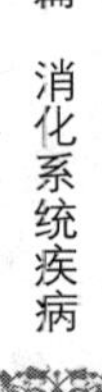

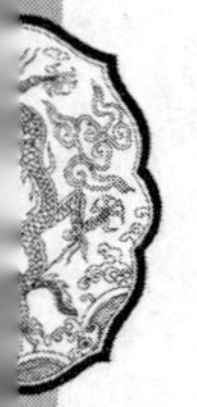

三、并发症

胃癌可发生出血、穿孔、梗阻、胃肠瘘管、胃周围粘连及脓肿形成等。

【实验室与其他检查】

一、内镜

内镜检查和活检，是诊断胃癌最重要、最可靠的方法。

1．早期胃癌　隆起型：主要表现为局部黏膜隆起，息肉状，有蒂或广基，表面粗糙，表面可有糜烂。表浅型：病变常不明显，局部黏膜粗糙，细颗粒状，略为隆起或凹陷，界限不清，表面颜色变淡或发红，可有糜烂。凹陷型：最多见，有较为明显的溃疡，凹陷多超过黏膜层，黏膜颜色异常，边缘可有结节状颗粒。上述各型可合并存在而形成混合型早期胃癌。

2．中晚期胃癌　隆起型的病变直径较大，形态不规则，呈菜花或菊花状，表面明显粗糙凹凸不平，常有溃疡、出血。凹陷型病变常为肿块中央溃疡，形态多不规则，边缘模糊不清，基底粗糙，有渗出和坏死。病变周围有不规则结节，有时四周黏膜发红、水肿、糜烂，皱襞中断或呈杵状，顶端可呈虫蚀样。

二、影像学检查

1．X线检查　气钡双重对比造影可检查出胃壁微小病变，是诊断胃癌的重要方法。

（1）早期胃癌的X线表现：在适当加压和双重对比下，隆起型：常显示小的充盈缺损，表面多不光整，基部较宽，附近黏膜增粗、紊乱，可与良性息肉鉴别。浅表型：黏膜平坦，表面可见颗粒状增生或轻微盘状隆起；部分患者可见小片钡剂积聚，或与充盈相对呈微小突起；病变部位一般蠕动仍存在，但胃壁较正常僵硬。凹陷型：可见浅龛影，底部大多毛糙不齐，胃壁可较正常僵硬，但蠕动及收缩仍存在；加压或双重对比时，可见凹陷区有钡剂积聚，影较淡，形态不规则，邻近的黏膜纹常呈杵状中断。

（2）中晚期胃癌的X线表现：蕈伞型：为突出于胃腔内的充盈缺损，一般较大，轮廓不规则或呈分叶状，基底广阔，表面常因溃疡而在充盈缺损中有不规则龛影；充盈缺损周围的胃黏膜纹中断或消失；胃壁稍僵硬。溃疡型：主要表现为龛影，溃疡不规则，有指压迹征与环堤征，周围皱襞呈结节增生，有时至环堤处突然中断。混合型者常见以溃疡为主，伴有增生、浸润性改变。浸润型：局限性者表现为黏膜纹异常增粗或消失，局限性胃壁僵硬，胃腔固定狭窄，在同一位置不同时期摄片，胃壁可出现双重阴影，说明正常蠕动的胃壁和僵硬胃壁轮廓相重；广泛浸润的黏膜皱襞平坦或消失，胃腔明显缩小，整个胃壁僵硬，无蠕动波可见。

2．CT和磁共振成像（MRI）检查　可用来判断胃癌的大小、范围、深度、与周围脏器的关系以及淋巴结转移等。

三、免疫学诊断

血清 CEA、CA199、CA50、CA125 等肿瘤相关抗原可升高，在胃癌的阳性率约为 60%，但敏感性与特异性均不强，并与其他肿瘤有交叉。用胃癌的单克隆抗体通过免疫组化方法如 ABC 法和 PAP 法对组织切片进行染色，可提高病理组织学诊断的阳性率。

【诊断与鉴别诊断】

一、诊断要点

（一）西医诊断

1. 病史及症状　凡有下列情况者，应高度警惕，并及时进行胃肠 X 线钡餐检查、胃镜和活组织病理检查，以明确诊断：①40 岁以后出现中上腹不适或疼痛，无明显节律性并伴明显食欲不振和消瘦者；②胃溃疡患者，经严格内科治疗而症状仍无好转者；③慢性萎缩性胃炎伴有肠上皮化生及不典型增生，经内科治疗无效者；④X 线检查显示息肉 >2 cm 者；⑤中年以上患者，出现不明原因贫血、消瘦和粪便隐血持续阳性者。

约有 1/3 早期胃癌患者可以没有消化道症状，在人群普查时发现。

2. 体征　早期胃癌无阳性体征，遇以下阳性体征时应进一步检查。①上腹压痛、饱满、紧张感及触及包块；②锁骨上窝淋巴结肿大；③肛查触及肿块。

3. 实验室及其他检查　包括血象、粪隐血试验、胃液分析、胃癌相关基因检测、胃癌单克隆抗体检测、内镜、X 线、CT 和 MRI 等。

（二）中医辨病与辨证要点

胃癌证候为胃脘不适、胀痛，有梗阻者表现为噎膈反胃，恶心呕吐，腹胀消瘦。在胃癌早期多表现肝胃不和，胃脘胀痛，嗳气呃逆，心烦口苦，舌苔厚腻；中晚期则大多出现脾胃气虚，脾虚湿困或气血俱虚证候，表现消瘦、乏力、贫血，舌质淡胖，苔少，脉细无力等征象。故胃癌证候随着肿瘤发展的不同阶段而有所不同。

二、鉴别诊断

胃癌须与胃溃疡、胃息肉、良性肿瘤、肉瘤、胃内慢性炎症鉴别。胃癌常可出现腹水，须与肝硬化腹水、结核性腹膜炎或其他脏器的恶性肿瘤所致腹水鉴别。

【治疗】

一、中医治疗

辨证论治

1. 肝胃不和

主要证候：多见于胃癌早期。胃脘胀痛，痛不定时，或饥饿时痛或饭后痛，上腹嘈杂不适，呃逆嗳气，胃纳不振，心烦口苦，舌质淡红，苔薄黄或薄白，脉弦细。

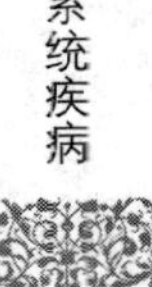

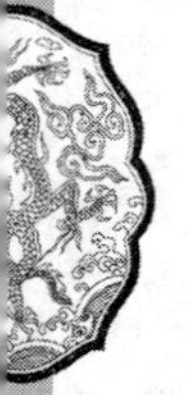

治法：疏肝和胃，理气降逆。

方药：柴胡疏肝散。方中柴胡与枳壳相配可升降气机，白芍与甘草同用可缓急舒脉止痛，加香附、陈皮以增强理气解郁之功，川芎为血中气药，故可活血且能调畅气机。全方共奏疏肝行气，和血止痛功效。

若口苦、口干，胃脘痞胀伴灼热感者，去当归、柴胡、生姜，酌加吴茱萸、黄连、黄芩；若便秘燥结，腑气不通者，酌加栝蒌仁、郁李仁、火麻仁。

2. 气滞血瘀

主要证候：常见于中晚期胃癌。胃脘刺痛，疼痛固定，痛时拒按，有时上腹部饱胀，且可触及肿块，可有呕血、便血或呕吐咖啡色胃内容物，皮肤干燥，舌质紫暗，有瘀斑，脉细或沉细而涩。

治法：活血化瘀，理气止痛。

方药：膈下逐瘀汤。方中当归、川芎、赤芍养血活血，五灵脂、延胡索化瘀止痛，香附、乌药、枳壳疏肝行气止痛。桃仁、丹皮、红花活血化瘀而止痛。全方共奏活血祛瘀，行气止痛之功。

胃中灼热加蒲公英、栀子；呕血、黑便者加白及、地榆。

3. 脾虚痰湿

主要证候：可见于胃癌各期。胃脘胀痛，痰涎壅盛，口淡无味，食少，恶心呕吐，便溏，舌淡胖，有齿痕，舌苔黄腻或白腻，脉弦滑而细。

治法：健脾利湿，消痰散结。

方药：六君子汤加减。方中太子参、白术、茯苓、甘草益气健脾，陈皮、半夏燥湿祛痰、降逆止呕，橘红行气消痰，海藻、昆布消痰软坚。全方共奏健脾利湿，消痰散结之功。

若气短乏力加黄芪、党参；若呕恶频繁加生姜、藿香。

4. 脾胃虚寒

主要证候：常见于晚期胃癌。表现为胃脘隐痛，喜温怕冷或厌油腻，肢倦乏力，面色苍白，时吐冷水，形寒肢冷，伴有贫血，大便隐血持续阳性，大便溏薄，有时下肢浮肿，舌质淡胖，伴有齿痕，苔白润滑，脉沉细。

治法：温中散寒，健脾和胃。

方药：理中汤加减。方中党参、白术、甘草甘温益气，干姜温中散寒，吴茱萸温胃止呕，巴戟天温肾阳。全方共奏温中散寒，健脾和胃之功。

若便溏泄泻，属脾肾阳虚，加山药、补骨脂、制肉豆蔻；若脘胀嗳气，呕恶，苔白厚腻，减党参量，酌加藿香、苍术、草果。大便潜血阳性加白及、仙鹤草、阿胶。

5. 胃热伤阴

主要证候：常见于晚期胃癌，表现为胃脘灼热，口干纳差，喜冷饮，嘈杂烦热，大便干燥，舌质红，或光剥少苔，脉滑细数。

治法：滋阴生津，清热解毒。

方药：沙参麦冬汤加减。方中沙参、麦冬、玉竹滋养津液，桑叶、天花粉养阴泻热，扁豆、甘草安中和胃。白花蛇舌草、半边莲清热解毒。全方共奏滋阴生津，清热解毒之功。

若恶心、呕吐，咳吐痰涎，兼痰气上逆者，去知母，加半夏、黄连；脘痛腹胀，气血不和者，加木香、大腹皮、延胡索；大便秘结加生大黄。

6. 气血两虚

主要证候：见于胃癌晚期。表现全身无力，心悸气短，头晕目眩，自汗盗汗，下肢浮肿，舌质淡胖，苔少，脉沉细无力。

治法：补气养血，扶正抗癌。

方药：十全大补汤加减。方中党参、白术、茯苓、黄芪、甘草补脾益气，肉桂温阳补气，川芎入血分而理气，当归、熟地补血滋阴，生姜、大枣调和脾胃，全方共奏补气养血，扶正抗癌之功。

口干、五心烦热者加沙参、麦冬；心悸、少寐，加珍珠母、炒枣仁。

二、西医治疗

（一）手术治疗

早期胃癌行根治切除术是最理想的治疗措施，5 年存活率可达 90% 以上。对中晚期胃癌，根据病灶大小及转移情况，也应尽早切除原发癌灶。一般采用肿瘤根治性胃次全切除术，肿瘤范围很大时可考虑全胃切除术，局部淋巴结转移也不是根治术的禁忌证。

（二）非手术治疗

1. 化学疗法　抗肿瘤药常用以辅助手术治疗，可在胃癌患者术前、术中、术后进行，晚期胃癌或其他原因不能手术者亦可作化疗，以抑制癌细胞的扩散和杀伤残存的癌细胞，从而提高手术效果。常用的化疗药物有：5－氟尿嘧啶（5－FU）、丝裂霉素（MMC）、阿霉素（ADM）、顺铂（DDP）、依托泊苷（VP－16）等。甲酰四氢叶酸（LV）可使 5－FU 增效。临床上多采用全身联合化疗方案。常用的联合化疗方案如下：

（1）FAM 方案：5－FU　600 mg/m^2，第 1、8、29、36 日静脉滴注；ADM 30 mg/m^2，第 1、29 日静脉注射，MMC 10mg/m^2，第 1 日静脉注射，6 周一疗程。重复应用 ADM 总量不超过 550 mg。

（2）EAP 方案：VP－16　120 mg/m^2，第 4、5、6 日静脉滴注；ADM 20mg/m^2，第 1、7 日静脉注射；DDP40 mg/m^2，第 2、8 日静脉滴注，水化。每 4 周重复，3 周期一疗程。毒性反应较大，限于年轻患者及病变进展期。

（3）LV/FP 方案：LV 20 mg/m^2 静脉注射，第 1～5 日；5－FU 1000 mg/m^2，持续静脉滴注 12 小时，第 1～5 日；DDP 20mg/m^2 静脉注射第 1～5 日。

除全身用药外，局部用药包括胃镜下注射高浓度抗癌乳化剂如 MMC、博莱霉素、5－FU 或非特异性免疫激活剂 OK－432；选择性胃左或肝总动脉介入治疗。

2. 内镜治疗　早期胃癌患者如有全身性疾病不宜手术切除者可采用内镜治疗术。应用内镜切除早期黏膜层胃癌，通过内镜应用电灼、激光、微波、注射无水乙醇以及剥离活检切除术等可取得一定效果。

3. 放射治疗　胃癌对放射线不敏感，但对乳头状恶性腺瘤、息肉状瘤、溃疡型癌

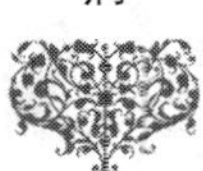

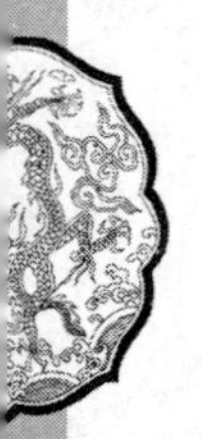

及小细胞癌，在不能手术时，可使用放射治疗。

4．生物治疗　如应用干扰素、白介素－2、肿瘤坏死因子、LAK 细胞、TIL 细胞、肿瘤疫苗等以提高患者对肿瘤的免疫能力。

5．综合治疗　上述各种方法综合应用可提高疗效，如化疗和手术、放疗和手术联合应用等。

【临床思路】

早期发现、早期诊断、早期治疗是提高胃癌疗效的关键。胃癌的治疗应注重中西医结合治疗。早期胃癌以根治性切除为首选，而对于中晚期胃癌大多体质虚弱，表现为脾胃气虚或气血俱虚，应尽量争取手术切除胃癌原发灶、术后辅以化疗或放疗杀伤残余癌细胞。同时，结合中医中药扶正祛邪、健脾益气，提高机体抵抗力，发挥机体内在抗癌能力，进而提高疗效。如胃癌患者体质极为虚弱，不宜行化疗或放疗，则根据中医辨证论治的原则，在扶正固本的基础上加用抗癌中草药，以延长生存期。如化疗过程中，患者出现气阴两虚，白细胞下降，免疫功能低下者，应停止化疗，以中药益气养阴扶正为主。用黄精、生地黄、沙参、麦冬、女贞子、石斛、当归、党参、黄芪等，待气阴虚改善，白细胞回升后再考虑用抗癌中草药与适当化疗。

【预后与转归】

胃癌的预后取决于肿瘤的部位与范围、组织类型、浸润胃壁的深度、转移情况、宿主反应、手术方式等。女性较男性预后要好；远端胃癌较近端胃癌的预后好，可能与后者的症状出现较迟，不易较早发现和在手术时周围淋巴组织不易清除有关。

【预防与调护】

预防胃癌的关键在于积极治疗胃癌癌前病变，对 CAG 伴 IM、异型增生者，应防癌变于未然，积极治疗，定期随访，对良性胃息肉应及时摘除，慢性胃溃疡经久不愈者应积极治疗定期胃镜复查，有 HP 感染者应及时清除。平素饮食多吃新鲜蔬菜、水果及肉类、乳制品，少食高钠盐食物如腌菜、干咸鱼和腌腊食品以及含亚硝酸盐高的食物，以减少胃中致癌物亚硝酸盐类化合物形成。少吃烫食和油煎食物。禁烟酒。积极广泛开展高危人群的普查工作，及时发现早期胃癌。

做到起居有常，保证睡眠，合理锻炼，避免劳倦过度，禁烟并尽量远离吸烟人群，杜绝尼古丁的侵袭。饮食要有规律、有节制，进食适度，质地相宜，冷热适当，讲究卫生。中晚期胃癌术后患者应少食多餐，进食易消化食物。对不能进食或恶心呕吐者应给予输液，胃肠外营养及对症治疗，以减少患者痛苦。保持心情舒畅，避免紧张、抑郁、忧伤、悲愤等不良情绪，解除精神负担，树立战胜疾病的信心。避免服用对胃有刺激作用的药物，如确需服用，应在餐后或装胶囊或调以蜂蜜口服。

第三节　原发性肝癌

原发性肝癌（primary carcinoma of the liver，以下简称肝癌）是指发生于肝细胞或肝内胆管细胞的癌肿，是我国常见恶性肿瘤之一。据20世纪90年代统计，我国肝癌的年死亡率为20.37/10万，在恶性肿瘤死亡顺位中占第二位，在城市仅次于肺癌；农村中仅次于胃癌。全世界每年平均有25万人死于肝癌，而我国约占其中的45%。甲胎蛋白及影像学检查是诊断早期肝癌的主要方法，远期疗效取决于能否早期诊断及早期切除。

原发性肝癌的发病率以东南亚、远东及非洲南部地区为高，而北欧、北美、大洋洲则较低。国内沿海高于内地，东南和东北高于西北、华北和西南。男女性别之比在肝癌高发区中约3～4∶1，低发区为1～2∶1。高发区发病以40～49岁年龄组最高，低发区多见于老年。

原发性肝癌中医属“癥瘕”、“积聚”、“肝积”、“臌胀”、“黄疸”等范畴。

【病因病理】

一、西医病因病理

（一）病因及发病机制

根据高发区流行病学调查，肝癌的发病和以下因素有关：

1．病毒性肝炎和肝硬化　肝癌发病率在地理上的差异强烈地提示乙型肝炎和肝癌的密切关系。肝癌的高发区同时也是乙型肝炎的高发区，例如在中国东南沿海的肝癌高发区，乙型肝炎慢性携带者占人群的10%～15%，而在肝癌低发区的美国，乙型肝炎慢性携带者不到1%。

丙型肝炎和肝癌的病因关系的证据主要来自于流行病学调查的结果，肝癌病人中丙型肝炎抗体阳性率显著高于普通人群。存在肝硬化为大多数肝细胞癌的共同特征，约70%的原发性肝癌是发生在肝硬化的基础上。

2．黄曲霉毒素　WHO国际癌症研究所报告认为，有足够证据表明黄曲霉毒素（AFB_1）是人类致癌剂，在我国的东南沿海，气候温暖、潮湿，适宜于黄曲霉的生长，在谷物中黄曲霉毒素的污染较为普遍，这些地区也是肝癌的高发地区。研究表明，AFB_1的摄入量与肝癌的死亡率呈正相关。

3．饮用水污染　我国的流行病调查材料显示，饮用水污染和肝癌的发生有密切关系。近年来发现在沟塘水中有百余种有机物有致癌、促癌或具有致突变作用，如六氯苯、多氯联苯、氯仿等。最近研究发现，沟塘水中滋生的蓝绿藻可产生藻类毒素，具有促癌作用。

4．其他因素　长期饮酒和抽烟增加患肝癌的危险性，特别是增加HBsAg阳性病人患肝癌的危险性。另外在我国的肝癌高发区，可发现肝癌的家族聚集现象，提示肝癌具有遗传的倾向，尚待进一步证实。

就肝癌的病因而言，目前为止，尚不能用一种因素解释我国和世界各地肝癌的病

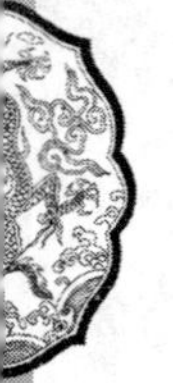

因，也不能用一种机制来解释肝癌的发病机制。一般认为，肝癌的发生涉及多种发病因素的协同作用，癌变的过程涉及多阶段，涉及许多基因的功能改变和相互作用。

（二）病理

1. 病理分型　根据大体形态分为：①块状型：直径≥5 cm，分单块、多块和融合块3个亚型。若≥10cm，称巨块型。此型最常见。②结节型：直径<5 cm，分单结节、多结节和融合结节3个亚型，多伴有肝硬化。如单个结节<3 cm或相邻两个癌结节直径之和<3 cm称为小肝癌。③弥漫型：癌结节细小，弥漫分布于整个肝脏，常与肝硬化结节难以区别，此型少见。

根据组织学特征分为：①肝细胞型：约占原发性肝癌的90%；②胆管细胞型：约占原发性肝癌的10%；③混合型：上述两型同时存在，比较少见；④特殊类型：罕见，有纤维板层型肝癌、透明细胞癌等。

2. 小肝癌的组织学及生物学特性　将小肝癌的诊断标准定在3 cm以下，并不单纯是大体形态上的界限，而且是根据肝癌的组织学及生物学特性。小肝癌的癌细胞分化较好，恶性程度低，癌周有较多淋巴细胞浸润，包膜多完整；癌栓发生率较低；肝硬化程度较轻。

3. 肝癌的转移

（1）肝内转移：肝癌组织有丰富的血窦，癌细胞有向血窦生长的趋势而且极易侵犯门静脉分支，形成癌栓。门静脉主干癌栓形成可导致肝功能的恶化、门静脉高压和顽固性腹水。

（2）肝外转移：①血行转移：以肺转移最高，肝静脉发生癌栓后，可向上延伸到下腔静脉，甚至达右心腔。其他常见的转移部位有肾上腺、骨、肾、脑和软组织。②淋巴转移：肝门淋巴结转移最常见，也可转移至主动脉旁、胰周、锁骨上淋巴结。③种植或直接浸润：腹腔种植可形成腹腔肿块，种植于腹膜可形成血性腹水，女性尚可有卵巢转移灶。肝癌也可直接浸润邻近的器官如隔肌、胃、十二指肠和结肠等。

二、中医病因病机

脏腑气血虚亏，加之七情内伤，情志抑郁；脾虚湿聚，痰湿凝结；六淫邪毒入侵，邪凝毒结等可使气、血、湿、热、瘀、毒互结而成肝癌。

1. 情志久郁　肝主疏泄，调畅气机，故一身之气机畅达与否主要关系于肝。若情志久郁，疏泄不及，气机不利，气滞血瘀，是肝癌形成的主要因素之一。

2. 脾虚湿聚　饮食失调，损伤脾胃，气血生化乏源，后天不充，致使脏腑气血虚亏。脾虚则饮食不能化生精微而变为痰浊，痰阻气滞，气滞血瘀，肝脉阻塞，痰瘀互结，形成肝癌。《医宗必读·积聚》也说："积之成也，正气不足，而后邪气踞之。"

3. 湿热结毒　情志不遂，气滞肝郁日久，化热化火，火郁成毒；肝郁乘脾，运化失常，痰湿内生，湿热结毒，形成肝积，肝之疏泄失常，影响胆的排泄功能亦失常，故此种病因所致肝癌多伴胆汁外溢而呈黄疸。

4. 肝阴亏虚　热毒之邪阻于肝胆，久之耗伤肝阴，肝血暗耗，导致气阴两虚，邪毒内蕴，此为本虚标实。

【临床表现】

原发性肝癌起病隐匿，早期症状常不明显。随着疾病的发展与并发症的出现，常出现典型的临床症状和体征，此时已属中、晚期。

一、症状

肝区疼痛、乏力、纳差、消瘦是最具有特征的临床症状，不同阶段的肝癌，其临床表现有明显的差别。

1. 肝区疼痛　中晚期肝癌以肝区疼痛为首发症状最常见，疼痛多半位于剑突下或右胁肋部，间歇或持续性，钝痛或胀痛，由癌肿迅速生长使包膜绷紧所致。肿瘤侵犯膈肌，疼痛可放射至右肩或右背。向右后下方生长的肿瘤可致右腰疼痛。突然发生的剧烈肝区疼痛或腹痛提示有癌结节的破裂出血。

2. 消化道症状　胃纳减退、食后饱胀感、恶心、呕吐、腹泻等，因缺乏特异性而易被忽视。可由肿瘤压迫、腹水、胃肠道淤血及肝功能损害而引起。

3. 乏力、消瘦、发热、营养不良和恶病质　发热一般为低热，多半在37.5～38 ℃，偶达39 ℃以上，呈持续性或午后低热或弛张型高热。发热与癌肿坏死产物吸收有关。有时癌肿压迫或侵犯胆管可并发胆道感染而引起发热。

4. 转移灶症状　肿瘤转移之处可有相应的症状，有时成为肝癌的首发症状。如转移至肺可引起咳嗽咯血，胸膜转移可引起胸痛和血性胸水。癌栓栓塞肺动脉及其分支可引起肺栓塞，可突然发生严重的呼吸困难、低氧血症和胸痛。转移至骨可引起局部疼痛，或病理性骨折等。

5. 伴癌综合征　是由于癌肿本身代谢异常或癌组织对机体产生影响而引起的内分泌或代谢异常症候群。有时可先于肝癌本身的症状，提示肝癌的诊断，应予重视。以自发性低血糖、红细胞增多症为常见，罕见的表现有高钙血症、高脂血症、类癌综合征、高纤维蛋白原血症等。

二、体征

1. 肝肿大　进行性肝肿大为最常见的特征性体征之一。肝脏质地坚硬，表面及边缘不规则，常呈结节状，少数肿瘤深埋于肝实质内者则肝表面光滑，伴或不伴明显的压痛。肝右叶膈面癌肿可使右侧膈肌明显抬高。

2. 脾肿大　多见于合并肝硬化与门静脉高压的病例。门静脉或下腔静脉癌栓形成或肝癌压迫门静脉或下腔静脉也能引起充血性脾肿大。

3. 腹水　多因为合并肝硬化、门静脉高压、门静脉或下腔静脉癌栓所致。癌肿向肝表面浸润致局部破溃或凝血功能障碍可导致血性腹水。

4. 黄疸　癌肿广泛浸润可引起肝细胞性黄疸；如侵犯或压迫肝内胆管或肝门淋巴结压迫肝管可引起梗阻性黄疸。

5. 肝区血管杂音　由于肿瘤压迫肝内大血管或肿瘤本身血管丰富所致，较少见。

6. 肝区摩擦音　于肝区表面偶可闻及，提示肝包膜为肿瘤所侵犯。

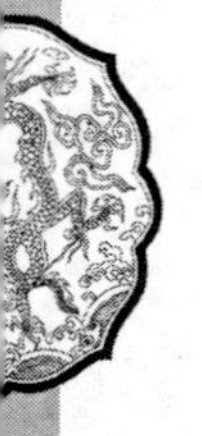

7. 转移灶相应的体征　可有锁骨上淋巴结肿大，胸膜转移可出现胸腔积液或血胸。骨转移可见骨骼表面向外突出，有时可出现病理性骨折。脊髓转移压迫脊髓神经可表现截瘫，颅内转移可出现偏瘫等神经病理性体征。

三、临床分期

2001 年中国抗癌协会肝癌专业委员会修订的《原发性肝癌的临床分期标准》。

Ⅰa 期：单个肿瘤最大直径≤3 cm，无癌栓、腹腔淋巴结及远处转移，肝功能分级 Child A。

Ⅰb 期：单个或两个肿瘤最大直径之和≤5 cm，在半肝，无癌栓、腹腔淋巴结及远处转移；肝功能分级 Child A。

Ⅱa 期：①单个或两个肿瘤最大直径之和≤10 cm，在半肝，无癌栓、腹腔淋巴结及远处转移；肝功能分级 Child A。②或两个肿瘤最大直径之和≤5 cm，在左右两半肝，无癌栓、腹腔淋巴结及远处转移；肝功能分级 Child A。

Ⅱb 期：①单个或两个肿瘤最大直径之和 >10 cm，在半肝，无癌栓、腹腔淋巴结及远处转移；肝功能分级 Child A。②或两个肿瘤最大直径之和 >5 cm，在左右两半肝，无癌栓、腹腔淋巴结及远处转移；肝功能分级 Child A。③或多个肿瘤，无癌栓、腹腔淋巴结及远处转移；肝功能分级 Child A。④肿瘤情况不论，有门脉分支、肝静脉或胆管癌栓和/或肝功能分级 Child B。

Ⅲa 期：肿瘤情况不论，有门脉主干或下腔静脉癌栓、腹腔淋巴结或远处转移之一；肝功能分级 Child A 或 B 。

Ⅲb 期：肿瘤情况不论，癌栓、转移情况不论；肝功能分级 Child C。

四、并发症

1. 肝性脑病　常是肝癌终末期并发症，占死亡原因的 1/3。消化道出血、大量利尿或高蛋白饮食等是常见的诱因。

2. 消化道出血　占死亡原因的 15%。合并肝硬化或门静脉、肝静脉癌栓者可因门静脉高压而引起食管或胃底静脉曲张破裂出血。也可因胃肠黏膜糜烂、凝血机制障碍等出血。

3. 肝癌结节破裂出血　发生率约 9% ~14%。肝癌组织坏死、液化可致自发破裂或因外力而破裂。如限于包膜下可有急骤疼痛，肝迅速增大；若破入腹腔引起急性腹痛，腹膜刺激征，严重者可致出血性休克或死亡。轻者经数天出血停止，疼痛减轻。

4. 血性胸腹水　膈面肝癌可直接浸润或经血流或淋巴转移引起血性胸水，常见于右侧。血性腹水可因腹腔种植转移或肝硬化凝血障碍而致。

5. 继发感染　因肿瘤结节破裂，机体抵抗力减弱，尤其在放射或化学治疗后血白细胞下降者，易并发各种感染，如肺炎、肠道感染、自发性腹膜炎、真菌感染等。

【实验室与其他检查】

一、血清学检查

1. 甲胎蛋白（AFP） AFP是当前诊断肝细胞肝癌最特异的标志物，阳性率为70%～90%，已广泛应用于肝细胞癌的普查、诊断、疗效判断及复发预测。目前多采用酶联免疫法（ELISA）或放射免疫法（RIA）检测血清AFP含量，正常人血清中可测出微量，小于20 μg/L。孕妇、新生儿及睾丸或卵巢的生殖腺胚胎癌病人中亦可出现，因检测方法灵敏度的提高，在一部分肝炎、肝硬化及少数消化道癌如胃癌、结肠癌、胰腺癌等肝转移时亦可测得低浓度AFP。故AFP检测结果，必须结合临床情况才有诊断意义。

通过对低及中度升高的AFP动态观察，常可在普查和对慢性肝炎的随访中发现早期肝癌。慢性肝炎、肝硬化有20%～45%的患者AFP升高，但水平多在25～200 μg/L之间，良性肝病活动常先有谷丙转氨酶明显升高，AFP呈相随或同步关系，一般在1～2个月内随病情好转，转氨酶下降，AFP随之下降呈“一过性”，有时良性肝病活动AFP亦可呈反复波动、持续低浓度等动态变化，但必须警惕肝病活动的同时可能有早期癌存在。此外，肝癌根治术后定期复查AFP亦是判断肝癌治疗效果及监测是否复发的重要指标之一。

采用扁豆凝集素（LCA）亲和双向放射免疫电泳方法检测LCA结合型和LCA非结合型AFP异质体占总量的比值，有助于区别肝细胞癌和良性肝病。通常肝癌血清中结合型比值高于25%，而在良性肝病中结合型则低于25%。

2. 其他肝癌标志物 尽管AFP对诊断肝癌有较高的特异性，但仍有许多假阴性，因此需要其他一些肝癌标志物协助诊断，如γ-谷氨酰转移酶同工酶Ⅱ（GGTⅡ），异常凝血酶原（AP），血清岩藻糖苷酶（AFU）等数十种。

上述肝癌标志物对原发性肝癌尤其是AFP阴性病例的诊断有辅助意义，但仍不能取代AFP在肝癌诊断中的地位。如诊断有困难，联合检测2～3种标志物可能提高肝癌的诊断率。

二、影像学检查

1. 超声显像 超声显像以其显示实质软组织脏器病变的灵敏度高和对人体组织无损伤两大特点以及费用低廉而广泛用于临床，与AFP结合是肝癌早期诊断的主要方法。一般可显示直径为2 cm以上的肿瘤。除显示肿瘤大小、形状、部位、与血管的关系外，还有助于判断肝静脉、门静脉有无癌栓等。近年来发展的彩色多普勒血流成像已广泛应用于临床，除显示占位病变外，尚可分析病灶供血情况，有助于鉴别病变性质。

2. 电子计算机断层扫描（CT） 一般可显示直径2 cm以上肿瘤，其特点是图像清晰，分辨率高，可显示肝癌全貌及与周边组织的关系。如结合静脉注射碘造影剂进行扫描对1 cm以下肿瘤的检出率可达80%以上，是目前诊断小肝癌和微小肝癌的最佳方法。

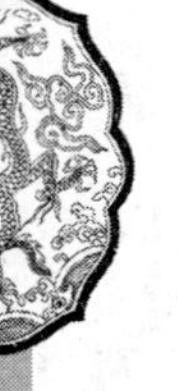

3. 磁共振成像（MRI） 与 CT 相比，优点是能获得横断面、冠状面、矢状面三种图像。对肝内良性、恶性肿瘤的鉴别诊断优于 CT。肿瘤与肝内血管的关系显示更佳，而且对显示子瘤和癌栓有重要价值。

4. 肝动脉造影 采用超选择性肝动脉造影、滴注法肝动脉造影或数字减影肝血管造影可显示 0.5～1.0 cm 的微小肿瘤。但是由于检查有一定创伤性，一般不列为首选，多在超声显像或 CT 检查不满意时进行。

5. 放射性核素显像 近年来发展起来的正电子发射计算机体层成像技术（PET）的应用，为肝癌的诊断提供了一种全新的显像技术，它利用^{11}C、^{15}O、^{13}N和^{18}F等放射性核素标记的配体与相应特异性受体相结合，进行组织器官的代谢分析，能比解剖影像更早探测出组织代谢异常，从而发现早期肿瘤。此外 PET 还对监测肿瘤发展、选择治疗方案有重要指导意义。

三、肝组织活检或细胞学检查

近年来在实时超声或 CT 导引下活检或细针穿刺行组织学或细胞学检查，是目前获得直径 2 cm 以下小肝癌确诊的有效方法。但穿刺肝边缘部位的肝癌易引起肝癌破裂，此外，并有针道转移的危险。

【诊断与鉴别诊断】

一、诊断要点

（一）西医诊断

2001 年中国抗癌协会肝癌专业委员会修订的肝癌临床诊断标准如下：①AFP > 400 μg/L，能排除活动性肝病、妊娠、生殖系胚胎源性肿瘤及转移性肝癌等，并能触及坚硬及有肿块的肝脏或影像学检查具有肝癌特征的占位性病变者。②AFP≤400 μg/L，能排除活动性肝病、妊娠、生殖系胚胎源性肿瘤及转移性肝癌等，有两种影像学检查具有肝癌特征的占位性病变，或有两种肝癌标志物（AP、GGT_2、AFP、AFU 等）阳性及一种影像学检查具有肝癌特征的占位性病变者。③有肝癌的临床表现并有肯定的肝外转移病灶（包括肉眼可见的血性腹水或在其中发现癌细胞）并能排除转移性肝癌者。

（二）中医辨病与辨证要点

肝癌发病后，病情进展迅速，病情重，症状表现复杂，因此要全面掌握辨病与辨证要点。

1. 辨病要点 原发性肝癌起病隐匿，临床表现多样，有黄疸、胁痛、腹水等表现，应与黄疸、胁痛、臌胀等疾病相鉴别。

（1）黄疸：以目黄、身黄、小便黄为主症，主要病机为湿浊阻滞，胆液不循常道外溢而发黄，起病有急缓，病程有长短，黄疸色泽有明暗，以利湿、解毒为治疗原则。而肝癌以右胁疼痛、肝脏进行性肿大、质地坚硬、腹胀大、乏力、形体逐渐消瘦为特征，中晚期可伴有黄疸，此时，黄疸仅视为一个症状而不是独立的病种，以扶正祛邪、标本兼顾为治疗原则，并需结合中西医抗肝癌治疗。

（2）胁痛：是以一侧或两侧胁肋部疼痛为主要表现，其病机关键或在气、或在血、或气血同病。肝癌虽亦有胁痛，但只是一个症状，且以右胁为主，常伴有坚硬、增大之肿块，纳差乏力，形体明显消瘦，病情危重。可结合实验室检查以鉴别。

（3）臌胀：肝癌失治，晚期伴有腹水的患者可有腹胀大、皮色苍黄、脉络暴露的症状而为臌胀，属于臌胀的一种特殊类型。肝癌所致之臌胀，病情危重，预后不良，在臌胀辨证论治的基础上，需结合中西医抗肝癌治疗。

2. 辨证要点

（1）辨虚实：患者本虚标实极为明显，本虚表现为乏力倦怠，形体逐渐消瘦，面色萎黄，气短懒言等；而右胁部有坚硬肿块而拒按，甚至伴黄疸、脘腹胀满而闷、腹胀大等属标实的表现。

（2）辨危候：晚期可见昏迷、吐血、便血、胸腹水等危候。

二、鉴别诊断

原发性肝癌有时需与下列疾病相鉴别。

1. 继发性肝癌　继发性肝癌大多为多发性结节，临床上大多无肝病背景，临床症状以原发癌的表现为主，少数可仅有继发性肝癌的征象如肝肿大、肝结节、肝区痛、黄疸等，多不伴肝硬化。除个别来源于胃、结肠、胰的继发性肝癌病例外，血清 AFP 多呈阴性，影像诊断多为成批、多个大小相仿的占位性病变。

2. 肝硬化、肝炎　原发性肝癌常发生在肝硬化基础上，两者鉴别常有困难。鉴别在于详细了解病史、仔细体格检查并联系实验室检查。肝硬化病情发展较慢，有反复，肝功能损害较显著，血清 AFP 阳性多提示癌变。少数肝硬化、肝炎患者也可有血清 AFP 升高，但通常为“一过性”且往往伴有转氨酶显著升高，而肝癌则血清 AFP 持续上升，往往超过 400 μg/L，此时与转氨酶下降呈曲线分离现象。甲胎蛋白异质体 LCA 结合型含量≥25% 提示肝癌。

3. 肝脓肿　临床表现发热、肝区疼痛和压痛明显，白细胞总数及中性粒细胞增高，反复多次超声检查常可发现脓肿的液性暗区，四周多有较厚的炎症反应区，CT 也有类似反应。超声导引下诊断性肝穿刺、药物试验性治疗有助于确诊。

4. 其他肝脏良恶性肿瘤或病变　如肝海绵状血管瘤、肝细胞腺瘤、炎性假瘤、局灶性结节样增生等良性病变，或邻近部位的肿瘤、胆囊癌、结肠肝曲癌、胃癌、肾上腺肿瘤等需和肝癌相鉴别。鉴别主要依赖影像学检查，有时需要穿刺活检或剖腹探查方能确诊。

【治疗】

一、中医治疗

针对肝癌患者以气血亏虚为本，气血湿热瘀毒互结为标的虚实错杂的病机特点，扶正祛邪，标本兼治，以恢复肝主疏泄之功能，则气血运行通畅，湿热瘀毒之邪有出路，从而减轻和缓解病情。要注意结合病程、患者的全身状况处理好“正”与“邪”，

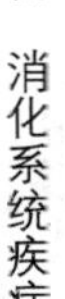

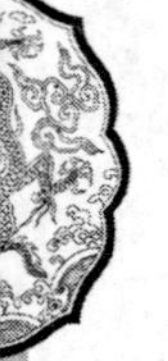

“攻”与“补”的关系，攻补适宜，治实勿忘其虚，补虚勿忘其实。还当注意攻伐之药不宜太过，否则虽可图一时之快，但耗气伤正，最终易致正虚邪盛，加重病情。在辨证论治的基础上应选加具有一定抗肝癌作用的中草药，以加强治疗的针对性。

辨证论治

1．肝气郁结

主要证候：右胁部胀痛，右胁下肿块，胸闷不舒，善太息，纳呆食少，时有腹泻，月经不调，舌苔薄腻，脉弦。

治法：疏肝健脾，活血化瘀。

方药：柴胡疏肝散。方中柴胡、枳壳、香附、陈皮疏肝理气；川芎活血化瘀；白芍、甘草平肝缓急。

疼痛较明显者，可加郁金、延胡索。已出现胁下肿块者，加莪术、桃仁、半夏、浙贝母。纳呆食少者，加党参、白术、薏苡仁、神曲。

2．气滞血瘀

主要证候：右胁疼痛较剧，如锥如刺，入夜更甚，甚至痛引肩背，右胁下结块较大，质硬拒按，或同时见左胁下肿块，面色萎黄而黯，倦怠乏力，脘腹胀满，甚至腹胀大，皮色苍黄，脉络暴露，食欲不振，大便溏结不调，月经不调，舌质紫暗有瘀点瘀斑，脉弦涩。

治法：行气活血，化瘀消积。

方药：复元活血汤。方中桃仁、红花、大黄活血祛瘀；天花粉活血消肿；当归活血补血；柴胡行气疏肝；穿山甲疏通肝络；甘草缓急止痛。

可酌加三棱、莪术、延胡索、郁金、水蛭等以增强活血止痛，化瘀消积之力。或配用鳖甲煎丸或大黄䗪虫丸，以消癥化积。若转为臌胀之腹胀大，皮色苍黄，脉络暴露者，加甘遂、大戟、芫花，或改用调营饮。

3．湿热聚毒

主要证候：右胁疼痛，甚至痛引肩背，右胁部结块，身黄目黄，口干口苦，心烦易怒，食少厌油，腹胀满，便干溲赤，舌质红，苔黄腻，脉弦滑或滑数。

治法：清热利胆，泻火解毒。

方药：茵陈蒿汤。方中茵陈、栀子、大黄清热除湿，利胆退黄。

常加白花蛇舌草、黄芩、蒲公英清热泻火解毒。疼痛明显者，加柴胡、香附、延胡索。

4．肝阴亏虚

主要证候：胁肋疼痛，胁下结块，质硬拒按，五心烦热，潮热盗汗，头昏目眩，纳差食少，腹胀大，甚则呕血、便血、皮下出血，舌红少苔，脉细而数。

治法：养血柔肝，凉血解毒。

方药：一贯煎。方中以生地黄、当归、枸杞滋养肝肾阴血；沙参、麦冬滋养肺胃之阴；川楝子疏肝解郁。

出血者，加仙鹤草、白茅根、牡丹皮。出现黄疸者，可合茵陈蒿汤。

二、西医治疗

早期发现和早期治疗是改善肝癌预后的最主要因素，早期肝癌应尽量采取手术切除。对于不能切除的肝癌，可根据肿瘤的分期、肝功能的代偿情况，选择治疗方案并提倡综合治疗。

（一）手术治疗

肝癌的治疗方案以手术切除为首选，早期切除是提高生存率的关键，肿瘤越小，5年生存率越高。手术适应证为：① 诊断明确，估计病变局限于一叶或半肝者；② 无明显黄疸、腹水或远处转移者；③ 肝功能代偿尚好，凝血酶原时间不低于正常的50%者；④ 心、肝、肾功能能耐受手术者。

小肝癌中有76.6%是亚临床肝癌，目前最佳的治疗方法是手术切除。小肝癌行根治切除术后，术后5年复发率可达43%，术后宜加强综合治疗及随访。对大肝癌其肝功能代偿者，单侧可力争作根治性切除；不能做根治性切除者则于术中作肝动脉结扎、插管、冷冻等局部治疗，如肿瘤缩小至有切除可能再争取二期切除。

（二）非切除性外科治疗

有手术指征但术中未能切除的肝癌在临床上占有相当的比例，非切除性外科治疗不仅对提高此类患者的5年生存率极其重要而且还可使其中部分病人获得二期切除的机会。其主要技术有液氮冷冻治疗、术中瘤内无水酒精注射、肝动脉结扎、高功率激光气化治疗、微波局部高热治疗等。

（三）介入治疗

随着放射介入治疗技术和医学超声技术的迅速发展，肝癌的介入治疗成为目前应用最广、效果最好的非手术治疗技术。

1. 经皮穿刺肝动脉栓塞术（TACE）　经股动脉穿刺插管至肝动脉行栓塞治疗和局部化疗，已成为不适合手术治疗肝癌患者的首选疗法。常用的栓塞材料有明胶海绵和碘化油，前者栓塞肝动脉分支，后者栓塞微动脉和肝窦。其他栓塞剂有不锈钢圈、含有化疗药物的微球及微囊等。较常用的化疗药物有顺铂、丝裂霉素、表阿霉素等。

2. 无水酒精瘤内注射（PEI）　可在超声导引下经皮穿刺至肿瘤内，注射适量的无水酒精，导致肿瘤坏死。该方法主要适用于肿瘤直径在3 cm以下，结节数量在3个以下的病人。因无水酒精局部注射对肝脏损害较小，特别适用于肝硬化严重、而肿瘤体积较小的病人。有凝血功能障碍，肿瘤体积大、位于肝脏边缘的病人不适合用该方法。

此外消融治疗临床上亦有应用，包括冷冻治疗、激光治疗、微波治疗等，均有一定疗效。

（四）放射治疗

近年来随着放射源、放射设备和技术的进步及定位检测方法的改进，放射疗法在肝癌治疗中的地位有所提高。病灶较为局限、肝功能较好、且能耐受较大放射剂量者，其放射治疗效果也较好，可与TACE或PEI联合，以消灭可能存在的残癌。

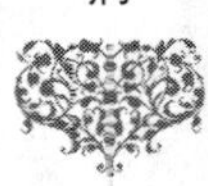

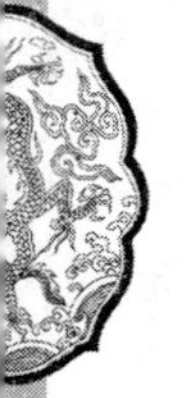

（五）药物治疗

肝癌由于多数合并肝硬化，对化疗的耐受力差，毒性反应大，疗效常不满意。化疗已经有30多年历史，尽管新的化疗药物不断出现，但对于肝癌的实际疗效尚未充分肯定。可供选择的药物有：顺铂、5－氟尿嘧啶、表阿霉素或阿霉素、丝裂霉素、甲氨蝶呤、羟基喜树碱等。

（六）肝移植

肝移植是近年来治疗原发性肝癌新领域之一。通过肝移植治疗肝癌的实用价值长期以来一直存在争议，主要问题是肿瘤复发。有关肝移植及肝切除治疗原发性肝癌的回顾性研究表明根治性肝切除与肝移植的治疗效果相近。目前多认为对于肝功能失代偿的小肝癌或受肿瘤位置限制而不能切除的小肝癌，肝移植是理想疗法。

（七）其他疗法

目前肝癌的生物治疗进展也比较迅速。生物治疗在理论上不仅起配合手术、化疗、放疗以减轻对免疫的抑制，也有消灭残余肿瘤细胞的作用。近年来，由于基因重组技术的发展，一些活性因子或细胞因子的应用成为可能，目前使用较普遍的有干扰素（IFN）、胸腺肽、白细胞介素2（IL－2）和肿瘤坏死因子（TNF）等。

【临床思路】

早期肝癌和小肝癌行手术根治切除治疗。对中晚期失去手术机会者，特别是运用放化疗过程中，应采用中西药有机结合的治疗方法，辅以中医辨证治疗，可以改善症状，提高机体免疫功能，减少毒副作用，从而提高疗效。

【预后与转归】

初起以气滞、血瘀、湿热的邪实证为主，日久则肝失疏泄、脾失运化与统摄、肾失温煦与滋养，正虚邪盛，正不胜邪，而出现肝进行性肿大、疼痛剧烈，并可合并黄疸、血证、昏迷等危重证候，也可转为臌胀等难治之症。

治疗早晚、肿瘤大小、治疗方法与肿瘤的生物学特性是影响预后的重要因素。肝癌根治性切除者5年生存率达53%，其中多为小肝癌或大肝癌缩小后切除者，姑息性切除5年生存率仅12.5%，药物治疗少见生存5年以上者。早期肝癌体积小，包膜完整，瘤栓少或无，肿瘤分化好，远处转移少，机体免疫状态较好，这些均是进行手术根治的有利条件。中晚期肝癌虽经多种治疗，根治机会仍少，易有远处转移，预后较差。近年来开展中西医结合疗法，对提高疗效，改善患者的预后有一定作用。

【预防与调护】

积极防治病毒性肝炎，对降低肝癌发病率有重要意义。在肝癌的一级预防尚未完善之际，肝癌的早期发现、早期诊断、早期治疗在肿瘤学上被称为“二级预防”则显得十分重要。自实施肝癌筛查以来，原发性肝癌的诊断进入了亚临床水平，早期肝癌比例不断增高，5年生存率亦明显提高，降低了肝癌的死亡率。此外预防粮食霉变、改进饮水水质、戒除饮酒嗜好亦是预防肝癌的重要措施。

调摄的目的在于提高生存率，延长生存期，改善生存质量。其重点在于注意患者全身状态的变化，如体重、皮肤改变、精神状态等。饮食应富于营养易消化的食物，忌食生冷油腻及硬性食物，忌用损害肝肾功能及对胃肠道有刺激性的食物和药物。加强心理调摄，心情开朗，树立战胜疾病的信心，积极配合治疗。病情危重者，加强护理，密切观察生命体征。

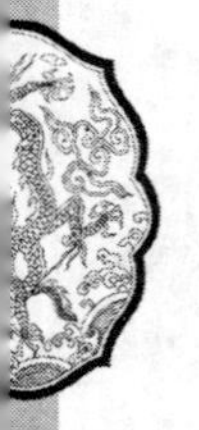

第五篇　泌尿系统疾病

第一章　总　　论

第一节　泌尿系统解剖

肾脏为实质性器官，位于腹膜后脊柱的两侧，左右各一，形似蚕豆。肾脏的体积因人而异，差别较大，但一般来说，我国正常成人肾脏长 9 ~ 11 cm，宽 4.5 ~ 5.5 cm，厚 3 ~ 4 cm，平均重量为 130 ~ 150 g，左肾略大于右肾。女性肾脏的体积和重量均略小于男性。肾脏的内缘中间呈凹陷状，称为肾门，是肾脏血管、淋巴管、神经和输尿管出入的部位。这些出入肾门的结构总称为肾蒂，其排列顺序从前向后依次为肾静脉、肾动脉和输尿管，从上而下依次为肾动脉、肾静脉和输尿管。右侧肾蒂较左侧为短，故右肾手术较左侧困难。

肾脏的表面自内向外被纤维膜、脂肪囊和肾筋膜三层膜包绕，肾筋膜与膈下筋膜相连，故肾脏可随呼吸而上下稍移动。肾筋膜、肾血管、邻近器官、腹内压、腹膜等对肾脏起固定作用，如这些固定因素不健全，可导致肾下垂或游走肾。

肾实质分为皮质和髓质两部分。外层为肾皮质，约占 1/3，内含丰富的肾小球，厚为 1 ~ 1.2 cm。内层为髓质，占 2/3，主要由肾小管组成。肾髓质内有 15 ~ 20 个肾锥体，有时 2 ~ 3 个肾锥体合成一个肾乳头，肾乳头顶端有许多小孔，是尿液流入肾盏的通道。肾内有 7 ~ 8 个肾小盏，每 2 ~ 3 个肾小盏合成 1 个肾大盏，2 ~ 3 个肾大盏集合成一个漏斗状的肾盂，肾盂在出肾门后逐渐变细而形成输尿管。

肾脏为腹膜外器官，上极平第 12 胸椎上缘，下极平第 2 腰椎下缘。右肾上邻肝脏，其位置略低于左肾约半个椎体（2cm），第 12 肋正好斜过左肾后面的中部或右肾后面的上部。左肾门约平第 1 腰椎，距正中线 5cm。两肾上方连接肾上腺。

第二节　泌尿系统生理

肾脏的基本生理功能是排泄代谢废物，调节水、电解质和酸碱平衡，分泌激素，以维持机体内环境的稳定，保证新陈代谢正常进行。

一、排泄代谢产物

机体产生的许多代谢产物是通过肾脏排出的。如含氮代谢产物尿素、肌酐、肌酸等由肾小球滤过排泄，有机酸如马尿酸、尿酸、苯甲酸、胺类等主要通过从肾小管分泌的途径来排泄。许多进入体内的药物、毒物，通常也是通过肾小管的分泌而排泄。

二、调节水、电解质平衡

肾脏可以根据体液渗透压浓度，改变不同渗透浓度的尿从而调节血液渗透压，保持体内水、电解质（Na^+、Cl^-、Ca^{2+}、P^{3+}、Mg^{2+}等）的平衡。这种调节性改变，是通过影响抗利尿激素的分泌和肾内血流动力学及肾内调节因素而实现的。

三、调节酸碱平衡

肾脏对酸碱平衡的调节，主要是通过排泄H^+、排出有机阴离子，以及重吸收滤过的HCO_3^-等而实现的。其中，血pH值、血容量、血K^+浓度、血PCO_2分压、醛固酮等的改变影响肾脏调节酸碱平衡的功能。

四、分泌激素

肾脏通过自分泌、旁分泌和胞分泌许多激素作用于肾脏本身和全身，这些激素主要有前列腺素族、肾素—血管紧张素系统、内皮素、一氧化氮及一氧化氮合成酶、激肽释放酶—激肽系统、心房肽、活性维生素D、促红细胞生成素等。此外，肾脏又是肾外分泌的一些激素如甲状旁腺激素（PTH）、抗利尿激素（ADH）、降钙素、胰高糖素等系统作用的重要靶器官，还是某些内分泌激素如醛固酮、胰岛素等的降解场所。

第三节　常见临床表现

一、水肿

肾病水肿的临床特点是水肿首先发生在组织松弛部位如眼睑、颜面，晨起明显。然后发展至足踝、下肢，严重时出现全身高度浮肿、胸水、腹水，甚至皮肤绷裂而渗水。可伴有恶心、呕吐、尿少等。水肿发展比较迅速，其性质为软而易移动的凹陷性浮肿。发生的原因，主要有肾小球滤过率降低而致水、钠潴留，全身毛细血管通透性改变而使体液进入组织间隙，血浆白蛋白降低而引起胶体渗透压降低，有效血容量减少而致继发性醛固酮增多等。

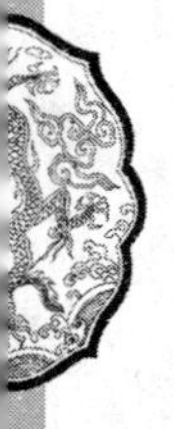

二、高血压

肾性高血压是最常见的继发性高血压，约占成人高血压的10%。临床上可分为肾实质性高血压和肾血管性高血压两大类，一般以前者为多见。

肾实质性高血压通常由原发和继发性肾小球疾病、慢性肾盂肾炎、肾结石、肾肿瘤以及遗传性、先天性肾脏病等肾实质性损害引起，其发生率与肾小球的功能状态密切相关，尿毒症期高血压的发生率可高达80%以上。

肾血管性高血压由肾动脉本身的病变或受压引起，在儿童多由先天性肾动脉畸形所致，青少年常由肾动脉纤维组织增生、大动脉炎引起，50岁以上的患者，则以肾动脉粥样硬化最常见。本类高血压有以下特点：好发于30岁之前或50岁以后；高血压急剧恶化；腰腹部疼痛；上腹部或肾区可闻及血管杂音；一般降压药物无效；肾动脉造影可见血管狭窄；血浆肾素活性增高。

三、腰痛

肾绞痛多由肾或输尿管结石、血块、坏死组织阻塞或肾梗塞所致。疼痛突然发作，常向外阴、大腿内侧部位放射，呈阵发性剧烈绞痛，多伴有肉眼或镜下血尿，腹部平片、静脉肾盂造影、B超对尿路结石的诊断有很大帮助。肾梗塞者还伴发热、外周血白细胞增多、血清谷草转氨酶升高等，肾血管造影有助于诊断。

肾脏疾病引起的腰痛，常为肾区钝痛或胀痛，不同的疾病尚有相应的表现。肾小球疾病的腰痛一般比较轻，但IgA肾病的腰痛较明显。急性肾盂肾炎除腰痛感外，还伴尿路刺激征、发热、白细胞尿等。

四、蛋白尿

正常人的尿液中含有微量蛋白，多为小分子量蛋白，其中白蛋白约占30%。24小时尿蛋白总量一般不超过150 mg，但剧烈运动或发热后，可出现一过性、轻度蛋白尿，多低于1 g/24 h，持续几天后自然消失。

蛋白尿是肾脏疾病常见的临床特征之一，常提示有肾实质的损害。其发生的原因主要是肾小球滤过膜损害、滤过膜静电屏障作用降低而致蛋白通透性增加，肾小管受损而致蛋白的重吸收功能障碍，或血中异常增高的小分子蛋白大量从肾小球滤过，超过了肾小管对它的重吸收能力。

检查蛋白尿的方法很简单，市面上有尿蛋白试纸，只要将试纸浸入晨尿内，即可大致估计尿蛋白的含量，但本方法敏感性较差。留晨尿和24小时尿分别做常规和定量检查，则可以比较准确地判断尿蛋白的含量，临床上有重要的意义，为肾科常规检查项目。根据24小时尿蛋白定量的结果，可分为大量蛋白尿（大于3.5 g/d）、中度蛋白尿（1～3.5 g/d）和轻度蛋白尿（小于1 g/d）。其中，中度和大量蛋白尿以肾小球疾病为多见，轻度蛋白尿则多见于肾小管、间质病变。

尿蛋白圆盘电泳检查对于判断病变部位、病情的严重程度和疗效的观察有一定的临床意义。低分子蛋白尿（分子量为1万～5万道尔顿）提示为肾小管、间质损害，中分子蛋白尿（分子量为5万~10万道尔顿）提示为肾小球病变，大分子蛋白尿（分子量为10万~100万道尔顿）提示为严重的肾小球损害，混合性蛋白尿（尿中含有大、中、小各种分子量的蛋白尿）提示肾小球、肾小管均有损害，病变广泛而严重。

五、血尿

血尿是泌尿系统疾病常见的临床表现，发病原因十分复杂，有时要鉴别血尿的来源非常困难，而血尿可能是泌尿系统某些疾病唯一的临床表现。因此，应引起足够的重视，进行详细的检查，以便尽快明确诊断，指导治疗。正常人的尿液中可有少量红细胞，新鲜中段尿离心后沉渣镜检，红细胞数0~2个/HP，若大于3个/HP则称为血尿，提示泌尿系统出血。少量出血呈镜下血尿，每升尿出血量超过1 ml，可呈肉眼血尿。血尿可呈一过性、间断发作或持续存在。

引起血尿的原因很多，常见的有原发性或继发性肾小球疾病，尿路感染、结石、结核、肿瘤、畸形、狭窄、外伤，多囊肾、肾囊肿、肾下垂，男性前列腺肥大、前列腺炎，血液病以及尿路邻近器官病变等。发热、剧烈运动等也可引起一过性的镜下血尿，但多次尿红细胞≥3个/HP，或一次>100个/HP，则可能为病理性，应多次复查。此外，要注意排除食物、药物以及月经污染的假性血尿。

鉴别血尿的来源，对于判断原发病和预后转归、指导治疗以及拟采取的进一步诊断检查措施，具有重要的意义。采用位相显微镜来观察尿红细胞形态，是目前鉴别肾小球血尿和非肾小球血尿的主要方法，经实践证明可靠实用，已被临床广泛应用。根据尿红细胞大小是否一致，形态是否相似，细胞内血红蛋白分布是否均匀，将血尿分为均一性（正形）和多形性（畸形）两类。正形红细胞血尿提示血尿是由肾或尿路血管破裂，血液直接进入尿液所致，为非肾小球性损害。畸形红细胞血尿提示红细胞通过肾单位进入尿液，为肾实质病变。一份新鲜尿沉渣标本中，位相显微镜检查红细胞总数$>8\times10^6$/L，且畸形红细胞比率>80%，则为肾小球性血尿，其诊断肾小球疾病的特异性可达80%；畸形红细胞比率<20%，则为非肾小球性血尿；畸形红细胞比率为40%~60%，则为混合性血尿。尿红细胞畸形的机理尚不太清楚，可能与肾小球基底膜损伤、肾小管渗透压改变、pH等因素有关。值得一提的是，血尿患者做一次的尿红细胞位相检查是不足够的，应进行多次检查，必要时配合其他检查方法。

尿三杯试验对于鉴别上尿路和下尿路血尿有一定意义。在患者持续排尿过程中，用3只玻璃杯分别收集初、中、末各段尿液，其中，第1杯10 ml，第3杯20 ml，其余的排入第2杯中，做肉眼观察及镜检。初段血尿为前尿道病变，终末血尿为膀胱颈、三角区、后尿道、精囊及前列腺病变，全程血尿提示上尿路（肾、输尿管）部位出血。

对于已确诊为肾小球血尿的患者，可根据需要做进一步的检查，如血清ANA、ds-DNA、补体等。肾活检对于一些病人的病因诊断可能具有重要价值，特别对于IgA肾病、遗传性肾炎、薄基底膜肾病、乙肝病毒相关性肾炎等的确诊起决定性作用。

对于非肾小球血尿患者，需进一步检查以确定血尿的病因。常用的有腹部平片、静脉肾盂造影、B型超声波检查、CT、MRI、肾血管造影、膀胱镜等。腹部平片对于发现泌尿系结石以及了解肾脏的形态、大小、位置等非常有帮助，应列为常规检查项目。B

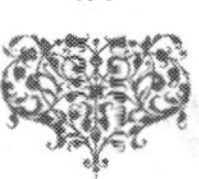

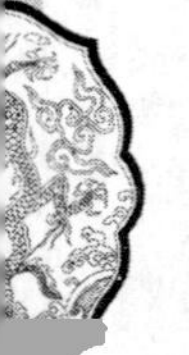

超对于肾及膀胱结石、肾肿块、肾囊肿、肾积水等，有重要价值，特别对肾功能损害的患者尤为适用，也应作为常规检查项目。静脉肾盂造影对于尿路梗阻（特别是小结石）者，有较大的诊断意义，但由于造影剂有肾毒性，故不适用于明显肾功能不全的病人。CT 和 MRI 在发现肾脏小肿瘤以及肾血管病变方面，比其他检查方法优越，而且可不用造影剂，对肾功能不全者仍可应用。肾血管造影对肾脏占位性病变和肾血管病变的诊断有一定的意义。膀胱镜检查对于了解下尿路的异物、肿瘤、炎症、畸形等有很高的诊断价值，但由于属于创伤性检查，不但引起病人的痛苦，而且可能导致尿路感染。因此，不能将其作为常规检查项目。

第四节　常用检查方法

一、尿液检查

尿液检查是诊断泌尿系统疾病最常用的方法，一般以清晨第一次尿标本最理想。确因特殊检查需要，如 24 小时尿蛋白测定、内生肌酐清除率、尿浓缩试验等，则需根据不同要求而收集不同时间尿液。一般检查尿标本量 20 ml 即可，但有些试验则需要一定时间内的尿量总和，如 1 小时、4 小时和 24 小时尿量等。留取的尿标本应立即送检，否则应作相应处理。

正常人新鲜尿液呈淡黄色，透明，无泡沫，有氨臭味，某些食物和药物可影响尿液的颜色。当出现病理性病变时，尿的颜色、浊度和气味等可出现异常。如血尿时尿色为红色，蛋白尿时尿液浑浊不清、泡沫多，乳糜尿、脓尿、白细胞尿时尿液混浊如乳白色。

（一）比重与渗透压

反映肾脏浓缩稀释功能。比重反映单位容积尿中溶质的质量，正常人的尿比重一般为 1.010 ~ 1.030，高于 1.020 为浓缩尿，低于 1.008 为稀释尿。但很多因素可影响尿比重。渗透压反映单位容积尿中溶质分子和离子的颗粒数，较尿比重测定准确。正常人的尿渗透压为 280 ~ 300 mOsm/kg · H_2O，高于此值为浓缩尿，低于此值为稀释尿。一般尿液中渗透压与比重的关系为：

$$\text{渗透压}\ (\text{mOsm/kg}\cdot H_2O) = (\text{比重} - 1.0000) \times 40000$$

（二）pH 值

正常尿液呈弱酸性，pH 值约为 6.5。但尿液的 pH 值与饮食关系密切，以植物性食物为主者，尿液常为碱性或中性，以动物蛋白为主者，尿液常为酸性，故尿 pH 值波动于 5.0 ~ 7.0 之间。碱性尿见于尿路感染、代谢性碱中毒、呼吸性碱中毒、Ⅰ型肾小管性酸中毒、药物（如碳酸氢钠、噻嗪类利尿药）等，酸性尿见于结核病、代谢性酸中毒、呼吸性酸中毒、痛风、药物（如维生素 C、氯化铵）等。泌尿系结核患者其 pH 值一般低于 6.0，若高于 6.5，则基本可排除该病的可能。

（三）尿蛋白

正常人尿液常规检查，蛋白定性试验呈阴性反应，如出现阳性反应则为异常。常用的检查方法有定性试验和定量试验两种，前者受试验方法的敏感性以及尿量等的影响较大，不能准确反映尿蛋白排出的真实情况，因此只能对尿蛋白含量作大致的估计。对于尿蛋白阳性的患者，需进一步作24小时尿蛋白定量检查以准确了解每天排泄的蛋白总量。肾小球病变多见大量和中度蛋白尿，非肾小球病变如小管－间质性病变、肾动脉硬化、尿路感染、尿路结石等多为轻度蛋白尿。但一些肾小球肾炎患者可出现轻度蛋白尿，而非肾小球疾病患者也可能出现大量蛋白尿，临床上应根据各种资料作全面、综合分析。

测定尿液中一些特殊蛋白成分，对于早期发现疾病以及某些疾病的诊断具有一定的意义。如测定尿白蛋白可发现早期肾小球疾病和糖尿病肾病，本－周氏蛋白见于多发性骨髓瘤，β_2－微球蛋白升高可见于肾小管损害，尿溶菌酶增高可用于肾小管疾病的诊断等。

（四）尿糖

正常人尿糖呈阴性反应，糖尿病患者血糖增高超过肾阈时，尿糖阳性，称为高血糖糖尿。肾脏疾病导致近端肾小管重吸收功能障碍（肾阈降低）时，虽然血糖正常，尿糖也呈阳性，称为肾性糖尿。测定尿糖的方法很简单，用尿糖试纸即可比较准确判断尿糖的严重程度。

（五）尿沉渣检查

尿沉渣显微镜检查是一种简单、便利、廉价、安全无创伤的方法，可为肾实质性疾病的活动性、严重性提供重要的价值，为临床常用的检查项目之一。

1. 红细胞　一般以红细胞数≥3/HP为病理性。但目前临床常用的全自动生化仪常以尿的血红蛋白含量换算成红细胞数，与传统的镜检方法比较，可能比较准确，因为已将破碎的红细胞计算在内。其换算的比率大约是：＞250/μl为＋＋＋＋，150/μl为＋＋＋，75/μl为＋＋，50/μl为＋，25/μl为±，＜10/μl为正常。但有时会出现＞250/μl而镜检只有＋的情况，因此，若能将二者结合起来分析，可能会更客观地反映病情。

相差显微镜观察红细胞形态，对于鉴别肾小球性血尿和非肾小球性血尿有重要的价值。普通显微镜油镜下也可清晰观察红细胞形态，在无相差显微镜的单位，也可用普通显微镜代替。

2. 白细胞　正常人离心后尿沉渣中白细胞＜5/HP，1小时尿沉渣白细胞计数＜20万，超过以上指标者为异常，见于尿路感染如急、慢性肾盂肾炎、膀胱炎、尿道炎、泌尿系结核等。女性患者应注意排除白带的污染以防止出现假阳性，最好是留清洁中段尿。

3. 管型　是由蛋白质、细胞和细胞碎片在肾小管内凝聚而成，表明病变在肾小球或肾小管，其基质成分是Tamm－Horsfall蛋白。常见的管型有以下几种：

（1）透明管型：主要由Tamm－Horsfall蛋白组成。正常人偶可见，也可见于剧烈运动、重体力劳动和发热者，患肾小球疾病、肾盂肾炎、高血压病、心力衰竭时，透明管型明显增多。

（2）红细胞管型：提示出血来自肾实质，常为急性肾炎、急进性肾炎、狼疮性肾

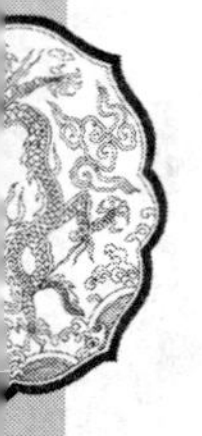

炎、血管炎、过敏性间质性肾炎等。

（3）白细胞管型：常提示肾间质炎症，是诊断活动性肾盂肾炎的有力证据，但急性肾小球肾炎早期也可见。

（4）上皮细胞管型：主要由脱落的肾小管上皮细胞与 Tamm - Horsfall 蛋白组成，见于急性肾小管坏死、肾淀粉样变、中毒性肾损害以及肾小球肾炎等。

（5）颗粒管型：可能是细胞崩解的产物或血浆蛋白与蛋白基质组成，见于急、慢性肾小球肾炎、肾盂肾炎等肾实质性病变。

（6）蜡样管型：可能是细胞管型变性或淀粉样变性的上皮细胞溶解而成，见于晚期肾功能不全或淀粉样变性。

（7）脂肪管型：为含有许多脂肪滴或脂肪变性的上皮细胞的管型，常见于肾病综合征。

（六）尿液细菌学检查

对尿路感染的诊断有决定性意义，常用的有如下几种方法：

1. 直接涂片　清晨第一次新鲜中段尿沉渣涂片，细菌数 >15/HP，则为尿路感染。如用新鲜中段尿直接涂片，每个油镜视野下见到一个或多个细菌，也表示存在菌尿。

2. 细菌培养　应用清洁中段尿作细菌培养，若菌落数 $<10^4$/ml 为无意义，$>10^5$/ml为尿路感染，$10^4\sim10^5$/ml 为可疑，应进行多次检查以明确诊断。

（七）其他检查

1. 尿沉渣找抗酸杆菌　阳性率低，如找到抗酸杆菌，有利于泌尿系结核的诊断，但可出现假阳性。反之，找不到抗酸杆菌也不能排除泌尿系结核。

2. 亚硝酸盐试验　细菌可将硝酸盐还原成亚硝酸盐。亚硝酸盐试验阳性，通常提示尿中有大量细菌、特别是革兰氏阴性杆菌。结核菌无还原硝酸盐能力，故尿亚硝酸盐试验阳性者可基本排除泌尿系结核。

3. 结晶　尿中结晶的形成与饮食、尿 pH 值等有关。新鲜尿液中有大量尿酸结晶，可能有尿酸结石，草酸钙、磷酸钙结石病人尿液中可有草酸钙、磷酸钙结晶。

4. 乳糜试验　尿乳糜试验阳性，见于乳糜尿患者，常由于丝虫病、肾脏肿瘤、肾手术或肾外伤等引起。

5. 尿蛋白圆盘电泳　对于确定蛋白尿的来源有一定意义。如以小分子蛋白为主则为肾小管性蛋白尿，以中分子、大分子蛋白为主则多为肾小球性蛋白尿，如出现各种分子量的蛋白，提示肾损害广泛，肾小球、肾小管均有病变。

6. 尿纤维蛋白降解产物（FDP）　测定尿 FDP，对于了解病情的轻重和进展、判断疗效以及观察肾移植的排异反应等，有参考价值。排除全身性凝血和纤维蛋白溶解现象后，若尿 FDP 升高，提示肾脏内有凝血和纤溶现象，有炎症活动，可考虑用抗凝治疗。在慢性肾小球疾病的治疗过程中，如尿 FDP 逐渐下降而转阴，表示病情好转；否则提示疗效不佳，预后较差。肾移植病人移植前尿 FDP 阴性且术后持续阴性，说明情况较好；如移植前尿 FDP 阳性，或虽为阴性但术后逐渐升高，多提示预后不良。

二、肾功能检查

（一）肾小球滤过功能检查

1. 内生肌酐清除率（endogenous creatinine clearance rate，Ccr） 肌酐是人体内肌酸的代谢产物，以比较稳定的速度产生和释放到血液中，由血液循环带到肾脏，从尿中排出体外。正常人肌酐的排泄主要通过肾小球的滤过作用，原尿中的肌酐不被肾小管重吸收，但当血肌酐异常增高时，肾小管也可分泌部分肌酐，因此，Ccr 并非十分理想的代表肾小球滤过率（glomerular filtration rate，GFR）的指标。血肌酐包括内生肌酐和外源性肌酐，外源性肌酐对空腹血肌酐的影响很小，故目前检查一般不必素食。由于 Ccr 比较接近 GFR，而且测定简单，故临床常用，但尿量对其影响较大。

2. 血肌酐（serum creatinine，Scr） 当肾小球滤过功能明显下降、GFR 为正常的 50% 时，血肌酐出现升高，当血肌酐明显升高时，肾小管可部分排泌肌酐，故 Scr 不是反映 GFR 的敏感指标。但对于肾功能不全的患者，血肌酐的水平基本上可以反映肾功能的状况，是目前临床上应用最多、较好反映肾小球功能的指标。但 Scr 受种族、性别、年龄、体重、饮食、运动等的影响，故目前 GFR 可用 Cockroft - Gault 公式计算，即：

$$GFR(ml/min)=(140-\text{年龄})\times \text{体重}(kg)\times 0.85(\text{女性})\times 88.4/72\times \text{血肌酐}(\mu mol/L)$$

3. 尿素氮（BUN） 血中尿素氮是人体蛋白质代谢的终末产物，肝脏是生成尿素的最主要器官。尿素的生成量取决于饮食中蛋白质摄入量、组织蛋白质分解代谢以及肝功能情况。尿素主要经肾脏排出，每天由肾脏排出的尿素约为 10～30 g，其余小部分由皮肤排出。当 GFR 下降至正常的 50% 以上时，血中 BUN 才会升高，故 BUN 并非反映肾小球滤过功能的敏感指标。而且 BUN 水平受很多因素的影响，如感染、发热、消化道出血、高蛋白饮食等，均可使其水平升高。因此，临床上对于 BUN 升高者，应注意鉴别其原因，不能一概认为是肾小球滤过功能的下降。

4. 血 β_2 - 微球蛋白（β_2 - m） 血 β_2 - 微球蛋白是体内有核细胞产生的一种小分子球蛋白，正常情况下可自由通过肾小球，然后在近端小管几乎全部被重吸收。当肾小球滤过功能下降时，血 β_2 - 微球蛋白水平上升，故血 β_2 - 微球蛋白的测定是反映肾小球滤过功能的一个很好指标，且与年龄、性别、肌肉组织的多少无关。

（二）肾小管功能检查

1. 尿溶菌酶和血 β_2 - 微球蛋白 二者均为小分子蛋白质，均经肾小球自由通过后几乎全部在近端肾小管被重吸收。如血中含量正常，尿中排泄增多，则可说明近端肾小管重吸收功能障碍。

2. 尿渗透压 反映尿内溶质分子和离子的颗粒总和，应高于血渗透压。远端肾小管浓缩功能下降时，尿的渗透压常低于 280 mOsm/kg · H_2O。

3. 尿浓缩试验 观察机体在缺水状态下，远端肾小管浓缩尿的能力，方法简单而敏感，临床较为实用。具体方法为试验前一天晚上 6 时饭后禁食、禁水，睡前排尿。收集试验日晨 6、7、8 点三次尿标本，测尿比重。正常人在这三次尿标本中至少有一次比

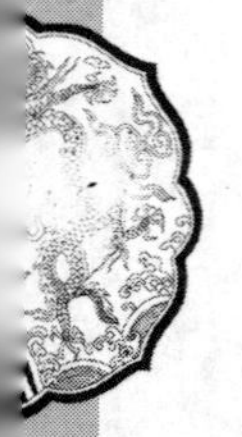

重在1.026以上（老年人可为1.020），如尿比重低于1.020，表示浓缩功能减退。

三、免疫学检查

许多肾脏疾病、特别是肾小球疾病是免疫介导性疾病，因此，免疫学检查对于一些肾脏疾病的诊断有重要意义。现选主要项目简介如下。

1. 血清免疫球蛋白　通常分为5类，IgG、IgA、IgM、IgD和IgE。原发或继发性肾小球疾病如肾病综合征、狼疮性肾炎、肝硬化性肾小球肾炎等，可有血清免疫球蛋白的异常。IgA肾病时约1/3患者血清IgA水平升高，多发性骨髓瘤患者可出现单株球蛋白异常升高，肾病综合征时常见血清IgG降低。但血清免疫球蛋白的测定对于肾小球疾病诊断的特异性差，其应用价值不高，临床上一般仅作参考。

2. 血清蛋白电泳　肾病综合征血清白蛋白降低，球蛋白相对增高。如γ球蛋白明显升高，多提示为继发性肾小球疾病所致。

3. 血清补体　测定血清补体成分，对于某些肾脏病的诊断、疗效判断和预后等，有重要意义。补体系统至少有13个成分，可经经典途径和旁路途径激活，临床最常用的指标有C_3、C_4和CH_{50}等。

急性肾炎时血清C_3、C_4和CH_{50}均下降，特别是C_3下降明显，但其减低的程度与病情的轻重及预后无关，8周后逐步恢复正常。如C_3长期不能恢复正常，可能提示向慢性肾炎转化，预后不乐观。

膜增殖性肾炎时C_3、CH_{50}下降，其中Ⅱ型的发生率和降低程度均较Ⅰ型严重，但降低的程度与病情的轻重及预后无关。本型患者血清C_3长期在低水平，预后一般也不好。

狼疮性肾炎时血清C_3、C_4和CH_{50}均下降，其中血清C_3补体降低不但能作为判断狼疮是否活动的指标之一，而且与疾病的严重程度和预后相关。如果经治疗后血清C_3逐渐恢复正常，表示病情好转；否则，提示治疗效果不好，预后不良。

其他继发性肾小球疾病如乙型肝炎相关性肾炎、肝硬化性肾小球肾炎、冷球蛋白血症肾炎等，也可有血清C_3降低。

4. 循环免疫复合物（CIC）　对于肾脏病的临床应用价值有限，但对监测某些循环免疫复合物性肾炎的活动性如狼疮性肾炎、急性肾炎、急进性肾炎等，有一定的意义。

5. 细胞免疫　目前检查细胞免疫的方法很多，但测定外周血淋巴细胞的免疫功能，对于肾脏病的临床诊断和治疗意义不大，仅供参考。

6. 其他　对于结缔组织疾病引起的继发性肾小球疾病如狼疮性肾炎、硬皮病肾损害、干燥综合征肾损害、多发性皮肌炎肾损害等的诊断，检测血清抗核抗体（ANA）、抗双链DNA（ds－DNA）、抗Sm抗体、抗SSA和抗SSB抗体、抗Scl－70抗体和抗JO－1抗体等，有重要价值，临床怀疑该类疾病时，应选择相应检查项目。

四、影像学检查

（一）X 线检查

1. 腹部平片　对于了解肾脏的大小、形态、位置等，特别是发现尿路结石，有相当价值，可作为肾脏病常规检查方法之一。但应注意在检查的前一天晚上 8 点钟后禁止饮食，并服用植物性泻剂，常用中药番泻叶 10～15 g，500 ml 开水泡服，达到缓泻即可，以便清除肠内粪便，提高 X 线片的质量，一般不主张用灌肠方法。

2. 静脉肾盂造影（IVP）　凡疑为肾实质、输尿管、膀胱有梗阻性病变时，可做 IVP 检查。但对于碘过敏和过敏体质患者、多发性骨髓瘤、严重肝肾功能损害、严重心力衰竭、嗜铬细胞瘤以及恶液质患者，应为禁忌。造影前应先照腹部平片，并作碘过敏试验。碘试阳性者，可改用非离子造影剂。目前常用的造影剂为 60% 的泛影葡胺，成人一般用量为 20～40 ml，可与等量的 50% 葡萄糖注射液混合后，于 5 分钟内将造影剂缓慢静脉注射完毕。此时在输尿管下段加压迫带，并分别于注射后 5、15、30 分钟各摄片一次。

3. 逆行肾盂造影　对于常规静脉肾盂造影不满意，血尿患者疑有膀胱、输尿管、肾盂肾盏有占位性病变，怀疑肾盂肾盏、输尿管畸形而不能肯定者，可考虑做逆行肾盂造影检查。但由于本方法需将导管经膀胱镜插入输尿管中，为创伤性检查，不但会给病人带来很大痛苦，而且可能引起尿路感染。因此，应严格掌握适应证，对尿路感染、结核、尿道狭窄等，均不宜行逆行造影检查。

4. 肾血管造影

（1）肾动脉造影：通过经皮动脉穿刺插入导管的方法，将造影剂注入肾动脉，从而清楚显示双侧肾动脉的情况，适用于肾血管性高血压、肾血管病变、肾肿块性质以及用其他方法无法确诊的血尿。数字减影血管造影技术，不用插管，显示清晰，节省费用，临床受到广泛重视。

（2）肾静脉造影：通过经皮静脉穿刺插入导管的方法，将造影剂注入双侧肾静脉以诊断肾静脉疾病。适用于肾静脉血栓形成、肾静脉内瘤栓形成以及肾内外肿块压迫肾静脉，特别对肾病综合征合并肾静脉血栓形成有较高的特异性。

5. 电子计算机体层摄影（CT）　由于 CT 检查具有很高的分辨率，不用造影剂也能较好地显示肾脏组织，特别适用于肾功能不全者，因此，临床上被广泛应用。对于肾及肾区肿块的定位定性诊断、肾创伤、其他检查方法如 B 超等不能确诊的患者，均适合做 CT 检查。CT 检查常需用造影剂增强扫描，对肾小球疾病的诊断价值有限，临床上宜根据病情需要而定。

6. 磁共振成像（MRI）　对肾脏实质性肿块的诊断价值与 CT 相似，但对肾血管病变、特别是肾静脉血栓形成有较高的诊断价值。

（二）B 型超声检查

肾脏疾病常规的检查项目之一，能较好显示肾脏的大小、形态、内部结构、肾脏及其周围的各种病变，彩超还可显示肾动脉血流、阻力指数等情况。由于 B 超检查无痛

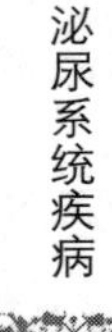

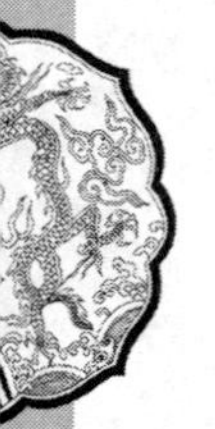

苦、无创伤、对肾功能无影响、迅速而可重复性强，是临床上比较理想的检查方法。

五、放射性核素肾图

简称肾图，可了解总肾功能、分侧肾功能、上尿路通畅情况等，一般无禁忌证，对碘剂造影过敏者也可应用。临床常用于尿路梗阻、肾功能不全、肾血管性高血压、肾移植监测等。

六、肾脏活体组织检查

肾脏活体组织检查（简称肾活检），是获取肾脏组织标本的重要手段之一，对于明确诊断、指导治疗、判断预后等有重要意义，临床常用的为经皮肾穿刺活检方法。

第五节　常用治疗方法

肾脏病的治疗应根据发病的病因、发病机理、病变部位、病理类型以及肾功能等情况而综合制定。治疗一般原则包括去除病因、原发病治疗、生活方式改变（饮食、生活习惯等）、并发症防治、延缓肾脏疾病进展等。

1. 免疫抑制剂　包括肾上腺糖皮质激素、细胞毒药物、环孢素、他克莫司、吗替麦考酚酯、雷帕霉素等，是目前治疗肾小球疾病常用的药物，而激素又是各种免疫抑制剂的基础药物。

2. 其他　如降压、减少蛋白尿和促红细胞生成素、活性 $VitD_3$ 使用等，在慢性肾脏病的治疗中也有重要作用。

3. 肾脏替代疗法　是终末期肾脏病患者唯一且有效的治疗方法，目前临床使用的主要有血液透析、腹膜透析和肾脏移植，可根据不同情况选择应用。

第六节　中医对肾脏病的基本认识

【生理功能】

肾为先天之本，内寓元阴元阳，为脏腑阴阳之本，生命之源。肾属水，主藏精，主生长、发育、生殖和水液代谢；肾主骨生髓，外荣于发，开窍于耳和二阴，在志为恐与惊，在液为唾。少阴肾经与太阳膀胱经相互络属于肾与膀胱，二者在水液代谢亦有相关，故肾与膀胱相表里。

【病因病机】

导致肾病发生因素主要有外感六淫、内伤七情、饮食劳逸、先天不足以及痰饮、瘀血、药毒等，其中病邪以风、寒、湿、热、瘀为主。本病的病机非常复杂，临床多表现虚实夹杂、寒热错杂。主要病机有脏腑虚损、阴阳失调、邪正盛衰、气血失常等。

【常见证型】

1．肾气不固　面白神疲，听力减退，腰膝酸软，小便频数而清，或尿后余沥不尽，或遗尿，或小便失禁，或夜尿频多或见蛋白尿、管型尿。男子浮精早泄，女子带下清稀，或胎动易滑。舌淡苔白，脉沉弱。

2．肾阳不足　腰膝酸软而痛，畏寒肢冷，尤以下肢为甚，头目眩晕，精神萎靡，面色㿠白或黧黑，舌淡胖苔白，脉沉弱。或阳痿，妇女宫寒不孕；或大便久泄不止，完谷不化，五更泄泻；或浮肿，腰以下为甚，按之凹陷不起，甚则腹部胀满，全身肿胀，心悸咳喘。

3．肾精亏虚　小儿发育迟缓，身材矮小，智力和动作迟钝，囟门迟闭，骨骼痿软。男子精少不育，女子经闭不孕，性机能减退。成人早衰，发脱齿摇，耳鸣耳聋，健忘恍惚，动作迟缓，足痿无力，精神呆钝，脉沉细等。

4．肾阴亏虚　腰膝酸软，眩晕耳鸣，失眠多梦，男子阳强易举，遗精，妇女经少经闭，或见崩漏，形体消瘦，潮热盗汗，五心烦热，咽干颧红，尿黄便干，舌红少津，脉细数。

5．气血两虚　头晕目眩，少气懒言，乏力自汗，面色淡白或萎黄，心悸失眠，舌淡而嫩，脉细弱等。

6．心肾不交　心烦不寐，心悸不安，头晕耳鸣，健忘，腰膝酸软，或伴腰部下肢酸困发冷，五心烦热，咽干口燥，舌红，脉细数。

7．肝肾阴虚　头晕目眩，耳鸣健忘，失眠多梦，咽干口燥，腰膝酸软，胁痛，五心烦热，颧红盗汗，男子遗精，女子经少。舌红，少苔，脉细数。

8．脾肾阳虚　面色㿠白，畏寒肢冷，腰膝或下腹冷痛，久泻久痢，或五更泄泻，或下利清谷，或小便不利，面浮肢肿，甚则腹胀如鼓。舌淡胖，苔白滑，脉沉细。

9．肝阳上亢　眩晕耳鸣，头目胀痛，面红目赤，急躁易怒，心悸健忘，失眠多梦，腰膝酸软，头重脚轻。舌红，脉弦有力或弦细数。

10．膀胱湿热　尿频尿急，尿道灼痛，尿频黄赤短少，小腹胀闷，或伴有发热腰痛，或尿血，或尿有砂石，舌红苔黄腻，脉濡数。

11．水湿内停　面目、四肢、全身浮肿，尿少腹胀，甚则胸闷心悸，气促不能平卧，纳少便溏，舌淡胖，边有齿印，苔白，脉沉迟。

12．浊毒内蕴　面色晦暗或黧黑，恶心呕吐，口有尿臭味，尿少身肿，倦怠乏力，嗜睡纳呆，苔白腻，脉弦滑。

13．瘀血内阻　腰腹绞痛或刺痛，痛处固定，拒按，小腹胀满，或尿中有血块，舌紫暗或见紫斑，脉涩。

【常见治法和方药】

肾脏病的临床表现证型复杂多变，其治法与方药也多种多样，常见的有以下几种：

1．滋养肾阴　滋养肾阴法用于肾阴亏虚而见腰膝酸软，头晕目眩，耳鸣耳聋，口咽干燥，遗精盗汗，手足心热，小便淋沥，舌红无苔，脉象沉细或弦细等症者。常用方

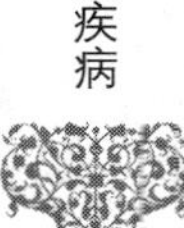

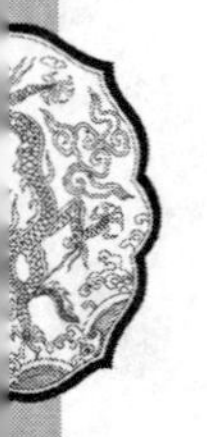

有六味地黄丸、左归丸等。

2. 温补肾阳　温补肾阳法用于肾阳虚衰而见腰痛腿软，畏寒肢冷，少腹拘急，小便不利或小便反多，舌淡胖，脉虚弱者。常用方有金匮肾气丸、右归丸等。

3. 和胃降逆　和胃降逆用于脾肾亏虚，湿浊中阻，胃失和降而致胃气上逆之证，临床可见呃逆，恶心，呕吐，反胃，嗳气，脘腹胀满，大便稀溏或秘结，纳呆，面色萎黄，舌质淡，苔腻，脉濡缓者。常用方有温胆汤、温脾汤等。

4. 活血化瘀　活血化瘀法适用于肾病过程中瘀血内停而见局部包块，固定不移，刺痛拒按，出血，唇舌紫暗，脉象细涩者。常用方有血府逐瘀汤、少腹逐瘀汤、膈下逐瘀汤等。

5. 温阳利水　温阳利水法主要用于肾阳虚衰，不能温化水液，导致水液内停而见全身浮肿，腰以下为甚，按之没指，小便短少，腰膝酸软，神疲乏力，形寒怕冷，面色白，甚则腹部胀满，心悸气短，喘咳痰鸣，舌淡胖，苔白滑，脉沉细无力者。常用方有济生肾气丸、真武汤等。

6. 利水消肿　利水消肿法主要用于水湿内停而引起的面目、四肢、全身浮肿，尿少腹胀等病证，可有益气利水、行气利水、淡渗利水、育阴利水、活血利水、温阳利水、清热利水、攻下逐水等方法，常用方有五苓散、五皮饮、猪苓汤、实脾饮等。

7. 平肝潜阳　平肝潜阳法用于肾精亏虚，水不涵木，则致肝阳上亢而见头目胀痛，头重脚轻，头晕目眩，面红目赤，烦躁易怒，腰膝酸软，心悸健忘，失眠多梦，舌质红，苔薄黄，脉弦或弦细数者。常用方有天麻钩藤饮、杞菊地黄丸等。

8. 清热解毒　清热泻火解毒法用于热毒入里，正邪交争，而见高热寒战，腰痛，皮肤疮疡，牙龈肿痛，口渴喜饮，烦躁不安，小便短赤，大便秘结，或小便淋漓涩痛。舌红苔黄腻，脉滑数者。常用方有黄连解毒汤、五味消毒饮等。

9. 清热利湿　清热利湿法用于湿热下注，蓄于膀胱，水道不利之淋证。以尿频涩痛，淋沥不畅，有灼热感，甚或癃闭不能，小腹胀满，尿检常有脓细胞或白细胞，舌红苔黄，脉细数等为主证。常用方有八正散、萆薢分清饮、石苇散等。

10. 补肾固涩　用于因肾虚不能固摄而导致的遗精、早泄、遗尿、小便失禁、长期蛋白尿等。常用方有大补元煎、金匮肾气丸、水陆二仙丹等。但应注意，临床上许多滑泄之证，并非肾虚所致，而是因相火、湿热、郁滞等病邪袭肾使肾失固摄引起。临证时应认真辨析，不可一见滑泄，即投固涩之剂，以免闭门留寇。

肾脏病的治疗虽然有以上常用10法，但在临床上往往是根据疾病、证候、病期等不同，采用一种或多种方法灵活配合使用，方可达到较好的临床疗效。

第二章 肾小球疾病

第一节 急性肾小球肾炎

急性肾小球肾炎（acute glomerulonephritis，AGN），简称急性肾炎，广义上是指一组病因及发病不一，临床表现为急性起病，以血尿、蛋白尿、高血压、水肿、少尿，可伴有一过性氮质血症为主要症状的肾小球疾病。由于其表现为一组临床综合征，又称为急性肾炎综合征。

本病有多种病因，其中大多数为急性链球菌感染后肾小球肾炎。病程多在 1 年以内，为内儿科常见病、多发病，发病以学龄儿童最为多见，青年次之，中年及老年较少见。本节将以急性链球菌感染后肾小球肾炎为重点，分述于后。

急性肾小球肾炎一般归属于中医学“水肿”、“风水”、“肾水”等病证范畴。

【病因病理】

一、西医病因病理

（一）病因及发病机制

急性肾小球肾炎的病因目前认为主要与β－溶血性链球菌 A 族中的致肾炎菌株感染有关。依据β－溶血性链球菌细胞壁的 M 蛋白的免疫性质分型，认为 12 型是大部分肾炎的病因。其他如 1、3、4、18、25、49、60 型与呼吸道感染后的急性肾炎有关，2、49、55、57、60 型与皮肤感染后的急性肾炎有关。此外，β－溶血性链球菌 C 族及 G 族感染后偶也发生急性肾炎。所有的致肾炎菌株均有共同的致肾炎抗原性，但链球菌中哪种成分作为抗原引起免疫反应迄今未完全清楚。近年研究提示，链球菌的致病抗原是存在于 A 族致肾炎菌株，并偶见于 C、G 族的胞浆成分及质膜成分，称为内链球菌素。

本病是由链球菌感染引起的免疫复合物肾小球肾炎。其发病机理目前认为，大部分是由链球菌来源的有关抗原与其相应的特异抗体于循环中形成抗原－抗体复合物随血流抵达肾脏，沉积于肾小球而致病；少部分亦可通过原位免疫复合物生成致病。上述沉积于肾小球的免疫复合物于局部激活补体及各种炎症介质，引起一系列炎症反应，损伤肾脏而发病。具体免疫病理损伤途径主要有：①免疫复合物与补体结合激活补体，释放炎性介质，引起肾小球正常结构的物理和免疫化学性质的变化。②炎症时，巨噬细胞释放溶菌酶和多肽酶，破坏了肾小球结构的多肽成分。③纤维蛋白沉积于系膜区，刺激系膜细胞增殖。急性肾炎皮肤感染者与链球菌的外毒素有关，可直接激活补体而致病。

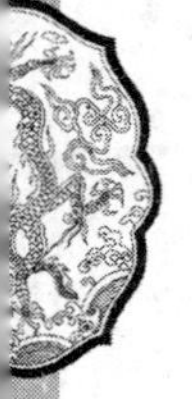

（二）病理和病理生理

本病急性期病理表现为弥漫性毛细血管内增生性肾小球肾炎。光镜检查：肾小球增大并富含细胞成分；内皮细胞增生、肿胀，系膜细胞增生，致使毛细血管腔狭窄，甚至闭塞。此外，常伴有渗出性炎症，主要是中性粒细胞浸润。临床表现为肾病型者除上述表现外，常有多数显著的上皮下驼峰状沉积物，并可有上皮新月体形成。临床表现为急进过程者则有广泛的新月体形成。电镜检查可见到肾小球基膜的上皮侧有驼峰状沉积物，于起病4~8周后逐渐淡化而成为一透明区。免疫荧光检查可见以IgG、C_3和备解素为主的颗粒状沉着，偶可见IgM、IgA、C_{1q}、C_4等轻微沉着。

二、中医病因病机

中医对本病的病因病机认识可归纳为以下几点：

1. 风邪外袭　风寒或风热之邪外袭，内舍于肺，肺失宣降，上不能宣发水津，下不能通调水道，输于膀胱，以致风遏水阻，风水相搏，流溢肌肤，发为本病。

2. 湿毒浸淫　肌肤疮疡湿毒未能及时清解消透，则内归肺脾，致肺失宣降、脾失运化，导致水液代谢受阻，水湿潴留，发为本病。

3. 水湿浸渍　居住潮湿，或冒雨涉水，水湿之气内侵，脾为湿困，失其健运，泛滥肌肤，发为本病。

4. 湿热内蕴　湿热侵袭，或饮食不节、过食辛甘肥腻酿生湿热，或湿郁化热，湿热壅盛，三焦气机阻滞，水道不利，发为本病。

综上所述，本病病因主要与风湿热毒有关，这些因素可以单独致病，亦可间杂为患；病机关键在于肺脾肾功能失调。本病早期以标实邪盛为主，但恢复期常以虚实并现，临床以气阴受损、湿热未清表现多见。

【临床表现】

一、病史

大多病者有前驱感染史，以呼吸道及皮肤感染为主。链球菌感染后1~3周（平均10天左右）出现临床症状。但皮肤感染患者潜伏期较长，平均为18~21天。

二、主要症状

1. 血尿　常为起病的第一个症状，几乎所有患者都有血尿，肉眼血尿出现率约40%。严重血尿患者排尿时尿道有不适感及尿频，但无典型的尿路刺激征。

2. 水肿　亦常为起病早期症状，出现率约为70%~90%。轻者仅晨起眼睑水肿，严重时可波及全身。

3. 少尿　大部分病人起病时尿量少于400ml/d，只有少数人由少尿发展成为无尿。

4. 高血压　见于30%~80%病例，老年人更多见，一般为轻或中度血压增高，少数患者可出现严重高血压，甚至高血压脑病。

5. 全身表现　患者常伴有疲乏、厌食、恶心、呕吐、头晕、腰痛、嗜睡等症状。

6. 合并症

(1) 心力衰竭：以成年及老年人多见，发生原因主要与循环血容量急骤增加有关。可见气促，肺底湿啰音，肺水肿，肝肿大，心率快等心衰的表现。

(2) 急性肾衰竭：是急性肾炎死亡的主要原因。临床表现为少尿或无尿，血肌酐、尿素氮升高，高血钾，代谢性酸中毒等尿毒症改变。

以上是急性肾炎典型病例的临床表现，非典型病例的临床表现可全无水肿、高血压及肉眼血尿，仅于链球菌感染后行尿常规检查而发现镜下血尿，或仅血中 C_3 呈典型的规律性改变即急性期明显降低，而 6～8 周恢复。

【实验室与其他检查】

1. 尿液检查　尿常规可见红细胞，多为畸形红细胞；蛋白尿，75% 的病人 24 小时尿蛋白定量小于 3.0g；尿沉渣可见红细胞管型、颗粒管型，偶可见白细胞管型；常见少量肾小管上皮细胞及白细胞。

2. 血常规　白细胞可正常或增加，轻度贫血，为正色素正常细胞性贫血。

3. 肾功能及血生化　急性期肾小球滤过率下降，可出现一过性氮质血症；血钾、氯可轻度升高，血钠轻度降低，血沉于急性期增快，血浆白蛋白轻度下降，一过性高脂血症。

4. 纤溶凝血因子　血中纤维蛋白原、第Ⅷ因子及大分子纤维蛋白原复合物、纤溶酶增加，纤维蛋白稳定因子下降，尿液纤维蛋白降解产物（FDP）检测阳性。

5. 抗链球菌溶血素 O 抗体（ASO）　阳性率达 50%～80%，通常于链球菌感染后 2～3 周出现，3～5 周滴度达高峰，后逐渐下降。

6. 抗脱氧核糖核酸酶 B（anti－DNAseB）及抗透明质酸酶（anti－HAse）　由脓疱病引起的急性肾炎中有较高阳性率，有 2 倍以上滴度增高时提出近期内有链球菌感染。

7. 血清补体　大部分患者血清补体 C_3 及总补体（CH_{50}）病程早期下降，6～8 周恢复正常。

8. 其他　部分病例循环免疫复合物（CIC）及血清冷球蛋白可呈阳性。

9. 肾活检　毛细血管增生性肾炎，以肾小球中内皮及系膜细胞增生为主，早期可有中性粒细胞和单核细胞的浸润，免疫病理检查可见 IgG 及 C_3 沉积于系膜区与毛细血管壁；电镜检查可见上皮下驼峰状电子致密物沉积。

【诊断与鉴别诊断】

一、诊断要点

（一）西医诊断

1. 过去无肾脏病史，发病出现在链球菌感染后 1～3 周。

2. 有水肿，高血压，肉眼或镜下血尿，红细胞管型，不同程度的蛋白尿。

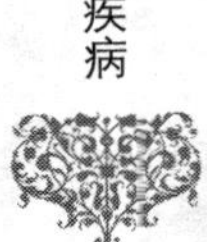

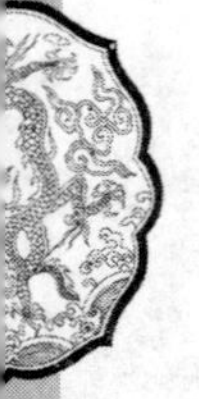

3. 急性期血清 ASO 增高，补体 C_3 下降。

4. 好发于青少年和幼童。

5. 一般在数月内痊愈，病程一般在 1 年以内。

6. 临床症状不典型者，必要时需作肾活检以确诊。

（二）中医辨病与辨证要点

1. 辨病要点　急性肾炎以水肿为主要表现，需与臌胀、心病所引起的水肿相鉴别。

（1）与臌胀鉴别：臌胀之水肿先见腹部，呈胀大如鼓，早期四肢多不肿，后期或可伴见肢体浮肿；本病之水肿先从眼睑开始，继则延及四肢、全身。臌胀多有肝病病史，病机为肝脾肾功能失调，气滞血瘀，水聚腹中，临床常伴见面色苍黄，腹壁青筋显露；本病病机重在肺脾肾气化失调，水液潴留，泛滥肌肤，临床伴有血尿、蛋白尿等尿液异常为特点，腹壁无青筋显露。

（2）与心病水肿鉴别：心病水肿多从下肢开始，继则延及全身，可伴见心悸、胸闷气促，面青唇黑，脉结代；多有心脏病史。本病水肿先从眼睑、颜面开始，继及四肢全身；伴有尿液检查异常等肾病特征。

2. 辨证要点

（1）辨病性：急性肾炎总的来说以实证多见，但在恢复期，或病迁延不愈，亦可出现正气受损的表现，故临床需注意辨明病证虚实。

（2）辨病因：急性肾炎的病因主要与风湿热毒有关，上述因素可单独致病，亦可相杂为患，临证应辨清不同的病因，这对确立治法，指导治疗有重大意义。

（3）辨危重：本病若失治、误治，可出现心悸，胸闷气促，唇绀，小便不利，肢体浮肿，舌黯，脉结代等水气凌心或恶心呕吐，小便极少或无，口有尿味等浊邪壅塞三焦之危重证候，需注意分辨并积极救治。

二、鉴别诊断

1. 急性感染发热性疾病　在急性感染发热时，部分患者可出现一过性蛋白尿及镜下血尿。但此种尿液改变发生于感染高热的极期，随着热退，尿检查可恢复正常，但不伴水肿、高血压等肾脏疾病的临床表现。

2. 慢性肾炎急性发作　既往有肾脏病史，症状发作常在感染后 1～2 日内出现，多有较重的贫血及持续性高血压，常伴有心脏及眼底改变，尿比重固定，B 超检查或可见双肾体积缩小。

3. IgA 肾病　约 20% 患者可呈急性肾炎综合征，但潜伏期短，常在上呼吸道感染后数小时至数天内发生血尿或蛋白尿，多不伴水肿、高血压，血补体正常，抗链球菌溶血素 O 滴度不升高，病程易反复发作，不典型者肾活检鉴别。

4. 全身系统性疾病　系统性红斑狼疮肾炎及过敏性紫癜肾炎均可呈急性肾炎综合征的临床表现，但多伴有其他系统受累的表现如皮肤病损、关节酸痛等，详细询问病史及相关检查可区别。

【治疗】

一、中医治疗

急性肾炎急性期以驱邪利水消肿为原则，治法包括疏风宣肺利水，清热利湿，清热解毒，活血化瘀利水等；恢复期以虚实错杂多见，祛邪以清热化湿为主，扶正则以益气养阴为重，慎用温补、滞腻、苦寒之品。

（一）辨证论治

1. 风水泛滥

主要证候：眼睑浮肿，延及全身，小便不利。偏于风寒者，可见恶寒，肢节酸痛，咳嗽气促，苔薄白，脉浮紧；偏于风热者，并见发热不恶寒，咽喉疼痛，口干口渴，尿色赤，舌质红，苔薄黄，脉浮数或滑数。

治法：风寒外束者疏风散寒、宣肺行水；风热袭表者疏风清热、宣肺利水。

方药：偏于风寒者用麻黄汤合五苓散。方中麻黄、桂枝疏风散寒，发汗解表，去在表之水气；杏仁降气止咳；白术、茯苓健脾化湿；猪苓、泽泻利水消肿。诸药合用共成疏风散寒、宣肺利水之效。偏于风热者用银翘散合五皮饮。方中金银花、连翘辛凉解表，清热解毒；薄荷、荆芥、豆豉疏风解表，透热外出；桔梗、牛蒡子、甘草宣肺祛痰，利咽消肿；竹叶、芦根清热生津。后者方中以桑白皮、陈皮、大腹皮、茯苓皮、生姜皮理气利水消肿。诸药合用共成疏风清热，宣肺利水之效。

咽喉肿痛者，加板蓝根、岗梅根、玄参；血尿者，加白茅根、小蓟、荠菜；汗出恶风，卫阳已衰者，改用防己黄芪汤。

2. 湿毒浸淫

主要证候：头面四肢浮肿，尿少色赤，皮肤疮疡肿痛，或恶风发热，口干口苦，舌质红，苔薄黄或黄腻，脉滑数。

治法：清热解毒，化湿消肿。

方药：麻黄连翘赤小豆汤合五味消毒饮。前者方中麻黄、杏仁、桑白皮宣肺行水；连翘清热散结，赤小豆利水消肿。后者方中金银花、野菊花、蒲公英、紫花地丁、天葵加强清热祛湿解毒之力。诸药合用共成清热解毒、利湿消肿之效。

水肿重者，加茯苓皮、猪苓、泽泻；湿盛皮肤糜烂者，加苦参、土茯苓；风盛皮肤瘙痒者，加白鲜皮、地肤子；大便不通者，加大黄。

3. 水湿浸渍

主要证候：全身浮肿，按之没指，小便短少，身体困重，胸闷纳呆，舌质偏淡，苔白腻，脉沉缓。

治法：健脾化湿，通阳利水。

方药：五苓散合五皮散。前者方中白术、茯苓健脾化湿；猪苓、泽泻利水消肿；桂枝通阳化气行水。后者方中桑白皮、陈皮、大腹皮、茯苓皮、生姜皮理气化湿，利水消肿。诸药合用共成健脾化湿、通阳利水之效。

肿甚而喘，加麻黄、杏仁、葶苈子；湿邪偏盛，加苍术、半夏、厚朴。

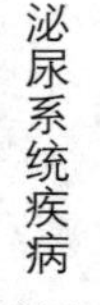

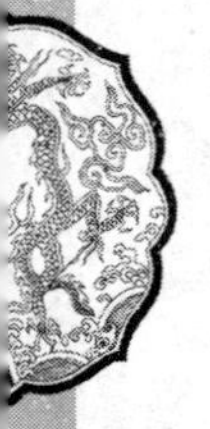

4. 湿热壅盛

主要证候：全身水肿，尿少色黄，胸脘痞闷，口苦口黏，或大便干燥，或大便黏滞不爽，舌红，苔黄腻，脉滑数。

治法：清热祛湿，利水消肿。

方药：疏凿饮子。方中羌活、秦艽疏风透表，使在表之水从汗外泄；商陆通利二便，佐槟榔、大腹皮行气导水；茯苓皮、泽泻、木通、椒目、赤小豆利水，使在里之水从二便下行。诸药合用共成分利湿热之效。

热偏盛者，加黄芩、黄连、黄柏；腹满不减，大便不通者，合己椒苈黄丸；肿势严重，并见气促，倚息不得卧，脉强有力者，改用五苓散合葶苈大枣泻肺汤；热重伤津，见口燥咽干，大便干结者，改用猪苓汤。

5. 阴虚湿热

主要证候：腰膝酸软，烦热口干，或手足心热，神疲乏力，小便色黄或灼热，舌质偏红，苔薄黄或少苔，脉细数。多见于急性肾炎恢复期。

治法：养阴清热祛湿。

方药：二妙散合二至丸。方中苍术、黄柏清热燥湿；女贞子、旱莲草补肾养阴，凉血止血。诸药合用共成养阴清热祛湿之效。

血尿者，加白茅根、小蓟、地榆；阴虚偏重者，合六味地黄丸；气虚者，加太子参、黄芪。

（二）其他疗法

1. 针刺　取穴：三焦俞、膀胱俞、偏历。风热袭表加肺俞、合谷；风寒束表加肺俞、大杼。夹湿热者加阴陵泉、合谷，咽痛甚加少商，面部肿甚加水沟，发热甚加大椎。

2. 耳针　取穴：脾、肺、肾、膀胱、皮质下。方法：每次取2~3穴（双侧），针用中等刺激，隔日1次，或用耳压法。

3. 外敷　用麻黄、葶苈子、杏仁、川椒目各20 g，冰片5 g、牵牛子40 g、水蛭15 g装入布袋紧缚腰部肾区，用热水袋加温于药袋上，一天换1次。

二、西医治疗

治疗主要以对症处理和休息为主。同时预防各种并发症，如急性肾衰、心力衰竭等。有急性感染者应使用抗生素。

（一）一般治疗

1. 休息　急性肾炎发病后，应卧床休息2~3周，直至肉眼血尿消失，血压恢复正常及水肿减退。

2. 饮食　进食易消化和富含维生素的食物。有水肿和高血压的病人应适当限制水、盐的摄入；出现肾功能不全时，应限制蛋白质的摄入，并选用优质蛋白。

（二）药物治疗

1. 感染灶治疗　对有咽部、皮肤感染者，可用青霉素80万U肌肉注射，每日2

次；或大环内酯类抗生素如红霉素0.25 g，每日4次，连用10～14天。

2. 对症治疗 经限制水、盐摄入仍尿少、水肿者，应使用利尿剂。可选用氢氯噻嗪25 mg，每日2～3次，或呋噻咪（速尿）20～40 mg，每日1～2次。严重者可使用速尿静脉注射或静脉滴注。血压增高经利尿剂而不能控制者，可用钙通道阻滞药如硝苯地平10～20 mg，每日2～3次；或肼屈嗪25～50 mg，每日2～3次。对于严重的高血压可选用硝普钠静脉滴注。急性心力衰竭治疗主要措施为利尿、降压，必要时应用酚妥拉明或硝普钠以减轻心脏前后负荷。

（三）透析治疗

对于出现急性少尿型肾功能衰竭严重而又难于纠正的高钾血症和心力衰竭病者应采用腹膜或血液透析治疗。

【临床思路】

本病的发生常有上呼吸道、皮肤链球菌感染史，典型的临床表现一般在链球菌感染后1～3周出现水肿、血尿、高血压、全身疲乏、腰痛、纳差等症状，对此，临床诊断不难。但亦有部分非典型病例于链球菌感染后无水肿、高血压及肉眼血尿，仅常规检查发现镜下血尿，少量蛋白尿，给诊断带来一定困难。对此类非典型临床表现的病例，临床需动态观察患者尿液及补体C_3等变化，必要时需做肾活检以确诊。

适当休息及合理饮食在本病治疗中具有重要意义。一般而言，本病急性期应卧床休息2～3周，直至肉眼血尿消失，方可进行适当活动。对水肿、高血压患者宜控制水、钠盐的摄入；肾功能不全患者应限制蛋白质的摄入量，并选用优质蛋白为主的饮食方法。

现代医学对急性肾炎目前尚无特异性治疗方法，基本上对症治疗，其环节主要包括利尿消肿，积极治疗感染灶、稳步地控制血压，此对改善、促进病情好转，预防急性期并发症发生有重要意义。

心力衰竭、高血压脑病、急性肾衰竭是急性肾小球肾炎急性期主要的致死性合并症。因此，在急性肾小球肾炎治疗中必须注意预防，积极治疗，这是提高急性肾炎治愈率的关键环节。

中医药治疗急性肾炎有较好的疗效，已经临床大量病例所证实，因此急性肾炎的治疗应重视应用中医药治疗方法。本病属中医“风水”、“尿血”等病证范畴，目前的研究认为，本病的病因主要与风、湿、热、毒有关，病机则以肺脾肾功能失调为主。在治疗上一般分急性期和恢复期两个阶段进行，急性期以实证、热证为主，治疗以驱邪利水消肿为原则，治法包括祛风利水、清热祛湿、清热解毒、凉血止血、活血化瘀等；恢复期常以虚实错杂证多见，虚以气阴两虚为主，实则表现为湿热余邪未清，治疗上强调突出清热利水，芳香化湿，佐以益气养阴，慎用温补、滞腻、苦寒之品，以免病情加重或迁延难愈。

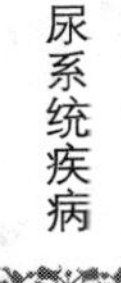

【预后与转归】

本病急性期预后较好，尤其是儿童患者，据近年资料统计，病死率已降至2%以

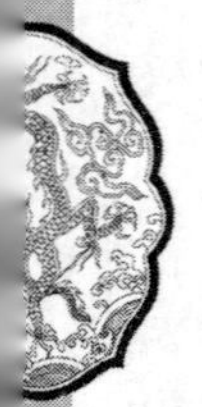

下，死亡主要原因是急性肾功能衰竭。本病的长期预后目前结论尚未一致，特别是有关是否发展为慢性肾炎、慢性肾功能不全的问题。影响预后的因素，目前认为：散发者较流行者差；成人逊于儿童，老年更差；急性期伴重度蛋白尿且持续时间长，肾功能减低者差；病理改变呈大量新月体，荧光花环沉着，电镜下呈不典型驼峰者预后较差。

从中医来看，本病初起以实热证居多，若治疗及时，调理合理，预后一般较好；若失治误治，调理不当，病情加重，发展成关格、癃闭等危重证，则预后多不良。

【预防与调护】

积极锻炼身体，增强体质，注意个人卫生，预防感冒、皮肤感染等病发生；发生链球菌感染患者应于2～3周内常规检查尿液，以便及早发现、及早治疗；急性肾炎发病后，注意避免使用对肾有毒副作用的各种药物。病后注意摄生，坐卧起居有时，饮食有节，避免过度疲劳，尤应节制房事，这对促进病情好转康复有重要意义。

第二节　急进性肾小球肾炎

急进性肾小球肾炎（rapidly progressive glomerulonephritis，RPGN）为一组病情发展急骤、由蛋白尿及血尿迅速发展为无尿或少尿的急性肾功能衰竭、预后较差的肾小球肾炎。本病的病理改变特征为肾小球囊内细胞增生、纤维蛋白沉着，故又称为新月体型肾炎。这组疾病发病率虽低，但及时的诊断、充分的治疗可有效地改变疾病的预后，因此，应引起临床上高度的重视。

根据急进性肾小球肾炎的临床表现特点，本病可属祖国医学的“水肿”、“癃闭”、“关格”等病证范畴。

【病因病理】

一、西医病因及发病机制

（一）病因

1. 继发性RPGN　一般将有肾外表现者或有明确原发病者称为继发性急进性肾小球肾炎，如继发于过敏性紫癜、系统性红斑狼疮等，偶有继发于某些原发性肾小球疾病者，如继发于系膜毛细血管性肾小球肾炎、膜性肾病等。

2. 原发性RPGN　病因不明者则称为原发性急进性肾小球肾炎。约半数以上患者有上呼吸道前驱感染史，其中仅少数呈典型链球菌感染，其他一些病人呈病毒性感染，但本病患者中流感及其他常见呼吸道病毒的血清滴度并无明显上升。有人发现数例本病患者有柯萨奇病毒B_5感染的血清学证据，但本病与病毒感染的关系尚待进一步观察。此外，少数急进性肾小球肾炎患者有结核杆菌抗原致敏史（结核感染史），在应用利福平治疗过程中发生本病。并有本病与肠道炎症性疾病相伴随存在的报告。某些化学毒物亦可能是急进性肾炎（抗基底膜抗体型）的病因，其中以与各种烃化物的污染关系密切。亦屡有报告应用青霉胺－D后发生本病，可能与多克隆B细胞激活使自身抗体形成有关。

关于本病与降压药肼屈嗪的关系亦有报告。免疫遗传易感性与本病可能有关，HLA－DR_2 见于85%以上Ⅰ型患者；而Ⅱ型 DR_2、MT_3 及 BfF 频率增高。

根据免疫病理可将原发性 RPGN 分为3型。Ⅰ型：亦称抗肾小球基底膜抗体型。Ⅱ型：免疫复合物型。Ⅲ型：微量免疫复合物沉积型。

表5－2－1　急进性肾小球肾炎的病因分类

原发性

　Ⅰ型　抗肾小球基底膜（GBM）抗体阳性（不伴肺出血）

　Ⅱ型　免疫复合物型

　Ⅲ型　微量免疫复合物沉积型［其中70%～80%为小血管炎肾炎，或称抗中性粒细胞胞浆抗体性（ANCA）阳性肾炎］

　继发于其他原发性肾小球疾病

　系膜毛细血管性肾小球肾炎（见于10%～15%病人）

　膜性肾病

　IgA 肾病

　链球菌感染后肾炎

继发于感染性疾病

　感染性心内膜炎后肾炎

　败血症及其他感染后肾炎

继发于其他系统疾病

　系统性红斑狼疮肾炎

　肺出血－肾炎综合征

　过敏性紫癜肾炎

　冷球蛋白血病肾炎

　其他

（二）发病机制

通过对肾小球沉积的免疫复合物和急进性肾炎的长期研究，目前对急进性肾小球肾炎的免疫发病机制有了较深的了解。免疫组化类型和临床过程有三种不同免疫发病机制，但是三种不同的免疫发病机制可同时存在，沉积于肾小球的免疫复合物可发生相互转换，或在疾病的不同时期起不同的作用。

1．肾小球基底膜（glomerular basement membrane，GBM）抗体的沉积　约占30%的急进性肾炎患者，免疫病理或电镜检查可见肾小球内 GBM 呈线性免疫球蛋白（主要是 IgG）沉积。在这些患者的血清中可检出抗 GBM 抗体，在部分患者，这一抗体与肺泡毛细血管基膜起反应，导致肺出血－肾炎综合征（Goodpasture syndrome）。此外，抗 GBM 抗体还可与肾小管基膜起交叉反应，并导致更为严重的小管间质损害。

2．肾小球内免疫复合物沉积　约30%的急进性肾小球肾炎患者行免疫病理或电镜检查可发现免疫球蛋白和补体呈颗粒样沉积于肾小球毛细血管袢和系膜区，有力提示免疫复合物在其发病机制中的重要作用。然而，患者的血液中常难以检出循环免疫复

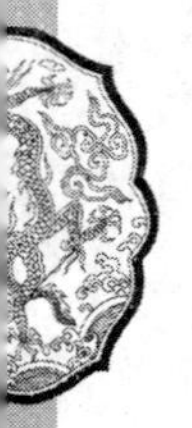

合物。

3. 抗中性粒细胞胞浆抗体（antineutrophil cytoplasmic antibody，ANCA）沉积　约50%的急进性肾小球肾炎患者，免疫病理或电镜检查发现肾小球内无或仅有少量免疫复合物沉积，因此，认为此类肾炎无体液免疫的参与，或体液免疫在此类肾炎的发生发展中不起重要作用，而细胞免疫则在该类肾炎的发病机制中举足轻重。介于这部分患者80%血循环中可检出ANCA，因而认为其是系统性血管炎，但又无系统性临床表现。这类患者细胞免疫可能起主要作用，可能是由于淋巴因子的释放，通过炎症细胞的参与或细胞毒T淋巴细胞的作用造成组织损伤的结果。

4. 细胞免疫介导的炎症反应　已经证实肾小球内及肾间质单核巨噬细胞、$CD4^+$及$CD8^+$T细胞是主要的浸润细胞。目前认为浸润于肾脏的这些细胞主要通过产生细胞因子而达到肾损伤。

5. 新月体的形成　由于各种致病因素，使多形核白细胞（polymorphonuclear leucocyte，PMN）和巨噬细胞活化，聚集，释放出大量细胞因子以及膜攻击复合物（membrane attack complex，MAC）的形成，引起肾小球基底膜的免疫损伤和破裂，血管内物质通过破裂的基膜渗入肾小囊，进而导致新月体的形成。

（三）病理和病理生理

急性期肾脏肿大，表面光滑，呈苍白或暗色。可有点状或片状出血点，故称“蚤咬肾”和“大彩肾”。切面可见肾皮质增厚，髓质淤血。

1. 光学显微镜所见　受累肾小球占50%～70%以上，可达100%，为本型肾炎的特征性形态学改变。肾小囊壁细胞在2～3层以上。受累肾小囊的病变程度可有不同，轻者仅少量细胞于肾小囊中，严重者充填整个肾小囊，使之闭塞，并压迫肾小球血管袢，甚至形成“环形体”。诊断本病的标准不一，一般认为新月体超过肾小囊面积的50%，受累肾小球的数量超过50%，低于此标准者称“少量小新月体形成”，不列入本病之诊断。发病初期，新月体主要由细胞成分组成，称为“细胞性新月体”，后期为以胶原纤维沉着为主，称为“纤维性新月体”，提示已失去治疗时机，肾功能恢复的可能性不大。

肾小球毛细血管袢受新月体挤压，血管袢本身变化程度不一，小血管炎引起者有节段性纤维素样坏死、缺血及血栓形成，甚至血管袢节段性硬化；抗基底膜抗体肾炎者肾小球毛细血管基底膜断裂，肾小球毛细血管袢细胞增生很轻微；Ⅱ型急进性肾炎毛细血管袢细胞增生明显，伴有中性粒细胞浸润及上皮下嗜复红蛋白广泛沉积。

肾小管病变与肾小球及肾间质的病变严重程度相关，急性期肾小管上皮细胞可出现滴状变性、脂肪变性等变化，甚至出现肾小管坏死，慢性期则表现为肾小管萎缩。急进性肾炎常伴有间质炎症细胞浸润，在疾病初期常有中性粒细胞和嗜酸性粒细胞浸润，疾病进展则有弥漫性或局灶性的单核巨噬细胞、淋巴细胞以及浆细胞的浸润，间质水肿和纤维化在病变肾小球周围尤为明显。

2. 电子显微镜所见　肾小球毛细血管被挤压于一侧，毛细血管基底膜呈蜷曲压缩状态。若是免疫复合物引起的急进性肾炎，则于系膜、基底膜的上皮侧、内皮侧或基底膜内出现电子致密物，有时并可见驼峰样沉积物形成，若是抗GBM抗体所引起，因抗体直接与基底膜相结合，故只可发现基底膜密度不均而不能发现沉积物。基底膜断裂、纤维素性沉积及系膜基质溶解或增生，为本病特征性改变。

3．免疫荧光　Ⅰ型 IgG 及 C_3 呈光滑线条状沿肾小球毛细血管壁分布，Ⅱ型 IgG 及 C_3 呈颗粒状沉积于系膜区及基底膜，Ⅲ型肾小球内无或仅有微量免疫沉积物。

二、中医病因病机

中医对本病的病因病机认识目前可归纳为如下几点：

1．风邪外袭　风热毒邪外袭犯肺，则肺失宣降，水道通调失司，以致风遏水阻，风水相搏，泛溢肌肤，发为水肿等；热毒损伤肾络，则致尿血。

2．湿热内蕴　素体湿盛，外感热邪，或湿热侵袭，或湿郁化热，以致湿热中阻，脾不升清降浊，三焦气机阻滞，水道不利，湿浊潴留，发为本病。

3．肝肾阴虚　素体肝肾阴亏，致肾虚不能化水，水湿潴留发为水肿、尿少；水不涵木，肝阳上亢，致眩晕、抽搐。

4．脾肾虚衰　素体脾肾虚弱，感邪后脾肾更伤，脾虚不能运化水湿，肾虚不能气化行水，则水湿内停，发为本病。

综上所述，急进性肾小球肾炎病因虽多而复杂，但可归纳为感受外邪与正气虚衰二类，而外邪主要与风、湿、热、毒有关。肾络受损，瘀血内阻，水气不利为本病的基本病机。病位主要在肺、肾、脾、肝。

【临床表现】

本病占肾穿刺病人中的2%～5%，我国资料为2%。男女之比为2∶1。有青年及中老年两个发病高峰，但2～87岁均可发病。Ⅰ、Ⅱ型患者常较年轻，而Ⅲ型患者年龄偏大且男性较多。有报告于春、夏季发病者较多，可呈急骤起病，但多数病例呈隐袭的发病，较快地发展为尿毒症。

全身症状较重，如疲乏、无力、精神萎靡，体重下降，可伴发热、腹痛、皮疹。但以严重的少尿、无尿、迅速地发展为尿毒症为突出表现。发展速度最快者数小时，一般数周至数月。血压不一定升高，或轻度升高，偶呈严重水肿。

【实验室检查】

1．尿液检查　可见肉眼血尿或镜下血尿，通常有尿蛋白，但含量不一，可见红细胞管型。

2．肾功能检查　肾小球滤过率显著降低，血肌酐、尿素氮持续升高。

3．免疫学检查　Ⅰ型患者血清抗基底膜抗体常阳性，可达95%。Ⅱ型患者的特点是肾内免疫复合物的形成，因此，病情活动期循环中常可测得抗核抗体阳性、循环免疫复合物、血清冷球蛋白阳性和血清补体水平下降并可有抗 DNA 抗体、IgA 纤维连接蛋白，抗链球菌溶血素 O 升高等。随着治疗（如应用免疫抑制药、血浆置换、透析等）后病情的改善，上述指标可逐渐恢复正常等。大约70%～80%的Ⅲ型 RPGN 患者循环 ANCA 阳性，ANCA 的滴度还与病情活动相关，经积极治疗病情可改善，ANCA 滴度可

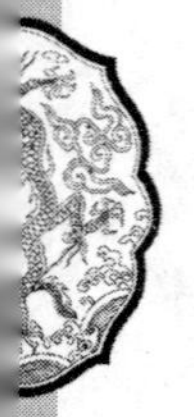

以下降甚至转阴；若ANCA滴度下降后又升高，说明病情复发。

4. 影像学检　B超检查肾脏通常肿胀，皮髓界限消失。静脉肾盂造影（IVP）显示不良，但肾动脉造影血管内径正常，血流量不减少，甚至在系统性血管炎也是如此。这是由于RPGN患者受累的通常是更远端的小血管。

5. 肾活检　光镜下见广泛的肾小球囊内新月体形成，轻者仅于肾小球囊中呈团块状沉积，形成新月体样，严重者充填整个肾小囊，使之闭塞，并压迫肾小球血管袢，形成环状体。疾病早期为细胞新月体，后则转为纤维新月体。电镜下见内皮下、系膜内或上皮下有电子致密物沉积，基底膜厚薄不一，常有裂口，或缺损出现。球囊壁为上皮细胞增生，于上皮细胞间及球囊腔内可见多量纤维素条索。

【诊断和鉴别诊断】

一、诊断要点

（一）西医诊断

呈急性肾炎综合征的表现（急性起病、尿少、水肿、高血压、蛋白尿、血尿）而以严重的血尿、突出的少尿及进行性肾功能衰竭为表现者应考虑本病，凡怀疑本病者应尽早做肾活检，如50%肾小球有大量新月体诊断则可成立。

（二）中医辨病与辨证要点

1. 辨病要点　本病对应中医无相应的病名，若发病后水肿明显，可诊为“水肿”，此时须与“臌胀”相鉴别；病程中血尿明显，可诊为“尿血”，须与“血淋”相鉴别；疾病后期，肾功能受损，出现恶心、呕吐、小便不通等，则需诊为“关格”，须与“走哺”、“癃闭”相鉴别。

2. 辨证要点

（1）辨虚实：本病起病急骤，开始以实证为主，之后迅速累及五脏、气、血、阴、阳，同时水湿贮留，瘀血内阻，形成虚实错杂之证，故临床辨证关键，首必分清虚实。

（2）分缓急：急进性肾小球肾炎临床证候不但表现复杂且变化极为迅速，因此对于虚实错杂患者，临证还应随时注意分辨正虚与邪实这对矛盾标本缓急的变化，以便及时作出相应治疗措施。

二、鉴别诊断

（一）引起急性少尿型肾衰竭的非肾小球疾病

1. 急性肾小管坏死　常有明确的病因，如中毒因素（药物、鱼胆中毒等）、休克、挤压伤、异型输血等，病变主要在肾小管，故见尿少、低比重尿及低渗透压尿，尿中有特征性的大量肾小管上皮细胞。

2. 尿路梗阻性肾衰竭　常见于肾盂或双侧输尿管结石，或一侧无功能肾伴另侧结石梗阻，膀胱或前列腺肿瘤压迫或血块梗阻等。患者常突发或急骤出现无尿，有肾绞痛或明显腰痛史，B超、膀胱镜检查或逆行尿路造影可证实存在尿路梗阻。

3. 急性间质性肾炎　可以急性肾衰竭起病，但常伴发热、皮疹、嗜酸性粒细胞增多等过敏表现，尿中嗜酸性粒细胞增多。常可查出药物过敏的原因。

4. 双侧肾皮质坏死　见于高龄孕妇的妊娠后期，尤其合并胎盘早期剥离者，或各种严重感染及脱水之后亦有发生。本病是由于反射性小动脉（尤其是肾皮质外层2/3小动脉）收缩所致，病史及肾活检有助鉴别。

5. 急性肾静脉血栓　有引起血液浓缩、血小板黏着性增高的病史；严重的背痛、腹痛；伴有消化道症状；超声波及肾扫描可见肾脏明显增大；肾静脉造影可以确诊。

6. 肾髓质坏死（肾乳头坏死）　多见于糖尿病或长期服用止痛药发生泌尿系感染的患者，在少尿、无尿及尿毒症发生前，先有暴发性肾盂肾炎及菌血症的表现（高热、腰痛、脓尿），尿沉渣可见脱落的组织碎片。静脉肾盂造影有助鉴别。

7. 肾动脉栓塞　发生于老年人，有动脉硬化表现或肾动脉损伤史。

8. 血栓性微小血管病　如溶血尿毒综合征、血栓性血小板减少性紫癜、恶性高血压等。这一类疾病的临床特点是微血管病性溶血（贫血、血涂片可见破碎的头盔状红细胞）及血小板减少。病理形态改变有助于确诊。

9. 肾动脉粥样斑块栓塞　见于老年高脂血症动脉粥样硬化病人，呈急性肾衰伴血尿、低补体血症及嗜酸性白细胞增多。确诊要靠肾活检。

（二）继发性急进性肾小球肾炎

除较常见的狼疮性肾炎、过敏性紫癜肾炎及肺出血－肾炎综合征可伴新月体形成外，尚需除外少数继发性抗肾小球基底膜抗体引起的继发性急进性肾小球肾炎如膜性肾病、Alport's综合征（移植肾发生）、淋巴瘤及霍奇金病等。

（三）急性肾小球肾炎重型

急性肾小球肾炎个别情况下也可出现新月体，临床表现为进行性肾功能损害。但本病仍有急性肾小球肾炎的典型临床表现及化验所见，而且肾功能损害有可能自愈。临床鉴别有困难时及早肾穿刺病理确诊。

【治疗】

一、中医治疗

本病可根据病情发展的不同阶段进行辨证论治。早期，多为正盛邪实，治疗当以祛邪为主，临床可根据证候表现不同分别采用宣肺利水、清热解毒、化浊利湿等法。中后期常虚实交错，治疗当扶正祛邪并用。由于血瘀的病理变化，常贯穿于本病的始终，故各期的治疗均应注意活血化瘀。

（一）辨证论治

1. 风水泛滥

主要证候：眼睑或全身浮肿，发热，咽痛，或皮疹，腰痛，小便短赤或尿血，舌质红，苔薄白或薄黄，脉浮紧或浮数。

治法：疏风解毒利水。

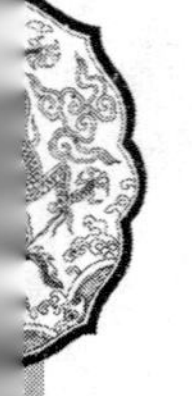

方药：越婢加术汤合五苓散。前方中麻黄宣肺解表，开其皮毛，使水从汗出；配合石膏既可佐制麻黄之温性，又可清泄肺热；生姜、大枣调和营卫；加白术健脾利水。后方泽泻利水渗湿，茯苓、猪苓淡渗利湿；加白术健脾利湿；更加桂枝疏风解表。诸药合用使水从汗解，从而达到消肿的目的。

热毒偏盛者可合五味消毒饮；尿血明显加小蓟、茜草、荠菜等；咽痛者，加板蓝根、金银花、玄参。

2．湿热内蕴

主要证候：全身浮肿，身体困重，胸闷纳呆，胃脘痞满或腹痛，少尿或无尿，偏于热者，见口苦口黏，恶心，尿血，或大便秘结，或大便黏滞不爽，苔黄腻，脉滑数。

治法：分利湿热。

方药：己椒苈黄丸合五皮散。前方中防己长于利水消肿；椒目、葶苈子逐水消肿平喘；而大黄能通腑泄浊。后方中茯苓皮健脾利湿；大腹皮、陈皮行气消胀，利水化浊；桑白皮肃肺降气，通调水道；生姜皮辛散水饮。诸药合用共收分利湿热之功。

恶心呕吐者加半夏、竹茹；偏热者加黄连、黄芩、栀子。

3．肝肾阴虚

主要证候：浮肿，头晕目眩，腰酸痛，口干不欲饮或饮水不多，或口中尿味，尿黄赤或尿血，少尿或无尿，大便干，舌暗红少津，苔薄黄或黄腻，脉细或数。

治法：滋养肝肾，活血清利。

方药：知柏地黄丸。方中以六味地黄丸滋养肝肾阴液；知母、黄柏滋阴清热祛湿。诸药合用共奏滋养肝肾、清热祛湿之功。

大便干结加大黄、槐花；恶心呕吐加黄连、紫苏叶、半夏；尿少浮肿者加车前子、猪苓、泽泻。

4．脾肾阳虚

主要证候：腰酸腰痛，神疲乏力，畏寒肢冷，尿少或无尿，纳差，恶心或口有尿味，面色苍白无华，全身浮肿，苔薄白，脉虚无力。

治法：温补脾肾，活血利水。

方药：真武汤。生姜、白术、茯苓三药培土制水；附子温壮肾阳，“釜底抽薪”使散者散，利者利，健者健，已停湿邪得以排出。诸药配伍，温脾肾，利水湿，共奏温阳利水之效。

恶心呕吐，口有尿味，大便秘结者可用温脾汤；纳食不香者加谷芽、麦芽等。

5．浊毒内蕴

主要证候：头痛眩晕，或头重如裹，胸闷恶心，口苦纳呆，或口有尿味，大便秘结，脘腹胀满，面浮跗肿，小便不利，舌淡，苔黄腻，脉沉缓。

治法：化浊利湿。

方药：黄连温胆汤。方中半夏、陈皮、竹茹燥湿化痰降逆；茯苓健脾化湿；枳实理气和胃降逆；黄连清心泻火。诸药合用共奏化浊利湿之效。

浊邪壅盛或大便秘结者加大黄、崩大碗、土茯苓；尿少浮肿者，加泽泻、猪苓、车前子；神昏烦躁，加安宫牛黄丸。

（二）其他疗法

中药灌肠疗法　急进性肾小球肾炎肾功能不全阶段可配合本方法治疗，对缓解本病病情，改善患者临床症状有一定效果。灌肠药物一般选用清热解毒、化瘀泄浊之品，常用药物有大黄、蒲公英、槐花、益母草、芒硝、牡蛎、赤芍、红花、六月雪、厚朴等；选取上药各 20 ~ 30 g，加水煎成 250 ~ 300 ml 保留灌肠，每日 1 ~ 2 次。

二、西医治疗

急进性肾小球肾炎预后较差，但非不治之症，新月体占 50% 以上者仍可望恢复，新月体占 70% 以上，治疗后肾功能也可好转。因此，关键是尽早诊断，及时作合理而有力的治疗。

（一）急性期治疗

本阶段的关键在于尽早诊断，充分治疗，及时给予针对免疫反应及炎症过程的强化抑制措施。具体治疗方法如下：

1. 皮质激素与免疫抑制药物　①甲泼尼龙冲击治疗：将甲泼尼龙 0.5 ~ 1.0 g 溶于葡萄糖液中静脉滴注，每日 1 次，3 次为一个疗程，根据病情需要应用1 ~ 3 个疗程（两疗程间需间隔 3 ~ 7 日）。其后改为口服泼尼松 1 mg/kg · d。此方案应用于血肌酐低于 707 μmol/L 时，否则影响疗效。②免疫抑制药物常用环磷酰胺（CTX），0.5 ~ 1.0 g/m^2，每月一次静脉滴注，共 6 次。可与甲泼尼龙冲击治疗同时应用。甲泼尼龙冲击治疗对本病Ⅱ型、Ⅲ型疗效较好。

2. 血浆置换疗法　该法是用膜血浆滤器或离心式血浆细胞分离器分离病人的血浆和血细胞，然后用正常人的血浆或血浆成分（如白蛋白）对其进行置换，每日或隔日置换 1 次，每次置换 2 ~ 4 L，此法清除致病抗体及循环免疫复合物的疗效肯定，已被临床广泛应用，本疗法对本病Ⅰ型有较好的疗效。

3. 四联疗法（又称鸡尾酒疗法）　指环磷酰胺等、皮质激素、抗凝剂（肝素或华法林钠等）及抗血小板粘附药（双嘧达莫或噻氯匹定）联合应用。具体方法：①肝素加入 200 ~ 500 ml 5% 葡萄糖中静脉滴注，以凝血时间延长一倍或尿 FDP 下降为调节药量指标，全日总量 5 000 ~ 20 000 U，5 ~ 10 天后改为口服抗凝药（如华法林钠等）治疗。②口服抗血小板聚集药物，如双嘧达莫或噻氯匹定等。③CTX 用法同前述。④泼尼松 1 mg/kg · d，每日一次，或用甲泼尼龙静脉滴注。

近年有报告应用组织纤溶酶原激活剂（tissue plasminogen activator）、尿激酶等治疗有一定效果，有待进一步验证。

（二）复发与加重的治疗

本病中Ⅰ型及Ⅲ型均有临床缓解后病情又复发的可能性，可于数月至数年内复发。再用上述治疗可获再次缓解。治疗过程中病情加重常与感染有关，应积极控制感染。

（三）慢性期治疗

必须认识到本病活动性病变控制后并不能阻止病变向慢性化（肾小球硬化、小管萎缩、间质纤维化）发展，病情是否进入慢性期，应根据病理改变中慢性变化是否占

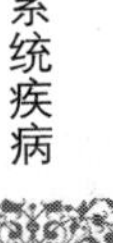

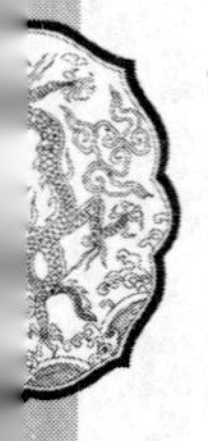

优势来判断。

慢性期的治疗一般不再应用免疫抑制药物，应改为针对降低肾小球滤过压、保护残余肾功能的治疗，包括控制血压，应用ACEI类药物等。但Ⅲ型有部分慢性病变患者可试用强化治疗，有可能取得一定疗效。于急性期血肌酐>530 μmol/L（≥6 mg/dl）应尽早开始血液透析治疗，为上述免疫炎症抑制治疗“保驾”。如肾小球滤过功能不能恢复者则需长期依赖于透析治疗。肾移植为本病肾功能严重损害患者的另一治疗选择，但移植后再发是本病（特别是Ⅰ型）中应注意的问题。Ⅰ型中移植后复发率达10%～30%。因此，应在病情稳定后半年再进行移植。对Ⅰ型患者应监测血抗GBM抗体滴度，抗体滴度降至正常后再继续用药数月，可使复发率减低至10%以下。同样对Ⅲ型也应监测血ANCA水平决定停药及移植时机。

【临床思路】

急进性肾小球肾炎属泌尿内科危急重病，及早诊断，及时治疗，这是本病取得较好疗效的重要一环。因此对于临床急性发病，肾炎症状重且病情发展急骤、肾功能急剧进行性恶化可疑患者，应尽快进行相关检查，如免疫学、影像学等，必要时可作肾活检以明确诊断。

现代医学治疗本病的要点是针对免疫反应及炎症过程，采取强化抑制措施。具体方法包括激素冲击疗法、血浆置换疗法、四联疗法等。急进性肾小球肾炎急性期患者，可依据病情的需要而选用上述方法。

中西医结合治疗本病具有广泛的前景和优越性，值得今后重视和探讨。目前的中医研究认为，本病病因复杂，可归纳为感受外邪与正气内伤二类。外邪主要与风、湿、热、毒有关；正虚则与脾肾虚衰、肝肾阴虚关系密切。肾络受损，瘀血内阻，水气不利为本病的基本病机。在治疗上强调以辨证施治为主，注重活血祛瘀，因血瘀的病理变化常贯穿于本病的始终。活血祛瘀药物常选用丹参、红花、桃仁、赤芍、水蛭、川芎、益母草等。

【预后与转归】

目前较肯定的影响预后因素有：与病理变化的关系，严重而广泛的肾小球硬化、小管萎缩、间质纤维化及小动脉硬化预后差。与疾病类型的关系，与前驱感染有关的Ⅱ型预后好；由小血管炎引起的Ⅲ型患者在同样的临床病理改变情况下预后较Ⅰ型好；Ⅰ型预后最差，但预后与血清中抗基底膜抗体的滴度无关。其他，有报告临床上呈缓慢起病的肾病综合征者预后不良。

从中医来说，本病早期，正盛邪实，病属“风水”、“肾风”阶段，病情相对较轻。随着本病迅速发展，肾功能损害，病证转变为“关格”、“癃闭”时，则病情危重，预后不良。

【预防与调护】

预防链球菌感染，或治疗期间防止合并感染，这对降低本病发病率及病情加重有积极作用。避免使用对肾脏有损害的药物。本病少尿、浮肿、高血压期间，应予低盐饮食，并严格控制水分的摄入。本病出现肾功能不全期间，应予高热量、低量优质蛋白摄入，控制含钾高的食物，忌食辛辣肥甘之品。

第三节　慢性肾小球肾炎

慢性肾小球肾炎（chronic glomerulonephritis，CGN）简称慢性肾炎，是由多种原因引起、病理类型多样的原发于肾小球的一组疾病。临床特点为病程长，病情缓慢发展。症状以蛋白尿、血尿、水肿、高血压和肾功能不全为特征。

慢性肾炎是内科常见多发病，可发生于不同年龄，其中以青壮年多见，男女之比为2∶1。本病是导致慢性肾功能衰竭的重要原因之一。

根据本病的临床表现，可归属中医的“水肿”、“腰痛”、“血尿”、“虚劳”等病证范畴。

【病因病机】

一、西医病因病理

（一）病因及发病机制

目前大多数慢性肾炎的病因尚不清楚。急性链球菌感染后肾炎迁延不愈，病程在1年以上，可转为慢性肾炎。但大部分慢性肾炎并非由急性肾炎演变而来，目前认为与其他细菌、病毒等感染有关。其发病机理可分为免疫因素和非免疫因素两类。

1．免疫因素　①循环免疫复合物沉积于肾小球，激发补体，引起肾组织损伤。②抗原（肾小球固有抗原或外源性种植抗原）与抗体在肾单位形成免疫复合物，激活补体，引起肾损伤。③沉积于肾小球局部的细菌毒素、代谢产物等通过“旁路系统”，激活补体，引起一系列的炎症反应而导致肾小球肾炎。

2．非免疫因素　①肾动脉硬化，可加重肾实质缺血性损害。②肾小球内血流动力学代偿性改变（高灌注、高滤过）引起肾小球硬化。③高血压引起肾小球结构和功能的改变，导致及加速肾小球硬化。④肾小球系膜的超负荷状态可引起系膜区（基质及细胞）增殖，终至肾小球硬化。

（二）病理和病理生理

慢性肾炎的病变是两肾一致性的肾小球病变。长期持续进展及反复发作，必然使肾小管和肾间质出现继发病变，久之肾皮质变薄、肾脏的体积逐渐变小。由于慢性肾炎是临床表现相似的一组肾小球疾病，病因和发病机理不尽相同，所以其病理类型的病变轻重也不一样。慢性肾炎根据大部分肾小球的主要病变，可分为如下几型：①系膜增生性肾小球肾炎。②膜性肾病。③局灶性、节段性肾小球硬化。④系膜毛细血管性肾小球肾炎。⑤增生硬化性肾小球肾炎。

早期慢性肾炎的病变继续发展，导致肾组织严重破坏，形成终末性固缩肾。由于病

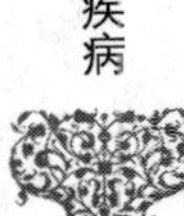

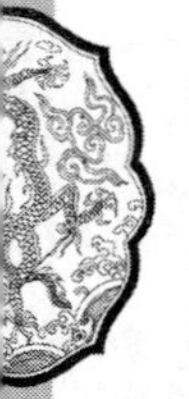

变继续发展，肾小球毛细血管逐渐破坏，系膜基质和纤维组织增生，导致整个肾小球纤维化、玻璃样变。由于肾小球血流受阻，相应肾小管萎缩，间质炎症细胞浸润，纤维组织增生。病变较轻的肾单位发生代偿性肥大，导致肾脏体积缩小的同时，表面呈现细颗粒状，称颗粒状固缩肾。

二、中医病因病机

1. 脾肾亏虚　患者禀赋薄弱，体衰多病，脾肾亏虚；或先天不足，肾元亏虚；或生育不节，房劳伤肾；或劳倦过度、饮食不节，损伤脾肾。肾虚不能化气行水，脾虚不能运化水湿，皆可导致水液代谢受阻，水湿泛溢，而成本病。

2. 风邪外袭　风邪外袭，内舍于肺，肺失通调肃降，风遏水阻，风水相搏，泛溢肌肤，诱发本病或使本病加重。

3. 湿热内盛　水湿郁久化热，或外感湿热，或痈疡疮毒，未能消解消透，疮毒内归肺脾。致肺脾气化失调，水液代谢受阻，水湿泛溢，发为本病或致本病病情加重，迁延不愈。

4. 瘀血内阻　脾肾气虚，血行无力，或湿热伤络、阻滞气机，或水肿日久不愈，久病入络。瘀血内阻肾络，肾气化功能进一步失调，使本病病情进一步加重。

综上所述，本病病因主要与虚、风、湿热、瘀有关，虚以脾肾虚亏为重，为本病发病的主要内因；实邪中，风、湿热是诱发本病或使本病加重，迁延不愈的常见因素，而瘀血则为本病病情加重、发展的主要原因。本病病机以脾肾虚亏为关键。本病为本虚标实之证，临床以虚实错杂证多见。

【临床表现】

1. 病史　少数病人有急性肾炎病史。

2. 主要症状体征　本病的临床表现差异较大，症状轻重不一。早期患者可有乏力，疲倦，腰部酸痛，纳差；水肿时有时无，可轻可重；有的患者可无明显症状，仅表现为尿液检查轻度异常；肾功能正常或轻度受损。这种情况可持续数年、甚至几十年。随着病情的发展，可见夜尿增多。多数病人有高血压，部分病者以持续中等以上程度的高血压为突出表现，这种患者常伴有眼底渗出、出血，甚至乳头水肿。晚期可表现为慢性肾功能衰竭。此外，慢性肾炎患者易有急性发作倾向，每在病情相对稳定情况下，因呼吸道感染等引起病情急骤恶化，症见水肿、高血压明显加重，蛋白尿、血尿显著增加，肾功能恶化。经及时正确的处理，病情可以缓解，基本上恢复到原来水平。

【实验室与其他检查】

1. 蛋白尿　有不同程度的蛋白尿，一般24小时尿蛋白定量在1～3 g，重者亦可呈大量蛋白尿（>3.5 g/d），蛋白尿可呈选择性或非选择性。尿沉渣检查可见颗粒管型和透明管型。

2. 血尿　血尿可轻可重，甚至可完全没有。尿红细胞位相显微镜检查以畸形为主。

3. 血常规　早期常无明显贫血，后期可出现不同程度的贫血，属正红细胞性或小红细胞性贫血，贫血程度与肾功能减退有密切关系。白细胞和血小板多正常。

4. 肾功能　慢性肾炎的肾功能不全主要表现为肾小球滤过率（GFR）、内生肌酐清除率（Ccr）降低，血、尿β_2－微球蛋白测定可正常或升高。当Ccr降至正常值的50%以下时，血肌酐、尿素氮可升高，继之肾小管功能也受损害，如酚红排泄试验、尿液浓缩功能减退，与此同时出现酸碱平衡、电解质紊乱。

5. B型超声波　早期肾脏大小正常，晚期可出现双侧对称性缩小，皮质变薄。

【诊断与鉴别诊断】

一、诊断要点

（一）西医诊断

1. 起病缓慢，病情迁延，临床表现可轻可重，或时轻时重。随着病情发展，可有肾功能减退、贫血、电解质紊乱等症出现。

2. 有蛋白尿、血尿、水肿及高血压等表现，轻重不一。有时可伴有肾病综合征或重度高血压。

3. 病程中可因呼吸道感染等原因而诱发急性发作，出现类似急性肾炎的表现。有些病例可自动缓解，有些病例出现病情加重。

4. 排除其他继发性慢性肾小球疾病。

（二）中医辨病与辨证要点

1. 辨病要点

（1）与心病水肿的鉴别：慢性肾炎水肿与心病水肿临床均可表现从下肢足跗开始，继则遍及全身，应加以鉴别。心病水肿病位在心，有心脏病史，常伴有心悸，胸闷气促，面青唇紫，脉结代等症；慢性肾炎水肿病位在肾，多有慢性肾炎病史，尿液检查有蛋白尿、血尿，或有肾功能减退等特点。

（2）与石淋的鉴别：慢性肾炎与石淋临床均可出现腰痛、血尿等共同证候，且病位均在肾，应加以鉴别。石淋的腰痛在发作阶段较剧，常呈腰腹绞痛难忍，且多伴有小便艰涩，或尿中夹砂石，或排尿突然中断，或尿道窘迫疼痛特点，尿血常在腰腹剧痛后发生，尿液检查红细胞以正形为主，常伴有白细胞。慢性肾炎腰痛以酸痛为主，常在劳累后加重，休息后可减轻或缓解。尿血以镜下血尿多见，尿液检查红细胞以畸形为主，且伴有蛋白尿为特点。

2. 辨证要点

（1）辨虚实：本病临床以虚实寒热错杂证多见，故临证首应辨明虚实。虚以脾肾为主，包括阴阳气血，近年的研究资料显示，临床以气阴两虚表现多见。实邪包括有湿热、水湿、风邪、瘀血，其中以湿热、瘀血表现常见。

（2）分缓急：本病病程中常因感受外邪而致病情急性发作、加重，且正邪双方的主次关系亦在不同病程阶段发生变化，故辨证应分清缓急。一般来说，在病情急性发作阶段或实邪壅盛之时，治疗应以治标为先、突出祛邪；在正虚为主阶段，则以扶正补虚

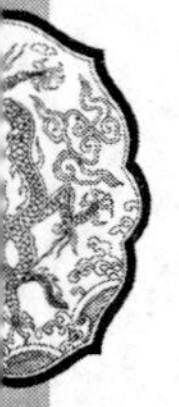

为重，佐以祛邪。

（3）辨危重：本病临床表现轻重不一，差异较大，故临床需注意分辨病情的轻重。一般可从尿量变化、水肿程度、蛋白尿轻重、高血压程度、肾功能情况等方面进行判断。

二、鉴别诊断

1. 原发性高血压继发肾损害　原发性高血压继发肾损害者，通常高血压病史较长，患者年龄较大，肾损伤发生较晚，尿蛋白不多，罕见有持续性血尿和红细胞管型，肾小管功能损害早于肾小球。慢性肾炎多见于青壮年，先有蛋白尿、水肿，后见高血压，常伴有血尿。肾穿刺活检有助于鉴别。

2. 慢性肾盂肾炎　慢性肾盂肾炎晚期，可见较大量尿蛋白、水肿及高血压，有时与慢性肾炎难以鉴别。但慢性肾盂肾炎患者女性较多，有反复尿路感染病史，肾功能损害多以肾小管为主，尿细菌学检查、尿沉渣、B 超及静脉肾盂造影有助于诊断。

3. 继发性肾病　狼疮性肾炎、紫癜性肾炎、糖尿病肾病等继发性肾病均可表现为水肿、蛋白尿等症状，与慢性肾炎表现类似。但继发性肾病一般具有本病的各自临床特征及实验室检查。如狼疮性肾炎多见于女性，常有发热、关节痛、皮疹、抗核抗体阳性、血清补体水平下降等；紫癜性肾炎常有皮肤紫癜、关节痛、腰痛等症状；糖尿病肾病则有长期糖尿病病史，血糖升高，肾脏组织病理检查有助于鉴别。

【治疗】

一、中医治疗

（一）辨证论治

1. 肺肾气虚

主要证候：面色萎黄，浮肿，少气乏力，易感冒，腰脊酸痛，舌淡、有齿印，苔白润，脉细弱。

治法：补益肺肾。

方药：益气补肾汤。方中人参、炙黄芪补益肾肺之气；山药，山茱萸平补肾气；白术、茯苓、炙甘草、大枣补益脾胃之气以化生气血，取培土生金、补益后天以养先天之意。诸药合用共成补益肺肾之气效果。

水肿者，加猪苓、泽泻或合五苓散；尿蛋白者，加芡实、金樱子；尿中红细胞多者，加白茅根、小蓟、旱莲草。

2. 脾肾阳虚

主要证候：全身浮肿，面色㿠白，畏寒肢冷，腰脊酸痛，纳少便溏，神疲乏力，性功能失常（阳痿、早泄），或月经失调，舌淡胖、有齿印，苔白，脉沉细或沉迟无力。

治法：温补脾肾。

方药：济生肾气丸。方中附子、桂枝温补脾肾之阳；用六味地黄丸滋补肾阴，取阴中求阳之意；车前子、泽泻利水消肿；牛膝引药下行，强壮腰膝。诸药合用共成温补脾肾、利水消肿之效。

脾虚重者，加黄芪、党参健脾益气；伴胸水而咳逆上气，不能平卧者，合用葶苈大枣泻肺汤；水肿严重者，合用五皮散。

若患者以脾肾气虚证为表现者，治宜补气健脾益肾，方可选用补中益气汤合水陆二仙丹。

3．肝肾阴虚

主要证候：头晕耳鸣，视物模糊或目睛干涩，五心烦热或手足心热，口干咽燥，腰脊酸痛，或梦遗，或月经不调，舌质红，苔少，脉细数或弦细。

治法：滋养肝肾。

方药：杞菊地黄丸。方中熟地黄滋阴填精，山茱萸养肝肾而涩精，山药补益脾阴，亦能固精，三药相配，以滋养肝肾脾；泽泻利湿泄浊；牡丹皮清泄肝火；茯苓淡渗脾湿；枸杞子滋补肝肾；菊花清肝明目。诸药合用共成滋养肝肾之效。

虚热重者，加知母、黄柏；伴血尿者，加女贞子、旱莲草、白茅根、小蓟；大便干结者，加生大黄。

4．气阴两虚

主要证候：面色无华，少气乏力，或易感冒，午后低热，或手足心热，口干咽燥，或咽痛、咽部暗红，舌质偏红，少苔，脉细或弱。

治法：益气养阴。

方药：生脉散合六味地黄丸。方中生脉散益气养阴；六味地黄丸滋阴补肾。诸药合用共成益气养阴之效。

咽痛咽红者，加板蓝根、北沙参、元参、赤芍养阴清热，活血利咽；手足心热或午后低热者，加知母、地骨皮、黄柏滋阴清热；气虚重者，加黄芪。

5．标证

（1）水湿。

主要证候：颜面或肢体浮肿，口中黏腻，纳呆，身重困倦，恶心或呕吐，苔腻，脉细或沉细。

治法：健脾化湿，利湿消肿。

方药：胃苓汤。胃苓汤由平胃散合五苓散组成，方中以平胃散燥湿运脾，行气和胃；五苓散利水渗湿，温阳化气。诸药合用共成健脾化湿、利水消肿之效。

呕吐者，加半夏、竹茹、砂仁；湿浊重，血肌酐、尿素氮高者，加大黄、崩大碗、草薢。

（2）湿热。

主要证候：皮肤疖肿、疮疡，咽喉肿痛，胸闷纳呆，口苦口黏，或口干不欲饮，小便黄赤，苔黄腻，脉濡数或滑数。

治法：清利湿热。

方药：黄连温胆汤。方中黄连、半夏清热燥湿；竹茹清热除烦，和胃止呕；枳实、橘皮理气化痰；茯苓健脾利湿；甘草协调诸药。诸药合用共成清利湿热之效。

热邪偏盛者，加黄芩、栀子；皮肤疮疡者，改用五味消毒饮；咽喉肿痛者，加板蓝

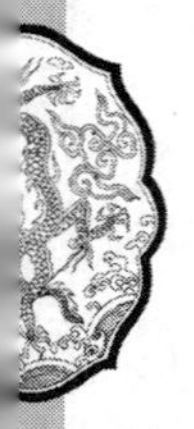

根、牛蒡子、桔梗；小便黄赤者，加滑石、车前草。

(3) 血瘀。

主要证候：面色黧黑或晦暗，腰痛固定或刺痛，肌肤甲错或肢体麻木，舌质紫暗或有瘀点、瘀斑，脉细涩。尿纤维蛋白降解产物（fibnh degradation product，FDP）升高，血液流变学检测全血、血浆粘度升高。

治法：活血化瘀。

方药：血府逐瘀汤。本方由桃红四物汤合四逆散加桔梗、牛膝而成。方中当归、川芎、赤芍、桃仁、红花活血化瘀；牛膝祛瘀通脉，引瘀血下行；柴胡、枳壳、桔梗舒肝解郁，开胸行气；生地黄、当归养阴润燥；甘草调和诸药。诸药合用共成活血化瘀之效。

(4) 外感。

主要证候：恶寒或恶风，发热，头痛，肢体酸痛，鼻塞流涕，咳嗽，水肿复发或加重，苔薄白或薄黄，脉浮紧或浮数。

治法：疏风解表。

方药：风寒者，选用荆防败毒散。方中用荆芥、防风、生姜辛温散寒；柴胡、薄荷解表退热；川芎活血散风治头痛；桔梗、枳壳、茯苓、甘草宣肺理气，化痰止咳；羌活、独活祛风散寒止痛。诸药合用共成辛温解表之效。风热者，选用银翘散。方中用银花、连翘辛凉解表，清热解毒；薄荷、牛蒡子疏风清热利咽；荆芥、淡豆豉辛微温，发散表邪；竹叶、芦根清热生津；桔梗宣肺止咳；甘草调和诸药。诸药合用共成辛凉解表之效。

表寒重者，加麻黄、桂枝；咽痛者，加板蓝根、玄参；热重者，加生石膏、黄芩；水肿者，加白茅根、泽泻、猪苓、玉米须。

(二) 其他疗法

1. 针刺疗法　选水分、气海、三焦俞、三阴交四穴针刺，每日1次，10天为一疗程。有健脾温肾、利水消肿之功，适用于慢性肾炎脾肾阳虚水肿患者。

2. 穴位注射　用板蓝根注射液或鱼腥草注射液，选足三里或肾俞等穴，两侧交替进行穴位注射，每日1次，10次为一疗程。

3. 耳针　耳穴脾、肺、肾、三焦、膀胱、皮质下、腰等穴，每次3~4穴，耳穴按压，每日更换1次，两侧交替，10天为一疗程。

二、西医治疗

(一) 一般治疗

对有水肿、大量蛋白尿、血尿、高血压、肾功能受损者，应强调适当的休息。水肿、高血压及肾功能不全者，应限制食盐和液体摄入量。肾功能不全患者应根据肾功能减退程度控制蛋白摄入量（每日0.6~1.0 g/kg），并以优质蛋白为主，同时控制磷的摄入，适当增加碳水化合物的摄入以满足机体基本能量需要，防止负氮平衡。

(二) 药物治疗

1. 利尿　有水肿的慢性肾炎患者，可应用利尿剂以减轻症状。常用利尿药可选用氢氯噻嗪、螺内酯、呋塞米等。

2. 降压　高血压是导致慢性肾炎肾小球进行性损伤的重要因素，故对慢性肾炎患者应积极控制高血压，防止肾功能恶化。降压药多选用血管紧张素转换酶抑制剂（ACEI），除有肯定的降压疗效外，还可以降低肾小球内压，有肯定的延缓肾功能恶化，降低尿蛋白和减轻肾小球硬化的作用。或钙离子拮抗剂，如硝苯地平5～15 mg，一日3次。其他降压药如β受体阻滞剂（美托洛尔等）、α受体阻滞剂（特拉唑嗪等）、血管扩张剂（肼屈嗪等），亦可选用联合降压。

3. 抗凝和血小板解聚药　慢性肾炎出现高凝状态时，可应用抗凝及血小板解聚药，如双密达莫50 mg，一日3次。

4. 激素和细胞毒素药物的应用　目前，国内外对慢性肾炎是否应用激素和（或）细胞毒素药物尚无统一看法，一般不主张使用。但若患者肾功能正常，肾脏体积正常，24小时尿蛋白>2.0 g，如无禁忌证可试用激素、细胞毒素药物，无效者逐步撤去。

5. 防止引起肾损害的其他因素　预防上呼吸道及其他部位的感染，以免加重、甚至引起肾功能急骤恶化；避免应用肾毒性和易诱发肾功能损害的药物，如庆大霉素、磺胺药及非类固醇消炎药等。

【临床思路】

慢性肾炎是由多种原因、多种病理类型组成原发于肾小球的一组疾病。临床表现差异较大，症状轻重不一，时轻时重，给诊断带来一定困难。因此，对本病的诊断需认真收集病史、临床症状，详细作相关检查，并排除各种继发性肾小球疾病。

现代医学目前对本病尚无特效药物治疗，治疗措施主要包括：饮食控制，利水，降压，对症处理。根据慢性肾炎临床表现，属中医“水肿”、“虚劳”、“腰痛”、“尿血”等范畴。目前认为，本病病因主要与脾肾亏虚、风邪、湿热、瘀血等有关。其中脾肾亏虚为本病发病的主要内因，而风邪、湿热、瘀血则为诱发本病或使本病病情加重、迁延不愈的常见外因。本病临床以虚实错杂证多见，临床应以辨虚实、分缓急、辨危重为要点。中药治疗以辨证治疗为要，治法以扶正祛邪为大法，扶正以脾肾为关键，重在益气养阴；祛邪则注重清解湿热、活血化瘀。除此，还应该注意预防外感，慎防药毒伤肾。

【预后与转归】

慢性肾炎病程较长，一般以首次发现尿异常到发展至慢性肾衰竭，可历时几十年。本病的预后与病理类型有密切关系。一般来说，高血压型预后较差，肾功能常迅速恶化，普通型及急性发作型预后相对较好，但如无有效的治疗，最终都将发生肾功能衰竭。高血压伴肾功能不全者，则预后不好。

中医认为本病初为脾肾两虚，日久脾肾由虚入损，最后可导致脾肾衰败，湿浊壅塞三焦，发展成关格、癃闭、虚劳等危急证而殃及生命。

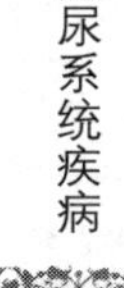

【预防与调护】

积极治疗急性肾炎，避免因不彻底治疗而转变为慢性肾炎。避免受凉、受湿、劳

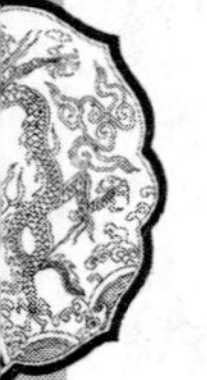

累，防止外邪侵袭，以免诱发慢性肾炎的发生或加重。积极治疗感染，如上呼吸道感染、皮肤疖肿、尿路感染等，以免加重慢性肾炎病情。避免应用对肾脏有损害的中西药，如氨基苷类抗菌素、磺胺类药、非类固醇类消炎药、含马兜铃酸中草药等。

有水肿、大量蛋白尿、尿血重、血压升高者，应适当休息，直至症状缓解；病情缓解稳定阶段，可适当增加活动，锻炼身体，增强体质。慢性肾炎无明显水肿、高血压及肾功能不全患者，宜低盐饮食，水、蛋白质的供给不必严格限制。水肿明显、高血压及肾功能不全者，应控制食盐和饮水量；肾功能不全患者，蛋白质摄入量应控制，不宜过高，并以优质蛋白为主。同时忌食辛热肥甘厚味之品。

第四节　肾病综合征

肾病综合征（nephrotic syndrome，NS）是以大量蛋白尿、低蛋白血症、明显水肿和高脂血症为主要表现的临床综合征，是肾小球疾病的常见表现，可由原发性和继发性引起，临床上不应被用作疾病的最后诊断，而应尽量作出原发病的诊断。

肾病综合征相当于中医“水肿”病证范畴。

【病因病理】

一、西医病因病理

（一）病因及发病机制

引起肾病综合征的病因非常复杂，常见的有遗传因素、感染（细菌、病毒、真菌、原虫、寄生虫等）、过敏原（花粉、血清、疫苗、药物等）、结缔组织疾病、代谢性疾病、肿瘤等。

肾病综合征的发病机理目前尚未完全清楚，一般认为，各种免疫因素（体液免疫、细胞免疫）在发病机制中发挥重要作用，而非免疫因素（肾内毛细血管高压、蛋白尿、高脂血症等）则在慢性进程中起重要作用。由于免疫和非免疫因素损伤肾脏，导致肾小球滤过膜分子屏障和电荷屏障功能异常，肾小球对血浆蛋白质的通透性增加，大量血浆蛋白（主要是白蛋白）从肾小球滤出，造成大量蛋白尿和低蛋白血症。低蛋白血症引起血浆胶体渗透压下降、组织间隙水肿以及继发性水钠潴留。高脂血症发生的原因，可能与低蛋白血症时，肝脏合成胆固醇和脂蛋白增加以及外周利用分解减少有关。

（二）病理和病理生理

肾病综合征病理表现复杂多样，本节仅对原发性肾病综合征的常见病理类型进行讨论。

1. 微小病变肾病（minimal change nephrosis，MCD）　光镜下肾小球无明显病变，电镜下以上皮细胞足突融合为特征。本病多见于儿童，大多数对糖皮质激素敏感。部分患者病理类型可转变为系膜增生性肾小球肾炎、局灶性节段性肾小球硬化。

2. 系膜增生性肾小球肾炎（mesangial proliferahve glomerulonephnits，MsPGN）　以

弥漫性肾小球系膜细胞增生伴基质增多为特征，可分为轻度、中度、重度。多见于青少年，是我国原发性肾小球疾病最常见的病理类型。多数患者对皮质激素和细胞毒药物疗效较好，但病理改变严重者则疗效差，易发展为慢性肾衰竭。

3. 局灶性节段性肾小球硬化（focal segmental glomerulosclerosis，FSGS） 本病特点是肾小球病变呈局灶、节段性分布，以系膜基质增多、IgM 和 C_3 在肾小球病变部位的团块状沉积、球囊粘连以及相应肾小管萎缩、间质纤维化为主要表现。多发生于青少年及儿童，对皮质激素与细胞毒药物不敏感，疗程要长，患者预后较差，多数患者肾功能进行性损害。

4. 膜性肾病（membranous nephropathy，MN） 本病以肾小球基底膜上皮细胞下弥漫的免疫复合物沉着伴基底膜弥漫性增厚为特点，多见于中老年人。本病有自然缓解倾向，易发生静脉血栓形成，对皮质激素和细胞毒药物治疗反应一般，注意使用抗凝、降脂药物治疗。

5. 膜增生性肾小球肾炎（membrano－proliferative glomerulonephritis，MPGN） 本病特点为系膜细胞增生及系膜基质扩张，广泛插入到肾小球基底膜和内皮细胞之间，肾小球基底膜呈分层样增厚。好发于青少年，对皮质激素和细胞毒药物治疗基本无效，预后差。

二、中医病因病机

本病的病因有外邪侵袭，饮食不节，劳倦过度，禀赋不足等。

1. 感受外邪 外感风热、风寒入侵肺系，或皮肤湿毒之邪未从表解，内归脾肺；或外邪循经袭肾，使肺失宣降通调，脾失运化转输，肾失开合，水液潴留体内，溢于肌肤，发为水肿。

2. 饮食不节 过食肥甘厚味、辛辣刺激之品，损伤脾胃，使脾失运化功能，水液内停，泛滥于肌肤，遂为水肿。

3. 劳倦过度 体劳或房劳过度，脾肾损伤，使脾失运化转输，肾失开合，水液潴留体内，溢于肌肤，引起水肿。

4. 禀赋不足 先天禀赋不足，肾气虚弱，不能正常气化和固摄，水液停于体内，流溢肌肤，引发水肿。

此外，瘀血阻滞也可引发或加重水肿。《血证论》曰："又有瘀血流注，亦发肿胀者，乃血变成水之症。"

总之，水肿的病机归纳为肺失通调、脾失转输、肾失开合，膀胱气化不利，使水液潴留，泛滥肌肤而成。其中，肺脾肾三脏功能障碍在水肿发病中起重要作用，这是由于水液的运行依靠肺气的通调，脾气的转输，肾气的开合来完成。若肺为外邪所袭，气失宣降，则可致其通调水道，下输膀胱的功能失调，以致小便不利，水湿潴留，流溢肌肤，发为水肿。脾主运化，若脾为湿困，或劳倦伤脾，脾失健运，不能制水，不能升清降浊，以致水湿不得下行，泛于肌肤，而成水肿。肾主开合，从阳则开，从阴则阖，若肾虚或病邪袭肾，开合不利，以致精微物质泄漏或水液停聚，泛于肌肤而成水肿。故张景岳曰："凡水肿等症，乃肺脾肾三脏相干之病，盖水为至阴，故其本在肾；水化于

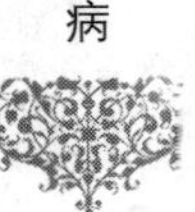

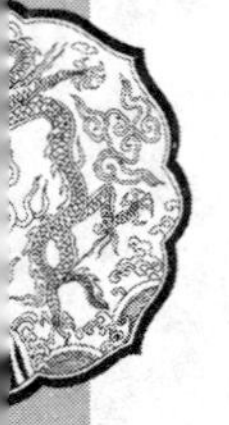

气，故其标在肺；水唯畏土，故其制在脾。”

【临床表现】

可在上呼吸道感染或劳累后发病。以全身或局部不同程度凹陷性浮肿为特征，初起局限于下肢及皮肤松弛处，晨起颜面浮肿，随后发展至全身，可伴有胸水、腹水甚至心包积液而出现胸闷气促、心悸腹胀等。常感疲倦乏力、食欲不振、尿少，可出现低血压、高血压和营养不良。

【实验室与其他检查】

1. 尿液检查　常呈泡沫尿，尿蛋白定性 +++ ~ ++++，24 小时尿蛋白定量 >3. 5 g，可伴有血尿、管型尿（透明管型或颗粒管型）。

2. 血生化检查　血浆总蛋白降低，白蛋白 <30g/L，球蛋白正常或稍高。

3. 血脂检查　胆固醇、甘油三酯、β - 脂蛋白均有不同程度升高。

4. 肾功能检查　血尿素氮（BUN）及血肌酐（Scr）一般在正常值范围，但可呈一过性升高，当尿量增加，浮肿消退后可恢复正常，少数可有持续性肾功能损害。

5. 影像学检查　B 超显示双肾可正常、饱满或肿大。

6. 肾组织活检　对于明确病理诊断、指导治疗方案和判断预后具有重要意义，常见病理类型有 MCD、MsPGN、FSGS、MN、MPGN 等。

此外，应进行血糖、免疫学指标、骨髓检查等以排除继发性肾病综合征。

【诊断与鉴别诊断】

一、诊断要点

（一）西医诊断尿管白

1. 大量蛋白尿　>3. 5 g/24 h。
2. 低蛋白血症　血浆白蛋白 <30 g/L。
3. 水肿。
4. 高脂血症。

其中 1、2 项为必备。

肾病综合征只是一个初步临床诊断，需作进一步检查以排除继发性肾病综合征，最终明确诊断。

（二）中医辨病与辨证要点

1. 辨病要点　肾病综合征一般归属中医“水肿”范畴，应与臌胀相鉴别。臌胀是由于肝、脾、肾功能失调，导致气滞、血瘀、水聚腹中，以单腹胀大如鼓、面色苍黄、腹壁青筋暴露为特征，四肢多不肿，反见消瘦，后期可伴见轻度肢体浮肿。水肿乃因肺、脾、肾三脏相干为病，导致体内水液潴留，泛溢肌肤而成，以头面或下肢先肿，继之全身，面色㿠白，腹壁无青筋暴露。

2. 辨证要点

（1）辨阴水和阳水：阳水多因风邪外袭，水湿浸渍导致肺不宣降，脾不健运而成。发病较急，病程较短，每成于数日之间，肿多由上而下，继及全身，肿处皮肤绷急光亮、按之凹陷即起，兼见烦热、口渴、小便赤涩、大便秘结等表热实证；阴水多因脾肾亏虚，气化不利所致。病多逐渐发生，病程较长，或由阳水转化而来。肿多由下而上，继及全身，肿处皮肤松弛、按之凹陷不易恢复，甚则按之如泥，兼见不烦渴、小便少但不赤涩、大便溏薄、神疲气怯等里虚寒证。

（2）辨外感和内伤：外感常有恶寒、发热、头疼、身痛、脉浮等表证，病程短，起病急，以邪实为主；内伤多由于内脏亏虚，正气不足，或反复感邪，失治或误治，损伤正气所致。水肿的同时多伴有气虚、阳虚、阴虚甚或阴阳两虚、阴阳气血亏虚等，病程长，迁延反复，虚中夹实，以本虚为主。

二、鉴别诊断

原发性肾病综合征应注意与继发性肾病综合征相鉴别，常见的有糖尿病性肾病、狼疮性肾炎、过敏性紫癜肾炎和肾淀粉变性等。

1. 糖尿病性肾病　糖尿病性肾病是糖尿病全身性微血管合并症之一，亦称糖尿病性肾小球硬化症，当糖尿病出现肾病综合征时，其糖尿病病史多在10年以上，而且几乎都合并有视网膜病变。因此对于糖尿病病程比较短、无视网膜病变的肾病综合征患者，如无禁忌证时，应作肾组织活检以明确诊断。

2. 狼疮性肾炎　系统性红斑狼疮是一种多系统损害的全身性疾病，当出现肾损害时称为狼疮性肾炎。狼疮性肾炎约1/3患者表现为肾病综合征，此外，还伴有发热、关节炎、面部红斑、脱发、口腔溃疡、血白细胞和血小板减少，血抗核抗体（ANA）、抗双链DNA抗体（ds－DNA）及抗Sm抗体阳性，C_3、C_4、CH_{50}补体下降等。

3. 过敏性紫癜肾炎　过敏性紫癜是一种以小血管损害为主要病理基础的全身性疾病，多见于儿童，主要表现是皮疹、紫癜、关节痛、腹痛和肾损害。出现血尿、蛋白尿、水肿等肾炎表现者称为紫癜性肾炎，紫癜性肾炎除有肾脏症状外，尚有肾外症状，可助鉴别。

4. 肾淀粉样变　淀粉样变性是一全身性代谢性疾病，临床上分为原发性和继发性淀粉样变，原发性是指无基础病因的淀粉样变；继发性则多见于慢性炎症及感染性疾病，两者均可有肾损害，早期表现为无症状蛋白尿，逐渐发展为肾病综合征，最后死于肾功能衰竭，本病多见于中老年，除肾脏病变外，其肾外表现可以有舌、心脏和消化道病变，肝、脾、骨髓也常受累，最后确诊需肾活检。

【治疗】

一、中医治疗

本病应以水肿部位、性质、浮肿程度等来确定治疗方法。如浮肿以头面为甚，应用祛风解表、宣肺利水法；浮肿以下肢为明显，以利水消肿为主；表现为阳热证，应以清

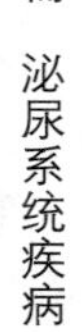

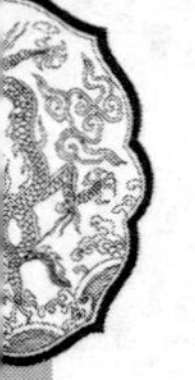

热利水治疗；证属虚寒则以温阳利水为治；肿盛，宜急则治其标，利水消肿为先；肿消，则注重健脾补肾以治本。对于腹部胀满、肿势较甚，正气未衰，用一般治疗方法无效时，可考虑使用攻下逐水法，运用得当，有立竿见影之效。此外，水肿常兼血瘀，应注意配合使用活血化瘀药物治疗。

（一）辨证论治

1．风水泛滥

主要证候：眼睑颜面浮肿，继则四肢及全身皆肿，来势迅速多有恶寒发热，肢节酸楚，小便不利等症。偏于风寒者恶寒重，咳喘，痰白；偏于风热者，咽喉红肿疼痛或有身热。偏风寒者，舌苔薄白，脉浮紧甚或脉沉；偏风热者，舌质红，脉浮滑数甚或脉沉。

治法：疏风清热，宣肺行水。

方药：越婢加术汤。方中麻黄宣散肺气，发汗解表，以去其在表之水气；生石膏解肌清热；白术、甘草、生姜、大枣健脾化湿。

风热偏盛，可加金银花、连翘、板蓝根、桔梗，或用银翘散加减；尿血症状突出者，加大小蓟、白茅根、丹参凉血活血止血；风寒偏盛者去石膏，加紫苏叶、防风、浮萍；汗出恶风，卫阳虚者，防己黄芪汤加减。

2．水湿浸渍

主要证候：全身水肿，按之没指，小便短少，起病缓慢。身体困重，胸闷纳呆，泛恶。舌苔白腻，脉象沉缓。

治法：健脾化湿，通阳利水。

方药：五皮饮合胃苓汤。方中桑白皮、陈皮、大腹皮、茯苓皮、生姜皮化湿行水，白术、茯苓健脾化湿，苍术、厚朴燥湿健脾，猪苓、泽泻利尿消肿，肉桂温阳化气行水。

肿甚而喘者，加麻黄、杏仁、葶苈子；恶心呕吐者，加半夏、生姜；脾虚甚者，也可加黄芪、党参，或用防己茯苓汤。身发疮痍用五味消毒饮加减。

3．湿热壅盛

主要证候：遍体浮肿，皮肤绷急光亮。胸脘痞闷，烦热口渴，尿赤便干。舌红苔黄腻，脉沉数。

治法：分利湿热。

方药：疏凿饮子。方中商陆泻下逐水，槟榔、大腹皮行气导水，茯苓皮、泽泻、木通、椒目、赤小豆利水祛湿，使在里之水从二便而去。羌活、秦艽、生姜善走皮肤，疏风发表，使在表之水从肌肤而泄。

腹满，大便不通者可用己椒苈黄丸；肿势严重，兼见气粗喘满，倚息不得卧，脉弦有力者，用葶苈大枣泻肺汤合五苓散加杏仁、防己、木通；体质壮实，全身高度水肿，气喘心悸，腹水，小便不利，脉证有力者，可用十枣汤攻逐水饮。

4．脾阳虚衰

主要证候：身肿，腰以下为甚，按之凹陷不易恢复，小便短少。脘腹胀闷，纳减便溏，神倦肢冷。舌淡苔白腻或水滑，脉沉缓。

治法：温运脾阳，以利水湿。

方药：实脾饮。方中附子、干姜、草果仁温阳散寒，白术、茯苓、甘草、生姜、大枣健脾补气，大腹皮、茯苓皮、木瓜利水去湿，木香、厚朴、大腹皮理气行水。

气虚甚者，加人参、黄芪；小便不利症状突出者加桂枝、泽泻、泽兰、石韦、土茯苓。

5. 肾阳衰微

主要证候：颜面及肢体水肿，以腰以下为甚，按之陷下不起，尿量减少。面色白，或灰滞，心悸气促，畏寒神疲，腰部酸重。舌质淡胖苔白，脉沉细无力。

治法：温肾助阳，化气行水。

方药：济生肾气丸合真武汤。方中六味地黄丸滋补肾阴，附子、肉桂温补肾阳，白术、茯苓、泽泻、车前子通利小便，生姜温散水寒，牛膝引药下行，直趋下焦，强壮腰膝。

心悸，唇舌紫暗，脉虚或结，或代，水遏心阳，瘀血内阻者，重用附子加炙甘草、丹参、泽兰等；水邪凌肺，肾不纳气，见喘促、汗出、脉虚浮而数者，重用人参、加麦冬、五味子、山茱萸、龙骨、牡蛎等。也可使用虫草制剂如百令胶囊、金水宝以补肺益肾。

（二）中成药

1. 雷公藤制剂　对于减少肾病综合征患者蛋白尿、血尿有较好的效果，可配合使用。临床常用的药物有：雷公藤多苷片 1 mg/kg·d，分 3 次饭后服。火把花根片 4～6 片，一日 3 次，饭后服。但应注意雷公藤制剂的毒副作用，如胃肠道反应、肝肾损害、骨髓抑制、性腺损害、女性月经紊乱、闭经等。用药期间应定期检查血常规、肝肾功能及注意妇女月经情况，如出现异常，应密切观察，及时对症处理，并酌情减药或停药。

2. 其他　黄葵胶囊 4 粒，一日 3 次；肾炎康复片 4 粒，一日 3 次，对于减少蛋白尿和血尿，减轻临床症状有一定疗效。

二、西医治疗

（一）一般治疗

肾病综合征患者应适当休息，避免劳累。注意预防感冒、感染。水肿明显者，要限制水钠的摄入。进食易消化、富营养食物，避免高脂饮食。

（二）利尿剂

对于尿少、高度浮肿患者，可根据需要使用利尿药，临床常用利尿药有以下几种：

1. 噻嗪类利尿剂　氢氯噻嗪 25～50 mg，一日 2 次。

2. 袢利尿剂　呋噻米 20～60 mg，一日 2 次。或呋噻米 100～1 000 mg，分 2～3 次静脉注射或静脉滴注。布美他尼 1～2 mg，一日 1 次，口服或静脉注射。

3. 保钾利尿剂　螺内酯 20～60 mg，一日 2～3 次；氨苯喋啶 50～100 mg，一日 2～3 次。

对于严重低蛋白血症伴高度浮肿者，可适当静脉使用人血白蛋白，有一定利尿

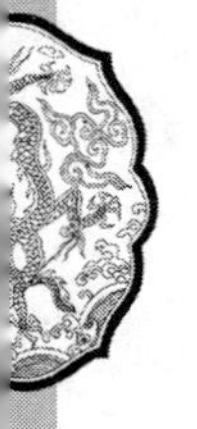

效果。

（三）糖皮质激素

常用口服药为泼尼松和泼尼松龙，静脉药为甲泼尼龙及地塞米松。临床常用泼尼松1 mg/kg·d（儿童1.5～2 mg/kg·d），早餐后一次顿服，共8～12周。以后每1～2周减少用量10%。当减至0.5mg/kg·d时，可将2日药量改为隔日1次，早餐后顿服。然后再缓慢减量至维持量（5～10 mg/kg·d），连用6～12个月，最后停药。使用激素强调“首剂要足，减药要慢，维持要长”原则。泼尼松龙对肝功能影响较小，适合于肝功能有损害的患者。

长期、大剂量使用激素可引起感染、消化性溃疡出血、皮质醇增多症、骨质疏松症、高血糖等并发症，应予注意。

（四）其他免疫抑制剂

对于单用激素效果不好或激素依赖型患者，需联合使用细胞毒类、环孢素、霉酚酸酯等免疫抑制剂治疗，以提高疗效。

1. 环磷酰胺（CTX）　一日100～200 mg，分2～3次口服，或200 mg，隔日静脉注射，总量不超过150 mg/kg。环磷酰胺可引起胃肠道反应、骨髓抑制、肝功能损害、性腺的抑制、出血性膀胱炎、脱发等，使用期间应密切观察病情，及时复查血常规和肝功能。

2. 环孢素A　首剂量3～5 mg/kg，3次口服，以后再根据环孢素A血药浓度调整剂量，环孢素A浓度维持在150～300 ng/ml，用药3～6个月。但环孢素A停药后易复发，还可引起胃肠道反应、肝肾毒性、牙龈增生、体毛增多、高血压等副作用，应定期进行血药浓度、肝肾功能等检查。

3. 霉酚酸酯（MMF）　是一种具有高度选择性的免疫抑制剂，通过抑制嘌呤经典合成途径，从而抑制了DNA的合成，最终抑制了T淋巴细胞和B淋巴细胞。一日1～1.5 g，分2～3次服用，疗程为3～12个月甚至更长。MMF副作用相对较少，主要有白细胞减少、腹泻、轻度肝功能异常、易合并感染等。

（五）其他药物

1. 抗凝药物　肾病综合征患者常呈高凝状态，容易发生血栓形成，应适当使用抗凝药予以纠正。如肝素钠5 000～10 000 U/d，静脉滴注，一日1次；或低分子肝素钙0.4 ml/d，腹壁皮下注射。另外，口服抗血小板聚集药物也有一定疗效。如双密达莫25～50 mg，一日3次；阿司匹林50～100 mg，一日3次。

2. 降脂药物　肾病综合征合并高脂血症时使用降脂药物治疗，可延缓肾小球疾病的进展，减少心血管疾病的发生。常用药物有：洛伐他汀10～30 mg，一日1～2次；辛伐他汀10～40 mg，晚间1次顿服；非诺贝特100 mg，一日2～3次。

【临床思路】

肾病综合征单纯使用中医中药治疗，临床疗效不高。在使用激素等西药基础上，配合中医辨证治疗，可明显减轻西药副作用，提高疗效，减少复发。如在大剂量激素治疗初期，激素引起的温热证尚不明显，中医仍可以温阳利水为法治疗。当出现湿热、热毒或阴虚火旺时，则应根据不同证候而使用清热祛湿、清热解毒、滋阴清热等以祛邪。当激素减量而出现气阴两虚、肝肾阴虚证，此时，应予益气养阴、滋养肝肾治疗。当激素减至维持量直至停药而出现脾肾两虚证，则应注重补脾益气、温肾固涩以治本，可巩固疗效，防止复发。在疾病过程中，如出现大量腹水，经过常规方法治疗无效，在病人正气未衰情况下，可酌情、短暂使用攻下逐水法如十枣汤、甘遂胶囊等，但应注意中病即止，不可过用。此外，在辨证基础上使用活血化瘀药物，对于减轻症状、提高疗效有一定作用。

肾病综合征诊断应排除继发性引起者如糖尿病肾病、狼疮性肾炎、多发性骨髓瘤等，对于诊断困难者，尽可能做肾组织活检以明确诊断，指导治疗。关于难治性肾病综合征，单用激素疗效不好，长期使用副作用大，而联合用药可提高疗效，减轻激素副作用。但要注意避免治疗过度而诱发严重感染及其他毒副作用，定期复查有关指标，及时处理各种并发症。高度浮肿、尿少时，不可长期、大剂量使用强效利尿剂以免引起电解质紊乱、血容量不足、血栓形成。严重低蛋白血症也不要大量补充人血白蛋白，以免造成肾脏损害。

【预后与转归】

大多数肾病综合征患者经过规范治疗，浮肿逐渐消退、临床症状消失，病情稳定，可以长期获得缓解，预后较好。部分患者经治疗后，浮肿不退、症状加重，或经治好转但反复发作，以致最终出现肾衰竭而危及生命，预后不良。

本病预后与病理类型、临床表现、对激素治疗反应以及并发症等有关。一般来说，病理类型为 MCD、轻度 MsPGN、早期 MN 及对激素治疗敏感者，预后良好；而晚期 MN、MPGN、重度 MsPGN、严重 FSGS，对激素治疗抵抗，合并有高血压、肾功能损害、长期大量蛋白尿者，预后差。

【预防与调护】

本病常因感冒或感染而诱发，应注意保暖，避免感冒。对于体质虚弱、经常感冒者，可服用玉屏风散，有一定预防作用。对于有慢性咽炎者，可在辨证中药中加用甘草、桔梗、玄参、麦冬等。对伴有反复扁桃体肿大、化脓者，除及时控制感染外，可考虑行扁桃体摘除术。劳累过度也是导致本病发作的一个主要因素。因此，应保持生活规律，避免过度劳累和房劳过度。饮食不当也可引起疾病的复发，要引起重视。水肿期宜低盐饮食，水肿消退后可逐渐恢复正常饮食。但要注意避免辛辣刺激、肥甘厚味之品，慎食虾蟹等发物，戒烟酒。

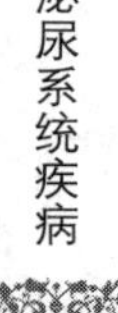

第五节　IgA 肾病

IgA 肾病（IgA nephropathy，IgAN）是临床最常见的原发性肾小球疾病，又称 Berger 病，以肾小球系膜区 IgA 颗粒状显著沉积为特征，临床以血尿和/或蛋白尿为主

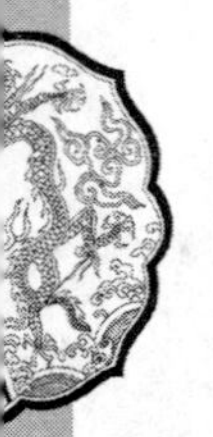

要表现，是终末期肾病（ESRD）的主要原因，我国约占ESRD的18%。IgAN发病率在世界各地差别较大，在我国，据一组10 594例肾活检病理资料分析，IgAN占原发性慢性肾小球疾病的39.55%，位于各种病理类型之首。在肾穿后5年肾脏存活率为77%，10年约为60%。IgAN是一病理诊断，临床上可能被诊断为单纯性血尿、隐匿性肾炎、慢性肾炎、肾病综合征等。

IgA肾病可归属中医的“尿血”、“水肿”等病证范围。

【病因病理】

一、西医病因病理

1. 病因及发病机制　IgA肾病的病因及发病机理目前还未完全清楚，一般认为本病是免疫复合物引起的肾小球疾病。IgA肾病的发病及病情的反复往往与上呼吸道、胃肠道和泌尿系等黏膜感染有关。细胞免疫功能的异常在IgA肾病的免疫异常中也起关键作用。研究发现IgA肾病患者IgA特异性T抑制细胞功能下降可导致B淋巴细胞合成IgA的增加，另外，IgA肾病患者还可能存在IgA免疫复合物及多聚IgA清除功能的障碍，而肾内堆积的IgA免疫复合物可以通过旁路途径激活补体，导致补体的活化及膜攻击复合物的形成，使肾脏受到损害。目前许多研究表明细胞因子及炎症介质在IgA肾病中具有重要的致病作用。

2. 病理和病理生理　IgA肾病的特征性免疫病理改变是在肾小球系膜区有IgA沉积。在光镜下，IgA肾病以肾小球系膜细胞增生及系膜外基质增多为主要表现，可伴有IgG、IgM、C_3、C_4、C_{1q}等沉积，但病变程度轻重不一。由于IgA肾病的组织学改变较为复杂，WHO将IgA肾病的肾脏病理改变分为5级：Ⅰ级：轻微病变，在光镜下仅有轻度系膜细胞增生，无肾小管间质的损害；Ⅱ级：病变不严重，在光镜下少于50%的肾小球可见系膜细胞增生，无肾小管间质的损害；Ⅲ级：局灶节段性肾小球肾炎，局灶或弥漫的肾小球系膜基质增宽及细胞增生，偶见球囊粘连和小新月体形成，偶有局灶间质水肿和轻度的炎细胞浸润；Ⅳ级：弥漫性系膜增生性肾小球肾炎，全部肾小球均有弥漫性的系膜增生及硬化，可见有废弃肾小球，少于50%的肾小球有球囊粘连和新月体形成，有明显的肾小管萎缩和间质炎症；Ⅴ级：弥漫硬化性肾小球肾炎，较Ⅳ级更为严重，出现肾小球节段和球性硬化、透明样变性，球囊粘连，50%以上的肾小球有新月体的形成，肾小管及间质的损害较Ⅳ级更为严重。电镜下主要为不同程度的系膜细胞增生和系膜基质的增多，在系膜区有较多的电子致密物沉积，有些致密物也可沉积于内皮下，少部分患者肾小球基底膜可呈节段变薄或增厚，有些患者还可以见到上皮细胞足突融合现象。

二、中医病因病机

本病的发生，与风邪袭肾、感受湿热、阴虚内热和脾肾阳虚等有关。

1. 风邪袭肾　足少阴肾经入肺、循咽喉、夹肾本。若先天禀赋不足，或劳累过度，正气虚弱，外感风邪（多为风热）入侵肺系，外邪循经袭肾，使肾络受损，封藏失司，遂致本病。

2. 下焦湿热　多因饮食肥甘厚味或辛热刺激之品，湿热内生，下注膀胱，损伤血络；或湿热扰肾，肾失固摄所致。

3. 阴虚内热　素体阴虚，或烦劳过度，或过服辛温燥热之品，耗伤阴液等，均可产生阴虚内热，热伤肾络则尿血，肾失固摄则见蛋白尿。若反复发作，阴损及（阳）气，可引起气阴两伤。

4. 脾肾阳虚　常由素体阳虚，或劳累过度，或过服寒凉药物，或久病伤阳所致。脾不升清，肾失封藏，则出现蛋白尿，气不摄血，可出现血尿。

此外，本病常因虚、因实或久病而致瘀。

总之，本病总以阴虚或气虚为本，风邪、湿热、瘀血为标，阴虚常兼湿热，气虚可伴血瘀。

【临床表现】

IgAN 的临床表现轻重不一，有发作性肉眼血尿、无症状镜下血尿和/或蛋白尿、大量蛋白尿、肾病综合征、高血压、急、慢性肾功能不全等。

1. 发作性肉眼血尿　多见于儿童。其肉眼血尿多在上呼吸道感染（扁体炎）后发生，亦有部分在急性胃肠炎或尿路感染后发作，间隔时间多在 24～72 小时。肉眼血尿可持续数小时至数天，然后转为持续性镜下血尿，部分病人血尿可消失，但常发作，发作时重现肉眼血尿，可伴有轻微全身症状，如肌肉酸痛、尿痛、腰痛等，或一过性血压及血尿素氮升高。

2. 无症状镜下血尿和/或蛋白尿　为儿童及青少年 IgAN 的主要临床表现，无临床症状，常在体检中被发现，可表现为单纯镜下血尿，或镜下血尿伴少量蛋白尿。本类型所占 IgAN 的比例约为 40%，被发现和确诊只是其中的一部分，应引起足够重视。

3. 大量蛋白尿　约 10% IgAN 出现大量尿蛋白，也是影响肾病进展的独立危险因素，在出现大量蛋白尿后其肾脏 5 年存活率为 55%。甚至出现肾病综合征表现，预后较差。

4. 高血压　约 1/3 患者发生高血压，而高血压是公认的 IgAN 预后不良的因素，在确诊有高血压后 3 年的肾脏存活率为 70%。血压应控制在 125～130/75～80 mmHg 水平较为理想。

5. 其他　部分患者可出现急进性肾炎综合征、急性肾衰竭、慢性肾衰竭等，预后较差。少数可出现腰和/或腹部剧痛伴血尿。

【实验室与其他检查】

1. 尿液检查　可表现为肉眼血尿或镜下血尿，尿红细胞位相检查以畸形红细胞为主，可伴有轻度蛋白尿，部分病人表现为大量蛋白尿。

2. 血液检查　约 50% 患者血清 IgA 增高，肾功能检查可正常或不同程度的肾功能减退，如肌酐清除率降低，肌酐和尿素氮升高。血 β_2－微球蛋白增高者，常提示有肾小球硬化。

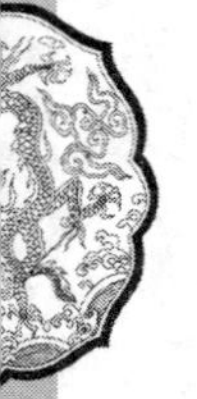

3．肾活检　肾小球系膜细胞增生，系膜外基质增多，免疫荧光见肾小球系膜区有以 IgA 为主的颗粒状沉积物。

【诊断与鉴别诊断】

一、诊断要点

（一）西医诊断

凡出现无症状性肾小球血尿，兼或不兼有蛋白尿者，尤其是在发生咽炎后出现血尿或血尿加重者，应考虑 IgA 肾病的可能。但本病的确诊必须依靠肾活检免疫病理检查，其诊断依据是肾小球系膜区有以 IgA 为主的颗粒状沉积。血清 IgA 增高不能作为诊断的主要依据。

（二）中医辨病与辨证要点

1．辨病要点　IgA 肾病可归属中医的"尿血"范畴。本病当与血淋、石淋相鉴别。血淋和尿血均可见血随尿出，以小便时痛与不痛为其鉴别要点，不痛者为尿血，淋漓刺痛者为血淋；尿血和石淋均有血随尿出，但石淋尿中时有沙石夹杂，小便涩滞不畅，时有小便中断，或伴腰腹绞痛等症，若沙石从小便而出则痛止。

2．辨证要点　本病辨证以阴虚者为最常见，表现为咽干咽痛，五心烦热，小便短赤，大便干结等，并常夹湿热，表现为口干口苦，舌苔黄腻，脉象滑数等。也有气虚者，以倦怠乏力，神疲纳呆，腹胀便溏为特征，气虚又常兼血瘀，以舌暗脉涩为特征，临证时应辨别清楚。

二、鉴别诊断

由于肾小球系膜区 IgA 沉积可见于许多其他疾病，所以应注意与下列疾病鉴别。

1．急性链球菌感染后肾小球肾炎　该病与 IgA 肾病均可于上呼吸道感染（或急性扁桃体炎和咽炎）后出现血尿，并可伴有蛋白尿、水肿及高血压。但 IgA 肾病在感染后 1～3 天出现血尿，可伴有血清 IgA 升高，而急性肾炎在感染后 1～2 周出现急性肾炎综合征症状，血清补体降低，IgA 正常可资鉴别。

2．非 IgA 系膜增生性肾小球肾炎　该病与 IgA 肾病均可表现为单纯性血尿，临床上鉴别困难，可作肾活检病理检查鉴别之。

3．过敏性紫癜性肾炎　为继发性肾小球疾病，本病与 IgA 肾病均可表现为镜下血尿或肉眼血尿，肾活检两者同样有肾小球系膜区 IgA 沉积，但过敏性紫癜有皮肤紫癜、腹痛、关节痛等全身症状，可资鉴别。

【治疗】

一、中医治疗

（一）辨证论治

1．风邪外袭

主要证候：发热恶风，咽喉肿痛，咳嗽口干，小便黄赤，舌红，苔薄黄，脉浮。

治法：疏风清热。

方药：银翘散。方中金银花、连翘、荆芥、薄荷、豆豉疏风解表，清热解毒；桔梗、牛蒡子、甘草宣肺利咽；竹叶、芦根清热生津。

发热明显，加生石膏、柴胡；咽喉肿痛甚者，加板蓝根、射干；咳嗽痰黄，加黄芩、鱼腥草、浙贝母；尿血加白茅根。本证型多见于 IgA 肾病首次发作或复发的患者。

2. 下焦湿热

主要证候：身体多壮实或肥胖，可见面目、下肢轻度浮肿，口苦口干，胸脘痞闷，大便硬结或不爽，小便短赤，舌红，苔黄腻，脉滑数。

治法：清热利湿，凉血止血。

方药：小蓟饮子。方中小蓟、藕节、蒲黄凉血止血，滑石清热利水通淋，木通、淡竹叶、栀子清泄三焦之火，生地养阴清热、凉血止血，当归养血和血性温，防诸药寒凉太过。

热盛而心烦口渴者，加黄芩、天花粉清热生津；尿血较甚者，加槐花、白茅根凉血止血；尿中夹有血块者，加桃仁、红花、牛膝活血化瘀。

3. 阴虚内热

主要证候：头晕颧红，五心烦热，口干咽燥，大便干结，小便短赤，舌红，苔少或无苔，脉细数。

治法：滋阴清热。

方药：知柏地黄丸合二至丸。方中六味地黄丸合二至丸滋养肾阴，知母养阴清热，黄柏清泄虚热。

若兼湿热者加茵陈、石韦、萹蓄；气阴两虚者，症见神疲乏力，头晕耳鸣，腰酸膝软，气短懒言，纳欠便软，舌淡，苔少，脉细弱，用生脉散合六味地黄丸加减。

4. 脾肾阳虚

主要证候：全身浮肿，以下半身为重，畏寒肢冷，面色㿠白，尿少纳呆，舌淡胖，苔白，脉沉迟。

治法：健脾益肾，温阳利水。

方药：真武汤。方中附子温肾暖土，以助阳气，茯苓健脾渗湿，以利水邪，白芍健脾燥湿，以扶脾之运化，生姜温阳祛寒，温散水气。

若咳，加五味子、细辛、干姜；若小便利者，去茯苓；若下利者，去芍药，加干姜；若呕者，去附子，加重生姜；如果无浮肿，可改用右归丸加减；脾肾气虚可用参芪地黄汤。

中成药雷公藤制剂参照“肾病综合征”节。

（二）其他治法

参照“肾病综合征”节。

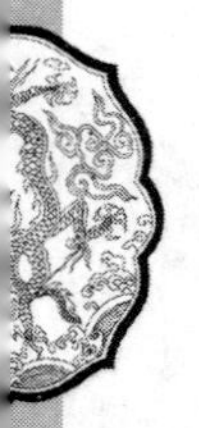

二、西医治疗

（一）糖皮质激素

适用于表现为肾病综合征或大量蛋白尿者。一般口服泼尼松 1 mg/kg·d，病情缓解后逐渐减量。如使用 8 周无效，应尽快减量直至停药或配合使用其他免疫抑制剂。

（二）细胞毒药物

单用激素无效或新月体形成超过 30%，可配合使用细胞毒药物，如环磷酰胺（CTX），200 mg/d，加生理盐水 100 ml 稀释后静脉滴注，隔日 1 次，总量在 150 mg/kg 以内。用药期间，应定期复查有关指标，注意药物的毒副作用。

（三）其他免疫抑制剂

霉酚酸酯通过抑制嘌呤经典合成途径而抑制 DNA 的合成，最终抑制 T、B 淋巴细胞的增殖和抗体的生成，但对非淋巴细胞和器官如骨髓、肝脏等则无明显影响。每日 1～1.5 g，分 2～3 次口服，病情缓解后逐渐减量，维持时间应在 6 个月以上。主要副作用有腹泻、白细胞降低、易合并感染等。

硫唑嘌呤也为嘌呤合成抑制剂，副作用较 CTX 小，用法为 1～2 mg/kg·d，对维持肾功能稳定有一定作用，但对尿蛋白影响不大。

环孢素 A 免疫作用机理尚不太清楚，可能与其抑制 T、B 细胞的活性和吞噬细胞功能，特别是抑制辅助性 T 淋巴细胞合成、释放 IL－2，从而抑制了具有杀伤能力的 T 细胞有关，主要用于移植后病人。一般用法 3～5 mg/kg·d，分 2 次口服，治疗时间 6 个月。但应 1～2 周查环孢素血药浓度，一般全血谷值在 150～300 ng/ml，过高易引起中毒，特别是肝、肾损害。本药对减少尿蛋白有一定作用，但停药后易复发。

（四）其他药物

1. 抗血小板聚集药和抗凝药　主要用于高凝状态或肾小球硬化者，可使尿蛋白减少，肾小球硬化改善。常用药物有双密达莫和肝素。

2. 鱼油　含有 ω－3 脂肪酸，可抑制细胞因子增殖，改变细胞膜的通透性和流变学，减少血小板聚集，延缓肾炎的进展，近年来广泛用于本病的治疗，但确切疗效如何，尚有不同的看法。

3. 维生素 E　为一抗氧化剂，实验性 IgAN 大鼠使用后发现血尿、蛋白尿明显减少，肾血流量恢复正常，提示 IgAN 伴肾组织氧化损伤者用抗氧化剂治疗可改善肾功能和结构。

4. ACEI　治疗高血压、降低尿蛋白和延缓肾功能进展的作用已得到公认。血管紧张素Ⅱ受体拮抗剂 AT_1 与 ACEI 类似，但引起咳嗽较小，还有促进尿酸排泄作用。

（五）扁桃体切除

中度以上扁桃体肿大、反复上呼吸道和扁桃体感染而致肉眼血尿，可行扁桃体切除术，部分患者病情好转、血尿消失。

【临床思路】

IgAN 表现为尿血时，当分清虚实。实证尿血，一般病程较短，发病较急，尿色鲜红，临床以风热、湿热表现为主，治以疏风解表、清热利湿为法。虚证尿血，病程较长，病势较缓，尿色较淡，临床以气虚、阴虚和气阴两虚为多，治疗宜养阴清热、益气摄血、益气养阴。IgAN 表现为大量蛋白尿时，临床可以脾肾阳虚为主要表现，治疗应温阳利水。如尿中夹有血丝、血块或有淤血征象者，应注意活血化瘀，但不能活血、破血太过，以免加重血尿。雷公藤制剂对减少 IgAN 蛋白尿、血尿有较好效果，可选择使用。

IgAN 临床容易误诊，对于原因不明、长期血尿，或伴有蛋白尿，必须进行肾活检以尽早明确诊断，指导治疗。应该指出，狼疮性肾炎、紫癜性肾炎、乙肝相关性肾炎等疾病也有 IgA 在肾小球系膜区沉积，与 IgAN 相似，临床上应排除这类疾病才可诊断为 IgAN。IgAN 以血尿或伴有少量蛋白尿为主要表现者，治疗以中医药为主，适当配合使用西药 ACEI/ARB 类药物。而以肾病综合征为主要表现者，则以激素为主治疗，配合中医辨证治疗。

【预后与转归】

IgAN 最初由 Berger 于 1968 年报告，开始多认为它的预后良好，但近年来的一系列研究发现，约 20% ~50% 患者病情呈进行性进展，最终发展为终末期肾病而需进行透析或肾移植。经过长期随访观察，下列因素与预后有关：

1. 男性，且起病年龄较大者（大于 40 岁）预后较差。

2. 反复发作肉眼血尿较无症状镜下血尿为好，而肾炎综合征或肾病综合征又较镜下血尿为差。

3. 大量蛋白尿者（特别是无水肿）预后较差。

4. 持续高血压者预后差。

5. 肾功能减退者预后差。

6. 肾小球内同时有 IgA、IgG、IgM 沉积者较单纯 IgA 沉积者差。

7. 严重肾小管间质病变、肾小球新月体形成多、广泛肾小球硬化者预后差。

【预防与调护】

本病的预防调护很重要，约 60% 的 IgAN 患者因感染、劳累而复发。因此，养成良好的生活习惯，增强体质避免感染和劳累过度。本病常因上呼吸道感染、扁桃体炎而使病情加重，故应注意保暖，预防感冒，如体质较差、容易感冒者可服用玉屏风散。劳累过度、剧烈运动、饮食不节常可使血尿加重或病情复发，故应尽量避免，忌食辛辣厚味之品，戒烟。

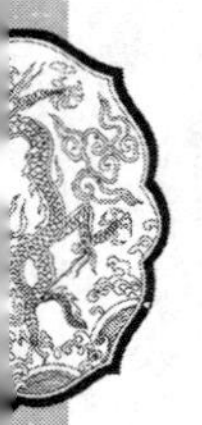

第六节　隐匿性肾小球肾炎

隐匿性肾小球肾炎（latent glomerulonephritis），简称隐匿性肾炎，一般是指在体检或在偶然情况下，尿常规检查发现血尿和/或蛋白尿，而无症状体征且肾功能正常者，故又称为无症状性血尿和蛋白尿。它是一组病因、发病机制及病理类型不同的肾小球疾病，可见于多种原发性肾小球疾病，如肾小球微小病变、轻度系膜增生性肾炎、局灶增生性肾炎及IgA肾病，甚至可出现于早期膜性肾病，如尿蛋白超过1 g/d应考虑肾活检，明确病理类型。

本病多无明显症状和体征，也有表现为轻微腰酸腰痛者，若以血尿为主要表现，可归属中医“尿血”病证范畴，若以蛋白尿为主要表现者可归中医“尿浊”病证范畴，伴有腰酸痛者也可归属中医“腰痛”病证范畴。

【病因病理】

一、西医病因病理

西医认为本病病因还不太清楚，可能与链球菌或病毒感染有关。其发病机制与其他原发性肾小球疾病一样，大多属自身免疫性疾病。

隐匿性肾小球肾炎可见于多种原发性肾小球疾病，以血尿为主要表现者常见于IgA肾病、非IgA系膜增生性肾炎、局灶性肾小球肾炎、薄基底膜肾病；以无症状性血尿和蛋白尿为主要表现者，常见于肾小球轻微病变、轻度系膜增生性肾炎、局灶增生性肾小球肾炎及IgA肾病，甚至可出现于早期膜性肾病。具体肾脏病理改变参考相关章节。

二、中医病因病机

1. 心火炽盛　因烦劳过度或七情所伤，心阴亏耗，心火亢盛，移热于小肠，迫血妄行而致尿血。

2. 阴虚火旺　素体阴虚或烦劳过度而伤肾阴，阴虚则生内热，虚火灼伤肾络，产生尿血。

3. 湿热内蕴　外感湿热或久居湿地，恣食生冷肥甘，湿邪内生，郁久化热，湿热蕴结，以致脾不升清或肾失封藏，可出现蛋白尿，若热伤血络，则出现尿血。

4. 脾肾气虚　由于劳累思虑伤脾、或禀赋不足、或劳欲伤肾、或久病及肾，致脾肾虚亏。脾气不足，清气不升，统摄无权；肾气亏虚，封藏失职，精微下泄；则可出现蛋白尿与血尿。

综上所述，本病病因有虚实之分，虚以脾肾为主，实则与风湿热邪有关。病位主要在脾、肾，基本病机为本虚标实，脾肾不足为本，风邪、湿热为标。

【临床表现】

本病患者临床上多无症状和体征，偶有腰酸倦怠者，常偶然于体检时发现有显微镜下肾小球源性血尿和/或蛋白尿，持续性或反复发作性，部分患者于剧烈运动后，或在高热、上呼吸道感染时出现一过性肉眼血尿和/或蛋白尿。

【实验室与其他检查】

1. 尿常规　可表现为单独尿蛋白阳性或单独尿镜下红细胞增多，或蛋白尿伴镜下红细胞尿。

2. 尿蛋白定量　24小时尿蛋白定量小于2 g，以白蛋白为主。

3. 尿红细胞位相镜检　尿红细胞于相差显微镜下呈多种样变形。

4. 肾功能检查　血肌酐、尿素氮、内生肌酐清除率、肾小管功能、肾图等皆正常。

5. 影像学检查　肾脏B超、静脉肾盂造影、CT等检查无异常发现。

【诊断与鉴别诊断】

一、诊断要点

（一）西医诊断

1. 无急、慢性肾炎或其他肾脏病病史，肾功能正常。

2. 无明显临床症状、体征，而表现为单纯性蛋白尿或（和）肾小球性血尿。

3. 可排除非肾小球性血尿或功能性血尿。

4. 以轻度蛋白尿为主者，24小时尿蛋白定量 <1 g，但无其他异常，可称为单纯性蛋白尿。以持续或间断镜下血尿为主者，可称为单纯性血尿。

（二）中医辨病与辨证要点

1. 辨病要点　尿血和血淋都以小便出血、尿色红赤，甚至溺出纯血为共有的症状，临床易混淆，须详加鉴别。二者的鉴别要点是尿痛的有无，尿血多无疼痛之感，虽亦间有轻微的胀痛或热痛，但终不如血淋的小便滴沥而疼痛难忍。故一般以痛者为血淋，不痛者为尿血。

2. 辨证要点

（1）辨蛋白尿：应从尿色、尿量等入手进行辨证。小便淡清，伴轻度乏力，以脾虚为主；小便淡黄、频数，伴轻度腰酸，以肾虚为主；小便短赤量少，或为阴虚，或为湿热，前者舌红、脉细数，后者苔黄腻，脉弦滑。

（2）辨血尿：小便清利，尿检见有红细胞，以脾肾气虚为主；小便短赤，舌红咽干，以阴虚火旺为主；小便黄红，苔黄腻，以湿热阻滞为主；尿色暗红，舌有瘀斑，以瘀血阻络为主；突发尿血鲜红，伴发热咽痛，多为热毒亢盛，迫血妄行。

二、鉴别诊断

1. 生理性蛋白尿　包括功能性蛋白尿，仅于剧烈运动，发热或寒冷时出现；体位性蛋白尿，在直立状态下出现蛋白尿，卧床后蛋白尿消失。

2. 遗传性肾小球疾病　以血尿为主，遗传性进行性肾炎呈异质性遗传，性连锁显

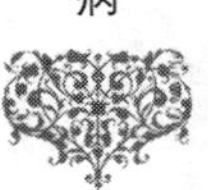

性遗传最多见，肾组织电镜检查可见肾小球基膜广泛变厚、襞分层。

3. 继发性肾小球疾病　以过敏性紫癜性肾炎、狼疮性肾炎和乙肝相关性肾炎轻型多见。

【治疗】

一、中医治疗

（一）辨证论治

1. 心火炽盛

主要证候：小便短赤，尿中带血，色鲜红，心烦口渴，夜寐不安，口舌生疮，舌尖红，苔微黄，脉数。

治法：清心泻火，凉血止血。

方药：小蓟饮子。方中以小蓟凉血止血，辅以藕节、蒲黄助小蓟凉血止血，并能消瘀；滑石清热利水通淋；木通、淡竹叶、栀子清泄心、肺、三焦之火热从下而去；生地黄滋阴降火；当归养血和血，有防诸药太过寒凉之意；甘草调和诸药。诸药合用共成清心泻火、凉血止血之效。

若出血多者，可加用白茅根、地榆。

2. 阴虚火旺

主要证候：小便色赤，带血，头晕目眩，腰酸耳鸣，五心烦热，舌质红，苔少，脉细数。

治法：滋阴降火。

方药：知柏地黄丸。方中知母、黄柏清虚热；六味地黄丸滋补肾阴，“壮水之主，以制阳光”。诸药合用共成滋阴降火之功。

尿血者，可加女贞子、旱莲草、小蓟、白茅根等。

3. 湿热内蕴

主要证候：小便浑浊有热感，或见尿血，口苦口黏，胸脘烦闷，舌质红，苔黄腻，脉滑数。

治法：清利湿热。

方药：程氏萆薢分清饮。方中萆薢、石菖蒲清利湿浊；黄柏、车前子清利湿热；白术、茯苓健脾除湿；莲子心、丹参清心活血通络。诸药合用共成清利湿热功用。

血尿者可加小蓟、藕节、蒲黄；蛋白尿可加玉米须、石韦。

4. 脾肾气虚

主要证候：面色无华，神疲纳差，腰脊酸痛，尿血或蛋白尿，舌淡，脉细弱。

治法：益气健脾，补肾固精。

方药：参苓白术散合水陆二仙丹。参苓白术散益气健脾渗湿；金樱子、芡实补肾涩精。诸药合用共成益气健脾、补肾固精功用。

气虚重者加黄芪；腰脊酸痛者加杜仲、狗脊、山茱萸；血尿者加仙鹤草、旱莲草、紫珠草。

（二）其他疗法

参考“慢性肾小球肾炎”等篇章。

二、西医治疗

本病无特殊治疗，但应注意清除反复感染的病灶，有感染及时控制，应预防感冒及生活上不宜过于劳累，避免使用肾毒性药物。

【临床思路】

隐匿性肾炎是无明显临床症状，须进行尿液检查才能发现的病症，按传统的宏观辨证，除一过性肉眼血尿外往往无证可辨。因此，对于本病证应根据全身表现，如面唇舌色、口味喜恶、二便相关性、病史和用药史、脉象等及尿常规、尿蛋白电泳，尿 FDP、血浆白蛋白等检测指标，结合中医对肾性血尿、蛋白尿的病机认识来进行辨证。一般而言，中医认为蛋白尿是因外邪侵袭，脏腑功能失调所致，再由病理产物湿瘀的作用，使蛋白的丧失加重。其中脾不摄精、清气下陷和肾不藏精、精气下泄是蛋白尿产生的直接机制，因此脾肾功能变化是产生蛋白尿的基本病机。但风邪、湿热、瘀血等因素在蛋白尿的发生及病情加重的过程中有重要影响，故对蛋白尿的治疗应坚持以中医整体观指导辨证施治。而肾性血尿的形成多由于热扰血分，伤及脉络或阴虚火旺，迫血妄行；或脾肾气虚，固摄失职，血溢脉外；或久病入络、血行不畅，血不循经所致；有虚实寒热之别。其中虚证有气虚、阴虚之分；实证有瘀血、湿热之别。总之对于无证可辨的病人，可结合微观辨证，如尿色鲜红为火盛迫血；尿色淡红为气不摄血；尿中夹有血丝血块为瘀血内阻；尿浑浊为湿热之证等，即可以解决无证可辨的难题。

【预后与转归】

本病病情常时轻时重，反复发作，迁延不愈，特别是劳累或感冒常使尿蛋白及血尿一过性增加，但本病绝大多数病人能长期保持肾功能正常，仅少数病人可出现尿蛋白逐渐增多，并出现水肿、高血压而转成慢性肾炎。本病也有自发痊愈倾向，但部分生理性血尿或蛋白尿和部分慢性肾炎、继发性肾病早期一旦明确诊断则不能列为本病诊断。

【预防与调护】

积极治疗或消除体内各种感染病灶，如扁桃体反复急性感染者，可考虑手术摘除。预防感冒，体质差者可常服玉屏风散。避免使用对肾脏有损害的药物。生活应有规律，不宜过于劳累。血尿或蛋白尿较重患者，应注意休息，不宜做过多体力劳动和剧烈运动。忌烟酒，尽量少吃辛辣肥甘等食物，以免助湿生热。

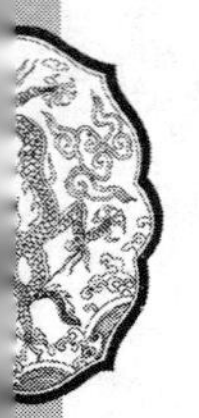

第三章 过敏性紫癜性肾炎

过敏性紫癜（anaphylactoid purpura）是一种血管变态反应性出血性疾病，由过敏性紫癜引起的肾脏损害称为紫癜性肾炎（henoch－schonlein purpura nephritis）。过敏性紫癜性肾损害的发生率约为20%～60%。本病常发生于10岁以下儿童，成年人（>20岁）中少见。临床以皮肤紫癜、胃肠炎、关节炎及肾损害为特点的综合征。多数患者呈良性、自限性过程，但也有反复发作或迁延数月、数年者，其预后主要取决于肾病变的严重程度。

根据本病的临床表现，过敏性紫癜肾炎可归于中医“紫斑”、“水肿”、“尿血”等病证范畴。

【病因病理】

一、西医病因病理

（一）病因及发病机制

1. 病因　引起本病的因素主要有：①感染：约1/3患者有细菌、病毒、寄生虫等先驱感染史，但未能证明与链球菌感染的肯定关系；②药物过敏：如青霉素、磺胺药、红霉素、异烟肼、巴比妥、阿司匹林、疫苗等；③食物过敏：如鱼、虾、蟹、蛤、蛋、乳、白酒、草莓、西红柿、果仁等；④其他：植物花粉、虫咬、寒冷刺激。

2. 发病机制　过敏性紫癜性肾炎发病机理目前仍然不清楚，一般认为它是一种免疫性疾病，而IgA在发病中起重要作用。急性期患者血清IgA显著增高，肾小球和皮肤小血管壁可检出IgA免疫复合物和补体。抗原与抗体结合后形成免疫复合物（IC），沉积在肾小球内，激活补体，导致一系列炎性介质的释放，引起血管炎症反应，血管脆性和通透性增加，导致过敏性紫癜性肾炎发生。此外，患者急性期血清Ⅷ因子活性低下和肾小球存在纤维蛋白（原），提示凝血机制参与本病发病。

（二）病理和病理生理

过敏性紫癜性肾炎肾脏的病理变化以肾小球系膜局灶节段性或弥漫性增生为主，IgA颗粒状弥漫性肾小球沉积，可伴有不同程度新月体形成。患者皮肤和内脏可有典型的毛细血管炎，其毛细血管壁上可见IgA、C_3沉积。

过敏性紫癜性肾炎病理分型，根据Heaton等修改，病理分类为：Ⅰ型：轻微病变；Ⅱ型：单纯性系膜增生不伴新月体形成：a. 局灶性；b. 弥漫性；Ⅲ型：系膜增生性肾炎伴新月体形成<50%：a. 局灶性；b. 弥漫性；Ⅳ型：系膜增生性肾炎伴新月体形成50%～70%：a. 局灶性；b. 弥漫性；Ⅴ型：系膜增生性肾炎伴新月体形成>70%：

a. 局灶性；b. 弥漫性；Ⅵ型：膜增生性肾炎。

二、中医病因病机

本病的发生，与感受外感热邪、湿毒浸淫、阴虚火旺、脾气虚弱以及瘀血阻滞等有关。

1. 感受外邪　外感六淫之邪入侵体内，从阳化热，邪热与气血相搏，脉络受伤，血渗于脉外，留于肌肤而为紫斑。若邪热蕴结下焦，损伤肾络而为尿血，肾失开合、水湿潴留体内、流溢肌肤而为水肿。

2. 湿毒浸淫　饮食辛辣、醇甘、腥味之品，酿成湿热；或用药不慎，药毒内发，或蚊虫叮咬，虫毒浸淫。湿毒内结，阻于脉络，血循不畅，或湿毒化火，迫血妄行，血不循经，外溢肌肤，内迫胃肠，甚则及肾，故皮肤紫斑、便血、溺血。

3. 阴虚火旺　若热病日久，失于调护，阴津耗伤，阴虚火旺，灼伤脉络，迫血妄行，而为斑疹、便血、溺血。在小儿因其纯阳之体，阳常有余，阴常不足，久病热病，更易伤阴患病。

4. 脾气虚弱　禀赋不足，素体脾胃虚弱；或调护不当，饮食不节，脾胃受损，生化统摄无权，血溢脉外，从而出现紫斑、尿血、便血等证。脾虚运化失职，水湿内停，泛滥于肌肤，发为水肿。

5. 瘀血阻滞　阴虚热盛，血液黏稠，运行不畅而成血瘀；气虚无力推动血液运行，血流凝涩，脉络瘀阻；久病入络，血脉瘀阻。凡此种种使血行不畅，瘀阻经脉，血流不循其道，溢而为紫斑、尿血、便血等证。

由上述导致本病的各种原因及机理看来，本病性质不外乎虚实两类，外邪、湿毒、瘀血为病属实，阴亏、气弱为病属虚；其病理变化可归结为火热熏灼，迫血妄行；气虚不摄，血溢脉外及瘀血阻络，血不循经三类。火热又有虚实之分，由火热亢盛所致者属于实火，而由阴虚火旺所致者则属于虚火。实证和虚证虽各有不同的病因病理，但在疾病的发展变化中，常发生证的转化。如开始为火热炽盛，迫血妄行，但在反复出血之后，则会导致阴血亏损，虚火内生；或因出血过多，气随血脱，以致气虚不能摄血。而虚证患者出血之后，已离经脉之血未除，留积体内，蓄结为瘀，妨碍新血的生长及气血的正常运行，则转为实邪，变生虚实夹杂之证。本病主要病位在肾、脾、肌肤、关节，可涉及心、肺、肝等。

【临床表现】

一、肾外表现

1. 紫癜　出血性斑点为对称性分布于四肢远端、臀部及下腹部，以下肢多见，压之不退色，1～2 周后逐渐消退，可反复出现。

2. 关节炎　多发性关节肿痛以膝、踝关节常见，呈游走性，可反复发作，症状消退后不留关节变形。

3. 胃肠炎　约 50% 患者出现腹痛，以脐周和下腹痛为主，呈阵发性绞痛。可伴恶

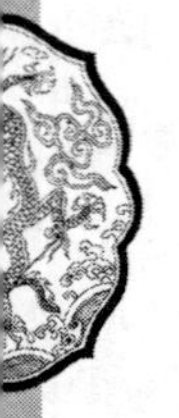

心呕吐、便血。

二、肾损害表现

肾损害表现多见于皮疹后1周，少数为数月之后。肾脏受损表现为反复肉眼血尿或镜下血尿、蛋白尿、肾病综合征、急性肾炎综合征，个别出现慢性肾衰竭。

【实验室与其他检查】

1. 尿液检查　可见轻重不一的血尿，可有蛋白尿和管型。

2. 血液检查　血小板、出血时间、凝血时间、血块回缩时间、凝血酶原时间均在正常范围。血沉正常或稍快，血清IgA可增高。

3. 皮肤活检　无论在皮疹部或非皮疹部位，免疫荧光检查均可见毛细血管壁有IgA、C_3沉积。

4. 肾活检　肾穿刺活组织检查有助于本病的诊断，也有助于了解病变严重程度和评估预后。病理表现主要为肾小球系膜局灶节段性或弥漫性增生为主，IgA颗粒状弥漫性肾小球沉积，可伴有不同程度新月体形成。

【诊断与鉴别诊断】

一、诊断要点

（一）西医诊断

本病诊断依靠临床典型的皮肤、关节、胃肠道及肾脏受累表现及IgA沉着为主的系膜增殖性病理改变，确诊并不难。因约25%患者肾脏受累表现很轻，反复尿常规检查是检出肾脏损害的主要依据。

（二）中医辨病与辨证要点

1. 辨病要点　根据本病的临床表现，本病可归属于“紫斑”、“水肿”、“尿血”等范畴。本病当与温病发斑及丹毒相鉴别。本病与温病发斑在皮肤表现的斑块方面区别不大，但两者病情病势预后迥然有别。温病发斑发病急骤，常伴有高热烦躁、头痛如劈、昏狂谵语、四肢抽搐、便血、尿血、舌质红绛等，病情险恶多变；本病常有反复发作史，也有突然发生者，但一般舌不红绛，不具有温病传变急速之征；丹毒属外科皮肤病，以皮肤色红如红丹得名，轻者压之褪色，重者压之不褪色，但其局部皮肤灼热肿痛与本病有别。

2. 辨证要点

（1）辨标本：本病属于本虚标实，本虚以脾肾两虚多见，标实以外邪、热毒、湿浊多见。急性期以标实为主，慢性期以本虚为主。而病情反复发作往往虚实错杂互见。

（2）辨虚实：早期病变因风、湿、热、火毒为患，症见紫斑、血尿、发热、咽痛、口渴、烦躁，多属血热实证，慢性期见紫斑、血尿而手足心热、舌红少苔，或气短乏力、食少懒言、面色萎黄、舌淡有齿痕，多为阴虚内热，或脾气虚弱，属虚证。在小儿易虚易实，证型错杂，辨证时要灵活掌握。

（3）重视血瘀：本病由于血渗脉外，留于肌肉脏腑之间而为瘀，因此瘀血是本病的病理产物，而反过来瘀血又为致病因素，加重病情或阻碍病变修复，临证时无论何证，均需注意瘀血的存在。

二、鉴别诊断

1. 急性肾小球肾炎　临床以血尿、高血压、少尿及水肿为特征，急性期全血 C_3 补体下降，没有出血性皮疹、关节痛和胃肠道症状，皮肤活检和肾活检可鉴别。

2. IgA 肾病　临床以血尿为主要表现，无皮疹、关节痛及胃肠道症状，肾活检发现肾组织中无单核细胞和 T 淋巴细胞，与过敏性紫癜肾炎容易混淆。

3. 狼疮性肾炎　临床表现为血尿或蛋白尿，也可表现为急性肾炎综合征或肾病综合征，但本病多发于生育期女性，除肾脏受累外，常伴多系统受累改变，血找到狼疮细胞，血抗核抗体、ds－DNA、抗－Sm 抗体多为阳性。根据病史及临床表现，一般较易与紫癜性肾炎鉴别。

4. 肺出血－肾炎（Goodpasture）综合征　当本病伴肺出血、咯血时注意与此病鉴别。肾活检 Goodpasture 综合征免疫荧光为典型线状 IgG 沉积。

【治疗】

一、中医治疗

紫癜性肾炎在病程早期以疏风清热、泻火解毒、清热利湿、凉血止血为主；瘀血存在于疾病整个过程，只是各阶段表现轻重缓急不同而已，因此活血、化瘀、止血疗法灵活施治；紫癜性肾炎病变日久，虚实错杂互见，治宜扶正与祛邪兼顾。

（一）辨证论治

1. 风热搏结，损伤血络

主要证候：初起发热咽痛，口渴心烦，或关节疼痛，继而下肢有紫斑，尿血，舌质红，苔薄黄，脉数。

治法：疏风清热，凉血散瘀。

方药：银翘散合竹叶牛蒡汤。方中荆芥、金银花、连翘疏风清热，牛蒡子、蝉蜕、薄荷清利咽喉，玄参、麦冬、知母清热凉血养阴，竹叶、芦根清心除烦。

腹痛便血可加槐花、地榆；尿血加白茅根、小蓟、茜草根、荠菜。

2. 热毒炽盛，迫血妄行

主要证候：紫斑成片，肉眼血尿明显，便血，关节肿痛，烦躁不安，口干喜冷饮，舌红绛，脉细数。

治法：清热解毒，凉血散瘀止血。

方药：犀角地黄汤合五味消毒饮。方中五味消毒饮清热解毒，犀角（水牛角代）清心凉血解毒，生地黄养阴清热，芍药、牡丹皮凉血散瘀。

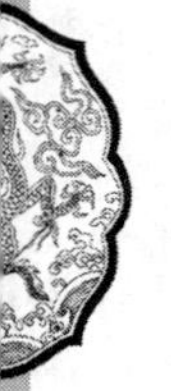

热盛津伤口干舌燥加服五汁饮，或加白花蛇舌草、败酱草；兼有咽痛加蝉蜕、山豆根。

3. 肝肾阴虚

主要证候：皮肤紫斑，尿血，兼见手足心热，口干喜饮，腰膝酸软，大便干结，舌红少津，脉细数。

治法：滋阴降火，凉血散瘀。

方药：知柏地黄汤。方中六味地黄汤滋补肾阴，知母养阴泄热，黄柏泄相火。

血尿明显加阿胶、旱莲草；手足心热加龟甲、鳖甲。

4. 脾气虚弱

主要证候：皮下紫斑，便血尿血，同时可见气短乏力，食少懒言，脘腹胀满，面色无华，舌体胖嫩边有齿痕，舌淡，脉弱无力。

治法：益气健脾，活血摄血。

方药：归脾汤合补中益气汤。方中以黄芪、甘草、人参、白术、生姜、大枣甘温补脾益气，陈皮理气，当归补血。

纳少便溏加莲子肉、茯苓；汗多加麻黄根、浮小麦；若兼肾气不足腰膝酸软，加续断、菟丝子、刺五加；如兼脾肾阳虚形寒肢冷、水肿没指加熟附子、桂枝、茯苓、泽泻、大腹皮、生姜。

紫斑经久不退，血尿持续迁延，或关节疼痛明显入夜尤甚，舌有瘀点瘀斑，脉涩。可用活血止血，血府逐瘀汤加减。血瘀可兼见于过敏性紫癜肾炎的各个证型中，因此临床用药均可酌情加入活血药。

（二）其他治法

1. 针灸　寒邪腹痛，可针刺中脘、关元、足三里、公孙穴；关节疼痛，可根据疼痛部位辨证选穴，对于缓解临床症状有一定疗效。

2. 中成药　雷公藤制剂如雷公藤多苷 20 mg，一日 3 次。或火把花根片 4～6 片，一日 3 次。

二、西医治疗

1. 急性期患者注意休息，重症应卧床休息。

2. 找出和去除过敏原；积极治疗感染。

3. 药物治疗。

本病没有特异性西药治疗，轻型病例病程经过良好，经对症治疗，大多数患者能完全康复。中度患者，可用中等量激素如泼尼松 0.5 mg/kg·d，早晨一次顿服。重症患者，如表现为急性肾炎综合征、肾病综合征和急进性肾炎综合征均需积极治疗。

肾病综合征型可予皮质激素加免疫抑制剂如硫唑嘌呤或环磷酰胺。剂量：泼尼松 1 mg/kg·d，早晨一次顿服。硫唑嘌呤 2～3 mg/kg·d，分 2 次服。环磷酰胺 2～3 mg/kg·d，分 3 次服。疗程视病情而定，在 6～12 个月左右。

对新月体超过 50% 以上，表现为急进性肾炎型的治疗，类似于特发性急进性肾炎，采用四联疗法（皮质激素 + 免疫抑制剂 + 双密达莫 + 肝素或华法令）、甲泼尼龙冲击疗法（甲泼尼龙0.5~1 g静脉滴注，3~5次为1疗程，可重复2~3个疗程）等。具体药物用法可参照有关章节。

对终末期肾衰竭患者应予透析或肾移植。

【临床思路】

根据本病的临床表现，可归属于中医“血证”、“紫斑”等范畴。内科杂病的紫斑，主要见于西医学的原发性血小板减少性紫癜、过敏性紫癜，以及由药物、化学和物理因素等引起的继发性血小板减少性紫癜。过敏性紫癜的中医治疗当依据病情发展的不同阶段而采取不同的辨证论治原则。早期，风邪袭表，邪热内蕴，病在卫分、气分，应以祛风宣透为主，兼以清营凉血，使邪从表散；中期，营热炽盛，迫血妄行，应以凉血解毒或凉血化斑为主，佐以清气透表；后期，肾阴亏虚，阴虚火旺，当重在养阴清热，佐以凉血化瘀。若病情日久反复不愈，损及脾气，气不摄血，又当益气摄血为主，佐以养血活血；气虚日久，累及阳虚，水湿停滞者，治以温补脾肾，化气行水；少数患者病久水湿潴留，浊邪上犯，脾肾阳虚，治当温阳散寒，通腑泄浊。

本病西医无特异性治疗方法，激素配合中医辨证论治可提高疗效。

【预后与转归】

从中医方面看，单纯尿血预后较好，伴严重水肿、眩晕预后较差，病情迅速出现关格、癃闭、虚劳者，为正不胜邪，预后不良。

本病预后成人患者较儿童差；起病早期出现肾病综合征、高血压和进行性肾功能减退者预后较差；肾脏的病理改变，新月体>80%的患者约70%进入终末期肾衰竭，新月体50%~80%的患者约30%进入终末期肾衰竭，新月体<50%的患者约5%进入终末期肾衰竭；病理分级以Ⅱ和Ⅲa的预后较好，而Ⅲb、Ⅳ和Ⅴ的预后较差。

【预防与调护】

外邪是诱发本病的原因，因此注意防寒保暖，预防感冒。若有感染，积极治疗。如是食物、药物、毒物所致，避免再次服用和接触该类物质。患病后要注意卧床休息，避免烦劳过度；早期配合饮食清凉食谱，如新鲜蔬菜瓜果，忌食辛辣燥热食物，以免助火生热，加重病情；恢复期勿温补峻补，以免余邪留恋，延误康复。本病女性患者于病后短期内不宜妊娠。康复后怀孕，在妊娠后期应密切追踪血压和肾功能。

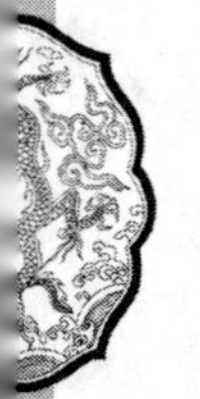

第四章　间质性肾炎

第一节　急性间质性肾炎

急性间质性肾炎（acute interstitial nephritis），是指各种原因引起的一种临床综合征，起病急骤。主要病变为肾间质的炎性细胞浸润，肾小管呈不同程度的退行性变。肾小球和肾血管大多数正常或轻度病变。急性间质性肾炎一般不包括以下两种情况：①严重的肾小球肾炎伴发的间质性炎症；②由于局部的缺血或毒物对肾脏的直接毒害引起的急性肾小管坏死伴有的明显的肾间质浸润。

急性间质性肾炎是导致肾功能减退的常见原因，约10%～25%的急性肾功能衰竭和20%～40%的慢性肾功能衰竭系由急性间质性肾炎引起的。

急性间质性肾炎相当于中医“尿血”、“腰痛”、“癃闭”、“关格”等病证范畴。

【病因病理】

一、西医病因病理

（一）病因及发病机制

1．药物引起急性间质性肾炎　常见为青霉素类、先锋霉素类、非甾体类抗炎药、利尿药、抗结核药、磺胺类、某些中药等多种药物可引起急性间质性肾炎。引起本病的药物不但种类多，而且常为混合用药的结果。

2．急性全身感染引起的急性间质性肾炎　常见于金黄色葡萄球菌、链球菌、肺炎球菌所致败血病；钩端螺旋体病；流行性出血热；白喉、猩红热、弓形虫病、伤寒、感染性单核细胞增多症、麻疹、布氏杆菌病、军团菌病、结核病感染、疱疹病毒感染、人免疫缺陷病毒感染等。

3．系统疾病伴急性间质性肾炎　常见于系统性红斑狼疮、结节病、干燥综合征及原发性冷球蛋白血症等。

4．恶性细胞的浸润　见于多发性骨髓瘤、淋巴瘤、急性白血病等。

5．特发性急性间质性肾炎　肾组织学特征为典型急性间质性肾炎，没有明确药物过敏史、没有感染史，也无系统性疾病。

（二）病理和病理生理

肾脏体积增大；近端肾小管和髓袢降支粗段较远端肾小管损伤严重，常可见刷状缘脱落，上皮细胞扁平、脱落；肾小管的形状基本完整，但可以出现由于单核细胞浸润造成的小管基底膜局部丧失；肾小球和肾小血管正常。特征性改变是弥漫或片状分布的肾间质中大量的单个核细胞（主要为激活的淋巴细胞和巨噬细胞）浸润，也可出现多核白细胞、成纤维细胞、组织细胞，甚至肉芽肿样反应。药物性相关性间质性肾炎和肾小管间质性肾炎－葡萄膜炎综合征主要以嗜酸性粒细胞浸润为主。

二、中医病因病机

急性间质性肾炎的病因与风湿热毒等邪有关，可由单一病因致病，亦可兼夹致病，致使病情复杂。

1. 热毒内陷　风热疫毒之邪侵袭，邪热内陷，由卫分直入营分、血分，伤阴动血，闭塞肾络，影响肾与膀胱的气化功能发为本病。

2. 湿热蕴结　饮食起居不调、湿热内生，或感受湿热毒邪，湿热壅盛，弥漫三焦，阻遏气机，上焦失于宣发，中焦不能转输，下焦不得开阖，发为本病。

3. 毒物伤肾　内服或注射对肾脏有损伤的某些药物或毒物，毒邪内侵，内伤血络则尿血，外达肌肤见斑疹瘙痒，内攻于肾，致肾气化失职则尿少水肿。

4. 肾络痹阻　肾被湿热毒邪及药毒所伤，轻者正气尚能抗邪，气机逆乱不甚；重者正气大伤，肾气匮乏，气化不行，湿浊内停，呈关格之候。

本病临床发病较急，以实证、热证多见。病变早期，多以热毒、湿热等邪实为主。病至后期，肾与脾胃等脏腑气阴两伤，转为正虚，病情较重者，影响肾与膀胱气化功能，可出现危候。

【临床表现】

一、全身表现

急性间质性肾炎的临床表现多样且无特异性，大致可归纳为如下：

1. 急性感染的症状　急性严重感染特别是败血症、细菌性心内膜炎及急性肾盂肾炎等，有发热、恶寒、腰痛等症状。

2. 药物过敏的症状与体征　过敏症状可于肾功能衰竭1周前或同时发生。多见发热，红斑或斑丘疹样皮损、瘙痒、关节痛，部分患者有肉眼血尿等。

3. 继发性急性间质性肾炎　表现以原发病为主，继发性急性间质性肾炎的表现无特异性，原发病伴有间质病变时肾功能损害多加重。

二、肾损害表现

可出现腰背痛，肾区叩击痛，血尿、少尿，不明原因的肾功能突然下降，肾功能的改变可为轻度短暂下降，重者可发生无尿与急性肾功能衰竭。

【实验室及其他检查】

1. 血液分析　白细胞总数增高，中性粒细胞比例升高，或嗜酸性粒细胞增多。

2. 尿液检查　可有肉眼血尿或镜下血尿，偶见红细胞管型，部分病者可有无菌性

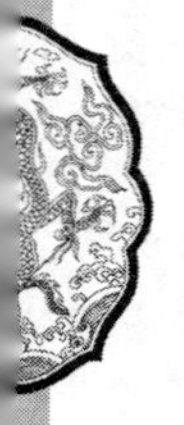

脓尿和白细胞，多数病人有轻度至中度蛋白尿，尿沉渣中嗜酸性粒细胞增多。

3．肾功能检查　血肌酐、尿素氮升高，内生肌酐清除率下降，二氧化碳结合力降低等。

4．肾组织活检　肾间质弥漫性水肿，伴局性或弥漫性细胞浸润，以淋巴细胞和浆细胞为主，杂以嗜酸粒细胞或中性粒细胞，肾间质中可见伴有巨细胞的肉芽肿。肾小管有不同程度的坏死和再生，肾小球正常或轻度系膜增生。

【诊断与鉴别诊断】

一、诊断要点

（一）西医诊断

1．药物性急性间质性肾炎的诊断依据

（1）可疑的过敏药物应用史，包括青霉素类、先锋霉素类、非甾体类抗炎药、利尿药、抗结核药、磺胺类、某些中药等。

（2）全身过敏表现，如发热、斑丘疹样皮损、瘙痒、关节痛等。

（3）尿有无菌性白细胞尿，可伴有嗜酸性粒细胞和蛋白。

（4）肾功能方面，肾小球滤过功能于短期内出现进行性损害伴近端和/或远端肾小管功能的部分损坏。血中 IgE 升高有助于诊断。可疑病例行肾穿刺活检明确诊断。

2．感染性间质性肾炎　全身感染时出现尿液改变并伴有进行性肾功能减退，应怀疑败血症性间质性肾炎。

3．特发性急性间质性肾炎　以往无明确的药物过敏史、感染史，亦无系统性疾病，当突然出现急性非少尿型急性肾功能衰竭，有中度蛋白尿、糖尿、血沉快及高球蛋白血症时，应警惕特发性急性间质性肾炎。诊断困难时，可做肾活检以明确诊断，如并发眼色素膜炎时可诊为肾小管间质肾炎—眼色素膜炎综合征。急性间质性肾炎致急性肾衰者，B 超双肾增大或正常大小，血肌酐正常。

（二）中医辨病与辨证要点

1．辨病要点

急性间质性肾炎临床表现多样，可以表现为尿血、腰痛、癃闭、关格，尿血与血淋及癃闭与关格相鉴别。

血淋与尿血的鉴别　两者都有小便出血、尿色红赤，甚至溺出纯血的临床表现。但尿血多无疼痛，或有轻微的胀痛或热痛，血淋多有尿痛。

2．辨证要点

（1）辨主证：急性间质性肾炎临床表现多样，故中医治疗首应辨明主证，然后再进行辨证施治。如病者临床以尿血为主要症状，则可参考尿血证进行辨证治疗，尿少则参考癃闭进行辨证治疗，尿少并有呕吐则参考关格进行辨证治疗等。

（2）辨虚实：急性间质性肾炎虽以实证、热证表现多见，但亦有部分患者受体质等因素影响而向虚证、寒证转化，故临床需辨明虚实。一般来说，实证病史较短，发病急骤，常见发热、恶寒、腰痛、小便短赤涩痛或尿血、皮疹、口渴、苔薄黄或黄腻、脉弦滑或数等症；虚证则病史较长，病情较缓，症见面色无华、神疲乏力、腰膝酸软、纳少、腹胀、舌淡、脉沉弱等。

二、鉴别诊断

诊断急性间质肾炎需要排除急性肾盂肾炎、肾小球肾炎等。

1. 与急性肾盂肾炎鉴别　急性肾盂肾炎一般尿路刺激症状如尿频、尿急、尿痛明显，尿白细胞以中性粒细胞为主，尿培养可发现致病菌，肾小管功能损害较轻。

2. 与肾小球肾炎鉴别　肾小球肾炎以肾小球功能障碍为主，主要表现有血肌酐、尿素氮升高，病理改变以肾小球病理改变为主。

【治疗】

一、中医治疗

急性间质肾炎主要以实证、热证表现多见，但亦有向虚证、寒证转化，治疗常以清热祛湿解毒为主，虚证、寒证则以补虚祛寒为治疗原则。

（一）辨证论治

1. 热毒内陷

主要证候：卫营同病者见发热、微恶寒，头痛，斑疹隐隐，心烦不寐，腰痛，尿少，呕恶，或有腹泻，或有尿血，舌红苔薄白或薄黄、脉浮数或细数。气营同病见发热、不恶寒，汗出，口干，头痛，肌肤散在斑疹，或时有谵语，腰痛，尿少尿血，舌红或红绛苔黄、脉滑数或细数，热入心包见神昏谵语。

治法：卫营同病者疏风解表、清营泄热。气营同病者气营两清。

方药：卫营同病者银翘散合清营汤，气营同病者清瘟败毒饮。银翘散合清营汤方中金银花、连翘、桔梗、薄荷、竹叶、甘草、荆芥穗、淡豆豉、牛蒡子疏风解表，水牛角、生地黄、芦根、玄参、麦冬、丹参、黄连清营泄热。

清瘟败毒饮方中生石膏、水牛角、黄连、栀子、桔梗、黄芩、连翘、竹叶以清热解毒；生地黄、知母、赤芍、玄参清热凉血，养阴生津；牡丹皮清热凉血，活血散瘀；甘草调和诸药。

若神昏谵语加服安宫牛黄丸；恶心呕吐加紫苏叶、竹茹等。

2. 湿热蕴结

主要证候：腰痛，小便黄赤，恶心呕吐，尿频、尿急、尿痛或尿血，或发热恶寒，大便干，舌质红苔黄腻，脉弦数。

治法：清热利湿。

方药：八正散。方中滑石、木通、车前子、瞿麦、萹蓄、灯心草清热利湿；栀子清泄三焦湿热；大黄泄热降火；甘草调和诸药。

腰痛甚者加苍术、黄柏、忍冬藤加强利湿；尿血加白茅根、小蓟以清热凉血止血。

3. 毒物伤肾

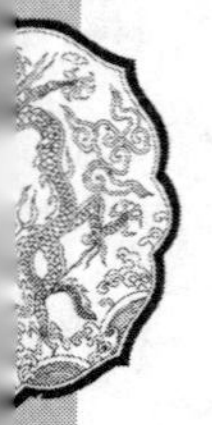

主要证候：发热，肌肤斑疹，瘙痒，关节痛，腰痛，尿血，尿少，四肢浮肿，舌偏红苔薄白或薄黄，脉弦滑或数。

治法：祛风清热解毒。

方药：消风清热饮。方中荆芥、防风、浮萍、蝉蜕疏风解表，使毒邪从肌肤而出；当归活血止痛、赤芍药散血分郁热，凉血消斑；大青叶、黄芩清热解毒。

尿血明显者可用小蓟饮子加减。

4．肾络痹阻

主要证候：小便短少，恶心呕吐，腹胀胸闷，四肢浮肿，腰酸腰痛，舌红或淡苔黄腻，脉滑。

治法：清热泄浊，和胃止呕。

方药：黄连温胆汤加大黄。方中黄连清热除烦；半夏、陈皮和胃降逆，燥湿化浊；竹茹清热和胃；枳实行气降气，茯苓健脾利湿，甘草、大枣健脾和胃；大黄解毒祛邪。

面色萎黄，体倦者，加黄芪、当归；夜尿明显者，可加金樱子、芡实。

（二）其他治法

灌肠透析法　生大黄、煅牡蛎、六月雪，保留灌肠，每日1次。

二、西医治疗

1．一般治疗　休息、充足的热量摄入，合理蛋白质摄入，纠正水、电解质及酸碱平衡紊乱，有效控制血压、纠正贫血等。

2．药物治疗

（1）感染所致的急性间质性肾炎：主要是控制感染，清除感染源。

（2）药物所致的急性间质性肾炎：首先是停用致病药物。大多数患者停药后肾功能会改善，但有的患者肾功能恢复不完全，功能恢复的程度和速度与肾脏病变的严重性有关。

（3）特发性急性间质性肾炎：治疗主要是用皮质激素，多数病人使用皮质激素治疗后，肾功能可迅速恢复。部分病例能自然缓解。

（4）继发性急性间质性肾炎：治疗见原发病的治疗。

（5）免疫抑制剂：对于肾脏组织病理检查可见明显的炎性细胞浸润而纤维化不明显者，可应用糖皮质激素治疗（泼尼松，1 mg/kg·d；急性肾功能受损的可先用甲泼尼松0.5～1 g/d，静脉滴注3天）。要根据患者治疗后肾功能的改变指导激素治疗，治疗时间不宜过长，总疗程通常建议2～3个月。

（6）血液净化治疗：出现明显尿毒症症状、有血液净化治疗指征者，应实施血液净化治疗，可选择持续性肾脏替代、血液透析、腹膜透析等。

【临床思路】

急性间质性肾炎属中医尿血、腰痛、癃闭、关格等范畴，以腰背痛，血尿、少尿，甚至无尿为主要症状，可伴有发热，红斑或斑丘疹样皮损、瘙痒、关节痛等。是导致肾功能减退的常见原因之一。病因与风湿热毒等邪有关，发病较急，以实证、热证多见。

病变的脏腑主要在肾、膀胱。随着病程的延长，亦有向虚证、寒证转化。应用辨证论治这一中医独特的理论体系着重于主证、虚实的辨证。

急性间质性肾炎初起热毒内陷者，影响肾与膀胱的气化功能而发病，按照卫气营血进行辨证，区分卫营同病和气营同病，治宜疏风解表、清营泄热或气营两清；湿热蕴结，阻遏全身气机者，治宜清热利湿；毒邪内侵，伤及肾脏者，治宜祛风清热解毒；久则肾络痹阻，肾气匮乏，气化不行者，治宜清热泄浊，和胃止呕。

【预后与转归】

急性间质性肾炎早期，以实证、热证表现多见，由风热、疫毒、湿热致病。病程日久，正气大伤，肾气匮乏，气化不行，由实证、热证转化为虚证、寒证。实证、热证治疗较易，预后较好。虚证、寒证治疗困难，预后较差，若出现尿少，甚至无尿，恶心呕吐，便血，兼见神志昏蒙、四肢不温、呕恶频作等则为脾肾衰败，浊毒内盛之象，如不及时抢救，易危及生命。

急性间质性肾炎的预后较好，大多数为可逆性，少数病人可遗留肾损害，并发展为终末期肾衰。其预后主要与疾病的严重程度、肾功能状况、肾间质浸润的程度、急性肾衰的持续时间和年龄等有关。大部分感染性间质性肾炎患者经过抗生素治疗，感染控制后肾功能可完全恢复。少数重症者死于全身感染或少尿型急性肾衰。药物性间质性肾炎患者多数预后良好，病变可逆，部分遗留程度不同的肾功能不全。特发性急性间质性肾炎患者，一般较好，成人预后较儿童差，不到5%患者遗留永久性肾功能不全。

【预防与调护】

本病的预防主要是去除病因，病因去除后，病变一般可停止发展。如感染引起的急性间质性肾炎，可根据感染的途径和特点加以预防。药物过敏或毒物所致者，应及时停用药物及毒物；在服用有可能导致急性间质性肾炎的药物期间，应定期做血、尿检查，发现异常，即应停药。出现少尿时应注意限制水和盐的摄入。调护方面注意起居有常，保证睡眠，合理锻炼，避免劳倦过度；宜进行清淡饮食，多进食新鲜水果、蔬菜。忌辛辣刺激食物；忌烟酒；忌湿热性食品；保持乐观情绪。

第二节　慢性间质性肾炎

慢性间质性肾炎（chronic interstitial nephritis）是一组由多种原因引起、临床以小管萎缩和间质细胞浸润和纤维化病变为突出表现的疾病，相应的肾小球及血管病变较轻微。其特点是疾病早期，以肾小管功能损害为主要表现，而不是大量蛋白尿；至疾病后期则表现为慢性进展性肾功能衰竭。本疾病由于起病多隐匿，肾功能减退逐渐发生，故早期肾损害可能不易被认识。

导致慢性间质性肾炎的原因很多，在我国除最常见的慢性肾盂肾炎引起的慢性感染性间质性肾炎外，近年由于药物引起的慢性间质性肾炎呈增多趋势。

慢性间质性肾炎相当于中医“劳淋”、“消渴”、“虚劳”、“腰痛”、“关格”等病证

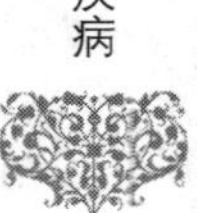

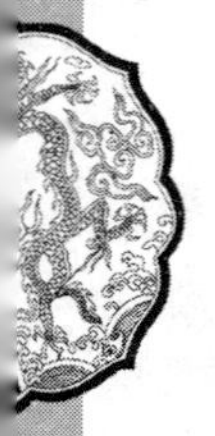

范畴。

【病因病理】

一、西医病因病理

（一）病因及发病机制

导致慢性间质性肾炎的病因多种，可分3类。

1. 原发于肾间质的疾病即狭义的间质性肾炎，临床常见的是慢性肾盂肾炎、肾结核、坏死性乳头炎、重金属中毒肾脏病、放射性肾炎、止痛药肾病、原因未明的慢性间质性肾炎。

2. 先有肾小球、肾血管及其他泌尿系统疾病，而后波及肾间质的慢性间质性肾炎，如肾小球硬化、肾动脉狭窄、梗阻性肾病及反流性肾脏病。

3. 全身性疾病引起的间质性肾炎，如多发性骨髓瘤、高尿酸血症、高钙血症、系统性红斑狼疮等。

近年发现含马兜铃酸的中药，如关木通、木防己可引起慢性间质性肾炎。

慢性间质性肾炎损害的机制包括免疫机制、感染、中毒、代谢紊乱、尿流的机械梗阻、新生物和遗传因素等致肾小管、间质损害。

感染性慢性间质性肾炎，其含菌的尿液渗漏入肾间质，引起炎症病变；尿中Tamm－Horsfall 蛋白（T－H 蛋白）在肾间质沉积，促使间质的炎症病变进展，导致纤维化；间质瘢痕的形成主要由于尿路梗阻及膀胱输尿管反流和肾内反流，导致肾脏病形成。肾间质纤维化和血管炎，可致肾小球发生缺血；或浸润的细胞积聚和炎症介质的分泌，导致肾小囊壁的破坏，间质胶原进入肾小球引起肾小球硬化。

（二）病理和病理生理

肾脏外观缩小，表面成瘢痕状；肾间质纤维化；片状分布的肾小管萎缩和扩张是慢性间质性肾炎的主要特征，损伤萎缩的肾小管周围可以出现代偿性肥厚扩张的肾小管。早期肾小球和肾小血管正常，进展的慢性间质性肾炎肾小血管可以出现动脉硬化样改变；晚期出现严重的肾小球周围纤维化和肾小球硬化；可伴有不同程度的肾间质单核细胞浸润。

二、中医病因病机

慢性间质性肾炎的病因与外邪、水湿及瘀血等有关，可由单一病因致病，亦可兼夹致病，致使病情复杂。

1. 外邪屡犯　淋证日久不愈，损伤脾肾，加之外邪屡犯，益损脾肾，从而发为劳淋，劳淋不已，终致脾肾衰败，发为本病。

2. 毒物伤肾　长期服用某些药物或接触环境毒物，药毒内侵，内攻伤肾，日久使肾气耗竭，脾肾受损，酿成本病。

3. 劳倦内伤、禀赋不足　先天禀赋不足，加之劳倦过度，或久病不愈，益伤脾肾，终至脾肾虚亏，湿浊内蕴，发为本病。

本病临床发病较慢，以虚损为主，病位主要在脾肾。本病的病性属于本虚标实，本虚在脾肾亏虚，标实在湿热、毒物伤肾，早期多以湿热、毒物或他脏伤肾为主，病至后期，肾脏虚损严重，常累及肝、脾，致使肝风内动，气血虚衰，湿浊内生，转为正虚邪实。

【临床表现】

慢性间质性肾炎起病多隐匿，病人早期无水肿、高血压等肾小球疾病的表现，在体检或其他疾病就诊时，发现有氮质血症或尿检异常。

部分患者也可出现消瘦、乏力、发热、皮疹、关节痛等肾外症状，出现与慢性肾功能不全程度不成比例的严重贫血，是慢性间质性肾炎的临床特点。肾小管功能损伤是慢性间质性肾炎的特征性改变，临床上表现为糖尿、氨基酸尿、小分子蛋白尿、磷酸盐尿、碱性尿以及低磷血症、高钙血症、低钠血症、高或低钾血症以及肾小管酸中毒，并可因肾髓质和肾乳头损伤导致浓缩功能障碍而出现夜尿、多尿和低比重尿。

近年来，因服用含马兜铃酸类成分中药导致的马兜铃酸肾病受到广泛关注。在我国传统中草药中，有数十种植物类药材含有马兜铃酸类（aristolochic acids，AAs）及马兜铃内酰胺类（aristolo－lactam I，AL）成分，其中被批准药用的药材包括马兜铃、关木通、广防己、青木香、天仙藤、寻骨风、朱砂莲等；此外个别非马兜铃科马兜铃属植物药材中也发现含有少量马兜铃酸类成分，如北细辛和华细辛。马兜铃酸肾病起病隐匿，常常因肾功能不全就诊，临床表现除肾小管功能损伤和肾功能不全外，贫血常常较明显，而细胞性肾间质纤维化是其特征性改变。

【实验室及其他检查】

1. 尿液检查　有少量蛋白尿，少量红、白细胞及管型，24 小时尿蛋白定量一般不超过 1.5 g，蛋白常为小分子量的肾小管性蛋白尿，尿溶菌酶和 β_2－微球蛋白排泄量增高。

2. 血常规　慢性间质性肾炎常常合并正细胞、正色素性贫血，血红蛋白和红细胞压积降低。

3. 肾功能检查　早期主要是肾小管间质功能异常，表现为浓缩能力障碍、保钠功能障碍、肾性酸中毒、肾排钾功能障碍、内分泌功能不全等。晚期则血肌酐、尿素氮升高、肾小球滤过率降低。

4. 影像学检查　B 超检查：慢性间质性肾炎双肾缩小、表面不光滑及回声增强。静脉肾盂造影：慢性肾盂肾炎者可见肾盂、肾盏变形和扩张；镇痛药肾病时，放射造影剂沉积于肾盏区脱落的乳头周围而形成特征性改变“环形征”；梗阻性肾病时可见肾盂积水。

【诊断与鉴别诊断】

一、诊断要点

（一）西医诊断

1. 病史　有慢性肾盂肾炎并有膀胱输尿管反流或机械性尿路梗阻病变病史；有长

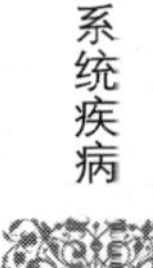

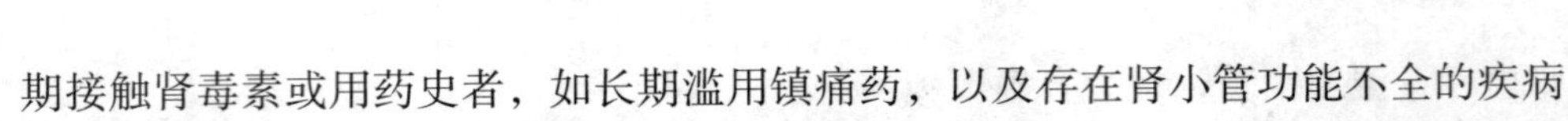

期接触肾毒素或用药史者，如长期滥用镇痛药，以及存在肾小管功能不全的疾病。

2．症状　肾小管浓缩功能障碍：临床见烦渴多饮、多尿、夜尿，甚至发生肾性尿崩症，在小儿还有遗尿症状；肾小管尿酸化机制障碍：临床以肾小管酸中毒为主，部分病人可表现为失盐或低钾血症；慢性肾盂肾炎：可见尿路刺激症状；肾乳头坏死：可见肉眼血尿，腰或上腹部绞痛，尿中可见坏死组织脱落；慢性肾功能不全：可见贫血，恶心呕吐，或伴有高血压，或伴水肿等。

3．体征　可有肾区叩击痛，部分患者伴有贫血。

4．实验室及其他检查　包括尿液分析、血生化检查、B超检查、X线检查、放射性核素检查、指甲肌酐检查、肾活检等。

（二）中医辨病与辨证要点

1．辨病要点

慢性间质性肾炎　临床表现多样，可以表现为劳淋、消渴、虚劳、腰痛、癃闭、关格等。腰痛与腰软相鉴别。

腰痛与腰软的鉴别　两者都有腰部不适的临床表现。但腰软指的是腰部软弱无力为主证的病症，也可伴有腰部酸痛，但多伴见发育迟缓，而表现为头项软弱、手足瘫痪，甚则鸡胸龟背等，多发生在青少年中。

2．辨证要点

（1）辨主证：本病临床证候具有复杂多变特点，可涉及中医多种病证，故临证必须辨明主证，然后再参考有关中医病证进行辨证论治。

（2）辨虚实缓急：本病主证以虚损为主，同时可兼有外邪、水湿和瘀血等，呈虚实寒热错杂之证，因此，临证在辨明主证的基础上，需辨明虚实的缓急情况。对于虚证，详细辨别病位。肝肾阴虚者，头晕目眩，耳鸣，腰膝酸软，口干咽燥；脾肾亏虚者，面色无华，神疲乏力，甚则少尿呕恶。

二、鉴别诊断

诊断慢性间质性肾炎一定要与慢性肾小球肾炎、尿路感染和急性间质肾炎等鉴别。

【治疗】

一、中医治疗

慢性间质性肾炎的治疗应循“急则治其标，缓则治其本”的原则。正气虚亏明显时，治疗以补虚扶正为主，治法包括温阳、益阴、补气、养血，脏腑重脾肾；邪实壅盛时，治疗宜祛邪治标为先，治法包括清热解毒、利水祛湿、活血祛瘀等。对于正虚与邪实并重病者，可标本同治，扶正祛邪同施。

（一）辨证论治

1．湿热留恋，耗伤肾阴

主要证候：尿频，尿急，尿痛，或兼有血尿，口干，多饮，夜尿多，神疲乏力，腰痛，手足心热，舌质红苔黄燥，脉沉细数。

治法：清热祛湿，滋阴降火。

方药：知柏地黄丸合小蓟饮子。方中知母、黄柏清利下焦湿热；山茱萸、熟地黄、山药补益肝肾；牡丹皮清热凉血活血；小蓟、藕节、蒲黄、生地黄凉血止血；当归养血和血；滑石、淡竹叶、泽泻、通草、茯苓利水通淋，导热外出；栀子清三焦之火。

若小便热涩，湿热偏重者，加蒲公英、瞿麦、萹蓄、车前草；若手足心热，阴虚偏重者，加石斛、麦门冬、玄参等养阴生津；若神疲乏力，面色无华，脾虚偏重者，酌加黄芪、砂仁、太子参等补气养血。

2. 邪毒伤肾，气阴两虚

主要证候：口干，烦渴，多尿，夜尿多，腰痛，乏力，尿赤，舌质红苔薄白或无苔，脉细数。

治法：清热利尿，益气养阴。

方药：清心莲子饮。方中人参、黄芪、炙甘草补中益气；地骨皮退肝肾之虚热；黄芩、麦冬清热；茯苓、车前子利湿；莲子清心火而交通心肾。全方既益气养阴，又有清热除湿之效。

若药毒伤肾者，可酌加绿豆、土茯苓、防风；若伴发热者，加柴胡、薄荷；若气虚重者，重用黄芪，加太子；若阴虚重者，加生地黄、玄参。

3. 肝血不足，引动肝风

主要证候：头昏目眩，乏力，口干不欲多饮，四肢麻木，肢体软瘫，或手足微颤，面色萎黄，形体消瘦，心中悸动，舌质红苔白，脉细弦。

治法：养血柔肝，熄风定惊。

方药：三甲复脉汤。本方由炙甘草汤（又名复脉汤）去温性之人参、桂枝、生姜、大枣加白芍、牡蛎、龟甲、鳖甲而成。重用炙甘草汤甘温益气，化生气血，以为复脉之本；生地黄、阿胶、麦冬、麻仁、白芍滋阴补血柔肝；龟甲、鳖甲滋阴潜阳；牡蛎咸寒，平肝潜阳，熄风止眩。

若伴有发热者，加青蒿、白薇养阴退热；心中悸动者，加酸枣仁、龙齿养心安神。

4. 脾肾两虚，水湿潴留

主要证候：头昏乏力，面色萎黄，食欲不振，腰膝酸软，形寒肢冷，小便清长，大便溏软，或下肢浮肿，舌质淡苔白，脉沉濡细。

治则：温补脾肾，化气行水。

方药：金匮肾气丸。方中熟地黄滋补肾阴；山药、山茱萸滋补肝脾；桂枝、熟附子温补肾中之阳；泽泻、茯苓利水渗湿；牡丹皮清泻肝火，与温补药配伍，意在补中寓泻，以使补而不腻。全方有温补脾肾，化气行水之功。

若年老元气大虚、肾阳不振，可加红参、鹿角片以补气壮阳；若兼贫血、气虚者，加当归、鹿角胶补气生血；若肾虚腰痛甚者，加淫羊藿、巴戟天、肉苁蓉、菟丝子补肾壮腰。

（二）其他疗法

灌肠透析法　生大黄、生牡蛎、六月雪，保留灌肠，每日1次。

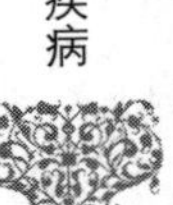

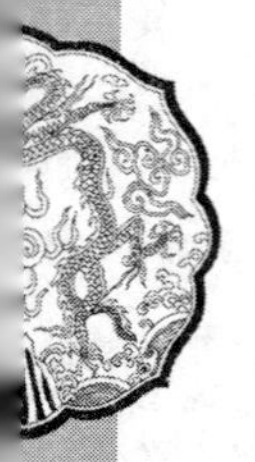

二、西医治疗

1．一般治疗　休息、充足的热量摄入，合理蛋白质摄入，纠正水、电解质及酸碱平衡紊乱，有效控制血压、纠正贫血等。

2．控制和去除病因　及时解除尿路梗阻及反流；停止药物（镇痛药）应用；积极控制感染；系统性疾病的治疗。

3．肾小管功能障碍为主者　应及时纠正水、电解质和酸碱平衡紊乱。防止因脱水、低血压等使肾功能进一步减退。

4．发展成慢性肾功能衰竭者　按慢性肾功能衰竭处理，进行必要的透析疗法和肾移植。

【临床思路】

慢性间质性肾炎属中医劳淋、消渴、虚劳、腰痛、关格等范畴，以烦渴多饮、多尿、夜尿，甚至发生肾性尿崩症为主要症状。是导致肾功能减退的常见原因之一。病因与外邪、水湿及瘀血等有关，发病较慢，以虚损为主，同时可兼有实证，呈虚中夹实之证。病位主要在脾肾。应用辨证施治这一中医独特的理论体系着重于辨虚实缓急。

慢性间质性肾炎湿热伤肾，耗气伤阴者，影响肾与膀胱的气化功能而发病，治宜清热祛湿，滋阴降火；邪毒伤肾，气阴两伤者，治宜清热利尿，益气养阴；肝血不足，引动肝风者，治宜养血柔肝，熄风定惊；病延日久，脾肾俱损，气化不行者，治宜温补脾肾，化气行水。

【预后与转归】

慢性间质性肾炎以虚损为主，同时可因感受外邪、水湿和瘀血等，呈虚实寒热错杂之证。虚证与虚实错杂之间可以相互转化。当反复发作，病程日久，肾气匮乏，阴阳互损，出现脾肾两虚，水湿潴留，预后较差。若出现尿少，无尿，恶心呕吐，兼见神志昏蒙、呕恶频作等则为脾肾衰败，浊毒内盛之象，如不及时抢救，可危及生命。

感染性慢性间质性肾炎，予以恰当治疗使间质性病情稳定，避免肾功能进展性恶化。部分肾功能已减退的病例，经适当抗菌药物治疗后，肾功能可改善。止痛药肾病者，肾功能受损轻者，停用镇痛药，肾功能可逐渐恢复。肾功能受损严重者，停药往往无助于改善病情，肾功能可进展性恶化，70%的病人最终死于尿毒症。

【预防与调护】

本病的预防主要是去除病因，如感染引起的慢性间质性肾炎，可根据感染的途径和特点加以预防。药物过敏或毒物所致者，及时停用药物及毒物，出现少尿、无尿时应注意限制水和盐的摄入。主要的调护包括：起居有常，保证睡眠，合理锻炼，避免劳倦过度；宜进行清淡饮食，多进食新鲜水果、蔬菜，忌辛辣刺激食物；忌烟酒；忌湿热性食品；保持乐观情绪，避免不良情绪，树立长期调理，长期治疗的心理准备。

第五章　尿路感染

尿路感染（urinary tract infection，UTI）是指各种病原微生物在泌尿系统生长繁殖而引起的尿路急、慢性炎症反应。

本病是一种很常见的疾病，其发病率根据我国普查统计占人口0.91%。男女老少均可发病，特别以女性常见。此外也多见于老年人、免疫功能低下、肾移植和尿路畸形者。

尿路感染相当于中医的“淋证”、“腰痛”等病证范畴。

【病因病理】

一、西医病因病理

（一）病因及发病机制

1. 致病菌　任何入侵尿路的细菌均可引起尿路感染。常见的致病菌是革兰阴性杆菌，约占所有尿路感染的95%，其中大肠杆菌约占门诊尿路感染的90%，住院病人尿路感染的50%；约5%～10%的尿路感染由革兰阳性细菌引起，主要是粪链球菌和葡萄球菌等。超过95%的尿路感染由单一致病菌引起。混合感染仅见于少数情况，如可发生于长期留置导尿管者，或肿瘤、肾移植和长期应用抗生素治疗等患者。此外，结核分枝杆菌、沙眼衣原体、病毒等也可以导致尿路感染。

2. 发病机制　细菌能否引起感染主要取决于细菌的致病力和人体的免疫力两个方面。与易感因素也密切相关。其中尿路感染的感染途径主要有：

（1）上行感染：绝大多数尿路感染是由细菌上行感染引起，即细菌由尿道经膀胱、输尿管上行至肾脏。正常人前尿道和尿道口周围有细菌寄生，但由于机体的正常防御功能并不发病。下列因素可能导致上行感染：①性生活；②尿道插管和器械检查；③尿流不畅。

（2）血行感染：细菌从体内的感染灶侵入血流，到达肾脏和其他尿路引起感染。此种途径少见，仅占所有尿路感染的3%以下。常见的病原菌有金黄色葡萄球菌、沙门菌属、假单胞菌属等。

（3）直接感染：外伤或尿道周围脏器发生感染时，细菌可直接侵入到泌尿系统，导致尿路感染。

（4）淋巴道感染：下腹部和盆腔器官与肾毛细淋巴管有吻合支相通，细菌可通过淋巴道进入肾脏。

细菌进入泌尿系统后是否发生尿路感染与机体的防御功能有关，主要的防御机制包括：①排尿可冲洗出绝大部分细菌；②输尿管和膀胱连接处活瓣可防止尿液和细菌反流

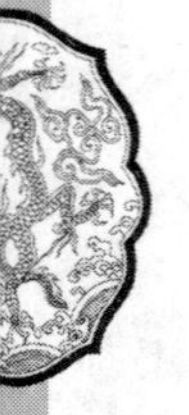

进入肾脏；③前列腺分泌物可抑制细菌生长；④其他尿路免疫防御体系等。

尿路感染易发生于妇女、老年人、免疫功能低下、肾移植和尿路畸形者，与易感因素有关。主要的易感因素有：

（1）尿路梗阻：尿路梗阻易诱发感染，尤其是下尿路梗阻。发生率较正常者高12倍。尿路梗阻、尿流不畅，细菌不易冲洗清除；尿路梗阻上端组织压力增加，影响血液供应和正常的生理功能，梗阻以上尿路黏膜的抵抗力降低，易发生感染。

（2）膀胱输尿管逆流：膀胱输尿管逆流被认为在非梗阻性尿路感染的发病机制中起重要的作用。当膀胱充盈而内压增高时，膀胱内菌尿沿输尿管逆流到肾脏引起感染。

（3）女性尿路解剖生理的差别：成年女性尿路感染的发病率约为男性的8～10倍，这与女性局部解剖生理有密切关系。即女性尿道的长度仅3～5 cm，直而宽，尿道括约肌作用较弱，细菌易沿尿道口上行至膀胱；尿道口与阴道和肛门接近，细菌易侵入；妇科疾患；妊娠期、产后及性生活时性激素变化等均易发生尿路感染。

（4）器械检查使用：尿路器械检查能把致病菌带入膀胱或上尿路，还常使黏膜损伤而导致感染。留置导管时细菌可通过导管腔进入膀胱。

（5）机体抵抗力减弱：糖尿病、高血压、慢性肾脏疾病、低血钾及高血钙等疾病，长期使用皮质类固醇或免疫抑制剂的病人，均使机体抵抗力减弱，尿路感染的发病率增高。

（二）病理与病理生理

急性膀胱炎可见黏膜充血，上皮细胞肿胀，黏膜下组织充血、水肿和白细胞浸润，较重者有点状或片状出血，并可出现黏膜溃疡。

急性肾盂肾炎病变可为单侧或双侧。肉眼见肾盂肾盏黏膜充血、水肿，表面有脓性分泌物，黏膜下可有细小脓肿。镜下见病灶内肾小管腔中脓性分泌物，小管上皮细胞肿胀、坏死和脱落。间质内有白细胞浸润和小脓肿形成，炎症剧烈时可广泛性出血。

慢性肾盂肾炎可见局灶性肾脏疤痕形成，肾盏因肾实质疤痕引起扩张、变钝，可见明显的肾盂肾盏变形，病变肾脏通常较正常缩小，双侧肾脏同时明显缩小并不多见。双侧肾脏受累时出现不对称的疤痕，疤痕的大小不一，但通常广泛，相对表浅，可累及整个小叶。光镜检查可见肾小管萎缩及疤痕形成，间质可有淋巴细胞、单核细胞浸润，急性发作时可有中性粒细胞浸润，肾小球可正常或轻度小球周围纤维化，如有长期高血压，则可见肾小球毛细血管壁硬化，肾小球囊内胶原沉着。

二、中医病因病机

尿路感染的病因与饮食不节、外感病邪、情志失调、劳倦过度等因素有关，上述病因可导致湿热蕴结膀胱或膀胱气化不利，从而导致本病的发生。

1. 膀胱湿热　多食辛热肥甘之品，或嗜酒太过，酿成湿热；或下阴不洁，秽浊之邪侵入膀胱，酿成湿热；或外感风寒湿邪入里化热，下注膀胱；或病属它脏传入，如心移热于小肠，致分清泌浊功能紊乱而传入膀胱；肝胆湿热下注，或胃肠积热等传入膀胱，湿热蕴结于膀胱，气化失司，水道不利，均可导致本病的发生。

2. 肝郁气滞　情志忧郁，肝失条达，气郁化火，火气郁于下焦，膀胱气化不利，亦可出现本病。

3．脾肾亏虚　年老体衰，脾肾不足；或因消渴、水肿等病伤及脾肾；或疲劳过度、房事不节等耗伤脾肾；或热淋病延日久，均可导致脾肾亏虚，脾失健运，中气不足，气虚下陷，肾气不固，膀胱气化失司，导致本病的发生。

4．肾阴不足　淋病日久，伤及肾阴；或月经、妊娠、产褥、房劳等因素耗伤肾阴；或渗湿利尿太过，伤及肾阴，阴虚而湿热留恋，膀胱气化不利，导致本病的发生。

尿路感染的病位在肾与膀胱，正如《诸病源候论·诸淋病候》中说："诸淋者，由肾虚而膀胱热故也。"由于膀胱与肾相表里，在病机上有密切联系，如膀胱气化失常，则湿热内蕴，熏蒸于肾；肾虚不能制水，则水道不利，湿热蓄于膀胱。此外与肝、脾相关。肝肾同源，肾阴虚日久，累及于肝；脾肾为先天与后天关系，肾阳虚日久，常累及脾。

【临床表现】

1．膀胱炎　可分为急性膀胱炎和再发性膀胱炎。肾盂肾炎常合并膀胱炎。急性膀胱炎常无明显的全身感染症状，典型表现为尿频、尿急、尿痛、排尿不畅及下腹部不适等膀胱刺激症状。多有白细胞尿，偶可有血尿。极少数患者可有腰痛和发热（通常不会超过38℃）。血白细胞计数常正常。约30%以上的膀胱炎为自限性。再发性膀胱炎的症状同急性膀胱炎。再发可由复发或重新感染所致。常有特殊菌感染及轻度混合性感染或有易感因素存在。感染的复发通常由隐匿在肾脏或前列腺内的同一致病菌所致，且在治疗结束后很快出现；重新感染则是指通过治疗感染彻底根除且无隐匿菌群的存在，由于致病菌再次入侵所致。多数膀胱炎再发是由重新感染所致。

2．急性肾盂肾炎　本病可发生于各种年龄，但以生育年龄妇女最为多见。临床表现有两组症状群：①尿路局部症状：尿频、尿急和尿痛等下尿路症状，腰痛或肋脊角压痛和叩痛；②全身感染症状：寒战、发热、头痛、恶心、呕吐，常伴有血白细胞计数升高、血沉增快。个别严重者可发生革兰阴性杆菌败血症，多发生于有尿路梗阻者。

急性肾盂肾炎不典型的临床表现可多样化，较常见的有以下几种：①以全身急性感染症状为主要表现，如寒战、发热、恶心、呕吐等，而尿路感染症状，如尿频、排尿不适、腰痛等则不明显，易误诊为感冒、伤寒和败血症等；②尿路感染症状不明显，而主要表现为急性腹痛和胃肠功能紊乱的症状，易误诊为阑尾炎、胆囊炎和急性胃肠炎等；③以血尿、轻度发热和腰痛等为主要表现，易误诊为肾结核。

3．慢性肾盂肾炎　本病50%以上患者有急性肾盂肾炎病史。其后有乏力、间歇性低热、厌食等症状。急性发作时可有寒战、发热、恶心、呕吐等症状，伴有腰酸、腰痛、腹部轻度不适和尿频、尿急、尿痛等膀胱刺激症状。肾小管受损时可出现夜尿增多，低渗和低比重尿。部分病人可无明显临床症状。

慢性肾盂肾炎临床表现复杂，容易反复发作，其原因为：①易感因素的存在；②肾盂肾盏黏膜和肾乳头因疤痕形成而变形，有利于致病菌潜伏；③长期使用抗生素后，细菌产生耐药性；④原浆菌株存在等。

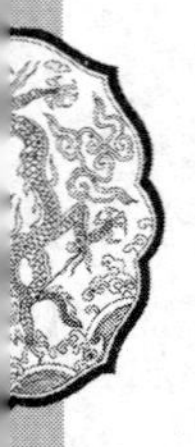

【实验室及其他检查】

1. 血液分析　外周血白细胞总数可轻度或中度增加，中性粒细胞增加，并可有核左移，血沉可增快。

2. 尿液分析　为白细胞尿，甚至脓细胞尿，可伴有肉眼或镜下血尿，亦可见少量蛋白，白细胞管型多见于急性肾盂肾炎。

3. 肾功能检查　急性肾盂肾炎，肾功能一般无改变，偶有肾浓缩功能轻度障碍，为可逆性。

4. 影像学检查　尿路感染急性期不适宜作X线静脉肾盂造影，可作B超检查以排除梗阻和结石。

5. 中段尿培养　对急性尿路感染有决定诊断意义。目前常采用新鲜清洁中段尿培养法，若菌落数大于10^5/ml，如能排除假阳性，则为真性细菌尿。

【诊断与鉴别诊断】

一、诊断要点

（一）西医诊断

典型尿路感染根据感染中毒症状、膀胱刺激症状、尿液改变及尿液细菌学检查诊断并不难。无症状性尿路感染主要根据尿液细菌学检查作出诊断。诊断标准为：①新鲜清洁中段尿细菌定量培养菌落数≥10^5/ml；②清洁离心中段尿沉渣白细胞数>5个/HP，且涂片找到细菌者；③膀胱穿刺尿细菌培养阳性。必须符合上列指标之一者才能确诊。

鉴于肾盂肾炎（上尿路感染）和膀胱炎与尿道炎（下尿路感染）治疗方法和预后均有不同，临床应予鉴别，其主要鉴别为：①尿抗体包裹细菌检查阳性者多为肾盂肾炎，阴性者多为膀胱炎；②膀胱灭菌后尿标本细菌培养阳性者多为肾盂肾炎，阴性者多为膀胱炎；③有全身感染中毒症状伴腰痛、肾区叩击痛或尿中有白细胞管型者多为肾盂肾炎，否则多为膀胱炎；④治疗6周后再次复发者或单剂抗菌治疗无效者多为肾盂肾炎，否则多为膀胱炎；⑤经治疗后仍有肾功能损害，能排除其他原因所致者，或肾脏影像学检查肾盂有改变者为肾盂肾炎。如肾盂肾炎持续不愈超过半年，同时伴有下列情况之一者，可诊断为慢性肾盂肾炎：①静脉肾盂造影示肾盂肾盏变形、缩窄；②肾外形凹凸不平，且两肾大小不等；③肾小管功能有持续性损害。

（二）中医辨病与辨证要点

1. 辨病要点

尿路感染典型表现为尿频、尿急、尿痛、排尿不畅，偶可有血尿，应与癃闭、尿血和尿浊进行鉴别。

（1）与癃闭的鉴别：两者均有排尿不适的临床表现，病位在肾与膀胱。癃闭以排尿困难、小便量少甚至点滴全无为特征，一般无尿痛，每日排尿量低于正常，严重时，无尿排出。尿路感染多有尿痛，每日排尿量多正常。

（2）与尿血的鉴别：两者都有小便出血、尿色红赤，甚至溺出纯血的临床表现。但尿血多无疼痛，或有轻微的胀痛或热痛，尿路感染多有尿痛。

（3）与尿浊的鉴别：两者均有小便浑浊。尿浊虽然有小便浑浊，白如泔浆，但排尿时无疼痛滞涩感，与尿路感染不同。

2. 辨证要点：

（1）辨正邪关系：若以尿频数、涩痛、发热、腰痛，舌质红，苔黄，脉滑表现者为正盛邪实；若以尿频数、涩痛、发热、腰痛不盛，反见口干欲饮、乏力、舌质淡红、少苔、脉细者为正虚邪恋。

（2）辨邪气性质：若患者以尿频、小便短数、灼热刺痛，邪为湿热；若患者面红目赤，胁痛口苦，尿频，淋沥不尽，少腹满痛为肝气郁结。

二、鉴别诊断

诊断尿路感染需要排除尿道综合征、泌尿系结核等。

1. 与尿道综合征相鉴别　尿道综合征多次尿液细菌、真菌、厌氧菌培养阴性，并排除结核感染。应注意区别：①感染性尿道综合征：由支原体、沙眼衣原体或单纯疱疹病毒等导致的尿路感染，常伴有白细胞尿。②非感染性尿道综合征：常见于中年妇女，可能与神经焦虑、抑郁有关，尿沉渣正常。

2. 与泌尿系结核相鉴别　泌尿系结核是由结核分枝杆菌引起的特殊类型的尿路感染，除了有尿频、尿急、尿痛等外，还有午后低热、盗汗、消瘦等结核中毒症状，常有肾外结核灶存在，反复多次尿培养或镜检可以发现结核分枝杆菌，影像学可见肾盂虫蚀样缺损或挛缩膀胱，一般抗生素治疗无效。

【治疗】

一、中医治疗

实则清利，虚则补益，是治疗尿路感染的基本原则。由于本病主要是湿热毒邪蕴结肾与膀胱所致，属于实证居多。在早期以祛邪为主，恢复期以扶正祛邪为主。若由膀胱湿热引起者用清热利湿通淋法；由肝郁气滞引起者用疏肝行气通淋法；脾肾亏虚引起者用健脾益肾法；肾阴不足引起者用滋阴清热利湿法。

（一）辨证论治

1. 膀胱湿热

主要证候：小便短频，灼热刺痛，少腹拘急胀痛，可伴有恶寒发热、口干口苦、恶心呕吐、腰痛。舌苔黄腻，脉滑数。

治法：清热利湿通淋。

方药：八正散。方中瞿麦、萹蓄、滑石、车前子、木通、灯心草以通淋利湿；大黄、栀子清热泻火；甘草调和诸药。

加减：发热症重加金银花、连翘加强清热解毒；恶寒发热、呕恶者，加柴胡、黄芩、半夏以和解降胃；血尿明显加白茅根、小蓟、生地黄以凉血止血；小便涩滞不畅加

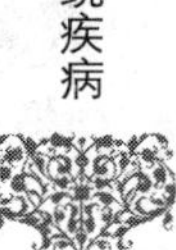

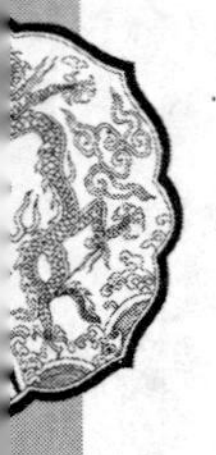

入青皮、琥珀粉。

2. 肝气郁滞

主要证候：少腹满痛，尿意频急，排尿不畅，涩滞难尽，或淋沥短少，伴腰胁胀痛。舌苔薄白，脉沉弦。

分析：少腹乃厥阴肝经循行之处，情志不畅，肝失调达，气机郁滞，膀胱气化不利，故见小便不畅，涩滞难尽，淋沥短少，腰胁胀痛，少腹满痛；脉沉弦为肝郁之征。

治法：疏肝理气，利水通淋。

方药：沉香散。方中沉香、橘皮疏肝理气；当归、王不留行能行下焦之气血；石韦、冬葵子、滑石通利水道；白芍缓急止痛；甘草调和诸药。

少腹胀满者加延胡索、川楝子；日久气滞血瘀者加牛膝、丹参；气郁日久化火而成肝胆郁热者可用龙胆泻肝汤。

3. 脾肾亏虚

主要证候：小便频数，排尿困难，淋沥不尽。面浮足肿，纳呆腹胀，神疲乏力，腰酸腿软，形寒肢冷，头晕耳鸣，大便溏薄。舌淡苔白或白腻，脉沉细。

治法：健脾益肾。

方药：参苓白术散合二仙汤。方中人参、白术、茯苓、薏苡仁、扁豆健脾利湿；甘草、桔梗、陈皮、砂仁、大枣健脾益气；山药、莲子肉、仙茅、淫羊藿益肾固涩。

若阳虚明显者，可加熟附子、桂枝；血虚明显者，可合八珍汤。

4. 肾阴不足

主要证候：头晕耳鸣，腰膝酸软，咽干口燥，尿频而短，小便涩痛，或伴有低热。舌质红，苔薄白，脉弦细而数。

治法：滋阴清热。

方药：知柏地黄丸。熟地黄、山茱萸、山药滋阴补肾；牡丹皮、泽泻、茯苓配合前三药使补而不腻；知母、黄柏清虚热。

若阴虚内热证明显者，可加生地黄、青蒿；湿热明显者，可加白花蛇舌草、蒲公英、凤尾草等。

（二）其他疗法

1. 针刺　取肾俞、小肠俞、膀胱俞、三焦俞、曲泉、三阴交，毫针刺，用泻法。适用于膀胱湿热证。

2. 针灸　取肾俞、膀胱俞、脾俞、足三里，毫针刺，用补法，加灸。适用于脾肾两虚证。

二、西医治疗

（一）一般治疗

多饮水，使尿量增加，促进细菌和炎性渗出物从尿液中排出；发热患者注意休息及水、电解质平衡；给予容易消化、高热量和富含维生素的食物。膀胱刺激症状明显者应给予碳酸氢钠1g，一天3次，可以减少膀胱刺激症状并抑制细菌生长繁殖。

（二）抗感染治疗

尿路感染抗生素选用原则：①选用对致病菌敏感的药物，在获得细菌学检查或药敏结果前，选用针对革兰阴性杆菌的抗生素；②抗生素在尿和肾脏内的浓度要高；③选用对肾脏损害和副作用较小的药物；④严重感染、混合感染和治疗无效时应联合用药。

1．急性膀胱炎　一般采用单剂量或短程疗法的抗生素治疗。

（1）单剂量疗法：可选用磺胺甲噁唑（SMZ）2.0 g、甲氧苄啶（TMP）0.4 g、碳酸氢钠1 g，一次顿服。也可选用阿莫西林3.0 g或氧氟沙星0.4 g，一次顿服。

（2）短程疗法：复方磺胺甲噁唑2片，每日2次；阿莫西林0.5 g，每日4次；或氧氟沙星0.2 g，每日3次，以上药选用1种，连用3天。目前较多使用3天疗法。

2．急性肾盂肾炎

初发急性肾盂肾炎，全身中毒症状不明显，无尿培养和药敏结果前，可用复方磺胺甲噁唑2片，一天2次；或氧氟沙星0.2 g，一天3次；7～14天为1疗程。严重感染有明显全身中毒症状者应静脉用药，可选用氨苄西林2 g，每8小时1次，也可选用头孢唑啉0.5 g，每8小时1次，或头孢噻肟，2～4 g，每天2次，静脉注射或滴注。必要时联合用药。获得尿培养结果后按药敏选药。

停药后第2、6周应分别进行尿细菌定量培养，以后最好能每月复查1次，追踪1年。如追踪过程中发现尿路感染复发，应再行治疗。

3．慢性肾盂肾炎　慢性肾盂肾炎存在易感因素，容易再发。因此，治疗的关键应寻找并及时有效去除易感因素。不同类型慢性肾盂的治疗方法不完全相同。

慢性肾盂肾炎急性发作期的治疗与急性肾盂肾炎相似，但治疗更为困难。慢性肾盂肾炎急性发作期抗生素治疗原则为：①常需两类药物联合使用；②疗程应适当延长，通常为2～4周，如无效，可将细菌敏感的抗生素分为2～4组，交替使用。

部分慢性肾盂肾炎虽然无临床症状，但菌尿可持续存在导致肾功能受损。可选用氧氟沙星0.2 g，一天3次；呋喃妥因0.1 g，一天3次；头孢氨苄0.25 g，一天3次等，10～14天为1疗程或再发可使用长期抑菌疗法。

【临床思路】

尿路感染属中医淋证、腰痛范畴，以尿频、尿急、尿痛、排尿不畅为主要症状，可伴有下腹部不适、腰痛和发热等。是临床常见的泌尿系统疾病之一。病因病机以下阴不洁、饮食不节、情志忧郁、疲劳过度、年老体衰等致湿热内蕴，膀胱气化失常，水道不利为关键。本病早期属于实证居多，随着病程的延长，出现虚证及虚实夹杂的情况。应用辨证论治这一中医独特的理论体系着重于虚实的辨证。

尿路感染初起湿热蕴结、肝郁气滞，以致膀胱气化失司者属实，治宜清热利湿通淋，佐以行气，病久脾肾亏虚、肾阴不足，膀胱气化无权者属虚，治宜健脾益肾或滋阴清热；虚实夹杂者，宜扶正祛邪并用。

【预后与转归】

尿路感染有虚实之分，两者可以互相转化，实证的尿路感染若治疗失施，病程日久

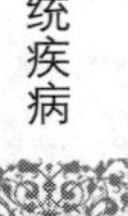

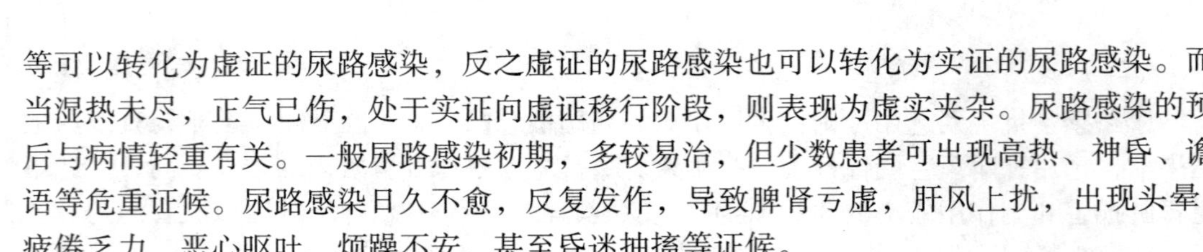

等可以转化为虚证的尿路感染，反之虚证的尿路感染也可以转化为实证的尿路感染。而当湿热未尽，正气已伤，处于实证向虚证移行阶段，则表现为虚实夹杂。尿路感染的预后与病情轻重有关。一般尿路感染初期，多较易治，但少数患者可出现高热、神昏、谵语等危重证候。尿路感染日久不愈，反复发作，导致脾肾亏虚，肝风上扰，出现头晕、疲倦乏力、恶心呕吐、烦躁不安，甚至昏迷抽搐等证候。

急性膀胱炎为一自限性疾病，多能自愈。急性肾盂肾炎，若失治误治，可发展为慢性肾盂肾炎，则病情迁延不愈。少数急性肾盂肾炎可伴发败血症，肾周脓肿，则病情严重。

【预防与调护】

尿路感染的致病菌入侵途径主要是上行性感染，养成良好的饮水、小便习惯，每日保证足够的饮水量和尿量，勿长时间忍尿。

1．生活起居　注意阴部清洁，以减少尿道口的细菌群。特别是女性病人在月经、妊娠和产褥期尤应注意。男性如包皮过长，应注意清洁，包茎应矫治。

2．饮食调护　坚持多饮水，每 2 ~ 3 小时排尿 1 次，以冲洗膀胱和尿道，避免细菌在尿路繁殖。

3．精神护理　中医认为精神紧张、焦虑易使机体气机郁滞，从而促进尿路感染的发生，故保持心情开朗、舒畅有利于预防和治疗尿路感染。

4．尽量避免使用尿路器械。非常必要使用时，要严格无菌操作。在尿路器械使用 48 小时后，宜做尿培养。在尿路器械检查之前已有菌尿者，应先服抗菌药以控制感染。以往有反复尿路感染史或尿路感染有异常者，在尿路器械检查前后 48 小时宜服用抗生素预防感染。

5．与性生活有关的反复发作的尿路感染，于性生活后宜即排尿，并按常用量服用 1 个剂量的抗菌药作预防。

第六章　尿路结石

尿路结石（urinary system calculi，USC）是指一些晶体物（如钙、草酸、尿酸、胱氨酸等）和有基质（如基质 A、Tamm－Horsfall 蛋白、酸性粘多糖等）在肾脏等泌尿道的异常聚积的一类疾病。

根据近年来国内的统计，本病的发病率有提高的趋势。我国广东、湖南、山东等省，是结石的高发区。本病多见于 20～40 岁，多发于成年男子，男女比例为4.5∶1。尿路结石可引起尿路梗阻、肾绞痛、血尿、尿路感染及肾功能衰竭等并发症，危害很大。

尿路结石相当于中医的“石淋”病证范畴。

【病因病理】

一、西医病因病理

（一）病因及发病机制

尿路结石的基本形成过程是某些生理异常因素造成尿中晶体物质浓度升高或溶解度降低，呈过饱和状态，析出结晶与有机物质组成核，然后结晶体在局部生长、聚集，最终形成结石。有关结石形成的主要机制有：

1. 尿中晶体物过分饱和　由于尿内含需排泄的晶体物质如钙、草酸、尿酸、胱氨酸等过多，或由于肾重吸收水分过多，尿液过于浓缩，引起晶体物质在尿中浓度过分饱和，形成晶体核心，逐渐增大，形成结石。

2. 蛋白基质　大多数结石含有蛋白基质，其作用可能是：①形成晶体核；②固定首始的晶体核于肾盂，并吸附尿中晶体，利于晶体核的生长。

3. 抑制晶体核形成及聚集的物质减少　正常尿内含有抑制晶体核形成及聚集的物质，包括某些肽类、焦磷酸盐、粘多糖、二磷酸盐、某些离子（枸橼酸、镁等）、核糖核酸、T－H 蛋白等。尿中这些抑制物质减少，则易于形成结石。

4. 晶体附着　在结石形成中起了重要作用，结晶体须附着在尿路表面，才能停留足够长的时间形成结石，细胞损伤、暴露附着位点是附着的先决条件。

5. 晶体共生　某种晶体可在另一种晶体上共同生长，需两种晶体其面网大小相类似，面网上原子排列也相类似。如草酸盐在尿酸晶体核或磷酸盐晶体上沉积，磷酸盐在草酸晶体核上生长等。

导致结石形成的其他因素有：①尿 pH 值可影响结石的形成：酸性尿有助于尿酸和胱氨酸沉积，碱性尿有助于磷酸钙和磷酸铵镁的沉积；②各种原因引起的尿流淤积会导致结石形成；③尿路感染：分解尿素的细菌所致之尿路感染，在磷酸铵镁结石形成上有

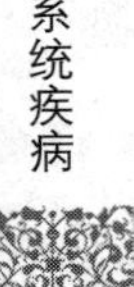

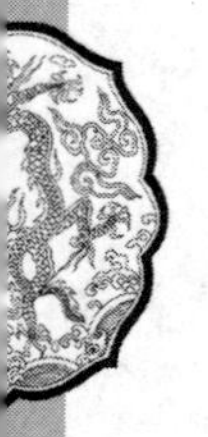

重要作用。

（二）病理和病理生理

结石分布以肾盂最常见，肾盏次之，肾实质罕见。肾盏结石多位于下肾盏。结石可引起肾盂肾盏损伤、感染和阻塞。上述改变导致上皮脱落产生溃疡，最终有瘢痕形成，结石引起的阻塞多为不完全性，尿液可经结石周围流入输尿管，但可有肾盂扩大、肾盂壁肥厚和纤维化，若结石嵌顿于肾盂、输尿管交界处或输尿管，则产生肾盂积水，并可产生肾盂积脓，肾盂扩大，严重可导致肾皮质萎缩及破坏而导致肾功能衰竭。

二、中医病因病机

尿路结石常因感受外邪、饮食不节、情志失调、劳倦过度等致湿热蕴结，发为本病。

1. 下焦湿热　感受外界六淫之湿邪或秽浊之气移热下焦，或嗜食肥甘厚味，酿生湿热，蕴结于肾与膀胱，致下焦湿热，尿液受煎熬日久，尿中杂质结为砂石。

2. 气滞血瘀　因情志内伤，忧思气结，气机不畅，血停湿聚，致气滞血瘀，郁久化热，燔灼尿液而为砂石。

3. 脾肾气虚　或因先天脾肾不足，或因过用清利之药损伤脾肾阳气，气虚鼓动无力，阳虚失于温化，而致结石痼结。

尿路结石的病位在肾、膀胱，本病多为湿热之邪蕴结下焦或邪气化火，移热于肾，日久伤及肾阴，阴损及阳；或过用清利之品，损伤阳气，肾阳虚不能温煦脾阳，使脾肾两虚，而出现正虚邪实的症状。发病早期以实证表现为主，后期以虚实夹杂表现为主。

【临床表现】

一、症状

尿路结石的症状主要取决于结石的大小、形状、所在部位和结石对尿路的刺激损伤，梗阻及继发感染等。

1. 无症状结石　肾结石可以完全无症状，甚至在造成梗阻时亦可以无症状，有些可能有镜下血尿。

2. 疼痛　肾结石移行并阻塞于肾盂输尿管连接处，或进入输尿管时，可发生典型的肾绞痛，常在夜间或清晨突然发作。疼痛开始时是肋脊角隐痛，逐渐加强至剧痛，沿胁腹的输尿管行径，放射至耻骨上区和阴部，常伴有恶心、呕吐。但是有时疼痛可仅为腰痛或腹痛，易误诊为其他急腹症。当痛点下移，常表示结石移向输尿管下端。随着结石的排出，疼痛可立即消失。

3. 血尿　肾绞痛时，常伴有肉眼血尿或镜下血尿。在无症状的肾结石，如有血尿，则多为轻度镜下血尿，如结石有移动，则有显著的血尿。

4. 尿路梗阻和尿路感染　结石病人易于发生尿路感染，可为无症状性细菌尿或有明显的尿路感染症状，梗阻加上感染，会较快地导致肾实质损害，发生肾功能不全。

5. 急性肾功能衰竭　结石堵塞独肾病人的健侧输尿管，造成尿道急性梗阻，偶亦可堵塞双侧输尿管造成急性肾功能衰竭。

6. 胃肠道症状　胃与肾均受控于腹腔内交感神经节后纤维支配，肾绞痛时常伴有恶心、呕吐、食欲不振等胃肠道症状。

二、体征

可出现肾区叩击痛，肋腰点或肋脊点压痛、沿输尿管行径压痛。

【实验室及其他检查】

1. 尿液检查　在肾绞痛发作时或发作后，一般见有肉眼或镜下血尿。并发感染时，尿液中白细胞或脓细胞增多。

2. 肾功能实验　包括血清尿素氮、肌酐、内生肌酐清除率实验、酚红排泄实验等。

3. X线腹平片　约90%的泌尿系结石可在X线平片上显影，显影的深浅和结石的化学成分、大小、厚度有关。草酸钙显影最好，磷酸钙和磷酸铵镁次之，含钙的尿酸盐和胱氨酸又次之，而纯尿酸和胱氨酸石可不显影。

4. 尿路造影　静脉肾盂造影和逆行肾盂造影能明确显示结石的位置和泌尿道的情况，如结石较小，密度较淡，诊断困难时可进一步做逆行空气或氧气造影，以明确结石的存在和位置。

5. B型超声波检查　可发现肾积水、结石强回声和声影，能诊断出X线阴性结石，当结石直径大于0.5 cm时可显示。

6. 放射性同位素肾图　可在肾结石嵌顿阻塞尿路时反映尿路梗阻的有无及程度，以及伴有的肾功能损伤程度。

【诊断与鉴别诊断】

一、诊断要点

（一）西医诊断

1. 病史　既往有尿路结石的病史。

2. 症状　多表现腰部或上腹部持续钝痛或阵发剧烈绞痛，常放射至同侧下腹部或外阴。绞痛发作时可伴有出冷汗、呕吐。双侧同时有梗阻或尿道急性梗阻时可致无尿。可有肉眼或镜下血尿，绞痛发作时血尿加重。

3. 体征　可出现肾区叩击痛，肋腰点或肋脊点压痛、沿输尿管行径压痛。

4. 实验室及其他检查　包括尿液分析、X线检查、肾盂造影、核素肾图及B超、CT等。

（二）中医辨病与辨证要点

1. 辨病要点

尿路结石可表现为腰痛、腹痛、尿频、尿急、尿痛、排尿不畅，可有血尿，应与关格、尿血进行鉴别。

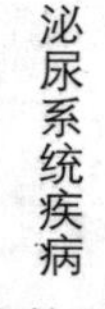

(1) 与关格的鉴别：两者均有排尿不适的临床表现，病位在肾与膀胱。关格以小便不通与呕吐并见。尿路结石多有腰痛或腹痛，尿量突然减少。

(2) 与尿血的鉴别：两者都有小便出血、尿色红赤，甚至溺出纯血的临床表现。但尿血多无疼痛，或有轻微的胀痛或热痛，尿路结石并发感染时多有尿频、尿急、尿痛。

2. 辨证要点

(1) 辨虚实：尿路结石初起，正气尚旺，以下焦湿热、气滞血瘀为主者属实证。久病多虚，脾肾气虚、肾阴不足者属虚证。

(2) 辨主证及次证：尿路结石以腰痛、血尿或尿中排出砂石为主证；小便艰涩，余沥不尽，或见发热、恶寒等为次证。

二、鉴别诊断

诊断尿路结石需要排除尿路感染、急性阑尾炎、急性胆囊炎、胆结石等。

1. 与尿路感染相鉴别　尿路感染多有尿频、尿急、尿痛、排尿不畅及下腹部不适等膀胱刺激症状。尿液分析多有白细胞，偶可有血尿。部分患者可有腰痛和发热。

2. 与急性阑尾炎相鉴别　急性阑尾炎为转移性右下腹疼痛，伴压痛反跳痛，尿常规多正常。

3. 与急性胆囊炎、胆结石相鉴别　急性胆囊炎、胆结石的疼痛均在右上腹，向肩背放射，多伴压痛、反跳痛，尿液分析可见红细胞，结合 B 超、腹部平片可进一步鉴别。

【治疗】

一、中医治疗

尿路结石早期以实证为主，治疗以祛邪为原则，以清热利湿、通淋排石、活血化瘀为法；病久则损伤脾肾阳气，出现虚实夹杂之证，治疗应以祛邪兼扶正为原则，在利湿清热通淋的同时，或补脾益肾，或滋阴清热。

(一) 辨证论治

1. 下焦湿热

主要证候：腰部胀痛，牵引少腹，涉及外阴，尿中时夹砂石，小便短数，灼热赤痛，色黄赤或血尿，或有恶寒发热、口干口苦、恶心呕吐、汗出、舌红苔黄腻，脉弦数。

治法：清热利湿，通淋排石。

方药：石韦散。方中石韦、车前子利水通淋；冬葵子、滑石利湿排石，瞿麦利尿通淋。

若腰腹酸痛甚者加白芍、甘草；若尿血明显者加白茅根、小蓟、藕节；尿道灼热涩痛者，加蒲公英、荠菜、珍珠草。

2. 气滞血瘀

主要证候：腰酸胀痛或刺痛，小腹胀满隐痛，痛处固定，小便淋漓不畅，尿色深红，时夹砂石或瘀块，舌质紫黯或有瘀点，苔黄，脉弦涩。

治法：行气化瘀，通淋排石。

方药：沉香散。方中沉香、橘皮可疏达肝气；当归、王不留行则能行下焦之气血；石韦、冬葵子、滑石能通利水道；白芍能缓急止痛。

若兼见头晕气短，四肢乏力，脉细弱等脾虚气弱者可加党参、黄芪；若低热、心烦、舌红、脉细数者加生地黄、女贞子、知母、黄柏；若腰腹胀痛明显者加青皮、陈皮、木香、乌药；若结石锢结久不移动而体质较强者可加皂角刺、浮海石、桃仁。

3. 脾肾两虚

主要证候：病程日久，腰冷酸痛，疲倦乏力，食欲不振，脘腹胀闷，大便稀溏，小便欲出不尽或小便失禁，舌质淡，边有齿痕，苔白，脉沉细无力尺脉细弱。

治法：健脾补肾，温阳化石。

方药：济生肾气丸。方中附子、桂枝温补肾阳；熟地黄滋肾填精；山茱萸养肝涩精；牡丹皮以清泻肝火；山药补脾固精；茯苓、泽泻淡渗利湿，以助山药健运；车前子清热通淋；牛膝引药下行，诸药共奏补肾健脾，温阳化石之功。

若腰腹胀痛明显者加台乌、木香；若血瘀之象明显者加桃仁、赤芍、蒲黄。

（二）其他治法

1. 针刺　取穴：肾俞、委中、夹脊、阿是穴、三阴交。适用于各种尿路结石。若肾虚者，灸命门，补志室、太溪；血瘀者，加膈俞、次髎；痛势较剧者，委中可用三棱针刺出血。

2. 艾灸　肾结石取穴：关元、肾俞；输尿管结石取穴：三朝交、气海，可选配膀胱俞、中极。

二、西医治疗

（一）一般治疗

多饮水，不宜以饮果汁、茶、含糖碳酸饮料等代替饮水。根据结石采用恰当的饮食治疗。如钙结石，应避免高钙和高草酸盐饮食，适当减少钠和蛋白的摄入量；尿酸结石采用低嘌呤饮食；胱氨酸结石采用低蛋白饮食等。适当进行体育锻炼，以增加结石的活动度，有利于结石的排出。

（二）药物治疗

1. 对症治疗

（1）解痉止痛：肾绞痛时解痉止痛药可选用：阿托品 0.5 mg，皮下注射；普鲁本辛 15 mg，一日 3 次口服；剧烈疼痛可用杜冷丁 50 mg，或并用异丙嗪 25 mg 肌内注射；必要时可用吗啡 5～10 mg 肌内注射。

（2）抗感染：对有感染的结石患者同时应用抗感染治疗。应选用对致病菌敏感，在尿和肾内浓度高，对肾毒性小的抗菌药物。

（3）支持疗法：对恶心呕吐严重、电解质紊乱者应及时纠正电解质紊乱；酸中毒

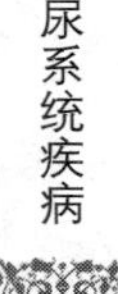

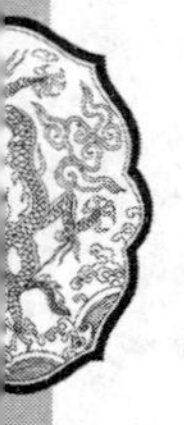

时应同时补充5%碳酸氢钠、乳酸钠纠正酸中毒。

2. 病因治疗

（1）吸收性高钙尿症：磷酸盐纤维素钠是一种离子交换树脂，以钠在胃和近端肠道交换钙，水解后即将钙从粪便中排出体外，一日10～15 g。

（2）肾性高钙尿症：限制钙的摄入，每日饮水2 L以上，可用噻嗪类利尿剂和正磷酸盐。

（3）再吸收性高钙尿症：用正磷酸盐（钠盐或钾盐）0.5 g，一日3～4次，如为甲状旁腺功能亢进者，应作甲状旁腺切除。

（4）高尿酸尿草酸钙结石症：别嘌呤醇100 mg，一日3次，如有高钙尿症应同时治疗。

（5）肾小管酸中毒与低枸橼酸钙结石：枸橼酸钠钾或碳酸氢钠纠正酸中毒。

（6）高草酸尿症：口服钙或镁制剂0.25～1 g，一日4次；吡哆醇100～400 mg/d。

（7）胱氨酸尿症：碱化尿液，限制蛋氨酸的摄入。

（8）高尿酸尿症：用枸橼酸钾与别嘌呤醇。

3. 手术治疗　对于结石横径大于1 cm，肾绞痛反复发作，估计结石不能从尿路排出或溶解；结石合并严重梗阻、感染和肾功能受损害；急性梗阻性无尿；无功能的脓肾；结石引起癌变或癌合并结石等患者，可以考虑手术治疗。

4. 体外震波碎石　对于肾输尿管上端结石；结石直径不大于2.5 cm；集中于一个肾盂内的多发性结石可以考虑进行体外震波碎石。

【临床思路】

尿路结石属中医石淋范畴，以腰痛、腹痛、肉眼血尿或镜下血尿为主要症状，可伴有尿频、尿急、尿痛、排尿不畅、恶心、呕吐等。是泌尿内科常见的疾病之一。病因与下焦湿热、气滞血瘀、脾肾气虚等有关，发病早期以实证较多。病变的脏腑主要在肾、膀胱。随着病程的延长，向虚证转化，出现虚实夹杂之证。应用辨证施治这一中医独特的理论体系着重于虚实关系和主证及次证。

尿路结石初起多为下焦湿热，热灼膀胱，炼津成石，治宜清热利湿，通淋排石；气滞血瘀，膀胱气化不利者，治宜行气化瘀，通淋排石；脾肾亏虚，气化无力，而邪气留恋者，治宜祛邪健脾益肾；病程日久，肾阴不足，气化无权者，治宜滋阴清热。

【预后与转归】

尿路结石有虚实之分，实证的尿路结石病程日久可转化为虚证。尿路结石的预后与病情轻重有关。一般尿路结石初期，多较易治，若日久不愈，反复发作，导致脾肾亏虚，则较难治疗。病情严重者，可出现尿少甚至无尿、恶心呕吐、烦躁不安、昏迷抽搐等危重证候。

影响肾结石患者的预后转归因素包括：结石的数目、大小、位置、形状、性质、患者的年龄、性别、肾功能状况等。一般来说，数目少较数目多易治，肾盂结石较肾盏结石易治，直径小于1cm的易治，外观光滑者易治，肾功能正常者易治，中青年较老年患者易治。凡是肾结石梗阻已影响肾功能者预后较差，若由梗阻肾继发慢性肾功能不全，应早期行肾脏替代疗法。若内科保守治疗应严格掌握适应证，凡有手术及碎石指征者，应予手术取石或体外震波碎石。

【预防与调护】

本病的预防需要养成良好的饮水、小便习惯，每日保证足够的饮水量和尿量，勿长时间忍尿。调护主要保持外阴清洁，及时更换内衣裤，以避免尿路感染的发生；加强锻炼，多做跳跃运动、打球、体操等促使结石下移；含钙类结石者应避免过多饮食含高钙的饮料和食物，草酸钙结石者应少吃含草酸多的食物，胱氨酸结石者应进低蛋白饮食类；精神紧张、焦虑，易使机体气机郁滞，从而促进结石的发生，故保持心情开朗、舒畅有利于预防和治疗结石。

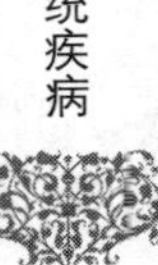

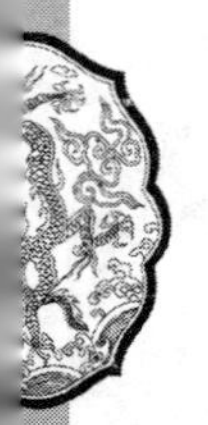

第七章 肾小管性酸中毒

肾小管性酸中毒（renal tubular acidosis，RTA）是由于近端肾小管或（和）远端肾小管功能障碍引起的代谢性酸中毒。其临床特征为高氯性酸中毒，水、电解质紊乱，可有低钾血症或高钾血症、低钠血症、低钙血症及多尿、多饮、肾性佝偻病或骨软化症，肾结石等。一般认为，RTA 可以分为 4 个类型。

Ⅰ型和Ⅱ型常是遗传性；Ⅲ型是Ⅰ型和Ⅱ型的混合型。Ⅳ型为获得性，伴有低肾素血症性醛固酮降低症，或肾小管对盐类皮质激素反应力降低。

肾小管性酸中毒相当于中医“消渴”、“呕吐”、“痿证”、“五迟五软”等病证范畴。

【病因病理】

一、西医病因病理

1. 远端肾小管性酸中毒（Ⅰ型） 远端肾小管性酸中毒（distal renal tubular acidosis，dRTA）是由于远端肾小管功能障碍，不能在管腔液与管周液之间形成高 H^+ 梯度，因而不能正常地酸化尿液，尿铵及可滴定酸排出减少，产生代谢性酸中毒。按病因可为原发性或继发性两大类。原发性与遗传有关，为常染色体显性遗传，自幼发病；继发性常见于慢性肾小管－间质肾炎，其他先天性或遗传性肾脏病如海绵肾、Fabry 病、特发性高钙尿症等均可引起。

2. 近端肾小管性酸中毒（Ⅱ型） 近端肾小管性酸中毒（proximal renal tubular acidosis，PRTA）是由于近端肾小管重吸收 HCO_3^- 功能障碍所致。可为原发性或继发性。原发性与遗传有关；继发性见于多种原因，如 Fanconi 综合征、肾小管－间质疾病、重金属（铅、镉、汞）或药物（庆大霉素、过期四环素）中毒等。

3. 全远端肾小管性酸中毒（Ⅳ型） 全远端肾小管性酸中毒（generalized distal tubular acidosis，GdRTA）是由于醛固酮不足或对醛固酮拮抗，远端肾小管排泌 H^+、K^+ 减少，发生酸中毒和高钾血症。许多疾病均可引起 GdRTA，包括引起低肾素低醛固酮血症的疾病，如各种肾小管－间质肾脏病、糖尿病肾病、高血压肾硬化、肾移植等；肾对醛固酮反应性降低，如假性醛固酮缺乏症、失盐性肾病、梗阻性肾病、镇痛药性肾病等；醛固酮分泌不足，如 Addison 病、双侧肾上腺切除术后、先天性醛固酮合成缺陷等。

二、中医病因病机

肾小管性酸中毒的病因与先天不足、感受外邪及饮食等因素有关。

1. 先天禀赋不足　先天亏损，肾元虚衰，膀胱气化失司，开阖不利。同时脾失健运，水谷精微不能化生，外泄失度。肝肾同源，肝阴不足，精血亏虚，筋骨经脉不得濡养，发为本病。

2. 感受外邪　感受六淫外邪，客邪化热，或素体阳热之人，阳明胃热亢盛，导致热毒与燥屎相结，发为本病。

3. 伤于饮食　过食肥甘之品，导致脾失健运，湿从内生，胃失和降；或肾虚脾衰，湿浊内生，聚于下焦，蕴而化热，成肾虚下焦湿热证。此外，久病或他病伤阳，亦可产生此病。

本病大多为脾肾不足，肝血亏虚，属于本虚标实之证。病变的脏腑主要在肝、肾、脾胃。

【临床表现】

一、远端肾小管性酸中毒（I型）

女性多见，较多见于20～40岁，轻者可无症状，重者可出现高氯性酸中毒，临床表现有：

1. 高血氯性代谢性酸中毒　临床可表现为纳差、乏力和呼吸深长。

2. 电解质紊乱　常有低钾血症。轻者表现为肌无力，重者可出现低血钾性麻痹和心律失常。

3. 高钙尿症　易于形成磷酸钙结石和肾钙化。长期钙磷代谢紊乱，可影响小儿生长发育，导致佝偻病，成人可发生骨软化病。

二、近端肾小管性酸中毒（Ⅱ型）

本病多为男性儿童，常有高血氯性代谢性酸中毒，多伴有低钾血症，出现肌无力、多尿、烦渴、多饮等表现。长期慢性高血氯性代谢性酸中毒，可导致小儿营养不良和生长发育障碍。由于远端肾小管功能正常，尿液酸化功能良好，尿 pH 常在 5.5 以下。一般不发生肾结石或肾钙化。继发性者常有肾性糖尿、肾性氨基酸尿，形成 Fanconi 综合征。

三、混合性肾小管性酸中毒

本型的特点是I型和Ⅱ型 RTA 的临床表现均存在。高血氯性代谢性酸中毒明显，尿中大量丢失 HCO_3^-，尿可滴定酸和铵排出减少。症状较严重。

四、全远端肾小管性酸中毒（Ⅳ型）

高钾血症和高氯血症性代谢性酸中毒是其主要特征。尿 HCO_3^- 排出量增加，尿铵减少。多数病人有慢性肾小管－间质疾病、糖尿病肾病、高血压肾硬化等原发病的表现，并伴有肾功能不全，但酸中毒和高钾血症程度与肾功能不全的程度不相称。

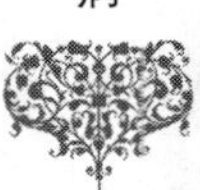

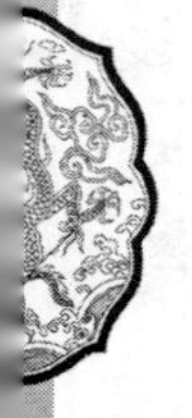

【实验室及其他检查】

1. 尿 pH 值测定　若晨尿值偏碱或碱性，则提示酸化功能不良，应考虑远端肾小管性酸中毒（I 型），若晨尿 pH 值在 5.5 以下，则可初步排除肾脏酸化功能障碍，提示近端肾小管性酸中毒（Ⅱ型）。

2. 尿可滴定酸度（TA）测定　在普通饮食下，正常人尿 TA 排量为 20～40 mmol/24h，代谢性酸中毒或呼吸性酸中毒时，TA 增高，而远端肾小管性酸中毒（I 型）时 TA 减低。

3. 尿铵（NH_4^+）测定　远端肾小管分泌的 H^+ 大部分与 NH_3 结合成 NH_4^+ 后排泄，肾性高氯性酸中毒者，其尿 NH_4^+ 的排泄量不能相应增多，甚至减少。

4. 酸负荷试验　在测定尿 pH 值时若无酸血症，应做酸负荷试验。正常人服用氯化铵造成急性酸中毒后，尿 pH 值持续低于 5.5，同时尿铵排泄量增加，若在全身酸中毒情况下 pH 大于 5.5 则高度提示远端肾小管性酸中毒。

5. 碱负荷试验　正常人尿 HCO_3^- 为 0，其排泄率为 0，而远端肾小管性酸中毒者尿 HCO_3^- 排泄率小于 5；近端肾小管性酸中毒者尿 pH 值排泄率大于 15%；混合性酸中毒者尿 HCO_3^- 排泄率在 5%～10% 之间。

6. 二氧化碳结合力测定　当其值低于 20～18 mmol/L 时为轻度酸中毒，当二氧化碳结合力降低至 13.5～18 mmol/L 时，为中度酸中毒；当二氧化碳结合力降低至 13.5 mmol/L以下时，表示病情极为严重。

【诊断与鉴别诊断】

一、诊断要点

（一）西医诊断

1. 远端肾小管性酸中毒（I 型）　高血氯性代谢性酸中毒伴有低钾血症，尿中可滴定酸减少，尿 pH＞6.0，即可诊断 dRTA。轻型者可作氯化铵（肝功能损害者可用氯化钙代替）负荷试验（停用碱性药物 2～3 天，口服氯化铵 0.1 g/kg·d，分 3～4 次服，连服 3 天），试验后血 pH 或 CO_2CP 降低（pH＜7.34，或 $CO_2CP \leq 20$ mmol/L），而尿 pH 不能降至 5.5 以下，有助诊断。

2. 近端肾小管性酸中毒（Ⅱ型）　根据病人的临床表现，高血氯性代谢性酸中毒、低钾血症、尿中 HCO_3^- 增高可确立诊断。不完全性近端肾小管性酸中毒患者，无全身性酸中毒表现，肾小管酸化功能正常，氯化铵试验阴性，确诊有赖于碳酸氢盐重吸收试验。如尿 HCO_3^- 排泄率大于滤过量的 15%，则可确诊。

3. 全远端肾小管性酸中毒（Ⅳ型）　高血氯性代谢性酸中毒伴有持续性高钾血症，不能用肾小球滤过功能受损等原因来解释者，应考虑Ⅳ型 RTA。尿 HCO_3^- 排出量增加，尿铵减少，血肾素和醛固酮含量减低有助于诊断。

（二）中医辨病与辨证要点

1．辨病要点

肾小管性酸中毒临床表现多样，可以表现为消渴、呕吐、痿证、五迟五软等。其中消渴与口渴症，痿证与五迟五软相鉴别。

（1）消渴与口渴证的鉴别：两者都有口渴，但口渴证是指口渴饮水的症状，多随所患疾病特别是外感热病而出现的相应症状，无消渴之多尿、多食、消瘦及血糖偏高等临床表现。

（2）痿证与五迟五软的鉴别：两者都有肢体软弱无力，但痿证是指脏腑内伤，肢体筋脉失养导致肢体无力、肌肉萎缩甚至瘫痪，多以下肢为主。而五迟五软多发生于青少年中，多为先天禀赋不足导致的发育迟缓，头项软弱，甚至鸡胸龟背等。

2．辨证要点

本病以肾精不足为特征，病证初始可见肾虚证候，如发育迟缓、腰酸膝软、耳鸣耳聋等；病变发展，虚损及他脏，可见脾胃受损，气血化生不足，四肢百骸失于濡养；若阴损者，可见内燥证候，如口干欲饮、形体消瘦、肌肤失泽等。

二、鉴别诊断

诊断肾小管性酸中毒需要排除慢性肾功能衰竭、糖尿病酮症酸中毒等。

1．与慢性肾功能衰竭相鉴别　慢性肾功能衰竭以肾功能逐渐衰退，氮质潴留性代谢性酸中毒，血磷升高为主症，血氯多正常，血钾一般较高，阴离子间隙明显升高，尿酸化功能正常，尿铵排量减低。

2．与糖尿病酮症酸中毒相鉴别　糖尿病酮症酸中毒者有糖尿病史，血糖明显升高，尿糖、尿酮体呈强阳性，血酮体升高，血 pH 常降至 7.35 以下，血二氧化碳结合力下降，并伴有失水、失钠、失钾等。

【治疗】

一、中医治疗

本病的治疗，当注意“补虚当顾其实”。禀赋不足者，补肾为主，时刻注意调理脾胃，以治后天补先天；如脾虚失运，湿浊内生，则健脾祛湿化浊，扶正祛邪。

（一）辨证论治

1．禀赋不足

主要证候：发育迟缓，身材矮小，囟门迟闭，腰膝酸软，耳聋齿摇，精神萎靡，舌质淡白，脉沉细。

治法：培补脾肾。

方药：扶元散。方中人参、白术、茯苓、甘草、黄芪以益气健脾，当归、白芍、川芎、甘草、山药以养血补血，鹿茸以补益肝肾精血、强筋健骨。

恶心欲呕者加竹茹、半夏、生姜；腹胀者加枳壳、砂仁；手足抽搐者加天麻、钩

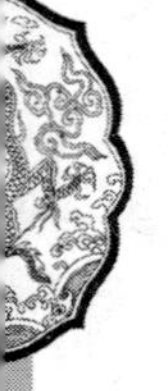

藤；口干多饮者加生地黄、麦冬、玄参。

2. 脾虚湿困

主要证候：脘闷恶心欲呕，胃纳欠佳，腹胀，眼睑轻度浮肿，面色少华，便溏，舌质淡，苔白腻，脉细。

治法：健脾化湿，降逆和中。

方药：香砂六君子汤。方中砂仁、党参、白术益气健脾，茯苓、半夏以健脾，木香以行气调中。

若呕吐者加旋覆花、代赭石；不思饮食者加白豆蔻、鸡内金、神曲。

3. 肾虚湿热

主要证候：精神倦怠，腰膝酸软，尿频涩痛，口干尿黄，舌质偏红，苔黄腻，脉细数。

治法：滋肾清热利湿。

方药：猪苓汤。方中茯苓、猪苓、泽泻渗利小便，滑石清热通淋，阿胶、生地黄滋阴润燥，知母、黄柏清热燥湿。

加减：若口干多饮，阴虚较甚者加女贞子、旱莲草；若湿热较甚者加瞿麦、车前草、蒲公英。

4. 肝风内动

主要证候：头晕乏力，四肢麻木，或手足颤抖，面色萎黄，形体消瘦，舌质淡红，苔薄，脉细弦。

治法：养血柔肝，熄风定惊。

方药：三甲复脉汤。方中龟甲、鳖甲滋阴潜阳，熟地黄、麦冬、白芍养阴柔肝，当归、阿胶养血补血，龙骨、牡蛎平肝潜阳、麻仁养阴润燥，合用以养血柔肝，熄风定惊。

若心悸者加人参、五味子；若抽搐者加天麻、钩藤；若便秘者加草决明、大黄。

5. 脾肾阳衰

主要证候：头晕乏力，腰膝酸软，畏寒肢冷，面色无华，食欲不振，神疲乏力，大便稀薄，小便清长，下肢浮肿，舌淡，苔薄白，脉沉细。

治法：健脾补肾。

方药：金匮肾气丸。方中熟地黄、山药、吴茱萸滋补肾阴，附子、桂枝温补肾阳，茯苓、泽泻利水渗湿，牡丹皮清泻肝火。

若气血亏虚者加当归、枸杞；若腰膝酸软者加仙灵脾、巴戟天、杜仲。

（二）其他疗法

针灸　取关元、带脉、神门、内庭、足三里，毫针刺，用补法，加灸。适用于虚证肾小管性酸中毒。

二、西医治疗

（一）远端肾小管性酸中毒（Ⅰ型）

继发性 RTA 应积极治疗原发病，如慢性肾盂肾炎、系统性红斑狼疮和干燥综合征等，并进行对症处理。

1. 纠正代谢性酸中毒　可口服碳酸氢钠 1.0 ~ 4.0 g，一日 3 ~ 4 次或复方枸橼酸溶液 10 ~ 30 ml，一日 3 次。

2. 纠正电解质紊乱　低钾血症时可补充钾盐，一般选用 10% 枸橼酸钾 10 ml，一日 3 次。补钾时注意不要选用氯化钾，以免加重高氯血症。严重低血钾的病人应静脉补充钾盐。

3. 肾结石的预防　可服用复方枸橼酸合剂，增加尿液中钙的溶解度，预防结石的形成。

（二）近端肾小管性酸中毒（Ⅱ型）

继发性 PRTA 患者首先应进行病因治疗。并进行相应的对症治疗，如①纠正代谢性酸中毒：补充碳酸氢钠或枸橼酸钠；②纠正低钾血症：可口服或静脉补充钾盐；③低钠饮食，并适当使用氢氯噻嗪，可减少细胞外液的容量，促进碳酸氢钠的重吸收；④有骨病者可适当补充维生素 D_3 和磷酸盐。

（三）混合性肾小管性酸中毒

治疗与Ⅰ、Ⅱ型 RTA 相同。

（四）全远端肾小管性酸中毒（Ⅳ型）

积极治疗原发病，并给予相应的对症治疗。

1. 高钾血症的治疗　①纠正代谢性酸中毒：可口服或静脉补充碳酸氢钠；②限制饮食中钾的摄入；③静脉注射高渗葡萄糖；④严重而又难于纠正的高钾血症应考虑透析治疗。

2. 利尿剂的使用　可应用速尿或噻嗪类利尿剂。对于低醛固酮血症患者，应与激素合用为佳。

3. 对于低肾素、低醛固酮血症患者，可考虑使用盐皮质激素 9 - α - 氟氢可的松，每日 0.1 mg；肾小管对肾素和醛固酮反应性低者，常应使用较大的剂量，每日 0.3 ~ 0.5 mg。伴有高血压、心功能不全的病人慎用。

【临床思路】

肾小管性酸中毒属中医消渴、呕吐、痿证、五迟五软等范畴，以肌无力、多尿、烦渴、多饮为主要症状，可伴有纳差、呼吸深长和肾结石等。与遗传、年老等关系密切。中医病因病机与先天禀赋不足、感受外邪和伤于饮食等有关。以虚证为主。病变的脏腑初期主要在肾，随着病情的发展，波及脾、肝。应用辨证论治这一中医独特的理论体系着重于脏腑的辨证。

肾小管性酸中毒禀赋不足者，因精血亏虚，不能营养筋骨而发病，治宜培补脾肾；脾虚湿困，失于健运者，治宜健脾化湿，降逆和中；肾气亏虚，运化水湿功能失调，水湿停滞，日久化热者，治宜滋肾清热利湿；肝血亏虚，肝失所养，肝风内动者，治宜养血柔肝，熄风定惊。

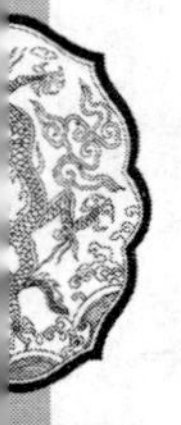

【预后与转归】

肾小管性酸中毒多属虚证，以肾精不足为特征，病位初始在肾，病程日久，可及脾胃肝等脏腑。虚损由阴虚发展至阳虚及阴阳两虚，此时预后较差。

本病轻者可无症状，重者可危及生命，早期治疗效果较佳，肾小管性酸中毒可发生于任何年龄，其中远端肾小管性酸中毒多发生于20～40岁，70%为女性；近端肾小管性酸中毒多发生于男性婴幼儿，高钾型远端型肾小管性酸中毒多发生于各种类型肾病的男性老年患者。

【预防与调护】

由于患者易形成结石，因此应多饮水；本病晚期患者疗效差，而早期治疗较好，因此应既病防变，预防向肾功能恶化方向发展。调护方面注意起居有常，保证睡眠，病情严重者应卧床休息；饮食以高热量、高蛋白、多种维生素的清淡饮食为适宜；严禁服用对肾功能有损害的药物。

第八章　肾动脉硬化症

肾动脉硬化症（nephrosclerosis）是指由于肾动脉及分支和（或）小动脉的硬化而影响肾血管功能的一类疾病。

根据病情进展的快慢分为良性小动脉性肾硬化与恶性小动脉性肾硬化。良性小动脉性肾硬化多见于50岁以上患者，与高血压关系密切，多由于长期高血压或年老，导致血管老化缓慢发展而来。其结果导致肾脏缺血性改变，使肾小球和肾小管功能受损。恶性小动脉性肾硬化，病变发展快速，肾功能急剧恶化。在肾动脉硬化症中恶性小动脉性肾硬化的发病率为1%～8%，其预后较差，死亡率较高。

肾动脉硬化症相当于中医“头痛”、“眩晕”、“水肿”等病证范畴。

【病因病理】

一、西医病因病理

（一）病因及发病机制

1. 良性小动脉性肾硬化症

良性小动脉性肾硬化多见于50岁以上的老年人、糖尿病病人以及一些慢性肾小球性或间质性肾炎病人，尤其多见于原发性高血压病人，一般与高血压发生的时间和程度有关。由于长期高血压而导致肾脏小动脉硬化。

高血压引起全身和肾脏血管功能的改变，包括：循环血管活性因子、局部血管活性因子、影响血管活性因子的反应和血管本身结构的变化。高血压时肾血流量降低，肾小球滤过率增加，对容量过度负荷时可促进利钠反应，伴明显的心排量增加。对液体过度负荷时肾血管扩张加重。由于血管收缩增加而致血管阻力增大或血管结构改变可使管径缩小。

2. 恶性小动脉性肾硬化症

恶性小动脉性肾硬化的基础病约有40%为高血压，15%为慢性肾炎，其余为多发性结节性动脉炎、放射性肾炎、先天性肾脏病、肾盂积液、柯兴氏综合征等。

恶性小动脉硬化症和恶性高血压是互为因果的，恶性高血压时的小动脉病变，是全身性的，不仅限于肾脏，所以肾脏的血管病变可能是全身性血管病变的一个组成部分。恶性高血压以两种情况出现：一种是高血压史多年，原为良性高血压，几周到几个月内转变为急进型；另一种是以往无明显高血压病史，起病就是恶性、急进型表现。恶性小动脉性肾硬化症可以是原发性的，也可以继发于各种疾病如原发性高血压、急性肾小球肾炎、Cushing综合征、嗜铬细胞瘤、肾动脉狭窄等。在恶性小动脉性肾硬化症中，肾素、血管紧张素及高血压均增加血管通透性，使纤维蛋白原得以渗入小血管壁，这可能

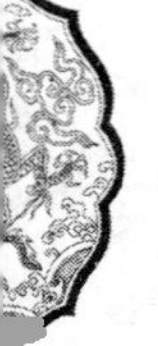

是恶性肾硬化时坏死性小动脉血管壁内纤维蛋白样物质的来源。肾小动脉纤维样坏死进一步加重肾缺血，形成恶性循环，最后可导致肾功能衰竭。

（二）病理和病理生理

1. 良性小动脉性肾硬化症　良性肾小动脉硬化症，其肾脏体积随高血压病程长短及严重程度而变化，早期体积正常，晚期明显缩小，但不如慢性肾盂肾炎和慢性肾炎缩小显著。入球小动脉增厚、扭曲、管壁内膜下有类脂质沉积和透明样变、退化性变，管壁肌层变厚，弹力纤维减少，结缔组织增多。出球小动脉病变不明显，管壁沉淀物嗜酸性，PAS染色阳性，常含脂质，免疫荧光检查发现病变常存在抗C_3球蛋白、抗脂蛋白及抗IgM。叶间小动脉及弓形动脉内膜平滑肌细胞增生，内弹力层增厚，管腔内径变狭窄。肾小管可见浊肿、扩张、萎缩，有的被纤维组织替代而完全消失，小动脉病变发展不一致，常呈局灶性分布。

2. 恶性小动脉性肾硬化症　恶性小动脉性肾硬化除有良性小动脉性肾硬化的改变外，肉眼检查有细小的出血瘀点，尤其在皮质部，是由于小动脉破裂所致。其组织学变化特征是：①叶间动脉和小动脉的纤维素样坏死，并可波及至小动脉，进而扩张至肾小球；②叶间小动脉内膜和表层平滑肌细胞增生，呈特异性“洋葱皮”样改变，导致小动脉管腔狭窄。

二、中医病因病机

肾动脉硬化症的病因与年老体虚、情志失调、脏腑失调等有关。

1. 脏腑失调　老年肾虚或七情过用，脏腑功能失调，使气机紊乱，升降失常，阴阳偏盛偏衰，可见肝阳上亢，甚则肝风内动。肝肾同源，肝阳上亢，下汲肾阴，终致水不涵木，呈肝肾阴虚。肾主水，主封藏，舍真阴真阳，阴损及阳，阳损及阴。受病则失于主水，失于封藏。若阴阳两虚，命火不生脾土，最终病及心肺。

2. 湿瘀交阻　本病多病程缠绵，久病入络，更兼肝失疏泄，筋脉拘急，血行不畅，滞而不行，络脉痹阻，气化不利，水液代谢失其常度，水湿内停，呈湿瘀交阻之势。又水湿内阻，气滞而血停，亦致瘀血。

3. 肾气竭绝　五脏之伤，穷必及肾。肾气匮乏，气化无力。又肾为胃之关，胃主受纳，关门不开，浊邪不降，久则格拒不纳，发为本病。

肾动脉硬化症病位初在肝肾，而后及脾，最后累及心与肺。与脏腑失调，气滞血瘀和肾气衰败等有关。肾元亏虚，命火不生脾土，致脾肾衰败，内伤虚损，最终病及心与肺，五脏俱败。同时，肝之疏泄有助于气血流通，若疏泄不利，气滞血瘀，肾络痹阻，水液内停，外可溢于肌肤，内可泛于中州，凌于心肺。

【临床表现】

一、症状

1. 头痛、头晕　是最常见的症状，同时可有恶心呕吐、心慌不适等。尤其是恶性小动脉性肾硬化，头痛、头晕常为首发和突出的表现。

2. 肉眼血尿　约20% ~25%的恶性小动脉性肾硬化病人可有肉眼血尿。

3. 高血压脑病症状　如视力异常、反应迟钝、昏迷、抽搐等。

4. 肾功能不全表现　患者早期可出现多尿。良性小动脉性肾硬化患者仅有1%有严重肾功能不全。恶性小动脉性肾硬化患者可出现肾功能急剧恶化，迅速进展至肾功能衰竭，此时可有肾功能不全各种表现。

5. 心脏并发症　患者可有颜面及下肢浮肿和左心衰竭的表现如胸闷气促、呼吸困难、咯粉红色泡沫痰等。

二、体征

1. 高血压　良性小动脉性肾硬化患者可有中等度高血压，恶性小动脉性肾硬化常表现为急骤进展的高血压，舒张压常大于130 mmHg。

2. 眼底检查　轻者可有小动脉痉挛狭窄，重者可有视乳头水肿，眼底絮状渗出等出血表现。

3. 肾功能不全时可有贫血貌。

【实验室及其他检查】

1. 血液分析　良性小动脉性肾硬化患者依其病情可有轻至中度的贫血。恶性小动脉性肾硬化患者则贫血严重，血小板减少，白细胞增多，红细胞形态异常，网织红细胞>5%。

2. 其他血液检查　可有血脂增高、血沉加快、血中纤维蛋白及纤维蛋白降解产物增多。

3. 尿液检查　良性小动脉性肾硬化可有轻度蛋白尿，少许管型，红、白细胞无明显增多。恶性小动脉性肾硬化则为急性发展的蛋白尿或原来的蛋白尿迅速加重，肉眼或镜下血尿，可有红细胞管形，少量透明管型，颗粒管型和白细胞。

4. 尿浓缩稀释试验　肾脏浓缩稀释功能减退，夜尿增多，尿比重及尿渗透压下降。

5. 肾功能检查　早期肾功能正常，良性小动脉性肾硬化随着病情进展出现肾功能改变，可有肾血流量减低，肾小球滤过率正常，滤过分数增高。恶性小动脉性肾硬化则很快出现肾功损害，血肌酐、尿素氮迅速增高，进入肾功能衰竭。

6. B超　可见双侧肾脏体积缩小，肾动脉起始端狭窄，远端扩张。

7. 肾图检查　肾图检查见血管段降低，排泄段下降缓慢，双侧肾图改变大致相似。

【诊断与鉴别诊断】

一、诊断要点

（一）西医诊断

1. 良性小动脉性肾硬化

（1）病史：有高血压病史，年龄大于50岁，病程大于5年。

（2）症状：常有头痛、头晕，同时可有恶心呕吐、胸闷气促，心慌不适，颜面及

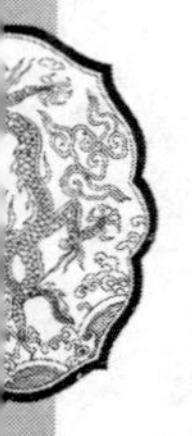

下肢浮肿，部分病人可见视力异常、反应迟钝、昏迷、抽搐等，可有肉眼血尿，多尿，少尿甚至无尿。

（3）体征：部分患者可有贫血表现。

（4）实验室及其他检查：血压水平常在150/100 mmHg以上；尿液分析有少量的蛋白尿（多<1.5 g/d）；眼底检查有视网膜动脉硬化或动脉硬化性视网膜病变；肾活检符合良性小动脉肾硬化，其硬化程度与小球、小管、间质的缺血纤维化病变程度一致。

2. 恶性小动脉性肾硬化　除有上述表现外，尚有蛋白尿或原来的蛋白尿迅速加重；视乳头水肿；急剧的肾功能衰竭等。

（二）中医辨病与辨证要点

1. 辨病要点

肾动脉硬化症　临床表现多样，可以表现为头痛、眩晕、浮肿等。头痛与真头痛相鉴别。

头痛与真头痛的鉴别　两者都有头部疼痛，但真头痛呈突发性剧烈头痛，或进行性加剧，常伴有喷射性呕吐，或颈项强直，或偏瘫、偏盲、神昏，甚至肢厥、抽搐。

2. 辨证要点　肾动脉硬化症以虚证或本虚标实为多见。辨证主要在于其标本虚实与缓急。实、急者，多见于风、火、痰；虚、缓者，多见于肝肾不足。

（1）辨缓急：肾动脉硬化症临床表现多样，预后不尽相同，故中医治疗首应辨明缓急，然后再参考有关中医病证辨证施治。一般而言，起病急骤，病程短，头痛剧烈，短时间内出现尿少、呕吐者为急。起病缓慢，病程长，头隐痛，久病后出现尿少、呕吐者为缓。

（2）辨虚实：一般来说，实证病史较短，发病急骤，常见剧烈头痛、恶心、呕吐，小便量急剧减少，苔薄黄或黄腻，脉弦滑或数等证；虚证则病史较长，病情较缓，证见面色无华，神疲乏力，腰膝酸软，纳少，腹胀，舌淡，脉沉弱等。

二、鉴别诊断

诊断肾动脉硬化症需要排除急进性肾炎、慢性肾小球肾炎等。急进性肾炎多见于青壮年，起病急骤，迅速出现无尿、肾功能衰竭，但心脏及中枢神经系统症状不明显。

【治疗】

一、中医治疗

肾动脉硬化症以虚证或本虚标实为多见。治疗方法有从本从标之异，“急则治其标，缓则治其本”，实、急者，多见于风、火、痰，治疗宜选熄风、清火、化痰为主；虚、缓者，多见于肝肾不足，治疗宜益肾养肝、补养气血为主；虚实夹杂者，应扶正祛邪同举。

（一）辨证论治

1. 阴虚阳亢

主要证候：头晕、头痛或头胀，情绪不宁，心烦易怒，失眠多梦，面色潮红，口干口苦，五心烦热，低热盗汗，大便秘结，小便短赤，腰膝酸软，健忘乏力，泛恶欲吐，舌红苔薄黄，脉沉弦。

治法：平肝潜阳，滋养肝肾。

方药：天麻钩藤饮。方中天麻、钩藤、石决明平肝熄风，栀子、黄芩清热泻火，使肝经之热不致上扰；益母草活血利水；杜仲、桑寄生能补益肝肾，牛膝引血下行；夜交藤、茯神安神定志。诸药合用平肝潜阳，滋养肝肾。

肝火过盛可加龙胆草、菊花、牡丹皮；大便秘结可加用当归、火麻仁；若腰膝酸软，神疲乏力，脉弦细数，舌红苔薄，可用大定风珠加减。

2. 湿热蕴结

主要证候：头晕、头痛昏朦或头重如蒙，胸脘满闷，恶心呕吐痰涎，食欲不振，或食后腹胀，口渴而不欲饮，四肢困重，神疲多寐，大便不爽或溏稀，小便清利，舌淡体胖可伴齿痕，苔薄白或白腻，脉濡滑或濡缓。

治法：燥湿化痰，健脾和胃。

方药：半夏白术天麻汤。方中半夏燥湿化痰，降逆止呕；天麻化痰熄风，而止头眩；茯苓、白术、陈皮健脾燥湿，理气化痰；甘草调和诸药，上述药物合用有燥湿化痰健脾和胃之功。

若眩晕较甚，呕吐频作者，加代赭石、竹茹；若脘闷不食加砂仁、草果；若大便不畅，去白术加黄芩、竹茹、枳实。

3. 湿瘀交阻

主要证候：面色晦暗无华，腰酸痛，四肢乏力或水肿，腹胀，纳呆，口干不欲饮，唇舌紫黯或有瘀斑，苔白腻，脉濡或涩。

治法：活血化瘀，利水化湿。

方药：桃红四物汤合防己黄芪汤。方中以桃仁、红花、川芎、当归活血祛瘀，熟地黄滋阴养血；白芍养血和营；防己祛风利水；黄芪益气固表，行水消肿；白术补气健脾祛湿，诸药合用，共奏活血化瘀，利水化湿之效。

湿重欲吐者可加半夏、藿香、佩兰；腰痛可加三七；水肿明显者可加茯苓皮、猪苓。

4. 气血亏虚

主要证候：头痛如空，头晕动则加剧，劳累即发，唇甲不华，心悸少寐，神疲懒言，肢体麻木，筋脉拘急，舌质淡，苔少，脉细弱。

治法：益气补血，健脾养心。

方药：归脾汤。方中以人参、黄芪、白术、生姜、大枣甘温补脾益气；龙眼肉既补脾气，又能养心血；当归滋养营血；茯苓、酸枣仁、远志宁心安神；木香理气醒脾，以防补药滋腻滞气。诸药共奏益气补血，健脾养心之功。

若食少便溏，加茯苓、薏苡仁、砂仁、神曲；若形寒肢冷，腹中寒痛，加桂枝、干

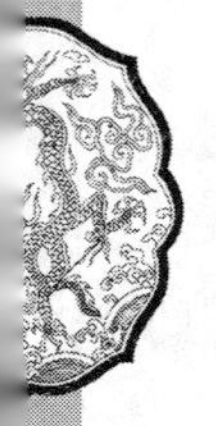

姜；血虚甚者，加熟地黄；若中气不足者，应用补中益气汤加减；肝血不足，目失所养，加枸杞子、决明子；血虚生风，筋脉失养，可用阿胶鸡子黄汤加减。

5. 肾精不足

主要证候：头部空痛，头晕不适，动则加甚，精神萎靡，少寐多梦，健忘，耳鸣，腰膝酸软，口干咽痛，颧红，五心烦热，舌红少津，脉沉细，或面色苍白，畏寒肢冷，多尿或失禁，下利清谷或五更泄泻；舌淡胖有齿痕，苔白，脉沉迟。

治法：滋肾阴，补肾阳。

方药：地黄饮子。方中生地黄、山茱萸补肾填精；肉苁蓉、巴戟天温壮肾阳；附子、肉桂引火归原；麦冬、石斛、五味子滋阴敛液，壮水以济火；石菖蒲、远志交通心肾，开窍化痰，薄荷轻清上行；生姜、大枣调和诸药，合用有滋补肾阴肾阳之功。

若阴虚偏盛者，可用左归丸加减；阴虚火旺，去附子、肉桂、肉苁蓉，加知母、黄柏、牡丹皮；若阳虚偏盛，可用右归丸加减；眩晕甚，阴虚阳浮者，加龙骨、牡蛎、珍珠母。

（二）其他疗法

1. 针刺　针刺足三里、风池、行间、肾俞、肝俞、三阴交、太冲穴，适用于虚证肾动脉硬化症。

2. 耳针疗法　降压沟、神门、交感、心、枕穴，适用于虚证肾动脉硬化症。

二、西医治疗

（一）一般治疗

避免紧张，限制钠盐，中重度高血压患者每日限制到2～3.5 g，减轻体重，适度锻炼。

（二）药物治疗

1. 降压治疗　首选血管紧张素转换酶抑制剂（ACEI）或血管紧张素受体拮抗剂。此两类药既可有效降压，又可降尿蛋白，并可阻止肾功能恶化。其他降压药也可酌情选用。

2. 积极降脂治疗　可根据情况选用降脂药物治疗。

3. 水肿的治疗　若病人出现水肿可适当应用利尿剂治疗，但应注意电解质紊乱及由血容量下降和继发肾素－血管紧张系统激活。

【临床思路】

肾动脉硬化症属中医头痛、眩晕、水肿等范畴，以头痛，头晕、浮肿为主要症状，可伴有肉眼血尿，夜尿频多、胸闷气促、呼吸困难、咳粉红色泡沫痰等。与高血压、年老等关系密切。中医病因病机与脏腑失调、湿瘀交阻和肾气竭绝等有关。以虚证或本虚标实为多见。病变的脏腑初期主要在肝肾，随着病情的发展，病位波及脾、心和肺。应用辨证论治这一中医独特的理论体系着重于缓急、虚实的辨证。

肾动脉硬化症属实、急者，多见于风、火、痰；属虚、缓者，多见于肝肾不足。若为肝肾阴虚，肝阳上亢者，治宜平肝潜阳，滋养肝肾；湿热蕴结，伤于脾胃，健运失司者，治宜燥湿化痰，健脾和胃；湿瘀交阻，致气机不畅，气滞血瘀者，治宜活血化瘀，利水化湿；素体虚弱，久病不愈，气血亏虚，脑失所养者，治宜益气补血，健脾养心；先天不足，或老年肾亏，或久病伤肾，导致肾精亏耗者，治宜滋肾阴，补肾阳。

【预后与转归】

肾动脉硬化症属实、急者，多由风、火、痰致病。病程日久，久病不愈，气血亏虚，由实证转化为虚证。实证、急证进展急促，若不能及时恰当治疗，预后较差。若出现胸闷，气促，呼吸困难，尿少，甚至无尿，恶心呕吐，兼见神志昏蒙、四肢不温等则为心、脾、肾衰败，浊毒内盛之象，如不及时抢救，易危及生命。虚证者治疗困难，但进展缓慢，积极治疗，可以带病延年。

一般而言，良性肾动脉硬化症预后较恶性肾动脉硬化症为好。肾动脉硬化症患者常见的死因是心脏和脑的并发症。而恶性高血压者，则大多数有严重肾脏损害，如无有效治疗，会迅速发展至尿毒症而死亡或需维持性透析治疗。在使用有效的降压药以前，恶性小动脉性肾硬化患者 3 个月的死亡率达 50%，1 年内为 90%。在未经治疗的病人中，2 年内几乎全部死亡。死因主要为心力衰竭和肾功能衰竭，偶可有自行缓解者。近年来，由于新的降压药不断问世，预后大为改善。

【预防与调护】

本病的预防主要是严格控制高血压、降低血脂。调护方面注意：生活有规律，保证睡眠，合理锻炼，劳逸结合；宜低盐饮食，多进食新鲜水果、蔬菜，忌辛辣刺激和肥甘厚味食物，忌烟酒。

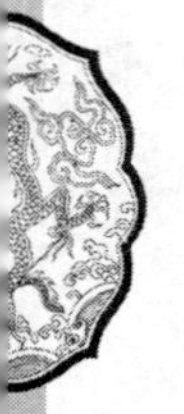

第九章　急性肾衰竭

急性肾功能衰竭（acute renal failure，简称急性肾衰）是指由各种原因引起肾功能急剧减退，临床以突然少尿、无尿，酸碱平衡失调，水盐电解质代谢紊乱，血肌酐及尿素氮迅速升高等为主要表现的一个综合征。本病有广义和狭义之分，广义的急性肾衰是指由多种病因引起的一个临床综合征，狭义的急性肾衰是指急性肾小管坏死。本文重点讨论狭义的急性肾衰。

急性肾衰是内科、外科、妇产科等各科常见危重急症。随着医学的发展及透析治疗方法的广泛开展，本病的死亡率虽有所降低，但目前仍高达49%～71%，病情复杂危重、老年患者以及并发多脏器功能衰竭者病死率则更高。

根据急性肾衰的临床表现，本病属中医“关格”、“癃闭”、“溺毒”等病证范畴。

【病因病理】

一、西医病因病理

（一）病因及发病机理

1．肾血流灌注不足（肾缺血）　各种引起肾前性氮质血症的肾缺血、缺氧的病因，如未及时消除，持续作用可使肾前性氮质血症发展为急性肾衰。常见因素包括：①低血容量：由于严重外伤、烧伤、挤压综合征、大出血、外科手术、脱水、腹泻等所致。②心排出量减少：由于心源性休克、心肌梗塞、严重的心律紊乱、充血性心力衰竭、心包填塞、急性肺梗塞等所致。③有效血浆容量减少：由于肾病综合征、休克、肝功能衰竭、应用血管扩张药等所致。④肾血管阻塞：肾静脉、肾动脉血栓栓塞等。

2．肾毒素的中毒作用　包括：①外源性肾毒素：药物中毒如使用各种对肾有损害作用的抗菌药物（氨基糖苷类抗生素、多肽类抗生素、磺胺等）、造影剂、肿瘤化疗药及免疫抑制药（顺铂、丝裂霉素、环孢素A等）、利尿药、右旋糖酐、甘露醇、农药等，重金属中毒，有机溶剂中毒（乙二醇、甲醛、四氯化碳等），生物毒素（蛇毒、蝎毒、生鱼胆毒、蜂毒、毒蕈），微生物感染（如钩端螺旋体等）。②内源性毒物：包括各种原因引起的急性溶血所产生的血红蛋白，骨骼肌断裂、溶解破坏产生的肌红蛋白，肿瘤放疗或化疗后产生的尿酸等，上述物质可引起肾小管管腔堵塞，从而导致肾小管坏死。

3．发病原理　急性肾衰的发病机制目前仍未十分明了，主要的发病机理学说归纳如下。

（1）肾小管损伤：当肾小管急性损伤严重时，由于肾小管阻塞和肾小管基底膜断裂引起肾小管内液反漏间质造成肾间质水肿，导致肾小球滤过率下降，从而引起少尿。

(2) 细胞代谢障碍：肾小管上皮细胞的损伤及其代谢障碍由轻变重，最终导致细胞骨架结构破坏和细胞死亡。

(3) 肾血流动力学变化：肾缺血和肾毒素的作用致使血管活性物质释放如：肾素－血管紧张素系统、儿茶酚胺、前列腺素、内皮素、血管内皮源舒张因子、心钠素、抗利尿激素、血小板活化因子、肿瘤坏死因子等。引起肾血流动力学变化，致使肾血灌注量减少、肾小球滤过率下降而导致急性肾衰。

(4) 缺血再灌注性肾损伤：实验证明肾缺血后如使肾血流再通过，可见细胞的损伤继续加重。目前认为细胞内钙超负荷和氧自由基在急性肾衰缺血再灌注性肾损伤中起重要作用。这种发病机制常见于缺血、庆大霉素中毒所致的急性肾小管坏死及老年急性肾衰。

(5) 管－球反馈作用：肾小球受损伤后对钠、氯的重吸收功能降低，使到达致密斑处的小管内液的钠、氯浓度升高，进而通过肾素－血管紧张素的作用使入球小动脉收缩、阻力升高，肾血流量减少、肾小球滤过率降低而导致急性肾衰。

(6) 表皮生长因子：肾脏是体内合成表皮生长因子的主要部位之一，它对肾脏的修复与再生起重要作用。急性肾衰时由于肾脏受损致使表皮生长因子产生降低；在恢复期，肾小管上皮细胞的表皮生长因子及其受体数目明显增多，血肌酐水平及钠滤过分数均下降，提示表皮生长因子与肾功能的修复有关。

(二) 病理和病理生理

由于病因及病情的严重程度不同，病理改变可有显著差异，轻者仅有肾小管的轻微改变，重者可有肾小管的广泛变性和坏死。肉眼可见肾增大而质软，剖面可见髓质呈暗红色；皮质肿胀，因缺血而呈黄白色。缺血所致者可见早期出现上皮细胞肿胀、脂肪变性和空泡变性；晚期出现上皮细胞坏死，细胞核出现核浓缩、核破碎及核溶解现象。管腔内有脱落的上皮、管型和炎症渗出物。肾小管基底膜因缺血而断裂。肾间质有不同程度的充血、水肿及炎症细胞浸润。肾中毒所致者，病变多为近端肾小管上皮细胞变性、坏死，基底膜完整。

二、中医病因病机

1. 外邪侵袭　风热、湿热或瘟疫毒邪外侵，或有害物质中毒，火热湿毒浊邪亢盛，入内壅塞三焦，损伤肾络，三焦，肾脏气化失调，致使水道不得通调，关门开阖不利而产生本病。

2. 阴血亏损　重度外伤、大面积烧伤、严重呕吐腹泻失水、手术或产科大出血，使机体阴血重度亏竭，水无化源而成癃闭；或阴损及阳，肾阴阳衰竭，气不化水而致本病。

3. 砂石肿物，阻塞尿路　尿路的结石、肿物或瘀血，梗阻尿路，小便排出不畅或不能排出，而发为本病。

综上所述，本病病因主要与火热、湿、毒、阴血亏耗、瘀等有关。本病病位在肾，但与肺脾三焦膀胱关系密切，病机关键在于肾失气化，湿浊内蕴。病发初期以实证热证居多；后期可伤及正气，以脏腑虚损为主，其中以气阴两虚多见。

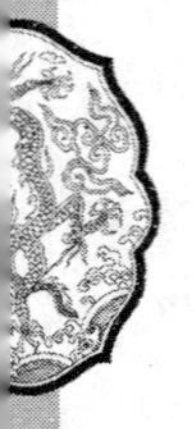

【临床表现】

一、病史

有肾缺血和中毒的病因，但亦有部分病例可见无明显的原发病。

二、少尿期症状与体征

病者急骤地出现少尿（尿量少于400 ml/d）或无尿（尿量少于100 ml/d），一般少尿期持续7～14天（短者2天，长者可达4周），肾中毒所致者较短，挤压伤、严重创伤所致者较长。少尿期长，提示肾损害严重，预后多不良。本期临床表现主要包括：

1. 水钠潴留　表现为全身水肿，血压升高，其中肺水肿、脑水肿及心力衰竭常危及生命。

2. 电解质紊乱

（1）高钾血症：为少尿期的首位死因。症状可见烦躁、嗜睡、恶心呕吐、四肢麻木乏力、胸闷、憋气、感觉异常、肌腱反射消失等，并致心率缓慢、心律不齐，甚至心室纤颤、停搏。心电图示T波高尖、P－R间期延长、P波消失，严重者出现室颤和停搏。

（2）低钠血症：症见疲乏无力，表情淡漠，嗜睡，惊厥，抽搐，昏迷等。

（3）钙、磷代谢紊乱：表现为血磷升高，血钙降低，后者常致抽搐并使高血钾对心肌毒性作用加重。

3. 代谢性酸中毒　表现为疲倦，嗜睡，出现深而快的呼吸，恶心呕吐，食欲不振，甚至昏迷。

4. 尿毒症症状　因各种毒素在体内蓄积，可出现全身各系统的中毒症状。消化系统症状常见：食欲不振，恶心呕吐，腹胀腹痛，消化道出血等。循环系统症见：高血压，心力衰竭，心律紊乱，心包炎等。呼吸系统症见：呼吸困难，咳嗽，胸痛，憋气等。神经系统可见：烦躁，头痛，嗜睡，谵语，抽搐，昏迷或癫痫发作。血液系统可有出血及贫血。

三、多尿期症状与体征

少尿期过后，尿量逐渐（或突然）增多，每日尿量增至1 500 ml以上即提示进入多尿期，本期尿量可多达3 000～5 000 ml/d，一般为10天左右。多尿1周后，血尿素氮、血肌酐开始下降，尿毒症状逐渐改善，但易发生水、电解质平衡紊乱，出现脱水、低血钾、低血钠等。

四、恢复期症状与体征

多尿期后肾小管上皮细胞再生、修复，肾功能逐渐恢复。肾功能恢复正常约需半年至1年。部分患者遗留不同程度的肾功能损害，严重者需长期透析疗法以维持生命。

五、主要并发症

1. 感染　是最严重、最常见的并发症。尿路感染最多见，其次为肺部感染和败血症。

2. 心血管系统并发症　以心律失常、心力衰竭、心包炎和高血压多见。

3. 消化道出血　急性肾衰合并消化道出血者占10%～40%，患者可因消化道大出血而致死。

4. 神经系统并发症　表现为头痛，嗜睡，肌肉抽搐，昏迷，或呈癫痫样发作，病情危重者可致死。

5. 高钾血症　严重高钾血症可致心室纤颤，心跳骤停而死亡。

【实验室与其他检查】

1. 尿常规　蛋白尿（+～++），血尿，尿沉渣常有细胞碎片、颗粒管型、肾小管上皮细胞管型。

2. 尿浓缩功能　尿比重小于1.015，多固定于1.010；尿渗透压常＜350 mOsm/kg·H_2O。

3. 尿钠　尿钠常大于40 mmol/L。

4. 滤过钠排泄分数和肾衰指数　钠排泄分数（FeNa）>1%，肾衰指数（RFI）>1。

5. 血肌酐、尿素氮进行性升高，二氧化碳结合率下降，内生肌酐清除率、酚红排泄率显著降低，电解质异常如血钾、血磷升高，血钠、血钙降低等。

6. 肾影像学检查

(1) 腹部平片：可观察肾的位置、形状、阳性结石。双肾明显缩小，提示慢性肾功能衰竭；双肾增大，提示梗阻、炎症或浸润性疾病；少尿或无尿数周，双肾皮质散在点状钙化灶，提示肾皮质坏死。

(2) B型超声波检查：可测出肾的体积和形状，并能发现肾、输尿管上段结石及显示肾盂积液或输尿管上段扩张等。以助鉴别诊断。

(3) 逆行肾盂造影：适用于高度怀疑梗阻性无尿。

(4) 核素检查：可用于测定肾血流量、肾小管功能等。临床主要用于鉴别肾移植中的急性排斥（肾血流量减少）、急性肾小管坏死（肾血流量减少不明显）、急性输尿管梗阻、肾血管疾病和间质性肾炎。

(5) 血管造影术、数字减影（DSA）：主要用于疑有肾大血管堵塞病例，如肾动脉、肾静脉栓塞，或肾动脉、肾静脉血栓形成。

(6) CT和核磁共振（MRI）：两者均能清晰地显示双肾的位置、大小、形态、结石、肿瘤、囊肿、肾盂积液，对帮助诊断有重要意义。

7. 肾活检　在排除了肾前性和肾后性因素后，对病因不明的急性肾衰竭患者，肾活检病理检查对诊断和治疗均有较大价值。

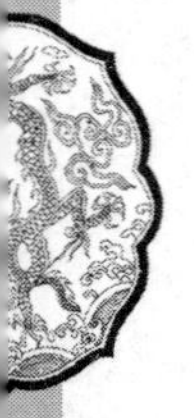

【诊断与鉴别诊断】

一、诊断要点

（一）西医诊断

1. 既往无肾脏病史，此次发病前有引起急性肾衰的病因（如肾缺血或肾中毒等）。

2. 在补液扩容后或控制心衰竭、纠正心律紊乱后，24 小时尿量仍 <400 ml，或每小时尿量 <17 ml。

3. 肌酐清除率较正常值下降 50% 以上，血尿素氮、肌酐迅速升高。

4. 尿液检查有蛋白尿、红细胞、上皮细胞碎片，沉渣有颗粒管型，尿比重固定在 1.010 左右。

5. 无大量失血或溶血证据者，多无严重贫血，血红蛋白多不低于 80 g/L。

6. B 型超声检查示双肾增大或正常。

（二）中医辨病与辨证要点

1. 辨病要点　急性肾衰少尿期常出现呕吐、大小便不通利的症状，与走哺证相似，应以鉴别。走哺临床表现往往先有大便不通，而后出现呕吐，呕吐物可带有胆汁和粪便，常伴有腹痛，最后出现小便不通，其病位在肠；而急性肾衰往往先有小便不通，而后出现呕吐，大便不通利，呕吐物无粪便，其病位主要在肾。

2. 辨证要点

（1）分病期：急性肾衰辨证时应区分少尿期、多尿期及恢复期。少尿期以邪实为主，病机主要为邪热、湿毒、瘀血阻滞三热；若热毒炽盛，耗气伤津，则可见津亏气脱。多尿期常见余邪未清，津气亏耗，或肾气不足，固摄无权，尿多不禁。恢复期则以虚为主。

（2）审病因：急性肾衰病因复杂，包括有火热、湿、毒、虚、瘀等，上述病因可单一致病，亦可相杂为患，临床需注意辨明，以便指导治疗。

（3）辨病位：急性肾衰病位虽主要在肾，但涉及肺、脾胃、三焦、膀胱等脏腑。故临床辨证应辨明病位。如表现恶心、呕吐，属脾胃升降失常，病位在胃；表现为头晕目眩，手足抽搐，属肝风内动，病位在肝；表现为心悸，神昏谵语，属邪陷心包，病位在心。

（4）辨虚实：急性肾衰多尿期常以虚实错杂证表现居多，故临床应注意辨虚实、分缓急，对指导治疗有重要意义。

二、鉴别诊断

1. 肾前性氮质血症　肾前性氮质血症少尿是由各种肾外原因引起的肾血流灌注不足、肾小球滤过率减少，多可找到致病原因。肾前性氮质血症久不缓解将可发展成急性肾小管坏死，故二者需注意鉴别，主要鉴别方法如下：

（1）补液试验：根据中心静脉压决定补液量。如中心静脉压低，补液后尿量增多，血尿素氮下降，提示为肾前性少尿；如补液后尿量不增多且中心静脉压正常时，于20分钟内静脉滴注20%甘露醇200~250 ml，如尿量增加，提示为肾前性少尿；如静脉滴注甘露醇后尿量不增加而中心静脉升高，可用呋塞米200 mg加葡萄糖40ml静脉注射，如尿量增加，提示肾前性少尿，否则提示为急性肾功能衰竭。

（2）尿诊断指标检验：肾前性氮质血症尿比重>1.020，尿常规基本正常，尿钠<20 mmol/L，尿肌酐/血肌酐>40，钠排泄分数<1%，肾衰指数<1，尿渗透压>500 mOsm/kg·H_2O。急性肾衰尿比重<1.016，尿常规尿蛋白+~++，可见多数粗大颗粒管型、坏变的肾上皮及红白细胞，尿钠>40，尿肌酐/血肌酐<20，钠排泄分数>2%，肾衰指数>1，尿渗透压<350 mOsm/kg·H_2O。

（3）同位素肾图检查：肾前性氮质血症肾图呈抛物线状的两侧输尿管梗阻图形，给病人快速补液或静脉滴注甘露醇后，多数病人可出现排泄段。急性肾功能衰竭肾图显示分泌段和排泄段斜率降低，呈低水平平行线图形，快速补液或使用甘露醇后无改变。

2. 慢性肾衰　慢性肾衰有如下特点：既往有慢性肾脏病史，如高血压、糖尿病、慢性肾炎等；患者呈慢性病容，贫血较严重，平时有多尿或夜尿增多现象；B超或CT检查可见双肾缩小，结构紊乱。

【治疗】

一、中医治疗

（一）辨证论治

1. 邪毒内侵

主要证候：误食药毒或食毒后，出现少尿甚至尿闭，恶心呕吐，嗜睡或神昏，苔黄腻，脉濡滑或细滑。

治法：通腑泄浊，解毒导滞。

方药：小承气汤合黄连解毒汤。方中大黄通腑泄浊；枳实、厚朴行气导滞消胀；黄连、黄芩、黄柏、栀子清热解毒。诸药合用共成通腑泄浊、解毒导滞之效。

中毒重者，可加绿豆、甘草、崩大碗；蛇毒所伤者，可加半边莲、夏枯草、白芷、白花蛇舌草。

2. 热毒瘀滞

主要证候：高热，神昏谵语，少尿，吐血，呕血，咳血，尿血，斑疹紫黑或鲜红，舌质深绛紫暗，苔焦黄，脉滑数。

治法：清热解毒，化瘀泄浊。

方药：清瘟败毒饮。方中石膏配知母、甘草，是取法白虎汤，意在清热保津；黄芩、黄连、栀子、连翘清热解毒；水牛角、玄参、赤芍、生地黄、牡丹皮清热泻火、凉血散瘀；桔梗、竹叶载药上行。诸药合用共成清热解毒、凉血化瘀之效。

热扰心营，烦躁谵语者，可加服安宫牛黄丸；大便不通者，加大黄、芒硝。

3. 湿热内蕴

主要证候：尿少尿闭，纳呆厌食，恶心呕吐，口中尿臭，头痛烦躁，发热，口干不

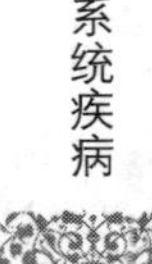

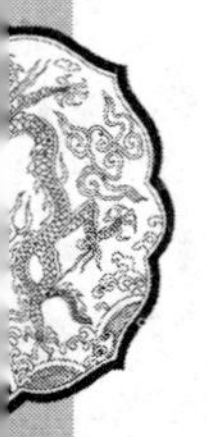

欲饮，严重者可神昏抽搐，苔黄腻，脉滑数。

治法：清热解毒，利湿化浊。

方药：黄连温胆汤。方中黄连清热解毒，降逆和中；半夏、陈皮燥湿和中，行气止呕；茯苓健脾化湿；竹茹清热除烦止呕；枳实行气导滞；甘草协调诸药。诸药合用共成清热解毒、利湿化浊之效。

大便不通，口中尿臭者，加大黄、芒硝、佩兰、藿香；水湿重者，加猪苓、泽泻、车前子；痰热蒙闭心窍者，加菖蒲郁金汤或安宫牛黄丸。

4．瘀血内阻

主要证候：严重创伤，或挤压伤之后出现血尿、尿少、尿闭、身体疼痛，瘀斑累累，恶心呕吐，舌质紫暗，苔腻，脉涩。

治法：活血化瘀，通腑泄浊。

方药：核桃承气汤。方中大黄、芒硝通腑泄浊；桃仁活血化瘀；桂枝通行血脉，助桃仁活血行瘀；甘草调和诸药，兼护胃安中。诸药合用共成活血化瘀、通腑泄浊之功。

瘀血较重者，合血府逐瘀汤；血尿者，可加三七、茜草根、蒲黄、白茅根。

5．气脱津伤

主要证候：大汗大泻、大出血后，血压下降，尿少或无尿，汗出黏冷，气微欲绝，或喘咳息促，舌淡，脉沉伏或细数。

治法：益气养阴，温阳固脱。

方药：生脉散合参附汤。方中人参、麦冬、五味子益气养阴；人参、附子益气固阳固脱。诸药合用共成益气养阴、温阳固脱之效。

汗出不止者，可加煅龙骨、煅牡蛎。

6．气阴两虚

主要证候：神疲乏力，咽干思饮，尿多清长，舌红，苔少，脉细。

治法：益气养阴。

方药：参芪地黄汤。本方即六味地黄汤加参、芪而成。用黄芪、人参补气；以六味地黄汤补阴。诸药合用共成益气养阴之效。

阴虚明显者，加北沙参、麦冬、石斛、知母；若湿热余邪未尽者，加白豆蔻、薏苡仁、半夏、滑石、藿香、黄连。

7．肾阴亏损

主要证候：腰酸疲乏，尿多不禁，口干欲饮，舌红，苔少，脉细。

治法：滋补肾阴。

方药：六味地黄丸。方中生地黄滋肾阴兼清余热；山茱萸补肝肾；山药补益脾阴，亦能固精；以茯苓健脾渗湿；泽泻利湿泄浊；牡丹皮清泄相火。诸药合用共成滋补肾阴之效。

若肾失固摄，尿多不禁，可加金樱子、桑螵蛸、芡实；五心烦热者，加知母、麦冬、鳖甲、地骨皮、女贞子、旱莲草。

（二）其他疗法

1. 针刺

少尿期　取穴：中极、膀胱俞、阴陵泉。平补平泻，每日1次。

休克期　取穴：涌泉、足三里、人中、合谷。补法。

多尿期　取穴：气海、中极、肾俞、大椎、三阴交、关元、足三里。每次4～6个穴，用补法，每日1次。

2. 耳针

少尿期　取穴：肾、交感、内分泌。每次选2～3个穴位，左右耳轮换，针刺留针30分钟，每日或隔日1次；或用王不留行籽按压，每日2～3次，每次5分钟。

休克期　取穴：升压点、肾上腺、心、肾、皮质下、内分泌，每次选2～3个穴位，左右耳轮换，针刺留针15～30分钟。

多尿期　取穴：肾、膀胱、三焦、内分泌，每次选2～3个穴位，左右耳轮换，针刺留针30分钟，每日或隔日1次；或用王不留行籽按压，每日2～3次，每次5分钟。

3. 灌肠治疗

药物：生大黄15～30 g、崩大碗30 g、蒲公英30 g、附子9 g、牡蛎30 g。取上药3～5味，水煎浓液成200～300 ml，调至接近体温，通过肛管滴入保留灌肠，保留时间30～60分钟为宜，每日1～2次，3～7天为一疗程。具有通腑泄浊，解毒祛瘀，降低血肌酐、尿素氮作用。适用于急性肾衰少尿期，血肌酐、尿素氮升高患者。注意事项：大便保持2～3次/日为宜，不宜过度泻下，以防伤津脱液；有消化道出血者，暂停本法。

4. 药浴疗法

药物：麻黄、桂枝、细辛、羌活、独活、红花、地肤子各30 g，取上药适量，将其打成粗末，纱布包裹煎浓液，加入温水中，患者在其中浸泡30分钟，使之微微汗出，每日1次。本法可使体内多余水分及毒物从汗腺排泄，达到缓解病情的作用。适用于急性肾衰少尿期患者。

5. 肾区药敷疗法

药物：丹参30 g、桃仁15 g、佩兰6 g、赤芍15 g、木香12 g、细辛5 g、忍冬藤15 g、车前子15 g、桂枝15 g。研末热敷双侧肾区，每天1～2次。适用于流行性出血热的急性肾衰少尿期患者。

6. 足药浴法

药用川椒、红花、苍术、防风、羌活、桂枝、独活、麻黄、艾叶各25 g，加水煮沸15分钟后倒入桶中，待水温适宜将双脚浸入水中，然后逐渐加热水至桶满，浸泡40分钟，使周身汗出，每日1次，适用于急性肾衰少尿期。

二、西医治疗

（一）控制原发病或致病因素

治疗急性肾衰的首要原则，是积极治疗纠正引起急性肾衰的原发病或致病因素，如停用肾毒性和影响肾灌注的药物，积极治疗外伤、烧伤、严重感染等，特别要处理好血

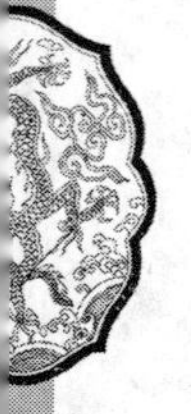

容量不足、休克和清除创伤部的坏死组织。

（二）初发期的治疗

在少尿出现后的24～48小时，属初发期，此期是肾前性少尿转变为肾实质性急性肾衰的特殊阶段，此时若给予恰当治疗，急性肾衰可能逆转，或使病程缩短。主要措施如下：

1. 利尿剂使用　可静脉滴注甘露醇125～250 ml，如2小时不利尿，则再用上述剂量甘露醇加呋塞米240 mg静脉滴注；如尿量仍不增加，则单独用速尿500～1 000 mg加于葡萄糖250 ml中，以每分钟4～5 mg速度静脉滴注。如尿量仍不增加，则说明病者已进入急性肾小管坏死，对利尿治疗无效，不宜再用。

2. 血管扩张剂　对某些少尿且对速尿产生抗性的病人，可加用多巴胺（1～3 μg/kg·min）增加尿量。有学者认为，使用小剂量多巴胺有扩张肾血管作用，可预防和改善急性肾衰。

3. 血管紧张素转换酶抑制剂　此类制剂（如巯甲丙脯酸）可抑制血管紧张素Ⅱ生成，阻滞肾内管－球反馈，使激肽释放酶增加，改善肾血流。

4. 钙离子阻滞剂　常用异搏定、心痛定，对缺血性肾衰有预防作用。

5. 氧自由基清除剂　可用维生素E等。应用此类制剂，可增加对氧自由基的清除，从而保护受损的肾细胞。

（三）少尿期治疗

1. 严格控制输入液量　少尿期应严格水分的摄入，防止体液过多而引起急性肺水肿。补液量应坚持“量出为入，宁少勿多”的原则。每日入液量为500 ml加上前一日的尿量及其他显性失水量（包括粪便、呕吐物、渗出液、引流液等）。

2. 饮食与营养　限制蛋白的摄入，每日可予蛋白0.3～0.6 g/kg，最好选用优质蛋白，如鸡蛋、牛乳、鱼、肉等，因其含必需氨基酸较丰富。保证摄入足够的热量，成人每日供给30～35 kcal/kg。

3. 纠正水、电解质紊乱

（1）防治高血钾：措施包括：①严格限制高钾食物、药物和库血的使用，积极控制感染，彻底清除坏死组织及积血。②高血钾症的治疗，当血钾大于6.5 mmol/L时，特别是心电图出现高钾征象，宜紧急处理（具体方法可参考“慢性肾衰竭”章）。

（2）低钠血症：稀释性低钠血症应限制水的摄入，排出过多水液；缺钠性低钠血症应根据情况补充氯化钠或碳酸氢钠。

（3）高磷血症和低钙血症：忌食高磷食物，口服磷结合剂（氢氧化铝凝胶、碳酸钙）；低钙血症宜适当补充钙剂。

（4）高镁血症：可用10%（100 g/L）葡萄糖酸钙10～20 ml静脉注射。

4. 纠正代谢性酸中毒　当二氧化碳结合率≤15 mmol/L时，可予5%碳酸氢钠100～250 ml静脉滴注。

5. 心力衰竭的治疗　心力衰竭是急性肾衰的常见并发症及主要的死亡原因之一。其处理措施与一般急性心力衰竭大致相同。但是，在应用洋地黄类药物时，要按肾功能情况调整剂量。最好的治疗措施还是尽早进行透析治疗。

6. 消化道出血的治疗　消化道出血主要是来自应激性溃疡，原发病愈重，则其出血愈不易控制。其治疗措施与一般消化道出血处理方法相同。

7. 并发感染的防治　感染是急性肾衰的常见并发症。必须做好感染预防工作，如严格床边无菌操作和隔离，注意口腔、皮肤、阴部的清洁，帮助患者多翻身等。感染一旦出现，应尽早使用有效抗生素控制，但应注意选用对肾无毒性或毒性低的药物，同时还按肌酐清除率调整剂量。

8. 透析治疗　透析疗法是抢救急性肾衰的最有效措施，可使患者度过少尿期、降低死亡率和缩短病程，对纠正氮质血症，水中毒所致的肺水肿、脑水肿、高血压、心力衰竭，纠正酸中毒、电解质紊乱和改善症状均有良好效果。凡保守治疗无效，出现下列情况者应进行透析治疗：①少尿或无尿 2 天。②尿毒症症状明显，如恶心呕吐，精神症状等。③血肌酐≥442 μmol/L，血尿素氮≥21 mmol/L。④血钾≥6.5 mmol/L。⑤二氧化碳结合力≤13 mmol/L。⑥急性肺水肿、充血性心力衰竭。对于急性肾衰合并心血管功能衰竭等复杂病者，有条件者，目前主张采用连续性肾脏替代治疗（CRRT）方法。

（四）多尿期治疗

在少尿期中，尿量超过 400 ml/d，即可认为多尿期的开始。出现大量利尿后要防止脱水及电解质紊乱（低钾血症、低钠血症、低钙血症、低镁血症等）。应根据患者体重、血钠、血钾、血钙及血镁的检测结果及时予以补充。液体的补充一般为尿量的 2/5～1/2，半量为生理盐水，半量用 5% 或 10% 葡萄糖。多尿期 1 周左右可见血尿素氮、血肌酐逐渐降至接近正常范围，此时饮食中蛋白摄入量可逐渐增加。透析病者逐渐减少透析次数至停透。

（五）恢复期治疗

本期无需特殊治疗，避免使用肾毒性药物，定期复查肾功能和尿常规，加强病者的调养和增加锻炼，使身体更快地恢复。病者一般经 3～6 个月即可恢复至原来的健康水平。少数重症、病情复杂、年迈的患者，可遗留下不可逆转肾损害，甚至需依赖维持性透析而生存。

【临床思路】

急性肾衰具有发病急骤，变化迅速、病情危重的特点，故能否及时作出诊断，这是影响本病抢救成功率的重要一环。本病发生多有肾前性、肾性、肾后性因素，因此，对上述因素引起的少尿或无尿患者应考虑本病的可能性，并应尽快进行相关的实验室检查。

发病早期，应积极治疗原发病或致病因素，并采取有效的预防性治疗，对减轻本病的严重程度甚至防止急性肾衰的发生有重要意义。

透析治疗是提高急性肾衰抢救成功率的重要措施，有设备条件的医院应争取早期进行预防性透析。

积极治疗并发症，心力衰竭、严重感染（肺、泌尿道、褥疮等）、高钾血症、上消

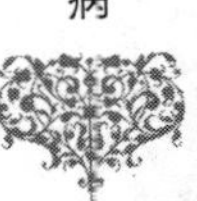

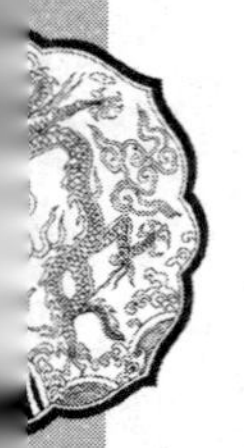

化道大出血是急性肾衰常见并发症和主要死亡原因。因此，上述并发症一旦发生，应立即采取有效措施进行治疗，以防病情进一步恶化，增加本病抢救治疗的难度。

急性肾衰属中医“癃闭”、“关格”等危重症范畴。其病因主要与火热湿毒瘀等有关；而病机以肾失气化、湿浊内蕴为关键；治疗宜采用内、外结合综合治疗。内治以辨证论治为主，本病早中期以实证热证多见，治疗应以祛邪为重，可分别采用清热解毒、凉血清心、活血化瘀、通腑泄浊、清热祛湿等法，使邪去正安，肾气化功能恢复。后期常伤及正气，以虚证或虚实错杂证表现为多，治疗以益气养阴为主，补虚以助肾气化功能恢复。外治以中药灌肠疗法为要，本疗法对改善急性肾功能不全临床症状、缓解病情、降低患者血液中氮质等代谢废物有确切的效果，尤适用于无透析设备的边远山区医院。灌肠药物常选用大黄、崩大碗、蒲公英、槐花、牡蛎、附子等。

【预后与转归】

随着医学的发展，以及对急性肾衰的防治重视，如尽快纠正可逆因素，开展充分的早期透析，已使存活率明显提高，特别是药物、毒物所致急性肾衰，病死率已从20世纪60年代的34%降至约8%。但老年、伴多脏器功能衰竭、低血压、呼吸功能衰竭患者病死率依然较高。影响急性肾衰预后的因素有：①原发性疾病。②肾功能减退的严重程度。③病情进展的速度。④存在的并发症等。目前的研究资料显示：急性肾衰的死因第一位为感染，第二位为心血管并发症，第三位为呼吸功能衰竭或肺动脉栓塞。

急性肾小管坏死的患者大多数肾功能可恢复正常而存活，但有5%以下患者肾功能永不恢复，特别是老年及存在潜在肾脏疾病和病变严重者，预后较差，肾功能多不可恢复。追踪观察可见：急性肾小管坏死1年或1年后，部分病人肾小球滤过率仅为正常人的20%～40%，并且遗留永久性远端肾小管酸化功能以及浓缩功能减退；急性肾小管坏死数年后，肾脏出现弥漫性或局灶性间质纤维化伴有不同程度的肾小管萎缩，残余肾功能减退而转变为慢性肾功能衰竭。

【预防与调护】

预防措施：积极治疗原发病，及早控制和消除诱发病因。对老年、小儿及存在肾脏疾病的患者，尽量避免使用对肾脏有毒害的药物。

调护要领：急性肾衰阶段应注意休息，避免劳累。饮食以高热量、高维生素、低优蛋白和易消化为原则；少尿期要严格控制液体摄入量，忌食含钾高的食物；有水肿、高血压、心衰患者，应控制水、盐的摄入。患病期间，忌食生冷寒凉、辛热肥腻之品。对老年、昏迷等卧床病者，应加强口腔、皮肤、阴部的清洁护理，帮助患者多翻身，以免并发褥疮等感染性疾病。

第十章　慢性肾衰竭

慢性肾衰竭（chronic renal failure，CRF）是指各种原发性或继发性慢性肾脏病引起的进行性肾功能损害，临床以体内代谢产物潴留，水、电解质和酸碱平衡紊乱以及肾脏内分泌功能失调等为特征的一系列症候群。由于本病常呈现一个慢性、进行性的肾功能损害，直至最后发展为终末期肾病（end－stage renal failure，ESRD），常涉及各个系统，并发症多。据国际肾脏病协会统计，本病自然人群年发病率约为0.1‰～0.2‰，发达国家发病率接近1‰，并呈现逐年上升趋势，预后差，死亡率高。

慢性肾衰竭相当于中医“关格”、“癃闭”、“溺毒”、“虚劳”等病证范畴。

【病因病理】

一、西医病因病理

（一）病因及发病机制

1. 病因　引起慢性肾衰竭的病因主要有两大类：原发性或继发性肾脏疾病。常见慢性肾脏病如肾小球肾炎、肾小管间质性疾病、结缔组织疾病、代谢性疾病、感染性肾损害、肾血管疾病、肾脏肿瘤、先天性和遗传性肾脏病、血液病等。这些慢性肾脏病破坏肾的正常结构和功能，都可以发展为慢性肾衰竭。国外常见的病因依顺序是糖尿病肾病、高血压肾病、肾小球肾炎、多囊肾等，在我国则以肾小球肾炎最多，其后依次为高血压肾病、糖尿病肾病、狼疮性肾炎、慢性肾盂肾炎、多囊肾等。

2. 发病机制　一般认为以下因素构成慢性肾衰竭的共同发病机制。

（1）肾小球血流动力学改变：随着肾单位减少，健存肾单位的单个肾小球滤过率增高，引起肾小球高压力、高灌注、高滤过，即“三高现象”，肾单位呈代偿性肥大。这种血流动力学变化可进一步损伤、活化内皮细胞、系膜细胞，产生、释放血管活性介质、细胞因子和生长因子，从而加重肾单位肥大和肾小球内血流动力学改变，导致肾小球硬化。结果使肾单位进一步减少，残存肾小球滤过率进一步增加，出现新的硬化，形成恶性循环。

（2）蛋白尿损伤：临床和实验研究均证实，尿蛋白可作为一个独立危险因素同影响肾功能损害程度正相关，但尿蛋白如何加重肾功能损伤的机制尚未完全清楚，一般认为尿蛋白与以下因素有关：①对肾小球系膜细胞的毒性作用：蛋白尿在系膜区积聚，促进系膜细胞增生和细胞外基质（ECM）蛋白的产生，因而加重肾小球硬化，其中，脂蛋白在此过程中起着重要的作用。②对肾小管的影响：非选择性蛋白尿中包含替代补体途径的所有成分。膜攻击复合物沉积于近端肾小管上皮细胞引起小管及间质损伤。炎性脂蛋白与肾小管上皮细胞相互作用使趋化因子表达增加，导致炎症改变。血清铁或转铁

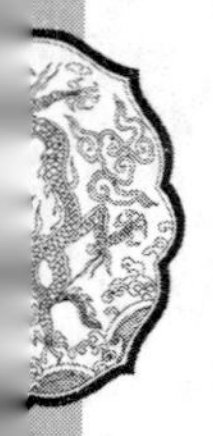

蛋白促使活性氧自由基生成而直接损伤肾小管上皮细胞。近端小管上皮细胞蛋白转运系统负荷增加导致趋化因子、NO、TGF－β等表达上调。这些毒性/促炎症物质共同作用，导致肾小球、肾小管损害及肾小管上皮细胞增生，并促进小管间质纤维化。肾小球滤过的蛋白质超过近端肾小管重吸收能力时，尿蛋白可增加溶酶体的负荷，引起溶酶体肿胀、破裂，溶酶体中大量蛋白酶释放引起近端肾小管上皮细胞损伤。

（3）肾素－血管紧张素－醛固酮系统（RAAS）作用：肾脏富含RAAS成分，其中血管紧张素Ⅱ（AngⅡ）升高可上调转化生长因子β（TGF－β）、肿瘤坏死因子α（TNF－α）、血管细胞黏附分子－1（VCAM－1）、核转录因子κB（NF－κB）等细胞、生长因子的表达，从而促进细胞增殖、细胞外基质（ECM）积聚和组织纤维化。

近年研究结果表明，TGF－β和Smad信号传导系统的活化可促进细胞外基质成分的表达，抑制基质降解酶的活性，增强金属蛋白酶组织抑制剂活性，最终引起细胞外基质积聚和肾组织纤维化。

（4）肾小管高代谢状态：在慢性肾衰竭进展过程中，肾小管并不是处于被动的代偿适应或单纯受损状态，而是直接参与肾功能持续减退的发展过程。其中，肾小管高代谢已为动物实验所证实，5/6肾切除大鼠其残存肾单位氧耗量相当于正常大鼠的3倍。其结果可引起残存肾单位内氧自由基生成增多，自由基清除剂（如谷胱甘肽）生成减少，进一步引起脂质过氧化作用增强，导致细胞和组织的损伤，使肾单位进一步丧失。此外，间质淋巴－单核细胞的浸润并释放某些细胞因子及生长因子，也可导致小管－间质损伤，并刺激间质成纤维细胞，加快间质纤维化的过程。

（5）脂质代谢紊乱：慢性肾衰竭时长合并脂质代谢紊乱如VLDL、LDL、饱和脂肪酸增多，尤其是富含载脂蛋白B的脂蛋白增多，而HDL和不饱和脂肪酸降低，结果导致肾小球硬化。其机理主要是脂质物质黏附于肾小球内皮细胞并穿透至内皮间隙，与单核巨噬细胞发生作用而形成泡沫细胞，受损的内皮细胞、泡沫细胞进一步释放细胞因子与化学因子，刺激肾小球系膜细胞增生及细胞外基质成分合成增多，加速肾动脉及其主要分支粥样硬化。此外，脂质代谢紊乱还可通过影响肾脏血流动力学，使肾血管阻力增加，肾血流量减少而引起肾损害。

（6）高血压：高血压可增加肾小球内毛细血管压力，促进肾小球硬化；高血压可引起肾血管病变而使肾出现缺血性损伤，加快肾组织纤维化过程。

（7）其他：除了以上各种因素外，尚有酸中毒矫枉失衡、蛋白质饮食、肾内低氧以及细胞介质、生长因子等，均可能参与慢性肾衰竭慢性进展机制。近年来，细胞因子在慢性肾衰竭发病中的作用越来越受到重视，常见的有转化生长因子β（TGF－β）、结缔组织生长因子（CTGF）、内皮素－1（ET－1）、血小板源性生长因子（PDGF）、血小板源性内皮细胞生长因子（PD－ECGF）、组织基质金属蛋白酶抑制物（TIMPs）、纤溶酶原激活物抑制物（PAI－1）、单核细胞趋化因子蛋白－1（MCP－1）、碱性成纤维细胞生长因子（bFGF）、肿瘤坏死因子（TNF－α）、血小板激活因子（PAF）、核因子κB（NF－κB）、白介素－1（IL－1）、细胞间黏附分子（ICAM－1）以及整合素等。其中，刺激性生长因子TGF－β、AngⅡ介导的效应最为重要。

3. 尿毒症症状的发生机制

（1）尿毒症毒素：慢性肾衰竭的许多临床症状及膜转运功能障碍都与尿毒症患者血清中的毒素有关，患者体内有200多种物质浓度增高，而其中有20余种可能具有毒性作用，这些物质称为尿毒症物质，根据其分子量大小而分为小分子（分子量<500）、中分子（分子量500~5 000）和大分子（分子量>5 000）三类。小分子物质主要有尿素、肌酐、尿酸、胍类、酚类、胺类等，中分子物质主要是一些多肽类以及可能是高浓度正常代谢产物、激素、细胞或细菌裂解产物等，大分子物质包括一些内分泌激素如生长激素、甲状旁腺素、促肾上腺皮质激素、胰高血糖素、胃泌素、胰岛素等，其中以甲状旁腺素和胰岛素作用更为突出。这些尿毒症毒素是由于肾损害而蓄积，反过来，这些蓄积的毒素又进一步损害肾脏而使肾功能下降，并成为尿毒症症状、生化异常和身体损害的主要因素之一。

（2）矫枉失衡学说：慢性肾衰竭时，体内某些物质的积聚，并非全部由于肾脏清除减少所致，而是机体为了纠正代谢失调的一种平衡适应，其结果又导致新的不平衡，如此周而复始，造成了进行性损害，成为慢性肾衰竭患者病情进展的重要原因。如慢性肾衰竭时尿磷排泄减少，出现高磷血症，由于血清中钙磷乘积的升高，一方面使钙磷在全身各器官（包括肾脏）沉积而出现软组织钙化；另一方面低钙血症又刺激甲状旁腺分泌甲状旁腺腺素（PTH），以促进尿磷排泄和血钙的升高。但对甲状旁腺的持续刺激又引起甲状旁腺的增生及继发性甲状旁腺功能亢进，从而累及骨骼、心血管及造血系统等。

（3）与水、电解质、酸碱平衡失调有关。

（4）内分泌功能失调：肾脏是重要的内分泌器官，同时又参与多种内分泌激素代谢。如促红细胞生成素减少可引起肾性贫血，25-维生素 D_3 羟化障碍可导致低钙，RAAS活性与肾性高血压密切相关。

（二）病理

慢性肾衰竭是由多种疾病引起，其早、中期的病理改变及严重程度取决于原发病，如系膜细胞增生、基质增多、免疫复合物沉积、基膜增厚、肾小球硬化、肾小管和肾间质炎症细胞浸润等。发展到ESRD阶段，则以弥漫性肾小球硬化和肾间质纤维化为特征。

二、中医病因病机

本病属本虚标实，即以脾肾虚衰为本，水湿、湿浊、湿热、热毒、痰饮、瘀血、风邪等为标。本病成因，与感受外邪、饮食不节、情志所伤、劳倦过度以及水肿、淋证、消渴等病转化而来，与先天禀赋不足有关。

1. 感受外邪　风热或风寒侵袭，肺失宣降和通调水道，三焦不利，水湿内停，伤及脾土；或久居湿地、冒雨涉水，水湿内侵，困阻脾阳，不能健运水湿或化生气血，均可使脾阳虚衰，久则及肾，以致脾肾阳虚，水湿浊邪不得气化而变生诸证。由于感邪性质不同，或寒化伤阳，或热化伤阴，从而出现阳虚或阴虚之证。

2. 饮食不节　长期嗜食肥甘厚味、辛热刺激之品，损伤脾胃，湿邪内生，湿郁化热可致湿热内蕴，损伤脏腑，阻滞气机；或过食生冷，脾阳被伤，不能健运，脾虚化生

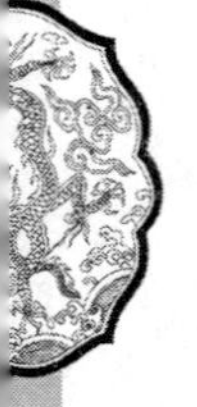

气血不足，先天之肾精无以充养等，均可引起脾肾亏虚，湿浊内生，从而产生本病。

3. 劳倦过度　生育过多，房劳过度，肾气内伤，不能化气行水而致水湿内停；或思虑过度，体劳耗气，损伤脾胃，耗伤气血，可引起脾失健运，水湿内聚，遂成本病。

4. 情志所伤　怒伤肝，思伤脾，恐伤肾。若情志不畅，肝气郁结，横逆犯脾，使脾失健运；或气机阻滞，血行不畅而成瘀血；或气郁化火，伤及肝肾，肝肾阴虚，甚则成肝阳化风之证。

5. 他病转化而来　水肿、淋证、消渴等病迁延不愈，导致脾肾虚衰；或妄投苦寒伤胃、辛热伤阴之品；或滥用有毒之物，均可导致脾肾亏虚，不能升清降浊，气化失常，引起湿浊羁留，发为本病。

6. 禀赋不足　先天禀赋不足，肾气亏虚，气化失司，水湿、湿浊潴留，导致本病。

综上所述，本病可由多种原因引起，在发病机制中以脾肾虚衰、浊毒潴留为标。脾虚不能升清降浊，肾虚失却蒸腾气化，以致清浊相混，升降失常，故可见尿闭、呕吐、纳呆、腹胀等证。病程日久，由气、阳及阴血，可出现气血亏虚、气阴两虚、阴阳两虚之证。在病变过程中，除浊毒贯穿本病的始终外，还常兼夹水湿、湿热、热毒、痰饮、瘀血、风邪等标实证，有时甚至几种病邪相兼为病，互相影响，并在一定条件下相互转化而使病情趋于更加复杂化。

【临床表现】

一、临床表现

慢性肾衰竭早期多无明显临床症状，或仅有夜尿增多、尿渗透压降低表现。发展到晚期，临床表现十分复杂，主要表现为代谢紊乱和各系统症状，两者又可互为因果，加重病情。主要表现如下：

1. 消化系统　常为本病最早出现和最常见的突出症状，随病情进展而加剧。早期出现食欲不振，上腹饱胀，然后出现恶心、呕吐、呃逆及腹泻。晚期病人呼出气中有尿臭味，伴有口腔黏膜糜烂、溃疡。常合并胃、十二指肠炎或溃疡，甚至出现消化道出血。

2. 心血管系统　高血压很常见，程度可轻重不等，重者发生高血压脑病。尿毒症症状严重时发生的心包炎，称为尿毒症性心包炎，出现心包区疼痛，伴有心包摩擦音，严重者可出现大量心包积液甚至心包填塞。尿毒症性心肌病常在晚期患者中出现，临床表现多有心脏扩大、各种心律失常和充血性心力衰竭等，心力衰竭是尿毒症常见死亡原因之一。慢性肾衰竭患者由于脂代谢紊乱、动脉粥样硬化，缺血性心脏病发生率亦增高。

3. 血液系统　贫血，一般为正细胞、正色素性贫血，且随肾功能进一步减退而加重。出血也常见，表现为皮下出血、鼻衄、月经过多及消化道出血等。白细胞计数多正常，部分病例可有粒细胞或淋巴细胞减少。

4. 精神、神经系统　早期多有乏力、头昏、注意力不集中、记忆力减退和睡眠障碍等症状，进而有淡漠、言语减少、意识障碍、无意识四肢运动等；晚期尿毒症脑病，出现嗜睡、谵妄、幻觉、木僵、大小便失禁直至昏迷。周围神经病变表现为皮肤烧灼感、肢体麻木等。神经肌肉兴奋性增强，表现为肌肉痛性痉挛和抽搐等。

5. 呼吸系统　肺充血和肺水肿较常见，X线检查典型表现为肺门两侧蝴蝶状阴影，称为“尿毒症肺”。易合并呼吸系统感染，可表现为支气管炎、肺炎、胸膜炎合并胸腔积液、间质性肺炎等。

6. 骨骼系统　慢性肾衰竭引起的骨骼病变称为肾性骨营养不良（又称肾性骨病），包括高转化性骨病和低转化性骨病，前者临床表现为纤维囊性骨炎，可伴有骨质疏松、骨硬化，合并有PTH升高为其特点。后者表现为肾骨软化症，逐渐发展为无力型骨病，其发生与维生素D缺乏、铝中毒等有关。骨病临床症状不多，可表现为骨骼疼痛，行走无力或不便。

7. 内分泌系统　慢性肾衰竭时内分泌功能可出现紊乱，肾素－血管紧张素、泌乳素及胃泌素分泌过多，促甲状腺素、睾丸素、皮质醇较正常偏低，甲状腺、性腺功能低下，男性出现性欲缺乏和阳痿，女性可出现闭经、不孕。胰岛素、高血糖素及甲状旁腺素等在肾衰时其作用可延长。

8. 免疫系统　外周血淋巴细胞数减少，淋巴细胞亚群分布和功能异常。免疫球蛋白产生不足，机体免疫功能低下，易合并呼吸、消化、泌尿、皮肤等感染，甚至发展成败血症。

9. 皮肤　患者面色萎黄、晦滞、黧黑、虚浮，表现为尿毒症面容。皮肤干燥、脱屑、无光泽、色素沉着。皮肤瘙痒常见，与尿素霜及钙盐沉着等有关。有时皮肤出现瘀斑、瘀点。

10. 水、电解质及酸碱平衡失调

（1）水钠失调：由于肾脏浓缩功能下降而出现夜尿、多尿、低比重尿和低渗透压尿，加上厌食、呕吐、腹泻等，易引起失水。由于肾小球滤过率下降，水钠摄入过多，易发生水钠潴留而出现水肿、高血压、心力衰竭、肺水肿、脑水肿等严重后果。

（2）高钾与低钾血症：少尿时尿钾排泄减少、机体分解代谢增加、代谢性酸中毒、输血、摄入过多含钾丰富的食物或药物、使用保钾利尿剂或血管紧张素转换酶抑制剂等，可导致高钾血症，临床表现为肌肉疼痛或感觉异常、嗜睡、胸闷心悸、心率减慢、甚至心跳骤停。如果进食少、恶心、呕吐、腹泻以及长期应用排钾利尿剂等，易发生低钾血症，表现为乏力、肌无力、腹胀、肢体瘫痪，重者发生严重心律失常和呼吸肌麻痹等。

（3）低血钙和高血磷：慢性肾衰竭时肾组织生成活性维生素D_3障碍，钙从肠道吸收减少，从而发生低钙血症。肾小管排磷减少而出现高血磷。低血钙使PTH分泌增加，易发生肾性骨病。

（4）代谢性酸中毒：慢性肾衰竭时代谢产物因排泄障碍而潴留；肾小管分泌H^+的功能受损，致氢、钠离子交换减少，因而使H^+潴留；碳酸氢钠不能重吸收减少；肾小管产氨、泌NH_4^+的能力降低，尿酸化功能障碍等，导致代谢性酸中毒。患者表现为头晕头痛、疲乏、厌食、恶心呕吐、腹痛、躁动不安，出现深而长的呼吸。严重者可昏迷、心力衰竭、血压下降、心率失常和心跳停止。

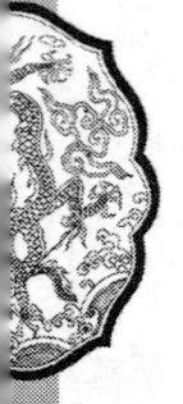

二、慢性肾衰竭临床分期

1. 我国1992年《中华内科杂志》编委会肾病专业组制定的慢性肾衰竭分期标准，分为以下4期：

第1期（肾功能不全代偿期）：GFR（临床常用内生肌酐清除率Ccr来代表）降低为50～80 ml/min，血肌酐（Scr）在133～177 μmol/L，一般无临床症状。

第2期（肾功能不全失代偿期或氮质血症期）：Ccr25～50 ml/min，Scr178～442 μmol/L，除轻度贫血、消化道症状、夜尿增多外无明显不适，但在劳累、感染、血压波动或进食蛋白质过多时临床症状加重。

第3期（肾功能衰竭期）：Ccr10～25 ml/min，Scr 442～707 μmol/L，大多有较明显的消比道症状及贫血症状，有轻度代谢性酸中毒及钙磷代谢异常，但无明显水盐代谢紊乱，又称尿毒症早期。

第4期（尿毒症期或肾衰竭终末期）：每分钟Ccr < 10 ml/min，Scr > 707 μmol/L。常出现各种尿毒症症状，如明显贫血、严重恶心、呕吐以及各种神经系统并发症，甚至昏迷，明显水盐代谢和酸碱平衡紊乱。

2. 目前推荐美国2001年K/DOQI中慢性肾脏病的5期分期标准。

1期：肾损害，GFR正常或增加（GFR≥90 ml/min/1.73 m^2）。

2期：肾损害，GFR轻度下降（GFR60～89 ml/min/1.73 m^2）。

3期：GFR中度下降，GFR30～59 ml/min/1.73 m^2。

4期：GFR重度下降，GFR15～29 ml/min/1.73 m^2。

5期：肾衰竭，GFR < 15 ml/min/1.73 m^2 或透析。

【实验室与其他检查】

1. 血常规　有不同程度的正细胞、正色素性贫血，白细胞一般正常，血小板正常或降低。

2. 尿常规　尿比重、尿渗透压低，可见蛋白尿、血尿、白细胞尿、管型尿、糖尿等。

3. 肾功能检查　在肾功能不全代偿期，GFR下降，但血尿素氮（BUN）、Scr可正常。当GFR低于正常的50%时，血BUN、Scr上升，Ccr明显下降，并随着病程的延长而持续下降。

4. 其他　血浆白蛋白、总蛋白常降低，常伴代谢性酸中毒、高血磷、低血钙、高血脂等，B超检查常显示双肾缩小。

【诊断与鉴别诊断】

一、诊断要点

（一）西医诊断

1. 病史　有慢性肾脏疾病史。

2. 症状　出现恶心、呕吐、食欲不振或厌食、乏力、胸闷心悸、气促、头晕头痛等症状。

3. 体征　可有眼睑、下肢或全身浮肿，尿少，贫血，高血压等体征。

4. 实验室及其他检查　尿液检查有蛋白尿、血尿和管型尿，尿比重和渗透压降低；GFR 降低，血肌酐、尿素氮升高；血红细胞数、血红蛋白、红细胞压积下降；血 pH 值和总二氧化碳降低；低血钙、高血钾、高血磷；B 超示肾脏萎缩。

（二）中医辨病与辨证要点

1. 辨病要点　慢性肾衰竭相当于中医“关格”、“癃闭”、“溺毒”、“虚劳”等病证范畴。本病应注意与内科其他病证中的虚证相鉴别。

（1）虚劳的各种证候，均以出现一系列精气亏虚的症状为特征，而其他病证的虚证则各以其病证的主要症状为突出表现。

（2）虚劳一般病程较长，病势缠绵。其他病证中的虚证类型虽然也以久病属虚者居多，但亦有病程较短而出现虚证者。

此外，本病还应注意与水肿、眩晕、心悸、喘证、呕吐等病证相鉴别。

2. 辨证要点

（1）辨虚实：正虚以脾肾虚衰为主，可有气虚、阳虚、血虚、阴虚以及气阴两虚、气血两虚、阴阳两虚等不同，涉及的脏腑除脾肾外，尚有心、肝、肺等。邪实包括水湿、湿热、热毒、痰饮、瘀血、风邪等方面。临证时应注意辨明正虚邪实的不同以及孰轻孰重。

（2）辨寒热：湿浊、水湿、痰饮病邪多属寒，症见尿清长或夜尿多，口淡不渴或呕吐清涎，畏寒肢冷，舌淡或边有齿印，苔白厚腻；湿热、热毒、风热病邪属热证，症见发热、咽痛或口腔溃烂、口干、尿短黄、舌苔黄等。但应注意病邪的转化，如水湿、湿浊、痰饮热化则成湿热、痰热、热毒，寒化则为寒湿、痰湿。

（3）辨病性：湿浊证见恶心呕吐、纳呆口黏、口有尿臭味、苔白腻或白浊；湿热证见口干口苦、小便短黄、苔黄腻、脉滑数；水湿证见全身明显浮肿、小便短少、舌淡边有齿痕、脉沉迟；瘀血证见面色晦暗、肌肤甲错、身体刺痛而固定、舌紫暗、脉涩。

（4）辨兼夹：水气凌心则见胸闷心悸；水湿上凌胸肺则见咳嗽气喘、倚息不能平卧等；肝肾阴虚，肝风内动则见头晕、肢麻、抽搐等。

二、鉴别诊断

慢性肾衰竭应注意与急性肾衰竭、慢性肾小球肾炎以及其他系统疾病如血液病、消化系统疾病、心血管疾病等相鉴别。

1. 急性肾衰竭　既往肾功能多为正常，由于外伤、手术、失血、失液、中毒、蛇咬伤、过敏、感染、休克等原因，短期内出现尿少或无尿，全身浮肿，恶心呕吐，食欲不振，疲乏腹胀，心悸气促等，尿液检查有蛋白尿、血尿，尿比重和渗透压降低，血肌酐、尿素氮进行性上升，出现高血压、高血钾、代谢性酸中毒等，B 超示双肾增大。

2. 其他肾小球疾病　如急性肾炎、急进性肾炎、肾病综合征等，也可见浮肿尿少、恶心呕吐、食欲不振、乏力、高血压等，血肌酐、尿素氮一过性升高等，但 B 超检查见双肾正常或增大，一般无贫血或贫血不严重，随着尿量增多、浮肿消退，肾功能恢复

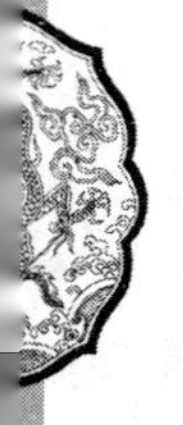

正常。

【治疗】

一、中医治疗

本病的临床表现和病机变化错综复杂，治疗上应注意抓住标本缓急的原则，灵活运用。发病早、中期，多表现为正虚邪实，治宜标本兼顾，扶正祛邪；病至后期，正衰邪盛，又当以祛邪为主，兼以扶正。

（一）辨证论治

1．脾肾气虚

主要证候：体倦乏力，气短懒言，肢体浮肿，口淡纳呆，腹胀便溏，腰膝酸软，夜尿清长，舌淡苔白，脉沉迟。

治法：补脾益肾。

方药：六味地黄丸加黄芪、人参。方中以六味地黄丸滋阴补肾，使阳得阴助则气化无穷。加黄芪、人参补脾益气，共合补肾健脾之效。

水肿明显、尿少者，加附子、桂枝、车前子；兼湿浊者，加半夏、竹茹、石菖蒲；腹胀便秘者，加大黄、枳实。

2．气阴两虚

主要证候：面色少华，气短乏力，腰膝酸软，皮肤干燥，或手足不温，大便不调，尿少色黄，舌淡有齿印，脉沉细。

治法：益气养阴。

方药：生脉散合六味地黄丸。方中人参大补元气，麦冬、五味子养阴补液，六味地黄汤滋阴补肾，共奏益气养阴之功。

若出现面色萎黄，唇甲色淡，头晕心悸，纳呆乏力，舌淡，脉沉无力等气血亏虚者，可加当归补血汤。若脾不统血而出现呕血、便血、紫斑等，用归脾汤加三七、紫珠草、白及。

3．肝肾阴虚

主要证候：头晕头痛，五心烦热，腰膝酸软，神疲乏力，大便干结，尿少色黄，舌红，少苔或无苔，脉细数。

治法：滋养肝肾。

方药：杞菊地黄丸合二至丸。方中杞菊地黄丸滋肝肾、平肝阳，二至丸养阴清热凉血，共奏滋养肝肾、清热凉血作用。

若见头晕头痛明显，心烦易怒，口干口苦，脉弦数等肝阳上亢之证者，可加天麻、钩藤、石决明。若证见头晕头痛，四肢麻木甚则抽搐、惊厥，舌红苔薄黄，脉弦细数等肝风内动表现者，羚角钩藤汤或大定风珠加减。

4．阴阳两虚

主要证候：倦怠乏力，畏寒肢冷，手足心热，口干欲饮，腰膝酸软，小便短黄，大便稀溏，舌淡胖而润，边有齿印，脉沉细。

治法：阴阳双补。

方药：右归丸。方中附子、肉桂、鹿角胶温补肾阳，熟地黄、山药、山茱萸、枸杞子培补肾精，是为阴中求阳之用。杜仲、菟丝子补肝肾、强腰膝，当归补血活血。合用达到阴阳双补之效。

若兼见气虚者，加黄芪、党参；血虚者，加何首乌、白芍、当归；若见汗出如油、面白肢冷，脉微欲绝者，为阳虚欲脱，急用参附汤加龙骨、牡蛎；若阴阳气血俱虚者，选用鹿茸丸加减。

5. 湿浊内蕴

主要证候：面色灰滞，神疲乏力，恶心呕吐，纳呆厌食，脘腹胀闷，口粘，口有尿臭味，舌淡苔白厚腻，脉沉细。

治法：和胃降逆，通腑泄浊。

方药：温胆汤加大黄。方中半夏、陈皮和胃降逆，化浊止呕。枳实行气降气，竹茹清热和胃止呕。大黄通腑泄浊，甘草调和诸药。全方共奏和胃降逆、通腑泄浊之效。

若症见嗜睡，神志朦胧，表情淡漠，或喉中痰鸣，舌苔白腻，脉弦滑，用涤痰汤合温脾汤化痰开窍；若症见口干口苦，胸脘痞闷，小便短黄，大便秘结，苔黄腻，脉滑数，加紫苏叶、黄连、六月雪、虎杖、半边莲等；若症见神昏谵语，烦躁不安，舌体卷缩，宜用安宫牛黄丸、至宝丹等。

由于本病在不同的阶段均有不同程度的血瘀征象，因此，在辨证基础上酌加活血化瘀药物如丹参、益母草、桃仁、红花等，对于缓解病情、提高疗效，有一定的意义。

（二）其他疗法

1. 针刺疗法　针刺治疗慢性肾衰竭，可根据不同的病情而选择穴位。如调整全身状态可选用中脘、气海、足三里、三阴交、肾俞等；增加肾血流量可选用中脘、肾俞、心俞、三焦俞等；促进排尿可选用关元或中极、肾俞、三焦俞、阴廉等。

2. 肾衰水浴方浸泡　由浮萍、桂枝、桑叶、桑白皮、附子、川芎、桃仁、红花、赤芍、益母草、六月雪、土茯苓、苦参、白鲜皮组成。将药浓煎加水至半浴缸，水量以盖平身体为宜，每次浸泡15～30分钟，达到出汗的目的，以洗浴后不感疲劳为最佳时间。一日1次，2周为1疗程，一般可持续2～3个疗程。

3. 保留灌肠　生大黄60 g，牡蛎30 g，崩大碗30 g，水煎取汁200～300 ml，作高位结肠保留灌肠，每次保留60分钟，一日1～2次。也可选用结肠透析机治疗。

4. 静脉滴注 在辨证基础上可使用醒脑静30～40 ml，加入葡萄糖溶液250～500 ml中静脉滴注，一日1～2次。肾康注射液60～100 ml加入10%葡萄糖溶液250～500 ml中静脉滴注，一日1次。

二、西医治疗

慢性肾衰竭的治疗，包括非透析疗法、透析疗法和肾移植等三方面。

（一）非透析疗法

1. 一般措施　积极治疗慢性肾衰竭的基础疾病，纠正使肾衰加重的可逆因素，控

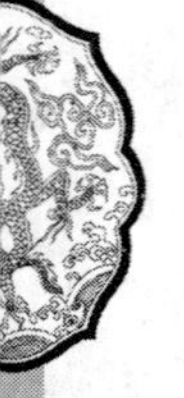

制感染，解除尿路梗阻，停止肾毒性药物使用等，使肾功能获得改善。要保证有充足热量摄入，维持热量在 120～150 kJ/kg · d。优质低蛋白饮食，一般根据 GFR 调整蛋白质摄入量，摄入蛋白质在 0.4～0.8 g/kg · d，尽可能减少植物蛋白质摄入。注意高热量、维生素的摄入，并按病情补充钙、铁和锌等。蔬菜和水果通常不受严格限制，但对高钾者应避免摄入过多。

2. 控制血压　慢性肾衰竭多伴有高血压，而高血压又是肾功能进展和心脑血管并发症的重要因素，控制好血压是慢性肾衰竭治疗的重要内容。降压目标为：尿蛋白 > 1.0 g，血压控制在 125/75 mmHg；尿蛋白 < 1.0 g，血压控制在 130/80 mmHg。

常用降压药物有血管紧张素转换酶抑制剂（ACEI）和血管紧张素受体阻滞剂（ARB）、钙通道阻滞剂（CCB）、β 受体阻滞剂、α 受体阻滞剂等。

（1）ACEI 和 ARB：具有良好的肾脏保护，延缓肾功能恶化的作用，还可减少心血管事件的发生，在临床应用广泛。但需注意，ACEI 和 ARB 适用于肌酐在 350 μmol/L 以下者，而肌酐超过 350 μmol/L 者则应慎用。如果使用后血肌酐升高 > 30% 或 GFR 下降 > 30%，则需停用。此外，双侧肾动脉狭窄、重度肾衰竭患者慎用。对于维持性透析高血压患者，可以使用 ACEI 和 ARB。应注意 ACEI 和 ARB 副作用如引起血钾升高、皮疹、粒细胞减少、贫血加重等，ACEI 还可引起刺激性干咳。常用 ACEI 类药物有：卡托普利 12.5～50 mg，一日 3 次；依那普利 5～20 mg，一日 1 次；福辛普利 5～20 mg，一日 1 次。常用 ARB 类药物有：氯沙坦 25～100 mg，一日 1 次；缬沙坦 80～240 mg，一日 1 次；厄贝沙坦 150～300 mg，一日 1 次。

（2）CCB：具有良好降压和肾脏保护作用，可改善心肌组织重塑，且不影响重要内脏供血，不受肾功能水平影响。常用药物有：硝苯地平控释片 30～90 mg，一日 1 次；氨氯地平 5～20 mg，一日 1 次；非洛地平 5～20 mg，一日 1 次。

（3）其他：可根据病情需要选择联合使用 β 受体阻滞剂、α 受体阻滞剂、利尿剂等，临床上常用 ACEI 和/或 ARB 与 CCB 组合使用。

3. 纠正贫血　肾性贫血几乎见于所有的慢性肾衰竭病人，应视病情补充铁剂和叶酸，如血红蛋白低于 50 g/L，且有明显贫血症状时，可适量输洗涤红细胞或红细胞悬液。重组人类红细胞生成素（rHuEPO）是治疗肾衰贫血最有效的药物。一般初始剂量为每周 80～120 U/kg，分 2～3 次皮下注射。一个月后如果患者血红蛋白（Hb）上升 < 10 g/L，则在原基础上增加剂量 25%，直至达到目标值：Hb110～120 g/L 或红细胞压积（Hct）33%～36%。rHuEPO 的主要副作用是高血压、头痛、癫痫发作、高血钾、动静脉内瘘管堵塞等。对于疗效不好的患者，应注意有无感染、出血、缺铁、用量不足、纯红细胞再生障碍性贫血等情况，并及时予以纠正。

4. 补钙　慢性肾衰竭出现钙磷代谢紊乱，而低钙可引起甲状旁腺功能亢进、肾性骨病。一般普通饮食无法满足钙的平衡，宜补充 $VitD_3$。常用的有活性维生素 D_3 0.25～0.5 μg，一日 1 次；或阿法 D_3 0.5～1 μg，一日 1 次。治疗期间，应注意避免出现高血钙。

5. 必需氨基酸疗法　慢性肾衰竭患者在优质低蛋白饮食的同时，补充必需氨基酸（EAA）可延缓慢性肾衰发展速度，减轻血浆氨基酸代谢紊乱，降低血尿素氮，改善氮平衡和营养状态，减轻症状。EAA有口服和静脉滴注两条途径，能口服者应尽量口服给药，如复方氨基酸胶囊2粒，一日3次。不能口服者，改用静脉给药，如肾安250～500 ml，一日1次。应该注意，在使用EAA疗法时，必须配合低蛋白饮食。

6. α－酮酸制剂　α－酮酸是氨基酸前体，通过转氨基或氨基化作用在体内可转变为相应的氨基酸。应用α－酮酸治疗慢性肾衰竭，可获得较好的疗效，但需注意长期服用后部分患者可出现高钙血症。

7. 肠道吸附剂　氧化淀粉制剂口服后，能与肠道内尿素结合而从粪便排出，降低血尿素氮。常用的有包醛氧淀粉，5～10 g，一日3次。但该类药物口感较差，可引起消化道症状，不适宜消化道出血的病人。

8. 高钾血症的处理　高钾血症应寻找发生因素，如组织分解、酸中毒加重、发热、摄入过多、输库存血、药物（保钾利尿剂螺内酯及氨苯蝶啶、血管紧张素转换酶抑制剂、肝素、β受体阻滞剂、非甾体抗炎药等）所致。高钾时除限制钾摄入外，采用利尿、导泻、降钾树脂吸附等加速钾排泄。当血钾＞6.5 mmol/L出现心电图高钾表现，必须紧急处理，可采用：①10%葡萄糖酸钙10～20 ml缓慢静脉注射；②5%碳酸氢钠100～200 ml静脉推注；②静脉注射25%～50%葡萄糖50～100 ml，同时皮下注射胰岛素6～12 U，也可用10%葡萄糖水500 ml加胰岛素8～12 U静脉滴注。经上述处理无明显改善者，应立即进行透析治疗。

9. 代谢性酸中毒的治疗　轻度酸中毒无需特殊处理，酌予口服碳酸氢钠，每天3～6 g，如二氧化碳结合力＜13.5 mmol/L，尤其伴有明显酸中毒症状时，静脉补碱，迅速纠正酸中毒，可用碳酸氢钠或乳酸钠，纠正至20 mmol/L即可。治疗过程中要注意防治低钾和低钙，警惕诱发心力衰竭。如因纠正酸中毒后而引起低钙，发生手足抽搐时，可给予10%葡萄糖酸钙10～20 ml缓慢静注。

（二）透析疗法

慢性肾衰竭晚期患者，经非透析疗法治疗后，病情无明显好转或加重，则应尽早予以透析治疗。

1. 血液透析（HD）　血液透析是慢性肾衰竭患者常用和有效的治疗方法，适用于慢性肾脏病第5期（肾衰竭期）患者。其治疗机理是利用半透膜原理，将患者血液与透析液分别引进透析器，在透析膜两侧呈反方向流动，借助膜两侧的溶质、渗透和水压梯度，通过扩散、对流、吸附来清除代谢产物。通过超滤和渗透清除体内潴留过多的水分，同时可补充碱基等需要的物质，纠正电解质和酸碱平衡紊乱，从而部分替代肾的排泄功能，但不能代替内分泌和代谢功能。一般每周作血透2～3次，每次4小时。主要并发症有失衡综合征、低血压、发热、心血管并发症、透析骨病、透析痴呆等。

对于心血管功能不稳定、不能耐受常规血液透析以及多脏器功能衰竭患者，可改用血液滤过（HF）或连续性肾脏替代疗法（CRRT）治疗。

2. 腹膜透析　腹膜透析是利用腹膜作为半透膜，置入腹透管后向腹腔内注入透析液，依靠膜两侧的毛细血管内血浆及腹膜腔内的透析液中的溶质浓度梯度和渗透梯度，通过弥散和渗透原理以清除体内代谢废物和潴留过多的水分，同时由腹透液中补充必要的物质，不断更换新鲜腹透液反复透析，达到清除尿毒症毒素，调节水、电解质、酸碱

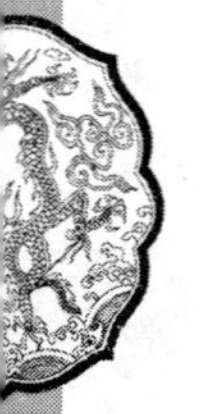

平衡失调的目的。腹膜透析适应证与血液透析相似，但对中分子物质的清除、保存残余肾功能方面较血液透析为好，尤其适用于儿童、心血管功能不稳定的老年人、糖尿病肾病及不宜作血液透析者。目前常采用持续性非卧床腹膜透析（CAPD），其设备简单，容易操作，可在家中进行。每次入液2 L，停留4小时后再交换透析液，每天3～4次。也有腹膜透析机可供选择，使用方便，腹膜炎发生率明显减少，但费用昂贵。

腹膜炎是腹膜透析最主要和最严重的并发症，应及时诊断、正确处理。其他并发症还有腹腔脏器损伤、出血、透析管移位、透析管堵塞、营养丢失综合征、腹膜失超滤等。

（三）肾移植

肾移植是器官移植中数量最多、效果最好的一种移植技术，已成为目前治疗晚期肾衰竭的常规有效方法。一旦获得成功，可以大大提高患者的生活质量，恢复正常人的生活和工作。肾移植供肾有同种异体活体供肾和同种异体尸体供肾两种，由于受到肾源等限制，目前大多数终末期肾病患者尚不能普遍进行肾移植。随着医学技术的不断发展，肾移植的成功率在明显提高，据报道，迄今为止，世界上肾移植患者最长已存活超过43年，我国已有存活超过30年的患者。因此，肾移植已成为终末期肾病患者最理想的治疗方法。

【临床思路】

早、中期患者可以中医辨证治疗为主，始终要强调脾肾虚衰为本、浊瘀阻滞为标的病理机制。要注意配合使用其他中医疗法如虫草制剂、保留灌肠、静脉滴注等以提高临床疗效。同时注意饮食、生活调护，可以长期保持肾功能稳定。但对于合并高血压、水电解质紊乱、感染、心衰等，应配合西医的对症处理。维持性血液透析和腹膜透析患者，配合使用中药能改善症状，提高机体免疫力和生存质量。对于肾移植后出现各种并发症如肾功能延迟恢复、感染、肝损害、慢性移植肾病等，中医治疗有一定优势。

积极治疗原发病和纠正可逆因素是治疗慢性肾衰竭的关键，应尽可能找到引起慢性肾衰竭的原因并及时得到纠正，可以使部分患者肾功能好转甚至恢复正常。对于慢性肾脏病患者，要有一体化防治策略，包括早期诊断和预防、延缓肾功能进展措施和替代疗法（透析和肾移植）等，以达到最好的治疗效果。

【预后与转归】

本病初起正虚而邪不盛，经扶正为主治疗，病情可逐渐好转或稳定，预后较好；发展到后期，邪盛正衰，病情危重，预后多属不良，最终可导致阴竭阳亡而死亡。

慢性肾衰竭的预后转归受多种因素的影响，如原发疾病、遗传因素、合理用药、高血压的控制、低蛋白饮食的坚持、并发症的治疗、营养状况、经济条件等，但多数患者经数年、数十年不等，最终进入肾衰竭期，需要依赖血液净化治疗或肾移植维持患者生命。

【预防与调护】

慢性肾衰竭多由水肿、癃闭、淋证、关格、消渴等病发展而来。因此，积极治疗以上各种病症对预防本病的发生有重要意义。慢性肾衰竭加重与感受外邪、饮食不当、劳倦过度等因素有关。因此，应加强锻炼身体，提高机体抵抗力。注意休息，禁止劳累过度，特别是房劳过度。避寒保暖，预防感冒，注意口腔及皮肤卫生，以免感染外邪。饮食宜清淡，以低蛋白、高热量、富有维生素的饮食为主。避免进食生冷、油腻、辛辣之品。严格限制蛋白质的摄入量并尽量以优质蛋白为主，如鸡、鱼、猪肉、奶、蛋等。对于伴尿少、高血钾病人，应限制含钾丰富的食品的摄入，保证供给足够的碳水化合物。保持心情舒畅，注意精神护理，消除紧张情绪，树立战胜疾病的信心。

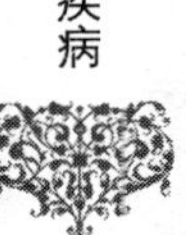

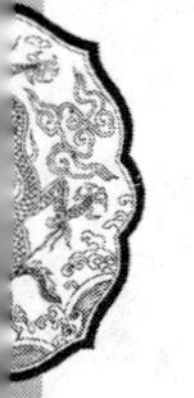

第六篇　内分泌和代谢系统疾病

第一章　总　　论

人体为适应不断变化着的各种内外环境，保持机体内环境的相对稳定，必须依赖于神经系统、内分泌系统和免疫系统的相互配合和调控，使全身各器官系统的活动协调一致，完成代谢、生长、发育、生殖、思维、运动等功能，抵御各种不良因素与病理变化的侵袭，维持人体的心身健康。

第一节　人体内分泌系统结构、功能特点

内分泌系统由内分泌腺和分布于各组织的激素分泌细胞（或细胞团）以及它们所分泌的激素组成。

一、内分泌腺和激素分泌细胞

1. 内分泌腺　人体的内分泌腺主要包括：①下丘脑和神经垂体（垂体后叶）；②松果体；③腺垂体（垂体前叶和中叶）；④甲状腺；⑤甲状旁腺；⑥内分泌胰腺（包括胰岛和胰岛外的激素分泌细胞）；⑦肾上腺皮质和髓质；⑧性腺（睾丸或卵巢）。此外，也有人将胸腺和胎盘列为内分泌腺，但它们的主要功能不是内分泌调节。

2. 弥散性神经-内分泌细胞系统　亦称为胺前体摄取和脱羧（amine precurssr uptake and decarboxylation，APUD）细胞系统。这些细胞主要分布于脑、胃、肠、胰和肾上腺髓质。在其他组织中也散布有数目不等的APUD细胞，主要合成和分泌肽类与胺类激素。

3. 组织的激素分泌细胞　非内分泌组织的细胞也往往具有激素和/或细胞因子的合成和分泌功能，如心房肌细胞（atrial natriuretic peptide，ANP）、脂肪细胞（leptin）、血管内皮细胞（内皮素）、成纤维细胞（fibroblast growth factor，FGF）等。

二、激素的分类与生化

1. 激素的分类　已知的激素和化学介质达150种，根据其化学特性可将激素分为如下四类：

（1）肽类激素：蛋白质和肽类激素都是由DNA相应基因编码，先转录出mRNA，然后以此为模板由细胞质核糖体翻译出蛋白质和肽类激素前体，经裂解和（或）加工形成具有活性的物质，在靶细胞发挥作用，如前甲状旁腺素原可转变为甲状旁腺素原，再转变为甲状旁腺素。

（2）氨基酸类激素：甲状腺素（T_4）和三碘甲状腺原氨酸（T_3）系在甲状腺球蛋白分子中经酪氨酸碘化和耦联而成，T_4、T_3在甲状腺滤泡细胞内经多个步骤而合成并存于滤泡胶质，然后再由滤泡上皮细胞所释放。

（3）胺类激素：如肾上腺素、去甲肾上腺素和多巴胺可由酪氨酸转化而来，转化过程需要多个酶的参与。5-羟色胺（血清素）则由氨酸经过脱羧和羟化而成。

（4）类固醇激素：核心为环戊烷多氢菲，肾上腺和性腺可将胆固醇经过多个酶（如链裂酶、羟化酶、脱氢酶、异构酶等）的参与和作用，转变成为糖皮质激素（皮质醇）、盐皮质激素（醛固酮）、雄性激素（脱氢表雄酮、雄烯二酮、睾酮）。

2. 激素降解与转换　激素通过血液、淋巴液和细胞外液而转运到靶细胞部位发挥作用，并经肝肾和靶细胞代谢降解而灭活。血液中肽类激素的半衰期仅3~7分钟，而非水溶性激素，如甲状腺激素、类固醇激素与转运蛋白（甲状腺素结合球蛋白、性激素结合球蛋白、白蛋白）结合其半衰期可延长。激素浓度和转运蛋白结合量、亲和性均可影响其结合型和游离型激素的比值。游离型激素可进入细胞内发挥其生物作用并参与激素合成的反馈调节。

血浆激素浓度（PL）依赖于激素分泌率（SR）及其代谢率和排出率，即代谢清除率（MCR），PL=SR/MCR。肽类激素经蛋白酶水解；甲状腺激素经脱碘、脱氨基、解除耦联；而类固醇激素经还原、羟化并转变为与葡萄糖醛酸结合的水溶性物质由胆汁和尿排出。激素的分泌，在血中与蛋白结合及其最终降解使激素水平保持动态平衡，而其中最主要决定于激素的生成和分泌率。

3. 激素的作用机制　激素在体内如何发挥生理作用，至今尚未完全清楚。目前认识到有的激素是通过作用于细胞膜受体和细胞内受体两种方式发挥其生物效应。

激素要发挥作用，首先必须转变为具有活性的激素，如T_4转变为T_3，以便与其特异性受体结合。根据激素受体所在部位不同，可将激素作用机制分为两类：①肽类激素、胺类激素、细胞因子和前列腺素作用于细胞膜受体；②类固醇激素、T_3、维生素D和视黄酸作用于细胞质或核内受体。受体有两个主要功能，一是识别微量的激素，二是与激素结合后可将信息在细胞内转变为生物活性作用。

三、内分泌系统的调节

1. 神经系统和内分泌系统的相互调节　内分泌系统由神经系统通过下丘脑进行调节，下丘脑分泌促激素释放激素或抑制激素来调节腺垂体各促激素的分泌，下丘脑的视

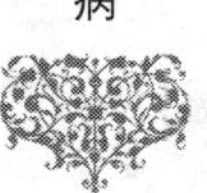

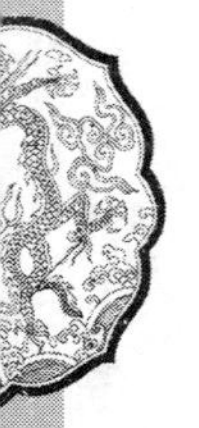

上核和脑室旁核分泌抗利尿激素和催产素沿神经纤维输送到神经垂体贮存。中枢神经的各种递质如去甲肾上腺素、多巴胺、乙酰胆碱、5－羟色胺等能传递神经冲动至下丘脑组织中的肽类能神经细胞，调节神经内分泌活动。而内分泌系统对神经精神系统也有影响。某些激素水平的异常，可使病人出现精神神经症状。

2．内分泌系统的反馈调节　垂体分泌促激素促使靶腺激素的合成和分泌，而靶腺激素又可作用于下丘脑和垂体，对其相应激素起抑制或兴奋作用，称为反馈作用。起兴奋作用者为正反馈，起抑制作用者为负反馈。下丘脑、垂体、靶腺轴有下丘脑－垂体－甲状腺轴、下丘脑－垂体－肾上腺轴、下丘脑－垂体－性腺轴等。如下丘脑、垂体功能亢进时，分泌促甲状腺激素释放激素（thyrotrophin－releasing hormone，TRH）、促甲状腺激素（thyrotropic－stimulating hormone，TSH）增多，导致 T_3、T_4 分泌增多；功能减退时，分泌 TRH、TSH 减少，导致 T_3、T_4 分泌减少。而当甲状腺性甲亢时，甲状腺分泌 T_3、T_4 升高，反馈抑制 TRH、TSH 的分泌；甲状腺性甲减时，分泌 T_3、T_4 减少，反馈兴奋 TRH、TSH 的分泌。

3．免疫系统和内分泌功能的相互调节　免疫系统的某些细胞因子可促使或抑制某些激素的分泌。而神经内分泌激素对免疫系统也有影响，如生长抑素可抑制 T 细胞增殖和组胺释放，糖皮质激素可抑制淋巴因子合成等。

神经、内分泌和免疫三个主要调节系统，形成一个调节网络，相互调节，密切联系，以维持各系统的正常功能。

第二节　内分泌疾病的诊断特点

一、根据症状和体征作出初步判断

内分泌代谢疾病具有许多特有的症状和体征，在询问病史过程中，应注意寻找对疾病诊断有用的依据，根据这些症状和体征作出初步判断，然后再进行必要的各项检查，作出诊断。

1．多饮多尿

（1）糖尿病：由于胰岛素分泌绝对不足或相对不足出现血糖升高，导致渗透性利尿，出现多尿、口渴、多饮、多食、乏力、消瘦等症状，尿比重升高。

（2）垂体性尿崩症：由于各种原因引起抗利尿激素（antidiuretic hormone，ADH）缺乏或不足，导致尿浓缩障碍，出现多尿，且尿量很多，每日尿量及饮水量可达 5 000～10 000 ml，尿比重大多数低于 1.005。原发性者病因不明，可能与自身免疫有关。继发性者多见于下丘脑－垂体肿瘤、垂体柄及神经垂体损伤、炎症、手术、外伤、浸润等。有的为永久性，有的为暂时性。

（3）肾性尿崩症：由于肾小管对 ADH 反应性下降，导致尿浓缩障碍所致。多饮多尿的程度较轻。如由于肾脏疾病引起肾小管功能障碍，回吸收水的能力下降，可出现多尿及低比重尿。

（4）精神性多饮：由于精神、情绪因素所致，多见于成年女性。多饮而导致尿量增多，饮水量减少后尿量也减少，主动限水有效。

（5）高尿钙、高尿钾：各种疾病引起的高尿钙、高尿钾也可造成多饮多尿，高尿钙的病因多见于甲状旁腺功能亢进，有骨痛、骨骼畸形、高血钙等表现；高尿钾的病因多见于原发性醛固酮增多症、失钾性肾病等，导致高尿钾、低血钾等表现。

2. 消瘦　消瘦是指由于各种原因造成体重低于正常低限的一种状态。广义上讲体重低于标准体重的10%，或者男女体重指数分别低于21及20，就可诊断为消瘦。引起消瘦的常见原因如下：

（1）营养不良：由于机体摄入及利用的能量不足所致，临床上常见由进食过少或多种的慢性消耗性疾病所致。

（2）甲状腺功能亢进：可有多食、消瘦、多汗、心悸、便频、甲状腺肿，突眼等表现。

（3）艾迪生（Addison）病：消瘦并伴有低血糖、低血压、乏力、纳差、皮肤黏膜色素沉着、抵抗力下降等表现。

（4）神经性厌食：年轻女性多见，多有怕胖或其他精神因素，刻意控制进食，消瘦明显，体重多低于标准体重的25%，常伴有闭经。经治疗体重恢复到一定水平后，月经可以恢复。

3. 肥胖　肥胖是指体内脂肪组织积聚过多，尤以甘油三酯为主的体脂成分在体内的储存量达到一定程度所构成的一种状态。正常人体脂含量因年龄性别而不同。成年男性体脂约为体重的10%～15%，成年女性体脂约为体重的15%～22%，如成年男性体脂比例超过25%，成年女性体脂比例超过30%，则应视为肥胖。许多内分泌疾病可伴有肥胖，简述如下：

（1）单纯性肥胖：是临床上最为常见的一种肥胖，其临床特点为常有家族史及营养过剩史，多为均匀性肥胖，腹部脂肪堆积较为明显，并可排除其他疾病引起的肥胖。

（2）甲状腺功能减退：除了体重增加外，还有表情呆板、畏寒少汗、皮肤干燥、便秘、非凹陷性水肿等表现，测定血甲状腺激素水平降低。

（3）库欣综合征：体重增加不是很明显，可有典型的向心性肥胖、四肢相对瘦、皮肤紫纹、多血质面容、高血压、低血钾等表现，可伴糖尿病、骨质疏松等疾病。测定血皮质醇升高。

（4）多囊卵巢综合征：可有肥胖，同时伴有月经减少或闭经、多毛、不育等表现，测定血黄体生成素增高，B超可示卵巢增大伴多发囊肿。

（5）下丘脑性肥胖：多由肿瘤、感染、外伤、放射治疗等原因累及下丘脑区域，出现一组以内分泌代谢障碍为主，伴有自主神经系统症状和神经、精神症状的综合征，出现饮食、运动习惯的改变而导致肥胖，多为均匀性肥胖，可伴体温调节功能失调、睡眠障碍、自主神经功能紊乱、性功能障碍、多食多饮、精神失常等。

（6）肢端肥大症：因垂体瘤生长激素分泌增多所致，肌肉、骨骼和内脏增生导致体重增加。临床有典型的肢端肥大表现，可伴发糖尿病、高血压，垂体瘤压迫时出现头痛、视力障碍等表现。测定血生长激素升高。

4. 皮肤紫纹　是指因皮下组织断裂、透过菲薄的皮肤显露出的紫色条纹，常见于库欣综合征，因体内皮质醇增多，加速蛋白质的分解，使皮肤菲薄，皮下弹力纤维断

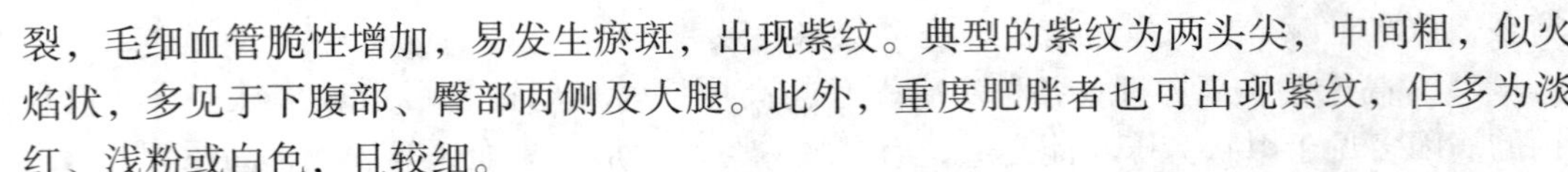

裂，毛细血管脆性增加，易发生瘀斑，出现紫纹。典型的紫纹为两头尖，中间粗，似火焰状，多见于下腹部、臀部两侧及大腿。此外，重度肥胖者也可出现紫纹，但多为淡红、浅粉或白色，且较细。

5. 皮肤色素沉着　是指皮肤或黏膜色素加深或有异常的颜色沉着。

(1) 艾迪生病（Addison）：即原发性慢性肾上腺皮质功能减退症。此症时90%以上病人具有色素沉着，表现为全身皮肤黏膜色素加深、发黑，尤以暴露、受压、摩擦部位及掌纹、乳晕和疤痕处明显。除色素加深外，病人还有乏力、食欲不振、低血压、低血钠、低血糖等糖皮质激素缺乏的表现。

(2) 促肾上腺皮质激素依赖性库欣综合征：色素沉着一般较轻，同时伴有皮质醇增多的表现。

(3) 奈尔森综合征（Nelson syndrome）：是库欣综合征在行肾上腺切除后肾上腺皮质激素分泌减少，引起继发性的促肾上腺皮质激素（adrenocorticotropic hormone，ACTH）分泌增多，发生了垂体ACTH分泌瘤所致。病人有色素沉着，同时有肾上腺皮质激素缺乏的表现。

(4) 先天性肾上腺皮质增生症：是由于先天性肾上腺皮质激素合成酶缺乏所致，如21α－羟化酶、11β－羟化酶、17α－羟化酶缺乏，导致皮质醇合成障碍，对垂体的反馈抑制作用减弱，使ACTH分泌增多，出现皮肤色素沉着。

(5) 血色病：由于铁代谢障碍，过多的铁沉积于器官和组织，使皮肤出现色素沉着，皮肤呈青灰色或灰棕色，以面部、四肢远端或瘢痕处明显，同时可伴有肝脾肿大、心脏扩大和糖尿病等。

(6) 黄褐斑：常见于育龄妇女，在面部有黄褐色和深棕色的斑块，可能由于雌激素或孕激素刺激黑色素细胞分泌黑色素增多所致。

6. 骨痛　可见于多种代谢性骨病，如甲状旁腺功能亢进症、佝偻病、原发性骨质疏松症、畸形性骨炎等疾病，也可见于各种疾病引起的继发性骨质疏松，如库欣综合征、糖尿病、甲状腺功能亢进症、肢端肥大症等。

7. 眼球突出　眼球突出有真性眼球突出和假性眼球突出。眼球突出度大于16mm，或进行性突出以及伴有视力、视野的改变时，多为真性眼球突出；而由于眼外肌麻痹导致肌力松弛，或因眼睑退缩、高度近视导致眼球突出，多为假性眼球突出。单侧眼球突出多见于眼部肿瘤、炎症、出血等。双侧眼球突出多见于内分泌性突眼、转移瘤等。急性眼球突出多为眶部组织急性炎症所致。搏动性眼球突出多由外伤引起。间歇性眼球突出见于眶内静脉瘤。

8. 泌乳　多见于泌乳素瘤及高泌乳素血症，少数在正常育龄妇女也可出现。甲状腺功能减退可引起泌乳，少数肿瘤分泌泌乳素可导致泌乳。许多药物可引起泌乳如镇静安眠药、甲基多巴、利血平、H_2受体阻断剂等。泌乳素瘤时在泌乳的同时可伴有闭经。

9. 多毛　多毛的原因很多，有的是先天获得性多毛，有的是在颅脑外伤、脑炎后引起的多毛。内分泌疾病如甲状腺功能亢进或功能减退时也可出现多毛。由于雄激素过多引起的多毛，常见的疾病有多囊卵巢综合征、妊娠期多毛、卵巢雄激素分泌瘤、先天性肾上腺皮质增生症、高泌乳素血症、肢端肥大症、库欣综合征等疾病。还有无明显内分泌疾病导致的特发性多毛。

10．身材矮小　最常见的病因是垂体生长激素缺乏性侏儒。由于生长激素缺乏，病人身高一般不超过 140 cm。还有的身高矮小者与家族遗传有关，但身高一般能超过 140 cm。幼儿甲状腺功能减退可引起呆小症。

11．高血压　高血压可见于多种疾病，常见的导致高血压的内分泌代谢疾病有以下几种：

（1）垂体生长激素瘤：由于生长激素分泌增多，使机体各器官组织增生肥大，引起巨人症或肢端肥大症，同时可伴有高血压、糖尿病或糖耐量异常。通过生长激素测定及垂体的 X 线检查可确诊。

（2）原发性醛固酮增多症：由于肾上腺皮质醛固酮瘤所致。醛固酮分泌增多，保钠排钾，出现高血压、低血钾，表现为典型的高醛固酮、低肾素，肾上腺 CT 或 MRI 可以显示肾上腺肿瘤。

（3）嗜铬细胞瘤：为肾上腺髓质的肿瘤，也可生长在肾上腺外，分泌肾上腺素及去甲肾上腺素，使血压升高，同时伴有交感神经系统兴奋的症状。查血、尿儿茶酚胺升高，X 线检查示肾上腺肿瘤。

（4）甲状腺功能亢进症：甲状腺激素水平的升高，使心肌收缩力增强，收缩压升高，脉压差增大，还可伴有颈动脉搏动和水冲脉、枪击音等周围血管征。在收缩压升高的同时还伴有甲亢的其他高代谢的症状，查甲状腺激素升高。

（5）肾动脉狭窄：肾动脉狭窄时，使肾血流量减少，随之肾素分泌增高，导致高肾素性高血压，血管造影可显示肾动脉狭窄的表现。

二、根据临床表现结合实验室检查作出诊断

功能诊断：

1．典型的临床表现。

2．代谢紊乱的证据　如尿液检查、血电解质、血脂、血糖测定等。

3．激素分泌异常的证据　①尿中激素及其代谢产物排泄量：如 24 小时尿中 17 - 羟和 17 - 酮皮质类固醇、游离皮质醇、醛固酮、雌激素、儿茶酚胺等。②血中激素浓度测定：如血清总三碘甲状腺原氨酸（TT_3）、血清总甲状腺素（TT_4）、血清游离三碘甲状腺原氨酸（FT_3）、血清游离甲状腺素（FT_4）、超敏促甲状腺素（sTSH）、ACTH、促卵泡激素（FSH）、黄体生成素（LH）、雌激素（雌二醇）（E_2）、睾酮（T）、孕酮（P）、催乳素（PRL）、生长激素（GH）、胰岛素等。

4．内分泌动态功能试验　①兴奋试验：如 ACTH、TRH、LRH、CRF 兴奋试验等；②抑制试验：如地塞米松抑制试验、T_3 抑制试验等；③激发试验：如胰岛素低血糖试验、胰升糖素试验等；④拮抗试验：如酚妥拉明试验、螺内酯试验等；⑤负荷试验：如水负荷、钠负荷试验等。

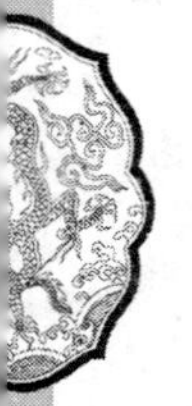

第三节　内分泌代谢疾病的防治原则

一、预防

1. 注意饮食　饮食不当可以导致多种内分泌和代谢疾病的发生，如缺碘饮食可致单纯性甲状腺肿；高碘饮食容易诱发甲亢；高嘌呤类饮食可致痛风发病；高脂饮食者容易导致脂肪代谢紊乱。

2. 适当运动　做力所能及的运动对增强身体的新陈代谢有明显的作用。过于安逸，缺乏运动，加之饮食方面营养过剩，容易导致肥胖、高脂血症、糖尿病等疾病的发生。

二、治疗

（一）现代医学疗法

1. 对腺体功能亢进的治疗

（1）手术治疗：由于肿瘤引起者应切除肿瘤，达到治愈目的。如肾上腺皮质或髓质肿瘤、性腺肿瘤、胰岛素瘤、甲状腺高功能腺瘤等可以直接进行手术切除肿瘤。

（2）放射治疗：是一种常用的治疗方法。如放射性碘治疗甲亢取得较好疗效；垂体泌乳素瘤多为微腺瘤，应用放射治疗可以达到很好的疗效。某些肿瘤在手术后复发，可选用放射治疗，如垂体瘤的治疗。放射治疗可以抑制腺体功能，达到控制激素水平、缓解病症的目的，某些疾病在放疗后可以治愈如甲亢、垂体瘤等。

（3）药物治疗：药物能抑制激素的合成和释放，如用抗甲状腺药物治疗甲亢；用肾上腺皮质激素合成阻滞剂控制经手术治疗不能根治的肾上腺癌等；用多巴胺受体激动剂抑制泌乳素的分泌，治疗泌乳素瘤等。不能根治的癌瘤可采用化学治疗。

2. 对腺体功能减退的治疗

功能减退者一般采用激素替代治疗，补充激素的生理需要量。如甲状腺功能减退者补充甲状腺激素，肾上腺皮质功能减退者补充皮质醇等。多种靶腺功能减退者如腺垂体功能减退应注意各靶腺功能减退的程度，在甲状腺功能、肾上腺皮质功能均不足的情况下，应先补充肾上腺皮质激素，然后再补充甲状腺激素，防止发生肾上腺危象。对一些生理性的激素分泌水平下降者如更年期综合征患者可酌情补充性腺激素治疗。

3. 其他治疗　应用某些激素治疗一些疾病如应用皮质醇治疗先天性肾上腺皮质增生；用雄性同化激素治疗负氮平衡。

4. 代谢性疾病的治疗　糖尿病是由于胰岛功能不良所致，所以治疗中要应用能促使胰岛素分泌或具有外周降糖作用的降糖药物，胰岛功能衰竭者则需应用胰岛素治疗，合并有并发症者需进行对症处理。如痛风则需应用抑制嘌呤生成的药物；高脂血症者应用降脂药物等。由各种原因引起的电解质紊乱则应对症处理，补充钠、钾、钙及应用碱性药物等。

（二）中医药疗法

1. 古人对内分泌代谢疾病的认识　古人很早就对部分内分泌疾病有一定的认识。

中医认为肾藏精，主生殖发育，肝主藏血，肝肾同源，肝肾对人体的生长发育、各系统功能正常运转起了很重要的作用。如《素问·上古天真论》曰："女子七岁，肾气盛，齿更发长；二七而天癸至，任脉通，太冲脉盛，月事以时下，故有子；……七七任脉虚，太冲脉衰少，天癸竭，地道不通，故形坏而无子也。丈夫八岁，肾气实，发长齿更；二八肾气盛，天癸至，精气溢泻，阴阳和，故能有子；……七八天癸竭，精少，肾脏衰，形体皆极；八八则齿发去。"此文简述了人体生长、发育、衰老的规律，这一过程贯穿着人体内分泌腺的活动，相当于下丘脑－垂体－靶腺轴的生理功能。如隋代《诸病源候论·瘿候》引《养生方》曰："诸山水黑土中，出泉流者，不可久居，常食令人作瘿病，动气增患。"提出了单纯性甲状腺肿的致病与环境有关。古人并对瘿病（甲状腺疾病）进行分类，总结了各种瘿病的治疗经验。《素问·奇病论》提出（糖尿病）："此肥美之所发也，此人必数食甘美而多肥也，肥者令人内热，甘者令人中满，故其气上溢，转为消渴。"汉代张仲景《金匮要略·消渴小便不利淋证》提出阳虚消渴的症治："男子消渴，小便反多，以饮一斗，小便一斗，肾气丸主之。"历代医家对消渴的病因病机、并发症、辨证论治等均作了详细的论述。

2．现代中医对内分泌代谢疾病的研究

（1）病因病机研究。

现代中医认为内分泌疾病的发生与禀赋不足、情志因素、劳欲过度、饮食失调、水土失宜、体质因素等有关。如消渴的发生与禀赋不足、情志因素、劳欲过度、饮食失调有关，瘿病的发生与饮食失调、水土失宜、体质因素等有关。

（2）临床研究。

在中医辨证方面，内分泌疾病的中医证型也是多样的，但大致有一定的规律。属于功能亢进的疾病，初期中医证型多表现为肝阳上亢、肺胃火盛、阴虚燥热，后期则出现阴虚或气阴两虚；属于功能低下的，多为脾气虚弱、脾肾阳虚等。属于功能亢进性疾病，初期常用天麻钩藤饮、玉女煎、白虎汤、黄芩滑石汤等方加减，后期常用六味地黄丸、知柏地黄丸、生脉散、天王补心丹等方加减；属于功能低下的疾病，多用四君子汤、补中益气汤、真武汤、右归丸等方加减。

（3）实验研究。

借助于现代科技的发展，中医对内分泌代谢疾病的研究除了传统的中医药临床疗效研究外，并进行了较多的实验方面（人体实验和动物实验）的研究，如在疾病的辨证规律、中医药治疗的机理等方面，进行了较多的微观研究，通过中医药干预后，人或动物身体所出现的微观指标的变化，进而推测中医药干预的临床疗效、中医药治疗疾病的机理等。

内分泌和代谢疾病多是慢性病，久病必致全身多系统功能紊乱，即需要有针对性的治疗，更需要有整体的调理。中医认为久病可致全身脏腑气血亏损、阴阳虚衰，在这点上有利于中医发挥整体观的优势，中药对治疗疾病、预防和延缓并发症的发生起着重要的作用。特别是中西医结合治疗一些内分泌和代谢疾病已获得较好的疗效，如糖尿病及其并发症糖尿病足、糖尿病神经病变及视网膜病变、痛风、甲状腺功能亢进症等，并积累了丰富的临床经验，许多中成药也广泛应用于临床。中医药在治疗内分泌和代谢疾病方面有着广阔的前景。

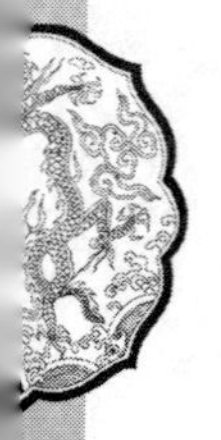

第二章　糖　尿　病

糖尿病（diabetes mellitus，DM）是由遗传和环境因素共同作用而引起的一组以糖代谢紊乱为主要表现的临床综合征。胰岛素分泌、胰岛素作用或两者同时存在的缺陷引起碳水化合物、脂肪、蛋白质、水和电解质等代谢紊乱，临床以慢性（长期）高血糖为主要的共同特征，可出现严重的急性并发症如糖尿病酮症酸中毒、非酮症高渗性昏迷或乳酸性酸中毒。长期糖尿病可引起多个系统器官的慢性并发症，导致功能障碍和衰竭，使患者的生活质量严重下降，成为致残或致死的主要原因。

糖尿病的患病人数在迅速增加，目前全球的糖尿病病人约 2 亿，预计到 2025 年可达 3 亿，新增加的糖尿病患者约 2/3 或 3/4 在发展中国家。1980 年我国 14 省市 30 万人口调查，糖尿病患病率为 0.67%；1996 年的全国 11 省市 4.2 万人抽样调查结果显示，糖尿病患病率已达到 3.21%。据估计，目前我国有糖尿病病人约 5 000 万，约占世界糖尿病病人总数的 1/4，每年还以 120 万人的数目递增。糖尿病已成为一个新的流行性疾病。

糖尿病相当于中医“消渴”范畴。

【病因病理】

一、西医病因病理

（一）病因及发病机制

引起糖尿病的病因复杂，详见表 6－2－1。

糖尿病发病机制非常复杂，至今未明。

1. 1 型糖尿病　遗传易感性使 B 细胞的人类白细胞组织相容性抗原（HLA）相关抗原异常表达，激活特异性 T 淋巴细胞（Th1、Th2）介导的细胞杀伤作用，激活 B 淋巴细胞产生自身抗原导致胰岛 B 细胞损伤，导致 1 型糖尿病。该病的发生可分六个阶段。

（1）第 1 期－遗传易感性：这种类型的糖尿病与 HLA 有很强的关联。①HLA－DR_3、－DR_4 呈阳性相关，与 HLA－DR_2 阴性相关。②与 DQ 基因：80%～90% 的 1 型糖尿病病人 DQA－52 为精氨酸（Arg＋）和 DQB－57 为非门冬氨酸（Asp－）有肯定的易感作用，DQA/DQB S－S/S－S 基因型（即 DQA－52Arg（＋）纯合子和 DQB－57Asp（－）纯合子）的患病相对风险最高，而 DQA－52zArg（－）和 DQB－57Asp（＋）则有保护作用，但有地理上和种族间的差异。

（2）第 2 期－启动自身免疫反应：与病毒感染等有关，如柯萨奇 B_4 病毒、腮腺炎病毒、风疹病毒、巨细胞病毒和脑炎、心肌炎病毒等。病毒感染可直接损伤胰岛组织引起糖尿病，也可能损伤胰岛组织后，诱发自身免疫反应，进一步损伤胰岛组织，引起糖尿病。

表 6-2-1　糖尿病的病因学分类（WHO，1999）

1. 1 型糖尿病（胰岛 B 细胞破坏，常导致胰岛素绝对缺乏）
    A. 自身免疫性（急发型、缓发型）
    B. 特发性
2. 2 型糖尿病（从胰岛素抵抗为主伴胰岛素相对不足到胰岛素分泌不足为主伴胰岛素抵抗）
3. 其他特异型
    A. 胰岛 B 细胞功能基因异常
        · 第 12 号染色体，肝细胞核因子 1α（HNF-1α）基因突变（MODY3）
        · 第 7 号染色体，葡萄糖激酶（GCK）基因突变（MODY2）
        · 第 20 号染色体，肝细胞核因子 4α（HNF-4α）基因突变（MODY1）
        · 线粒体 DNA
        · 其他
    B. 胰岛素作用基因异常
        · A 型胰岛素抵抗
        · 矮妖精貌综合征（Leprechaunism）
        · Rabson-Mendenhall 综合征
        · 脂肪萎缩性糖尿病
        · 其他
    C. 胰腺外分泌疾病：胰腺炎、创伤/胰腺切除术后、胰腺肿瘤、胰腺囊性纤维化、血色病、纤维钙化性胰腺病及其他
    D. 内分泌疾病：肢端肥大症、库欣综合征、胰高糖素瘤、嗜铬细胞瘤、甲状腺功能亢进症、生长抑素瘤、醛固酮瘤及其他
    E. 药物或化学制剂所致：Vacor（N-3 吡啶甲基 N-P 硝基苯尿素）、喷他脒、烟酸、糖皮质激素、甲状腺激素、二氮嗪、α-肾上腺素能激动剂、噻嗪类利尿剂、苯妥英钠、α-干扰素及其他
    F. 感染：先天性风疹、巨细胞病毒感染及其他
    G. 免疫介导的罕见类型：僵人（stiff-man）综合征、胰岛素自身免疫综合征、胰岛素受体抗体及其他
    H. 可伴糖尿病的遗传综合征：Down 综合征、Klinefelter 综合征、Turner 综合征、Wolfram 综合征、Friedrich 共济失调、Huntington 舞蹈病、Laurence-Moon-Beidel 综合征、强直性肌营养不良、卟啉病、Prader-Willi 综合征及其他
4. 妊娠期糖尿病

（3）第 3 期-免疫学异常：目前认为 1 型糖尿病在发病之前，循环中会出现一组自身抗体，主要有三种：①胰岛细胞自身抗体（ICA）：新诊断的 1 型糖尿病患者中 80% ICA 阳性，在发病后 6 个月至 3 年后，其滴定度逐渐降低或消失。②胰岛素自身抗体（IAA）：新诊断的患者在胰岛素治疗前，IAA 阳性率 40%～50%，IAA 的测定不能区分注射胰岛素后产生的胰岛素抗体，IAA 不是糖尿病患者体内的特异性抗体，它还可出现于胰岛素自身免疫综合征和自身免疫性甲状腺疾病的患者中。③谷氨酸脱羟酶自身抗体（GAD65）：新诊断的 1 型糖尿病患者，GAD65 阳性率 60%～96%，且更具敏感性、特异性强、持续时间长，有助于区分 1 型和 2 型患者，并提示应及早应用胰岛素

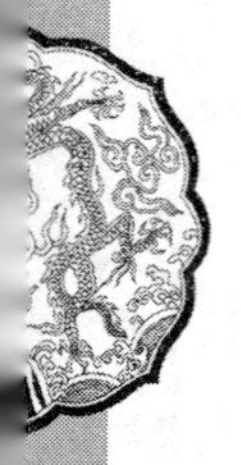

治疗。

（4）第4期－进行性胰岛：B细胞功能丧失时间长短不一，先有胰岛素分泌第1相降低，以后随B细胞群减少，胰岛分泌功能下降，血糖逐渐升高，逐渐发展为糖尿病。

（5）第5期－临床糖尿病：此期患者有明显高血糖，出现糖尿病的症状。在胰岛的病理学改变上，只有残存少量B细胞（约剩10%）分泌少量胰岛素。

（6）第6期：在1型糖尿病发病后数年，多数患者胰岛B细胞完全破坏，胰岛素水平极低，失去对刺激物的反应。

2．2型糖尿病　目前认为2型糖尿病的发生、发展可分为四个阶段：

（1）遗传易感性及环境因素：①遗传因素：通过一系列研究包括孪生子发病共显性研究、家族聚集发病情况、患病率人群患病情况调查、相同环境条件不同种族发病情况调查，有关2型糖尿病的遗传倾向已经确定。现一致认为2型糖尿病是多基因疾病，各个致病易感基因于不同的糖代谢环节，赋予糖尿病异质性，临床表现差别也很大。在病因学方面，有许多问题有待进一步研究。②环境因素：包括人口老龄化、营养因素、中央型肥胖（又称腹内型或内脏型肥胖）、体力活动不足。而低体重儿在成年后肥胖则糖尿病及胰岛素抵抗发生率大增。

（2）胰岛B细胞功能缺陷和胰岛素抵抗。

胰岛B细胞功能缺陷：有关的因素有：①葡萄糖激酶缺陷；②葡萄糖转运蛋白（GLUT2）数量减少或活性降低，肝葡萄糖摄取减少，肝糖输出增加；③线粒体缺陷；④胰岛素原加工障碍；⑤胰岛素结构异常；⑥胰淀粉样肽（islet amyloid polypeptide，LAPP）沉积，影响胰岛素合成与分泌。

胰岛素抵抗：是指胰岛素在周围组织摄取和清除葡萄糖的作用减低，可发生在以下3个环节：①受体前因素：胰岛素基因突变产生结构异常的胰岛素，使胰岛素的生物活性下降或丧失。②胰岛素受体缺陷。③受体后缺陷：胰岛素受体底物（insulin receptor substrate，IRS）基因突变，导致胰岛素与受体结合后信号传导障碍。

人体血循环中血糖水平是由胰岛素靶器官对其敏感性和胰腺B细胞分泌的胰岛素水平决定的，当胰岛素抵抗增加到一定水平时，机体需要更多的胰岛素才能使血糖水平维持在正常范围内，持续高血糖导致过度刺激胰岛B细胞，出现高胰岛素血症，进一步使胰岛素受体数目下降、亲和力降低，加重胰岛素抵抗。

（3）糖耐量减低（impaired glucose tolerance，IGT）：在IGT阶段，胰岛素抵抗和胰岛素分泌达到最高水平，并能维持一定时间。目前广泛认为，大部分2型糖尿病患者均经过IGT阶段，每年有1%～5%的IGT发展成为2型糖尿病，高者可达12%。IGT患者高血压、冠心病的危险性也较正常者高。

（4）临床糖尿病：该阶段B细胞功能呈进行性下降，其下降速度决定了糖尿病进展速度。此期可无明显症状，或逐渐出现代谢紊乱症状群，或出现糖尿病并发症的表现，血糖升高，并达到糖尿病的诊断标准。

（二）病理和病理生理

1．病理

（1）1型糖尿病：胰岛B细胞数量减少及胰岛炎，胰岛周围淋巴细胞和单核细胞浸润。

（2）2 型糖尿病：胰岛淀粉样变性，并有不同程度的纤维化，胰岛 B 细胞数量中等或减少，B 细胞空泡变性、脂肪变性，胰升糖素分泌细胞增多。

（3）大血管病变：大、中动脉粥样硬化和中、小动脉硬化，且发生早、进展快，主要侵犯主动脉、冠状动脉、脑动脉、肾动脉和肢体动脉。

（4）微血管病变：微小动脉和微小静脉之间管腔直径 < 100 μm 的毛细血管和微血管网病变。常见于视网膜、肾、肌肉、神经、皮肤等组织，特征为糖原染色（PAS）阳性物质沉积于内皮下，引起毛细血管基膜增厚。

糖尿病肾病（diabetic nephropathy）　呈弥漫性或结节性肾小球硬化，结节病变具有特异性，于肾小球系膜区可见大小不等的嗜伊红结节（Kimmlelstiel－Wilson 结节），该病变与蛋白尿和肾功能减退之间相关性较差；弥漫性病变为系膜基质增多，伴或不伴毛细血管壁增厚，病变的特异性低，但与蛋白尿和肾功能减退之间相关性较好。

糖尿病视网膜病变（diabetic retinopathy）　血管病变主要为玻璃样变性、小动脉硬化、毛细血管基底膜增厚、微血管瘤形成和小静脉迂曲，进一步发展可出现视网膜毛细血管渗出、黄斑水肿；视网膜和虹膜新生血管形成是增殖性视网膜病变的标志。

糖尿病性神经病变（diabetic neuropathy）　以外周神经和自主神经轴突变性为基本病变，伴节段性或弥漫性脱髓鞘；病变可累及神经根、锥旁交感神经节和颅神经，累及脊髓和脑实质者少见。

肝脏　糖尿病控制不佳，导致脂肪变性，甚至发展为肝硬化和肝衰竭；糖尿病控制后脂肪变性可消退。

2. 病理生理　糖尿病时由于胰岛素生物活性或其效应绝对或相对不足，引起一系列代谢紊乱，葡萄糖在肝、肌肉和脂肪组织的利用减少以及肝糖输出增多是发生高血糖的主要原因。脂肪代谢方面，由于胰岛素不足，脂肪组织摄取葡萄糖及从血浆移除甘油三酯减少，脂肪合成减少。脂蛋白脂酶活性低下，血游离脂肪酸和甘油三酯浓度升高。在胰岛素极度缺乏时，脂肪组织大量动员分解，产生大量酮体，若超过机体对酮体的氧化利用能力时，大量酮体堆积形成酮症或发展为酮症酸中毒。蛋白质合成减弱，分解代谢加速，导致负氮平衡。

二、中医病因病机

消渴病多由先天禀赋不足，或素体阴虚，复因饮食失节、情志不遂、劳欲过度等所致。病初以燥热伤津为主，渐致阴精不足，病久则气阴两虚及阴阳两虚，或兼瘀血内阻。其病位主要在肺、胃、肾。

1. 饮食失节　长期过食肥甘辛辣，醇酒厚味，一方面可助火生热，导致实火或湿热内生，积热内蕴，化燥伤津，消谷耗液，导致消渴；另一方面，过食肥甘可导致肥胖，肥胖之人有余之气不得利用，则化为热，热邪耗津伤液亦可发生消渴病。

2. 情志不调　精神刺激、压力过大或长期郁怒，五志过极，则气机郁结，气郁日久化火化热，火热炽盛，可上灼肺津，中灼胃液，下耗肾阴而致消渴。

3. 劳欲过度　过度劳累、房室不节，劳欲太过，则五脏之阴亏损，特别是肾精亏

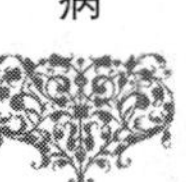

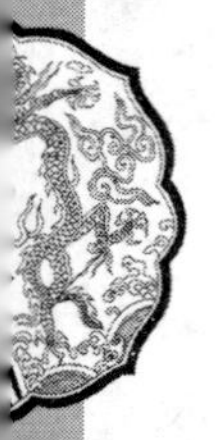

损，致虚火内生。阴虚火旺，消灼津液而发为消渴。

4. 禀赋虚弱　先天禀赋不足，五脏虚弱，特别是肾脏素虚，阴虚体质者，是消渴病的重要内在因素。肾阴久虚，必致虚火内灼，津液愈伤，久之则成消渴。

5. 过服温燥　长期服用保健药温燥壮阳之剂，或久服温燥之品，致使燥热内生，阴津亏损发为消渴病者。古人有嗜服壮阳、石药而致燥热伤阴形成消渴者。

消渴病为慢性病、终身性疾病，在漫长的病程中，消渴的病机，可发生多种，主要有以下特点：

阴虚为本，燥热为标。阴津亏损则燥热偏盛，互为因果，阴愈虚则燥热愈盛，燥热愈盛则阴更虚。消渴主要病位在肺、脾、胃、肾，尤以肾为关键。肺主宣发，为水之上源，阴伤肺燥，津液失于敷布，则脾胃失其濡养，肾阴失其滋润。胃为水谷之海，脾主运化，为胃行其津液，胃阴亏耗，脾阴不足，则消谷而不充肌肉，津液无所生而燥热内炽，又上灼肺液，下耗肾阴。肾主水藏精，为先天之本，肾阴虚则虚火内生，亦可上炎肺脾。故肺燥、胃热、肾虚常同时存在，互为影响，多饮、多食、多尿及消瘦也常相互并见。

气阴两虚，阴阳俱衰。阴阳互根互用，消渴病情迁延，可阴伤及气，常见气阴两虚之证。日久则阴损及阳，出现阴阳俱虚，脾肾两衰的证候。

气虚不足，推动血行无力，日久则瘀血内生。阴虚内热，损津耗液，则血脉为之虚涩而成血瘀。阴阳两虚，又血液生化乏源、运行无力，亦生瘀血，血瘀又加重脏腑失养。

脏腑虚损，变证百出。消渴病久，脏腑虚弱，正气不足，又可出现多种变证。如肺失滋润，可并见肺痨。心失濡养，血脉痹阻，可见胸痹心痛。血脉失养，经络不和，可见肢体麻木之证。肝肾阴亏，不能上养耳目，可出现视瞻昏渺、暴盲、耳聋等病证。阴虚燥热，瘀阻络脉，易感热毒而发疮疖、痈疽。肝肾亏虚，阴虚阳亢，燥热内盛，可炼液生风，发为眩晕、中风。阴阳两虚，阳虚水停，而成水肿。严重者则因阴液极度耗损，虚阳上浮而出现烦躁神昏；或因阴竭阳亡而见昏迷、肢厥、脉微欲绝等危象。

【临床表现】

1. 代谢紊乱综合征　多尿、口渴和多饮、多食、体重减轻（三多一少），部分病人外阴瘙痒、视物模糊。1 型糖尿病起病急，病情较重，症状明显；2 型糖尿病起病缓慢，病情相对较轻或出现胰岛素分泌高峰延迟所致的餐后反应性低血糖。

2. 糖尿病自然病程

（1）1 型糖尿病多在 30 岁以前的青少年期起病，起病急，症状明显，有酮症倾向，病人对胰岛素敏感。在患病初期经胰岛素治疗后，部分病人胰岛功能有不同程度的改善，胰岛素用量减少甚至停用，称蜜月期（honeymoon period）。蜜月期一般不超过 1 年。10～15 年以上长期高血糖患者，可出现慢性并发症。

（2）2 型糖尿病多发生在 40 岁以上中老年人，患者多肥胖，起病缓慢，病情轻，口服降糖药物有效，对胰岛素不敏感；但在长期的病程中，胰岛 B 细胞功能逐渐减退，以至需要胰岛素治疗。

3. 并发症 相当一部分患者并无“三多一少”症状，仅以各种并发症就诊，化验后发现高血糖。

4. 并无明显症状，仅因健康检查时发现高血糖。

【并发症】

一、急性并发症

1. 糖尿病酮症酸中毒（diabetic ketoacidosis，DKA） 多数患者有感染、手术、饮食不当、中断降糖治疗、妊娠和分娩等诱因。

患者在发生意识障碍前数天有多尿、烦渴多饮和乏力，随后出现食欲减退、恶心、呕吐，常伴头痛、嗜睡、烦躁、呼吸深快，呼气中有烂苹果味（丙酮）。随着病情进一步发展，出现严重失水，尿量减少，皮肤弹性差，眼球下陷，脉细速，血压下降，至晚期时各种反射迟钝甚至消失，嗜睡以至昏迷。部分患者以 DKA 为首发表现。

2. 高渗性非酮症糖尿病昏迷（hyperosmolar nonketotic diabetic come，NHDC） 常见诱因有感染、急性胃肠炎、胰腺炎、脑血管意外、严重肾脏疾患、血液或腹膜透析、水摄入不足、大量摄入含糖饮料等；许多药物也可成为 NHDC 的诱因，包括糖皮质激素（尤其是在肾移植病人）、利尿剂（尤其是噻嗪类和呋塞米）、免疫抑制剂、氯丙嗪等；大量输注葡萄糖、长期静脉内营养支持亦可诱发或促进 NHDC 的发生。

起病时常先有多尿、多饮，但多食不明显，或反而食欲减退，以致常被忽视。失水随病程进展逐渐加重，出现神经精神症状，表现为嗜睡、幻觉、定向障碍、偏盲、上肢拍击样粗震颤、癫痫样抽搐（多为局限性发作或单瘫、偏瘫）等，最后陷入昏迷。来诊时常已有显著失水甚至休克，无酸中毒样大呼吸。实验室检查尿糖强阳性，但无酮症或较轻，血尿素氮及肌酐升高。突出的表现为血糖常高至 33. 3 mmol/L（600 mg/dl）以上，一般为 33. 3 ~ 66. 6 mmol/L（600 ~ 1 200 mg/dl）；血钠升高可达 155 mmol/L；血浆渗透压显著增高达 330 ~ 460 mmol/L，一般在 350 mmol/L 以上。

3. 感染 糖尿病患者常发生疖、痈等皮肤化脓性感染，有时可引起败血症或脓毒血症。尿路感染中以肾盂肾炎和膀胱炎最常见，尤其多见于女性患者，反复发作可转为慢性。肾乳头坏死是严重的并发症，不多见，典型表现为高热、肾绞痛、血尿、尿中排出坏死的肾乳头组织，病死率颇高。

二、慢性并发症

糖尿病的慢性并发症可遍及全身各重要器官，与遗传易感性、高血糖、氧化应激、非酶糖化和多元醇代谢旁路和蛋白激酶 C 等多方面因素的相互影响有关。这些并发症可单独出现或以不同组合同时或先后出现。有时并发症在诊断糖尿病前业已存在，有些患者因这些并发症作为线索而发现糖尿病。慢性并发症主要有下列几种。

（一）大血管病变

与非糖尿病人群相比较，糖尿病人群中动脉粥样硬化的患病率较高，发病年龄较轻，病情进展也较快。糖尿病性大血管病变的发病机制及其与糖尿病代谢紊乱之间的关

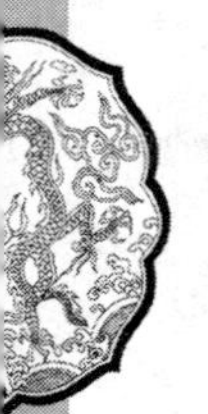

系未完全明了，已知动脉粥样硬化的某些易患因素如肥胖、高血压、脂质及脂蛋白代谢异常在糖尿病（主要是2型糖尿病）人群中的发生率均高于相应的非糖尿病人群。大、中动脉粥样硬化主要侵犯主动脉、冠状动脉、脑动脉、肾动脉和肢体外周动脉等，引起冠心病、缺血性或出血性脑血管病、肾动脉硬化、肢体动脉硬化等。肢体外周动脉粥样硬化常以下肢动脉病变为主，表现为下肢疼痛、感觉异常和间歇性跛行。严重供血不足可导致肢体坏疽。

（二）微血管病变

微血管是指微小动脉和微小静脉之间，管腔直径在100 μm以下毛细血管及微血管网。微血管病变主要表现在视网膜、肾、神经、心肌组织，其中尤以糖尿病肾病和视网膜为重要。

1. 糖尿病肾病　毛细血管间肾小球硬化症是糖尿病主要的微血管病变之一，常见于病史超过10年的患者，是1型糖尿病患者的主要死亡原因，在2型糖尿病，其严重性次于冠状动脉和脑血管动脉粥样硬化病变。其病理改变有3种类型：①结节性肾小球硬化型病变，有高度特异性。②弥漫性肾小球硬化型病变最常见，对肾功能影响最大，但特异性较低，在系膜毛细血管性肾小球肾炎和系统性红斑狼疮等疾病亦可见相似病变。③渗出性病变，也可见于慢性肾小球肾炎，故特异性不高。肾活检所见的组织学改变与临床表现和肾功能损害程度缺乏恒定的相关性。糖尿病肾病的发生发展可分为五期：Ⅰ期：为糖尿病初期，肾脏体积增大，肾小球滤过率增高，肾小球入球小动脉扩张，肾小球内压增加。Ⅱ期：肾小球毛细血管基底膜增厚，尿白蛋白排泄率（AER）多数在正常范围，或呈间歇性增高（如运动后）。Ⅲ期：早期肾病，出现微量蛋白尿，即ARE持续在20～200 μg/min（正常人<10 μg/min）。Ⅳ期：临床肾病，尿蛋白逐渐增多，ARE>20～200 μg/min，即尿白蛋白排出量>300 mg/24 h，相当于尿蛋白总量>0.5 g/24 h，肾小球滤过率下降，可伴有浮肿和高血压，肾功能逐渐减退。Ⅴ期：尿毒症，多数肾单位闭锁，ARE降低，血肌酐、尿素氮升高，血压升高。严格代谢控制可防止或延缓临床肾病的发生。减少蛋白质摄入量对早期肾病及肾功能不全的处理均有利。抗高血压治疗可延缓肾小球滤过率的下降速度，早期肾病应用血管紧张素转换酶（ACE）抑制剂和血管紧张素受体拮抗剂（ARB）可减轻微量白蛋白尿。

2. 糖尿病性视网膜病变　糖尿病病程超过10年，大部分患者合并程度不等的视网膜病变，是糖尿病微血管病变的重要表现，是失明的主要原因之一。按眼底改变可分六期，分属两大类。Ⅰ期：微血管瘤，出血；Ⅱ期：微血管瘤，出血并有硬性渗出；Ⅲ期：出现棉絮状软性渗出。以上3期（Ⅰ～Ⅲ）为背景性视网膜病变。Ⅳ期：新生血管形成，玻璃体出血；Ⅴ期：机化物增生；Ⅵ期：继发性视网膜脱落，失明。以上Ⅳ～Ⅵ 3期为增殖性视网膜病变（PDR）。当眼底出现PDR时，常伴有糖尿病肾病及神经病变。严格控制糖尿病是防治视网膜病变的基本措施，应努力使空腹血糖及餐后血糖均接近正常水平。若从糖尿病初期就能始终严格控制血糖，可显著推迟视网膜病变的发生与发展。应用口服降糖药的患者，若视网膜病变进展迅速或已进入增殖期，应改用胰岛素治疗。此外，可试用活血化瘀中药。对视网膜血管渗漏及视乳头新生小血管者应尽早应用激光治疗，争取保存视力。

3．其他　心脏微血管病变和心肌代谢紊乱可引起心肌广泛灶性坏死等损害，称为糖尿病心肌病，可诱发心力衰竭、心律失常、心源性休克和猝死。

（三）神经病变

糖尿病性神经病变主要由微血管病变及山梨醇旁路代谢增强以致山梨醇增多等所致，其病变部位以周围神经为最常见，通常为对称性，下肢较上肢严重，病情进展缓慢。临床上先出现肢端感觉异常，分布如袜子或手套状，伴麻木、针刺、灼热或如踏棉垫感，有时伴痛觉过敏。随后有肢痛，呈隐痛、刺痛或烧灼样痛，夜间及寒冷季节加重。后期可有运动神经受累，出现肌张力减弱，肌力减弱以至肌萎缩和瘫痪。肌萎缩多见于手、足小肌肉和大腿肌。检查发现早期腱反射亢进，后期减弱或消失，震动感减弱或消失，触觉和温度觉亦有不同程度降低。在临床症状出现前，电生理检查已可发现感觉和运动神经传导速度减慢。自主神经病变也较常见，并可较早出现，影响胃肠、心血管、泌尿系统和性器官功能。临床表现有瞳孔改变（缩小且不规则、光反射消失、调节反射存在）和排汗异常（无汗、少汗或多汗），胃排空延迟、腹泻（饭后或午夜）、便秘等胃肠功能失调，体位性低血压、持续心动过速、心搏间距延长等心血管自主神经功能失常，以及残尿量增加、尿失禁、尿潴留、逆向射精、阳痿等。

（四）眼的其他病变

除视网膜病变外，糖尿病还可引起黄斑病、白内障、青光眼、屈光改变、虹膜睫状体病变等。

（五）糖尿病足

糖尿病患者因末梢神经病变，下肢动脉供血不足以及细菌感染等多种因素，引起足部疼痛、皮肤深溃疡、肢端坏疽等病变，统称为糖尿病足。

【实验室及其他检查】

1．尿糖测定　尿糖阳性是诊断糖尿病的重要线索，肾糖阈升高时（并发肾小球硬化症）尿糖可阴性。肾糖阈降低时（妊娠），尿糖可阳性。尿糖定性检查和24小时尿糖定量检查可作为判断疗效、指导调整降糖药物剂量的参考指标。

2．尿酮体测定　尿酮体阳性，对新发病者提示为1型糖尿病，对2型糖尿病或正在治疗中的患者，提示疗效不满意或出现重要的合并症。采用硝基氢氰酸盐试验法，只有乙酰乙酸和丙酮可使本试验呈阳性反应，当酸中毒明显时，酮体组成中以β-羟丁酸为主，故尿酮体阴性不能排除酮症。

3．血葡萄糖（血糖）测定　血糖升高既是诊断糖尿病的主要依据，又是判断糖尿病病情和疗效的主要指标。常用葡萄糖氧化酶法测定。静脉全血、血浆和血清葡萄糖测定在医院进行，毛细血管全血葡萄糖测定可用小型血糖仪病人自测。一次血糖测定（空腹血糖、餐后2小时血糖或随机血糖等）仅代表瞬间血糖水平，称点值血糖；一日内多次血糖测定（三餐前、后及睡前，每周2日，如疑有夜间低血糖，加测3am血糖）可更准确反映血糖控制情况。静脉血浆或血清血糖比静脉全血血糖约高1.1 mmol/L（20 mg/dl），毛细血管全血血糖在空腹时与静脉全血血糖相同，餐后与静脉血浆或血清

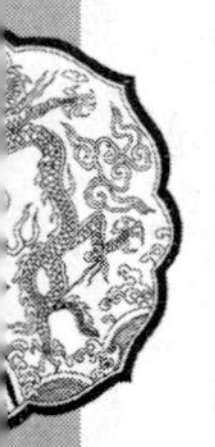

血糖相同。

4. 葡萄糖耐量试验

(1) 口服葡萄糖耐量试验 (oral glucose tolerance test, OGTT): 血糖高于正常范围但又未达到糖尿病诊断标准者，需进行 OGTT。OGTT 应在不限制饮食和正常体力活动 2~3 天后的清晨（上午）进行，应避免使用影响糖代谢的酒精和药物，试验前禁食至少 10 小时，其间可以饮水。取空腹血标本后，受试者饮用含有 75 g 葡萄糖粉（或 82.5 g 单糖）的水溶液 250~300 ml，在 5 分钟内饮完，儿童按体重 1.75 g/kg 葡萄糖服用，总量不超过 75 g。在服糖后 1 小时和 2 小时采取血标本。

(2) 静脉注射葡萄糖耐量试验：只适用于胃切除术后、胃空肠吻合术后及吸收不良综合征者。静脉注射 50%（500 g/L）葡萄糖，剂量按每千克体重 0.5 g 计算，2~3 分钟注完。以开始注射至注射完毕之后的任何时间为零点，以后每 5（或 10）分钟取静脉血测血糖一次，共 60 分钟。将每点血糖值绘在半对数纸上，横坐标为时间，找出从某一个血糖数值下降到其半数的时间以 $T_{1/2}$ 表示，按公式计算出 K 值：$K = (0.693/T_{1/2}) \times 100$，K 代表每分钟血糖下降的百分数，如 K 值为 1，表示每分钟血糖浓度下降 1%。正常人 $K = 1.2$，糖尿病病人 $K < 0.9$。

5. 糖化血红蛋白 $GHbA_1c$ 测定

红细胞在血循环中的平均寿命约为 120 天，$GHbA_1c$ 在总血红蛋白中所占的比例能反映取血前 8~12 周的平均血糖水平，与点值血糖相互补充，作为糖尿病控制的监测指标。$GHbA_1c$ 测定常采用亲和色谱或高效液相色谱法，正常值为 4%~6%，因检测方法和技术条件不同，各实验室应建立各自正常参考值。

$GHbA_1c$ 测定一般不作为糖尿病的诊断依据。

6. 血浆胰岛素和 C-肽测定

血浆胰岛素和 C-肽水平测定有助于了解胰岛 B 细胞功能和指导治疗。

(1) 血胰岛素水平测定：对评价胰岛 B 细胞功能有重要意义，其检测方法除放射免疫法（RIA）外，近来还有酶联免疫吸附法（ELISA），正常人空腹基础血浆胰岛素水平约为 35~145 pmol/L（5~20 mU/L）。正常人口服葡萄糖后，血浆胰岛素在 30~60 分钟达高峰，为基础值的 5~10 倍，3~4 小时恢复基础水平。

(2) C-肽：C-肽和胰岛素以等分子数从胰岛 B 细胞生成及释放。由于 C-肽清除率慢，肝对 C-肽摄取率低，周围血中 C-肽/胰岛素比例常大于 5，且不受外源胰岛素影响，故能较准确反映胰岛 B 细胞功能。正常人基础血浆 C-肽水平约为 400 pmol/L。C-肽水平在刺激后则升高 5~6 倍。

7. 其他　糖尿病时常伴脂质代谢紊乱，血浆总胆固醇、低密度脂蛋白胆固醇、高密度脂蛋白胆固醇和甘油三酯应列为常规检测项目，并定期复查，作为了解病情控制情况及饮食和调脂治疗措施的依据。有条件时，尿微量白蛋白排泄率也应列为常规检测项目，以便能早期发现糖尿病肾病。

【诊断和鉴别诊断】

一、诊断要点

（一）西医诊断

首先确定是否患糖尿病，然后对作出糖尿病诊断者进行分类，并对有无合并症作出判定。

根据WHO（1999年）标准，空腹血糖≥7.0 mmol/L或随机血糖≥11.1 mmol/L可诊断为糖尿病，空腹血糖<6.1 mmol/L为正常；空腹血糖≥6.1 mmol/L但<7.0 mmol/L，可诊断为空腹血糖受损，需进行OGTT；OGTT 2小时血糖≥11.1 mmol/L可诊断为糖尿病，≥7.8 mmol/L但<11.1 mmol/L为糖耐量减退（也称糖耐量异常），<7.8 mmol/L为正常。以上均系静脉血浆葡萄糖值，空腹的定义为在采取血标本前至少8小时未进食。

如受检者无多尿、烦渴多饮等糖代谢紊乱症状，血糖测定值仅略高于上述诊断标准，应再查一次血糖（空腹、随机或OGTT），如血糖值仍为临界水平，暂不诊断糖尿病，一段时间后复查，明确诊断。

（二）中医辨病与辨证要点

1. 中医辨病　消渴与瘿气鉴别：瘿气证属肝郁化火，阴虚火旺者，常见多食易饥、消瘦等证，与消渴之多食、消瘦相似。但瘿气还有心悸、多汗、眼突、颈部两侧肿大等症状和体征及实验室检测示甲状腺功能亢进等，无明显的多饮、多尿症状及血糖偏高。二者一般不难区别。

2. 辨证要点

（1）辨病位：消渴病的“三多”症状，往往同时存在，病位以肺胃（脾）肾为主。根据证候不同，其肺燥、胃热、肾亏的程度有所区别。一般来说，津伤燥热多是肺胃的病变，阴精亏虚多责于肾，气阴两虚常是脾肾不足，阴阳两虚则更以脾肾衰惫为主。

（2）辨标本：本病以阴虚为本，燥热为标，两者常互为因果。因病程的长短以及病情程度的不同，阴虚和燥热的表现又有侧重。一般病初以燥热多见；病程迁延者，则以阴虚或气阴两虚为主兼有燥热；或日久病重阴损及阳，则可见阴阳两虚之证。瘀血作为标证之一，常兼夹于消渴的病程中。

（3）辨本症与并发症：多饮、多食、多尿及消瘦为消渴病的基本临床表现。随着病情的进展，其并发症就逐渐显现，常见的并发症有眼疾、痈疽、肺痨、心脑疾病、水肿、肢体麻木等。少数久病或老年患者可以本症不明显，而以并发症为主要临床表现者，须认真辨别。

二、鉴别诊断

确定糖尿病诊断后，应排除继发性等特异型糖尿病：①弥漫性胰腺病变导致B细

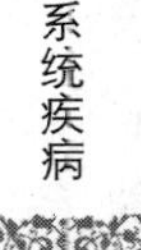

胞广泛破坏引起的胰源性糖尿病；②肝脏疾病所致的肝源性糖尿病；③内分泌疾病，因拮抗胰岛素外周作用（肢端肥大症、库欣综合征、胰高糖素瘤、嗜铬细胞瘤、甲亢、生长抑素瘤）或抑制胰岛素分泌（生长抑素瘤、醛固酮瘤）而导致的糖尿病；④药物对糖代谢的影响，其中以长期应用超生理量糖皮质激素为多见；⑤各种应激和急性疾病时伴有的高血糖症等。详细询问病史、全面细致的体格检查，配合必要的实验室检查，一般不难鉴别。若能排除继发性糖尿病，则分清1型和2型糖尿病。

1型与2型糖尿病的鉴别见表6－2－2。

表6－2－2　1型与2型糖尿病的鉴别

	1型糖尿病	2型糖尿病
起病年龄及其峰值	多<25岁，12～14岁	多>40岁，60～65岁
起病方式	多急剧，少数缓起	缓慢而隐袭
起病时体重	多正常或消瘦	多超重或肥胖
“三多一少”症状	常典型	不典型，或无症状
急性并发症	酮症倾向大，易发生酮症酸中毒	酮症倾向小，50岁以上者易发生非酮症高渗性昏迷
慢性并发症		
肾病	35%～40%，主要死因	5%～10%
心血管病	较少	>70%，主要死因
脑血管病	较少	较多
胰岛素及C－肽释放试验	低下或缺乏	峰值延迟或不足
胰岛素治疗及反应	依赖外源性胰岛素生存，对胰岛素敏感	生存不依赖胰岛素，应用时对胰岛素抵抗（30%～40%）

【治疗】

一、中医治疗

消渴的基本病机是阴虚燥热，以阴虚为本，燥热为标。故治疗以养阴生津，清热润燥为基本原则。治疗应在此基础上，根据肺、胃、脾、肾病位的偏重不同，阴虚燥热，阴精亏损，气阴两虚证候的情况，配合清热生津、益气养阴及润肺、养胃、健脾、滋肾等法为治。病久阴损及阳，阴阳俱虚者，则应阴阳俱补。夹瘀者则宜活血化瘀。合并心脑疾病、水肿、眼疾、痈疽、肺痨、肢体麻木等病证者，又当视具体情况，合理选用补肺健脾、滋养肝肾、益气养血、通络祛风、清热解毒、化瘀除湿等治法。

（一）辨证论治

1．津伤燥热

主要证候：烦渴引饮，口干舌燥，尿频量多，消谷善饥，身体渐瘦，大便秘结，四肢乏力，皮肤干燥，舌质红而干，苔薄黄或苔少，脉象滑数，或弦细，或细数。

治法：清热生津。

方药：白虎加人参汤合玉液汤。白虎加人参汤中石膏辛甘大寒，可清肺胃之热。知母苦寒质润，清泄肺胃燥热。二药一主一辅，清热除烦之力尤强。人参、甘草、粳米益津护胃，使大寒之剂无碍胃损脾之忧。玉液汤以黄芪为主药，任葛根可升元气，佐知母、山药、天花粉养阴生津，五味子封固肾关，鸡内金养护胃气。该方有云行雨布之妙。两方合用共奏清热生津之功。

临床以燥热为重者，宜白虎加人参汤为主治疗，并加苦瓜干。津伤甚者，则宜以玉液汤主之。若烦渴甚者，可重用天花粉。若燥热内炎，热毒为患，口舌生疮者，可加黄连清热解毒。大便秘结可加大黄或增液承气汤以通腑泄热。

2. 湿热中阻

主要证候：口渴欲饮，但量不甚多，多食不明显，脘痞腹胀，胸闷恶心，四肢沉重，小便黄，大便秘结或溏垢，舌质红，苔黄腻，脉濡数。

治法：清热化湿。

方药：黄芩滑石汤。方中黄芩、滑石清热利湿为主药，茯苓皮、猪苓、通草增强清热利湿之效，大腹皮、白豆蔻理气化湿，诸药共用能加强清热利湿之效。

可加薏苡仁加强利湿热之效，并加苦瓜干以清热生津。胸闷恶心者，可加栝蒌皮、砂仁、陈皮等。大便秘结者可适当加虎杖。

3. 肝肾亏虚

主要证候：尿频量多，浊如脂膏，口干欲饮，形体消瘦，头晕耳鸣，腰膝酸软，乏力，或五心烦热，骨蒸潮热，遗精，失眠，盗汗，皮肤干燥，瘙痒，舌质红，舌体瘦而干，苔少或薄白，脉象细或细数。

治法：滋补肝肾，益精养血。

方药：六味地黄丸。方中以熟地黄滋养肾阴，填精补髓为主。辅山茱萸养肝肾而益精固肾，收敛虚火；山药补脾阴而摄精微，使脾气健运而肾精有源。三药合用，以达到三阴并补之目的。又佐茯苓渗利脾湿，以强山药之用；泽泻通利水道，以防熟地黄滋腻；牡丹皮清泻虚火，以助山茱萸之功。三补三泻，滋补而不留邪，降泄而不伤正。宜于消渴病阴精亏耗者长期服用。

阴虚火旺，见五心烦热，骨蒸潮热，遗精失眠盗汗者，可加知母、黄柏滋阴泻火。尿多而混浊者，可酌加益智仁、桑螵蛸、五味子等缩泉固肾。遗精可加芡实、金樱子。失眠可加夜交藤、酸枣仁。盗汗可加糯稻根、麻黄根。头晕耳鸣者，可改用杞菊地黄丸。

4. 气阴两虚

主要证候：口渴欲饮但饮水不多，或口干而不欲饮，饥不欲食或食不多，尿频量多，神疲乏力，面色不华，或头晕多梦，手足心热，或纳差腹胀，大便溏薄，或腰酸膝软，肢体麻木，或自汗盗汗。舌质红或淡红，苔白，脉象沉细。

治法：益气养阴。

方药：生脉散合六味地黄丸。生脉散方中以人参大补元气，生津止渴，是为主药。麦冬甘寒柔润，益津滋阴；五味子味酸，收敛耗散之气，合麦冬则酸甘化阴，而能敛液

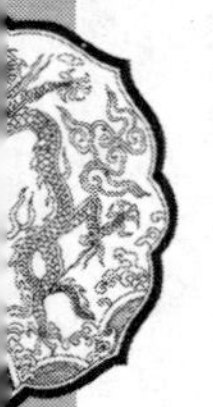

生津。后二药辅助人参两救气阴。共呈益气生津之效。六味地黄丸则益肾精以固真阴。两方合用之意，共奏益气养阴之效。

如阴虚火旺之征明显，见头晕多梦，手足心热者，也可酌加知母、黄柏。若证见神疲乏力，面色萎黄，纳差腹胀，大便溏薄等以脾虚气弱为主者，可用补中益气汤或参苓白术散化裁治疗。自汗盗汗明显者，可酌加敛汗之品，如麻黄根、糯稻根、浮小麦、煅牡蛎等。

5. 阴阳两虚

主要证候：多饮多尿，尿液混如脂膏，甚则饮一溲一，畏寒，四肢欠温，面色黧黑，耳轮干枯，乏力自汗，或五更泄泻，或水肿尿少，或阳痿早泄。舌质淡，苔白而干，脉象沉细无力。

治法：滋阴温阳益肾。

方药：金匮肾气丸。本证的病机是阴损及阳，以致阴阳两虚。故其治疗应从阴补阳，而阴阳双补。所谓“善补阴者，必于阳中求阴，以阴得阳升，则泉源不竭”，即为此理。故本方以附子、肉桂温补阳气，却用六味地黄丸为其基础，对消渴阴阳两虚证候的治疗甚为合拍。

见五更泄泻者，可合用四神丸温阳涩肠止泻。阳事不举者，酌加巴戟天、淫羊藿、肉苁蓉等。早泄者，可加金樱子、桑螵蛸、覆盆子等。

（二）其他治法

1. 中成药

（1）消渴丸，5～10 丸/次，一日 2～3 次。

（2）参芪降糖颗粒，1～2 包/次，一日 3 次。

2. 外治法　糖尿病足者，可用中药黄芩 30 g，黄连 30 g，黄柏 30 g，红花 20 g，白矾 30 g（后下），煎水外用泡洗，一日 1 次，必须注意水温，防止烫伤。

二、西医治疗

（一）治疗目标和控制指标

由于对糖尿病的病因和发病机制未充分了解，尚缺乏针对病因的有效治疗手段。目前强调早期治疗、长期治疗、综合治疗、治疗措施个体化的原则。治疗的目标是：①血糖达到或接近正常水平，纠正代谢紊乱，消除糖尿病症状，防止或延缓并发症，维持良好健康和劳动（学习）能力，保障儿童生长发育，延长寿命，降低病死率。②防止糖尿病急性代谢紊乱发生。③保护 B 细胞功能，预防和延缓慢性并发症的发生和发展。具体措施以饮食治疗和合适的体育锻炼为基础，根据不同病情予以药物（口服降糖药、胰岛素）治疗。

关于糖尿病控制的生化指标，目前尚无统一规定，表 6－2－3 为亚太地区 2 型糖尿病政策组制定的生化控制指标（2002 年）。

表 6-2-3　2 型糖尿病代谢控制指标

指标		理想	良好	差
血浆葡萄糖（mmol/L）				
空腹		4.4～6.1	≤7.0	>7.0
非空腹		4.4～8.0	≤10.0	>10.0
$GHbA_1c$（%）		<6.5	6.5～7.5	>7.5
血压（mmHg）		<130/80	>130/80～<140/90	≥140/90
BMI	男性	<25	<27	≥27
	女性	<24	<26	≥26
血脂（mmol/L）				
总胆固醇		<4.5	≥4.5	≥6.0
HDL-C		>1.1	1.1～0.9	<0.9
LDL-C		<3.0	2.5～4.0	>4.0
甘油三酯		<1.5	<2.2	≥2.2

（二）糖尿病教育

对糖尿病患者进行教育是重要的基本治疗措施之一。应对患者和家属耐心宣教，使其认识到糖尿病是终身疾病，目前不能根治，治疗需持之以恒。让患者了解糖尿病的基础知识和治疗控制要求，有条件者学会测定微机血糖。掌握饮食治疗的具体措施和体育锻炼的具体要求，使用降糖药物的注意事项，学会胰岛素注射技术，从而在医务人员指导下长期坚持合理治疗。生活应规律，戒烟和烈性酒，讲究个人卫生，预防各种感染。

（三）饮食治疗

饮食治疗是糖尿病治疗的基础，应严格和长期执行。1 型糖尿病病人，在合适的总热量、食物成分、规律的餐次等要求的基础上，配合胰岛素治疗，有利于控制高血糖和防止低血糖的发生。2 型糖尿病病人，尤其是超重或肥胖者，饮食治疗有利于减轻体重，改善高血糖、脂代谢紊乱、高血压和胰岛素抵抗，减少降糖药物的用量。

1. 制定每日总热量　首先按病人性别、年龄和身高查表或计算出理想体重，理想体重（kg）=身高（cm）-105；然后根据理想体重和工作性质，参考原来的生活习惯等因素，计算每日所需总热量。成人卧床休息状态下每日每千克理想体重给予热量 105～126 kJ，轻体力劳动 126～146 kJ，中度体力劳动 146～167 kJ，重体力劳动 167 kJ 以上。青少年、孕妇、哺乳、营养不良和消瘦及伴有消耗性疾病者应酌情增加，肥胖者酌减，使病人体重逐渐控制在理想体重的 ±5% 范围内。

2. 营养素的热量分配　用严格控制碳水化合物的摄入，同时却增加脂肪和蛋白质摄取以达控制血糖的目的，是错误和无益的。低碳水化合物饮食可抑制内源胰岛素的释放；但摄入过多的碳水化合物对胰岛 B 细胞功能也不利，且可导致糖异生过度。碳水化合物摄入量通常应占总热量的 50%～60%，提倡食用粗制米、面和一定量的杂粮，忌食蔗糖、葡萄糖、蜜糖及其制品（各种糖果、甜糕点、冰淇淋及含糖软饮料等）。

长期高脂肪饮食可导致胰岛素抵抗和促进动脉粥样硬化。脂肪的摄入量要严格限制

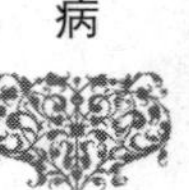

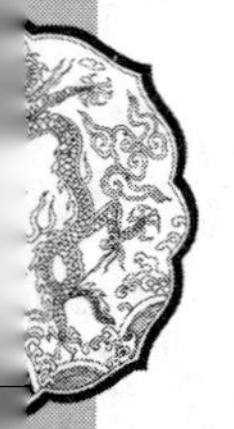

在总热量的20%～25%，其中饱和脂肪酸<10%，单不饱和脂肪酸有使HDL－C增高作用，应尽量达到10%～15%，其余由多不饱和脂肪酸补充。限制食物中脂肪量，少食动物脂肪，尽量用植物油代替。如已有高胆固醇血症，还应限制胆固醇的摄入量（<300 mg/d）。蛋黄、动物内脏及奶酪均富含胆固醇。

一般糖尿病病人（无肾病及特殊需要者）每日蛋白质摄入量占总热量的15%～20%（每日每千克理想体重0.8～1.2 g），其中动物蛋白占1/3，以保证必需氨基酸的供给。糖尿病肾病时，早期即应减少蛋白质的摄入量；血尿素氮升高者，应限制摄入量。生长发育期青少年、妊娠或哺乳、营养不良和伴消耗疾病时，蛋白质摄入量可适当增加。

3. 制定食谱　每日总热量及营养素组成确定后，根据各种食物的产热量确定食谱。每克碳水化合物和蛋白质分别产热16.7 kJ，每克脂肪产热37.7 kJ。根据生活习惯、病情和配合药物治疗的需要，可按每日三餐分配为1/5、2/5、2/5或1/3、1/3、1/3；也可按4餐分配为1/7、2/7、2/7、2/7。

4. 特殊需要及其他　健康状况良好且膳食多样化的糖尿病病人很少发生维生素与矿物质等微量营养素的缺乏。下列情况要作相应补充：①成人每日摄入总热量<5 040 kJ易发生铁和叶酸的缺乏；②素食者常缺乏维生素B_{12}、钙、铁、锌和核黄酸等；③血糖控制不佳者可有水溶性维生素及矿物质的过量丢失；④妊娠或哺乳期对铁、锌、钙和叶酸需要量增加；⑤药物利尿和慢性肾疾病可致镁缺乏。

食物纤维不被小肠消化吸收，但能带来饱感，有助于减食减重；能延缓糖和脂肪的吸收，可溶性食物纤维（谷物、麦片、豆类中含量较多）能吸附肠道内的胆固醇，延缓碳水化合物的吸收，有助于降低血糖和胆固醇水平。

糖尿病患者每日的食盐摄入量不应超过7 g，伴肾病者应<6 g，有高血压者应<3 g。糖尿病患者应忌酒，饮酒可干扰血糖控制和饮食治疗计划的执行，大量饮酒可诱发酮症酸中毒，长期饮酒可引起酒精性肝硬化、胰腺炎等。

在饮食治疗实施过程中，应根据实际效果和病情变化做必要的调整。

（四）体育疗法

应进行有规律的合适运动。根据年龄、性别、体力、病情及有无并发症等不同条件，循序渐进和长期坚持。1型糖尿病患者接受胰岛素治疗时，常波动于相对胰岛素不足和胰岛素过多之间。在胰岛素相对不足时进行运动可使肝葡萄糖输出增加，血糖升高，游离脂肪酸和酮体生成增加，对代谢状况产生不利影响。在胰岛素过多时，运动使肌肉摄取和利用葡萄糖增加，肝葡萄糖生成降低，血糖降低，甚至可诱发低血糖反应。故对1型糖尿病患者，体育锻炼宜在餐后进行，运动量不宜过大，持续时间不宜过长，并予餐前在腹壁皮下注射胰岛素，使运动时不会过多增加胰岛素吸收速度，以避免运动后的低血糖反应。对2型糖尿病患者（尤其是肥胖患者），适当运动有利于减轻体重、提高胰岛素敏感性，改善血糖和脂代谢紊乱，但如有心、脑血管疾患或严重微血管病变者，亦应按具体情况作妥善安排。

（五）口服药物治疗

目前糖尿病的口服降糖药主要有6大类，即磺酰脲类，亦称磺脲类（sulfonylureas，

SU）、双胍类（biguanide）、葡萄糖苷酶抑制剂（glucosidase inhibitors，GAI）、噻唑烷二酮类（thiazolidinediones，TZD）、非 SU 胰岛素促分泌剂及其他类。

1. 磺酰脲类 其作用机制主要是刺激胰岛 B 细胞分泌胰岛素。SU 与胰岛 B 细胞表面的特异受体（SUR）结合，抑制细胞膜表面 ATP 敏感的 K^+ 通道（$ATP-K^+$），使之关闭，细胞内 K^+ 浓度升高依次发生细胞膜去极化，细胞膜上电压依赖的 Ca^{2+} 通道开放，细胞外 Ca^{2+} 进入细胞内，B 细胞内 Ca^{2+} 浓度增高，刺激胰岛素分泌。SU 还抑制磷酸二酯酶（cAMP 的降解酶）的活性致细胞内 cAMP 水平升高，使 B 细胞内游离钙进一步升高。因此，SU 的降糖作用有赖于尚存在的相当数量（30% 以上）的功能 B 细胞。SU 本身是否有胰腺外降糖作用，意见不一。SU 不刺激胰岛素的合成。

SU 主要适应证是：①饮食治疗和体育锻炼不能使血糖获良好控制的 2 型糖尿病患者，如已应用胰岛素治疗，每日用量在 20～30 U 以下者；②肥胖的 2 型糖尿病患者应用双胍类等药物治疗后血糖控制仍不满意或因胃肠道反应不能耐受者；③SU 继发性失效后可与胰岛素联合治疗，不必停用 SU。本类药物忌用于：①1 型糖尿病；②2 型糖尿病合并严重感染、酮症酸中毒、高渗昏迷等，大手术或合并妊娠时应暂停 SU，改为胰岛素治疗；③2 型糖尿病合并严重慢性并发症或伴肝、肾功能不全时；④哺乳期糖尿病患者。不宜用于：①血浆胰岛素水平显著升高者；②2 型糖尿病有酮症倾向者。

SU 应在餐前半小时服用。应用时要注意与其他药物的相互作用，有些药物（水杨酸制剂、磺胺类药物、保泰松、氯霉素、胍乙啶、利血平、β－肾上腺素能拮抗剂、单胺氧化酶抑制剂等）可减弱糖异生或降低 SU 与血浆蛋白结合或降低 SU 在肝的代谢和肾的排泄等机制，增强 SU 的降糖效应；另一些药物（噻嗪类利尿药、呋塞米、利尿酸、糖皮质激素、雌激素、钙拮抗剂、苯妥英钠、苯巴比妥等）因抑制胰岛素释放、或拮抗胰岛素作用、或促进 SU 在肝降解等，可减低 SU 的降糖作用。

第一代 SU 以甲苯磺丁脲（tolbutamide）和氯磺丙脲（chlorpropamide）为代表；第二代主要有格列本脲（glibenclamide）、格列齐特（gliclazide）、格列吡嗪（glipizide）、格列喹酮（gliquidone）和格列波脲（glibornuride）；第三代为格列美脲（glimepiride）。其剂量和作用时间见表 6－2－4。

近年来的趋势是选用第二代 SU。从小剂量开始，根据血糖必要时每周增加剂量一次，直到取得良好控制效果。不同个体所需药物剂量不同，但不应超过最大剂量范围。各种 SU 不宜联合应用。接受足量（近来倾向于次足量）SU 连续治疗 1 个月仍未能控制病情，空腹血糖仍高于 14mmol/L（250mg/dl）者，称原发性失效，约占治疗病人的 5%，多见于肥胖或胰岛 B 细胞储备功能低下者，此时可加用双胍类等其他口服降糖药或胰岛素治疗。SU 治疗已取得良好疗效，但经过一段时间后（1 个月以上，多数在 1 年以上）疗效逐渐减弱，需加大剂量，直至服用足量（或次足量）SU 仍不能达到满意血糖控制，称继发性失效，年发生率为 5%～10%。发生继发性失效时，应重新审查适应证及可能存在的可消除性诱因（如应激、饮食治疗的依从性、药物服用方法等），并予以纠正；经处理后血糖仍未得到良好控制，可加用或改用胰岛素治疗。

SU 的主要副作用是低血糖反应，与剂量过大、饮食配合不妥、使用长效制剂或同时应用增强 SU 降糖作用药物等有关。其他副作用有恶心、呕吐、消化不良，胆汁郁积

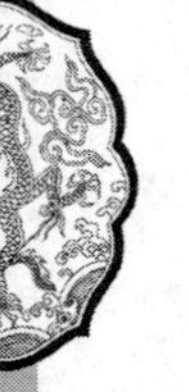

性黄疸、肝功能损害，白细胞减少、粒细胞缺乏、再生障碍性贫血、溶血性贫血、血小板减少，皮肤瘙痒、皮疹和光敏性皮炎等。这些副作用少见，一旦出现，应立即停药，并给予相应处理。

表 6－2－4　磺脲类药物剂量和作用时间

药物	每片剂量（mg）	剂量范围（mg/d）	每日服药（次数）	半衰期（h）	作用时间（h）		
					开始	最强	持续
甲苯磺丁脲	500	500～3 000	2～3	4～8	0.5	4～6	6～12
氯磺丙脲	100，250	100～500	1	36	4	10	20～60
格列本脲	2.5	2.5～15	1～3	10～16	0.5	2～6	16～24
格列齐特	80	80～240	1～3	12		5	10～20
格列吡嗪	5	5～30	1～3	3～6	1	1.5～2	8～12
格列喹酮	30	30～180	1～3	1～2			10～20
格列波脲	25	12.5～75	1～3	6～12			12～24
格列美脲	1，2	1～6	1	4～7		3～5	24

2. 双胍类　此类药物可增加外周组织（例如肌肉）对葡萄糖的摄取和利用；通过抑制糖原异生及糖原分解，可降低糖尿病时的高肝糖生成率。双胍类药改善糖代谢、降低体重，但不影响血清胰岛素水平，对血糖在正常范围者无降血糖作用，单独应用不引起低血糖，与 SU 合用则可增强其降糖作用。

双胍类是肥胖或超重的 2 型糖尿病患者第一线药物。单用双胍类或 SU 有一定效果但又未达到良好控制者，可联合应用这两类药物。1 型糖尿病患者在应用胰岛素治疗过程中，如血糖波动较大，加用双胍类有利于稳定病情。

双胍类药物主要有甲福明（metaformin，二甲双胍），通常 500～1 500 mg/d，分2～3 次口服，最大剂量不超过 2 g/d。

常见副作用是胃肠道反应，表现为口干口苦、金属味、厌食、恶心、呕吐、腹泻等。进餐中服药及从小剂量开始可减轻副作用。偶有过敏反应，表现为皮肤红斑、荨麻疹等。由于双胍类药物促进无氧糖酵解，产生乳酸，在肝肾功能不全、低血容量性休克或心力衰竭等缺氧情况下，易诱发乳酸性酸中毒，因此对有上述情况的患者忌用，对年老患者应小心使用。

3. α－葡萄糖苷酶抑制剂（AGI）　这类药物有阿卡波糖（acarbose），通过抑制小肠黏膜上皮细胞表面的 α－葡萄糖苷酶（如麦芽糖酶、淀粉酶、蔗糖酶）而延缓碳水化合物的吸收，降低餐后高血糖。可作为 2 型糖尿病的第一线药物，尤其适用于空腹血糖正常而餐后血糖明显升高者。此药可单独用药，也可与 SU 或双胍类合用，还可与胰岛素合用。开始剂量 25 mg，每日 3 次，在进食第一口饭时服药，若无副作用，可增至 50 mg，每日 3 次。最大剂量可用至 100 mg，每日 3 次。常见副作用为胃肠反应，如腹胀、腹泻、肠鸣音亢进、排气增多。单用本药不引起低血糖，但如与 SU 或胰岛素合用，仍可发生低血糖，且一旦发生，应直接应用葡萄糖处理，进食双糖或淀粉类食物无效。禁忌证有：①对此药过敏；②胃肠功能障碍者，例如炎症、溃疡、消化不良、疝等；③血肌酐 > 180 μmol/L；④肝硬化；⑤孕妇、哺乳期妇女及 18 岁以下儿童；⑥合并感染、创伤、酮症酸中毒等。

SU、双胍类和α-葡萄糖苷酶抑制剂在单一药物未达到治疗目的或临床上有理由不用胰岛素治疗时，可考虑联合用药。小剂量联合应用也可避免各药物的副作用。

4. 噻唑烷二酮（thiazolidinedione，TZD） TZD也称格列酮类药物，主要作用是增强靶组织对胰岛素的敏感性，减轻胰岛素抵抗，故被视为胰岛素增敏剂。主要用于使用其他降糖药疗效不佳的2型特别是有胰岛素抵抗的患者，可单独使用，也可与SU或胰岛素联合应用。此类药物有曲格列酮（troglitazone，TRG）、罗格列酮（rosiglitazone，RSG）和帕格列酮（pioglitazone，PIO）。TRG因可引起严重肝损害，先后在美国和欧洲停用。RSG用量4~8 mg/d，每日1次或分次服用。PIO每日服1次，每次15 mg。

5. 非SU胰岛素促分泌剂

（1）瑞格列奈（repeglinide）：为苯甲酸衍生物，与胰岛B细胞膜上36 kD特异蛋白结合，使钾通道关闭而促进胰岛素分泌。口服后作用快，1小时达峰，后迅速下降，半衰期1小时，4~6小时清除，主要由胆汁经肠道排泄，8%由尿排除，代谢产物无降糖活性，发生低血糖少。0.5 mg/次，一日3次，饭前0~30分钟服用，最大日剂量3 mg。

（2）那格列奈（nateglinide）：为苯丙氨酸衍生物，与B细胞（磺脲类受体）有较高的组织选择性。吸收快，1小时达峰，半衰1~5小时。起始剂量60~120 mg，一日3次，最大剂量540 mg，餐前30分钟内服用。

6. 其他 长效胰高糖素样肽-1（GLP-1）类似物Lipaglutide有抑制食欲及降低血糖作用，可单用或与二甲双胍合用。

（六）胰岛素治疗

1. 适应证 所有1型和妊娠糖尿病患者必须接受胰岛素治疗。发生下列情况的2型糖尿病者也需要胰岛素治疗：①非酮症高渗性昏迷、乳酸性酸中毒、糖尿病酮症酸中毒或反复出现酮症；②血糖控制不良的增殖型视网膜病变；③重症糖尿病肾病；④神经病变导致严重腹泻、吸收不良综合征；⑤合并严重感染、创伤、手术、急性心肌梗死及脑血管意外等应激状态；⑥肝、肾功能不全；⑦妊娠期及哺乳期；⑧磺脲类药物原发性和继发性失效；⑨显著消瘦；⑩同时患有需用糖皮质激素治疗的疾病，如系统性红斑狼疮、腺垂体功能减退等；⑪某些特异性糖尿病，如坏死性胰腺炎等；⑫某些新诊断的2型糖尿病，一开始就胰岛素强化治疗。

2. 胰岛素制剂 按作用快慢和持续时间，胰岛素制剂可分为：短（速）效、中效、长（慢）胰岛素3类。根据需要有不同比例短中效胰岛素的预混制剂。近年来又研制成功短效（赖脯胰岛素、门冬胰岛素）和长效（甘精胰岛素）人胰岛素类似物制剂。短（速）效胰岛素有胰岛素（猪）（regular insulin）、单峰中性胰岛素（猪）、诺和灵R（人）（Novolin R）和优泌林-常规（人）（Humulin R）。中效胰岛素有中性鱼精蛋白锌胰岛素（猪或牛）（neutral protamine hagedone，NPH）、单峰中效胰岛素（猪）、诺和灵N（人）和优泌林-中效（人）。长（慢）胰岛素有鱼精蛋白锌胰岛素（猪）（protamine zincinsulin，PZI）、特慢胰岛素锌悬液（猪或牛）（ultralente insulin）、单峰PZI（猪）、诺和灵UL（人）及优泌林UL（人）。预混胰岛素中，短胰岛素占30%的制

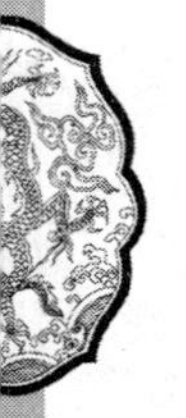

剂有诺和灵 30 R 和优泌林 70/30，短、中效各占 50% 的制剂有诺和灵 50 R 等。几种制剂的作用时间见表 6－2－5。

表 6－2－5　几种胰岛素制剂及其作用时间

作用类别	注射途径	作用时间（h）			给药时间
		开始	最强	持续	
超短效					
赖脯胰岛素	皮下	0.25～0.5	0.5～1.5	3～5	进餐前
门冬胰岛素	皮下	0.25～0.33	1～3	3～5	进餐前
短效					
胰岛素	静脉	即刻	0.5	2	按病情需要
胰岛素	皮下	0.5	2～4	6～8	每餐前半小时
单峰中性胰岛素		0.5			
诺和灵 R		0.5	1～3	6～8	
优泌林－常规		0.5	1～3	8	
中效	皮下				
NPH		2～4	8～12	18～24	早或晚睡前
单峰中效胰岛素		2～4			每日 1～2 次
诺和灵 N		1.5	4～12	18～24	
优泌林－中效		1～2	6～12	18～24	
长效	皮下				
特慢胰岛素锌悬液		5～7	16～18	30～36	早或晚餐前 1 小时
诺和灵 UL		5～7			
优泌林 UL		5～7			
PZI		3～4	14～20	24～36	
单峰 PZI		3～4			
特慢	皮下				
甘精胰岛素		1～2	无峰值	24	睡前 1 次
Detemir		1～2			
预混	皮下				
诺和灵 30R		0.5	2～8	24	早或晚餐前
优泌林 70/30		0.5			半小时
诺和灵 50R		0.5			每日 1～2 次

按分子结构胰岛素可分为猪、牛、人胰岛素和人胰岛素类似物，按纯度可分为普通、单峰和单组分胰岛素。猪和牛胰岛素从动物胰腺提取，经凝胶过滤处理可得到 3 个峰，a、b 峰共占 5%，含有胰高糖素、胰多肽、胰岛素多聚体、胰岛素原及其裂解产物，是胰岛素制剂致敏和抗原性的主要来源；c 峰占 95%，主要是胰岛素及微量分子量近似物质。猪和牛胰岛素与人胰岛素的分子结构略有差别，也可使人产生免疫反应。层析分离技术能将大分子不纯物质（a、b 峰）去除，得到单峰高纯度胰岛素，纯度可达

0.44×10^{-6} mol/L（每百万容量中含有污染物的量）。人胰岛素可由半人工合成或重组DNA生物合成技术生产，其纯度 $<0.044\times10^{-6}$ mol/L，为单组分（monocomponent，MC）胰岛素。

胰岛素制剂的类型、种类、注射部位、注射技术、胰岛素抗体及病人的个体差异等均可影响胰岛素的起效时间、作用强度及持续时间。腹壁注射起效最快，其次为上臂、大腿和臀部。胰岛素制剂不能冰冻保存，在2～8 ℃下可保存2年，正在使用的胰岛素置于25 ℃室温中可保存一个月左右。制剂规格有每瓶10ml含400 U、500 U、800 U、1 000 U，或每瓶3 ml含300 U（胰岛素注射笔专用）。

3. 使用原则和剂量调节应在一般治疗和饮食治疗的基础上使用胰岛素。

（1）联合疗法：在原用量口服降糖药的基础上，加睡前注射一次中效胰岛素，大多数病人空腹血糖可迅速达到满意控制，也可改善对口服药的反应，逐渐使日间的血糖也达到良好控制，所用胰岛素剂量因人而异。如联合治疗不能满意控制餐后血糖，应改为常规胰岛素治疗。

（2）常规胰岛素治疗：①中效或长效胰岛素于早或晚餐前皮下一次注射，多数病人餐后血糖难以得到满意控制，该方案已很少应用。②早、晚餐前各注射一次混合胰岛素，部分病人能达到严格控制全天血糖的目的，可用中效与短效用时混合，二者比例、每日总剂量因人而异，也可用预混制剂。早餐前用量约占一日总量的2/3，或早、晚的剂量大致相等。

（3）胰岛素强化治疗：三餐前短效加睡前中效胰岛素注射或早、午餐前短效和晚餐前短效加长效胰岛素注射。短效胰岛素用量早餐前最多，晚餐前次之，午餐前最少；短效与长效胰岛素混合比例为2～4∶1。部分2型糖尿病病人短期胰岛素强化治疗可明显改善B细胞功能和对口服降糖药的反应。1型糖尿病病人要求终身胰岛素强化治疗。强化治疗除前述方案外，胰岛素泵可模拟人体自身胰岛素分泌模式给药，使血糖控制得更理想。连续皮下胰岛素输注（continuous subcutaneous insulin infusion，CSII）泵用可调程序微型电子计算机模拟持续胰岛素基础分泌和进餐后脉冲式释放，计算机程序不能自动调整，故也称开环式人工胰。腹腔内植入型胰岛素输注泵，较CSII泵释放胰岛素的吸收更具生理性，有更好应用前景。由血糖感受器、微型电子计算机、胰岛素泵组成的闭环式人工胰，已成功地用于治疗糖尿病酮症酸中毒以及糖尿病者施行大手术或分娩时的血糖控制。

对于需要从静脉补充葡萄糖的糖尿病病人，可按每2～4g葡萄糖加1U短效胰岛素，但必须监测血糖，随时调整剂量。

胰岛素治疗应由小剂量开始，根据血糖测定结果，每2～3天调整剂量一次，直到取得最佳疗效。

4. 抗药性和副作用　胰岛素制剂有种属差异，且纯度较低，具有免疫原性（牛胰岛素最强，目前已弃用）。人体多次接受胰岛素注射1个月后，可出现抗胰岛素抗体，又因靶细胞胰岛素受体及受体后缺陷以及胰岛素受体抗体等因素，极少数病人可表现胰岛素抗药性，即在无酮症酸中毒和拮抗胰岛素因素存在的情况下，每日胰岛素需要量超过100 U或200 U。此时应改用单组分人胰岛素短效制剂，如皮下注射不能降低血糖，

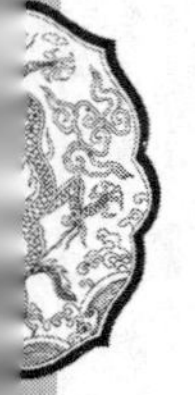

可试用静脉注射 20 U，并观察 0.5～1 小时后的血糖是否下降；如仍无效，应迅速加大剂量，并予静脉滴注，有时一日用量可达 1 000 U 以上。同时使用糖皮质激素（如强的松 40～80 mg/d）及能增加胰岛素敏感性的药物。胰岛素可由已形成的复合物中解离而使循环中游离胰岛素骤增，引起严重低血糖症，应密切监护，及早发现和处理。经适当治疗数日后，胰岛素抗药性可消失。胰岛素过敏反应由 IgE 引起，有局部反应和全身反应。局部反应表现有注射部位瘙痒、荨麻疹或脂肪营养不良（皮下脂肪萎缩或增生）；全身反应有全身性荨麻疹、神经血管性水肿和过敏性休克等。处理措施包括更换胰岛素制剂，应用抗组胺药和糖皮质激素，以及脱敏疗法等；严重过敏反应者应立即停用胰岛素，必要时按过敏性休克进行抢救。

胰岛素的主要副作用是低血糖反应，与剂量过大和（或）饮食失调有关，多见于 1 型糖尿病病人。注意识别低血糖后高血糖（Somogyi 现象）和无知觉性低血糖。胰岛素治疗初期可因钠潴留而发生水肿，可自行缓解而无需特殊处理。部分病人胰岛素治疗后可出现视力模糊，为晶状体屈光改变，多于数周内逐渐恢复。

（七）胰腺和胰岛细胞移植

胰腺（节段或全胰腺）移植后若获成功，可使糖尿病得到“根治”，合并肾功能不全者是进行胰肾联合移植的适应证。胰岛细胞移植的进展很快，胰岛细胞分离、纯化、低温保存技术业已建立，生物相容性免疫保护微囊技术也取得重要进展，临床应用已取得疗效。

（八）糖尿病合并妊娠的治疗

妊娠期间血糖控制达满意标准，对确保母、婴安全至关重要。育龄糖尿病妇女在计划怀孕前即应开始接受强化胰岛素治疗，直到妊娠结束。饮食治疗原则与非妊娠糖尿病病人相同。总热量约每日每千克体重 159kJ，妊娠期间总体重增加宜在 12 kg 左右；碳水化合物摄取量每日 200～300 g，过少易发生酮症；蛋白质每日每千克理想体重 1.5～2.0 g。全天总热量应分 5～6 次进餐，有助于稳定控制血糖，减少餐后高血糖和餐前低血糖的发生机会。应选用单组分人胰岛素短效制剂，必要时加用中效制剂，忌用口服降糖药。36 周前早产婴儿存活率低，38 周后胎儿宫内死亡率高，故在妊娠 32～36 周时宜住院治疗直到分娩。住院期间应同时监护产科情况，必要时行引产或剖宫产。产后应注意对新生儿低血糖症的预防和处理。

绝大多数妊娠糖尿病病人在分娩后即可停用胰岛素，个别病人仍需小剂量胰岛素治疗。

（九）急性并发症的治疗

1. 糖尿病酮症酸中毒（diabetic ketoacidosis，DKA）

（1）胰岛素治疗。

DKA 发病的主要因素是胰岛素缺乏，因此，迅速补充胰岛素是治疗的关键。一般采用小剂量胰岛素治疗方案，既能有效地抑制酮体生成，又能避免血糖、血钾和血浆渗透压降低过快带来的各种危险。

最常采用短效胰岛素持续静脉滴注。开始时，以 0.1 U/kg·h（成人 5～7 U/h）胰岛素加入生理盐水中持续静脉滴注，通常血糖可依2.8～4.2 mmol/L·h下降，如在第1h内下降未达2.8 mmol/L，且脱水状态已基本纠正，胰岛素剂量可加倍，每1～2小时测定血糖，根据下降情况进行调整，使血糖下降速率稳定在上述范围内；若血糖下降速度过快或病人出现低血糖反应，可酌情分别采取以下措施：①血糖下降>5.6 mmol/L·h，可减慢输液速度或将生理盐水加量以稀释胰岛素浓度；②若血糖浓度<5.6 mmol/L或有低血糖反应，将正在输注的含胰岛素液体更换为单纯生理盐水或5%葡萄糖加胰岛素即可，无需给病人注射高张糖，因胰岛素在血中半衰期很短，仅5～6分钟，已进入血中的胰岛素可很快被代谢清除。当血糖下降至13.9 mmol/L（250 mg/dl）时，转为第二阶段治疗，即将原输液生理盐水改为葡萄糖或糖盐水，按葡萄糖与胰岛素之比例为2～4∶1加入胰岛素，即500 ml葡萄糖液中加入胰岛素6～12U，静脉滴注，同时将静脉输注胰岛素剂量减至0.05～0.1U/kg·h（3～6 U/h）。至尿酮稳定转阴后，可过渡到平时的治疗。在停止静脉滴注胰岛素前1小时，皮下注射短效胰岛素一次（一般剂量8 U），或在餐前胰岛素注射后1～2小时再停止静脉消酮治疗，以预防血糖回升；如DKA的诱因尚未去除，皮下注射胰岛素治疗应持续相应时间，以避免DKA反复。胰岛素持续静脉滴注前是否加用冲击量无统一规定。如能排除低血钾时，可用0.1 U/kg胰岛素静脉推注，继以上述持续静脉滴注。

应用胰岛素输注泵连续皮下输注胰岛素治疗DKA效果良好。

（2）补液。

对重度DKA病人十分重要，不仅能纠正失水、恢复肾灌注，还有助于血糖下降和酮体的清除。通常首先补给生理盐水，第二阶段补5%葡萄糖液或糖盐水。补液总量可按原体重的10%计。补液速度应先快后慢，如无心力衰竭，在开始2小时内输入1 000～2 000 ml，以便能较快补充血容量，改善周围循环和肾功能；以后根据血压、心率、每小时尿量、周围循环状况决定输液量和速度，在第3～6小时输入1 000～2 000 ml；第1个24小时输液总量一般为4 000～5 000 ml，严重失水者可达6 000～8 000 ml。如治疗前已有低血压和休克，快速补液不能有效升高血压时，应输入胶体溶液，并采用其他抗休克措施。对老年或伴心脏病、心力衰竭病人，应在中心静脉压监护下调节输液速度及输液量。病人清醒，可鼓励饮水。

（3）纠正电解质紊乱。

通过输注生理盐水，低钠、低氯血症一般可获纠正。DKA时总体钾丢失较严重，但血清钾浓度改变不定，经胰岛素及补液治疗后可加重钾丢失，并表现低钾血症。一般在开始胰岛素及补液治疗后，只要病人排尿量正常，血钾低于5.5 mmol/L时即可静脉补钾，以预防低血钾发生。在心电与血钾测定监护下，每小时补充氯化钾1.0～1.5 g（13～20 mmol/L），24小时总量3～6 g。DKA纠正后，仍需口服钾盐一周左右。若治疗前已经有明确低血钾，尿量≥40 ml/h时，可在胰岛素及补液治疗同时即开始补钾。严重低钾可危及生命，此时应立即补钾，当血钾水平升至3.3 mmol/L时，再开始胰岛素治疗，以避免发生心律失常、心脏骤停和呼吸麻痹。

（4）纠正酸中毒。

轻、中度DKA病人经上述治疗后，酸中毒随代谢紊乱的纠正而恢复。血pH>7.0

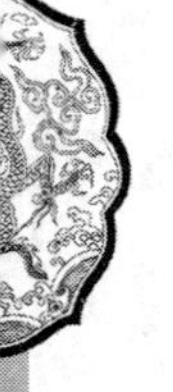

时，不需给碱性药物。当血 pH 降至 6.9～7.0 时，可用 50 mmol 碳酸氢钠（约为 5% 碳酸氢钠 84ml），稀释于 200 ml 注射用水中，pH＜6.9 时，可用 100mmol 碳酸氢钠加 400 ml 注射用水，以 200 ml/h 速度静脉滴注。此后，以 2 小时间隔监测静脉血 pH（比动脉血 pH 低 0.03），直到 pH 上升至 7.0 时，停止补碱。当血磷浓度＜1.0 mmol/L 时，可致心肌、骨骼肌无力和呼吸阻抑，可于输液中加入 20～30 mmol/L 磷酸钾。

（5）处理诱发病和防治并发症。

①休克：如休克严重且经快速输液后仍不能纠正，应详细检查并分析其原因，如有无合并感染或急性心肌梗死，应仔细查找，给予相应处理。②感染：常为 DKA 的诱因，也可是其并发症，呼吸道及泌尿系感染最常见，应积极治疗。因 DKA 可引起低体温和白细胞升高，故不能依有无发热或血象改变来判断。③心力衰竭、心律失常：年老或合并冠状动脉病尤其是急性心肌梗死、输液过多等可导致心力衰竭和肺水肿，应注意预防，一旦出现，应予相应治疗。血钾过低、过高均可引起严重心律失常，应在心电监护下，尽早发现，及时治疗。④肾衰竭：DKA 时失水、休克，或原来已有肾病变，以及治疗延误等，均可引起急性肾衰竭，强调预防，一旦发生，及时处理。⑤脑水肿：是 DKA 最严重的并发症，病死率甚高，可能与脑缺氧，补碱过早、过多、过快，血糖下降过快，补液过多等因素有关。DKA 经治疗后，高血糖已下降，酸中毒改善，但昏迷反而加重，应警惕脑水肿的可能。可用脱水剂、呋塞米和地塞米松等积极治疗。⑥急性胃扩张：酸中毒可引起急性胃扩张，用 5%（50g/L）碳酸氢钠液洗胃，清除残留食物，以减轻呕吐等消化道症状，预防吸入性肺炎及窒息。

2. 高渗性非酮症糖尿病昏迷（NHDC）　本症病情危重，并发症多，病死率可达 40%，故强调早期诊断和治疗。治疗上大致与酮症酸中毒相近，因患者严重失水，可超过体重的 12%，应积极补液。因患者高血钠明显，有认为先输 0.45%（4.5 g/L）氯化钠。但低渗溶液可致血浆渗透压下降较快，可能诱发脑水肿，并有可能出现溶血反应，故主张先用等渗氯化钠溶液。因此，可先输生理盐水 1 000～2 000 ml 后再根据血钠和血浆渗透压测定结果再作决定。如治疗前已出现休克，宜首先输生理盐水和胶体溶液，尽快纠正休克。如无休克或休克已纠正，在输注生理盐水后血浆渗透压＞350 mmol/L，血钠＞155 mmol/L，可考虑输注 0.45%（4.5 g/L）氯化钠低渗溶液，在中心静脉压监护下调整输注速度。当血浆渗透压降至 330 mmol/L 时，再改输等渗溶液。静脉注射普通胰岛素首次负荷量后，继续以每小时每公斤体重 0.1 U 的速率静脉滴注普通胰岛素。应注意高血糖是维持患者血容量的重要因素，如血糖迅速降低而液体补充不足，将导致血容量和血压进一步下降。当血糖下降至 16.7 mmol /L（300 mg/dl）时，可开始输入葡萄糖溶液并加入普通胰岛素（每 3～4 g 葡萄糖加 1U 胰岛素），同时参考每小时尿量补充钾盐。应密切观察从脑细胞脱水转为脑水肿的可能，其发生机制未完全明了，可能与长时间组织缺氧，细胞内、外液渗透压下降速率不平衡因素有关。当血浆渗透压迅速下降时，水向细胞内转移，导致脑水肿。在此过程患者可一直处于昏迷状态，或稍有好转后又陷入昏迷。应密切注意病情变化，及早发现，停止输入低渗液体，采用脱水治疗和静脉注射地塞米松。应积极治疗诱发病和各种并发病，如感染、心力衰竭、心律失常、肾衰竭等。应加强护理，密切观察病情变化，保持呼吸道通畅，预防尿路和肺部感染等。病情改善，患者神志清醒，根据血糖、尿糖及进食情况给予皮下注射胰岛素，然后再转为常规治疗。

【临床思路】

糖尿病归于中医的消渴病范畴。消渴的总病机以阴虚为本，燥热为标。气阴耗伤，阴损及阳，阴阳两虚是其基本发展趋势，在发病过程中，又每兼有瘀血内阻。患病日久，则变证丛生，可致水肿、胸痹、视朦、肢体麻木、足病等。治疗上，初起时，胃火盛者，清胃泄火；肺热盛者，清肺生津；如表现为湿热中阻者，又当治疗以清利湿热。疾病中后期，病机转化因人而异，如表现为气阴两虚者，以益气养阴为主；肝肾阴虚者，以滋养肝肾为主；阴阳两虚者，又当滋阴温阳。尚可兼有湿热、痰浊，血瘀，水饮等，又需兼以利湿热、化痰浊，活血化瘀，利水等等。合并心脑疾病、水肿、眼疾、痈疽、肺痨、肢体麻木等并发症者，又当视具体情况，遵循中医辨证原则，具体辨证论治。

中医治疗消渴的优势在于能很好地解除症状，有一定的降血糖的作用，特别是对于预防并发症的发生以及治疗并发病，提高患者生存质量，起着不可估量的作用。

糖尿病是终身性疾病，由于病人个体差异较大，所以选择的治疗方法各有区别。一般来说，可根据患者对药物治疗的反应、利弊的大小来权衡治疗方法的选择，或选中医，或中西医结合，或西医。在出现糖尿病酮症酸中毒和高渗性非酮症糖尿病昏迷时，必须以西医为主争分夺秒进行抢救，适当结合中药（如中药三宝等）进行辅助抢救。

【预后与转归】

消渴病病发之初，常表现为燥热津伤，肺胃火盛，病久则阴虚明显，或可伤阴耗气，而见气阴两虚之证，或见阴损及阳，阴阳两虚，并兼有瘀血内阻。若积极治疗，注意饮食、体育锻炼，病情长期可稳定。若治疗不规律，或若饮食起居不慎，致泄泻频作或持续高热，可因阴津暴脱、阴竭阳亡出现昏迷之危证甚至死亡。

糖尿病的预后取决于治疗的效果，早期治疗及长期的血糖、血压和血脂的控制可明显降低致残率，延缓和防止慢性并发症的发生与发展。

【预防与调护】

消渴的发生与饮食失调、情志不调、劳欲过度等因素有关，故要预防消渴的发生或针对消渴进行调理，应该做到如下几点：①宣传消渴病知识，使公众对本病有基本的认识，懂得肥胖、营养过剩、久坐、缺乏运动等生活方式与该病的发病密切相关，适当体育锻炼，增强体质，提高抗病能力，有利于防病和疾病的康复；②饮食要清淡，慎肥甘厚腻、辛辣之品和酒等温热之品，合理安排饮食，节制食欲，包括对饮食数量、品种及饮食的规律进行科学合理的安排；③重视精神调节，培养多种兴趣、爱好，随时调整好自己的心态，平衡体内阴阳；④起居有常，注重劳逸结合；⑤注意监测病情，坚持治疗，不可中断。

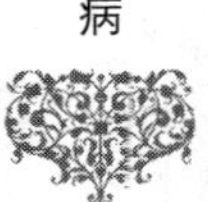

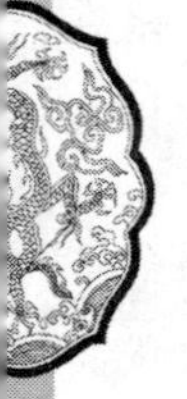

第三章　甲状腺功能亢进症

甲状腺功能亢进症（hyperthyroidism）简称甲亢，也称甲状腺毒症（thyrotoxicosis），是指由于各种原因导致的甲状腺呈高功能状态，引起甲状腺激素分泌增多，造成机体各系统兴奋性增高，以代谢亢进为主要表现的临床综合征。甲亢的病因较复杂（表6－3－1），其中以Graves病最多见。

本病女性多见，男女之比为1∶4～6，各年龄组均可发病，以20～40岁为多，发病率约为0.5%。

甲状腺功能亢进症属中医“瘿气”范畴。

表6－3－1　甲亢的分类

一、甲状腺性甲亢
（一）Graves病（GD）
（二）多结节性毒性甲状腺肿（多结节性甲状腺肿伴甲亢）
（三）毒性腺瘤（单发或多发，Plummer病）
（四）多发性自身免疫性内分泌综合征伴甲亢
（五）甲状腺癌（滤泡型腺癌）
（六）新生儿甲亢
（七）碘甲亢（Iod－Basedow病）
（八）TSH受体基因突变致甲亢
二、垂体性甲亢（TSH甲亢）
（一）垂体TSH瘤或TSH细胞增生致甲亢
（二）垂体型TH不敏感综合征
三、伴瘤综合征和（或）HCG相关性甲亢
（一）恶性肿瘤（肺、胃、肠、胰、绒毛膜等）伴甲亢（分泌TSH类似物）
（二）HCG相关性甲亢（绒毛膜癌、葡萄胎、侵蚀性葡萄胎、多胎妊娠等）
四、卵巢甲状腺肿伴甲亢
五、医源性甲亢
六、暂时性甲亢
（一）亚急性甲状腺炎
1. 亚急性肉芽肿性甲状腺炎（de Quervain甲状腺炎）
2. 亚急性淋巴细胞性甲状腺炎（产后甲状腺炎、干扰素α、白介素－2、锂盐等）
3. 亚急性损伤性甲状腺炎（手术、活检、药物等）
4. 亚急性放射性甲状腺炎
（二）慢性淋巴细胞性甲状腺炎

Graves 病

【病因病理】

一、西医病因病理

（一）病因及发病机制

格雷夫斯病，又称 Graves 病、毒性弥漫性甲状腺肿。目前认为，它是一种原因还不完全认识清楚的自身免疫性疾病。

本病发病机制包括 3 个方面：

遗传因素　本病病例发生的家庭聚集现象非常明显，其与同卵双胎间的关系显著一致。在先证者的姐妹中，发病率为 8.1%。大约 15% 的 Graves 病患者有明显的家族遗传因素（pre-disposition），其近亲中患有同样的疾病；Graves 病人的 50% 的亲属循环血中存在甲状腺自身抗体。本病发生与人白细胞抗原（HLA 二类抗原）显著相关。在不同人种的患者中，检出 HLA 抗原的频率不尽相同，如白种人与 HLA－DR3 及 HLA－B8 相关，日本人 HLA－BW35，DW12 为突出，中国人则与 HLA－B46 明显相关。遗传易感性方面，除了 HLA 基因外，还有非 HLA 基因（如性、T 细胞多形核抗原受体）。

环境因素　感染、应激和性腺激素等的变化，均可能是本病的诱发因素。尤其是精神因素，强烈的突发的精神刺激，常可诱发甲亢的发病。精神应激可使病人血中肾上腺皮质激素急剧升高，进而改变抑制性或辅助性 T 淋巴细胞的功能，增强免疫反应，使甲亢的临床表现加剧。近年，国内很多医生的临床体验，注意到长期饮用含碘量较多的水和摄入含碘量较多的食物后，甲亢的发病率和过去相比在增多，是值得重视的问题。

自身免疫　在 Graves 病中，T 淋巴细胞对甲状腺内的抗原变得致敏，刺激 B 淋巴细胞，合成针对这些抗原的抗体。血中促甲状腺激素受体抗体（TRAb）是人类特有的抗体，仅可在自身免疫性甲状腺疾病的病人血中查出，它是引起 Graves 病的主要和直接的原因。

Graves 病人血中的 TRAb 包括甲状腺刺激抗体（TSAb，或 TSI）及促甲状腺激素结合抑制免疫球蛋白（TBII）。有作者报道，在未治疗的 Graves 病人血中，均能测出有 TSI；约 90% 的未治疗的 Graves 病人血中 TBII 阳性。说明由不同的 B 淋巴细胞产生的此二种抗体对病人甲亢的发病都是重要的。

甲状腺刺激抗体直接作用在甲状腺细胞膜的 TSH 受体部位，刺激甲状腺的生长并使其功能增强。循环中这些抗体的存在和疾病的活动及病情的复发呈正相关。一些可能激发 Graves 病的免疫反应有：①妊娠，尤其是在分娩以后；②碘化物过多，尤其在碘缺乏地区，该地区由于碘缺乏，使潜伏存在的 Graves 病处于停滞状态；③锂盐的治疗，可能影响了免疫反应；④病毒或细菌感染；⑤皮质类固醇激素的减药。

长期以来较为公认的对发病机制的认识（图 6－3－1）。

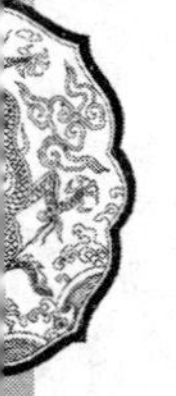

抑制性T细胞免疫监护功能和调节功能遗传缺陷

↓

精神应激、感染应激等 → 体内免疫稳定性受到破坏

↓

“禁忌株”细胞失控

↓

B淋巴细胞增生

↓

辅助性T细胞协助 → 分泌大量甲状腺刺激抗体(TSAb)

图6-3-1　长期以来较公认的Graves病发病机制示意图

（二）病理和病理生理

1．病理

（1）甲状腺：多呈不同程度的弥漫性、对称性肿大，或伴峡部肿大。质软至韧，包膜表面光滑、透亮，也可不平或呈分叶状。甲状腺内血管增生、充血，使其外观呈鲜牛肉色或猪肝色。滤泡增生明显，呈立方形或高柱状，并可形成乳头状皱褶突入滤泡腔内，腔内胶质常减少或消失。细胞核位于底部，可有分裂象。高尔基器肥大，内质网发育良好，有较多核糖体，线粒体数目常增多。凡此均提示滤泡上皮功能活跃，处于TH合成和分泌功能亢进状态。滤泡间的淋巴样组织呈现不同程度增生，从弥漫性淋巴细胞浸润至形成淋巴滤泡或出现淋巴组织生发中心。

（2）眼：浸润性突眼者的球后组织中常有脂肪浸润，纤维组织增生，粘多糖和葡糖胺聚糖（glycosaminoghycan，GAG）沉积，透明质酸增多，淋巴细胞及浆细胞浸润。眼肌纤维增粗、纹理模糊，肌纤维透明变性、断裂及破坏，肌细胞内粘多糖亦增多。

（3）胫前黏液性水肿：病变皮肤切片在光镜下可见粘蛋白样透明质酸沉积，伴多数带颗粒的肥大细胞、吞噬细胞和内质网粗大的成纤维细胞浸润；电镜下见大量微纤维伴糖蛋白及酸性GAG沉积。

（4）其他：骨骼肌、心肌有类似上述眼肌的改变，但较轻。久病者肝内可有脂肪浸润、灶状或弥漫性坏死、萎缩，门静脉周围纤维化乃至肝硬化。颈部、支气管及纵隔淋巴结增大较常见，脾亦可增大。少数病例可有骨质疏松。

2．病理生理　甲状腺素主要通过刺激细胞膜的Na^+-K^+-ATP酶（Na^+-K^+泵），促进氧化磷酸化。此酶为一种异二聚体蛋白，存在于心、肝、肾、骨骼和脂肪细胞膜中，T_3刺激该酶的两个亚期基因转录，并参与转录后修饰的调节。甲亢时，为维持细胞内外的正常Na^+-K^+梯度，此酶需要大量能量以促进Na^+的主动转移，ATP水解增多，线粒体氧化磷酸化反应增强，其结果是氧耗和产热均增加，后者是由于T_3刺激线粒体解耦联蛋白（UCP）所致，UCP增加棕色脂肪的分解，通过氧化磷酸化解耦联作用，使能量以热能散发，故患者不耐热且体重下降。另一方面，甲状腺素还具有儿茶酚胺样作用，可促进蛋白质分解，升高基础代谢率，加速营养物质的消耗。除直接作用外，甲状腺素又与儿茶酚胺协同作用，加强后者在神经、心血管和胃肠道等脏器的兴奋和刺激作用，产生 cAMP，上调心脏β肾上腺素能受体基因表达，产生一系列心血管表现，如外围血管阻力降低，心肌收缩力加强，心率加快等。

二、中医病因病机

瘿气的发生与情志失调、体质因素及地理环境等有关。其病位在颈前，与肝、肾、心、胃等脏腑有密切关系。病初以实证多见，日久则津伤阴耗气损，而渐见阴津不足，气阴两虚。

1. 情志所伤　肝主疏泄，肝气宜畅达升发，若长期忿郁恼怒或忧愁思虑，使肝气郁结，气机郁滞。人体津液敷布运行，有赖于气的统帅。气机郁滞，则津液循行异常，凝结而生痰，气郁痰结，壅于颈前，形成瘿气，且其消长又与情志变化有关。痰气凝滞日久，使血行受阻而产生血瘀，可致瘿肿较硬或有结节。

2. 体质因素　妇女的经、孕、产、乳等生理特点与肝经气血有密切关系，可致肝血暗耗，冲任虚亏，阴精不足，津液失常。遇有情志、饮食等因素，常引起气滞痰结、气滞血瘀及肝郁化火等病理变化，故女性易患瘿气。另外，素体阴虚之人，痰气郁滞之后易于化火而更加伤阴，常使病程缠绵。

瘿气初起多为肝失疏泄，气郁痰结。病程进展，则火热内炽，消灼阴液。其火盛阴伤既影响肝肾，又可扰心神，伤胃腑。心主血脉而藏神，心阴耗损，心火亢奋则搅扰心神。胃为受纳之腑，胃火炽盛，消耗胃阴则受纳失常。火愈盛则津液愈耗，真阴愈亏。病久则阴亏气耗，可表现为心脾气阴两虚。

瘿气为津伤阴亏之病证，若病情尚未控制，又遇某些易于耗伤津液的因素影响，如外感热病、大手术、严重创伤、妊娠等，则津液阴血更亏，炽热愈盛，可因火炽阴亏而津液暴夺，出现阴衰阳亡的病理变化。

此外，不论火盛、气郁、痰结、阴伤、气耗，都可以使脉道虚涩，血行不畅，而致血瘀。

【临床表现】

多数起病缓慢，少数在精神创伤或感染等应激后急性起病。临床表现不一，典型表现有高代谢症候群、甲状腺肿及眼征。老年和小儿患者的临床表现常不典型。

一、典型临床表现

（一）甲状腺激素分泌过多症候群

1. 高代谢症候群　由于 T_3、T_4 分泌过多和交感神经兴奋性增高，促进物质代谢氧化加速使产热、散热明显增多。患者常有疲乏无力、怕热多汗、皮肤温暖潮湿、体重锐减和低热，危象时可有高热。TH（甲状腺素）促进肠道糖吸收，加速糖的氧化利用和肝糖原分解，可致糖耐量减低或使糖尿病加重。TH 促进脂肪合成、分解与氧化，胆固醇合成、转化和排泄均加速，常致血总胆固醇降低。蛋白质分解增强致负氮平衡，体重下降，尿肌酸排出增多。

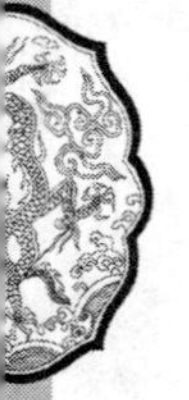

2. 精神、神经系统　神经过敏、多言好动、紧张忧虑、焦躁易怒、失眠不安，思想不集中，记忆力减退。有时有幻想，甚而表现为亚躁狂症或精神分裂症。偶尔表现为寡言抑郁，神情淡漠，也可有手、眼睑和（或）舌震颤，腱反射亢进。

3. 心血管系统　可有心悸、胸闷、气短，严重者可发生甲亢性心脏病。体征可有：①心动过速，常为窦性，休息和睡眠时心率仍快；②心尖区第一心音亢进，常有Ⅰ~Ⅱ级收缩期杂音；③心律失常，尤其以房性期前收缩多见，也可为室性或交界性；还可发生阵发性或持久性心房纤颤或心房扑动，偶见房室传导阻滞；④心脏增大，遇心脏负荷增加时易发生心力衰竭；⑤收缩压上升，舒张压下降，脉压差增大，有时出现周围血管征。

4. 消化系统　常有食欲亢进，多食消瘦。老年患者可有食欲减退、厌食。由于胃肠蠕动加快，消化吸收不良而排便次数增多，含有较多未被消化的食物。重者可有肝大及肝功能异常，偶有黄疸。

5. 肌肉骨骼系统　部分患者有甲亢性肌病、肌无力及肌萎缩，多见于肩胛与骨盆带肌群。周期性瘫痪多见于青年男性患者，原因不明。发作时血钾降低，但尿钾不高，可能由于钾转移至肝及肌细胞内所致。重症肌无力可发生在甲亢前、后，或同时起病；二者同属自身免疫病，可发生于同一有自身免疫缺陷的患者。

6. 生殖系统　女性常有月经减少或闭经。男性有阳痿，偶有乳腺发育，血催乳素及雌激素增高。性腺激素代谢加快，性激素结合球蛋白常增高。

7. 内分泌系统　早期血 ACTH 及 24 小时尿 17 - 羟皮质类固醇（17 - 羟）升高，继而受过高 T_3、T_4 抑制而下降。皮质醇半衰期缩短。

8. 造血系统　周围血淋巴细胞绝对值和百分比及单核细胞增多，但白细胞总数偏低。血容量增大，可伴紫癜或贫血，血小板寿命缩短。

（二）甲状腺肿

绝大多数患者有程度不等的弥漫性、对称性甲状腺肿大，随吞咽动作上下移动；质软、无压痛、久病者较韧；肿大程度与甲亢轻重无明显关系；左右叶上下极可有震颤，常可听到收缩期吹风样或连续性收缩期增强的血管杂音，为诊断本病的重要体征。极少数无甲状腺肿大或甲状腺位于胸骨后纵隔内者，需用放射性核素扫描或 X 线检查确定。

（三）眼征

GD 患者中，约有 25% ~50% 伴有眼征，其中突眼为重要而较特异的体征之一。突眼多与甲亢同时发生，但亦可在甲亢症状出现前或甲亢经药物治疗后出现，少数仅有突眼而缺少其他临床表现。按病变程度可分为单纯性（干性、良性、非浸润性）和浸润性（水肿性、恶性）突眼两类。

单纯性突眼的常见眼征有：①眼球向前突出，突眼度一般不超过 18 mm；②瞬目减少（Stellwag 征）；③上眼睑挛缩、睑裂宽，向前平视时，角膜上缘外露；④双眼向下看时，上眼睑不能随眼球下落或下落滞后于眼球（von Graefe 征）；⑤向上看时，前额皮肤不能皱起（Joffroy 征）；⑥两眼看近物时，眼球辐辏不良（Möbius 征）。以上眼征主要与交感神经兴奋和 TH 的 β 肾上腺素能样作用致眼外肌和提上睑肌张力增高有关，球后及眶内软组织的病理改变较轻，经治疗常可恢复，预后良好。

浸润性突眼较少见，多发生于成年患者，预后较差。除上述眼征更明显外，往往伴有眼睑肿胀肥厚，结膜充血水肿。眶内软组织肿胀、增生和眼肌的明显病变使眼球明显突出（有时可达 30 mm），活动受限。患者诉眼内异物感、眼部胀痛、畏光、流泪、复视、斜视、视野缩小及视力下降等。严重者眼球固定，且左右突眼度不等（相差 > 3 mm），眼睑闭合不全，角膜外露可形成溃疡或全眼球炎，甚至失明。

二、特殊临床表现

1．甲状腺危象　多发生在甲亢未及时治疗的患者，或发生在重症甲亢未经药物治疗在放射碘治疗后，在感染、劳累、应激、急性胃肠炎、脱水等诱因情况下，发生甲状腺危象，多见于老年人。甲亢症状加重伴发热，体温 > 39 ℃，心率 > 140 次/分，大汗淋漓，病人烦躁不安，全身肌颤、手颤，恶心、呕吐、腹泻，体重较前明显减轻。部分病人出现心律失常、心房纤颤、心功能不全。有的出现休克甚至昏迷。如不及时抢救，死亡率高。

2．甲亢性心脏病　多见于长期甲亢未得到很好控制或老年甲亢患者。除典型的甲亢表现外，可出现心界扩大、心脏杂音，有的出现心律失常，以心房纤颤、房性早搏多常见。甲亢长期得不到控制者，心律失常不易纠正，易发生心肌损害、心力衰竭。

3．胫前黏液性水肿　在甲亢中不多见。病人有甲亢的症状、体征等临床表现，同时有双侧胫前黏液性水肿。在甲亢治疗后，胫前黏液性水肿可逐渐减轻或消失。

4．甲亢性周期性麻痹　多见于初发甲亢、未经治疗者，多见于男性甲亢病人。病人有甲亢的症状和体征，同时出现四肢无力，尤以下肢明显，多在晨起时出现下肢不能活动，病情严重者，肌无力向上发展，出现呼吸肌麻痹、呼吸困难。有的病人以不明原因的呼吸困难入院。查血钾低于正常，有的出现严重的低钾血症。血 T_3、T_4 升高。经补钾后症状可暂时缓解。治疗甲亢后，可防止周期性麻痹的发作。

5．淡漠型甲亢　多见于老年患者。起病隐匿，临床症状较轻。表现为表情淡漠、嗜睡、反应迟钝等，不易诊断。此时应注意询问病人有无大便次数增多或原有便秘，但现在便秘消失。虽然此型症状不典型，但大部分患者有体重减轻、消瘦乏力。有的病人仅有腹泻或阵发性心房纤颤等表现。

6．T_3 型甲亢　多见于结节性或混合性甲状腺肿或缺碘地区的甲亢患者。症状轻，查 TT_3、FT_3 升高，而 TT_4、FT_4 正常。甲状腺摄 ^{131}I 率正常或偏高，但不受外源性 T_3 抑制。

7．T_4 型甲亢　多见于轻症甲亢或碘甲亢患者。甲亢症状较轻，有的无明显甲亢症状，仅在查甲状腺功能时示 TT_4、FT_4 升高，而 TT_3、FT_3 正常。

8．亚临床甲亢　多见于甲亢早期或甲亢经药物、放射碘治疗后，或发生在结节性甲状腺肿、甲状腺毒性腺瘤早期。症状不典型，可无明显甲亢症状，也可有部分甲亢症状。应及时测定甲状腺功能，可显示 T_3、T_4、FT_3、FT_4 在正常高限或高于正常。但应注意 TSH 及甲亢的抗体等的改变，以及早诊断。

9．妊娠期甲亢

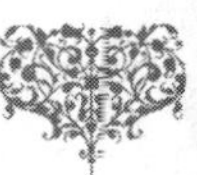

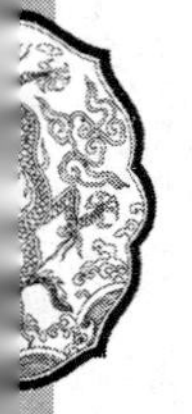

（1）妊娠合并甲亢：病人可有甲亢症状，但因妊娠期的体重增加可掩盖了甲亢所致的体重减轻，使体重减轻不明显；同时还由于妊娠期的生理性高代谢症群、高雌激素血症所致的甲状腺激素结合球蛋白（TBG）升高、T_3、T_4 升高，可给甲亢的诊断带来困难。如病人有心悸、乏力、四肢近端消瘦，体重不随妊娠月份而相应增加，应疑诊甲亢，做甲状腺功能检查明确诊断。

（2）人绒毛膜促性腺激素（HCG）相关性甲亢：在绒毛膜癌、葡萄胎、多胎妊娠时，HCG 分泌增多，大量 HCG 刺激 TSH 受体而出现甲亢。

【实验室检查与其他检查】

1. 甲状腺功能测定

（1）T_3、T_4 测定：应用放免法。T_3、T_4 仅能代表血中的总的甲状腺激素水平，受甲状腺素结合球蛋白的影响，在典型甲亢时可明显升高；在亚临床甲亢时可以表现升高不明显，所以仅以此判断有无甲亢不够全面。

（2）FT_3、FT_4 测定：游离甲状腺激素不受甲状腺素结合球蛋白影响，能确切反映甲状腺的实际功能，是诊断甲亢的敏感指标。甲亢时明显升高，在亚临床甲亢时可有轻度升高，或在正常高限。

（3）rT_3 测定：rT_3 是 T_4 在外周组织的降解产物，其浓度的变化与 T_3、T_4 维持一定比例，尤其与 T_4 一致，是反映甲状腺功能的一项指标。在甲亢及复发的早期，仅有 r-T_3 的升高。

2. 超敏 TSH（sTSH）测定　超敏 TSH 测定采用免疫放射分析法。甲亢时 TSH 降低。采用免疫放射分析法测定 TSH 优于放免法，其灵敏度为 0.1～0.2 mU/L，能测定出低于正常的值。近年来，采用免疫化学发光法测定，其灵敏度更高，是诊断甲亢的敏感指标。

3. 促甲状腺激素受体抗体（TRAb）测定　包括甲状腺刺激抗体（TSAb）和甲状腺刺激阻断抗体（TSBAb）。Graves 病时 TSAb 升高、TRAb 升高，阳性率在 80%～100%，有早期诊断意义，并且对判断病情活动、是否复发有意义，是甲亢治疗后停药的重要指标。

4. 甲状腺球蛋白抗体（TGA）和甲状腺过氧化物酶抗体（TPOAb）测定　在桥本氏病时此抗体升高。甲亢病人这两种抗体升高时，提示桥本甲亢。如此抗体长期持续阳性，提示患者有进展为自身免疫性甲减的可能。

5. 甲状腺球蛋白（TG）和降钙素（CT）测定　升高时提示甲状腺结节有恶变的可能，需进一步检查。在甲状腺癌术后的患者 TG 升高，提示有癌肿复发的可能。血降钙素升高提示应排除甲状腺髓样癌。

6. 甲状腺吸 ^{131}碘率测定　甲亢时甲状腺吸碘率升高，且高峰前移，3 小时吸 ^{131}碘率 >25%，24 小时 >45%。亚甲炎伴甲亢时甲状腺功能升高但甲状腺吸碘率降低。做甲状腺吸碘率时应禁食含碘的食物和药物，孕妇和哺乳期妇女禁用此检查。

7. 甲状腺 B 超　可明确甲状腺肿大的性质，是弥漫性肿大还是结节性肿大，还可明确甲状腺内有无肿瘤、出血、囊肿等情况。

8. 甲状腺扫描　对甲状腺肿大呈多结节性、或呈单结节者、或甲状腺有压痛疑诊为甲状腺炎等情况者，可进行甲状腺核素扫描，明确甲状腺结节为凉结节还是热结节，根据甲状腺摄锝的情况，还可判断是否有桥本甲状腺炎、亚急性甲状腺炎的可能。甲状腺扫描有助于胸骨后甲状腺的诊断，还对甲状腺结节的性质有一定的诊断价值。

9. 甲状腺 CT 或 MRI 检查　有助于甲状腺肿、异位甲状腺、甲状腺结节和甲状腺癌的诊断，还可明确球后病变的性质。

10. 血常规检查　周围血循环中淋巴细胞绝对值和百分比及单核细胞增多，但白细胞总数偏低。血小板寿命较短，可显示轻度贫血。

11. 血生化检查　甲亢时可有血糖的轻度升高，有的病人处于糖耐量异常阶段，少数病人出现低血钾、肝功能异常及电解质紊乱。

【诊断和鉴别诊断】

一、诊断要点

（一）西医诊断

典型病例经详细询问病史，依靠临床表现结合甲状腺功能检测即可拟诊。不典型病例、小儿、老人及亚临床甲亢患者，往往症状不明显，易被漏诊或误诊。所以遇到有以下症状者，应考虑有甲亢的可能：病史较长的不明原因的体重减轻、乏力、怕热出汗、低热、腹泻或大便次数增多、手抖和肌颤、心动过速、心房颤动、肌无力、性功能障碍、月经减少或闭经等。对经治疗效果不满意的糖尿病、结核病、肝病、粒细胞减少、冠心病及心功能不全者，应排除甲亢。及时检测甲状腺功能，甲状腺性甲亢时 T_3、T_4、FT_3、FT_4、rT_3 升高，TSH 降低；垂体性甲亢时 TSH 升高，T_3、T_4、FT_3、FT_4、rT_3 升高；Graves 病时 TRAb、TSAb 升高；TGA、TPOAb 升高提示桥本甲亢；甲状腺结节伴甲亢时应注意甲状腺抗体和 TG、CT 的测定，以防甲状腺癌的漏诊。

（二）中医辨病与辨证要点

1. 辨病要点　瘿气既可出现多食易饥消瘦等症，又可见颈前肿物，因此必须与下列疾病鉴别：

（1）瘿囊：二者均有颈前肿大，其肿块多为两侧对称，边缘不清，肿块一般光滑柔软，大小不一，大者如袋如影，由颈部而下垂胸前。但本病无心悸汗多，消谷善饥，形体消瘦及眼突等表现。

（2）瘿瘤：二者均有颈前肿大的表现，颈前肿块常偏于一侧，或一侧大一侧小，也有两侧均大者，肿块大小如核桃，质地较硬，并随吞咽上下移动。病甚者肿块增大较快，质地坚硬，表面凹凸不平，活动受限。虽可有心悸汗多等症状，但其肿块性质和瘿气多不一样。

（3）消渴：临床表现常以多饮多食多尿、消瘦等症为特征，与瘿气之多食、消瘦相似。但消渴尚有多饮、多尿，血液检测示血糖升高；瘿气还有心悸、多汗、烦躁、眼突、颈前肿物等症状和体征，血液检测示甲状腺功能亢进等；二者一般不难区别。

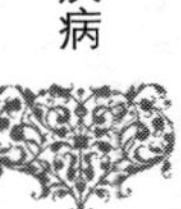

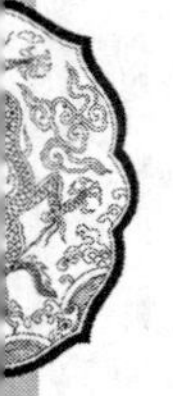

2. 辨证要点

（1）辨虚火实火：瘿气见恶热、多汗、肌肤灼热、急躁易怒、舌红、脉弦数者，多为火热的表现。但火有实火虚火之分。实火者，伴口苦咽干，胁胀乳痛，善太息，痛经，舌红、脉弦为肝火；伴心悸失眠，多汗烦热，小便赤涩，大便秘结，舌尖红、脉数为心火；以多食善饥，渴喜冷饮明显者为胃火。阴虚生内热则为虚火，见心悸怔忡，健忘多梦，五心烦热，盗汗，舌红少津，脉细数者为心阴不足；见头晕头痛，耳鸣胁痛，烦躁易怒，手指震颤，舌红少苔而干脉细数者为肝肾阴虚，虚火上扰，虚风内动；见口干咽燥，饥不欲食，大便干燥，心烦潮热，舌红少苔，脉细数者为胃阴虚。

（2）辨气虚所在：瘿气中后期，在阴虚的同时，常出现气虚的表现，其气虚之证多责于心、脾、肾。如见心悸自汗，气促水肿，脉结代者为心气虚；若见纳呆乏力，腹胀脘闷，水肿，便溏，舌淡，脉虚无力者为脾气虚；见耳鸣齿摇，腰膝无力者为肾气虚。

（3）辨痰结瘀血：瘿气出现颈前肿大，眼突，舌苔腻等为痰结的表现。而痰结又与肝郁气滞，阴虚火旺，肝脾气虚有密切关系。瘿气日久，如见面色晦暗，心悸水肿，舌质暗有瘀斑，脉结代促者，其病多夹瘀血。痰结与瘀血亦相互影响。

（4）辨病情轻重：病初起者，因素体阴虚，情志不遂，肝郁气滞，见胸闷烦躁，失眠，多食易饥，颈前肿大，两眼外突，舌红脉弱或弦细等气滞痰结、阴虚郁热为主要表现，病情属轻症。若见面部潮红，颈大而粗，眼突，烦躁易怒，多汗肤热，心悸肢颤，恶热头晕，口干而苦，舌质红，苔黄，脉细或细数者，多为火邪内郁，其证属重。如肝火亢盛，津液暴夺，症见高热大汗，呕吐腹泻，狂躁谵妄，甚至四肢厥冷，神志淡漠，脉微欲绝，则为亡阳亡阴之危证。

二、鉴别诊断

1. 神经官能症　此症患者多有精神受刺激史，睡眠差、多梦，重者失眠、可有精神障碍。由于长期睡眠少、食欲不振，可引起消化不良、体重减轻、消瘦，这些表现易与甲亢的症状相混，应及时检测甲状腺功能明确诊断。

2. 单纯性甲状腺肿　甲状腺肿大可持续多年，有的一直未察觉。甲状腺多呈弥漫性肿大，病程长者出现甲状腺结节，无突眼，无甲亢症状。甲状腺吸^{131}碘率可升高，但高峰不前移。T_3 抑制试验可被抑制。T_4 正常或偏低，sTSH 正常或偏高，TRAb、TSAb 正常。TRH 兴奋试验正常。

3. 嗜铬细胞瘤　由于肿瘤分泌肾上腺素、去甲肾上腺素增多，引起出汗、手抖、消瘦、乏力等，还可出现心动过速、神经精神症状，有时酷似甲亢，但嗜铬细胞瘤的主要表现为高血压，血压可呈阵发性升高，或呈持续性高血压阵发性加重，而无甲状腺肿及突眼。测甲状腺功能正常，血和尿儿茶酚胺升高，肾上腺影像学检查可以显示肾上腺肿瘤，依此可进行鉴别。

【治疗】

一、中医治疗

瘿气的发病多以肝气郁结，气滞痰阻，气郁化火为病机，因此养阴清热，解郁化痰是治疗本病的基本治则。具体运用时应根据具体证候、病位及病程、年龄、体质情况区别对待，分别采取清热泻火，养阴生津，疏肝解郁，化痰散结，补益气阴等治法。瘿气初起、年轻、体质尚好者，常以气郁痰结化热为患，病位以肝为主，可以化痰、解郁、清火为治。病情进展，又见阴虚、肝郁、痰结夹杂，常以阴虚内热，气郁痰结化热共见，而表现为肝、肾、心、胃等脏腑的热象，证候既有虚热，又有实火，或有不同脏腑的热象兼而有之。治疗时宜结合肝、肾、心、胃病位的不同，阴虚者养其阴，实火者清其热。病久则阴虚愈明显，或可伤阴耗气，出现气阴两虚的证候，累及心、脾、肾脏。故对病程长、年老、体质弱的患者，即使证候以实证为主者，治疗也应当酌情给予养阴生津益气，以扶正气。病久入络，证候兼夹瘀血的，需配伍活血化瘀通络以治。如阴津暴脱出现阴脱阳亡者，需救阴固阳，宜清热养阴，回阳救逆。

（一）辨证论治

1. 肝郁痰结

主要证候：胸闷胁痛，攻窜两肋，精神抑郁，善太息，嗳气，腹胀，急躁易怒，颈前肿胀，两目外突，女子月经不调，舌淡红，苔薄白，脉弦。

治法：疏肝解郁，化痰散结。

方药：逍遥散合消瘰丸。逍遥散方用柴胡疏肝解郁；当归、白芍药养血调肝；白术、茯苓、甘草理脾运湿。消瘰丸以玄参养阴润燥；合牡蛎、浙贝母化痰软坚散结。二方合用，颇合该证的病机。

若有热象，可酌减当归、白术的用量，以防温燥，适当牡丹皮、栀子、菊花、夏枯草等。月经不调者，可加郁金、益母草等为治。嗳气、腹胀者，加陈皮、青皮、砂仁、大腹皮等。

2. 肝胃火盛

主要证候：烦躁易怒，手指震颤，失眠，面部烘热，汗多恶热，消谷善饥，常夹口苦咽干，头晕目眩；或渴欲冷饮，大便秘结；或心悸胸闷；颈前肿胀，两目外突，女子月经不调，舌质红，苔黄，脉弦数。

治法：清热泻火，平肝熄风。

方药：龙胆泻肝汤。方中龙胆草泻肝火，黄芩、栀子清火泻热以助龙胆草之力。泽泻、木通为清利之用，导热从小便出。生地黄、当归滋养阴血，以助津液之源。柴胡疏达肝气。甘草调和诸药，并可防苦寒药物伤伐胃气。

可酌加消瘰丸、夏枯草以达养阴清热，化痰散结之用。肝火上扰，而见头晕目眩者，可加菊花、夏枯草；胃热盛者，可合用白虎汤清解阳明之热，或加石膏、黄连泻中焦之热，或加石斛、玉竹、麦冬以助胃液；兼大便秘结者，酌用大黄或增液承气汤通腑泻热；热郁生风者，宜加石决明、珍珠母、钩藤等平肝熄风；热扰心神者，可予重用生

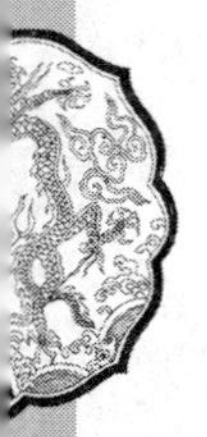

地，加酸枣仁、夜交藤及丹参等。

3．心肝阴虚

主要证候：心悸汗出，口干，消瘦，五心烦热，虚烦失眠，手指震颤，或头晕乏力，目干而赤；或饥不欲食；眼突颈大，女子月经衍期、量少甚至闭经，舌质红，舌体小，或舌体颤动，苔少，脉弦细数

治法：滋阴养血，宁心柔肝。

方药：天王补心丹。天王补心丹方用生地黄、玄参育阴清热，壮水制火；麦冬、天冬养阴以增阴液；当归、丹参补血运血；人参、茯苓、五味子、酸枣仁、柏子仁、远志、朱砂等补心气，养心神，以调整脏腑机能；桔梗上行，以为佐药。

肝阴虚明显者，可加白芍，合一贯煎。或加二至丸以加强柔肝养阴之力。见肢动手颤，舌体颤动者，又可加前述熄风之品以平肝风。阴虚内热，见烦热汗出者，可酌加牡丹皮、栀子、知母等清热之品。胃阴不足，饥不欲食者，可加玉竹、石斛。

4．气阴两虚

主要证候：心悸怔忡，汗出气短，神疲乏力，口干，手足心热，虚烦潮热，失眠，手指震颤，或饥不欲食，消瘦；或渴不欲饮，腹胀脘闷，大便溏薄；或头晕耳鸣，腰酸齿摇；或足跗水肿；颈大眼突，舌质红，或红绛，或淡红，苔少，脉细而无力，或细数无力，或缓而无力，或结代促。

治法：益气养阴。

方药：生脉散。生脉散中人参甘温，益气生津（用西洋参更佳）；麦冬清热养阴，五味子生津敛肝滋肾。

气虚明显者，可视心脾肾虚损的情况，酌加选用相应的药物治疗。心气阴两虚为主者，可合归脾汤加减。脾虚为主者，可加山药，合四君子汤或补中益气汤等。肾虚明显者，可合六味地黄丸。偏于气虚者，宜加黄芪、党参、白术等。足跗水肿者，可在益气养阴的基础上，酌情选用渗湿利水药物，如泽泻、猪苓、茯苓、车前子等。汗多者可酌情加用浮小麦、糯稻根、麻黄根敛汗。偏于阴虚者，宜加生地黄、玄参、合二至丸、六味地黄丸等。兼夹瘀血者，酌加丹参、三七、桃红四物汤等。郁火炽盛，耗伤气阴，阴脱亡阳，证见壮热大汗，呕吐腹泻，狂躁谵妄，甚则面色苍白，四肢厥冷，神志淡漠、脉微欲绝者除应急以清热护津救液外，还须回阳救逆固脱。

此外，《本草纲目》指出黄药子对于瘿气的治疗具有一定的疗效，该药味苦性平，有凉血降火，消瘿解毒功效。本病各个证候均可结合运用。由于该药有小毒，用量不宜过大，并需注意其副作用。

（二）中成药

火把花根片 4～5 片，一日 3 次。

二、西医治疗

（一）一般治疗

应予适当休息。饮食要补充足够热量和营养，包括糖、蛋白质和维生素 B 族等。

精神紧张、不安或失眠者，可给予安定类镇静剂。禁食含碘食物如海带、紫菜等。

（二）药物治疗

1. 抗甲状腺药物的治疗

（1）适应证和优缺点：抗甲状腺药物适应于所有甲亢患者的初始治疗。其优点是：①疗效较肯定；②不导致永久性甲减；③方便、经济，使用较安全。其缺点是：①疗程长，一般需要 1～2 年，有时长达数年；②停药后复发率较高，并存在原发性或继发性失效的可能；③可伴发肝损害或粒细胞减少症。常用的抗甲状腺药物分为硫脲类和咪唑类两类。硫脲类有甲基硫氧嘧啶（methylthiouracil，MTU）及丙基硫氧嘧啶（propylthiouracil，PTU），咪唑类有甲巯咪唑（methimazole，MMI，他巴唑）和卡比马唑（carbimazole，CMZ，甲亢平），其作用机制基本相同，都可抑制甲状腺过氧化物酶活性，抑制碘化物形成活性碘，影响酪氨酸残基碘化，抑制单碘酪氨酸碘化为双碘酪氨酸及碘化酪氨酸耦联形成各种碘甲腺原氨酸。近年发现此组药物可轻度抑制免疫球蛋白生成，使甲状腺中淋巴细胞少，血 TSAb 下降。其中 PTU 还在外周组织抑制 5′－脱碘酶而阻抑 T_4 转换成 T_3，故首选用于严重病例或甲亢危象。

（2）治疗方案和不良反应：长程治疗分初治期、减量期及维持期，按病情轻重决定剂量。①初治期：MTU 或 PTU 300～450 mg/d，或 MMI，或 CMZ 30～40 mg/d，分 2～3 次口服。症状缓解或血 TH 恢复正常时即可减量。②减量期：约每 2～4 周减量一次，MTU 或 PTU 每次减 50～100 mg，MMI 或 CMZ 每次减 5～10 mg，待症状完全消除，体征明显好转后再减至最小维持量。③维持期：MTU 或 PTU 50～100 mg/d，MMI 或 CMZ 5～10 mg/d，如此维持 1.5～2 年。必要时还可在停药前将维持量减半。疗程中除非有较严重反应，一般不宜中断，并定期随访疗效。治疗中如症状缓解而甲状腺肿或突眼反而恶化时，抗甲状腺药物可酌情减量，并可加左旋甲状腺素 L－T_4 25～100 μg/d 或干甲状腺片 20～60 mg/d。长程（>1 年半）治疗对轻、中度患者的治愈率为 60%；短程（<6 个月）治疗的治愈率约为 40%。在停药后 3 月至 1 年内易复发。

抗甲状腺药物的不良反应主要有粒细胞减少（MTU 多见，MMI 次之，PTU 最少），严重时可致粒细胞缺乏症。前者多发生在用药后 2～3 个月内，也可见于任何时期。如外周血白细胞低于 3×10^9/L 或中性粒细胞低于 1.5×10^9/L，应考虑停药，并应严密观察。试用升白细胞药物如维生素 B_4、鲨肝醇、利血生、脱氧核糖核酸、碳酸锂等，必要时给予泼尼松 30 mg/d 口服。伴发热、咽痛、皮疹等疑为粒细胞缺乏症时，须停药抢救，并给予粒细胞－巨噬细胞集落刺激因子（GM－CSF）治疗。此外，药疹较常见，可用抗组胺药物控制，不必停药，但应严密观察，如皮疹加重，应立即停药，以免发生剥脱性皮炎。如发生中毒性肝炎应立即停药抢救。

（3）停药与复发问题：复发系指甲亢完全缓解，停药半年后又有反复者，主要发生于停药后的第 1 年，3 年后则明显减少。为减少复发，要求除临床表现及 T_3、T_4 和 TSH 正常外，T_3 抑制试验或 TRH 兴奋试验亦正常才停药则更为稳妥；血 TSAb 浓度明显下降或阴转提示复发的可能性较小。对药物有严重过敏或其他不良反应或经长期药物治疗仍疗效不佳者，应考虑改用其他方法治疗。

2. 其他药物

（1）复方碘溶液：仅用于术前准备和甲亢危象。其作用为减少甲状腺充血，阻抑TH释放，也抑制TH合成和外周T_4向T_3转换，但属暂时性，于给药后2～3周内症状渐减轻，继而又可使甲亢症状加重，并延长抗甲状腺药物控制甲亢症状所需的时间。

（2）β受体阻滞剂：有多种药物可供选择。除阻滞β受体外，还可抑制T_4转换为T_3，用于改善甲亢初治期（如普萘洛尔10～40 mg，每日3～4次）的症状，近期疗效显著。此药可与碘剂合用于术前准备，也可用于^{131}I治疗前后及甲亢危象时。支气管哮喘或喘息型支气管炎病人禁用，此时可用选择性β受体阻滞剂，如阿替洛尔（atenolol）、美托洛尔（metoprolol）等。

（三）其他疗法

1．放射性^{131}I治疗

利用甲状腺高度摄取和浓集碘的能力及^{131}I释放出β射线对甲状腺的生物效应（β射线在组织内的射程约2 mm，电离辐射仅限于甲状腺局部而不累及甲状旁腺和其他毗邻组织），破坏滤泡上皮而减少TH分泌。另外，也抑制甲状腺内淋巴细胞的抗体生成，加强了治疗效果。因而，放射性碘治疗具有迅速、简便、安全、疗效明显等优点。

（1）适应证：①中度甲亢，年龄在25岁以上者；②对抗甲状腺药物有过敏等反应而不能继用，或长期治疗无效，或治疗后复发者；③合并心、肝、肾疾病等不宜手术，或术后复发，或不愿手术者；④某些高功能结节的甲亢患者；⑤非自身免疫性家族性毒性甲状腺肿者。

（2）禁忌证：①妊娠、哺乳期妇女（^{131}I可进入胎盘和乳汁）；②年龄在25岁以下者；③有严重心肝肾功能衰竭或活动性肺结核者；④外周血白细胞在$3\times10^9/L$以下或中性粒细胞低于$1.5\times10^9/L$者；⑤重症浸润性突眼症；⑥甲亢危象；⑦甲状腺不能摄碘者。

（3）剂量及疗效：根据估计的甲状腺重量及最高摄^{131}I率推算剂量。利用超声测量甲状腺的体积比较安全和精确。一般主张每克甲状腺组织一次给予^{131}I 2.6～3.7 MBq（70～100 μCi）放射量。病情较重者先用抗甲状腺药物治疗3个月左右，待症状减轻后，停药3～5天，然后服^{131}I。治疗后2～4周症状减轻，甲状腺缩小，体重增加，3～4月后约60%以上病人可治愈。如半年后仍未缓解可进行第二次治疗，且于治疗前先用抗甲状腺药物控制甲亢症状。

（4）并发症：主要有：①甲状腺功能减退分暂时性和永久性甲减两种。早期由于腺体破坏，后期则有可能由于自身免疫反应参与，甲状腺组织被破坏所致。一旦发生均须用TH替代治疗；②放射性甲状腺炎见于治疗后7～10天，个别可诱发危象。故必须在^{131}I治疗前用抗甲状腺药物治疗。放射碘治疗可引起甲状腺自身抗原的大量释放，应用糖皮质激素有助于抑制免疫反应；③可能导致突眼恶化，但对此看法不一。一些学者认为^{131}I治疗甲亢可以加重甲状腺相关性眼病（thyroid－associated ophthalmo pathy，TAO），如果^{131}I治疗之前先服用3个月左右糖皮质激素可防止TAO加重。

2．手术治疗

甲状腺次全切除术的治愈率可达70%以上，但可引起多种并发症，有的病例于术后多年仍可复发或出现甲状腺功能减退症。

(1) 适应证：①中、重度甲亢，长期服药无效，停药后复发，或不愿长期服药者；②甲状腺巨大，有压迫症状者；③胸骨后甲状腺肿伴甲亢者；④结节性甲状腺肿伴甲亢者。

(2) 禁忌证：①较重或发展较快的浸润性突眼者；②合并较重心、肝、肾、肺疾病，全身状况差不能耐受手术者；③妊娠早期（第3个月前）及晚期（第6个月后）；④轻症可用药物治疗者。

(3) 术前准备：术前必须用抗甲状腺药物充分治疗至症状控制，心率<80次/分，T_3，T_4在正常范围内。于术前2周开始加服复方碘溶液，每次3~5滴，每日1~3次，以减少术中出血。

(4) 并发症：可发生创口出血、呼吸道梗阻、感染、甲亢危象、喉上与喉返神经损伤、甲状旁腺暂时性或永久性功能减退、甲状腺功能减退及突眼恶化等。

(四) 并发症的治疗

1. 甲状腺危象的防治

甲亢及时治疗，防治感染和充分的术前准备是防止发生危象的关键。一旦发生则急需抢救。

(1) 抑制T_4、T_3合成和由T_4转化为T_3：甲状腺危象时首选PTU，首次剂量600 mg口服或经胃管注入。如无PTU时可用等量MTU或MMI 60 mg。以后每日用量8~12片，症状控制后减量至常用治疗量。

(2) 抑制T_4、T_3释放：病情严重者在服PTU后1~2小时可再加用复方碘溶液，首剂40~60滴，以后每6~8小时服用5~10滴；或用碘化钠0.5~1.0 g，加入葡萄糖氯化钠溶液中静脉滴注12~24小时，以后视病情好转而逐渐减量，一般使用3~7天停药。

(3) 降低周围组织对甲状腺激素的反应：选用肾上腺素能阻断剂，如无心功能不全可用大剂量普萘洛尔20~30 mg，每6~8小时口服1次，或1 mg经稀释后缓慢静脉注射，视需要可间断给药3~5次；或用利血平1 mg，每6~8小时肌注1次，但应从小剂量开始，监测心率并注意窦房结功能，防止心率过慢，发生心功能不全者停用，及时监测心率及血压。

(4) 拮抗应激：可给予氢化可的松100 mg加入液体中静脉滴注，每6~8小时1次；也可用相当量的地塞米松静脉滴注。

(5) 对症治疗：高热者给物理降温或药物降温，试用异丙嗪、哌替啶各50 mg静脉滴注；供氧；同时监护心、肾等功能，注意改善微循环，防治感染，纠正电解质、酸碱平衡紊乱，及时处理各种并发症。

2. 妊娠期甲亢的治疗

甲亢合并妊娠时治疗的目的是使母亲达到轻微甲亢或甲状腺功能正常上限，并预防胎儿甲亢或甲减的发生。

妊娠可能加重甲亢，故宜于治愈GD后再妊娠。如患者欲维持妊娠，应及早使甲状腺功能恢复正常。治疗措施：

(1) 抗甲状腺药物的剂量不宜过大，首选丙基硫氧嘧啶（PTU），用最小有效剂量

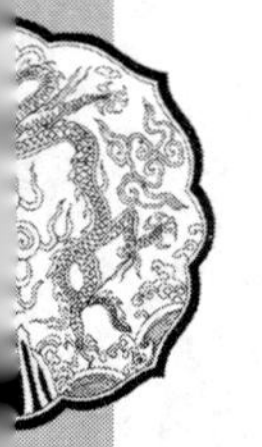

（如每日 100～300 mg，分 2～3 次口服）控制甲亢症状后，尽快减至维持量，维持甲状腺功能（宜用血 FT_3、FT_4 作观测指标）在稍高于正常水平，避免治疗过度招致的母体和胎儿甲状腺功能减退或胎儿甲状腺肿；长期以来人们认为由于 PTU 通过胎盘慢于和少于 MTU，不仅阻断甲状腺内 TH（甲状腺素）合成，并且阻断周围组织由 T_4 向 T_3 转变，故妊娠期 GD 时首选 PTU。

（2）由于抗甲状腺药物可从乳汁分泌，产后如需继续服药，一般不宜哺乳。如必须哺乳，应选用 PTU，且用量不宜过大。

（3）普萘洛尔可使子宫持续收缩而引起胎儿发育不良、心动过缓、早产及新生儿呼吸抑制等，故应慎用或禁用。

（4）妊娠期一般不宜做甲状腺次全切除术，如择期手术治疗，宜于妊娠中期（即妊娠第 4～6 个月）施行。

（5）如患者对药物治疗抵抗，可在手术治疗甲亢前试用卢戈碘液。

（6）^{131}I 不能用于治疗妊娠期甲亢。

【临床思路】

瘿气初起常以气郁痰结化热为患，阴虚、肝郁、痰结夹杂者，常以阴虚内热、气郁痰结化热共见，病久则阴虚明显，或可伤阴耗气，而见气阴两虚之证，甚至因阴津暴脱出现厥脱之危证。治疗上，以养阴清热，解郁化痰为基本治则。气郁痰结者，给以疏肝解郁，化痰散结；阴虚者宜养阴；实火者，予以清热；夹瘀者予以化瘀。在治疗中应重视顾护患者的阴津，用药避免投以大剂量含碘药物，以免影响疗效或加重病情。

【预后与转归】

瘿气患者虽多有阴虚体质，但病初证候一般仍以实证为主。此时积极治疗，病情多能缓解。如气郁痰结化火，热邪伤阴耗气则为重症，导致心脾肾气机虚损，则病情复杂，治疗棘手。若郁火炽盛，津液暴脱，亡阴亡阳，而致厥脱之证，是为危象。再则，本病即使通过治疗虽症状暂时缓解，但病情恐未痊愈，应注意观察，定期复查，谨防复发。在预后方面，病程较短、年青、证候以实证为主者，经积极治疗，预后一般较好。病程长、年老、病情反复发作、心脾肾虚损明显者，则较难病愈。若见热甚致大汗淋漓、阴脱阳亡者，预后不良。

【预防与调护】

甲亢多在阴虚体质的基础上由于情志因素致病，并与环境因素（进食高碘食物等）有一定关系。因此，在预防上，要注重自身的修养，培养多种个人爱好，提高个人的心理调节能力，患者应保持心情舒畅，避免情绪波动和精神刺激。在饮食上，鼓励患者进食富于营养的食物及新鲜蔬菜。忌食肥腻、香燥、辛辣之品及烟酒。避免进食富含碘食物如海产品（海带、昆布、加碘盐）等。坚持合理的治疗，定期复查是本病能够痊愈和减少或防止病情复发的关键之一。注意适当休息，预防外感病邪，如患外感病证应积极治疗。在病情尚未缓解之前，慎妊娠及手术，以防病情加重。

第四章 甲状腺功能减退症

甲状腺功能减退症（hypothyroidism，简称甲减），是由多种原因引起的甲状腺激素（TH）合成、分泌或生物效应不足所致的一种临床综合征。按起病年龄可分为三型。功能减退始于胎儿或新生儿者称呆小病（cretinism）；起病于青春期发育前儿童者，称幼年型甲减；起病于成年者为成年型甲减。重者可引起黏液性水肿，更为严重者可引起黏液性水肿性昏迷（myxedema coma）。无甲减症状与体征，但血清超敏 TSH（uTSH）升高的轻型甲减称为亚临床甲减（subclinical hypothyroidism）。

本病相当于中医“虚劳”、“水肿”等范畴。呆小病、幼年型甲减属中医“五迟”范畴。

【病因病理】

一、西医病因病理

（一）病因及发病机制

甲减的病因较复杂（见表6－4－1），以原发性者多见，其次为垂体性者，其他均属少见。原发性甲减中以慢性淋巴细胞性甲状腺炎最常见。发病机制随病因和类型不同而异。

1. 原发性甲状腺功能减退症　约占90%以上，系甲状腺本身疾病所致，大多为获得性甲状腺组织被破坏的后果。

其病因可为：①炎症，由于自身免疫反应或病毒感染等所致。许多病例原因不明，可能与自身免疫性甲状腺炎有关，尤以慢性淋巴细胞性甲状腺炎隐袭发病者较多。②放疗，如^{131}I 治疗等。③甲状腺大部或全部切除后。④缺碘引起者，多见于地方性甲状腺肿地区，少数高碘地区也可发生甲状腺肿和甲减，据统计每日摄入碘化物超过 6mg 者易于发生。⑤许多含单价阴离子（如 SCN^-、ClO_4^-、NO_3^-）的盐类和含 SCN^- 前体的食物均可抑制甲状腺摄碘，引起甲状腺肿和甲减。⑥遗传因素或基因突变等所致甲减。⑦其他，如甲状腺内广泛转移癌等。

2. 继发性甲状腺功能减退症　由于垂体或下丘脑疾病致 TSH（促甲状腺激素）不足而发生继发性甲减。常因肿瘤、手术、放疗或产后垂体缺血性坏死所致。垂体前叶被广泛破坏者，常有复合性垂体激素分泌减少表现；个别原因不明者可表现为特发性单一性 TSH 分泌不足。下丘脑 TRH（促甲状腺激素释放激素）分泌不足可使 TSH 及 TH（甲状腺素）相继减少而致甲减，可由下丘脑肿瘤、肉芽肿、慢性炎症或放疗等引起。

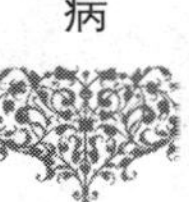

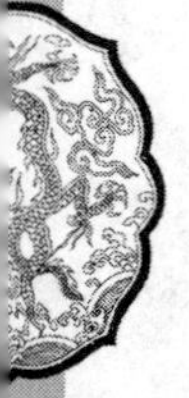

表 6-4-1 甲减的病因分类

一、原发性（primary）或甲状腺性甲状腺功能减退症

（一）获得性

1. 甲状腺被毁损

（1）特发性黏液性水肿（可能为慢性淋巴细胞性甲状腺炎的后果）

（2）慢性淋巴细胞性甲状腺炎（桥本甲状腺炎）

（3）甲状腺全切或次全切除手术后

（4）甲亢^{131}I 治疗后

（5）晚期 GD

（6）颈部疾病放射治疗后

（7）亚急性甲状腺炎（一般属暂时性）

（8）硬化性甲状腺炎（Riedel 病）

（9）甲状腺内广泛病变（如甲状腺癌或转移癌、血色病、结节病、淀粉样变性、硬皮病等）

2. TH 合成障碍

（1）缺碘性地方性甲状腺肿

（2）碘过多

（3）药物诱发［锂盐、硫脲类、磺胺类、对氨基水杨酸钠（对氨柳酸）、过氯酸盐、硫氰酸盐等］

（4）致甲状腺肿物质（长期大量食用某些白菜、芜菁、甘蓝、木薯等）

（二）先天性

1. 孕妇缺碘或口服过量抗甲状腺药

2. 胎儿 TH 合成酶系异常

3. 先天性甲状腺不发育

4. 异位甲状腺

二、继发性（secondary）或下丘脑－垂体性甲状腺功能减退症

（一）垂体肿瘤

（二）垂体手术或放射治疗后

（三）缺血性垂体坏死（产后、糖尿病、颞动脉炎等）

（四）垂体感染或浸润性病变

（五）特发性（有时为单一性）TSH 分泌不足

（六）TSH 合成障碍

（七）下丘脑性（三发性、tertiary）甲减（肿瘤、炎症、创伤、特发性、放射性照射等）

三、TSH 或 TH 不敏感综合征

（一）TSH 不敏感综合征（TSH 受体缺陷）

（二）TH 不敏感综合征

1. 全身性 TH 不敏感型

2. 选择性外周 TH 不敏感型

3. 促甲状腺激素或甲状腺激素不敏感综合征　少见。TSH 不敏感综合征是由于甲状腺对 TSH 有抵抗而引起的一种甲状腺功能减退症。部分病例与遗传有关，家系调查结果为常染色体隐性遗传。可能是由于 TSH 受体基因突变或 TSH 信息传递中 cAMP 生

成障碍所致。TH 不敏感综合征常呈家族发病倾向，常染色体显性或隐性遗传。可能是由于 TH 受体基因突变，TH 受体减少或受体后缺陷所致。

在上述各型甲减中，成年型和幼年型甲减既可原发于甲状腺本身病变，也可继发于垂体或下丘脑病变。呆小病则主要属于原发性甲减，地方性者主要见于缺碘性地方性甲状腺肿流行区；散发性者可由于：①甲状腺发育不全或缺如，也可因孕妇患自身免疫病或服用过量抗甲状腺药引起；②TH 合成酶系异常，可引起摄碘功能障碍、酪氨酸碘化和碘化酪氨酸耦联缺陷或甲状腺球蛋白合成和水解异常等一种或多种改变。

（二）病理与病理生理

1. 甲状腺和垂体　慢性淋巴细胞性甲状腺炎有大量淋巴细胞和浆细胞浸润，久之滤泡被毁，代之以纤维组织，残余的滤泡矮小、萎缩、扁平，泡腔内充满胶质。呆小病者除 TH 合成障碍致腺体增生肥大外，一般均呈萎缩性改变，或发育不全，或缺如。如功能降低的甲状腺组织对 TSH 有反应，常发生代偿性弥漫性肿大，病期久者常伴大小不等的甲状腺结节。原发性甲减由于 TH 减少，对垂体的反馈抑制减弱而使 TSH 细胞增生肥大，甚至发生 TSH 瘤，可同时伴高泌乳素血症。垂体性甲减患者的垂体萎缩，但亦可继发于垂体肿瘤或肉芽肿等病变。

2. 其他　皮肤角化过度，粘多糖沉积，PAS 染色阳性，形成黏液性水肿。内脏的细胞间质有同样物质沉积，严重病例有浆膜腔积液。骨骼肌、平滑肌、心肌间质水肿，横纹消失，肌纤维肿胀断裂并有空泡。脑细胞萎缩、胶质化和灶性蜕变。肾小球和肾小管基底膜增厚，系膜细胞增生。

二、中医病因病机

中医认为本病的发生主要与先天禀赋不足，饮食失调，年老久病伤肾等因素有关。

1. 禀赋不足，肾阳虚衰　父母体弱，禀赋不足，或胎中失养，导致患者先天肾阳不足，肾为先天之本，主骨生髓，肾阳不足，则生长发育受阻，导致患儿出现五迟之候。

2. 饮食失调，脾胃损伤　饮食不节，过食寒凉生冷或过食肥甘腻味之品，影响脾的健运，脾胃损伤，气血生化乏源，不能荣养全身，则成本证。

3. 年老久病，脾肾两虚　年事已高，脏腑虚弱，或久病患者，常常致脾肾受损、心肾阳虚而成本证。脾虚则影响气血生化来源，肾虚则肾精不足以充脑髓毛发，脾肾阳虚则水湿不运，或见心肾阳虚，鼓动血脉无力之证。

综上所述，本病的病因以先天禀赋不足和后天饮食失调、年老久病等为主，根本病机在于脏腑亏虚，以气虚和阳虚多见。气虚主要为脾气虚；阳虚可表现为脾阳虚、肾阳虚或心阳虚等。随着病情的进展，可出现因虚致实之证，如阳虚水停、脾虚痰阻等本虚标实证。

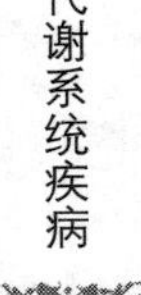

【临床表现】

成年型甲减以 40 ~ 60 岁多见，起病隐匿，发展缓慢。新生儿甲减（呆小病）可在出生后数周至数月发病。由于大脑和骨骼的生长发育受阻，可致身材矮小和智力低下。

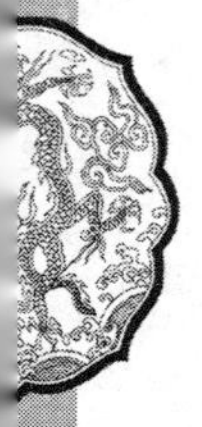

1. 成年型甲减

（1）低代谢症状：主要表现为疲乏，行动迟缓，嗜睡，记忆力减退，注意力不集中。因血循环差和热能生成减少，体温低于正常。

（2）黏液性水肿：表情淡漠、面容虚肿苍白，皮肤呈陈旧性象牙色，粗糙，少光泽，厚而凉，多鳞屑和角化。头发干燥、稀疏、脆弱，睫毛、眉毛、腋毛和阴毛脱落。指甲生长缓慢、厚而脆，表面常有裂纹。眼裂狭窄，可伴轻度突眼。鼻、唇增厚，发音不清，言语缓慢、音调低哑。黏液性水肿昏迷多见于年老人或长期未获治疗者，大多在冬季发病。诱发因素多为严重躯体疾病、TH 替代中断、受寒、感染、手术和使用麻醉、镇静药物等。临床表现为嗜睡、低温（<35 ℃）、呼吸减慢、心动过缓、血压下降、四肢肌肉松弛、反射减弱或消失，甚至昏迷、休克，可因心、肾功能衰竭而危及生命。

（3）精神神经系统：轻者有记忆力、注意力、理解力和计算力减退。反应迟钝、嗜睡、精神抑郁。重者多痴呆、幻想、木僵、昏睡或惊厥。

（4）肌肉与关节：主要表现为肌肉乏力。咀嚼肌、胸锁乳突肌、股四头肌及手部肌肉可出现进行性肌萎缩，叩击时可引起局部肿胀（“肌肿”或“小丘”现象）。肌肉收缩后弛缓延迟，握拳后松开缓慢。深腱反射的收缩期多正常，但弛缓期呈特征性延长，常超过350 毫秒（正常 240～320 毫秒），其中跟腱反射的半弛缓时间延长更为明显，对本病有重要诊断价值。部分病人伴关节病变，可有关节腔积液。

（5）心血管系统：心动过缓，心音低弱，心输出量减少。心脏扩大，常伴心包积液，经治疗后可恢复正常。久病者易发生动脉粥样硬化症及冠心病。

（6）消化系统：常有厌食、腹胀、便秘，严重者可出现麻痹性肠梗阻或黏液性水肿巨结肠。胃酸缺乏或维生素 B_{12}吸收不良可致缺铁性贫血或恶性贫血。

（7）内分泌系统：性欲减退。男性阳痿，女性月经过多，经期延长及不育症。有时可出现严重功能性子宫出血或溢乳。

2. 呆小病

起病越早病情越严重。患儿不活泼，不主动吸奶。患儿体格、智力发育迟缓，表情呆钝，发音低哑。颜面苍白，眶周浮肿，眼距增宽，鼻梁扁塌。唇厚流涎，舌大外伸。前后囟增大、闭合延迟。四肢粗短，出牙、换牙和骨龄延迟。行走晚，呈鸭步。心率慢，心浊音区扩大。腹饱满膨大伴脐疝。

地方性呆小病症状可分为三型：①神经型主要表现为脑发育障碍，智力低下伴聋哑，年长时仍不能生活自理；②黏液性水肿型以代谢障碍为主；③混合型兼有前两型表现。地方性甲状腺肿伴聋哑和轻度甲减者称为 Pendred 综合征。

3. 幼年型甲减　临床表现介于成年型与呆小病之间。幼儿多表现为呆小病，较大儿童的表现与成年型相似。

【实验室检查与其他检查】

1. 一般检查

（1）生化检查：TH不足影响促红细胞生成素的合成，可致轻、中度正常细胞型正常色素性贫血；由于月经量多而致失血及铁缺乏可引起小细胞性低色素性贫血；少数由于胃酸减少，内因子、维生素 B_{12} 和叶酸缺乏可致大细胞性贫血（恶性贫血）。

原发性甲减者的血胆固醇常升高，而继发性者正常或偏低。甘油三酯和LDL－胆固醇增高，HDL－胆固醇降低。血胡萝卜素增高。尿17－酮、17－羟皮质类固醇降低。糖耐量呈扁平曲线。

（2）心功能检查：心肌收缩力下降，射血分数减低，左室收缩时间间期延长。心电图示低电压、窦性心动过缓、T波低平或倒置，偶见P－R间期延长。有时可出现房室分离、Q－T间期延长等。

（3）影像学检查：骨龄延迟，骨化中心呈不均匀性斑点状（多发性骨化灶）有助于呆小病的早期诊断。蝶鞍常增大。心影弥漫性增大，可伴心包或胸腔积液。甲状腺核素扫描检查可发现异位甲状腺（舌骨后、胸骨后、纵隔内和卵巢甲状腺等）。先天性一叶甲状腺缺如者的对侧甲状腺因代偿而显像增强。

2. 甲状腺功能检查　较重者 T_3 和 T_4 均降低。轻型甲减、甲减初期以 FT_4 下降为主。原发性者的血清uTSH升高，垂体性和下丘脑性甲减者正常或降低。慢性淋巴细胞性甲状腺炎者的血清TgAb和TPOAb明显升高。

3. 动态试验

（1）TRH兴奋试验：原发性甲减时血清 T_4 降低，血基础TSH值升高，对TRH的刺激反应增强。继发性甲减者的反应不一，如病变在垂体，多无反应；如病变来源于下丘脑，多呈延迟反应。

（2）过氯酸钾排泌碘试验：阳性见于TPO缺陷所致的甲减和Pendred综合征。

4. 病理检查　当甲状腺肿大或存在明显甲状腺结节时，可作甲状腺穿刺活检或手术活检明确其病理诊断。

5. 分子生物学检查　当高度疑为遗传性甲减时，可用TSH受体基因、TPO受体基因、TPO基因、NIS基因等的突变分析来确定其分子病因。

【诊断和鉴别诊断】

一、诊断要点

（一）西医诊断

甲减的临床表现缺乏特异性，轻型甲减易被漏诊，有时临床型甲减也常被误诊为其他疾病。凡有下列情况之一者，要想到甲减可能：①无法解释的乏力、虚弱和易于疲劳；②反应迟钝、记忆力和听力下降；③不明原因的浮肿和体重增加，诊断“特发性水肿”前必须先排除甲减可能；④不耐寒；⑤甲状腺肿大而无甲亢表现者，应排除亚临床甲减可能；⑥血脂异常，尤其是总胆固醇、LDL－C增高，伴血同型半胱氨酸和血

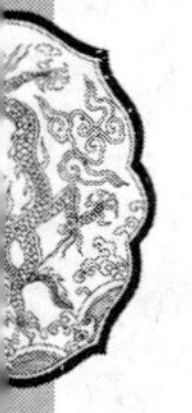

肌酸激酶升高者；⑦无法解释的心脏扩大和心肌收缩力下降。

甲减的诊断除临床症状和体征外，主要靠实验室检查。除血 T_4 和 T_3 降低外，原发性甲减者TSH增高而继发性和三发性者TSH正常或降低。如TRH兴奋后，血TSH有正常升高反应，提示病变在下丘脑，反之则病变在垂体。原发性甲减的病因诊断主要根据病史、体查、抗甲状腺自身抗体来确定。必要时可取甲状腺组织做病理检查或基因突变分析。慢性淋巴性甲状腺炎是引起原发性甲状腺功能减退的常见原因之一，对其中的大多数病人，进行血中抗甲状腺抗体测定，可得以诊断。

典型的甲状腺功能减退患者，结合临床表现与常采用的实验室检查，一般不难做出诊断。文献报道亚临床甲状腺功能减退的发生率并不太少，此症临床表现不明显，实验检查仅见血中TSH升高。

（二）中医辨病与辨证要点

1. 辨病要点　本病的特点是以脏腑虚损为主，表现为面色萎黄无华，精神萎靡不振，嗜睡，皮肤干燥，或出现面浮肢肿。病机以脾虚和脾肾、心肾阳虚为主。中医无专门详尽的论述，相当于“虚劳”范畴，诊断可参考西医方面。

2. 辨证要点

（1）辨气虚、辨阳虚、辨痰结瘀血：患者表现为神疲乏力，懒言，纳呆，腹胀，便溏或便秘等症应为脾气虚；出现畏寒肢冷，嗜睡，面浮肢肿，腰膝酸冷为脾肾阳虚；心悸怔忡，气促，下肢水肿，唇舌色暗，为心阳虚；出现颈前肿大，舌苔腻等为脾虚痰结的表现；而见心悸水肿，胸闷，舌质暗有瘀斑，脉结代促者，其病多夹瘀血。

（2）辨病情轻重：病初起者，表现为脾气虚或脾肾阳虚，或心肾阳虚等证，病情属轻症或中等程度。若见昏睡，甚至昏迷，四肢厥冷，呼吸微弱，则为阳气衰微，阳微欲脱，乃重症，急需回阳救逆。

二、鉴别诊断

需要和甲状腺功能减退症鉴别的疾病有以下几种，但这些病人的甲状腺功能均正常，通过临床表现和相应的实验室检查，一般较易鉴别。

1. 贫血　贫血可由各种原因引起。由血液系统疾病引起者如再生障碍性贫血表现为三系减少；缺铁性贫血具有一定的病因，表现为小细胞、低色素性贫血。而甲状腺功能减退引起的贫血仅有血红蛋白降低，而无粒细胞、血小板的减少，可鉴别。

2. 慢性肾炎　表现为蛋白尿，尿中可有颗粒管型，伴有高血压、肾性贫血，浮肿呈凹陷性，由于低蛋白血症所致。而甲减症一般无蛋白尿及高血压，呈黏液性水肿。

3. 肥胖症　多有肥胖、高血压、糖尿病等家族遗传史，呈单纯性肥胖，而无浮肿及贫血等表现。

4. 特发性浮肿　无明显病因可寻，浮肿但不伴有高血压、贫血、蛋白尿等表现，查血浆蛋白、甲状腺功能均正常。

【治疗】

一、中医治疗

本病初期多表现为脾气虚，进一步则出现阳虚证候，可表现为脾肾阳虚、肾阴阳两虚或心肾阳虚者，并可兼夹瘀血，临证时须辨别清楚施以相应治法。如出现阳微欲脱者，需急救以回阳救逆之法。

（一）辨证论治

1．脾气亏虚

主要证候：面色萎黄，神疲懒言，精神萎靡，动作缓慢，表情淡漠，思维迟钝，不思饮食，食后腹胀，大便溏薄或便秘，舌淡胖，脉细无力。

治法：益气健脾。

方药：补中益气汤。补中益气汤方中用人参、黄芪、白术补脾益气，当归、陈皮健脾养血，升麻、柴胡升提气机，甘草和中，诸药合用，共奏健脾益气、养血之功。

可加千斤拔、牛大力、杜仲以补肾助后天之本；大便溏薄者，加石榴皮、肉豆蔻，或五味子；便秘者，可加肉苁蓉。

2．肾阴阳两虚

主要证候：头晕目眩，皮肤粗糙，干燥少汗，动作迟缓，表情呆板，面色苍白，头发干枯、稀疏色黄，声音低哑，大便秘结，舌淡苔少，脉迟细。

治法：补益肾气，滋阴填精。

方药：无比山药丸。无比山药丸中以杜仲、菟丝子、巴戟天、肉苁蓉、赤石脂、牛膝补益肾气，熟地黄、山茱萸、山药等补益肾精，诸药合用，能起滋阴温阳之效。

可酌加天冬、麦冬、白芍、枸杞子以滋养肝肾之阴；头晕目眩者，可加牡蛎、龙骨平肝熄风；加党参、黄芪益气；大便干结者，可加火麻仁；肾阳虚甚者，可酌加附子、肉桂。

3．脾肾阳虚

主要证候：面色㿠白，神疲乏力，嗜睡倦怠，记忆减退，腰膝酸冷，畏寒肢冷，水肿尿少，纳减便秘，男子阳痿，女子月经不调，毛发干燥、易落，舌质淡胖，苔白滑，脉沉细或沉迟。

治法：温补脾肾，化饮利水。

方药：济生肾气丸。济生肾气丸方用附子、桂枝温补脾肾之阳，化水饮；车前子、泽泻、茯苓等利水消肿；熟地黄、山药、茯苓、泽泻、丹皮、山茱萸阴中求阳。诸药合用，共奏温补脾肾阳气，化饮利水消肿之效。

可加附子理中汤以加强温阳健脾之力，或加益母草、玉米须加强利水之效；便秘加肉苁蓉；阳痿加巴戟天、鹿茸、鹿鞭、鹿尾巴等。

4．心肾阳虚

主要证候：心悸怔忡，形寒肢冷，面虚浮，下肢水肿，动作懒散，嗜睡乏力，或胸闷痛，唇舌色暗，苔薄白，脉沉迟或结代。

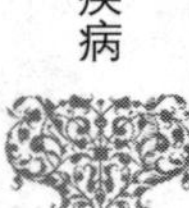

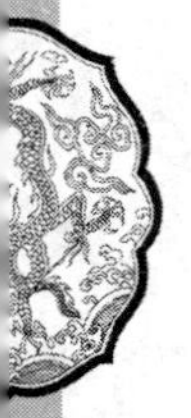

治法：温补心肾，益气温阳。

方药：补中益气汤合济生肾气丸。本证以补中益气汤补益心气，益气温阳；济生肾气丸方温补心肾阳气，化饮利水消肿。

瘀血明显，可加丹参、三七；面浮肢肿可加益母草、猪苓、泽泻、茯苓皮等以利水。心悸明显可加酸枣仁等养心安神。若患者出现黏液性水肿昏迷，则为阳微欲竭，当回阳救逆，可静脉注射参附针。

（二）中成药

1. 龟鹿补肾口服液 1 支，一日 2~3 次。

2. 肾气丸 5 g，一日 2 次。

二、西医治疗

（一）替代治疗

应根据引起甲状腺功能减退的病因，进行相应的处理。甲状腺制剂的长期替代是本病主要和有效的治疗方法，常用的制剂有：

1. 甲状腺片　应当从每日 10~20 mg 开始，以后每隔 1~2 周左右逐渐增加药量，1~2 个月或更长时间增加至每日 60~120 mg。加药时应注意有无心脏方面的不良反应，有些病人当药量过多时，可产生甲状腺功能亢进的表现。一般在服药一周左右开始利尿，体重下降，而甲状腺功能减退的其他表现明显改善。血 T_4 及 TSH 恢复正常，大约需 1.5~2 个月时间。对已有心脏病的老年患者，可从每日8~15 mg 开始服用。

2. L－甲状腺素钠片（L－thyroxine sodium，L－T_4）　作用较慢且持久。由于起效时间较缓慢，病人容易耐受，剂量易于掌握，是治疗甲状腺功能减退症较理想的制剂。开始可从每日 25~50 μg 口服，以后根据病情逐渐调整剂量至生理需要量。

3. L－三碘甲状腺原氨酸钠（Liothyronine sodium，L－T_3）作用较快，且药效维持时间较短，适用于黏液性水肿昏迷病人的抢救。T_3 片从每日 20~40 μg 开始服用，以后根据病情调整剂量。

关于亚临床甲状腺功能减退的治疗有不同的认识：为预防亚临床型发展成临床甲状腺功能减退，尤其病人血中的 TSH 水平大于 14~20 mU/L、其血中 TPOAb 有中等度升高时，适合替代治疗。而认为不予治疗者的考虑是，本症无症状的时间可能会很长，有些病人在替代治疗后，可能使心绞痛加重或出现心律失常。

除了抗甲状腺药及甲状腺次全切除术后引起的暂时性的甲状腺功能减退，其他原因导致的甲状腺功能减退，应长期服用甲状腺制剂。在治疗中可根据病人的症状、体征及血中 TSH、T_4 及 T_3 的结果来调整药物的剂量。当有妊娠或遇有应激情况时，不可停药。因为寒冷刺激可增加 TSH 的分泌，进而促使甲状腺分泌甲状腺激素增多，以适应环境的改变，所以在气候寒冷时适当增加药量。甲状腺功能减退病人对安眠镇静药较敏感，应慎用。

（二）黏液性水肿昏迷的治疗

1. 即刻补充 TH　严重者静脉注射 L－T_3，首次 40~120 μg，以后每 6 小时 5~

15 μg，至患者清醒改为口服；或首次静注 L－$T_4$100～200 μg，以后每日注射 50 μg，待患者苏醒后改为口服；如无注射剂，可以 T_3 片剂（20～30 μg/次，每 4～6 小时一次），或 T_4 片剂（量同前）或干甲状腺片（30～60 mg/次，每 4～6 小时一次）经胃管给药，清醒后改为口服。有心脏病者起始量为一般用量的 1/5～1/4。

2．保温，供氧，保持呼吸道通畅，必要时行气管切开、机械通气等。

3．氢化可的松 200～300 mg 静脉滴注，待患者清醒及血压稳定后减量。

4．补液，葡萄糖氯化钠溶液每日 500～1 000 ml，缓慢静脉滴注，必要时输血。入水量不宜过多，并随时监测水、电解质、血 T_3、T_4、皮质醇、酸碱平衡及尿量和血压等。

5．控制感染。

6．抢救休克、昏迷并加强护理。

【临床思路】

本病初起常以脾气亏虚为主，逐渐出现各种阳虚表现，或脾肾阳虚，或心肾阳虚，或肾阴阳两虚，严重者可致阳微欲绝、阴阳离决。久病入络，尚可兼血瘀。故初期治疗多补益脾气为主，中后期多以温阳为主，或温补脾肾，或温补心肾，或阴阳双补，临证尚需辨清所属证型，根据患者个体差异用药，才能取得良好疗效。本病大多数患者需要用甲状腺素终身替代治疗，古代中医曾用羊靥、鹿靥治疗瘿病，与之意义相同。若自行停用，可加重病情，甚至出现阳微欲竭之候，应当加以注意。

【预后与转归】

西医认为呆小病和幼年型甲减的预后不良，因此必须强调早期诊断和早期治疗，积极推广新生儿甲状腺功能普查可明显改善呆小病的预后。成年型甲减经替代治疗，预后良好。

中医认为本病初起多为脾气虚弱，此时积极治疗，病情多能缓解。如出现各种阳虚证候则病情复杂，治疗困难。若见昏迷、四肢冰冷，为阳亡欲脱之症，若不积极抢救，则预后不良。

【预防与调护】

现代医学认为甲减的预防主要有三点：①甲减主要由自身免疫性甲状腺炎、缺碘、放射治疗及手术治疗所致，如及早预防可减少发病。②由药物引起者，应注意及时调整剂量或停用。③大力推广现代筛查诊断方法，进行宫内或出生后的早期诊治，将明显降低胎儿、新生儿先天性甲减的发病率。

中医认为本病的发生有先天和后天因素，后天的因素部分可予以预防。如避免长期大量食用某些白菜、芜菁、甘蓝、木薯等，避免过食生冷寒凉之品，以免损伤脾胃、损伤阳气，减少本病发生的概率。患者以气虚、阳虚为主要表现，可多进食温补食物，如羊肉、鹿肉等，或温补食疗之品，以助疗效，应注意保暖，预防外感，避免加重病情甚至诱发黏液性昏迷。

坚持合理的治疗（特别是替代治疗），定期复查是本病能够痊愈和减少或防止病情复发的关键之一。

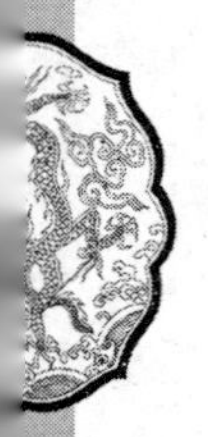

第五章　原发性醛固酮增多症

醛固酮是肾上腺皮质球状带分泌的最重要的盐皮质激素，在维持机体钠平衡中起着十分重要的作用。原发性醛固酮增多症（primary aldosteronism，简称原醛）是由于肾上腺皮质肿瘤或增生致醛固酮分泌增多，引起潴钠排钾，体液容量扩张而抑制了肾素－血管紧张素系统。

此病多见于成人，女性较男性多见，约占高血压患者中的0.4%～2.0%。

本病相当于中医之"眩晕"、"痿病"范畴。

【病因病理】

一、西医病因病理

（一）病因及发病机制和病理

1．分泌醛固酮的肾上腺皮质腺瘤　分泌醛固酮的肾上腺皮质腺瘤（aldosterone－producing adenoma，APA）又称Conn综合征，最多见，约占原醛的60%～90%。多为单侧腺瘤，左侧较右侧多见；大多数为单个，直径多在2 cm以下，包膜完整，切面呈金黄色，在光镜下可见四种细胞：小的和大的具有球状带和束状带细胞特征的杂交细胞以及其他的如同束、球状带的细胞，在电镜下，瘤细胞具有如同球状带细胞特征的线粒体管状嵴，若经螺内酯治疗后可发现螺内酯小体，常同时伴球状带增生或伴结节性增生。仅1%左右为双侧或一侧有2个以上腺瘤。70%腺瘤见于女性，腺瘤形成的原因至今不明。

2．特发性醛固酮增多症（idiopathic hyperaldosterone，IHA）（又称特醛症）　本型的肾上腺球状带通常为弥漫性或局灶性增生，超微结构基本正常，若伴有结节则多为微小结节，直径不一，可大致2 cm，典型的细胞呈现来自束状带的透明样细胞。免疫组化研究表明：这些细胞均显示对细胞色素P450，11β－羟化酶和醛固酮合成酶均呈阳性。在诊断上，IHA的生化异常比APA轻。IHA的病因至今仍有争论，相当多的证据表明：可能是由于球状带细胞对血管紧张素反应过高所致。也有人认为它是低肾素性原发性高血压发展阶段中的一种类型。

3．分泌醛固酮的肾上腺癌　少见，约占1%，在组织学上，很难与腺瘤相区分，但通常癌较腺瘤大（直径常＞3 cm），癌体内常显示出血、坏死以及多形核细胞，CT和B超常见钙化。癌肿除分泌醛固酮外，也可同时分泌其他皮质类固醇如醛固酮的前体物、糖皮质类固醇或性激素等。

4．原发性肾上腺增生及肾素反应性腺瘤　原发性增生所致原醛症较少见，其病理变化为双侧肾上腺结节样增生，而在病理生理上却不同于伴肾上腺增生的特醛症，而类似腺瘤（APA）。对兴奋肾素－血管紧张素系统的试验（如直立体位，限钠摄入，注射利尿剂等）及抑制性试验（如高钠负荷等）均无反应，有学者提出此为腺瘤的早期阶段，极少数患者只有单侧肾上腺增生，切除后可治愈。

在产生醛固酮腺瘤中，有一种特殊类型，称为肾素反应性腺瘤，此种腺瘤在立位动态试验中，反应不同于一般醛固酮腺瘤，而同于特发性增生性原醛症，即站立位所引起的血浆肾素变化使血浆醛固酮明显增高，因而在原醛症的病因诊断中，应结合动态试验与影像学检查一起考虑以作出正确的结论。

5. 糖皮质激素可抑制性醛固酮增多症（GSH 或 dexamethasone suppressible hyperaldosteronism，DSH） 多于青少年期起病，可为家族性或散发性，家族性者以常染色体显性方式遗传。肾上腺呈大、小结节性增生，其血浆醛固酮浓度与 ACTH 的昼夜节律平行，用生理替代性的糖皮质激素数周后可使醛固酮分泌量、血压、血钾恢复正常。本病的发病机制是同源染色体间遗传物质发生不等交换，产生一种 11β－羟化酶－醛固酮合成酶嵌合体，11β－羟化酶 5′端调节区与醛固酮合成酶的编码区相融合。已知编码 11β－羟化酶与醛固酮合成酶的基因皆位于第 8 号染色体上，两者编码区的 DNA 有 95% 相同。正常时醛固酮合成酶在肾上腺小球带表达，11β－羟化酶在束状带表达，后者受 ACTH 兴奋性调控。上述嵌合型基因的形成导致醛固酮合成酶在束状带异位表达，并受 ACTH 的调控。

（二）病理生理

原醛症由于过量的醛固酮造成钠潴留和钾排泄过多。钠潴留导致血容量增加，血管对去甲肾上腺素的反应加强等原因引起高血压。大量失钾引起一系列神经、肌肉、心脏及肾的功能障碍。细胞内钾离子丢失后，钠、氢离子增加，细胞内 pH 值下降，细胞外液氢离子减少，pH 值上升呈碱血症。碱中毒时细胞外液游离钙减少，加上醛固酮促进尿镁排出，故可出现肢端麻木和手足搐搦。

二、中医病因病机

中医对本病没有专门的论述，根据本病临床表现以头晕、四肢肌肉无力、甚至痿废不用为特点，可归于中医的眩晕、痿病等范畴。本病可因情志因素、劳倦过度等病因作用，日久致肝气郁结、气郁化火，化生肝风或肝肾亏损、肝风内动，病久可致肾阴阳两虚。

【临床表现】

原醛症的发展可分为以下阶段：①早期：仅有高血压，此时无低血钾症状，醛固酮分泌增多及肾素系统受抑制，导致血浆醛固酮/肾素比值上升；②高血压、轻度钾缺乏期：血钾轻度下降或呈间歇性低血钾或在某种诱因下（如用利尿剂）出现低血钾；③高血压，严重钾缺乏期：出现肌麻痹。

原发性醛固酮增多症的主要临床表现如下：

1. 高血压 为最常出现的症状，一般不呈恶性演进，少数可表现为恶性进展。随着病情进展，血压渐高。

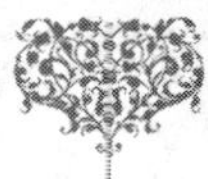

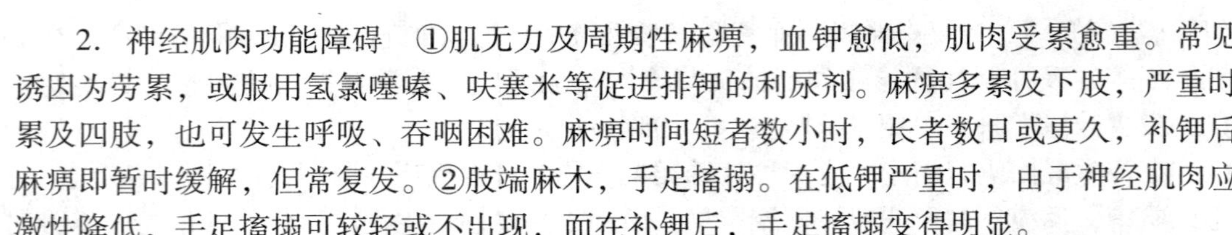

2. 神经肌肉功能障碍　①肌无力及周期性麻痹，血钾愈低，肌肉受累愈重。常见诱因为劳累，或服用氢氯噻嗪、呋塞米等促进排钾的利尿剂。麻痹多累及下肢，严重时累及四肢，也可发生呼吸、吞咽困难。麻痹时间短者数小时，长者数日或更久，补钾后麻痹即暂时缓解，但常复发。②肢端麻木，手足搐搦。在低钾严重时，由于神经肌肉应激性降低，手足搐搦可较轻或不出现，而在补钾后，手足搐搦变得明显。

3. 肾脏表现　①慢性失钾致肾小管上皮细胞呈空泡变性，浓缩功能减退，伴多尿，尤其夜尿多，继发口渴、多饮；②常容易并发尿路感染。

4. 心脏表现　①心电图呈低血钾图形：Q－T 间期延长，T 波增宽、降低或倒置，U 波出现，T、U 波相连成驼峰状。②心律失常：较常见者为期前收缩或阵发性室上性心动过速，最严重时可发生心室颤动。

5. 其他表现　儿童患者有生长发育障碍，与长期缺钾等代谢紊乱有关。缺钾时胰岛素的释放减少、作用减弱，可出现糖耐量减低。

【实验室检查与其他检查】

1. 血尿生化检查　①低血钾：一般在 2～3 mmol/L，严重者更低，少数也可正常。低血钾常呈持续性，也可为波动性。应注意：多种因素可影响血钾水平，如低钠饮食可使本症患者的血钾正常。若 24 h 尿钠排泄 < 100 mmol 时，应增加钠摄入（6 g/d，NaCl）连续 5d 后再复测血钾。②高尿钾：尿钾增高（>20 mmol/24 h）尤在低血钾时，尿钾仍在 25 mmol/24 h 以上。③高血钠：血钠一般在正常高值或略高于正常上限。④碱血症：血 pH 值和 CO_2 结合力为正常高值或略高于正常上限。提示有轻度的代谢性碱中毒，但当病程长，同时伴有肾功能损害时，可因肾小管上皮细胞变性，浓缩和离子交换能力降低，使 pH 值呈中性。

2. 血尿醛固酮测定　血尿醛固酮测定值增高是本病的特征性表现和诊断的关键指标，但多种因素会影响其测定值，如血钾水平与醛固酮分泌有关，血钾甚低时，醛固酮增高常不明显，常需在补钾后重复测定。另应注意，血浆醛固酮分泌呈昼夜节律：清晨醒后最高，刚睡后最低而且体姿也有影响：直立位可显著增高其水平，其他影响因素如限钠或利尿。因此在标本的采集中，必须考虑到这些因素，力求规范化；必要时，需纠正条件后，重复多次测定。方法：在普食（含钠 160 mmol，钾 60 mmol/d）7 天后，上午 8 时空腹卧位取血，然后起床立位 2 小时后再取血，最好立即分离血浆，用放免法测定。血浆醛固酮正常参考范围（卧位）：280.2 ±25 pmol/L（10.1 ±0.9 ng/dl），（立位）：438.3 ±72 pmol/L（15.8 ±2.6 ng/dl）。尿醛固酮：普食下为 14～53 nmol/24 h（5～19 μg/24 h）。

3. 血肾素、血管紧张素Ⅱ测定　原醛症患者，因血浆醛固酮水平增高而使肾素活性明显受抑制而降低，而且即使在低钠饮食，利尿剂及站立等刺激因素下，也不能明显增高，而继醛症则相反，肾素活性是增高的。血浆肾素活性（PRA）是评价肾素－血管紧张素系统（RAS）的最常用的指标。但 PRA 受钠盐摄入、直立位、某些药物尤其血管紧张素转换酶抑制剂（ACEI）、螺内酯等的影响，应注意鉴别。必要时，在排除影响因素后，重复测定。血浆肾素正常参考值；卧位为 0.55 ±0.09 pg/ml · h，立位为：

3.48±0.52 pg/ml·h，而血浆血管紧张素，正常参考值：卧位为26.0±1.9 pg/ml和立位为45.0±6.2 pg/ml。原醛症者，基础值偏低而直立或利尿兴奋后，无或轻微增高。

4．螺内酯试验　螺内酯可拮抗醛固酮对肾小管的作用，每日320～400 mg，分3～4次口服，历时1～2周，可使本症患者的电解质紊乱得到纠正，血压有不同程度的下降。

5．血管紧张素转换酶抑制剂（ACEI）试验　由于在正常无盐负荷时，给予ACEI如卡托普利后，将降低血醛固酮水平，而原醛者却不受ACEI的抑制，血醛固酮水平并不下降，故可用于原醛的诊断。方法：口服卡托普利25 mg，2 h后测醛固酮。原醛者血醛固酮水平仍>15 ng/dl，而正常者下降。该试验在诊断原醛的特异性为93%，有79%的预示率。当用醛固酮/PRA的比值作为观察指标，其特异性为97%，预示率为90%。

6．地塞米松抑制试验　GSH（DSH）对肾素－血管紧张素－醛固酮系统的反应类似于APA者，故可用地塞米松作鉴别诊断。方法：午夜给予1 mg地塞米松和早晨6时再给予0.5 mg，8时直立位，取血，测醛固酮水平；以50 μg/L作为区分DSH和IHA或APA的分割点，即<50 μg/L为DSH，>50 μg/L则为IHA或APA。

7．影像学检查

（1）肾上腺CT或MRI显像：虽然，两者在原醛症的早期鉴别诊断中已广泛应用，采用现代CT和3 mm连续断层扫描能准确地诊断7mm直径的肿瘤，但仍应注意：对一些小肿瘤的早期病例很易漏诊。采用高效GE－8800的灵敏度仅为48%～58%，但特异性为91%（即假阳性较少而假阴性相对较多）。CT诊断APA的准确性为82%而MRI为100%。

（2）放射性碘化胆固醇肾上腺扫描和显像：应用^{131}I或^{35}Se－6－硒－甲基胆固醇作肾上腺显像可区分APA和IHA。近年采用地塞米松预处理后，应用β－^{131}I－甲基碘－19－异胆固醇（NP－59）可进一步提高诊断的准确性。但应注意：如患者预先服用过螺内酯会影响显像，应停药6周以上。地塞米松用量一般较大（每次1 mg，一日4次）并应给予罗戈碘液或KI封闭甲状腺。

（3）肾上腺静脉造影和肾上腺静脉插管取血样测醛固酮和皮质醇：因肾上腺静脉插管有一定的技术难度（尤很难进入右肾静脉），并可致一些并发症（如静脉栓塞、梗阻等），因此至今尚难作常规应用；但也有人认为，此法应作为醛固酮分泌性肿瘤定位诊断的“金标准”。若肿瘤直径>1 cm，易被CT或MRI发现，除非CT和MRI尚无法确认和识别，而生化指标又提示APA，才可考虑采用此法。在单侧APA者，肿瘤侧静脉所取血样的醛固酮水平显著升高而对侧血却与周围血循环中醛固酮水平相仿。

以上三种定位方法相对诊断准确性为：胆固醇显像为51%～72%，CT约73%～82%，而肾上腺静脉插管取样为95%。

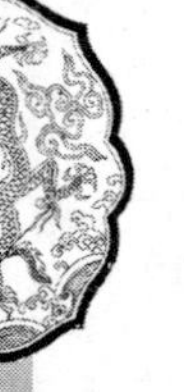

【诊断和鉴别诊断】

一、诊断要点

（一）西医诊断

在高血压患者中，如出现肌无力、肌麻痹、多尿、多饮等低血钾症状时应疑及本病。当实验室检查证实其有低血钾、低血肾素活性、高血尿醛固酮时诊断即可成立。在高血压病中发现血钾降低是诊断本病的关键。用测血钾筛查原醛症，其灵敏度为75%～90%。如患者正进行利尿剂的治疗，应停药3周后重复测定，但血钾正常也不能完全排除本病。据报道，原醛症中正常血钾者约占10%～30%。应强调排除可能的影响因素和反复测定。

（二）中医辨病与辨证要点

1. 辨病要点　本病大都以眩晕和四肢无力为临床特点，为本虚证或本虚标实证，中医无专门的论述，可归于眩晕或痿病范畴，诊断可参考西医方面。

2. 辨证要点　①辨病位：原醛症病位初在肝，表现为肝气郁结和（或）气郁化火之候，继则影响脾肾，此时以四肢痿软无力、麻痹为主；或表现为肝肾亏损，除四肢痿软无力等症外，可见头晕、腰酸耳鸣等；病久则可累及于心，出现心悸气促、夜尿多、小便清长等心肾阳虚之症。②辨标本：本病以肝肾亏损或心肾亏虚为本，肝郁或肝火为标，可兼瘀血或夹湿困之标实证。

二、鉴别诊断

对于高血压伴低血钾的病人，除本症外应与以下疾病相鉴别：

1. 原发性高血压因服利尿药而致的低血钾　先停用利尿药2～4周，血钾可恢复正常，同时可测定血浆醛固酮、肾素活性，行卡托普利试验等有助于原醛症和原发性高血压的鉴别诊断。

2. 肾性高血压　由肾血管、肾实质性疾病引起的高血压在摄入量不足、血容量下降、肾脏缺血的情况下，可出现继发性醛固酮增多症，患者可表现高血压、低血钾。可从病史、体征、尿常规、肾功能检查、血浆醛固酮、肾素活性测定等方面加以鉴别。肾动脉狭窄患者可闻及肾血管杂音，B超显示一侧肾脏缩小，必要时可行肾动脉造影。

3. 低钾性肾病　低钾性间质性肾炎、肾小管酸中毒、Fanconi综合征等可见高血压、低血钾表现，但患者非碱中毒，而为酸中毒，血钠不高，常为低钠血症，且为继发性醛固酮增多，肾素活性升高。

4. Liddle综合征　此为一常染色体显性遗传疾病，患者呈高血压、肾素受抑制，醛固酮低，并常伴低血钾，用螺内酯无效，表明病因非盐皮质激素过多。阻止肾小管上皮细胞重吸收钠并排泄钾的药物，如阿米洛利（氨氯吡咪）、氨苯蝶啶可纠正低血钾，降低血压。现知此症的病因为上皮细胞钠通道的异常，此通道由a、β、γ三个亚基组成，为肾单位远端钠重吸收的限速因素。已发现本症患者可发生β亚基或γ亚基突变，突变使通道处于激活状态，导致钠重吸收过多及体液容量扩张。治疗可用阿米洛利10 mg，日服2～3次，或氨苯蝶啶100 mg，日服3次，待血钾、血压恢复正常后，改用维持量，前者2.5～5 mg，日服2～3次，后者50 mg日服1～2次，按血压、血钾水平调整剂量。

5．肾素分泌瘤　是一种肾脏内分泌肾素的肿瘤，多见于青少年，血浆肾素活性显著升高，肾脏影像学检查可确诊。

6．库欣综合征　临床上可出现高血压、低血钾，但患者有典型的向心性肥胖及其他高皮质醇血症的体征，血、尿皮质醇水平增高。

7．雌激素及口服避孕药所致高血压　因雌激素可通过激活肾素－血管紧张素系统而刺激醛固酮分泌，引起高血压、低血钾，故鉴别诊断主要依据病史、服药史以及停药后上述改变可恢复正常来进行判断。

【治疗】

一、中医治疗

本病应辨别标本虚实，疾病早期以实为主，多见肝风肝火为患；后期以虚为主，多属肝肾阴虚、脾虚、心肾阴阳两虚，但该症以虚为主，虚多实少。故治疗上应以“虚者补之”、“平调阴阳”为基本原则，采取平肝潜阳、健脾补肾等主要治法，并应在此基础上，根据兼症的不同，或兼健脾化湿，或兼活血化瘀。

（一）辨证论治

1．肝火生风

主要证候：头痛眩晕，耳鸣，胸胁胀闷，面红，烦躁易怒，口苦口干，喜冷饮，皮肤麻木蚁爬感，甚则手足痉挛抽搐，大便秘结，舌边红，苔薄黄，脉象弦或弦数。

治法：清肝泻热，平肝熄风。

方药：丹栀逍遥散。丹栀逍遥散中牡丹皮、栀子可清肝热，柴胡、白芍、薄荷疏肝解郁，茯苓、白术实脾。诸药合用，可起疏肝解郁、清肝泻火之效。甘草调和诸药，若肝火旺，则去煨姜。

热盛动风者，加珍珠母、生石决明、钩藤平肝熄风；肢体麻木或疼痛，加桃仁、红花、川芎以活血化瘀；头晕头痛明显者，可用天麻钩藤饮加减。

2．肝肾亏虚

主要证候：眩晕，耳鸣，视朦，腰膝酸软，下肢痿软无力，甚至痿痹不用，肌肤麻木或筋脉拘急，口干，小便短赤，舌淡红，苔少，脉象细弦或细涩。

治法：滋养肝肾，平肝熄风。

方药：镇肝熄风汤。镇肝熄风汤中代赭石、龙骨、牡蛎、平肝熄风；龟甲、白芍、玄参、天门冬滋养肝阴；川楝子、茵陈清肝热，麦芽、甘草柔肝。诸药合用，可起滋养肝肾，平肝熄风之效。

若腰酸膝软者，可加二至丸或与六味地黄丸合用；小便短赤，可合用导赤散；头晕头痛明显者，可用天麻、钩藤。

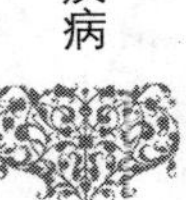

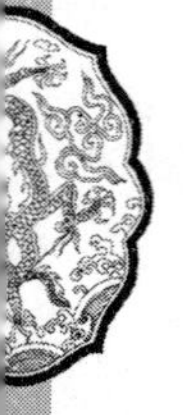

3．脾胃气虚

主要证候：肌肉软弱无力，或下肢，或四肢，甚则呼吸麻痹而危及生命。初发常伴有感觉异常，如蚁行感、麻木、肌肉隐痛，继而出现瘫痪，可持续数小时或数周，严重者可伴神志障碍。可伴面色萎黄，纳呆，大便烂，或食后腹胀。舌淡，边有齿印，苔白腻，脉细。

治法：健脾益气，健运升清。

方药：参苓白术散。参苓白术散中以党参、白术健脾益气，山药、茯苓、莲子、薏苡仁、白扁豆健脾渗湿，砂仁理气和中，桔梗助气机升提，甘草调和诸药。诸药合用，共奏健脾益气渗湿、强肌之效。

如以气虚为主，可加大剂量黄芪（30～90 g），五指毛桃（30～90 g）；若表现为心慌、气短、少气懒言、失眠多梦者，可选用归脾汤以健脾补气养心。

4．心肾阳虚

主要证候：心悸怔忡，呼吸喘促，健忘，头昏头痛，腰膝酸软，四肢软弱无力，甚则瘫痪，畏寒肢冷，小便清长，夜尿多，甚则唇甲青紫，舌淡或淡暗，苔薄白，脉软弱无力或沉细。

治法：温补心肾，益气温阳。

方药：金匮肾气丸。金匮肾气丸中以附子、桂枝温通心肾阳气，六味地黄丸滋养肾阴以阴中求阳。

若肾阳虚明显者，可以肉桂、桂枝同用，并加煨姜；若患者表现呼吸喘促，可合人参蛤蚧散以补肾纳气；夜尿多、小便清者，可加金樱子、桑螵蛸固肾；血瘀明显者，可加丹参、桃仁活血化瘀。

（二）其他治法

针灸疗法：患者出现肢体无力等症，可以“痿病”论治。

1．电针法　取肩髃、曲池、合谷、髀关、风市、阳陵泉、足三里等穴进针，连接电针机，调好波形，每日1次，每次30分钟，10次为1疗程。

2．穴位注射　选穴参照电针法，用维生素 B_1 或维生素 B_{12} 注射液，每穴位注射0.5 ml，每日1次，10次为为1疗程。

二、西医治疗

治疗方案的确定取决于原醛症的病因和患者对药物的反应。APA者应首选手术治疗，而肾上腺特发性增生（iodiopathic hyperaldosterone，IHA）者除原发性肾上腺增生者外，不应做手术治疗。

1．手术治疗　APA应做肿瘤侧肾上腺切除术，在术前，应常规给予口服螺内酯，为降低血压，使血钾正常，恢复对侧被抑制的球状带的反应性。术前应至少给予6周的螺内酯，剂量：400 mg/d。70%的患者在术后一年内，血压＜160/95 mmHg（属反应者），有25%血压仍＞160/95 mmHg（属无反应者）。若肿瘤定位明确，应采用后腹壁径路手术。术后1个月内，约60%患者血压恢复正常，76%在次年内正常，70%在术后15年血压仍正常。

2. 药物治疗　同时给予低钠饮食是药物治疗常规的辅助治疗措施。螺内酯对 APA 有效，常规剂量为400 mg/d。当高血压控制后，可降至维持量，50 mg/d。一般血钾恢复正常较快，而血压的正常往往要几周以上。常见副作用为上腹部不适、阳痿、男性乳房发育和月经不调。在 APA 者，螺内酯不会增加血或尿的醛固酮，即使血钾正常和 PRA 升高。相反，在 IHA 中可有 2 ~ 3 倍的血钾和尿醛固酮水平。如用螺内酯有显著的副作用，可改用阿米洛利（amiloride），但 APA 中，常需较高的有效剂量（40 mg/d）。IHA 首选药物治疗：开始可用螺内酯或阿米洛利，虽然这些药物改善电解质紊乱有效，但在降压方面常不够理想，常需联合应用其他降压药，如钙通道阻断剂硝苯地平（nifedipine）或（和）血管紧张素转换酶抑制剂（ACEI）。ACEI 已显示对 IHA 有效。依那普利（enalapril）可降 IHA 者的血压、血醛固酮和改善血钾水平。在 GSH 的治疗中，给予足以抑制 ACTH 分泌的外源性糖皮质激素是必需的，通常用地塞米松 2 mg/d，睡前 1.5 mg，起床时 0.5 mg。使患者在 2 周内血钾、醛固酮、PRA（血浆肾素活性）和血压均恢复正常。此后，应持续给予可维持疗效的最低维持量。但地塞米松长期治疗常不能良好地控制血压。故常需合用螺内酯、阿米洛利和噻嗪类利尿剂。

【临床思路】

中医认为原发性醛固酮增多症初起在肝，表现为肝气郁结和（或）气郁化火之候，继则影响脾肾，此时以四肢痿软无力为主；或表现为肝肾亏损，除四肢痿软无力等症外，可见头晕、腰酸耳鸣等；病久则可累及于心，出现心悸气促、夜尿多、小便清长等心肾阳虚之症。临证时必须结合症状、舌脉辨清中医类型，对症用药，方能取得疗效。注意要慎用中药利水之剂，以免出现伤阴症状或加重病情。

【预后与转归】

本病的预后取决于病因的性质和诊断治疗是否及时。若为肾上腺分泌醛固酮腺瘤者早期手术，切除腺瘤可获痊愈。而其他类型者的预后决定于患者对药物的反应性、病程的长短和病情程度。若病程较短，无严重的心、脑、肾功能损害者，药物治疗可长期控制病情，预后良好但病程过长；有严重并发症者，部分原醛症状和体征可获得缓解。若由肾上腺癌等引起者，若早期未及时根治者，预后不良。

中医认为本病若辨证准确，积极治疗，患者病情可以缓解；若出现喘促、肝风内动严重者，须积极抢救，否则预后不良。

【预防与调护】

中医认为本病的发病与肝郁化火、肝肾阴虚、脾胃气虚有关。因此，在预防上，要注重自身的修养，培养多种个人爱好，提高个人的心理调节能力。应保持心情舒畅，避免情绪波动和精神刺激。坚持合理的治疗，防止病情复发。在饮食上，注意避免辛香燥热食物和烟酒，顾护阴液，适当进食富含钾的食物如各种水果等；避免过于寒凉伤胃气之品。

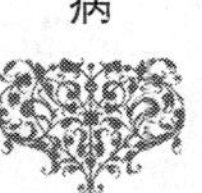

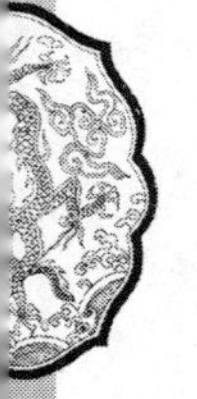

第六章　痛　　风

痛风（gout）是由于嘌呤代谢紊乱和/或尿酸排泄障碍所导致的一种异质性疾病。临床上以高尿酸血症为主要特征，病变常累及关节、肾脏等组织器官。痛风可以发生于任何年龄阶段，以40岁以上的男性多见，女性发病率相对较低，且多于绝经后发病。根据2005年北京协和医院对参加年度体检的国家机关和事业单位人群进行的调查发现，该人群中痛风的患病率约为1.0%，其中男性的患病率为1.5%，女性为0.3%。本病常有家族遗传病史，肥胖、体力活动少、嗜食高嘌呤食物的人群易患此病。

痛风属中医“痹证”范畴。

【病因病理】

一、西医病因病理

（一）病因及发病机制

痛风可以分为原发性和继发性两类。

1. 原发性痛风　与遗传因素有关，属于多基因遗传性疾病。

（1）肾脏排泄尿酸减少：占原发性高尿酸血症患者的90%以上，大部分是由于肾小管排泌尿酸的能力下降所致，小部分与肾小球滤过减少和肾小管重吸收增加有关。多数患者有家族病史，存在多基因遗传缺陷。

（2）尿酸生成增多：占原发性高尿酸血症患者的10%左右，病因主要是嘌呤代谢酶的缺陷，导致嘌呤合成尿酸增加，涉及的酶包括有磷酸核糖焦磷酸（PRPP）合成酶、磷酸核糖焦磷酸酰基转移酶（PRPPAT）、次黄嘌呤－鸟嘌呤磷酸核糖转移酶（HPRT）等（图6－6－1）。

2. 继发性痛风

（1）继发于某些先天代谢性疾病：如Lesch－Nyhan综合征、糖原贮积病Ⅰ型等。

（2）继发于某些系统性疾病：各种骨髓增生性疾病（白血病、多发性骨髓瘤、溶血性贫血等）引起的体内细胞的加速增殖，肿瘤放化疗后引起机体细胞的大量破坏均可使尿酸的产生增多；另外，多种原因导致的肾功能衰竭使肾小球的滤过功能减退，尿酸排泄减少，也可引起血尿酸增高。

（3）药物：呋塞米、噻嗪类利尿剂、乙胺丁醇、阿司匹林、烟酸、乙醇等均可引起血尿酸增高。

高尿酸血症与痛风既有联系又有区别，当血尿酸浓度超过饱和浓度（体温37℃时为416 μmol/L）时，形成针状结晶而析出沉积在机体组织中，引起急性关节炎发作、痛风石形成以及肾脏病变，称为痛风。血尿酸值越高，出现痛风症状的可能性越大，但并非所有的高尿酸血症都会发展为痛风，部分高尿酸血症患者可终身无痛风发作。

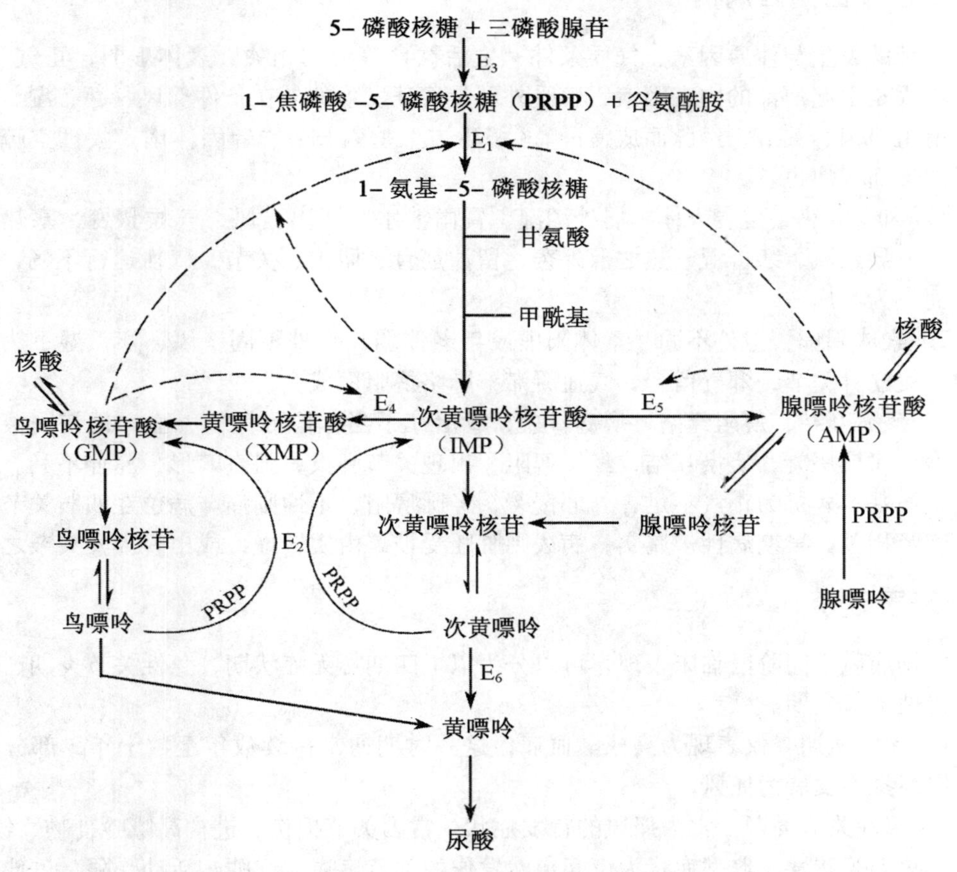

图6－6－1　嘌呤合成和代谢途径及其反馈调节机制

E_1：磷酸核糖焦磷酸酰基转移酶；E_2：次黄嘌呤－鸟嘌呤磷酸核糖转移酶；E_3：PRPP合成酶；E_4：次黄嘌呤核苷－5′－磷酸脱氢酶；E_5：腺苷酸代琥珀酸合成酶；E_6：黄嘌呤氧化酶；⇢表示负反馈控制

（二）病理

痛风的特征性病理改变是尿酸盐沉积，沉积的部位主要在关节软骨、骨骺、滑膜、肌腱、肾脏等部位，亦可见于眼睑、角膜、巩膜层或大动脉、心脏等部位。

1．急性关节炎　关节滑膜表面充血、水肿，伴有浆液、纤维素渗出以及多核白细胞、单核细胞浸润。滑膜细胞及滑膜间质可见尿酸盐结晶沉积，呈类似串珠状排列。

2．慢性关节炎　尿酸盐结晶沉积在软骨面、滑囊周围、筋膜表面及皮下结缔组织等处引起慢性异物样反应，其周围被纤维母细胞、多核巨细胞包绕，形成异物结节，称为痛风石，属于痛风的特征性病变。

3．肾脏损害　表现为肾脏体积变小，在被膜与肾之间可见颗粒及粗粒瘢痕，皮质变薄，锥体减少，髓质和锥体内可见小的放射状分布的白色针状物——尿酸盐微结晶沉积。

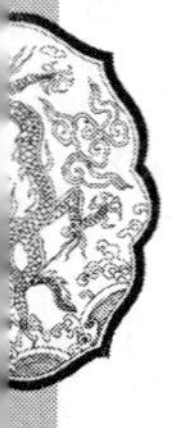

二、中医病因病机

痹证的发生与体质因素、气候条件、生活饮食等密切相关。素体虚弱，正气亏损，卫外不固是引起痹证的内在因素，感受外邪是痹证发生的外在条件。风、寒、湿、热之邪，痹阻肌肉、关节、经脉而成痹证。《济生方·痹》曰："皆因体虚，腠理空疏，受风寒湿气而成痹也。"

1．风寒湿热，侵袭人体　居处潮湿、冒雨涉水、汗出当风、气候骤变、寒热交错等原因，导致风、寒、湿、热之邪外袭，留注筋骨、肌肉、关节，气血运行不畅，不通则痛而发为本病。

2．素体阳虚，卫外不固　素体阳虚或年老体弱，卫外不固，风、寒、湿、热之邪乘虚内侵筋骨关节，邪气留恋，气血凝滞，脉络痹阻而成。

3．痰瘀互结，痹阻经络　痹病日久，或治疗不当，均可耗伤气血，损伤阴液，气虚血瘀，津聚痰凝，痰瘀互结，经络痹阻，出现关节肿大，强直畸形，屈伸不利。

本病基本病机为正气不足，外邪侵袭，经脉痹阻，不通则痛。病位在四肢关节，而与肝脾肾相关。早期病性多属实，病久则脏腑受损，由实转虚，或出现虚实夹杂之证。

【临床表现】

根据痛风不同阶段临床表现，可以分为以下四期：无症状期、急性关节炎期、间歇期、慢性关节炎期。

1．无症状期　仅表现为高尿酸血症，这一时期通常持续数年至数十年，部分人甚至可以终身不发展为痛风。

2．急性关节炎期　常为痛风的首发症状。常因关节损伤、进食高嘌呤食物、饮酒、过劳、感染等诱发，典型症状为夜间突然发作的关节疼痛、红肿、活动受限，可伴有头痛、体温升高等不适。痛风侵犯的关节最常见的为蹈趾关节和第一跖趾关节，其次为足弓、踝、跟、膝、腕、指和肘关节，并逐渐发展到多个关节发病。

3．间歇期　急性关节炎的发作具有自限性，症状轻微者数小时至数日即可缓解，严重的可持续2周或更久。关节炎症状消失后关节可以完全恢复正常，不遗留功能损害，部分患者见关节局部皮肤有色素沉着、搔痒、脱屑等表现。多数患者会在一年内复发，此后一年发作数次或数年一次，发作的次数和频率因人而异。

4．慢性关节炎期　病情未得到有效控制的患者关节炎发作渐趋频繁，间歇期缩短，疼痛加剧，受累的关节增多，并可出现明显的关节畸形及功能障碍；痛风石数量逐渐增多、体积增大；痛风晚期多累及肾脏，出现尿酸性肾结石病及痛风性肾病，肾功能逐步减退，直至出现氮质血症及尿毒症，患者可因肾功能衰竭而导致死亡。

【实验室与其他检查】

1．血尿酸检测　血尿酸检测是诊断痛风的重要检查项目，通常采用尿酸酶法进行测定，男性正常值为150～380 μmol/L（2.4～6.4 mg/dl），女性正常值为100～300 μmol/L（1.6～5.0 mg/dl），一般男性>420 μmol/L（7 mg/dl）、女性>350 μmol/L（6 mg/dl）可确诊为高尿酸血症。需要注意的是，影响血尿酸水平的因素较多，其水平的高低与临床表现的严重程度不完全一致，由于尿酸本身的波动性如急性发作时肾上腺皮质激素分泌增多，利尿酸作用加强，以及药物等因素影响，有时检测血尿酸可以正常，须反复检测以避免漏诊病人。

2. 24 小时尿尿酸定量　经 5 天的限制嘌呤饮食，24 小时尿酸排出量超过 3.57 mmol/L（600 mg），可认为尿酸生成增多。

3. X 线摄片　早期急性痛风性关节炎在受累关节仅显示关节内非对称性肿胀。反复发作后，先有关节软骨缘破坏，关节面不规则，继之关节间隙狭窄，软骨面及骨内均可见痛风石沉积，骨质疏松，受累关节的骨质有不整齐的穿凿样或圆形透亮缺损区，大小不一，为痛风的特征性表现。另外，泌尿道纯尿酸性结石可透过 X 线而造成漏诊，故对可疑者应加做静脉肾盂造影以明确诊断。

4. 关节滑囊液检查　在急性关节炎发作期做关节腔穿刺，取滑囊液进行偏振光显微镜检查，可在白细胞内发现针形尿酸盐结晶，有弱折光现象（双折光现象）。

5. 痛风石检查　手术取出痛风石可做尿酸酶分解鉴定、特殊化学检查（murexide）试验，还可做紫外线分光光度计测定及尿酸酶分解测定，分析其中的化学成分。

6. 计算机 X 线体层显像（CT）和磁共振显像（MRI）　对于沉积在关节腔内的痛风石，CT 扫描表现为灰度不等的斑点状影像；MRI 影像中则表现为低到中等密度的块状阴影。

【诊断与鉴别诊断】

1. 西医诊断　美国风湿病协会于 1997 年制定的原发性痛风诊断标准，包括以下九条：①急性关节炎发作 1 次以上，在 1 日内即达到发作高峰；②急性关节炎局限于个别关节；③整个关节呈暗红色；④第一跖关节肿痛；⑤单侧跖关节炎急性发作；⑥有痛风石；⑦高尿酸血症；⑧非对称性关节肿痛；⑨发作可自行中止。凡具备该标准三条以上，并可除外继发性痛风者，即可确诊。

2. 中医辨病与辨证要点　祖国医学通常将“痛风”归属于“痹证”范畴。痹证是由于人体正气虚弱，卫外不固，感受风、寒、湿、热等外邪，致使经络痹阻，气血运行不畅，引起以肌肉、筋骨、关节发生疼痛、酸楚、麻木、重着、灼热、屈伸不利，甚或关节肿大变形为主要临床表现的病证。痛风独特的病理改变和症状体征，结合现代医学对痛风的诊断标准，明确其特定的发生发展规律，对中医辨证论治很有帮助。如痛风的高尿酸血症期，中医辨证为脏腑热毒，血中湿热蕴毒，痰瘀互结；痛风性肾病轻症属中医浊毒入肾，痛风性肾病重症属于浊毒损伤脾胃，壅塞三焦之关格。充分利用现代医学的检测手段，提高痛风的诊断率和明确痛风侵犯的部位，再用中医的方法去探讨痛风不同阶段特定表现，达到病与证的统一，这对痛风的辨证论治，具有重要意义。

3. 西医鉴别诊断

（1）类风湿性关节炎：一般以青、中年女性多见，好发于四肢的小关节及腕、膝、踝、骶髂和脊柱等关节，表现为游走性、对称性多关节炎，受累关节呈梭形肿胀，常伴有晨僵现象，反复发作可引起关节畸形。类风湿因子多为阳性，血尿酸水平不高。X 线

照片可见关节间隙狭窄，晚期可有关节面融合，但骨质穿凿样缺损不如痛风明显。

（2）创伤性关节炎与化脓性关节炎：创伤性关节炎一般都有关节外伤史，化脓性关节炎的关节滑囊液含大量白细胞，可培养出致病菌。二者的血尿酸水平均不高，关节滑囊液检查无尿酸盐结晶。

（3）关节周围蜂窝织炎：关节周围软组织明显肿胀，畏寒、发热等全身症状较为突出，但关节疼痛往往不如痛风明显，周围血白细胞明显增高，血尿酸水平正常。

（4）假性痛风：关节软骨钙化所致，多见于用甲状腺素进行替代治疗的老年人，一般女性发病较男性多见，最常受累的关节为膝关节，血尿酸水平正常。关节滑囊液检查可发现有焦磷酸钙结晶或磷灰石，X线照片可见软骨呈线状钙化，尚可有关节旁钙化。部分患者可同时合并有痛风，伴有血尿酸浓度升高，关节滑囊液检查可见尿酸盐和焦磷酸钙两种结晶。

（5）银屑病关节炎：病变常累及远端的指（趾）间关节、掌指关节、跖趾关节，少数可累及脊柱和骶髂关节，表现为非对称性关节炎，可有晨僵现象。约20%左右的患者可伴血尿酸增高，但该病多有皮损，且检测HLA－B27阳性可作鉴别。X线照片可见关节间隙增宽，骨质增生与破坏可同时存在，末节指（趾）远端呈铅笔尖或帽状。

（6）其他关节炎：痛风急性关节炎期尚需与系统性红斑狼疮、复发性关节炎及Reiter综合征相鉴别；痛风慢性关节炎期还应与肥大性关节病、创伤性及化脓性关节炎的后遗症等进行鉴别。

【治疗】

一、中医治疗

（一）辨证论治

1．风寒湿痹

主要证候：肢体关节疼痛，屈伸不利，或呈游走性疼痛，或疼痛剧烈，痛处不移，或肢体关节重着，肿胀疼痛，肌肤麻木，阴雨天加重，舌苔薄白，脉弦紧或濡缓。

治法：祛风散寒，除湿通络。

方药：蠲痹汤加减。方中羌活、独活、秦艽祛风除湿，当归、川芎活血和营，桂枝温经通络，木香、乳香行气止痛。

风邪偏胜，关节游走疼痛以上肢为主者可重用羌活并加桑枝、姜黄、防风；寒邪偏胜，痛处不移，得温痛减者加川草乌、细辛；湿邪偏胜，关节肿胀、重着以下肢为主者加汉防己、苍术、薏苡仁、茯苓、木瓜。

2．湿热痹阻

主要证候：肢体关节疼痛，痛处红肿灼热，疼痛剧烈，筋脉拘急，手不可近，难于下床活动，日轻夜重。多兼有发热、口渴、心烦、喜冷恶热等症状，舌质红，苔黄燥，脉滑数。

治法：清热除湿，活血通络。

方药：宣痹汤加减。方中防己清热利湿，通络止痛，辅以滑石、薏苡仁淡渗利湿；

杏仁宣利肺气；蚕砂、半夏、赤小豆除湿化浊；连翘、栀子清泄郁热，海桐皮、姜黄宣络祛风，止痛利湿。湿去热清经络宣通，则痹痛自除。

关节红肿甚者加秦艽、银花藤、虎杖；疼痛剧烈者加威灵仙、乳香；湿盛者加川萆薢、泽泻。

3. 痰瘀痹阻

主要证候：痛风日久，反复发作，骨节僵硬变形，关节附近呈黯黑色，疼痛剧烈，痛着不移，不可屈伸，或疼痛麻木。关节或红肿疼痛，兼见发热而渴，尿短赤；或关节冰凉，寒冷季节而痛剧，得热而安。舌多见紫色瘀斑，脉细涩。

治法：活血化瘀，化痰通络。

方药：身痛逐瘀汤加减。方中桃仁、红花、当归活血化瘀；五灵脂、地龙祛痰通络；川芎、没药、香附理气活血止痛；羌活、秦艽祛风除湿；牛膝活血通络，强壮筋骨，引诸药达病所；甘草调和诸药。上药合用共奏活血化瘀、祛痰通络止痛之效。

痰瘀久留者加全蝎 、蜈蚣 、乌梢蛇 、蜂房 ；皮下结节者加白芥子、僵蚕。

4. 肝肾亏虚

主要证候：痛风日久不愈，骨节疼痛，关节僵硬变形，冷感明显，筋肉萎缩，面色淡白无华，形寒肢冷，弯腰驼背，腰膝酸软，尿多便溏，或五更泻，舌淡白，脉沉弱。或骨节疼痛，筋脉拘急牵引，运动时加剧，形疲无力，烦躁，盗汗，头晕耳鸣，面赤，或持续低烧，日晡潮热，腰膝酸软无力，关节或见红肿灼热，或变形，不可屈伸，日轻夜重，口干心烦，纳少，舌质红，少苔，脉细。

治法：补益肝肾，除湿通络。

方药：独活寄生汤加减。方中独活、防风、秦艽、细辛、肉桂祛风除湿、散寒止痛；人参、茯苓、甘草、当归、川芎、地黄、芍药补益气血；杜仲、牛膝、桑寄生补益肝肾。诸药共奏益肝肾、补气血、祛风湿、止痹痛之效。

偏于阳虚，关节冷痛明显加附子、干姜；偏于阴虚去肉桂加枸杞子、制首乌；腰膝酸软无力加黄芪、川断；肌肤不仁加鸡血藤、络石藤。

（二）其他疗法

1. 针灸治疗　风寒湿痹宜针灸并施，风湿热痹宜针不宜灸，久痹正虚以灸为宜。急性期行泻法，恢复期用平补平泻法。常用穴位：湿热蕴结取丘墟、大都、太白；瘀血阻络取血海、膈俞；痰浊痹阻取丰隆、脾俞；肝肾亏虚取太溪、三阴交。第一足跖痛取太冲、太白、三阴交；趾痛取太白、大都、太冲、三阴交；踝痛取中封、昆仑、解溪、丘溪、丘墟、委中、绝骨；膝痛取膝眼、阳陵泉、曲泉；腕痛取阳池、外关、合谷、太冲；肘痛取合谷、手三里、曲池、尺泽；肩痛取肩髃、肩贞、肩井、阿是穴。

2. 推拿治疗　根据关节炎症和疼痛部位取相应关节的主要穴位，采取平、推、拿、按、捻、搓、摇等手法，由轻到重进行。每日 1～2 次，每次 15～30 分钟。点按大椎、风池、肾俞，揉拿手、足三阴经，点按手三里、肩贞、合谷。每次 20 分钟，每日 1 次，7 次为一疗程，适用于痛风各证。

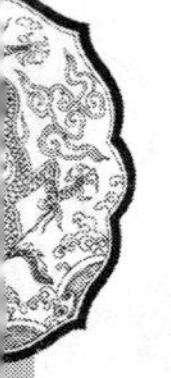

二、西医治疗

（一）一般治疗

养成健康的饮食习惯，合理的荤素食搭配，控制高嘌呤类食物的摄入，减少体内尿酸的生成；多饮水，既有利于尿酸的排泄，又能预防尿路结石的形成；保持理想体重，远离吸烟、酗酒等不良嗜好；注意劳逸结合，每日应保持一定的体力活动，特别是脑力劳动者；定期监测血尿酸水平。

（二）药物治疗

1. 高尿酸血症期

无临床症状的高尿酸血症，可先尝试进行生活方式的调整，并定期监测血尿酸水平，尽量把血尿酸水平控制在正常范围内。若经过饮食控制等非药物治疗后血尿酸值、24 小时尿尿酸排泄量仍超过正常值，或有明显家族史者，即使未出现关节炎、痛风石、肾结石等临床症状，也应使用降尿酸的药物，使血尿酸水平降低到正常范围之内。另外，需要避免各种诱发急性关节炎发作的因素。

2. 急性关节炎期

卧床休息，减少活动，避免受累关节负重，待关节疼痛缓解后 72 小时后方可逐渐恢复活动；同时，应尽早使用药物治疗以缓解症状，越早使用药物治疗疗效越好。常用的药物包括有：秋水仙碱、非甾体类抗炎药、糖皮质激素等，使用方法如下：

（1）秋水仙碱（colchicine）：是痛风急性关节炎期控制症状的首选用药。常规剂量为每小时 0.5 mg 或每 2 小时 1 mg，口服，至症状缓解或出现恶心、呕吐、腹泻等胃肠道副反应时停服，48 小时总剂量不超过 7 mg；对口服秋水仙碱不能耐受的患者，可用 1 ~ 2 mg 秋水仙碱溶于 20 ml 生理盐水中，在 5 ~ 10 分钟内缓慢静脉注射，之后根据病情每隔 6 ~ 8 小时注射 1 mg，24 小时内总量不超过 4 mg。静脉用药须注意避免药液外漏，以免引起疼痛和局部组织坏死。90% 的患者使用秋水仙碱 48 小时后疼痛可以缓解。秋水仙碱的毒副作用较大，口服常见有恶心、呕吐、腹泻、腹痛等消化道反应，静脉给药常见有肝肾功能损伤、骨髓抑制、脱发等，故治疗过程中需严密观察，原有肝肾功能不全、骨髓抑制者禁用。

（2）非甾体类抗炎药（NSAIDs）：①吲哚美辛（indomethacin）：抗炎作用好，并有促进尿酸排出的作用。开始剂量 50 mg 口服，每 6 小时 1 次，后如症状逐渐减轻可逐渐减为 25 mg，每日 2 ~ 3 次。该药胃肠道副作用较大，有消化道活动性溃疡、消化道出血的患者禁用。②布洛芬（ibuprofen）：胃肠道刺激作用较吲哚美辛小，偶可引起肝功能异常。0.2 ~ 0.4 g，每日 2 ~ 3 次。③保泰松（phenylbutazone）：初始剂量 0.2 ~ 0.4 g，待症状好转后逐渐减量为 0.1 g，每日 3 次。副作用包括水钠潴留和胃黏膜损伤，心衰及活动性溃疡患者禁用。④萘普生（naproxen）抗炎作用强，胃肠道反应相对较少。0.25 g，每日 2 ~ 3 次。⑤尼美舒利（nimesulide）：具有强大的抗炎、镇痛、解热作用。成人 0.1 g，每日 2 次。常见的副作用包括头晕欲睡、消化道溃疡，消化道出血等，有出血倾向、接受抗凝药物、抗血小板聚集药物治疗的患者慎用。

(3) 糖皮质激素：能迅速缓解急性痛风性关节炎，适用于对秋水仙碱和非甾体类抗炎药治疗效果不好或不能耐受的患者。常规剂量为：泼尼松（prednisone）30 mg，口服，每日清晨一次空腹顿服，症状缓解后逐渐减量。有引起水钠潴留、血糖升高等副作用，故有血糖升高倾向和高血压病的患者慎用。

3. 慢性关节炎期

此阶段的治疗主要为控制血尿酸，除了饮食、劳逸结合等一般治疗以外，可以运用降尿酸的药物来控制血尿酸水平，治疗目标为维持血尿酸水平在 360 μmol/L 以下，常用的降尿酸药物主要包括抑制尿酸合成和促进尿酸排泄两大类：

(1) 抑制尿酸合成的药物

代表药物为别嘌醇（allopurinol），适用于嘌呤产生过多，而肾功能正常及痛风石较明显的患者。常用剂量：0.1 g，每日 2 ~4 次；最大用量：0.2 g，每日 3 次。

(2) 促进尿酸排泄的药物

适应于肾功能尚好患者，主要是抑制近端肾小管对尿酸盐的重吸收，增加尿酸排泄，从而降低尿酸水平。①丙磺舒（probenecid）：初始剂量：0.25 g 每日 2 次，两周内可增至0.5 g，每日 3 次，最大剂量每日不超过 2 g。副作用有皮疹、发热、胃肠道刺激、肾绞痛等不良反应。②苯磺唑酮（sulfinpyrazone）：常规剂量：50 mg，每日 2 次；最大剂量每日 0.6 g。副作用主要为胃肠道刺激，溃疡病患者慎用。③苯溴马隆（benzbromarone）：常规剂量：25 ~100 mg，每日 1 次。副作用较轻，偶见胃肠道刺激。

在服用排尿酸药物治疗过程中，须口服碳酸氢钠每日 3 ~6 g 以碱化尿液，并多喝水，尽量保证每日尿量在 2 000 ml 以上，以利于尿酸排出。

(三) 其他

伴有肥胖、高血压、冠心病、尿路感染、肾功能衰竭的患者，可进行相应的对症治疗；关节活动障碍者可进行理疗和体疗；严重关节畸形、巨大痛风石的患者可以考虑手术治疗。

【临床思路】

痛风属中医“痹证”范畴，以关节疼痛为主要症状，可伴有关节红肿、痛风石的形成，甚至关节畸形、废用。病因病机以卫外不固、外邪侵袭、湿热浊毒流注等导致肢体关节气血不畅，经络不通，不通则痛。久则可致气血亏损，血热致瘀，络道阻塞，引起关节肿大、畸形及僵硬。由于痛风的临床表现错综复杂，很难用某一个中医病名统括起来，所以无论中医还是西医均应抓住疾病不同发展阶段的主要矛盾来选择治疗方法，如痛风急性期主要表现为痛风性关节炎，症见关节红肿热痛，辨为湿热痹证；慢性期多属于寒湿痹证；若关节炎反复发作，引起关节畸形，可按尪痹论治；当痛风发展到后期，出现肾功能损害，又可归属于水肿、虚劳等范畴；当肾功能衰竭出现少尿、无尿、恶心、呕吐等症状时，又归属于关格范畴。

【预后与转归】

痛风初起病位在肢体、皮肉、经络，久病则深入筋骨、脏腑。病机关键：经络闭

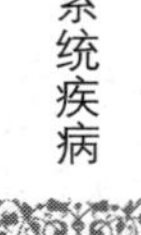

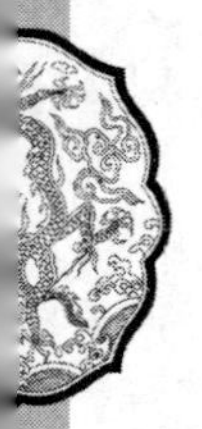

塞，气血不通，脉络绌急。本病形成常与体质的盛衰、气候条件及生活环境等都有着密切的关系。痛风初起邪实为主，治疗相对容易；随着病情的进展，虚实夹杂，坚持治疗，效果尚可；晚期发展为尪痹、关格，治疗相对困难，常遗留关节畸形、肾功能损害等后遗症。

经过有效治疗无严重肾功能损害的患者一般都能和正常人一样生活和工作；但失治误治导致遗留有关节畸形和泌尿系结石的患者则会使生活质量受到一定影响，肾功能严重损害的患者预后较差。

【预防与调护】

痛风多与先天遗传，饮食失节有关，须注意“未病先防，既病防变”。有痛风家族史者、脑力劳动者、中老年人、肥胖者都是痛风的高危人群，定期的检查血尿酸浓度有助于早期发现和治疗；严格控制饮食，避免过多摄入含高嘌呤的食物，如动物内脏、沙丁鱼、豆类及发酵食物等，多进食维生素与纤维素高的蔬菜水果，适量进食富含蛋白质的食物如鱼、鸡蛋、牛奶等；尽量克服因疼痛和运动受限而出现的不良情绪如焦虑不安、急躁易怒等，养成良好的生活起居习惯，正确对待疾病，保持情绪平和、心情舒畅、精神乐观，积极配合医生治疗，树立战胜疾病的信心。

第七章　血脂异常和脂蛋白异常血症

血脂异常症（dyslipidemia）是指异常脂蛋白血症，包括血脂的含量和（或）组分异常，主要表现是：高胆固醇血症（hypercholesterolemia）、高甘油三酯血症（hypertriglyceridemia）、或两者兼有（混合型高脂血症）、或高密度脂蛋白（highdensity lipoprotein，HDL）降低或低密度脂蛋白（lowdensity lipoprotein，LDL）升高等异常。血脂异常与心血管病，尤其与冠心病的发生和发展密切相关，是代谢综合征的组成成分之一。我国人群血脂平均水平低于发达国家，但其升高幅度却很惊人。目前我国成人血脂异常患病率男性约为33%，女性约为32%。

血脂异常可归属中医的“脂浊”、“肥胖”等范畴。

【病因病理】

一、西医病因病理

血脂异常症有原发性和继发性两种。由于遗传缺陷所致者称为原发性血脂异常症（原发性家族性血脂异常症）；非家族性血脂异常症亦称为散发性血脂异常症。系统性疾病所致者称为继发性血脂异常症，常继发于糖尿病、肾病综合征、慢性肝病、甲状腺功能减退、肥胖症、某些药物的影响和免疫性疾病等。

（一）病因与发病机制

1. 获得性因素

（1）高脂饮食：试验观察到在健康男性青年人，每天饮食中胆固醇摄入量增加100 mg，可使血浆胆固醇水平增加0.038 mmol/L（1.47 mg/dl）；而在健康女性青年人中，每天饮食胆固醇摄入量增加100 mg，则可使血浆胆固醇水平上升0.073 mmol/L（2.81 mg/dl）。

（2）体重增加：原发性肥胖和以肥胖及胰岛素抵抗为特征的代谢综合征是血浆血浆总胆固醇（TC）和甘油三酯（TG）升高的常见原因。肥胖时，肝脏合成的LDL和TC增加，而LDL受体的功能被抑制。

（3）年龄效应：血浆TC随年龄而升高。老年人机体分解代谢下降，LDL受体活性降低。另一方面，体内胆酸的合成随年龄而减少，肝内TC含量增加，后者又进一步抑制LDL受体的活性。

（4）绝经后妇女：雌激素增加LDL受体表达，促进LDL分解。绝经后女性因雌激素缺乏而致血浆TC升高。

（5）药物：长期应用糖皮质激素后，极低密度脂蛋白（verylowdensity lipoprotein，VLDL）和LDL的生成增多，血浆TC和TG升高。噻嗪类利尿剂和β受体阻滞剂亦可导

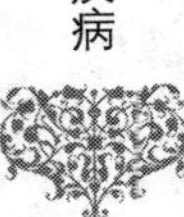

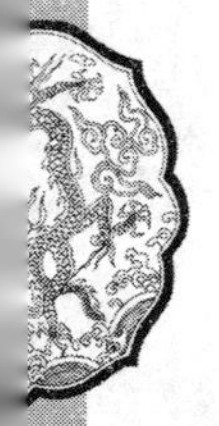

致血脂异常。

(6) 其他因素：长期高糖饮食、大量饮酒、吸烟或运动不足均可引起血浆甘油三酯（TG）升高。

2. 继发于某些疾病

(1) 糖尿病：在未获控制1型糖尿病及酮症患者中，血浆TG和TC可升高；高血糖使LDL过度氧化和糖化，导致糖尿病慢性血管病变。

(2) 肾脏疾病：肾脏疾病时VLDL和LDL合成增加。但也有人认为可能与这些脂蛋白分解代谢减慢有关。

(3) 甲状腺功能减退症：肝脏甘油三酯酶减少而使VLDL清除延缓，同时合并有中间密度脂蛋白产生过多。

(4) 糖原累积症（I型）：患者发生低血糖症时，为补充能量而动员脂肪组织，导致自由脂肪酸浓度和VLDL中的甘油三酯成分增加。

3. 先天性因素

(1) 血浆乳糜微粒（chylomicron，CM）和VLDL装配的基因异常：由于载脂蛋白B在剪接过程中有基因缺陷，造成CM和VLDL的装配异常，而引这两种脂蛋白的代谢异常。

(2) 脂蛋白脂酶和Apo CⅡ基因异常：脂蛋白脂酶和Apo CⅡ的基因缺陷将导致甘油三酯水解障碍，因而引起严重的高甘油三酯血症。

(3) 载脂蛋白E（Apo E）基因异常：Apo E基因变异，可使含有Apo E的脂蛋白代谢障碍，这主要是指CM和VLDL。

（二）病理

血脂异常可导致内脏组织脂质沉积（如脂肪肝），使内脏体积增大，镜下可见大量的泡沫细胞。皮肤和皮下组织的脂质堆积可形成黄色瘤。各种黄色瘤的病理改变基本相似，真皮内有大量吞噬脂质的巨噬细胞（泡沫细胞和黄色瘤细胞）；早期常伴有炎性细胞浸润，晚期伴成纤维细胞增生，有时可见多核巨细胞。动脉管壁内含有过多的泡沫细胞，其内含有较多的胆固醇和胆固醇脂；后期则形成纤维斑块，致管腔狭窄。

二、中医病因病机

1. 饮食偏差，脾胃失调　饮食不节，酗酒过量，损伤脾胃，运化失常，使精微不归正化，聚湿生痰，酿成脂膏，混入血中，加上恣食肥腻甘甜，过多的脂膏进入人体，输布转化不及滞于血中，而成脂浊之变。

2. 情志内伤，肝失疏泄　气机郁滞，肝胆疏泄，条达失常，影响膏脂的输布转化、排泄，使血脂升高发为脂浊症。

3. 年老体衰，肾气不足　年老者五脏六腑功能衰退，肾脏尤甚。若肾阳不足，则膏脂的转化利用减少，而滞留血中；肾阴不足则膏脂不藏，渗入血中，促使脂浊症的产生。或房劳过度，纵欲无节，使肾气亏损，亦常有脂浊症的发生。

4. 禀赋异常，痰湿内蕴　素体肥胖，脾失健运，痰湿内盛，致血中膏脂增多，发为脂浊症。

5. 消渴、水肿、胁痛、黄疸、癥积等证不愈　消渴证患者常多饮多食，水谷精微输布转化失常，湿浊痰瘀胶结，导致血脂升高。水肿日久，损及脾肾，肾虚不能主液，脾虚失于健运，以致膏脂代谢失常。胁痛、黄疸、癥积三者皆属肝、胆之病，肝胆失于疏泄，影响膏脂的敷布转化，引起血脂升高。

中医认为膏脂的形成、转化与代谢，与脾之运化、胃之受纳、肺之输布、肝胆疏泄、大肠传导、肾之主宰和三焦气化等密切相关，其主要病位在脾、肝、肾三脏。正是由于脾气不足，运化失司，湿浊内生，化为痰浊阻滞经脉。肝郁气滞，肝阳上亢，木旺克土，脾胃功能受损，水谷精微不能正常输布而发为本病。

【临床表现】

单纯的血脂异常症常常没有明显的自觉症状和体征，若血脂增高时间较长，脂质在血管内皮沉积而引起的动脉粥样硬化，产生冠心病和周围血管病变等，可出现相应的症状和体征，极少数患者可出现黄色瘤、角膜弓和脂血症眼底改变。

1. 心血管病　早发性冠心病在家族性高 TC 血症较常见，伴或不伴其他部位动脉硬化。家族性载脂蛋白 B100 缺陷症患者有 1/3 于 60 岁以前发生冠心病，常合并高血压。

2. 黄色瘤　黄色瘤是一种异常的局限性皮肤隆凸起，其颜色可为黄色、桔黄色或棕红色，多呈结节、斑块或丘疹形状，质地一般柔软。

3. 其他表现　角膜弓又称老年环，若见于 40 岁以下者，则多伴有高脂血症，以家族性高胆固醇血症为多见。脂血症眼底改变常常是严重的高甘油三酯血症并伴有乳糜微粒血症的特征表现。其他有游走性多关节炎、急性胰腺炎等。

【实验室与其他检查】

血脂异常症的诊断主要依靠实验室检查，其中最主要的是 TC 和 TG 测定。此外，测定血浆 Apo－B、Apo－A1 对预测冠心病有一定意义。

1. 血浆外观检查　可判断血浆中的 CM 含量。

2. 脂蛋白电泳　可分为 CM、前 β、β 和 α 四条脂蛋白区带。

3. 超速离心　可分辨 CM、VLDL、IDL、LDL、HDL 等组分。

4. 脂蛋白代谢分析　将脂蛋白或载脂蛋白用放射性碘标记，注入受试者体内，取血样分析其代谢变化。

5. 基因突变分析　脂蛋白脂酶、胆固醇酯化酶和合酶、LDL 受体、Apo－A 和 Apo－B 等的基因突变分析可明确血脂异常的分子病因。

6. 其他检查　家族性混合型血脂异常症和家族性高甘油三酯血症存在胰岛素抵抗，伴高胰岛素血症、糖耐量减退或高尿酸血症；Ⅲ型高脂蛋白血症常合并糖尿病或甲状腺功能减退。

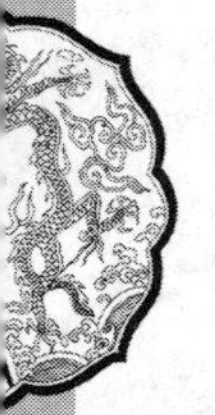

【诊断与鉴别诊断】

一、诊断要点

（一）西医诊断

血脂异常症的诊断应包括血脂异常的分类和病因诊断。病史、家族史、黄色瘤和眼底检查对本症有一定诊断意义，但确诊和分型依赖于血脂测定和分析。

1. 分类

（1）按起因分类：原发性高脂血症和继发性高脂血症。

（2）按表型分类：目前国际上通用的是以 Fredrickson 工作为基础经 WHO 修订的分类系统，主要是基于各种血浆脂蛋白升高的程度不同而进行分型。该分类法不包括病因学，故称为表型分类。高脂血症可分为 5 型（连亚型在内，可分 6 型）参表 6－7－1：

表 6－7－1 原发性高脂蛋白血症分型特点

类型	病名	血脂		蛋白				电泳宽β带
		TC	TG	CM	LDL	VLDL	HDL	
Ⅰ	家族性高乳糜微粒血症（家族性高甘油三酯血症）	常升高	升高	明显	降低	正常或降低	降低	无
Ⅱ	家族性高胆固醇血症（家族性高β脂蛋白血症）							
	Ⅱa	升高	正常	无	升高	正常或降低	正常	无
	Ⅱb	升高	升高	无	升高	升高	正常	无
Ⅲ	家族性异常β脂蛋白血症	升高	升高	无或少量		升高		有
Ⅳ	高前β脂蛋白血症	正常	升高	无	正常或降低	升高	正常或降低	无
Ⅴ	混合性高甘油三酯血症（混合性高脂血症）	升高	升高	有	降低	升高	降低	无

2. 血脂异常标准（参照《中国成人血脂异常防治指南》2006 年）

表 6－7－2 我国人群血脂分层切点（2006）

	血脂项目（mg/dl）			
	TC	LDL－C	HDL－C	TG
合适范围	<200	<130	≥40	<150
边缘升高	200～239	130～159		150～199
升高	≥240	≥160	≥60	≥200
减低			<40	

一般认为，血浆 TC 水平≥6.21 mmol/L（240 mg/dl）可确定为高 TC 血症，血浆

TG 浓度≥2.26 mmol/L（200 mg/dl）为高 TG 血症。HDL - C 水平 < 1.03 mmol/L（40mg/dl）可定为低 HDL - C 血症。LDL - C≥ 4.13 mmol/L（160 mg/dl）为升高。由于所采用的检测方法不同，各地制定的血脂异常诊断标准略有差异。

确定为血脂异常症，应进一步查找血脂异常可能引起的并发症，如动脉硬化、冠心病等。血脂异常症的分子病因诊断有赖于相关基因的突变分析或酶活性测定。

二、鉴别诊断

诊断血脂异常主要依靠实验室检查，需鉴别原发性或继发性血脂异常。

表 6 - 7 - 3　原发性或继发性血脂异常鉴别

	分类与类型	
	原发性	继发性
高 TC 血症	家族性高 TC 血症 家族性载脂蛋白 B100 缺乏症	甲状腺功能减退症、肾病综合征、糖尿病、Cushing 综合征
高 TG 血症	家族性高 TG 血症 脂蛋白脂酶缺乏症 家族性载脂蛋白 CⅡ缺乏症 特发性高 TG 血症	糖尿病（未控制时）、慢性乙醇中毒、雌激素治疗、肾病综合征、原发性肥胖、糖原累积病Ⅰ型
TC 血症与 TG 血症	家族性混合型血脂异常症 Ⅲ型高脂蛋白血症	甲状腺功能减退症 肾病综合征 糖尿病

【治疗】

一、中医治疗

由于血脂异常症患者的年龄、体质及发病原因不同，其临床表现也不尽一致。根据血脂变化及临床表现，将血脂异常症可分为以下六个证型进行辨证论治。

（一）辨证论治

1. 痰浊中阻

主要证候：形体虚胖，倦怠乏力，胸脘痞满，头晕目眩，肢体困重或肿，纳差，或便溏，舌胖，苔白厚，脉濡。

治法：益气健脾，除湿化痰。

方药：参苓白术散加减。方中党参、白术、茯苓益气健脾渗湿，山药、莲子助党参健脾益气，兼能止泻；扁豆、薏苡仁助白术、茯苓以健脾渗湿，佐以砂仁醒脾和胃，行气化滞；橘红理气燥湿祛痰以助半夏化痰之力。

若口腻口苦，苔转黄腻者，加茵陈、蒲公英；肢体浮肿者，加猪苓、桂枝。

2. 胃热腑实

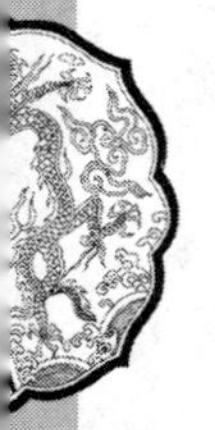

主要证候：形体肥胖，烦热口渴，消谷善饥，大便秘结，舌苔黄腻或薄黄，脉滑或滑数。

治法：清胃泻热，通腑导滞。

方药：三黄泻心汤。方中黄芩、黄连、黄柏清泄三焦实火，大黄清热通腑，导浊消滞。

热盛伤津、烦热口渴者，加生地、玄参、麦冬。

3. 痰瘀滞留

主要证候：眼睑处或有黄色瘤，胸闷时痛，头晕胀痛，肢麻或偏瘫，舌黯或有瘀斑，苔白腻或浊腻，脉沉滑。

治法：活血祛瘀，化痰降脂。

方药：通瘀煎。方中用当归尾、山楂、红花活血化瘀；香附、乌药、青皮、木香降气开郁；泽泻利水泻浊，诸药配伍起理气化瘀之效。

冠心病之胸闷时痛者，加延胡索、郁金；头晕胀痛，血压偏高者，加天麻、钩藤、石决明；中风后遗症者，加黄芪、川芎、赤芍、地龙；脂肪肝者，加姜黄、茵陈、虎杖。

4. 肝肾阴虚

主要证候：体瘦而血脂高，头晕目眩，健忘失眠，腰酸膝软，或五心烦热，舌红，苔薄或少，脉细或细数。

治法：滋补肝肾，养阴降脂。

方药：二至丸合六味地黄丸。方中熟地黄滋阴补肾、益精生血；山茱萸补益肝肾、收敛精气；山药健脾补肺、涩精止泻；泽泻利湿泄浊；丹皮清泄相火；茯苓淡渗脾湿；配伍女贞子、旱莲草养阴不助湿。

头晕目眩者，加菊花、石斛；腰脊酸甚者，加杜仲、续断；失眠者，加知母、酸枣仁、五味子；五心烦热者，加牡丹皮、地骨皮、黄柏。

5. 脾肾阳虚

主要证候：体倦乏力，精神萎靡，腰膝酸软、头晕眼花、耳鸣，形寒肢冷，面色㿠白，腹胀纳呆，食欲不振，尿少浮肿，大便溏薄，月经失调，舌质淡，苔薄白，脉沉细或迟。

治法：温阳健脾，化浊降脂。

方药：附子理中汤加味。方中干姜、附子、仙灵脾温补脾肾而祛寒；人参大补元气，健脾助运；白术、苍术健脾燥湿；藿香、佩兰芳香化湿；泽泻利湿降浊；甘草益气和中。诸药合用，共奏温阳健脾，化浊降脂之功。

面部浮肿者，重用茯苓、泽泻，加猪苓；腹胀者，加厚朴、木香；纳差者，加焦三仙。

6. 饮食积滞

主要证候：平素嗜食肥甘厚腻，形体肥胖，脘腹胀满，舌红苔腻，脉滑。

治法：消食导滞，佐以消脂。

方药：保和丸。方中山楂消肉食油腻之积；神曲消食健脾，更化酒食陈腐之积；麦芽消食和中，善消面食之积；莱菔子下气消食，导滞除满；四药合用，能消各种食物积滞，导滞下行，且有健脾和中之功。陈皮行气化滞；茯苓、半夏健脾去湿、化痰和胃；连翘清热而散结，以防积滞化热。诸药合用，使食积得化，胃气得和，脾气得健，从而食积自除。

（二）针灸疗法

1. 针刺疗法　取中脘、脾俞、气海、内关、丰隆、足三里。每次选取3~4穴，交替使用。

2. 耳针疗法　取内分泌、皮质下、神门、交感、心、肝、肾。每次选用3~4穴，交替使用，隔日1次。

3. 艾灸疗法　取足三里、绝骨，每星期1~2次，10次为一疗程。

二、西医治疗

国内外目前对于高脂血症的治疗方案主要包括非药物治疗和药物治疗两方面，更加强调治疗性的生活方式改变（TLC）的重要性，特别是控制体重和加强锻炼。

（一）一般治疗

改变生活方式。如保持合适的体重和良好的心理状态，限制食盐，戒烟限酒，进行有规律的运动，增加钙的摄入量、改善膳食结构等。一级预防的基础是改变生活方式，降低TC水平，减少冠心病危险，而药物降LDL－C是备用方法。

TLC被誉为是最经济有效的降低LDL－C的方法，内容包括：①减少饱和脂肪和胆固醇的摄入；②增加植物固醇和可溶性纤维的摄入；③降低体重；④增加运动。

（二）药物治疗

1. 防治目标水平 2006年全国血脂异常防治对策研究组制定了《中国成人血脂异常防治指南》，制定了血脂异常危险分层方案（见表6－7－4）、高脂血症患者开始治疗标准值及治疗目标值（见表6－7－5）：

表6－7－4　血脂异常危险分层方案

危险因素△	胆固醇（201~239）* LDL－C（130~159）#	胆固醇≥240 LDL－C≥160
无高血压 其他因素数<3	低危	低危
高血压 或其他因素数≥3	低危	中危
高血压 且其他因素数≥1	中危	高危
冠心病 及其等危症	高危	极高危☆

注：△危险因素：包括男性、吸烟、低高密度脂蛋白胆固醇（LDL－C）、肥胖；*胆固醇单位：mg/dl（1 mg/dl＝0.025 8 mmol/L）；#LDL－C：低密度脂蛋白胆固醇单位：mg/dl（1 mg/dl＝0.025 8 mmol/L）；☆极高危：急性冠状动脉综合征、冠心病合并糖尿病

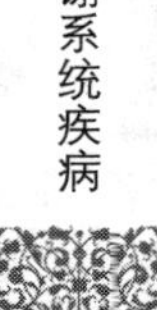

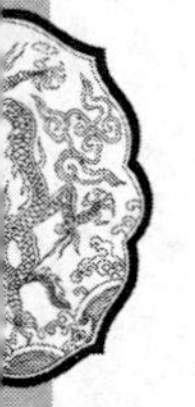

表 6-7-5　高脂血症患者开始治疗标准值及治疗目标值（mg/dl）

危险等级	治疗性生活方式改善	药物治疗	治疗目标值
低危	胆固醇≥240	胆固醇≥280	胆固醇<240
	LDL-C≥160	LDL-C≥190	LDL-C<160
中危	胆固醇≥200	胆固醇≥240	胆固醇<200
	LDL-C≥130	LDL-C≥160	LDL-C<130
高危	胆固醇≥160	胆固醇≥160	胆固醇<160
	LDL-C≥100	LDL-C≥100	LDL-C<100
极高危	胆固醇≥160	胆固醇≥160	胆固醇<120
	LDL-C≥100	LDL-C≥100	LDL-C<80

2. 降脂药物

（1）羟甲基戊二酸单酰辅酶 A（HMG-CoA）还原酶抑制剂（他汀类）：例如洛伐他汀（lovastatin）和氟伐他汀（fluvastatin）常用量为 20 mg/d，最大用量 80 mg/d。辛伐他汀（simvastatin）、普伐他汀（pravastatin）及阿托伐他汀（atorvastatin）的常用量为 10 mg/d。这类药物通过对胆固醇生物合成早期阶段的限速酶即 HMG-CoA 还原酶的抑制，减少肝细胞内胆固醇合成，反馈上调肝细胞表面 LDL 受体，加速血浆 LDL 清除。其主要适应证为高胆固醇血症，对轻、中度高甘油三酯血症也有一定的疗效，为治疗家族性和其他原因所致的高胆固醇血症的首选药物，但对纯合子患者无效。

副作用主要有恶心、腹胀、腹泻或便秘、头痛、失眠、乏力、皮疹、肌病及肝功能异常等。儿童、孕妇及哺乳期妇女不宜服用。与烟酸、吉非贝齐、环孢素 A、环磷酰胺及雷公藤等合用，可引起严重的肌病和肝肾损害。

（2）苯氧乙酸类（贝特类）：例如非诺贝特（fenofibrate），0.2 g/d；吉非贝齐（gemfibrozil），0.9 g，每日 1 次或每日上午服 0.6 g，下午服 0.3 g。主要适应证为高甘油三酯血症或以 TG 升高为主的混合型高脂血症。

严重肝肾功能不全及胆结石患者、孕妇、哺乳期妇女和儿童禁用。

（3）胆酸螯合剂（胆酸隔置剂）：包括考来烯胺（cholestyramine），常规剂量为每次 4~5 g，每日 1~3 次，宜从小剂量开始，可根据血脂谱逐渐加大剂量（每日总量不超过 24 g）。该类药物能阻止胆酸或胆固醇从肠道吸收，促进胆酸或胆固醇随粪便排出，引起肝细胞内游离胆固醇含量减少。仅适用于单纯高胆固醇血症或与其他降脂药物合用治疗混合型高脂血症。

服药时要从小剂量开始，不良反应有胀气、恶心、呕吐、便秘，注意该药可干扰叶酸、地高辛、华法林、甲状腺素、普罗布考、氯贝丁酯类及脂溶性维生素的吸收。

（4）烟酸及其衍生物：烟酸类（niacin）包括普通烟酸制剂（nicotinic acid）和阿西莫司（acipimox），属 B 族维生素。可用于除纯合子型家族性高胆固醇血症及 I 型高脂蛋白血症以外的任何类型的高脂血症。服药初期宜从小剂量开始，每次 100 mg，每日3~4 次，以后每隔 3~7 日增加 1 次剂量。

溃疡病、糖尿病、肝功能不全的患者慎用，并注意定期复查肝功能、血糖及尿酸等。孕妇及哺乳期妇女慎用。

(5) 鱼油制剂 ω－3 脂肪酸：例如二十碳五烯酸（EPA）和二十二碳六烯酸（DHA），可能通过抑制肝合成 VLDL 起作用。多烯康为酯型制剂，其中加有少量维生素 E，常用剂量为每次 0.1 g，每日 3 次。有轻度降低甘油三酯和升高 HDL－C 作用，主要适用于轻度的高甘油三酯血症，对 TC 和 LDL－C 无影响。

有出血倾向的患者禁用。

（三）其他疗法

1. 外科治疗　临床上已经开展且有一定疗效的手术有回肠末端切除术、门－腔静脉分流吻合术。

2. 血浆净化疗法　适用于难治性高胆固醇血症患者。

3. 基因治疗　利用特定的重组 DNA，在基因水平对疾病进行的一类方法。主要包括：①基因表达；②基因置换；③基因添加；④基因抑制。

【临床思路】

对于血脂异常症的治疗，应坚持长期综合治疗，强调以饮食控制、运动锻炼为基础，根据病情、危险因素、血脂水平决定是否或何时开始药物治疗。继发性高脂血症应积极治疗原发病。目前降脂的西药虽然较多，但均有一定的不良反应，不宜长期服用，在用西药治疗高脂血症的同时，根据中医辨证，加用中药或其他非药物治疗，可减少西药用量或可停用西药。中药治疗应结合现代药理研究，在辨证用药的基础上适当选用或加用实验研究证实有较好降脂作用的药物，以提高疗效。

【预后与转归】

原发性血脂异常没有严重并发症的患者，经过适当的药物治疗，严格的低脂膳食，适度的运动锻炼等治疗措施后，预后良好；而伴发严重并发症的患者，在降低血脂的基础上，早期积极治疗合并症，预后尚好。

【预防与调护】

除先天性因素外，血脂异常症与饮食关系密切，应注意饮食调摄，合理膳食，慎食高脂高糖食品。加强运动是预防肥胖及高血脂的有效措施，提倡体育疗法。戒除烟酒，避免精神紧张、情绪激动、焦虑、抑郁、失眠，起居有节，避免过劳，避免使用干扰脂代谢的药物，积极治疗影响脂代谢的病症，并定期体格检查。

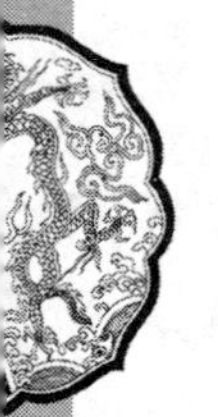

第七篇　风湿性疾病

第一章　总　　论

风湿性疾病（rheumatic diseasaes）是指一大类病因各不相同，但均累及关节及其周围组织的疾病。

第一节　关节及其周围组织的结构、功能

一、关节及其周围组织的结构

关节按运动类型分为不动关节、微动关节和活动关节。活动关节腔内有滑膜，故又称滑膜关节。除滑膜外，关节内还有关节软骨、软骨下骨（骨终板）及半月板、滑囊等。关节周围组织包括韧带、肌腱和关节囊。关节外组织则包括了骨、筋膜、肌肉、神经、皮下组织和皮肤等。

滑膜分为靠近关节腔的滑膜衬里层和滑膜下层。滑膜衬里层有1～3层不连续分布的A型和B型滑膜细胞。A型滑膜细胞类似巨噬细胞，有吞噬、吞饮功能，能够摄取并降解关节腔内颗粒性物质和细胞碎屑；B型滑膜细胞类似于成纤维细胞，以合成、分泌作用为主。滑膜下层主要由成纤维细胞、脂肪细胞、巨噬细胞、肥大细胞、胶原纤维、蛋白多糖等基质组成，含有丰富的血管和淋巴管。软骨分为透明软骨（滑膜关节）、弹性软骨（耳廓软骨及会厌软骨）和纤维软骨（半月板及椎间盘等）。关节的透明软骨细胞能合成和分泌Ⅱ型胶原和聚合素（aggrecan）等基质。软骨主要靠关节滑液供养，没有血管、淋巴管和神经分布其中。

二、结缔组织的分子基础

结缔组织分为固有结缔组织、软骨、骨和血液四大类。固有结缔组织主要为纤维结缔组织，又可分为疏松结缔组织和致密结缔组织（如肌腱、韧带等）。结缔组织按构成

可分为结缔组织细胞和细胞外基质。结缔组织细胞包括了成纤维细胞、组织细胞、巨噬细胞、软骨细胞、骨细胞及其他栖息细胞（如白细胞），它们各有自身的特殊功能，并参与细胞外基质的合成。细胞外基质主要由四类物质组成：胶原（collangen）、非胶原糖蛋白（glycoprotein）、糖胺多糖（或称氨基聚糖，glycosaminoglycan）与蛋白多糖（proteoglycan）以及弹性蛋白（elastin）。

胶原是体内含量最丰富的蛋白质，其中，Ⅰ～Ⅲ型胶原分布最为广泛，Ⅳ型胶原构成各种组织的基膜。胶原分子肽链的氨基酸组成主要为甘氨酸、脯氨酸、羟脯氨酸、羟赖氨酸。因胶原中含羟脯氨酸最多，故常以之反映胶原的含量及胶原的代谢情况。

非胶原糖蛋白包括纤维粘连蛋白，层粘连蛋白等，其主要起到为细胞间、细胞与细胞外基质的粘接作用。糖胺多糖是由重复双糖单位构成的直链多糖，包括透明质酸、硫酸软骨素、硫酸皮肤素、硫酸角质素等。蛋白多糖是糖胺多糖和蛋白质的共价结合物，其蛋白质称为核心蛋白质（core protein）；软骨中的蛋白多糖主要为聚合素，即是由核心蛋白与硫酸角质素、硫酸软骨素共价结合而成。弹性蛋白是弹性纤维的主要成分。

第二节　风湿性疾病分类

临床中最为常见的风湿性疾病有四大类，即弥漫型结缔组织病，血清阴性脊柱关节病，骨关节炎和晶体性关节炎。

一、弥漫性结缔组织病

1. 类风湿关节炎（rheumatoid arthritis，RA）。

2. 幼年型关节炎　包括：①系统性起病；②多关节起病；③少关节起病。

3. 红斑狼疮：①盘状；②系统性（systemic lupus erythematosus，SLE）；③药物性。

4. 硬皮病：①局部型：包括线状和斑状；②系统性硬化症：包括弥漫型硬皮病，CREST 综合征及化学物（或药物）所致。

5. 弥漫性筋膜炎伴或不伴嗜酸性粒细胞增多症。

6. 多发性肌炎　包括：①多发性肌炎；②皮肌炎；③多发性肌炎或皮肌炎与恶性肿瘤相关；④儿童期多发性肌炎或皮肌炎与血管病相关。

7. 坏死性血管炎和其他型的血管病变　包括：①结节性多动脉炎；②变应性肉芽肿（Churg-Strauss 综合征）；③超敏性血管炎：血清病、过敏性紫癜、混合性冷球蛋白血症、与恶性肿瘤相关及低补体血症性血管炎；④肉芽肿性动脉炎：Wegener 肉芽肿、巨细胞（颞）动脉炎伴或不伴风湿性多肌痛、Takayasu 动脉炎；⑤Kawasaki 病；⑥白塞病。

8. 干燥综合征　包括：①原发性；②继发性：与另一结缔组织病相关。

9. 重叠综合征　包括：①混合性结缔组织病；②其他。

10. 其他：包括：①风湿性多肌痛；②复发性脂膜炎；③复发性多软骨炎；④结节红斑。

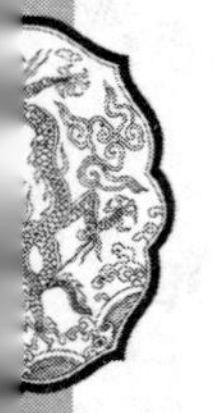

二、血清阴性脊柱关节病（并发脊柱炎的关节炎）

1. 强直性脊柱炎。
2. Reiter 综合征。
3. 银屑病关节炎。
4. 炎性肠病关节炎。

三、骨关节炎（osteoarthritis，OA）

1. 原发性：①周围性；②脊柱性。
2. 继发性：①先天性；②代谢性；③外伤性；④其他。

四、晶体性关节炎

1. 尿酸钠（痛风）。
2. 焦磷酸钙（CPPD，假性痛风）。
3. 羟基磷灰石。

除以上四大类外，其他还有感染性，肿瘤性，代谢性，神经血管性疾病，先天性结缔组织病（Mafan 综合征，Ehlers - Danlos 综合征，成骨发育不全，弹性纤维假黄瘤），还包括骨质疏松、缺血性骨坏死在内的骨与软骨病变，非关节性软组织风湿症等。

第三节　常见临床表现

一、症状

疼痛：关节、软组织疼痛是风湿性疾患最常见的症状之一。疼痛的程度、起病缓急、时间、性质、部位、伴随症状、缓解或加剧因素、与天气关系、日夜间差别、有无原发病灶以及与全身疾病的关系等，可为疾病的诊断提供参考。如急性关节炎起病急骤，关节红、肿、热、痛与功能障碍；症状出现和加剧与天气变化较大的，有风湿性关节炎和类风湿性关节炎等。

僵硬：表现为患者经过一段静止或休息后试图活动某一关节时，感到不适，难以达到平时的关节活动范围和程度，常伴疼痛和肿胀。

肿胀：关节肿胀通常是关节或关节周围组织的炎症反映，因此常伴疼痛。

疲乏：风湿性疾病患者常有疲乏、乏力、运动困难的症状。

系统症状：风湿性疾病常见发热、体重下降、食欲减退，亦常有多系统受累表现，如泌尿系统受累表现为水肿、泡沫尿、血尿等；神经系统受累表现为头痛、偏瘫、抽搐等。血液系统受累表现为贫血、出血、血栓等。消化系统受累表现为腹痛、腹泻等。呼吸系统受累表现为咳嗽、胸痛、呼吸困难等。心血管系统受累表现为心律失常、心功能不全等。

二、体征

关节受累可见关节红、肿、热、痛、畸形和功能障碍。皮肤黏膜受累可见皮肤红斑、红疹、脱屑、紫癜、光敏感、溃疡等。弥漫性结缔组织受损可见各系统受累相应体征。

第四节 常用检查方法

一、常规项目

风湿病实验室检查常规项目包括三大常规、血沉、C 反应蛋白、蛋白电泳、免疫球蛋白、补体等。

二、特殊检查项目

（一）自身抗体检查

1. 抗核抗体谱　①抗 ssDNA 抗体，系统性红斑狼疮（SLE）的筛选检查，非特异性。②抗双链 DNA（ds－DNA）抗体，SLE 特异性高。③抗 Sm 抗体，SLE 标记性抗体。④抗组蛋白抗体，药物诱发狼疮者阳性率高。⑤抗 SSA 和抗 SSB 抗体，与干燥综合征有关。⑥抗 RNP 抗体，混合结缔组织病者阳性率 100%。⑦抗 Jo－1 抗体，为多发性肌炎标记性抗体。⑧抗 Sc1－70 抗体，为系统性硬化症标记性抗体。⑨抗着丝点抗体，为系统性硬化症中局限型的标记性抗体。

2. 类风湿因子（RF）　无特异性，但在类风湿性关节炎患者中阳性率 70%。RF 阳性还可见于系统性红斑狼疮、干燥综合征、混合结缔组织病、系统性硬化症等自身免疫性结缔组织病和某些感染性疾病，如结核、梅毒、风疹等。

3. 抗中性粒细胞胞浆抗体（ANCA）　ANCA 对血管炎诊断极有帮助。

4. 抗磷脂抗体　可见于 SLE 等多种自身免疫病患者中。

（二）HLA－B27

人类白细胞抗原 I 类分子 B27（HLA－B27）与脊柱关节病存在密切关系，强直性脊柱炎患者，阳性率 90% 以上。该抗体亦见于反应性关节炎等患者，正常人群中也有 10% 的阳性率。

（三）滑液检查

关节滑液的白细胞计数超过 3 000/mm^3，其中中性粒细胞占 50% 以上，提示炎性关节炎；白细胞计数 5 万 ~ 10 万/mm^3 以上，提示化脓性关节炎；白细胞计数在 3 000/mm^3 以下非炎性病变可能性大。滑液中找到尿酸盐结晶有助于痛风关节炎诊断。局部皮肤感染、出血性疾患及不合作患者，均不适宜做关节穿刺检查。

（四）关节影像检查

X 线、CT、MRI 均有助于关节病变的诊断和鉴别诊断。X 线检查最常用，可发现

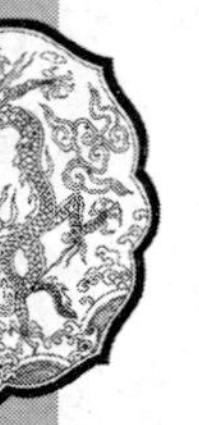

骨、软骨和软组织钙化，关节间隙异常，关节侵蚀，骨赘，软骨下囊肿，骨性关节强直等。CT 对判断骶髂关节炎病变较好。MRI 对早期微小的骨侵蚀显像灵敏可靠，可帮助诊断缺血性骨坏死、骨髓炎、脊柱病变等。

（五）病理

皮肤狼疮带试验有助于诊断 SLE。肾活检对狼疮性肾炎的诊断、治疗和估计预后，均有价值。肌活检有助于诊断皮肌炎、多发性肌炎。关节滑膜检查对关节炎的病因判断有意义等等。

第五节　常用治疗方法

风湿性疾病的治疗的原则是早期诊断和尽早合理用药，治疗主要目的是控制病情，缓解症状，改善疾病预后，保持关节、脏器功能，提高生活质量。

一、常用的抗风湿病药物

1. 非甾体类抗炎药（non - steroid anti - inflammatory drugs，NSAIDs）　临床上常用的有布洛芬、萘普生、双氯芬酸、吲哚美辛等。因可抑制环氧化酶，从而抑制花生四烯酸转化为前列腺素，能较迅速地产生抗炎止痛作用，对解除疼痛有较好效果，但不能改变疾病的病程。该类药物对胃肠道和肾脏有副作用。

2. 缓解病情抗风湿药（disease modifying anti - rheumatic drugs，DMARDs）　常用的有氯喹或羟氯喹、来氟米特、青霉胺、金制剂等。此类药物多用于类风湿关节炎及血清阴性脊柱关节病。有一定抗炎止痛作用并缓解病情，能够改善并维持关节功能、减轻滑膜炎症，防止或明显降低关节结构破坏的进展。该类药物起效较慢，故又称慢作用药。其中青霉胺和金制剂由于副作用较多，临床应用已日趋减少。

3. 细胞毒药物　常用的有环磷酰胺、甲氨蝶呤、硫唑嘌呤、霉酚酸酯、环孢素等。此类药物通过不同途径产生免疫抑制作用，主要用于系统性红斑狼疮、血管炎等弥漫性结缔组织病的治疗，对改善这些疾病的预后有很大的作用。该类药物的副作用较多且较严重，如骨髓抑制、性腺损害、胎儿畸形和肝肾毒性等。

4. 糖皮质激素　具有强有力的抗炎作用，明显地改善了系统性红斑狼疮等结缔组织病的预后，但不能根治这些疾病。其众多的副作用随用量加大及疗程延长而增加，主要为继发感染、向心性肥胖、糖尿病、动脉硬化、上消化道出血、缺血性骨坏死等。故在应用时要权衡其疗效和副作用，并强调用药个体化。

二、外科疗法

包括不同的矫形手术、滑膜切除、人工关节置换等。手术不能从根本上控制疾病的发展，但有助于改善晚期关节炎患者的关节功能和提高生活质量。

三、其他治疗

包括物理、康复、职业训练、心理等治疗，是本类疾病综合治疗的不可少的部分。

第六节　中医对风湿病的基本认识

风湿性疾病归属于中医五体肢节痹病证。

【五体的生理功能及其与脏腑关系】

在中医的理论中，把皮、脉、筋、骨、肉称为“五体”，又称为形体，它是构成整个人身形体的重要组织。皮肤具有防止外邪入侵，调节人体津液代谢与体温。皮肤与肺的关系最为密切，和十二经脉有广泛的联系。脉有经脉和络脉，合称经络。经络运行人体全身气血津液，联络脏腑形体官窍，沟通上下内外，使之成为一个有机的整体。筋，包括现代所称的肌腱、韧带和筋膜。筋有连接和约束骨节、主持运动、保护内脏等功能。筋和肝的关系最为密切，并和十二经脉有广泛的联系。骨构成人体的支架。骨具有支撑人体，保护内脏和进行运动的功能。骨与肾的关系最密切。肉，即肌肉，具有保护内脏、抵御外邪和进行运动的功能。肌肉和脾的关系最密切。

五体在外面与周围环境接触，里面包裹着脏腑，经络贯穿于五体与脏腑之中，气血津液运行于整个五体与脏腑之内，其中营血在经络中流行，卫气与津液则行于脉外，循行于皮肉筋骨之间及脏腑肓膜之中，无处不到。而依靠气血津液的不断运行，将脏腑所化生的精、气、血、津液输布到五体，对五体发挥滋养、推动、温煦和气化等作用，使五体得以完成其生理功能。

【五体肢节痹的病因病机】

1. 病因　导致五体肢节痹发生因素主要有禀赋不足、外感邪毒、七情内伤、饮食劳倦以及痰饮、瘀血等。

2. 病机　五体肢节痹的病机总的来说是经络肢体肌肤筋骨因外感或内伤因素，导致机能失调。传统医学早在《内经》中已有五脏痹、六腑痹、奇恒之腑痹、五体肢节痹的记载。在《素问·痹论》指出“风寒湿三气杂至，合而为痹”；“所谓痹者，各以其时，重感于风寒湿之气也”；“五脏皆有合，病久而不去者，内舍于其合也。故骨痹不已，复感于邪，内舍于肾；筋痹不已，复感于邪，内舍于肝；脉痹不已，复感于邪，内舍于心；肌痹不已，复感于邪，内舍于脾；皮痹不已，复感于邪，内舍于肺。”可见五体肢节痹因外邪所致，而外邪久羁可通过经合内传导致五脏痹。肢节痹系以肢体经络为风寒湿热之邪所闭塞，导致气血不通，经络痹阻。

【五体肢节痹的诊断】

人体是一个有机的整体，局部的病变可以影响全身，内脏的病变也可以从五体五官等各个方面表现出来。中医辨证治病重视局部与整体的关系，认为局部与整体相互联系，彼此作用，局部为整体所包涵，时刻受整体的影响，局部的种种表现被视为整体功能变化的反应，正如清代汪宏《望诊遵经·叙》说：“著乎外者本乎内，见于彼者由于此，因端可以境委，溯流可以穷源。”因此通过四诊等手段，诊察疾病显现在各个方面

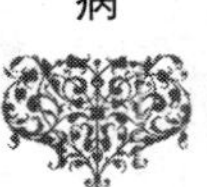

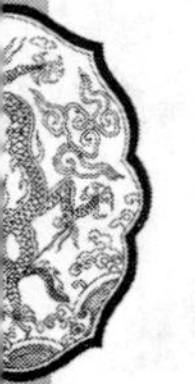

的症状和体征，就可以了解疾病的病因、病机，从而为辨证论治提供依据。五体肢节病的诊断包括望、闻、问、切四个方面。最突出的临床表现为肌肉、关节、筋、骨发生疼痛、酸楚、麻木、重着、灼热、屈伸不利，甚或关节肿大变形。

【五体肢节痹的常见中医证型】

一、行痹

关节肿胀疼痛，游走不定，伴有身热不扬，关节屈伸不利，或恶风，或恶寒，舌红苔白微厚，脉浮缓或浮紧。

二、痛痹

关节紧痛不移，遇寒加剧，得热则减，局部皮肤或有寒冷感，关节屈伸不利，舌淡苔白微腻，脉弦紧。

三、着痹

关节肿胀、酸痛、重着，痛有定处，手足沉重，活动不利，肌肤麻木不仁，舌红，苔白厚而腻，脉濡缓。

四、热痹

关节肿胀微热或红肿灼热，疼痛较甚，触之加剧，活动不利，筋脉拘急，得热痛剧，得冷痛减，身热，体重乏力，纳呆欲呕，舌红、苔白干或黄腻或黄燥，脉滑数或沉数。

五、尪痹

关节疼痛反复发作，久痛不愈，关节肿大变形、僵硬，不得屈伸，关节周围皮色黯滞，疼痛较剧，停著不移，舌质紫暗，或有瘀斑，苔薄白或白腻，脉细涩或沉弦。

六、虚痹

1. 肝肾亏虚，邪气留恋　痹证日久，疼痛绵绵不休，酸楚麻木，肢体活动不便，筋脉拘急，形体消瘦，潮热盗汗，持续低热，舌质淡或淡红，苔薄或薄白而干，脉沉细数。
2. 脾肾阳虚，寒湿停聚　痹证日久，疼痛绵绵不休，酸痛麻木，畏冷喜暖，遇劳遇冷加重，肢体肿胀，舌质淡体胖有齿印，苔白滑，脉沉细无力。
3. 气血两虚，筋骨失养　痹证日久，疼痛绵绵不休，酸痛麻木，神疲乏力，气短声低，面色无华，头晕目眩，舌质淡，苔白，脉细弱。

【五体肢节痹的主要治法和方药】

五体肢节痹的证型虚实夹杂，复杂多变，其相应的治法与方药也多种多样，主要治法和方药如下：

1．祛风通络，佐以散寒除湿　本法主要用于治疗风寒湿邪侵犯经络而以风邪偏胜者，临床证型以行痹为主。代表方药：防风汤、大秦艽汤。

2．温经散寒，佐以祛风除湿　本法主要用于治疗风寒湿邪侵犯经络而以寒邪偏胜者，临床证型以痛痹为主。代表方药：乌头汤。

3．除湿通络，佐以祛风散寒　本法主要用于治疗风寒湿邪侵犯经络而以湿邪偏胜者，临床证型以着痹为主。代表方药：薏苡仁汤。

4．清热通络，佐以祛风除湿　本法主要用于治疗风湿热邪侵犯经络而以热邪偏胜者，或风寒湿邪而不去，郁而化热，临床证型以热痹为主。代表方药：白虎汤合宣痹汤。

5．化痰祛瘀，舒筋通络　本法主要用于治疗痰瘀凝滞，筋脉痹阻，临床证型以尪痹为主者。代表方药：二陈汤合活络效灵丹。

6．补益肝肾，强筋健骨，祛风除湿　本法主要用于治疗肝肾亏虚，邪气留恋者，临床证型以虚痹而以阴虚为主者。代表方药：虎潜丸。

7．温补脾肾，强筋健骨，祛风散寒除湿　本法主要用于治疗脾肾阳虚，邪气留恋者，临床证型以虚痹而以阳虚为主者。代表方药：《金匮》肾气丸、右归丸等。

8．补益气血，强筋健骨，祛风散寒除湿　本法主要用于治疗气血两虚，邪气留恋者，临床证型以虚痹而以气血不足为主。代表方药：独活寄生汤等。

对五体肢节痹的治疗虽然主要有以上八法，但在临床上往往是根据病种及证候不同而灵活应用。恰当地选择方药及配伍，可增强疗效。如《医学心悟》所述："治行痹者，散风为主，而以除湿祛寒佐之，大抵参以补血之剂，所谓治风先治血，血行风自灭也；治痛痹者，散寒为主，而以疏风燥湿佐之，大抵参以补火之剂，所谓热则流通，寒则凝塞，通则不痛，痛则不通也；治着痹者，燥湿为主，而以祛风散寒佐之，大抵参以补脾之剂，盖土旺则能胜湿，而气足自无顽麻也。"而热胜者，以清泄郁热为主，佐以活血通络。病久入络者"宣通脉络，补助真元，使气血流畅，则痹自已"。

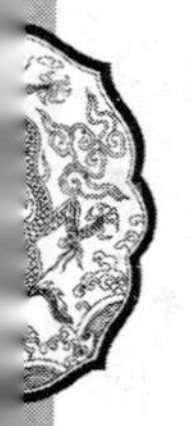

第二章　系统性红斑狼疮

系统性红斑狼疮（systemic lupus erythematosus，SLE）是自身免疫介导的，以免疫性炎症为突出表现的弥漫性结缔组织病。血清中出现以抗核抗体为代表的多种自身抗体和多系统累及是 SLE 的两个主要临床特征。其免疫学异常表现极为复杂多样，几乎覆盖了整个免疫系统功能的紊乱，各种自身免疫性疾病的临床表现均有可能发生在 SLE。因此，许多学者称之为自身免疫病的原型。

本病好发于生育年龄女性，多见于 15～45 岁年龄段，女：男为 9：1。SLE 在西方的患病率为 14.6～122/10 万人，我国为 70～100/10 万人。

中医没有“系统性红斑狼疮”的病名，根据临床症状不同归属于祖国医学“阴阳毒”、“蝴蝶斑”、“痛痹”、“日晒疮”、“血风疮”、“湿毒发斑”、“丹疹”、“肾脏风毒”等。

【病因病理】

一、西医病因病理

（一）病因及发病机制

SLE 发病为多因性，可能病因包括遗传、性激素、紫外线、化学因素、感染等。

1. 免疫遗传学　SLE 是一复杂的多基因疾患。SLE 有家族聚集倾向，10%～12% 的 SLE 患者可在一、二级亲属中找到另一 SLE 病人；SLE 患者的子女中，SLE 的发病率约 5%；同患 SLE 的单卵双胎孪生子比例（24%～69%）比双卵双胎孪生子（2%～9%）明显提高；有色人种比白色人种发病率高，提示 SLE 存在遗传的易感性。

2. 性激素　生育年龄女性的 SLE 发病率明显高于同年龄段的男性，青春期前和绝经后女性 SLE 发病率下降，SLE 患者体内雌性激素水平增高，因此，性激素在 SLE 发病中的作用近年备受重视。泌乳素水平增高亦可能对 SLE 的病情有影响，妊娠后期和产后哺乳期 SLE 可发病或病情恶化，可能与体内的雌激素和泌乳素水平有关。

3. 紫外线　日光照射可以使 SLE 皮疹加重、引起疾病活动，被称为光敏感现象。有报道 SLE 患者光敏感达 70%。近年研究证明使 SLE 病人出现光敏感主要是波长为 390～320 nm 的紫外线 B。紫外线可以改变上皮细胞核的 DNA 及 Ro、RNP 抗原的位置及/或化学性质，增加了免疫原性，刺激机体的免疫系统产生大量自身抗体。

4. 化学因素　某些化学因素和自身免疫性疾病的发病有关，如含有芳香族胺基团或联胺基团的药物（如肼苯达嗪、普鲁卡因酰胺等）可以诱发药物性狼疮。药物性狼疮的临床表现和部分血清学特征类似 SLE，但很少累及内脏。

5. 感染　许多间接的依据提示 SLE 可能与某些感染因素有关，尤其是病毒感染。

感染可活化B细胞、损害组织、释放自身抗原，并可能通过分子模拟或超抗原作用，破坏自身免疫耐受，而诱发SLE或使SLE突发。临床上SLE病人亦常常因为感染，特别是上呼吸道感染而诱发疾病活动。

另外，任何过敏均可能使SLE病情复发或加重。社会与心理压力对SLE也常产生不良的影响。

近年的研究工作提示，SLE的发病是多基因相互作用的结果。由于遗传、环境等各种致病因素之间复杂的相互作用，造成狼疮易感者细胞免疫与体液免疫严重失衡，破坏自身正常的免疫耐受机制，最终导致免疫效应阶段的终末器官损伤，主要涉及免疫复合物的形成和在特定组织的沉积（如肾小球、关节、血管等）。这些较好地解释了SLE临床表现和免疫学表型的复杂多样性。

（二）病理和病理生理

光镜下的病理变化：①结缔组织的纤维蛋白样变性：是由免疫复合物和纤维蛋白构成的嗜酸性物质沉积于结缔组织所致；②结缔组织的基质发生黏液性水肿；③坏死性血管炎。

SLE免疫病理如皮肤狼疮带试验，表现为非阳光暴露部位皮肤的表真皮交界处有免疫球蛋白（IgG、IgM、IgA等）和补体（C_3c、C_1q等）沉积，对SLE具有一定的特异性。

狼疮性肾炎的肾脏免疫荧光呈现多种免疫球蛋白和补体成分沉积，被称为“满堂亮”。

二、中医病因病机

中医典籍没有系统性红斑狼疮之称，近代中医对本病病因病机的认识，是以中医的理论为指导，以临床表现为依据进行分析，归纳本病的病因为以下几个方面：

1. 阴虚火旺　禀赋不足，素体阴虚；或七情内伤，暗耗阴液；或劳累过度，阴精亏损；或久病失养，阴虚不足等，致阴虚火旺，阴阳不调，气血失和，五脏六腑受损，皮、脉、肉、筋、骨失去濡养，发为本病。

2. 外感邪毒　外受热毒如日光阳毒、温热邪毒等；或感受风寒湿邪，由腠理而入，羁留体内，化为热毒。热毒炽盛，损伤阴精、脏腑、气血、肌肤、关节，引起本病。

3. 脉络瘀阻　阴虚不足津液虚少，或热毒煎熬津液亏损，血行艰涩迟滞；或气滞不畅血行受阻；或气虚不运血行无力，均可导致脉络瘀阻，脏腑、气血功能失常，遂发本病。

在病因中，内因以阴虚为最重要，外因以外受热毒为最关键。本病在发病过程中，常出现热毒炽盛、气滞血瘀、气阴两虚、肝肾阴虚等，后期可因阴损及阳，累及脾肾，出现脾肾阳虚；在整个病程中又可能相继或反复出现热毒炽盛，甚至热毒内陷，热盛动风等证象。另外，瘀血、痰浊、湿热、水湿等继发病邪亦属常见。瘀血的发生可因发病初期热毒炽盛，灼伤血脉，迫血妄行，血溢脉外而为瘀。亦可因阴虚或气阴两虚，阴虚则血中津少，血液黏稠，血行艰涩；气虚则推动乏力，血行迟缓而至瘀。如邪毒炽盛，脏腑受损，特别是肺脾肾受损，水液运障碍，以至水湿内停；若邪热未去，与水湿相合

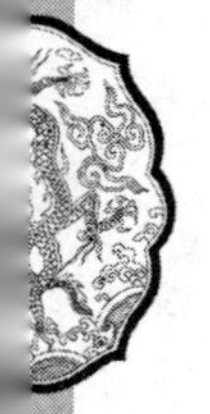

则成湿热；若邪热煎熬津液，则痰浊继生。因此本病本虚标实，虚实夹杂，变化复杂。

【临床表现】

SLE 是慢性、全身性疾病，常累及多个器官，往往是病情加重与缓解交替出现，缓解可持续多年，常因感染、感冒、受凉、阳光暴晒、酗酒、过劳、或精神紧张、情绪波动等因素导致疾病发作。少数因用药不当引起复发。临床表现复杂多样。

一、全身表现

除外感染因素的发热，90%的患者在病程中有发热，为不规则发热。疲乏，休息后不能缓解，发生率80%～100%，常是狼疮活动的先兆。体重减轻。关节炎及关节疼痛或肿胀，肌肉痛或肌无力。皮肤损害，包括鼻梁和双颧颊部呈蝶形红斑、盘状红斑、光敏感、脱发、手足掌面和甲周红斑、结节性红斑、脂膜炎、网状青斑、雷诺现象、口腔溃疡等。

二、各系统受累表现

1. 心血管系统　常表现为心慌、胸闷、心前区不适。可以为心包炎（表现为心包积液）、心肌炎（表现为心律失常，严重者可伴有心力衰竭）、心内膜炎、血管炎的表现。

2. 呼吸系统　表现为胸痛、呼吸困难、气短气促活动后加重、干咳、低氧血症，肺功能检查常显示弥散功能下降和限制性通气障碍。可见于胸膜炎（浆膜腔积液）、间质性肺炎。

3. 神经系统　又称神经精神狼疮。轻者仅有头痛、性格改变、记忆力减退或轻度认知障碍；重者可表现为脑血管意外、昏迷、癫痫等。周围神经病变可有四肢感觉运动异常。

4. 血液系统　常出现贫血和/或白细胞减少和/或血小板减少。淋巴结肿大。高球蛋白血症，血沉增快等。

5. 消化系统　主要表现为食欲不振、恶心呕吐、腹痛腹泻，肝脏受损占19%～40%，转氨酶升高。

6. 肾脏损害　又称狼疮性肾炎（lupus nephritis，LN），可表现为肾病综合征（蛋白尿、低蛋白血症、水肿）、肾炎综合征（除肾病综合征表现外，还有血尿、高血压，肾功能损害）、无症状蛋白尿或/和血尿、急进性肾炎综合征（病情发展迅速，表现为少尿或无尿，可有血尿、蛋白尿、管型尿、肾功能急性衰竭）、慢性肾炎综合征（病情慢长，不同程度高血压、蛋白尿、血尿、贫血、肾功能不全）、肾小管综合征（表现为肾小管性酸中毒、水肿、高血压、夜尿增多，约50%肾功能减退）。50%～70%的 SLE 病程中会出现临床肾脏受累，肾活检显示几乎所有 SLE 均有病理学改变。LN 对 SLE 预后影响甚大，肾功能衰竭是 SLE 的主要死亡原因之一。LN 的病理分型对于估计预后和指导治疗有积极的意义，依据2003年国际肾脏病学会/肾脏病理学会（ISN/RPS）的狼疮性肾炎分型（见表7－2－1），通常Ⅰ型和Ⅱ型的预后较好，Ⅳ型和Ⅵ型预后较差。

但 LN 的病理类型是可以转换的，Ⅰ型和Ⅱ型有可能转变为较差的类型，Ⅳ型经过免疫抑制剂的治疗，也可以有良好的预后。肾脏病理还可提供 LN 活动性的指标，如肾小球细胞增殖性改变、纤维素样坏死、核碎裂、细胞性新月体、透明栓子、金属环、炎细胞浸润，肾小管间质的炎症等均提示 LN 活动；而肾小球硬化、纤维性新月体。肾小管萎缩和间质纤维化则是 LN 慢性指标（见表 7－2－2）。活动性指标高者，肾损害进展较快，但积极治疗可以逆转；慢性指标提示肾脏不可逆的损害程度，药物治疗只能减缓而不能逆转慢性指数的继续升高。

表 7－2－1　狼疮性肾炎分型

分型	临床表现
Ⅰ	轻微系膜性 LN（光镜小球正常，免疫荧光和电镜可见系膜区免疫复合物沉积）
Ⅱ	系膜增殖性 LN（病变局限于系膜区）
Ⅲ	局灶性 LN（＜50% 的小球受累）
Ⅳ	弥漫节段性或球性（≥50% 的小球受累。纤维素样变化、新月体出现）
Ⅴ	膜性 LN（如可合并Ⅲ型或Ⅳ型 LN，应予分别诊断）
Ⅵ	硬化性 LN（≥90% 的小球表现为球性硬化）

注：应注明小管萎缩、间质炎症和纤维化的程度，及动脉硬化或其他血管病变的程度

表 7－2－2　狼疮性肾炎

肾脏活动性指数（0～24 分）					肾脏慢性指数（0～12 分）				
病理表现	无	轻	中	重	病理表现	无	轻	中	重
细胞增殖性改变	0	1	2	3	肾小球硬化	0	1	2	3
纤维素样坏死，核碎裂	0	2	4	6	纤维性新月体	0	1	2	3
细胞性新月体	0	2	4	6	小管萎缩	0	1	2	3
透明栓子，金属环	0	1	2	3	间质纤维化	0	1	2	3
白细胞浸润	0	1	2	3					
单核细胞浸润	0	1	2	3					

注：活动性指数≥12 分是进展为肾功能衰竭的危险信号。轻度或中度增加治疗后疾病可逆转。慢性指数≥4 多数患者进入末期尿毒症

【实验室与其他检查】

一、实验室检查

（一）一般检查

1．血液形态及数量的变化　活动期 SLE 的血液常规检查的血细胞三系中可有一系或多系减少（需除外药物所致的骨髓抑制）。

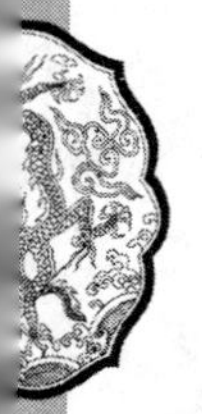

2. 尿液检查　尿液常规检查，发现尿蛋白、红细胞、管型等为提示临床肾损害的指标。

3. 血沉　在活动期90%患者血沉明显增快。

4. 血浆蛋白变化　血浆白蛋白浓度常降低，球蛋白可显著升高，特别是γ球蛋白升高；C反应蛋白通常不高，合并感染或关节炎较突出者可明显增高。

5. 血清补体　C_3、C_4水平与SLE活动度呈负相关，常可作为病情活动性和治疗反应的监测指标之一。

6. SLE病人还常出现血清类风湿因子阳性。

（二）免疫学检查

1. 抗核抗体（ANA）　是SLE的筛选检查指标。对SLE的诊断敏感性为95%，特异性相对较低为65%。

2. 抗双链DNA（ds-DNA）抗体　ds-DNA抗体的特异性95%，敏感性为70%，它与疾病活动性及狼疮性肾炎有关。

3. 抗Sm抗体　抗Sm抗体是SLE标记性抗体，特异性高达99%，但敏感性仅25%，该抗体的存在与疾病活动性无明显关系。

4. 其他抗体　抗核小体抗体、抗核糖体P蛋白抗体对SLE也具有较高的特异性。抗单链DNA、抗组蛋白、抗RNP、抗SSA和抗SSB等抗体可出现于SLE和其他自身免疫性疾病，特异性较低。抗SSA和抗SSB抗体与继发干燥综合征有关。另外，可有与抗磷脂抗体综合征有关的抗磷脂抗体（包括抗心磷脂抗体和狼疮抗凝物）；与溶血性贫血有关的抗红细胞抗体；与血小板减少有关的抗血小板抗体；与神经精神性狼疮有关的抗神经元抗体；与血管炎有关的抗中性粒细胞胞浆抗体等。

二、其他检查

1. 狼疮带试验　狼疮带是指在非皮损皮肤的表皮与真皮连接处，用免疫荧光法检测可查得一条IgG和（或）C_3呈颗粒状阿黄绿色荧光带，在SLE阳性率约为70%，IgG沉积诊断意义较大。

2. 肾活检　肾活检对狼疮性肾炎的诊断、治疗和估计预后，均有价值。肾组织活动性病变为：肾小球坏死、细胞性新月体、透明血栓、肾间质炎症浸润、坏死性血管炎等。慢性病变为：肾小球硬化、纤维性新月体、肾间质纤维化、肾小管萎缩等。

【诊断与鉴别诊断】

一、诊断要点

（一）西医诊断

1. 诊断标准　目前普遍采用美国风湿病学会1997年推荐的SLE分类标准（表7-2-3）。SLE分类标准的11项中，符合4项或4项以上者，可诊断SLE。其敏感性和特异性均>90%。

表 7-2-3　美国风湿病学会推荐的 SLE 分类标准（1997 年）

症　状	表　　现
1. 颊部红斑	固定红斑，扁平或隆起，在两颧突出部位
2. 盘状红斑	片状隆起于皮肤的红斑，黏附有角质脱屑和毛囊栓；陈旧病变可发生萎缩性瘢痕
3. 光过敏	对日光有明显的反应，引起皮疹，从病史中得知或医生观察到
4. 口腔溃疡	经医生观察到的口腔或鼻咽部溃疡，一般为无痛性
5. 关节炎	非侵蚀性关节炎，累及 2 个或更多的外周关节，有压痛，肿胀或积液
6. 浆膜炎	胸膜炎或心包炎
7. 肾脏病变	尿蛋白 >0.5 g/24 小时或 +++，或管型（红细胞、血红蛋白、颗粒或混合管型）
8. 神经病变	癫痫发作或精神病，除外药物或已知的代谢紊乱
9. 血液学疾病	溶血性贫血，或白细胞减少，或淋巴细胞减少，或血小板减少
10. 免疫学异常	抗 ds-DNA 抗体阳性，或抗 Sm 抗体阳性，或抗磷脂抗体阳性（后者包括抗心磷脂抗体、或狼疮抗凝物阳性、或至少持续 6 个月的梅毒血清试验假阳性的三者中具备一项阳性）
11. 抗核抗体	在任何时候和未用药物诱发“药物性狼疮”的情况下，抗核抗体滴度异常

（二）中医辨病与辨证要点

1. 辨病要点　系统性红斑狼疮若以发热、皮肤红斑、关节痛为主症时，属于“蝴蝶疮”、“痹症”、“内伤发热”的范畴。若病情严重，出现脏腑受损的表现，按临床症状归属于“水肿”、“虚劳”、“血证”、“关格”的范畴，分别论治。

2. 辨证要点

（1）辨虚实：本病虽症状多样，证候复杂，临床辨证首分虚实，一般新病多实，久病多虚。实指邪气实，主要以热毒、痰瘀多见，临床可见到高热、神昏、发斑、出血、脉弦滑数或结代，舌红绛或紫暗，苔腻。虚指正气虚，如乏力、自汗、低热、神疲、眩晕、脉沉细弱，舌胖嫩，或边有齿痕，苔薄白等。

（2）审气血：本病常见气血功能紊乱，如气虚、气滞、血瘀、血虚等，但整个病程中以气虚血瘀更为常见。临床所见月经紊乱、毛细血管扩张、雷诺现象、结节红斑、甲周红斑、盘状红斑、肝脾肿大，舌质青紫和瘀斑都是血瘀的表现，临床辨证要注意。

（3）辨病位：本病的病位，一般早期病轻，在皮肤、肌肉、血脉、关节；后期病邪入络入脏腑，病情缠绵难治。本病最常影响的脏器为肾脏，狼疮性肾炎是影响患者生存率的重要因素，病程长、病情重，病变后期大多出现脾肾两虚，阴虚火旺、气阴两虚等证。

二、鉴别诊断

SLE 属自身免疫性疾病，具备该系统疾病的共同特征，故需与其他自身免疫病鉴别，如类风湿性关节炎、皮肌炎、结节性多动脉炎等。鉴别时，应注意 SLE 本身的特异性，如多器官系统病变导致的临床症状、蝶形红斑、对日光照射敏感等。此外，有关脏器病变，如狼疮性肾炎、皮肤紫癜等，需与原发性肾小球疾病及过敏或血液病引起的紫癜鉴别。当临床鉴别有困难时，可行肾穿刺活检和骨髓检查，以助诊断。

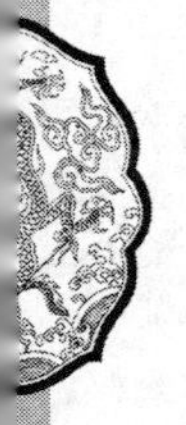

【治疗】

一、中医治疗

中医治疗本病总的治则是“扶正”与“祛邪”相结合。早期及急性期宜清，以祛邪为主；中后期宜固本，即扶正为主，兼以祛邪。

（一）辨证论治

1. 热毒炽盛

主要证候：发热或高热、面部及其他部位皮肤红斑、出血斑，日光照射后病情转剧或骤发，红斑色紫红。烦躁口渴喜冷饮，关节酸痛，肌肉疼痛，目赤唇红，精神恍惚，严重时神昏谵语，手足抽搐。并可见吐血、衄血、便血等出血症状。可有口舌生疮，大便秘结、小便短赤。舌质红或紫暗，苔黄腻或黄干，脉弦数、洪数。本型多见于 SLE 高度活动期。

治法：清热解毒，凉血活血。

方药：清瘟败毒饮。方中石膏、知母清热泻火；黄连、黄芩、栀子清热解毒；水牛角、牡丹皮、赤芍、生地黄清热解毒，凉血活血，玄参、生地黄养阴生津。亦可用犀角地黄汤、复方鱼腥草青蒿汤、玉女煎等加减。

高热不退者加羚羊角粉；红斑明显者加紫草、白花蛇舌草；关节肌肉疼痛者加忍冬藤、秦艽、乌梢蛇；衄血、尿血者加白茅根、侧柏叶、三七粉；神昏谵语者加安宫牛黄丸或紫雪丹。

2. 阴虚火旺

主要证候：持续低热，时高时低，缠绵日久，口干唇燥，手足心烦热，自汗盗汗，骨蒸潮热，面部及皮肤斑疹时隐时现，关节疼痛，足跟痛，腰膝酸软，头晕耳鸣，尿黄便干，脱发，女性月经不调或闭经。舌红苔少或镜面舌，脉细数。本型多见于 SLE 得亚急性期或轻度活动期。

治法：滋阴降火。

方药：知柏地黄丸。方中知母、黄柏滋阴泻火；熟地黄滋肾阴，山药滋肾补脾，山茱萸滋肾益肝；泽泻泻肾浊，茯苓泻脾湿，牡丹皮泻肝火。亦可用鱼腥草益母汤、杞菊地黄汤、大补阴丸及二至丸等加减。

低热者加青蒿、地骨皮；脱发者加何首乌、生地黄；腰膝酸软者加杜仲、狗脊、续断等；盗汗、五心烦热者加牡蛎、龙齿；夜寐不安者加酸枣仁、夜交藤、合欢等。

3. 肝肾阴虚

主要证候：不发热或偶有低热，两目干涩，局部斑疹紫暗，腰膝酸软，毛发脱落，月经不调或闭经，或头晕目眩，耳鸣，口干咽燥，大便偏干。舌红少津，脉沉细。多见于 SLE 轻度活动期。

治法：滋补肝肾。

方药：六味地黄汤合二至丸。方中六味地黄丸滋补肾阴，二至丸补肝泻热。

若兼少气懒言，神疲体倦等气虚表现，加用黄芪、太子参等；头晕目眩者加用何首乌、白芍等。

4. 邪热伤肝

主要证候：面部或手足红斑、色黯，胁肋胀痛或刺痛，胸膈痞满，腹胀，纳差，或胁下有痞块，黄疸，或伴恶心、嗳气、头晕失眠，月经不调或闭经，舌质紫暗有瘀斑或瘀点，脉弦细或沉细而涩。此型多见SLE合并肝脏损害。

治法：滋阴清热，活血化瘀。

方药：一贯煎。方中生地、枸杞滋养肝肾；沙参、麦门冬、当归养阴柔肝；川楝子疏肝理气止痛。亦可用丹栀逍遥散、凉血四物汤加减。

血瘀明显者加三棱、莪术、益母草、鬼箭羽等；腹胀胁痛明显者加厚朴、陈皮、香附等；黄疸者加茵陈蒿、半枝莲，大黄等。

5. 脾肾阳虚

主要证候：颜面及四肢浮肿，尤以双下肢为甚，腰膝酸软，形寒肢冷，面色萎黄，神疲倦怠，腹胀食少，尿少，严重者可出现悬饮、尿闭，胸憋气促，不能平卧，喘咳痰鸣或腹大如鼓，心悸气促。舌体胖嫩、质淡，苔薄白，脉沉细弱。此型为SLE侵及肾脏发展为狼疮性肾炎的常见类型。

治法：温肾健脾，化气行水。

方药：济生肾气丸合附子理中汤。方中六味地黄丸滋补肾阴，附子、肉桂温补肾阳，两相配合，则能补水中之火，温肾中之阳；党参、白术、茯苓、甘草益气健脾；泽泻、车前子通利小便；牛膝引药下行。

恶心呕吐，二便俱少加生大黄、厚朴、芒硝；全身肿胀者加猪苓、赤小豆等；腰膝酸软加杜仲、牛膝、桑寄生等；腹胀、腹大如鼓加大腹皮、防己等。

6. 风湿热痹

主要证候：关节肿胀疼痛，肌肉酸痛，或伴低热，面部红斑，舌质红，苔黄腻，脉滑数或细数。多见于关节损害为主要表现的SLE。

治法：清热通络，祛风除湿。

方药：四妙散合白虎桂枝汤。方中石膏、知母、甘草、粳米清热泻火；桂枝疏风通络；黄柏、苍术、薏苡仁、牛膝清热利湿。

关节热盛者加生地黄、水牛角、姜黄等清热凉血，除湿通络；皮肤红斑者加牡丹皮、生地黄、赤芍等凉血活血。

（二）其他治法

1. 体针　主穴为大椎、陷谷、大陵、阳陵泉、曲池、合谷、风池、劳宫、涌泉、气海等，每次取3~5穴，平补平泻。

2. 耳针　选面颊、外鼻、肺、肾、内分泌、敏感点、神门、脾、胃等，每次取3~4穴，双侧耳穴针刺，每日1次或隔日1次。

3. 中成药

(1) 昆明山海棠片：具有祛风除湿、舒筋通络、清热解毒的作用，主要对狼疮关节痛及皮肤损害效果较好。2~4片，一日3次。

(2) 雷公藤多甙片：具有祛风清热，除湿消肿，活血通络的作用，用于治疗狼疮

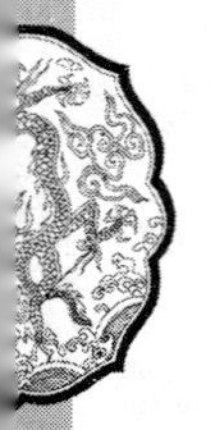

关节肿痛及狼疮性肾炎，可减轻症状，缓解病情。20mg，一日3次。

二、西医治疗

（一）一般治疗

对患者进行宣传教育，使其正确认识疾病，消除恐惧心理，明白规律用药的意义，学会自我认识疾病活动的征象，配合治疗、遵从医嘱、定期随诊。懂得长期随访的必要性。避免过多的紫外光暴露，使用防紫外线用品（防晒霜等），避免过度疲劳。对症治疗和去除各种影响疾病预后的因素，如注意控制高血压、防治各种感染。

（二）药物治疗

SLE目前没有根治的办法，但合理治疗后可以缓解。强调早期诊断和早期治疗，以避免或延缓组织脏器的病理损害。治疗原则是活动且病情重者，予强有力的药物控制，病情缓解后，则接受维持性治疗。

1. 非甾体抗炎药（NSAIDs） 对轻型SLE，如仅有发热、皮疹、关节症状者只需应用NSAIDs。如水杨酸类、吲哚美辛等；有皮疹者可辅用抗疟药如氯喹。注意NSAIDS有时可损伤胃黏膜、肝细胞，使肾小球滤过率降低，血肌酐上升。

2. 肾上腺皮质激素

皮质激素是治疗SLE的首选药物，一般选用泼尼松、泼尼松龙或甲泼尼龙；出现狼疮性脑病需鞘内注射时用地塞米松。根据SLE的临床表现、病理及疾病的活动性等选用以下方案：

（1）小剂量：泼尼松0.5 mg/kg·d。适用于临床表现轻、隐匿性肾炎（无症状性蛋白尿及/或血尿）、皮肤病变等。

（2）大剂量：泼尼松1 mg/kg·d。适用于急性暴发性SLE、活动性肾炎（肾病综合征，病理为弥漫增生性、膜增生或膜性肾炎）中枢神经损害、溶血性贫血、血小板减少性紫癜、SLE肺病变、心肌炎、心包炎、多发性肌炎等。大剂量泼尼松使用方法参考“肾病综合征”节。

（3）冲击疗法：甲泼尼龙0.5～1 g，加入5%葡萄糖250 ml，静脉滴注，每日1次，连续3天为1疗程。视病情需要，可隔1～2周重复1～2疗程。间隔期间及冲击疗程结束后可按上述大剂量法给药。主要适用于：①严重急性暴发型SLE，经大剂量激素治疗无效者。②急进性肾炎综合征，近期内肾功能进行性恶化，病理为新月体肾炎或弥漫增生性肾炎类型者。③SLE脑病。④SLE危象，威胁生命者。本疗法的主要并发症为感染、水钠潴留、心衰，胃肠道出血、一过性肾功能不全、精神障碍等。

3. 免疫抑制剂

（1）环磷酰胺（CTX）：多采用CTX冲击疗法：8～12 mg/kg，加入生理盐水中静脉滴注，时间不小于1小时，连续2天，根据病情每2～4周重复使用，累积总剂量≤150 mg/kg后改为每3个月冲击1次，至病情稳定后1～2年可考虑停止冲击。CTX的主要不良反应有白细胞减少、感染、性腺抑制、出血性膀胱炎、胃肠道反应、脱发、肝功能损害等。用药期间应密切注意血象监测，避免导致白细胞过低。

(2) 硫唑嘌呤 (Aza): 控制肾脏和神经系统病变效果不及 CTX 冲击疗法，但对 LN 而言，常作为肾上腺皮质激素 + CTX 诱导缓解后的维持治疗用药。对浆膜炎、血液系统、皮疹等也具有较好治疗作用。用法为 50 ~ 100 mg，每日 1 次。副作用包括：骨髓抑制、胃肠道反应、肝功能损害等。

(3) 甲氨蝶呤 (MTX): 主要用于关节炎、肌炎、浆膜炎和皮肤损害为主的 SLE，长期用药耐受性较佳。剂量 10 ~ 15 mg，每周 1 次。主要副作用有胃肠道反应、口腔黏膜糜烂、肝功能损害、骨髓抑制，偶见甲氨蝶呤肺炎。

(4) 环孢素 (CsA): 用量用法参考“肾病综合征”节。

(5) 霉酚酸酯 (MMF): 用量用法参考“肾病综合征”节。

4. 其他治疗方法

(1) 大剂量丙种球蛋白静脉注射：丙种球蛋白 (IgG): 200 ~ 400 mg/kg · d，静脉滴注，连用 3 ~ 5 天。

(2) 免疫清除疗法：包括血浆置换及免疫吸附疗法，选择性细胞清除和双重滤过。血浆置换能迅速除去循环中的自身免疫抗体，免疫复合物和炎症介质，较快改善病情。免疫吸附疗法是用葡聚糖硫酸酯纤维素柱去除致病性抗体。

(3) 造血干细胞移植 (HSCT): 在预处理时，通过大剂量化疗或全身照射摧毁患者的异常免疫系统，对自身免疫病起缓解作用；再通过移植的自体外周血干细胞以重建正常的免疫系统。

5. 妊娠生育　一般来说，在无重要脏器损害、病情稳定一年或一年以上，细胞毒免疫抑制剂（环磷酰胺、甲氨蝶呤等）停药半年，激素仅需小剂量时怀孕，多数能安全地妊娠和生育。非缓解期的 SLE 妊娠生育，存在流产、早产、死胎和诱发母体 SLE 病情恶化的危险，因此不推荐在病情不稳定的情况下怀孕。对于有习惯性流产病史和抗磷脂抗体阳性的孕妇，主张口服低剂量阿司匹林 (50 ~ 75 mg/d) 和/或低分子肝素抗凝防止流产或死胎的发生。激素通过胎盘时被灭活（但地塞米松和倍他米松除外），不会对胎儿有害，妊娠及产后 1 个月内可按病情需要给予激素治疗。产后避免哺乳。

【临床思路】

本病表现十分复杂，难以将其纳入中医一个或几个病证的辨证范畴。中医学文献中，根据临床表现把 SLE 分别归属于阴阳毒、红蝴蝶疮等病证，也只是涉及本病部分病证。本病患病率以女性为多，特别好发于青春期育龄期妇女。女子属阴，经带孕乳等生理活动均易伤及阴分，既病之后也以阴虚证候最为常见，因此，阴虚是本病的关键病机。阴虚除体质因素外，还可能与过度劳累、七情内伤、房事不节等有关。另外，许多患者日光暴晒后发病或病情恶化；发病后又以热毒炽盛为突出表现，因此本病发生与热毒有密切关系。阴虚火旺与热毒炽盛，一为虚火，一为实热，二者同气相迫，肆虐不已，贻害脏腑，损伤气血。本病日久阴损及阳，出现阴阳两虚。此外在本病过程中常兼挟血瘀、痰浊、水湿、湿热等，致病情更为复杂。本病初期以实证为主，中期虚实并见，后期则以虚损为主，治疗上应扶正祛邪兼顾，标本兼治。在此讨论热毒炽盛证的中医药治疗。

热毒炽盛者，治疗上应清热解毒、凉血活血。多见于SLE的活动期。阴虚火旺之体，加之外邪侵袭，邪入于内，久则邪盛成热毒邪气。外火引动内火，两火相合，迅即发病，症见高热不退。毒热入于营血，灼伤血络，迫血妄行、外溢肌肤，则见面部颊部蝴蝶状赤红斑疹或衄血，便血、尿血，舌红绛。热毒痹阻关节肌肉，则见关节痛、肌肉酸痛。热扰心神，则昏谵烦乱，引动肝风则手足抽搐。邪毒攻心则有心悸、气短、胸闷、四肢逆冷、面色苍白等；热伤肺络，则见咳逆胸痛，痰中带血或咯血；此外，大便秘结，小便短赤，脉洪数等都为热盛之象。治宜清热解毒，凉血化斑。方用清瘟败毒饮或化斑汤加减，药选水牛角粉、生地黄、牡丹皮、玄参、生石膏、黄芩、黄连、栀子、白花蛇舌草、半枝莲、黄柏等。若血热损络致血瘀成斑，加茜草、槐花以清血分伏火；若毒火攻心致昏谵抽搐，加安宫牛黄丸或紫雪丹。

【预后及转归】

系统性红斑狼疮初起为实证，外邪热毒或风湿相合，酿成热毒，入里燔灼阴血，充斥于上中下三焦，上使肺气不利，中使脾胃不和，下使膀胱气化不利，出现喘证、水肿等症。或邪壅经络，外发肌肤，或窜犯心营，或引动肝风，出现心悸、痉症等。若发病日久或屡用激素西药等出现阴虚阳亢、或气阴两虚、阴损及阳，阴阳俱虚，阴阳互不相容，或气血不和、血脉凝滞、经脉阻隔，而成血证、虚劳之候。甚则阴阳离绝，致成危候。本病早期诊断早期治疗可缓解病情，控制症状，若出现脏腑损害或邪毒攻心入脑，则预后不佳。

SLE若积极治疗，5年存活率可达到90%，10年存活率可达到80%。急性期病人的死亡原因主要是SLE的多脏器严重损害和感染，尤其见于狼疮性肾炎和神经精神性狼疮；慢性肾功能不全和药物（尤其是长期使用大剂量激素）的副反应，包括冠状动脉粥样硬化性心脏病、感染等，是SLE远期死亡的主要原因。血肌酐增高、持续性尿蛋白≥3.5 g/24h、肾脏病理慢性指数高等是狼疮性肾炎预后不良的指征。

【预防与调护】

避免皮肤直接暴露在太阳光下，夏日穿长袖衣裤，外出戴遮阳伞、遮阳帽，工作、生活中避免直射玻璃的阳光。不可过劳，保证充足睡眠，注意戒烟戒酒，避免和不用化妆品和其他化学刺激品。慎用某些诱发病情的药物和保健品，如异烟肼、心得安及一些含雌激素的药物和食品，预防药物等诱发病变。

保持心情舒畅，避免紧张、焦虑、抑郁等不良情绪，解除精神负担，树立战胜疾病的信心。生活起居方面，要保持室内空气流通，注意皮肤清洁，避免受凉，尽量少到人多的公共场所，避免感染，一旦发生发热感染应及时就诊。在饮食方面，宜摄入高维生素、优质蛋白的平衡饮食，如鸡蛋、牛奶、瘦肉、新鲜蔬菜和水果等，禁食咖啡及辛辣刺激性食物，并适当补充钙剂。皮质醇激素治疗后食欲亢进者，注意少食多餐，禁暴饮暴食。不能擅自停药和减量，以免加重病情。注意观察疾病治疗中的不良反应，并及时就医处理。妊娠可能会诱发或加重病情，故育龄妇女，注意避孕。

第三章　结节性多动脉炎

结节性多动脉炎（polyarteriti snodosa，PAN）是以中小肌性动脉的节段性炎症与坏死为特征，是一种非肉芽肿性血管炎。主要表现为体重下降、发热、乏力、周围神经病变、肾损害、骨骼肌和皮肤损害、高血压、胃肠道损害、心力衰竭等。这些损害均为非特异性，临床诊断比较困难，许多病人被误诊、漏诊，或被视为无法解释的疑难杂症。病情与受累的脏器及其严重程度有关，可发展迅速致死或致残，也可缓解和发作交替出现持续多年甚至痊愈。

本病临床少见，各年龄组人群均可发病，其中以 40 ~ 50 岁者居多，男女之比为 2.5 ~ 4∶1。

结节性多动脉炎属中医“脉痹”、“丹毒”、“湿毒流注”、“瓜藤缠”等范围。

【病因病理】

一、西医病因病理

1. 病因及发病机理　结节性多动脉炎病因不明，可能与细菌感染（如链球菌或葡萄球菌感染）以及病毒感染（如血清性肝炎，流感，人免疫缺陷病毒）、药物（如磺胺，青霉素，碘化物，硫脲嘧啶，铋剂，噻嗪类化合物，胍乙啶，脱氧麻黄碱）等有关。自身免疫在本病中起重要作用。

2. 病理和病理生理　血管中层和外膜节段性和坏死性炎症为本病特征性改变。病理改变最多发生在血管分叉部位，组织学上见血管中层改变最明显，急性期为多形核白细胞渗出到血管壁各层和血管周围区域，组织水肿，病变向外膜和内膜蔓延而致管壁全层坏死，其后有单核细胞及淋巴细胞渗出。亚急性和慢性过程为血管内膜增生，血管壁退行性改变伴纤维蛋白渗出和纤维样坏死，管腔内血栓形成，重者可使血管腔闭塞。结节性多动脉炎有重要的病理特点：在不同发展阶段及愈合期的病变可同时出现，因此①血管病变多样化；②急性坏死性病损和增殖修复性改变常共存，因血管壁内弹力层破坏，在狭窄处近端因血管内压力增高，血管扩张形成动脉瘤（称假性动脉瘤，可呈节段多发性），血管造影可有串珠状或纺锤状的血管狭窄、闭塞或动脉瘤形成。愈合时可致外膜形成结节状纤维化。

二、中医病因病机

中医认为本病的病因病机为禀性不耐，脏腑内有郁热，又复感外邪，邪热入络，阻于经脉，蕴蒸肌肤，久而化火，血分蕴热，瘀血凝滞，外泛肌肤，内侵脏腑所致。

1. 热毒内盛　感受四时温热毒邪，或因饮食、情志、劳倦等各种原因导致脏腑内

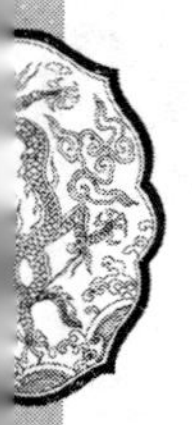

伤，阴阳失衡，阳气内盛，蕴生内热。热毒侵犯血脉，脉为血之府，血行脉中，环周不休，内荣脏腑，外濡皮肉筋骨，血脉受到火热熏灼，内至脏腑，外而肌肤，均可罹患。

2. 阴虚火旺　素体阴虚火旺，或饮食、情志、劳倦等各种原因导致脏腑内伤，阴阳失衡，阴虚阳亢，或热病久羁，耗伤阴津，水不制火，虚火内炽，逼迫血脉，变生诸症。

本病发病关键在阴虚火旺，复感外邪。《张氏医通》："脉痹者，即热痹也。脏腑移热，复遇外邪客搏经络，留而不行，其证肌肉热极，皮肤入走鼠，唇口反裂，皮肤色变。"本病初起热毒内蕴，气血痹阻，日久正虚亏损，经脉脏腑受损为主，病机复杂，病情多变，治疗不易。

【临床表现】

1. 全身症状　结节性多动脉炎多有不规则发热、头痛、乏力、周身不适、多汗、体重减轻、肌肉疼痛、肢端疼痛、腹痛、关节痛等。

2. 系统症状

可累及多个器官系统，肾脏、骨骼、肌肉、神经系统、胃肠道、皮肤、心脏、生殖系统等，肺部受累少见。

肾脏：按尸检材料统计，结节性多动脉炎的肾脏受累最多见，以肾脏血管损害为主，急性肾功能衰竭多为肾脏多发梗塞的结果，可致肾性恶性高血压。肾脏损害可有肉眼血尿、蛋白尿、肾绞痛、甚至急性肾功能衰竭。

骨骼、肌肉：约半数患者有关节痛，少数有明显关节炎改变，约 1/3 肌痛，以腓肠肌痛多见。

神经系统：周围神经受累较中枢神经受累多见，约占 60% 表现为多发性单神经炎或（和）多神经炎、末梢神经炎。中枢者约占 40%，临床表现取决于脑组织血管炎的部位和病变范围，可表现为弥散性或局限性单侧脑或多部位脑及脑干的功能紊乱，出现抽搐、意识障碍、脑血管意外等。

消化系统：约 50% 患者根据血管炎发生的部位和严重程度不同而出现不同的症状，若发生较大的肠系膜上动脉的急性损害可导致血管梗死、肠梗阻、肠套叠、肠壁血肿；严重者致肠穿孔或全腹膜炎；中、小动脉受累可出现胃肠道的炎症、溃疡、出血；发生在胆道、胰腺、肝脏损害则出现胆囊、胰腺、肝脏的炎症和坏死；表现为腹部绞痛、恶心、呕吐、脂肪泻、肠道出血、腹膜炎、休克。

皮肤：约 20% ~30% 的患者出现皮肤损害，病变发生于皮下组织中小肌性动脉则表现为痛性红斑性皮下结节，沿血管成群分布，大小约数毫米至数厘米，皮色正常鲜红色或青黑色，可以推动或与皮肤粘连，有疼痛和压痛。结节中心可发生坏死，形成溃疡。也可为网状青斑、紫癜、溃疡、远端指－趾缺血性改变。如不伴有内脏动脉损害称"皮肤型结节性多动脉炎"。

心脏：心脏损害发生率约 36% ~65%，是引起死亡的主要原因之一，尸检心肌梗死的发生率 60%。一般无明显心绞痛症状和心电图典型表现。充血性心力衰竭也是心脏受累的主要表现，心包炎约占 4%。严重者可出现大量心包积液和心包填塞。

生殖系统：睾丸和附睾受累发生率约30%。卵巢也可受累。以疼痛为主要特征。

【实验室与其他检查】

一、实验室检查

1. 血分析：轻度贫血、白细胞增多。

2. 血沉和C反应蛋白升高；类风湿因子阳性；可有循环免疫复合物阳性，补体水平下降；血清白蛋白降低，冷球蛋白阳性；约1/3患者HBsAg阳性，可有肝功能异常；约20%患者抗中性粒细胞胞浆抗体阳性。

3. 尿和肾功能检查：肾脏损害者常有显微镜下血尿、蛋白尿和肾功能异常。

二、影像学检查

1. 彩色多普勒检查　中等血管受累可显示受累血管的狭窄、闭塞或动脉瘤形成，小血管受累者探测困难。

2. CT和磁共振　较大血管受累者示血管呈灶性、节段性分布，受累血管壁水肿等。

3. 静脉肾盂造影　可见肾梗死区有斑点状充盈不良影象，如有肾周出血，则显示肾脏边界不清和不规则块状影，腰大肌轮廓不清，肾盏变形和输尿管移位。

4. 选择性内脏血管造影　可见到受累血管呈节段性狭窄、闭塞，动脉瘤和出血征象，该项检查在肾功能严重受损者慎用。

【诊断与鉴别诊断】

一、诊断要点

（一）西医诊断

诊断标准：目前采用1990年美国风湿病学学会的分类标准作为诊断标准：①自发病起体重下降≥4 kg（无节食或其他原因所致）；②网状青斑（四肢和躯干）；③无原因睾丸痛和（或）压痛（并非感染、外伤或其他原因引起）；④肌痛、乏力或下肢压痛；⑤多发性单神经炎或多神经炎；⑥舒张压≥90 mmHg；⑦血尿素氮>14.3 mmol/L，肌酐>133 μmol/L（非肾前因素）；⑧血清HBV标记（HBs抗原或抗体）阳性；⑨动脉造影见动脉瘤或血管闭塞（除外动脉硬化、纤维肌性发育不良或其他非炎症性病变）；⑩中小动脉壁活检见有包括中性粒细胞和单核细胞浸润。上述10条中至少有3条阳性者可诊断为结节性多动脉炎。其诊断的敏感性和特异性分别82.2%和86.6%。

（二）中医辨病与辨证要点

1. 辨病要点　结节性多动脉炎症状复杂多变，中医根据不同的临床表现，归类到不同的病证中，如“脉痹”、“痛痹”、“丹毒”、“湿毒流注”、“瓜藤缠”等。辨病首先突出“痛证”证候，或肢节痛、皮肉痛、筋脉痛、腹腰痛、头痛等；其次“血证”证

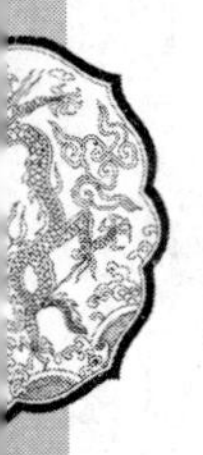

候，如紫癜、肌衄、斑、疹、尿血、便血等。

2. 辨证要点

（1）辨寒热：热证，疼痛为热痛、灼痛、胀痛，局部喜凉，出血可为鲜色；伴发热，口干喜饮，舌红苔黄，脉数；寒证，疼痛为刺痛、剧痛，局部喜暖，出血可为黯色，伴喜温，不渴，舌淡苔白，脉紧。

（2）辨虚实：新病多实证，久病多虚证。实证疼痛拒按，出血黏稠血块，斑疹色鲜艳，脉实有力；虚证疼痛隐隐喜按喜揉，出血清稀色淡，斑疹色无华，脉虚弱等。本病常见虚实夹杂。

二、鉴别诊断

1. 过敏性血管炎　患者常有药物、化学物质过敏史、疫苗接种史或潜在肿瘤。病变主要侵犯细小动静脉及毛细血管。病情有自限性，多数患者预后良好。

临床表现有：全身症状有发热、乏力、疲倦。皮肤损害：紫癜、荨麻疹、丘疹、瘀斑、结节和坏死性溃疡。肾损害主要症状是蛋白尿、血尿、高血压、肾功能异常。少数患者有消化道损害见腹痛、消化道出血。肺部损害见咳嗽、咯血。心脏损害见心律不齐，甚至心衰。

辅助检查：皮肤活检见血管壁纤维素样坏死，血管周围大量嗜中性粒细胞浸润，许多白细胞核碎片。

2. 韦格纳肉芽肿　韦格纳肉芽肿是多系统性疾病，基本病理是血管炎和非感染性肉芽肿，病变累及小动、静脉及毛细血管。

临床表现主要有：全身症状如发热、乏力、胸痛、体重下降。呼吸道损害见：鼻窦炎、鼻咽炎、严重者鼻骨破坏、咳嗽、咯血。肾脏损害：几乎所有病人有肾损害，表现为蛋白尿、红细胞尿、白细胞尿、管型尿，病情恶化时，有高血压、肾病综合征，终可致肾衰。

辅助检查：血沉增高，球蛋白增高，C 反应蛋白、抗 SSA、SSB 抗体、抗平滑肌抗体阳性，血清抗嗜中性粒细胞胞浆抗体阳性。尿液检查血尿、蛋白尿、白细胞增高，或有畸形红细胞及红细胞管型。胸部 X 线片为双肺多发性病变。呼吸道活检阳性结果。

3. 变态反应性肉芽肿　变态反应性肉芽肿有称过敏性肉芽肿性血管炎。病因不明，发病可能与免疫异常有关。主要累及中、小动脉，病理特征为受累组织有大量嗜酸性粒细胞浸润和血管外肉芽肿形成。

临床表现：前期呼吸道表现有鼻炎、鼻息肉、哮喘、支气管炎。血管炎期表现，有全身不适，消瘦、发热，腿部肌肉，尤其是腓肠肌，痉挛性疼痛。后期一系列继发症，如高血压、心功能不全，外周神经损伤后遗症。肾损害表现为血尿、蛋白尿，偶可发生尿毒症。

辅助检查：外周血嗜酸性粒细胞增多，血清 IgE 升高，球蛋白升高。尿液检查可见血尿、轻度蛋白尿。皮肤和肾活检大量嗜酸性粒细胞浸润和血管外肉芽肿形成。

【治疗】

一、中医治疗

本病临床表现多样，而总与邪毒阻于经脉，郁久化火，血分蕴热，外泛肌肤，内侵脏腑有关。在治疗上实证以凉血化瘀，清热解毒，祛风通络；虚证以养阴凉血为主。

辨证治疗

1. 热毒内盛

主要证候：发热，头痛，发斑，衄血，口干，烦躁，或肢节肌肤筋脉结节隆起皮色鲜红色或青黑色，红肿灼痛，或便血、尿血。舌红苔黄，脉数有力。

治法：清热泻火，解毒凉血。

方药：黄连解毒汤合犀角地黄汤。方中黄连、黄芩、黄柏、栀子、银花、连翘清热泻火，玄参、生地黄、麦冬、水牛角（代犀角）、芍药解毒凉血。

热伤肠络便血加地榆、槐花；尿血加小蓟、白茅根；肢节烦疼加秦艽、桑枝。

2. 阴虚火旺

主要证候：低热，发斑，衄血，口干咽燥，心烦不安，五心烦热，或腰酸膝软，头晕乏力，便血、尿血。舌红苔少，脉细数。

治法：滋阴降火，凉血止血。

方药：大补阴丸。黄柏、知母、龟甲滋阴降火，熟地黄、生地黄、玄参、麦冬滋阴凉血，旱莲草、牡丹皮、紫草凉血安血。

便血加地榆、槐花；尿血加小蓟、白茅根。本病多有离经之血，为瘀，故在治疗中注意使用活血止血之品，如三七、蒲黄、侧柏叶、丹参等等。

二、西医治疗

1. 一般治疗　消除致病原因（包括某些药物），并避免与之接触。

2. 药物使用　糖皮质激素是治疗本病的首选药物，及时用药可以有效地改善症状，缓解病情。一般口服泼尼松 1 mg/ kg · d，减量方法依患者病情而异，可每隔 1 ~2 周减总量的 5% ~10%，伴随剂量递减，减量速度越加缓慢，至每日或隔日口服 5 ~10 mg 时，长期维持一段时间，一般不短于 1 年。病情严重如肾损害较重者，可用甲基泼尼松龙 0. 5 ~1 g/d 静脉滴注 3 ~5 天，以后用泼尼松口服，服用糖皮质激素期间要注意糖皮质激素引起的不良反应。免疫抑制剂通常首选环磷酰胺，与糖皮质激素联合治疗。急性期用环磷酰胺隔日 200 mg 静脉滴注或按 0. 5 ~1. 0/m^2 体表面积静脉冲击治疗，每 3 ~4 周 1 次，连用 6 ~8 个月，根据病情，以后每 2 ~3 个月 1 次或口服环磷酰胺 2 ~3 mg/ kg · d，至病情稳定 1 ~2 年后停药。用药期间注意药物副作用，定期检查血、尿常规和肝、肾功能。除环磷酰胺外也可应用硫唑嘌呤、甲氨蝶呤、苯丁酸氮芥、环孢素、霉酚酸酯、来氟米特等。服用中均应注意各类药物的不良反应。

3. 其他治疗　本病复杂，可多脏器受累受损，这时相应措施治疗，包括抗高血压，维持水电解质平衡，注意肾脏损害，控制心衰和输血。如果胃肠道受累导致肠套叠或肠

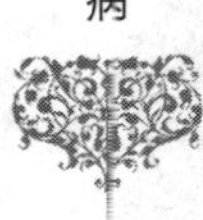

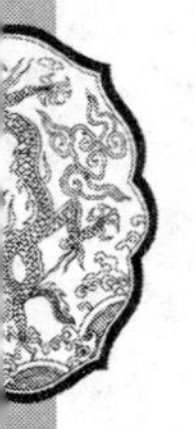

系膜动脉血栓形成及肠或内脏梗塞时，则需外科手术治疗。

【临床思路】

结节性多动脉炎临床少见，属中医“脉痹”范畴。病因病机为禀性不耐，脏腑内有郁热，又复感外邪，邪热入络，阻于经脉，蕴蒸肌肤，久而化火，血分蕴热，瘀血凝滞，外泛肌肤，内侵脏腑所致。初起热毒内蕴，日久阴亏正虚，经脉脏腑受损为关键，症状复杂，多见痛证、血证，病程较长。应用辨证施治的理论体系重点在疾病的轻重缓急、血热血瘀、阴虚等方面的辨证施治。

【预后与转归】

本病病在肌肤、筋脉，血证证候较轻者，治疗及时，或可向愈；病在脏腑，血证证候较重者，预后不佳。据临床统计不论是急性或慢性，本病如不治疗通常是致死的，常因心、肾或其他重要器官的衰竭，胃肠道并发症或动脉瘤破裂死亡，仅有1/3的病人能存活1年，88%的病人在5年内死亡。肾衰竭是死亡的主要原因，其次为感染。及时诊断和尽早用药，尤其是糖皮质激素及免疫抑制剂的使用，已使存活率大大提高。中西医结合治疗可提高存活率及生存质量，减轻激素及免疫抑制剂的副作用。

【预防与调护】

结节性多动脉炎与素体阴虚血热有关，与外邪入侵关系密切，因此在预防上重视饮食，忌过辛辣、烟酒、煎炸之品；注意增强体质，预防感受风热湿毒之邪。

不幸患结节性多动脉炎，应树立正确人生观，乐观面对，配合医师积极治疗。饮食宜清淡、富营养、易消化，配合养阴凉血之药膳；如有皮肤溃破，注意局部卫生，预防感染。

第四章　类风湿性关节炎

类风湿性关节炎（rheumatoid arthritis，RA）是一种慢性、自身免疫性、破坏性关节病变，其特征为对称性多关节炎，可侵犯多个大小关节，临床表现为受累关节疼痛、肿胀、功能下降、可伴有持续发热、贫血、皮下结节及淋巴结肿大等关节外表现，其病理特征为慢性滑膜炎，侵及下层的骨和软骨，造成关节破坏，致关节畸形和功能丧失。

类风湿性关节炎可发生于任何年龄，发病高峰在30～50岁。但女性多发，男女之比为1∶3。我国的发病率为0.2%～0.36%。

类风湿性关节炎属于中医学“痹证”范畴，与中医古籍所记载的“历节”、“顽痹”、“筋痹”、“骨痹”、“肾痹”、“鹤膝风”、“痹”等病证相似。

【病因病理】

一、西医病因病理

（一）病因及发病机理

目前认为感染、遗传、内分泌、环境等因素，使免疫系统紊乱，对本病发生起重要作用。

1．感染因素　外源性感染作用于遗传易感个体，导致机体免疫系统紊乱，进而引起关节滑膜、软骨组织慢性炎症和破坏。例如：EB病毒的gp110糖蛋白以及结核分支杆菌的热休克蛋白等与HLA－DRβ_1＊0401及＊0404等有共同的氨基酸系列，并可能通过分子模拟机制诱发类风湿性关节炎。此外研究发现，在类风湿性关节炎患者中，所有活动性滑膜炎患者的滑膜组织均表达细小病毒B19抗原VP－1，而骨关节炎及健康对照组无VP－1表达。表明B19可能在类风湿性关节炎的致病中发挥作用。

近年研究还发现，与类风湿性关节炎有关联的病源体还包括巨细胞病毒（cytomegly virus，CMV）、肝炎病毒、多种逆转录病毒、支原体及衣原体等。

2．遗传因素　本病有一定的遗传倾向，双生子的发病率高于普通人群，单卵双生子同患类湿关节炎的几率为27%，而异卵双生子的几率则为13%。研究证明，某些HLA－DRβ_1和T细胞受体基因的表达与类风湿关节炎的免疫学异常有关。

3．内分泌因素　更年期女性类风湿关节的发病率明显高于同龄男性及老年女性，研究发现本病患者体内雄激素及其代谢产物水平明显降低。实验证明，滑膜的巨噬细胞及记忆T细胞均有雌激素结合蛋白，雌激素或其他代谢产物可通过各自的结合蛋白或受体对类风湿关节炎的发生和演变产生影响。

4．环境因素　普遍认为环境潮湿寒冷是RA的诱发因素。寒冷、潮湿作为一种全身刺激因子，作用于具有某些遗传特征者的免疫系统，促使RA发生，也可诱发或加剧

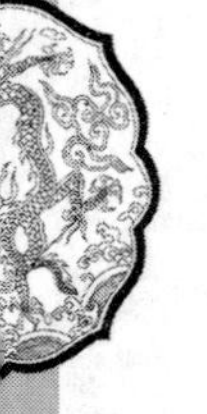

某些致病因子的作用，从而通过自身免疫机制导致 RA。此外，强体力劳动、与沥青接触、汽车修理业以及理发业、美容业、纺织业均是 RA 发病率较高的行业。

5. 其他因素　研究证明，劳累、精神创伤、营养不良、吸烟、外伤等均可导致易感个体发生类风湿性关节炎。

类风湿关节炎的发生和演变是易感基因参与、抗原驱动、自身免疫介导的免疫损伤。

（二）病理和病理生理

类风湿性关节炎的基本病理改变是滑膜炎，主要表现为滑膜的血管增生和炎性细胞浸润以及滑膜炎导致的滑膜、软骨乃至软骨下骨组织的破坏。同时，患者可有皮肤及内脏血管的淋巴细胞、单核细胞等致炎细胞浸润。

早期的滑膜病变为滑膜水肿、纤维蛋白沉积及滑膜衬里细胞的增生和肥大。随病变进展淋巴细胞可迁移至滑膜并形成以血管为中心的灶性浸润。类风湿结节的特征是结节中心纤维素样坏死，外周是上皮细胞浸润及纤维组织形成。

类风湿关节炎滑膜的病理是形成以血管增生和炎性细胞浸润为特征的肉芽组织——血管翳（pannus），它是造成关节破坏、关节畸形、功能障碍的病理基础。电镜下可见增生的滑膜呈指状突起。血管翳和软骨交界处可见血管、单个核细胞及成纤维细胞侵入软骨内，形成“血管翳－软骨交界区（pannus－cartilage junction）”，引起骨侵蚀和破坏。血管翳的早期为细胞浸润和血管增生，局部可有基质金属蛋白酶增多、蛋白多糖减少及细胞因子分泌增加等。晚期则以纤维增生为主。

二、中医病因病机

中医认为本病的发生主要由于正气不足，感受风、寒、湿、热之邪所致。

1. 风寒湿热，侵袭人体　由于居处潮湿、涉水冒雨、气候变化，冷热交替等原因，风寒湿热邪之邪乘虚侵袭人体，留注关节，痹阻经络，使气血痹阻而成痹病。严用和《济生方》说：“风寒湿三气杂至合而为痹，皆因体虚，腠理空疏，受风寒湿三气而成痹也。”由于感邪偏盛或体质差异，临床表现亦多有不同。若风邪胜者，以风性善行数变，则疼痛游走不定而成风痹；寒邪胜者，以寒性凝滞收引，则疼痛剧烈，痛有定处而成寒痹；湿邪胜者，以湿性粘滞重者，则肌肤、关节麻木重着而成着痹；热邪胜者或风寒湿郁而化热，留注关节，则关节肿痛，局部有灼热感而成热痹。

2. 痰瘀交结，痹阻经络　痹证反复发作，或失治误治，使外邪内舍脏腑，损伤脾胃，或使水湿内生，内外合邪，湿邪逐渐深入血脉，蕴结日久，酿为湿毒，壅滞气血，气血凝滞，津液聚止成痰，湿毒痰瘀凝聚痹阻络脉，胶着筋脉骨骱，筋骨失养，致疼痛剧烈，关节肿胀如槌，手指挛曲，筋缩，肉痿不用，骨节畸形，疼痛如掣，屈伸不利而为尪痹。

3. 气血亏虚，肝肾不足　痹证缠绵迁延日久，或使脾不健运，气血生化乏源；或耗气伤血，气血亏虚不能濡养肝肾，肝肾不足，肝不养筋，肾不养骨，筋挛骨弱而邪伏留恋而为虚痹。

本病内因素体不足，正气偏虚，腠里不密，卫外不固，是发病基础；复受风、寒、湿、热之邪侵袭，外邪阻滞经络、肌肉、关节，气血运行不畅而成。病变日久，病邪由经络肢节病而及脏腑，可致脏腑痹。

【临床表现】

临床表现随发作方式、受累部位、严重程度和进展速度而异。患者可有关节病变和关节外表现。

一、骨关节表现

1. 晨僵　晨僵是指早晨或睡醒之后关节发紧、僵硬、活动不灵或受限，轻者起床或温暖后即可缓解或消失，重者甚至整日不缓解。是所有患者的重要症状，其持续时间的长短是衡量病变活动程度的标准之一。

2. 关节肿胀　以双手近端指间关节、掌指关节及腕关节最常受累，可发生于任何关节。

3. 疼痛和压痛　关节疼痛往往是最早的症状，最早出现在近端指间关节、掌指及腕关节，其次是肘、肩、踝、髋等关节。特点是持续性、对称性关节疼痛伴有压痛。关节疼痛程度常与关节肿胀轻重相关，肿胀越明显，疼痛越重。

4. 关节畸形或强直　炎症使关节周围肌肉萎缩、韧带牵拉、滑膜和软骨破坏，关节呈现某种特殊的变形，如鹅颈畸形、扣眼畸形等。多见于本病晚期。

5. 骨质疏松　骨质疏松在本病极为常见，随病程延长而发生率上升。

二、关节外表现

1. 类风湿结节　多位于易受摩擦的骨突部位如尺骨鹰嘴下方，膝关节及跟腱附近等。亦可发生在胸膜、心包、心内膜。多见于类风湿高度活动期。

2. 血管炎　临床上多出现指（趾）坏疽、梗塞、皮肤溃疡、紫癜、网状青斑、多发性单神经炎、巩膜炎、角膜炎、视网膜血管炎或肝脾肿大，是关节外损害的基础。

3. 心脏　类风湿可累及心包、心肌和心内膜，多见于伴发类风湿关节炎、血管炎、及类风湿因子阳性者。其中心包炎较常见。

4. 胸膜和肺　10% ~30%的类风湿关节炎患者可出现这些损害，其中肺间质纤维化及胸膜炎最常见，还可发生肺类风湿结节、间质性肺炎、肺血管炎、肺动脉高压等病变。

5. 神经系统表现　轻者感觉异常或迟钝，触觉减退。重者导致活动障碍。多伴发感觉型周围神经病、混合型周围神经病、多发性单神经炎、颈脊髓神经病、嵌压性周围神经病及硬膜外结节引起的脊髓受压等。

6. 肾损害　可出现膜性及系膜增生性肾小球肾炎、间质性肾炎、局灶性肾小球硬化及淀粉样变性。

7. 其他表现　眼损害、干燥综合征之表现、脾肿大、淋巴结肿大、贫血、白细胞减少，以及慢性胃炎、溃疡性结肠炎等表现。

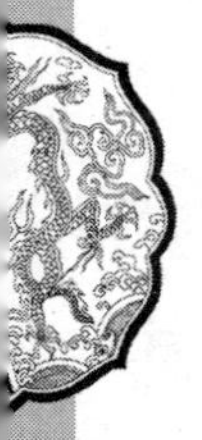

【实验室和其他检查】

1. 血象　80%病例可有正色素性（或轻度低色素性）正细胞性贫血，为所有其他慢性疾病的典型变化，血红蛋白一般 >100 g/L，极少数病人可低于 80 g/L。活动时血小板可增高。有时可见嗜酸性粒细胞和血小板增多。

2. 血沉　90%病人血沉加快，可反应滑膜炎症的严重程度。

3. 血浆蛋白变化　活动期可有 C 反应蛋白、淀粉样蛋白 A、淀粉样蛋白 P 等升高，病情缓解时可降至正常。

4. 自身抗体　类风湿因子（RF）：是针对 IgG Fc 片段上抗原表位的一类自身抗体，可分为 IgM、IgA、IgG 及 IgE 四型，约 70%病人可测出 IgM 类风湿因子（RF）。

其他自身抗体：包括抗核周因子、抗角蛋白抗体、抗聚角蛋白微丝蛋白抗体、抗环瓜氨酸肽抗体、抗Ⅱ型胶原抗体等在类风湿关节炎患者血清中均可发现。它们的检测有助于早期诊断。

5. 基因 HLA－DRB1（HLA－DR4/DR1）　约 48%～87%患者可有 HLA－DR4 或 HLA－DR1。该基因在国内 RA 患者的携带率约 50%，患者的骨质破坏、类风湿结节及血管炎等表现与 HLA－DR4 或 HLA－DR1 密切相关。

6. 关节滑液　滑液增多，呈炎性表现，白细胞总数明显增多，以多形核白细胞为主，可见淋巴细胞和其他单个核细胞，补体 C_3 水平多下降，C_3a 和 C_5a 则可升高。滑液中还可测出类风湿因子、抗Ⅱ型胶原抗体及免疫复合物。

7. 影像学检查

（1）X 线检查：在发病前几个月内 X 线检查仅能看到软组织肿胀，随后出现关节周围骨质疏松，关节间隙变窄（关节软骨受累），关节破坏，关节脱位或融合。典型者为近端指间关节的梭形肿胀、关节面模糊或毛囊及囊性变。

（2）CT：类风湿患者需要分辨关节间隙、椎间盘、椎管及椎间孔的可选用 CT 检查。

（3）MRI：对关节间隙的分辨能力不如 CT 检查，但可良好的分辨关节软骨、滑液及软骨下骨组织，有助于早期发现关节破坏。

8. 关节镜及针刺活检　运用日益广泛，对诊断及治疗均有价值。

【诊断与鉴别诊断】

一、诊断要点

（一）西医诊断

类风湿关节炎的诊断主要依靠临床表现、自身抗体及X线改变。我国中华医学会第三次全国风湿病学术会议上，建议应用 1987 年美国风湿病学会（American rheumatology association，ARA）修订的诊断标准作为我国的类风湿性关节炎诊断标准。

1. 晨起关节僵硬至少 1 小时（≥6 周）。

2. 3 个或 3 个以上关节炎　关节肿痛涉及双侧近端指间关节、掌指关节、腕关节、肘关节、跖趾关节、踝关节、膝关节共14个关节区中至少3个区（≥6周）。

3. 手关节炎　指间关节肿胀累及腕关节、掌指关节或远端指间关节（≥6周）。

4. 对称性关节炎　同时出现左、右两侧的对称性关节炎（近端指间关节、掌指关节及跖趾关节不要求完全对称）（≥6周）。

5. 皮下结节。

6. 手和腕关节X线片显示受累关节骨侵蚀或骨质疏松。

7. 类风湿因子阳性（滴定度>1∶32或所用方法在正常人的检出率<5%）。

具备4项以上指标即可确诊。

活动度分级标准：根据美国风湿病学会（ARA）制定的类风湿性关节炎活动度分级标准：① Ⅰ级：日常活动不受限。② Ⅱ级：有中等程度的关节活动受限，但能满足日常活动需要。③ Ⅲ级：关节有明显的活动受限，患者不能从事大多数职业或不能很好地照料自己。④ Ⅳ级：丧失活动能力或被迫卧床或只能坐在轮椅上。

（二）中医辨病与辨证要点

1. 辨病要点　类风湿性关节炎多以关节肿胀、疼痛甚至畸形为主症，属于中医“痹病”范畴。本病需与痿病相鉴别：痿病与痹病后期均可出现肌肉萎缩，但痹病是以关节疼痛为主，而痿病则肢体痿弱无力为主症，无疼痛之状；其次痹病是因为疼痛而致活动受限，而痿病则是肢体无力运动；而且痹病是因为关节僵直，屈伸不利，日久废用而致肌肉萎缩，痿病发病即表现肌肉萎弱。

2. 辨证要点

（1）辨病邪偏盛：痹病的症候特征多因感邪性质的不同而表现各异。肢体关节疼痛呈游走不定者，属风胜；遇寒则甚，得热则缓者，属寒胜；重着而痛，手足沉重，肌肤麻木者，属湿甚；红肿热痛，筋脉拘急者，属热胜。

（2）辨虚实：一般而言，新病多实，久病多虚。实者，发病较急，正气尚能抗邪，故痛势剧烈，脉实有力；虚者，病程较长，多有气血不足，故疼痛绵绵，痛势较缓，脉虚无力。本病后期多见虚实夹杂，应辨明虚实，分清主次。

（3）辨痰瘀：本病失治或误治，迁延不愈，证见筋骨关节疼痛不能活动，痛如针刺，痛有定处，时轻时重，入夜尤甚，屈伸不利，严重者关节肿大，四肢畸形，功能丧失，舌质紫暗或可见瘀斑，脉沉弦细。多属正虚邪恋，痰湿凝滞关节，瘀血阻络，痰湿瘀血交结，经络不通，关节不利，病情逐渐加重，缠绵难愈。

二、鉴别诊断

典型的类风湿关节炎诊断并不困难。但不典型病例须注意与风湿性关节炎、系统性红斑狼疮、关节结核、骨性关节炎等鉴别。鉴别时主要根据病史及临床表现，结合血清学及影像学检查，注意类风湿性关节炎本身的特性综合全面考虑加以鉴别。

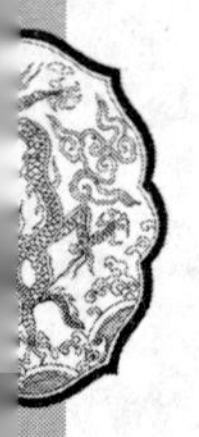

【治疗】

一、中医治疗

类风湿性关节炎一般可分为三期：活动期、稳定期及缓解期，总以祛邪活络、缓急止痛为治疗类风湿性关节炎的基本原则，初起以邪实为主，故以祛风、散寒、除湿、清热为主，切忌温补，以免敛邪。治风宜结合养血，治寒宜结合温阳，治湿宜结合健脾益气，治热宜结合滋阴、清热。而对痹证病程较久之痰瘀互结、闭阻经络、深入骨骱者，则应在化痰、活血、搜风、通络的同时，佐以益肝肾，养气血，强筋骨之品。

（一）辨证论治

1. 风寒湿邪侵犯经络

（1）行痹。

主要证候：关节肿胀疼痛，游走不定，伴有身热不扬，关节屈伸不利，或恶风，或恶寒，舌红苔白微厚，脉浮缓或浮紧。

治法：祛风通络，散寒除湿。

方药：防风汤。方中防风、秦艽祛风胜湿，通络止痛；麻黄、杏仁散寒宣肺，达邪外出，取肺主皮毛之意；葛根解肌祛邪；赤茯苓淡渗湿邪；当归养血活血，舒络柔筋；肉桂温阳散寒；生姜、大枣和中调营；甘草通经络，利关节，兼以调和诸药；黄芩一味反佐以防辛温太过，伤阴耗气血。

若腰背痠痛者，加杜仲、桑寄生、淫羊藿、续断、菟丝子等补肾壮骨；若见关节肿大、苔薄黄，邪欲化热者，宜寒热并用，可予桂枝芍药知母汤加减。

（2）痛痹。

主要证候：关节紧痛不移，遇寒加剧，得热则减，局部皮肤或有寒冷感，关节屈伸不利，舌淡苔白微腻，脉弦紧。

治法：温经散寒，祛风除湿。

方药：乌头汤。方中以麻黄、乌头温经散寒，除湿止痛；芍药、甘草缓急止痛；黄芪益气固表，并能利血通痹。

若寒湿胜者，制川乌可改为草乌；关节发凉，疼痛剧烈，遇冷更甚，加附子、细辛、桂枝、干姜、当归以散寒通脉止痛。

（3）着痹。

主要证候：关节肿胀、痠痛、重着，痛有定处，手足沉重，活动不利，肌肤麻木不仁，舌红，苔白厚而腻，脉濡缓。

治法：除湿通络，祛风散寒。

方药：薏苡仁汤。方中薏苡仁、苍术、甘草益气健脾除湿；羌活、独活、防风祛风除湿；麻黄、桂枝、川乌温经散寒，祛湿止痛；当归、川芎养血活血通脉。

若关节肿胀甚者，加木通、姜黄利水通络；若肌肤麻木不仁，加海桐皮祛风通络；若小便不利，浮肿，加茯苓、泽泻、车前子以利水祛湿；若痰湿盛者，加半夏、南星以燥湿化痰。

久痹风、寒、湿偏盛不明显者，可选用蠲痹汤作为治疗风寒湿痹的基本方剂，该方具有益气和营，祛风除湿，通络止痛之功效，临证可根据感受外邪偏盛情况随证加减。

2. 湿热阻经，毒邪炽盛

主要证候：关节肿胀微热或红肿灼热，疼痛较甚，触之加剧，活动不利，筋脉拘急，得热痛剧，得冷痛减，身热，体重乏力，纳呆欲呕，舌红、苔白干或黄腻或黄燥，脉滑数或沉数。

治法：清热通络，祛风除湿。

方药：白虎汤合宣痹汤。前方白虎汤清热除烦，养胃生津；宣痹汤中以防风、蚕砂、薏苡仁、赤小豆祛风除湿，疏利经络；连翘、栀子、滑石清热利湿；两方合用，共奏清热通络，祛风除湿之功。

若见壮热烦渴加生石膏、知母以清热止渴；见大便秘结者加大生大黄用量，并加芒硝以泻火解毒、通便；热盛伤津者加玄参、生地黄、沙参以养阴生津；偏上肢者加桑枝、姜黄，偏下肢者加牛膝以引药直达病所。

3. 痰瘀凝滞，筋脉痹阻

主要证候：关节疼痛反复发作，僵硬变形，不得屈伸，关节周围皮色黯滞，疼痛较剧，停着不移，或肢体重着，麻木不仁，舌质紫暗，或有瘀斑，苔薄白或白腻，脉细涩或沉弦。

治法：化痰祛瘀，舒筋通络。

方药：二陈汤合活络效灵丹加减。方中半夏、陈皮、茯苓、胆南星燥湿化痰；当归、丹参、乳香、没药、五灵脂活血化瘀、通经活络；再配全蝎、白僵蚕、蜈蚣等搜风化痰之虫类药物，以增强通络之力。全方共奏化痰逐瘀、搜风通络之功。

若见气虚者加生黄芪、党参以益气；见关节肿胀僵硬、风痰明显者加天麻、白附子祛风以化顽痰。

4. 肝肾亏虚，邪气留恋

主要证候：痹证日久，关节肿胀畸形，不可屈伸，重着疼痛，肢体活动不便，筋脉拘急，形体消瘦，潮热盗汗，持续低热，或畏冷喜暖，遇劳遇冷加重。舌质淡或淡红，苔薄或薄白而干，脉沉细数或沉细无力。

治法：补益肝肾，祛风除湿。

方药：虎潜丸。虎骨（狗骨代替）、熟地黄、当归、白芍、鸡血藤、锁阳、杜仲补益肝肾以壮筋骨；姜黄、威灵仙、秦艽以祛风除湿；桃仁、红花、姜黄活血化瘀，祛风通络。全方共奏补肝益肾、祛风除湿、活血通络之功。

见潮热盗汗，五心烦热或持续低热者加龟甲、鳖甲以滋阴潜阳；见畏寒肢冷，腰膝冷痛者加补骨脂、淫羊藿、骨碎补以温肾壮阳；见上肢痛甚者加羌活、桑枝，下肢痛甚加重牛膝用量，并加川木瓜以引药直达病所。疼痛较剧属寒湿过盛者加川乌、草乌以温经散寒止痛。

（二）其他治法

1. 针刺　主穴加分部循经取穴，主穴为：行痹取膈俞、血海；痛痹取肾俞、关元；着痹取阴陵泉，毫针刺，用平补平泻法，可配合艾灸；热痹取大椎、曲池，毫针刺，用

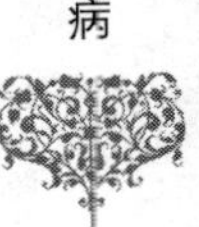

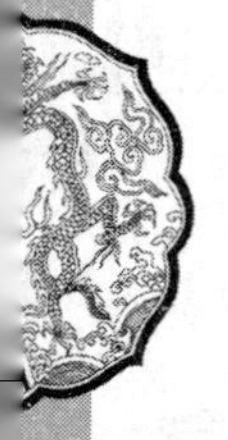

泻法。

2. 蜂毒　用蜜蜂尾部蛰针刺穴位。

3. 熏洗　可用骨科熥洗药、风伤洗剂熏洗。

（三）常用中成药

1. 正清风痛宁　中药青风藤中提取的主要活性成分青风藤，用于风湿热痹证。1～4片，一日3次。

2. 雷公藤多甙片　1～1.5 mg/kg·d，分3次饭后服用。

3. 蚂蚁胶囊　从拟黑多刺蚁中提取有效成分加工而成，性平，微温，具有补肾益精，温脾通络的作用，用于治疗脾肾亏虚，瘀阻血络所致的类风湿性关节炎。2粒，一日3次，饭后服。

二、西医治疗

类风湿性关节炎治疗的目的是：①让病人了解疾病的性质和病程，增强病人与疾病作斗争的信心，克服困难，与医生密切配合，主动做好功能锻炼；②缓解疼痛；③抑制炎性反应，消散关节肿胀；④保持关节功能，防止畸形的发生；⑤纠正关节畸形，改善肢体功能。

类风湿性关节炎的治疗原则包括：①早期治疗：即早期应用慢作用抗风湿药或称缓解病情抗风湿药；②联合用药：对重症患者应联合应用两种或两种以上慢作用抗风湿药，以使病情完全缓解；③治疗方案个体化：应根据患者的病情特点、对药物的作用及不良反应等选择个体治疗方案；④功能锻炼：在治疗的同时，应强调关节的功能活动。

类风湿关节炎临床缓解标准有：① 晨僵时间低于15分钟；②无疲劳感；③无关节痛；④活动时无关节痛或关节无压痛；⑤无关节或腱鞘肿胀；⑥血沉（魏氏法）女性小于30mm/h，男性小于20mm/h。符合五条或五条以上并至少连续2个月者考虑为临床缓解；有活动性血管炎、心包炎、胸膜炎、肌炎和近期无原因的体重下降或发热，则不能认为缓解。

（一）一般治疗

关节肿痛明显者应强调休息及关节制动，而在关节肿痛缓解后应注意关节的功能锻炼。理疗及外用药对缓解关节症状有一定作用。

（二）药物治疗

1. 非甾体抗炎药（NSAIDs）　又称一线抗风湿药，是类风湿关节炎治疗中的常用药物。常用药有：丙酸类如布洛芬、托美丁、酮洛芬等；苯乙酸类如双氯芬酸；非酸类药物如萘丁美酮；烯醇类药物如美洛昔康；异丁芬酸类药物如依托度酸；昔布类药物如塞来昔布。这些药物的治疗作用及耐受性因人而异，至少需服用1～2周后方能判断其疗效。此类能缓解症状，不能阻止疾病的进展。因此，应用非甾体抗炎药的同时，应加用慢作用抗风湿药。

2. 慢作用抗风湿药或改变病情的药物　临床症状的明显改善大约需1～6个月，故又称慢作用药。它虽不具备即刻止痛和抗炎作用，但有改善和延缓病情进展的作用。

常用药物有：

(1) 甲氨喋呤，是目前国内外治疗类风湿关节炎的首选药物之一，多采用每周一次给药。常用剂量为7.5～25 mg/周，个别重症患者可以酌情加大剂量。常见的不良反应有恶心、口炎、腹泻、脱发、皮疹，少数出现骨髓抑制，听力损害和肺间质变。也可引起流产、畸胎和影响生育力。服药期间，应定期查血常规和肝功能。

(2) 柳氮磺吡啶（sulfasalazine）：此药能减轻关节局部炎症和晨僵，可使血沉和C反应蛋白下降，并可减缓滑膜的破坏。一般服用4～8周后起效。每日250～500 mg开始，之后每周增加500 mg，直至每日2.0 g，分2次服完。如疗效不明显可增至每日3.0克，如4个月内无明显疗效，应改变治疗方案。主要不良反应有恶心、呕吐、厌食、消化不良、腹痛、腹泻、皮疹、无症状性转氨酶增高和可逆性精子减少，偶有白细胞、血小板减少，对磺胺过敏者禁用。服药期间应定期查血常规和肝功能。

(3) 来氟米特（LEF）：为新一代的抗代谢性免疫抑制剂，用量为50 mg，一日1次，3天后改为10～20 mg，一日1次。主要不良反应有腹泻、瘙痒、高血压、肝酶增高、皮疹、脱发和一过性白细胞下降等，服药初期应定期查肝功能和白细胞。因有致畸作用，故孕妇禁服。由于来氟米特和甲氨喋呤两种药是通过不同环节抑制细胞增殖，故二者合用有协同作用。

(4) 抗疟药：有氯喹（250 mg/片）和羟氯喹（100 mg/片）两种。该药起效慢，服用后3～4个月疗效达高峰，至少连服6个月后才能宣布无效，有效后可减量维持。用法为：氯喹250 mg/d，羟氯喹200～400 mg/d。注意引起视网膜病变和心肌损害。

(5) 青霉胺：口服250～500 mg/d，分2～3次服，见效后可逐渐减至维持量250 mg/d。青霉胺不良反应较多，长期大剂量应用可出现肾损害（包括蛋白尿、血尿、肾病综合征）和骨髓抑制等，如及时停药多数能恢复。治疗期间应定期查血、尿常规和肝肾功能。

(6) 金制剂：国内常用的金制剂为金诺芬，又名瑞得。初始剂量为3mg/d，2周后增至6mg/d维持治疗。常见的不良反应有腹泻、瘙痒、皮炎、舌炎和口炎，其他有肝、肾损伤、白细胞减少、嗜酸细胞增多、血小板减少或全血细胞减少、再生障碍性贫血。还可出现外周神经炎和脑病。为避免不良反应，应定期查血尿常规及肝、肾功能。孕妇、哺乳期妇女不宜使用。

(7) 环孢素：用于重症类风湿关节炎。常用剂量3～5 mg/ kg · d，维持量是2～3 mg/kg · d。环孢素的主要不良反应有高血压、肝肾毒性、神经系统损害、继发感染、肿瘤以及胃肠道反应、齿龈增生、多毛等。不良反应的严重程度、持续时间均与剂量和血药浓度有关。服药期间应查血常规、血肌酐和血压等。

3. 糖皮质激素　可给予短效激素，其剂量依病情严重程度而调整。小剂量糖皮质激素（每日泼尼松10 mg或等效其他激素）可缓解多数患者的症状，并作为DMARDs起效前的“桥梁”作用，或NSAIDs疗效不满意时的短期措施。激素治疗类风湿关节炎的原则是：不需用大剂量时则用小剂量；能短期使用者，不长期使用。关节腔注射激素有利于减轻关节炎症状，改善关节功能，但一年内不宜超过3次。

4. 免疫及生物治疗　免疫及生物治疗包括：①针对细胞因子和细胞因子等的靶分

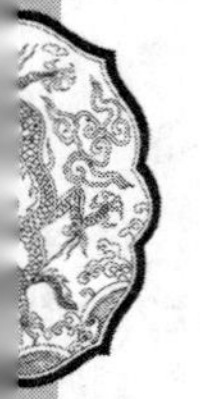

子免疫治疗，如 TNF－α 抑制剂、IL－1 受体拮抗剂等。②以去除血浆中异常免疫蛋白及免疫细胞为主要目标的免疫净化疗法，如血浆置换、免疫吸附及去淋巴细胞治疗等。这些方法针对性地干扰 RA 发病及病变进展的主要环节，可能有较好的缓解病情的作用。

5. 外科治疗　类风湿关节炎患者经过内科积极正规或药物治疗，病情仍不能控制，为防止关节的破坏，纠正畸形，改善生活质量可考虑手术治疗。但手术并不能根治类风湿关节炎，故术后仍需内科药物治疗。

【临床思路】

类风湿性关节炎属中医“痹证”范畴，是一种与自身免疫密切相关的慢性全身性炎性疾病，主要累及多关节的滑膜，表现为对称性多发性反复发作型关节肿、痛、热，受累关节常为手足小关节，最终导致关节畸形、强直、丧失功能，可伴有关节外病损。多见于青壮年女性。因先天禀赋不足，正气亏虚，感受风寒湿邪，痹阻于肌肉、骨节、经络之间，使气血运行不畅；疾病日久不愈，痰瘀互结，闭阻经络，深入骨骱，寒热虚实，错综复杂，病程较长，缠绵难愈。应用中医辨证论治这一独特理论体系着重于虚实，病邪、痰瘀等方面的辨证，治疗类风湿性关节炎取得了确切的临床效果。在此讨论肝肾亏虚，痰瘀交结的中医中药治疗。

肝肾亏虚，痰瘀交结者，宜补益肝肾，祛风除湿，化瘀通络。类风湿性关节炎后期多肝脾肾亏虚，湿毒痰瘀胶着骨骱，正虚邪恋，络脉瘀阻。类风湿性关节炎日久不愈，脾失健运，气血生化乏源，不能濡养肝肾，肝肾亏虚，致肝不养筋，肾不养骨，筋挛骨弱而湿毒留邪不去。邪气久羁，气血凝滞，津液聚止而生痰，湿毒痰瘀血痹阻络脉，胶着筋脉骨骱，致精气血更耗，脏腑日虚，正虚邪伏，缠绵迁延，终致疼痛剧烈，关节肿胀如槌，手指挛曲，筋缩肉痿不用，骨节畸形等症。此时病位在肝肾脾，病性为本虚，治疗以扶正为主，不可只妄攻伐。治以温阳补肾，益气养血为主，佐以化痰逐瘀。以阳虚为主，用附子、肉桂、鹿角胶、仙灵脾等温阳补肾；以阴血亏虚为主，用熟地黄、当归、白芍、龟甲胶等养血柔肝；配合党参、黄芪、白术、薏苡仁等益气健脾；白芥子、僵蚕等化痰；地鳖虫、穿山甲等逐瘀通络。

【转归和预后】

类风湿性关节炎初起，禀赋不足，素体亏虚，风、寒、湿、热邪乘虚侵入，痹阻经络，气血运行不利，日久不愈，继续发展，则寒湿、湿热之邪内伤脾胃，脾胃运化失职，水湿内生，由于病情反复发作，多次感受外来之寒湿、湿热之邪，内外湿邪相引，导致湿邪逐渐深入血脉，蕴结日久，变为湿毒，壅滞气血，或随经流虚，痹阻骨节经络，瘀血内生；或脾失健运，气血生化乏源，不能濡养肝肾，肝肾亏虚，致肝不养筋，肾不养骨，筋挛骨弱而湿毒留邪不去。邪气久羁，气血凝滞，津液聚止而生痰，湿毒痰瘀血痹阻络脉，胶着筋脉骨骱，致精气血更耗，脏腑日虚，正虚邪伏，本虚标实，虚实夹杂，缠绵迁延，更难治疗。若复感于邪，邪气内舍，可转为五脏痹，多预后不良。

大多数类风湿关节炎患者病程迁延，类风湿关节炎头 2～3 年的致残率较高，如不及早合理治疗，3 年内关节破坏达 70%。积极、正确的治疗可使 80% 以上的类风湿关节炎患者病情缓解，只有少数最终致残。通常认为：男性比女性预后好；发病年龄晚者较发病年龄早者预后好。

【预防与调护】

本病发生多与气候和生活环境有关，平素应注意防风、防寒、防潮，避免居住潮湿之地。特别是居住寒冷地区或气候骤变季节，应注意保暖，免受风寒湿邪侵袭。劳作运动汗出肌疏之时，切勿当风贪凉，乘热冷浴。平素应注意生活调摄，加强体育锻炼，增强体质，有助于提高机体对病邪的抵御能力，预防本病发生。

类风湿性关节炎系长期慢性消耗性疾病，多有蛋白质和维生素不足，以及疾病后期的全身性骨质疏松等，均要求适当补充营养，增加优质蛋白质和高维生素食物，并补充维生素 D 和钙剂。居室阳光充足、温度适当、布置美化以及保暖、防潮等，对患者的治疗提供一个有益的保健环境。

急性活动期应适当休息，减少活动，保持关节功能位置，必要时可用小夹板或石膏固定，以减轻疼痛，防止炎症加重，在亚急性或缓解期，应尽可能地早期开始关节功能锻炼，活动量应由小到大，由弱到强，循序渐进，动静结合；主动活动与被动活动结合，以主动活动为主，防止肌肉萎缩、关节强直，保持关节功能。

患者由于长期受疾病的折磨，往往会丧失治病信心，出现悲观、失望的情绪，因此，医护人员及其家属，必须针对患者心理障碍，予以深切的同情与关怀，鼓励患者增强治病信心，树立乐观主义精神，充分调动其主观能动性，密切配合医护坚持治疗，争取早日康复。

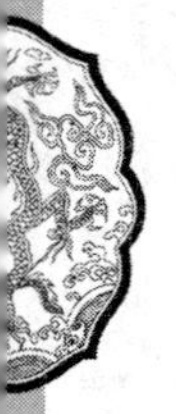

第五章　强直性脊柱炎

强直性脊柱炎（ankylosing spondylitis，AS）是一种血清阴性脊柱关节病，是以骶髂关节及中轴关节病变为特征的慢性炎性脊柱关节病。临床上表现为脊柱和外周关节炎，并可伴有不同程度的眼、肺、心血管和肾等多系统损害。

本病以青少年男性多发，发病年龄为20~30岁，40岁以后很少发病。有明显家族性发病倾向。

根据本病临床表现，可归中医“龟背风”、“竹节风”等病证范畴。

祖国医学古代文献虽无“强直性脊柱炎”的病名，却有关于该病特征的描述，如《内经》“尻以代踵，脊以代首”，“龟背风”、“竹节风”等疾病的描述与本病相类似。

【病因病理】

一、西医病因病理

（一）病因及发病机制

1．遗传因素　HLA－B27是疾病易感因子。家系调查发现本病患者的一级亲属中HLA－B27阳性者占10%～20%，患病的危险性比一般人群高20～40倍。单卵双生的孪生子女中，另一人患病的可能性超过50%。可见遗传因素在强直性脊柱炎的发病中发挥重要作用。

研究证明，本病的发生与HLA－B2704、2705和2702亚型呈正相关，而与HLA－B2709和2706呈负相关，其机制与这些HLA－B27分子的氨基酸序列的差异有关。

2．感染因素　一般认为某些细菌或其他微生物（如肺炎克雷白杆菌和衣原体等）感染与强直性脊柱炎的发病有关。研究发现，HLA－B27和不同的细菌产物之间存在共同的抗原决定簇，当机体针对病原菌产生免疫应答时，由于二者有共同的抗原决定簇而致交叉免疫反应的发生。

3．免疫学异常　强直性脊柱炎患者可有血清免疫球蛋白、循环免疫复合物、IL－6、TNF－α、IL－10等炎性细胞因子水平升高。而且，血管生成因子水平与肌腱端病相关。可见免疫反应参与了本病的发生。

（二）病理和病理生理

强直性脊柱炎的主要病理改变包括肌腱端炎和滑膜炎。

1．肌腱端炎　主要发生在肌腱或韧带、跟腱、跖筋膜、胸膜连接等部位。

2．滑膜炎　周围关节可见与类风湿关节炎相似的滑膜增生、淋巴细胞浸润和血管翳形成，但一般不出现滑膜及关节的侵蚀样变化。骶髂关节炎出现最早。脊柱损害表现为椎间盘和椎骨边缘的增生和纤维化，肌腱端炎、韧带骨赘形成及椎体方形变。

二、中医病因病机

强直性脊柱炎主要病变在脊柱、腰骶，二者皆属肾与督脉。肾精不足，督脉失养，或外邪壅滞，督脉失荣，皆可致病。

1. 肾精亏虚　先天禀赋不足或后天调摄不当，如房事不节，情志失调等，肾精亏虚，督脉失养，遇有风寒湿热外邪乘虚侵袭，则易于留注于脊柱、腰骶的经络、关节、肌肉、骨骼，阻碍气血运行而致本病。

2. 外邪侵袭　也由于禀赋不足，正气亏虚，易于感受风寒湿热之邪，并且受邪之后，正虚逐邪乏力，外邪壅滞督脉，导致病变发生。

3. 痰瘀阻络　肾脉、督脉正虚不足，外邪留恋经络，缠绵日久，阻滞经脉中的气血精津运行，使瘀痰聚生；痰瘀内生既成即为实邪，又使气血耗伤，脏腑失养，经筋失荣，易于感受外邪，如此新宿疾患反复不已，虚者越虚实者越实，而成顽痹。

【临床表现】

一、症状

本病起病缓慢而隐匿，全身症状轻微。少数病人以急性关节炎起病。

1. 关节表现

（1）骶髂关节：腰骶、下腰痛或臀部疼痛，常伴有夜间疼痛加重或翻身困难。可伴下腰部僵硬，晨起时僵硬症状明显，活动后可以缓解。

（2）脊柱：腰椎、胸椎和颈椎均可累及，表现为腰背疼痛及活动受限，以晨起为甚。休息后加重，活动后可减轻。随病变进展，腰椎前凸消失和胸椎后凸畸形。晚期脊柱强直。脊肋和横突关节受累引起扩胸受限。

（3）外周关节：以非对称性下肢单关节或少关节受累者居多，肘、手和足的小关节偶有受累。髋关节受累者表现为关节局部或腹股沟处疼痛、活动受限，晚期可以发展为关节强直，是本病致残的主要原因之一。

（4）肌腱端炎：表现为足跟、足底部及脊柱旁、髂嵴、坐骨结节等肌腱附着点疼痛。

2. 关节外表现　强直性脊柱炎除累及脊柱和外周关节外，还可累及其他器官，如虹膜、睫状体、升主动脉及心脏传导系统等。表现为相应的器官功能失常症状。

二、体征

强直性脊柱炎的常见体征为骶髂关节压痛、脊柱的前屈、后伸、侧弯和转动受限，以及胸廓活动度减低。Schober 试验阳性；胸廓活动度试验中患者的深呼气和深吸气之胸围差小于 2.5 cm；枕壁墙试验中患者枕骨结节和墙壁之间的距离增大；骶髂关节按压痛；Patrick 试验（4 字试验）阳性；骨盆按压试验阳性。

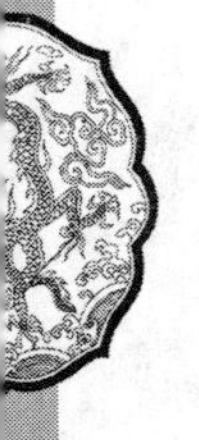

【实验室与辅助检查】

1. 血清学检查　强直性脊柱炎尚无特异性的血清学检查。疾病活动期可有血沉增快，C－反应蛋白增高和免疫球蛋白增高，轻度低色素性贫血。90%以上的患者 HLA－B27 阳性，类风湿因子和抗核抗体阴性。

2. X 线检查　典型的骶髂关节炎表现，随病变进展，可出现关节间隙变窄甚至消失。

根据 X 线片改变可将骶髂关节病变分为 0～Ⅳ级：0 级为正常；Ⅰ级可疑；Ⅱ级为轻度异常，表现为局限性的侵蚀、硬化，关节间隙无改变；Ⅲ级为中度骶髂关节炎，出现关节侵蚀、间隙变窄或部分融合；Ⅳ级为重度异常，关节间隙消失。

脊柱是最早受累的部位之一，可见椎旁韧带钙化、椎体“方形”变、椎小关节面模糊和脊柱“竹节样”变等。

3. CT 检查　CT 检查可增加骶髂关节异常检出率。

4. 核磁共振成像检查　能清晰地显示骶髂关节的早期病变，但易出现假阳性结果。

【诊断与鉴别诊断】

一、诊断要点

（一）西医诊断

本病的诊断主要依靠病史、临床特征及骶髂关节的 X 线检查。目前，多采用 1984 年修订的强直性脊柱炎纽约分类标准诊断：①下腰痛至少 3 个月，疼痛随活动改善，休息不减轻；②腰椎在前后和侧屈方向活动受限；③胸廓扩展范围小于同年龄和性别的正常值；④X 线检查提示，双侧骶髂关节炎Ⅱ～Ⅳ级或单侧骶髂关节炎Ⅲ～Ⅳ级。具备④并分别附加上述①～③条中任何 1 条，即符合强直性脊柱炎的诊断。

（二）中医辨病与辨证要点

1. 辨病要点　强直性脊柱炎好发于青少年男性，40 岁以后鲜有发病，主要表现为腰背痛，髋部疼痛及活动受限。发病后病情轻重不一，症状表现多样，须与以下疾病鉴别。

（1）与痿病鉴别：痿病表现为肢体萎弱，羸瘦无力，行动艰难，甚则瘫软在床，但肢体关节多无疼痛。强直性脊柱炎以关节疼痛突出，疾病后期亦可因肢体长期失用致肌肉松弛萎缩。

（2）与龟背痰鉴别：两者均可有消瘦、乏力、食欲下降、盗汗等全身症状，继而出现疼痛、脊柱强直、肌肉萎缩、肌肉痉挛。但龟背痰多无髋部疼痛，结核抗体阳性。

2. 辨证要点

（1）辨寒热：本病的症候特点多因感受邪气的性质不同而表现各异。腰骶部冷痛或重着，骨节酸痛，得温则舒，阴雨天加剧者属寒；关节肿痛灼热，腰部疼痛剧烈、拒按，甚则不能活动，或伴发热者属热。

（2）辨虚实：一般而言，新病多实，久病多虚。实者，发病较急，正气尚有力抗邪，故痛势剧，脉实有力；虚者，病程较长，正气渐衰，精亏血少，故疼痛绵绵，脉虚无力。值得注意的是，发病过程中多见虚实夹杂，标本缓急，当以明辨。

（3）辨痰瘀：本病迁延不愈，久病致瘀，痰湿内蕴，痰瘀胶着不去，症见腰背强直，屈伸不利，痛有定处，舌淡或紫黯甚至瘀斑，苔白，脉沉弦涩。

二、鉴别诊断

本病须与其他血清阴性脊柱关节病（包括反应性关节炎、银屑病关节炎、肠病性关节炎、幼年型脊柱关节病、Whipple 病及未分化脊柱关节病），以及类风湿关节炎相鉴别。有慢性腰背痛、僵硬不适等症状者，需与机械性腰痛、椎间盘突出、退行性椎间盘病变、腰椎骨关节炎、脊柱结核，骨盆原发或转移瘤、腹腔炎症、纤维肌痛综合征、隐性脊柱裂和腰椎骶化等鉴别。

【治疗】

强直性脊柱炎以肾脏虚而督脉弱为本，感受外邪、痰瘀互结为标，扶正祛邪是治疗本病的基本原则。治疗本病宜缓补缓攻，不可攻伐太过耗伤正气，亦不宜过用温补燥热之品以致损阴劫津。

一、中医治疗

（一）辨证论治

1. 湿热壅滞督脉

主要证候：腰部疼痛剧烈、拒按、僵硬、屈伸不利，夜间尤甚，活动后减轻，甚则不能活动，或伴下肢关节肿痛、灼热，身重，发热，口干口苦，胃纳差，小便黄赤，大便干结，舌红或暗红，苔黄腻或黄燥，脉弦数、滑数或濡数。

治法：清热除湿，通络止痛。

方药：四妙丸。方中黄柏清热解毒，苍术、薏苡仁健脾祛湿，牛膝补益肝肾，兼能引药下行。

宜加宽筋藤、姜黄以行气通络止痛，加萆薢、泽兰以利水祛湿。关节肿胀、苔厚腻者，加茵陈蒿、威灵仙、木瓜、泽泻以除湿消肿；关节灼热者，加忍冬藤、白花蛇舌草、赤芍、生地黄以清热凉血解毒；风盛血瘀，证见多关节肿痛、游走痛、恶风者，加防风、羌活、川芎、鸡血藤以活血祛风；疼痛剧烈、瘀阻明显者，加三七、蜂房、丹参以活血通络止痛。

2. 寒湿留着督脉

主要证候：腰骶部冷痛或重着，骨节酸痛，得温则舒，身重转侧不利，晨起尤甚，活动后减轻，阴雨天加剧，口淡不渴，舌淡红，苔白，脉濡缓或弦紧。

治法：散寒除湿，通督止痛。

方药：麻黄附子细辛汤合泽泻汤。麻黄附子细辛汤温阳散寒以除湿，泽泻汤健脾利水。

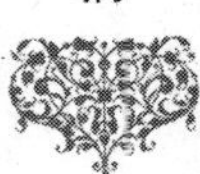

宜加当归、川芎以活血行瘀，加独活以搜风通络，加桑寄生以补益肝肾。寒邪束表，头痛恶寒者，加羌活、防风以疏风散寒解表；湿重，舌苔腻脘闷者，加砂仁、苍术、厚朴以燥湿健脾；瘀血阻滞，痛有定处，反复发作者，加三七、桃仁、乳香、没药以逐瘀止痛。

3. 肝肾阴亏，邪留督脉

主要证候：腰背强直，屈伸不利，腰酸腿软，肌肉萎缩，伴烦热盗汗，失眠易怒，目睛干涩，咽干，小便黄，大便干少。舌质偏红，苔薄或少苔，脉细弦或弦细数。

治法：滋养肝肾，祛湿止痛。

方药：六味地黄丸。方中熟地黄、山茱萸、山药滋阴补肾，泽泻、茯苓利湿泄浊，牡丹皮清泄相火。

宜加生地黄以清热泄火，加姜黄以行气止痛。若阴虚内热，咽干口燥，舌偏红、苔根腻者，加知母、黄柏以滋阴清热燥湿；咽痛不适者加岗梅根、桔梗、土牛膝以利咽止痛；阴亏盗汗，筋脉拘急者加女贞子、旱莲草、玉竹以养肝肾，滋养筋脉。

4. 脾肾阳虚，寒留督脉

主要证候：腰背强直，屈伸不利，腰酸腿软，肌肉萎缩，伴形寒肢冷，面色无华，气短神疲，自汗懒言，形体瘦弱，胃纳少，夜尿频，大便溏泻。舌淡或淡暗，舌体胖边有齿印，苔薄白，脉沉细。

治法：温补脾肾，散寒通督。

方药：金匮肾气丸。方中干地黄滋阴补肾，山茱萸、山药补益肝脾精血，配以附子、桂枝温阳暖肾，助肾生火，茯苓、泽泻、牡丹皮协调肝脾。全方补阴药与补阳药并用，取其阴中求阳，阳得阴助而化生无穷。

宜加续断、狗脊、杜仲补肾壮骨，加独活祛风止痹。脾胃不和、胃脘不适者加砂仁、陈皮、半夏、海螵蛸以行气开胃消滞；肝肾不足，腰腿酸软者，加生地黄、女贞子、桑寄生以滋补肝肾；夜尿频者加益智仁、淫羊藿以补肾固涩。

5. 肝肾精亏，督脉失养

主要证候：腰背强直，屈伸不利，晨僵，腰酸腿软，肌肉萎缩、精神萎靡，头晕健忘，耳鸣耳聋，夜梦多，男子阳痿早泄，妇女月经量少。舌淡苔白，脉沉细弱。

治法：补益肝肾，强筋养督。

方药：独活寄生汤。方中独活、秦艽祛风除湿、通经止痛，生地黄、杜仲、牛膝、桑寄生补益肝肾、强筋壮骨，白芍、川芎、当归调血补血，细辛、桂心、防风祛风散寒，人参、茯苓调补气血，甘草调和诸药。

兼血瘀或疼痛较甚，加三七、泽兰、姜黄、丹参以活血止痛；梦遗、滑精者，加金樱子、桑螵蛸以补肾固涩；女子月经不调者加益母草、鸡血藤、菟丝子以补肾活血调经。

（二）其他治法

1. 针刺　针刺肾俞、关元、阿是穴，具有通痹止痛之功，证属湿热型者加大椎、曲池，属寒湿型者加阴陵泉、足三里。

2. 推拿　以滚、按、揉、搓等手法，沿患者背、臀、大小腿反复施治，然后沿督脉、膀胱经点穴，完成后医患配合做背伸及髋关节展、伸运动。

3. 拔罐　可予刺络拔罐法，用皮肤针重叩背脊两侧合关节病痛部位，使少许出血，加拔火罐。湿重者可施行走罐法。

4. 关节功能锻炼　太极拳、关节操、游泳等运动，可改善关节功能，提高肌力，保持胸廓活动度，防止肢体废用性肌肉萎缩。

5. 其他　如中药熏蒸、热浴、蜡疗、红外线及神灯照射等均有一定疗效。

（三）常用中成药

1. 雷公藤多甙片　常用于强直性脊柱炎湿热型。20mg，一日3次，疗程3个月以上。

2. 通痹片　由秦艽、川芎、当归、川木瓜、桂枝、苍术、独活、威灵仙、炙黄芪、牛膝、干姜、甘草组成，具有祛风除湿、通络止痛的作用。用于治疗强直性脊柱炎寒湿型，兼瘀血阻络者尤宜。3片，一日3次。

3. 益肾蠲痹丸　由熟地黄、仙灵脾、骨碎补、当归、露蜂房、全蝎、僵蚕、乌梢蛇、蜈蚣、地龙、地鳖虫等20味中药组成。具有益肾壮督、蠲痹止痛的功效。适用于强直性脊柱炎肝肾亏虚者，8g，一日3次，饭后服用。

二、西医治疗

（一）一般治疗

注重对病人的宣教。坚持正规的治疗方法，并进行颈、胸、腰椎活动度的锻炼，避免过度负重和剧烈运动。

（二）理疗

超短波、脉冲磁疗、中频脉冲等。对缓解关节及软组织疼痛有益，可选择使用。

（三）药物治疗

1. 非甾体类抗炎药　非甾体类抗炎药（NSAIDs）主要用于缓解疼痛、晨僵及增加关节活动度。NSAIDs种类繁多，可结合病情选用。应避免同时服用两种以上NSAIDs。NSAIDs的常见不良反应包括胃肠道反应、过敏、肝损害、头痛等。

2. 缓解病情抗风湿药　用于控制病情的活动，抑制病变的发展。常用药物有柳氮磺吡啶和甲氨蝶呤，硫唑嘌呤及沙利度胺等也可用于强直性脊柱炎。柳氮磺吡啶一般从小剂量开始，逐渐递增至每日2～3g，用药1～2个月可起效。甲氨蝶呤常用剂量为7.5～20 mg，每周一次口服。这些药物的常见不良反应有胃肠道反应、骨髓抑制、脱发、口腔炎、肝功能损害等。

3. 糖皮质激素　一般不主张应用糖皮质激素治疗，但在下列情况下可考虑：①合并有急性虹膜睫状体炎等关节外症状者。②NSAIDs不能控制症状时。③顽固性外周关节炎肌腱端病患者。

（四）手术治疗

对外周关节受累造成的关节活动受限或关节强直者，为了改善关节的功能，可选择全髋置换术、椎体楔形骨切除术等手术治疗。严重的脊柱畸形可行手术矫正。

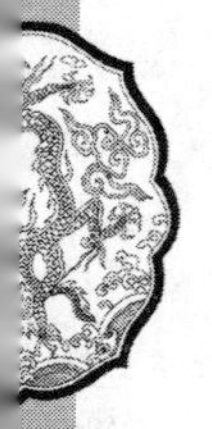

【临床思路】

强直性脊柱炎属中医脊痹之范畴，以腰背痛、髋部疼痛及活动受限为主要表现，是因先天禀赋不足，感受风寒湿热之邪，壅滞经络，气血不畅，脊失所养而致。禀赋不足是本病发生的根本原因，湿邪是最主要的致病因素，聚湿成痰，阻滞经络，气血不畅而致瘀，痰瘀互结，使病情迁延难愈。因此，补肾、祛湿、化瘀三法应贯穿于本病治疗的始终。

强直性脊柱炎早期以风寒湿热邪盛为主，正气未衰，痰瘀已成，治疗上以祛邪为主，根据病邪性质选用清热除湿或散寒燥湿之法，同时加用活血化瘀药物。注意苦寒或辛散之品均可损伤正气，不可久用，中病即止。在疾病中、晚期或后期，因邪气削伐正气，以正虚或正虚邪恋多见。偏阳虚者，当以温补肾阳为法，酌加健脾利湿之品，阳气得旺，湿当可除；偏阴虚者，因肝肾同源，治当补益肝肾，同时行气化湿通瘀，兼阴虚内热者，可予生地黄、玉竹、女贞子、旱莲草之类清热养阴，以免血热加重瘀阻。

值得注意的是，本病患者多为青少年，气血尚旺，舌黯有瘀斑、脉涩等血瘀征象多不明显，但可从病机测知瘀血存在，化瘀药物当可大胆运用。结合病情，可选用活血化瘀之缓品，如川芎、当归、丹参、姜黄、赤芍、三七、泽兰、桃仁、红花；对关节强直僵硬者，可选用全蝎、蜈蚣、僵蚕、地龙、蜂房、乌梢蛇等虫类以搜风剔络，宣通气血。

【预后与转归】

1. 转归　邪留日久，正气愈虚，外邪易袭，内外合邪，扰乱脏腑气血，上犯官窍，出现淋证、目翳等变证。亦可由肾督两虚转为肝肾亏虚，精少髓空，筋肉失于濡养，久痹成痿，形成“尻以代踵，脊以代头”的严重后果。

2. 预后　如经正规治疗，多数患者预后良好，可以正常生活和工作，少数病例反复持续进展，畸形严重以致残疾。发病年龄较小，多关节受累，反复发作虹膜睫状体炎和继发性肾脏淀粉样变，病变活动频繁或持续时间长，或不能坚持功能锻炼者预后较差。

【预防与调护】

强直性脊柱炎的病因虽尚未完全阐明，但大多认为与遗传、感染、免疫等因素有关。本病的高发人群中应积极预防肠道感染、尿路感染、呼吸道感染、产褥感染等，一旦发生感染须立即治疗。

强直性脊柱炎患者应保持乐观的情绪，积极配合治疗，正确与处理社会、亲友的关系，树立战胜疾病的信心。平时注意保暖，居住环境尽量避免湿寒之弊，平素勤于锻炼，增强体质。应起居有常，均衡饮食，避免在潮湿寒冷的环境中工作和休息。鼓励病人进行深呼吸及扩胸运动，对生活不能自理病人，给予翻身拍背，鼓励咳嗽。平时注意保持正常的姿势；坐直靠背椅，不坐过低过软的椅子；坚持睡硬板床有利于保持正常的脊柱生理曲度；枕头不宜高，一旦病变侵犯到上段胸椎及颈椎，停用枕头；不宜站立过久和长距离步行；适时变换体位。根据病变受累部位进行脊柱的后伸、胸廓的扩张和四肢关节的活动，运动强度应由小到大，逐渐延长运动时间，循序渐进，持之以恒。如果并发眼色素膜炎时，定时冲洗眼部分泌物，眼部不宜遮盖，以免发生感染。

第六章　骨质疏松症

骨质疏松症（osteoporosis，OP）是一种以骨量减少和骨微结构破坏为特征，导致骨脆性增加和易于骨折的代谢性骨病。骨质疏松症可分为原发性和继发性以及特发性三类。本章主要讨论原发性骨质疏松症。

原发性骨质疏松症分为绝经后骨质疏松症（Ⅰ型）和老年性骨质疏松症（Ⅱ型）两类，随着人口老龄化和人均寿命的延长，原发性骨质疏松症的发病率在逐年升高。

根据本病临床表现，可归属于中医之“骨痿”、“腰痛”、“骨痹”等病证范畴。

【病因病理】

一、西医病因病理

（一）病因及发病机理

原发性骨质疏松症的病因未明。凡可使骨吸收增加和（或）骨形成下降的因素都会促进骨质疏松症的发生。

1. 雌激素缺乏　为绝经后骨质疏松症的主要病因。女性绝经后，雌激素缺乏使破骨细胞功能增强，骨丢失加速，数年内可丢失骨质总量的20%～25%。

2. 甲状旁腺素（parathyroid hormone，PTH）分泌增多　PTH作用于成骨细胞，通过其分泌的骨吸收因子促进破骨细胞的作用，当PTH分泌增多，骨吸收增多，导致骨丢失。

3. 峰值骨量（peak bone mass，PBM）降低　峰值骨量是影响成年后骨量的重要因素。青春发育延迟或此期的骨骼发育和成熟障碍可致峰值骨量降低，成年后发生骨质疏松症的危险性增加。

4. 缺钙　钙是骨矿物质中最主要的成分。钙不足必然影响骨矿化。钙摄入不足或老年人钙的肠吸收功能下降都可诱发骨质疏松症。

5. 生活方式和生活环境　足够的体力活动有助于提高峰值骨量和减少骨丢失，活动过少者易于发生骨质疏松症。此外，吸烟、酗酒，高盐饮食，大量饮用咖啡，维生素D摄入不足和光照减少等均为骨质疏松症的易发因素。长期卧床和失重（如宇航员）也常导致骨丢失，导致骨质疏松症。

（二）病理和病理生理

骨质疏松症的主要病理变化是骨基质和骨矿物质含量减少。通过对骨质疏松症患者的长骨组织的横断面和纵切面观察以及对椎体、骨盆骨等的切面观察，发现患者的骨组织均表现为骨皮质变薄，松质骨的骨小梁的体积变小、变细，骨小梁的数量减少。由于

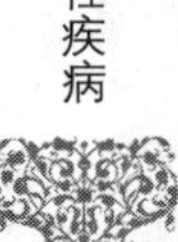

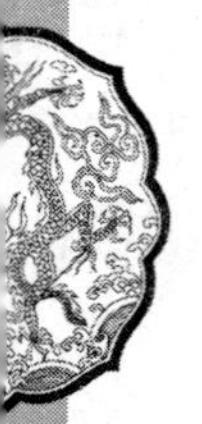

骨皮质的变薄、骨小梁的体积变小和数量减少，使骨髓腔明显扩大，并常常被脂肪组织和造血组织所填充。

二、中医病因病机

中医理论认为，骨质疏松症的发生主要与肾虚、脾虚、血瘀三个因素有关，其中肾虚是本病的主要病因。

1. 脾肾亏虚　肾藏精，精化髓，骨赖髓的滋养，故曰“肾主骨”。《素问》在论述肾的功能时述：肾藏精，主骨生髓，主水，主生长发育和生殖。肾所藏之精包括先天之精和后天之精。先天之精禀受于父母；后天之精来源于脾胃化生的水谷精微。骨与脾肾二脏关系密切，肾为先天之本，脾为后天之本。脾之健运，化生精微，须借助于肾阳的温煦；肾中精气又依赖脾所运化的水谷精微的培育和充养，才能不断充盈和成熟。因此，脾与肾在生理上是后天与先天的关系，二者相互资助，相互促进；在病理上常相互影响，互为因果。若脾虚不运，精微不足，则肾精乏源；如肾精本虚，元阳不足，则脾失温煦无以健运。脾肾俱虚，骨骼失养，则骨骼脆弱无力，终致骨质疏松，故骨质疏松症多发于老年人。

2. 肝肾亏虚　“肝主筋”、“肾主骨”，“肝肾同源”，肾阴虚可导致肝阴虚，最终发展为肝肾阴虚，肾阴亏虚不充而髓枯，肝阴亏虚不养而筋痿，终使筋骨失养致骨痿。

3. 血瘀　由于老年人机体功能衰退，易受外邪侵袭，使经络不通、气血不畅，故老年人脾肾俱虚的同时，往往伴随血瘀的存在。血瘀可使气血周行障碍，精微未能很好濡养脏腑，又引起脾肾亏虚而加重症状。故《灵枢》中论述“不尽天年”的原因时，除指出“五脏不坚”等虚的一面外，又指出“脉不通”（血瘀）也是重要原因。

综上所述，骨质疏松症的发生，“多虚夹瘀”为其病因病机特点。

【临床表现】

骨质疏松症的临床症状和体征主要是疼痛，其次为身长缩短、驼背、骨折及呼吸系统障碍。疼痛是骨质疏松症最常见的、最主要的症状。据有关资料统计，骨质疏松症患者中67%为局限性腰背疼痛，9%为腰背痛伴四肢放射痛，10%腰背痛伴带状痛，4%腰背痛伴麻木感，10%不仅腰背痛，而且伴有四肢麻木和屈伸腰背时出现肋间神经痛和无力感。

骨质疏松性骨折的常发生在日常活动中，即使没有明显的、较大的外力作用，也可发生骨折；骨折好发部位为胸、腰椎椎体，桡骨远端，股骨近端及踝关节；各种骨折的发生，均与年龄或绝经时间有一定关系。

【实验室与辅助检查】

1. 骨密度　双能X线吸收测定仪（DEXA）测量骨密度对骨质疏松症有诊断意义。

2. X线检查　当骨量丢失一定程度时，X线摄片可显示骨小梁数减少、排列紊乱、密度减低、皮质变薄等改变。X线摄片并可识别骨折、退行性变、骨质增生和骨质破坏等形态改变。

3. 骨转换标记物测定　骨形成标记物常用血清总碱性磷酸酶（TALP）、骨源性碱性磷酸酶（B－ALP）、骨钙素（OC）和Ⅰ型前胶原羧基端或氨基端前肽（PICP或PINP）等指标。骨吸收标记物常用血清抗酒石酸酸性磷酸酶（TRAP）和尿胶原吡啶交联（Pyr）、脱氧胶原吡啶交联（D－Pyr）、尿Ⅰ型胶原交联羧基末端肽（CTX）或尿Ⅰ型胶原交联氨基末端肽（NTX）、Ca与尿肌酐（Cr）比值。有条件时还可检测血25(OH)D_3、1，25(OH)$_2D_3$、甲状旁腺激素、降钙素、雌二醇和睾酮等骨代谢相关指标。

4. 其他　游离T_3、游离T_4、促甲状腺激素、血糖等代谢内分泌生化指标及肝功能、肾功能，有助于病因诊断、鉴别诊断和治疗决策。

【诊断与鉴别诊断】

一、诊断要点

（一）西医诊断

凡存在骨质疏松症家族史、骨质疏松症性骨折史、消瘦、闭经、绝经、慢性疾病、营养不良、长期卧床或长期服用致骨丢失药物者均要想到本症可能。一般根据骨密度结果确定是低骨量（低于同性别PBM的1SD以上但小于2.5SD）、OP（低于PBM的2.5SD以上）或严重骨质疏松症（骨质疏松症伴一处或多处自发性骨折），然后再确定是原发性或继发性骨质疏松症。原发性骨质疏松症的诊断必须在排除各种继发性骨质疏松症后，方可成立。

（二）中医辨病与辨证要点

1. 辨病要点　原发性骨质疏松症好发于老年人及绝经后女性，主要表现为疼痛、身材缩短、驼背、骨折。

2. 辨证要点

（1）辨虚实：本病在病程的不同阶段可出现纯虚及虚实夹杂的症候。疾病初期，症见腰膝酸软、疼痛绵绵，伴神疲乏力或颧红盗汗等，多属肾气虚损或肝肾阴虚；若并发骨折，症见局部肿胀疼痛显著，痛处固定，为气滞血瘀，属虚实夹杂证。

（2）辨体质：体质的盛衰对本病的发病、转归和预后均有重要意义。时值较年青者，正气尚存，可平补脾肾或滋养肝肾；年迈或病程长而精气渐衰者，需大补元阳或益精填髓；体质羸弱者不可过度攻伐。

二、鉴别诊断

原发性骨质疏松症需要与甲旁亢、甲旁减、肾性骨病、佝偻病等继发性骨质疏松鉴别。多发性骨髓瘤、骨的转移瘤等引起的骨损害有时酷似骨质疏松症，此时有赖于肿瘤特异标志物或骨扫描等鉴别。

【治疗】

肾虚是原发性骨质疏松症病机的关键，故治疗上以补肾、调节阴阳平衡为宗旨，注

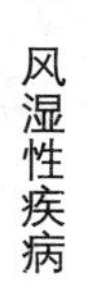

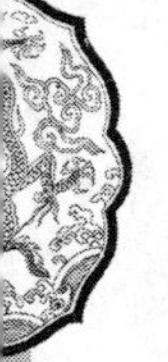

意脾肾关系，肾为先天之本，脾为后天之本，两者互相滋养，相互为用，为此在补肾调节阴阳的同时，注意对后天脾胃的调理，以加强对五谷精微、药物及钙的吸收。此外，心气不足，脉络瘀阻，均不利于老年人骨代谢，因此活血化瘀也是常用方法。

一、中医治疗

（一）辨证论治

1. 肝肾阴虚

主要证候：腰脊疼痛，形瘦少力，不能持重，眩晕耳鸣，烦热咽干，盗汗颧红，舌红少苔，脉细数。

治法：补益肝肾，滋阴壮骨。

方药：虎潜丸。方中熟地黄、龟甲滋补肝肾，知母、黄柏清肝肾虚热，虎骨强筋健骨，白芍养血柔筋，锁阳温肾益精，佐以陈皮、干姜理气温中，使滋补而不腻。

虎骨药源缺乏，可用豹骨、熊骨代替。偏肾阴虚者，加鳖甲、何首乌、牡丹皮。偏肝阴不足者，加阿胶、菊花、当归、远志、酸枣仁。

2. 脾肾阳虚

主要证候：腰膝冷痛，肌肉萎瘦，肢体软弱乏力甚则缓纵不收，神疲倦怠，畏寒肢冷，面色㿠白，纳呆腹胀，便溏水肿，舌质淡胖有齿印，苔白，脉沉细。

治法：温补肾脾，强筋健骨。

方药：右归丸合香砂六君子汤。右归丸温阳补肾，香砂六君子汤健脾养胃。

可加淫羊藿、补骨脂、骨碎补等药，以加强温肾、强筋健骨。兼气血不足，少气懒言，面色萎黄时，可加黄芪、当归、白芍、鸡血藤等。

3. 肾精不足

主要证候：腰背酸楚疼痛，筋骨萎弱无力，发脱齿摇，男子精少不育，妇女月经量少，精神恍惚，舌红，脉细弱。

治法：滋补肾阴，填精充髓。

方药：左归丸。方中熟地黄、山药、枸杞、龟甲、山茱萸补肾填精，牛膝、菟丝子、鹿角胶温补肾阳，助阳生阴。

可加紫河车、黄精大补精血、加骨碎补、桑寄生、牛大力强筋壮骨。

4. 气滞血瘀

主要证候：腰背酸痛，甚则弯腰驼背，活动受限，或四肢关节变形；疼痛如锥刺，肢体麻木，筋肉挛缩，口唇、爪甲晦暗，肌肤甲错，舌质紫暗，脉细涩。

治法：行气活血，祛瘀生新。

方药：身痛逐瘀汤。方中桃仁、红花活血化瘀，没药、五灵脂祛瘀止痛，川芎、香附活血行气，当归、牛膝、秦艽、羌活、地龙通络宣痹。

可加川断、骨碎补、寄生以强筋壮骨。血瘀较重者，加莪术、丹参、益母草、鸡血藤。兼气虚者，加白术、冬虫夏草、鹿角霜、党参。屈伸不利者，加木瓜、伸筋草；肌肉拘挛者，加白芍。

（二）常用中成药

1. 仙灵骨葆胶囊　主要由淫羊藿、续断、补骨脂等药物组成，功效滋补肝肾，活血通络，强筋壮骨。3 粒，一日 2 次。

2. 骨松宝胶囊　由淫羊藿、牡蛎、莪术、川续断等 9 味中药组成，功效补肾活血、强筋壮骨。2 粒，一日 3 次。

3. 龙牡壮骨冲剂　主药为党参、白术、茯苓、龙骨、牡蛎、龟甲、黄芪、淮山、五味子、麦冬等，功效健脾益气、补肾壮骨，用于脾虚血亏的骨质疏松症，15 ~ 30 g，一日 2 ~ 3 次。

二、西医治疗

（一）基础治疗

1. 运动　运动可增加和保持骨量，并可使老年人的应变能力增强，减少骨折意外的发生。

2. 其他　主要包括多从事户外活动、预防跌倒、戒除烟酒、少饮咖啡，停用致骨丢失药物及进食富含钙镁与异黄酮类（如豆制品）食物等。

（二）药物治疗

1. 钙剂　不论何种骨质疏松症均应补充适量钙剂，使每日元素钙的总摄入量达 800 ~ 1 200 mg。

2. 维生素 D　成年人如缺乏阳光照射，每天摄入维生素 D 5μg（200U）即可满足基本生理需要，但预防骨质疏松症和继发性甲旁亢则宜增加用量。

3. 雌激素补充治疗（estrogen replacement therapy，ERT）　用于预防和治疗绝经后骨质疏松症，围绝经期伴或不伴有低骨量者。常用的有：炔雌醇 10 ~ 20 μg/d；利维爱（1ivial）1.25 ~ 2.5 mg/d。注意定期妇科检查和乳腺检查。

4. 降钙素　可显著缓解骨质疏松性骨痛。临床常用的有：①益钙宁 20 IU/W，分 1 ~ 2 次肌注，连续四周。②密钙息，有肌注和鼻喷两种。肌注剂量为每日或隔日 50 IU，分 3 次注射，连用四周或更长，鼻喷 100 ~ 200 IU/d，连用四周以上，副作用较少。

5. 二膦酸盐　主要用于骨吸收明显增强的代谢性骨病，亦可用于治疗原发性和继发性骨质疏松症。骨转换率正常或降低者不宜单独用二膦酸盐治疗。常用的有 1 – 羟基乙磷酸钠（邦特林）400 mg/d，于清晨空腹时口服，服药 1 小时后方可进餐或饮用含钙饮料。通常需隔月 1 个疗程。使用本类药物需同时口服钙剂。

（三）对症治疗

包括口服止痛药，矫形措施防止畸形加剧，有骨折者予牵引、固定、复位或手术治疗。

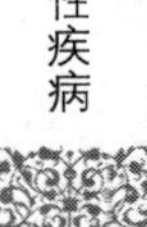

【临床思路】

原发性骨质疏松症属中医“骨痿”、“骨痹”等的范畴，主要表现为骨痛、肌肉无力、身材缩短或变形。本病基本病机在于肾虚精亏，而与肝、脾关系密切，故治疗本病

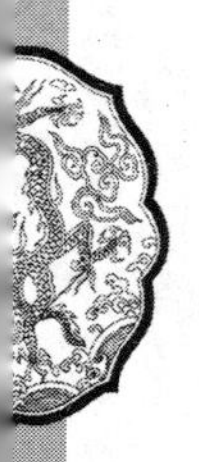

应在补肾的同时调理肝肾、脾肾之间的关系。

补益肝肾是治疗绝经后骨质疏松症最常用的方法。肝肾阴虚证是绝经后骨质疏松症的常见证型，治疗应在益肾养肝的同时注重调理阴阳，常用药物有淫羊藿、仙茅、菟丝子、熟地黄、何首乌、枸杞、女贞子等。此类药物可调整下丘脑－垂体系统功能，改善内分泌失调状况。年纪老迈或病程长者多见肾精亏虚证，可予鹿角胶、龟甲、补骨脂、肉苁蓉、紫河车、海马等药物以益精填髓，充髓以养骨生骨。此外，肾精亏虚者肾气亦见衰微，可选用杜仲、续断、牛膝、骨碎补、自然铜、桑寄生、狗脊等壮阳之品，能调节机体对矿物质的代谢。

在补肾调节阴阳的同时，也要调理后天脾胃，以加强对五谷精微、药物及钙剂的吸收，从而使一系列病理变化恢复得更快。具有益气健脾、强身助化的药物有黄芪、党参、白术、茯苓、山药、陈皮、山楂、扁豆、砂仁、鸡内金、甘草等。本病病程中常见瘀阻经络，补肾健脾则有利于改善气虚血瘀、气滞血瘀、血虚血瘀等证，使精血得以濡养筋骨，促进本病恢复。

【预后与转归】

1. 转归　本病日久肾精亏虚，精不生髓，骨髓空虚，骨质松散，不能承重而致骨骼变形，或骨骼脆弱而致骨折。若正气渐衰又加骨折久卧，外邪易袭，内外交困，变证丛生，甚有危殆证候。

2. 预后　本病本身不影响寿命，经过适当的治疗和康复训练，多数患者可以正常生活，如不接受治疗或治疗不当则可致残。本病最重的并发症是骨折，骨折后产生的并发症可以致命。

【预防与调护】

预防骨质疏松症注意饮食中多调配含钙及蛋白质的食物，如牛奶、豆制品、鱼、鸡等。适当的运动可增加骨骼血供和增加骨量，并且通过肌肉活动产生对骨的应力，刺激骨的生成。骨质疏松患者以主动步行为主，以维持日常生活所必需的最小活动量。

骨质疏松症患者宜适当地多晒太阳，一般每日 2 次，每次 20～30 分钟。鼓励患者适当运动，可采取按摩肩臂部和腿部肌肉、旋转腰部及颈部等动作。各种运动方式应交替进行，骨质疏松较严重者避免反复低头弯腰及下蹲动作。卧床病人尽可能在床上进行四肢和腹背肌肉的主动或被动活动，以防止发生失用性肌萎缩以致骨质疏松进一步加重。

提高高危人群对本病的认识，预防骨质疏松症患者发生骨折等并发症，增加战胜疾病的信心，保持良好的心态和愉快的心情。

第八篇　血液系统疾病

第一章　总　　论

第一节　血液系统解剖

血液系统由血液和造血器官两部分组成。血液由血浆及悬浮其中的血细胞（红细胞、白细胞和血小板）组成。造血器官主要包括骨髓、脾、胸腺和淋巴结。

各种血细胞与免疫细胞均起源于骨髓造血干细胞（hematopoietic stem cell，HSC），HSC 可以增殖、分化为各种红细胞、粒细胞、淋巴细胞、浆细胞、血小板和单核细胞。骨髓是人体出生后的主要造血器官，HSC 主要存在于骨髓中。骨髓的造血微环境由基质细胞、细胞因子及细胞外基质组成。淋巴系统包括淋巴结、脾、胸腺、扁桃体等淋巴器官及皮肤、肠道等器官所含的淋巴组织。

骨髓是一种海绵状、胶状的脂肪性组织，骨髓内有红细胞造血岛、粒细胞造血岛、巨核细胞、单核细胞和淋巴细胞等，它们按一定的区域分布进行造血活动。5 岁以下的儿童，全身骨髓腔内都充满红骨髓；5～7 岁以后，骨髓逐渐开始脂肪化，由远心端向近心端扩展。18 岁时，红骨髓仅存在于扁骨、短骨及长管骨的近心端，如颅骨、胸骨、脊椎骨、肋骨、髂骨及肱骨和股骨的近心端。

骨髓同时也是中枢淋巴器官，是 B 淋巴细胞发育成熟的场所，成熟的 B 淋巴细胞可随血流迁至周围淋巴器官。胸腺的主要功能是产生淋巴细胞和分泌胸腺素，是 T 淋巴细胞发育成熟的器官。脾的胸腺依赖区，主要是 T 细胞存在。脾小体由大量的 B 细胞构成，主要产生 T、B 淋巴细胞。在淋巴结中，淋巴小结的生发中心主要有 B 细胞定居；副皮质区主要有 T 细胞聚集。髓索主要含 B 细胞和浆细胞，以及吞噬细胞、肥大细胞、嗜酸性粒细胞。出生后淋巴结一般只产生淋巴细胞和浆细胞。

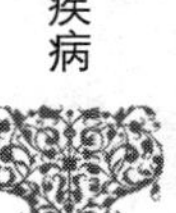

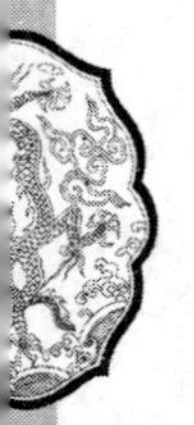

第二节　血液系统生理

血液由细胞成分和液体成分组成，细胞成分中包括红细胞、各种白细胞及血小板；液体成分即血浆，包含有各种具有特殊功能的蛋白质及某些其他化学成分（旧称胶体成分与晶体成分）。

血细胞的发现已有150～300年的历史，红细胞是血液中最多的一种血细胞，它具有运输氧和二氧化碳及缓冲血液酸碱度变化的作用。红细胞寿命约为120天，衰老时，主要在肝、脾和骨髓等器官被单核巨噬细胞所吞噬破坏。红细胞的生理特性主要有渗透脆性和悬浮稳定性。红细胞表面具有多种血型抗原，据此把红细胞分为不同种类的血型，常用的血型有ABO血型系统和Rh血型系统。粒细胞是白细胞的主要成分，主要参与机体防御和免疫。

淋巴细胞分为T细胞和B细胞，T细胞主要在胸腺中发育成熟，参与免疫调节和组织识别，并在抗原刺激作用下产生效应细胞，负责细胞免疫；B细胞则主要在骨髓发育成熟，在抗原刺激下分化为浆细胞，分泌抗体，负责体液免疫。

血小板在止血和凝血过程中起重要作用。血小板的表面糖衣能粘附血浆蛋白和凝血因子Ⅲ，血小板颗粒内含有与凝血有关的物质。当血管受损害或破裂时，血小板受刺激，由静止相变为机能相，迅即发生变形，表面黏度增大，凝聚成团；同时在表面第Ⅲ因子的作用下，使血浆内的凝血酶原激活为凝血酶，后者又激活纤维蛋白原成丝状的纤维蛋白，与血细胞共同形成凝血块止血。血小板颗粒物质的释放，则进一步促进止血和凝血。血小板还有保护血管内皮、参与内皮修复、防止动脉粥样硬化的作用。血小板寿命约7～14天。

血液的非细胞成分指血浆，主要由水、蛋白、无机盐类组成。血浆蛋白可分为白蛋白、球蛋白和纤维蛋白原三类，包括多种凝血因子，参与凝血过程。凝血过程一般被分为内源性凝血途径和外源性凝血途径（其中包括凝血的共同途径）。两条凝血途径的主要区别在于启动方式及参加的凝血因子不同，内源性凝血系统涉及因子Ⅻ、Ⅺ、Ⅸ及Ⅷ，外源性凝血系统有组织因子Ⅲ及因子Ⅶ，因子Ⅴ、Ⅹ是两者的共同通路。血浆蛋白质的功能是维持血浆胶体渗透压。血清与血浆的成分基本相同，血清只是缺少部分凝血因子，如因子Ⅰ（纤维蛋白原）、因子Ⅱ（凝血酶原），凝血因子Ⅴ、Ⅷ等。

第三节　造血与调控

造血器官是能够生成并支持造血细胞分化、发育、成熟的组织。造血器官生成各种血细胞的过程称为造血。

一、造血组织

在人体发育的胚胎期和出生后，其主要的造血器官是不相同的。胚胎期主要分为中胚叶造血期、肝造血期和骨髓造血期，在胚胎第5个月后，胎肝造血逐渐减少，至出生后停止。胚胎6～7周时，胸腺产生淋巴细胞及少量的红细胞和粒细胞，在胚胎后期，经血流来自胎肝的造血干细胞在胸腺内经诱导和分化为前T细胞。脾在胚胎第3个月时首先以产生红细胞为主，以后产生粒细胞；第5个月后，产生淋巴细胞和单核细胞，出生后成为产生淋巴细胞的器官。在胚胎第3个月时，长管骨骨髓已开始造血。胚胎第8个月时，骨髓造血高度发育，产生红细胞、粒细胞、巨核细胞，淋巴细胞和单核细胞。在骨髓造血旺盛时，肝、脾等造血功能逐渐减退。

出生后，人体主要的造血器官是骨髓。骨髓是唯一产生粒细胞、红细胞、巨核细胞的造血器官，同时也产生淋巴细胞及单核细胞。此外，胸腺、脾、淋巴结等也参与造血，终身产生淋巴细胞。

在骨髓的造血组织受到破坏时，肝、脾、淋巴结等组织可以重新恢复其造血功能，以代偿骨髓的造血功能，称为髓外造血。髓外造血有很大的局限性，在外周血中可出现幼稚细胞，如：有核红细胞、晚幼粒细胞、中幼粒细胞甚至早幼粒细胞及原粒细胞。

二、造血微环境

造血细胞在骨髓造血微环境中各种因素的调控下增殖、分化、发育及成熟。造血微环境主要有神经、微血管、基质细胞及其分泌的细胞因子和细胞外基质组成。骨髓基质细胞主要包括内皮样细胞、纤维母细胞、脂肪细胞、吞噬细胞、骨细胞、基质干细胞等。基质细胞能分泌许多细胞因子粒－单系集落刺激因子（GM－CSF）、干细胞因子（SCF）、白血病抑制因子（LIF）、细胞黏附分子（CAMs）等，这些细胞因子影响着血细胞的生成和发育。基质细胞表面也有许多细胞因子受体，能接受外源信息影响其细胞因子分泌的程度及种类。细胞外基质主要由分泌蛋白和多糖组成，主要包括糖蛋白、蛋白多糖和胶原，与造血细胞的黏附有关。

三、造血干细胞的发育

造血干细胞来源于胚胎干细胞。造血干细胞具有的基本特征是自我更新和自我维持、多向分化性、多态性等基本生物特征。干细胞缺乏形态特征，常依据其表面标志来识别。造血干细胞绝大多数表达CD34、Thy－1抗原，低表达CD38、HLA－DR、Lin等标志抗原，其中最重要的是CD34抗原。CD34抗原在干细胞为强阳性，到晚期祖细胞直到分化为各系原、幼细胞时，CD34抗原消失。

造血祖细胞由造血干细胞分化而来，是部分（早期）或全部（晚期）失去了自我更新能力的过渡性、增殖性细胞群。祖细胞阶段也存在着不同的亚群，如淋巴系祖细胞、髓细胞系的粒、单系祖细胞、红细胞早期（或爆式）集落形成单位（BFU－E）和红细胞系祖细胞、巨核细胞系祖细胞等。它们只能定向分化为各系原、幼细胞，直至发育成熟为终末细胞。造血祖细胞表面标志由早期CD34逐渐到晚期CD34、CD38、CD71、Lin等。

血细胞的发育是连续性的，其分化、发育和成熟的程序见图8－1－1。

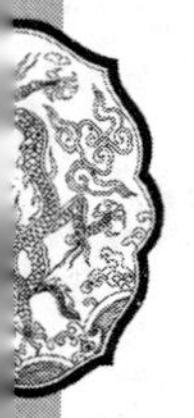

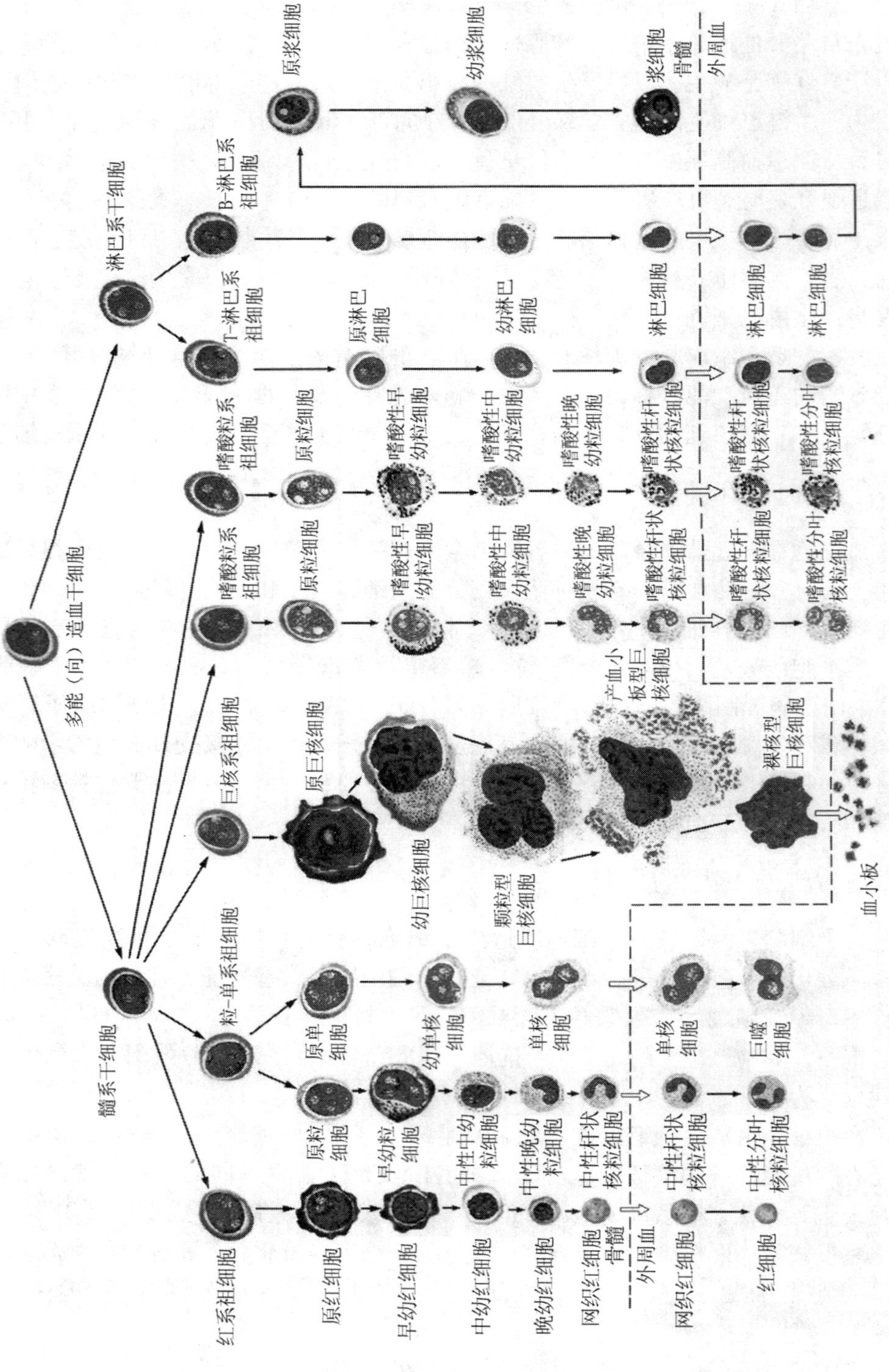

图 8－1－1　造血细胞分化示意图

四、造血调控

造血干、祖细胞的增殖和分化受多种因素影响，如调控基因、微环境中细胞因子、细胞因子受体、细胞黏附分子、细胞外基质及各种细胞信号传递途径等。不同方面的信息相互结合，形成复杂的调控网络。

基因调控主要是原癌基因和抑癌基因的表达产物及信号转导参与对细胞增殖和分化的调控。c－myc 基因、ras 相关基因、c－abl 基因、Bcl－2 基因等原癌基因编码细胞因子、细胞因子受体、细胞内蛋白激酶、细胞内信号传递分子等，促进造血干细胞的增殖及分化。原癌基因在化学、物理、生物等因素作用下，通过点突变、染色体重排、基因扩增等途径引起结构改变可转化为癌基因，导致细胞增殖失控和分化停滞。而 P53 基因、WT1 基因、NF1 基因等抑癌基因编码负调节因子，抑制细胞增殖、诱导终末分化、维持基因稳定、调节生长、负性调节生长因子的信号传导、诱导细胞凋亡等。

调控造血的细胞因子是由基因编码的细胞外信号分子，主要功能是在细胞之间传递信息以调节细胞增殖及分化。造血正向调控的细胞因子主要包括：①主要作用于早期造血细胞的细胞因子：SCF、FL 及白细胞介素类。②集落刺激因子（CSF）。③白细胞介素（ILs）。④红细胞生成素（EPO）。⑤血小板生成素（TPO）。⑥白血病抑制因子（LIF）。造血负向调控的细胞因子包括：①转化生长因子－β（TGF－β）。②肿瘤坏死因子－α、β（TNF－α、β）。③白血病抑制因子（LIF），具有双向作用，主要是抑制胚胎干细胞和造血干细胞的分化。④ 干扰素 α、β、γ（IFN－α、β、γ）。⑤趋化因子（CK）。

五、细胞凋亡

细胞凋亡（apoptosis）是细胞死亡的生理形式，是在基因调控下细胞的主动死亡过程，也称为程序性细胞死亡。

细胞凋亡的调控基因分为两类，一类是促进细胞增殖和存活的基因如：c－myc、c－abl、ras、Bcl－2、c－kit 等，另一种是细胞死亡的基因如：p53 基因、RB 基因及 WT1 基因等。Bcl－2 基因是凋亡的重要调节因子，其家族有较多成员，在功能上有抑制凋亡的作用。Bcl－2 抑制细胞周期动力学，促进对损伤染色体 DNA 的修复，抑制其他促凋亡蛋白的活性，阻断多种信号诱导的细胞凋亡。p53 基因是重要的抑癌基因，它能够保护细胞 DNA 的完整性。当 DNA 损伤而不能修复时，p53 基因诱导细胞凋亡。突变型 p53 基因能够抑制野生型 p53 基因的功能使细胞转化，抑制细胞凋亡，并可导致肿瘤发生。

在血液系统中，活跃的细胞凋亡机制能维持造血干细胞的自我更新、分化和血细胞消亡的平衡，保持血细胞数量和功能的恒定。造血细胞凋亡异常往往是许多血液系统疾病和肿瘤的发病机制。

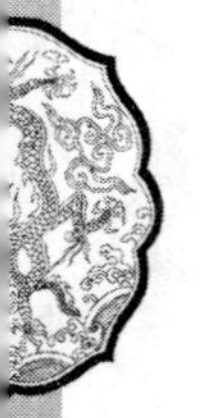

第四节　血液病常见症状与体征

血液系统疾病指原发或主要累及血液和造血组织与器官的疾病，习惯上称为血液病（blood disorders）。血液不是一个定形的器官，它以液体状态不停地在体内循环，灌注着每一个器官的微循环。血液与人体的各种组织相互依存、相互影响的特殊解剖和生理关系，确定了在血液或造血器官发生病理变化时，可能出现各个组织器官疾病的症状和体征；同理，各个组织器官的疾病也可产生血液和造血器官的异常表现。

血液病的症状和体征常无特异性，常见血液病的症状体征如贫血、出血、淋巴结和肝脾肿大，也可见于其他许多疾病，要求临床医生熟悉和掌握各种血液病的细微差别、特征及伴随现象等，为实验室检查提供线索或依据。

继发性血液学异常多见，许多全身性疾病都能引起血象的改变，如各种感染、肝、肾、内分泌疾病和肿瘤都可出现贫血、出血等症状，找出原发病的病因，进行针对性的治疗，是治疗成功的关键。

实验室检查对血液病的确诊很重要，很多血液病需要实验室检查予以确诊，疗效的观察也离不开实验室检查的结果。

血液病常见症状和体征如下：

一、贫血

贫血是血液病最常见的症状。引起贫血的原因很多，因具有共同的病理基础即血液携氧能力降低，致使各组织系统发生缺氧改变，所以临床表现相似。一般表现为皮肤黏膜苍白，尤以面色苍白最为常见。临床多以观察指（趾）甲、口唇、黏膜和睑结膜等处较为可靠。贫血的严重程度和发展的速度以及贫血的原因，决定其临床表现的严重性，轻者可无任何感觉；重者可有心血管和呼吸系统功能障碍的表现，如心慌、气短等，并在劳动时加重；严重者甚至发生贫血性心脏病或心功能衰竭。此外患者常有头痛、头晕、眼花、耳鸣、注意力不集中、记忆力下降及四肢乏力、精神倦怠等症状。重者可有低热（因基础代谢增高）、食欲减退、恶心、腹胀、便秘、腹泻等表现（与胃酸缺乏、胃黏膜萎缩有关）。

二、出血倾向

血液病出血的特点多为周身性，另一个特点是出血程度和引起出血的创伤极其不成比例，甚至可没有创伤史。自发性皮肤、黏膜紫癜是毛细血管型出血的特征；而外伤后深部组织出血与血肿形成，及非损伤性关节积血或皮肤黏膜持续渗血不止，则是凝血机制异常出血的特征。自发的广泛或局部皮肤、黏膜、关节、肌肉出血，或外伤、手术后出血不止，或兼有家族成员有出血史者，均提示有止血机制异常之可能。

三、发热

发热是造血系统疾病的常见症状。血液病发热多属感染性。临床上常出现发热的血液病有白血病、淋巴瘤、恶性组织细胞病、朗格汉斯细胞增生症、反应性噬血细胞增生症及粒细胞缺乏症。造血系统疾病发热的机制主要是两方面：一是因粒细胞减少、免疫功能减退引起的各种病原体感染，这是感染性发热；其二是造血系统本身引起的发热，大多系肿瘤性发热，如淋巴瘤、白血病、恶性组织细胞病等引起的非感染性发热，与肿瘤组织核蛋白代谢亢进、肿瘤细胞坏死、人体白细胞对组织坏死的反应以及肿瘤组织本身释放的内源性致热源等有关。其中淋巴瘤和恶性组织细胞病等可引起较长时期的发热，在确诊之前，经常成为临床上的“发热待查”，不易明确诊断。淋巴瘤尤其是霍奇金病，常可引起特征性周期热，亦称 Pel – Ebstein 热。

四、淋巴结与肝脾肿大

淋巴结与肝脾肿大是造血系统疾病的常见体征，主要见于造血系统肿瘤浸润、因骨髓病变引起的髓外造血，脾肿大尚见于溶血性贫血，因红细胞破坏过多引起脾组织增生所致。可见于淋巴瘤、淋巴细胞白血病（急性和慢性）、粒细胞白血病（急性和慢性）、浆细胞病（包括多发性骨髓瘤、Waldenstrŏm 巨球蛋白血症、重链病及淀粉样变）、朗格汉斯细胞增生症和恶性组织细胞病、原发性骨髓纤维化、类脂质沉积症等。溶血性贫血尤其是血管外因素引起的，以及脾功能亢进等都可致脾肿大。

第五节　血液系统疾病的诊断方法

一、基本方法

造血系统疾病诊断的基本方法和内科其他系统疾病一样，主要依靠详细询问病史，全面的体格检查，结合有针对性的实验室检查，进行正确的临床思维，一般都能获得正确的诊断。由于许多其他系统疾病都可以有血液学的表现，如贫血、白细胞增多或减少、血小板减少、高球蛋白血症等；而造血系统疾病的某些临床表现如发热、淋巴结及肝脾肿大，又常见于其他系统疾病，缺乏特异性。因此，对血液科的临床医师来讲，必须具有扎实的内科基础，才能对造血系统疾病进行正确的诊断。

二、血细胞计数和白细胞分类计数

血细胞计数包括红细胞、白细胞和血小板计数以及白细胞分类计数，是造血系统疾病诊断最基础的工作。目前各医院相继采用自动血细胞分析仪，常用的是电阻法血细胞分析仪。

三、骨髓检查

临床上骨髓检查习惯上指骨髓细胞形态学检查。而实际上骨髓检查的含义更广，它不仅包括细胞形态学检查，还包括骨髓或组织检查及骨髓病理学检查、骨髓细胞电镜检查、骨髓细胞遗传学检查、骨髓细胞分子生物学检查及骨髓造血祖细胞培养等。尽管分子生物学发展迅猛，但迄今骨髓细胞形态学仍然是造血系统疾病最基本的诊断方法。

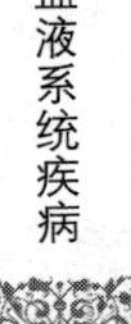

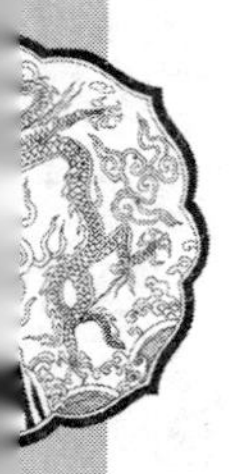

四、流式细胞术

使用流式细胞光度计（flow cytophotometer）亦称流式细胞仪（flow cytometer, FCM）进行疾病的诊断，称流式细胞术。流式细胞仪包括液流系统、光学系统、分选系统和数据处理系统。待测样本中的细胞或其他生物学颗粒性物质，经液流系统单个地流过流式细胞仪中激光照射的区域，细胞受激光的激发产生信号，被仪器中信号接受器接受并放大，这些放大了的信号经计算机分析并以图表的形式直观地显示出来。通过分选系统还可以将某些类型的细胞群筛选出来。流式细胞仪产生并分析的信号主要有光散射信号和荧光信号。光散射信号的强弱可以反映细胞的大小、形态及胞浆颗粒化的程度等。依荧光素的不同，用不同波长的激光激发可反映不同的细胞生物学特性。FCM 在造血系统疾病诊断上的应用，是血液病诊断史上的一个重要发展。

五、分子生物学技术

分子生物学技术包括聚合酶链反应（PCR）、Southern 印迹杂交、限制性片段长度多态性（RFLP）、等位基因特异性寡核苷酸探针（ASO）、单链构象多态性（SSCP）等在造血系统疾病诊断中的应用，使血液病的诊断有了质的飞跃，对过去认识不清的疾病有了新的认识。目前，分子生物学技术已深入到白血病和淋巴增生性疾病的基因诊断和分型。慢性粒细胞白血病 Ph 染色体 t（9；22），形成 BCR/ABL 融合基因；急性早幼粒细胞白血病 t（15；17），形成 PML/RARα 融合基因；以及免疫球蛋白重链（IgH）和 T 细胞受体（TCR）基因的重排，对这些标志物的检测有助于识别恶性血液病的细胞起源等，都已在临床上广泛应用。应用 RT－PCR（逆转录 PCR）方法测定白血病细胞 WT1mRNA 水平，对白血病的预后估计以及微量残留病的检测都有重要意义。应用定量 PCR（QT－PCR）或逆转录 PCR（RT－PCR）方法检测 mdrl mRNA，已在临床上广泛应用于多药耐药的诊断。基因芯片技术已用来筛选致病基因。分子生物学技术已广泛应用于遗传性血液疾病的诊断和产前诊断。

六、影像学诊断

影像学诊断在造血系统疾病诊断中的应用近年来也有很大进展。影像学诊断尤其对淋巴瘤和淋巴瘤的临床分期具有重要价值。影像学诊断对多发性骨髓瘤及朗格汉斯细胞增生症等的诊断也有重要价值。

第六节　造血系统疾病的治疗方法

一、补充治疗

采用缺什么补什么，缺多少补多少的原则，治疗造血因子缺乏的血液病，如缺铁性贫血的铁剂治疗，缺乏叶酸或维生素 B_{12} 引起的巨幼细胞性贫血，应补充叶酸或维生素 B_{12}。遗传性或获得性凝血因子缺乏患者主要也采用补充治疗原则。肾性贫血补充红细胞生成素，亦可看成内分泌激素的替代治疗。

二、免疫抑制治疗

免疫机制介导的血液病，如原发性再生障碍性贫血、纯红细胞再生障碍性贫血、自身免疫性溶血性贫血、特发性血小板减少性紫癜等均可选用免疫抑制治疗，包括肾上腺皮质激素、抗胸腺细胞球蛋白（ATG）和抗淋巴细胞球蛋白（ALG）、环孢素、大剂量静脉应用丙种球蛋白等。

三、抗肿瘤化学治疗

目前，对造血系统恶性肿瘤的主要治疗方法是抗肿瘤化学治疗（化疗）。近代肿瘤化疗始于20世纪40年代，到60年代末，大部分目前常用的化疗药物已出现，并开始认识肿瘤细胞动力学及化疗药物药代动力学的重要性。其后，依据肿瘤细胞动力学，设计出联合化疗方案。到了70年代，已有不少成熟的联合化疗方案，如治疗急性髓细胞白血病的柔红霉素 + 阿糖胞苷（DA方案），治疗急性淋巴细胞白血病的长春新碱 + 柔红霉素 + 左旋门冬酰胺酶 + 泼尼松（VDLP方案）。

四、造血因子的应用

20世纪80年代中期，由于DNA重组技术的发展可以生产大量高纯度的造血细胞因子，为临床应用开辟了广阔的前景，也是临床治疗学上划时代的成就。近年来由重组技术生产的干扰素、红细胞生成素和集落刺激因子，已在临床上广泛运用，积累了不少经验。血小板生成素也已投入临床使用。

五、造血干细胞移植

造血干细胞移植包括异基因骨髓移植、同基因骨髓移植、自身骨髓移植和周围血造血干细胞移植及脐血移植。异基因造血干细胞移植又可根据预处理方案，分为骨髓清除和非骨髓清除两种。造血干细胞移植在20世纪80年代开始迅速发展，其适应病种已从造血系统肿瘤扩展到实体瘤及某些遗传性疾病。异基因骨髓移植已成为根治部分重型再生障碍性贫血及慢性粒细胞白血病的有效方法。

六、基因治疗与分子靶向治疗

造血系统的基因治疗总的来说尚处于临床前实验研究阶段。分子靶向治疗直接作用于靶基因或其表达产物而达到治疗目的，使治疗恶性血液病具有高度选择性。例如，甲磺酸伊马替尼（格列卫）通过取代BCR/ABL融合蛋白中的ATP而阻断ABL酪氨酸激酶的持续磷酸化，从而达到抑制Ph染色体阳性白血病细胞的增殖并诱导其凋亡，已在临床应用，并取得显著效果。这是分子靶向治疗的范例。其他分子靶向治疗方法有反义核酸、核酶、小干扰RNA（small interfering RNA，SiRNA），尚处于实验阶段。

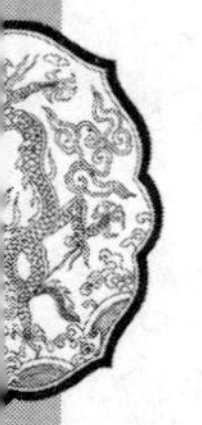

第七节　中医对血液病的认识

中医认为，六淫及有毒物质等外邪侵袭、急慢性出血、寄生虫病、久病或病后体虚、饮食不节、禀赋不足，或脏腑功能失调所致的痰浊、瘀血等病理产物，皆可使脾胃运化失常，或心失所主，或肝不藏血，或肾失封藏而发生本系统疾病。

一、血液的生成、储藏和调节

1. 血液的生成　中医认为水谷精微是造血的原料。“五谷之精液，和合而为血”，“血者，谷之精也”。而心、肝、脾、肾、胃等脏腑和气（尤其是脾胃之气），均与造血有关；任何一脏有病变，都可影响造血，其中又与肾关系最为密切。

2. 血液的储藏和调节　肝藏血，脾统血，“夫脾健则能摄血，肝平则能藏血”。肝有储藏血液的功能，对全身的血量和分布，起到调节作用。脾能统摄全身的血液，既是储血的脏器，又能管理血液的运行，而不至流于脉外。肝的藏血功能发生障碍，既会影响血量的调节，还会发生出血。脾气虚弱，则气不摄血，血失所统，而妄行于血脉之外。

二、血液病的病因病机

血液病的致病因素很多，有外感六淫、内伤七情、饮食不节、劳倦过度、痰浊瘀血、疫疠毒邪等不同病因。

1. 外感六淫　外感六淫是引起血液病发生的主因，而其中以火邪为主。

2. 七情内伤　内伤七情可直接影响人体气血阴阳的调和，损伤脏腑，使人体血液的化生、运行等发生障碍，从而引起血液病。

3. 饮食不节　饮食不节，损伤脾胃，气血生化乏源，或脾不统血，可见贫血、出血、瘀血、痰浊等证候。

4. 劳倦过度　劳神劳力过度，耗伤人体气血，或房劳过度，耗伤肾精，均可导致多种血液病的发生。

5. 痰浊瘀血　痰浊和瘀血既是血液病变中形成的病理产物，又是血液病中的致病因素，如血液病中的肝脾肿大、造血系统的恶性肿瘤多与此有关。

6. 疫疠毒邪　疫疠毒邪致病起病急，病情重，是血液病的常见因素之一，如急性再障、急性白血病等，大多有疫疠毒邪侵害而发生。

三、血液病的治则

血液病的中医治疗既要体现辨证论治的基本精神，又要遵循相应的原则。

1. 辨明标本，权衡缓急　急则治其标，缓则治其本，标本兼治，以本为首要。

2. 调整阴阳，以平为期　祛其有余，补其不足。对阴阳偏盛的证候，可采用“损其有余”的方法治之；对阴阳偏衰的证候，可选择“补其不足”的方法治之；而阴阳两虚的证候，则应阴阳俱补，以求平衡。

3. 扶正祛邪，以正为本　“实则泻之”，“虚则补之”。以正虚为主者，应以扶正为主，兼顾祛邪；以邪实为主者，则以祛邪为主，兼顾扶正。

4. 防重于治　血液病的发生多是有病因的，防止各种病因对造血系统的侵袭，是避免和减少血液病发生的重要方法。如杜绝化学品的污染，加强对药物使用的检测，避免超标准的电离辐射等，对预防血液病的发生具有实际意义。

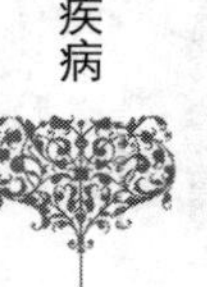

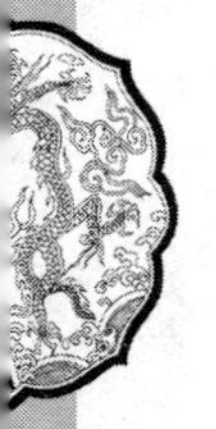

第二章 缺铁性贫血

缺铁性贫血（iron deficiency anemia，IDA）是指人体内铁储备耗竭导致血红蛋白合成减少而引起的贫血。这类贫血的特点是骨髓、肝、脾等组织中缺乏可染色铁，血清铁、转铁蛋白饱和度和铁蛋白降低，表现为小细胞低色素性贫血。缺铁性贫血是世界上最常见的贫血类型。全世界约有6亿~7亿人患有此病。在儿童和女性人群中，尤其是育龄和妊娠妇女的发病率最高。

本病属于中医学“萎黄”、“黄肿”、“虚劳”等范畴。

【病因病理】

一、西医病因病理

（一）铁代谢

1. 铁的分布和贮存　铁在体内分布广泛，正常成人含铁总量，男性为50 mg/kg，女性为35 mg/kg，其中血红蛋白铁约占65%，肌红蛋白铁约占6%，储存铁占25%。其余的铁存在于各种含铁酶类（如过氧化物酶、过氧化氢酶、细胞色素氧化酶）和运转铁中。人体贮存铁以铁蛋白和含铁血黄素的形式存在于单核巨噬细胞系统中，其功能为贮存体内多余的铁；当机体需要时，肝、脾和骨髓等的单核巨噬细胞能够将贮存铁转变为可再利用的形式。铁蛋白的 Fe^{3+} 先还原为 Fe^{2+}，与络合剂结合后，从铁蛋白中释放出来。含铁血黄素则以缓慢而不规则的方式返回细胞铁代谢循环。铁蛋白由水溶性氢氧化铁磷酸化合物与去铁蛋白结合而成。组织标本铁染色后，光镜下可见阳性铁颗粒，为含铁血黄素，是变性铁蛋白的聚合体或结晶体。人体血浆中含有微量铁蛋白，其与铁储备密切相关，是一项反映机体铁储备较敏感的实验室指标。

2. 铁的来源和吸收　在正常情况下铁的消耗和吸收处于动态平衡，以维持机体内的铁含量保持在一定范围内。人体的铁主要来源于饮食。成年人每日从食物中摄取1~1.5 mg铁即可维持体内铁的平衡。正常成年人每日普通饮食中含铁约10~15 mg，其中约5%~10%可被吸收。铁主要在十二指肠和空肠上段吸收。食物中铁的吸收受诸多因素影响。肉类食物中的血红蛋白和肌红蛋白经蛋白酶消化后，呈游离状态的血红素铁可以直接进入肠黏膜细胞。蛋白质分解的氨基酸、酰胺及胺类均可与铁形成易溶解的亚铁螯合物，利于铁的吸收。植物性食物中的铁多为高铁化合物，易与植物中的草酸、磷酸、鞣酸等结合形成不溶解的铁复合物而无法吸收。还原剂如维生素C、乳酸、琥珀酸等可将 Fe^{3+} 还原为 Fe^{2+} 以利于吸收。

3. 铁的转运　从小肠黏膜细胞进入血浆中的铁，与运铁蛋白结合后被输送到骨髓及其他组织中。运铁蛋白是肝细胞合成的 β_1 球蛋白。运铁蛋白将铁转运至幼红细胞或其他需铁的组织细胞，与细胞膜的特异性运铁蛋白受体结合，然后通过内化过程进入细胞。在幼红细胞内铁与运铁蛋白分离，大部分转至线粒体，与原卟啉、珠蛋白合成血红蛋白。剩余的铁以铁蛋白形式储存于细胞内。幼红细胞内的铁蛋白用普鲁士蓝染色时呈颗粒状，称铁粒幼细胞。运铁蛋白受体的数目根据红细胞发育阶段的不同而有所不同。细胞膜的运铁蛋白受体可脱落进入血浆，其血浆浓度与红系造血活性呈正相关，浓度升高也是组织缺铁的敏感指标。血浆运铁蛋白浓度约为 2.5 g/L。运铁蛋白能够结合铁的数量称为总铁结合力。正常情况下，只有 1/3 的运铁蛋白铁结合位点被占据，即运铁蛋白饱和度约为33%，这部分称为血清铁。2/3 未与铁结合的运铁蛋白称为未饱和铁结合力。

4. 铁的再利用和排泄　正常人每日合成血红蛋白需要 20～25 mg 的铁，大部分来自衰老红细胞破坏后释放的铁，仅需 1.0～1.5mg 来自外源性吸收的铁即可维持体内铁的平衡。在红细胞生成的过程中铁被反复利用。衰老的红细胞被巨噬细胞吞噬，血红蛋白破坏后释放出铁，一部分以铁蛋白或含铁血黄素储存，大部分返回血液，与运铁蛋白结合进入再利用循环。正常情况下，铁主要是伴随胃肠道上皮细胞、皮肤细胞等体细胞的脱落而丢失。人体每日排出铁量约 1 mg。生育年龄的妇女因月经、哺乳等原因铁丢失较多，每日排铁约为 1.5～2.0 mg。

（二）病因和发病机制

铁的吸收和排泄保持动态平衡，人体一般不会缺铁。只有在铁的需要增加、铁的摄入不足和铁的丢失过多等情况下，出现长期的铁的负平衡，则可导致缺铁。

1. 铁摄入不足和需求增加　常见的原因是食物中铁的含量不足、偏食和吸收障碍。一般情况下，日常饮食中铁的含量丰富，铁摄入不足多因需求增加和吸收障碍所致。素食者有可能减少饮食中铁的含量。铁吸收障碍见于胃酸缺乏、胃及十二指肠手术后、慢性萎缩性胃炎及其他胃肠道疾病。某些药物如制酸药和质子泵抑制剂也可影响铁吸收。女性每次月经约丢失 20～40 mg 的铁，胎儿体重每增加 1 000 g 需母体供给 80 mg 的铁，哺乳期每日约丢失 0.5～1.0 mg 的铁，因此育龄期妇女的铁需求量增加。若饮食中铁供给不足，则易造成 IDA。婴幼儿生长迅速需铁量增加，而铁储备量较少，若仅以含铁甚少各种乳汁喂养，不及时增加肉类、蛋类等含铁较多的食物，也易发生 IDA。

2. 铁丢失过多　慢性失血是缺铁性贫血最常见的病因。临床上慢性失血的原因众多，男性以消化道出血最多见，女性则常是月经过多。消化道的慢性失血常见于消化性溃疡、食道静脉曲张、非甾体类消炎镇痛药、息肉、钩虫感染等疾病，但有时表现隐匿或难以确定病因，应尽力查找。阵发性睡眠性血红蛋白尿等慢性血管内溶血，铁随血红蛋白尿排出也可致缺铁。

二、中医病因病机

1. 脾胃虚弱　饮食不节，或劳倦过度，或长期慢性胃肠道疾病，或七情所伤，致脾胃功能失健，胃受纳和腐熟水谷精微功能和脾运化水谷精微功能减退，不能将饮食化为水谷精微，血液生化乏源，就可产生贫血。

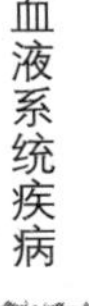

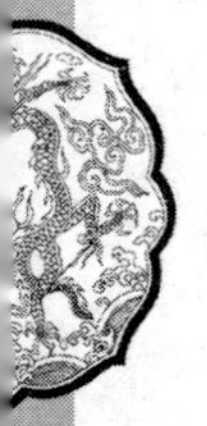

2. 慢性失血　各种原因引起的内外出血如便血、崩漏、吐血、尿血等，均可致阴血的亏耗过度，出现血虚证。“气为血帅，血为气母”，气血互相依存，互相为用，关系殊密。血虚者无不气虚，脾气虚弱，致血液生化不足，可加重贫血。

3. 虫积之证　虫积伏于胃肠，或直接吸吮津血，耗损营血；或吸吮水谷精微，使血液化源不足，产生贫血。虫积久停，妨碍胃肠通降，腑气滞逆，进而损伤脾脏，导致脾胃虚弱，贫血进一步加重。

缺铁性贫血的主要中医病因病机是脾胃虚弱，血液生化乏源。由于饮食不节、劳倦过度、长期慢性胃肠道疾病虚损等损伤脾胃，慢性失血的亏耗太过，虫积耗损营血，脾胃虚弱，脾胃运化水谷的功能减退，水谷精微不足，血液生化乏源，出现贫血。本病病位在脾胃，久病累及肝、肾诸脏。

【临床表现】

缺铁性贫血的临床表现由原发病、贫血和缺铁的特殊表现所组成。IDA 发病隐匿，进展缓慢。多数病人在出现较明显贫血的症状时才就医。

1. 原发病的症状　胃肠道出血患者常有黑便，女性子宫肌瘤、青春期功能性出血有月经过多的表现，阵发性睡眠性血红蛋白尿患者有浓茶或酱油样尿。

2. 一般表现　贫血的发生隐匿，进展缓慢，早期可没有症状或症状很轻。常见有皮肤黏膜苍白、乏力、心悸、疲倦、头晕、头痛、耳鸣、眼花等。

3. 组织缺铁的表现　儿童生长发育延迟，或有行为异常，表现为烦躁、易怒，注意力不集中。异食癖为缺铁性贫血的特殊表现。缺铁性贫血患者可有体能下降，容易疲劳，这种疲劳可能与贫血的实际严重程度不相称。严重的 IDA 患者可出现食欲不振、恶心、便秘、口角炎、舌炎，甚至出现吞咽困难等。

4. 体征　严重贫血时心脏听诊在二尖瓣和肺动脉瓣区可闻及收缩期杂音。长期严重的贫血患者可发生心脏扩大和贫血性心脏病。患者指甲可变得薄脆或呈扁平甲、反甲或匙状甲，舌乳头萎缩，严重时出现光滑舌。

【实验室检查与其他检查】

1. 血象　呈典型的小细胞低色素性贫血（MCV < 80fl，MCH < 26pg，MCHC < 31%）。血片中红细胞染色浅淡，大小不一，细胞中心淡染区扩大。网织红细胞计数正常或轻度增加。白细胞和血小板计数多在正常范围或轻度减少。

2. 骨髓象　骨髓增生活跃，红系造血呈轻或中度活跃，以中晚幼红细胞增生为主。幼红细胞体积较小，胞质发育迟于胞核，胞浆量减少。成熟红细胞变化同外周血。粒系和巨核细胞系正常。骨髓铁染色见铁粒幼细胞极少或消失，细胞外铁缺如。骨髓铁染色可反映体内储存铁，是诊断缺铁性贫血的可靠指标。

3. 铁代谢检查　血清铁浓度常低于 8.95 μmol/L（50 μg/dl）。总铁结合力增高，大于 64.44 μmol/L（360 μg/dl）。运铁蛋白饱和度降低 <15%。血清铁蛋白是反映机体铁储备的敏感指标，缺铁性贫血时低于 14 μg/L。但在伴有炎症、肿瘤等慢性病时，患者血清铁可不降低。

4. 红细胞游离原卟啉测定（FEP） 缺铁时血红素合成障碍，FEP 增高，若 FEP/Hb >4.5 μg/gHb 有诊断意义。此项检查非诊断缺铁性贫血的常规检查，在铅中毒、铁幼粒细胞贫血的患者亦有增高。

【诊断和鉴别诊断】

一、诊断要点

（一）西医诊断

根据病史，体检和实验室检查缺铁性贫血的诊断并不困难，需强调的是在确立诊断后，应进一步明确引起缺铁的原发病。根据缺铁的程度可分为三个阶段。

1. 缺铁或潜在缺铁期 此期特点为血清铁水平正常，血清铁蛋白低于 14 μg/L；和（或）骨髓铁储备减少，骨髓铁染色铁粒幼细胞减少，甚至消失，细胞外铁缺如。

2. 缺铁性红细胞生成期 此期铁储备耗竭，血红蛋白减少尚不明显，运铁蛋白饱和度降低 <15%，和（或）FEP/Hb >4.5 μg/gHb。

3. 缺铁性贫血期 符合以下第（1）条和（3）~（8）条中任何两条以上者可诊断为缺铁性贫血。

（1）呈小细胞低色素贫血。

（2）有明确的缺铁病因和临床表现。

（3）血清铁浓度 <10.7 μmol/L（60 μg/dl），总铁结合力 >64.44 μmol/L（360 μg/L）。

（4）运铁蛋白饱和度降低 <15%。

（5）骨髓铁染色显示骨髓小粒可染铁消失，铁粒幼细胞 <15%。

（6）红细胞游离原卟啉 >0.9 μmol/L（50 μg/dl）（全血），或血液锌原卟啉 >0.96 μmol/L（60 μg/dl）（全血），或 FEP/Hb >4.5 μg/gHb。

（7）血清铁蛋白 <14 μg/L。

（8）铁剂治疗有效。

（二）中医辨病与辨证要点

1. 辨病要点 《素问·脉要精微论》曰：“脾脉搏坚而长，其色黄，当病少气，其软而散，色不泽者，当病是胻肿，若水状也。”《丹台玉案》说：“人有病黄肿者，不可误以为黄疸。盖黄疸者，遍身如金，眼目俱黄，而无肿状；黄肿之黄，则其色带白，而眼目如故。虽同出脾胃，而病形不同，医者当审而治之。”“黄疸之起，由于湿热蒸染；而黄肿之症，则湿热未甚，而多因虫积、食积之为害，或偶吞硬食过多，碍其脾家道路，经久不消，脾胃失运化之权，浊气上腾，故面部黄而且浮，手足皆无血色。有虫者，又吐黄水，毛发直指，肌肤不泽，且好食生米、茶叶之类者是也。”萎黄、黄肿的主要病机为脾胃虚弱，血液生化乏源。其主要证候为肌肤黄色而无光泽，两目和小便均不黄。黄疸主要病机为湿热阻滞中焦，以致胆汁溢于肌肤而发黄。其主要证候为身目黄染和小便黄。

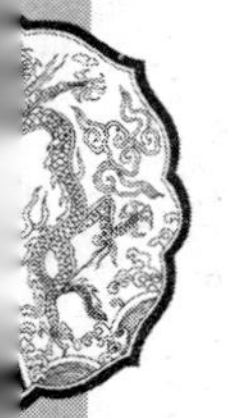

2. 辨证要点　缺铁性贫血大多属于血虚证范畴。本病病位在脾胃，久病累及肝、肾诸脏。若病程短、病情轻，饮食不节或劳倦过度等诸病因造成脾胃虚弱，血液生化乏源；气血互根互化，血虚不能生气，导致气血两虚之证；土虚木侮，脾虚肝旺，脾之真脏色外露，渐成脾虚萎黄之证；症见面色淡白或萎黄，唇爪色淡，声低气短，疲倦乏力，眩晕心悸，痞满纳呆，便溏，头发枯黄，指甲扁平、易裂，或反甲，舌淡胖有齿痕，苔薄白，脉细弱。血属阴，贫血日久出现阴血不足。肝藏血，肾藏精，精血同源，阴血不足日久不愈，肝肾亏损，终成肝肾阴虚之证，症见面色萎黄，头晕目眩，失眠多梦，口燥咽干，胁肋胀满，五心烦热，颧红盗汗，腰膝酸痛，男子阳痿早泄，女子月经不调，舌质红，少苔，脉细数。阴阳互根互化，阴损日久累及阳，造成肾阳虚衰，而脾阳失之温煦，脾阳亦虚衰，遂成脾肾阳虚之证。症见精神萎靡不振，面色无华，唇甲淡白，面浮肢肿，眩晕耳鸣、食少、便溏或久泻久痢，腰酸膝软，畏寒肢冷，男子遗精阳痿，女子月经不调，舌质淡胖，边有齿印，苔白滑、脉沉细无力。

二、鉴别诊断

1. 海洋性贫血　多见于广东、广西两省，属于遗传性疾病，常有家族史。常伴有脾脏肿大。血片中可见靶形红细胞。血红蛋白电泳出现异常血红蛋白带。各项铁代谢指标不降低，易与缺铁性贫血鉴别。

2. 慢性病性贫血　引起慢性病性贫血常见的病因有慢性感染、慢性炎症和肿瘤。多数患者为正常细胞正常色素性贫血，部分患者表现为小细胞低色素性贫血。其血清铁降低，但总铁结合力不增加或有降低；血清铁蛋白常升高；骨髓铁粒幼细胞减少，而巨噬细胞内铁及含铁血黄素颗粒增加，均有助鉴别。

3. 铁粒幼细胞贫血　是铁利用障碍导致的贫血，分为先天性和获得性两类。骨髓中铁粒幼细胞增多，并出现特征性的环形铁粒幼细胞，其计数 >15% 时有诊断意义。患者血清铁和铁蛋白升高，骨髓含铁血黄素颗粒增多。

【治疗】

一、中医治疗

缺铁性贫血多数属于虚证，以脾胃虚弱为主要病机。治疗上以调补脾胃、补益气血为主要治疗原则。血属阴，血虚日久易致肝肾虚损，在治疗严重的缺铁性贫血中应注意滋养肝肾。补脾健胃不宜过于滋腻，以顾护胃气。在补阳时，以性味温润平和之品为宜，以顾护阴液。由虫积之证引起者，则为虚中夹实之证，在补益气血的基础上，注意驱虫治疗。

（一）辨证论治

1. 气血两虚

主要证候：面色淡白或萎黄，唇爪色淡，声低气短，疲倦乏力，眩晕心悸，痞满纳呆，便溏，头发枯黄，指甲扁平、易裂，或反甲，舌淡胖有齿痕，苔薄白，脉细弱。

治法：补益气血，健脾和胃。

方药：八珍汤。方中人参、熟地黄益气补血，白术健脾益气，当归、白芍养阴养血，川芎活血行气，茯苓健脾渗湿，炙甘草益气补中，大枣、生姜调和脾胃。共具补益气血，健脾和胃之功。

痞满纳呆者，加木香、砂仁、神曲、山楂。心悸甚者，加酸枣仁、远志。便溏者，加茯苓、薏苡仁、泽泻。血虚甚者，加阿胶、何首乌。驱虫治疗，加槟榔、贯众、百部等。

2. 肝肾阴虚

主要证候：面色萎黄，头晕目眩，失眠多梦，口燥咽干，胁肋胀满，五心烦热，颧红盗汗，腰膝酸痛，男子阳痿早泄，女子月经不调，舌质红，少苔，脉细数。

治法：滋补肝肾，养血填精。

方药：左归丸。方中熟地黄、山萸肉、枸杞子滋阴补肾、养肝育阴，山药补脾育阴，龟甲胶、鹿角胶益精补血，其中龟甲胶滋补肝肾之阴，鹿角胶温补肾阳，菟丝子平补阴阳，牛膝强肾壮骨，引药入肾。共奏滋补肝肾，养血填精之功。

潮热明显者去鹿角胶，加地骨皮、鳖甲、丹皮。盗汗甚者加浮小麦、糯稻根、煅龙骨、煅牡蛎。胁肋胀满者，加白芍、玄参、天冬。

3. 脾肾两虚

主要证候：精神萎靡不振，面色无华，唇甲淡白，面浮肢肿，眩晕耳鸣、食少、便溏或久泻久痢，腰酸膝软，畏寒肢冷，男子遗精阳痿，女子月经不调，舌质淡胖，边有齿印，苔白滑、脉沉细无力。

治法：温补脾肾，填精养血。

方药：四君子汤合右归丸。方中附子、肉桂温补肾阳。人参、白术、山药健脾益气。鹿角胶益精养血。熟地黄、山茱萸、枸杞子滋阴益肾，养肝敛阴。菟丝子、杜仲补肝肾，强腰膝。当归养血和血。茯苓健脾渗湿。甘草理气补中。共奏健脾益气、温补肾阳、填精养血之功。

附子、肉桂辛温刚燥，不宜久服，宜用巴戟天、仙灵脾、黄精等温润之品。食少、便溏或久泻久痢者，加薏苡仁、苍术。腰酸膝软者，加牛膝。畏寒肢冷，遗精阳痿者，加金樱子、锁阳、芡实。

（二）其他治疗

1. 针刺　针刺脾俞、胃俞、足三里等穴。

2. 食疗　用铁锅煮鸡蛋，加食醋，加水同煎，每日1～2次。

二、西医治疗

1. 病因治疗　病因治疗是缺铁性贫血治疗的关键所在。铁剂的治疗虽可使血象暂时恢复，但也可能掩盖原发病的表现，延误原发病的治疗。因此，应尽可能查明病因并加以有效治疗。

2. 铁剂治疗　首选口服铁剂，安全且疗效可靠。目前常用的是亚铁制剂，如硫酸亚铁、富马酸亚铁和葡萄糖酸亚铁等。每日剂量为元素铁150～200 mg，于进餐时或餐后服用。多数患者对口服铁剂耐受良好。少数患者可出现消化道刺激症状，如恶心、烧

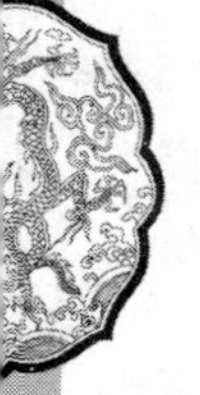

心、胃肠痉挛及腹泻等，可从小剂量开始，数天后增至全剂量。铁剂忌与茶同服，饮茶可影响铁的吸收。服用铁剂3~4天后患者网织红细胞开始上升，7~10天左右达高峰，可用于早期疗效判断。血红蛋白多在治疗2周后开始升高，1~2个月后恢复正常。血红蛋白正常后，仍应继续服用铁剂3~6个月，以补足机体铁储备，防止复发。

胃肠道外补铁适用于不能耐受口服铁剂，原有消化道疾病致铁吸收障碍，因治疗而不能维持铁平衡的患者。胃肠道外补铁治疗包括静脉补铁制剂和肌肉注射铁剂方法，其中静脉补铁制剂，适用于需要快速补铁，不能耐受口服和肌肉注射的患者。我国目前常用肌肉注射铁剂方法。注射铁剂治疗前应计算总剂量，计算公式为：

补铁总剂量(mg)=[正常血红蛋白－患者血红蛋白(g/L)]×体重(kg)×0.24+500 mg

常用注射铁剂是右旋糖酐铁，深部肌内注射。首次剂量50 mg，如无明显不良反应，第二次注射100 mg（每日量不宜超过100 mg），逐日或隔日一次，直至完成总剂量。注射铁剂的副作用有局部疼痛和皮肤色素脱失以及引流区淋巴结疼痛等。注射铁剂可发生过敏反应，多见于静脉用药，严重时危及生命。

【临床思路】

缺铁性贫血属于中医学“萎黄”、“黄胖”、“虚劳”等范畴。以气血亏虚证为其主要临床表现。主要病因病机为饮食不节、劳倦过度或虫积等诸病因造成脾胃虚弱，血液生化乏源，形成气血两虚之证；气血亏虚久累及肝、肾诸脏。治疗上以调补脾胃、补益气血为主要治疗原则。补充铁剂，必须与健运脾胃相结合应用。健脾和胃不仅对脾胃虚弱者有所裨益，而且有利于铁剂的吸收。《素问·阴阳应象大论》曰：“治病必求其本”，按照中医的辨证论治原则，缺铁性贫血的原发病是“本”，而缺铁性贫血为“标”，缺铁性贫血的治疗强调针对“本”的彻底治疗，以免出现反复。

缺铁性贫血的铁剂治疗效果良好，以口服亚铁制剂为首选。应注意影响铁剂治疗效果的食物和药物，避免和铁剂同时服用。应注意在血红蛋白完全正常后，仍需继续补充铁剂3~6个月，以补充体内的储存铁量。铁剂的副作用较多，某些副作用较严重，影响患者治疗的依从性。中医药用皂矾、绿矾作为铁剂治疗“黄肿”、“食劳气黄”有悠久的历史和卓著的疗效。中药健脾和胃治疗不仅能减轻铁剂的消化道副作用，而且有利于铁剂的吸收。因此对于不能耐受铁剂治疗的缺铁性贫血可以根据中医辨证施治原则进行治疗；对于轻度贫血的缺铁性贫血可以根据中医辨证施治或酌加用含铁质的中药；对于中度贫血的缺铁性贫血可以根据中医辨证施治加用含铁质的中药，或采用中西结合治疗；对于重度贫血的缺铁性贫血以西医治疗为主，配合中药健脾和胃、降逆止呕治疗。

【预后与转归】

缺铁性贫血的预后取决于原发病能否彻底治疗，控制原发病、给予有效的补铁治疗后缺铁性贫血的血红蛋白可以较快地恢复正常。如治疗效果欠佳，要考虑诊断是否正确，原发病是否得到控制，服用铁剂是否按时足量，有无影响铁剂的吸收障碍的疾病，是否合并慢性疾病干扰铁剂的治疗，最后考虑是否合并叶酸或维生素 B_{12} 缺乏。

【预防与调护】

1. 预防　缺铁性贫血大多是可以预防的。缺铁性贫血主要是由于饮食不节、慢性失血性疾病、虫积之证所引起，应针对高发人群进行营养知识教育，合理饮食，纠正不良饮食习惯，食物中应有适当比例的肉类食品。如婴幼儿的合理喂养，妊娠期或哺乳期妇女的适当补充铁剂。积极防治各种慢性失血性疾病，如月经过多、消化性溃疡、痔疮等的防治。在钩虫病流行地区进行大面积的寄生虫防治工作。注意个人卫生，防止寄生虫感染。

2. 调护

（1）积极治疗原发病。

（2）严重的缺铁性贫血患者应注意休息，及时治疗。

（3）多食含铁丰富的食物，如肉类、水果、动物肝脏、海带、豆类等。

（4）合理选择补铁剂治疗方法。在口服补铁治疗时，注意茶、镁盐等影响铁剂吸收的食物或药物，对补铁治疗的影响。

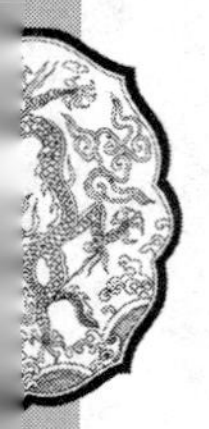

第三章　再生障碍性贫血

再生障碍性贫血（aplastic anemia，AA）（简称再障）是指由于多种原因造成骨髓造血功能衰竭，引起外周血全血细胞减少为特征的一组疾病。临床上主要表现为贫血、感染和出血。再障呈世界性散发分布，据1986年我国21省（市）6 000万人调查结果显示，我国的再障发病率约为0.74/10万，以中青年居多，男性略高于女性。再障分为先天性和获得性两大类，以获得性占绝大多数。获得性再障分为原发性和继发性再障，我国原发性再障的发病率较继发性稍高。

本病属于中医学“虚劳”、“内伤发热”、“血证”等范畴。

【病因和病理】

一、西医病因与发病机制

（一）西医病因

1. 化学因素　药物和化学物质是再障最常见的病因。

（1）药物：与再障发生相关的药物有氯霉素、磺胺类、保泰松及其他解热镇痛药、巴比妥酸盐、抗肿瘤药物等。一部分药物诱发的再障，与其剂量有关，一般是可逆的，如各种抗肿瘤药。另一部分药物诱发的再障，与剂量关系不大，和个体易感性有关，常导致不可逆再障。过去氯霉素为药物诱发再障最常见病因，可以与剂量无关，也可以与剂量有关。氯霉素在易感个体中直接损伤细胞DNA，造成造血干细胞不可逆的损伤。近年随着该类抗生素应用的减少，氯霉素所诱发再障也明显减少。保泰松诱发的再障发生机会仅次于氯霉素，并与剂量无关。

（2）化学物质：苯、甲苯、除草剂、杀虫剂、染发剂及重金属类等许多化学物质均有可能引起再障，其中以苯及苯类化合物引起的再障最为常见。化学物质引发的再障可呈剂量相关性和剂量非相关性。这些化合物和人类日常生活关系密切，应引起重视。

2. 电离辐射　电离辐射包括X射线、γ射线、放射性核素等。电离辐射能阻止DNA复制而抑制细胞的有丝分裂，损伤造血干细胞和造血微环境，导致骨髓造血衰竭。电离辐射所诱发再障，具有剂量依赖性，也与个体敏感性有关。

3. 生物因素　肝炎病毒、EB病毒、人类微小病毒B_{19}、登革热病毒等多种病毒感染可能与再障发病有关，其中以病毒性肝炎最为肯定。肝炎相关性再障多继发于丙型或乙型肝炎，其发病率低于1.0%，多为青年男性，常在肝炎恢复期或治愈后发病，常表现为重型再障，预后凶险。发病机制可能与病毒抑制造血细胞或免疫因素有关。

（二）发病机制

再障的发病机制尚未完全阐明。现有的证据表明，再障的发病机制呈明显异质性和重叠性的特征。

1. 造血干细胞内在缺陷　此为再障的主要发病机制，造血干细胞内在缺陷包括造血干细胞质的异常和量的减少。再障患者 $CD34^+$ 阳性细胞和长期培养起始细胞（LTC－IC）明显减少或缺如，造血干细胞集落形成能力显著降低，未经预处理的孪生子之间的同基因骨髓移植治疗重型再障获得成功，均提示造血干细胞内在缺陷参与了再障的发病。

2. 造血微环境缺陷　造血微环境包括基质细胞及其分泌的细胞因子，起支持和调节造血细胞生长发育的作用。再障造血微环境缺陷的证据主要来源于动物模型，SL/Sld 小鼠缺乏干细胞因子而出现再障表型。干细胞因子是由骨髓微环境中的基质细胞产生的一种酸性糖蛋白，干细胞因子和其他细胞因子一起诱导造血干/祖细胞增生、延长其存活期及引起造血干/祖细胞动员。目前尚无充分证据表明再障患者存在骨髓基质缺陷，但体外实验显示再障患者骨髓基质细胞培养成纤维细胞集落生成单位减少和基质细胞产生集落刺激活性降低。

3. 异常免疫反应损伤造血干细胞　免疫抑制治疗再障有确切效果，为异常免疫反应损伤造血干细胞引发再障的最直接证据。再障患者尤其是急性再障骨髓和外周血中 T 细胞亚群分布异常，$CD8^+$ T 淋巴细胞比例增高，$CD4^+$ T 淋巴细胞比例减少，$CD4^+$/$CD8^+$ 比例倒置，T 淋巴细胞处于异常激活状态，可直接抑制骨髓造血干细胞增殖和分化。T 淋巴细胞异常激活，分泌造血负调节因子的 Th1 细胞比例升高，而 Th2 细胞无明显变化，多种造血负调节因子如干扰素－γ、白介素－2 及肿瘤坏死因子－α 水平升高。再障患者免疫功能特别是细胞免疫功能异常，骨髓造血组织作为靶器官遭受免疫损伤是再障发病的重要机制。

二、中医病因病机

1. 先天禀赋不足　遗传缺陷、胎中失养及生后喂养失当等，造成先天禀赋不足，肾气不盛，精髓虚亏，骨失所充，髓海不满，精血转化无能，可以导致血虚，血为阴，血虚日久致阴精不足，渐渐发为虚劳；先天禀赋不足，体质不强，易于因虚致病，或因病致虚，日久不复而成为虚劳，发为本病。

2. 后天失养　饮食不节，劳倦过度，思虑伤脾，可致脾胃虚弱，气血化源不足，出现气血虚弱，脏腑失荣，导致气血、阴阳、脏腑的虚损。房事伤肾，或久病大病失于调理，耗血伤阴，致肾精虚亏，正气亏损日久难复，由虚致损，逐渐发展成为虚劳。

3. 外感六淫　中医的六淫包括风、寒、暑、湿、燥、火，不仅包括了气候的因素，更多是包括了细菌、病毒、支原体等感染性疾病和一些物理致病因素。湿邪中阻，损伤脾气，造成脾气虚弱，可成血虚证，血虚日久，渐成虚劳；风寒之邪郁而不解，入里可以直中三阴，三阴包括太阴脾经、少阴肾经、厥阴肝经，造成肝脾肾的虚损；感受四时不正之气，郁于皮肤不散，邪毒传入里，久则虚人，发为虚劳。

4. 药毒内伤　药毒包括药物、化学毒物等致病物质。药毒之邪入侵，直入骨髓，耗损肾精，伤及肾元，肾不能主骨生髓；毒邪直入阴分，郁而成热，及致液涸血枯，故药毒内伤，易发为再障。随着我国经济的迅速发展，临床上苯以及苯的衍生物、氯霉

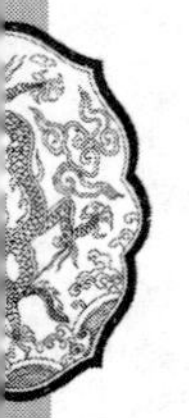

素、保泰松、磺胺等化学物质造成造血系统的损害也逐年明显增多。

本病是由于六淫、饮食不节、劳伤、邪毒等伤及气血、脏腑，尤其造成脾肾虚损。脾为后天之本，气血生化之源。肾为先天之本，主藏精化血。气血、阴阳、脾肾虚损，进而出现血虚及虚劳诸证。阴虚则内热，正虚邪干则外感发热；脾虚不统血，火热灼伤血络或迫血妄行，皆可引起出血。这是本病出现贫血、发热、出血的发病机理。本病病位主要在脾、肾，累及心、肝、肺诸脏。本病为本虚标实之证，气血亏虚、脾肾虚损为其根本，出血、邪实发热为标证。

【临床表现】

再障的主要临床表现为贫血、出血及感染。根据患者起病的缓急、临床表现、血象和骨髓象可分为急性再障和慢性再障。

1. 急性再障　患者起病急，进展迅速，常以出血和感染为首发表现。病初贫血常不明显，但随着病程发展，呈进行性进展。几乎均有出血症状，皮肤、黏膜出血广泛而严重，常伴有内脏出血，严重者可发生颅内出血，是再障的主要死亡原因之一。粒细胞减少时，患者易并发各种感染而出现发热。严重粒细胞缺乏者常发生深部感染如尿路感染、肺炎，严重者可发生败血症。急性再障又称为重型再障Ⅰ型。

2. 慢性再障　患者起病缓慢，常以贫血为首发和主要表现；出血症状较轻，多为皮肤黏膜的出血，内脏出血较少见；可有轻度感染，以呼吸道感染多见，容易控制。少数患者到后期病情恶化，出现急性再障相似的临床表现，称为重型再障Ⅱ型。

【实验室检查与其他检查】

1. 血象　呈全血细胞减少，三系细胞减少程度不一定平行，少数患者可呈二系细胞减少。贫血一般为正细胞正色素性。网织红细胞计数降低，急性再障时网织红细胞计数常低于1%。

2. 骨髓象和骨髓病理　急性再障骨髓象表现为多部位增生低下，三系造血细胞均明显减少，非造血细胞如淋巴细胞、浆细胞、组织嗜碱细胞和网状细胞等增多，巨核细胞明显减少或缺如。慢性再障多数骨髓增生不良，三系造血细胞减少，非造血细胞增多。少数情况穿刺到残存造血增生灶时，可见有核细胞增生良好，但巨核细胞减少。骨髓活检主要特点是骨髓脂肪化，骨髓小粒中非造血细胞和脂肪细胞增多，三系造血细胞减少，造血面积少于正常的50%，严重者少于25%。

3. MR骨髓扫描　可直接或间接判断骨髓的整体造血功能。急性再障正常造血面积明显减少，慢性再障造血面积减少，常可见灶性代偿增生。

【诊断与鉴别诊断】

一、诊断要点

（一）西医诊断

1987年第四届全国再障学术会议修订的再障诊断标准如下：

1. 全血细胞减少，网织红细胞绝对值减少。

2. 一般无肝脾肿大。

3. 骨髓至少1个部位增生减低或重度减低（如增生活跃，须有巨核细胞明显减少），骨髓小粒非造血细胞增多（有条件者作骨髓活检等检查，显示造血组织减少，脂肪组织增加）。

4. 能除外引起全血细胞减少的其他疾病。如阵发性睡眠性血红蛋白尿症、骨髓增生异常综合征中的难治性贫血、急性造血功能停滞、骨髓纤维化、急性白血病、恶性组织细胞病等。

5. 一般来说抗贫血药物治疗无效。

根据上述标准诊断为再障后，再进一步分析为急性再障还是慢性再障。

（1）急性再障（亦称重型再障Ⅰ型）的诊断：①临床表现：发病急，贫血呈进行性加剧，常伴严重感染，内脏出血。②血象：除血红蛋白下降较快外，须具备下列诸项中之两项：a. 网织红细胞 $<1\%$，绝对值 $<15\times10^9/L$；b. 白细胞明显减少，中性粒细胞绝对值 $<0.5\times10^9/L$。c. 血小板 $<20\times10^9/L$。③骨髓象：a. 多部位增生减低，三系造血细胞明显减少，非造血细胞增多。如增生活跃有淋巴细胞增多；b. 骨髓小粒中非造血细胞及脂肪细胞增多。

（2）慢性再障的诊断标准：①临床表现：发病缓慢，贫血、感染、出血均较轻。②血象：血红蛋白下降速度较慢，网织红细胞、白细胞、中性粒细胞及血小板值较急性再障为高。③骨髓象：a. 三系或两系减少，至少一个部位增生不良，如增生良好，红系中常有晚幼红比例增高，巨核细胞明显减少；b. 骨髓小粒中非造血细胞及脂肪细胞增多。④病程中如病情恶化，临床、血象及骨髓象与急性再障相似，则称重型再障Ⅱ型。

（二）中医辨病与辨证要点

1. 辨病要点　虚劳和血虚证在临床表现方面有相似之处。虚劳不仅有血虚的表现，而且有两脏或多脏虚损，或气、血、阴、阳两种或多种因素的虚损，虚劳病程较长，病势缠绵，治疗较难。血虚证则病变较局限，病程较短。内伤发热，伴有脏腑或气血阴阳损虚之象，病程较长，易反复发作。外感发热，感受六淫致病，病程较短，以实证为主。《医宗金鉴·杂病心法·内伤外感辨似》曰："内伤外感皆可发热，内伤之发热，热在肌肉，以手扪之，热从内泛，不似外感之发热，热在皮肤，以手扪之，热自内轻也。"

2. 辨证要点

（1）辨发病缓急轻重：发病急骤者，病情凶险，病程短促；发病缓慢者，病势平稳，病程较长。仅有血虚证者少见，病情较轻；血虚者，伴多脏虚损或兼有气、阴、阳亏虚者，病情复杂，证候多样，常伴有出血、发热，病情较重。

（2）辨虚证、实证：本病为虚实夹杂之证，以血虚为本，出血、感染和发热为标，虚证为本，实证为标。虚证者，须分清气血虚、阴虚、阳虚；实证者，症见高热身痛、衄血紫斑、或咳喘泻痢，须分清邪毒侵袭哪一脏腑气分血分。

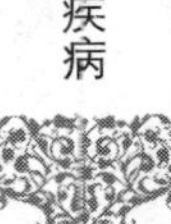

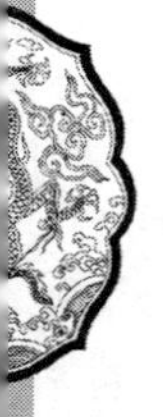

二、鉴别诊断

1．阵发性睡眠性血红蛋白尿症（PNH）　是获得性克隆性血细胞膜缺陷疾病，为溶血性疾病。临床上可有反复发作血红蛋白尿及黄疸，实验室检查网织红细胞绝对值增高，酸溶血试验（ham test）阳性，尿含铁血黄素试验（rous test）阳性，血细胞免疫表型 CD55 和 CD59 出现异常阴性表达群体。

2．骨髓增生异常综合征　是造血干细胞克隆性恶性血液病。周围血象可呈全血细胞减少，亦可一系或两系减少。多数患者骨髓增生活跃，骨髓小粒主要为造血细胞，可有原始细胞及幼稚细胞增多及分布异常，出现不同程度的病态造血。

3．低增生性白血病　部分可呈慢性过程，表现为周围血全血细胞减少，骨髓增生低下，易与再障混淆，但骨髓中有多数原始细胞，不难鉴别。

4．恶性组织细胞病　多数患者表现为高热、黄疸、淋巴结肿大、肝脾肿大、全血细胞减少以及进行性衰竭。骨髓或浸润的组织器官出现恶性组织细胞灶性增生，常伴有吞噬现象。

【治疗】

一、中医治疗

遵照“急则治标，缓则治本”的原则。治“标”就是要积极控制感染、出血；治“本”，指在病情平稳时，采取补法，主要用益气健脾、温阳补肾类方药，促进骨髓造血功能恢复。

辨证论治

1．热毒炽盛

主要证候：起病急骤，病情进展迅速，皮肤斑点瘀斑，色深红，高热口渴，烦躁不安，面红目赤，溲赤便秘，或神昏谵语，常伴有鼻衄、齿衄、尿血或便血，舌质红绛，苔黄，脉弦数。

治法：清热泻火、凉血止血。

方药：清瘟败毒饮。方中石膏、知母、竹叶大清气分之热；黄连、黄芩、栀子、连翘通泻三焦的火热毒邪；犀角（水牛角代替）、生地黄、赤芍、丹皮、玄参清热解毒，凉血止血；桔梗为使，载药上行。全方共奏清热泻火解毒、凉血止血之效。

热盛动风者，加安宫牛黄丸。高热者，加生地黄、鳖甲、大青叶等。出血广泛而重者，加仙鹤草、紫珠草、侧柏叶等。尿血者，加大小蓟、藕节、白茅根等以清热利尿。大便秘结者，可加大黄通便泄热。如兼有阴虚症状者，以太子参易党参，加入生地、玄参、麦冬等滋阴清热之品，并可酌情加入阿胶、鸡血藤等以增强补血之功。

2．气血两虚

主要证候：面色淡白或萎黄，唇爪色淡，声低气短，疲倦乏力，失眠健忘，眩晕心悸，痞满纳呆，便溏，或见肌衄、紫斑、月经过多，舌淡胖有齿痕，苔薄白，脉细弱。

治法：补益气血，健脾和胃。

方药：八珍汤。方中人参、熟地益气补血，白术健脾益气，当归、白芍养阴养血，川芎活血行气，茯苓健脾渗湿，炙甘草益气补中，大枣、生姜调和脾胃。共具补益气血，健脾和胃之功。

痞满纳呆者，加木香、砂仁、神曲、山楂。心悸甚者，加酸枣仁、远志。便溏者，加茯苓、薏苡仁、泽泻。血虚甚者，加阿胶、何首乌、鸡血藤。血虚日久兼有阴虚者，加生地黄、玄参、麦冬。肌衄、紫斑者，酌加血余炭、蒲黄炭、棕榈炭、茜草。

3. 阴虚内热

主要证候：起病缓慢，病程长，多见于久病大病失于调理，肌肤出现斑点或瘀块，色红鲜润，时发时止，常伴齿衄、鼻衄、月经过多；手足心热，潮热盗汗，两颧红赤，腰酸，心悸，五心烦热，口干，不欲饮，多梦，头晕耳鸣等，舌质红，苔少或无苔，脉细数。

治法：滋阴降火，宁络止血。

方药：茜根散。方中生地黄、阿胶滋阴养血；茜根、侧柏叶、黄芩清热凉血止血；甘草调中解毒。

出血广泛者，可加紫草、仙鹤草、丹皮。低热潮热者，可加地骨皮、鳖甲。盗汗甚者，可加浮小麦、糯稻根、煅龙骨、煅牡蛎。阴虚甚者，可加女贞子、旱莲草。对于肾阴亏虚而火热不甚者，则可以选用六味地黄丸滋补肾阴，酌加茜草根、仙鹤草、侧柏叶、紫草。血热甚者可加大青叶、玄参、青天葵、黄芩、栀子。

4. 脾肾两虚

主要证候：精神萎靡不振，面色无华，唇甲淡白，面浮肢肿，眩晕耳鸣、食少、肌衄、紫斑、便溏或久泻久痢，腰酸膝软，畏寒肢冷，男子遗精阳痿，女子月经过多，舌质淡胖，边有齿印，苔白滑、脉沉细无力。

治法：温补脾肾，填精养血。

方药：四君子汤合右归丸。方中附子、肉桂温补肾阳。人参、白术、山药健脾益气。鹿角胶益精养血。熟地黄、山茱萸、枸杞子滋阴益肾，养肝敛阴。菟丝子、杜仲补肝肾，强腰膝。当归养血和血。茯苓健脾渗湿。甘草理气补中。共奏健脾益气、温补肾阳、填精养血之功。

附子、肉桂辛温刚燥，不宜久服，宜用巴戟天、仙灵脾、黄精等温润之品。食少、便溏或久泻久痢者，加薏苡仁、苍术。腰酸膝软者，加牛膝。畏寒肢冷，遗精阳痿者，加金樱子、锁阳、芡实。肌衄、紫斑、月经过多者，加阿胶、艾叶、仙鹤草、侧柏叶、紫珠草。

5. 阴阳两虚

主要证候：均为经久不愈的患者，病程长，症状反复，出血部位广泛，皮肤瘀点瘀斑、鼻衄、齿衄、尿血、便血、月经过多等，畏寒，头晕目眩，腰膝酸软，小便频数，大便溏，男子遗精或滑精，又见五心烦热，盗汗，表现为上热下寒，阳虚阴虚杂见。舌红少津，或舌质淡胖，脉细数，或虚大。

治法：滋阴补阳，培元固本。

方药：右归丸或左归丸。偏阳虚者以右归丸为主方，方中附子、肉桂温补肾阳，鹿

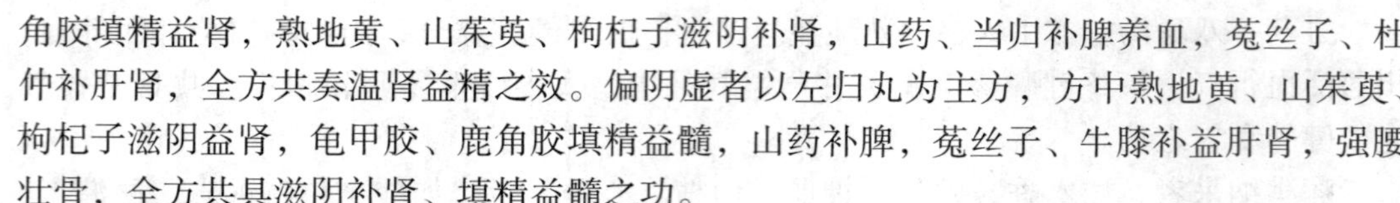

角胶填精益肾，熟地黄、山茱萸、枸杞子滋阴补肾，山药、当归补脾养血，菟丝子、杜仲补肝肾，全方共奏温肾益精之效。偏阴虚者以左归丸为主方，方中熟地黄、山茱萸、枸杞子滋阴益肾，龟甲胶、鹿角胶填精益髓，山药补脾，菟丝子、牛膝补益肝肾，强腰壮骨，全方共具滋阴补肾、填精益髓之功。

出血广泛者，加大蓟、小蓟、侧柏叶、茜根、丹皮、棕榈皮。酌加党参、白术、黄芪健脾益气以化生阴血。潮热明显者，加地骨皮、银柴胡、青蒿、鳖甲。附子、肉桂辛温刚燥，不宜久服，宜用巴戟天、仙灵脾、补骨脂等平补之品。

二、西医治疗

1. 病因治疗　对继发性再障应尽快去除影响骨髓造血功能的各种病因，如停用抑制骨髓造血的药物。

2. 支持治疗　再障是以全血细胞减少为特征的一组疾病，常常出现严重的贫血、感染、出血，其主要死亡原因是颅内出血和严重感染，因此支持治疗是再障患者治疗的重要组成部分。对于粒细胞缺乏者应强调保持个人卫生，做好皮肤、口腔、肛门的护理，必要时采取保护性隔离措施，减少感染机会。有感染征象者，及时应用有效抗生素。输血或成分输血是支持治疗的重要内容，严重贫血者给予红细胞输注，血小板低于 $20\times10^9/L$ 或有明显出血倾向者宜输注浓缩血小板，以预防致命性颅内出血。

3. 慢性再障的治疗　雄激素一直是国内治疗慢性再障的首选，总有效率为50%～60%。其作用机制包括促进造血细胞细胞因子的释放而刺激造血，直接促进红造血干细胞增殖分化，提高造血干细胞雄激素受体的活性水平等。雄激素类药物种类繁多，目前常用口服剂型，如司坦唑和十一酸睾酮等。雄激素的疗效与疗程明显相关，一般需持续用药6个月才能判断疗效。一种雄激素无效时，可换用另一种或联用两种雄激素治疗。切忌突然停药，或减量过快，应逐渐减量，维持治疗至少12个月后停药，以减少复发。雄激素治疗的主要副作用是男性化作用和肝功能损害。不少研究资料表明，雄激素联合免疫抑制剂如环孢素可提高疗效。

造血细胞因子对某些慢性再障可能有一定的短暂疗效，目前主要用于慢性再障的辅助治疗。临床上应用的造血细胞因子有红细胞生成素、粒细胞集落刺激因子、粒－巨噬细胞集落刺激因子和白细胞介素－11等。

4. 重型再障的治疗

（1）异基因造血干细胞移植：造血干细胞质量缺陷是重型再障的主要发病机制之一，为异基因造血干细胞移植治疗重型再障提供了理论依据。年轻（<40岁）重型再障患者如有HLA相合供者应首选异基因造血干细胞移植治疗，且应尽早进行。50%～70%的患者移植后可获长期生存。移植排斥和移植物抗宿主病是影响异基因造血干细胞移植疗效提高的主要因素。反复输血可增加移植排斥机率，降低移植的成功率及长期存活率。

（2）免疫抑制治疗：联合免疫抑制是目前国内重型再障治疗的主要选择。常用的免疫抑制剂有抗胸腺细胞球蛋白（ATG）或抗淋巴细胞球蛋白（ALG）和环孢素。单独或联合应用，有效率50%～70%。一种药物无效，换用另一种后，约半数患者仍可奏效。联合用药（同时或序贯）效果优于单一用药。ATG 或 ALG 是异种蛋白，副作用有过敏反应和血清病等。ATG 或 ALG 可增加血小板的消耗而加重出血，治疗期间应输注足量的血小板，使患者血小板保持在 $20\times10^9/L$ 以上，以避免致命性出血。环孢素治疗重型再障的疗程至少 3 个月以上，逐渐加量至有效后改为维持量，小剂量长期维持治疗，可减少复发。环孢素的主要副作用为肝肾损害。免疫抑制治疗的远期副作用是获得性克隆性疾病，包括 PNH、骨髓增生异常综合征和急性白血病。

【临床思路】

再障属于中医学“虚劳”、“内伤发热”、“血证”等范畴。六淫、饮食不节、劳伤、邪毒等伤及气血、脏腑，尤其造成脾肾虚损，出现血虚证，逐渐形成虚劳诸证。阴虚则内热，正虚邪干则外感发热；脾虚不统血，火热灼伤血络或迫血妄行，皆可引起出血。这是本病出现贫血、发热、出血的发病机理。本病为本虚标实之证，气血亏虚、脾肾虚损为其根本，出血、邪实发热为标证。治疗上应遵照“急则治标，缓则治本”的原则。治标就是要积极控制感染、出血，一旦热毒致高热、衄血、紫斑，即急需凉血止血清、解热毒治疗，此时及时治愈感染出血，成为再障治疗成功的关键。治本指在病情平稳时，采取补法，促进骨髓造血功能恢复，此时须分清气血虚、阴虚、阳虚，以应用益气健脾、滋阴养血、温阳补肾类方药。由于虚劳和内伤发热的病情均较复杂，病势缠绵，病情易反复，治疗较难，因此治疗的疗程要长，须 3～6 个月以上，需耐心治疗。

慢性再障的西医治疗以雄激素治疗为首选，雄激素联合免疫抑制剂如环孢素可提高疗效。联合免疫抑制是目前国内重型再障治疗的主要选择，年轻（<40 岁）重型再障患者如有 HLA 相合供者应首选异基因造血干细胞移植治疗，且应尽早进行。重型再障发病急骤，病情凶险，应以西医治疗为主，配合中医中药清热解毒、凉血止血治疗，病情和缓后，配合中医中药益气健脾、滋阴养血、温阳补肾等治疗。慢性再障病情进展较慢，西药起效较慢，则可予中医中药益气健脾、滋阴养血、温阳补肾等治疗，配合雄激素治疗。中西医结合治疗再障，集中西医两法的治疗特长，有助于提高再障的临床治疗效果。

【预后与转归】

再障的预后依其分型而不同。慢性再障病情进展缓慢，经治疗后约 70%～80% 患者病情可获不同程度改善，预后较好。随着有效的免疫抑制治疗和异基因造血干细胞移植在临床上推广应用，重型再障的预后已获得明显改善，其远期生存率达到 60% 左右。再障的主要死亡原因是颅内出血和严重感染。再障属于中医学的“虚劳”、“内伤”范畴，病势缠绵，病情易反复，治疗较难，仍属于难治性血液病的范畴。

【预防与调护】

近年来，随着工业的日益发达，环境污染的日趋严重，再障的发病有增加的趋势，严重地危害着人们的身体健康。改善环境污染，加强劳动保护，提高个人防护意识，避免直接频繁接触有毒物质。避免某些药物的滥用，尤其是儿童、老年人更应注意。增强

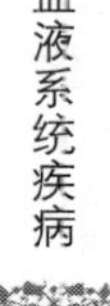

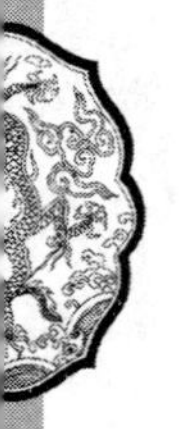

体质，预防病毒感染。这些综合措施可在一定程度上起到预防作用。对于继发性再障患者应避免对有害因素的继续接触；患者气血虚亏、肺卫不固，平时要注意饮食卫生和起居，慎防感染；对于血小板数处于较低水平，出血倾向严重的患者，宜清淡富营养易消化饮食，少食辛辣助热类食物，注意卧床休息或绝对卧床休息，情绪愉快，保持大便通畅。

第四章　自身免疫性溶血性贫血

因机体免疫功能紊乱，而产生破坏自身红细胞的抗体，引发的溶血性贫血，称为自身免疫性溶血性贫血（autoimmue hemolytic anemia，AIHA）。临床主要表现是贫血和黄疸，其病情之急缓、轻重，差异很大，其中急性溶血可导致病人死亡。本病为获得性溶血性疾患，各种年龄均可患病，但以成人多见。

本病归属于中医“虚劳”、“积聚”或“黄疸”范畴。

【病因病理】

一、西医病因病理

（一）病因及发病机制

根据有无病因分为原发性和继发性两种。根据抗体作用于红细胞的最佳温度分为温抗体型和冷抗体型自身免疫性溶血性贫血两类。前者远较后者多见。

1．温抗体型自身免疫性溶血性贫血　自身抗体在37 ℃时呈现最大活性，绝大多数为IgG，具有或不具有补体结合能力，极少数是非凝集素IgM。结合抗体的致敏红细胞在单核－巨噬细胞系统（主要在脾）内破坏。原发性者病因不明，继发性者常见病因有结缔组织病如系统性红斑狼疮和类风湿关节炎、淋巴增殖性疾病，如慢性淋巴细胞白血病和淋巴瘤以及感染性疾病和其他免疫性疾病等。

2．冷抗体型自身免疫性溶血性贫血　此型较温抗体型少见，包括冷凝集素综合征和阵发性冷性血红蛋白尿症。原发性冷凝集素综合征多见于老年人，并以女性常见。继发性冷凝集素综合征常继发于恶性B淋巴细胞增殖性疾病，如原发性巨球蛋白血症、淋巴瘤及多发性骨髓瘤以及某些感染如支原体肺炎和传染性单核细胞增多症等。冷凝集素绝大多数为IgM抗体，可结合补体，在28～31℃即可与红细胞反应，0～5℃表现为最大反应活性。冷凝集素综合征多呈慢性溶血经过，在寒冷季节病情加重，指端发绀、僵硬、疼痛常见。继发者尚有原发病的相应表现，病毒感染所致者病程为自限性。

（二）病理和病理生理

AIHA患者产生抗红细胞自身抗体的机理仍未阐明。目前认为可能的机理为：

1．自身免疫耐受状态的破坏　在免疫系统的发育和功能发挥过程中，机体通过免疫耐受机制包括中枢耐受和周围耐受使免疫系统不对自身细胞或组织发生免疫反应。一旦这种免疫耐受遭受破坏，则免疫系统可对自身细胞或组织发动体液或细胞免疫介导的攻击，造成自身免疫性疾病。

2．病毒或化学物（包括药物）与红细胞膜结合，改变其抗原性，导致免疫系统的

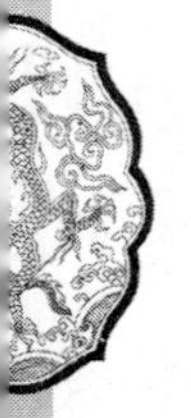

识别并产生相应抗体。

3. 免疫系统监视功能出现异常时，如淋巴增殖性疾病、胸腺瘤等，对自身抗原不能辨别，易于产生自身抗体。

温抗体型 AIHA 的抗红细胞抗体多为不完全抗体，致敏红细胞在通过单核－巨噬细胞系统（主要是存在肝和脾，又以后者为主）时，被巨噬细胞识别（抗体的 Fc 和巨噬细胞的 Fc 受体结合）并吞噬破坏，发生血管外溶血。或整个红细胞被吞噬或部分胞膜被吞噬变成球形红细胞，最终主要在脾索内阻留破坏。

冷抗体型 AIHA 的抗体主要有两类，即冷凝集素和冷热抗体（即 D－L 抗体）。冷凝集素绝大多数是 IgM 抗体，在低温（0～5℃）条件下可引起红细胞的凝集，在 20～25 ℃时与补体结合最为活跃，并能通过经典补体激活途径形成 C_5～C_9 膜攻击复合物，对附着的红细胞膜有损伤作用，造成红细胞的直接破坏，导致血管内溶血。可见冷抗体引起的溶血，与温抗体完全不同，它引起的是血管内溶血。而温抗体引起的是血管外溶血。血管内溶血一般发病急，黄疸明显，常见血红蛋白血症和血红蛋白尿，肝脾肿大不甚显著；而血管外溶血，发病较慢，但也可发生溶血危象，而表现急剧，黄疸在溶血危象时明显，肝脾大多显著肿大，轻度血红蛋白血症，一般无血红蛋白尿。

二、中医病因病机

1. 脾虚湿停　由于禀赋不足，或后天失养，致使脾湿不运，精微不能生化，久之成贫血，《灵枢·决气》中说："中焦取汁，变化而赤，是谓血。"由于脾虚，气血生化乏源，久则气血亏虚，而现血虚病证。脾失运化，宿食停滞，聚湿生痰，痰食互结，壅塞气机，血行不畅，渐致气滞血瘀，结聚成块，而为积聚癥瘕等证。脾虚日久，湿滞壅盛，郁久化热，湿热熏蒸肝胆，胆汁外溢，发为黄疸。

2. 肾脏亏虚　肾为全身元气之根，藏精而生髓，由于精血同源，若肾精充沛，则生血有源。《张氏医通》说："气不耗，归精于肾而为精，精不泄，归精于肝而化清血。"血液的生成与脾和肾关系最为密切，可说血的资生在脾，而根源于肾。正如《医述·虚劳》中所说："肾气虚者，脾气必弱，脾气弱者，肾气必虚。"由于脾肾虚衰，则出现气血亏虚之病证。气血皆亏，必导致气滞血瘀，瘀久而成痞块，结于胁下，或左或右，致成肝脾肿大之候。

【临床表现】

本病病情程度变化颇大。温抗体型 AIHA 多数患者起病隐袭，表现为乏力、虚弱、头晕、体力活动后气短和其他贫血的伴发症状以及不明原因发热等。心脏储备功能不良的老年患者可发生心绞痛。体格检查可见肤色苍白，约 1/3 患者有黄疸和肝肿大，半数以上有轻中度脾肿大。继发性患者有原发病的临床表现。冷凝集素综合征的大多数患者在寒冷环境中表现有耳廓、鼻尖、手指和足趾的发绀，甚至发生冻疮，但一经加温即可消失。

病毒感染常致本病病情加重，尤其在儿童患者可诱发危及生命的溶血，呈急性发病，有寒战、高热、呕吐、腹痛和腰背痛，甚至衰竭和休克。

温抗体型 AIHA 如伴发免疫性血小板减少称为 Evans 综合征，国内报道以女性为多。儿童患者常呈急性发病，与感染有关。

【实验室及其他检查】

1. 血象　贫血轻重不一，多呈正常细胞正常色素性，但也可为大细胞性贫血。外周血涂片可见球形红细胞增多和数量不等的有核红细胞，网织红细胞增多（再障危象时除外）。白细胞正常或轻度升高，偶可减少。血小板正常，如降低则提示 Evans 综合征。

2. 骨髓象　红系造血明显活跃，偶见轻度巨幼样变。发生再障危象时骨髓呈增生低下象，外周血全血细胞及网织红细胞减少。

3. 抗人球蛋白试验　又称 Coombs 试验。直接抗人球蛋白试验阳性，见于 90% 以上的患者，间接抗人球蛋白试验可为阳性或阴性。直接抗人球蛋白试验是诊断本病的经典实验室检查。

4. 冷凝集素实验　呈阳性，效价明显升高，是诊断冷凝集素综合征的实验室检查；而冷热溶血实验（D－L 实验）阳性，为诊断阵发性冷性血红蛋白尿的特异性指标。

5. 其他　血清胆红素轻或中度升高，并以间接胆红素为主。尿胆原增多。血清乳酸脱氢酶升高。急性溶血时结合球蛋白降低并可出现血红蛋白血症、血红蛋白尿或含铁血黄素尿。

【诊断与鉴别诊断】

一、诊断要点

（一）西医诊断

1. 病史　既往有溶血性贫血病史或其他结缔组织病如系统性红斑狼疮和类风湿关节炎、淋巴增殖性疾病病史，或近期内有感染的病史。

2. 症状　多表现为皮肤、巩膜黄染、小便色黄，同时伴有肤色苍白，或同时有皮下出血、鼻出血、牙龈出血等或突发寒战、高热、呕吐、腹痛和腰背痛。或见耳廓、鼻尖、手指和足趾的发绀，甚至发生冻疮，但一经加温即可消失。

3. 体征　皮肤及黏膜黄染及苍白，急性溶血发作伴体温升高，或伴有皮下出血，半数以上有轻中度脾肿大。

4. 检查　直接抗人球蛋白试验阳性，冷凝集素效价在正常范围，近 4 个月内无输血和特殊药物（如奎尼丁、甲基多巴、青霉素等）应用史，可诊断为温抗体型 AIHA。根据冷凝集试验阳性和手足发绀症和溶血（血管内），诊断冷抗体型 AIHA。根据冷热溶血试验阳性和血红蛋白尿诊断为阵发性冷性血红蛋白尿不难。

（二）中医辨病与辨证要点

1. 辨病要点　本病起病隐袭，随着病情的发展，不同阶段临床表现也有明显不同，可根据其主要症状进行辨病。初期患者常表现为发作性急性溶血，出现溶血性黄疸，临

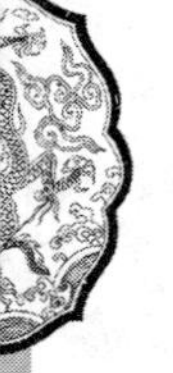

床表现以皮肤黏膜黄染、发热、寒战、腰痛等症状，临床上可以诊断为“黄疸”；长期慢性的溶血，常常使病人出现肝脾肿大，腹部可触及质韧的包块，此时可以诊断为“积聚”。反复溶血、脾功能亢进等原因常导致溶血性贫血，临床表现以乏力、虚弱、头晕、体力活动后气短等症状为主，此时可辨为“虚劳”。

2. 辨证要点

（1）辨虚实：本病为虚实夹杂证候，本质是虚证，但夹杂有实证，实证如湿热，瘀血等。

（2）辨缓急：冷抗体型AIHA发病急骤，畏寒高热，恶心呕吐，腰痛腹痛，有的出现休克，昏迷，急性肾功能衰竭，以及出现血红蛋白尿，为急性溶血之表现；而AIHA温抗体型在慢性溶血过程中，可突然发生急性骨髓功能衰竭，表现为贫血迅速加重，周围血全血细胞减少，网织红细胞减少或消失，骨髓增生低下，称为溶血危象。引起溶血危象的诱因可能是感染（病毒或细菌）、药物、外伤、外科手术、妊娠、溃疡性结肠炎等。发生上述情况，应紧急予以中西医治疗，治疗失时或不当，可发生死亡。慢性溶血则出现贫血、黄疸和脾肿大，三大症状并非并存。

二、鉴别诊断

少数抗人球蛋白试验阴性患者需与其他溶血性贫血鉴别，包括先天性溶血性疾病、非免疫性因素所致的溶血性贫血及阵发性睡眠性血红蛋白尿症。因致敏红细胞在通过单核-巨噬细胞系统时部分细胞膜被吞噬，故本病可出现数量不等的球形红细胞，尤其是直接抗人球蛋白试验阴性者需与遗传性球形红细胞增多症相鉴别。

【治疗】

一、中医治疗

辨证论治

1. 脾肾两虚

主要证候：面色萎黄，头晕乏力，活动时心悸、气短，腰酸腿软，畏寒，食少纳呆，或腹胀，或便溏，尿色黄，或有衄血及皮肤紫斑或出血点，舌淡苔白，脉象沉细或缓而无力。

治法：温补脾肾。

方药：可选理中丸、龟鹿二仙胶及右归丸化裁。方中人参、干姜、附子、肉桂功能温补脾肾阳气，龟甲胶、鹿角胶为血肉有形之品，温肾补血生血，白术、淮山协助人参、干姜健脾益气，当归、熟地、菟丝子、山萸肉、枸杞子、姜汁炒杜仲则同补肾之阴阳，共奏健脾温肾，养血生血之效。

贫血重者可加鹿茸；黄疸明显者加茵陈；衄血加茜草、侧柏叶、生地黄、水牛角。

2. 温热毒邪

主要证候：发热寒战，目睛及皮肤发黄，食欲不振，恶心呕吐，腰背腿腹酸痛，头痛头昏，疲乏无力，腹痛腹泻，或尿呈酱油色，小便短少，甚者无尿，重者可发生休克、昏迷和急性肾功不全。

治法：清利湿热。

方药：茵陈蒿汤合犀角地黄汤加味。方中犀角、地黄清热凉血，茵陈、大黄、栀子清热利湿退黄，丹皮、芍药凉血活血。

气血虚者加党参、黄芪、当归、阿胶；腰痛加川断。

3. 气虚血瘀

主要证候：面黄肌瘦，腹胀腹大，纳呆少食，头昏乏力，或腹泻，或尿黄，肝脾肿大形成腹部包块，或见跗肿，舌质淡，脉浮大或弦。

治法：活血消积。

方药：化积丸加味。方中阿魏、雄黄活血化积解毒；莪术、三棱、苏木、五灵脂活血破血，祛癥消积；香附、槟榔、浮海石、瓦楞子化痰软坚散瘀行气以活血。

黄疸加茵陈、山栀子、田基黄。血虚加黄芪、党参、当归。

4. 寒凝血瘀

主要证候：受外寒后，手足发绀，发凉麻木，疼痛不灵，得温而缓，甚者皮肤坏疽，头昏乏力、遇冷转重，多于冬季发作，舌淡苔白，脉紧。

治法：祛寒通络，活血化瘀。

方药：当归四逆汤加味。方中当归、细辛、桂枝散寒通络；赤芍活血化瘀；大枣、生姜、甘草健脾补气。

贫血重者可加鹿角胶或鹿茸；黄疸明显者加茵陈、白术、附子等。

二、西医治疗

（一）一般治疗

对冷抗体型注意保暖，保护四肢避免受凉，对温抗体型要避免服用诱发药物。

本病输血应严格掌握适应证，因多数患者治疗收效较快，故输血仅限于再障危象或极度贫血危及生命者。输血速度应缓慢，并对全过程密切监视，以避免输血反应。少数患者因自身抗体所致的自发性红细胞凝集，可能造成血型鉴定及交叉配血试验结果判读困难甚至误判，应予注意。

（二）病因治疗

有病因可寻的继发性患者应治疗原发病。感染所致者常表现为病情急且呈自限性的特点，有效控制感染后溶血即可缓解甚至治愈。继发于恶性肿瘤者应采取有效治疗措施，如实体瘤的手术切除和恶性B细胞增殖性疾病的化学治疗。

（三）药物治疗

1. 糖皮质激素　是治疗本病的首选和主要药物。常选用泼尼松，开始剂量1～1.5 mg/kg·d。治疗有效者一周左右血红蛋白上升，每周可升高20～30 g/L。血红蛋白恢复正常后维持原剂量1个月，然后逐渐减量。减量速度酌情而定，一般每周5～10 mg，待减至每日15 mg以下时，需低剂量维持至少3～6个月。约80%以上的患者糖皮质激素治疗有效。糖皮质激素足剂量治疗3周病情无改善者应视为治疗无效。激素治

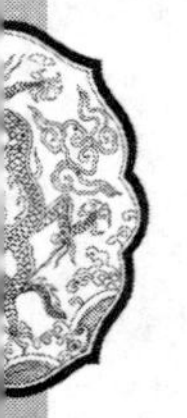

疗无效或维持量每日超过15mg者应考虑更换其他疗法。

糖皮质激素作用机制可能为：①减少抗体产生；②降低抗体和红细胞膜上抗原之间的亲和力；③减少巨噬细胞膜的Fc和C_3受体数量。

长期应用糖皮质激素副作用包括糖皮质激素面容、感染倾向、高血压、消化性溃疡、糖尿病、体液潴留和骨质疏松等。

2. 免疫抑制剂　主要用于糖皮质激素和切脾无效的难治性患者。细胞毒类药物中以环磷酰胺和硫唑嘌呤最为常用。环磷酰胺50～150 mg/d，硫唑嘌呤50～200 mg/d，开始3个月与糖皮质激素合用，然后停用激素，单纯用免疫抑制剂6个月，再逐渐减量停药，有效率约40%～60%。治疗期间需密切观察其副作用，尤其是骨髓抑制。其他非细胞毒免疫抑制剂如环孢素、麦考酚酸酯和利妥昔单抗各有不同的免疫抑制机制，皆有成功治疗本病的报道，但仍需进一步积累经验。

（四）脾切除

本病脾切除的适应证是：①糖皮质激素治疗无效；②激素维持量每日>20～30 mg；③不能耐受激素治疗或有激素应用禁忌证。目前尚无术前预测手术效果的可靠方法。脾切除的总有效率为60%～75%。切脾禁忌者可行脾区放射治疗。

脾切除治疗本病机制包括：①去除破坏致敏红细胞的主要器官；②脾是产生抗体主要器官，切除后可减少抗体生成。

（五）其他治疗

在上述治疗效果不佳时，可选用达那唑、大剂量丙种球蛋白静脉注射、血浆置换、长春碱类药物治疗、血小板输注、胸腺切除等。

【临床思路】

自身免疫性溶血性贫血属于中医“虚劳”、“积聚”、“黄疸”范畴，辨证分脾肾两虚、温热毒邪、气虚血瘀和寒凝血瘀等四型。其中脾肾两虚型和气虚血瘀型多见于温抗体型AIHA，无溶血危象时；也可见于Evans综合征，无急性溶血时期。由于血小板减少，故见衄血及皮肤出血。温热毒邪型多见于冷抗体型AIHA，在突受寒冷之后，突然发生急性溶血，或温抗体型AIHA在诱因下突发溶血危象。该病属于中医“急黄”范畴，发病急，病情凶险，应同时积极予以西医抢救治疗。寒凝血瘀型见于AIHA冷抗体型，尤其是冷凝集病患者。由于患者肢端暴露于低温，血中的冷凝集素很容易与红细胞凝集而出现发绀。

【预后与转归】

多数病例病程较长，可有多次发作和缓解，贫血严重者不治疗或无适当治疗，40%死亡。自采用各种疗法以来，死亡率仍有10%左右。死因为严重贫血或并发症。继发AIHA的预后决定于原发病的性质，病毒感染引起的，预后一般较好，由结缔组织病和恶性疾病引起的，预后较差。约3/4以上患者因这类原发病加上溶血性贫血而死亡。间接抗人球蛋白试验阴性者对治疗的效应往往比阳性者为好；红细胞表面覆盖有补体的，治疗效果和预后较差。补体的激活大多与原发疾病有关。严重贫血，血小板减少、白细胞减少及网织红细胞减少，都是预后不良的征象。最常见的死因为严重贫血而发生的心力衰竭、急性肾功能衰竭，败血症和肺栓塞等。

【预防与调护】

对冷抗体型注意冬季保暖，对温抗体型要预防感染和避免诱发药物内服。

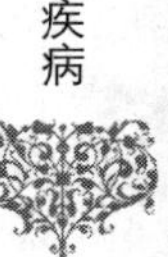

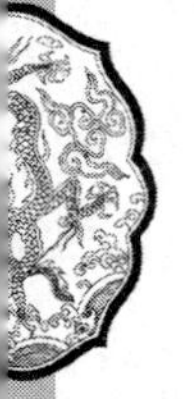

第五章　白细胞减少和粒细胞缺乏症

白细胞减少症（leukopenia）是指由各种病因所致外周血白细胞计数持续低于正常值（成人低于4.0×10^9/L，儿童10岁以上低于4.5×10^9/L，10岁以下低于5.0×10^9/L），可伴有或不伴有中性粒细胞减少。

中性粒细胞减少症（neutropenia）是指成人中性粒细胞少于2.0×10^9/L，儿童10岁以上少于1.8×10^9/L，10岁以下少于1.5×10^9/L。由于多数情况下白细胞减少症是粒细胞减少所致，且通常嗜酸性、嗜碱性粒细胞占粒细胞总数的比例少，故中性粒细胞减少症通常又相当于白细胞减少症。

粒细胞缺乏症（agranulocytosis）是指在各种病因影响下，使粒细胞增生减低，或成熟障碍，或寿命缩短，或分布异常，导致外周血白细胞计数少于2.0×10^9/L，中性粒细胞重度减少，低于0.5×10^9/L，并出现急性发热和黏膜坏死等为临床特征的一种综合征。粒细胞缺乏症是粒细胞减少症或白细胞减少症病情严重的表现，它们的病因和发病机理基本相同。

粒细胞缺乏症的发病率约为0.054%，近年有增多趋势，可能与滥用药物有关。发病率与种族、国家、地区有关。以女性多见，儿童、少年少见。医务工作者较多见，可能与较常接触化学药物有关。死亡率过去高达50%～90%，病情凶险，预后较差；由于医疗技术条件的改善，死亡率目前已降至20%左右。患者预后很大程度取决于医护条件、保护隔离措施及经济条件等。

本病属中医“虚劳”、“急劳”、“内伤发热”、“温病”等范畴。

【病因病理】

一、西医病因病理

（一）病因及发病机制

目前认为，化学物品及药物、感染是引起白细胞减少和粒细胞缺乏症的主要因素。

1. 化学物品　包括苯及其衍生物。

2. 药物因素　下列以（1）～（6）为多见；（7）～（14）引起者较少见。

（1）抗肿瘤药：几乎所有抗肿瘤药均可致白细胞减少。

（2）解热镇痛药：如氨基比林、保泰松、阿司匹林、安乃近、布洛芬、吲哚美辛、炎痛喜康、对乙酰氨基酚等。

（3）抗甲状腺药：他巴唑、甲基硫氧嘧啶、丙基硫氧嘧啶、卡比马唑等。

（4）磺胺类：如复方新诺明、柳氮磺胺吡啶、百炎净等。

（5）抗生素：如氯霉素、合霉素、头孢菌素类、氨苄青霉素、万古霉素、喹诺酮类等。

（6）吩噻嗪类安定药：如氯丙嗪、奋乃静等。

（7）抗疟药：氯喹、伯喹等。

（8）抗糖尿病药：磺脲类如优降糖等。

（9）抗结核药：异烟肼、利福平、乙胺丁醇、对氨基水杨酸等。

（10）抗癫痫药：如密苏林、琥珀酰胺类等。

（11）抗高血压药：甲基多巴、利血平、卡托普利、普奈洛尔等。

（12）H 受体阻滞剂：苯海拉明、扑尔敏、西咪替丁、雷尼替丁、法莫替丁等。

（13）利尿药：如速尿等。

（14）其他：别嘌呤醇、干扰素、铋剂、砷剂、青霉胺、左旋咪唑等。

3. 感染因素

（1）细菌感染：如伤寒、副伤寒、布氏杆菌病、志贺菌痢疾、粟粒性肺结核、败血症等。

（2）病毒感染：如黄热病、病毒性肝炎、传染性单核细胞增多症、麻疹、水痘、风疹、登革热、流行性出血热、传染性非典型肺炎、人间禽流感等。

（3）立克次体感染：流行性斑疹伤寒、恙虫病、复发性斑疹伤寒、立克次体痘。

（4）原虫感染：疟疾、弓形体病、黑热病。

（5）螺旋体感染：回归热。

（6）支原体感染：支原体肺炎等。

4. 物理因素　如 X 线，γ 射线等。

5. 疾病因素　如造血系统疾病，包括白血病、恶性组织细胞病、再生障碍性贫血、骨髓纤维化、阵发性睡眠性血红蛋白尿、巨幼细胞性贫血等；脾功能亢进；恶性肿瘤骨髓转移；结缔组织病等。

6. 遗传因素　如婴儿遗传性粒细胞缺乏症，为常染色体隐性遗传所致等。

白细胞减少症和粒细胞缺乏症的主要发病机制是：①骨髓粒细胞系统 DNA 合成受限而使粒细胞生成减少；②幼稚粒细胞成熟障碍，或粒细胞凋亡增加而无效生成；③变态反应或自身免疫而使粒细胞破坏增加、寿命缩短，或粒细胞分布异常；④以上几种机制同时存在，而引起本症。其中迅速发生的白细胞减少可能因免疫反应所致；缓慢发生者可能由抑制骨髓粒细胞增生，或使其凋亡过多而成。

（二）病理

白细胞减少症和粒细胞缺乏症的基本病理在于：药物或化学物质、放射线、遗传因素、免疫因素、感染、造血系统疾病等作用于骨髓，引起骨髓损伤或成熟障碍；遗传因素、感染、免疫反应等作用外周血，使中性粒细胞外循环池转换至边缘池或血管内阻留；感染、免疫反应等作用于血管外，使粒细胞破坏增多。

二、中医病因病机

1. 感受外邪，邪毒伤正　感受风寒暑湿燥热或瘟毒疫疠之邪，邪气传里，郁而化热化火；或放疗或接触放射线，火热之邪直中人体，邪热蕴积成毒，均可耗伤精血，损

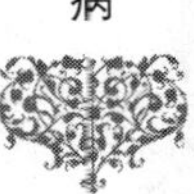

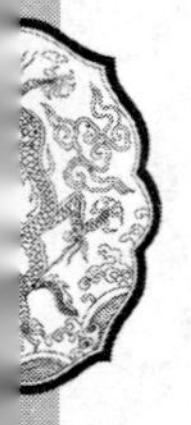

伤正气而为病。

2. 药毒内攻，损耗精气　服药不当，或误食误触有毒之物，或化疗之后，药毒内留，郁而化火，火毒炽盛，耗伤精血，损伤正气而成本症。

3. 禀赋薄弱，先天失养　父母精血不足，或胎中失养，或产后喂养不当，均可致禀赋薄弱，形气不充，脏腑不荣；若复外感，则更伤正气，而成本症。

4. 饮食失调，损伤脾胃　饥饱失调，或暴饮暴食，或嗜食偏食，或饮酒过度，或误食不洁等，均可损伤脾胃，运化失常，气血生化乏源，渐成虚损。

5. 劳倦过度，五脏受伤　或劳神过多，忧愁思虑，久郁不解，或劳欲过度，损伤心、脾、肝、肾，心虚则血不足，脾虚则化源缺，肝虚则阴血少，肾虚则精气亏，日久渐成虚劳。

6. 久病大病，耗伤正气　久病失治误治，损耗精血，或耗伤阳气；或瘀滞日久，新血不生；或大病暴病，邪气太盛，正伤不敌，精血、阴阳亏损，发为虚劳、急劳。

总之，本病的病机在于脏腑虚弱，阴阳气血亏损。其病因可为因虚致病，亦可为因病致虚。正如《理虚元鉴·虚证有六因》指出："有先天之因，有后天之因，有瘟疹病后之因，由外感之因，有境遇之因，有医药之因。"正气既亏，卫外不固，极易复感外邪，或停痰宿饮，或瘀血、邪毒内留，郁而化热化火，本虚标实，或邪毒蕴结，腐肉成脓；或火毒上攻，壅于头面；甚或内传营血，气血两燔；或热极生寒，阳极化阴，阳无所恋，阴无所依而阳气暴脱，阴阳离决，是为危候。本病病位在五脏，病机特点为：

五脏相关，脾肾肺为主　因肾为先天之本，内寄真阴真阳，为脏腑之根；脾胃后天之本，气血生化之源；肺主一身之气，外合皮毛，司卫气，为脏腑之华盖；肝为罢极之本，主藏血。体质、生活、他病诸因导致本病，由于五脏相关，气血同源，精血相生，阴阳互根，故一脏受病，可累及他脏，而又以脾肾肺为主。

正虚受邪，本虚标实　正气既虚，常易复感外邪，或停痰宿饮，或瘀血、邪毒内留，进而加重正虚，终成本虚标实之证，即以脏腑阴阳气血亏虚为本，外邪、痰饮、瘀血、邪毒为标。

【临床表现】

一、白细胞减少症

1. 一般症状　白细胞减少症的部分病人无明显症状，偶然在血分析检查时发现；临床表现较轻者，可有乏力、疲倦、头晕、反复感染，或低热等；较重者可见心悸、纳差、失眠、四肢酸软，或有原发病表现。

2. 继发感染　白细胞减少常易继发感染，如咽喉炎、支气管炎、口腔炎、肛周炎等，反复发作，迁延难愈。

二、粒细胞缺乏症

1. 症状　发病迅速，前驱症状不明显，可仅在发病前 2 ~ 3 天略感疲乏。突然出现高热、畏寒、或寒战，头痛、困倦、极度衰弱、恶心、关节及肢体疼痛，或痉挛性腹痛或心悸、气促，甚至虚脱而面色苍白、大汗淋漓、四肢冰冷等。

2. 体征　常有特征性黏膜坏死，以口腔黏膜、咽峡、软腭、牙龈、舌等处多见，皮肤、食管、阴道、直肠、肛周亦常发生脓肿、溃疡等炎症改变；呼吸道常有炎症，X线表现可较实际病情为轻；可有颌下或颈部淋巴结肿大，或见黄疸；肝脾常不大，肝、脾、肾上腺等脏器可见粟粒状坏死，极易发生败血症。

【实验室与其他检查】

一、白细胞减少症

1. 外周血象　白细胞计数成人少于 $4.0\times10^9/L$，儿童 10 岁以上少于 $4.5\times10^9/L$，10 岁以下少于 $5.0\times10^9/L$。中性粒细胞绝对值减少（轻者 $1.0\sim2.0\times10^9/L$；重者 $0.5\times10^9/L$）。红细胞及血小板数量多正常。部分病人代偿性单核细胞增多。

2. 骨髓象　增生多活跃或明显活跃，部分可增生减低；多有粒细胞系统增生不良或成熟障碍；粒细胞形态异常，胞浆见中毒颗粒、空泡形成，核固缩；红细胞及巨核细胞系统正常。

二、粒细胞缺乏症

1. 外周血象　白细胞多在 $2.0\times10^9/L$ 以下；粒细胞明显减少，中性粒细胞降至 1%～2% 以下，直接计数少于 $0.5\times10^9/L$，甚至缺如；血片可出现中、晚幼粒细胞，粒细胞核固缩成块，胞浆有空泡且颗粒粗大；淋巴细胞、单核细胞可相对增多；血小板数正常或减少。

2. 骨髓象　增生活跃或减低，红系及巨核细胞系统大致正常。粒细胞系统增生多减低或极度减低，成熟障碍，多停留在早幼粒、中幼粒阶段，粒细胞形态异常，见中毒颗粒、细胞残余、核分叶过多等，或见巨型早幼粒细胞，红系及网状细胞、浆细胞等相对增多粒/红比例减少；部分骨髓增生活跃，出现较多原粒、早幼粒细胞，以下阶段少见。恢复期可见淋巴样组织细胞，或组织嗜碱细胞增多。

3. 成熟中性粒细胞碱性磷酸酶　数值升高，阳性率大于 40%，积分大于 80。

4. 其他　血沉增快，α_2 球蛋白增多，部分胆红素增高等。

【诊断与鉴别诊断】

一、诊断要点

（一）西医诊断

1. 白细胞减少症　临床见下列情况时，可诊为白细胞减少症：

成人：外周血白细胞数低于 $4.0\times10^9/L$；

儿童：10 岁以上低于 $4.5\times10^9/L$，10 岁以下低于 $5.0\times10^9/L$。

2. 粒细胞缺乏症　临床见下列情况时，可诊为粒细胞缺乏症：外周血中性粒细胞

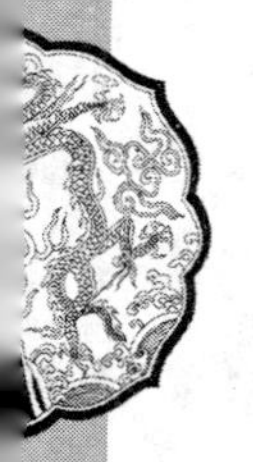

重度减少，绝对值低于 0.5×10^{9}/L。

白细胞减少症和粒细胞缺乏症的诊断依据是外周血白细胞减少，具体尚须结合其年龄而定；而且应取手指血，最好抽静脉血作计数，连续查2次以上，采血时间固定在某天中的同一时点。只有排除采血误差、不同时间的白细胞生理波动及检验误差，方能确诊。

（二）中医辨病与辨证要点

白细胞减少症和粒细胞缺乏症临床较为常见，其病机不同，证候各异，宜详加辨别。尤须分清虚实寒热，辨识卫气营血。

1. 辨病要点　白细胞减少症和粒细胞缺乏症据其临床表现不同，中医可分别诊为虚劳、急劳、内伤发热、温病等病证。而这些病证又须分别与肺痨、外感发热、伤寒等进行鉴别。

2. 辨证要点

（1）辨纲目，别虚候：本病临证宜先辨清纲目，以阴阳气血为纲，五脏虚候为目，互相配合，可辨别五脏之中何脏阴阳气血之虚。

（2）辨标本缓急，明何邪何犯：虚劳之人尤易感邪，故本病常属本虚标实，虚实夹杂之证，临证宜权衡标本缓急。标证又有邪毒、六淫、痰饮、瘀血等邪气滞留之异，亦须一一辨明；还应分清邪之在表在里。

（3）辨顺逆，察危候：病人神清气爽，不伴高热寒战，口咽不烂，脉细弱，经治白细胞和粒细胞在短期内回升者为顺；神迷气乱，寒战高热，口咽溃烂，脉洪大弦数，久治不愈者为逆。若合并严重感染，出现休克或败血症，症见神昏谵语，面色苍白或面红如妆，寒战频频，高热不退，或大汗淋漓，四肢厥冷，或四肢抽搐，角弓反张，口咽溃烂，或痈疽漫肿，气粗息高或气息微弱难续，倦卧不起，脉微细欲绝或洪大滑数，血压下降，外周血粒细胞少于 0.5×10^{9}/L 或缺如者，是为危候。

二、鉴别诊断

1. 低增生性白血病、再生障碍性贫血、骨髓增生异常综合征　三者常伴贫血和血小板减少，出血倾向，骨髓穿刺涂片或骨髓活检最有鉴别诊断意义。如低增生性白血病骨髓三系细胞增生减低，活检可见大量原、幼粒细胞浸润；再生障碍性贫血骨髓三系细胞增生减低或局部增生活跃，但活检见脂肪组织明显增多，造血组织减少；骨髓增生异常综合征骨髓三系细胞至少一系细胞增生减低，原、幼粒细胞比例增多，粒、红系可见巨幼样改变，或派胡畸形，可见小圆巨核细胞，活检可见幼稚细胞异常定位（ALIP）等。

2. 本症还应与传染性单核细胞增多症作鉴别　后者可有粒细胞减少，但外周血及骨髓均可见异形淋巴细胞增多，常超过20%；嗜异凝集试验阳性；VCA－IgA 滴度增高；IgM 增高约1倍，IgG 亦可明显增高。

表 8-5-1 一般虚证、虚劳、急劳、肺痨的鉴别要点

	一般虚证	虚劳	急劳	肺痨
病因	多种原因	多种原因	多种原因	感染痨虫
病位	1~2个脏腑受累	多个脏腑受累	多个脏腑受累	肺，后期可及脾肾
病机	阴阳气血虚损	阴阳气血亏虚	阴阳气血骤然亏虚	阴虚肺燥为主
传染性	无传染性	无传染性	无传染性	有传染性
症状特征	各种病证的虚证以原病证主要症状为突出表现，脉证特征不一	脉证特征不一	脉证特征不一，胥兼感外邪，正气亏虚而邪毒炽盛表现	咳嗽、咳血、潮热、盗汗、消瘦为特征
治疗	虚则补之，视其何脏何腑而定	虚则补之，重在脾肾	虚则补之，重在脾肾，兼清邪毒	杀虫补虚为主，着重治肺

表 8-5-2 内伤发热、外感发热、温病和伤寒的鉴别要点

	内伤发热	外感发热	温病	伤寒
病因	多种原因	感受外邪	感受温热之邪	感受风寒
受邪之处	无	皮毛、口鼻	口鼻	皮毛、肌表
病机	阴阳气血虚损为虚，气郁、血瘀、湿郁为实	外邪束表，正邪交争	温邪外袭，循卫气营血由表及里，正邪交争	风寒外袭，循六经由表及里，正邪交争
传染性	无	有，或无	有	有
症状特征	发热而不恶寒，或畏风寒而遇温即解，手足心热而手足背不热，头痛时作时止，口不知味，腹中不和，疲乏懒言，语声先高后低	发热而恶寒，遇温不解，手足背热而受足心不热，头痛不止，传里方罢，鼻塞而息粗，语声高昂，先低后高	发热为突出表现，易伤津劫液，温邪从口鼻而入，经卫气营血或三焦传变，有季节性	发热为主要表现，易伤人阳气，寒邪从皮毛而入，由六经传变
治疗	扶助正气为主	祛邪退热为主	清解热邪为主	温散寒邪为主

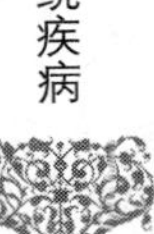

【治疗】

一、中医治疗

本病多属本虚标实证，以阴阳气血亏虚为本，热毒、痰浊、瘀血为标。本病治疗大法当以扶正祛邪为主，临证宜标本兼顾，急则治标，缓则治本。攻邪不忘正虚，衰其大半而止；补虚不忘邪实，“二虚一实，先治其实”。攻邪宜选用疏风清热，清热解毒，清气凉营，祛痰化湿，活血化瘀为主。补虚须视五脏阴阳气血之虚，分别选用补气、养血、滋阴、温阳之法；尚应注意欲补五脏，脾肾为先，并重视补肺固表。一般来说，对于粒细胞重度减少者，在祛邪解毒的同时，扶正多选用补气温阳，养血填精为主。

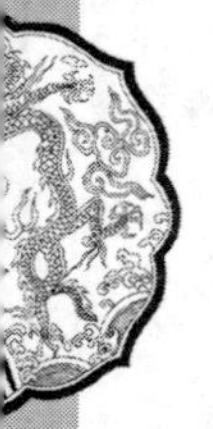

（一）辨证论治

1．气阴亏虚

主要证候：面色苍白或萎黄少华，疲乏懒言，潮热气短，五心烦热，自汗盗汗，头晕眼花，或纳呆便溏，舌质淡嫩，苔少或花剥，脉细弱或细数。

治法：益气养阴，祛风固表。

方药：生脉散合玉屏风散。方中党参、黄芪、白术健脾益气固表，麦冬养阴清热生津，五味子敛肺止汗，防风疏散风邪。

中气虚较甚，疲乏声低、动则气短、四肢酸软，纳呆便溏者，可将党参改用吉林参，加枳壳、山药、陈皮、茯苓、升麻；血虚明显，面色少华、唇甲色淡者，可加当归、鸡血藤、黄精、阿胶；气血两虚俱甚者，可改用八珍汤；潮热汗出较显者，可加地骨皮、白薇、胡黄连、银柴胡；并有肾虚，腰酸膝软、耳鸣，遗精或经闭者，可用十全大补汤加补骨脂、熟地黄、山茱萸。

2．邪犯肺卫

主要证候：恶寒发热，头痛鼻塞，倦怠乏力，气短懒言，咽喉肿痛，咳嗽痰白或黄，口渴，或周身骨痛，有汗或无汗，舌质淡边尖红，苔薄白或黄，脉浮细数。

治法：益气解表，宣肺利咽。

方药：人参败毒散合银翘散。前方用羌活、独活、川芎疏散风寒湿邪；柴胡、薄荷宣解表邪；前胡、枳壳、桔梗宽胸理气；茯苓、生姜、甘草化痰健脾和中；党参扶正祛邪。后方以金银花、连翘清热解毒，轻宣透表；荆芥、薄荷、淡豆豉辛散表邪，透热外出；牛蒡子、桔梗、甘草宣肺解毒，利咽祛痰；淡竹叶、芦根甘凉轻清，生津止渴。共济疏散风热，清热解毒之功。

风寒未化热者，可单用人参败毒散；风寒化热，口渴痰黄稠、咽喉肿痛较甚者，去羌活、独活、川芎，加浙贝母、黄芩、升麻、木蝴蝶；腑气不通，大便秘结者，加虎杖、玄参。

3．温毒上攻

主要证候：恶寒发热，或但热不寒，头面或双颊红肿焮痛，目赤口苦，咽喉肿痛溃烂，疲乏无力，或烦躁不安，口渴欲饮，便秘尿黄，舌红苔黄，脉数或大。

治法：疏风清热，解毒消肿。

方药：普济消毒饮。方中重用黄连、黄芩清泄上焦热毒；牛蒡子、连翘、薄荷、僵蚕、升麻、柴胡疏散上焦风热；玄参、马勃、板蓝根、桔梗、甘草清解咽喉、头面热毒；陈皮理气化滞。诸药共能清热解毒，疏风散邪。

热毒炽盛，咽喉肿痛溃烂，水饮难咽者，可加浙贝、猫爪草、木蝴蝶、胖大海；气虚较甚，疲乏倦怠、气短难续者，可加黄芪、党参、太子参；阳明腑实，大便秘结者，加虎杖、枳实、厚朴；兼邪犯少阳，寒热往来、胸胁满闷、口苦咽干者，加柴胡、半夏、党参。

4．邪漫三焦

主要证候：身热不扬，头痛如裹，肢体酸倦，咽痛或溃烂，胸闷腹胀，纳呆便溏，小便短赤，舌质红苔厚腻或黄，脉滑数或濡数。

治法：清热利湿，益气生津。

方药：甘露消毒丹或东垣清暑益气汤。甘露消毒丹方中滑石、茵陈、木通清热利湿；黄芩、连翘清热解毒；贝母、射干利咽散结；石菖蒲、白豆蔻、藿香、薄荷芳香化浊，行气醒脾。诸药合用，共奏利湿化浊，清热解毒之功。东垣清暑益气汤方用人参、黄芪、当归、白术、炙甘草健脾益气养血；麦冬、葛根、五味子养阴生津；苍术、陈皮、青皮、神曲化湿理气醒胃；黄柏、泽泻清热化湿；升麻升阳解毒。诸药共能益气生津，除湿清热。

前方长于清热化湿，解毒利咽，适用于湿热内困，弥漫三焦，以实证为主者；后方长于补气培元，清暑化湿，适合于元气本虚，复伤暑湿之本虚标实证。湿热困阻，肢体困重者，可加防风、桑枝；纳呆，舌苔厚腻者，可加佩兰、鸡蛋花、木棉花；兼瘀血内停，肢体疼痛、舌质暗红者，可加三七、郁金、丹参。

5．气营两燔

主要证候：壮热寒战，头痛身疼，心烦口渴，口咽溃烂，甚则神昏谵语，或身黄目黄，或肌衄齿衄，舌红绛，苔少或黄燥，脉洪大或弦数。

治法：清气凉营，解毒救阴。

方药：清瘟败毒饮。方中黄连、黄芩、栀子、连翘、生石膏、竹叶、知母以清泻三焦气分之火热邪毒；犀角、生地黄、丹皮、玄参、赤芍以清心凉血，安营止血；桔梗、甘草解毒利咽，甘草并能调和诸药。

方中犀角一般代以水牛角；气分热盛，灼伤津液，口渴、舌苔焦燥少津者，可加太子参、石斛、天花粉；热盛动血，肌衄、齿衄、鼻衄、黑便者，可加栀子炭、大黄炭、紫草、白茅根等；若热邪尽入血分，身热夜甚、躁扰不安或昏狂谵语、斑疹紫黑、吐衄便血、舌质深绛无苔、脉细数者，当选用犀角地黄汤加紫草、栀子炭、蒲黄炭等。

6．正虚毒盛

主要证候：高热恶寒，痈疮漫肿无头，或溃烂发黑，身体困重，纳呆疲乏，口渴便秘，小便短赤，舌红苔黄腻，脉弦细数或洪大重按无力。

治法：补益气血，托毒消肿。

方药：托里消毒散。方用人参、黄芪、白术、茯苓、当归、川芎、赤芍补益气血；金银花、桔梗、白芷、皂角刺以托毒消肿，甘草解毒和中。共济补益气血，托毒消肿之能。

精血亏虚较甚，气短声低，面色苍白无华，腰酸膝软者，可加补骨脂、鸡血藤、升麻；邪毒内结，腑气不行，便秘、腹胀者，可加虎杖、芒硝；热毒炽盛，入营动血，高热不退、神昏谵语、斑疹隐隐者，可加水牛角、生地黄、丹参、赤芍。

7．阳气欲脱

主要证候：高热不退，面红目赤，突然面色苍白，大汗淋漓，四肢厥冷，神疲倦卧，或躁扰不安，脉微欲绝。

治法：益气回阳，扶正固脱。

方药：参附汤。方中人参大补元气，炮附子回阳固脱。

津气外脱，大汗淋漓者，可加生龙骨、生牡蛎、炙黄芪、糯稻根。

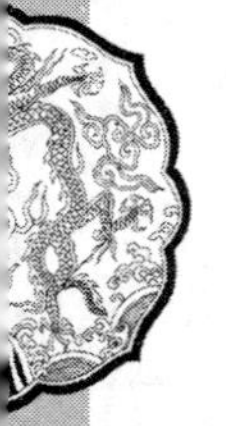

（二）其他治法

1. 针刺

（1）针刺足三里、三阴交、血海、曲池、脾腧、神门、太溪，用补法，适用于气阴两虚型白细胞减少症。

（2）针刺足三里、三阴交、脾腧、肾腧、天枢、气海，用补法，适用于脾肾阳虚型白细胞减少症。

（3）针刺曲池、合谷、大椎、内关、列缺、肩井，用泻法，适用于邪犯肺卫型白细胞减少症。

（4）针刺三焦、合谷、列缺、足三里、三阴交、太溪，用泻法，适用于邪漫三焦型粒细胞缺乏症。

（5）针刺足三里、三阴交、太溪、脾腧、胃腧、血海，用平补平泻法，适用于余毒伤正型粒细胞缺乏症。

2. 艾灸　悬灸百会、足三里、脾腧、大椎、关元、气海等穴，适合于无重度血小板减少之阳虚型白细胞减少或粒细胞缺乏症患者。

3. 穴位注射　黄芪注射液或当归注射液 4ml，足三里、血海穴位注射，每日 1 次，左右两侧交替，适用于气血两虚型白细胞减少症。

（三）常用中成药

1. 十全大补丸　由十全大补汤制成，功效相同，适用于气血两虚型白细胞减少症。口服，每次 6 g，每天 2 ~ 3 次。

2. 归脾丸　由黄芪、党参、当归、白术、茯神、炙甘草等组成，具有健脾益气养血的作用。适用于气血两虚型白细胞减少症。口服，每次 6 g，每天 2 ~ 3 次。

二、西医治疗

（一）一般治疗

去除病因，积极治疗原发病；严密观察，做好隔离、消毒工作；积极防治感染；加强支持疗法；使用细胞因子。

（二）药物治疗

1. 去除病因　积极去除病因，治疗原发病是治愈本病的根本。如抗感染、脱离接触可能引起本病的化疗物品及药物等。

2. 严格隔离、消毒，积极防治感染　本病的致死原因是感染。为了避免感染，必须严格隔离，谢绝探访，患者必须送入消毒单间，最好住入层流室。室内每日用紫外线消毒 3 次，地面每日用消毒药水擦拭，地拖及其他用具应予消毒及专用。

口腔及肛周炎症未发生前，可用生理盐水或洗必泰等于餐后漱口、刷牙；便后冲洗肛周。感染发生后即宜选用不引起白细胞减少的高效杀菌类抗生素。在未有致病菌及药敏报告之前，可用青霉素类、氨基甙类、头孢菌素类、喹诺酮类等，宜选用上述 2 ~ 3 种抗生素联合用药，待药敏结果回报后再调整用药；真菌感染者选用抗真菌药，口腔等浅表部位感染者可予口含服给药，深部感染者最好应予静脉给药；病毒感染者可选用抗病毒药包括中药；支原体感染者可选用大环内酯类或四环素类；立克次体感染选用强力霉素、四环素等。

3. 加强支持疗法　成分输血有利于增强免疫功能，可助患者渡过危险期，如输新鲜或冰冻血浆，每次200 ml，隔日1次；有条件者静脉滴注丙种球蛋白2.5 g，每日或隔日1次，可提高体液免疫；感染严重，使用强力抗生素治疗48小时无效者，可考虑输浓缩粒细胞，每次输机采粒细胞1～2 u，每日1次，连续5～7天或感染控制为止。低蛋白血症者，可输白蛋白或血浆。

4. 使用皮质激素　皮质激素可刺激骨髓造血，促进粒细胞进入血循环，改善中毒症状，抑制免疫反应。可用地塞米松5 mg，或用氢化可的松200～300 mg，每日1次，静脉滴注。

5. 使用细胞因子 细胞因子对升粒细胞疗效肯定，但若病因未消除，停药后粒细胞将再次下降。可用G－CSF注射液，或GM－CSF注射液150～300 μg，皮下注射，每日1次，至粒细胞恢复正常为止。缺点是价格昂贵，部分可有过敏反应。

6. 其他药物　可试用碳酸锂0.25 g，每日3次，口服；既往曾使用鲨肝醇、利血生、维生素B_4、三磷酸腺苷、肌苷等口服，现认为疗效不明显，已渐少用。

【临床思路】

1. 白细胞减少症和粒细胞缺乏症属祖国医学虚劳、内伤发热、急劳、温病等范畴，其病机以阴阳气血亏虚为本，热毒、痰瘀、风湿等邪为标。治疗宜标本兼顾。临床常见可分气血亏虚、温毒上攻、正虚毒盛、气营两燔、阳气欲脱等证型，各证型常相互兼夹，并在一定条件下可相互转化。正亏邪盛，攻补两难，临床宜谨守病机，密切观察病情变化，做到攻邪不忘正虚，衰其大半而止；补虚不忘邪实，以免闭门留寇。最宜扶正祛邪并举，内治外治同施，步步为营，千方百计扭转病机，控制病情。本病常用治法包括补益气血，调补阴阳，填精补髓，清热解毒，疏风散邪，清气凉营，托里消肿，回阳固脱，化痰祛瘀等，要在随证施治中灵活变通。因本病病情危急而重，宜中西医结合，积极全力救治，可有生机。

2. 由于本症的病因主要是化学物质（包括苯及其衍生物）、化学药物（解热镇痛药、氯霉素、磺胺、抗肿瘤药等）、感染、放射线等，故凡有上述因素接触史的人员，出现疲乏或高热，均应提高警惕，及时作血分析检查等，做到早诊断。一旦发现粒细胞减少或缺如，即宜对患者进行消毒、隔离，保持口腔、五官、皮肤黏膜、泌尿生殖道、肛周等处清洁卫生，餐后刷牙、漱口，便后冲洗肛周，勤洗澡，严防感染。并发感染征兆出现，即宜开始选用不引起白细胞减少的杀菌类抗生素，早期、足量、联合用药，不可消极观望感染灶显现或病原体培养及药敏结果，做到早治疗。如联合使用一组抗生素3～5天热不退，宜改用另外一组，或按药敏结果作出相应调整。

3. 加强支持疗法对急性粒细胞缺乏症病人康复十分关键。可根据情况输注静脉丙种球蛋白、白蛋白、血浆等；增加易消化高蛋白、高维生素食物，保持大便通畅；在尽力消除病因的基础上，使用G－CSF或GM－CSF等细胞因子，以提高粒细胞，以利于患者渡过难关。另外，若合并重度血小板减少、凝血功能障碍者，禁针灸。

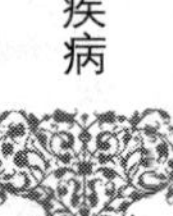

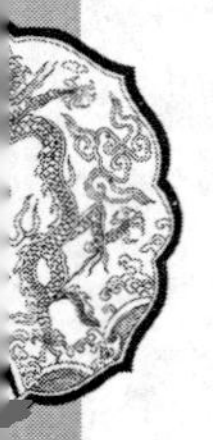

【预后与转归】

本病的预后转归，与禀赋之强弱，脾肾之盛衰，能否消除病因，治疗护理的及时、正确与否等密切相关。一般来说，体质素盛，元气未败，脾肾未衰，形气未脱，饮食能进，能受补益，无大热或虽热而治之能解者，为顺证，预后良好；若禀赋素弱，元气已败，脾肾已衰，饮食难进，不能受补，形神衰惫，肉脱骨痿，大热不退又不任攻邪，脉浮大无根或弦急者，为逆证，预后则差。

本症外周血粒细胞少于 $0.5\times10^9/L$ 或缺如，出现高热和黏膜坏死，或合并革兰氏阴性杆菌败血症，或深部真菌感染、感染性休克者，则预后凶险。

【预防与调护】

预防和调护对本症的重要性不亚于药物治疗。本症的预防，应注意防外感，适劳逸，慎用药，避毒物。特别应注意避免直接接触苯类等化学毒物、放射线等，注意环境保护，治理空气、水源、居室、办公场所的各种污染，及时、恰当地治疗各种疾病，才能防患于未然。当患者外周血白细胞少于 $1.0\times10^9/L$，但多于 $0.5\times10^9/L$，应转至监护室隔离保护；白细胞少于 $0.5\times10^9/L$ 时，应转入层流室隔离治疗。饮食应以富营养，易消化，不伤脾胃为原则。慎食或不食辛辣、滋腻、生冷、不洁之品，戒除烟酒等不良嗜好。切实加强护理，对抢救粒细胞缺乏症患者非常重要。护理重点是口腔、五官、皮肤、泌尿生殖道、肛周等处。进食后，可用哚贝氏液等漱口；排大小便后，泌尿生殖道、肛周应用生理盐水等冲洗。唇周溃疡者，可用0.3%过氧化氢溶液或生理盐水洗涤后，再予抗生素眼膏调敷喉风散；口腔溃疡者，可予哚贝氏液含漱，再予喉风散或锡类散、珍珠末交替外搽；口腔、咽喉部真菌感染者，可予抗真菌药，如伊曲康唑0.2 g或氟康唑0.1～0.15 g含服，每日2次；肛周脓肿或外阴脓肿，未成脓者，可用解毒膏外涂，脓成后可用注射器穿刺抽脓；肛周脓肿溃破，或肛周、外阴溃疡者，可予红汞外搽，或清除坏死组织后，用凡士林纱条引流排脓，呋喃西林湿敷，每次大便后用呋喃西林或生理盐水冲洗肛周，脓液基本排尽后，改用珍珠末调九华膏外涂。尽量避免肌肉注射，宜静脉或口服给药。

第六章 骨髓增生异常综合征

骨髓增生异常综合征（myelodysplastic syndrome，MDS）是一组具有造血干细胞异质性的克隆性疾病。由于造血干祖细胞克隆性发育异常，导致无效病态造血，一系或多系血细胞生成减少，临床上多表现为贫血，可合并感染和出血倾向，部分病人可转化为白血病。MDS 发病率平均约 0.21/10 万，多累及中老年人，男女患病率之比为 2∶1。

MDS 属中医“虚劳”、“血证”、“内伤发热”等范畴。

【病因病理】

一、西医病因病理

MDS 的病因尚不明确，推测包括生物、化学或物理等多种因素。多种药物如烷化剂类抗肿瘤药、治疗银屑病的乙双吗啉，以及辐射线和病毒等因素均可引起 MDS，职业接触某些化学物品如苯也能造成 MDS。某些肿瘤患者在接受化疗、放疗过程中继发 MDS。临床上多数继发性白血病多有 MDS 过程。

上述病因往往能诱导造血干细胞染色体重排或基因表达改变。研究发现 MDS 可出现多种基因和染色体异常，导致造血干细胞克隆性异常增生，出现髓系细胞、红系或巨核细胞系的无效病态造血。研究也证明了克隆性病变多发生于髓系祖细胞，临床上部分 MDS 最终多演变为髓系白血病，少数演变为淋巴细胞白血病。

二、中医病因病机

1. 邪毒伏髓，损伤脾肾　感受毒邪是本病的主要病因，风、寒、湿等诸邪均可挟毒入侵，毒邪还包括了现代生活中出现的有毒化学物品、放射线以及毒副作用明显的化学药物。上述邪毒入侵人体，稽留伏髓，常常损伤脾肾，致使气血生化失源，气血两虚。

2. 禀赋不足或后天失养　禀赋不足，脾肾虚弱，或后天失养，内伤七情或饮食失调则损伤脏腑，脏腑功能失调，常常导致御邪驱毒无力，同时又可导致痰凝血瘀，或耗伤津液，或经脉瘀阻，形成癥积瘰疬。

3. 热毒内盛或阴虚火旺　毒邪久郁化热，或肝肾受损，阴虚火旺，常迫血妄行，灼伤脉络，血溢脉外，致肌肤紫斑、衄血。

MDS 的病因病机特点主要是毒邪伏髓，损伤脾肾，常伴有痰凝血瘀，阴虚火旺或热毒壅盛，临床上多表现为本虚标实之证。

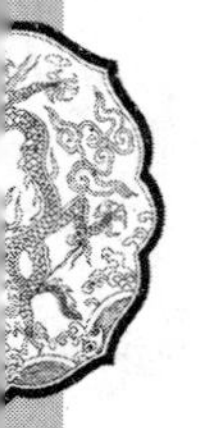

【临床表现】

MDS的初发症状常缺乏特异性，部分患者可无明显自觉症状。多数以乏力、面色苍白等贫血症状起病，作为就诊时首发症状，可持续数月至数年。约20%～60%患者在病程中伴出血倾向，程度轻重不一，后期出血倾向加重，多表现为皮肤瘀点、牙龈出血、鼻衄，重者可出现消化道或颅内出血，导致死亡。出血倾向常与血小板减低有关，一些患者的血小板功能亦有缺陷。患者在病程后期易并发细菌、病毒甚至真菌感染，出现发热等症状，其中呼吸道感染最多见，其余有败血症、肛周或生殖泌尿道感染。感染和出血是主要死亡原因。多数患者伴有轻度或中度肝脾肿大，一些病例有淋巴结肿大，个别患者出现胸骨压痛。

【实验室与其他检查】

1. 血象　多数病例表现为外周血全血细胞（包括红细胞、白细胞和血小板三系血细胞）减少，约1/3患者为两系血细胞减少，多为红细胞合并白细胞或血小板减少，少数为白细胞合并血小板减少，仅表现为一系血细胞减少的少见。血细胞减少程度依不同分型而异。红细胞减少多为大细胞性，血红蛋白约为20～90 g/L，网织红细胞多<1%，可出现有核红细胞，可见红细胞大小不均、多嗜性红细胞、点彩红细胞等异常形态。中性粒细胞可不同程度减少，多<5×10^9/L，外周血中可以见到原始、幼稚粒细胞。血小板多在50×10^9/L左右，可见血小板大小不均、巨大血小板和淋巴样小巨核细胞。

2. 骨髓象检查　骨髓象检查显示大多数患者骨髓增生明显或极度活跃，少数增生正常或减低。骨髓增生活跃与外周血细胞减少的矛盾正是MDS无效病态造血的反映。病态造血具有多种细胞形态异常，红系各阶段幼稚细胞常伴类巨幼样变，细胞核增多或不规则，核浆成熟失衡，红细胞体积大，可见嗜碱点彩、核碎裂和Howell－Jolly小体，红细胞形态异常，常见靶形、球形、泪滴形红细胞。在MDS分型RAS亚型中能检出环形铁粒幼细胞。

粒系细胞病态表现多为幼稚粒细胞比例增加、中幼粒细胞核浆发育不平衡、双核或类Pelger－Huët畸形，部分幼稚粒细胞可见Auer小体，成熟粒细胞胞质染色不均，颗粒大小不均，排列散乱。巨核细胞增多，检出小巨核细胞是MDS的诊断指标之一。病态巨核细胞形态各异，有淋巴样小巨核细胞、单圆核小巨核细胞、多圆核小巨核细胞、多分叶巨核细胞，可见巨大血小板。

骨髓铁染色可见细胞外铁增多，铁粒幼细胞多在50%以上，在RAS亚型中环形铁粒幼细胞比例可达有核细胞的15%以上。

骨髓病理切片中各系病态造血更加明显。可发现3～5个以上原粒与早幼粒细胞聚集成簇，位于小梁间区或小梁旁区，即所谓"幼稚前体细胞异常定位"（abnormal localization of immature precursor，ALIP），是MDS骨髓组织的病理学特征。

3. 细胞遗传学检查　原发性MDS患者中可以发现有多种特异性染色体改变，如－7/del（7q），+8，－5/del（5q），和累及第5、7、20号染色体的复合染色体异常。也可出现非特异性染色体改变，如环形染色体、双着丝点染色体及染色体断裂等。骨髓中有细胞遗传学异常克隆的患者，其转化为急性白血病的可能性较大。

【诊断与鉴别诊断】

一、诊断要点

（一）西医诊断

1. 诊断标准　1986年全国关于MDS的讨论会提出下列诊断标准：①骨髓至少两系细胞呈病态造血。②外周血1系、2系或全血细胞减少，偶可白细胞增高，可见有核红细胞或巨大红细胞或其他病态造血现象。③除外其他引起病态造血的疾病，如红白血病、M_{2b}型急性非淋巴细胞白血病、骨髓纤维化、慢性粒细胞白血病、巨幼细胞贫血等。

2. 分型　1982年的FAB分型标准目前仍在临床应用。MDS分为以下五型：

（1）难治性贫血（RA）：血象中原始粒细胞无或<1%，骨髓中原始细胞<5%。

（2）环形铁粒幼细胞性难治性贫血（RAS）：骨髓中环形铁粒幼细胞数>有核细胞总数的15%，其余同RA。

（3）难治性贫血伴有原始细胞增多（RAEB）：外周血原始细胞<5%，骨髓原始粒细胞为5%～20%。

（4）慢性粒－单核细胞白血病（CMML）：原始细胞同RAEB，伴有单核细胞增多，原始单核细胞<5%。

（5）转变中的RAEB（RAEB－T）：血象及骨髓似RAEB，但具有下列3种情况之一：①外周血原始细胞>5%；②骨髓中原始细胞20%～30%；③幼稚细胞有Auer小体。

WHO于2001年颁布了新的MDS分型标准，见表8－6－1。

（二）中医辨病与辨证要点

1. 辨病要点　MDS常表现为面色无华、疲乏无力、心悸气促、头晕目眩、腰膝酸软，或五心烦热、阴虚盗汗，实验室检查以贫血为主，可辨为虚劳。患者如果邪毒壅盛或遇外感引发发热时，当辨内伤发热或者外感发热。内伤发热多为低热，不伴恶寒，或伴有盗汗、五心烦热等阴虚表现，常见舌红少苔，脉弦细，实验室检查可见骨髓原始细胞增多，病态造血严重，无感染证据。外感发热多伴恶寒，体温较高，常见感染灶。患者若热毒壅盛，迫血妄行，或气虚不摄，血行脉外，可表现肌肤紫斑、齿衄、鼻衄或月经过多，甚则呕血便血，当辨为血证。

2. 辨证要点

（1）辨虚实：MDS常以肝肾虚为基础，感受毒邪而发病，临床上也主要表现为本虚标实。多以肝肾阴虚多见，表现为腰膝酸软、阳痿闭经、失眠多梦、头晕目眩、潮热盗汗，或以气血两虚为主，表现为气短乏力、面色苍白、心悸胸闷。MDS在感遇外邪、毒邪内盛或痰凝血瘀时，则多表现为实证，患者常见发热、紫斑、衄血、癥瘕瘰疬，骨髓常见幼稚细胞增多，病情恶变。

（2）辨缓急：MDS患者病情轻重差异较大，病情轻者仅有乏力、苍白的表现，病程较长；重者多有脏腑受损、贫血严重，甚至感染出血，病情危急。

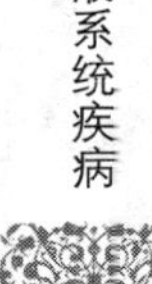

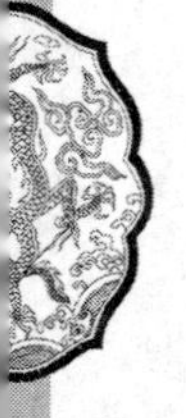

表 8-6-1 WHO 关于 MDS 的分类和标准

类型	血象	骨髓象
RA	贫血，无原始细胞	仅有红系病态造血，原始细胞 <5%，环形铁粒幼细胞 <15%
RARS	贫血，无原始细胞	仅有红系病态造血，原始细胞 <5%，环形铁粒幼细胞≥15%
RCMD※	二系以上血细胞减少，无 Auer 小体，单核细胞 $<1\times10^9/L$	两种以上髓系细胞有病态造血，且病态细胞≥10%，无 Auer 小体，原始细胞 <5%，环形铁粒幼细胞 <15%
RCMD-RS	二系以上血细胞减少，无或极少 Auer 小体，单核细胞 $<1\times10^9/L$	两种以上髓系细胞有病态造血，且病态细胞≥10%，无 Auer 小体，原始细胞 <5%，环形铁粒幼细胞≥15%
RAEB-1	血细胞减少，原始细胞 <5%，无 Auer 小体，单核细胞 $<1\times10^9/L$	单或多系病态造血，原始细胞 5%~9%，无 Auer 小体
RAEB-2	血细胞减少，原始细胞 5%~19%，单核细胞 $<1\times10^9/L$	单或多系病态造血，原始细胞 10%~19%
MDS 无法分类	血细胞减少，无或极少原始细胞，无 Auer 小体	粒或巨核一系病态造血，原始细胞 <5%，无 Auer 小体
MDS 伴单纯 del(5q)	贫血，原始细胞 <5%，血小板正常或增加	巨核细胞正常或增加伴少（低）分叶核，原始细胞 <5%，无 Auer 小体，染色体仅有 $5q^-$

注：RCMD※，难治性细胞减少伴多系异常

二、鉴别诊断

1. 再生障碍性贫血　MDS 表现为全血细胞减少，与再生障碍性贫血表现相似；但是，再障以骨髓造血减低为病理特征，与 MDS 骨髓增生活跃、病态造血的特点完全不同。MDS 常伴有幼稚细胞染色体异常，肝脾肿大，可以转化为急性白血病，而再障呈良性过程，病死率很低。

2. 溶血性贫血　MDS 的 RA 型在红系增生，网织红细胞增加，而病态造血不明显时，与溶血性贫血相似。但是，MDS 多具有染色体异常，而溶血性贫血多具有抗人球蛋白试验阳性、酸化溶血试验（Ham 试验）阳性等溶血证据。

3. 巨幼细胞性贫血　MDS 的病态造血在骨髓象表现为三系细胞类巨幼样变，易与巨幼细胞贫血混淆，前者常伴血叶酸、维生素 B_{12} 增多，用叶酸、维生素 B_{12} 治疗多无效；后者则相反。

4. 其他　许多骨髓增殖性疾病如慢性粒细胞白血病、真性红细胞增多症、原发性血小板增多症、骨髓纤维化以及多发性骨髓瘤、淋巴瘤等可以出现三系细胞的病态造血，一些非造血组织恶性肿瘤骨髓转移时或皮肤癌、鼻咽癌等未转移骨髓时均可伴有骨髓病态造血，故病态造血并非 MDS 所特有，但是这些疾病的病态造血程度均不及 MDS 明显，且往往具有原发疾病本身的临床表现，可以此与 MDS 鉴别。

【治疗】

一、中医治疗

（一）辨证论治

1. 气血两虚

主要证候：面色萎黄或㿠白、气短乏力、头晕心悸、神倦懒言、健忘不眠、腹胀便溏，可有肌肤紫斑，鼻衄、齿衄，舌体淡胖，苔白，脉细弱。

治法：补益气血。

方药：归脾汤。方中人参、黄芪、白术、甘草、生姜、大枣甘温补脾益气，当归甘辛养肝补血，茯神、酸枣仁、龙眼肉养心安神，远志交通心肾，定志宁心。木香理气醒脾，防止补益之品滋腻滞气。

伴有头晕目眩、腰酸腿软，可加熟地黄、枸杞、菟丝子、杜仲、补骨脂等；纳呆食少，加麦芽、谷芽、鸡内金；自汗盗汗、气短乏力，可加鳖甲、女贞子、旱莲草；紫斑、衄血者加仙鹤草、藕节、棕榈炭、蒲黄炭。

2. 肝肾阴虚

主要证候：爪甲失荣，筋惕胁痛，头晕目眩，腰酸腿软，遗精滑泄，自汗盗汗，耳鸣健忘，气短乏力，五心潮热，口干咽燥，齿衄鼻衄，舌嫩红，少苔或无苔，脉沉细数。

治法：滋补肝肾，养阴清热。

方药：左归丸。方中熟地黄滋肾填阴，枸杞益精养肝，茱萸涩精敛汗，龟鹿二胶益精填髓，菟丝子、牛膝强筋健骨，山药滋益脾肾。

阴虚火旺，骨蒸内热明显者，可加女贞子、旱莲草或天冬、知母、黄柏或合青蒿鳖甲汤；血热发斑、衄血者，可加生地黄、侧柏叶、茜草、仙鹤草、白茅根、紫珠草或合用十灰散。为防滞碍脾胃，可加陈皮、砂仁。

3. 血瘀癥积

主要证候：面色黧黑，胸胁疼痛，腹部胀满，癥瘕积块，肌肤甲错或瘀斑，或瘰疬痰核，舌暗紫、有瘀斑，少苔，脉弦。

治法：活血化瘀、散结止痛。

方药：膈下逐瘀汤。方中五灵脂、桃仁、红花、川芎、赤芍药、当归养血活血，行血逐瘀；香附、延胡索、乌药、枳壳舒肝行气止痛；甘草调中和药。

邪毒盛者，加白花蛇舌草、半枝莲、莪术、山慈菇、大青叶；痰浊盛者，加半夏、南星、浙贝母。

4. 热毒壅滞

主要证候：壮热口渴、心神不宁、身痛、胸闷、尿黄血尿、鼻衄、齿衄，肌肤紫斑，便秘，舌红苔黄少津，脉数。

治法：清热解毒、凉血止血。

方药：犀角地黄汤。方中犀角（用水牛角代）清营凉血，生地、丹皮、赤芍凉血

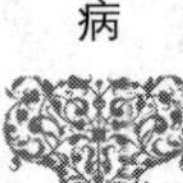

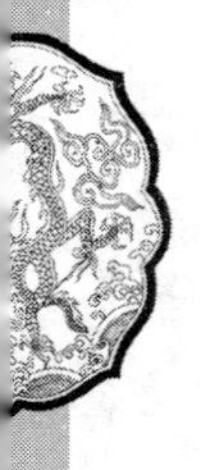

止血，养阴清热。

本方常加银花、连翘、石膏、栀子、茜根等加强清热凉血功效，合用十灰散增强凉血止血作用；如热盛神昏，可加入牛黄，或冲服紫雪丹；口渴便结者，则加入沙参、玄参、石斛。

（二）其他疗法

1. 六神丸，10～20 粒/次，每日 3 次。

2. 青黛粉 2～4 g，每日 2 次，应用于 RAEB 或 RAEB－T。

3. 亚砷酸注射液，由中药砒霜制成，每日 10 mg，加入葡萄糖液 500 ml，静脉滴注，疗程 1 个月。用于 RAEB、RAEB－T，部分病人可获得缓解。

二、西医治疗

MDS 的治疗方法主要有刺激骨髓造血、诱导分化、化疗与骨髓抑制。

1. 刺激造血剂　雄激素类，如丹那唑 0.6～0.8 g/d，疗程 2～3 月。糖皮质激素，用于有出血倾向或并发免疫异常者，强的松 40～60 mg/d，疗程 3 个月以上。甲基强的松龙冲击治疗，1g/d，连用 3～4 天后逐渐减量。促红细胞生成素（EPO）：用于 EPO 水平低下，中重度贫血者，1 万～2 万 U/次，每周 2～3 次，疗程 4 个月。粒细胞集落刺激因子 G－CSF 或 GM－CSF，适用于粒细胞减少合并感染的情况。

2. 诱导分化剂　全反式维甲酸有效率 60%，30～90 mg/d，4～8 周一疗程。13－顺式维甲酸，150mg/d，疗程 3 个月以上。维甲酸口服均具有口唇干裂、皮肤过度角化、肝功能损害等副作用。维生素 D_3 2.5～15 μg/d，8～24 周一疗程。干扰素－α 100 万～300 万 U 肌注，每周三次，连用 3 个月。

3. 化疗　对 RAEB 用小剂量阿糖胞苷（Ara－c），用量 10～20 mg/d，维持 14～21 天，缓解率可达 30%；或者用小剂量三尖杉脂碱。小剂量化疗可以同时起到诱导分化作用。亦可用 DA、HA、HE 方案联合化疗。

4. 骨髓移植　适用于有 HLA 配型一致的供者的年轻患者。

5. 支持治疗　患者在严重贫血、出血适当给予红细胞、血小板输注。感染时给予广谱抗生素抗感染治疗。

总之，上述方法治疗 MDS 疗效均不理想，治疗 RA 和 RAS 应用诱导分化剂和刺激造血剂效果较好，治疗 RAEB、RAEB－T 用小剂量化疗或小剂量联合化疗效果好。

【临床思路】

MDS 以贫血为主要表现，可伴有感染或出血倾向。外周血象表现为全血细胞减少，确诊须依据骨髓检查，并依据幼稚细胞比例升高和红细胞的形态以及病态造血的表现进行分类诊断。MDS 以本虚为主，临床上常常表现为气血亏虚，但同时伴有邪毒伏髓，临床辨证时不仅要依据四诊舌脉，同时要参合血象、骨髓象，如果幼稚细胞增多，应警惕病情向白血病转化，治疗应攻补兼施。

【预后与转归】

MDS是一组后天异质性造血细胞发育异常的疾病，部分病人可以转化为急性白血病。MDS的预后与患者年龄和体征、FAB分型、外周血象和骨髓象以及染色体异常有关。若患者进行性全血细胞减少，提示病情恶化，多数病人预后不良。一般RA、RAS二型患者的生存期长于其他型，发展成为白血病的比例也较低。血象中出现原始细胞或骨髓中原始细胞超过5%，或伴有染色体核型异常，预后较差。

【预防与调护】

MDS虽然有些病例发病原因不清，但部分病例与某些生物、化学或物理因素有关。因此，应采取预防措施，使用化疗药和放射治疗应严格把握适应证；在有关工农业生产以及生活中尽量避免或减少接触化学品等有害物质，做好劳动保护，防止有害物质污染周围环境，以减少MDS的发病。

合理调配饮食，注意均衡饮食，营养丰富，不宜辛辣、生冷饮食。注意精神调理。患者白细胞过低时易并发感染，注意卫生，预防感冒，避免剧烈活动，防止出血。

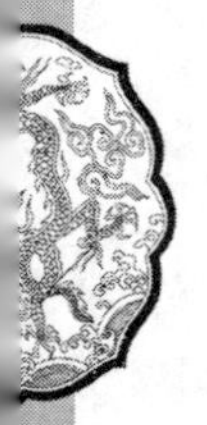

第七章　白　血　病

白血病（leukemia）属克隆性多能干细胞或祖细胞突变而导致的造血系统恶性肿瘤。根据其起病急缓、病程经过、细胞分化程度等，分为急性白血病和慢性白血病两大类。

第一节　急性白血病

急性白血病（acute Leukemia，AL）是由于造血干祖细胞恶变，导致某系列血细胞成熟障碍，其幼稚细胞在骨髓或其他造血组织中恶性增殖，浸润全身组织器官，使正常造血功能受抑，以贫血、发热、出血、肝脾及淋巴结肿大、感染等为主要表现的一组造血系统恶性肿瘤。本病多起病急骤，发展迅速。

急性白血病的发病率　全世界平均发病率约3.1/10万，欧美国家发病率较高，国内发病率占癌肿发病率的第6～8位，为十大恶性肿瘤之一。男性多于女性，是儿童及青少年最常见的恶性肿瘤。

本病属中医“急劳”、“虚劳”、“血证”、“内伤发热”、“温病”、“癥积”等范畴。

【病因病理】

一、西医病因病理

（一）病因及发病机制

急性白血病的病因尚未完全清楚，经近年研究表明，可能与下列因素有关：

1. 病毒感染　C型RNA病毒、成人T细胞白血病病毒（HTLV）等，目前被认为可引起白血病。

2. 化学物质与环境因素　多种具骨髓毒性的化学物质均可能引起白血病，包括苯及其化合物、有机溶剂、杀虫药，某些药物（如氯霉素、保泰松、镇静安眠药、磺胺、烷化剂等抗癌药等），可能引起本病。

3. 电离辐射　长期接触γ射线、X线等放射线，可诱发白血病。

4. 遗传因素　某些遗传性疾病或免疫缺陷症患者易发白血病。

急性白血病的发病机制尚未充分阐明。一般认为是上述因素作用下，机体免疫功能失调，或基因变异，使造血干祖细胞恶变，分化、成熟障碍，凋亡减少，原始幼稚血细胞恶性增殖并浸润骨髓及全身组织器官，导致正常造血细胞明显减少，不能发挥正常功能而发生出血和感染等。

（二）病理

1. 白血病细胞增生和浸润　为本病特异性病理变化，主要发生于造血组织，如骨髓、肝脾、淋巴结，并可累及全身组织器官。

2. 出血、组织营养不良及坏死　出血可发生于任何部位，程度各异，常见于皮肤、鼻、口腔黏膜、肺、胃及脑等；白血病细胞的浸润、组织出血及梗死可引起局部组织变性、坏死；代谢障碍可引起全身组织营养不良。

3. 继发感染　以细菌及真菌感染较常见。感染发生时，局部炎症反应较微，但病灶易扩散，组织变性较严重。

二、中医病因病机

1. 素禀不足，复感邪毒　先天禀赋不足，后天失于调养，致脏腑功能失调，正虚体弱，复感风寒暑湿燥热或温毒之邪，入里化火成毒，损伤脏腑气血阴阳。

2. 服药不慎，药毒内留　因病服药不慎，热毒内结，深入脏腑、骨髓，耗伤精血、真元，损伤脏腑阴阳，使气血衰败，卫外藩篱益疏而不固，更易感受外邪，重伤正气。或热毒化火，迫血妄行，则为血证。

3. 饮食不节，痰凝气结　过食煎炸热毒之品，胃中积热，煎炼津液成痰浊；或过食膏粱厚味，聚湿生痰，痰湿凝滞，阻碍气机，痰凝气结，则恶核累累；痰湿热毒内困，郁而化火，湿热蕴蒸则身热不扬；饮食不节，脾胃受伤，则气血生化乏源，无以充养肾精，致精气亏虚。

4. 劳倦过度，损伤脾肾　烦劳过度，损伤脾胃，一则气血生化乏源，无以充养脏腑百骸，致元气亏虚，营卫不足，卫外不固，时时外感；一则脾胃虚弱，运化无权，湿邪痰浊内生，阻碍气机，气滞血瘀，痰瘀互结，则为恶核、癥积之候。

5. 他病内伤，转化成劳　肺痨、热病、脏腑癌症等病久，或失治误治，一则阴阳气血亏损，二则久病入络，使气滞血瘀痰凝，或郁而化热化火成毒，则急劳、虚劳、血证诸病作矣。

上述诸因导致热毒之邪内炽，既可亏耗阳气，使脾失统摄，肾失封藏；又可入营动血，或灼伤阴液，使阴虚火盛，热伤血络，迫血妄行而为血证，阳络伤则血外溢而鼻衄、齿衄、舌衄、咯血、吐血、肌衄；阴络伤则血内溢而尿血、便血、崩漏；甚则大出血而气随血脱。若热邪熏灼，炼液为痰，或脾虚失运，聚湿成痰，痰火相搏，郁结成块，则为瘰疬恶核。气虚则推动无力，血虚则血行艰涩，均可致气滞而血瘀；瘀血与痰浊交阻，结于胁下，则为癥积；瘀血、痰浊随火动，随气升，又可攻心、闭窍、乘肺，变证多端，均为危候。总之，本病病因责之于禀赋不足，感受外邪；服药不慎，药毒内伤；饮食不节，痰凝气结；劳倦过度，损伤脾肾；他病内伤，转化成劳。其主要病机是因虚致实，因实致虚，虚实错杂，热毒、痰瘀内结，脏腑气血阴阳亏虚，络伤血溢，正亏邪盛，正邪交争则发热；正不胜邪则阴阳离决而死亡。

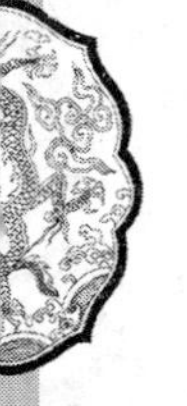

【临床表现】

一、起病较急

多数起病急骤，特别是青壮年病者；多数老年患者及低增生白血病患者则起病较缓。常以疲乏、头晕、咽痛、齿龈肿痛、淋巴结肿大、发热等就诊。

二、发热

发热常为首发症状，也可发生在任何阶段，热型不一，热度不等。继发感染是急性白血病发热的主要原因，其发热常为高热或超高热，多伴畏寒、多汗、身痛、消瘦、衰竭等，感染部位以咽部、口腔、上呼吸道、肺部、尿路、肠道为多见，化疗后粒细胞缺乏时更易见口腔、咽喉、呼吸道及肛周感染，可出现败血症；病原体以革兰氏阴性杆菌为主，其次为真菌，亦可为革兰氏阳性菌、病毒、衣原体等。白血病本身引起的发热与核酸代谢亢进有关，常以低热为主，多不超过 38 ℃，不伴寒战，抗感染治疗无效，化疗后即可消退。

三、出血

多数病人有不同程度出血，以早幼粒细胞白血病最严重，常可并发播散性血管内凝血（DIC）；其次是粒细胞白血病或单核细胞白血病，淋巴细胞白血病出血稍少。出血原因较复杂，包括血小板质与量下降，血管壁受侵蚀、损害，凝血因子减少，纤溶亢进等。部位以皮肤、黏膜最常见。多为瘀斑、瘀点、鼻衄、龈血、口腔黏膜血泡等，全身其他部位均可出血，颅内、呼吸道、消化道出血可致命。

四、贫血

贫血为急性白血病最常见的症状，发病初期即可出现，进行性加重。贫血原因主要是骨髓红系增生受白血病细胞抑制，化疗抑制造血，自身免疫性溶血，反复出血等。贫血多表现为正细胞正色素性，亦可为大细胞性，临床表现为头晕头痛，皮肤黏膜苍白，纳呆，心悸，疲乏，气促等。

五、白血病细胞浸润的表现

1．骨关节疼痛，胸骨局限性压痛　胸骨下端压痛常为白血病特征之一；骨关节痛易误诊为风湿病，特别是青少年。

2．肝、脾、淋巴结肿大　以急性淋巴细胞白血病最明显，其次为急性单核细胞白血病或急性粒细胞白血病。淋巴结肿大程度不一，质软或中等，以颈部多见，其次为腋窝、腹股沟及颌下。

3．中枢神经系统浸润　又称为中枢神经系统白血病（central nervous system leukemia，CNSL），为急性白血病复发的最常见根源。尤多发生于急性淋巴细胞白血病患者，主要表现为颅内压高，头痛，呕吐，视力减退，口眼歪斜，心率减慢，视乳头水肿，颅神经麻痹，甚至可见昏迷、偏瘫等。脑脊液检查可见压力增高，蛋白及白细胞增多，或找到白血病细胞。

4. 其他组织器官浸润　消化道浸润者可见口腔炎、食管炎、小肠炎、结肠炎等。皮肤黏膜浸润者可见丘疹、斑疹、脓疮、结节、肿块、疱疹、多形性红斑、牙龈肿胀、咽峡炎等。骨膜、硬脑膜和韧带等处浸润可形成粒细胞肉瘤（granulocytic sarcoma），即绿色瘤（chloroma），以眼眶部最常见。呼吸系统浸润者，可见胸闷痛、咳嗽、气促、呼吸困难、胸腔积液等。泌尿系统浸润者，可见浮肿、蛋白尿及管型尿。生殖系统浸润者，男性可见无痛性睾丸肿大，多以单侧明显，常发生在急性白血病经化疗缓解后，为白血病复发的根源之一；女性可见卵巢浸润，继发阴道出血和月经紊乱等。循环系统浸润者，可见心力衰竭、心包炎等。

【实验室及其他检查】

1. 血象　白细胞总数多增多，少数正常或减少。常见5% ~95%的原始及幼稚细胞。红细胞及血红蛋白、血小板中重度减少。

2. 骨髓象　增生活跃、明显活跃，甚至极度活跃。少数未经化疗即表现为增生低下，且外周血三系减少，称为低增生白血病。分类某系列原始及幼稚细胞 >30%，形态明显异常，如形态不规则，核染色质粗，分布不均，核仁大而明显，核浆发育失衡，急性粒细胞白血病的幼稚细胞中可见奥氏（Auer）小体，成熟细胞少见；除红白血病外，红系增生受抑；除巨核细胞白血病外，巨核细胞系统受抑，血小板少见。

3. 细胞化学染色　不同类型急性白血病的治疗方案及预后有明显不同，单纯常规染色常难以分类，必须参考细胞化学染色来区别不同类型急性白血病。参见表8－7－1。

表8－7－1　细胞化学染色鉴别急性白血病常见类型

细胞化学染色	急性淋巴细胞白血病	急性粒细胞白血病	急性单核细胞白血病
过氧化酶（POX）	－	－～＋	－～＋
苏丹黑（SB）	－	＋～＋＋＋	－
糖原（PAS）	＋，成块或颗粒状	－	－或＋，弥漫性淡红色
非特异性脂酶（NAE）	－	－	＋，能被NAE抑制
中性粒细胞碱性磷酸酶（NAP）	增加	－	正常或增加

4. 免疫学检查　利用单克隆抗体可以对临床形态学及细胞化学染色难以区分的急性白血病进行鉴别。参见表8－7－2和表8－7－3。

表8－7－2　免疫学鉴别淋巴细胞白血病与非淋巴细胞白血病

型别	CD2	CD7	CD13	CD19	CD20	CD33	TdT	MPO	HLA－DR
ANLL	－	±	＋	－	－	＋	±	＋	＋
B－ALL	－	－	－	＋	＋	－	±	－	＋
T－ALL	＋	＋	－	－	－	－	＋	－	－

注：ANLL：急性非淋巴细胞白血病；B－ALL：B淋巴细胞白血病；T－ALL：T淋巴细胞白血病。TdT：末端脱氧核苷酸转移酶；MPO：髓过氧化物酶；HLA－DR：人类白细胞DR抗原

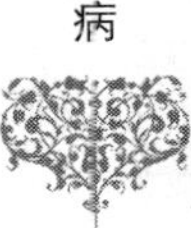

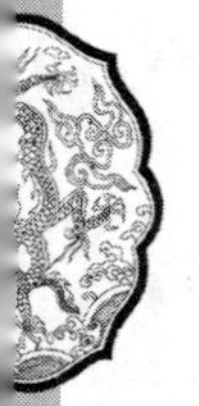

表 8－7－3　免疫学鉴别急性非淋巴细胞白血病各亚型

亚型	M_1	M_2	M_3	M_4	M_5	M_6	M_7
CD13	+	+	+	+	+	－	－
CD14	－	±	－	+	+	－	－
CD33	+	+	+	+	+	－	－
CD41	－	－	－	－	－	－	+
Ret	－	－	－	－	－	+	+
Lectpferrin	－	+	－	+	－	－	－

在免疫学检查前，首先要经临床及形态学、细胞化学染色确定是否急性白血病；再用 TdT、MPO 及单克隆抗体来鉴别是急性非淋巴细胞白血病，还是 T 或 B 细胞系急性淋巴细胞白血病，进一步再按 T－ALL 与非 T－ALL 的单克隆抗体分亚型。

5．细胞遗传学检查　某些白血病伴有特异性染色体和基因改变。参见表 8－7－4。

表 8－7－4　急性白血病部分亚型的染色体和基因改变

类型	染色体改变	基因改变
M_2	t（8；21）（q22；q22）	AML1－ETO
M_3	t（15；17）（q22；q21）	PML－RARa，RARa/PML
M_4EO	inv/del（16）（q22）	CBFβ/MYH11
M_5	t/del（11）（q23）	MLL/ENL
L_3（B－ALL）	t（8；14）（q24；q32）	MYC 与 IgH 重排
ALL（5%～20%）	t（9；22）（q34；q11）	BCR/ABL，M－BCR/ABL

【诊断与鉴别诊断】

一、诊断要点

（一）西医诊断

诊断应根据临床有发热、出血、牙龈肿痛、贫血等症状，体检发现淋巴结、肝脾肿大等表现，外周血发现原幼稚细胞、骨髓细胞学检查发现某系/某二系原始细胞＞30%即可确定。再根据形态学标准，必要时结合免疫学、细胞遗传学检查来进行分型。

1976 年，法英美三国协作组制订了急性白血病 FAB 分型诊断标准；1986 年，我国血液学家综合国内外的新进展，提出了以下急性白血病诊断标准：

1．急性淋巴细胞白血病（ALL）　根据细胞大小及形态特征分 L_1，L_2，L_3 三型。

（1）第 1 型（L_1）：原始和幼稚淋巴细胞以小细胞（直径小于 12 μm）为主；核圆形，偶有凹陷与折叠，染色质较粗，结构较一致，核仁少而小，不清楚；胞浆少，轻或中度嗜碱。过氧化物酶或苏丹黑染色阳性的原始细胞一般不超过 3%。

（2）第 2 型（L_2）：原始和幼稚细胞以大细胞（直径可大于正常小淋巴细胞 2 倍以上，大于 12μm）为主；核形不规则，凹陷与折叠可见。染色质较疏松，结构较不一致，核仁较清楚，一个或多个；胞浆量较多，轻或中度嗜碱，有些细胞深染。

（3）第 3 型（L_3）：似 Burkitt 型，原始和幼稚淋巴细胞大小较一致，以大细胞为主；核形较规则。染色质呈均匀细点状，核仁明显，一个或多个，呈小泡状；胞浆量较多，深蓝色，空泡常明显，呈蜂窝状。

2. 急性非淋巴细胞白血病（ANLL）　又称为急性髓性白血病（AML），分 7 个亚型。

（1）急性粒细胞白血病未分化型（M_1）：骨髓中原粒细胞多于或等于 90%（非红系细胞），早幼粒细胞很少，中幼粒细胞以下阶段不见或罕见。

（2）急性粒细胞白血病部分分化型（M_2）：分二种亚型：

M_{2a}：骨髓中原粒细胞为 30% ~90%（非红系细胞），单核细胞少于 20%，早幼粒细胞以下阶段多于 10%。

M_{2b}：骨髓中原始和早幼粒细胞明显增多，以异常的中性中幼粒细胞增生为主，其胞核常有核仁，有明显的核浆发育不平衡，此类细胞多于 30%。

（3）急性早幼粒细胞白血病（M_3）：骨髓中以颗粒增多的异常早幼粒细胞增生为主，多于 30%（非红系细胞），其胞核大小不一，胞浆中有大小不等的颗粒。分二种亚型：

M_{3a}（粗颗粒型）：嗜苯胺蓝颗粒粗大，密集甚或融合。

M_{3b}（细颗粒型）：嗜苯胺蓝颗粒密集而细小。

（4）急性粒－单核细胞白血病（M_4）：按粒系和单核细胞形态不同，可包括下列四种类型：

M_{4a}：原始和早幼粒细胞增生为主，原、幼单核和单核细胞多于或等于 20%（非红系细胞）。

M_{4b}：原、幼稚单核细胞增生为主，原始和早幼粒细胞多于 20%（非红系细胞）。

M_{4c}：原始细胞既具粒细胞系，又具单核细胞系形态特征者多于 30%（非红系细胞）。

M_4EO：除上述特点外，还有粗大而圆的嗜酸颗粒及着色较深的嗜碱颗粒，占5% ~30%（非红系细胞）。

（5）急性单核细胞白血病（M_5）分二种亚型：

M_{5a}（未分化型）：骨髓中原单核（Ⅰ型 + Ⅱ型）（非红系细胞）多于或等于 80%。

M_{5b}（部分分化型）：骨髓中原始和幼稚单核细胞（非红系细胞）多于 30%，原单核细胞（Ⅰ型 + Ⅱ型）少于 80%。

（6）急性红白血病（M_6）：骨髓中红细胞系多于 50%，且带有形态学异常，骨髓非红细胞系原粒细胞（或原始 + 幼稚单核细胞）Ⅰ + Ⅱ型多于 30%；若血片中原粒细胞或原单核细胞多于 5%，骨髓非红系细胞中原粒细胞或原始 + 幼稚单核细胞多于 20%。

（7）急性巨核细胞白血病（M_7）：外周血中有原巨核（小巨核）细胞；骨髓中原

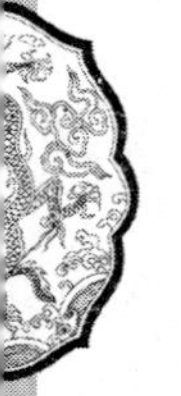

巨核细胞多于或等于30%；原巨核细胞有电镜或单克隆抗体证实；骨髓细胞少，往往干抽，活检有原始和巨核细胞增多，网状纤维增加。

1990年伦敦会议增加了（8）型，即急性髓性白血病微分化型（M_0），其形态学上呈原始细胞特征，胞浆大都透亮或中度嗜碱，无嗜天青颗粒及Auer小体，核仁明显，类似急淋L_2型。细胞化学：髓过氧化物酶及苏丹黑染色少于3%。免疫学：髓系标志CD33和/或CD13可阳性；淋系抗原阴性，分别有$CD7^+$、TdT^+。电镜：髓过氧化物酶阳性。

1997年，WHO建议将急性髓性白血病诊断标准改为原始细胞≥20%，取消骨髓增生异常综合征（MDS）的RAEB－T的亚型。目前，越来越多医院逐步采用WHO分型。

3. 复发和难治性急性白血病

急性白血病复发是指白血病细胞在体内任何部位重现，以骨髓复发最为常见。

难治性ALL的判断标准：常规一线（VP为基础）化疗方案治疗不能完全缓解或一线方案诱导治疗第14天骨髓幼稚细胞仍>50%。

难治性AML的判断标准：a. 绝对耐药，即诱导缓解治疗第1疗程的第28天骨髓中幼稚细胞仍多于诊断时的50%；b. 低增生性耐药，即化疗后骨髓抑制，但恢复后骨髓中幼稚细胞多于诊断时的50%；c. 标准方案诱导化疗2疗程不缓解；d. 髓外白血病持续存在；e. 第1次完全缓解后6个月内复发；f. 第1次完全缓解6~12月后复发，原方案再诱导治疗无效；g. 二次和多次复发，再诱导治疗无效；h. 干细胞移植后复发，再诱导治疗无效。

4. 标危（standard risk）和高危型（high risk）急性淋巴细胞白血病

1998年中华医学会儿科血液学会建议将小儿急性淋巴细胞白血病进行如下分型：

（1）与小儿ALL预后确切相关的危险因素：①<12个月的婴儿白血病。②诊断时已发生中枢神经系统（CSNL）和/或睾丸白血病（TL）者。③染色体核型为t（4；11）或t（9；22）异常。④小于45条染色体的低二倍体。⑤诊断时外周血白细胞计数>50×10^9/L。⑥泼尼松诱导试验60 mg/（m^2·d）×7天，第8天，外周血白血病细胞≥1×10^9/L，定为泼尼松不良反应者。⑦标危ALL诱导化疗6周不能获完全缓解（CR）者。

（2）根据上述危险因素，临床分型为二型：①高危ALL（HR－ALL）：具备上述任何一项或多项危险因素者。②标危ALL（SR－ALL）：不具备上述任何一项危险因素者，伴有或不伴有t（12；21）染色体核型和≥50条染色体的高二倍体B系ALL。

（二）中医辨病与辨证要点

急性白血病临床较为常见，其病机虚实错杂，证候各异，宜细加辨别。尤须辨清虚实寒热、外感内伤，识别卫气营血，分清病期。

1. 辨病要点　根据急性白血病临床表现不同，中医可分别诊为虚劳、急劳、血证、内伤发热、温病、癥积等病证。若以脏腑亏损，元气虚弱，久虚不复为特征者当诊为虚劳；以起病急骤，出现脏腑亏损，元气虚弱为特征者，当诊为急劳；以血液不循常道而溢出脉外为主要表现者，当诊为血证；以脏腑阴阳气血虚损或失调而发热为主要表现者，当诊为内伤发热；以胁下或腹中积块为主要表现者，可诊为癥积。

2. 辨证要点

（1）辨虚实，别标本：急性白血病属虚实夹杂之证，病机转化常见且较快，病情变化迅速，且证候兼夹多见，临床首当注意抓住主要证候，分清标本虚实。如正气虚弱复感外邪本虚标实之证，血热妄行实证或气虚不摄虚证之出血，气血亏虚、经脉失养虚证或瘀血闭阻、络脉不通实证之肢体疼痛等。

（2）辨外感与内伤发热：中低度发热、不恶寒，无热毒邪气所犯病位可查者，常为内伤发热；高热伴热毒邪气所犯病位可查，如喉痹、邪热犯肺、淋证、疮疡等者，多为外感发热。

（3）辨何邪何犯：急性白血病合并感染，外邪从口鼻而入，传变迅速，兼病、并病尤多，需辨明感受何邪，再按卫气营血辨证或六经辨证，辨清邪在卫、气、营、血或何经何脏腑。

（4）辨病在何期：急性白血病不同病期的正邪盛衰、临床表现均有不同，如初病未化疗时，一般以邪实为主，兼有正虚；中期或化疗期间，一般正邪相争，虚实相仿，胃气不和明显；末期或化疗后，正邪俱虚；完全缓解后，以正虚为主，留有余邪。

二、鉴别诊断

再生障碍性贫血、骨髓增生异常综合征、恶性组织细胞病、类白血病反应、结缔组织病等均可有发热、出血、贫血等表现，可与急性白血病混淆，须作鉴别。

1. 再生障碍性贫血　呈全血细胞减少，但外周血无幼稚细胞；无肝脾、淋巴结肿大及胸骨压痛；骨髓象为鉴别关键，增生常低下，原始细胞不增多，巨核细胞减少，非造血细胞增多；活检见脂肪组织增多，造血组织减少。

2. 骨髓增生异常综合征　外周血呈一系至三系减少，或见少许幼稚细胞；骨髓象增生活跃，原始及早幼粒细胞少于30%，二系至三系血细胞呈病态造血。

3. 恶性组织细胞病　以高热、衰竭、肝脾肿大为突出表现，常见黄疸；外周血多呈全血细胞减少；骨髓象或肝脾等组织活检可见恶组细胞。

4. 类白血病反应　常有严重感染、恶性肿瘤、中毒、大出血及急性溶血等明确病因。外周血白细胞总数明显增高，多于$50\times10^9/L$，或见幼稚细胞，但以较成熟阶段为主，原始细胞少于15%，红细胞、血小板多见明显变化。骨髓象增生活跃或明显活跃，原始、早幼、中幼、晚幼阶段细胞均增多，除中性粒细胞胞浆有中毒颗粒及空泡外，形态大致正常，其中原始细胞少于20%。成熟中性粒细胞碱性磷酸酶增高。原发病去除后血象随之好转。

5. 结缔组织疾病　外周血可呈一系至三系细胞减少，但不见幼稚细胞。骨髓象增生活跃或减低，一系至三系造血细胞受抑，或粒系增生活跃，但原始粒细胞少于10%，各阶段幼稚细胞比例大致正常。外周血免疫功能检查异常（如抗核抗体、类风湿因子阳性，补体减少等）。

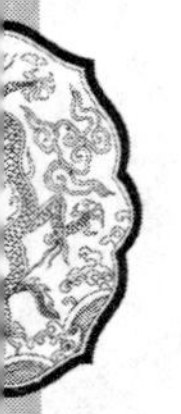

【治疗】

一、中医治疗

本病以脏腑气血阴阳亏虚为本，热毒、痰瘀为标，本虚标实，虚实错杂，且虚与实之间常变化迅速，要在谨守病机，重视整体，扶正祛邪，有所侧重。如急性早幼粒细胞白血病多表现热毒炽盛，气营两燔为主，应以清热解毒，凉营止血为主，扶正为辅；其余类型白血病应扶正祛邪并重，即使在合并感染及出血以标急为主时，亦万万不可忽视扶正固本，燮理阴阳，调补气血，使正胜则邪退，方能力挽狂澜，脱离险境。

（一）辨证论治

1. 热毒炽盛

主要证候：高热汗出，气粗息高，或头痛面赤，鼻衄、齿衄、紫斑，血色深红或紫红，溲赤便秘，口渴欲饮，烦躁不宁，甚则神昏谵语，舌红绛，苔黄燥，脉弦滑数。

治法：清热解毒，凉营止血。

方药：清营汤或清瘟败毒饮。前方用犀角、黄连清营分之热毒；生地黄、玄参、麦冬、丹参清营热而养营阴；金银花、连翘、竹叶轻清泄热，使热邪透出气分而解。后方中黄连、黄芩、栀子、连翘、生石膏、竹叶、知母以清泄三焦气分之火热邪毒；犀角、生地黄、丹皮、玄参、芍药以清心凉血，安营止血；桔梗、甘草解毒利咽，甘草并能调和诸药。清营汤适用于邪热初入营分而气分之邪尚未尽解者；若热毒极盛，气血两燔，证情严重，可选用清瘟败毒饮。

方中犀角宜用水牛角代。热迫血行，出血较多者，可加栀子炭、大黄炭、侧柏炭、紫草；气分火热炽盛，高热、咽喉肿痛者，可加大青叶、板蓝根、白花蛇舌草、半枝莲；热扰心营，痰蒙清窍，神昏谵语、喉间痰鸣者，可以汤药送服安宫牛黄丸，每次1/2～1丸，每日2次。

2. 湿热蕴结

主要证候：身热不扬，汗出不解，头身困重，骨节烦疼，或有紫斑，胸脘痞闷，纳呆尿黄，便溏不爽，口苦口粘或口咽溃烂，舌质红，苔黄腻，脉滑数。

治法：清热解毒，理气化湿。

方药：甘露消毒丹。方中滑石、茵陈、木通清热利湿；黄芩、连翘清热解毒；贝母、射干利咽散结；石菖蒲、白豆蔻、藿香、薄荷芳香化浊，行气醒脾。诸药合用，共奏利湿化浊，清热解毒之功。

湿热困阻，头身困重、骨节烦疼者，可加防风、桑枝、滑石、赤小豆、防己、薏苡仁；湿热阻滞中焦，纳呆、舌苔厚腻者，可加佩兰、鸡蛋花、木棉花；兼瘀血内停，肢体疼痛、舌质暗红者，可加三七、郁金、丹参；邪毒内炽者，可加白花蛇舌草、半枝莲、青蒿；湿热蒙蔽清窍而神识昏蒙者，可加郁金、茯苓、半夏、陈皮、竹茹；肌肤紫斑者，可加槐花、地榆炭、茜根。

3. 阴虚内热

主要证候：发热或高或低，潮热盗汗，头晕目眩，五心烦热，腰膝酸软，口燥咽干，或口咽溃烂，或齿摇齿衄，或肌衄，血色鲜红，诸症入夜尤甚，舌质红，苔少，脉细数。

治法：滋阴清热，凉血止血。

方药：清骨散合二至丸。方中银柴胡、胡黄连、秦艽、鳖甲、地骨皮、知母、女贞子滋阴清热；青蒿养阴透邪外出；旱莲草养阴凉血止血；甘草解毒和药。

虚火毒邪较甚，高热、口咽溃烂者，可加大青叶、板蓝根、白花蛇舌草、连翘、黄芩；热盛迫血，出血较多者，可加仙鹤草、紫草、白茅根、茜草等。

4. 正虚痰瘀

主要证候：颈腋恶核，瘰疬累累，胁下癥积，面色萎黄，时发热，疲乏气短，唇甲紫黯，舌质淡红而紫黯，或有瘀斑瘀点，苔白腻或黄，脉弦涩。

治法：益气活血，化痰散结。

方药：补阳还五汤合消瘰丸。方中重用黄芪以补气；当归尾、赤芍、地龙、川芎、桃仁、红花活血通络；浙贝母消痰散结；牡蛎软坚散结；玄参滋阴降火。诸药合用，共奏益气活血，化痰散结之功。

痰瘀互结较深，胁下癥积者，可加鳖甲、莪术、山慈菇、半枝莲、七叶一枝花、失笑散；气血亏虚较甚者，可加补骨脂、八珍汤；痰热较甚者，可合温胆汤。

5. 气血亏虚

主要证候：眩晕耳鸣，面色萎黄或苍白，唇甲色淡，心悸气短，动则尤甚，脘闷纳呆，自汗盗汗，常易感冒，或虚烦不寐，或鼻衄、齿衄、紫斑，血色淡红，舌质淡有齿印，脉虚大或细弱。

治法：益气养血，健脾补肾。

方药：归脾汤合圣愈汤。方中黄芪、人参、当归、川芎、白芍、熟地黄、白术、龙眼肉益气养血；茯神、酸枣仁、远志养心安神；生姜、木香理气和中；炙甘草和中调药。

可加补骨脂、菟丝子、紫河车、黄精、鸡血藤等补肾填精之品，以增化血之力；气虚卫表不固，则自汗、盗汗、常易感冒者，可加防风、糯稻根、柴胡；气虚不摄，鼻衄、齿衄、紫斑者，可加三七、棕榈炭、血余炭、半枝莲。

6. 阴阳两虚

主要证候：面色㿠白，形寒肢冷，倦卧不起，腰膝酸痛，纳呆便溏，脘腹胀满，或面浮肢肿，或大肉陷下，目暗神迷，气短难续，时发高热，自汗盗汗，发脱齿摇，舌淡胖嫩，或暗，苔白腻，脉沉弦虚数或大而无力。

治法：益肾健脾，调补阴阳。

方药：右归丸合补中益气汤。方中熟地黄、山药、山茱萸、枸杞子滋阴补肾、阴中求阳；杜仲、肉桂、制附子、菟丝子温补肾阳；鹿角胶、当归填精补血；黄芪、党参、白术、陈皮、甘草补中益气，执中央以运四旁；柴胡、升麻升阳举陷。

可加吉林参、西洋参、三七以大补元气，养阴活血；余邪未尽者，可加大剂补骨脂、半枝莲、白花蛇舌草以扶正祛邪；虚阳欲脱，面红如妆、脉虚大无根者，可去升麻、柴胡，加肉桂、黄连、牛膝以引火归元。

（二）其他治法

1. 亚砷酸注射液　内含三氧化二砷。诱导缓解期每日用 5 ~ 10 ml，加入葡萄糖注

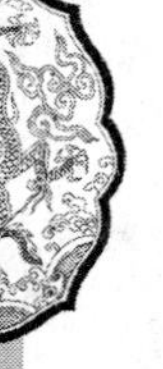

射液，或生理盐水注射液250ml稀释后静脉注射，连用28～60天。适用于初发急性早幼粒细胞白血病，亦可试用于急性粒细胞白血病等。

2. 六神丸　每日90～180粒，分3～4次饭后口服；不能耐受者，可从小剂量每日30粒开始，能耐受者迅速加量至每日90粒以上。可用于急慢性白血病。

3. 紫金锭　取紫金锭适量，研末，酌加酸醋或温开水，调成糊状，每日2～3次，外涂患处。适用于绿色瘤。

二、西医治疗

（一）一般治疗

积极消除病因、脱离接触，戒除烟酒嗜好，给予富营养、易消化饮食，避免外伤、慎行手术包括拔牙等小手术，加强支持疗法，防治感染和出血，纠正贫血。

（二）药物治疗

1. 化学治疗

（1）诱导：诱导是急性白血病的基本治疗，适当的诱导治疗，可使患者病情趋于缓解，为以后的治疗，为患者的长期无病生存，甚至治愈带来希望。目前认为，诱导缓解的原则应当是早期、足量、联合使用化疗药，并注意个体化，争取在1～2疗程内达临床缓解。若2疗程仍不能缓解，应改用其他联合化疗方案。

初治ALL的常用化疗方案

VP方案　为儿童急性淋巴细胞白血病的基本诱导方案。长春新碱1.5 mg/m^2，静脉注射，每周1次；泼尼松每日40mg/m^2，分2～4次，口服。每4周1疗程，或直到完全缓解（complete remission，CR）为止。

VDP方案　上述VP方案再加柔红霉素30～50 mg/m^2，静脉注射，第1～2天，间歇10～14天，重复第2疗程。

VDLP方案　即上述VDP方案，于第17～28天加左旋门冬酰胺酶，6 000 U/m^2，静脉滴注，每天或隔天1次。

初治ANLL的常用化疗方案

DA方案　柔红霉素30～40 mg/m^2，静脉注射，连用3天；阿糖胞苷100 mg/m^2，静脉滴注或分2次静脉注射，第1～7天。

AA方案　即上述DA方案中柔红霉素换用阿霉素，用法用量同上。

HA方案　三尖杉酯碱3～4 mg/m^2，静脉滴注，第1～7天；阿糖胞苷用法用量同DA方案的阿糖胞苷。

HAE方案　即HA方案再加足叶乙甙100 mg/m^2，静脉滴注，第1～7天。

急性早幼粒细胞白血病的诱导治疗

全反式维甲酸（ATRA）每日30～120 mg，分3～4次，口服，直至完全缓解。

难治及复发性白血病的诱导治疗

a. 急性淋巴细胞白血病　难治性和复发性急性淋巴细胞白血病常采用以下方案：

NA方案　米托蒽醌5～10 mg/m^2，静脉滴注，第1～第3天；阿糖胞苷1 g/m^2，静脉滴注，每天2次，连用3~4天。

NAE方案　米托蒽醌用法用量同上NA方案；阿糖胞苷0.5 g/m^2，静脉滴注，连用3天；足叶乙甙100 mg/m^2，静脉滴注，第4~8天。

VP_{16}+HDAra-c方案　足叶乙甙100 mg/m^2，静脉滴注，第1~5天；阿糖胞苷0.5 g~3 g/m^2，静脉滴注，第1~3天。

VP+HDMTX方案　VP方案同前；甲氨蝶呤800~1 500 mg/m^2，静脉滴注；然后用甲酰四氢叶酸钙于0，4，8，12小时各用400 mg，静脉滴注解救。

b. 急性非淋巴细胞白血病　难治及复发性急性非淋巴细胞白血病的诱导治疗常采用以下方案：

NAE方案　同难治及复发性淋巴细胞白血病用法用量。

IA方案　去甲氧柔红霉素6~8 mg/m^2，静脉滴注，第1~5天；阿糖胞苷600 mg/m^2，静脉滴注，第1~5天。

IAE方案　即IA方案，加用足叶乙甙150 mg/m^2，静脉滴注，第1~3天。

（2）缓解后化疗：缓解后化疗包括巩固、强化、维持三阶段，阶段之间无明确界限。目的是进一步减少残留的白血病细胞，延长无病生存期，防止白血病复发。

巩固、强化：原则是大剂量，早强化，联合交替用药。每月1次骨髓抑制性强化巩固，连续6个疗程。急性淋巴细胞白血病可选用原诱导方案或甲氨蝶呤、阿糖胞苷、环磷酰胺、足叶乙甙、长春新碱、强的松等，以不同组合、剂量，从完全缓解后2周~3周开始进行；急性非淋巴细胞白血病可选用原诱导方案或DA、AA、HA、NA等方案交替用药，从完全缓解后3~4周开始。

维持：可用诱导及巩固、强化的几种方案，每个方案用2疗程，交替使用，第1年每月1疗程，第2年每2月1疗程，第3年以后每3月1疗程，到5年才可停药观察，但仍须定期随访。

2. 髓外白血病的防治　主要包括中枢神经系统白血病及睾丸白血病的防治，以减少白血病的复发

（1）中枢神经系统白血病的防治：常用甲氨蝶呤10 mg/m^2，地塞米松5 mg，鞘内注射；或加用或单用阿糖胞苷25~50 mg/m^2，地塞米松剂量同前，鞘内注射。不能鞘内注射或鞘内注射失败者，可用环己亚硝脲100~120 mg，顿服。急性淋巴细胞白血病及急性非淋巴细胞白血病M_4、M_5在完全缓解后，即宜进行连续3周，每周1次鞘内注射，以后每1~2月1次，共6~8疗程。一旦发生中枢白血病，则每周2次鞘内注射，直至脑脊液中白血病细胞消失，然后逐渐延长间隔时间；还可用头颅放射，剂量不超过2 400cGy，2~3周内照完。

（2）睾丸白血病的防治：对于ALL及ANLL-M_4，M_5可予睾丸放射治疗。

3. 支持疗法

（1）防治感染：保持环境卫生，包括净化病房空气，防止医源性及交叉感染；注意病人自身清洁，加强护理工作；预防性使用抗生素及早期、足量、联合、静脉使用强力抗生素。

（2）防治出血：鼻腔、口腔等黏膜出血可用凝血酶加去甲肾上腺素填塞或漱口；

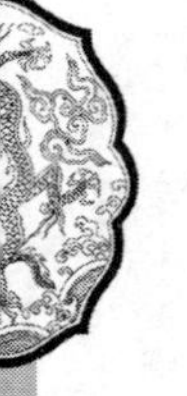

消化道、呼吸道出血等可用止血敏、止血芳酸静脉滴注；阴道流血不止可用炔诺酮等；血小板低于 $15\times10^9/L$，有眼底或颅内出血倾向者，可输浓缩血小板。

（3）纠正贫血：重度贫血者给予输浓缩或洗涤红细胞，使血红蛋白维持在80g/L以上。

（4）造血因子的使用：在化疗后骨髓抑制期，粒细胞缺乏者，可予 G－CSF 或 GM－CSF 皮下注射。除过敏者外，造血因子对于急性淋巴细胞白血病患者无禁忌证；对于急性非淋巴细胞白血病患者，除属低增生白血病或预激方案之外，一般不主张在化疗前用，化疗后使用亦须谨慎，以免刺激白血病细胞生长。

（5）防治高尿酸血症：化疗期可予别嘌呤醇0.1 g，加碳酸氢钠1.0 g，每日3次口服；同时增加补液量至每天1 500～2 000 ml左右以水化治疗。对于白细胞超过 $100\times10^9/L$ 者，可先予羟基脲0.5～1.0 g，每日3次口服；或用血细胞分离机单采分离过高的白细胞，使其降低至 $30\sim50\times10^9/L$ 左右，再行联合化疗。

（6）其他治疗　营养状况差、低蛋白血症者可输血浆或白蛋白等；化疗期间呕吐者，可予恩丹西酮4～8 mg，或格拉司琼3 mg，化疗前静脉注射，必要时再口服恩丹西酮4 mg。保护肝功能可用葡醛内酯100 mg，每日3次，口服；多烯磷酯酰胆碱注射液10～20 ml，稀释后静脉滴注，或用多烯磷脂酰胆碱胶囊2粒，每日3次，口服。

4. 造血干细胞移植

骨髓或外周血造血干细胞移植是目前根治白血病的最有效的方法。一般主张宜在经诱导缓解达CR后再行移植，成功率约50%，最好采用异基因移植，以减少复发。缺点是供体难找且费用昂贵，尚不能作为常规治疗手段。

适应证：

（1）年龄在45岁以下，自体骨髓移植可适当放宽；

（2）成人急性淋巴细胞白血病首次缓解（CR_1），急性非淋巴细胞白血病第2次缓解（CR_2）；

（3）儿童高危急性淋巴细胞白血病首次缓解（CR_1），标危急性淋巴细胞白血病第2次缓解（CR_2）；

（4）儿童急性非淋巴细胞白血病首次缓解（CR_1）；

（5）脏器功能正常，无影响移植的疾病。

副反应：包括移植物抗宿主病，免疫缺陷性感染，间质性肺炎等，应积极进行相应的治疗。

5. 其他疗法

如免疫治疗，包括胸腺素、白细胞介素（IL）、白血病单克隆抗体等对急性白血病部分有效；白血病基因修饰治疗尚待进一步研究。

【临床思路】

1. 急性白血病早期常以疲乏、头晕、咽痛、齿龈肿痛、淋巴结肿大、发热、皮下瘀斑等就诊，其外周血象可轻度异常，白细胞总数可正常，或低或高，贫血和血小板减少亦可不够明显，且易于与再障等其他血液病混淆。要提高早期确诊率，关键在于提高警惕，并作骨髓穿刺和外周血细胞形态检查。

2. VP 方案是急性淋巴细胞白血病的基础化疗方案，对标危组儿童患者疗效好，CR 率可达 80% 以上；但对高危组儿童或成人患者疗效较差。目前治疗急性淋巴细胞白血病的标准方案是 VDLP。对于 L_2 或 L_3 型急性淋巴细胞白血病，特别是成人，因其复发率高，多主张诱导达 CR 后尽可能及早作造血干细胞移植。

3. DA 方案为急性非淋巴细胞白血病国际标准化疗方案，其中柔红霉素最佳剂量是 40 ~ 60 mg/m^2 · d；若少于 30 mg，则疗效下降；多于 60 mg，则毒副作用明显。另外，蒽环类抗生素柔红霉素、阿霉素、米托蒽醌的终生累积量分别为每平方米体表面积 650 mg、550 mg、150 mg，若超过这个剂量，患者可发生不可逆性心肌损害而致死；若这类药物轮替使用时，其终生累积量相应适当减少。HA 方案为国内首创，疗效亦不错。对于急性早幼粒白血病诱导缓解治疗当选全反式维甲酸或中药砷剂，同时注意防治 DIC。对于白血病化疗，除根据上述方案进行外，应强调个体化原则，只有按患者具体病情、体质状况、年龄、白血病类型等来选择化疗方案，才能取得更好的疗效。

4. 对于老年人白血病，诱导化疗效果较差，治疗相关死亡率高。故是否进行化疗，以及化疗的强度更应遵循个体化原则，即根据其一般情况和重要脏器功能状态而定，原则上其化疗不应太强烈，宜加强支持疗法，加强隔离保护和细致护理工作，以尽可能延长生存期。对于一般情况差，或有心肺肾等重要脏器合并症，骨髓增生低下（低增生白血病），原始细胞百分率较低，全血细胞减少严重等者，不宜化疗，否则可能因强烈化疗致严重并发症而加快其死亡；对此类病员，可以中医中药辨证治疗，加强扶正和支持疗法，或在此基础上加用适当的小剂量化疗，如阿糖胞苷 10 ~ 50 mg，静脉滴注，或三尖杉酯碱 1 ~ 2 mg，静脉滴注，每日一次，连用 1 ~ 2 周，反而可望取得较好的生存质量或较长的生存期。

5. 髓外白血病，特别是中枢神经系统白血病，睾丸或卵巢、乳房白血病，常常是急性白血病复发的根源。故对这些组织器官的白血病浸润应积极防治，尤其是急淋白血病，以及急非淋白血病 M_4、M_5 型，在诱导化疗达 CR 后，宜常规进行鞘内注射化疗或局部器官放疗，且宜定期检查局部器官，以减少髓外白血病的发生；一旦出现髓外白血病，更应积极鞘内注射或放疗，以期取得较长的无病生存期，直至治愈。

6. 急性白血病主要病机是因虚致实，因实致虚，虚实错杂，以热毒、痰瘀内结为标实，脏腑阴阳气血亏虚为本虚。临证论治宜谨守病机，重视整体，标本兼顾，即燮理阴阳，调补气血，健脾补肾，扶正以固本；清热解毒，凉营止血，化痰祛瘀，理气除湿，祛邪以治标。然扶正与祛邪又须根据具体病情及类型而有所侧重。如急性早幼粒白血病多热毒炽盛，气营两燔为常见，治以清热解毒，凉营止血为主，可予砷剂，或中药配合维甲酸治疗，扶正为辅，治病以留人；老年人及低增生白血病常以阴阳气血亏虚表现突出，治宜调补阴阳，健脾补肾，益气养血为主，酌情配合小到中剂量化疗，体亏元气大伤者可不化疗，祛邪为辅，留人以治病；其余类型白血病常表现为正虚与邪实并重，治疗宜西药化疗并配合中药扶正。在治疗的不同阶段，中药应用又有所不同。在初治未行化疗前，中药常予攻邪为主，扶正为辅；化疗期间宜以和胃降逆为主，化疗结束后则宜扶正为主，分别以中药减少化疗药物所引起呕吐或骨髓抑制等毒副反应，使中西两法扬长避短，相得益彰。

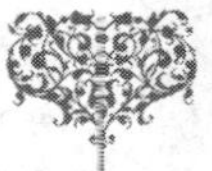

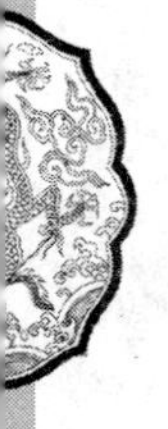

【预后与转归】

急性白血病的自然生存期约3个月。经系统治疗完全缓解后，5年无病生存率可达20%～40%，造血干细胞移植后无病长期生存率达50%以上，甚至有望治愈。其预后与下列因素有关：首先与年龄相关，如急性淋巴细胞白血病以1～9岁患儿预后较好，1岁以下9岁以上各年龄组预后较差，老年患者预后更差；急性髓性白血病以青中年预后较好；儿童和老年患者预后较差，且老年患者随年龄增长而预后更差。再者与白血病亚型相关，如M_3型经全反式维A酸或砷剂治疗，预后较好；儿童L_1型经系统治疗，疗效较好；L_2～L_3或M_4～M_6型预后较差；M_7型预后更差。其次与治疗前外周血细胞负荷相关，如白细胞大于$50\times10^9/L$或/和血小板少于$30\times10^9/L$者，预后较差。再次与染色体异常情况有关，如AML有5^-、7^-、$5q^-$、$7q^-$和超二倍体者，预后较差；t（15；17）、t（8；21）、Inv（16）者，预后较好；ALL有t（9；22）者，预后较差。此外，继发于肿瘤放疗、化疗或慢性白血病急变或MDS转化的急性白血病、多药耐药或复发性白血病、心理素质较差且不能正确对待疾病、不能配合治疗者，预后较差。

中医认为，本病经治疗后邪毒渐退而尽消，正气渐复而康健，其脉细弱和缓，诸证悉除，神清气爽者，为顺证，预后较好；未经治疗或经治疗后邪毒退而难尽，正气复而又衰，其脉数大弦急，神迷气短难续者，为逆证，预后不良。

【预防与调护】

本病的预防调护，应着重注意以下几点：

1. 慎避风寒，防止外感　感染是本病的第一位致死原因，故患者应严加保护，积极防治感染，在化疗前后当重点注意五官、肛周、泌尿生殖道、皮肤等部位的清洁卫生，防止褥疮。

2. 注意饮食，劳逸结合　饮食以清淡、富营养、易消化为原则，注意勿损胃气。适当休息，劳逸结合，病情、体力允许时，可配合太极拳、八段锦、散步、广播操等体育锻炼，综合治疗，有利于康复。

3. 舒畅情志，增强信心　本病患者应保持情绪舒畅，乐观豁达，正确对待疾病，坚持战胜疾病的信心、决心和恒心，避免不良精神刺激。

4. 谨慎用药，远离毒物　由于化学毒物包括不少药品可诱发急性白血病，故本病患者如有感染、发热、痛证等情况时，尤应注意选择用药。退热止痛宜用中药制剂或冰敷降温。西药首选扑热息痛或皮质激素，禁用其他解热镇痛药，以免加重病情。

5. 慎行手术，严防出血　出血是本病的第二位致死原因，故一切可能引起出血的治疗操作、手术等，均应谨慎选择。若患者血小板少于$30\times10^9/L$，出血倾向明显者，禁行手术、拔牙、肌肉注射、酒精擦浴、针灸、推拿按摩、拔火罐等诊疗操作。

第二节　慢性白血病

慢性白血病（chronic leukemia，CL）是一组克隆性造血系统恶性肿瘤，与急性白血病相比，病程进展较慢，细胞有一定的分化成熟能力，骨髓和外周血中以异常的较成熟细胞为主，包括慢性粒细胞白血病和慢性淋巴细胞白血病等。

慢性粒细胞白血病，简称慢粒（chronic myelocytic leukemia，CML），其特征是外周血粒细胞持续进行性增高，以中、晚幼粒细胞为主，脾肿大。全球发病率为1/10万人，以欧美多见，亚洲稍少，男性多于女性。

慢性淋巴细胞白血病，简称慢淋（chronic lymphocytic leukemia，CLL），特征是淋巴细胞克隆性增殖、蓄积，浸润骨髓、血液、淋巴结和其他组织器官，最终导致造血功能衰竭。亚洲发病率约0.1～0.4/10万人，仅为西方的10%。

根据慢性白血病的临床淋巴结肿大，肝脾肿大及乏力等特征，属中医“瘰疬”、“癥积”、“瘀证”、“虚劳”等范畴。

【病因病理】

一、西医病因病理

（一）病因和发病机理

1. 慢性粒细胞白血病

慢粒的病因迄今未完全明了，目前比较肯定苯及其衍生物、电离辐射可导致慢粒发生。

电离辐射及苯导致CML，与干细胞的染色体损伤关系密切，但其机理尚无定论，一般认为与细胞遗传学异常有关，因为95%以上的CML患者有特异性细胞遗传学异常，即Ph染色体。Ph染色体是后天获得性第9与第22号染色体长臂末端相互易位而成，与某些致癌物质作用有关，其分子生物学基础是BCR/ABL基因重排。在中性粒细胞、巨噬细胞、巨核细胞、嗜酸性粒细胞、嗜碱性粒细胞、单核细胞、幼红细胞、淋巴细胞及其定向祖细胞中均有Ph染色体，而在体细胞中未见，说明CML是一种造血干细胞的克隆性疾病。临床缓解后，Ph染色体阳性细胞可减少，疾病复发或处于加速期又增多，故Ph阳性细胞的持续存在是本病复发和难以根治的主要原因。

2. 慢性淋巴细胞白血病

（1）遗传因素：有证据表明，慢淋的发病与种族和遗传有关。本病白种人与黑种人的发病率高，黄种人则低，且不因人种的迁居而变化。

（2）染色体改变：慢淋患者的染色体异常包括数量和结构的改变。最常见的数目异常为增加一个12号染色体（+12），常见的结构异常为14号染色体长臂增加，12号和11号染色体长臂相互易位，6号染色体短臂或长臂缺失，11号染色体长臂缺失，17号长臂染色体改变等。

（3）癌基因和抑癌基因异常：Bcl-2基因位于染色体18q21，大多数慢淋患者该基因重排且表达增加。p53基因是一种重要抑癌基因，位于17q13.1部位，其突变或缺陷可导致慢淋发生。

（二）病理

1. 慢粒　在CML时全身粒细胞总量明显增加，白血病细胞通过增殖池以及外周血

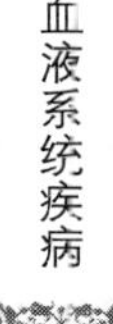

的时间延长，使白血病化的干细胞池扩大，正常造血干细胞池缩小，进而导致大量血细胞积聚。

2. 慢淋　小淋巴细胞克隆性增殖、蓄积，浸润骨髓、血液、淋巴结和其他器官，最终导致正常造血功能衰竭。这类小淋巴细胞形态上类似成熟淋巴细胞，但免疫学上不成熟、功能不全。95%以上病例免疫表型呈B细胞性，T细胞性少见。

二、中医病因病机

1. 禀赋不足，后天失养　先天禀赋不足，复因后天失养，导致脏腑亏虚，百骸失养，虚劳乃成。

2. 外感邪气，内传入髓　感受外邪，毒邪入侵，伤血及髓，致使气虚血亏，邪与营血相搏结，使气血流通失畅，经络瘀阻，久而成积。

3. 内伤七情，气滞血瘀　郁怒伤肝、忧思伤脾，气机不畅，脏腑失调，气滞血瘀，瘀证乃生；或痰瘀内停，与邪毒相互搏结久而成癥积、瘰疬恶核。

4. 饮食失调，损伤脾胃　过食酒食肥甘，脾胃受伤，脾虚失运，输布津液无权，湿浊内生，凝聚成积，痰气相搏，血流不畅，瘀块内生。

上述因素致邪毒入侵，重伤脏腑，使其功能失调，气血失和；邪毒内聚，阻闭经络，邪毒郁滞，郁久化热，热熬津血，久而成痰；邪毒与气血痰热相搏，滞留不散，交结而成块。邪毒郁结，化热生火，迫血妄行则出血。瘀血内阻，新血不生，且邪毒内蕴，正气耗伤，正不胜邪，邪毒深伏，日久毒蕴化热，更伤骨髓，发生变证，转为急性病变，病情恶化，则预后不良。

【临床表现】

一、慢性粒细胞白血病

（一）症状

本病起病缓慢而隐匿，早期可无症状，患者自觉一般情况良好，常因体检或诊查其他疾病检查血象而发现。

1. 全身症状　常有乏力，头晕心悸，消瘦，多汗，纳差，腹胀，腹痛等。

2. 发热　低热常见，一般不超过38℃，抗感染治疗无效，抗白血病治疗后体温方可下降。

3. 出血　早期一般无出血，后期约1/3病例表现不同程度出血，如鼻衄、齿衄、便血、尿血、阴道出血、眼底出血、紫癜甚至颅内出血，偶有病例因脾出血和脾破裂急诊而发现本病。

此外，女性可有闭经；男性偶尔出现顽固性阴茎勃起，是本病特征之一，乃白血病细胞浸润阴茎海绵体或血栓形成所致。晚期还可有皮肤浸润和中枢神经系统白血病。

（二）体征

1. 肝脾和淋巴结肿大　脾肿大是本病最突出的特征。脾肿大的程度常与白细胞负荷有关，病情缓解、白细胞下降时，脾脏缩小消失；急变时可急剧增大。肝肿大一般较轻，超过肋下5cm者少见。淋巴结肿大在晚期可见。

2. 骨痛　临床约75%病例有胸骨压痛，在胸骨中下1/3处压痛亦是CML的特征之一。胫骨和肋骨压痛也较常见；少数可有关节痛和肌痛。

（三）常见并发症

1. 脾栓塞或脾周围炎　脾区剧痛，发热，多汗，甚至休克，脾区拒按，明显触痛，脾脏可进行性增大，脾区可闻及摩擦音，甚至产生血性腹水。

2. 尿酸性肾病　表现为腰痛、血尿、少尿或无尿，约50%患者尿素氮增高，尿肌酐排出减少，二氧化碳结合力下降，血、尿中尿酸含量明显增高。

（四）慢粒临床分期

慢性期　①临床表现：无症状或有低热、乏力、多汗、体重减轻等症状。②血象：白细胞总数增高，主要为中性晚幼和杆状核粒细胞，原始粒细胞（Ⅰ型＋Ⅱ型）≤5%～10%，嗜酸和嗜碱粒细胞增多，可有少数有核红细胞。③骨髓：增生明显活跃或极度活跃，以粒系增生为主，中、晚幼和杆状核粒细胞增多，原始粒细胞（Ⅰ型＋Ⅱ型）≤10%。

加速期　具有下列之二者可考虑为本期：①不明原因的发热、贫血、出血加重，骨骼疼痛。②脾脏进行性肿大。③不是因药物引起的血小板进行性降低或增高。④原粒细胞（Ⅰ型＋Ⅱ型）外周血及/或骨髓中≥10%～20%。⑤外周血中嗜酸性粒细胞＞20%。⑥骨髓中有明显的胶原纤维增生。⑦出现Ph染色体核型异常。⑧对传统的抗慢性髓性白血病药物治疗无效。⑨CFU－GM增殖和分化缺陷，集簇增多，集簇和集落的比值增高。

急变期　具有下列之一者可诊断本期：①外周血或骨髓中的原始粒细胞（Ⅰ型＋Ⅱ型）或原淋＋幼淋或原单＋幼单≥20%。②外周血中原始粒＋早幼粒细胞≥30%。③骨髓中原始粒＋早幼粒细胞≥50%。④有髓外原始细胞浸润。⑤CFU－GM培养呈小簇生长或不生长。

二、慢性淋巴细胞白血病

（一）症状

慢淋起病缓慢，约25%患者在就诊时无明显自觉症状，常因体检或其他疾病查血象偶尔发现。部分患者可因贫血、淋巴结肿大而就诊。

本病主要症状是疲乏、头晕心慌、气短、齿衄、皮肤紫癜、体重下降，皮肤瘙痒等。由于患者免疫功能低下，极易发生感染，尤其是皮肤和肺部感染，重者可死于败血症。白血病细胞浸润可引起出血和骨骼疼痛等。

（二）体征

1. 淋巴结肿大　约80%患者全身淋巴结肿大，以颈部最常见。其次是腋窝、腹股沟和锁骨上窝。一般呈中度肿大，表面光滑，硬度中等，活动度好，无压痛及不粘连。若纵隔淋巴结受累，支气管压迫引起咳嗽、声嘶或呼吸困难。腹膜后淋巴结肿大可致下

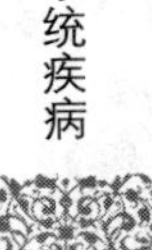

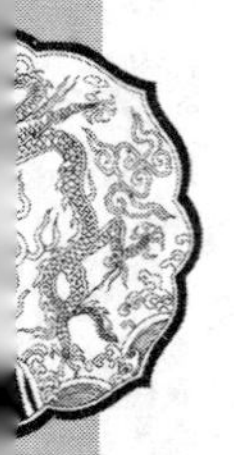

背痛、下肢浮肿等。

2. 肝脾肿大　脾肿大常见，肿大程度不及慢粒明显；肝脏轻度肿大。

3. 皮肤损害　为多型性，包括瘙痒、色素沉着、荨麻疹、红斑、丘疹、湿疹、剥脱性皮炎、单纯性疱疹及带状疱疹。白血病细胞浸润，可见结节和红皮病等特异性皮损。

（三）慢淋急变

慢淋急变罕见。原因不明，可能与化学和/或放射治疗有关。发生急变的时间长短不一。一旦急变，常迅速死亡。

（四）临床分期

常采用 Binet 分期法和改良 Rai 分期。

（1）Binet 分期法：

临床 A 期　无贫血和血小板减少，少于 3 个淋巴结区肿大（中位生存期大于 7 年）。

临床 B 期　无贫血和血小板减少，伴 3 个或以上的淋巴结区肿大（中位生存期小于 5 年）。

临床 C 期　贫血和（或）血小板减少，不论淋巴结区肿大个数。

注：淋巴结区包括颈、腋下、腹股沟，肝、脾（五个结区）。

（2）改良 Rai 分期（见表 8－7－5）。

表 8－7－5　改良 Rai 分期系统

改良分期	原分期	血象和骨髓象特征	中位生存期（年）
低危	0	仅有淋巴细胞增多 骨髓淋巴细胞 $>15\times10^9$/L 骨髓中淋巴细胞 >0.40	>15
中危	Ⅰ	淋巴细胞增多 + 淋巴结肿大	9
	Ⅱ	淋巴细胞增多 + 肝或脾肿大，淋巴结大或不大	5
高危	Ⅲ	淋巴细胞增多 + 贫血（Hb <100 g/L）	2
	Ⅳ	淋巴细胞增多 + 血小板减少（PLT $<100\times10^9$/L）	2

国际 CLL 协作组建议将上述两种分期系统结合起来，分为：A（0）期，A（Ⅰ）期，A（Ⅱ）期；B（Ⅰ）期，B（Ⅱ）期；C（Ⅲ）期，C（Ⅳ）期。

【实验室与其他检查】

一、慢性粒细胞白血病

（一）外周血象

白细胞明显增高，常 $\geq20\times10^9$/L，早期多在 50×10^9/L 以下，晚期增高明显，可

达 100×10^9/L 以上。分类可见各个阶段粒细胞，以中性中、晚幼和杆状核粒细胞为主，原始细胞多为 1% ~3%，不超过 10%。常伴有嗜酸、嗜碱性粒细胞增多，有助于诊断。有核红细胞易见，红细胞和血红蛋白可正常或轻度减少，加速期和急变期有中度或重度贫血。早期患者血小板多正常，或血小板增多，甚至达 $1\,000\times10^9$/L 以上；晚期血小板逐渐减少。

（二）骨髓象

骨髓增生明显至极度活跃，以粒细胞系为主，粒/红比例可增至 10 ~50：1。分类与外周血象相似，以中性中、晚幼粒和杆状核粒细胞为主，有核浆发育不平衡现象，原粒细胞≤10%，嗜酸、嗜碱性粒细胞增多。红系细胞相对减少。巨核细胞正常或增多，晚期减少。部分病例伴骨髓纤维化。

（三）细胞遗传学及分子生物学检查

Ph 染色体是 CML 最具特征性的细胞遗传学改变，即 t（9；22）（q34；q11）易位；但该染色体亦可见于急性白血病、骨髓增生异常综合征、淋巴瘤、骨髓瘤等。大多数 CML 的分子学特征是 BCR/ABL 融合基因形成。CML 急变期最常见的异常染色体是 +8、inv（17q）、+9 和重复 Ph 染色体。

（四）血液生化

1. 慢性期中性粒细胞碱性磷酸酶（NAP）活性减弱或缺乏，积分减低或阴性，偶因感染、妊娠、脾切除后等原因而升高。急性期亦可有不同程度的增高。

2. 血清及尿中尿酸浓度增高，主要是化疗后大量白细胞破坏所致。

3. 血清维生素 B_{12} 浓度显著增加，且与白血病细胞增多程度呈正比。其原因与白血病粒细胞和正常粒细胞产生过多的运输维生素 B_{12} 的钴胺传递蛋白Ⅰ、Ⅲ有关。

4. 血清溶菌酶增高，出现溶菌酶尿者，提示预后差。血清中乳酸脱氢酶（LDH）升高，特别是 LDH_3 同工酶升高。

（五）细胞动力学检查

CFU－GM 慢性期与正常骨髓相似或明显增加；加速期则增殖和分化缺陷，集簇增多，集簇和集落的比值增高；急变期呈小簇或不生长。

（六）免疫表型检测

慢性期 CD34、CD33 或 HLA－DR 阳性率略高于正常；CD15、CD11 阳性率明显增高。加速期、急性变期 CD34、CD33 或 HLA－DR 阳性率明显高于正常，并先于细胞形态学改变。急淋变者 CD10、CD19、CD20 等 B 淋巴细胞免疫学标志阳性，或 CD2、CD3、CD5、CD7 等 T 淋巴细胞标志阳性。

二、慢性淋巴细胞白血病

1. 外周血象　淋巴细胞持续性增多。白细胞常 $>15\times10^9$/L，一般在 $30\sim200\times10^9$/L，分类中淋巴细胞占 50% 以上，绝对值 $\geq5\times10^9$/L，持续 4 周以上，约 80% ~90% 为小淋巴细胞，可有少量大淋巴细胞、幼淋巴细胞或不典型淋巴细胞，破碎细胞易

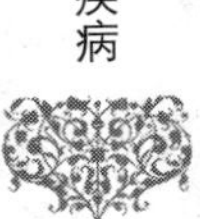

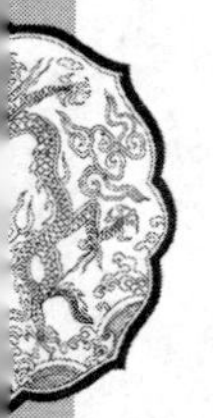

见。血片中涂抹细胞和篮状细胞明显增多。红细胞和血红蛋白早期正常，后期可减低，呈正细胞正色素性贫血。血小板数早期正常或轻度减少，晚期常因存在血小板抗体而血小板减少。

2. 骨髓象　有核细胞增生明显活跃，淋巴细胞占优势，成熟小淋巴细胞约占50% ~90%，偶见原幼淋，一般不超过1% ~2%，涂抹细胞较多见。红系、粒系、巨核系细胞均减少；合并溶血时，幼红细胞可代偿性增生。

3. 免疫学检查　淋巴细胞具有单克隆性。CLL 绝大多数为 B 细胞性者，HLA - DR、CD5、CD19、CD20、CD21、CD37 阳性；CD10、CD22 阴性。T 细胞性者，CD2、CD3、CD8（或 CD4）阳性，CD5 阴性。

患者可发生低丙种球蛋白血症。部分慢淋患者由于产生抗血小板抗体或中性粒细胞抗体而继发血小板减少或中性粒细胞减少。

4. 染色体　约半数患者有染色体异常。B 细胞慢淋白血病以 +12、14q + 等常见，T 细胞慢淋白血病以 inv（14）等常见。细胞核型异常是预后不良的指标，异常染色体越多预后越差。

【诊断与鉴别诊断】

一、诊断要点

（一）西医诊断

1. 慢性粒细胞白血病诊断和分期

CML 的诊断随疾病分期不同，其临床表现和实验室检查所见差异很大。故应结合 CML 分期来考虑其诊断。

（1）慢性期：①临床表现：无症状或有低热、乏力、多汗和体重减轻等非特异表现。②血象：白细胞计数增高，主要为中性中、晚幼和杆状核粒细胞，原始细胞（Ⅰ型 + Ⅱ型）<5% ~10%，嗜酸粒细胞和嗜碱粒细胞增多，可有少量有核红细胞。③骨髓象：增生明显至极度活跃，以粒系增生为主，中、晚幼粒和杆状核粒细胞增多，原始细胞（Ⅰ型 + Ⅱ型）<10%。④染色体：有 Ph 染色体或 BCR/ABL 阳性。⑤CFU - GM 培养：集落或集簇较正常明显增加。

（2）加速期：具有下列之二者，可考虑本期。①不明原因的发热、贫血、出血加重和/或骨骼疼痛。②脾脏进行性肿大。③非药物引起的血小板进行性降低或增高。④原始细胞（Ⅰ型 + Ⅱ型）在外周血和/或骨髓中 >10%。⑤外周血嗜碱粒细胞 >20%。⑥骨髓有显著的胶原纤维增生。⑦出现 Ph 以外的其他染色体异常。⑧对传统的抗慢粒药物治疗无效。⑨CFU - GM 增殖和分化缺陷，集簇增多，集簇和集落的比值增高。

（3）急变期：具有下列之一者可诊断为本期。①原始粒细胞（Ⅰ型 + Ⅱ型）或原淋 + 幼淋，或原单 + 幼单在外周血或骨髓中 >20%。②外周血中原始粒细胞 + 早幼粒细胞 >30%。③骨髓中原始粒细胞 + 早幼粒细胞 >50%。④有髓外原始细胞浸润。

此期临床症状、体征比加速期更恶化，CFU - GM 培养呈小簇生长或不生长。

2. 慢性淋巴细胞白血病诊断要点

（1）临床表现：①可有疲乏、体力下降、消瘦、低热、贫血或出血表现。②可有淋巴结（包括头颈部、腋窝、腹股沟）、肝、脾肿大。

（2）实验室检查：①外周血白细胞 $>10\times10^9/L$，淋巴细胞比例≥50%，绝对值≥ $5\times10^9/L$，形态以成熟淋巴细胞为主，可见幼稚淋巴细胞或不典型淋巴细胞。②骨髓增生活跃或极度活跃，淋巴细胞≥40%，以成熟淋巴细胞为主。③免疫分型。

B－CLL：小鼠玫瑰花结试验阳性；slg 弱阳性，呈 κ 或 λ 单克隆轻链型；CD5、CD19、CD20 阳性；CD10、CD22 阴性。

T－CLL：绵羊玫瑰花结试验阳性；CD2、CD3、CD8（或 CD4）阳性，CD5 阴性。

（3）除外淋巴瘤合并幼淋巴细胞白血病：外周血淋巴细胞持续增高≥3 个月（每月至少检查 2 次），并可排除病毒感染、结核、伤寒、传染性单核细胞增多症等其他引起淋巴细胞增多疾患者，应高度怀疑本病。较长时间连续观察仍无下降，结合临床、血象、骨髓象和免疫表型，可诊为本病。

（二）中医辨病与辨证要点

1. 辨病要点

根据临床表现的不同，本病可分别归属中医瘰疬、癥积、瘀证、虚劳等病证范围。若以瘰疬、痰核累累为主要表现者，可诊为瘰疬；若以胁下或腹中积块为主要表现者，可诊为癥积；以血脉运行不畅甚或停滞凝聚为主要表现者可诊为瘀证；以脏腑亏损，元气虚弱，久虚不复为特征者当诊为虚劳。

2. 辨证要点

辨虚实、分寒热　本病属本虚标实之证，且时兼外感，故临证务必分清虚实寒热之孰轻孰重。一般初病多实，以瘀血、痰浊、湿热为主，正虚为次；久病多虚实夹杂，阴阳气血亏虚为主，外邪、痰瘀等邪毒为次。

辨标本缓急　发病过程，由于病程中常可并发各种兼证、并证，甚至出现标证急重的病情变化，此时宜急则治标，或标本兼顾。如正气虚弱复感外邪而见的高热，血热妄行或气不摄血的吐血、便血、尿血等，瘀血阻络所致肢体剧烈疼痛等。

辨病期　本病必须分清慢性期、加速期、急变期，以及积证的初、中、末三个阶段。初期正气尚未大虚，邪气虽实而不甚，证见积块、瘰疬较小，质地较软；中期正气渐衰邪气渐盛，虚实错杂相持，证见积块、瘰疬增大，质地较硬，兼见倦怠乏力，低热多汗，形体消瘦，紫斑衄血等；末期正气大虚而邪气实甚，证见积块较大，面色苍白，形瘦骨立，肢体疼痛，高热或出血等。

二、鉴别诊断

（一）慢性粒细胞白血病应与如下疾病相鉴别

1. 类白血病反应　鉴别要点如下：①类白血病反应白细胞数多 $>30\times10^9/L$，极少数可 $>200\times10^9/L$。中性粒细胞胞浆中常有中毒颗粒和空泡。中性粒细胞碱性磷酸酶（NAP）明显增高，嗜酸性粒细胞和嗜碱性粒细胞一般不增多。原发病控制后白细胞数恢复正常。②无 Ph 染色体及 BCR/ABL 异常。③骨髓细胞或骨髓病理检查除增生明显活

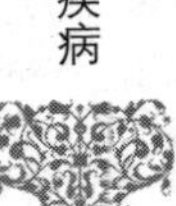

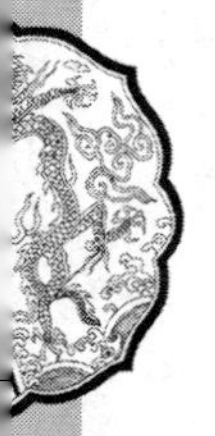

跃和核左移外，形态和结构正常。④若能去除原发病病因，类白血病反应可自行消失。

2. 原发性骨髓纤维化（MF） MF患者脾大，外周血白细胞增多，出现幼粒细胞等，易与慢粒白血病混淆。区别：①骨髓纤维化外周血白细胞数一般比慢粒白血病少，多$\leqslant 30\times10^9/L$，且波动不大。②NAP阳性。③外周血持续出现幼红细胞，红细胞形态异常，易见泪滴状红细胞。④骨髓穿刺干抽，偶见增生正常或低下。⑤活检示造血组织为纤维化组织取代。⑥Ph染色体一般阴性。

3. 原发性血小板增多症（ET） ET可见脾大、白细胞数增高。但是：①临床上以血栓形成及出血为突出表现。②外周血小板显著增多，大小不一，或可见巨核细胞；白细胞数常在$10\sim30\times10^9/L$之间。③NAP增高。④骨髓以巨核系增生为主，原及幼巨核细胞增多，血小板大量生成。⑤Ph染色体阴性。

4. 真性红细胞增多症（PV） PV患者三系均增多，脾大明显，肝也可轻度肿大。但是：①本病以皮肤黏膜显著红紫为特征，易发生血栓。②红细胞及血红蛋白显著增高，白细胞数多在$10\sim30\times10^9/L$，核左移，常有1%～2%中幼及晚幼粒细胞。③NAP显著增高。④Ph染色体阴性。

（二）慢性淋巴细胞白血病需与下列疾病相鉴别

1. 感染性淋巴细胞增多 病毒感染性疾病，如传染性淋巴细胞增多症、巨细胞病毒、EB病毒感染、慢性感染性疾病，以及结核病等，均可引起淋巴细胞增多，与慢淋有相似之处，但这些疾病有明显的相关症状，淋巴细胞绝对计数$<15\times10^9/L$，且感染控制后淋巴细胞数逐渐恢复正常。且感染性疾病的淋巴细胞多为多克隆性。

2. 小淋巴细胞性淋巴瘤（SLL） SLL与CLL有共同的组织病理学和免疫表型特点。鉴别要点：①SLL外周血中没有单克隆淋巴细胞绝对增多。②SLL常于疾病晚期外周血中才出现淋巴瘤细胞。③SLL细胞黏附因子LFA-1表达高于CLL。

3. 幼淋巴细胞白血病 多见于老年人，病程较慢淋白血病为急，脾大明显，白细胞数常甚高，外周血和骨髓象有核仁的幼稚淋巴细胞大多占17%～80%。其免疫学标志多属B淋巴细胞，E玫瑰花试验及T淋巴细胞活性均低，与慢淋白血病不同。

4. 淋巴结核 患者淋巴结肿大多为局部性，常见于颈部，程度较轻，淋巴结较软，有压痛及粘连，甚至坏死或破溃。抗结核治疗有效。病理活检可协助诊断。

【治疗】

一、中医治疗

慢粒临床上可分慢性期、加速期、急变期三期，各期临床表现各有不同，慢性期治疗可以中药为主，配合化疗，加速期和急变期应以化疗为主，配合中药治疗。慢淋症状不明显时，可予中医药治疗，密切观察，防治感染等并发症；白细胞总数过高、症状明显者，在中医辨证论治基础上，可接受小剂量或短疗程化疗，以祛邪扶正。

（一）慢性粒细胞白血病

1. 痰瘀互阻

主要证候：颈项腋下瘰疬痰核，或腹内积块，或时有自汗盗汗，精神尚可，饮食如常，舌淡红有瘀斑瘀点，苔薄白腻或黄，脉弦细或细数。

治法：祛瘀化痰，行气散结。

方药：消瘰丸合温胆汤合桃红四物汤。方中浙贝母、半夏、陈皮、生姜、竹茹化痰散结；牡蛎软坚散结；玄参滋阴降火；枳实理气消滞；桃仁、红花、川芎、赤芍、当归活血祛瘀；生地黄养阴凉血；甘草解毒和药。

低热明显者，可加地骨皮、青蒿；气阴两虚，自汗盗汗较显者，可加生脉散、糯稻根、煅龙骨；痰瘀交结较深，瘰疬、癥积较甚者，可加鳖甲、三棱、莪术、青黛。

2．气阴两虚

主要证候：面色苍白，倦怠乏力，心烦气短，头晕耳鸣，潮热，自汗盗汗，腹胀纳呆，腹中痞块大而坚硬，舌淡嫩或有瘀斑，苔花剥，脉细弱或细数。

治法：益气养阴，兼以化瘀消积。

方药：生脉散合膈下逐瘀汤。方中人参、麦冬、五味子以益气养阴生津止汗；五灵脂、当归、川芎、桃仁、丹皮、赤芍、香附、红花活血祛瘀，软坚消积；枳壳、乌药、延胡索理气消滞；甘草和中调药。

脾虚湿滞，腹胀、纳呆、便溏者，加神曲、鸡内金、麦芽、陈皮、苍术；出血明显者，加仙鹤草、蒲黄炭、三七末；阴虚内热，盗汗、潮热、五心烦热者，可加青蒿、鳖甲、地骨皮、白薇。脾肾气阴两虚，纳呆，腰膝酸软，耳鸣遗精或闭经，舌淡、脉沉细者，可改用三才封髓丹合膈下逐瘀汤加减。

3．脾肾阳虚

主要证候：瘰疬痰核，面色苍白或晦暗，疲乏气短，腹中积块，纳呆便溏，小便清长，腰膝冷痛，肢体不温，阳痿早泄，舌质淡胖而黯，苔白，脉沉细。

治法：温补脾肾，兼化痰瘀。

方药：附子理中丸合菟丝子丸。方用人参、干姜、白术、茯苓、山药、莲子肉温中健脾，益气止泻；熟附子、菟丝子、枸杞温肾壮阳填精，炙甘草补中和药。

肾虚较甚，腰膝冷痛、阳痿早泄者，可加补骨脂、桑螵蛸、覆盆子、姜黄；痰核瘰疬、腹中结块者，可加鳖甲、白芥子、生牡蛎、山慈菇。

4．肝肾阴虚

主要证候：头晕眼花，两眼干涩，心悸失眠，耳鸣耳聋，五心烦热，潮热盗汗，胁下痞块，腰酸肢痛，肢体刺痛，遗精或月经量少，舌暗红，少苔，脉弦细涩。

治法：滋补肝肾，祛瘀消积。

方药：知柏地黄丸合身痛逐瘀汤。方中熟地黄、山茱萸、山药滋肾养肝益脾，三阴并补；知母、黄柏、泽泻、牡丹皮清泻虚火；羌活、茯苓祛湿醒脾；川芎、桃仁、红花、没药、五灵脂、香附、牛膝、地龙、当归、秦艽活血祛瘀，通络止痛；甘草解毒和药。

虚热明显者，去羌活、香附，加白薇、青蒿、鳖甲；虚火迫血妄行者，去羌活、香附、当归、川芎，加女贞子、旱莲草、侧柏叶；胁下痞块坚硬者，加鳖甲、蒲黄、三棱、莪术。

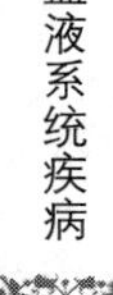

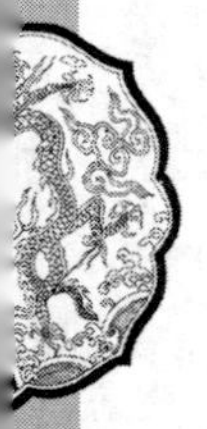

5．热毒炽盛

主要证候：壮热口渴，咽喉肿痛，口糜口疮，衄血、便血、尿血，胁下积块甚大，或胁下刺痛，或肢体剧痛，腹胀便秘，形体消瘦，兼见神疲乏力，气短懒言，舌质紫红而黯，苔黄燥，脉洪大或细数。

治法：解毒透热，凉血止血。

方药：清营汤合青蒿鳖甲汤。方用犀角、生地黄、丹参、玄参、丹皮清营养阴解毒；竹叶、麦冬、黄连、银花、连翘、青蒿、知母清热解毒，养阴透邪，鳖甲滋阴软坚。

犀角应以水牛角代；大便干结者，加生大黄、枳实；气阴两虚明显者，加党参、太子参、沙参以益气养阴；肢体疼痛明显者，加鸡血藤、蒲黄、五灵脂、全蝎、蜈蚣；咽痛明显者加板蓝根、山豆根、七叶一枝花、浙贝母。

（二）慢性淋巴细胞白血病

1．痰火郁结

主要证候：痰核瘰疬，皮色不变，按之结实，倦怠乏力，头晕心烦，舌质红，苔黄腻，脉弦细或弦滑。

治法：解郁泻火，通络化痰。

方药：四逆散和黄连温胆汤。方中柴胡、白芍解郁清热；黄连、竹茹清热化痰；半夏、陈皮、茯苓、生姜理气化痰；枳实理气消滞；甘草解毒和药。

痰火耗伤气阴，乏力、头晕明显者，加太子参、党参、麦冬以益气养阴；痰瘀互结，痞块明显者，加山慈菇、三棱、莪术、郁金、猫爪草等破血化痰软坚。

2．气虚瘀结

主要证候：面色苍白，疲倦乏力，形体消瘦，痰核瘰疬，腹中积块，纳呆腹胀，腰膝冷痛，舌质淡胖而黯，苔白腻，脉沉细或弦细。

治法：健脾补肾，化瘀软坚。

方药：右归丸合补中益气汤合失笑散。方中熟地、山药、山茱萸、枸杞子滋阴补肾、阴中求阳；杜仲、肉桂、制附子、菟丝子温补肾阳；鹿角胶、当归填精补血；黄芪、党参、白术、陈皮、甘草补中益气，执中央以运四旁；柴胡、升麻升阳举陷；五灵脂、蒲黄活血祛瘀软坚。

若腹部痞块明显者，加三棱、莪术、山慈菇、鳖甲、莪术；形寒肢冷、小便清长、便溏者加用补骨脂、淫羊藿、仙茅、巴戟天。

3．阴虚痰瘀

主要证候：头晕目眩，耳鸣耳聋，发脱齿摇，痰核瘰疬，腹中积块，腰膝酸痛，或有紫斑，大便干结，舌质瘦红而黯，苔黄腻，脉细涩。

治法：养阴活血，化痰软坚。

方药：大补阴丸合金水六君煎合通幽汤。方用黄柏、知母、熟地黄、生地黄、龟甲滋阴降火；半夏、茯苓、陈皮化痰理气；桃仁、红花、川芎、当归活血祛瘀通络；威灵仙软坚通络；炙甘草调中和药。

虚火迫血妄行者，可加紫草、女贞子、旱莲草；瘰疬或腹内结块较大着，可加鳖甲、莪术或合失笑散。

二、西医治疗

（一）慢性粒细胞白血病

1. 一般治疗原则　①控制粒细胞过度增生和肝脾肿大引起的症状和体征；②防止疾病进展到终末期（包括急性变、骨髓纤维化等）；③抑制或清除恶性克隆，使患者达到血液学缓解、细胞遗传学缓解，直至分子生物学缓解或治愈。

2. 药物治疗

（1）单药化疗：

羟基脲　为细胞周期特异性抑制 DNA 合成的药物。用量为 1.5～4 g/d，作用快，维持时间短，对骨髓抑制轻，不引起肺纤维化。用羟基脲治疗者急变率较用马利兰者为低，且对马利兰耐药者改用羟基脲仍有效。目前被推荐为 CML 单药治疗的首选药物。

马利兰　用量 4～8 mg/d，用药 2～3 周后症状可逐渐缓解，外周血白细胞下降，幼稚粒细胞减少，血小板逐渐恢复正常，脾脏回缩，骨髓象恢复正常。骨髓抑制期较长，故应监测血象变化情况，白细胞降至 60×10^9/L 以下时应减量，达 30×10^9/L 左右可停药观察，白细胞数会继续下降。

其他　单用高三尖杉酯碱、环磷酰胺、6－巯基嘌呤（6－MP）、马法兰、靛玉红及异靛甲等治疗 CML 慢性期虽然有效，但均未超过羟基脲或马利兰。单药可抑制 CML 克隆性增殖，但不能清除 Ph 染色体，不能防止急变。

（2）联合化疗：强烈联合化疗能杀灭部分 Ph 阳性细胞株，对 CML 病人特别是高危组病人可能有一定防止急变作用，可延长病人的生存期。但亦有观察结果表明，强烈联合化疗治疗 CML 慢性期病人，反而使急变期提前。强烈联合化疗方案包括：

COP 方案　环磷酰胺 600 mg/m^2、长春新碱 1.4mg/m^2，分别加入生理盐水稀释后静脉滴注，第 1 天；泼尼松 1 mg/kg/d，口服，第 1～5 天。

COAP 方案　即 COP 方案；加用阿糖胞苷 100～150 mg/m^2/d，稀释后静脉滴注，第 1～5 天。

HA 方案　三尖杉酯碱 2 mg/m^2、阿糖胞苷 100～150 mg/m^2，分别加入生理盐水稀释后静脉滴注，第 1～7 天。

联合化疗方案间的优劣尚无定论，仍有待研究。

（3）干扰素（interferon，IFN）：剂量为 300 万单位，每周 3 次或每天 1 次，皮下注射，维持 1 年以上。对加速期、急变期患者效差。适应证：①慢性期低危组；②未经过抗白血病治疗者。用药后中数生存期可达 60～65 月，约 70% 患者可达血液学缓解，25%～40% 持续细胞遗传学缓解。多数病人在治疗 3 个月后出现疗效。干扰素可单用或与化疗联用。

（4）甲磺酸伊马替尼：属特异性 BCR/ABL 酪氨酸激酶抑制剂。400～600 mg，每日 1 次，顿服。对 CML 慢性期血液学缓解率较高，并能部分达至分子生物学缓解，优于干扰素和化疗；但对加速期和急变期 CML 疗效远不如慢性期显著。主要不良反应有骨髓抑制、消化道反应、肌肉痉挛、头痛和水钠潴留，且价格高昂、停药后复发。

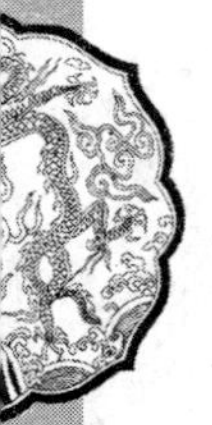

3. 造血干细胞移植

（1）异基因造血干细胞移植（allo－HSCT）/同种异基因骨髓移植（allo－BMT） 异基因造血干细胞移植或异基因骨髓移植是目前能够彻底治愈CML的唯一手段，也是CML治疗的最佳方法，移植成功后5年无病生存率可达45%以上。适应证：①CML慢性期经药物治疗达完全缓解（CR）；②年龄＜50岁。CML达CR后宜尽早进行移植。

（2）供体淋巴细胞输入（donor lymphocytes transfusion，DLT） DLT是治疗造血干细胞移植后CML复发的最有效方法，可使大多数患者再次进入缓解期。

4. 其他治疗

（1）脾区照射或脾切除术：CML巨脾并有明显胀痛的病人偶可进行脾区照射或脾切除治疗。但只能减轻症状和去除脾功能亢进，但不能改变病程或延长生存期和减少急变率。

（2）辅助治疗：CML病人在白细胞过高时进行化疗，可导致核酸大量分解而继发高尿酸血症，故常在CML化疗的同时给予别嘌呤醇和碳酸氢钠等辅助治疗，以防大量尿酸结晶阻塞肾小管而引起尿梗阻和急性肾功能衰竭等。

5. 加速期和急变期的治疗 CML一旦进入加速期病情多不稳定，约有2/3病人会急变。属CML的晚期，治疗困难。加速期病人一般对慢性期常规治疗药物无效，应考虑改变治疗方案。原用马利兰者改用羟基脲常有效；IFN亦可试用于加速期。在加速期进行造血干细胞移植的效果虽比慢性期要差很多，但较急变后再行移植为好。病人急变后首先应明确其急变类型，再按不同急变类型采取不同的治疗方案。CML急变90%为急粒变，其他包括急淋变、急单变等。个别病人可先出现髓外急变。急变期的化疗参考急性白血病的治疗方案进行，但这些方案对急变期的疗效并不满意，治疗后能从急变期回到慢性期或加速期的病例数不到1/3，其中位数生存期仅3～6月。

6. 慢粒特殊情况处理

（1）高黏滞血症：外周血白细胞和血小板显著增高时（白细胞计数大于300×10^9/L、血小板计数大于$1\,000\times10^9$/L），可先用血细胞分离机滤除过高的白细胞和血小板，以减轻肿瘤负荷，同时给予药物治疗。

（2）阴茎异常勃起：迅速分离清除过多的白细胞和血小板并鞘内注射MTX 8～10 mg/m^2/次＋地塞米松5mg；或Ara－C 30～50 mg/m^2/次＋地塞米松5 mg，隔日一次，一般2～3次，可控制症状。

（二）慢性淋巴细胞白血病

1. 一般治疗原则 A期病人可无需治疗；B、C期病人应予化疗。

2. 药物治疗

（1）单药化疗：①苯丁酸氮芥（瘤可宁）：用量0.1～0.2 mg/kg·d，分次饭后服，用药至少4周，才能确定效果。待完全缓解后改为维持量，每日或隔日2 mg，使白细胞保持在15×10^9/L。副作用有恶心、精神失常和骨髓抑制等。②环磷酰胺：用量2～5 mg/kg·d或成人100～200 mg/d，分次口服，适用于病情较重、幼稚淋巴细胞较多、血小板减少的病例。③氟达拉滨（fludarahine，FA）：是一种治疗慢淋的新药，对未治疗过的慢淋效果好。用法是25～30mg/m^2·d，静脉注射15～30分钟，连用5天，间隔3～4周为1疗程。毒性为骨髓抑制与感染。④2－氯脱氧腺苷（2－CdA）：其作用损伤DNA。适用于晚期慢淋。用法是将本药0.05～0.2 mg/kg加入500ml生理盐水中，持续静脉24小时，连用7天为1疗程。一般用1～4疗程，宜同时服用别嘌呤醇。副作用为血小板减少。

（2）联合化疗：常用瘤可宁6 mg/d，加泼尼松30 mg/d，共用6周。该法疗效优于单用瘤可宁。或用环磷酰胺加泼尼松治疗。慢淋活动期可用COP方案，即环磷酰胺300 mg/m^2，饭后服，第1～5天；长春新碱1.4 mg/m^2（最大剂量为2 mg）静脉注射，第1天；泼尼松100mg/m^2，饭后服，第1～5天。每21天重复此方案。

（3）糖皮质激素：泼尼松30～60 mg/d，见效后改为40～60 mg/周或每周服2天间歇维持。适用于骨髓衰竭、自身免疫性溶血性贫血或血小板减少症，以及对烷化剂发生耐药性者。长期服用易致感染。

（4）放射治疗：全身或局部照射临床上仅用于对化疗不敏感或肿大淋巴结压迫重要器官以及用于缓解骨浸润所致疼痛者。用法是每天5 rad，每周5次，治疗2～3周，休息6～8周。总剂量100～400 rad。

（5）脾切除：适用于慢淋合并溶血性贫血、血小板减少、脾功能亢进和疼痛性巨脾患者，尤其是经用化疗及放疗而脾脏不见缩小者，可以考虑脾切除。

（6）白细胞分离术：对少数顽固性的慢淋患者，在白细胞数显著增高时（$>200\times10^9$/L），可试用白细胞分离术，使其在短时间内降低淋巴细胞数，以减轻体内白细胞及淋巴细胞负荷。亦适用于骨髓衰竭而不能耐受化疗的患者，还可作为化疗耐药及化疗导致贫血和血小板减少患者的间歇治疗。

（7）干扰素：小剂量干扰素在体外可诱导慢淋细胞分化，可试用于慢淋。

（8）单克隆抗体。

利妥昔单抗　是抗CD20$^+$单克隆抗体，可特异性地与B淋巴细胞表面的CD20$^+$抗原结合，杀伤B细胞，从而治疗B细胞相关疾病。主要用于非霍奇金淋巴瘤的治疗，亦可试用于慢淋的治疗。

3. 造血干细胞移植　对顽固性慢淋可考虑作造血干细胞移植。

三、其他治疗

（一）中成药

1. 当归龙荟丸　先每次6 g，每日2次，以后再逐渐增至每日30 g，分3～4次，口服。适用于热毒瘀结型慢粒。副作用为腹痛腹泻。

2. 六神丸　每次20～30粒，每日3次，饭后温开水送服。适用于各型慢粒或慢淋。

3. 梅花点舌丹　每日30粒，分3次温开水送服。各型慢粒或慢淋。

4. 牛黄解毒片　每次3～4片，每日2次，口服。适用于热毒瘀结型慢粒。

5. 大黄䗪虫丸　每次0.4 g，每日2～3次，口服。适用于阴血不足，瘀毒内结型慢粒或慢淋。

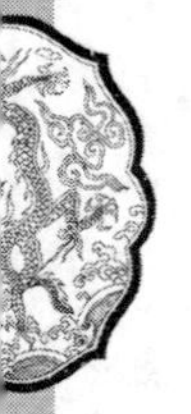

6. 犀黄丸　每次3 g，每日2次，以温开水或黄酒送服，适用于瘀毒内结型慢淋白血病。

7. 小金丹　每次1丸，每日2次，黄酒送服，适用于瘀毒内结型慢淋白血病。

（二）穴位敷贴

脾肿大伴有脾周围炎的，可用青黛、紫金锭或如意金黄散等局部敷贴。

（三）砷剂

亚砷酸注射液每日10 ml，稀释后用于CML各期的治疗。其主要的不良反应有恶心、纳呆、肝脏损害、心悸、胸闷、精神神经症状等。

【临床思路】

慢性白血病的治疗当辨病与辨证相结合。中西医联合治疗慢性白血病确能提高疗效，延长生存期。临床应立足于整体，重视局部；注意标本缓急，根据白血病不同阶段，不同证候灵活进行辨证论治。

1. 慢性白血病，特别是慢粒白血病，大部分患者难免发生急变。一旦急变，治疗难度大，生存期明显缩短，预后不良。故预防其急变是延长慢性白血病患者的生存期的重要一环。欲预防慢性白血病急变、延长其生存期以至治愈慢性白血病，必须采取以下措施：

（1）早期发现、及时确诊和治疗是慢性白血病病人获得长期生存的基础。凡疑有慢性白血病迹象者要及时到医院就诊，血分析等外周血象检查可作为慢性白血病早期发现的基本手段。

（2）在慢性期阶段，给予中医辨证施治，配合清热解毒，化瘀散结之中成药（如雄黄、青黛等），配合西医治疗如酪氨酸激酶抑制剂、干扰素、化疗等，以延长生存期、提高生存质量；有条件者宜在慢性期行干细胞移植，有望长期无病生存乃至治愈。

（3）发生急变后，宜采取中西医结合治疗，扶正祛邪；西医宜予以适量的化疗，积极配合支持疗法治疗，以期带病生存为宜。

2. 慢粒患者常有肝脾肿大，甚至巨脾，并因其压迫胃、小肠等周围组织和器官，引起腹胀、纳差、梗阻等压迫症状及脾梗塞等。现代医学多采用脾区放疗、脾栓塞等治疗，但易引起感染、出血、贫血等并发症，导致病情恶化。可予以中医活血祛瘀，软坚散结之药物如大黄䗪虫丸、失笑散等，常可取得疗效。

3. 慢淋的病机为正气亏虚，邪毒入髓。故扶正祛邪应贯穿慢淋各期治疗的始终。可根据辨证，酌情选加扶正补虚药物，如大剂量补骨脂，以及人参、黄芪、白术、当归、白芍、黄精、熟地、冬虫夏草等；并用半枝莲、白花蛇舌草、青黛、山慈菇、鳖甲等祛瘀解毒化痰软坚之品，可望提高疗效。

【预后与转归】

目前认为，年龄<40岁，脾肿大不明显，外周血中血小板较低，原始细胞百分比不高，CR<1年以及BMT前时间短均为CML的有利因素。CML最终可合并骨髓纤维

化、急性白血病及多脏器衰竭、并发感染、出血等严重并发症而死亡。

慢淋病程长短不一，短者1~2年，长者5~10年，甚至20年。病程长短与病情缓急、全身症状、肝脾肿大、血象和骨髓象变化等有关。一般年龄偏大，预后为好；就诊前无症状期长者，生存期也长，反之预后较差。常见死亡原因为感染。慢淋急变而死亡较罕见。

中医认为，本病与其他虚劳病类似，有着“阳虚易治，阴虚难调”的特性。故经治疗后属阴虚者若能向阳虚转化，多为顺，预后较好；阳虚者若向阴虚转化，多为逆，预后较差。

【预防与调护】

对接触放射物质及苯等化学品者，应加强劳动保护，定期检查血象。尽可能避免应用可能导致白血病的药物如细胞毒药物、氯霉素、解热镇痛药等。宜早发现、早诊断、早治疗。一旦确诊，注意保持口腔、肛周、皮肤卫生，慎起居、避风寒以防感染，适当参加体育锻炼，增强体质。本病病人应供给高热量、易消化吸收、高蛋白质的营养丰富的饮食，防止蛋白质的过量分解。加强心理辅导，教育病人对白血病要有正确的认识，树立战胜疾病的信念和恒心，保持心情愉快，并减少不良刺激和过度劳累。

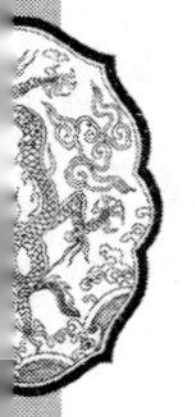

第八章 淋 巴 瘤

淋巴瘤（lymphoma）又称恶性淋巴瘤，是一组原发于淋巴结和淋巴组织的恶性肿瘤。其恶性程度不一，由淋巴－组织细胞系统恶性增生所引起，多发生在淋巴结内。由于起病方式、淋巴结外组织器官的涉及率、病程进展以及对治疗反应的不同，可将本病分为霍奇金病（Hodgkin's disease，HD）和非霍奇金淋巴瘤（non－Hodgkin's lymphoma，NHL）两大类。临床以无痛性、进行性淋巴结肿大为主要表现，亦可伴有肝、脾肿大，晚期可出现衰竭及恶病质。

本病常见于中、青年，男女之比为3∶1，约5%～6%的病例有家族病史。淋巴瘤在国内并不少见，其发病率为4.52/10万，死亡率占恶性肿瘤的11位，近年有上升趋势。

中医虽无淋巴瘤的病名，但对淋巴结肿大的叙述与证治并非少见。“瘰疬”就是指淋巴结肿大而言。其中如“筋瘰”、“石疽”、“失荣”、“痰核”、“恶核”的症状与淋巴瘤有些相似，皆属中医“阴疽”的范畴。

【病因病理】

一、西医病因病理

西医学认为，淋巴瘤的病因和发病机理至今尚未阐明。但经过长期的观察和研究，对病毒病因、理化因素、免疫缺陷及遗传因素等，有了进一步的认识。

（一）病因及发病机制

1．病毒因素　这是引起淋巴瘤的重要原因。早期实验证明，非洲 Burkitt 淋巴瘤患者的 EB 病毒抗体明显增高，在患者的肿瘤组织中，电镜可找到病毒颗粒。

2．理化因素　这是淋巴瘤的诱发因素，如放射线，据统计广岛原子弹受害幸存者中淋巴瘤的发病率较高。另外某些化学药物如免疫抑制剂、抗癫痫药、肾上腺皮质激素等的长期应用，均可导致淋巴网状组织的增生，最终出现淋巴瘤。

3．免疫缺陷　免疫因素在淋巴瘤的发生和发展中占有重要地位。实验证明，淋巴瘤尤其是霍奇金病患者都有严重的免疫缺陷，如结核菌素实验阴性，淋巴细胞转化反应减弱等。但是免疫缺陷，究竟是淋巴瘤的病因，还是疾病过程中的后果，存在不同看法，有待进一步研究。

4．遗传因素　Burkitt 淋巴瘤患者的第 14 对染色体的长臂上有特异的易位，易位使原癌基因活化，并使基因表达失常，进而影响细胞生长与分化。另外，在先天免疫缺陷病患者家族中，淋巴瘤发病率明显升高。

（二）病理和病理生理

根据病理形态不同，淋巴瘤可分为霍奇金病（HD）和非霍奇金淋巴瘤（NHL）两大类。

HD是一种淋巴网状内皮组织肿瘤，常发生于一组淋巴结而扩散至其他淋巴结和结外器官或组织。该病临床经过变化很大，不经治疗可导致死亡。目前积极治疗可以治愈。

NHL是除霍奇金病以外恶性淋巴瘤的总称。

1. 霍奇金病　HD的病理特征是肿瘤组织的细胞成分复杂，包括肿瘤性、里－斯氏（RS）细胞及反应性肉芽肿改变。其病理分型有以下四种：

（1）淋巴细胞为主型（LP）：淋巴结内以弥漫或结节性增生的淋巴细胞为主要成分。淋巴结结构破坏有少量散在的组织细胞，诊断型RS细胞较少见。

（2）结节硬化型（NS）：淋巴结几乎全部纤维化，肿瘤组织被胶原纤维分隔而成结节状，除淋巴细胞外伴有不同程度的浆细胞、嗜酸粒细胞，组织细胞及中性粒细胞。有特征性的陷窝型RS细胞。

（3）混合细胞型（MC）：此型变化最复杂，各种成分出现最充分，常呈肉芽肿型，可见网状、淋巴浆、嗜酸粒、嗜中粒、组织细胞，还伴有原纤维细胞、胶原纤维与毛细血管等，典型的RS细胞较多见，常有坏死灶。

（4）淋巴细胞消减型（LD）：淋巴细胞数量明显减少，RS细胞常较多，根据主要增生成分的不同，又可分为网状细胞型和弥漫纤维化型，网状细胞型以异型网状细胞增生为主；弥漫纤维化型为原纤维细胞增生和大量胶原形成。

以上各型之间并非固定不变，尤其淋巴细胞为主型，大多向其他各型转化，而结节硬化型和淋巴细胞消减型则很少改变类型。一般认为病变的早期阶段以淋巴细胞为主型，表示机体似有强的抵抗力，随着病情的发展，病情加重，表现在淋巴细胞减少而肿瘤性成分的RS细胞与网状细胞数量增多，表示机体的防御机能已处于衰竭状态，病变进入晚期。

2. 非霍奇金淋巴瘤　NHL的病理特征是肿瘤组织的成分比较单纯，多数以一种细胞为主。NHL的分型比较复杂，目前尚无任何一种国际间一致采用的分型方法。不同类型的NHL预后不同，因此对NHL进一步分型是必要的。近年来，对NHL的分类研究日益深入，但用于分类的指标越多，检测方法也更加复杂，就愈难用于常规工作。现就目前常用的几种分类方法介绍如下：

（1）Rappaport分类：此种分类将NHL分为结节性与弥漫性两种，再按细胞类型分别定为分化良好或分化不良的淋巴细胞类型、组织细胞型及混合细胞型。此分类特点明确，容易重复，与预后关系密切，对临床治疗有一定指导意义。

随着对淋巴细胞及淋巴瘤生物学、免疫学等学科的研究深入，逐渐发现了Rappaport分类的不足，主要是：①所谓“组织细胞型”及混合细胞型，实际上是不同发育阶段或转化的淋巴细胞。真正的组织细胞来源的淋巴瘤十分少见。②分类过于简单，未能适应临床应用的需要，更未能反映细胞的免疫表型。

（2）国际工作分类：此种分类根据细胞体积与分化程度将NHL按恶性程度分为低度恶性、中度恶性与高度恶性三类。并将其他各型列入杂类。工作分型基本上仍属于形态学分型，未能反映病变的免疫表型。T细胞或B细胞来源。

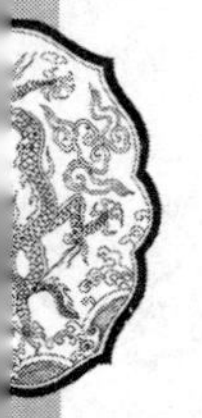

(3) 从免疫功能分类：随着免疫学的进展，一些学者应用膜标记以及体外淋巴细胞转化等新技术，对 NHL 提出了免疫学分类，共分四大类。

Ⅰ：U 细胞型（和某些急性淋巴细胞型白血病）

Ⅱ：T 细胞型

a. 蕈样霉菌病和 Sezary 综合征。

b. 曲核淋巴细胞性淋巴瘤（和某些急性淋巴细胞性白血病伴纵隔肿块）。

c. T 细胞型小淋巴细胞性淋巴瘤（和少数慢淋白血病）。

d. T 细胞型免疫母细胞肉瘤。

Ⅲ：B 细胞型

a. B 细胞型小淋巴细胞性淋巴瘤（和大多数慢淋白血病）。

b. 浆细胞样淋巴细胞性淋巴瘤。

c. 滤泡中心细胞性淋巴瘤：①小核裂细胞性；②大核裂细胞性；③小无核裂细胞性；④大无核裂细胞性。

d. B 细胞型免疫母细胞肉瘤。

Ⅳ：M 细胞型

a. 组织细胞型淋巴瘤（和单核细胞性白血病）。

b. 恶性组织细胞增生症。

（注：T：代表胸腺依赖淋巴细胞；B：代表骨髓依赖淋巴细胞；U：代表未定型细胞，可能为干细胞；M：代表单核细胞和组织细胞）

(4) 细胞遗传学及分子生物学研究概况：非霍奇金淋巴瘤的分子遗传学分析显示，90% 以上病例具有某些染色体异常，这些染色体的畸变是非随机性的。最常见的染色体畸变为某一阶段的相互易位。例如，90% 的伯基特淋巴瘤可见 t（8；14）（q24；q32），t（8；22）（p24；q11）或 t（2；8）（p11；q24）；而 80% ~85% 的滤泡性淋巴瘤可见 t（14；8）（q32；q21）。染色体易位的结果常影响到免疫球蛋白基因及癌基因。例如，Burkitt 淋巴瘤 8 号染色体断点附近有癌基因 c－myc。易位癌基因蛋白质的过度表达导致细胞的异常增生。

二、中医病因病机

祖国医学认为本病多因寒邪侵袭，恣食生冷，情志不舒，劳伤日久导致肺失宣降，肝气郁结，肾阴不足。在此基础上发生水湿内停，气滞血瘀，久耗津液等病理变化，病机重点在于痰湿，涉及脏腑主要为肺、肝、脾、肾。

1. 寒痰凝滞　寒主凝滞收引，寒湿相结可为痰；寒邪袭肺，肺失宣降，津液失调，水湿停聚而为痰；或脾胃虚弱，恣食生冷，阻遏阳气，虚寒内生，中焦失运，水湿内停，聚湿成痰；或肾阳素虚，温化无权，气不化水，水湿停蓄亦成痰。痰饮日久，寒痰凝滞结为“痰核”。

2. 气郁痰结　因忧患恼怒，情志不舒而致肝气郁结，郁久化热，热灼津液为痰，痰火互结，积久成形而为“失荣”，另因肝气不舒，气滞血瘀，血行不畅，脉络瘀阻，日积月累，凝结成块则为瘀积。

3. 肝火犯肺 因邪毒炎热内侵，挟痰内结或肝郁化火，使肝火上逆犯肺，肺失清肃，痰湿不化而为“痰核”。

4. 血瘀癥积 因肝气不舒，木不疏土，脾气郁结气机阻滞，使血行不畅，脉络瘀阻，气滞血瘀，日积月累，凝聚成块则为“癥积”。

5. 肝肾阴虚 先天不足或久病及肾，久耗津液而至肾阴不足，水不涵木，虚火内动灼津为痰，痰火相结而成“恶核”，若与邪毒胶结则为“失荣”、“石疽”。

6. 气血两虚 为淋巴瘤的晚期阶段，病至晚期恶核累累，久病气血耗伤，气不行血，则气滞血瘀，瘀滞日久而成“痰核”或“癥积”。

中青年和新病者多为实证，老年人和久病者多为本虚标实。

【临床表现】

一、症状和体征

1. 全身症状 疾病早期可无症状，仅10%病人以全身症状起病，表现为发热、皮痒、盗汗等。晚期可出现恶液质。发热与瘤细胞及其产物进入血液循环有关。热型可呈不规则热或周期热。有全身症状者提示病情进展快，预后不良。

2. 肿瘤浸润表现 恶性淋巴瘤可发生于全身各部位淋巴结和结外淋巴组织。HD首发于浅表淋巴结者占90.9%，多为无痛性颈部或锁骨上淋巴结肿大，常单发，一般仅侵犯邻近淋巴结区。NHL易发生远处迁徙，称跳跃现象。网状细胞肉瘤多原发于腹腔，约占38.1%。

肿瘤在初期生长缓慢，其后可进行性肿大，毗邻病灶可融合成块。病程长短与瘤组织类型及恶性程度有关，少数进展缓慢者病程可长达数年。恶性淋巴瘤可累及以下部位：

（1）咽淋巴环：表现为鼻塞、血涕、头痛、耳鸣和颅神经损伤。首发于扁桃体和舌根者，有咽痛、咽部异物感、吞咽阻挡感等。半数以上病人可有邻近淋巴结受累，也可超过颈部、胸部而累及膈下和腹膜后淋巴组织。

（2）胸膜、肺和纵隔：胸部有丰富的淋巴组织。胸腔内的各种结构均可受累，包括肺内各级支气管分叉处、支气管壁内及其周围、胸膜下淋巴滤泡和淋巴组织。肿瘤表现因侵犯部位不同而各异，可有呼吸困难、咳嗽、咯血、咳痰、发热、出汗和衰竭。阻塞支气管可引起肺不张。胸膜受累时可出现胸腔积液。纵隔淋巴瘤可原发于纵隔淋巴结或胸腺，多为T细胞型，常见于青年男性。临床多表现有急剧发展的上腔静脉压迫征及气管、食管和膈神经受压征象。病情进展迅速，约90%可演变为淋巴细胞白血病。

（3）心脏：恶性淋巴瘤可侵犯心脏，引起大量心包积液，发生呼吸困难、紫绀和心包填塞体征，若不及时处理，病人可发生休克而死亡。

（4）腹腔和胃肠道：腹腔淋巴瘤好发于淋巴组织丰富的回肠及回肠末端，其次是胃、肠系膜及腹膜后淋巴结。小肠淋巴瘤的类型以淋巴肉瘤和网状细胞肉瘤较多。临床主要表现为阵发性腹绞痛、腹部包块、不完全性肠梗阻和便血等。少数病人可表现为长期不明原因的发热，出现大量血便或肠穿孔，经剖腹探查方获确诊。原发于肠系膜的淋

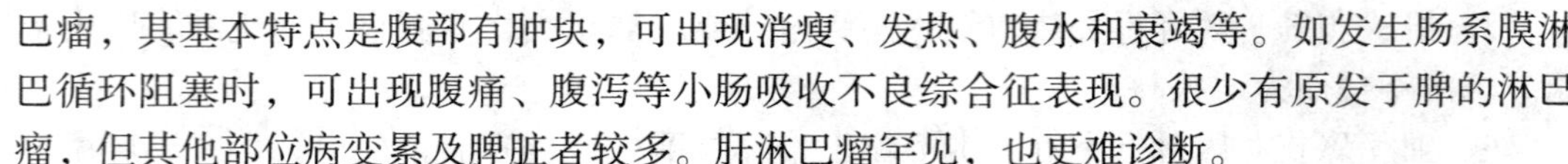

巴瘤，其基本特点是腹部有肿块，可出现消瘦、发热、腹水和衰竭等。如发生肠系膜淋巴循环阻塞时，可出现腹痛、腹泻等小肠吸收不良综合征表现。很少有原发于脾的淋巴瘤，但其他部位病变累及脾脏者较多。肝淋巴瘤罕见，也更难诊断。

（5）骨骼：原发性骨淋巴瘤不多，主要是转移和由邻近肿瘤浸润所致。最常见的受累部位是股骨和骨盆，也可见于颅骨、肩胛骨、肋骨和脊柱等处，可引起局部疼痛、压迫症状和病理性骨折。全身性淋巴瘤有骨受累者预后不良。

（6）皮肤：皮肤淋巴瘤包括蕈样霉菌病和 Sezary 综合征。肿瘤细胞来源于 T 细胞。蕈样霉菌病多见于成年男性。临床经过缓慢，分为红斑期、斑块期和肿瘤期，3 期病损可同时存在。红斑期皮肤损害类似牛皮癣或固定性药疹；斑块期因肿瘤细胞皮肤浸润，皮损呈丘疹样隆起；肿瘤期则为皮肤上出现暗红色突起包块，呈圆形或分叶形，质地坚实，直径为 3～5cm，散在于胸腹部和上肢。本病早期进展缓慢，可多年无变化。病情进入斑块期或肿瘤期后，则发展迅速，可出现发热、消瘦、全身淋巴结和肺门淋巴结肿大、肝脾肿大等。内脏受累者存活多不超过一年。Sezary 综合征的临床特点是全身性皮肤奇痒，有广泛的红斑、水肿和苔藓样变。病变好发于四肢、躯干和面部，发展缓慢，很少有淋巴结和内脏受累。

（7）神经系统：胸膜淋巴瘤可出现颅神经麻痹、头痛、呕吐及视神经乳头水肿。硬膜外淋巴瘤可有背痛和神经根痛。发生脊髓压迫时常见有运动功能障碍，感觉障碍和括约肌功能受损，最终可发生截瘫。

（8）泌尿系统：淋巴瘤可通过淋巴管或血行播散，侵犯泌尿生殖系统，表现为腰痛及肾区包块；输尿管受压时可引起肾盂积水；肾实质广泛受累时可发生尿毒症。少数病人合并大量蛋白尿，肾活检有弥漫性肾小球病变。

3. 合并白血病和溶血性贫血　晚期瘤细胞可侵犯骨髓，发生白血病。淋巴瘤侵犯造血系统与淋巴细胞白血病之间并无本质上的区别，只是后者的恶性细胞一开始就侵犯骨髓造血器官，前者则是局部肿瘤发生在先，继而侵犯造血系统。合并慢性淋巴细胞白血病者，多为分化较好的淋巴瘤，病情发展较慢。合并急性淋巴细胞白血病者预后不良。网状细胞肉瘤合并白血病，可为淋巴细胞性、单核细胞性或网状细胞性。HD 很少合并白血病。

部分淋巴瘤病人晚期出现溶血性贫血，是由于红细胞在网状内皮系统破坏增多所致。少数病人还可发生自身免疫性溶血。

二、临床分期

Ⅰ期　病变涉及一个淋巴结区（Ⅰ），或一个淋巴结以外的器官或部位（ⅠE）。

Ⅱ期　病变涉及膈肌一侧的两个或更多的淋巴结区（Ⅱ）或一个以上的淋巴结区伴发一个结外器官或组织的局部侵犯（ⅡE）。

Ⅲ期　病变涉及膈肌两侧的淋巴结区（Ⅲ）或伴发结外器官或组织局部侵犯（ⅠE），或脾脏的侵犯（ⅢS），或两者都受侵犯（ⅢSE）。

Ⅳ期　在淋巴结、脾脏、咽淋巴环之外，一个或多个结外器官或组织的广泛侵犯，如骨髓、肺实质、胸膜、肝脏、骨骼、皮肤等。

以上四期，每期又分为A或B，分别表示无或有以下全身症状：①6个月内原因不明的体重减轻10%；②38 ℃以上原因不明的发热；③盗汗。

以上为霍奇金病（HD）的临床分期，此分期法也适用于非霍奇金淋巴瘤（NHL），分期目的是便于选择最宜治疗方法及判断预后。

【实验室及其他检查】

1. 血象　早期无特殊变化、霍奇金病可出现白细胞及中性粒细胞增多，嗜酸细胞可升高，淋巴细胞比例下降，可有RS细胞，晚期病人可因骨髓受累发生骨髓病性贫血，并发白血病时可有白血病的血象特点。

2. 骨髓象　早期正常。HD的骨髓象如找到RS细胞，对诊断有特殊价值，骨髓活检发现RS细胞的阳性率可达9%～22%。在NHL的骨髓中发现肉瘤细胞，也有助于诊断，并发白血病时可显示白血病骨髓象特点。

3. 其他血液检查　血沉、蛋白电泳、血清铜增高代表疾病活动，血铜、铜锌比的变化可作为监测指标。碱性磷酸酶及血钙增高时，提示有肝及骨髓累及，血磷可减低，血尿酸增高，白蛋白低而α_2球蛋白明显增高，C反应蛋白及C_3纤维蛋白原也可增高，早期有40%病人IgG、IgA稍增高、IgM减少，晚期有50%病人发生γ球蛋白过低症，抗体产生也减少。

4. 免疫学检查　用结核菌素、双链酶、DNCB等免疫指标测定，提示本病存在细胞免疫功能低下。

5. X线检查　当怀疑纵隔、肺门、肺部淋巴瘤时可用X拍片或断层或CT来证实，如侵犯腹膜后及盆腔淋巴结时，可采用B超及低黏稠度油质对比剂进行淋巴造影。造影可见淋巴结肿大、泡沫样改变，中心充盈缺损及淋巴管移位、堵塞等现象。

6. 同位素　放射性核素对肝、脾、骨骼进行扫描或闪烁造影可发现相应的病变。

7. 手术诊断　淋巴结活检、皮肤活检、剖腹探查（包括脾切除、肝叶活检，脾门、腹腔、髂淋巴结活检）等方法，或用腹腔镜作肝，脾活检，必要时还可作肺、骨活检，下腔静脉及肾盂造影。淋巴瘤的诊断有赖于病理组织学检查，其中淋巴结活检是最常采用的方法。淋巴结切片对肿瘤细胞的形态学鉴别帮助较大，RS细胞是诊断HD的必要条件，其典型形态为巨大双核或多核细胞，直径25～30μm，核仁巨大而明显。但并不是HD所特有，在其他一些疾病，如传染性单核细胞增多症、EB病毒感染及使用苯妥英钠后等，可出现RS细胞。故必须结合全身其他改变做出判断。NHL以淋巴结正常结构消失，为肿瘤细胞所代替，恶性增生的淋巴细胞形态的异型性及淋巴结包膜的侵犯为特征。如果发现无痛性、进行性淋巴结肿大，要考虑本病的可能性，尤其出现淋巴结肿大引起的组织器官压迫症状，更要进一步做淋巴结活检，以明确诊断。

8. 其他　对有中枢神经系统症状或体征者，需作脑脊液检查，必要时作脑部CT、脑血管造影以及椎管造影等检查。

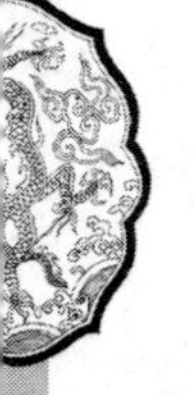

【诊断与鉴别诊断】

一、诊断要点

（一）西医诊断

1. 霍奇金病

（1）临床表现：①无痛性淋巴结肿大。②不同部位的淋巴结肿大引起相应的器官压迫症状。③可伴有发热或不伴发热，消瘦、盗汗、皮肤瘙痒等全身症状。④随着病程进展，可侵犯腹膜后淋巴结，以及肝、脾、骨、骨髓等结外组织并引起相应症状。

（2）实验室检查：①可有中性粒细胞增多及不同程度的嗜酸粒细胞增多。②血沉增快及粒细胞碱性磷酸酶活性增高，往往反映疾病活跃。③在本病较晚期，骨髓穿刺可能发现典型 Reed Sternberg 细胞（RS 细胞）或单个核的类似细胞。④少数患者可并发 Coombs 试验阳性或阴性溶血性贫血。

2. 非霍奇金淋巴瘤

（1）临床表现：以无痛性淋巴结肿大为主（约发生于 2/3 的患者），结外病变可侵犯韦氏咽环、胃肠道、骨、骨髓、皮肤、唾液腺、甲状腺、神经系统、睾丸等，分别表现为局部肿块、压迫、浸润或出血等症状，20% ~30% 患者出现发热、体重减轻、盗汗等全身症状。

（2）实验室检查：骨髓受累时，可发生血细胞减少。某些类型非霍奇金淋巴瘤易侵犯中枢神经系统，有脑脊液异常。血清乳酸脱氢酶（LDH）水平升高可作为预后不良的指标。

（3）病理组织学检查：系确诊本病的主要依据。其特点为：淋巴结正常结构消失，为肿瘤组织所取代；恶性增生的淋巴细胞形态呈异形性，无 RS 细胞；淋巴包膜被侵犯。根据组织学特征、细胞来源和免疫表型以及预后，可将非霍奇金淋巴瘤分为不同类型。

3. 霍奇金病与非霍奇金淋巴瘤临床表现的比较

从上文可见，霍奇金病的临床表现与非霍奇金淋巴瘤十分相似。实际上，很难单从临床表现作出明确的鉴别诊断，只有组织学检查才能将两者肯定区别诊断。不过，两者在临床上也存在一些不同的表现（见表 8 – 8 – 1）。

（二）中医辨病与辨证要点

1. 辨病要点

中医古籍中类似淋巴结肿大的记载很多，其中包括的病种也比较复杂。有一些描述与恶性淋巴瘤相似。因其肿块皮色不变，不痛不痒，故属于“阴疽”范围；以部位而言，见于颈腋下肿大的淋巴结，称为“瘰疬”，认为与风、热、痰气、诸毒有关；如其肿块坚硬如石，谓之“石疽”；若肿块坚硬而渐大，患者气血亏损，形瘦虚衰者，名之“恶核”或“失荣”；也有日久肿痛，好发于耳、项、肘、腋等处的淋巴结称为“痰核”。但这些命名因受历史条件的限制，一般指头颈部及体表部的肿瘤，而对诸内脏系统受侵犯的恶性淋巴瘤则描写不全，或归于其他肿瘤的命名之中。也有按证候特点，认为以发热为主者，属“内伤发热”；以腹中结块为主者，属“癥积”；以喘促、咳嗽、胸腔积液为主者，属“悬饮”；以骨骼疼痛为主者，属“骨痹”；因病久不愈，贫血加重，呈现全身虚衰状态者为疾病晚期，应归属于“虚劳”。本病发展过程中症状错综复杂，尚难统一归属于一种病证，应依本病不同阶段及其各种证候学特点有机而系统地加以联系。

表 8-8-1　霍奇金病与非霍奇金淋巴瘤临床表现比较

临床表现	霍奇金病	非霍奇金淋巴瘤
发生部位	通常发生于淋巴结	结外淋巴组织发生常见
发展规律	向临近淋巴结扩散	血道扩散，非临近淋巴结发展常见
病变范围	常见局部淋巴结病变	少见局部淋巴结病变
骨髓侵犯	少见	常见
肝侵犯	少见	常见
脾侵犯	常见	不常见
纵隔侵犯	常见	除淋巴母细胞型等外，不常见
肠系膜病变	少见	常见
咽环	几乎不见	可见
滑车上淋巴结	几乎不见	偶见
CNS 侵犯	几乎不见	偶见
腹块	少见	常见
皮肤侵犯	几乎不见	偶见，T 细胞型较多见

有关淋巴结肿大的描述最早见于《灵枢·寒热》，云：“寒热瘰疬在于颈腋者，皆何气使生？”又云：“此皆鼠瘘寒热之毒气也，留于脉而不去者也。”这里首先提出了位于颈部腋下肿大的淋巴结，并命名为“瘰疬”，其发病与“毒气”有关，这些描述与淋巴瘤相似。

《外科正宗·瘰疬》发展了《内经》关于瘰疬的论述，对瘰疬进行更详细的分类，并提出了瘰疬的病因病机，云：“夫瘰疬者，有风毒、热毒、气毒之异，又有瘰疬、筋疬，痰疬之殊。风毒者，外受风寒伏于经络……热毒者，天时亢热，暑中三阳或内食膏粱厚味酿结成患……气毒者，四时杀疠之气，感冒而成……瘰疬者，累累如贯珠，连接三五枚……痰疬者，饮食冷热不调，饥饱喜怒不常，多致脾气不能传运，遂成痰结。”

“石疽”也是淋巴结肿大的一种病证。《证治准绳》在论及石疽时说：“痈疽肿硬如石，久不作脓者是也。”《外科心法要诀》也说：“石疽生于颈项旁，坚硬如石，色照常，肝郁凝结于经络……”根据石疽的特点与颈部恶性淋巴瘤或内脏癌肿颈部淋巴结转移相似。

“失荣”，《素问·疏五过论》称其为“脱营”，也是淋巴结肿大的病证。《外科正宗》有较详细的描述，云：“失荣者，其患多生于肩之上。初起微肿，皮色不变，日久渐大，坚硬如石，推之不移，按之不动，半载一年，方生隐痛，气血渐衰，形容瘦削，

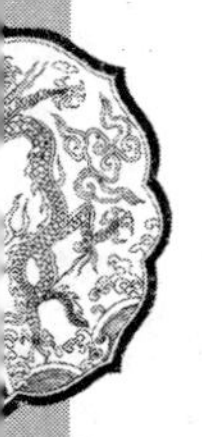

破烂紫斑，渗流血水，或肿泛如莲，秽气熏熏，昼夜不歇，愈久愈大，越溃越坚，犯此俱为不治。”这里对“失荣”的描述很像颈及锁骨上区的恶性淋巴瘤或转移癌。

《外科证治全生集》对失荣、石疽等提出了鉴别诊断，云：“阴疽之证，皮色皆同。然有肿与不肿，有痛与不痛，有坚硬难移，有柔软如绵，不可不为之辨……不痛而坚，形在如拳者，恶核失荣也……不痛而坚如金石，形如升斗，石疽也。此等证候尽属阴虚，无论平塌大小，毒发五脏，皆曰阴疽……重按不痛而坚者，毒根深固，消之难速。”

《阴疽治法篇》提出：“夫色之不明散漫者，乃气血两虚也，患之不痛而平塌者，毒痰凝结也。”

此外，与恶性淋巴瘤相近的尚有“痰核”一证。《类证治裁》云：“结核经年，不红不痛，坚而难移，久而肿痛者为痰核，多生耳、颈、肘、腋等处。”“痰核”的发病部位与恶性淋巴瘤的好发部位也是相似的。

2．辨证要点

（1）辨虚实：痰核外形相似，然成因不同，因而有虚实之分。正如《景岳全书》：“痰有虚实，不可不辨……盖虚实二字全以元气为言，凡可攻者，便是实痰；不可攻者，便是虚痰。何为可攻？以其年力犹盛，血气未伤，或以肥甘过度，或以湿热盛行，或风寒外闭皮毛，或逆气内连肝膈，皆能骤至痰饮，但察其形气病气，俱属有余者，即实痰也。实痰者何谓其元气犹实也。此则宜行消伐，但去其痰无不可也。何为不可攻？则或以形羸气弱，年及中衰者，即虚痰也。或以多病，或以劳倦，或以忧思酒色，致成劳损，非风卒厥者，亦虚痰也……虚痰者何？谓其元气已虚也。此则但宜调补，若或攻之，无不危矣。”

（2）辨寒热：正如《医贯》所说：“盖痰者病名也……但当分有火无火之异耳。”大抵凡外感寒邪，或肺、脾、肾气虚，阳虚而成痰者，多为寒痰；凡感受火热之邪，或因阴虚火旺而灼津为痰者，多为热痰，抑或气郁血瘀日久，化火而灼津为痰者，也为热痰。

（3）辨病之轻重：凡病之初起，痰核少且小，较软且可推动者，为病轻；病程日久，痰核大且多，坚硬如石，推之不移为病重；若面色萎黄，形体消瘦，卧床不起，腹大青筋暴露，或咳喘不宁者，多属病之晚期，治之难矣。

总之，淋巴瘤的辨证，首先应辨清寒热虚实。“无痰不成核”，痰有寒热之分，外感寒邪，或素体气虚、阳虚而阴寒内盛者多为寒痰，出现局部痰核肿起，不痛不痒，皮色如常，坚硬如石，推之不移，形寒肢冷，不伴发热，其难溃难解；外感热邪，气郁化火，阴虚火旺，或血瘀日久化热，则为热痰，多伴发热，消瘦、皮肤瘙痒等。“痰有虚实，不可不辨”。一般地说，年轻气盛，疾病初起，或肝气郁结，寒热邪盛者为实，而年老体弱，病之晚期，脏气虚损，气血亏虚者为虚，也有虚实夹杂者。

二、鉴别诊断

1．慢性淋巴结炎　可查到慢性感染病灶。病变常为局灶性肿大，有疼痛及压痛，抗感染治疗可能奏效。

2. 淋巴结结核　本病可有发热、多汗、血沉增快等表现，易与淋巴瘤全身症状相混淆。典型淋巴结结核病人常有肺部结核灶，淋巴结呈干酪样变，质地较软。病变易于粘连或发生瘘管。值得注意的是，结核可与淋巴瘤并存，故经正规抗痨治疗疗效不佳时，应行病理检查。

3. 淋巴结转移癌　淋巴结质地较硬，多为局部肿大，可找到原发灶。

4. 嗜酸性淋巴肉芽肿　临床表现为全身淋巴结肿大，可累及胸腺及乳腺。血中嗜酸性粒细胞增多，淋巴结活检可见有大量嗜酸性细胞。本病对放疗及化疗敏感，预后良好。

5. 急性和慢性淋巴细胞白血病　各有其临床特征，血液学及骨髓细胞学表现，可资区别。

【治疗】

一、中医治疗

淋巴瘤的治疗，以扶正祛邪，标本兼顾为原则，理气化痰、祛瘀散结为大法。根据不同症状而施治，分别以温化寒痰、疏风清热、养血润燥、疏肝理气、滋补肝肾、软坚散结等治法。如《外证医案汇编》所说："其起之始，不在脏腑，不变形躯，正气尚旺，气郁则理之，血郁则行之，肿则散之，坚则消之。久则身体日减，气虚无精，顾正消坚散结，其病日深，外耗于卫，内夺于营，滋水淋漓，坚硬不化，温通气血，补托软坚，此三者，皆郁则达之义也，不但失荣一证，凡郁证治法具在其中矣。若治不顾本，犯经禁病，气血愈损，必为败症。"是对本病治疗原则的说明，其中提出扶正培本是很重要的，尤其在老年人，更应注意。由于淋巴瘤顽固，难以逭愈，治疗中应注意顾护胃气。

（一）辨证论治

1. 风热血燥

主要证候：时有发热恶寒、咽痛、鼻衄、齿衄、肌衄、大便干结，颈部或腋下有硬结，不红不痛，舌红，苔黄，脉滑数。

治法：疏风清热，润燥散结。

方药：防风通圣散合增液汤。方中防风、荆芥、薄荷疏风解表，使风邪从汗而解；大黄、芒硝泄热通便；黄芩、连翘、桔梗、石膏清解肺胃之热；生地黄、玄参、麦门冬清热润燥；当归、川芎、芍药养血活血；白术健脾祛湿而绝痰之源；甘草和中缓急。诸药合用共奏疏风清热，润燥养血，通络软坚之功。

出血症状明显者，可加牡丹皮、茜草、三七粉等；热毒炽盛，诸症加剧者，可以上药加夏枯草、山慈菇煎汤送服犀黄丸。

2. 寒痰凝滞

主要证候：面色苍白，神疲乏力，形寒肢冷，胃纳欠佳，小便清长，大便溏，颈项耳下或腋下有多个肿核，不痛不痒，皮色如常，坚硬如石，难消难溃，舌质淡，苔白腻，脉沉细或细弱。

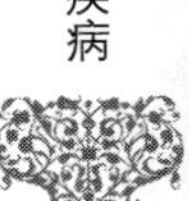

治法：温阳化痰，软坚散结。

方药：阳和汤。方中重用熟地黄温补营血；鹿角胶填精补髓，藉血肉有情之品以助熟地黄以养血；寒凝痰滞，非温通经脉不足以解散寒凝，故以炮姜、肉桂温中有通；麻黄开腠理之达表；白芥子祛皮里膜外之痰；更加夏枯草、皂角刺、牡蛎、海藻等以软坚散结。诸药合用，既可温补营血之不足；又可解散阴凝寒痰，使其阴破阳回，寒消痰化。

气短乏力明显，可加党参，白术；恶寒明显可加附子，更甚者加细辛。

3. 气郁痰结

主要证候：时发身热，口苦咽干，头晕耳鸣，纳呆，心烦易怒，便干溲黄，颈项有多个肿核，不痛不痒，皮色不变，按之结实，舌质红，苔微黄，脉弦数。

治法：舒肝解郁，化痰散结。

方药：柴胡疏肝散。方中柴胡、芍药疏肝气，补肝阴，符合肝体阴而用阳之特点，使肝冲和条达；陈皮、枳壳、川芎、香附增强行气疏肝和血之功；在此基础上加半夏、土贝母、玄参、海藻、夏枯草、生牡蛎等软坚散结。诸药合用，共奏疏肝理气，化痰散结之功。

若面赤易怒加栀子、龙胆草；若大便干结可加大黄、槟榔等。

4. 痰瘀互结

主要证候：颈项、腋下及腹股沟等处结核累累，脘腹结瘤，咳嗽，胸闷胸痛，或局部痛有定处，心悸气短，甚或喘息，面颈浮肿，唇舌青紫，舌有瘀点或瘀斑，苔薄黄，脉弦滑。

治法：化痰祛瘀，解毒软坚。

方药：栝蒌薤白半夏汤合失笑散。方中栝蒌涤痰散结；薤白辛温通阳，宽胸散结；半夏化痰散结，降逆和胃；三药相合，其化痰散结之力益彰。以蒲黄、五灵脂相须为用，通利血脉，祛瘀止痛。加三棱、莪术、丹参等配伍应用，则更加强其活血祛瘀之功。诸药合用，共奏化痰祛瘀，软坚散结之功。

若面颈浮肿较甚，可加泽兰、益母草；若出血明显，可加仙鹤草、三七粉等。

5. 肝肾阴虚

主要证候：颈项部肿块累累，坚硬如石，头晕目眩，胁痛，耳鸣，口干咽燥，五心烦热或午后潮热，遗精或月经不调，舌红少苔，脉细数。

治法：滋补肝肾，软坚散结。

方药：杞菊地黄丸。方中熟地黄滋肾阴，益精髓；山茱萸酸温滋肾益肝；山药滋肾补脾；共成三阴并补以奏补肾治本之功。同时以泽泻配熟地黄而泻肾降浊；以牡丹皮配山茱萸泻肝火；茯苓配山药渗脾湿。这样补中有泻，泻中有补，补泻结合，相互为须。再加枸杞子、菊花养阴平肝，即成补肾益肝之剂。配方中加浙贝母、白花蛇舌草、夏枯草、生牡蛎、玄参等，则具有软坚散结之功。诸药共奏补益肝肾，活血通络，软坚散结之功。

若阴虚火旺，手足心热可加知母、黄柏；若咳嗽喘逆，潮热盗汗，可加地骨皮、麦门冬、五味子。

6. 气血两虚

主要证候：颈项、腋下肿块累累，坚硬如石，推之不移，或腹内肿块，面色㿠白，少气懒言，心悸失眠，头晕眼花，食欲不振，唇色淡白，舌淡，苔薄白，脉沉细无力。

治法：益气养血。

方药：八珍汤。方中人参、白术、茯苓、甘草补脾益气；当归、芍药、熟地黄滋养心肝；加川芎入血分而理气，则归、地补而不滞；加姜、枣助参、术入气分调和脾胃；加黄芪以补气生血。诸药共奏气血双补之功。

若贫血明显可加阿胶；若纳差可加焦三仙。

（二）其他治法

1. 针刺法　治痰瘀互结型的肿块可用泻法针刺章门、天井、足临泣、期门、脾俞、阴陵泉穴；治阴虚血瘀型胁下肿块，可用平补平泻法针刺太溪、三阴交、膏肓、血海、章门、期门等穴；治气虚血瘀型胁下肿块，可用平补平泻法针刺脾俞、足三里、三阴交、血海、章门、期门、胃俞、大肠俞等穴。

2. 艾灸法

（1）穿山甲（土炒）、斑蝥各等份和艾为炷，黄豆大，于患处隔蒜（即独头蒜，蒜片约1分厚）灸之。

（2）药物：艾绒、麝香。取穴：天井、光明、小海等。用法：每次取1穴（单侧），用艾绒包裹麝香0.1 g，做成圆锥状共3壮。先用75%乙醇棉球消毒穴位皮肤，并将艾绒压放在穴位上，用火点燃，徐徐灸尽，连灸3壮，灸毕用消毒纱布包扎。灸后每周调换消毒纱布1次，以出现炎症→化脓→吸收→结疤为1个疗程，连续2～3疗程。

（3）生商陆根捣碎做饼，置患处，以艾炷于上灸3～4壮。

二、西医治疗

（一）治疗原则

1. 应早期发现、早期诊断及早期治疗。根据全身情况，病变部位、病理类型、临床分期及既往治疗情况，制定相应的长期治疗方案，才能获得较满意的效果。对初诊病人的治疗应十分慎重，控制时间应较长，争取第一次治疗达到完全缓解，完全缓解后应定期作巩固治疗。

2. 全身支持治疗、免疫治疗、抗感染、纠正贫血、止血及防治高尿酸血症也很重要。

（二）治疗措施

1. 放射治疗　放疗适用于Ⅰ、Ⅱ期 NHL 患者及Ⅰ、Ⅱ、ⅢA 期的 HD 患者。放疗方法有：局部照射、扩大照射及全身照射。全身照射范围：膈上斗篷野、膈下倒 Y 野。放疗对 HD 的疗效很好，一般总量在3 000～3 500 拉德；放疗对 NHL 的疗效较差，剂量也要偏大，总量达4 500 拉德以上，一般3～4 周为一疗程。

2. 化学治疗

（1）适应证：①ⅡB、ⅢA、ⅢB 和Ⅳ期病人；②全身症状明显而局部病变较小者；③肿瘤产生压迫症状，如脊髓压迫和上腔静脉梗阻，急需解除者；④局部放疗后，作为

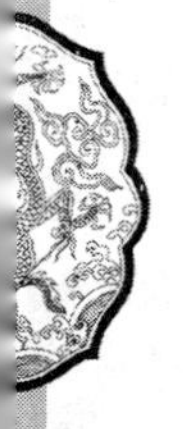

辅助治疗，以消灭残存瘤灶。

（2）化疗药物和化疗方案：常用的淋巴瘤化疗药物有环磷酰胺（CTX）、苯丁酸氮芥（CLB）、甲基苄肼（PCB）、长春新碱（VCR）、长春花碱（VLB）、阿霉素（ADM）、博来霉素（BLM）、环已亚硝脲（CCNU）、氮芥（HN_2）、甲氮咪唑胺（DTIC）、鬼臼素（VM－26，VP－16）、强的松（Pred）或强的松龙等。单一用药缓解率低，缓解期短。现均采用多种药物联合化疗，可使淋巴瘤的缓解率、生存率明显改善。

HD 的化疗方案

首选方案为 MOPP（或 COPP）：氮芥 3～6 mg/m²，静脉注射，第 1 天、8 天；长春新碱 1.0～1.4 mg/m²（最大量 2 mg），静脉注射，第 1 天、8 天；甲基苄肼 100mg/m²，口服，第 1～14 天；强的松 40mg/m²，口服，第 1～14 天。此方案每 28 天重复 1 个疗程，连用 6 个疗程。强的松仅用 1、4 疗程。

另外，与 MOPP 无交叉耐药的方案还有：a. ABVD 方案：阿霉素＋博来霉素＋长春花碱＋甲氮咪胺；b. MOBP 或 COBP 方案：氮芥或环磷酰胺＋长春新碱＋博来霉素＋强的松；c. CVB 方案：环已亚硝脲＋长春花碱＋博来霉素；d. 也有用单一药物大剂量治疗难治性晚期 HD，如大剂量甲氨蝶呤（MTX）或 CCNU 或博来霉素治疗也有取得缓解者，大剂量 MTX 治疗需与四氢叶酸钙合用。

NHL 的化疗方案

COP 方案：环磷酰胺 600 mg/m²，静脉注射，第 1 天；长春新碱 1.4 mg/m²（最大量 2 mg/周），静脉注射，第 1 天；强的松 30 mg/m²，口服，第 1～15 天。

CHOP 方案：环磷酰胺 500 mg/m²，静脉注射，第 1 天；阿霉素 30 mg/m²，静脉注射，第 1 天；长春新碱 1.4 mg/m²（最大量 2 mg），静脉注射，第 1 天；强的松 30 mg/m²，口服，第 1～5 天。

以上两个方案均 14～21 天重复一个疗程。

大剂量 MTX 治疗　可用于难治性淋巴瘤。MTX 可单独使用也可组成联合方案。

COMLA 方案：环磷酰胺 600 mg/m²，静脉注射，第 1 天；长春新碱 1.4 mg/m²（最大剂量 2 mg），静脉注射，第 1 天、8 天、15 天；甲氨呤 80 mg/m²，静脉注射，第 8 天、22 天；甲酰四氢叶酸钙 15 mg/m²，于 MTX 应用 24 小时后起静脉注射，每 6 小时 1 次，共 4 次；阿糖胞苷 200 mg/m²，静脉注射，第 1～5 天。

单独采用大剂量 MTX 时，一般国外剂量为 3～7.5 g/m²，国内则酌情减量，应用时要用甲酰四氢叶酸作为解救疗法，并同时碱化尿液和水化治疗，注意保护肾功能。

其他新药　近年来有用顺铂或表阿霉素治疗淋巴瘤的报道，治疗中应注意心肾功能的变化。

3. 放、化疗合用　放疗和化疗合用可以提高临床疗效，但对骨髓抑制较明显，具体应用时可先化疗以缩小受累范围，然后放疗；也可先放疗，再用短程化疗以肃清残余病灶。

4. 手术治疗　淋巴瘤早期（Ⅰ期、局限于某组淋巴结），可考虑手术切除。特别是原发于胃肠道、泌尿生殖系统、脾脏、骨、脑、乳腺等的淋巴瘤，可先予彻底切除，然后进行放疗和化疗。

5．免疫治疗　近年来研究指出，霍奇金病有细胞免疫功能障碍，对本病可适用卡介苗、转移因子、植物血球凝集素、免疫核糖核酸、左旋咪唑、胸腺移植等免疫疗法。

6．对症治疗

（1）上腔静脉综合征：放射治疗加化疗，须立即静脉内给予氮芥或环磷酰胺加泼尼松，可以迅速改善静脉回流，以后加用放疗。

（2）胸腔渗出：胸腔穿刺引流、胸腔内注射氮芥或噻替哌。

（3）心包渗出：如渗出液较多，可作心包穿刺引流，另加局部放疗。

（4）脊髓压迫症：应作为急症处理。可作减压椎板切除术，如无手术条件，可用大剂量环磷酰胺或氮芥治疗，以后再行放疗。

（5）合并溶血：应用皮质类固醇、免疫抑制剂。有脾功能亢进者，先用皮质类固醇，个别病例可考虑脾切除。高尿酸血症时，用别嘌呤醇，增加进水量，碱化尿液。

（6）合并白血病：按相应白血病类型进行治疗。

（7）顽固性瘙痒：可给秋水仙碱 0.3 mg 以生理盐水 20 ml 稀释后徐缓静脉注射，每周 2 次，共用 3 周。

7．自体骨髓移植　部分Ⅲ、Ⅳ期患者如无骨髓受侵，可考虑在大剂量化疗与全淋巴结照射的基础上，进行自体骨髓移植，这是治疗难治性晚期淋巴瘤的一大进展，可使对常规剂量无效的肿瘤得以缓解。

【临床思路】

1．西医化疗，中医药增效　淋巴瘤目前仍以放化疗为主要治疗手段，对缩小肿大的淋巴结、杀灭肿瘤细胞效果显著。虽然近年来临床疗效有所提高，但仍有一部分患者不能取得理想的效果，况且相当部分的患者终因对化疗药物的耐药而治疗失败。因此充分发挥中医药在本病治疗中的作用将有助于增加疗效，提高生存质量，延长生存期。放化疗期间则以益气养血，补肝肾为主，以增强机体的免疫力，提高肿瘤细胞对化疗药物的敏感性。现代研究认为扶正中药对细胞免疫功能有调节作用，特别是能诱导干扰素产生和去除过量抑制性 T 细胞的效用，并能调整和调动机体的抗癌能力。临床观察中西医结合治疗较单纯西药治疗疗效好，缓解率高，生存期长。

2．不同病期的中西医结合　中医辨证与西医的临床分期有密切关系，一般发病早期，即Ⅰ、Ⅱ期淋巴瘤，中医多属于正气虚不明显，邪气盛实，表现为寒痰凝滞，或气郁痰结，或肝火犯肺，或血瘀癥积四证。治宜祛邪为主，佐以扶正。西药用手术、放疗结合化疗。疾病发展至晚期，即Ⅲ、Ⅳ期淋巴瘤，西医以化疗为主。中医多属正气已虚，邪气尚实。表现出肝肾阴虚或气血两虚的证候。治以扶正为主，兼顾祛邪。

3．西医化疗，中医药对抗其毒副作用　化疗药物对正常细胞及肿瘤细胞无特异性，在杀伤和抑制肿瘤细胞的同时，对机体正常的组织细胞也造成不同程度的损害，某些化疗药物的治疗剂量与中毒剂量十分接近，易对机体的各个系统产生毒性。放疗亦在杀伤肿瘤细胞的同时对正常细胞产生生物效应而起破坏作用。中医药在防治放化疗反应中有重要意义，尤其对常见的消化系统和造血系统毒副反应的治疗有较好的效果。化疗期间在辨证论治的基础上加用降逆和胃之中药，可以减轻放化疗药物对消化道的副作用；加用补肾生血

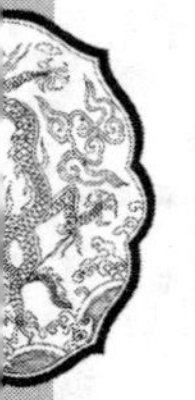

类中药能促进骨髓的造血功能恢复，迅速改善机体的一般状况，使化疗顺利进行。

4．软坚散结法贯穿始终　中医治疗本病治则多种多样，有温化寒痰、有滋阴润燥；有清肝泻肺，有滋补肝肾；有益气养血，有活血化瘀。无论立法如何，均离不开软坚散结。软坚散结是治疗本病贯穿始终的法则。中医研究本病要突出四个辨证要点：一要辨病因，治病要求本，辨其病因治其根本，方可奏效；二要辨寒热，辨其寒热治以温凉，才可对症；三要辨虚实，辨其虚实当以攻补各异；四要辨轻重，本病如同其他，皆由表及里，由浅入深，由轻到重，应辨其不同阶段采取不同治疗方法，方可达效。

【预后与转归】

该病一般初起多为痰湿瘀毒郁滞，限于局部，无明显全身症状，侧重于实证，虚损不重，机体正气尚强，通过调治，病情可望好转。随病情进展，邪毒走散，伤及其他脏腑，可出现体内肿块变大，固定不移及其相关脏腑特异症状，并有明显全身症状。此时及时治疗，病情尚可稳定。若治疗不当，或迁延日久，元气不支，正不胜邪，癌毒内陷，脏腑功能衰竭，则病入晚期，表现为进行性消瘦，大骨枯槁，大肉陷下，眼眶下陷，目不见人等症状，预后恶劣。正如《景岳全书·噎膈不治证》云："凡年高患此者，多不可治，以血气虚败故也；粪如羊矢者，不可治，大肠无血也；吐痰如蟹沫者，不可治，脾气败也；腹中疼痛，嘈杂如刀割者，不可治，营虚之极，血竭于中也"。此外，痛症病人的精神状态也对病情的发展有很大影响，忧虑惊恐等不良精神因素的刺激，可加速病情的发展。

参照 Shipp 等 1993 年提出的"国际淋巴瘤预后指标"（international prognostic index，IPI），共提出 5 种影响预后的因素。按不良预后因素的多少，将病例分为低危、中危、高中危及高危 4 类。参见表 8－8－2、表 8－8－3 和表 8－8－4。

表 8－8－2　淋巴瘤预后因子与预后效果的关系

预后因素	预后较好	预后较差
年龄	<60 岁	>60 岁
分期	Ⅰ、Ⅱ期	Ⅲ、Ⅳ期
结外病变部位	0、1 处	>1 处
体能状态（PS）（ECOG 标准）	0、1 处	2、3、4 级
血清 LDH	正常	升高

表 8－8－3　淋巴瘤预后分级与存活时间的关系

预后分级	不良因素数	CR 率（%）	2 年存活率（%）	5 年存活率（%）
低危	0、1	87	84	73
低、中危	2	67	66	50
高、中危	3	55	54	43
高危	4、5	44	34	26

表 8－8－4　ECOG（east cooperative oncology group）体能分级标准

级别	体能状态
0	正常生活
1	有症状，但不需卧床休息，生活可自理
2	50% 以上时间不需卧床，偶需照顾
3	50% 以上时间需卧床，需特殊照顾
4	卧床不起

淋巴瘤预后较差。除了以上影响因素外，组织细胞类型与预后有一定关系。霍奇金病中以淋巴细胞为主型预后最好，结节硬化型和混合细胞型次之，而以淋巴细胞削减型预后最差。霍奇金病Ⅰ期 5 年生存率为 92.5%，Ⅱ期为 86.3%，Ⅲ期为 69.5%，Ⅳ期为 31.9%。非霍奇金淋巴瘤中弥漫型淋巴细胞分化好的，预后较好；弥漫型淋巴细胞分化差的，预后较差，淋巴母细胞型淋巴瘤，预后更差。伴有全身症状的霍奇金病患者比无全身症状者差。而对非霍奇金淋巴瘤，全身症状对预后的影响较少。另外肿瘤的大小以及侵犯部位对预后均有影响。复发和转移是导致患者死亡的主要原因。

【预防与调护】

一要早期发现，早期治疗。要特别警惕癌症的一些早期症状和体征，如身体任何部位有可触及的肿块，原因不明的较长时间的体重减轻，持续性消化不正常，胸骨后闷胀不适或有噎塞感，上腹部持续性疼痛，持续性的声音嘶哑，干咳，痰中带血，原因不明的大便带黏液及血，或便秘、腹泻交替，持续性的肝区疼痛或肝功能异常，突发胰腺炎或糖尿病等。及早发现，及早治疗，防止病情转变。二要重视摄生，固护正气。注意饮食卫生，多食新鲜蔬菜，及易于消化富于营养之品，如龟、鳖、鲜鲫鱼、鸡蛋、牛奶等，忌食过热、煎炒、炙煿、生冷、油腻以及服用矿石类药物，忌烟酒，畅情志，慎劳累，坚持锻炼，以增强体质。三要防止伤正。使用祛邪之剂，只能衰其大半而不可过，过则伤正，在放射治疗或化学治疗时也应如此，缓缓图之，最大限度地延长患者生存期，减少痛苦，提高生存率和生存质量。四要帮助患者树立战胜疾病的信心，发挥其主观能动性，调动机体内在的抗癌能力，积极配合治疗，以求控制肿瘤的发展。

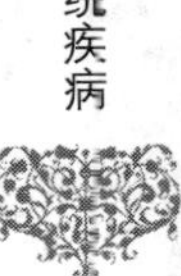

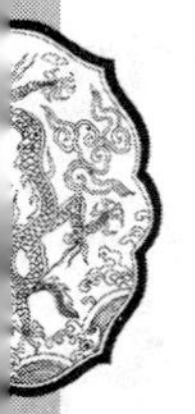

第九章　多发性骨髓瘤

多发性骨髓瘤（multiple myeloma，MM）是一种较为常见的造血系统恶性肿瘤。其病理特点是骨髓中浆细胞呈多灶性恶性增生，浸润全身骨骼甚至髓外组织，造成骨髓造血功能抑制、骨质溶骨性破坏，肿瘤细胞常产生大量异常单克隆免疫球蛋白或轻链（即M蛋白），造成血液黏滞和肾脏损伤，临床表现为骨痛和病理性骨折、贫血、高钙血症、高黏滞综合征及肾功能不全等。我国多发性骨髓瘤的发病率约为1/10万，发病年龄多在50～60岁，男女比为3∶2。

多发性骨髓瘤属中医“骨痹”、“虚劳”，多由外感毒邪，脏腑功能失调所致，主要表现为脾肾气血亏虚，常发展为气滞血瘀、痰瘀痹阻。

【病因病理】

一、西医病因病理

1．病因与发病机制　多发性骨髓瘤的病因尚不明确，可能与放射线、慢性抗原刺激、病毒感染及遗传因素有关。现在的研究认为骨髓瘤细胞起源于早期前B细胞或更早期的造血前体细胞。以白介素-6为中心的细胞因子网络在骨髓瘤细胞的发生和进展过程中具有促进作用。

2．病理　骨髓中见恶性浆细胞增多，常浸润扁骨（脊柱、颅骨等），造成多灶性溶骨性破坏，引起高钙血症，也可以浸润髓外组织，如肝脏、脾脏和淋巴结及其他网状内皮组织。骨髓瘤细胞分泌大量M蛋白，造成高黏血症，其中的轻链不仅在肾脏大量滤过后损害肾小管，也可以沉积于舌、肌肉、消化道和皮肤等组织器官，引起淀粉样变性。

二、中医病因病机

多发性骨髓瘤属中医“骨痹”、“虚劳”范畴。《素问·长刺节论》：“病在骨，骨重不可举，骨髓酸痛，寒气至，名曰骨痹。”本病常见的病因病机如下：

1．禀赋不足，劳欲郁怒损伤肝肾，可致肝肾亏虚；肾主骨生髓，肝主藏血，肝肾亏虚多致精不化血、虚阳上扰。

2．饮食不节、劳倦忧思过度，损伤脾脏；脾为后天之本、脾虚则使气血生化失源，必致气血亏虚，气虚则摄血无力。

3．邪毒蕴伏骨髓，耗伤精髓。肝脾肾受损，致气血亏虚、气滞血瘀。

4．痰瘀互结，痹阻筋骨，或骨失所养，骨枯髓竭。

本病病机的关键是肾虚血瘀。常常病机交错，从生水肿、喘证、心悸、血证、亡阳等诸多变证和危象。

【临床表现】

1. 骨痛　骨痛是本病最突出的症状，发生率在90%以上，早期常表现为轻度疼痛，随病情发展而加重。骨痛最常发生在腰骶部，其次是胸肋骨，四肢长骨痛较少。活动后如果疼痛突然加剧，说明有病理性骨折的可能。

2. 贫血　由于骨髓瘤细胞浸润骨髓，抑制骨髓正常造血功能，骨髓瘤病人绝大多数（90%）存在不同程度的贫血。早期贫血较轻，晚期血红蛋白可以降至50g/L以下。

3. 高黏滞综合征　血中M蛋白升高，其中IgM分子大、IgA易于聚合，最易产生高黏滞综合征，引起组织瘀血、缺氧。常见头晕、眼花、耳鸣、肢体麻木甚至意识障碍，可诱发心绞痛、心力衰竭。

4. 肾脏损害　肾脏损害是MM常见的临床表现，24.6%的患者可发展为慢性肾功能衰竭，是MM的致死原因之一。肾脏损害与M蛋白中大量轻链经肾小球滤过后沉积于肾小管有关，而高钙血症、高粘血症、高尿酸血症等MM并发症又加重了肾脏损害。

5. 高钙血症　大约16%以上的MM患者可以并发高钙血症，引起头痛、多尿、呕吐、便秘、心律紊乱甚至昏迷。

6. 感染　由于M蛋白升高，正常免疫球蛋白、中性粒细胞生成减少，MM患者免疫力减低，易发生感染，以肺部、泌尿系统细菌感染多见，也可以出现带状疱疹等病毒感染。

7. 其他　40%以上患者有轻度肝脾肿大；由于血小板减少、凝血障碍，MM也可以并发出血倾向；少数患者由于脑膜浸润或多发性神经病变，出现感觉运动障碍；一些患者可并发淀粉样变性和雷诺氏现象。

【实验室与其他检查】

1. 血象　贫血一般属正细胞性贫血，由于高免疫球蛋白血症，红细胞在血片上呈缗钱状排列，血沉明显加快。

2. 骨髓象　骨髓中浆细胞异常增生（常超过15%），可以见到形态各异的骨髓瘤细胞成堆出现，典型者胞浆内可以见到空泡及含有免疫球蛋白和糖蛋白的Rusell小体，细胞核较大，有1~4个核仁。

3. 生化检查　骨质的广泛破坏可致血钙升高，血钙>2.58 mmol/L即为高钙血症。当肾功能衰竭时，也可以出现高磷血症。

4. 尿和肾功能检查　蛋白尿发生率为90%以上。由于免疫球蛋白轻链肾小球滤过过多，超出肾小管重吸收能力而出现于尿液中，此为本周氏蛋白，MM患者本周氏蛋白阳性率为30%~50%。在肾功能衰竭时，可出现血液肌酐、尿素氮升高。

5. 免疫学检查　血清免疫球蛋白电泳可以见到由单克隆性升高的异常免疫球蛋白形成的浓集而窄的一条蛋白带。免疫固定电泳可以确定M蛋白成分的种类（即IgG、IgA、IgD、IgE、IgM或者κ、λ轻链）。

6. X线检查　X线检查对于MM具有诊断意义。早期表现为骨质疏松，随病情发

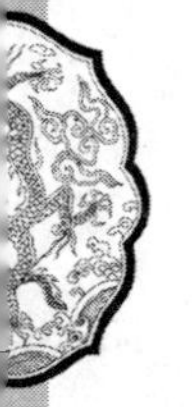

展出现典型的穿凿样溶骨性病灶，呈类圆形，边界清楚。病灶多发于颅骨、盆骨、脊柱、股骨、肱骨等部位。肋骨、脊柱部位的病变可以导致病理性骨折。

【诊断与鉴别诊断】

一、诊断要点

（一）西医诊断

1. 诊断标准　①骨髓中浆细胞＞15%，且有幼稚浆细胞或骨髓瘤细胞出现。②血清中出现大量 M 蛋白（IgG＞35 g/L、IgA＞20 g/L、IgM＞15 g/L、IgD＞2 g/L、IgE＞2 g/L 或尿中本周氏蛋白＞1g/24h）。③广泛性骨质疏松或溶骨性破坏。凡符合上述三项中任二项即可诊断 MM，依据 M 蛋白成分的不同，可以把 MM 分为相应的类型，其中 IgG 型多见，占 50%～60%，易并发感染；IgA 型占 25%，高钙血症明显，合并淀粉样变，易出现凝血异常及出血倾向，预后很差；轻链型占 20%，易合并肾功能衰竭，预后很差；仅有①，③二项者属于不分泌型；其他类型较少。

2. 分期　多发性骨髓瘤分为三期（分期标准见表 8－9－1），每期又可以根据肾功能情况分为 A 组和 B 组，A 组血肌酐＜176.8 μmol/L，B 组血肌酐＞176.8 μmol/L。

表 8－9－1　多发性骨髓瘤分期标准

分期	标准	瘤细胞数（$\times 10^{12}/m^2$）
Ⅰ期	符合下列四项 （1）血红蛋白＞100 g/L （2）血清钙正常 （3）X 线检查无异常 （4）M 蛋白水平 IgG＜50 g/L IgA＜30 g/L 轻链＜4 g/24 h 尿	＜0.6
Ⅱ期	既不符合Ⅰ期又未达到Ⅲ期者	0.6～1.2
Ⅲ期	符合下列 1 项或 1 项以上者 （1）血红蛋白＜85 g/L （2）高钙血症 （3）进展性溶骨病变 （4）M 蛋白水平 IgG＞70 g/L 或 IgA＞50 g/L 或 轻链＞12 g/24 h 尿	＞1.2

（二）中医辨病与辨证要点

1. 辨病要点　本病常表现为腰部、胸部等不同部位骨痛，甚至出现骨折，X 线可以发现典型的穿凿样溶骨性病灶，可辨为骨痹；本病若肝脾肾多个脏腑损伤较重，临床表现以神形疲惫、心悸气短、面容憔悴、面色㿠白、自汗盗汗、五心烦热或畏寒肢冷等证候为主，则可辨为虚劳。本病有时因肾虚水泛或脾虚不能制水，而致颜面、四肢、或全身水肿，甚至出现胸水、腹水，则可辨为水肿。本病在恶化时或在化学治疗中出现肌肤紫斑或齿衄、鼻衄，严重者呕血黑便，又可辨病为相应之血证。

2. 辨证要点

(1) 辨虚实：本病病机本虚标实，以肾亏虚为本，可兼以肝脾气血亏虚。肾虚血亏，肝失濡养，可致肝虚，肝虚可见头痛、耳鸣、麻木、手足搐搦。脾虚则见气短乏力、面色苍白。在病程初期或后期，由于热毒入里、气滞血瘀或痰瘀互结等病理变化，可出现邪毒血瘀相应的标实证候，患者可以出现高热、水肿、紫斑、肿块等，临床上多与感染、出血等并发症相关，骨髓检查可见大量骨髓瘤细胞。治疗中期，常因为化疗致使本虚加重，或虚实夹杂。晚期多出现脾肾阳衰，胃气败坏。

(2) 辨气血：本病病机以邪毒伏髓、肾脏亏虚为根本，肾为气之本，又主骨生髓，髓为血之源，肾虚终致气血受损，加之肝脾亏损，气血无以所养，所以本病常常导致气血亏虚，病人表现为面色苍白、神倦乏力、身体羸瘦。实验室检查主要表现为血细胞减少，特别是红细胞和血红蛋白降低，检测肾功能多明显减低，甚则出现尿毒症并发各种水、电解质代谢紊乱和酸碱平衡失调。气虚则行血无力，血虚则气行不畅，加之肝脾肾亏虚，本病在后期常常出现气滞血瘀，经脉痹阻，表现为骨痛、肌肤甲错、瘀斑甚至出现肿块、肢体麻木，有时发作心前区痹痛，实验室检查可以发现血清出现大量 M 蛋白，血液呈高黏滞状态。

二、鉴别诊断

本病由于临床表现比较复杂，早期症状不典型，容易误诊为营养性贫血、慢性肾炎或腰肌劳损等其他慢性疾病。在诊断此病时还须与下列疾病鉴别：

1. 反应性浆细胞增多　该症多发生于慢性炎症、伤寒、系统性红斑狼疮、肝硬化、转移癌等情况，浆细胞一般不超过 15%，且浆细胞形态基本正常。

2. 巨球蛋白血症　可见单克隆性 IgM 升高和淋巴样浆细胞增多，但是少见溶骨性破坏和肾功能不全。

3. 其他产生 M 蛋白的疾病　重链病血清中仅出现单克隆重链，轻链缺如，本周氏蛋白阴性，多无骨质破坏；原发性淀粉样变性虽有血清 M 蛋白和本周氏蛋白尿，但是骨髓中无骨髓瘤细胞，也不出现溶骨性损害。

【治疗】

一、中医治疗

多发性骨髓瘤治疗应根据不同病情，结合辨证，权衡标本缓急，常采用扶正祛邪、清热解毒、活血化瘀，补肾生血等治法。

(一) 辨证论治

1. 肝肾亏虚

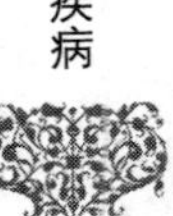

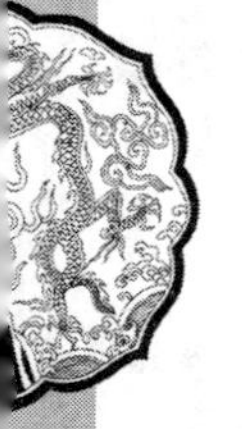

主要证候：腰膝酸痛，骨痛，肢体麻木、屈伸不利，骨蒸潮热，自汗盗汗，五心烦热，伴有眩晕、耳鸣、口干，或见形体消瘦，男子遗精，女子月经不调或闭经，舌质暗红，舌体瘦，苔少，脉细数或弦细。

治法：滋补肝肾，填精生髓。

方药：知柏地黄丸。方中山茱萸、山药、熟地黄滋补肝脾肾，以补肾阴为主，知母、黄柏滋阴降火，泽泻、茯苓、牡丹皮清泻肝脾肾三脏虚火，养血柔肝，补泻结合，适于阴虚火旺者。

若虚火不明显者可加菟丝子、杞子、鹿角胶、龟甲补肾养肝、填精生血；瘀血明显者，可合桃红四物汤；骨痛明显者，可加乳香、没药、全蝎、蜈蚣等通络止痛；口干咽燥者，加生地黄、玄参、麦门冬等；五心烦热者，加银柴胡、地骨皮、鳖甲退热；牙衄鼻衄者加仙鹤草、白茅根凉血止血。

2．气血两虚

主要证候：骨痛，伴面色苍白、眩晕疲乏、心悸气短，动则尤甚，懒言低声，唇甲淡白，舌淡胖，苔白，脉沉细。

治法：补益气血。

方药：八珍汤。方中四君子汤健脾益气，四物汤养心补肝生血。

纳差者，可加陈皮、麦芽、谷芽；便溏者加山药、薏苡仁、砂仁健脾益气止泻；气虚甚者，合生脉散；化疗后骨髓抑制明显者，可加补骨脂、紫河车、鸡血藤补肾生血。

3．血瘀痹阻

主要证候：骨痛剧烈，痛有定处，拒按，或有肿块，面色灰暗，胸腹胀满，纳差，唇舌暗淡，见瘀斑，脉沉弦细涩。

治法：活血化淤，通络止痛。

方药：活络效灵丹。方中当归活血养血，丹参活血化瘀，乳香、没药活血破瘀，行气止痛。

本方可加莪术、三棱、山慈菇、土鳖虫加强祛瘀效果；疼痛明显的可加用肉桂、川乌温经止痛；胸腹痞满者，加木香、枳实行气消痞；脏腑衰竭者，可加补肾健脾中药；如果伴淋巴结肿大、舌苔厚腻，可加用浙贝母、山慈菇、陈皮、半夏。

4．热毒壅盛

主要证候：骨痛剧烈，壮热发斑，鼻衄、齿衄，息高气粗，烦躁便秘，或咳嗽痰黄，口舌糜烂，尿黄，舌红绛，苔黄腻厚，脉大。

治法：气血两清、益气养阴。

方药：清营汤。方中犀角（水牛角代替）清营凉血，玄参、麦冬、生地黄养阴清热凉血，金银花、连翘、黄连、竹叶清热解毒，丹参活血散瘀止血。

常加用蛇舌草、半枝莲、山慈菇等加强解毒祛邪的作用。出血明显者，加三七、侧柏叶、茜根、棕榈炭；便秘者，加大黄、肉苁蓉；咳嗽痰黄者加前胡、贝母、北杏、枇杷叶。

5．脾肾阳衰

主要证候：腰背酸痛，膝软肢肿，面色苍白，疲乏倦卧，尿少或清长，恶心呕吐，舌淡胖，苔白滑，脉沉细。

治法：健脾温肾，化浊降逆。

方药：济生肾气丸。方中桂枝、附子温补脾肾，熟地黄、山药滋补肾阴，阴中求阳；茯苓、泽泻、丹皮泻浊降逆，通利小便。

恶心呕吐甚者，加半夏、柿蒂；小便清长者，加菟丝子、补骨脂温固下元；水肿甚者，加用茯苓、猪苓、大腹皮、泽泻等；出血严重者，加用棕榈炭、蒲黄炭、地榆炭、藕节、侧柏叶等。

（二）其他疗法

1. 外敷　局部疼痛，可予双柏散100～300 g，水蜜各半调匀后加热至温，湿敷患处。

2. 灌肠　对于合并关格者，可以大黄灌肠液保留灌肠。

3. 针灸　对于合并头痛者，可针刺足三里、三阴交、内关、百会等穴位。

二、西医治疗

1. 化学治疗　常用化疗方案参见表8－9－2。初治可选用MP方案，显著有效率达50%，完全缓解率仅5%，MP方案无效或复发者，可使用VAD或M2方案。

表8－9－2　多发性骨髓瘤常用化疗方案

方案	药物	一般剂量	用法	说明
MP	美法仑	$8\ mg/m^2 \cdot d$	口服共4天	每4～5周重复，至少1年
	泼尼松	2 mg/kg · d	口服共4天	
VAD	长春新碱	0.4 mg/d	静脉滴注共4天	第4周重复给药
	阿霉素	10 mg/d	静脉滴注共4天	
	地塞米松	40 mg/d	口服共4天	
M2	卡氮芥	$20\ mg/m^2$	静脉滴注第1天	21天为一个疗程，疗程间歇14天，共6个疗程
	环磷酰胺	$400\ mg/m^2$	静脉滴注第1天	
	美法仑	$4\ mg/m^2 \cdot d$	口服第1～7天	
		$8\ mg/m^2 \cdot d$	口服第1～4天	
	泼尼松	40 mg/d	口服第1～7天	
		20 mg/d	口服第8～14天	
	长春新碱	2 mg/d	静脉滴注第1天	

2. 沙利度胺（反应停）　沙利度胺具有抑制血管新生作用，100～300 mg/d，或联合地塞米松，对部分患者有效。

3. 骨髓移植　异基因骨髓移植治疗MM完全缓解率可以达到40%，但是移植相关死亡率亦高达40%。

4. 硼替佐米　硼替佐米是以蛋白质酶体为标靶治疗目标的抗癌新药，初步应用显示了一定疗效，但是也有较多副作用。

亚砷酸注射液，由中药砒霜制成，每日10mg，加入葡萄糖液500ml，静脉滴注，

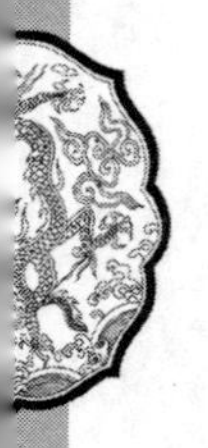

疗程 1 个月，部分病人可获得缓解。

【临床思路】

多发性骨髓瘤属中医骨痹、虚痨、血证等范畴，以贫血、骨痛为主要临床表现，多伴有高黏血症、肾功能损害和病理性骨折，多发生于中老年人。由于起病隐匿，多数病人发现时已经进入了中晚期，而且患者首发症状不一，往往被误诊为其他贫血、慢性肾炎或骨科疾病而耽误治疗。所以在临床上如果遇到中老年人不明原因的骨痛、贫血或者肾功能损害应想到此症。

本病病机的关键是肾虚血瘀、邪毒伏髓。患者多以邪毒伏髓起病，初期多见肾虚血瘀症，随病机演化，肾虚加重，后期损及肝脾，可致气血、阴阳亏虚，特别是在化疗期间，由于化疗副作用，损及五脏，患者多表现为气血亏虚，正气虚弱，不能抑制毒邪，使毒邪蔓延，造成虚实夹杂，阴阳交错，虚实互掩的复杂情况，常见患者以面色苍白、气促乏力的虚证掩盖毒邪壅盛的病理实质。特别是复发病人，患者经过疾病侵袭和化疗的损伤，往往已经处于脏器功能虚弱的境况，但是，骨髓中的恶性骨髓瘤细胞和浆细胞却已显著升高。

在复杂情况下需要综合各种情况选择治疗方案，如果病人基本状况较差，不能耐受化疗或骨髓移植的，中医治疗就应该以攻邪驱毒或攻补兼施为主；相反如果病人能够接受化疗，中医治疗则以补益亏虚、扶正减毒为主。

【预后与转归】

本病自然病程 6～12 个月，积极治疗后，中位生存期 3 年，少数病人可达 7 年。多数病人后期常常出现严重并发症，预后不良。

【预防与调护】

本病常见病理性骨折、感染、出血等并发症，故治疗过程中，应注意不要对病人进行大力按摩、推拿等治疗措施，病人生活中要应注意防止跌倒、碰撞，避免剧烈活动，防止骨折。化疗期间，注意预防感染。患者血液黏滞度高，卧床期间，应注意肢体活动锻炼，防止深静脉血栓形成。饮食富营养，易消化。

第十章　过敏性紫癜

过敏性紫癜是一种血管变态反应性出血性疾病，亦为免疫性血管性疾病，临床上又称为出血性毛细血管中毒症和许兰－亨诺综合征。本病可发生于任何年龄，以儿童及青少年为多见，尤以学龄前及学龄期儿童发病者多，1岁以内婴儿少见，男性多于女性。本病四季均可发病，而以春秋季发病为多。本病常起病突然，自然转归一般呈良性经过，紫癜在2周、4周及大于4周消退者各占1/3，但病程长者可达数年之久。

根据过敏性紫癜的临床表现，本病可归属于中医学血证中的“紫斑”、“肌衄”、“葡萄疫”等范畴。

【病因病理】

一、西医病因病理

（一）病因及发病机制

过敏性紫癜的病因尚未完全阐明，其病因可能由多种因素所致。到目前为止，公认的主要病因有：

1. 感染　本病在发病前2周左右往往有上呼吸道感染史，常见的细菌感染为β－溶血性链球菌，其他有金黄色葡萄球菌，结核杆菌亦可引起本病，病毒感染、寄生虫感染也可导致。

2. 食物　主要是异性蛋白质引起的过敏，如鱼、虾、蟹、蛋、牛乳等。

3. 药物　抗生素、磺胺药、异烟肼、奎宁、水杨酸类、噻嗪类、阿托品、磺脲类、硫氧嘧啶以及激素类（雌激素、睾丸素、胰岛素）和碘化物等。

4. 其他　主要有植物花粉、虫咬伤等。

过敏使具有敏感素质的机体产生变态反应抗体，形成抗原－抗体复合物，沉着于全身的小血管壁，引起以血管炎为主的病理改变。造成组织损伤的免疫反应是通过两种方式进行的：一种方式是速发型变态反应，无补体参与，体内产生的抗体与再次进入体内的抗原发生免疫反应，造成组织和器官的无菌性炎症；另一种方式有补体参与，产生自身抗原，形成自身抗原－抗体复合物，造成组织和器官损伤。近年来大量的基础及临床研究发现，本病的发病与IgA介导的免疫反应有关，由于辅助性T淋巴细胞及B淋巴细胞活性增强，产生大量IgA免疫复合物，沉积在全身小血管壁而致血管炎。

（二）病理和病理生理

上述致敏原进入人体后是否发生变态反应，有明显的个体差异，大多数人对某些致敏原并不发生变态反应。根据变态反应的发生原理和临床经过，发病机制可能有两种，

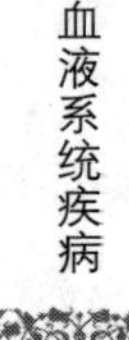

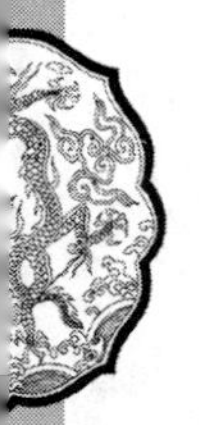

即第Ⅰ型变态反应（速发型变态反应）和第Ⅲ型变态反应（免疫复合反应）。其主要的病理改变为无菌性血管炎，血管周围有中性粒细胞、淋巴细胞和巨噬细胞等浸润，有时可见嗜酸性粒细胞及浆细胞。血管壁有纤维素样坏死及血小板填塞，间质水肿；病变严重者可有坏死性小动脉。

二、中医病因病机

中医学认为，过敏性紫癜是由于各种原因导致脉络损伤或血液妄行，引起血液溢出脉络而形成血证。究其病因，大致有以下几点：

1. 外感燥热，热盛迫血　热盛之由，多为外感风热燥邪与气血相搏，酿成热毒，邪正相争，血热壅盛，热迫血行，损伤血络，血溢脉道则发紫斑。正如《证治汇补》中所云："热则伤血，血热不散，里实表虚，出于肌肤而为斑。"脾胃主肌肉、四肢，脉为血之府，血行脉中，环周不休，内荣脏腑，外濡皮肉筋骨。若热盛蕴毒，病及血脉与胃腑，胃热炽盛，熏发于四肢肌肉，血脉受火热熏灼，血热妄行，从肌肤腠理溢出脉外，少则成点，多则成片。《外科正宗》描述为葡萄疫，云："葡萄疫，其患多生小儿，感受四时不正之气，郁于皮肤不散，结成大小青紫斑点，色若葡萄，发在遍体。"由此而见，热盛迫血妄行是过敏性紫癜最常见的病机。

2. 饮食不节，昆虫叮咬　饮食失节，过食鱼、虾、辛燥等食物，或不良药物，或被昆虫叮咬使燥热内郁，阳盛蕴生内热，侵及血脉与胃腑。正如《临证指南医案》所云："酒热戕胃之类，皆能助火动血。"虫毒入血，毒气弥散迫血四逆，郁于肌肤则发紫斑。

3. 津亏血瘀，血不归经　素体津液不足，为邪气所扰，灼伤津液，致津亏血耗，津不载血，血液瘀滞。《重订广温热论》称之谓"因伏火郁蒸血液，血被煎熬而成瘀"。津亏血瘀，且脉道不畅而被阻，则血不归经，逆行脉外，瘀于胃肠，可伴见腹痛、便血；或与内蕴之湿热相结，移于下焦而见尿血，浸淫肌肤而兼见水肿，留滞关节而出现关节肿痛。

4. 阴虚火旺，灼伤血络　由于热盛迫血是产生肌衄的主要病机，因此阴虚火旺的产生，多由火热毒邪伤阴，或热迫血行，反复出血，阴血亏耗所致，即由火热毒邪转化而来。此外，由于饮食、劳倦、情志或误用燥药等多种原因，导致脏腑内伤，阴虚内热，虚火炽盛，遂致火热灼伤脉络，迫血妄行，溢于肌肤之间，则发紫斑。正如《不居集》中所云："衄血虽多由火，则惟于阴虚者为尤多。"

5. 气虚不摄，统血无权　由于素体脾虚，或脏腑内伤，脾气亏虚，或年老、久病劳倦等，导致脾虚气弱，血失统摄，外溢肌肤形成紫斑。若反复出血，不仅阴血亏损，还会因气随血耗而出现气血两亏、心脾不足的病理后果，从而加重出血。故《景岳全书》特别告诫后人："虽血之妄行由火者多，然未必尽由于火也。故于火证之外，则有脾胃阳虚不能统血者。"

6. 阳微欲绝，血散不收　失治误治，紫斑日久，肾阳衰微，火不暖土，中阳亦虚，脾气亏损，脾肾阳衰，导致阴寒内生，寒滞血脉，血瘀不行；脾不摄血，血无气统，离散不收，瘀凝于肌肤则紫斑色暗无泽，病势凶险，病情恶化。

总之，热伤血络，迫血妄行，血失统摄，溢于肌肤，是产生紫癜的主要病理。外感六淫、疫疠之气，内伤七情、劳倦、饮食，均可致使热盛迫血妄行，或虚损血失统摄，从而导致过敏性紫癜。

【临床表现】

一、症状及体征

1. 前驱期症状　发病前 1 ~ 3 周常有低热、咽痛、上呼吸道感染及全身不适等症状。

2. 典型症状及体征　临床上由于病变的部位不一而有不同表现。

(1) 皮肤症状：皮肤紫癜是本病的主要表现。以下肢大关节附近及臀部分批出现对称分布、大小不等的斑丘疹样紫癜为主，反复发作于四肢、臀部，少数累及颜面和躯干部。皮损初起有皮肤瘙痒，出现小型荨麻疹或粉红色斑丘疹，压之褪色，继而色泽增深，呈紫红色，压之不褪色，即为紫癜。紫癜可融合成片，最后变为棕色而消退，不留痕迹。重者可发生水疱、血疱、溃疡及局部坏死。部分可伴有荨麻疹、血管神经性水肿及多形性红斑。

(2) 关节症状：可有单个或多发性、游走性关节肿痛或关节炎，有时局部有压痛，可同时伴有活动受限。多发生在膝、踝、肘、腕等关节，关节腔可有渗液，关节病变常为一过性，多在数日内消失而不留关节畸形。

(3) 消化道症状：约三分之二患者可出现，以腹部阵发性绞痛或持续性钝痛为主，同时可伴有呕吐、呕血或便血，严重者为血水样大便。如果腹痛在皮肤症状之前出现，易误为外科急腹症。

(4) 肾脏症状：肾脏症状可发生于过敏性紫癜病程的任何时期，但多数于紫癜 2 ~ 4 周左右出现，也可出现于皮肤紫癜消退后或疾病静止期。可为肉眼血尿或镜下血尿、蛋白尿和管型尿。病情轻重不等，重症可发生肾功能减退、高血玉。虽然半数以上患者的肾脏损害可以临床自行痊愈，但少数病例血尿、蛋白尿或高血压可持续数月或数年。

3. 其他症状　尚有一些少见的症状如中枢神经系统症状，昏迷、蛛网膜下腔出血、视神经炎及格林巴利综合征等。

二、分型

病程中可有腹痛或累及关节或肾脏。因此，可分为以下五种类型：

1. 单纯皮肤型　仅有典型的皮肤紫癜及皮损。

2. 关节型　紫癜出现前或后有关节酸痛或肿胀，多见于膝、踝、肘、手指等关节，可呈游走性，可有积液，愈后不呈畸形。

3. 腹型　多见于儿童，在紫癜出现之前或之后有腹痛，呈发作性绞痛，可伴恶心、呕吐、便血，但无腹肌紧张及反跳痛，呈症状与体征分离现象。肠蠕动紊乱能诱发肠套叠。少数患者肠穿孔，有急腹症体征。

4. 肾炎型　多见于儿童，可在紫癜出现之前或之后发生。表现为浮肿、少尿、蛋

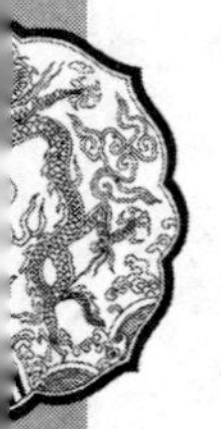

白尿、血尿、血压正常或稍高，数月后恢复。少数演变为慢性肾功能不全，预后差。

5．混合型　具有上述两种以上特点。

三、常见并发症

可有肠套叠、肠梗阻、肠穿孔、出血性坏死、肠炎、颅内出血、多发性神经炎、心肌炎、急性胰腺炎、睾丸炎及肺出血等。

【实验室及其他相关检查】

1．常规检查　红细胞及血红蛋白正常，若出血时可相应降低。白细胞计数正常或轻度升高，伴感染时可达 $10 \times 10^9/L$ 以上。中性粒细胞百分比增高，合并寄生虫可有嗜酸粒细胞增多。血小板计数正常。尿常规是否正常取决于有无肾脏的改变，若肾脏受累尿液中可见红细胞、白细胞、蛋白或管型。若为腹型大便潜血可呈阳性，有寄生虫感染时可在大便中找到虫卵。

2．出凝血机制检查　束臂试验约半数以上的患者呈阳性。血小板功能及出凝血时间均正常。甲皱毛细血管镜检查可有毛细血管扩张、扭曲、畸形，偶有血液外漏。凝血因子活性检查中血浆纤维蛋白稳定因子（Ⅷ）活性降低。

3．其他检查　骨髓象正常；血沉轻度增快，抗“O”可增高；黏蛋白大多正常。免疫学检查中，血清白蛋白、球蛋白可减低；IgG 和 IgA 可增高，其中以 IgA 增高明显。伴有肾炎的患者血清冷球蛋白升高。

【诊断与鉴别诊断】

一、诊断要点

（一）西医诊断

1．临床表现

（1）发病前 1～3 周常有低热、咽痛、上呼吸道感染及全身不适等症状。

（2）以下肢大关节附近及臀部分批出现对称分布、大小不等的斑丘疹样紫癜为主，可伴荨麻疹或水肿、多形性红斑。

（3）病程中可有出血性肠炎或关节痛，少数患者腹痛或关节痛可在紫癜出现前 2 周发生，常有紫癜肾炎。

2．实验室检查　血小板计数正常，血小板功能和凝血时间正常。

3．组织学检查　受累部位皮肤真皮层的小血管周围中性粒细胞聚集，血管壁可有灶性纤维样坏死，上皮细胞增生和红细胞渗出血管外。免疫荧光检查显示血管炎病灶有 IgA 和 C_3 在真皮层血管壁沉着。

4．能除外其他疾病引起的血管炎　如冷球蛋白综合征、良性高球蛋白性紫癜、环形毛细血管扩张性紫癜、色素沉着性紫癜性苔藓样皮炎等。

（二）中医辨病与辨证要点

1．辨病要点

(1) 与出疹相鉴别：紫斑与出疹均有局部肤色的改变，紫斑呈点状者须与出疹的疹点区别，紫斑隐于皮内，压之不褪色，触之不碍手；疹高出于皮肤，压之褪色，摸之碍手。且二者成因、病位均有不同，临床应注意区别。

(2) 与温病发斑相鉴别：紫斑与温病发斑在皮肤表现的斑块方面，区别不大。但两者病情病势预后迥然有别。温病发斑发病急骤，常伴有高热烦躁、头痛如劈、昏狂谵语、四肢抽搐、鼻衄、齿衄、便血、尿血、舌质红绛等，病情险恶多变；杂病发斑(紫斑)常有反复发作史，也有突然发生者，虽时有热毒亢盛表现，但一般舌不红绛，不具有温病传变急速之征。

(3) 与丹毒相鉴别：丹毒属外科皮肤病，以皮肤色红如红丹得名，轻者压之褪色，重者压之色不褪，但其局部皮肤灼热肿痛与紫斑有别。

2. 辨证要点

(1) 辨病证的不同：由于引起出血的原因以及出血部位的不同，应注意辨清不同的病证。例如：从口中吐出的血液，有吐血与咳血之分；小便出血有尿血与血淋之别；大便下血则有便血、痔疮、痢疾之异。应根据临床表现，病史等加以鉴别。

(2) 辨证候之寒热虚实：血证由火热熏灼，热迫血行引起者为多。但火热之中，有实火及虚火之分。如火盛迫血妄行之出血原为实证，出血太多，血去气伤，导致阳气虚弱不能摄血，转而成为气虚出血。寒热虚实之不同，直接影响遣方用药的选择。

二、鉴别诊断

1. 原发性血小板减少性紫癜　原发性血小板减少性紫癜的皮肤紫斑块或斑点是隐于皮肤内，不高出皮肤，无瘙痒，分布不均匀，可有便血，但无腹痛及关节肿胀疼痛，无肾脏改变，血小板计数低于正常值，出凝血时间延长，24小时血块退缩不良，血小板抗体测定增高，骨髓中巨核细胞有质和量的改变。而本病血小板及原核细胞无异常。

2. 关节型应与风湿热相鉴别　风湿热患者有发热，关节红肿热痛，关节症状产生的前后有环形红斑及皮下结节，血沉增快，抗“O”呈阳性，水杨酸治疗有效。而本病抗“O”呈阴性，以激素治疗有效。

3. 腹型患者应与急性阑尾炎、坏死性小肠炎、肠套叠相鉴别　本病患者的腹痛呈阵发性绞痛，多发生在脐周围、上下腹部或全腹，但无反跳痛及腹肌紧张，白细胞计数一般正常。而急性阑尾炎为麦氏点持续性疼痛，并有压痛及反跳痛，肌紧张明显，疼痛呈进行性加重；白细胞计数及粒细胞百分比增高。坏死性小肠炎开始时为脐周或左中上腹的阵发性疼痛，呈持续性疼痛阵发性加剧，并有压痛及反跳痛；全身中毒症状明显，严重者可出现休克；外周血中白细胞及中性粒细胞分叶增加，明显核左移，部分呈现中毒颗粒，便中有脓细胞及红细胞。

4. 肾型要与急性肾小球肾炎、狼疮性肾炎相鉴别　急性肾小球肾炎在发病前1～3周有链球菌感染的病史，临床主要表现为浮肿，高血压，儿童常有发热，有时高达39℃，伴有畏寒，成人则有腰酸、腰痛，少数有尿频、尿急；可有蛋白尿、血尿、管型尿，且大多数病人有程度不等的肾功能不全，内生肌酐清除率及菊糖清除率均降低。狼疮性肾炎的主要表现有蛋白尿、血尿、高血压、浮肿以及皮损、发热、关节炎；抗核抗

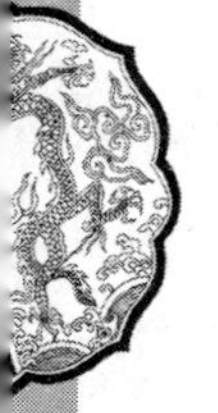

体、抗 ds－DNA 抗体或抗 Sm 抗体阳性。而肾型过敏性紫癜发病初期都有皮肤紫斑的表现。故三者通过询问病史及各种实验室检查可以加以区别。

【治疗】

一、中医治疗

注意病情虚实轻重：新病多实，久病多虚。实宜攻邪，虚宜补益。但见皮肤紫癜为较轻，兼见多脏受累为较重；紫癜紫红为较轻，紫黑为较重，起疱疹者为毒盛。注意根除病因：查清何种原因致病，应立即根除致病因素，远离过敏物质，以及注意用药宜忌。本病的中医药治疗，一般宜清透凉解，用药忌温燥辛热之品。

辨证论治

1. 风热伤络

主要证候：紫癜以下肢和臀部多见，颜色鲜红，形状大小不一，伴瘙痒，发热，微恶风寒，咳嗽，咽痛，或伴关节肿痛，腹痛，便血等症，舌红，苔薄黄，脉浮数。

治法：清热解毒，凉血祛风。

方药：银翘解毒汤。方中金银花、连翘轻宣解表，清热解毒为主药；牛蒡子、荆芥、防风、地肤子疏风清热；紫草凉血退疹；桔梗清热利咽；生地黄、赤芍、牡丹皮凉血止血；蝉蜕祛风；甘草调和诸药。共奏清热解毒，祛风散邪，凉血止血之功。

皮疹，皮肤痒甚者，加白藓皮、浮萍；关节肿痛加当归、红花、川芎、牛膝；腹痛者，加芍药，配合甘草；尿血者，加大小蓟、白茅根、茜草根。

2. 血热妄行

主要证候：起病急骤，出血较重，皮肤瘀斑成片，色深紫，多伴鼻衄、齿衄、便血、尿血等，壮热烦渴，关节肿痛，或见腹痛，大便干结，小便短赤，舌红绛，苔黄，脉滑数。

治法：清热解毒，凉血止血。

方药：清瘟败毒散。方中水牛角、生石膏清热泻火，凉血解毒为主药；生地黄、玄参清热凉血，助水牛角清解血分热毒，并能养阴；赤芍、牡丹皮清热凉血，活血散瘀，既能增强凉血之力，又可防止瘀血停滞；知母苦寒以清泄肺胃之热，质润以滋其燥；黄连泻心火，黄芩泻上焦之火，连翘清心透热，栀子通泻三焦之火，导火下行；甘草调和诸药。共奏清热泻火解毒，凉血止血救阴之功。

出血症状明显，酌加藕节炭、地榆炭、茜草根、白茅根、仙鹤草等；便秘者加大黄；瘀血明显，加丹参、当归、川芎；邪陷心包，神昏谵语者，加服安宫牛黄丸或紫雪丹。

3. 瘀血阻络

主要证候：病程较长，反复发作，紫癜色紫暗或紫红，多见于关节周围，关节疼痛，或伴腹痛，尿血，舌暗红或有瘀斑，脉涩或弦。

治法：活血化瘀，祛风利湿。

方药：桃红四物汤。方中桃仁、红花活血化瘀为主药；当归活血和血，川芎活血行滞，芍药养血柔阴共为辅药；佐以生地黄、牡丹皮、紫草凉血消斑，土茯苓、苍术、防风、蝉蜕祛风除湿。诸药共奏活血化瘀，凉血消斑，祛风除湿之功。

上肢关节肿痛，加桑枝、羌活；下肢关节肿痛，加川牛膝；湿热痹阻，四肢沉重，关节肿胀灼热，加苍术、黄柏。

4. 胃肠瘀热

主要证候：下肢皮肤满布瘀斑紫斑，腹部阵痛，口臭纳呆腹胀，或齿龈出血，大便溏，色暗或褐紫，或便下蛔虫，舌红，苔黄，脉滑数，常有饮食不当病史。

治法：清肠泻热，破瘀化斑。

方药：大黄牡丹汤。方中大黄泻肠胃瘀热结聚，清热解毒，牡丹皮清热凉血，两药合用，苦辛通降下行，共泻瘀热为主药；桃仁性善破血，协主药活血散瘀滞，并能通便；冬瓜仁清肠中湿热，排脓散结消痈；葛根清热解表，长发脾胃清阳之气；黄芩、黄连性寒清胃肠之热，味苦燥胃肠之湿；防风、蝉蜕祛风散热；甘草和中，协调诸药。诸药共奏清泻胃肠积热，活血破瘀，凉血消斑之功。

血热重者，出血明显，加水牛角；腹痛甚，加炒白芍。

5. 气不摄血

主要证候：病程较长，紫癜反复发作，迁延不愈，瘀点瘀斑隐约散在，色较淡，面色少华，神疲气短，食欲不振，头晕心悸，舌淡，苔薄，脉细无力。

治法：健脾益气，养血活血。

方药：八珍汤。方中以党参、黄芪健脾益气以摄血，为主药；辅以熟地黄，配党参甘温益气养血；茯苓、白术健脾燥湿，当归、芍药养血和营，川芎行气活血，丹参凉血活血，木香健脾理气，使补而不滞；甘草和中，调和诸药。共奏健脾益气，养血活血之功。

出血多时，加云南白药、仙鹤草、蒲黄炭；血尿加茜草根、藕节、白茅根；蛋白尿明显者，加益母草。

6. 肝肾阴虚

主要证候：皮肤瘀斑色暗红，时发时隐，或紫癜已消失，但仍伴腰膝酸软，五心烦热，潮热盗汗，头晕耳鸣，口燥咽干，大便干燥，血尿较长时间不消失，尿检红细胞管型及蛋白尿，舌红少苔，脉细数。

治法：滋阴降火，凉血止血。

方药：大补阴丸合二至丸。方中以龟甲、熟地黄滋阴潜阳以制虚火为主；配以黄柏、知母清泄相火而保真阴；旱莲草、女贞子益肝肾，补阴血；牡丹皮、玄参、茜草根凉血止血。共奏滋补肝肾之阴，凉血止血之功。

阴虚发热明显，加鳖甲、地骨皮、银柴胡；尿中红细胞较多，经久不消失者，加服三七粉或云南白药。

二、西医治疗

目前尚无特效疗法，主要采取支持和对症治疗。

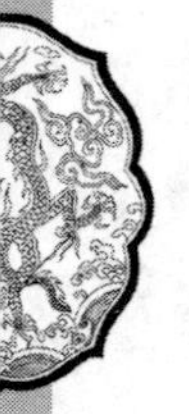

（一）一般疗法

1. 急性期应卧床休息，要注意入液量、营养及保持电解质平衡。饮食宜用免蛋白、少渣半流饮食。有消化道出血者，如腹痛轻、大便潜血阳性可用流质，腹痛重、有肉眼血便者，应禁食。慎用或禁食可能导致本病的药物及食品。

2. 彻底清除体内感染灶，是治愈本病的重要一环。发病前如有细菌感染，应给予有效抗生素，有寄生虫感染者应服祛虫药。

（二）对症疗法

有荨麻疹或血管神经性水肿时，应用抗组胺类药物和钙剂。此类药物能降低机体对组胺的反应和毛细血管通透性，可减轻症状。常用药物为盐酸苯海拉明、安其敏、扑尔敏、氯雷他定、葡萄糖酸钙、胶性钙等。用 H_2 受体阻滞剂西米替丁 20mg/（kg·d），分 2 次加入葡萄糖注射液中静脉滴注，1～2 周后改为口服，10 mg/（kg·d），分 3 次服用，继续应用 1～2 周。有腹痛时应用 654－2 及阿托品等解痉挛药物，消化道出血时应禁食。

（三）抗凝治疗

本病可有纤维蛋白原沉积、血小板沉积及血管内凝血的表现，可试用肝素钠 120～150 U/kg 加入葡萄糖溶液 100 ml 中静脉滴注，每日 1 次，连续 5 天，或肝素钙 10 U/kg，皮下注射，每日 2 次，连续 7 天，能降低紫癜性肾炎的发生。

（四）肾上腺皮质激素

一般病例无需用肾上腺皮质激素，对严重血管神经性水肿、关节肿痛、胃肠道出血等可酌情应用。肾上腺皮质激素能抑制抗原－抗体反应，具有抗过敏及改善血管通透性的作用。常用泼尼松每日 30～40 mg 口服，严重者可用氢化可的松每日 100～200 mg，或地塞米松每日 10～20 mg 静脉滴注，症状缓解后逐渐减量停药。对严重肾脏损害者可采用甲基泼尼松龙冲击疗法，每次剂量 15～30 mg/kg，连用 3 天或隔日用药 1 次，3 次为 1 疗程。

（五）免疫抑制剂

对紫癜肾采用其他方法无效时可加用免疫抑制剂，与肾上腺糖皮质激素合用常能提高疗效。常用药物：环磷酰胺每日 2～3 mg/kg，连用数周至数月，对肾病综合征疗效较好。硫唑嘌呤每日 2～3 mg/kg。在用药过程中要根据血象变化调整剂量。

（六）其他疗法

1. 丙种球蛋白　对严重病例可用大剂量丙种球蛋白冲击治疗，剂量为 400 mg/kg·d，静脉滴注，连用 2～3 天。对急进性肾炎可进行血浆置换疗法。

2. 维生素 C 及芦丁 C　可增强毛细血管张力，降低毛细血管通透性及脆性，作为一种辅助治疗措施。

3. 普鲁卡因封闭疗法　此疗法具有调节中枢神经系统、抑制过敏反应的作用。用法：皮试阴性者，以普鲁卡因 150～300 mg 加入葡萄糖注射液 500 ml 中静脉滴注，每日 1 次，连用 7～10 天为 1 疗程。

【临床思路】

1. 本病主要见于儿童及青少年，起病前 1～3 周常有低热、头痛、咽痛、疲乏纳呆、全身不适症状。大多数患者以紫癜为首发症状，但发热、腹痛，便血、血尿、血管神经性水肿、荨麻疹等亦可作为首发症状。若起病未见紫斑或皮疹者，早期诊断较难，对有关节痛，小便改变，腹痛而体征少者，应提高警惕，注意观察随访，以免漏诊。

2. 紫癜性肾炎多为局灶性，合并紫癜者诊断不难，预后多较好；少数为弥漫性肾小球损害，与急性肾小球肾炎、狼疮性肾炎较难鉴别，必要时可作肾穿刺行病理检查，有助鉴别诊断。

3. 本病若单纯用西医治疗，近期疗效较好，但常易反复发作，特别是有紫癜肾炎者，若使用皮质激素，可先用中大剂量控制病情，待症状消失，即予减至小剂量，维持半年至 1 年，少数需维持更长时间再停药。

4. 本病采用中医中药治疗疗效肯定，但一般起效较慢，若能配合西药治疗，则既可发挥中药治本抗病毒、调节免疫失衡之特长，又可减轻西药激素或免疫抑制剂之毒副作用。

5. 必须强调去除病因的重要性，病因不除，将导致病情反复发作。病因之中，又以感染，特别是上呼吸道感染占首位；其次是食物，如牛奶、蛋类、鱼虾、豆类、蟹、香菇等品，若考虑为过敏因素，在彻底治愈本病前，应当禁食。

6. 过敏性紫癜属祖国医学血证、斑疹等范围，其病机主要为：风热袭表，络伤血溢；湿热交蒸，损伤脉络；热毒内盛，迫血妄行；阴虚火旺，灼伤血络；气虚不摄，血溢脉外；瘀血阻络，血不归经。其中风热伤络、湿热内蕴、瘀血阻络者属实证，阴虚火动、气虚不摄者属虚证，临床常有交叉、兼夹，必须分清主次，随证施治。一般来说本病属实属热者占多数，属虚占少数，故清热解毒、凉血祛风为常用治法，对于皮肤型、关节型、腹型患者，可以中医为主辨证治疗；肾型者可考虑中西医结合；合并肾功能不全或中枢神经系统出血等危重症者，宜中西医两法救治。

【预后与转归】

本病有一定自愈的倾向，少数可复发。紫癜在 2 周、4 周及大于 4 周消退者各占 1/3，病程长者可达数年之久。病程长达 1 月至数月以上者，易复发，复发间隔时间数周至数月不等。紫癜消失快慢与下列因素有关：①急性期严重程度；②内脏是否受累，腹型及肾型紫癜消失较慢；③致病因素是否祛除，成年人紫癜消失缓慢。

本病一般预后良好，病死率低于 5%，主要死亡原因为肾功能衰竭、中枢神经系统并发症、肠套叠及肠梗阻等。肠道出血较重者如处理适当，一般尚易控制，发生颅内出血者少见。

本病的预后主要与肾脏病变性质有关，部分病例可迁延数年，但大多数有轻度肾脏损害者都能逐渐恢复，少数重症可伴高血压脑病及慢性肾功能衰竭，后者多发生于出现肾炎后数年。有报道在病初 3 个月内出现肾脏病变或病情反复发作并伴有肾病时常预后不良。

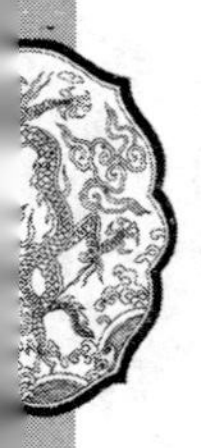

【预防与调护】

注意饮食有节，起居有常，劳逸适度，避免情志过极。对血证患者要注意精神调摄，消除其紧张、恐惧、忧虑等不良情绪。注意休息，重者应卧床休息。严密观察病情的发展和变化，若出现头昏、心慌、汗出、面色苍白、四肢湿冷、脉芤或细数等，应及时救治，以防产生厥脱之证。宜进食清淡、易于消化、富有营养的食物，如新鲜蔬菜、水果、瘦肉等，忌食辛辣香燥、油腻煎炸之品，戒除烟酒。吐血量大或频频吐血者，应暂予禁食，并应积极治疗引起本病的原发疾病。

第十一章　原发性血小板减少性紫癜

原发性（或特发性）血小板减少性紫癜（idiopathic thrombocytopenic purpura，ITP）是血液系统一种常见的原因不明的获得性出血性疾病。以血小板减少、骨髓巨核细胞数正常或增加，以及缺乏任何原因，包括外源的或继发性因素为特征。目前认为，该病是由于体内产生抗血小板抗体，使血小板破坏过多，血小板寿命缩短，而骨髓中巨核细胞正常或增多，巨核细胞变性、幼稚化，因其发病机制与自身免疫有关，故又称自身免疫性血小板减少性紫癜（autoimmune thrombocytopenic purpura，ATP）。根据其临床表现、发病年龄、血小板减少持续的时间和治疗效果的不同，通常将原发性血小板减少性紫癜分为急性型和慢性型两种。急性型多见于儿童，无性别上的差异，发病前常有病毒感染史，多为自限性疾病；慢性型主要见于成年人，成人男女发病比例约为1∶1.35～2.3。

原发性血小板减少性紫癜属于中医学血证中的“紫斑”、“肌衄”和“葡萄疫”的范畴。“紫斑”一名“紫癜”，是以血液溢出肌肤之间，皮肤出现青紫斑点或斑块为特征，并伴有鼻衄、齿衄，严重者可有呕血、便血、脑衄。“肌衄”与“紫斑”略同。

【病因病理】

一、西医病因病理

（一）病因

原发性血小板减少性紫癜的病因尚未完全阐明，目前多认为与免疫因素有关。ITP患者的组织相容性抗原的研究表明，ITP尤其好发于伴有DRW－2抗原者，HLA－DR4（LB_4）则与治疗反应密切相关，这些患者对肾上腺皮质激素疗效不佳，而对脾脏切除有较好的疗效。有人认为，ITP很可能是某些家族性免疫功能异常的一种表现。在系统性红斑狼疮（SLE）患者中，血小板减少相当普遍，约7%～26%患者并发ITP。与之相反，低于2%的ITP患者最终将发展演变为SLE。

1. 抗血小板抗体的产生　研究发现，85%左右的患者有两种形式的抗血小板抗体存在。一种是结合于血小板表面的血小板相关免疫球蛋白（PAIg），阳性率高，与血小板减少相关，可能是真正的抗血小板抗体；另一种是游离于血清中的血小板免疫球蛋白（PBIg），阳性率低，与血小板减少的关系不密切。血小板抗体阳性者，经免疫荧光法观察，95%属IgG，包括IgG的多种亚型，仅少数系单纯IgM。脾脏是产生抗血小板抗体的主要场所，体外培养证实，本病患者脾脏能产生大量IgG。部分患者血小板相关补体（PAC_3、PAC_4）也有增高。

急性型多发生在病毒感染恢复期，患者血清中有较高的抗病毒抗体，故认为是由于病毒抗原引起，可能是由于血小板表面吸附的病毒抗原产生自身抗体所致。慢性型发病

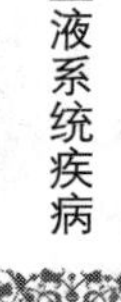

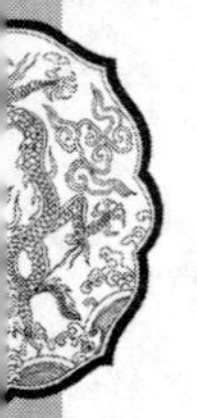

常无前驱感染病史，目前认为发病是由于血小板结构抗原变化，引起的自身抗体所致。

2. 血小板破坏增多　患者体内为抗体所被覆的血小板，大多在脾脏内被破坏，小部分在肝脏内被破坏。发病期间，血小板寿命明显缩短，慢性型约1~3日，急性型则更短。血小板更新率亦明显加速，骨髓巨核细胞出现代偿性增生。抗血小板抗体可以通过胎盘，大约使半数新生儿发生暂时性血小板减少，产生“新生儿紫癜”。

3. 毛细血管脆性增高　本病患者的毛细血管脆性增高，与血小板减少有关。由于糖皮质激素有降低毛细血管通透性作用，故应用糖皮质激素后，血小板计数不一定增高，但临床出血症状却有较明显的改善。表明毛细血管壁的缺陷与本病的发生有一定的关系。

（二）病理

1. 慢性原发性血小板减少性紫癜的血小板破坏机制　慢性原发性血小板减少性紫癜的血小板破坏是由于血小板抗体与其相关抗原结合后引起的；不论补体有无活性，血小板都会被吞噬。当血小板抗体以其Fab片断与血小板相关抗原结合后，抗体分子的Fc片断暴露，并与巨噬细胞的Fc受体结合，导致血小板被吞噬破坏。当血小板表面结合的抗体量多时，可形成IgG双聚体，从而激活补体C_1q，随之补体系统中各成分相继被激活，C_3裂解产物C_3b附着于血小板表面，并与巨噬细胞的C_3b受体结合，也导致血小板被吞噬。严重者可在短期内，发生血小板溶解。血小板的破坏还与巨噬细胞的活性水平有关。当病毒感染时，巨噬细胞上的Fc或C_3b受体数量增加，亲和力升高，使血小板更易被破坏。这可解释临床上常见的现象，即病毒感染可使原发性血小板减少性紫癜病情加重。

2. 急性原发性血小板减少性紫癜血小板破坏机制　急性型多见于儿童，与病毒感染有关。病毒感染可直接损伤巨核细胞和血小板。通过单核-巨噬系统扣押和破坏血小板的机制包括：

（1）体内形成免疫复合物：由病毒抗体与血小板吸附病毒结合，也可由抗体与循环中非血小板抗原结合，然后再与血小板膜上的Fc受体结合。执行结合并清除循环中的免疫复合物（CIC），本是血小板的功能，但却导致血小板减少。Lu-huma等已从CIC中证实有HbsAg、EB病毒和腺病毒。

（2）自身抗体：近来有人研究证明，在急性原发性血小板减少性紫癜患者中也存在自身抗体，除有GPⅡb/Ⅲa与GPⅠb/Ⅸ自身抗体之外，还可能有GPV自身抗体。

3. 原发性血小板减少性紫癜的出血机制　其出血原因有多种，血小板抗体引起血小板破坏增多，导致血小板减少是出血的主要原因。当抗体固定在与功能相关的抗原上，可引起血小板功能异常；GPⅠb和GPⅡb和（或）Ⅲa自身抗体可分别引起血小板黏附和聚集功能异常；抗体还可损伤毛细血管内皮细胞，引起毛细血管通透性增加而出血。

二、中医病因病机

《内经》对血的生理与病理即有较深入的认识，并对引起出血的原因和部分血证的预后有所论述。《灵枢·百病始生》：“阳络伤则血外溢，血外溢则衄血；阴络伤则血内溢，血内溢则后血。”阳络伤，指的是人体上半部的络脉损伤，会出现鼻衄、齿衄等；阴络伤，指人体的下半部经脉受损，故出现便血。在论述病因病机上，《诸病源候论》的《小儿杂病诸候·患斑毒病候》指出，各种原因引起的热毒蕴积于胃，是发斑的主要病机：“斑毒之病，是热气入胃，而胃主肌肉，其热挟毒蕴积于胃，毒气熏发于肌肤，状如蚊蚤所啮，赤斑起，周匝遍体。”元代朱丹溪提出了内伤发斑，在《丹溪心法·斑疹》中说：“内伤斑者胃气极虚，一身火游行于外所致。”他认为发斑是由热盛所致。而明代《医学入门·杂病风类》将发斑分为外感、内伤、内伤兼外感3种类型，指出：“内伤发斑，轻如蚊迹疹子者，多在手足，初起无头疼、身疼，乃胃虚火游于外”。而《外科正宗·葡萄疫》则指出：“感受四时不正之气，郁于皮肤不散，结成大小青紫斑点，色若葡萄，发在遍体头面，乃为腑证，自无表里。邪毒传胃，牙根出血。”《伤寒斑疮候》说：“热毒乘虚，出于皮肤，所以发斑疮疹如锦纹。重者，喉口身体皆成疮也。”

1. 火热毒邪　热盛迫血是紫癜发生的主要病机。热盛之由，多因外感风热燥邪与气血相搏，酿成热毒，病及血脉及胃腑。脾胃主肌肉四肢，若胃热炽盛，蒸发于四肢肌肉，血脉受火热薰灼，遂致血热妄行，从肌肤腠理溢于脉外，少则成点，多则成片，瘀积于肌肤之间而为本病。除外感热毒外，情志、饮食、劳倦等原因导致的内脏损伤，阴阳失衡，阳气内盛而蕴生的内热，亦会导致本病的发生。

2. 气虚不摄　由于素体脾虚，或脏腑内伤，脾气亏虚，血失统摄，外溢肌肤而成本病。

3. 阴虚火旺　阴虚火旺可因火热毒邪伤阴，或热迫血行，反复出血，阴血亏耗，虚火由生，火灼迫血，更加重出血。另一方面，由于情志、饮食、劳倦等原因，导致脏腑内伤，阴精亏耗，也是形成阴虚火旺的原因。阴精既耗，虚火内炽，遂致火热灼络，迫血妄行，外溢于肌肤而发为本病。

4. 瘀血内阻　实火或虚火既可伤津耗液，致津亏不能载血以行而成瘀，也可灼血凝结而瘀塞。而气虚无力行血，亦可致瘀血停留。瘀血既成，则妨碍血液的正常运行，溢出脉外而成本病。

上述四点，气虚不摄、阴虚火旺与瘀血内阻三者最为常见。既是出血的原因，又是出血的结果，且往往兼夹存在。

【临床表现】

1. 急性型　此型儿童多见，男女发病率相近。通常发病前1~3周有上呼吸道或其他病毒感染史。起病急骤、发热、畏寒，突然有广泛、严重的皮肤黏膜出血，甚至大片瘀斑或血肿。皮肤瘀点一般先出现于四肢，尤以下肢为多，分布不均匀。黏膜出血多见于鼻、齿龈、口腔及舌。胃肠道与泌尿道出血相对少见。颅内出血少见，但有生命危险。患者如有头痛或呕吐，要警惕颅内出血可能。少数有结膜下出血，偶有因视网膜出血而失明者。急性型往往呈自限性；或经积极治疗，常在数周内逐渐恢复乃至痊愈。少数患者可迁延近半年左右，亦有演变为慢性者。

2. 慢性型　此型较为常见，且以青年女性为多见，起病缓慢，出血症状较轻。多

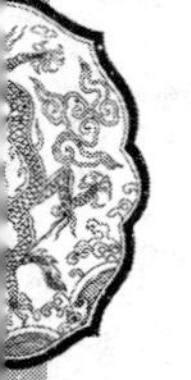

数患者有皮肤瘀点和瘀斑，也可出现鼻出血、齿龈、口腔黏膜出血等。女性患者可能以月经过多为主要表现。持续发作者，血小板往往多年持续减低；反复发作者，每次发作常持续数周或数月。长期反复发作者，可有脾脏轻度肿大，出血量多或持续时间较长者，常引起贫血。该型患者自发缓解者少。

【实验室与其他检查】

1. 血小板计数　无论是急性发作期，或是慢性期，外周血小板计数都会明显减少。未经有效治疗者，一般外周血小板计数多在 $50\times10^9/L$ 以下，严重者可低于 $5\times10^9/L$。偶有血小板形态异常，如血小板体积增大、颗粒减少、染色过深，异常小的血小板及碎片亦可见到。血小板功能也有异常。贫血程度与出血有关。白细胞计数正常或稍高。此外，出血时间延长，毛细血管脆性试验阳性，血块退缩不良，凝血时间正常。

2. 血小板寿命明显缩短

3. 血小板形态及功能　外周血小板形态改变，如体积增大、形态特殊、颗粒减少、染色过深等。周围血中巨大血小板为一些较幼稚的血小板。它能反映骨髓制造血小板情况，也易在脾脏内阻留。这些血小板对腺苷二磷酸、胶原、凝血酶或肾上腺素的聚集反应增强，能释放腺嘌呤核苷酸和血小板因子Ⅳ，故止血作用强。这可能说明，为何有的患者血小板计数较低，而出血症状较轻。

有的患者血小板功能异常，表现为血小板聚集功能减低。慢性或间歇发作的 ITP 患者，血液中球蛋白还有抑制正常富血小板血浆对腺苷二磷酸及胶原聚集反应的作用。这种抑制血小板聚集的球蛋白，还具有血小板抗体的特点。此外，血小板因子Ⅲ的活力也减低，血小板的黏附性减低；血小板对腺苷二磷酸的聚集反应减弱，但对胶原的聚集反应正常。临床上有的患者血小板计数并不很低，但出血严重，可能正是这个原因引起。

4. 骨髓检查　除了由于失血引起的幼红细胞增多外，主要为巨核系统有改变。骨髓巨核细胞数增多或正常，较突出的变化是，巨核细胞的核浆成熟不平衡，胞浆中颗粒较少，嗜碱性较强，产生血小板的巨核细胞明显减少或缺乏，胞浆中可出现空泡。急性型 ITP 见幼稚型巨核细胞比例增加，慢性型 ITP 见颗粒型巨核细胞比例增加，但两型均呈现血小板形成型巨核细胞减少。

5. 血小板相关抗体（PAIg）、相关补体（PAC_3）增高　绝大多数成人 ITP 患者 PAIgG 和/或 PAIgM 升高，有时 IgA 升高。

【诊断和鉴别诊断】

一、诊断要点

（一）西医诊断

本病应以血小板寿命缩短为主要诊断指标，但由于目前尚缺乏简单易行的检测方法，不易在临床上广泛应用，故临床上仍以本病的出血症状、血小板减少、出血时间延长、体检脾脏不肿大、骨髓巨核细胞增多、成熟障碍、抗血小板抗体增高，并排除继发性血小板减少为本病的主要诊断标准。

1. 症状　急性型多见于2~6岁儿童，起病前1~3周常有病毒感染史，如上呼吸道感染。起病急骤，可伴有畏寒、发热、皮肤黏膜出血广泛而严重，黏膜出血多见于鼻、牙龈、口腔，其次为消化道、泌尿道。颅内出血少见，但后果严重，是致死的主要原因。多数病例经治疗，在2周至2个月内逐渐缓解或痊愈。慢性型主要见于40岁以下的青年女性，起病缓慢。反复性鼻出血、牙龈出血，女性常有月经过多，内脏出血亦可发生。

2. 体征　急性型皮肤有大量瘀点、瘀斑，分布不均，先发生在四肢，尤以下肢为多。如有颅内出血，还可出现瘫痪。慢性型可见经常性皮肤瘀点、瘀斑，部分病程超过半年者，可有轻度脾大。

1986年中华血液学会第五届全国血栓与止血学术会议修订的特发性血小板减少性紫癜的诊断标准为：

（1）广泛出血累及皮肤、黏膜及内脏；多次实验室检查血小板计数减少。

（2）脾脏不肿大或仅轻度肿大。

（3）骨髓检查巨核细胞数增多或正常，有成熟障碍。

（4）具备下列五项中任何一项者：①泼尼松治疗有效；②切脾治疗有效；③PAIg增多；④PAC_3增多；⑤血小板寿命测定缩短。

（5）排除继发性血小板减少症。

（6）ITP重型标准：①有3个以上出血部位；②血小板计数$<10\times10^9/L$。

急性型与慢性型的鉴别见表8-11-1。

表8-11-1　急性ITP与慢性ITP的鉴别

鉴别点	急性型	慢性型
发病年龄	儿童，2~6岁多见	成人，20~40岁多见
性别差异	无区别	男女之比约为1∶3
诱因	1~3周前多有感染史	不明显
起病	急	缓
出血症状	严重	较轻
血小板计数	低于$20.0\times10^9/L$	$30.0\sim80.0\times10^9/L$
血小板寿命	约1~6小时	约1~3日
嗜酸性粒细胞增多	常见	少见
淋巴细胞增多	常见	少见
骨髓巨核细胞	正常或增多，幼稚型比例增加	正常或明显增多，但产板型巨核细胞减少或缺如
病程	2~6周，最长6个月	数月或数年
自发缓解	80%	少见，常反复发作

（二）中医辨病与辨证要点

1. 辨病要点

（1）紫癜与麻疹和风疹等具有传染性的外感疾病相鉴别：紫癜属于皮下出血，出血呈点状、片状，颜色较深，隐于皮下，压之不褪色，抚之不碍手；而麻疹、风疹等外

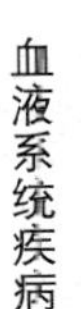

感且有传染性的疾病，一般皮疹高出皮肤之上，色泽鲜红，压之褪色，随即复现，抚之如粟粒碍手。同时多伴有发热、流泪、面红等症状，有相应的传染病接触史等。正如《临证指南医案·癍疹痧瘰》中说："癍者，有触目之色而无碍手之质"；"痧者疹之通称，有头粒而如粟象"。

（2）与温病发斑相鉴别：紫癜与温病发斑（相当于某些中毒感染性疾病引起的播散性血管内凝血）在皮肤表现的斑块方面，区别不大。但两者病情、病势与预后却迥然有别。温病发斑发病急骤，病势凶险，常伴有高热、烦躁、剧烈头痛，甚至昏迷、抽搐，以及鼻衄、齿衄、便血、尿血、舌见瘀斑、瘀点等广泛出血症状和体征，病情险恶多变；而紫癜（属杂病发斑）则多有反复发作史，也有突然发生者，虽时有热毒亢盛表现，但不及温病发斑来势凶猛，且一般舌不红绛，也不具备温病传变急速的其他表现，且本病患者一般神识清楚。

（3）与丹毒相鉴别：丹毒属外科皮肤病，因皮肤色红如丹而得名，轻者压之褪色，重者压之色不褪，但其局部皮肤灼热、肿痛，则与紫斑有别。

2. 辨证要点　紫癜的辨证方面，重点在辨清虚实寒热和辨别急性慢性。紫癜一证首先要分清急性和慢性，这对判断预后、选择治疗方法都有重要意义。急者宜治其标，缓则治其本。另外要分清气虚或阴虚。气虚和阴虚这两型临床所见最多，属气虚者，宜补脾益气摄血；属阴虚者，宜滋阴凉血止血。

二、鉴别诊断

本病尚需与下列疾病鉴别：

1. 过敏性紫癜　为一种毛细血管变态反应性疾病。临床特点除紫癜外，常有过敏性皮疹及血管神经性水肿、关节痛、腹痛及血尿等症状。本病血小板计数、出血时间、凝血时间均正常，毛细血管脆性试验阳性。血象和骨髓象巨核细胞一般正常，可有嗜酸粒细胞增多。

2. 继发性血小板减少性紫癜　由于血小板减少的病因甚多，如再生障碍性贫血、急性白血病、血栓性血小板减少性紫癜、自身免疫溶血性贫血并发血小板减少（Evans综合征）、脾功能亢进等，均需结合临床表现、实验室检查和骨髓象变化，仔细分析，加以鉴别。

【治疗】

一、中医治疗

辨证论治

1. 热甚迫血

主要证候：皮肤出现青紫斑点或斑块；伴有发热、口渴、便秘等症状，或伴鼻衄、齿衄、便血、尿血，舌红，苔黄，脉弦数。

治法：清热解毒，凉血止血。

方药：十灰散。方中大、小蓟、茜草、侧柏叶、白茅根、凉血止血；棕榈皮收敛止血；大黄通腑泻热；牡丹皮、栀子、荷叶清热凉血。

热毒炽盛，发热，出血广泛者，加生石膏、龙胆草、紫草，冲服紫雪丹，亦可选用犀角地黄汤加味治疗。

2. 阴虚火旺

主要证候：皮肤出现青紫斑点或斑块，时发时止，常伴鼻衄、齿衄，女性月经过多；颧红，心烦，口渴，大便干，手足心热，或有潮热，盗汗。舌质红，苔少，脉细数。

治法：滋阴降火，宁络止血。

方药：茜根散。方中茜草、黄芩、侧柏叶清热凉血止血；生地黄、阿胶滋阴养血止血；甘草和中。

阴虚较甚者，可加玄参、龟甲、女贞子、旱莲草养阴清热止血；潮热者，加地骨皮、白薇、秦艽清退虚热；肾阴亏虚，用六味地黄丸加凉血止血药。

3. 气不摄血

主要证候：反复发生肌衄，久病不愈，神疲乏力，头晕目眩，面色苍白或萎黄；食欲不振，舌质淡，苔白，脉细弱。

治法：补脾益气摄血。

方药：归脾汤。方中党参、甘草、茯苓、白术补气健脾；当归、黄芪益气生血；酸枣仁、远志、龙眼肉补心益脾；木香理气醒脾；仙鹤草、棕榈炭、地榆、蒲黄、茜草、紫草止血消斑。

若兼肾气不足者，加山茱萸、菟丝子、续断。

二、西医治疗

（一）一般治疗

本病治疗的目的是控制出血，减少血小板破坏，提高血小板数量。总的治疗原则是急性型或慢性型急性发作期，适宜中西医结合治疗，慢性型慢性期适于纯中药治疗。原则上初发病患者，外周血小板计数大于 $20\times10^9/L$，全身出血表现不严重，仅局限在皮肤黏膜者，可首选中医辨证论治，尽量不用激素和其他西药。初发病患者，外周血小板计数小于 $20\times10^9/L$，全身出血表现严重甚至有内脏出血倾向者，主张以中医辨证论治配合静脉滴注大剂量丙种球蛋白，同时应用中等剂量的激素静脉注射。急性期，尤其是血小板计数低于 $10\times10^9/L$ 的患者宜卧床休息，谨防颅内出血危及生命。血小板计数低于 $30\times10^9/L$ 有明显皮下出血的患者，不宜使用肌肉注射、针灸、推拿等治疗手段，以防加重出血。饮食宜吃容易消化的食物，不宜吃坚硬油炸的食物。还要防止创伤，避免使用可能引起血小板减少的药物。

（二）药物治疗

1. 糖皮质激素　为本病首选药物，对急性型和慢性型发作期，均有显著的临床疗效。糖皮质激素具有降低血管通透性的作用，并能抑制抗原抗体反应，抑制单核巨噬细胞系统，特别是脾脏的巨噬细胞对血小板的吞噬破坏，从而减少血小板被破坏，提升外

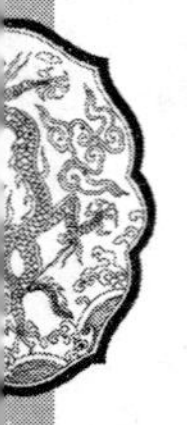

周血小板计数，改善和控制出血症状。各种糖皮质激素制剂的疗效相近，病情严重的可用氢化可的松每日 200～300 mg 或地塞米松每日 10～30 mg，短期静脉滴注。

一般可用泼尼松每日 30～60 mg（或 1 mg/kg 体重），分次口服。待出血好转，血小板计数接近正常 3～4 周后逐渐减量。减量期间，每周复查血小板 1 次。原则上每周减少 5 mg，直至每日 5～10 mg，维持 4～6 个月。严重出血者可适当增加剂量。急性型 4～8 周为一疗程，大剂量疗法不宜超过 2 周；慢性型常需小剂量维持 4～6 个月以上。60%～70%的患者治疗后有不同程度的缓解，但较难根治。该药对复发患者仍然有效。

2．脾脏切除　脾脏切除是慢性型患者治疗的一种重要方法，其机制在于减少血小板抗体的产生，消除血小板的破坏场所。脾切除的有效率可达 75%～90%，完全缓解率达 40%～60%，但其中约 30%～50%病例复发，故一般不作为首选方法。

脾切除的适应证：①经糖皮质激素治疗 6 个月以上无效的成年患者；②对糖皮质激素疗效较差，或减少剂量即易复发；③需用较大剂量激素（泼尼松 30 mg/d 以上）才能维持者；④对糖皮质激素有禁忌者；⑤放射性核素标记血小板输入体内后，脾区的放射指数较高者。手术中切除副脾者疗效可能更好。一般认为脾切除后血小板数持续正常达半年以上者为治愈。

3．输血及血小板悬液　出血（如颅内出血）、脾切除术前或术中血小板计数低于 20×10^9/L 伴出血者，可输注浓缩的血小板悬液。但反复输注易产生同种抗体，使以后输入血小板时失效，故一般不宜用于慢性型。

4．免疫抑制剂　对糖皮质激素和脾切除无效或疗效很差的患者，可选用免疫抑制剂与小剂量糖皮质激素联合治疗。可试用免疫抑制剂环孢素，10 mg/kg·d，分 2 次口服，共 10～21 天；环磷酰胺，每日 50～100 mg，静脉注射或分次口服；硫唑嘌呤每日 50～150 mg，分次口服；长春新碱每次 1 mg，每周静脉注射 1 次；一般选用一种，当血小板接近正常时，逐渐减量。

5．雄激素　常用雄激素衍生物达那唑，对其他治疗疗效不佳的患者，有半数或少数病例（10%～60%）获得满意效果。剂量为 0.1～0.2 g，每天 2～3 次。一般用药 2～6 周后见效，疗效可维持 2～13 个月。

【临床思路】

1．本病急性型多见于儿童，起病前 1～2 周常有病毒感染史，或出现发热、头痛、咽痛、疲乏、全身不适等感冒症状。慢性型以中、青年女性多见，男女性别比约为 1∶3。

2．本病若单纯用西医，尤其是糖皮质激素治疗，近期疗效较好，但常易反复发作，特别是慢性型患者。若使用糖皮质激素，宜早期足量，可先用中到大剂量控制病情，待病情改善血小板回升后，即可开始减至小剂量，维持半年至 1 年，少数需维持更长时间才能停药。有的患者血小板维持在 50×10^9/L 左右，没有明显的出血症状，可以不需要药物治疗。

3．本病采用中医中药治疗有一定疗效，但一般起效较慢，若能配合西药治疗，则既可发挥中药治本、调节免疫失衡之特长，又可减轻西药激素或免疫抑制剂之毒副作用。

4. 特发性血小板减少性紫癜属中医学“紫斑”、“肌衄”等范围，其病机主要为：风热毒邪内侵，损伤血脉，或者是热毒内盛，迫血妄行；或阴虚火旺，灼伤血脉；或气虚不能摄血，致血溢脉外；或瘀血阻络，血不归经，可概括为“虚”、“火”、“瘀”三个方面。其中，风热损伤血脉、热毒迫血妄行和瘀血阻络，属实证；而阴虚火旺、气不摄血，属虚证，且临床常各型每多交叉重叠，必须分清轻重缓急，随证治之。本病慢性多见，可以中药为主辨证治疗；急性型和慢性再发，血小板低于 $50\times10^9/L$ 者，宜尽早采取中西药联合治疗；合并内脏尤其是中枢神经系统出血等危重症者，宜西药为主紧急救治。

【预后与转归】

本病的预后，古人已有一些论述，如《景岳全书·血证》说：“凡失血等证，身热脉大者难治，身凉脉静者易治，若喘咳急而上气逆，脉见弦紧细数，有热不得卧者死。”《伤寒阴阳毒候》指出：“若发赤斑，十生一死；若发黑斑，十死一生。”本病有一定自愈的倾向，少数可复发。儿童大多为急性型（65%～90%），通常3周内即可缓解。大部分成年病人为慢性，病程可长达数年甚至终身。病程长达1月至数月以上者，易复发，复发间隔时间数周至数月不等。

总的来说，一般预后良好，病死率低于5%，主要死亡原因为突然发生的颅内出血。

【预防与调护】

因本病的真正发病原因仍不十分清楚，故一般来讲，注意生活有规律，饮食有节度，劳逸结合，避免情志过极，使机体保持在一个正常状态，就能减少该病的发生。患病后注意休息和精神调养，重者应卧床休息，下床、上厕所要特别小心。严密观察病情的发展和变化，定期复查血分析血小板计数。若突然出现头昏、头痛，视物不清，神志模糊，呼吸急促，脉细数等，应及时救治。饮食宜进食清淡、易于消化、富有营养的食物，如新鲜蔬菜、瘦肉、鸡蛋、鱼等，忌食辛辣香燥、油炸之物。

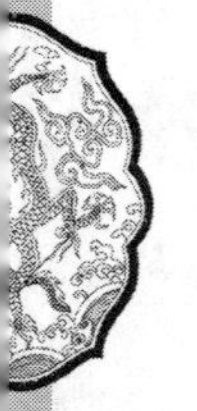

第十二章　血栓性疾病

血栓（thrombus）是血液成分在血液循环中凝聚后所形成的一种半固体，它可以发生在血液循环中的任何部位，包括心房、微循环等位置，往往黏附在心房或血管的表面，且可脱落造成栓塞。血栓形成（thrombosis）是人体组织血管损伤时形成止血性血凝块的过程。根据血栓在体内的解剖部位、血栓的大小及其所含成分的不同，可将其分为静脉血栓形成、动脉血栓形成和混合型血栓形成三种。栓塞（embolism）是血管局部形成的血凝块顺血流嵌顿到其他部位血管，导致相应组织、器官缺血、坏死或者严重生理紊乱的过程。正常情况下，血栓形成是人体重要的保护机制，它能避免生命个体在遭遇意外或人为创伤时，过量的血液从循环系统溢出而危及生命。相应地，人体同时存在抑制血栓形成（抗凝）的因素，防止血栓无限制地扩大和异常的血栓形成。当伴随创伤形成的血栓完成了止血的“使命”之后，体内还存在清除血栓的机制（纤溶）。纤溶激活物与纤溶抑制物调解体内的纤溶活性，使其维持着一种动态的平衡。这种“阴阳平衡”保证个体在正常生理情况下，血液能够在血管内正常流动，既不形成血栓，也不出血；另外保证个体在创伤的局部形成止血血栓，当完成止血任务后，血栓能够被及时地清除。血栓形成所导致的疾病于临床上非常多见。一些危害人类生命最常见的疾病如动脉硬化、冠心病、心肌梗塞、缺血性脑梗塞等都与动脉血栓形成密切相关。

血栓性疾病属于中医学血证中的“瘀血证”、“紫癜”、“中风”、“胸痹”、“心痛”等等。

【病因病理】

一、西医病因病理

血栓形成的诱发因素和发病机理较为复杂，目前所知仅是其中的一部分。

一般认为，血栓的形成包括多种复合因素，如血管壁、血小板、凝血和纤溶、血流和血液黏稠度等。促血栓形成的因素，目前仍沿用早于1845年，德国病理学家魏尔啸（Virchow）所提出的模式，即血栓形成与凝血因子、血流改变和血管内皮三角关系间的失衡有关。因此血管内皮功能异常、血流改变和血液组成异常，独立或复合存在，都能促进血栓形成。血液组成异常通常包括血小板量和功能异常（初期止血异常），凝血（二期止血）异常和纤维蛋白溶解功能的异常。近10年来，随着对血栓发病机理研究的深入，对血栓的多组成、多因素及潜在的发病过程已达共识，高危基因及止血调控机能异常在血栓发病上的作用，已日益受到重视。尽管目前在动、静脉血栓形成的基础病理机制上仍存在不少疑点，但基础和临床两方面的进展，已提供许多新手段，可用于机理探讨、检测血栓病的进展及早期诊断和治疗。

10 年前人们对易栓症（thrombophilia）的认识比较局限，认为静脉血栓由一组先天性抗凝蛋白缺乏，如蛋白 C、蛋白 S、抗凝血酶Ⅲ、肝素辅因子Ⅱ缺乏症及异常纤维蛋白原血症所引起。实际上，这些先天性抗凝蛋白缺乏症在静脉血栓中的发生率仅占 15% ~20%（约各占 2% ~5%）。近 10 年来，对血栓发病机理研究获得重要进展。从静脉血栓着手，提供临床分析及新实验手段对家系进行调查，证实静脉血栓常是一种多因素、多基因缺陷性疾病，一组血液范畴的分子病，分子缺陷的发生率存在有明显的人种差异和地理分布特性。而动脉血栓的发病机理更为复杂，除凝血及纤溶系统失衡外，尚涉及到细胞间的相互反应等方面。对动脉血栓的研究尚未取得突破性进展。

迄今有关血栓形成机制的研究，仍未脱离上述三种基本因素学说，只不过具体内容已有很大的充实和更新。兹就这三方面的原因介绍如下：

1. 血小板的作用　由于血管内皮损伤，内皮下胶原组织暴露，以致血小板在局部发生黏附和聚集；继之释放出内源性二磷酸腺苷（ADP）、5 - 羟色氨等物质，进一步促进血小板聚集和血管收缩的作用。同时血小板膜的花生四烯酸在酶系统的作用下转变为血栓烷 A_2（thromboxane A_2，TXA_2），（更进一步是血小板聚集和血管收缩。血小板膜磷脂类物质暴露，发挥出血小板第 3 因子的促凝血作用。血小板内源性 ADP 可使更多的血小板在局部聚集，形成血小板血栓）。血小板血栓经过血流的反复冲刷、破坏和重新形成，血栓不断增大，并使受累的血管腔变窄，乃至发生血管闭塞。

2. 血管壁因素　完整的血管内皮细胞也含有花生四烯酸，经环氧化酶的作用，合成前列腺素内过氧化物（PGG_2、PGH_2），再经前列环素合成酶的作用合成 PGI_2。PGI_2 有增高环磷腺苷（cAMP）的浓度、抑制血小板聚集及舒张血管的作用。血小板膜的花生四烯酸可合成 TXA_2，可使血小板内 cAMP 含量减低，促进血小板的聚集，并使血管收缩。在正常情况下，PGI_2 与 TXA_2 两者相互拮抗，共同维持血小板与血管壁之间的动态平衡。在病理状态下，这种平衡被打破，血小板在损伤部位发生黏附和聚集，逐步在局部发生血栓形成。

正常的血管内皮可以在血小板和凝血因子之间起到平衡和调节作用。因此在血管壁因素方面能够引起血栓形成必须具备几方面条件：①物理性损伤；②血管壁炎症和水肿；③血管内皮断裂和破损，以及内膜和间质的出血；④坏死性动脉硬化斑块的破裂等。

3. 血流和血液黏稠度　血管腔内发生任何变化，如血管腔局部出现狭窄或扩大或血管有分叉、T 字或 Y 字形的分枝等，均可在局部出现血流速度的改变或有涡流形成。在红细胞增多症、高球蛋白血症等情况下，血液黏稠度可增高，引起血流速度减慢，血流量减少。以上情况均有可能使血小板在血管内发生聚集，促使血栓形成。动脉血栓形成的部位往往在血管分枝的出口部或分叉部位。

4. 高凝血状态　血栓形成与凝血因子活性的增高有明显的关系。临床上已知易栓症（先天性抗凝血酶Ⅲ缺陷症）系一少见的抗凝血活性显著缺少的疾病。由于患者体内不能拮抗因子 Xa 和凝血酶的活性，容易反复发生静脉血栓形成和肺栓塞。其他如遗传性高脂蛋白血症、妊娠中毒症和口服避孕药等，均因凝血因子活性增高，血液呈高凝血状态，而易于发生血栓形成。此外播散性血管内凝血是由其他疾病诱发高凝血状态，

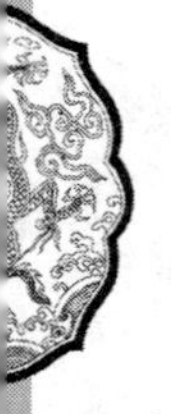

也可发生动脉和静脉微血栓形成。

二、中医病因病机

1. 气滞血瘀　中医理论认为，“气为血之帅，血为气之母。”血的正常运行有赖气的推动和维护，一旦一身之气因为六淫或七情等致病因素的作用，导致气的推动统摄功能失常，就会引起气滞血瘀，从而出现瘀血证。

2. 气虚血瘀　因为气和血的密切关系，若因先天或后天因素，导致气弱无力推动血液的正常运行，就会引起气虚血瘀的发生，进而成为瘀血证。比如素体脾胃虚弱之人，本来脾胃虚弱，不足以化气行血。

3. 寒凝血脉　寒为阴邪，其性收引。血在脉中运行，需要靠气的推动温煦，才能正常运行。若寒邪外侵或阳虚生内寒，就会导致脉络瘀阻，进而发生瘀血之证。

4. 痰瘀互结　痰为津液凝聚而成，故痰既是病理产物，亦为致病因素。若痰液聚集体内，阻塞脉道，就会影响血液的正常运行，日久形成痰瘀互结，渐成瘀血之证。

瘀血的部位可以发生在人体任何部位，凡是有血液流动的地方，就有可能发生血脉瘀阻，形成瘀血之证。比如四肢、脑窍、五脏（尤以心脏为最多，其次为肺、肝、脾、肾）。

【临床表现】

血栓可以发生在生命个体的任何部位，甚至可以发生全身性的弥漫性血管内凝血。生理性血栓形成多发生在血管外，是对创伤的止血反应，是保护性机制；而病理性血栓形成多发生在血管内，造成组织缺血或者瘀血，引起血管事件，甚至血管性死亡。血栓栓塞性疾病主要包括动脉粥样血栓形成、静脉血栓栓塞和外周动脉栓塞。

动脉血栓形成（atherothrombosis）主要累及心血管、脑血管和外周动脉血管，这些部位的血栓形成，多数是在动脉粥样硬化斑块破裂的基础上形成的，即血管内壁的损伤导致血栓形成，严重者导致心肌梗死、脑梗死和急性下肢缺血、坏死等。因此，动脉粥样血栓形成就是在动脉粥样硬化基础上斑块破裂和血栓形成，导致血管事件甚至血管性死亡的过程。通常，动脉粥样硬化属于数十年的病变过程，而斑块破裂则是瞬间的事情，血栓形成也只有十几秒钟，导致的却是致死和致残的血管事件。没有血栓就没有血管事件。

动脉粥样血栓形成分为闭塞性和非闭塞性两大类：闭塞性（occlusive）导致心肌梗死、脑梗死以及急性下肢缺血、坏死或坏疽。非闭塞性（nonocclusive）又分为稳定性和不稳定性两类。稳定性（stable）是未破裂固定狭窄斑块导致的发作性缺血性临床表现，包括稳定性心绞痛、慢性缺血性脑病（如血管性痴呆、立位头晕等）和下肢间歇跛行等。不稳定性（unstable）存在斑块破裂和血栓形成，但血管血流未中断，包括非 ST 段提高的急性冠状动脉综合征、短暂脑缺血发作和下肢间歇跛行和休息痛。

深静脉血栓形成（DVT）最危险的并发症是肺栓塞，通常称为静脉血栓栓塞（VTE）。欧美国家静脉血栓栓塞导致的死亡，排在心脑血管疾病和恶性肿瘤之后的第三位。我国发病率也相当高，外科大手术 DVT 发生率在 50% 左右。

中医理论认为，血栓性疾病（瘀血证）的临床表现，依血栓（瘀血）发生的部位不同而出现不同的临床表现。比如发生的部位会有疼痛固定不移（所谓“不通则痛”），或头痛或肢体其他部位的疼痛，严重者可以引起肢体局部的水肿、青紫；瘀血阻于脑窍，还会出现头目眩晕、肢体软弱无力乃至偏瘫、言语不清或蹇涩，甚至失语、神志不清；瘀血阻于胸部，则出现胸闷、胸痛、心悸，脉结代。另外，一般瘀血证都有舌质紫黯或瘀斑瘀点，脉细涩。

【实验室与其他检查】

目前对于血栓性疾病，尚缺乏有临床意义的特异性检查手段，而对于动脉粥样血栓形成性疾病，则可以进行长期跟踪监测相关指标。这对于判断有无疾病和预后非常重要，如血压、血脂、血糖及其控制情况等。在高危人群应通过健康体检及早发现相关危险因素，及早有效干预。如颈动脉斑块和内中膜厚度、踝肱指数（下肢和上肢血压的比值）、C 反应蛋白（CRP）升高、脑钠肽（NT－proBNP）升高和蛋白尿等对于血管血栓性疾病的诊断，了解其功能状态，预后判断及治疗决策有一定的价值。如颈动脉斑块和内中膜厚度是血管病变和血管事件的一个标志物。CRP 本身就是炎症物质，也是炎症的标志物，CRP 影响因素众多，许多疾病过程伴 CRP 升高，很难以 CRP 作为治疗决策的依据。即便是表面健康人群，NT－proBNP 升高也具有预后价值。在高危人群，NT－proBNP 是非常重要的预后指标。

血液流变学检查的结果不能协助诊断或者预测心脑血管血栓性疾病。血液流变学不能作为治疗决策或者用药的依据，也不能判断治疗的效果。其他血液学检查指标，如血凝分析也是这样。

深静脉血栓形成（DVT）的诊断主要靠血管超声。超声血管无血流或者不可压迫，高度提示 DVT，血管超声诊断近端 DVT 的敏感性和特异性非常高。

对于静脉血栓栓塞，D－二聚体虽然不能确立诊断，但 D－二聚体阴性可以基本排除急性的血栓形成或者栓塞。

【诊断和鉴别诊断】

一、诊断要点

（一）西医诊断

1. 病史与辅助检查　血栓栓塞性疾病的诊断主要基于病史，比如既往有高血压病、高脂血症、糖尿病或骨髓增殖性疾病（真性红细胞增多症、原发性血小板增多症）、静脉曲张等病史。

2. 症状与体征　症状方面，主要是血管栓塞所引起的局部疼痛及相应脏器的功能失常，如心悸、胸闷、头晕头痛、神志改变、手足乏力以至偏瘫，下肢动、静脉血栓导致的患肢疼痛、肿胀、发热或发凉、局部肤色改变、点状或斑片状出血灶。

3. 辅助检查　如血液分析、凝血功能、凝血因子、心电图、心脏肌钙蛋白、脑 CT 检查、血管超声、血管造影等，可见相应异常。

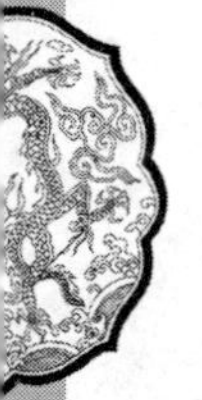

（二）中医辨病与辨证要点

中医诊断主要依据患者的既往病史、临床表现和舌象脉象等。其临床表现，依瘀血发生的部位不同，而出现不同的临床症状。一般发生的部位会有程度不同的疼痛固定不移，或头痛或肢体其他部位的疼痛，严重者可以引起肢体局部的水肿、青紫；瘀血阻于脑窍，还会出现头晕目眩、肢软乏力乃至偏瘫、言语不清或蹇涩，甚至失语、神志不清；瘀血阻于胸部，则出现胸闷、胸痛、心悸，脉结代。瘀血证的舌象脉象主要是舌质紫黯或瘀斑瘀点，脉搏细涩。同时，中医诊断与辨证，必须结合实验室与血管的有关检查手段。

二、鉴别诊断

血栓性疾病因栓子形成部位不同而临床表现差异巨大，不同部位的血栓疾病主要依据临床表现的不同，并结合局部血管造影、血管超声检查及其他影像学检查来鉴别。

脑血栓性疾病，肺梗塞的诊断可依据 X 线计算机体层扫描（CT）、磁共振（MRI）、核素扫描、动脉造影等检查。深静脉血栓形成的诊断则主要依据彩色多普勒超声显像和静脉造影。

【治疗】

一、中医治疗

（一）辨证论治

1. 气滞血瘀

主要证候：肢体局部疼痛，或头痛头晕、肢软乏力、言语不清、神志模糊；或胸闷、心悸、气促；皮肤出现青紫斑点或斑块；伴有舌质紫黯或瘀斑瘀点，苔薄白或薄黄，脉弦涩。

治法：行气活血，化瘀止痛。

方药：血府逐瘀汤。方中当归、川芎、桃仁、红花、赤芍，均为活血化瘀的主药，具有通窍活血，化瘀止痛的作用。枳壳、桔梗、柴胡行气。牛膝引血归经。甘草调和诸药。

若瘀血较甚，酌加丹参、莪术、五灵脂、姜黄、蒲黄、泽兰等。

2. 气虚血瘀

主要证候：肢体麻木不仁，手足软弱无力，或半身不遂，言语不清，气短懒言，面色苍白或紫黯，皮肤紫黯或见瘀斑瘀点；伴有舌质紫黯或瘀斑瘀点，苔薄白，脉细涩。

治法：益气行血，化瘀通络。

方药：补阳还五汤。方中黄芪补气，当归尾、川芎、桃仁、红花、赤芍、地龙活血化瘀。

若气虚明显，可加党参或人参；若瘀血明显，酌加丹参、莪术、姜黄、蒲黄、血竭或虫类药土鳖虫、僵蚕、全蝎等。

3. 寒凝血脉

主要证候：肢体或其他部位疼痛明显，得温则减，遇冷加剧，疼痛拘急，固定不移。手足发凉，怕冷，小便清长，大便稀溏。舌质紫黯或淡胖，苔白滑，脉沉涩或沉紧。

治法：温阳驱寒，活血化瘀。

方药：参附汤合桃红四物汤。方中人参、熟附子、生姜、大枣，益气温阳，以驱阴寒；桃仁、红花、当归、赤芍、川芎、生地黄，活血化瘀。

寒邪甚者，酌加肉桂、吴茱萸、淫羊藿、菟丝子；瘀血明显者，可加丹参、莪术、延胡索等。

4. 痰瘀互结

主要证候：除局部如肢体、头部或胸胁处疼痛外，病人多肥胖，伴有胸闷、脘痞，面白，手足不温，嗜睡等症状。舌质暗或胖嫩，舌苔白滑或厚腻，脉弦滑。

治法：温化痰饮，活血化瘀。

方药：二陈汤合桃仁红花煎。方中半夏、陈皮、茯苓、炙甘草，化痰行气；丹参、桃仁、红花、香附、延胡索、青皮、当归、川芎、生地黄行气活血，宁血补虚。

痰湿重者，酌加栝蒌、竹茹；血脉不通者，可加桂枝、薤白、三七、檀香等。

（二）常用中成药

1. 复方丹参滴丸　为一民间验方加工而成，主要由丹参、川芎、桃仁、红花等药物组成，具有活血化瘀，行气止痛的功效，广泛用于治疗和预防各种血栓血管性疾病。具有制作精良，携带服用方便，疗效确实可靠，副作用小的特点。

2. 血府逐瘀丸　是血府逐瘀汤的丸剂，可用于治疗和预防各种血栓血管性疾病和骨髓增殖性疾病。

二、西医治疗

（一）一般治疗

对于血栓性疾病，更重要的是积极地预防（三级预防），包括养成良好的饮食生活习惯，清淡饮食，适当运动；积极治疗控制血脂、血压、血糖。对有血栓性疾病家族史者，要及时预防和治疗。若一旦发生，更应采取积极的干预措施，并预防和治疗并发症。目前，世界范围内通行的预防措施，主要是针对高危患者，采用肠溶阿司匹林长期的预防治疗，每天50～100mg，可以大大减少血栓性疾病的发生率。还要定期复查血脂、血压、血糖、血分析、凝血功能、心脏、血管彩超等。

血栓的治疗药物在一定剂量下，可用于预防血栓形成。血栓高危患者在特定的高危环境下如手术、外伤、溶栓，为了预防血栓形成或复发，常采用预防性抗血栓治疗。

对静脉系统的血栓形成，应着重避免引起血流减慢的因素，如手术患者尽早离床活动，长时间飞行旅行，要注意定期活动下肢，大手术或者严重创伤患者术后使用抗血栓药物等。对于住院患者，应常规进行危险评估，根据危险分层情况，使用预先准备好的预防方案进行预防处理。

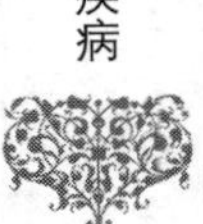

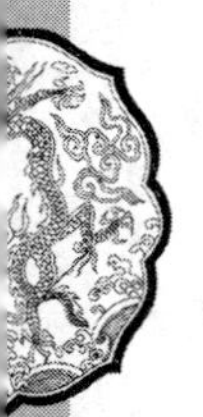

浅表的血栓常可自然消失，不需特殊治疗。对深部或脏器静脉或动脉的血栓，除积极治疗原发病外，应根据病变部位、动脉或静脉血栓所造成器官或肢体功能损害及其进展速度，采用不同的治疗方法：内科抗栓、溶栓治疗或外科血栓切除治疗。

（二）药物治疗

1. 抗血栓治疗

静脉血栓栓塞的预防措施包括药物和器械两类。主要药物是低分子肝素、普通肝素和华法林。器械方法包括间歇充气压力泵（IPC）和梯度压力弹力袜（GCS），两者可联合应用，具体适应证和用法请参见2004年美国胸科医师学会（ACCP）的抗栓指南。

深静脉血栓形成（DVT）治疗所追求的目标，是防止血栓延展和发生肺栓塞，防止血栓复发，防止发生血栓后综合征，抗凝治疗是主线。溶栓应仅限于那些巨大的髂股DVT，有继发于静脉闭塞肢体坏疽风险的患者。腔静脉滤器适用于下肢静脉近端血栓、抗凝治疗禁忌或有并发症者，以及经充分抗凝，反复发作肺栓塞，行肺动脉血栓切除术或肺动脉血栓内膜剥脱术的患者。手术和介入治疗仅限于可能发生静脉性坏疽，为了挽救肢体的情况。

抗凝是静脉血栓栓塞的基本治疗措施，低分子肝素和华法林同时开始应用，国际标准化比值（INR）达到2.0~3.0之间，连续两天后停用低分子肝素，继续使用华法林。对于静脉血栓栓塞的治疗，肝素只能静脉应用，并监测APTT。

除积极治疗外，在出院后必须定期随访，在监测血液的情况下服用一段时间的华法林，以防止血栓栓塞的复发。二级预防即使用华法林的时间应根据患者的危险分层确定，并根据情况调整。如果静脉血栓栓塞（VTE）的发生具有明确的诱因，如外伤和手术后发生的DVT，无其他危险因素，华法林抗凝3个月即可；如果发生的诱因不太严重或者明确，或存在其他危险因素，如严重疾病未愈、仍在卧床、患糖尿病等，需要抗凝6个月。反复发生VTE、患易栓症或者不明原因的VTE、恶性肿瘤伴VTE，应该长期或者终身抗凝。

溶解已经形成的血栓的药物都是静脉用药，迄今为止还没有国际上公认的口服“化栓”药物（溶栓药物）。华法林和肝素（包括低分子肝素）是抗凝药物，其作用在于防止新血栓形成，对于已经存在的血栓，两类药物都没有直接的溶解作用，但机体自身具有很强的溶解和清除自身血栓的能力。越是新鲜或者新形成的血栓，越容易脱落造成栓塞。抑制新的血栓形成，也就能防止深静脉血栓形成或者房颤患者发生肺栓塞或者脑栓塞的可能性。

随着口服直接凝血酶抑制剂Ximelagatran和口服的因子Xa抑制剂BAY－59－7939即将进入临床，抗凝治疗将发生很大的变革，单纯的抗凝门诊（anticoagulation clinic）会逐渐减少以至消失，逐渐以血栓防治门诊或中心取代，监测给药的历史终将一去不复返，华法林终将被取代。

第九篇　神经系统疾病

第一章　总　　论

神经系统由脑、脊髓与周围神经组成。临床上，神经系统疾病还包括神经肌肉接头疾病和某些肌肉疾病。其病因包括感染、中毒、外伤、肿瘤、变性、遗传因素、血管病变、代谢障碍、免疫异常、先天畸形等，临床表现为运动、感觉、反射和植物神经机能障碍。

据世界卫生组织《神经疾病：公众健康的挑战》中报告，全球约 10 亿人患有各种神经系统疾病，而随着人口老龄化程度不断加深，神经疾病患者人数还将继续增加。脑卒中、多发性硬化、帕金森病和脑损伤等神经系统疾病每年在全球范围内夺走的生命约占全球死亡人数的 12%。更多人因神经疾病受到瘫痪、失忆、知觉障碍和行为障碍等症状困扰。因此，关于神经疾病的研究一直是医学研究的重点之一。近年来，中西医结合研究日趋活跃，取得了令人瞩目的进展，并在神经系统疾病的防治中发挥着日益重要的作用。

【神经系统结构与功能】

在人体，神经系统是结构和功能最复杂的系统，其由相互联系的神经细胞与神经胶质组成。神经细胞又称神经元，具有感受刺激和传导冲动的功能，是神经组织的结构和功能单位。神经胶质是神经组织的辅助成分，对神经元具有支持、髓鞘形成、修复、代谢物质的传递等作用。神经系统活动的基本方式是反射，反射的物质基础是反射弧，由感受器、传入神经、中枢、传出神经和效应器 5 个部分构成。

神经系统可分为中枢神经系统和周围神经系统两大部分。中枢神经系统包括脑和脊髓及其附属结构被膜、血管等。脑可分为脑干、小脑、大脑三部分。脑干又分为延脑、脑桥、中脑和间脑。延脑下接脊髓，间脑上接大脑，脑干背部与小脑连接。在延脑和脑桥中有许多重要神经中枢，调节呼吸、循环、消化等生理功能，这些中枢如受损伤则可危及生命。间脑包含感觉活动中枢与内脏活动中枢，后者调节摄食、饮水、体温、内分

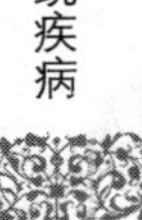

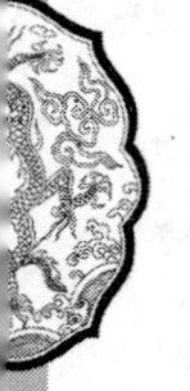

泌等活动。小脑与躯体运动的反射调节有密切关系。小脑病变时，可产生姿势平衡障碍，肢体肌张力增强或减退，动作不协调。大脑由两个大脑半球组成，大脑半球表面为大脑皮层，是意识、思维、运动和感觉的最高中枢。患脑炎时大脑皮层受到严重抑制或损害，除产生运动、感觉障碍外，主要症状为昏迷等意识障碍。

中枢管理随意运动和精细动作的系统称锥体系，锥体细胞位于大脑皮层运动区，发出的纤维组成锥体束，其中小部分止于脑干，其下运动神经元发出脑神经运动纤维支配头面等部骨骼肌；大部分在延脑下段交叉到对侧止于脊髓前角，其下运动神经元发出脊神经运动纤维支配躯干四肢骨骼肌。如锥体束在交叉前受损伤，引起对侧肢体肌肉瘫痪；如损伤部位在锥体交叉以下，则表现为患侧肢体瘫痪。躯体感觉纤维也交叉上行，大脑皮层感觉区接受来自对侧躯体的感觉。锥体系统以外的运动神经核和运动传导束组成锥体外系统，包括基底神经节、丘脑底核、红核、网状结构等，主要调节肌张力、协调运动和平衡。锥体外系统损害，可出现肌张力的改变，不自主运动等，如帕金森病。

脑与脊髓由内向外包有三层脑（脊）膜：软脑（脊）膜、蛛网膜、硬脑（脊）膜。蛛网膜与软脑（脊）膜之间的腔隙，称为蛛网膜下腔，腔内充满脑脊液。脑脊液由脑室内的脉络丛生成，流经各脑室及蛛网膜下腔，主要通过蛛网膜颗粒入硬膜静脉窦，返回血液。脑脊液对脑组织有保护和营养作用，但生成太快或通路受阻时，颅内压增高，可压迫脑组织。

周围神经系统包括脑神经、脊神经和植物性神经。脑神经由脑干发出，共12对。第Ⅰ、Ⅱ、Ⅷ对为感觉神经，第Ⅲ、Ⅳ、Ⅵ、Ⅺ、Ⅻ对为运动神经，第Ⅴ、Ⅶ、Ⅸ、Ⅹ对为混合神经。脑神经主要支配头部器官和部分内脏器官的活动。脊神经共31对，颈8对、胸12对、腰5对、骶5对、尾1对，经椎间孔出椎管。脊神经含有感觉和运动神经纤维，支配脑神经支配范围以外的身体各部。其后支分布于背部皮肤肌肉。其前支构成颈丛、臂从、肋间神经、腰丛、骶丛。植物性神经又叫非随意神经，包括交感神经和副交感神经两部分，是支配内脏器官的平滑肌、心肌和腺体的神经，主要分布于内脏、血管、腺体以及其他平滑肌。

神经系统是人体的重要调节机构，机体在其与内分泌系统的调控下，保持各系统活动协调统一，对环境变化及时作出适当反应，维持机体内、外环境的平衡，使人体成为一个有机的整体。神经系统的机能可以概括为适应、协调和思维。

【神经系统疾病常见症状体征】

1. 头痛　头痛是临床最常见症状之一，也是一些神经疾病的主要临床表现，如三叉神经痛、偏头痛、蛛网膜下腔出血等。另外，各种原因引起的颅内压增高均可出现头痛。

2. 眩晕　眩晕也是神经疾病常见的临床表现，尤其在脑血管疾病、小脑病变、前庭迷路病变多见。

3. 意识障碍　意识障碍程度由轻到重分为嗜睡、昏睡、浅昏迷和深昏迷。一些严重的神经病变如脑卒中、颅内感染等损及大脑时可出现意识障碍。

4. 言语障碍　包括失语与构音障碍。失语是优势大脑半球损害重要症状之一。构音障碍则可见于上、下运动神经元疾病和喉部肌肉疾病，如面瘫、脑卒中、多发性硬化、重症肌无力等。

5. 感觉障碍　临床分为抑制性症状和刺激性症状两大类。前者指因感觉传导路径破坏或功能受抑制导致的感觉缺失或减退。后者指感觉传导径路受到刺激或兴奋性增高导致的感觉异常。临床可通过感觉障碍的范围进行疾病定位诊断。

6. 运动障碍　可表现为瘫痪、僵硬、不随意运动和共济失调。瘫痪见于运动神经损害。僵硬可由于中枢神经、周围神经、肌肉和神经肌肉接头病变所引起。不随意运动多属锥体外系统疾病。共济失调见于小脑病变、前庭迷路病变等。

【神经系统疾病的检查方法】

神经系统疾病常用检查方法包括血液检查、脑脊液检查、电子计算机体层扫描（CT）、脑电图、经颅多普勒、核磁共振成像、脑诱发电位、神经传导速度、脑电地形图、肌电图、单光子发射计算机断层扫描（SPECT）、正电子发射断层扫描（PET）、局部脑血流量测定（rCBF）等。必要时可进行某些有侵犯性的检查，如血管造影、肌肉和神经的活组织检查等。近年基因检测技术发展极快，某些基因检查已应用于临床，如等电聚焦技术检测脑脊液寡克隆带（OB）、基因突变检测、基因连锁分析、mRNA 检测、核酸分子杂交技术、聚合酶链反应（PCR）、DNA 测序等。

【神经系统疾病的诊断】

神经系统疾病的诊断包括以下步骤：

1. 询问病史，详尽搜集资料　详尽病史永远都是疾病诊断的重要依据。事实上，临床有些神经疾病的诊断主要依靠的就是病史，如三叉神经痛、短暂性脑缺血发作、癫痫、血管性头痛。

2. 仔细的神经系统检查　除一般体格检查外，神经系统疾病还应做仔细的专科检查，这对于确定疾病的部位具有重要意义。

3. 初步诊断，合理选用辅助检查　根据病史与临床检查，部分神经系统疾病已能做出初步诊断，但要明确病因、病理、疾病性质则需要借助进一步的理化检查。如脑卒中可以根据病史体征做出初步诊断，但要明确脑出血与脑梗死则有必要做颅脑 CT 检查。

4. 确定诊断　对上述全部资料综合分析，最终做出定位诊断及病因诊断。

【中医对神经系统疾病的认识】

中医学对神经系统的认识可追溯到《黄帝内经》，如《灵枢·海论》说：“脑为髓海，其输上在于天盖，下在风府。髓海有余，则轻劲多力，自过其度；髓海不足，则脑转耳鸣，胫酸眩冒，目无所见，懈怠安卧。”但是，在中医理论体系中，脑只是奇恒之腑，髓之海，其重要地位在五脏之下，其功能分属五脏所管，其疾病归咎于五脏功能失调。

以五脏为中心的脏腑学说是中医理论的核心。神经系统的功能实际是五脏活动的反

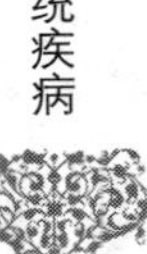

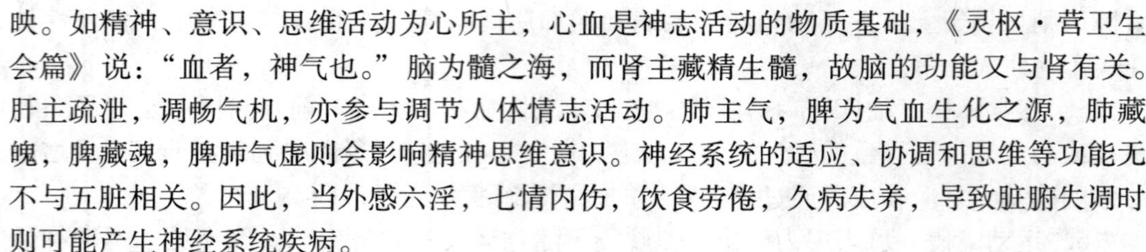

映。如精神、意识、思维活动为心所主，心血是神志活动的物质基础，《灵枢·营卫生会篇》说："血者，神气也。"脑为髓之海，而肾主藏精生髓，故脑的功能又与肾有关。肝主疏泄，调畅气机，亦参与调节人体情志活动。肺主气，脾为气血生化之源，肺藏魄，脾藏魂，脾肺气虚则会影响精神思维意识。神经系统的适应、协调和思维等功能无不与五脏相关。因此，当外感六淫，七情内伤，饮食劳倦，久病失养，导致脏腑失调时则可能产生神经系统疾病。

中西医结合在神经系统疾病的治疗上取得了可喜成果。重点体现在脑血管疾病和痴呆的治疗上，如运用活血化瘀能保护神经细胞，提高患者的神经功能，并从调节凝血功能和血液流变、抗血栓形成、促进血管新生、改善脑组织血流供应、调节细胞因子分泌、减轻继发性炎症损伤、减轻自由基损伤、拮抗细胞凋亡等角度探讨中医的作用机理；采用健脾益气法为主治疗重症肌无力能减用或停用激素，减少医疗费用；对老年期痴呆的治疗也显示了一定的优势。

第二章　脑血管疾病

第一节　概　　述

脑血管疾病（cerebrovascular disease）是指由于各种脑血管病变引起的脑功能障碍的一组疾病。本章主要讨论短暂性脑缺血发作（transient ischemic attack，TIA）与脑卒中（stroke）。脑卒中又称脑血管意外，是急性脑循环障碍，迅速导致局限性或弥漫性脑功能缺损的临床事件，包括脑梗死、脑出血、蛛网膜下腔出血等。

脑血管疾病发病率、致残率、死亡率高，是目前人类疾病三大死亡原因之一。在我国脑血管疾病每年发病率150/10万，死亡率为120/10万，这意味着我国每年有195万人新发脑血管疾病，有156万人死于脑血管疾病，约3/4的存活患者会不同程度丧失劳动能力。脑血管疾病发病率男女比为1.3～1.7∶1。发病率、患病率和死亡率随年龄增长而增加，45岁后增长明显，65岁以上人群增长更显著，75岁以上发病率是45～54岁组的5～8倍。脑血管疾病发病率与环境、饮食习惯和气候等因素有关，在我国总体分布呈北高南低、西高东低的特征。

脑卒中属于中医“中风病”范畴。

【病因病理】

一、西医病因与危险因素

脑血管病的发生与许多因素有关。其发生可以是单一病因所致，亦可由多种因素联合所致。部分脑血管病患者的病因不明。据流行病学调查，与脑卒中的发生及发展有密切关系的危险因素如下。

1．不可干预的危险因素　包括年龄、性别、家族史、种族等。脑卒中发病率随年龄增加而升高，55岁后每10岁增加1倍。男性比女性更易患脑卒中，发生率大约高30%。

2．高血压　无论收缩压或（和）舒张压增高都会增加脑卒中的发病率并有线性关系；而且，血压与脑出血或脑梗死的发病危险性均呈正相关。

3．心脏病　心瓣膜疾病、冠心病、心肌梗死、二尖瓣脱垂、心脏黏液瘤、心房纤颤和各种原因所致的心力衰竭均会增加短暂性脑缺血发作、脑卒中（特别是脑梗死）的发病率。

4．血脂异常　高胆固醇血症，特别是高低密度脂蛋白胆固醇血症与缺血性脑卒中的发生有关。高甘油三酯血症也与卒中发病有关。

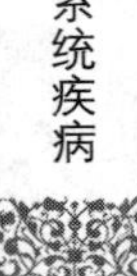

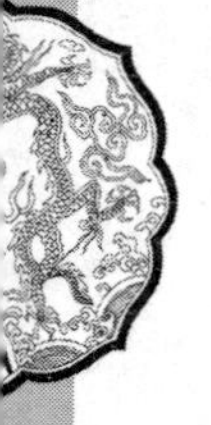

5. 糖尿病　糖尿病或糖耐量异常患者发生卒中可能性较一般人群成倍增加，是缺血性和出血性脑卒中的重要危险因素，高血糖可进一步加重卒中后脑损害。

6. 吸烟和酗酒　卒中风险与吸烟量及持续时间相关，戒烟2年后卒中风险才会降低。饮用含酒精饮料的人（超过一天2杯），卒中危险性增加，酗酒者更危险，其脑卒中发病率是一般人群的4~5倍。

7. 高同型半胱氨酸血症　血浆中半胱氨酸水平升高是动脉粥样硬化、缺血性卒中和TIA的独立危险因素。

8. 其他　久坐、体力活动少、高盐高脂饮食、超重与肥胖、口服避孕药、无症状性颈动脉杂音、抗磷脂抗体综合征等均与脑卒中发生有关。

不同脑血管疾病的发病机制和病理有所不同，详见各疾病章节。

二、中医病因病机

唐宋以前以“外风”立论，认为正气亏虚，风邪入中是导致中风的主要原因。唐宋以后，医家否定外风之说，而以“内风”立论，认为内伤积损，阴阳失调，气血逆乱是导致本病的根本原因。

1. 积损正衰　年老体弱，或久病气血亏损，脑脉失养；气虚则运血无力，血行不畅，而致脑脉瘀滞不通；阴血亏虚则阴不制阳，虚风内动，挟痰浊、瘀血上扰清窍，而突发本病。

2. 劳倦内伤　烦劳过度，伤耗阴精，阴虚则火旺，或阴不制阳，阳气鸱张，内风旋动，则气火俱浮，或兼夹痰浊、瘀血，上壅清窍脉络，而导致中风。

3. 饮食伤脾　饥饱不调，过食肥甘醇酒，致使脾胃受伤，脾失健运，痰浊内生，郁久化热，痰热互结，壅滞经脉，上蒙清窍，发为本病。另外，饮食不节，脾失健运，气血生化无源，气血精微衰少，脑脉失养，再加之情志过极、劳倦过度等诱因，使气血逆乱，也可导致中风。

4. 情志过极　七情所伤，肝失条达，气机郁滞，血行不畅，瘀结脑脉；暴怒伤肝，则肝阳暴张，或心火暴盛，风火相煽，血随气逆，上冲犯脑。凡此种种，均易引起气血逆乱，上扰脑窍而发为中风。尤以暴怒引发本病者最为多见。

总之，本病是在正气虚弱，脏腑受损，阴阳失调的基础上，加之情志过极，劳倦内伤，饮食不节，用力过度，气候骤变等诱因作用，致使瘀血阻滞，痰热内生，心火亢盛，肝阳暴亢，风火相煽，气血逆乱，上冲犯脑，引起脑脉痹阻，或脑脉出血，脑髓失养，神明失用而发病。其病位在脑，与心、肝、脾、肾密切相关。其病机归纳起来不外风（肝风）、火（肝火、心火）、痰（风痰、湿痰、痰热）、气（气逆）、虚（阴虚、气虚、血虚）、瘀（血瘀）六端。此六端常相互影响，相互作用，合而为病。其病性为本虚标实，上盛下虚，在本为肝肾阴虚，气血衰弱；在标为风火相煽，痰湿壅盛，气逆血瘀。而阴阳失调，气血逆乱，上犯于脑为其基本病机。

【实验室与其他检查】

1. 头颅CT　CT扫描是脑血管疾病常规的、最重要的诊断性检查手段。为避免造影剂与血液混淆，行 CT 时不施行增强扫描。CT 可立即发现脑出血或出血性梗死，鉴别脑出血与脑梗死。

2. 核磁共振成像（MRI）　普通 MRI 对后颅凹病变、脑内小病灶及血管畸形的检出有帮助，可补充 CT 检查的不足。核磁共振灌注像可立即显示脑灌注的改变；核磁共振的弥散像可在脑梗死数分钟后显示异常，有助于发现超早期脑梗死。磁共振弥散及灌注成像的综合应用有助于发现缺血半暗带，为溶栓治疗提供影像依据。MRI 检查可发现 CT 不能确定的脑干或小脑小量出血，能分辨病程 4～5 周后 CT 不能辨认的脑出血，区别陈旧性脑出血与脑梗死，显示血管畸形流空现象，可根据血肿信号的动态变化（受血肿内血红蛋白变化的影响）判断出血时间。

3. 超声检查

（1）颈动脉超声：可显示动脉硬化斑块，评价颈动脉管腔狭窄程度，对证实颈动脉源性栓塞有提示意义。但其对轻中度动脉狭窄的临床价值较低，也无法辨别严重的狭窄和完全颈动脉阻塞。

（2）经颅彩色多普勒超声：是发现颅内大血管狭窄的有力手段。能发现严重的颅内血管狭窄、判断侧支循环情况、进行栓子监测、在血管造影前评估脑血液循环的状况。

（3）经食道超声心动图：可发现房间隔的异常、心房附壁血栓、二尖瓣赘生物以及主动脉弓动脉粥样硬化等多种心源性栓子来源。

4. 脑血管造影　选择性动脉导管脑血管造影（数字减影血管造影，DSA）是评估颅内外动脉血管病变最准确的诊断手段（金标准）。所有需手术治疗、出血原因不明的脑卒中患者（特别是临床情况稳定的年轻、血压正常者）需做脑血管造影。老年高血压患者出血位于基底节、丘脑、小脑、脑干，而且 CT 未提示结构损伤者不需血管造影。大部分老年患者深部脑室铸型、再出血率高，不适宜血管造影。脑血管造影时机，取决于患者临床情况和神经外科医师判断手术紧急程度。若 CT 显示的血肿不在高血压性脑出血的好发部位，须进行血管造影以除外动静脉畸形或动脉瘤。

5. 脑脊液检查　一般脑血管疾病无须腰穿。如果临床怀疑蛛网膜下腔出血，而 CT 扫描正常，应行腰穿脑脊液检查。感染性脑栓塞如亚急性细菌性心内膜炎的脑脊液细胞数增高，早期中性粒细胞为主，晚期淋巴细胞为主。脂肪栓塞脑脊液中可见脂肪球。腰穿须注意脑疝风险，疑诊小脑出血不主张腰穿。

6. 其他检查　心电图以检查心肌梗死、心律失常。超声心动图以检查发现心脏附壁血栓、心房黏液瘤和心瓣膜病变，证实心源性脑栓塞。血常规、凝血功能和肝功能等检查有助于寻找出血性卒中的原因。

【治疗】

一、中医治疗

中风为本虚标实、上盛下虚之证。急性期以标实突出，以急则治其标为原则，分别投以平肝熄风，清热涤痰，化痰通腑，活血通络，醒神开窍等法；脱证则益气回阳，扶

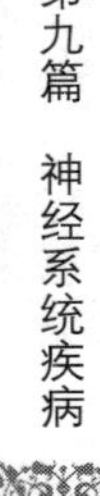

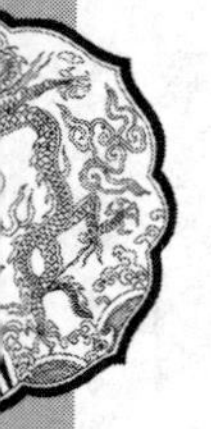

正固脱。恢复期及后遗症期，多为虚实夹杂，邪未清，正已虚，治宜扶正祛邪，常用育阴熄风，益气活血等法，并可配合针灸、按摩及其他康复法治疗。

（一）辨证论治

1．肝阳上亢

主要证候：半身不遂，肢体强痉，口舌㖞斜，言语不利，眩晕，头胀痛，面红目赤，心烦易怒，口苦咽干，便秘尿黄。舌质红，苔黄，脉弦数。

治法：平肝熄风潜阳。

方药：天麻钩藤饮。方中天麻、钩藤平肝熄风；石决明镇肝潜阳；川牛膝引血下行；黄芩、山栀子清肝泻火；杜仲、桑寄生补益肝肾；茯神、夜交藤养血安神；益母草活血利水。全方共奏平肝潜阳，滋补肝肾之功。

肝火偏盛者加龙胆草、夏枯草；痰多，言语不利较重者，可加胆南星、竹沥、石菖蒲；若舌苔黄燥，大便秘结不通，腹胀满者，宜加大黄、芒硝、枳实等。

2．风痰阻络

主要证候：半身不遂，肢体麻木，口舌㖞斜，言语不利，头晕目眩，体胖多痰。舌质暗红，苔白厚腻或黄腻，脉弦滑或滑数。

治法：化痰熄风通络。

方药：化痰通络汤。方中半夏、茯苓、白术健脾燥湿；胆南星、天竺黄清热化痰；天麻平肝熄风；香附疏肝理气；丹参活血化瘀；大黄通腑泄热。全方合而有化痰熄风通络之功。

若瘀血明显者，可加桃仁、红花、赤芍；若烦躁不安，舌苔黄腻，脉滑数者，可加黄芩、栀子。若痰热互结，热盛伤津，大肠燥热，腑气不通，而腹胀便秘，口臭而黏，午后潮热者，当通腑泄热化痰，可加生大黄、芒硝、枳实，或合用星蒌承气汤。

3．气虚血瘀

主要证候：半身不遂，肢体瘫软，偏身麻木，言语不利，口舌㖞斜，面白神疲，气短乏力，心悸自汗。舌质暗淡，或有瘀斑，苔薄白或白腻，脉细缓，或细涩。

治法：益气活血通络。

方药：补阳还五汤。方中重用黄芪补气；桃仁、红花、川芎、归尾、赤芍、地龙等养血活血化瘀。本方亦适用于中风恢复期及后遗症期的治疗。

气虚明显者加党参或人参；口角流涎，言语不利者加石菖蒲、远志；心悸，喘息，失眠者，加炙甘草、桂枝、酸枣仁、龙眼肉；小便频数或失禁者，加桑螵蛸、金樱子、益智仁；肢软无力、麻木者可加桑寄生、杜仲、牛膝、鸡血藤。

4．阴虚风动

主要证候：半身不遂，口舌㖞斜，言语不利，手足心热，肢体麻木，五心烦热，失眠，眩晕耳鸣。舌质红或暗红，苔少或光剥无苔，脉弦细或弦细数。

治法：滋阴潜阳，镇肝熄风。

方药：镇肝熄风汤。方中龙骨、牡蛎、代赭石镇肝潜阳；白芍、天冬、玄参、龟甲滋阴潜阳；重用牛膝并辅以川楝子以引血下行，折其亢盛之风阳；茵陈、麦芽清肝舒郁；甘草调和诸药。合而有镇肝熄风、滋阴潜阳之功。

潮热盗汗，五心烦热者加黄柏、知母、地骨皮；心烦失眠者可加珍珠母、夜交藤。

5. 痰火闭窍（阳闭）

主要证候：突然昏仆，不省人事，半身不遂，肢体强痉拘急，口舌㖞斜，鼻鼾痰鸣，面红目赤，或见抽搐，两目直视，项背身热，躁扰不宁，大便秘结。舌质红或红绛，苔黄腻或黄厚干，脉滑数有力。

治法：清热涤痰，醒神开窍。

方药：羚羊角汤配合安宫牛黄丸。方中羚羊角为主药，配合菊花、夏枯草、蝉蜕衣以清肝熄风；石决明、龟甲、白芍滋阴潜阳；生地黄、丹皮清热凉血；白芍敛阴柔肝；柴胡、薄荷舒肝解郁。安宫牛黄丸有辛凉开窍醒脑之效。合用有清热熄风，育阴潜阳，开窍醒神之功。

痰热盛者加鲜竹沥汁、胆南星；火盛者加黄芩、山栀子、石膏；烦扰不宁者加石菖蒲、郁金、远志、珍珠母；大便秘结，口臭，腹胀满，日晡潮热者，合大承气汤。

6. 痰湿蒙窍（阴闭）

主要证候：突然昏仆，不省人事，半身不遂，肢体松懈，口舌㖞斜，痰涎壅盛，面白唇暗。四肢不温，甚则逆冷。舌质暗淡，苔白腻，脉沉滑或缓。

治法：燥湿化痰，醒神开窍。

方药：涤痰汤配合苏合香丸。方中半夏、橘红、茯苓、竹茹化痰燥湿；胆南星、菖蒲豁痰开窍；枳实降气和中消痰；人参、茯苓、甘草健脾益气，杜绝生痰之源。苏合香丸则有辛香解郁开窍之功。合而有燥湿化痰，醒神开窍之效。

舌暗瘀斑，脉涩者加桃仁、红花、丹参；四肢厥冷者加制附子、桂枝、细辛。

7. 元气衰败（脱证）

主要证候：突然昏仆，不省人事，汗出如珠，目合口张，肢体瘫软，手撒肢厥，气息微弱，面色苍白，瞳神散大，二便失禁。舌质淡紫，或舌体卷缩，苔白腻，脉微欲绝。

治法：益气回阳，扶正固脱。

方药：参附汤。方中人参大补元气，制附子温壮元阳，二者合用有益气、回阳、固脱之功。

汗出不止者加黄芪、煅龙骨、煅牡蛎、五味子以敛汗固脱；兼有瘀滞者，加丹参、赤芍。

（二）其他疗法

1. 针刺　治以疏通经脉，调和气血。以大肠、胃经俞穴为主，以膀胱、胆经俞穴为辅。常取穴位有肩髃、曲池、合谷、外关、内关、环跳、阳陵泉、足三里、三阴交、解溪、昆仑等，多采用补法或平补平泻法。言语不利常取穴位有内关、通里、廉泉、三阴交、哑门、风府、金津、玉液等。

2. 推拿　常用手法有推、按、捻、搓、拿、擦等，以患侧颜面部、背部、肢体为重点，常取穴有风池、肩井、天宗、肩髃、曲池、手三里、合谷、环跳、阳陵泉、委中、承山等。

3. 中药注射剂　凡属实热证者，无论中经络或中脏腑，均可用清开灵注射液，中

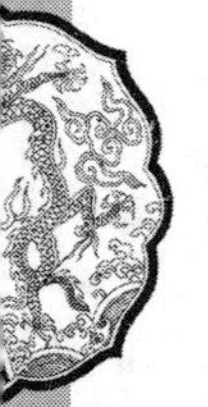

脏腑用醒脑静注射液。缺血性中风可用川芎嗪注射液。脱证者，可根据阳气外脱与阴竭阳脱的不同，可分别选用参附注射液或生脉注射液。

二、西医治疗

（一）基础治疗

1. 常规建立静脉通道　对于大多数患者，给予生理盐水或乳酸林格氏液静脉滴注维持正常的容量。应避免快速点滴，慎用糖溶液（怀疑低血糖者除外），因有增加脑水肿的危险。

2. 气道和氧疗　对于轻、中度脑血管疾病者，如无缺氧情况（血氧饱和度 >90%），不常规给氧；如血氧饱和度 <90%，给氧，2 ~4 L/min，限制浓度28%。如果无病理性呼吸，血气分析提示中度缺氧，则给予氧吸入即可。如果有病理性呼吸、严重低氧血症或高碳酸血症、有较高误吸危险的昏迷患者，建议早期气管插管。插管指征是 PaO_2 <60 mmHg（8kPa）或 $PaCO_2$ >50 mmHg（6.67 kPa）或明显的呼吸困难。一般维持不超过2周，长时间昏迷或肺部并发症患者在2周后应行气管切开。

3. 控制血糖　很多脑血管疾病患者既往有糖尿病史，部分是在脑梗死后首次发现。脑血管疾病急性期可使原有的糖尿病恶化，而高糖水平对卒中不利，所以短期胰岛素治疗是必须的，如血糖 >11.1 mmol/L（200 mg/dl）给予胰岛素。

4. 高血压的处理　缺血或出血性卒中发生后血压升高，一般不需要紧急治疗。在发病3天内一般不用抗高血压药，除非血压过高或伴有其他疾患：①心肌梗死；②出现梗死后出血；③合并高血压脑病；④合并主动脉夹层；⑤合并肾功能衰竭；⑥合并心脏衰竭。在降血压治疗过程中应严密监测血压变化，使血压缓慢、平稳下降，防止血压降得过低、过快，否则易导致脑缺血。降血压要个体化治疗，用药无统一规范，一般主张采用长效降血压药物。血压控制的具体方法和维持水平须根据脑血管病类型来确定。

5. 颅内压增高的处理　颅内压增高是急性脑卒中的常见并发症，是脑卒中患者死亡的主要原因之一。脑血管病患者出现头痛、呕吐、视乳头水肿，脑脊液压力增高提示颅内压增高。其治疗的目的是降低颅内压，防止脑疝形成。

（1）一般处理：卧床，避免头颈部过度扭曲。避免引起颅内压增高的其他因素，如激动、用力、发热、癫痫、呼吸道不通畅、咳嗽、便秘等。有条件情况下给予亚低温治疗。

（2）脱水治疗：必须根据颅内压增高的程度和心肾功能状况选用脱水剂的种类和剂量。①甘露醇：是最常使用的脱水剂，用药后血浆渗透压明显增高，使脑组织的水分迅速进入血液中，经肾脏排出。一般用药后10分钟开始利尿，2 ~3 小时作用达高峰，维持4 ~6 小时，有反跳现象。可用20%甘露醇125 ~250 ml 快速静脉滴注，6 ~8 小时1次，一般情况应用5 ~7 天为宜。颅内压增高明显或有脑疝形成时，可加大剂量，快速静脉注射，使用时间也可延长。②呋塞米（速尿）：一般用20 ~40 mg 静脉注射，6 ~8 小时1次，与甘露醇交替使用可减轻二者的不良反应。③甘油果糖：起作用的时间较慢，约30分钟，但持续时间较长（6 ~12 小时）。可用250 ~500 ml 静脉滴注，每日1 ~2 次，脱水作用温和，一般无反跳现象，并可提供一定的热量，肾功能不全者也可考虑使用。甘油盐水溶血作用较多，不推荐使用。④皮质类固醇激素：虽可减轻脑水肿，但易引起感染、升高血糖，诱发应激性溃疡，故多不主张使用。⑤大量白蛋白（20 g，每日2次），可佐治脱水，但价格较贵，可酌情考虑使用。在使用脱水药物时，应注意心肾功能，特别是老年患者大量使用甘露醇易致心肾功能衰竭，应记出入量，观察心律及心率变化；速尿易致水电解质紊乱特别是低血钾，均应高度重视。

（3）外科治疗：对于大脑半球的大面积脑梗死，可施行开颅减压术和（或）部分脑组织切除术；较大的小脑梗死或小脑出血，尤其是影响到脑干功能或引起脑脊液循环阻塞的，可行后颅窝开颅减压或（和）直接切除部分小脑梗死，以解除脑干压迫；中至大量脑出血，病情严重可以考虑外科手术或微创血肿清除术治疗；伴有脑积水或具有脑积水危险的患者应进行脑室引流。

6．控制体温　对体温 >38.5 ℃的患者及细菌性感染者，给予退热药物（对乙酰氨基酚等）及早期使用抗生素，尽快将体温降至37.5 ℃以下。

7．维持水及电解质平衡　急性卒中时，由于神经内分泌功能的紊乱、意识障碍、进食减少、呕吐、高热等原因，尤其是在脱水治疗时，常并发水电解质紊乱，进一步加重脑组织的损害，严重的可危及生命。急性卒中并发的水电解质紊乱，主要有低钾血症、高钠血症和低钠血症，应予积极纠正。

（二）并发症的治疗

1．感染　脑卒中常合并肺炎、尿路感染，其中约5%出现败血症。脑卒中一般不预防性应用抗生素。当并发感染时应予抗生素治疗。

2．上消化道出血　脑卒中患者上消化道出血的发生率高达30%，病情越重，上消化道出血的发生率越高。此类患者预后差，病死率较高，需积极治疗。具体治疗方法参阅第四篇第十三章上消化道出血。

3．癫痫　脑卒中急性期的癫痫发作称为痫性发作，脑卒中发病2～3个月后再发生的癫痫诊断为继发性癫痫。痫性发作一般无需长期治疗，继发性癫痫则应按照癫痫长期治疗。具体治疗方法参阅第九篇第五章癫痫。

4．抑郁与焦虑　脑卒中后抑郁与焦虑极为多见，抑郁发生率为30%～60%，焦虑发生率为3%～11%。一旦确诊患有抑郁症和焦虑症，则应给予药物治疗，首选第二代新型抗抑郁药，即五羟色胺再摄取抑制剂；其次为第一代经典抗抑郁药，即三环类抗抑郁药。

【临床思路】

急性脑血管病具有发病急、变化快、病情重、死残率高的特点，必须尽早确诊，及时救治。中西医治疗各有长处，临证应根据具体情况中西医结合治疗。如下诊疗思路可参考。

急性脑血管病临床分为急性期、恢复期和后遗症期。急性期指发病1个月内，恢复期为1～6个月，发病6个月后为后遗症期。急性期死亡率高，同时脑损伤处于可逆阶段，疗效亦好，是治疗的关键时期。发病6小时内为超急性期，是脑梗死溶栓治疗时间窗。临证必须把握这二个时期，组织积极的治疗，可显著降低死亡率与病残率。脑出血

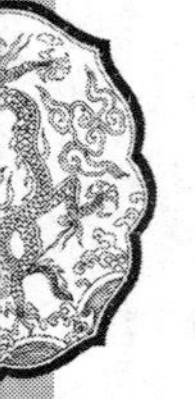

者只要有适应证应尽早手术清除血肿。为了早诊断早治疗，急诊 CT 检查是必要的。

脑卒中属于中医中风病，病性多为本虚标实，上盛下虚。在本为肝肾阴虚，气血衰少，在标为风火相煽，痰湿壅盛，瘀血阻滞，气血逆乱。中风病急性期以标实症状突出，根据急则治标的原则，治疗当以祛邪为主，常用平肝熄风、清热化痰、通腑泄浊、活血通络、醒神开窍等治疗方法。发病 6 小时内的脑梗死适合溶栓治疗者应予溶栓，出血性中风有手术治疗指征者应予手术。中脏腑者一般梗塞面积大或出血量大，病情危重，初期多为闭证，转为脱证者死亡率高。闭证当祛邪开窍醒神，阳闭用安宫牛黄丸，阴闭用苏合香丸。同时使用清开灵注射液、醒脑静注射液、脱水治疗等。脱证当扶正固脱、救阴回阳，用独参汤、参附汤、生脉饮及其注射制剂。内闭外脱则醒神开窍与扶正固本兼用。中经络者相对梗塞面积或出血量较小，或为腔隙性梗塞，预后相对较好。进展型脑梗死有可能由中经络转为中脏腑，应予注意。治疗可在辨证论治的基础上结合辨病，缺血性中风可尽早使用活血化瘀药，出血性中风早期使用活血化瘀药要慎重，蛛网膜下腔出血可配合使用搜风通络药。各类中风非证属虚寒者，可酌情使用大黄，以通腑泄浊、清热开窍、降低颅内压。安宫牛黄丸本来应用于高热神昏者，目前常应用于中风中经络早期，连用数天效果亦好。

脑卒中恢复期及后遗症期治疗的重点是功能康复、防治并发症、预防再发。此期患者多为虚实夹杂，邪实未清而正虚已现，治宜扶正祛邪，常用育阴熄风、益气活血等法。康复治疗是此期的重点。病情许可的情况下，康复治疗应尽早实施，综合使用药物、针灸、推拿、理疗与功能锻炼，以减少致残率，提高患者生活质量。

【预后与转归】

脑血管病的病死率与病残率均高，其转归预后与体质的强弱、正气的盛衰、邪气的浅深、病情的轻重及治疗的正确及时与否、调养是否得当等关系密切。中经络无神志障碍，而以半身不遂为主，病情轻者，如调治得当，预后较好。但进展型脑梗死中经络者，可在 3～7 天内恶化，不仅偏瘫加重，甚至出现神志不清而成中脏腑之证。中脏腑者神志一直昏迷，一般预后不佳。中脏腑之闭证，经抢救治疗而神志转清，预后较好。如由闭证转为脱证，是病情恶化之象，若并发高热、出血、感染等，预后更为恶劣。中风后遗症多属本虚标实，往往恢复较慢且难于完全康复。若偏瘫肢体由松弛转为拘挛，伴舌强语蹇，或时时抽搐，甚或神志失常，多属正气虚乏，邪气日盛，病势转重。若时有头痛眩晕、肢体麻木，则有复中的危险，应注意预防。

【预防与调护】

中风的预防分为一级预防与二级预防，未病先防属于一级预防，重点避免中风的危险因素；病后预防再发属于二级预防，须在一级预防的基础上施与更积极地干预，纠正所有可干预的危险因素，如控制血压、抗血小板、治疗糖尿病、TIA 等。非药物的方法如健康的生活方式等是预防中风的基础，要慎起居，节饮食，远房帏，调情志，适当体育锻炼。对于中风患者应尽早进入二级预防，注重护理，重视功能康复锻炼。

第二节 短暂性脑缺血发作

短暂性脑缺血发作（transient ischemic attack，TIA）是由颅内血管病变引起的一过性或短暂性、局灶性脑或视网膜功能障碍，临床症状一般持续 10～15 分钟，多在 1 小时内，不超过 24 小时。不遗留神经功能缺损症状和体征，结构性影像学（CT、MRI）检查无责任病灶。

本病属于中医“小中风”、“中风先兆”的范畴。

【病因病理】

1. 西医病因病理　TIA 病因尚不完全清楚，其发病与前述危险因素有一定关系。发病机制目前有多种学说。颈部大动脉管壁粥样硬化病灶脱落的微栓子，造成小血管的微栓塞可能是最常见的原因。Fisher（1954）提出的微栓子学说认为，血流分层平流现象可使某一来源微栓子反复地带到同一血管分支，形成微栓塞并反射性刺激小动脉痉挛，导致脑部区域性缺血，反复出现刻板样雷同症状，栓塞血管内皮细胞受到刺激可分泌大量溶栓酶，使小栓子溶解，血管再通，临床症状缓解。斑块脱落处内皮下胶原直接暴露于血流，可吸附血小板及纤维蛋白原形成新的微血栓，血栓反复脱落产生 TIA 症状，抗凝治疗可显著减少 TIA 复发。此外，脑血管痉挛、血液成分改变所致血流动力学改变、脑外盗血综合征和颈椎病导致椎动脉受压等均可引起 TIA。

2. 中医病因病机　短暂性脑缺血发作常被视为中风的先兆，其病因病机与中风相似，概括而言不外风、火、痰、瘀、虚五字。素体阴虚，肝肾不足，肝阳偏亢者，常因情志所伤，致肝风内动，挟痰挟瘀，损及脑络而发病；年老体弱，气血亏虚者，常因劳倦内伤，风寒外袭，脉络绌急，气虚血瘀，脑脉失养而发病；体胖多痰，脉络瘀阻，痰瘀互结者，易因饮食不节，吸烟过多、紧张劳倦等多种因素，使脑络受损而发病。总之，本病病位在脑脉，以脑脉瘀阻，脑失所养为基本病机。

【临床表现】

短暂性脑缺血发作多发于中老年人（50～70 岁），男性较多。发病突然，迅速出现局限性神经功能缺失症状体征，数分钟达到高峰，持续数分钟或十余分钟恢复，不遗留后遗症，反复发作，每次发作症状相似。常合并高血压、糖尿病、心脏病和血脂异常等。根据受累血管不同，临床分为颈动脉系统 TIA 与椎－基底动脉系统 TIA。

1. 颈动脉系统 TIA　通常持续时间短，发作频率少，较多进展为脑梗死。常见偏身运动障碍；偏身感觉障碍；单眼一过性黑矇或对侧视野的同向偏盲；一过性语言障碍等。

2. 椎－基底动脉系统 TIA　通常持续时间长，发作频率高，进展至脑梗死机会少。最常见的症状为眩晕、平衡障碍、复视、吞咽困难和构音不良，交叉性运动障碍和/或感觉障碍。大多不伴耳鸣（脑干前庭系统缺血），少数伴耳鸣（内听动脉缺血使内耳受累）。注意临床孤立的眩晕、头晕或恶心很少是由 TIA 引起。特殊症状：①猝倒发作：

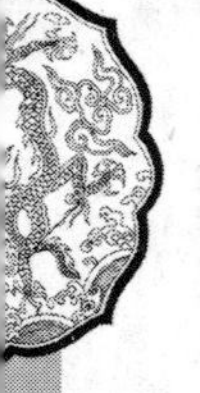

即双下肢突然无力，跌倒在地，可无意识障碍，患者可自行站起。这是由于双侧脑干网状结构缺血所致；②短暂性全面性遗忘症：发作时出现短时间记忆丧失，患者对此有自知力，持续数分钟至数十分钟。发作时对时间、地点定向障碍，但谈话、书写和计算能力保持，是边缘叶受累所致；③双眼视力障碍（双侧大脑后动脉距状支缺血累及枕叶视皮质）。

【实验室与其他检查】

1. 颅脑CT与MRI检查　TIA的CT或MRI检查大多正常，部分病例（发作时间 > 20分钟）在MRI弥散加权可显示片状缺血灶。CT主要用于与颅内病变的鉴别诊断。MRI不作为常规检查。

2. 超声检查　可见颈动脉硬化斑块和心脏附壁血栓，发现颅内大血管狭窄，判断侧支循环情况，有助于分析TIA的可能病因和判断预后。

【诊断与鉴别诊断】

一、诊断要点

（一）西医诊断

1. 病史　既往有高血压、糖尿病、心脏病、血脂异常病史，可有TIA类似发作史。

2. 症状　发病突然；出现脑或视网膜局灶性缺血症状；持续时间短暂，颈内动脉系统TIA平均发作14分钟，椎－基底动脉系统TIA平均发作8分钟，通常在30分钟内缓解，最长不超过24小时；能恢复完全；常反复发作。

（二）中医辨病与辨证要点

1. 辨病要点　本病属于中风先兆，有别于中风，鉴别主要根据其临床表现持续时间的长短。另外，本病常见眩晕症状，应与眩晕病鉴别。后者常伴有耳鸣、恶心、呕吐，持续时间相对较长，没有半身不遂、偏身麻木、言语不利等症，可资鉴别。

2. 辨证要点　辨明本虚标实，本虚以肝肾阴虚，气血亏虚为多，标实包括血瘀、痰浊与肝风。

二、鉴别诊断

1. 癫痫　各种类型局限性癫痫特别是感觉性发作可酷似TIA，应注意鉴别。癫痫脑电图检查可发现有局限性脑波异常，CT或MRI检查可发现局限性脑内病灶。

2. 晕厥　TIA须与晕厥鉴别。后者多在直立位置发生，特点为短暂发作，发作时面色苍白，出冷汗，意识丧失，脉搏沉细，血压下降，无神经体征。

【治疗】

一、中医治疗

参阅概述中医治疗部分。阴虚风动者，当滋阴柔肝熄风，用天麻钩藤饮或镇肝熄风汤；气虚血瘀者，当益气活血化瘀，用补阳还五汤；痰瘀互结者，当化痰活血通络，用化痰通络汤。TIA 以脑脉瘀阻为基本病机，故治疗上应在辨证基础上适当使用活血化瘀药物。

二、西医治疗

1. 控制危险因素　控制各种与 TIA 有关危险因素，治疗高血压、心脏病（冠心病、心律失常、心衰和瓣膜病）、糖尿病、血脂异常、脑供血动脉狭窄；停止吸烟、禁止过度饮酒、坚持体育锻炼等。

2. 抗血小板治疗　可减少微栓子及 TIA 复发，预防卒中。对 TIA 尤其是反复发生 TIA 的患者应首先考虑选用抗血小板药物。①阿司匹林：50～300 mg/d，晚餐后服用。副作用包括消化不良、恶心、腹痛、腹泻、皮疹、消化性溃疡、胃炎及胃肠出血等。②氯吡格雷：一般用于对阿司匹林不耐受或“阿司匹林无效”的情况，75mg/d，口服。③双嘧达莫：缓释双嘧达莫 200mg 与阿司匹林 25mg 合用，2 次/d，可预防卒中，比单独使用阿司匹林有效。

3. 抗凝治疗　不作为常规治疗，仅用于房颤心源性栓子引起 TIA、频繁发作 TIA 和椎－基底动脉 TIA 患者。可选用肝素、低分子肝素、华法林。消化性溃疡病或严重高血压为禁忌证。

4. 降纤治疗　纤维蛋白原含量明显增高，或频繁发作患者可考虑选用巴曲酶或降纤酶治疗。

5. 脑保护治疗　可用钙通道拮抗剂如尼莫地平、氟桂利嗪等。

【预后与转归】

TIA 患者易发生脑卒中，一次 TIA 后 1 个月内发生卒中约 4%～8%，1 年内约 12%～13%，5 年内则达 24%～29%。其卒中发生率是一般人群的 7～16 倍，5 年内也达 7 倍之多。故 TIA 被称为中风先兆。在 TIA 患者中，颈动脉系统 TIA 发展为脑梗死者较多，而椎－基底动脉系统 TIA 相对脑梗死危险较低。

【预防与调护】

参阅概述相关内容。

第三节　脑　梗　死

脑梗死（cerebral infarction）是缺血性卒中的总称，约占全部脑卒中的 70%，是由于脑局部供血障碍导致脑组织缺血、缺氧引起脑组织坏死软化，从而产生相应脑功能缺损。脑梗死常见类型包括动脉粥样硬化性血栓性脑梗死（习称脑血栓形成）、腔隙性脑梗死、脑栓塞。其中脑血栓形成最常见，约占 40%，后两种约各占 15%～30%。

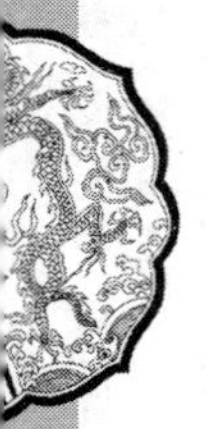

【病因病理】

一、西医病因病理

（一）病因与发病机制

脑梗死的病因与危险因素参见概述相关内容，其中主要是高血压、血脂异常、糖尿病所致动脉粥样硬化。几类脑梗死由于导致梗死的原因与病变血管不同，其发病机理也有所不同。

1．动脉粥样硬化性脑梗死　其基本病因是脑动脉主干或皮质支动脉粥样硬化。动脉粥样硬化斑块导致管壁增厚，管腔狭窄。斑块破裂，使血小板黏附聚集，并释放出多种活性物质，导致血栓形成，引起脑局部血流减少或供血中断，脑组织缺血缺氧导致软化坏死，形成脑梗死。在血栓形成过程中，如侧支循环代偿充分，可不表现出临床症状。

2．腔隙性脑梗死　高血压，尤其是舒张压增高，导致脑深部白质及脑干穿通支动脉病变和闭塞，致缺血性微梗死，缺血、坏死和液化脑组织由吞噬细胞移走形成腔隙。这是产生多腔隙性梗死主要原因。大脑中动脉和基底动脉粥样硬化及形成小血栓阻塞深穿通支动脉也可导致腔隙性梗死。其他原因，如各类小栓子阻塞小动脉、血压突然下降使已严重狭窄动脉远端血流明显减少等，也可导致本病。

3．脑栓塞　常见病因为慢性心房纤颤，栓子主要来源是风湿性心瓣膜病、心内膜炎赘生物及附壁血栓脱落等。其他原因，如动脉粥样硬化斑块脱落、肺静脉血栓或血凝块、骨折或手术时脂肪栓和气栓、血管内治疗时血凝块或血栓脱落等都可引起脑栓塞。另外，部分脑栓塞不能明确原因。脑栓塞多发生在大脑中动脉，栓子进入不容其通过的血管后，阻塞血管，并刺激血管壁而发生脑动脉痉挛，或继发血栓形成，加剧栓塞后的症状。如栓子溶解碎裂而移向远端，侧支循环及时建立，动脉痉挛缓解，局部脑水肿消退，神经缺损症状亦逐渐减轻或消失。

（二）病理与病理生理

脑梗死部位以颈内动脉系统为多，约占4/5，椎－基底动脉系统约为1/5。闭塞的血管依次为颈内动脉、大脑中动脉、大脑后动脉、大脑前动脉及椎－基底动脉等。腔隙性梗死常见于脑深部核团，而脑深部白质、内囊前肢和小脑较少发生，大脑皮质少见。

脑梗死闭塞血管内可见动脉粥样硬化或血管炎改变、血栓形成或栓子。所有急性梗死病灶其中央为坏死组织，周围绕以水肿区。坏死区神经元、轴突、髓鞘及胶质细胞均遭受破坏。后期坏死组织液化，被吸收形成囊腔。梗死灶可以是多发的。绝大多数血栓形成引起白色梗死，少数梗死区的坏死血管可继发破裂而引起出血，也可是血管周围套状出血，称出血性梗死或红色梗死。

脑栓塞栓子性质可为血栓、炎性菌栓、虫卵、癌瘤细胞、脂肪球或气体。栓塞性脑梗死多为多灶性，可伴脑炎、脑脓肿等，并有躯体其他部位如肺、脾、肾、肠系膜、皮肤和巩膜等的栓塞证据。

急性脑梗死超早期（1～6小时）有两个病理概念与治疗有关：即“缺血半暗带”

与“再灌注损伤”。

急性脑梗死病灶是由中心坏死区及其周围的缺血半暗带组成。中心坏死区由于严重的完全性缺血致脑细胞死亡；而缺血半暗带内因仍有侧支循环存在，可获得部分血液供给，尚有大量可存活的神经元，如果血流迅速恢复，脑代谢障碍可得以恢复，神经细胞仍可存活并恢复功能。因此，抢救缺血半暗带，保护可逆性损伤神经元至关重要，方法之一为超早期溶栓治疗。

脑梗死区血流再通后，氧与葡萄糖等的供应恢复，在一定时间内即再灌注时间窗内脑功能可以恢复。如果脑血流再通超过了再灌注时间窗的时限，则脑损伤仍继续加剧，此现象称之为再灌注损伤。目前认为，再灌注损伤的机制主要是自由基的过度形成及“瀑布式”自由基连锁反应、神经细胞内钙超载、兴奋性氨基酸的细胞毒作用和酸中毒等导致神经细胞的损伤。减轻再灌注损伤核心是积极采取脑保护措施。

二、中医病因病机

参阅概述相关内容。

【临床表现】

脑梗死的临床表现甚为复杂，临床除分脑血栓形成、腔隙性脑梗死、脑栓塞外，还有多种分类方法，如按照疾病进程可分为完全性卒中、进展性卒中；按照影像学检查可分为大面积脑梗死、多发性脑梗死、分水岭脑梗死、出血性脑梗死。脑梗死不同亚型各有其临床特点，但其主要表现决定于病变（血栓形成或栓塞）血管及其分布区脑梗死程度与范围。

一、脑梗死不同血管分布区脑梗死的症状

1. 颈内动脉闭塞　可无症状，有症状性者可出现单眼一过性黑矇，偶见永久性失明或 Horner 征，对侧偏瘫、偏身感觉障碍或同向性偏盲等，优势半球受累伴失语症。少数病例可出现昏迷。颈动脉搏动减弱或血管杂音。

2. 大脑中动脉闭塞　表现为：①主干闭塞引起对侧偏瘫、偏身感觉障碍和偏盲（三偏征），若在优势半球可有失语、失写、失读；②深穿支或豆纹动脉闭塞出现上、下肢程度一致的偏瘫，一般无感觉障碍和偏盲；③皮质支闭塞可出现对侧偏瘫，以面部和上肢为重，以及失语、失读、失写、失用，非优势半球可引起感觉忽略及体像障碍。

3. 大脑前动脉闭塞　表现为：①皮质支闭塞时产生对侧下肢的感觉及运动障碍，可伴有小便潴留；②深穿支闭塞可出现对侧下面部、舌肌及上肢瘫痪，亦可发生情感淡漠、欣快等精神症状及强握反射。主侧半球受累可有运动性失语。

4. 大脑后动脉闭塞　表现为：①距状裂分支闭塞出现对侧同向偏盲或上象限盲。②丘脑膝状体动脉闭塞，出现典型的丘脑综合征，对侧深、浅及精细感觉消失，伴有对侧自发性疼痛，一过性偏瘫或轻偏瘫。③丘脑穿通动脉闭塞表现为对侧肢体舞蹈样手足徐动症，而无明显感觉障碍。

5. 基底动脉闭塞　主干闭塞可引起广泛桥脑梗死、四肢瘫痪、眼肌麻痹、瞳孔缩

小、多数脑神经麻痹以及小脑症状等，严重者可迅速昏迷，中枢性高热达 41 ~ 42℃。桥脑部梗死可产生闭锁综合征：患者四肢瘫痪，不能讲话，但神志清楚，面无表情，缄默无声，仅能以眼球活动示意。一侧分支闭塞，可因脑干受累部位不同而出现相应的体征，以交叉性瘫痪为主要特征，临床上可出现各种症状。如①延脑背外侧部综合征（Wallenberg 综合征）：眩晕、恶心、呕吐、眼球震颤；同侧面部及对侧半身感觉障碍；同侧肢体共济失调；软腭及声带麻痹、吞咽困难、声音嘶哑、咽反射消失；同侧霍纳综合征。②桥脑内侧部综合征（Foville 综合征）：两眼向病灶侧的水平协同运动麻痹，对侧偏瘫。③桥脑外侧部综合征（Millard - Gubler 综合征）：病变对侧肢体瘫痪，病变侧外展神经和面神经麻痹。④中脑腹侧综合征（Weber 综合征）：又称脚底综合征，病侧动眼神经麻痹，对侧肢体瘫痪。

二、不同亚型脑梗死的临床特点

1 动脉粥样硬化性脑梗死　本病好发于中年以后，但目前有年轻化趋势。多数有高血压、糖尿病、心脏病、TIA 或中风的病史。通常急性起病，在数小时内发展至高峰，少数在起病 24 小时后仍持续恶化。一部分患者于睡眠中发病，晨间醒后才发现异常。多数患者意识清楚，偏瘫、失语等神经系统局灶体征明显。

2. 心源性脑栓塞　可发生于任何年龄，一般无明显诱因，急骤起病，多数症状在数分钟内即达顶峰，偶有呈阶梯式进展加重者。多数患者可以在发病时查出原发疾病的病史、症状和体征。若合并脑外栓塞者可有胸痛、咯血、肺部感染、呼吸困难、急腹症等。

3. 腔隙性脑梗死　本病常见于中老年人，男性较多，多患高血压病。通常在白天活动中急性发病，约 20% 的病例表现 TIA 样起病。临床特点是症状较轻、体征单一、预后较好；无头痛、颅内压增高和意识障碍等。临床主要有四种经典的腔隙综合征：单纯运动性、单纯感觉性、共济失调轻偏瘫、构音不良手笨拙。

【实验室与其他检查】

1. 头颅 CT　脑梗死应常规进行 CT 检查。如果应用溶栓、神经保护或抗凝治疗应在 6 小时内进行，其他病例在 48 小时内完成，最迟不超过 7 天。多数病例发病 24 小时后逐渐显示低密度梗死灶，发病后 2 ~ 15 天可见均匀片状或楔形的明显低密度灶。大面积脑梗死者伴脑水肿和占位效应：压迫脑沟、蛛网膜下腔池甚至脑室变形和中线移位。出血性梗死呈混杂密度，在发病 3 ~ 5 日内复查 CT 可早期发现继发梗死后出血。出血性梗死高度支持脑栓塞诊断。腔隙性脑梗死 CT 可见内囊基底节区、皮质下白质单个或多数圆形、卵圆形或长方形低密度病灶，边界清晰，无占位效应。有时 CT 不能显示脑干、小脑较小梗死灶。脑梗死 CT 检查可以正常，此时可排除出血性脑血管病。

2. 核磁共振成像（MRI）　怀疑后颅凹病变、脑内小病灶和早期脑梗死可考虑 MRI 检查，补充 CT 检查的不足。

3. 超声检查　有助于了解颈动脉硬化斑块情况和栓子性质与来源。临床可酌情做颈动脉超声、经颅彩色多普勒、超声心动图等检查。

4. 其他检查　心电图、凝血功能、血脂、血糖等检查可作诊疗参考。

【诊断与鉴别诊断】

一、诊断要点

（一）西医诊断

1. 病史　有TIA、卒中病史、高血压、糖尿病、心脏病、吸烟、颈动脉狭窄、血脂异常等危险因素；有明显感染或炎症性疾病史的年轻患者需考虑动脉炎的可能。脑栓塞者有原发病症状和体征，可并有其他脏器栓塞。

2. 症状　突然起病，一至数日内出现脑局灶性症状和体征。

3. 辅助检查　头颅CT或MRI发现梗死灶可以确诊。

（二）中医辨病与辨证要点

1. 辨病要点　本病中脏腑者应与痫病、厥证等鉴别。三者都可出现突然昏仆不省人事，但是痫病伴四肢抽搐，口吐涎沫，或作异常叫声；厥证伴有四肢逆冷，面色苍白，汗出；二者均持续时间短暂，移时苏醒，醒后一如常人，无半身不遂、口舌㖞斜等后遗症，与本病不难鉴别。

2. 辨证要点

（1）辨中经络与中脏腑：中经络无神志改变，病位较浅，病情较轻；中脏腑则出现突然昏仆，不省人事，或神志恍惚、迷蒙，病位较深，病情较重。

（2）辨闭证、脱证：中脏腑要辨闭证与脱证，闭证又有阳闭、阴闭之分。方法参阅概述辨证论治部分。另外，临床上尚有内闭清窍未开而外脱虚象已露，即所谓“内闭外脱”者，此时往往是疾病安危演变的关键时机，应引起高度重视。

二、鉴别诊断

（一）急性脑血管疾病鉴别

几种主要急性脑血管疾病的鉴别诊断（见表9－2－1）。

表9－2－1 急性脑血管疾病鉴别诊断表

	动脉粥样硬化性脑梗死	脑栓塞	脑出血	蛛网膜下腔出血
发病年龄	中老年	青壮年	中老年	各年龄均可
常见病因	动脉粥样硬化	心脏疾病	高血压及动脉硬化	动脉瘤或血管畸形
发病情况	安静，休息时	不定	活动及情绪激动时	活动及情绪激动时
发病缓急	较缓（小时，日）	最急（秒，分）	急（分，小时）	急（分）
头痛、呕吐	多无	多无	常有，早期呕吐	剧烈头痛
偏瘫	多有	多有	多有	无
脑膜刺激征	多无	多无	多有	多明显
TIA史	多有	少有	无	无
CT	脑内低密度病灶	脑内低密度病灶	脑内高密度病灶	脑池或脑裂内高密度改变
脑脊液	正常	正常	洗肉水样或正常	血性

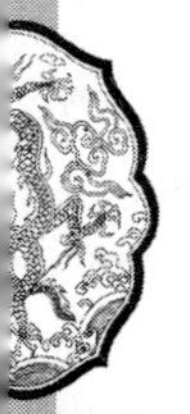

（二）其他疾病鉴别

1. 颅内占位病变　颅内肿瘤、硬膜下血肿和脑脓肿可呈卒中样发病，出现偏瘫等局灶性体征。占位性病变病程长，缓慢进展，常伴有颅内压增高的表现，有明显的局灶性神经体征。CT 或 MRI 检查可以确诊。

2. 中毒　突然发病、迅速陷入昏迷的患者须与全身性中毒（酒精、药物、一氧化碳）及代谢性疾病（糖尿病、低血糖、肝性昏迷、尿毒症）昏迷鉴别，病史、相关实验室检查和头部 CT 检查可提供诊断线索。

【治疗】

一、中医治疗

参阅概述相关内容。脑梗死的基本病机是脑脉闭阻，故以活血化瘀通窍为基本治法，在辨证基础上，根据标本虚实，结合滋补肝肾、平肝熄风、益气养血、化痰通络、通腑泄热、开窍、固脱等。

二、西医治疗

1. 急性期治疗原则　应根据不同的病因、发病机制、临床类型、发病时间等确定针对性强的治疗方案，实施以分型、分期为核心的个体化治疗。①超早期治疗：在 3 ~ 6 小时治疗时间窗内溶栓治疗，恢复梗死区血流灌注，减轻神经元损伤，挽救缺血半暗带。②大、中梗死应积极抗脑水肿降颅压，防止脑疝形成，降低脑代谢，保护脑细胞。腔隙性脑梗死不宜脱水，主要是改善循环。③防治并发症如感染、脑心综合征、下丘脑损伤、卒中后焦虑或抑郁症、抗利尿激素分泌异常综合征和多器官衰竭等。④整体化治疗：采取支持疗法、对症治疗和早期康复治疗；对卒中危险因素如高血压、糖尿病和心脏病等及时采取预防性干预，减少复发率和降低病残率。

2. 基础治疗　参见概述。

3. 溶栓治疗

（1）适应证：①年龄 18 ~ 75 岁。②发病在 6 小时以内。③脑功能损害的体征持续存在超过 1 小时，且比较严重。④脑 CT 已排除颅内出血，且无早期脑梗死低密度改变及其他明显早期脑梗死改变。⑤患者或家属签署知情同意书。

（2）禁忌证：①既往有颅内出血，包括可疑蛛网膜下腔出血；近 3 个月有头颅外伤史；近 3 周内有胃肠或泌尿系统出血；近 2 周内进行过大的外科手术；近 1 周内有不可压迫部位的动脉穿刺。②近 3 个月有脑梗死或心肌梗死史。但陈旧小腔隙未遗留神经功能体征者除外。③严重心、肾、肝功能不全或严重糖尿病者。④体检发现有活动性出血或外伤（如骨折）的证据。⑤已口服抗凝药，且 INR > 1.5；48 小时内接受过肝素治疗（APTT 超出正常范围）。⑥血小板计数 $<100\times10^9/L$，血糖 < 2.7 mmol/L（50 mg）。⑦血压：收缩压 > 180 mmHg，或舒张压 > 100 mmHg。⑧妊娠。⑨不合作。

（3）溶栓药物治疗方法：发病 3 小时内，首选重组组织型纤溶酶原激活物（rt – PA），无条件采用 rt – PA 时，可用尿激酶。发病 3 ~ 6 小时的患者可应用尿激酶。①尿激酶：100 万～150 万 IU，溶于生理盐水 100～200 ml 中，持续静脉滴注 30 分钟。② rt－PA：0.9 mg/kg（最大剂量90 mg），先静脉推注10%（1 分钟），其余剂量连续静脉滴注，60 分钟滴完。

（4）溶栓并发症：梗死灶继发出血、再灌注损伤、脑水肿等。溶栓再闭塞率高达10%～20%。

（5）溶栓治疗时的注意事项：①将患者收到 ICU 或者卒中单元进行监测。②定期进行神经功能评估，在静脉滴注溶栓药物过程中 1 次/15 min；随后 6 小时内，1 次/30 min；此后 1 次/60 min，直至 24 小时。③患者出现严重的头痛、急性血压增高、恶心或呕吐，应立即停用溶栓药物，紧急进行头颅 CT 检查。④血压的监测：溶栓的最初 2 小时内 1 次/15 min，随后 6 小时内为 1 次/30 min，此后，1 次/60 min，直至 24 小时。如果收缩压≥185 mmHg 或者舒张压≥105 mmHg，更应多次检查血压。可酌情选用 β 受体阻滞剂，如拉贝洛尔、乌拉地尔等。如果收缩压＞230 mmHg 或舒张压＞140 mmHg，可静脉滴注硝普钠。⑤静脉溶栓后，继续综合治疗，根据病情选择个体化方案。⑥溶栓治疗后 24 小时内一般不用抗凝、抗血小板药，24 小时后无禁忌证者可用阿司匹林。⑦不要太早放置鼻胃管、导尿管或动脉内测压导管。

4. 抗血小板、抗凝、降纤治疗　参见 TIA 治疗。未选择溶栓治疗的急性脑梗死病人发病 48 小时内用阿司匹林 100～300 mg/d，以后改为维持量 75～100 mg/d。也可应用氯吡格雷。抗凝治疗效果一直存在争议，临床视具体情况酌情使用。降纤治疗用于高纤维蛋白原血症患者，但注意纤维蛋白原降至 130 mg/dl 以下时增加出血倾向。

5. 血压的处理　脑梗死发生后血压升高，不需要紧急治疗。需立即降压治疗的适应证是收缩压＞220 mmHg、舒张压＞120 mmHg 或平均动脉压（MAP）＞130 mmHg。需溶栓治疗者和发生出血脑梗死者，应将血压严格控制在收缩压＜185 mmHg 或舒张压＜110 mmHg。

6. 脑保护治疗　早期（＜2 小时）应用头部或全身亚低温治疗，药物可用胞二磷胆碱、自由基清除剂等。脑卒中急性期不宜使用脑细胞营养剂脑活素等。

7. 康复治疗　应早期进行，并遵循个体化原则，制定短期和长期治疗计划，分阶段、因地制宜地选择治疗方法，对病人进行针对性体能和技能训练，降低致残率，增进神经功能恢复，提高生活质量和重返社会。

【预后与转归】

参阅概述相关内容。

【预防与调护】

参阅概述相关内容。

第四节　脑　出　血

脑出血（cerebral hemorrhage）指原发性脑内血管非外伤性破裂，血液流入脑实质

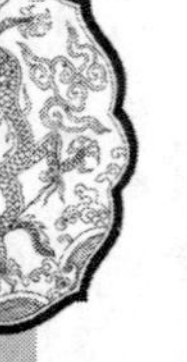

内或脑室内形成血肿。占急性脑血管病的 30% 左右。急性期病死率约为 30% ~40%，在急性脑血管病中占第一位。

【病因病理】

一、西医病因病理

1. 病因与发病机制　高龄和高血压是脑出血最重要的危险因素。较少见的病因有脑内小的先天性动静脉畸形或动脉瘤破裂、脑淀粉样血管病、脑动脉炎性管壁坏死、脑梗死后出血、血液病、使用抗凝药与溶栓剂等。

2. 病理与病理生理　约 70% 的高血压性脑出血发生在基底节区，脑叶、脑干及小脑齿状核各占约 10%。非高血压性脑出血多位于皮质下，常由于脑淀粉样血管病、动静脉畸形等所致。脑内出血的主要临床病理过程与出血部位和出血量有关。出血量多或形成较大血肿的可在数小时内形成脑水肿，产生颅内压增高，使邻近脑组织受压移位以至形成脑疝。幕上半球出血，血肿向下挤压丘脑下部和脑干，使之移位、变形和继发出血，常出现小脑幕疝；丘脑下部和幕上脑干等中线结构下移形成中心疝，如颅内压极高或幕下脑干和小脑大量出血可发生枕大孔疝。脑疝是脑出血最常见的直接致死原因。小量脑内出血时，血液仅渗透在神经纤维之间，对脑组织的破坏较少。壳核出血常侵犯内囊和破入侧脑室，血液充满脑室系统和蛛网膜下腔；丘脑出血常破入第三脑室或侧脑室，向外损伤内囊；脑桥或小脑出血直接破入蛛网膜下腔或第四脑室。

脑内出血后，新鲜的出血呈暗红色、紫褐色胶冻状液化血液或为绿褐色圆形出血灶。出血灶周围为软化带。由于脑组织水肿，造成局部静脉回流受阻，出现小静脉、毛细血管渗血，可见到斑点状出血。陈旧的出血灶血块可逐渐溶解吸收，遗留下小的囊腔。囊壁内含有含铁血黄素而成铁锈色，可以存在数年而不退。腔壁软化坏死伴有星形胶质细胞增生、胶质纤维形成，可将腔壁填平而致局部萎缩，形成一腔隙。

二、中医病因病机

参阅概述相关内容。脑出血多见于素体阴虚，肝阳上亢，或肝火偏盛，或痰热内蕴之人，复因五志过激，劳倦过度，暴饮暴食，使肝阳暴张，内风旋动，痰火上扰，气血逆乱，以致脑脉受损，血溢脉外而发病。

【临床表现】

高血压性脑出血常发生于 50 ~70 岁，男性略多，冬春季易发。通常在活动和情绪激动时发病，出血前多无预兆，50% 的病人出现头痛并很剧烈，常见呕吐，出血后血压明显升高。临床症状常在数分钟至数小时达到高峰，临床症状体征因出血部位及出血量不同而异，基底节、丘脑与内囊出血引起轻偏瘫是常见的早期症状；约 10% 的病例出现痫性发作，常为局灶性；重症者迅速转入意识模糊或昏迷，甚则导致死亡。临床按出血部位将其分类如下。

1. 基底节区出血

（1）壳核-外囊出血：病情迅速发展，在几分钟至几小时内出现昏迷，很快发生对侧偏瘫。小量的出血可能仅表现嗜睡和偏瘫。患者言语不清或失语。头、眼常偏向病灶侧。出血、水肿严重，产生占位效应压迫脑干上部时，昏迷加深，瞳孔散大、固定，双侧肌张力增高，巴彬斯基（Babinski）征阳性，呈间歇、不规则呼吸。

（2）丘脑-内囊出血：上下肢瘫痪较均等，深感觉障碍较突出。内囊后肢的视放射受累时可出现对侧同向偏盲。主侧半球出血可发生失语，非主侧半球损害可出现自身疾病认识不能或偏侧忽视。丘脑出血压迫中脑顶盖，产生双眼上视麻痹而固定向下注视，瞳孔缩小，光反应消失，双眼会聚麻痹等。丘脑出血意识障碍多见且较重，出血波及丘脑下部或破入第三脑室则昏迷加深，瞳孔缩小，出现去皮质强直等；累及丘脑底核或纹状体可见偏身舞蹈、投掷样运动。如出血量大使壳核和丘脑均受累，难以区分出血起始部位，称为基底节区出血。

2. 脑叶出血　头痛、呕吐、失语症、视野异常及脑膜刺激征，癫痫发作较常见，昏迷较少见。顶叶出血最常见，可见偏身感觉障碍、空间构象障碍；额叶可见偏瘫、Broca 失语、摸索等；颞叶可见 Wernicke 失语、精神症状；枕叶出现对侧偏盲。

3. 脑桥出血　一侧少量的脑桥出血，表现为交叉性瘫痪或共济失调性轻偏瘫，双眼凝视瘫痪肢体侧。大量出血（血肿 >5 ml）累及脑桥双侧，常破入第四脑室或向背侧扩展至中脑，患者于数秒至数分钟内陷入昏迷、四肢瘫痪和去大脑强直发作，可见双侧针尖样瞳孔和固定于正中位、呕吐咖啡样胃内容物、中枢性高热（躯干持续 39 ℃以上而四肢不热）、中枢性呼吸障碍和眼球浮动（双眼间隔约 5 秒的下跳性移动）等，通常在 48 小时内死亡。

4. 小脑出血　突发后枕部疼痛，眩晕，频繁呕吐，而无瘫痪。如意识清楚，可查出眼球震颤、站立不能、行走不稳等小脑体征。严重小脑出血除在起病早期可见上述症状和体征外，常因血肿增大或破入第四脑室，引起急性枕大孔疝，患者很快昏迷，呼吸不规则或突然停止，导致死亡。

5. 原发性脑室出血　多数病例是小量脑室出血，可见头痛、呕吐、脑膜刺激征及血性脑脊液，无意识障碍及局灶性神经体征，酷似蛛网膜下腔出血，可完全恢复，预后好。大量脑室出血起病急骤，迅速陷入昏迷，四肢弛缓性瘫及去脑强直发作，频繁呕吐，针尖样瞳孔，眼球分离斜视或浮动等，病情危笃，多迅速死亡。

表 9-2-2　脑出血的临床特点

部位	昏迷	瞳孔	眼球运动	运动、感觉障碍	偏盲	癫痫发作
壳核	较常见	正常	向病灶侧偏斜	主要为轻偏瘫	常见	不常见
丘脑	常见	小，光反射迟钝	向下内偏斜	主要为偏麻	短暂出现	不常见
脑叶	少见	正常	正常或向病灶侧偏斜	轻偏瘫或偏麻	常见	常见
脑桥	早期出现	针尖样瞳孔	水平侧视麻痹	四肢瘫	无	无
小脑	延迟出现	小，光反射存在	晚期受损	共济失调	无	无

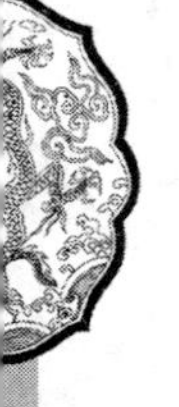

【实验室与其他检查】

1. 头颅CT　是脑出血最有效最迅速的诊断方法，作为脑出血时首选检查。CT可显示血肿部位、大小、形态，以及是否破入脑室、血肿周围水肿带和占位效应等；如脑室大量积血可见高密度铸型，脑室扩张。1周后血肿周围可见环形增强，血肿吸收后变为低密度或囊性变。CT动态观察可发现进展型脑出血。根据CT影像估算出血量方法：

出血量 = 0.5×最大面积长轴（cm）×最大面积短轴（cm）×层面数

2. 核磁共振成像（MRI）　可发现CT不能确定的脑干或小脑小量出血，能分辨病程4~5周后CT不能辨认的脑出血，区别陈旧性脑出血与脑梗死。

3. 脑血管造影　中青年非高血压性脑出血，或CT和MRI检查怀疑有血管异常时，应进行脑血管造影检查。老年高血压性脑出血不需血管造影。若CT显示的血肿不在高血压性脑出血的好发部位，则可进行血管造影以除外动静脉畸形或动脉瘤。

4. 脑脊液检查　在没有条件或不能进行CT扫描者，可进行腰穿检查协助诊断脑出血，但阳性率仅为60%左右。对大量的脑出血或脑疝早期，腰穿应慎重，以免诱发脑疝。

5. 其他检查　血常规、凝血功能和肝功能等检查有助于寻找出血性卒中的原因。

【诊断与鉴别诊断】

一、诊断要点

（一）西医诊断

1. 病史　多见于中老年高血压病患者，在活动或情绪激动时突然发病。

2. 症状　迅速出现偏瘫、失语等局灶性神经功能缺失症状；伴严重头痛、呕吐及意识障碍等。

3. 辅助检查　头颅CT检查可以确诊。

（二）中医辨证与辨病要点

参阅脑梗死相关内容。

二、鉴别诊断

参阅脑梗死的鉴别诊断。

【治疗】

一、中医治疗

参阅本章概述中的中医治疗。脑出血属肝阳肝火痰热者居多，且易出现痰热蒙闭心窍的中脏腑重症，故治疗上多用清肝泻热、平肝潜阳、通腑泻火、涤痰开窍诸法。脑出血发病数日内不宜使用活血化瘀药，病情稳定或进入恢复期后则可酌情使用。

二、西医治疗

1. 内科治疗　内科治疗为脑出血的基础治疗，脱水降颅压、调控血压、防治并发症是治疗的中心环节，要精心组织实施。参阅概述西医治疗。

颅内压升高是脑出血患者死亡的主要原因，因此降低颅内压为治疗脑出血的重要任务。首选甘露醇或甘油果糖，酌用呋塞米（速尿）、白蛋白，建议尽量不使用类固醇。

脑出血患者不要急于降血压，而应先降颅内压后，再根据血压情况决定降血压治疗与目标值。①收缩压≥200 mmHg 或舒张压≥110 mmHg 以上者，在脱水治疗的同时慎重平稳地降低血压，使血压降至略高于发病前的水平或在 180/105 mmHg 左右为宜。②收缩压 170～200 mmHg 或舒张压 100～110 mmHg，不急于降血压，脱水降低颅内压可使血压降低，并严密观察血压变化。如血压继续升高，则按前者处理。③收缩压＜165 mmHg 或舒张压＜95 mmHg，不需降血压治疗。血压过低者应升压治疗，以保持脑灌注压。脑出血进入恢复期后，应积极治疗高血压病，使原有高血压降至正常范围。

2. 手术治疗　进行开颅清除血肿术或行血肿穿刺疗法，目的在于消除血肿，解除脑组织受压，有效地降低颅内压，改善脑血液循环以求挽救病人生命，并有助于神经功能的恢复。如有手术适应证应尽早进行。对于丘脑、脑干出血者，高龄体质差，多器官功能衰竭，脑疝晚期，高热，严重消化道出血以及血压过低，呼吸及循环衰竭者均属禁忌。

根据出血部位及出血量决定治疗方案：①基底节区出血：小量出血可内科保守治疗；中等量出血（壳核出血≥30 ml，丘脑出血≥15 ml）可根据病情、出血部位和医疗条件，在合适时机选择微创穿刺血肿清除术或小骨窗开颅血肿清除术，及时清除血肿；大量出血或脑疝形成者，多需外科行去骨片减压血肿清除术，以挽救生命。②小脑出血：易形成脑疝，出血量 ≥10 ml，或直径≥3 cm，或合并明显脑积水，在有条件的医院应尽快手术治疗。③脑叶出血：高龄患者常为淀粉样血管病出血，除血肿较大危及生命或由血管畸形引起需外科治疗外，宜行内科保守治疗。④脑室出血：轻型的部分脑室出血可行内科保守治疗；重症全脑室出血（脑室铸形），需脑室穿刺引流加腰穿放液治疗。

3. 恢复期治疗　恢复期治疗的主要目的是为促进瘫痪肢体和语言障碍的功能恢复，改善脑功能，减少后遗症以及预防复发。防止血压过高和情绪激动，避免再次出血。轻度脑出血或重症者病情好转后，当进行康复治疗。

【预后与转归】

参阅概述相关内容。

【预防与调护】

参阅概述相关内容。

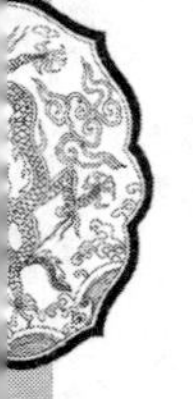

第五节　蛛网膜下腔出血

蛛网膜下腔出血（subarachnoid hemorrhage，SAH）通常为脑底部动脉瘤或脑动静脉畸形破裂，血液直接流入蛛网膜下腔所致，又称自发性蛛网膜下腔出血。脑实质或脑室出血、外伤性硬膜下或硬膜外出血流入蛛网膜下腔为继发性蛛网膜下腔出血。本病约占急性脑卒中的10%，占出血性卒中的20%。

本病属于中医头痛、中风等病范畴。

【病因病理与发病机制】

1. 西医病因病理　蛛网膜下腔出血最常见的病因是颅内动脉瘤，其次为脑血管畸形，还有高血压性动脉硬化，也可见于动脉炎、脑底异常血管网、结缔组织病、血液病、抗凝治疗并发症等。先天性动脉瘤85%为单发，大多位于脑底动脉环附近；也可位于椎－基底动脉分叉处，但80%发生在颈内动脉分支的分叉处。粥样硬化性动脉瘤多位于脑底部。动－静脉畸形多分布在幕上脑表面。血管破裂处可见脑组织水肿、变性等改变，蛛网膜下腔有大量积血和血凝块。血液直接流入蛛网膜下腔，刺激脑膜和血管，加上血细胞破坏后释出各种血管活性物质如去甲肾上腺素等，可诱发动脉痉挛，严重时可引起脑梗死或脑干缺血，成为加重病情导致死亡的重要因素。出血后还可造成蛛网膜粘连形成脑积水。

2. 中医病因病机　参见本章概述相关内容。先天不足，脑脉瘀阻，或痰瘀互结，阻滞脑脉是本病的发病基础；用力劳倦、紧张激动是本病的诱发因素。由于先天或后天因素使脑脉瘀阻，血行不畅，血不循经，则易离经出血；若再遇劳倦激动，肝阳暴张，风火相煽，挟痰上扰，气血逆乱，必伤经动血，迫血妄行，致血溢脉外而发病。本病急性期以邪实为主，责之风、火、痰、瘀；恢复期转为本虚标实，肝肾亏虚，气阴不足，痰瘀互结，水饮内停为主要病机。

【临床表现】

1. 任何年龄均可发病，多数为成年人，秋、冬季发病率较高。约有1/5～1/3的患者可查见诱因，最常见的诱因有重体力劳动、用力排便、酗酒、奔跑、情绪激动等。

2. 起病急骤，突然发生异常剧烈全头痛，伴恶心、呕吐、畏光、项背部或下肢疼痛，血压急骤上升，体温升高。部分患者出现不同程度的意识障碍或谵妄、定向力障碍、虚构和幻觉等精神症状。有的可出现癫痫发作。轻症病例意识可始终清楚或只有短暂意识障碍，头痛或眩晕等症状。老年人以意识障碍多见，头痛常不明显。少数重症病例很快进入昏迷，并可出现去大脑强直，脉搏和呼吸变慢，甚至可突然呼吸停止而死亡。

3. 检查可见明显的脑膜刺激征，即颈项强直和Kernig征阳性。少数可伴有一侧动眼神经麻痹，短暂或持久的单瘫或偏瘫，失语和感觉障碍等。也可出现视网膜前即玻璃体膜下片状出血，10%患者可见视乳头水肿。如出血停止，在2～3周后头痛和脑膜刺激症状亦逐渐减轻或消失。

4. 并发症 ①脑血管痉挛：早发性脑血管痉挛出现于出血后，历时数十分钟至数小时缓解，导致1/3以上病例脑实质缺血，引起轻偏瘫等局灶性体征。迟发性脑血管痉挛发生于出血后4～15天，7～10天为高峰期，可继发脑梗死，是死亡和伤残的重要原因。2～4周后脑血管痉挛逐渐减少。②再出血：多为激动、用力或活动过早而引起动脉瘤破裂，2周内再发率占再发病例的54%～80%，近期再发的病死率为41%～46%，明显高于蛛网膜下腔出血的病死率（25%）。③脑积水：急性脑积水于发病后1周内发生，与脑室及蛛网膜下腔中积血量有关；轻者仅有嗜睡，可有双眼上视受限、外展神经麻痹等；重者出现昏睡或昏迷，可因脑疝形成而死亡。迟发性脑积水发生在蛛网膜下腔出血后2～3周。

【实验室与其他检查】

1. 头颅CT 蛛网膜下腔出血CT检查发现蛛网膜下腔有高密度影，可呈现细的、白色的一层。一般在12小时内可作CT。超过12小时，如果CT阴性，必须作脑脊液检查。

2. 脑血管造影 酌情选择动脉导管脑血管造影、计算机成像血管造影、磁共振显像血管造影等，以检查动静脉畸形或动脉瘤。

3. 脑脊液检查 临床怀疑蛛网膜下腔出血，而CT不能诊断时，应行腰穿脑脊液检查。起病后不久（1～24小时内）即可做腰穿。脑脊液呈均匀血性，不凝固，为确诊依据。24小时逐渐变成外观黄红色或黄色（黄变症），连续观察脑脊液通常红细胞数逐渐减少，约4～20天后消失。

【诊断与鉴别诊断】

一、诊断要点

（一）西医诊断

1. 病史 任何年龄均可发病，可有高血压、脑动脉瘤病史，常在重体力劳动、用力排便、酗酒、奔跑、情绪激动时发病。

2. 症状 突发剧烈头痛伴呕吐；颈项强直等脑膜刺激征，伴或不伴意识模糊、反应迟钝；检查无局灶性神经体征，可高度提示蛛网膜下腔出血。

3. 辅助检查 头颅CT证实脑池和蛛网膜下腔高密度出血征象；腰穿压力明显增高和血性脑脊液；眼底检查玻璃体下片块状出血。

（二）中医辨病与辨证要点

1. 辨病要点

（1）辨头痛与真头痛：蛛网膜下腔出血属于真头痛，与一般外感内伤头痛有所不同，须予鉴别。本病发病突然，头痛剧烈，伴有呕吐如喷，颈项强硬，重者神识昏蒙或昏迷，预后较差，头颅CT有助于鉴别诊断。

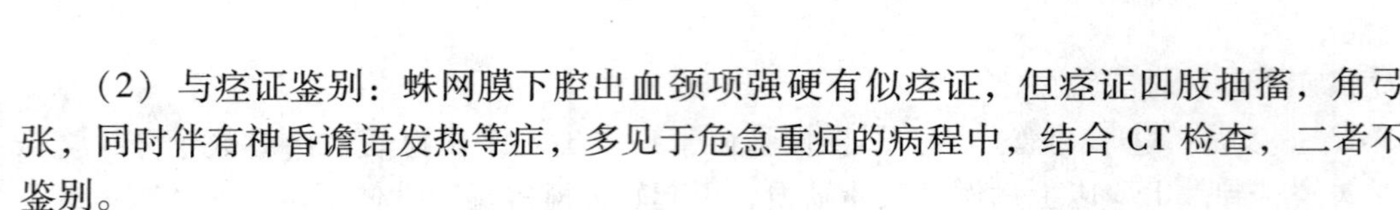

（2）与痉证鉴别：蛛网膜下腔出血颈项强硬有似痉证，但痉证四肢抽搐，角弓反张，同时伴有神昏谵语发热等症，多见于危急重症的病程中，结合 CT 检查，二者不难鉴别。

2．辨证要点

参见脑梗死相关内容。

二、鉴别诊断

1．脑血管疾病　参见脑梗死一节。

2．颅内占位病变　颅内肿瘤等占位性病变亦可见头痛，颅内压增高，但是病程长，进展缓慢，有明显的局灶性神经体征，无脑膜刺激征。CT 或 MRI 检查可以确诊。

3．颅内感染　可表现出头痛、呕吐、昏迷、脑膜刺激征等，类似蛛网膜下腔出血，但是颅内感染先有发热，脑脊液为炎性改变，非血性脑脊液，CT 检查有助鉴别。

【治疗】

一、中医治疗

参见本章概述相关内容。蛛网膜下腔出血急性期呈现以风火上扰清窍，痰热蒙蔽清窍的邪实之证，故治疗当以祛邪为主，前者宜清肝泻火，凉血止血，可用羚角钩藤汤加减；后者宜清热通腑，涤痰开窍，可用星蒌承气汤送服安宫牛黄丸。稳定期呈现阴虚阳亢，瘀血内阻之证，治疗宜平肝熄风，活血化瘀，可用天麻钩藤饮、通窍活血汤加减；恢复期多气阴亏虚，痰瘀互结之证，治疗宜滋补肝肾，益气活血，化痰蠲饮，可选用六味地黄丸、补阳还五汤、导痰汤等加减。

二、西医治疗

1．一般治疗　参见本章概述西医治疗。密切监测生命体征和神经系统体征的变化；卧床休息 4～6 周，床头抬高 15～20 度，减少探视，避免声光刺激。烦躁者予镇静药，头痛予镇痛药，注意慎用阿司匹林等可能影响凝血功能的非甾体类消炎镇痛药物或吗啡、杜冷丁等可能影响呼吸功能的药物。降低颅内压。

2．防治再出血　可用抗纤维蛋白溶解剂，6－氨基己酸、止血芳酸、立止血、维生素 K_3 等。抗纤溶治疗可以降低再出血的发生率，但同时也增加深静脉血栓形成和脑梗死的发生率，建议与钙离子通道阻滞剂同时使用。

3．防治脑动脉痉挛及脑缺血

（1）维持正常血压和血容量：血压偏高给予降压治疗；在动脉瘤处理后，血压偏低者，首先应去除诱因如减少或停用脱水和降压药物；予胶体溶液（白蛋白、血浆等）扩容升压；必要时使用升压药物如多巴胺静脉滴注。

（2）早期使用尼莫地平：常用剂量 10～20 mg/d，静脉滴注 1 mg/h，共 10～14 天，注意其低血压的副作用。

4．防治脑积水　急性（梗阻性）脑积水（72 小时内脑室扩大）：①密切观察；②

使用脱水剂；③脑脊液置换；④脑室引流。慢性（交通性）脑积水：对有症状患者行暂时或永久性脑脊液引流。

5．病变血管的处理　可选用血管内介入治疗、外科手术、立体定向放射治疗等方法。

【预后与转归】

参阅概述相关内容。

【预防与调护】

参阅概述相关内容。

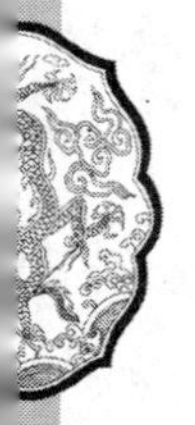

第三章　颅内感染性疾病

颅内感染性疾病是指病毒、细菌、真菌、立克次体、螺旋体、寄生虫、朊蛋白等各种生物性病原体经多种途径进入到颅内，侵犯脑膜、脑实质所引起的急性或慢性炎症（或非炎症性）疾病。

颅内感染性疾病种类较多，按照病变部位，可分为侵犯脑及脊髓实质的脑炎、脊髓炎或脑脊髓炎；侵犯脑及脊髓软膜的脑膜炎、脊髓膜炎或脑脊髓膜炎；侵犯脑实质与脑膜的脑膜脑炎；临床上有时常难以截然分开，例如脑膜炎时常合并有不同程度的脑实质损害，脑炎时脑膜亦常合并受侵犯；当两者均明显时，则常以脑膜脑炎命名。按致病因子不同，可分为病毒性脑炎、细菌性脑炎、真菌性脑炎、寄生虫性脑病等。按病理特点分为包涵体性、出血性、坏死性、脱髓鞘性等。根据流行情况，可分为流行性及散发性等。本章节主要讨论病毒性脑膜炎、化脓性脑膜炎、结核性脑膜炎、新型隐球菌性脑膜炎、单纯疱疹病毒性脑炎。

颅内感染性疾病属于中医温病范围。

【病因病理】

一、西医病因病理

（一）病因

1．病毒性脑膜炎　主要有柯萨奇病毒、埃可病毒、脊髓灰质炎病毒、腮腺炎病毒、单纯疱疹病毒、水痘－带状疱疹病毒、虫媒病毒、淋巴脉络丛脑膜炎病毒和人类免疫缺陷病毒（HIV）等；但85%～95%由肠道病毒引起，其中以柯萨奇病毒和埃可病毒最常见。

2．化脓性脑膜炎　脑膜炎双球菌、肺炎双球菌、流行性感冒嗜血杆菌B型是化脓性脑膜炎的常见致病菌。其次为金黄色葡萄球菌、链球菌、变形杆菌、厌氧杆菌、绿脓杆菌和大肠杆菌等。

3．结核性脑膜炎　结核杆菌感染。肺部或其他部位结核病灶，密切的结核接触。

4．新型隐球菌性脑膜炎　新型隐球菌感染，常接触鸟类（特别是鸽类）和猫。有某些慢性消耗性疾病或全身免疫缺陷性疾病，如艾滋病、白血病、霍奇金病、多发性骨髓瘤、淋巴肉瘤、网状细胞肉瘤、结节病、糖尿病、结核病、肾病及红斑性狼疮等更易患此病。

5．单纯疱疹病毒性脑炎　系由单纯疱疹病毒感染引起，单纯疱疹病毒属于DNA病毒，可分为单纯疱疹病毒Ⅰ型和单纯疱疹病毒Ⅱ型。

（二）病理

1．病毒性脑膜炎　病理改变是侧脑室和第四脑室的脉络丛有炎症细胞浸润，伴室管膜内层局灶性破坏的血管壁纤维化，以及纤维化的基底软脑膜炎，室管膜下的星形细胞增多和增大。

2．化脓性脑膜炎　各类致病菌引起的化脓性脑膜炎的病理表现大致相同。早期为软膜血管充血、扩张，可波及整个脑的表面，紧接着开始出现脓性分泌渗出物，并不断增多。开始时先在脑沟、脑池部位沉积，以后可覆盖整个脑的表面，并可逆行进入脑室系统，这时全脑充血、水肿、肿胀。脓性分泌物的颜色随菌种不同而有所区别。以后纤维蛋白渗出增多，逐渐形成脑膜粘连，可致交通性或阻塞性脑积水。感染亦可由蛛网膜下腔穿过蛛网膜到硬膜下而形成硬膜下积脓。镜下所见主要是化脓性改变的表现，除大量中性粒细胞外，有时可见致病菌。除脑膜充血、渗出外，表浅的脑组织水肿，亦可见到脑实质的化脓性炎症表现及脑的小脓肿。病变后期，中性粒细胞减少，脑膜增厚、粘连，淋巴细胞、浆细胞浸润。

3．结核性脑膜炎　结核菌的感染首先在脑膜形成粟粒样结核病灶，这些病灶多为半个小米粒大小，呈淡黄色半圆形小结节附着于脑底部的蛛网膜上，以后这些粟粒样病灶的增多伴随着炎症和纤维素性渗出，可在颅底各池裂内积存，并逐渐造成脑膜的粘连。渗出及粘连较多时可致颅底的颅神经受挤压，也可因粘连影响到脑脊液流出通道而发生梗阻性脑积水。有时结核菌亦可侵及颅底的血管壁，造成全层动脉炎致管腔狭窄、继发血栓形成而出现脑梗死。除此外，渗出、粘连尚可影响到整个椎管，造成椎管内蛛网膜粘连。镜下可见脑膜有大量纤维素性渗出，有各种炎症细胞，特别以淋巴细胞及浆细胞为多，可见结核结节，由上皮样细胞及巨细胞组成，中间可有坏死。抗酸染色油镜下在上皮样细胞的胞浆内可见红染的杆状结核杆菌。

4．新型隐球菌性脑膜炎　主要病理改变为脑膜广泛性增厚，脑膜血管充血，脑组织水肿，脑回变平，沿脑沟或脑池可见小肉芽肿、小结节甚至小脓肿；蛛网膜下腔内有胶样渗出物，脑室扩大。镜检脑膜有淋巴细胞、单核细胞浸润，局限性纤维化，脑膜、脑池、脑室及脑实质内均可见隐球菌。

5．单纯疱疹病毒性脑炎　主要病理变化是脑实质组织水肿、坏死、软化、出血性坏死，可导致颞叶钩回疝。显微镜下可见血管周围大量淋巴细胞及浆细胞浸润，神经细胞及胶质细胞内有嗜酸性的 Cowdry A 型包涵体和小的坏死灶。电镜观察，脑组织内神经细胞核内可发现病毒颗粒。急性期后可有神经胶质细胞增生、脑组织萎缩。

二、中医病因病机

本病是感受温疫邪毒，加之正气不足，不能抵御外邪而发病。

瘟疫邪毒入侵人体，多从口鼻而入，循卫气营血而分属上、中、下三焦之脏腑。其病理变化，主要由于温邪入侵卫、气、营、血后，易于化火烁伤津液，耗血动血，故临床特点是化热最速，极易产生一系列火炽伤阴等病理反应，它包括卫分、气分、营分、血分四个不同阶段的证候。卫分是温病的初期阶段，病位主要在肺卫，病理特点是温邪袭表、肺卫失宣。若邪不内传则病邪外出而愈。气分是温病的中期阶段，乃温疫之邪由

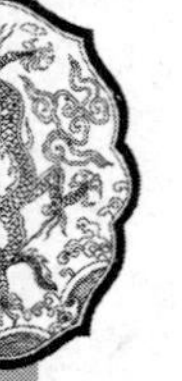

表入里，病情渐重，病位在肺、胃、脾、胆、肠，其病理特点是邪盛而正气抗御力亦强，正邪斗争剧烈，热盛而致津液耗损。营分乃温邪更深入里，病位主要在心与心包，是温病的严重阶段，病理特点是营分热盛，热损营阴，心神被扰。病邪进入血分，为温病的晚期阶段，病情危重，病位在心、肝、肾，总的病理特点是热甚迫血，热瘀交结。若邪盛正虚，则热毒内陷，正气欲脱，阴阳离决，最为危险。

本病初中期，正盛邪实，表现为实证，后期可为虚实夹杂，或邪热渐衰，病邪得去，病渐痊愈。

【临床表现】

一、病毒性脑膜炎

起病急骤，发热，体温波动在37.8～40 ℃，咽干、喉痛及全身不适，继而出现头痛、恶心、呕吐、嗜睡等；或有皮疹，颈、背、下肢疼痛或痛觉异常。脑膜刺激征不典型，与全身症状同时或其后短时间内出现。肠道病毒感染皮疹常与发热同时出现，持续4～10日。柯萨奇或埃可病毒感染者，面部及躯干四肢可见淡红色斑丘疹，少数为瘀点样皮疹。病程可持续2周或更长时间。不同病毒感染脑膜炎各有其特点。

1. 肠道病毒性脑膜炎　好发于夏秋季，可能出现麻疹样或水疱样皮疹，或类似细小瘀点。脑脊液白细胞计数升高，早期以中性多核白细胞为主，以后则以单核细胞为主，可分离出有关病毒。

2. 流行性腮腺炎性脑膜炎　多于冬春季发病，常伴腮部肿大。脑脊液糖定量降低，可分离出腮腺炎病毒。

3. 单纯疱疹病毒、带状疱疹病毒性脑膜炎　无明显季节性，有时可见疱疹。单纯疱疹病毒脑炎的脑部病变较严重。脑脊液白细胞增多，早期以中性粒细胞为主，以后则以单核细胞为主，糖定量可降低，核内有包涵体、抗单纯疱疹IgM。

4. 传染性单核细胞增多症　多为EB病毒感染，发病无明显季节性。临床症状较为复杂，约5%～7%的患者出现脑、脑膜、脊髓、脑神经和周围神经单独或合并受累的征象，如发热、头痛、呕吐、烦躁或嗜睡、脑膜刺激征阳性、脑神经麻痹、肢体单瘫或偏瘫、失语等。

5. 淋巴细胞脉络丛脑膜炎　发病无明显季节性，以大龄儿童多见。先出现上呼吸道感染症状，多数在进入恢复期后体温上升，同时出现中枢神经系统症状及脑膜刺激征。脑脊液中的细胞以淋巴细胞占绝大多数，预后良好。

6. 急性脊髓灰质炎病毒性脑膜炎　最常见于夏秋季节，1～5岁小儿发病率最高。有双峰热、肢体疼痛、进而出现非对称性弛缓性肢体瘫痪的症状，严重者可因病变损及延髓，导致呼吸麻痹及危及生命。

二、化脓性脑膜炎

（一）症状与体征

发生化脓性脑膜炎时，临床表现有三大主症：发热、脑膜刺激征和脑功能障碍表现。患者表现为发热，头痛，呕吐，精神弱，面色白，食欲不振等。病情逐渐加重时可出现嗜睡，惊厥或昏迷。

（二）各种急性化脓性脑膜炎的临床特点

1. 肺炎球菌性脑膜炎　发病季节多以春秋为主。多见于50岁以上成人。常伴有肺炎或中耳炎。

2. 流行性感冒杆菌性脑膜炎　多见于2岁以内幼儿，起病稍缓，早期上呼吸道症状较明显。

3. 金黄色葡萄球菌性脑膜炎　常伴有皮肤化脓性感染，如脓皮病、毛囊炎等，部分病例于疾病早期可见有猩红热或荨麻疹样皮疹。

4. 绿脓杆菌性脑膜炎　多见于颅脑外伤的病例，亦可因腰椎穿刺或腰麻时消毒不严而污染所致，病程发展较缓。

三、结核性脑膜炎

（一）症状与体征

结核性脑膜炎起病常较缓慢，但也有骤起者。典型结核性脑膜炎的临床表现可分为三期：

1. 前驱期（早期，约1～2周）　一般起病缓慢，在原有结核病基础上，出现性情改变，如烦躁、易怒、好笑或精神倦怠、呆滞、嗜睡或睡眠不宁，两眼凝视，食欲不振、消瘦，并有低热、便秘或不明原因的反复呕吐。

2. 脑膜刺激期（中期，约1～2周）　主要为脑膜刺激征及颅内压增高表现。低热，头痛加剧可呈持续性。呕吐频繁、常呈喷射状，可有感觉过敏，逐渐出现嗜睡、意识障碍。若病情继续发展，则进入昏迷状态，可有惊厥发作。此期常出现颅神经受累症状，最常见为面神经、动眼神经及外展神经的瘫痪，多为单侧受累，表现为鼻唇沟消失、眼睑下垂、眼外斜、复视及瞳孔散大，眼底检查可见视神经炎、视乳头水肿，脉络膜可偶见结核结节。

3. 晚期（昏迷期，约1～2周）　意识障碍加重，反复惊厥，神志进入半昏迷、昏迷状态，瞳孔散大，对光反射消失，呼吸节律不整，甚至出现潮式呼吸或呼吸暂停。常有代谢性酸中毒、水电解质代谢紊乱等。最后体温可升至40℃以上，终因呼吸循环衰竭而死亡。

（二）临床分型

近来根据对结核性脑膜炎病理改变的研究，结合临床症状体征及脑脊液特点又可分为浆液型、颅底脑膜炎型、脑膜脑炎型、结核性脊髓软硬脑膜炎型（脊髓型）。较少见的还有出血型结核性脑膜炎（约占结核的1%～2%）。

四、新型隐球菌性脑膜炎

新型隐球菌性脑膜炎起病隐袭，进行性加重。大多亚急性起病，慢性起病者次之，急性起病较少，约占10%。国内的一项统计表明，临床上以脑膜炎型为最常见，占

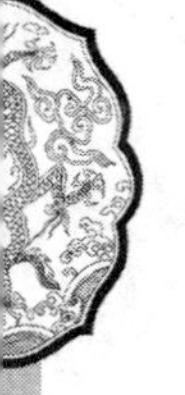

56.1%，脑膜脑炎型占32.3%，颅内肉芽肿型占11.7%。

首发症状常为头痛、恶心呕吐及不规则发热，消瘦，食欲不振，乏力，背痛等。急骤起病者寒战、发热，体温39～40℃；多数患者早期颈项强直，脑膜刺激征明显。

少数病例则早期以局灶性神经系统体征或精神症状为主，可有烦躁不安，表情淡漠，甚至精神异常；嗜睡、谵妄等意识障碍；抽搐，癫痫发作；人格改变，记忆力减退；肢体瘫痪，失语，复视，失明，耳聋；共济失调等。半数以上病例有颅内压增高症状与体征，常有蛛网膜粘连而损害脑神经，脑室系统梗阻时则出现脑积水。本病临床症状可持续数周或数月，偶有1年或时间更长。

五、单纯疱疹病毒性脑炎

单纯疱疹病毒性脑炎原发感染的潜伏期为2～21天，平均6天。

大多急性起病，但亦有亚急性、慢性病例，少数隐匿，病程长短不一。临床症状多变，大多数有前期症状，少数可突然发病。81%以上有发热、头痛、精神及意识障碍，癫痫发作及脑膜刺激征等全身症状；约20%开始即为脑部症状。轻者可仅有头痛、发热、精神症状及轻度脑膜刺激征，或有轻微脑部损害体征。暴发型出现高热，体温可达40～41℃，头痛、呕吐及脑膜刺激征；精神症状常较突出，出现率为69%～85%。重者开始可有行为异常、人格改变、记忆及定向力障碍、遗忘、失语、意识障碍，部分病人出现幻觉、妄想、谵妄、欣快、虚构等精神症状，约15%病例因精神症状突出被误诊为精神病。随后可出现癫痫样发作，或偏瘫、双眼同向偏斜、阵挛或其他锥体外系症状，但比较少见。感染扩散可致颅内压增高，严重者造成双侧颞叶疝，迅速发展到嗜睡、木僵，直至深昏迷，双侧瞳孔散大，去大脑强直，呼吸衰竭而死亡。约1/4的脑炎患者同时可有口唇、皮肤黏膜疱疹。

1. 前驱期　发热39～40℃，头痛，头晕，食欲不振，恶心，呕吐，寒战，肌痛，嗜睡，腹痛和腹泻，全身不适及上呼吸道感染等非特异性症状，持续1天到数天。

2. 脑功能障碍期　不同程度意识障碍，精神症状（欣快、智力障碍、思维不连贯、言语不清、幻觉等）出现，癫痫发作，瘫痪，嗅觉丧失，视野缺陷，脑膜刺激征，锥体外系受损等。严重者可呈去皮质状态或去大脑强直。部分患者颅内压可显著升高，甚至发生脑疝。

3. 恢复期及后遗症期　存活病例半数以上常有精神障碍，痴呆、抽搐或瘫痪等持久而且明显的后遗症。

【实验室与其他检查】

1. 病毒性脑膜炎

（1）血液检查：周围血白细胞升高，以多形核细胞升高为主；急性期迅速用间接荧光免疫方法可发现血清的单纯疱疹病毒IgM抗体增高；血清中和抗体或补体结合抗体滴度逐渐增加4倍以上。

（2）脑脊髓检查：细胞数一般在500×10^6/L以下，早期以中性粒细胞为主，8～48小时淋巴细胞占优势，蛋白量正常或轻度增高。涂片及培养无细菌、真菌。

（3）病毒分离：从脑脊液或脑组织中分离到病毒。

（4）脑电图：为多灶性、弥漫性的高幅或低幅慢波病灶。

（5）CT 检查：可有定位性病变。

2. 化脓性脑膜炎

（1）血液检查：周围血白细胞明显增多，以中性多核细胞为主。但金黄色葡萄球菌性脑膜炎时白细胞总数可正常或稍低，有明显核左移现象，并有中毒颗粒出现。

（2）血培养：有病原菌生成。

（3）脑脊液检查：脑脊液压力明显升高，外观混浊，呈米汤样。细胞数增至 $1\,000\times10^{6}/L$ 以上，以中性多核细胞为主。蛋白增高，潘氏试验阳性。糖和氯化物减少。涂片或培养能找到相应的致病菌。肺炎双球菌性脑膜炎在晚期病例可表现为蛋白、细胞分离现象。

（4）免疫学检查。

特异性试验：化脓性脑膜炎阳性率达 90% 以上。主要是测定化脓性脑膜炎脑脊液中多糖抗原，从而判定致病菌。目前最新的检测方法是酶联免疫吸附试验（ELISA），但需要的时间较长，常用的对流免疫电泳法、乳胶凝集法则较简便。

非特异性试验：脑脊液免疫球蛋白测定：IgM 明显增高，IgG 也可增高，但不如结核性脑膜炎增高明显，而 IgA 化脓性和结核性均增高。C 反应蛋白在病初脑脊液中阳性率可达 100%。脑脊液中乳酸的浓度升高，治疗有效后 7～10 天恢复正常。乳酸脱氢酶活性增高，特别是肺炎双球菌性脑膜炎更明显。

（5）影像学检查：头颅 CT、MRI 检查有助于判断有无颅内局限性积脓、硬膜下积液、进行性脑室扩大等。

3. 结核性脑膜炎

（1）血液学检查：血象白细胞多正常或轻度增高，中性粒细胞增多，血沉增快。抗结核抗体检查多为阳性。

（2）结核菌素试验：呈阳性反应，但病情严重，免疫力低下而呈阴性反应。

（3）脑脊液检查：压力增高，外观透明或呈毛玻璃样，放置后可有纤维蛋白薄膜形成，细胞数多在（0.025～0.5）$\times10^{6}/L$；60%～90% 病例以淋巴细胞为主。蛋白含量中度增加到 1～2 g/L，亦有高达 5.0 g/L 以上。糖含量早期可正常，然后糖含量可下降，亦有少数病例脑脊液糖含量不降低。氯化物早期亦可正常然后降低。细胞学检查有特征性改变为混合性细胞反应。离心沉淀或薄膜涂片，培养和动物接种，可查出结核杆菌。PCR 体外基因扩增结核抗体阳性。脑脊液淋巴细胞转化试验示淋巴细胞转化率明显增高，具有特异性，有早期诊断意义。

（4）影像学检查：X 线检查胸部、脊柱发现结核病灶。粟粒性结核时，50%～90% 可有肺门淋巴结肿大。颅脑 CT 或 MRI：有结核瘤，脑基底池渗出及脑实质病变，以及脑积水所致脑室扩大，脑梗死所致大小病灶。

（5）脑电图：可见轻度慢波化，或高波幅慢波；或发作性棘波，尖波或棘慢波；或局限性改变。

4. 新型隐球菌性脑膜炎

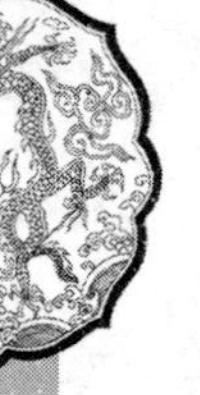

（1）脑脊液检查：压力增高，淋巴细胞轻度或中度增多，蛋白含量增高，糖含量及氯化物降低。常规 MGG 染色或墨汁染色可发现隐球菌。

（2）新型隐球菌培养：脑脊液、血液、尿液、粪便、唾液及骨髓真菌培养可发现隐球菌。

（3）颅脑 CT 及 MRI：可发现肉芽肿病灶或软化坏死灶，亦可发现梗阻性脑积水。

（4）胸部 X 线：可有类似于肺结核灶、肺炎样改变或肺部占位影，少数可合并肺不张。

5．单纯疱疹病毒性脑炎

（1）血液检查：血象白细胞和中性粒细胞增高，血沉超过 15 mm/h。

（2）脑脊液检查：压力多数增高，一般不超过 300 mmH_2O；白细胞数及蛋白质增加，以淋巴细胞为主，可见大量红细胞；可分离出 HSV 病毒；糖、氯化物正常。

（3）疱疹病毒抗体：脑脊液及血清疱疹病毒抗体滴定度增高。

（4）颅脑 CT 及 MRI：颅脑 CT 多在起病后 6～7 天颞叶或以额叶底部不被强化的低密度区，周围有轻微的水肿，其中可有不规则的高密度点、片状出血影，增强后可见不规则线状影。颅脑 MRI 早期在 T_2 加权像上可见颞叶和额叶底面周围边界清楚的高信号区。

（5）脑组织活检：发现炎症细胞浸润和神经细胞内包涵体。

【诊断与鉴别诊断】

一、诊断要点

（一）西医诊断

1．病毒性脑膜炎

（1）急性或亚急性发病，发热、头痛、呕吐、倦怠及全身中毒症状等。

（2）有脑膜刺激征（缺乏脑膜刺激征者也不能排除本病）。

（3）某些特定病毒感染的症状和体征，如上呼吸道或胃肠道感染、皮疹、腮腺肿大、睾丸炎、淋巴结肿大压痛等。

（4）脑脊液淋巴细胞轻度或中度增高。

（5）初期或早期分离出病毒。

2．化脓性脑膜炎

（1）起病急，常有全身感染的症状和体征。

（2）颅内感染的症状和体征，如意识障碍、颅内高压及脑膜刺激征等。

（3）外周血白细胞总数及中性粒细胞明显增高。

（4）脑脊液检查压力升高，外观混浊甚至脓样，白细胞数明显增高，多在 $1000 \times 10^6/L$ 以上，以中性粒细胞为主，蛋白增多，糖、氯化物减少，糖甚至下降为 0，涂片可找到细菌，培养阳性。

（5）头颅 CT 或 MRI 有阳性表现。

3．结核性脑膜炎

（1）有结核病接触史或病史；身体其他部位有结核病灶及结核毒血症状。

（2）发热，头痛，喷射性呕吐，脑膜刺激征阳性。

（3）脑脊液压力增高，有纤维蛋白薄膜，淋巴细胞显著增多，糖、氯化物下降。

（4）离心沉淀或薄膜涂片，培养和动物接种有结核杆菌。

（5）头颅CT或MRI有脑膜强化、结核瘤及脑积水。

4. 新型隐球菌性脑膜炎

（1）有慢性消耗性疾病或全身性免疫缺陷性疾病史。

（2）缓慢起病，进行性加重的头痛，恶心呕吐及不规则发热。

（3）脑膜刺激征阳性，或视乳头水肿，视神经萎缩。

（4）脑脊液中有新型隐球菌，有类似结核性脑膜炎变化。

5. 单纯疱疹病毒性脑炎

（1）急性起病。

（2）发热，头痛，癫痫发作。

（3）意识障碍，精神紊乱。

（4）脑膜刺激征。

（5）脑电图异常。

（6）颅脑CT或MRI有相应改变。

（7）或口唇疱疹。

（8）HSV抗体测定异常，或脑活检可发现疱疹病毒。

（二）中医辨病与辨证要点

1. 辨病要点　颅内感染性疾病属中医“温病”范畴，但结合临床表现，该病还可属于“痉证”、“痫证”和“痿证”的范围，可参考相关章节辨别。

2. 辨证要点

（1）本病由表入里分为卫、气、营、血四个阶段，既可依次传变，又可停留、逆传或兼证，须认真辨清。

（2）邪热内陷，神昏谵语，必须辨其陷入之浅深，别其轻重。一般而论，邪热初蒸心经，其症心神不宁，睡多梦语，醒时自清；甚则心烦多言，神志昼明夜昧，舌红苔腻，小便黄赤，里热重而表热反轻。邪陷心包，热深厥深，则神昏谵语，妄闻妄见，舌色绛而少苔，伴见身热肢厥，大便溏黑，小便赤涩。邪热内闭心包，最易兼夹他证，尤以痰浊、瘀热为临床所习见。

二、鉴别诊断

1. 病毒性脑膜炎、脑炎　柯萨奇病毒、埃可病毒、流行性腮腺炎病毒、单纯疱疹病毒等可引起脑膜炎、脑炎。其起病急骤，高热者多可伴有肌痛、腹痛等；脑脊液无色透明，无薄膜形成，糖及氯化物含量正常；各种病毒性脑炎或脑膜炎有其特异的实验室诊断方法，如血清学检查及病毒分离等。

3. 流行性乙性脑炎　高热，头痛，呕吐，抽搐，昏迷，脑膜刺激征阳性；起病急骤，进展迅速；发病季节多在夏秋季的7~9月。

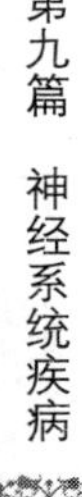

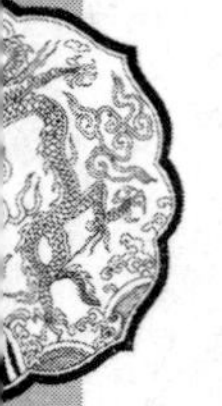

4. 脑寄生虫病　主要为脑囊虫病及脑型吸虫病。鉴别可根据流行病学史，粪便检查前者有绦虫卵或绦虫节片；后者可有血吸虫卵或毛蚴。新近出现癫痫而原无癫痫病史。头颅 CT 及相应的免疫学检查可协助诊断。

5. 脑肿瘤　头痛，恶心呕吐，进行性加重，但无发热；头颅 CT 和 MRI 有肿瘤病灶，脑脊液中白细胞可增高，糖含量降低。

【治疗】

一、中医治疗

本病按温病的卫、气、营、血进行辨证论治。卫气同病治以疏邪解表、清气泄热；气营两燔治以清热解毒、凉营开窍；热盛动风则熄风止痉；热入营血是病情危重阶段，除用清营凉血，还须用中医急救的“三宝”安宫牛黄丸、至宝丹、紫雪丹。后期表现为气阴两虚，则养阴清热扶正。

（一）辨证论治

1. 邪犯卫气

主要证候：发热或高热，头痛，口渴，烦躁不安，舌红，苔薄白或黄，脉浮数或脉洪大。

治法：辛凉解表，清气泄热。

方药：银翘散合白虎汤。方中生石膏、知母、金银花、连翘清热解毒；荆芥、薄荷、淡豆豉辛散表邪，透热外出；牛蒡子、桔梗、甘草合用，解毒利咽散结，宣肺祛痰；淡竹叶、芦根甘凉轻清，清热生津以止渴；甘草、粳米益胃护津，并能调和诸药。

兼咳喘，痰黄稠，可加黄芩、青天葵、桑白皮、北杏仁等。

2. 气营两燔

主要证候：壮热、头痛，颈项强直，呕吐，躁动不安，神昏谵语，或喉间痰声辘辘，呼吸不利，大便秘结，舌红绛，苔黄燥，脉洪数。

治法：清热解毒，凉营开窍。

方药：清瘟败毒饮加减。方中用生石膏、知母、犀角（水牛角代）、赤芍、黄连、黄芩、栀子、竹叶、连翘清热解毒；玄参、生地黄、牡丹皮凉血清热；甘草调和诸药。

痄腮项肿，加金银花、青黛；喉间痰鸣，加胆南星、天竺黄、石菖蒲；抽搐，加钩藤、地龙、全蝎、蜈蚣；兼头痛，加石决明、葛根、白蒺藜；大便秘结，加大黄。

3. 热盛动风

主要证候：高热不退、头痛剧烈、躁动不安，神昏谵语，四肢抽搐或肢体偏瘫，颈项强直，大便秘结，小便短赤，舌红绛，苔黄干，脉滑数。

治法：清肝泄热熄风。

方药：羚角钩藤汤。方中用羚羊角、钩藤、桑叶、菊花清肝泄热熄风；白芍柔肝熄风，生地黄凉血、养肝，竹茹、茯苓、川贝母清热化痰熄风，甘草调和诸药。

阳明热盛引动肝风者，加生石膏、知母、大青叶、栀子；肺经痰热壅盛引动肝风者，加天竺黄、胆南星。

4. 热陷营血

主要证候：壮热，入夜尤甚，神昏谵语，反复惊厥，手足拘急，颈项强直，或皮下瘀点、瘀斑或吐血便血，舌质深绛，苔黄焦或无苔，脉数。

治法：清营解毒，凉血止痉。

方药：犀角地黄汤。方中用犀角（水牛角代）清营凉血，清热解毒；生地黄清热凉血，协助犀角清解血分热毒，并能养阴，以治热甚伤阴；赤芍、牡丹皮清热凉血，活血散瘀。可加金银花、连翘、大青叶、石膏等，以加强清热解毒之力。

若肝风盛者，加钩藤、白芍、全蝎、牡蛎；若出血者，可加侧柏叶、白茅根、旱莲草、紫珠草。

5. 热闭心包

主要证候：高热炽盛，神昏谵语，甚或昏瞶不语，呼吸气粗，瞳神无光，反应迟钝，四肢厥冷，舌红绛，舌苔黄燥或焦黑，脉滑数或滑数有力。

治法：清解热毒，清心开窍。

方药：清宫汤合安宫牛黄丸。方中用犀角（水牛角代）清心热；莲子心、麦冬、玄参清火滋液；竹叶、连翘泄热解毒；安宫牛黄丸清热化痰，醒脑开窍。

兼肝风内动，加用羚羊角、钩藤；痰涎壅盛者，加天竺黄、栝蒌皮、竹茹。

6. 内闭外脱

主要证候：起病暴急，高热或体温骤降，神昏不语，倦卧，面色苍白，汗出肢冷，唇指发绀，气息微弱。舌淡苔灰黑而滑，脉微细欲绝。

治法：益气固脱，回阳救逆。

方药：参附汤合生脉散。方中用人参，大补脾胃之元气，以固后天；附子，温壮元阳，大补先天；辅以麦冬养阴生津，五味子敛肺止汗而生津，达益气养阴，生津敛汗之功，使气复津回，汗止而阴存。诸药合用，共奏益气固脱，回阳救逆，生津敛阴之功。

若仍高热者，可加金银花、蒲公英；阴伤重者，可加黄精、石斛；大汗不止者，加龙骨、牡蛎；瘀点瘀斑者，加水牛角、生地黄、牡丹皮、赤芍。

7. 气阴两虚

主要证候：发热已退，或低热，形体消瘦，神倦肢倦，肌肉酸痛，口渴汗多，纳呆，大便秘结，舌质红绛少津，脉细数。

治法：益气养阴清热。

方药：青蒿鳖甲汤合生脉散。方中用人参（另炖）益气养阴、清热生津；鳖甲、生地黄、知母、麦冬、五味子滋阴清热；青蒿清热透络，引邪外出；牡丹皮凉血透热；生地黄、知母协助鳖甲以退虚热，协助青蒿以透泄阴分之伏热；人参，辅以麦冬养阴清热以生津；五味子敛肺止汗而生津。诸药合用，共奏益气养阴，生津清热之功。

疲乏明显，纳呆者，加黄芪、白术、山药。

（二）其他疗法

1. 体针

(1) 邪犯卫气：取曲池、合谷、大椎、列缺、少商、尺泽。用泻法。

(2) 热入营血：取大椎、曲池、涌泉、百会。用泻法。

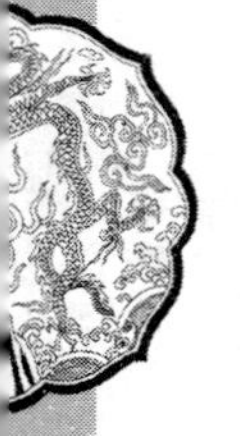

（3）内闭外脱：取百会、气海、关元、足三里。用补法。

2．灸法　取神阙、会阴、涌泉、百会、关元。用于脱证，采用艾条悬灸，每次15～20分钟，以局部皮肤微红灼烫为度，每日2次。

3．常用中成药

（1）高热：清开灵注射液40 ml加入葡萄糖注射液250 ml静脉滴注，每日1～2次；或鱼腥草注射液20 ml加入葡萄糖注射液250 ml静脉滴注，每日1～2次；

（2）神昏：醒脑静注射液20 ml加入葡萄糖注射液250 ml静脉滴注，每日1～2次。

（3）瘀点瘀斑：丹参注射液20 ml加入葡萄糖注射液250 ml静脉滴注，每天1次。

（4）阴竭阳脱：参附注射液10 ml加入葡萄糖注射液20 ml静推，或参附注射液60 ml加葡萄糖注射液250 ml静脉滴注。

（5）气阴两虚：生脉注射液40 ml加葡萄糖注射液250 ml静脉滴注；或参麦注射液60 ml加葡萄糖注射液500 ml静脉滴注。

（6）高热神昏：紫雪丹3 g灌服，每日1～2次；至宝丹3 g灌服，每日1～2次；安宫牛黄丸3 g灌服，每日1～2次。安脑丸1～2丸，每日2次。

（7）痰涎壅盛：猴枣散2支，每天3次。

二、西医治疗

（一）病毒性脑膜炎、单纯疱疹病毒性脑炎

1．抗病毒治疗

（1）无环鸟苷（阿昔洛韦）：是目前公认最理想的治疗本病的药物。能选择性抑制病毒的特异性多聚酶及胸腺核苷激酶，从而影响病毒复制，而对正常细胞无影响。其作用较阿糖腺苷强160倍，使病死率从70%降至19%，对拟诊为本病的病例应尽可能早期应用。5 mg/kg溶于葡萄糖注射液或生理盐水100 ml中，静脉滴注，每隔8小时给药1次，连续7天为1个疗程。

（2）阿糖胞苷：作用机制同碘苷。剂量1～8mg/kg·d，分1～2次静脉注射共10天。

（3）阿糖腺苷：易通过血脑屏障，抑制DNA及RNA多聚酶，能明显降低病死率。剂量为10～15 mg/kg·d，6～12小时内滴完，连用3～5日。

（4）阿糖腺嘌呤：作用机制似阿糖腺苷。剂量为15 mg/kg·d，静脉滴注，共10天。此药难溶于水，因而增加输液量，对伴有颅内高压者不利。

（5）碘苷：主要抑制DNA类病毒，干扰DNA的合成。剂量为50～100 mg/kg·d静脉滴注，3～5天为1个疗程，总量不超过20 g。

2．肾上腺皮质激素　在本病的治疗中使用肾上腺皮质激素尚存在争议，但其可减轻炎症反应，降低毛细血管通透性，保护血脑屏障，解毒和消除脑水肿，克服脱水剂所致的反跳作用，对显著的脑水肿是有益的。但应掌握适当的时机、适当的剂量和疗程。一旦确诊本病，应与有效的抗病毒药早期、大量、短程使用。一般使用地塞米松15～20 mg加葡萄糖注射液250ml静脉滴注，每日1次，10～14天以后改口服，渐减量。目

前主张早期用甲泼尼龙1 g/d，连用3~5天，再改用地塞米松静脉滴注。

3. 干扰素及其诱生剂　病毒感染可使机体产生干扰素，它对多种病毒具有抑制作用（包括DNA和RNA病毒）且对宿主细胞损害极小。但干扰素的宿主特异性甚高，只有在人体细胞内产生的干扰素对人类病毒性疾病有效，且不易制备大量、纯净及高浓度的制剂。故目前未广泛应用。干扰素诱生剂有聚肌苷酸-聚胞苷酸、聚腺苷酸-聚尿苷酸、青霉素麻疹活疫苗等，使人体产生足量的内源性干扰素，提高抵抗力，具有对细胞免疫和体液免疫的选择性作用。干扰素及其诱生剂能抑制病毒血症并防止病毒侵入脑部，故在感染后潜伏期使用，效果较显著。近年还在研究诱生干扰素的增效剂以期提高效果。

4. 转移因子　可使正常淋巴细胞致敏而转化为免疫淋巴细胞，适用于免疫缺陷患者，通过逆转细胞的免疫缺陷，可使疾病缓解。用法：皮下注射2 ml/次，1~2周1次。

5. 支持及对症治疗　给予补液及营养支持。发热、癫痫等可对症治疗，对颅内压高者配合降颅内压，20%甘露醇注射液250 ml，每6小时1次静脉快速滴注，可用5~7天。

（二）化脓性脑膜炎

1. 抗生素　本病一经确诊，即应尽早使用。使用原则为选用最敏感抗生素，如暂未发现致病菌，可根据不同的年龄、常见的细菌选用抗生素，最好是选用易通过血脑屏障的药物，以保证脑脊液中的有效浓度。给药途径一般多采用静脉输入，使血液和脑脊液药物浓度短期内升高，病情严重、特殊情况下予鞘内注射。常用药物如下：

青霉素：因本药在脑膜上易形成纤维蛋白膜及粘连，影响药物渗入，用药时剂量宜大，时间宜长。每天2 000万~2 400万U，分4~6次静脉滴注。用药7~10天或病情好转时改肌注，至脑脊液正常后5~10天停药，疗程至少3~4周。或氨苄青霉素8~12 g/d静脉滴注，疗程同上。

头孢噻肟钠：脑膜炎时能较多地透过血脑屏障，达到有效杀菌浓度，4~12 g/d，分2~4次静脉滴注。

头孢曲松钠：对革兰阳性菌和阴性菌都有强大抗菌活性，可透过血脑屏障。2~4 g/d，静脉滴注。

头孢他啶：抗菌活力强，对革兰阳性或阴性菌均具有较强作用，适用于绿脓杆菌感染。2~4 g/d，8~12小时1次。

万古霉素：为窄谱抗生素，仅对革兰阳性菌有效，但对耐药金黄色葡萄球菌尤为敏感。1~2g/d，分2~4次静脉滴注。

氨基糖苷类：多用阿米卡星每天400 mg静脉滴注，或庆大霉素每天16万~24万U静脉滴注。

2. 减轻脑水肿，降低颅内压　常用20%甘露醇，每次125~250 ml，快速静脉滴注，15~30分钟内滴完，酌情每隔4~6（或8~12）小时重复1次。可交替用甘油果糖注射液250~500 ml/d静脉滴注，并可辅以利尿剂，如呋塞米20~40 mg，每日2~4次，肌肉或静脉注射。或β-七叶皂苷钠20 mg加入葡萄糖注射液静脉注射，每日2

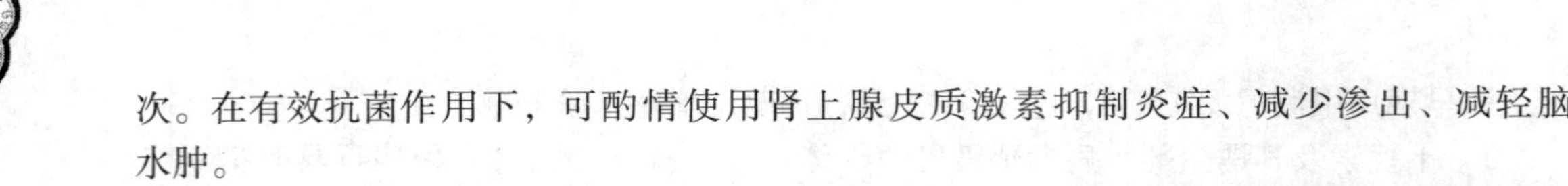

次。在有效抗菌作用下，可酌情使用肾上腺皮质激素抑制炎症、减少渗出、减轻脑水肿。

3．对症及支持治疗　维持水、电解质平衡，对高热者可使用退热药，有癫痫抽搐者可参照有关章节处理。有昏迷和呼吸衰竭者要保证充足供氧，保持呼吸道通畅，必要时使用呼吸兴奋剂。

4．并发症处理　脑积水严重者可颅内钻孔或引流，感染消除后可行脑室－心房、脑室－腹腔分流术。硬膜下积液、积脓者可行硬膜下穿刺。

（三）结核性脑膜炎

早期病例即应住院治疗，卧床休息，供应营养丰富的含高维生素（A、D、C）和高蛋白食物，昏迷者鼻饲，如能吞咽，可试予喂食。病室要定时通风和消毒，保持室内空气新鲜，采光良好。要注意眼、鼻、口腔护理，常翻身、防止褥疮发生和肺部坠积淤血。治疗成功关键在于早期诊断和有效抗结核药物的联合应用。同时积极治疗颅内高压、脑水肿、脑积水等严重并发症。

1．抗结核治疗　疗程一般1年至1年半。

异烟肼（INH）：剂量8～12 mg/（kg·d）。

链霉素（SM）：剂量0.75～1.0 g/d。

利福平（RFP）：剂量0.45～0.6 g/d。

吡嗪酰胺（PZA）：剂量1.5～2.0 g/d。

乙胺丁醇（EMB）：剂量0.75～1.0 g/d。

对氨基水杨酸（PAS）：少单独应用，常配合异烟肼、链霉素等应用，以增强疗效并避免细胞产生耐药性。口服，2～3 g/次，8～12 g/d，饭后服。静脉滴注：从每日3～4 g开始，逐日增加至每日8～12 g，用5%葡萄糖注射液稀释后，经3～5小时滴完，每日或隔日1次，溶液变色不能再用。对结核性脓胸可作胸腔内注射，每次用生理盐水配成10%～20%溶液10～20 ml，每周2次。

在联合用药中尽可能避免毒副作用相同的药物联用。目前常用的联合方案有：①异烟肼、链霉素和乙胺丁醇或对氨基水杨酸；②异烟肼、利福平和链霉素；③异烟肼、利福平和乙胺丁醇。

2．肾上腺皮质激素治疗　用于治疗结核的作用仍有争议，但一般主张在强有力抗结核治疗基础上，合并用泼尼松30 mg/d口服，或地塞米松10～20 mg/d静脉滴注，治疗4～8周，待症状及脑脊液异常开始好转后渐减至停药，认为能迅速减轻中毒症状及脑膜刺激征，减少脑积水的发生。如病情危重，如昏迷、颅内高压等，可用激素加异烟肼加链霉素加吡嗪酰胺鞘内注射，用泼尼松龙10～25 mg或地塞米松2.5～5 mg加异烟肼100 mg，每周2～3次，疗程10～15次。

3．维生素B_6的应用　目的是为了减轻异烟肼的毒性反应，一般用30～90mg/d口服，或100～200mg/d静脉滴注。

4．降低颅内压　酌用20%甘露醇250 ml，静脉滴注，6～8小时1次；呋塞米20～40 mg，静脉注射，每日2～3次。脑积水者可行侧脑室引流。

5．其他治疗　包括对症治疗、营养支持治疗等。

6. 鞘内用药　对晚期严重病例，脑压高、脑积水严重、椎管有阻塞以及脑脊液糖持续降低或蛋白持续增高者，可考虑应用鞘内注射，注射前，宜放出与药液等量脑脊液。常用药物为地塞米松：0.5～5 mg/次，用盐水稀释成5ml，缓慢鞘内注射，隔日1次，病情好转后每周1次，7～14次为1疗程。不宜久用。异烟肼能较好地渗透到脑脊液中达到有效浓度，一般不必用鞘内注射，对严重的晚期病例仍可采用，每次25～50mg，隔日1次，疗程7～14次，好转后停用。

7. 手术治疗　对孤立性结核瘤、结核性肉芽肿和脓肿经治疗疗效不显著，颅内占位效应严重，可考虑手术摘除或行减压术，术后继续使用抗结核药物。脑积水严重，脑室进行性扩大者应行脑脊液分流术。对有蛛网膜粘连所致的脑积水可行脑脊液分流术。

（四）新型隐球菌性脑膜炎

新型隐球菌性脑膜炎治疗原则是抗真菌治疗，及早用药，必要时可多途径用药，合并用药。注意休息，保证营养，给予高热量及高维生素饮食，保持呼吸道通畅，吸痰，防止肺部感染、泌尿系感染及褥疮。对于起病缓慢，全身情况较好者可单用两性霉素B；起病较急，病情较重或原有严重疾病在应用激素、抗生素及免疫抑制剂等过程中并发者，应配合5－氟胞嘧啶，发挥二者的协同作用，并减少两性霉素B的用量，并延缓或阻止5－氟胞嘧啶出现的耐药性。经治疗临床症状消失，脑脊液正常后，须3次连续无菌后，才能考虑停药。

1. 两性霉素B　1～5 mg、地塞米松3 mg，加入葡萄糖注射液500 ml中，每日1次静脉滴注，6小时滴完，可逐渐加量至1 mg/kg·d。

2. 氟胞嘧啶1 g，每日3～4次口服，连续服用数周至数月。可减少两性霉素B的用量，增强两性霉素B的疗效，减轻其毒副作用。

3. 氟康唑200～400 mg，每日1次口服；5～10天可达稳态血浓度，疗程一般6～12个月，对隐球菌性脑膜炎有特效。可减少两性霉素B的用量，增强两性霉素B的疗效，减轻其毒副作用。

4. 20%甘露醇注射液250 ml，快速静脉滴注。可暂时脱水，降低颅内压，减轻脑水肿，改善微循环，清除自由基，防止发生脑疝。

5. 卡马西平100 mg，每日2～3次口服。控制抽搐或预防癫痫发生。

【临床思路】

1. 颅内感染性疾病病情变化较快，应争取时间，尽早确诊，抢救治疗。早期治疗是本病抢救成功与否的关键。例如单纯疱疹病毒性脑炎在4天内施用无环鸟苷，死亡率仅为7%，4天以上接受治疗死亡率增至25%，不治疗死亡率为60%～80%。

2. 本病各型可不同程度地损伤神经系统功能，导致不同程度的后遗症，故在治疗中必须对因治疗同时采用必要的措施尽量减少后遗症的发生。

3. 细致的护理是能否抢救成功的关键之一，重点在防止内科合并症和褥疮。

4. 本病在祖国医学中属于温病范围，其病因病机为温邪入侵经卫气营血传变，灼伤津液，耗血动血。但应当注意的是，卫气营血的证候在传变时无固定形式，有不见卫分病即见气分或营分病证者；也有卫分证未罢又兼见气分证致“卫气同病”；也有气分

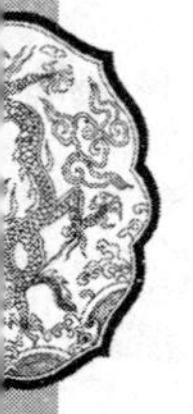

证尚存，同时出现营分证或血分证者，如“气营（血）两燔”。更严重的是热邪充斥表里，遍及内外，出现卫气营血同时受累的局面，此为危重证候。临床上必须灵活掌握，不能拘泥于正常“传变”。病情危急时，必须配合西药积极抢救，大多数病人是可以获救的。

5. 本病高热可用紫雪丹，抽搐可用至宝丹，神昏可用安宫牛黄丸。

6. 结核性脑膜炎的中医辨证在急性期以清热解毒养阴为治则，在辨证的基础上选加抗结核杆菌的中药，如百部、黄芩、紫花地丁、夏枯草等；后期则以益气养阴，培土生金为法则，用太子参、百合、沙参、生地黄、熟地黄、黄精等养阴药；培土生金可用陈夏六君汤或参苓白术散。

【预后与转归】

本章节所阐述的颅内感染性疾病均属危重症。如单纯疱疹病毒性脑炎未经治疗死亡率可达60%～80%。凡起病急骤、病势凶险，短时间内昏迷，颅内压高甚至形成脑疝，预后差；有内科合并症如肺炎、电解质紊乱、脏腑功能衰竭等常可成为致死因素。但早期治疗，如治疗得当，可获痊愈；如延误治疗，预后不良，或留有后遗症。

【预防与调护】

加强锻炼，增强体质，提高机体防御外邪的能力，是预防本病的重要环节。注意保暖，防止受寒，避免过劳，对预防本病亦具有重要意义。对有相应疫苗预防的感染性疾病及传染性疾病，及早进行预防接种。如存在肺炎、中耳炎、皮肤感染等，应及早使用抗生素，防止病菌侵入脑膜而发病。饮食应易消化的高热量食物，新鲜蔬菜及水果。密切观察生命体征的变化。补充营养、水分和足量的维生素 B 和维生素 C。后期及恢复期，加强理疗和功能锻炼。中药以养阴护胃为主，配合饮食疗法。

第四章　格林－巴利综合征

格林－巴利综合征（Guillain－Barre syndrome），又称急性感染性多发性神经炎（acute infectious polyneuritis）、急性感染性多发性神经根神经炎（acute polyradiculoneuritis）等。它是多发性神经病中的一种特殊类型，除广泛侵犯神经干及神经末梢外，还累及神经根、颅神经。临床表现为四肢对称性弛缓性瘫痪，四肢手套－袜套样的感觉障碍，可有颅神经的损害，脑脊液呈蛋白－细胞分离现象。

本病可发生在任何年龄，20～40岁较多，30岁以下最多，总患病率为16.2/10万，男多于女。一年四季均可散发，国内有些地区有季节性发病增多的倾向，一般在夏秋季节发病较多。大部分病人预后较好，少数病情重者有意识障碍、呼吸肌麻痹而预后不佳。

本病属中医“痿证”、“痿躄”的范畴。

【病因病理】

一、西医病因病理

（一）病因及发病机制

病因目前尚不完全清楚，但多数学者支持下面两种学说。

1. 病毒感染学说

（1）发病前数天或数周有上呼吸道或胃肠道感染症状，或患过某些病毒性疾病，如流感、水痘、带状疱疹、腮腺炎等。

（2）有人发现本病与其他外周神经病伴有人类免疫缺陷病毒感染。

（3）病人血中发现有抗EB病毒和抗巨细胞病毒抗体增高。

以上提示本病与病毒感染有关，但至今在病变组织中未能找到病毒直接侵害的证据。许多学者曾用脑脊液或神经组织培养及动物接种方法，均未能分离出病原体。从临床表现观察病人的感染症状多不显著，该病常不发热，脑脊液中细胞数多不增高，病理组织亦无急性炎症改变。

2. 自身免疫学说　该学说认为本病是一种自身免疫性疾病，由感染性疾病引起免疫障碍而发病。其理由：

（1）发病前常有感染。感染性疾病和神经症状出现，其间有一段潜伏期。

（2）在患者外周血淋巴细胞数增高，急性病人的血淋巴细胞可诱发鼠的后根神经节脱髓鞘改变。

（3）某些病人血清在组织培养或神经内注射后能引起外周神经的髓鞘脱失。

（4）病人血清中发现有循环免疫复合物及抗外周神经髓鞘抗体。

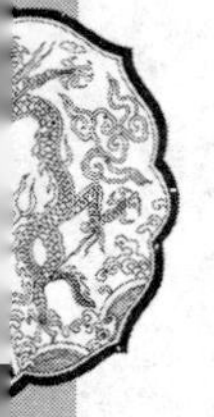

（5）发病2周以后脑脊液蛋白增高，免疫球蛋白中IgG、IgM、IgA亦增高，脑脊液中出现寡克隆IgG。

（6）在实验动物模型研究中，用免疫方法注射粗制的同种外周神经，造成实验性变态反应性神经炎，它具有和本病类似的病理、电生理和脑脊液改变。故本病可能以病毒感染为原始病因，然后通过炎症或免疫障碍而发病，为迟发性过敏反应的自身免疫性疾病。

（二）病理及病理生理

本病主要病理改变在运动和感觉神经根、神经节、脊神经和颅神经，以神经根、神经干及神经丛的改变更为明显。组织学特征为多发性、节段性髓鞘脱失，可大块崩解，通常无轴索变性，但在较严重病例轴索亦有变性、断裂、肿胀、扭曲等。在血管周围神经内膜有淋巴细胞、单核细胞和巨噬细胞浸润。基本病理过程为发病后第3~4天神经纤维水肿，第4~5天后髓鞘脱失，轴索轻度肿胀，第8天出现细胞浸润，第12天后巨噬细胞和雪旺氏细胞增生，出现髓鞘再生。在同一条神经纤维上可见到髓鞘脱失和髓鞘再生，严重者神经轴索可发生变性、碎裂。甚至有脑脊膜、脑及脊髓充血，血管周围有淋巴细胞浸润，肌肉呈失神经性萎缩。

二、中医病因病机

1．外感六淫　人体正气不足，诸如自然界的湿、寒、热、暑等六淫邪气乘机而入，侵害身体而发生痿证。外感湿热之邪，或久居湿地，冒受雨露，感受寒湿之邪郁遏化热，脾不能运化水湿而内生湿热，濡滞肌肉，浸淫经脉，气血不运，肌肉筋脉失养；感受暑热毒邪，高热不退，或病后余热燔灼，伤津耗气，不能布送津液以润泽五脏，四肢肌肉筋脉失养，痿弱不用。

2．劳倦伤脾　正常的劳动，形劳而无伤，并不致病，但是过度劳累（包括劳力过度、劳神过度、房劳过度）超过了机体所能耐受的一定限度，则导致疾病的发生。脾主肌肉四肢，脾主运化，若因过劳受损，就会引起脏腑功能失调，最易损伤脾气，使肌肉肢节失于滋养支配，从而导致痿证。

3．情志内伤　七情之中，尤其悲哀、思虑、忧伤、惊恐等情志变化易伤精耗气，七情过极，刺激过于持久，超过机体的调节能力，导致情志失调；若恼怒伤肝，肝失条达，气失疏泄，而致肝气郁结。气郁日久化火，则为火郁；气滞血瘀则为血郁；谋虑不遂或忧思过度，久郁伤脾，脾失健运，正气内虚，肌肉肢节失于滋养支配，从而导致痿证。

【临床表现】

一、症状及体征

半数以上的患者发病有前驱症状，以上呼吸道感染居多，患者有咽痛、鼻塞、发热等；其次有消化道的呕吐、腹泻或腮腺炎、水痘、带状疱疹等病毒感染史。然后出现下列的神经系统症状及体征：

1. 运动障碍　大多数患者表现为四肢对称性弛缓性瘫痪，瘫痪的特点是肢体的远端重于近端（下肢重于上肢），通常先发生双下肢无力，由远端逐渐向上发展并加重，可引起肩胛带、骨盆带、颈部肌肉的无力，通常在数天至一周内瘫痪达到高峰。病情重者，起病后迅速出现四肢瘫痪，呼吸肌麻痹而危及生命。

2. 感觉障碍　起病时常有麻木、蚁走感、针刺感和烧灼感等感觉异常，有的可出现神经根的刺激症状，如肩胛、颈部、腰部的疼痛；可伴有肌肉酸痛，常有腓肠肌压痛，体检时发现四肢有手套 - 短袜套样的感觉减退或消失。下肢也可有深感觉减退（关节位置觉、音叉振动觉），约 1/4 病例可无感觉障碍。

3. 颅神经损害　约半数以上的病人出现颅神经周围性瘫痪的症状，双侧面神经瘫痪最为常见；其次是舌咽、迷走神经损害，表现为吞咽困难、声音嘶哑、呛咳、咽反射减弱或消失等。三叉神经损害表现为咀嚼无力、张口困难、角膜反射减弱、面部感觉减退、唇周麻木等。少数病人有眼外肌和舌肌的麻痹。偶见霍纳（Horner）综合征。

4. 植物神经功能障碍　常有肢体的血管舒缩功能障碍，表现为手足冷、少汗或无汗、肢端皮肤干燥等。少数病人可出现心律失常，通常表现为心动过速；罕见直立性低血压；偶有短暂的括约肌功能障碍。

5. 呼吸肌麻痹　约 20% 的病人在病程中可发生不同程度的急性呼吸衰竭，主要是病变波及颈、胸段神经根而致呼吸肌麻痹。多在发病 3 ~ 12 天内，少数在第 3 周出现，表现为呼吸困难，呼吸浅促，唇指发绀；血气分析提示低氧血症。另外舌咽、迷走神经麻痹时咳嗽反射消失，呼吸道被分泌物阻塞加重症状。少数病例由于病变波及延髓而导致呼吸中枢衰竭。

6. 中枢神经症状　少数病人可出现短暂的定向力障碍、谵语、幻觉、妄想等精神症状；有的出现意识障碍，如嗜睡、浅昏迷等。极个别患者有头痛、呕吐、视神经乳头水肿、脑膜刺激征阳性、腱反射亢进、一过性病理神经反射阳性。

二、分型

根据病情轻重、病程经过、特殊临床表现可分为：

1. 轻型　四肢肌力Ⅲ级以上，可独立行走。

2. 中型　四肢肌力Ⅲ级以下，不能行走。

3. 重型　Ⅸ、Ⅹ和其他颅神经麻痹，不能吞咽，四肢无力或瘫痪，活动时有轻度呼吸困难，但不需要气管切开人工呼吸。

4. 极重型　在数小时至 2 天，发展到四肢瘫痪，吞咽不能，呼吸不能，呼吸肌麻痹，必须立即切开人工呼吸，伴严重心血管功能障碍，或暴发型亦入此型。

5. 再发型　数月（4 ~ 6 个月）至 10 多年可多次再发，往往比首次重，可由轻型直到极重型。

6. 慢性型或慢性炎症脱髓鞘性神经病　由 2 个月至数月乃至数年缓慢起病，经久不愈，颅神经受损少，四肢肌肉萎缩明显，脑脊液蛋白持续增高。

7. 变异型　纯运动型，感觉型，多颅神经型，纯植物神经功能不全型，Miller - Fisher 综合征。

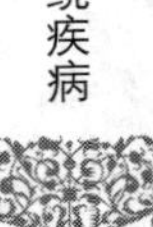

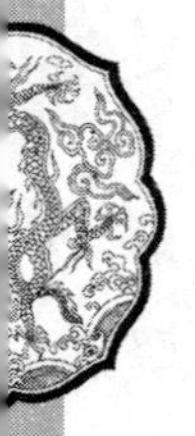

【实验室与其他检查】

1. 脑脊液　典型的脑脊液改变是蛋白含量增高，而细胞数正常或相对不增加，称蛋白－细胞分离现象。多数在起病第一周末开始出现蛋白升高，第3周达高峰，以后逐渐降低，蛋白增高程度不一，通常为1～5 g；约25%～60%病人脑脊液的免疫球蛋白IgG、IgM、IgA也增高。脑脊液细胞数一般正常，常在10×10^6/L以下，偶可高于50×10^6/L，以单核细胞为主。脑脊液的糖和氯化物均在正常范围。

2. 电生理检查　早期肢体远端的神经传导速度可正常，在发病后第3～6周约90%的病人有运动和远端感觉传导速度减慢，运动电位波幅降低。肌电图检查改变与病情严重程度及病程有关。急性期（病后2周内）常有运动单位电位减少、波幅降低，但运动神经传导速度可正常，部分病人可有末端潜伏期的延长。2周后逐渐出现失神经性电位（如纤颤或/和正锐波），病程进入恢复期或更晚时，可见多相电位增加，出现小的运动单位电位（新生电位），运动神经传导速度常明显减慢，并有末端潜伏期的延长，感觉神经传导速度也可减慢。

【诊断与鉴别诊断】

一、诊断要点

（一）西医诊断

1. 急性或亚急性起病，起病前常有感染史。
2. 四肢对称性下运动神经元性瘫痪（包括颅神经）。
3. 感觉障碍轻微或缺如。
4. 部分患者有呼吸肌麻痹。
5. 多数脑脊液有蛋白－细胞分离现象。

（二）中医辨病与辨证要点

1. 辨病要点　格林－巴利综合征中医属痿证范畴，应与痹证、中风后遗症相鉴别。痿证筋骨痿软，肌肉麻木，甚至消瘦，但肢体关节一般不痛；痹证日久，亦可出现肌肉麻木、瘦削，但始终有关节疼痛；中风后遗症与痿证，虽然也有相似之处，但中风是半身瘫痪，常有语言蹇涩，口舌㖞斜，痿证则无这些表现。

2. 辨证要点

（1）辨虚实：病起于温热病中，发病较快，证多属实，可兼有阴津损伤；缓渐起病，证多属虚，可兼血瘀阻滞；五脏受热起病，多为肺热叶焦；感受湿邪起病，多为湿浸经脉；长夏时令多为湿热为患；痿证晨轻暮重，劳倦益甚，多为脾肾虚弱；吞咽困难，多为胃气虚衰；久病肌肉萎缩，多为气血不足；肢体假性肥大，多系虚中夹实；情志刺激起病，多为肝郁气滞，病重呼吸困难，乃系大气下陷。临证虚中夹实，实中兼虚，尚需结合证候特点详细辨识。

（2）辨脏腑：肢体痿软无力，多发于热病之后，伴皮肤枯燥，心烦口渴，咳呛咽干，舌红苔黄，为肺热津伤；肢体痿软无力，肌肉萎缩，吞咽因难，纳少腹胀，大便溏，气短乏力，为脾胃虚弱；下肢软弱无力，腿胫大肉渐脱，伴视朦，眩晕，遗精或月经不调，脉细数，为肝肾亏虚。

二、鉴别诊断

早期临床表现不典型时，须注意与下列疾病相鉴别：

1. 急性脊髓灰质炎　常发病于儿童，起病即发热甚至高热，肢体呈弛缓性瘫痪，疾病早期已见肌肉萎缩，肌肉瘫痪多为节段性，不对称性，无感觉障碍，脑脊液细胞及蛋白均增加。运动神经传导速度正常，肌电图可有失神经支配现象。

2. 急性脊髓炎　肢体瘫痪的特点为截瘫或四肢瘫，传导束型感觉障碍，锥体束征阳性，早期出现括约肌功能障碍，脑脊液偶见细胞稍增多，无蛋白－细胞分离现象。

3. 重症肌无力　全身型的可出现全身肌无力，眼睑下垂，甚至呼吸肌麻痹。肌无力的特点为晨轻暮重，劳累加重，休息后症状减轻。新斯的明试验或腾喜龙试验阳性。

4. 多发性肌炎　全身肌肉无力，酸痛或压痛，肌无力特征以肢体近端肌肉为重，偶也累及颈肌和咽部肌肉。血沉加快，血清磷酸肌酶、乳酸脱氢酶及谷草转氨酶等明显增高，24 小时尿肌酸增高，肌电图见肌纤维颤动电位。

5. 周期性瘫痪　肢体弛缓性瘫痪常反复发作，肌无力的特点是肢体近端重于远端（瘫痪由肢体近端迅速向远端蔓延），无感觉障碍和颅神经损害的症状，发作时血清钾降低，心电图出现小 u 波提示低血钾改变，补钾后症状迅速缓解，脑脊液正常。

【治疗】

一、中医治疗

“治痿独取阳明”，但不拘泥于独补脾胃。急性期以标实证为主，应以祛邪为治则，以清热利湿或温化寒湿，舒筋活络为治法。恢复期见本虚证或虚实夹杂证，应根据脏腑的虚实，分别采用健脾祛湿，滋补肝肾，活血通络。

（一）辨证论治

1. 湿热浸淫

主要证候：发热甚或身热不扬，突发四肢痿软无力，尤以下肢为重，脘腹胀满，纳呆，小便短赤，舌红，苔黄腻，脉滑数或濡数。

治法：清热利湿，通利筋脉。

方药：加味二妙散。方中黄柏苦寒清热，苍术苦温燥湿为主；防己、革薢利湿；当归养血活血；牛膝通利筋脉，强壮腰膝，并能引药下行，直达病所；龟甲滋肾清热，既防苦燥伤阴，又寓已病防变。

中焦湿盛而胸脘满闷，纳呆便溏，加厚朴、半夏、白术、茯苓；口中黏腻不爽，淡而无味，加藿香、佩兰、砂仁；面浮肢肿，加车前子、泽泻、茯苓。

2. 脾胃亏虚

主要证候：四肢或下肢痿软乏力，神疲倦息，少气懒言，面色淡白，纳呆，便溏，

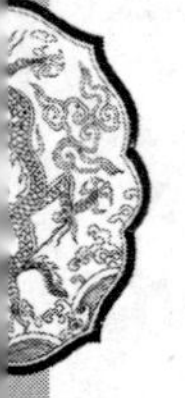

舌淡胖有齿印，苔白，脉沉细或缓。

治法：健脾益气，养血通络。

方药：参苓白术散。方中人参、山药、莲子肉益气健脾；白术、茯苓、薏苡仁、扁豆渗湿强脾；炙甘草益气和中；砂仁醒脾理气；桔梗载药上行，宣肺利气，布津朝百脉而养全身。

脾不健运，食滞内生，脘闷痞满，纳谷不香，加陈皮、神曲、麦芽；肢痿无力，伴腰酸膝软、不耐久立者，加杜仲、牛膝、续断；脾虚湿困，面浮肢肿，小便不利者，加车前子、泽泻、猪苓；气短神疲，稍动即甚，重用党参、茯苓，加大剂量黄芪，或用补中益气汤。

3. 气虚血瘀

主要证候：下肢痿软乏力，病情迁延数月不愈，肢体有针刺感、蚁行感，或舌质紫黯或有瘀斑，脉弦细或涩。

治法：益气活血，祛瘀通络。

方药：补阳还五汤。方中生黄芪大补元气，令气旺血行，瘀去络通，当归尾活血，且化瘀而不伤血，川芎、赤芍、桃仁、红花、地龙助当归尾活血祛瘀。

偏寒者可加熟附子；脾胃虚弱者可加党参、白术。

4. 阳气虚脱

主要证候：肢体瘫软，呼吸浅慢，胸闷气短或气息将停，口唇青紫，头面四肢冷汗，烦躁不安，舌淡，苔白，脉沉细数或虚大。

治法：益气固脱，回阳救逆。

方药：参附汤。方中人参培补元气，补肾中之气，水液输布重循常道，肾主吐纳功能增强；附子补阳，回阳救逆，振奋一身之阳，人参和附子同用，气阳双补。

面色灰暗，四肢厥冷较重者加用巴戟天、菟丝子；痰涎较多者加桔梗、半夏。

5. 肝肾亏虚

主要证候：四肢痿软无力月余至数月，腰脊酸软，头晕耳鸣，五心烦热，潮热盗汗，失眠多梦，舌红，少苔，脉弦细或细数。

治法：补益肝肾，滋阴通络。

方药：虎潜丸。方中狗骨（以代虎骨）壮筋骨，锁阳温肾益精，当归、白芍养血柔肝荣筋，黄柏、知母、熟地黄、龟甲滋阴清热，干姜温中和胃。

阴虚热甚，口干溲黄，宜去锁阳、干姜，或用六味地黄丸加鹿角胶、枸杞子，稍佐陈皮行气健脾，以防上药滋腻呆滞；肝肾亏损，热象不显者，加牛膝、桑寄生、杜仲；面白不华，心悸失眠，夜寐多梦，舌淡脉细者，加用归脾汤或人参养荣汤；肢体麻木，关节不利，肌肤甲错，舌质紫黯，脉细涩，合桃红四物汤加丹参、续断、鸡血藤、地龙、全蝎、蜈蚣等。

（二）其他疗法

1. 针刺　以取阳明经穴为主，上肢多取手阳明，下肢多取足阳明。属于热证者，用泻法，或兼用皮肤针扣刺法；虚证者，针用补法。上肢：肩髃、曲池、合谷、阳溪；下肢：髀关、梁丘、足三里、解溪；尿失禁加次髎、中极；大便失禁加大肠俞、长强。

2. 艾灸　人中、涌泉、百会、足三里，适用于虚性患者。

二、西医治疗

本病首先是对症治疗，如对呼吸肌麻痹的处理。呼吸肌麻痹是本病的主要危险，抢救呼吸肌麻痹是治疗本病的关键。其次是病因治疗，如血浆置换，静脉注射较大剂量丙种球蛋白等。第三是预防长时间卧床引起的并发症，如坠积性肺炎、褥疮、尿潴留等。最后是康复治疗。

1. 血浆置换疗法　血浆置换疗法可使格林－巴利综合征病人的症状出现较大的改善。对约2/3经激素治疗无效的急性或慢性患者仍可奏效。血浆置换疗法的作用机制是通过血浆置换以清除血中有害物质，这些物质包括抗周围神经髓鞘抗体、IgG、IgM、有害的黏附因子、补体及致敏的淋巴细胞等，从而减轻或消除对神经髓鞘的有害作用，促进髓鞘的修复和再生。血浆置换的方法有：①抽取患者静脉血后，分离血球和血浆，弃去血浆，血球经洗涤后与血浆交换液体一起回输体内，血浆交换量约2 800ml/次，每天1次，连续5天后隔日1次，共10次。在清除对神经髓鞘有害因子的同时，也必然引起大量免疫物质、凝血因子及抗凝血酶的丢失，从而导致感染、出血或血栓形成等。②采用特殊的吸附剂，对抽取的患者静脉血浆进行处理，吸附有害物质后，将清洁血浆连同洗涤过的血球一起回输体内。血浆置换疗法需特殊设备，且价格较贵，使其广泛应用受到限制。

2. 大剂量丙种球蛋白　临床大量研究证明大剂量丙种球蛋白静脉滴注或静脉注射对格林－巴利综合征有肯定的疗效，且费用较血浆置换疗法低，无需特殊设备。因而目前许多学者主张将此疗法列为治疗急性期的首选疗法。常用方法是：丙种球蛋白按每日0.4 g/kg，连续静脉滴注4～7天。多数病人在用药后2～4天开始好转。部分病人停药后症状出现反复，重复治疗仍有效。最近有学者主张对格林－巴利综合征用激素并联合静脉滴注大剂量的丙种球蛋白，认为其疗效优于单用丙种球蛋白。联合用药时丙种球蛋白的量仍为每日0.4 g/kg，激素则仍为大剂量短疗程法。

3. 新鲜血浆　有报道采用新鲜血浆治疗急性感染性多发性神经炎，认为可显著提高治愈率，降低死亡率，对出现呼吸麻痹者疗效更为显著，并可增强机体抗感染能力，加强了营养支持疗法，且价格相对便宜。每次用量200～300 ml，每周2～3次，7次为一疗程。

4. 呼吸肌麻痹的治疗　呼吸肌麻痹是格林－巴利综合征死亡的主要原因。在急性进展期，必须严密观察呼吸情况，维持正常呼吸功能。

（1）定时吸痰：保持呼吸道的通畅。

（2）吸氧：在出现呼吸肌动度略减弱时，须密切观察呼吸频率、血氧饱和度，早期宜鼻管吸氧，常采用低浓度间断吸氧方式。

（3）气管切开：当病人咳嗽乏力，呼吸道分泌物难以咳出，如胸廓及肋间肌动度明显减弱时应考虑尽早行气管插管或气管切开，然后连接呼吸机进行机械通气或辅助呼吸。

5. 对于恢复期的患者　可使用B族维生素及促进神经传导功能恢复的药物，加强

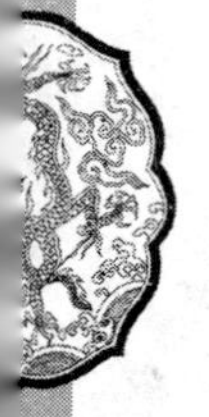

瘫痪肢体的功能锻炼，并配合理疗、体疗、针灸等，以防止肢体的畸形和促进肢体的功能恢复。

6. 激素治疗　关于激素的应用意见尚未统一，近年来临床研究认为无论在格林－巴利综合征早期或后期用皮质激素治疗均无效，但部分人仍主张应根据患者的具体情况，来考虑是否使用肾上腺皮质激素治疗。在急性进展期，又无合并感染或其他禁忌证时，可用氢化可的松 100～400 mg/d，或地塞米松 10～20 mg/d 静脉滴注，7～10 天后改为口服泼尼松每日 30 mg，1 个月减为维持量泼尼松每日 10mg。急性严重病例可用大剂量短期冲击疗法，甲泼尼龙每日 500～1 000 mg 静脉滴注，3 天后剂量减半，7～10 天后改用泼尼松口服维持。急性期激素治疗的疗程不宜过长，一般掌握在 1 个月左右，若足量激素治疗 1 个月仍无效，说明病人对激素反应不良，应尽快减量后停药。

【临床思路】

格林－巴利综合征急性期以标实证为主，应以祛邪为治则，以清热利湿或温化寒湿，舒筋活络为治法。恢复期见本虚证或虚实夹杂证，应根据脏腑的虚实，分别采用健脾祛湿，滋补肝肾，活血通络。

临床上有些病人会使用皮质激素，患者会出现湿热的证候，此时可选用清热利湿的中药，如薏苡仁、扁豆、山药、金银花、土茯苓。另外，急性感染性多发性神经炎与病毒感染有关，可充分发挥中医药的长处，大部分清热解毒药均有抗病毒的作用，常用有板蓝根、大青叶、金银花、穿心莲、黄芩、黄连、鱼腥草等。中成药针剂有清开灵、穿琥宁、双黄连注射液等。

格林－巴利综合征在急性期过后，以气虚为主证的，可采用行气活血通络的治法，用补阳还五汤为主方。方中黄芪的量可大至 120 g，患者如服药后觉燥热，黄芪的量可减少或用常用量 15 g，另加五指毛桃 15～30 g；以阴虚为主证的，可用滋养肝肾，舒筋活络的治法，选用虎潜丸加减，方中的虎骨可用牛骨代替，并加血肉有情之药，如紫河车、鹿角胶及猪、牛脚筋；病程长者，加搜风通络之药，如蜈蚣、全蝎、土鳖虫等，并加活血通络之药。

【预后与转归】

格林－巴利综合征的各证候间常相互转化，如湿热浸淫，迁延日久，下注肝肾，则致肝肾亏损；如肝肾亏虚，日久不复，阴损及阳则出现阳虚证候，或为阴阳两虚之证；痿病日久，影响气血运行，则常夹瘀滞。

本病的预后决定于发病原因、起病经过、病情轻重及治疗当否等。一般外感所致，起病虽急，若治疗及时，诊治无误，部分病例可获痊愈，预后亦佳；若失治误治，以及内伤成痿，缓慢起病，但渐至于大肉脱削，百节缓纵不收，脏气损伤已可概见，虽经多年治疗，效果多欠佳，预后也差。若出现呼吸困难，吞咽困难，为肺脾脏气极虚的表现，预后较差。

【预防与调护】

本病宜增强体质、慎防外感湿邪侵袭、适从寒暑、加强身体锻炼，以提高预防本病的能力；适当进行药物预防，脾气素虚者，宜选用四君子丸、香砂六君子丸；脾阳不足者，宜附子理中丸常服；逢暑湿季节，则可用藿香正气散等以防暑湿之邪入侵机体。本病起病急骤，瘫痪严重，病者常易产生精神忧郁，故要安慰开导关心患者，协助其调节情志，保持乐观向上的良好心态，切忌惊、恐、怒，医务人员应耐心解释病情和预后。

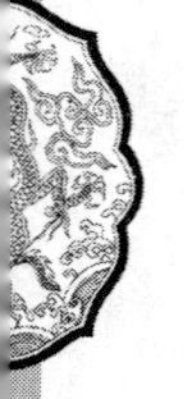

第五章　癫　　痫

癫痫（epilepsy）是一组由脑部神经元高度同步化异常放电所引起的短暂脑功能失调综合征。根据异常神经元所涉及的部位，以及放电扩散的范围不同，临床上可有短暂的运动、感觉、意识、自主神经等障碍。一次突然异常放电所致的神经功能障碍称为痫样发作，反复多次发作的慢性神经系统病症则称为癫痫。在癫痫中，具有特殊病因，由特定的症状和体征组成的特定的癫痫现象称为癫痫综合征。癫痫是一种常见病，国内流行病学调查显示其患病率为5‰，全国约有600万~700万病人。可见于各个年龄组，青少年和老年人是癫痫发病的两个高峰年龄段。

癫痫属中医“痫病”范畴。

【病因病理】

一、西医病因病理

（一）病因与发病机制

1．病因　癫痫病因有些已知有些未知，据此将癫痫分为三类：

（1）症状性癫痫：又称为继发性癫痫，由各种中枢神经系统病变所致，如：脑外伤、脑血管病、肿瘤、中枢神经系统的感染、寄生虫、遗传代谢性疾病、皮质发育障碍、神经系统变性疾病、药物和毒物等引起。

（2）特发性癫痫：又称为原发性癫痫，由基因突变和某些先天因素所致，有明显遗传倾向。

（3）隐源性癫痫：指尚不能明确病因的癫痫。

2．影响因素　癫痫发作受多种因素的影响，了解与控制这些因素有利于病因分析和治疗。包括遗传、年龄、觉醒与睡眠周期、月经与内分泌改变、发热、过量饮水、过度换气、饮酒、过劳、饥饿、强烈情感活动、精神激动、受惊等均可诱发癫痫发作。某些药物如美解眠、丙咪嗪、戊四氮或突然撤除抗痫药物，亦可导致癫痫发作。

3．发病机制　癫痫发作有一个共同点，即脑内某些神经元的异常持续兴奋性增高和阵发性放电。虽其发病机制仍不完全清楚，但一些重要环节已为人类所知。

（1）痫性发作起源：①癫痫病理灶：是癫痫发作的病理基础，指脑组织病变或结构异常。②致痫灶：是脑电图上出现一个或数个最明显的痫性放电部位，痫性放电可因病理灶挤压、局部缺血等导致局部皮质神经元减少和胶质增生所致。直接导致癫痫发作并非癫痫病理灶而是致痫灶。

（2）神经元异常放电与传播：神经元异常放电是癫痫的病变基础，而异常放电的原因是离子异常跨膜运动所致，后者的发生则与离子通道结构和功能异常有关，调控离子通道的神经递质功能障碍又是引起离子通道功能异常的主要原因，离子通道蛋白和神经递质多是以DNA为模版进行代谢的基因表型产物，因而其异常往往与基因的表达异常有关。

单个神经元的异常放电并不足以引起临床上的癫痫发作。但这种异常的神经元放电进入到局部的神经网络，并在其中传播时，可受到该网络内兴奋或抑制神经元的增益或抑制，使这种异常电流增大或缩小，当这种异常电流增加到一定程度，并可通过脑电图记录到时，就表现为脑电图上的痫性放电。当电流增加到足以冲破脑部的抑制功能，或脑内对其抑制作用减弱时，就会沿电阻最小径路传播，引起临床上的癫痫发作。

抑制性神经递质γ-氨基丁酸（GABA）和兴奋性神经递质谷氨酸异常可导致癫痫发作。现有的研究资料支持脑电图上的痫性放电是以兴奋性谷氨酸为代表的脑内兴奋功能增强的结果，临床上的癫痫发作除兴奋功能增强外，还与GABA为代表的脑内抑制功能绝对或相对减弱有关。许多抗癫痫药是通过增加GABA浓度或激活GABA受体起作用的。

（3）不同类型癫痫发作的可能机制：异常电流的传播被局限在某一脑区，临床上就表现为局灶性发作；痫性放电波及到双侧脑部则出现全面性癫痫；异常放电在边缘系统扩散，可引起复杂部分性发作；放电传到丘脑神经元被抑制，则出现失神发作。

（二）病理与病理生理

原发性癫痫无特征性病理改变，甚至有多年癫痫发作史者，仍无重大的病理变化，常见者仅为继发的缺氧、缺血性改变。继发性癫痫的病理改变因病因不同而异。

二、中医病因病机

本病的发生，大多由于七情失调，先天因素，脑部外伤，饮食不节，劳累过度，或患他病之后，使脏腑失调，痰浊阻滞，气机逆乱，风阳内动所致，尤其以痰邪作祟最为重要。

1. 情志失调　由于突受大惊大恐，气机逆乱，痰浊随气上逆，蒙蔽心窍；或因忧思恼怒，肝气不舒，气郁化火生风，或火盛伤阴，肝肾阴亏，阴不敛阳，阳亢生风，风火挟痰，上蒙清窍，元神失控，发为痫病。

2. 禀赋不足　痫病始于幼年者，与先天因素有密切关系，所谓“病从胎气而得之”。母体精气耗伤，影响胎儿正常发育，出生后易得痫病。

3. 饮食不节　过食醇酒厚味，损伤脾胃，脾失健运，聚湿成痰，痰浊内盛；或气郁化火，火邪炼津成痰，积痰内伏。一遇诱因，痰浊或随气逆，或随火上炎，或随风动，蒙蔽心神，发为痫病。故有“无痰不作痫”之说。

4. 脑络瘀阻　由于跌仆撞击，或出生时难产，脑络受伤。外伤后，气血瘀阻，则脉络不和，肢体抽搐，遂发为痫病。

综上所述，痫病病位在脑，与心、肝、脾、肾脏腑关系密切。其病因病机可概括为风、火、痰、瘀、虚五端。初起因风火痰瘀，蒙蔽心窍，壅塞经络，气机逆乱，元神失控而发病。久病则脾虚气弱，肝肾亏虚，痰浊内结，虚实夹杂，痫病反复，乃成痼疾。

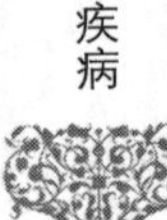

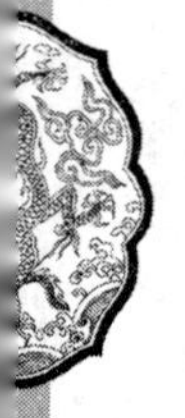

【临床表现】

癫痫发作具有共同特征，即发作性、短暂性、重复性、刻板性。发作性是指突然发生，持续一段时间后迅速恢复，间歇期正常；短暂性是指患者发作持续的时间短，除持续性癫痫外很少超过半小时；重复性是指癫痫都有反复发作的特征，仅发作一次不能确诊为癫痫；刻板性是指每一种类型发作几乎一致。不同癫痫又具有不同的个性特征，据此临床将癫痫分类如下。

一、部分性发作

1. 单纯部分性发作　持续时间较短，一般不超过 1 分钟，起始与结束都很突然。发作时意识存在，发作后能复述发作的细节。

（1）部分运动性发作：多表现为身体的某一局部发生不自主抽动。多见于一侧眼睑、口角、手或足趾，也可涉及一侧面部或肢体，有时表现为语言中断。

（2）部分感觉性发作：表现为一侧面部、肢体或躯干的麻木，刺痛；眩晕性发作表现为坠落感、漂动感或水平或垂直运动感；偶尔可表现为本体感觉或空间知觉障碍性发作，出现虚幻的肢体运动感。特殊感觉性发作则出现味、嗅、听、视幻觉。

（3）自主神经性发作：表现为上腹部不适、恶心、呕吐、面色苍白、出汗、竖毛、瞳孔散大等。

（4）精神症状性发作：表现为各种类型的遗忘症（如似曾相识、旧事如新、快速回忆往事等）、情感异常（恐惧、忧郁、欣快、愤怒）、错觉或幻觉（视物变形、变大、变小，感觉本人肢体变化）等。

2. 复杂部分性发作（complex partial seizure，CPS）　又称颞叶发作、精神运动性发作。其主要特征是伴有不同程度意识障碍，发作时患者对外界刺激无反应，发作后不能或部分不能复述发作的细节。

（1）自动症：是指在癫痫发作过程中或发作后意识模糊状态，出现一定程度上协调的、有适应性的无意识活动，并伴有遗忘。部分患者发作前有感觉或运动先兆，发作时患者对外界刺激无反应，随后出现一系列无意识活动，如反复撅嘴、咀嚼、舔舌、吞咽或反复搓手，抚面，不断地穿衣、脱衣、解衣扣，也可以表现为游走、奔跑、无目的开门，乘车上船、还有自言自语、叫喊、唱歌等，发作后患者意识模糊，常有头昏，不能回忆发作中的情况。

（2）仅有意识障碍：意识模糊常见，意识丧失较少见。由于发作中可能有精神性或精神感觉性成分存在，意识障碍常被掩盖，表现类似“失神”。起源于颞叶多见。成人“失神”发作几乎都是复杂部分性发作，但小儿须注意与失神性发作鉴别。

3. 部分性发作继发泛化　单纯部分性发作可发展为复杂部分性发作，单纯或复杂部分性发作均可以泛化为全面性强直－阵挛发作。

二、全身性发作

占全部癫痫病人的 20% ～40%。意识障碍可以是最初表现，脑电图为双侧同步放电。

1. 全身强直－阵挛性发作（generalized tonic clonic seizure，GTCS） 简称大发作，主要表现为全身肌肉强直和阵挛，伴意识丧失及自主神经功能障碍，大多数病人发作前无先兆，发作可分为三期：

（1）强直期：患者突然意识丧失，常伴一声大叫而摔倒，全身骨骼肌强直性收缩，颈部及躯干屈转为角弓反张，上肢上举后旋转为内收前旋，下肢自屈曲转变为强烈伸直及足内翻。呼吸肌强直收缩导致呼吸暂停，面色苍白或充血转为青紫，眼球上翻。持续10～30秒后，肢端出现细颤，待震颤幅度增大并延伸至全身，即进入阵挛期。

（2）阵挛期：肌肉交替性收缩与松弛，阵挛频率逐渐减慢，松弛时间逐渐延长，本期持续30～60秒或更长。最后一次强烈阵挛后抽搐突然停止，所有肌肉松弛。进入痉挛后期。在上述两期均可以发生舌咬伤，并伴心率增快、血压升高、瞳孔散大、光反射消失等自主神经功能改变。

（3）痉挛后期：此期尚有短暂阵挛，可引起牙关紧闭和大小便失禁。呼吸首先恢复，随后瞳孔、血压、心率渐至正常，肌肉松弛，意识逐渐恢复。从发作到意识恢复时间约5～15分钟。醒后患者常感头痛、全身酸痛、嗜睡，对发作全无记忆。

2. 失神发作 又称小发作，儿童期起病，青春期前终止发作。特征表现是突发短暂（5～10秒）的意识丧失和正在进行的动作中断，双眼茫然凝视，呼之不应，可伴简单的自动性动作，如咀嚼、吞咽等，或伴失张力如手中持物坠落，或轻微阵挛，一般不会跌倒，事后对发作全无记忆，每日发作数次至数百次，影响学业和生活。一般无脑损害等其他表现，对丙戊酸类药物治疗反应良好。

表9－5－1 失神发作与复杂部分性发作的鉴别

特 征	失 神 发 作	复杂部分性发作
神经功能状态	正常	可能有神经系统疾病史或阳性体征
年龄	多见于儿童	任何年龄
持续时间	数秒钟	数分钟
发作	突然	可能有短暂的先兆
终止	突然	可能有短暂的发作后定向力障碍
频率	常发	少发
过度换气诱发	常见	少见
脑电图	弥漫性2～3Hz棘慢波	可能正常或间歇期出现局灶性棘波
病因	常为原发性或遗传性	隐源性、症状性
MRI	正常	可能有异常
药物疗效	多数良好	多数耐药

3. 强直性发作 多见于弥漫性脑损伤儿童，睡眠中发作较多，表现为全身或部分肌肉强烈持续的强直性收缩，不伴阵挛期。常伴有明显的自主神经症状，如面色苍白、瞳孔散大等。

4. 肌阵挛发作 表现为突然、快速、短暂、触电样肌肉收缩，可遍及全身，也可限于某个肌群，常成簇发生。觉醒与入睡时最易发生。

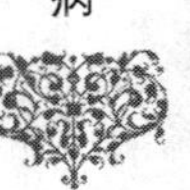

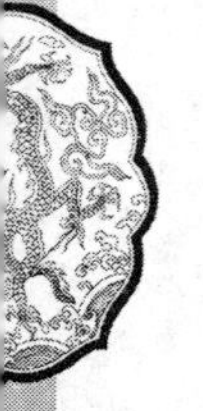

5．失张力性发作　是姿势性张力丧失所致。表现为肌张力突然丧失，可致患者跌倒。局限性肌张力丧失可仅引起患者头或肢体下垂。

三、癫痫持续状态

癫痫持续状态或称癫痫状态，是癫痫连续发作之间意识尚未完全恢复又频繁再发，或癫痫发作持续30分钟以上不自行停止。癫痫状态是内科常见的急症，若不及时治疗可因高热、循环衰竭或神经元兴奋毒性损伤导致永久性脑损害，致残率和死亡率很高。

任何类型的癫痫均可出现癫痫状态，全面性强直-阵挛发作持续状态是最常见的一种。癫痫状态多发生于癫痫病人，多因不适当地停用抗癫痫药物（AEDs），或因急性脑病、脑卒中、脑炎、外伤、肿瘤和药物中毒等引起，个别病人原因不明。不规范AEDs治疗、感染、精神因素、过度疲劳、孕产和饮酒等均可诱发。

【实验室与其他检查】

脑电图上痫性放电是人类癫痫的重要特征，也是诊断癫痫的主要佐证。脑电图典型表现是棘波、尖波、棘慢或尖慢复合波。不同类型的癫痫，脑电图有不同表现，可辅助进行癫痫发作类型的确定。失神发作表现为2~3 Hz的棘慢复合波；局灶性痫样放电多提示部分性发作；广泛性痫样放电则在全身性发作中常见。理论上任何一种癫痫发作都能用脑电图记录到发作或发作间期痫样放电，但实际上常规头皮脑电图仅能记录到49.5%患者的痫性放电，有部分癫痫患者尽管多次进行脑电图检查却始终正常。另外，部分正常人中偶尔也可记录到痫样放电。因此，不能单纯依据脑电图来确定或否定癫痫的诊断。

【诊断与鉴别诊断】

一、诊断要点

（一）西医诊断

1．首先确定是否癫痫　通常根据患者的发作史，特别是可靠目击者提供的发作过程和表现的详细描述，结合发作期脑电图出现痫样放电即可确诊，必要时可通过视频脑电监测发作表现及同步脑电图记录证实。

2．明确癫痫发作的类型或癫痫综合征　在肯定是癫痫后还需区别癫痫发作的类型及明确是否癫痫综合征。不同类型的癫痫需用不同的方法进行治疗，发作类型诊断错误，可能导致药物治疗的失败。

3．确定癫痫的病因　如是继发性癫痫，还需确定癫痫的病因。为明确脑部疾病的性质，可考虑进行头颅CT、MRI、同位素脑扫描或脑血管造影等检查。

（二）中医辨病与辨证要点

1．辨病要点　癫痫发作表现突然昏仆不省人事者应与中风病、厥证鉴别。中风病有半身不遂，偏身麻木，口舌㖞斜，言语不利等；厥证有面色苍白，四肢厥冷，汗出；

二者无痫病的口吐涎沫、两目上视、四肢抽搐、怪叫等症。

2. 辨证要点

（1）辨病情之轻重：病发持续时间长、间隔时间短则病重，病发持续时间短，间隔时间久则病轻。

（2）辨证候之虚实：痫病之风痰闭阻，痰火扰神属实；而心脾两虚，肝肾阴虚属虚；发作期多实，或实中夹虚，休止期多虚，或虚中夹实。阳痫发作多实；阴痫发作多虚。

二、鉴别诊断

1. 假性发作　假性发作是一种非痫性的发作性疾病，是由心理机制而非脑电紊乱引起的脑部功能异常。发作时脑电图上无相应的痫性放电和抗癫痫药治疗无效是与癫痫鉴别的关键。

表 9-5-2　癫痫发作与假性癫痫发作的鉴别

特点	癫痫发作	假性癫痫发作
发作场合和特点	任何情况下，突然刻板式发作	有精神诱因及有人在场时发生，发作形式多样
眼位	上睑抬起，眼球上串或转向一侧	眼睑紧闭，眼球乱动
面色	发绀	苍白或发白
瞳孔	散大，对光反射消失	正常，对光反射存在
摔伤，舌咬伤，尿失禁	可有	无
Babinski 征	常为阳性	阴性
对抗被动运动	无	有
持续时间及终止方式	约 1~2 分钟，自行停止	可长达数小时，需安慰及暗示

2. 短暂性脑缺血发作　多见于老年人，常有动脉硬化、冠心病、高血压、糖尿病等病史，没有癫痫家族史，临床症状多为神经功能的缺失而非刺激，因而感觉丧失或减退比感觉异常多，肢体的瘫痪比抽搐多；症状持续时间从数分钟到数小时不等。脑电图上无痫性放电。

【治疗】

一、中医治疗

痫病临床表现复杂，治疗宜分清阴阳虚实，轻重缓急。发作期以开窍醒神为主，宜豁痰熄风，开窍定痫；休止期以祛邪补虚为主，宜健脾化痰，补益肝肾，养心安神。

辨证论治

1. 发作期

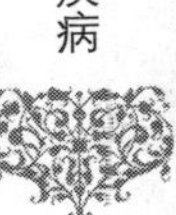

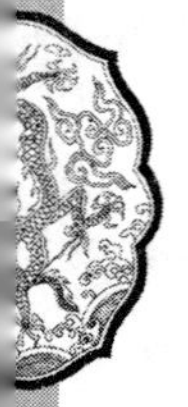

（1）阳痫。

主要证候：癫痫发作表现，并见面色紫红，继之转为青紫或苍白，牙关紧闭，项背强直，抽搐有力，气粗痰鸣，或发怪叫。舌质红，苔白腻或黄腻，脉弦数或弦滑。体质多盛实。

治法：急以开窍醒神，继以清热涤痰熄风。

方药：黄连解毒汤合定痫丸。黄连解毒汤以黄芩、黄连、黄柏、栀子清三焦之火；定痫丸取贝母、胆南星清化热痰；半夏、茯苓、陈皮、生姜相合，燥湿化痰，健脾开胃；天麻、全蝎、僵蚕熄风止痉；琥珀镇心；石菖蒲、远志化痰开窍。诸药相配，豁痰开窍，熄风止痉。

（2）阴痫。

主要证候：发痫时面色暗晦萎黄，手足清冷，双眼半开半阖而神志昏聩，僵卧拘急，或颤动，抽搐时发，口吐涎沫，一般口不啼叫，或声音微小。醒后全身疲惫瘫软。舌质淡，苔白而厚腻。脉沉细或沉迟。多属体弱久病者。

治法：温阳除痰，顺气定痫。

方药：五生饮合二陈汤。五生饮中生南星、生半夏、生白附子辛温除痰；半夏兼以降逆散结；南星兼祛痰解痉；白附子祛风痰，逐寒湿；川乌大辛大热，散沉寒积滞，补肾利湿。本方有毒，多制成丸散，并慎用；合二陈汤顺气化痰，共奏温阳、除痰、定痫之功。

2．休止期

（1）脾虚痰盛。

主要证候：倦怠乏力，胸闷，眩晕，纳差，便溏，面色无华，四肢清冷，发作多属阴痫。舌质淡，苔白腻，脉濡滑，或弦细滑。

治法：健脾化痰。

方药：六君子汤。方中人参、白术、茯苓、甘草健脾益气；半夏，陈皮理气化痰。痰多加天南星、栝蒌；呕者加竹茹、旋覆花；便溏者加薏苡仁、白扁豆、神曲。

（2）肝火痰热。

主要证候：情绪急躁，心烦失眠，咯痰不爽，口苦口干，便秘尿黄。发作时多为阳痫。舌质红，苔黄，或黄腻，脉弦滑数。

治法：清肝泻火，化痰宁心。

方药：龙胆泻肝汤合涤痰汤。前方以龙胆草、栀子、黄芩、柴胡等泻肝经实火；泽泻、车前子、木通清利湿热；当归、生地黄滋阴柔肝。后方竹茹、半夏、橘红、胆星、菖蒲化痰开窍；人参、茯苓、甘草健脾祛湿，杜绝生痰之源。

痰火壅盛，大便秘结者，加大黄、芒硝。彻夜难寐者，加柏子仁、酸枣仁。

（3）肝肾阴虚。

主要证候：见于久病、年老者，神思恍惚，面色晦暗，头晕目眩，两目干涩，耳轮焦枯不泽，健忘失眠，腰酸膝软，形体消瘦，大便干燥。舌质红，苔少，脉细数。

治法：滋养肝肾。

方药：大补元煎。方中熟地黄、山茱萸、枸杞子、当归、杜仲滋补肝肾，滋阴养血；山药、人参益气健脾。可酌情加用龟甲胶、鹿角胶、阿胶等补髓养阴；加牡蛎、鳖甲滋阴潜阳。

若心中烦热者加竹叶、灯心草；大便干燥者加肉苁蓉、火麻仁。

二、西医治疗

（一）病因治疗

继发性癫痫有明确病因者应积极消除病因，治疗原发病。

（二）药物治疗的一般原则

1. 确定是否用药　39%的癫痫患者有自发性缓解倾向，因而并非每个癫痫患者均需要用药。一般说来，半年内发作两次以上者，一旦诊断明确，均应用药。

2. 选药方法　根据癫痫发作的类型选药，具体见下表：

表9－5－3　按发作类型选药参考表

发作类型	首选药	次选药物
部分性发作或继发全身性	卡马西平	苯妥英钠、苯巴比妥、丙戊酸
全身强直－阵挛性发作	丙戊酸	卡马西平、苯妥英钠
强直性发作	卡马西平	丙戊酸、苯妥英钠
阵挛性发作	丙戊酸	苯妥英钠、苯巴比妥、卡马西平
典型失神、肌阵挛发作	丙戊酸	拉莫三嗪、乙琥胺、氯硝西泮
非典型失神	乙琥胺或丙戊酸	氯硝西泮

3. 单用或联合用药　尽量单药治疗，剂量从小剂量开始，逐渐加量，达到即能有效控制症状，又没有明显副作用时为止。如治疗无效，可换用另一种药，但换药期间应有5～7天的重叠用药期，然后原用药物逐渐减量至停药，新用药物逐渐增至有效剂量。下列情况可考虑联合用药：①有多种类型的发作；②为减轻药物副作用；③单药治疗无效。联合用药应注意：①不能将药理作用相同的药物合用，如扑米酮进入体内后可代谢成苯巴比妥，故不能将两药合用；②避免相同副作用的药物合用；③注意药物的相互作用。

4. 个体化治疗　由于癫痫患者个体差异颇大，年龄、全身状况、对药物的耐受性等都会影响药物的使用，有的在较低血药浓度就已经有效，有的在治疗浓度内即出现明显的毒性反应。因此，临床必须根据患者个体情况选用药物，并且注意监控疗效及药物毒副作用，及时调整剂量以达到最佳疗效和避免不良反应，必要时根据情况监测血药浓度。

5. 坚持长期规律治疗　癫痫治疗是一个长期过程，特发性癫痫通常在控制发作1～2年后，非特发性癫痫在控制发作3～5年后才考虑减量和停药，部分病人需终生服药。特发性强直－阵挛发作、典型失神发作或发作较快被控制的病人完全停药机会较大，症状性癫痫及复杂部分性发作、强直性发作兼有多种形式发作的病人通常需长期治疗。停药过程应根据病情，通常在1～2年逐渐减量，如减量后有复发趋势或脑电图有明显恶化，应再恢复原剂量。

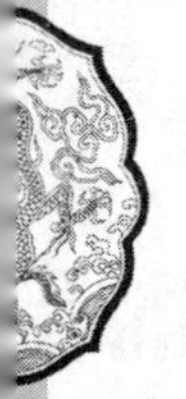

（三）常用抗癫痫药物（AEDs）

1. 传统抗癫痫药物

苯妥英钠：对 GTCS 和部分性发作有效，但可加重失神和肌阵挛发作。胃肠道吸收慢，代谢酶为可饱和性，饱和后增加较小剂量即可使治疗剂量与中毒剂量接近，小儿不易发现毒副作用，婴幼儿和儿童不宜服用。成人剂量 200 mg/d，再加量时要慎重。不良反应为剂量相关性，如皮疹、毛发增生、面容粗糙等。

卡马西平：是部分性发作的首选药，对复杂部分性发作的疗效优于其他的抗癫痫药物，对继发性的 GTCS 也有较好的疗效，但可以加重失神和肌阵挛发作。常规治疗剂量是 10～20 mg/（kg·d），起始剂量是 2～3 mg/（kg·d），一周后逐渐加至治疗量。副作用如头昏、共济失调、皮疹、剥脱性皮炎、粒细胞减少、肝功能损害等。

苯巴比妥：常作为小儿癫痫的首选药物，较为广谱，起效快，对 GTCS 疗效好，也用于单纯及复杂部分性发作，对发热惊厥有预防作用；半衰期长达 30～90 小时，可用于急性脑损伤合并癫痫或癫痫持续状态。常规剂量成人 60～150 mg/d。常见不良反应有镇静、多动和认知障碍。

扑米酮（去氧苯巴比妥）：经肝脏代谢成为有抗痫作用的苯巴比妥和苯乙基丙二酰胺。适应证是 GTCS，以及单纯和复杂部分性发作。常规成人剂量 750～1 500 mg/d。

丙戊酸钠：是一种广谱的抗癫痫药物，是 GTCS 合并典型失神发作的首选药物，也可用于部分性发作。有引起致死性肝病风险，以及血小板减少等。常规剂量成人 600～1 500 mg/d。

乙琥胺：仅用于单纯失神发作和肌阵挛发作。成人开始剂量 500 mg/d，每周加 250 mg，至 1 000～1 500 mg/d。

氯硝西泮：起效快，但易出现耐药。作为辅助用药，成人试用 1mg/d，必要时逐渐加量。

2. 新型抗癫痫药

加巴喷丁：可作为部分性发作和 GTCS 的辅助治疗。起始量 300 mg，3 次/d，维持剂量 900～4 800 mg/d，分 3 次服。

拉莫三嗪：对部分性发作、GTCS 有效。成人起始剂量 25 mg，2 次/d，之后缓慢加量，经 4～8 周逐渐增加至治疗剂量，维持量 150～300 mg/d。

非氨酯：对部分性发作有效，可用于单药治疗。起始量 400 mg，维持量 1 800～3 600 mg/d。可出现再生障碍性贫血和肝毒性。

氨己烯酸：用于部分性发作、继发性 GTCS，对婴儿痉挛症有效，也可单药治疗。起始剂量 500mg，2 次/d，每周增加 500 mg，维持剂量 2～4g/d，分 2 次服。

托吡酯：对难治性部分性发作、继发性 GTCS、婴儿痉挛症均有一定疗效。常规剂量成人 75～200mg/d，从小剂量开始，在 3～4 周增加至治疗剂量。可有厌食、体重减轻、找词困难、肾结石、精神症状等副作用。

（四）癫痫持续状态的治疗

尽快控制发作是治疗癫痫持续状态的关键，否则可危及生命。应选用起效快、强有力的抗癫痫药物，足量、快速给药以控制发作，不宜小量多次反复给药。同时给予有效的支持、对症治疗，如保持呼吸道通畅，纠正酸碱平衡、电解质紊乱，预防或治疗感染等。防治脑水肿可用20%甘露醇250 ml快速静脉滴注，或地塞米松10～20 mg静脉滴注；高热可物理降温。

1. 控制发作可选用下列药物

地西泮：是成人或儿童各型癫痫状态有效的首选药。成人剂量10～20 mg，单次最大剂量不超过20 mg。以每分钟3～5 mg速度静脉注射。如15分钟后复发可重复给药，或用地西泮100～200 mg溶于葡萄糖氯化钠注射液中，于12小时内缓慢静脉滴注。地西泮偶可抑制呼吸，需停药。

10%水合氯醛：成人25～30 ml，加等量植物油保留灌肠。

氯硝西泮：成人首次剂量3 mg静脉注射，对各型癫病状态疗效俱佳，以后5～10 mg/d，静脉滴注或过渡至口服药。须注意对呼吸及心脏抑制较强。

利多卡因：2～4 mg/kg加入葡萄糖注射液内，以50 mg/h速度静脉滴注，有效或复发时均可重复应用。心脏传导阻滞及心动过缓者慎用。

2. 控制发作后应使用长效AEDs过渡和维持，早期常用苯巴比妥钠，成人0.2 g肌注，3～4次/d，连续3～4日。同时应根据癫痫类型选择有效的口服药，过渡到长期维持治疗。

【临床思路】

仔细检查，尽早诊断，消除病因，规范治疗，中西结合，控制发作。认真仔细的检查，全面了解病情是必要的，据此尽早明确诊断与分型，确立治疗方案，病因明确者进行病因治疗。癫痫治疗分发作期与休止期。发作期，非癫痫持续状态者，重在护理，防止意外伤害，也可施以针灸，促进苏醒，终止发作。癫痫持续状态者，必须积极治疗，中西结合，控制发作，防治并发症。中医治疗当熄风豁痰开窍醒神，并辨明阴阳，分别施治。属阳痫者，清热泻火；属阴痫者，温阳顺气。同时可以酌情选用清开灵注射液、醒脑静注射液、参附注射液、安宫牛黄丸、至宝丹等。休止期，要注意坚持规范治疗，尽力消除病因，不能过早停药。中医遵守缓则治本，祛邪补虚的原则，以调气豁痰，平肝熄风，通络解痉，清泻肝火，补益心脾肝肾等法治之。属痰热者，清热化痰；属风痰者，涤痰熄风；属血瘀者，活血化瘀；心脾两虚者，补益心脾；肝肾阴虚者，滋养肝肾。所有患者都可配合精神及饮食调养，促进康复。

【转归预后】

癫痫的转归与预后取决于患者的体质强弱、正气盛衰与感邪轻重。本病有反复发作的特点，病程一般较长，部分患者终生难愈。体质强、正气尚足的患者，如治疗恰当，调理得法，可控制发作，部分有望治愈。体质较弱，正气不足，痰浊沉痼，或痰瘀互结者，往往迁延日久，缠绵难愈，预后较差。若反复频繁发作，少数年幼患者智力发育受到影响，出现智力减退，甚至成为痴呆。发作期痰涎壅盛、痰阻气道，易造成痰阻窒息等危证，甚至导致死亡，必须及时进行抢救。

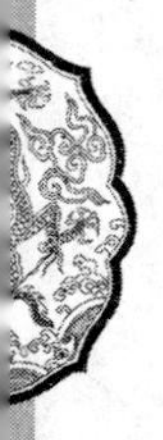

【预防与调摄】

做好优生优育、预防颅脑损伤是减少本病发生的重要环节；控制诱因是防止发作的重要措施。生活调摄当避免劳欲过度，尤其保持心情舒畅，饮食适宜，不但是预防的需要，而且也是治疗和防止复发不可缺少的环节。另外，本病患者不宜从事高空、驾驶及水上等危险工作，生活中也应注意安全，以防意外。

第六章　重症肌无力

重症肌无力（myasthenia gravis，MG）是一种由乙酰胆碱受体抗体（acetylcholine receptor antibody，AchRab）引起的神经肌肉接头传递功能障碍的自身免疫性疾病。主要临床表现为受累的横纹肌极易疲劳无力，经休息或用抗胆碱酯酶药后可以缓解。受累的肌肉以眼肌为最多，且症状相对较轻，症见眼睑下垂，复视或斜视；其次为延髓肌受累，表现为吞咽困难，饮水反呛，构音不清；如全身骨骼肌受累，表现为四肢肌肉无力；如肋间肌、膈肌受累可发生急性呼吸衰竭，称肌无力危象。当出现危象时，可危及生命，死亡率极高。

本病患病率约为人口的5/10万，危象的发生率约8.18%，危象死亡率约26.8%。本病可在任何年龄发病，多在20~40岁之间，国内好发于儿童和青壮年，40岁以下女性多见，男女比例约1∶1.5；男性则多发病于50~60岁阶段，且常伴有胸腺肿瘤。

重症肌无力属中医“痿证”范畴。

【病因病理】

一、西医病因病理

（一）病因及发病机制

重症肌无力的发病原因，目前认为与胸腺的慢性病毒感染及遗传有关。遗传为内因，感染可能是主要的外因。在正常人体中，乙酰胆碱受体有它自然的形成、脱落和代谢的过程，这个过程亦可能产生一定的抗体，但由于乙酰胆碱受体脱落与新生乙酰胆碱受体替补的平衡，机体并不发生疾病。如在病毒感染的情况下，机体首先对乙酰胆碱受体脱落的自身代偿能力和耐受力发生了改变，使正常的生理过程过分扩大而产生疾病。其次，病毒表面与乙酰胆碱之间存在的共同抗原－抗病毒抗体的产生，导致交叉免疫反应。其三，病毒感染胸腺，使胸腺中的肌样上皮细胞及其他细胞表面的乙酰胆碱受体致敏，产生抗乙酰胆碱受体抗体。然而这三种因素仅导致一部分人发病，这就可能与机体的遗传因素有关。

另外胸腺增生或胸腺肿瘤也是引起重症肌无力的常见原因。早在80年代初，有学者根据重症肌无力的发病年龄、性别、伴发胸腺瘤情况、抗体阳性及治疗反应等综合情况，将重症肌无力分为两个亚型：第一类，多为20~30岁的女性，青年起病、胸腺增生，但无肿瘤，乙酰胆碱受体抗体检出率低，用胆碱酯酶抑制剂无效，早期胸腺摘除效果好。第二类，多为40~50岁起病的男性，多合并胸腺瘤、乙酰胆碱受体抗体检出率较高、用肾上腺皮质激素疗效好。

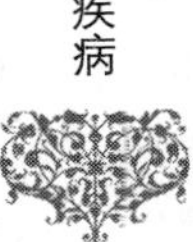

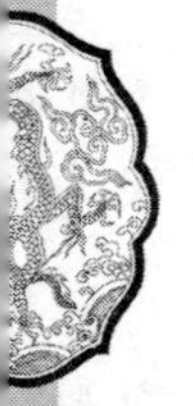

（二）病理及病理生理

病理改变主要为自身的乙酰胆碱受体抗体。胸腺在病毒感染后发生了胸腺炎，肌样上皮细胞及其他细胞表面的乙酰胆碱受体 AchR 可作为一种抗原物质直接作用于巨噬细胞，有抗原呈递作用的巨噬细胞将这些 AchR 抗原转送到 T 淋巴细胞表面而激活 T 细胞，激活的 TH 细胞将促进 B 细胞转化为浆细胞而分泌乙酰胆碱受体抗体。另外，AchRab 通过激活补体而使 AchR 降解、破坏。在电子显微镜下见到神经－肌肉接头处有 IgG 和 C_3 的沉积，可能是免疫复合物破坏了突触后膜，导致突触后膜溶解、破坏，最终使乙酰胆碱受体减少，而致突触间隙增宽及肌无力症状的发生。总之胸腺是产生抗乙酰胆碱受体抗体的原发部位，也是切除胸腺治疗重症肌无力有良好疗效的理由。

二、中医病因病机

主要病机为脾胃虚损，肌肉筋脉失养。病位在脾胃，由脾胃损及肝肾涉及肺心。病性是虚损之病，由脾胃虚损而致痿证。

1. 脾胃亏虚　素体脾胃虚弱，或久病成虚，中气受损，或饮食不节，劳倦过度，忧思日久，损伤脾土。脾为后天之本，脾胃亏虚则受纳、运化、输布的功能失常，气血生化之源不足，无以濡养五脏，运行气血，而产生肌肉筋脉失养，痿弱不用。

2. 脾肾阳虚　久病阳气耗损，或禀赋虚衰，脾肾阳虚，阴寒内盛，经脉凝滞，运化失职，水液内停，客于经脉，筋脉失于温煦，致痿弱无力，弛纵不收。

3. 肝肾不足　禀赋不足，久病体虚，或房劳过度，精损难复，或劳役太过，罢极本伤，筋脉失其营养，致成本病。

【临床表现】

一、症状及体征

重症肌无力临床最突出的症状是骨骼肌无力和易疲劳。肌无力的特点是休息后减轻，活动后加重，晨轻暮重。最常见和最早出现的症状，常为眼睑下垂、复视及眼球活动障碍，约为90%以上，单侧或双侧，瞳孔括约肌从不受累。其次为面肌、咽喉部肌肉无力，约占70%，表现为面部无表情、闭目示齿无力、咀嚼和吞咽困难、进食呛咳、言语含糊不清、声音嘶哑或带鼻音。四肢骨骼肌无力，表现为上肢不能持久上抬、梳头困难、走远程路或上楼梯有困难。颈肌无力者，头部前倾，常用手托扶。呼吸肌无力，早期表现为活动后气短，严重时静坐或静卧也觉气短、紫绀，甚至出现呼吸衰竭。

患者体格检查仅有肌力障碍，一般无阳性体征发现，个别病人可有肌肉萎缩。

二、临床分型

重症肌无力按改良 Osserman 氏分型法分为：

Ⅰ型（眼肌型）：单纯眼外肌受累。

Ⅱa 型（轻度全身型）：四肢肌肉轻度无力，常伴有眼外肌无力，无咀嚼，吞咽及讲话困难，生活能自理。

Ⅱb 型（中度全身型）：四肢肌群明显无力，眼外肌无力，有咀嚼，吞咽及讲话困难，生活自理有一定的困难。

Ⅲ型（重度激进型）：急性起病，进展快，多于起病数周或数月内出现延髓麻痹、呼吸麻痹，常有眼外肌受累，生活不能自理。

Ⅳ型（迟发重症型）：多在两年内逐渐由Ⅰ、Ⅱa、Ⅱb 型发展到延髓麻痹和呼吸麻痹。

Ⅴ型（肌萎缩型）：指重症肌无力病人于起病后半年，出现肌萎缩。

三、重症肌无力危象

危象指急骤发生呼吸肌严重无力，出现呼吸麻痹，不能维持正常换气功能，并可危及病人生命，是该病死亡的常见原因。

1. 肌无力危象　为病情加重的表现。多因感染、分娩、月经、情绪抑郁、漏服或停服抗胆碱酯酶药物，或使用了呼吸抑制剂吗啡、巴比妥类及神经－肌肉阻断剂如庆大霉素、链霉素而诱发。有上述诱因者，新斯的明或腾喜龙试验，肌无力症状有短暂和明显的好转。

2. 胆碱能危象　体内抗胆碱酯酶药物过量，使终板膜电位发生长期去极化，阻断神经－肌肉传导。多在一小时内有应用抗胆碱酯酶药物史，除肌无力症状外，尚有胆碱能中毒症状，表现为瞳孔缩小、出汗、唾液增多、腹痛、肠鸣音亢进、肌束颤动等。新斯的明或腾喜龙试验，症状加重或无改变，而用阿托品 0.5mg 静脉注射，症状稍好转。

3. 反拗危象　主要见于严重全身型患者，多在胸腺手术后、感染、电解质紊乱或其他不明原因所引起，药物剂量未变，但突然失去效应。检查无胆碱能副作用征象，新斯的明或腾喜龙试验无变化。

【实验室与其他检查】

1. 肌电图检查

（1）重复电刺激试验：对四肢肌肉的支配神经应用低频或高频刺激，均能使动作电位幅度很快地降低 10% 以上者为阳性。

（2）单纤维肌电图：用特殊的单纤维针电极通过测定“颤抖”研究神经——肌肉接头的功能。重症肌无力的病人颤抖增宽，严重时出现阻滞，是当前诊断重症肌无力最为敏感的电生理手段。检测的阳性率，全身型约为 77% ~100%，眼肌型为 20% ~67%，不仅可作为重症肌无力的诊断，也有助于疗效的判断。

2. 血液检查　血中乙酰胆碱受体抗体 AchRab 阳性，但也有少数病人检查为阴性。白细胞介素－Ⅱ受体明显增高，并可作为疾病活动性的标志，尤以Ⅱb、Ⅲ、Ⅳ型为显著。T 细胞增殖与疾病程度成正比。活动期病人血清中补体含量减少，且与临床肌无力的严重程度相一致。

3. 病理学检查　诊断有困难的病人，还可作神经－肌肉接头处活检，可见突触后膜皱褶减少、变平坦及乙酰胆碱受体数目减少。

4. 胸腺的影像学检查　5% ~18% 有胸腺肿瘤，70% ~80% 有胸腺增生，应常规作

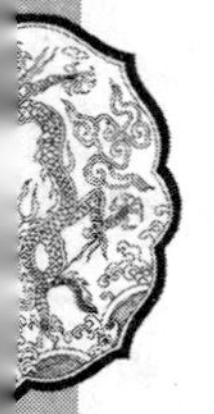

胸部正、侧位照片或加侧位断层片提高检出率。纵隔 CT 阳性率可达 90% 以上。

5. 甲状腺功能检查　重症肌无力患者除 TSH 外，总 T_3、总 T_4、FT_3、FT_4 平均血清浓度、循环抗甲状腺球蛋白抗体（TGab）结合率、抗甲状腺微粒体抗体（TMab）结合率均可高于健康人。眼肌型与全身型重症肌无力患者、合并胸腺瘤或胸腺增生的患者与无胸腺病变的重症肌无力患者血清中甲状腺激素水平对比无显著性差异。

【诊断与鉴别诊断】

一、诊断要点

（一）西医诊断

根据临床上好发肌群的肌无力现象，伴有晨轻暮重、休息后减轻、活动后加重的特点，又没有神经系统其他阳性体征，则可考虑诊断。对有疑问的病例，可作下列辅助试验。

1. 肌疲劳试验　使可疑病变的肌肉反复地收缩，如连续做举臂、眨眼、闭目动作，则肌无力症状不断加重，而休息后肌力又恢复者为阳性。

2. 药物试验

（1）腾喜龙（tensilon）试验：静脉注射依酚氯铵（腾喜龙）2 mg，如无特殊反应，则再静脉注射 8 mg，一分钟内症状好转。

（2）新斯的明试验：肌肉或皮下注射新斯的明 0.5 ~ 1 mg，30 ~ 60 分钟内症状减轻或消失。

3. 肌电图　动作电位幅度降低。

4. 其他　血中乙酰胆碱受体抗体 AchRab 阳性，白细胞介素 - Ⅱ受体明显增高。

（二）中医辨病与辨证要点

1. 辨病要点　重症肌无力中医属痿证范畴，应与痹证、中风后遗症相鉴别，参见本篇第四章。

2. 辨证要点

（1）辨病位：本病与肝脾肾三脏关系最为密切，尤其以脾肾亏虚为主，后期可累及他脏，临床上应辨明病变以何脏为主。病在脾者，以食少、脘胀、便溏、倦怠、乏力、神疲等气虚见症为主；或兼见肢冷畏寒等脾阳虚证。病在肝者，以眩晕头痛、两目昏花、胁痛易怒、肢体麻木等肝阴虚见症为主。病在肾者，以头晕耳鸣、耳聋、腰膝酸软、神色委顿、遗精等肾阴虚见症为主，或见畏寒、腰膝酸冷、阳痿滑精等肾阳虚见症为主。

（2）辨虚实：本病为正虚、内伤不足之症，临床上易感外邪，或伴有其他杂病。正虚者肝脾肾之亏损，邪实者，有风邪、湿邪、热毒痰瘀之别。

二、鉴别诊断

1. 先天性上睑下垂　本病有遗传性，可以是显性遗传或隐性遗传，主要由于动眼神经核发育不全或提上睑肌发育异常所致。临床上以单纯性上睑下垂为多见，单侧发病较多，且婴幼儿发生，病情一直无进展。而重症肌无力眼肌型的患者，临床上常出现上睑下垂，以双侧多见，并有复视或斜视，瞳孔大小正常且对光反射存在，上睑下垂为晨轻暮重，休息后症状减轻，用抗胆碱酯酶药症状缓解，部分患者逐渐出现其他肌群无力的症状。临床如需鉴别诊断，做新斯的明试验就可确诊。

2. 运动神经元疾病　重症肌无力的患者如延髓肌无力常须与运动神经元疾病的球麻痹相鉴别，两者虽有肌无力及吞咽困难，饮水反呛，构音不清的症状；但后者病程长，有舌肌的颤动和舌肌萎缩，肌无力的症状不能缓解，并有上运动神经元损害的症状。而重症肌无力的患者使用抗胆碱酯酶药后延髓肌无力的症状可以缓解，故临床不难鉴别。

3. 急性感染性多发性神经根炎　发病较急，早期有上呼吸道炎及神经根痛的症状，四肢或双下肢呈对称性、迟缓性瘫痪，伴有末端型的感觉障碍及颅神经的损害，脑脊液有蛋白－细胞分离现象。而重症肌无力其肌无力的特点是晨轻暮重，疲劳加重，用抗胆碱酯酶药后肌无力的症状可以缓解，故两者鉴别不难。

4. 肌无力综合征　又称类重症肌无力，为一组自身免疫性疾病。男性患者居多，常见于50~70岁，约2/3患者伴有癌肿，常为肿瘤的早期症状，尤其小细胞型肺癌多见。其肌无力主要表现在肢体近端，较少侵犯眼外肌和延髓所支配的肌肉，肌肉活动后也易疲劳。但继续用力活动数秒钟后，肌力可获得暂时的改善。肌电图示单个电刺激的动作电位波幅低于正常，而高频电刺激时，波幅明显增高。用抗胆碱酯酶药物无效，而切除肿瘤后症状可改善。

【治疗】

一、中医治疗

脾胃虚损，气虚下陷是重症肌无力的主要病机，治疗大法是“峻补脾胃”，着重在益气升阳以举陷，强肌健力治五脏。

（一）辨证论治

1. 脾胃亏虚

主要证候：眼睑下垂，四肢倦怠乏力，吞咽困难，纳差便溏，少气懒言，舌胖嫩，有齿印，苔薄白或浊厚，脉虚大或弱。

治法：峻补脾胃。

方药：补中益气汤。方中黄芪补中益气、升阳固表；人参、白术、炙甘草甘温益气、健脾益胃；陈皮理气行滞；升麻、柴胡协同黄芪、人参升举下陷之阳气，当归补血和营。

肾阳虚者，加菟丝子、枸杞子，巴戟天、淫羊藿或熟附子；兼痰浊者，加茯苓、浙贝母，陈皮改橘络；兼外邪者，人参、黄芪、白术均改为三分之一量，加桑叶、豨莶草。

2. 脾肾阳虚

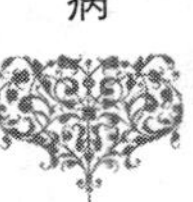

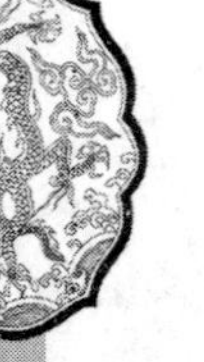

主要证候：肢体无力，吞咽发呛，胸闷气短，抬头困难，形寒肢冷，面色苍白，小便清长，大便稀溏或完谷不化，舌淡胖，脉沉弱。

治法：温补脾肾。

方药：右归丸。方中附子、肉桂温肾阳，暖下元；鹿角胶、杜仲、菟丝子补肾阳，益精血；熟地黄、山药、山茱萸、当归、枸杞子滋肾阴，养肝血。

阳衰气虚者，加人参、黄芪；阳虚大便溏泻者，加补骨脂、覆盆子；饮食减少或不易消化，或反胃、吞酸，加干姜。

3. 肝肾不足

主要证候：眼睑下垂，复视或斜视，眼球活动受限，视物模糊，头晕目眩，耳鸣健忘，失眠多梦，四肢肌肉极易疲劳，甚则软弱无力，或五心烦热，颧红盗汗，舌红少苔，脉沉或细数。

治法：补益肝肾。

方药：六味地黄丸。方中熟地黄补益肝肾之精血；茯苓补益脾胃之气，以助气血生化之源；山茱萸补益肾阳，使一身之阳得以恢复，达到阳中求阴之功；牡丹皮补血活血通络，清虚热。

五心烦热者，加胡黄连、丹参、地骨皮。

4. 大气下陷

主要证候：全身肌肉无力，吞咽困难，呼吸困难，胸闷如窒，气短难息，或气息将停，痰涎壅盛，全身大汗淋漓，舌淡胖苔白，脉沉迟微弱。

治法：升阳举陷。

方药：升陷汤。方中黄芪配伍升麻、柴胡以升阳举陷，并以知母之凉润，以制黄芪之温；桔梗载药上行，用为向导，主治胸中大气下陷之证。

（二）其他疗法

1. 体针　针刺常用穴：攒竹、阳白、鱼腰、合谷、百会；备用穴：眼肌下垂加鱼尾透攒竹、三阴交；复视加睛明、风池、内关、中脘、足三里，适用于重症肌无力眼肌型及轻度全身型。

2. 耳针　常用穴：眼、皮质下、脾；备用穴：肝、内分泌、肾、缘中。适用于重症肌无力眼肌型及轻度全身型。

3. 穴位注射　用维生素 B_{12} 穴位注射足三里、曲池，每次 500 μg，双侧交替。

4. 常用中成药　补中益气丸，用于脾胃虚弱，中气下陷患者。口服，一次 6 g，一日 2～3 次。

二、西医治疗

（一）治疗原则

1. 对症治疗　主要是应用抗胆碱酯酶药，抑制胆碱酯酶对乙酰胆碱的降解，使神经肌肉接头处的乙酰胆碱受体量增多，以缓解肌无力的症状。

2. 病因治疗　针对胸腺肿瘤，作胸腺摘除、胸腺放射治疗。

3. 积极抢救危象　保持呼吸道通畅，及时气管插管或气管切开，呼吸机辅助通气，应用肾上腺皮质激素，积极控制肺部感染，维持水电解质平衡。

（二）治疗措施

1. 重症肌无力危象的急救　当危象发生时，首先要判断是哪一种危象，然后根据不同的危象进行救治。

（1）肌无力性危象　一旦确诊即用新斯的明 1 mg，肌肉注射，每隔半小时注射 0.5 mg，如出现 M－胆碱样副作用，恶心、流涎、腹痛、腹泻，可同时肌注阿托品 0.5～1 mg，以减少腺体分泌；病情好转后逐渐改用口服的适当剂量。

（2）胆碱能性危象　静脉注射阿托品 1～2 mg，根据病情可每小时重复一次。直至症状减轻，出现轻度阿托品化现象时，再根据新斯的明或腾喜龙试验的结果，如肌无力的症状能减轻或缓解，可开始使用抗胆碱酯酶药，并谨慎地调整剂量。

（3）反拗性危象　应停用抗胆碱酯酶药，紧急气管插管或气管切开，给予呼吸机辅助通气；静脉滴注肾上腺皮质激素，可使用大剂量冲击疗法，以缓解呼吸肌的麻痹。也可用极化液静脉滴注，3 天后，重新确定抗胆碱酯酶药的用量。

气管插管或气管切开的指征：呼吸频率比正常快一倍以上，胸式呼吸明显减弱或消失，咳嗽反射消失，吞咽困难，紫绀，大汗淋漓，意识由烦躁→谵妄→昏迷；血氧分压 PaO_2 <60 mmHg，二氧化碳分压 $PaCO_2$ >50 mmHg。

2. 抗胆碱酯酶药

（1）吡斯的明：60～90 mg，每日 2～4 次，口服 2 小时达高峰，起效温和、平稳、作用时间较长（2～8 小时），对延髓肌无力效果较好，临床常首选。副作用很缓和，一般无需加用阿托品。只在个别病人有腹痛不能耐受时，可减量或用小剂量阿托品。

（2）新斯的明：对肢体无力效果好。甲基硫酸新斯的明溶液稳定性好，用量 0.5～1 mg，肌肉注射。如口服大部分在肠道破坏，只有未被破坏的部分才被吸收，故口服的有效剂量为注射剂量的 30 倍，常用溴化新斯的明。

（3）安贝氯铵：15 mg/片，作用一般持续 4～6 小时，副作用小。最近有学者发现安贝氯铵具有促进胰岛素分泌的作用，因而可导致低血钾症，用药时应注意。

3. 肾上腺皮质激素　主要抑制自身免疫反应，适合重症肌无力危象的病人或不宜手术摘除胸腺的病人，小儿型、眼肌型的患者可不用。临床治疗的有效率达 96%，其中缓解和显效率 89%，对 40 岁以上的患者疗效最好，一般应用 6 个月症状无改善者才可认为无效。

（1）冲击疗法：适应于住院的危象病人，已用气管插管和人工呼吸机者，为争取短期内取得疗效，可选甲泼尼龙（其作用比强的松大 10 倍及半衰期长，在冲击治疗后可迅速减少剂量，缩短激素治疗时间）。方法：甲泼尼龙 1 000 mg/d，静脉滴注，连续 3～5 天，改地塞米松 10～15 mg/d 静脉滴注，连续 7 天后，可酌情用地塞米松 8 mg/d，5～7 天。若吞咽有力或病情稳定，停用地塞米松，改为泼尼松口服 60 mg/d，晨顿服，每周减 1 次，每次减 5 mg，减至 20 mg/d 时，维持用药半年以上，如无病情反复，可以将维持量每月减 5mg，直到完全停用。若中途病情有反复，应随时调整剂量。

（2）副作用：约有 66% 的病人有不同程度的副作用，主要有向心性肥胖、高血压、

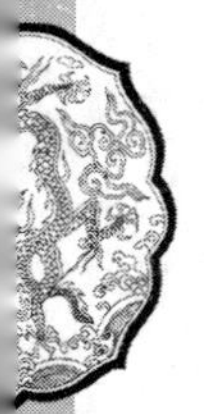

骨质疏松、股骨头无菌性坏死、精神症状。如消化道溃疡出血，可与 H_2 受体拮抗剂雷尼替丁合用。低血钾时口服氯化钾控释片 1 g，每天三次。预防骨质疏松和股骨头无菌性坏死可给予维生素 D 或钙剂，后者还有促进乙酰胆碱释放的作用。为促进蛋白合成，抑制蛋白分解，可肌注苯丙酸诺龙。

4. 免疫抑制剂　环磷酰胺：大剂量冲击疗法主要抑制体液免疫，静脉滴注 1 000 mg，5 日 1 次，连用 10 ~ 20 次，或 200 mg/次，每周 2 ~ 3 次，总量 10 ~ 30 g。小剂量长期疗法主要抑制细胞免疫，100 mg/d，口服，总量 10 g。适用于对肾上腺皮质激素无效、不能耐受或减量后即复发的患者，以及胸腺切除术效果不佳的患者。当血白细胞 $< 10\times10^9/L$ 时减量；$< 3\times10^9/L$ 或血小板 $< 6\times10^9/L$ 时应停用。其余还可选用硫唑嘌呤、环孢菌素等。

5. 血浆交换疗法　采用选择性血浆分离法，能清除血浆中抗乙酰胆碱受体抗体及免疫复合物，起效迅速，但不持久，疗效只维持 1 周 ~ 2 个月，随抗体水平逐渐增高而肌无力的症状会重新出现。只适用于危象的治疗和难治型重症肌无力。具体方法：取全血，分离去除血浆，再将血细胞与新鲜的正常血浆或其他交换液一起输回，每小时交换 1 000 ml，每次换血浆量 2 000 ~ 3 000 ml，隔日 1 次，3 ~ 4 次为一疗程。如与皮质激素及免疫抑制剂合用，可获长期缓解。对于老人和儿童因有血液动力学不稳定、低血压休克和血管通路难以保持而受到限制使用。

6. 大剂量静脉注射免疫球蛋白　每日 400 mg/kg，静脉注射，5 日为一疗程。大剂量免疫球蛋白能起到机体免疫调节作用，能抑制 B 细胞的分化和抗体的合成，并激活补体，缓解病情起到辅助性治疗作用。其副作用轻微，约 3% ~ 12% 的人，表现为发热、皮疹、偶有头痛，对症处理可缓解。

7. 胸腺手术　目前认为所有类型的重症肌无力病人如无禁忌症均可手术切除胸腺。一般术后半年内病情波动较大，2 ~ 4 年渐趋稳定，手术后仍需服药不得少于 2 ~ 4 年。通过手术组与非手术组的临床对照研究，手术能预防重症肌无力女病人发生肌无力危象。尤其是病程短、病情轻的年轻女病人疗效较好；胸腺瘤患者疗效较差；近年发现胸腺萎缩的病人手术也有一定的疗效。另胸腺的放射治疗由于临床疗效不稳定，国外已弃用。

【临床思路】

重症肌无力以脾胃虚弱为本，日久由虚致损，并渐而延及他脏。损及肝肾则肝血不足，肝窍失养，肾精亏损而致复视、斜视；肝郁痰结则情绪不稳，烦躁不安，颈前结块肿大；损及肺肾可加重构音不清，声音嘶哑，饮水反呛，呼吸气短；伤及心血则致表情呆滞，心悸，失眠；胸中大气下陷则呼吸困难，危象出现。脾病可以影响他脏，而他脏有病也可以影响脾脏，从而形成多脏同病的局面，即“五脏相关”。但主要病机仍为脾胃虚损，故立“补脾益损，兼治五脏”治疗大法。

肾上腺皮质激素常用于治疗重症肌无力，但存在副作用大，易复发，易产生依赖性的缺点，临床应用始终受到限制。中药峻补脾胃，升阳举陷治其本，协同提高抗胆碱酯酶药物的效能及延长其药效时间，特别在抗感染（中药扶正祛邪）、保持气道畅通（中药化痰）方面对促进患者身体恢复起到了积极的作用，提高了抢救成功率；中药能减轻西药的副作用，在中药起效后可逐渐减少西药的用量，这对患者逐渐减药或停药有重要的意义。

【预后与转归】

重症肌无力的预后与临床类型有关，病情始终局限于眼肌和四肢肌无力者预后好；全身型肌无力病情进一步发展出现危象者则预后不好。对抗胆碱酯酶制剂、激素等药物不敏感又不能手术者预后不好。有合并感染（如肺部感染）者预后不好。合并有胸腺增大，或Ⅰ、Ⅱa 型合并胸腺瘤者，能手术切除且对抗胆碱酯酶药物敏感者预后好。Ⅱb或Ⅲ型合并胸腺瘤者手术效果差。胸腺瘤有浸润性生长，或有转移者预后不好。病程短、药物治疗敏感者疗效好，预后好；病程长、药物不敏感者预后不好。患者治疗时年龄 <15 岁预后较好；>15 岁则预后较差。

【预防与调护】

增强体质是提高正气抗邪能力的关键，是肌无力预防和调护的重要环节。增强体质要注意以下几个方面：①振奋精神，保持情志舒畅。②劳逸结合，起居有常。③合理饮食，切勿偏嗜：重症肌无力患者脾胃虚损，宜多食甘温补益之品，能起到补益、和中、缓急的作用，常用补益食物，肉类：牛肉、猪肉、狗肉、兔肉、鸡肉等；鱼类、鸡蛋、牛奶等，都是重症肌无力患者日常膳食中重要的食品；蔬菜：菜心、韭菜、生姜、番茄、栗子、核桃仁、花生等；水果：如苹果、橙子、柚子、葡萄、石榴、桃子、枇杷果、桂圆等，均是重症肌无力患者较适合食用的水果；另外，嘱患者少食寒凉之品，忌食芥菜、萝卜、绿豆、海带、紫菜、西洋菜、黄花菜、剑花、西瓜、苦瓜等寒凉食物；忌冷饮，以免损伤脾胃。④禁用或慎用下列药物：氨基糖甙类或多粘菌素类抗生素（链霉素、庆大霉素、卡那霉索、新霉素及多粘菌素等），神经肌肉阻滞剂（氯化琥珀酰胆碱、箭毒等），抗心律失常药（奎尼丁、普鲁卡因酰胺、利多卡因、心得安等），中枢神经系统抑制剂（吗啡、杜冷丁、安定、巴比妥类等）。

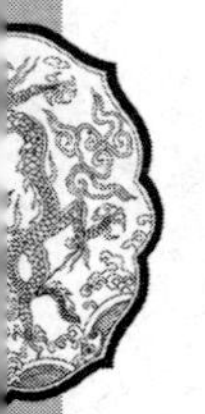

第七章　进行性肌营养不良

进行性肌营养不良症（progressive muscular dystrophy，PMD）是由遗传因素所致的以进行性骨骼肌无力为特征的一组原发性骨骼肌坏死性疾病，临床上主要表现为不同程度和分布的进行性加重的骨骼肌萎缩和无力，也可累及心肌。常见受累部位有肩胛带、骨盆带或面肌萎缩，亦有四肢肌萎缩。青少年患者多伴有假性肥大，以腓肠肌多见。由于骨盆带无力，走路呈“鸭步态”；尿中的肌酸增多，血清中肌酸磷酸激酶（CPK）增加明显；肌电图和肌活检有助此病的诊断。

大多数患者有家族史与遗传因素，多发生于儿童和青少年，主要见于男性患者。

本病属中医“痿证”的范畴。

【病因病理】

一、西医病因病理

1. 病因与发病机制　进行性肌营养不良症病因是遗传异常，在不同的类型中可以不同的方式进行，但遗传因素通过何种机制最终造成肌肉变性，则始终未明。目前认为可能由于遗传缺陷引起肌细胞膜形态结构异常，肌膜通透性及转运功能改变，使肌酶从胞浆中大量经肌膜“漏出”并使血清中有关酶相应增加；肌酶的外溢导致核糖体代偿性合成更多的肌酶，由于这种代偿作用相当有限，一定时间后肌细胞即遭受破坏，为增生的结缔组织取代。

自20世纪80年代初把DNA重组技术引入研究后，对假性肥大型肌营养不良症的遗传研究已取得突破性进展，除肯定其为X－连锁隐性遗传病外，尚发现DMD基因座是在XP21（即X染色体短臂2区1带）上，很可能其两个亚型DMD及BMD是等位基因XP21基因缺陷导致骨骼肌中缺乏一种特异的抗肌萎缩蛋白（dystrophin），致肌管发育受阻、肌细胞再生能力差，造成肌管形态和功能上明显异常。

2. 病理　本病主要病理改变在病变肌纤维肿胀，粗细不等，散布于正常纤维之间，肌横纹消失，有空泡形成、玻璃样变和颗粒变性，肌核增大增多且排列成链，肌纤维分裂，残存的肌纤维间有结缔组织增生及脂肪沉淀。疾病早期的肌纤维有再生现象，表现为肌浆的嗜碱染色和肌核与核仁的增大；晚期病者，肌纤维极不规则，甚至消失，完全脂肪和结缔组织替代。各种不同类型之肌营养不良，在光镜上尚有细微差别，假肥大型萎缩肌纤维呈圆形，而肩肱型萎缩肌纤维呈角状，肢带型肌纤维之萎缩成角状，圆形者均有。心肌可有类似变化。电镜观察：最早有肌节内明支Z线模糊，同一肌源纤维的相邻几个明带受侵，明带间的间带基本正常，继而一条肌源纤维受累，病变继续发展则为大片肌源纤维溶解，继发神经纤维脱髓的改变。

二、中医病因病机

1. 先天不足，肝肾阴亏　由于父母肾气不足，导致小儿禀受父母之精气不足是主要致病原因。腰为肾之府，先天肾之精气不足，不能荣养腰府，故小儿见腰背无力；肾精不足可累及肝阴，肝肾阴亏，不能濡润筋脉而出现肢体无力，阴虚日久可致肝阳上亢，肝阳化风，风动则摇，故可见患者走路左右摇摆如鸭步状。

2. 后天失养，脾胃虚弱　脾乃后天之本，气血生化之源，主肌肉及四肢。脾气虚弱，脾失健运，不能生化气血，则气血亏虚不能濡养肌肉四肢，日见肌肉萎缩无力。

3. 湿热内侵，留着肌肉　脾主运化水湿，若脾气虚弱，脾失健运，不能运化水湿，湿热侵袭。脾气弱则肌肉虚，故见肌肉瘦削，行走不稳。湿热盛，则见肢体困重乏力，痰多脘闷，食少便溏。

【临床表现】

1. 假肥大型　属 X 连锁隐性遗传，是最常见的类型，根据临床表现，又可分为 Duchenne 型和 Becker 型。

（1）Duchenne 型肌营养不良症（duchenne muscular dystrophy，DMD）：也称严重性假肥大型肌营养不良症，几乎仅见于男孩，母亲若为基因携带者，50% 男性子代发病，常起病于 2 ~ 8 岁，初期感走路笨拙，易于跌倒，不能奔跑及登楼，站立时脊髓前凸，腹部挺出，两足撇开，步行缓慢摇摆，呈特殊的“鸭步”步态，当由仰卧走立时非常困难，必先翻身俯卧，再双手攀缘两膝，逐渐向上支撑起立（Gower 征），均由于骨盆带肌肉无力，萎缩，并波及髋、膝关节和足部的伸肌之故。随后病情发展累及肩胛带及上臂肌群则两臂不能上举，成翼状肩胛，最后肋间肌和面肌亦可无力，某些受累肌肉由于肌纤维被结缔组织和脂肪所替代而变得肥大坚实，此种“假性肥大”80% 见于腓肠肌，亦可见于肢近端肌肉、股四头肌及臂肌；腱反射减低或消失，无感觉障碍；后期常由肌萎缩而致肌腱挛缩和关节强硬畸形，不少患儿尚伴有心肌病变，心电图可有 P – R 间期延长、Q 波加深等异常。部分病儿智力低下。血清 CPK 明显增高，本病预后差，多数在 20 岁之前不能行走而卧床不起，常死于肺炎、心衰或慢性消耗。

（2）Becker 型肌营养不良症（becker muscular dystrophy，BMD）：也称良性假肥大型肌营养不良症，常在 10 岁以后起病，首发症状为骨盆带及股部肌肉力弱，进展缓慢，病程长，出现症状后 25 年或 25 年以上才不能行走，多数在 30 ~ 40 岁时仍不发生瘫痪，预后较好，其血清 CPK 升高不如 Duchenne 型显著，肌肉组织化学染色可见ⅡB 纤维，也与 DMD 不同。

2. 面 – 肩 – 肱型肌营养不良症　属常染色体显性遗传，男女均有，青年期起病，首先面肌无力，常不对称，不能露齿、突唇、闭眼及皱眉，口轮匝肌可有假性肥大，以致口唇肥厚而致突唇，有的肩、肱部肌群首先受累，以致两臂不能上举而成垂肩，上臂肌肉萎缩，但前臂及手部肌肉不被侵犯。病变也可累及胫前肌群，引起下肢无力、萎缩而致垂足和脊柱前凸。心肌不受影响。血清酶正常或微增。病程进展极慢，常有顿挫或缓解。

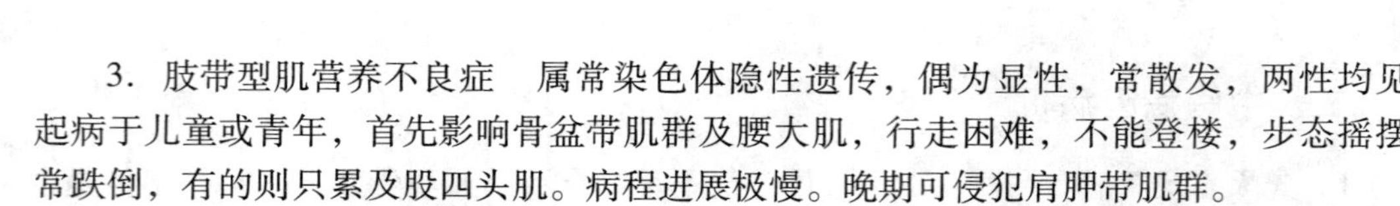

3．肢带型肌营养不良症　属常染色体隐性遗传，偶为显性，常散发，两性均见，起病于儿童或青年，首先影响骨盆带肌群及腰大肌，行走困难，不能登楼，步态摇摆，常跌倒，有的则只累及股四头肌。病程进展极慢。晚期可侵犯肩胛带肌群。

4．其他类型　股四头肌型、远端型、进行性眼外肌麻痹型、眼肌－咽肌型（垂睑、吞咽困难）等，均极少见。

【实验室与其他检查】

1．血清酶测定

（1）血清肌酸磷酸激酶（CPK）：CPK 增高是诊断本病重要而敏感的指标，可在出生后或出现临床症状之前已有增高，当病程迁延时活力逐渐下降。亦可用于检查基因携带者，阳性率为 60%～80%。诊断困难时可皮下或静脉注射泼尼松龙 1 mg/kg 体重，4～6 小时后患者血清 CPK 可显著升高。

（2）血清肌红蛋白（MB）：在本病早期及基因携带者中也多显著增高。

（3）血清丙酮酸酶（PK）：也很敏感，但正常人血清 PK 值随年龄增长而减低，因此不同年龄组要用不同标准值，以上三项血清酶中 CPK、PK 的阳性率高于 MB，三项综合检出率为 70% 左右。

（4）其他酶：如醛缩酶（ADL），乳酸脱氢酶（LDH），谷草转氨酶（AST），谷丙转氨酶（ALT）等，也可增高，但均非肌病的特异改变，亦不敏感，但在神经源性肌萎缩中，无假阳性现象，故能与 CPK 和 MB 的测定起相辅相成作用。

此外，血红细胞膜 Na^+，K^+－ATP 酶活性降低也有助于本病的确诊。

2．尿检查　尿肌酸排出增多，肌酐减少。

3．肌电图　可见插入电位延长，肌松弛时出现自发电位，轻收缩时运动单位电位的平均波幅和平均进限均较正常为低，也可见短棘波多相电位，强收缩时可见病理干扰相，峰值电压小于 1 000 μV，运动神经传导速度正常。

4．肌活检　可见如前述的病理改变，若有条件可应用 CT 或核磁共振检查技术，能发现肌肉变性的程度和范围，可为临床提供肌肉活检的优选部位。

【诊断与鉴别诊断】

一、诊断要点

（一）西医诊断

1．起病隐匿，因为受累骨骼肌肉萎缩、无力，所以有奔跑无力、行步蹒跚、易于摔跤，翼状肩胛或呈鸭行步态，重者不得下地行走，肢体挛缩和骨骼畸形等特征；可有肌肉假性肥大，并仰卧起身的特征（Gower 征）。

2．肌肉广泛明显萎缩的患者，尿肌酸排泄增加，肌酐排泄减少；血清中 CPK 增高，为正常的 10～100 倍，至后期因不活动和肌肉体积丧失而活性降低。

3．肌电图、肌肉活检可为诊断提供佐证。

（二）中医辨病与辨证要点

1. 辨病要点　进行性肌营养不良中医属痿证范畴，应与痹证、中风后遗症相鉴别，参见本篇第四章。

2. 辨证要点

（1）辨虚实：凡起病急，发展较快，肢体力弱，或拘急麻木，肌肉萎缩尚不明显，属实证；而起病缓慢，渐进加重，病程长，肢体弛缓，肌肉萎缩明显者，多属虚证。

（2）辨脏腑：发生于热病过程中，或热病之后，伴咽干咳嗽者，病变在肺；若面色萎黄不华，食少便溏者，病变在脾胃；起病缓慢，腰脊酸软，遗精耳鸣，月经不调，病变在肝肾。

二、鉴别诊断

1. 婴儿型脊肌萎缩症　主要与DMD相区别，主要是起病年龄更早，有时可见肌束震颤，其肌肉萎缩在肢体远端亦明显，肌电图检查及肌活检可作鉴别。

2. 成年型脊肌萎缩症　主要与肢带型肌营养不良症区别，根据血清酶测定，肌电图及肌活检以及有无肌束震颤，一般可以鉴别。如有困难时，可采用Coers（1979）提出的在肌活检时测定终末神经支配比率（terminal innervation ratio，TIR）的方法，以估计肌肉中运动神经轴索侧突的分支（即一定数量亚终末轴索所支配的肌纤维数），如TIR升高可诊断为脊肌萎缩症，正常则应考虑为肌病。

3. 多发性肌炎　主要与肢带型区别，肌炎的发展较快，常有肌痛，亦无家族遗传史，肌活检常可以明确鉴别。

4. 肌萎缩侧索硬化症　应与远端型肌营养不良症区别，临床除肌萎缩外，尚有肌张力高，腱反射亢进和病理反射，且往往有肌束震颤。

5. 重症肌无力　须同眼肌型和眼咽肌型区别，肌无力有易疲劳性和波动的特点，用新斯的明或Tensilon试验明显好转，肌电图也可作鉴别。

【治疗】

一、中医治疗

进行性肌营养不良中医以虚证为主，故治疗以健脾益气，补肾固本为基本原则。同时，由于正虚体弱，邪气易侵，本病常可夹风、热、痰、瘀等邪，而呈虚中夹实之证，临证治疗应分别佐以祛风、清热、化痰、活血等方法。

（一）辨证论治

1. 脾胃虚弱

主要证候：四肢瘦削，以臀部为明显，上肢乏力，难以抬举，下肢行如鸭步，伴面色萎黄，神疲倦息，声低气怯，心悸气短，舌淡胖嫩，苔薄白，脉细弱。

治法：补中益气，活血通络。

方药：补中益气汤。方中黄芪补中益气，升阳固表；人参、白术、炙甘草甘温益

气，健脾益胃；陈皮理气行滞；升麻、柴胡协同黄芪、人参升举下陷之阳气；当归补血和营。

肌肉瘦削明显加紫河车、龟甲胶；心悸气短，声低气怯加何首乌、熟地黄；食少便溏加薏苡仁、炒白术。

2. 肝肾阴亏

主要证候：肌肉瘦削，肢痿无力，步履踉跄，站立困难，小腿肌肉假性肥大。甚至语言蹇涩，肢体挛缩瘫痪，伴腰膝酸软，眩晕耳鸣，舌红少苔，脉沉数。

治法：补益肝肾，滋阴通络。

方药：虎潜丸。方中狗骨（以代虎骨）壮筋骨；锁阳温肾益精；当归、白芍药养血柔肝荣筋；黄柏、知母、熟地黄、龟甲滋阴清热；干姜温中和胃。

肌肉假性肥大加没药、白芥子、僵蚕；语言蹇涩加石菖蒲、远志；麻痹不仁、舌质紫暗加鸡血藤、桃仁、红花。

3. 湿热内侵

主要证候：肌肉萎缩，肢体困乏，行走不稳，神疲倦怠，痰多脘闷，食少便溏，小便黄少，舌胖大，有齿痕，苔黄腻，脉濡数。

治法：清热利湿，通利筋脉。

方药：加味二妙散。方中黄柏苦寒清热；苍术苦温燥湿为主；防己、萆薢利湿；当归养血活血；牛膝通利筋脉，强壮腰膝，并能引药下行，直达病所；龟甲滋肾清热，既防苦燥伤阴，又寓已病防变。

神疲乏力加炙黄芪、黄精；痰多脘闷加薏苡仁、山楂；小便黄少、舌苔黄腻加青蒿、地骨皮、车前草。

（二）其他治法

1. 体针　上肢取肩髃、曲池、阳池、合谷；下肢取环跳、梁丘、足三里、阳陵泉；头面取风池、阳白、太阳、攒竹。肾虚者，加肾俞、肝俞、太溪、三阴交；脾虚者，加脾俞、胃俞、中脘；气虚血滞者，加血海、气海。每次选 8～10 个穴位，行补法或平补平泻，留针 20～30 分钟，每日 1 次，4 周为 1 疗程。

2. 头针　取两侧头皮运动区的 1/5，中 1/5 及运用区，严格消毒；用 2 寸毫针顺时针大幅度捻转，持续 20～30 分钟，隔日 1 次，5～7 次为 1 疗程。

3. 推拿、按摩　取肌肉萎缩部位，做较长时间推拿、按摩，以皮肤出现热、重为宜。一般以揉、拿为主，行补法。肢体痉挛处，施以弹拨手法，行强刺激，以患者能忍受为度。每日 1 次，10 次为一疗程。

二、西医治疗

本病至今尚乏特异性治疗，目前只是对症支持治疗。临床常试用以下药物，暂时缓解临床症状。如维生素（B、C、E），加兰他敏、三磷酸腺苷等，但疗效不肯定。

（一）一般治疗

1. 合理饮食　应给予高动物蛋白、适量碳水化合物和低脂肪饮食。

2. 防治继发感染　由于肌肉无力、活动减少，本病极易继发感染，以呼吸道感染最为常见，晚期病例尤为突出。应鼓励病人活动，对卧床不起者注意加强护理，防止褥疮。已发生继发感染者应积极给予针对性治疗。

3. 体疗与理疗　适当的体育锻炼，充分的被动运动及推拿、按摩等措施虽不能治愈本病，但能够延缓病程的进展，防止关节挛缩。

（二）手术矫形

晚期病例已发生跟腱挛缩而加重行走困难者，可行跟腱延长术；对只能取坐位的病人应给予脊柱支架，以推迟脊柱畸形的发生。

（三）药物治疗

以下药物对部分病例可能有效，但不能逆转本病的病程。

1. 三磷酸腺苷（ATP）　为一种辅酶，有可能通过促进机体代谢而改善肌肉营养状况。用法是每日20～40 mg，肌肉注射，15次为一疗程。可暂时缓解部分病人的症状。

2. 加兰他敏　每日0.05～0.1 mg/kg，肌肉注射。每疗程20天，可酌情用1～2个疗程。

3. 胰岛素　可促进肌肉合成糖原。对早期肌萎缩不太明显的病例有一定疗效。每疗程5周。用法是皮下注射胰岛素，第1周每日4U，以后每周逐渐增加剂量，至第5周每日16U，每次注射后15分钟口服葡萄糖50～100 g。治疗期间要监测血糖，防止发生低血糖。

4. 其他　近年报道用钙通道阻滞剂及别嘌呤醇等药物治疗本病，可暂时缓解症状。

【临床思路】

目前进行性肌营养不良尚无特效疗法，临床可采用中西医结合的方法治疗、探索。西药多试用加兰他敏、三磷酸腺苷等。中医方面，本病的特点是以本虚为主，可夹标实之证。初期阶段以肢酸无力为主要表现，多属肉痿。以后则渐至肢体挛缩瘫痪，发展为筋痿、骨痿、脉痿。临证之时，首先应察其虚实，再辨脏腑，抓住主要证候辨证施治。

中药在辨证施治同时，可重用黄芪，加用制马钱子。因黄芪既能益气，又可升阳，对四肢痿弱不用，抬举不能之症尤为适宜。而马钱子则能开通经络，透达关节，据现代药理研究，该药能兴奋脊髓、延髓、大脑皮层，增强骨骼肌紧张度，改善本病的肌肉无力状态。也可加用五爪龙（五指毛桃，为广东草药，有南芪之称），有益气补虚、行气解郁、壮筋活络、健脾化湿的功效。

此外患病后坚持针灸、推拿，对增进肌力，增强病变部位的运动功能亦十分有益，针灸一般选用手足阳明经的穴位，推拿则应注意使各关节机体充分地被动运动。如此中西医结合，常能更好地减轻症状，改善病情。

【预后与转归】

进行性肌营养不良的临床类型不同，预后差异较大。DMD多数在20岁之前不能行

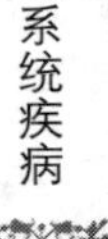

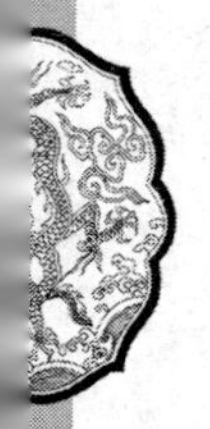

走而卧床不起，常死于肺炎、心衰或慢性消耗；BMD 出现症状后 25 年或 25 年以上才不能行走；肢带型多于中年以后变为残废；面－肩－肱型进展缓慢，多无严重功能障碍；远端型不影响寿命；眼肌型无躯体并发症者预后良好。进行性肌营养不良加强肢体活动和按摩，防止肌肉萎缩，预防褥疮等调护措施对进行性肌营养不良的康复十分重要。

【预防与调护】

做好遗传咨询是预防本病的重要措施，如有可能应提倡产前羊水细胞检查染色体，以判定胎儿性别，如为患胎应中止妊娠。近年来有用免疫印迹法从 DMD 患儿的肌活检标本中检测抗萎缩蛋白，此法可为临床确认提供直接的特异生化指标。抗肌萎缩蛋白检测和基因检测并可用于携带者的检出，为遗传咨询提供可靠的信息。

鉴于本病病情呈进行性加重，致残率高，因此早期治疗，控制病情发展，可提高生存质量，特别是家族中有类似病史的，更要引起注意，及早检查诊断。

方剂索引

一画

一贯煎(《续名医类案》)：北沙参　麦冬　生地黄　枸杞子　当归身　川楝子

二画

八正散(《太平惠民和剂局方》)：木通　滑石　车前子　瞿麦　萹蓄　栀子　大黄　灯心草　炙甘草

八珍汤(《正体类要》)：人参　白术　茯苓　甘草　当归　白芍　川芎　熟地黄

二陈汤(《太平惠民和剂局方》)：半夏　橘红　茯苓　炙甘草　生姜　乌梅

二至丸(《医方集解》)：女贞子　旱莲草

二妙散(《丹溪心法》)：黄柏　苍术

二仙汤(《中医方剂临床手册》)：仙茅　淫羊藿　当归　巴戟天　黄柏　知母

人参养荣汤(《太平惠民和剂局方》)：人参　黄芪　白术　茯苓　炙甘草　生姜　大枣　陈皮　当归　白芍　熟地黄　肉桂　远志　五味子

人参败毒散(《太平惠民和剂局方》)：柴胡　前胡　川芎　枳壳　羌活　独活　茯苓　桔梗　人参　甘草　生姜　薄荷

七味都气丸(《症因脉治》)：熟地黄　山茱萸　山药　牡丹皮　茯苓　泽泻　五味子

十全大补汤(《太平惠民和剂局方》)：黄芪　人参　熟地黄　川芎　白芍　当归　茯苓　白术　炙甘草　肉桂　生姜　大枣

十枣汤(《伤寒论》)：大戟　甘遂　芫花　大枣

十灰散(《十药神书》)：大蓟　小蓟　茜草　侧柏叶　白茅根　棕榈皮　大黄　牡丹皮　栀子　荷叶　藕汁　萝卜汁　墨汁

三画

三子养亲汤(《韩氏医通》)：紫苏子　白芥子　莱菔子

三才封髓丹(《医学发明》)：天冬　熟地黄　人参　黄柏　砂仁　炙甘草

三仁汤(《温病条辨》)：杏仁　滑石　竹叶　通草　半夏　厚朴　薏苡仁　白豆蔻

三拗汤(《太平惠民和剂局方》)：麻黄　杏仁　甘草　生姜

三甲复脉汤(《温病条辨》)：炙甘草　生地黄　白芍　阿胶　麦冬　麻仁　牡蛎　龟甲　鳖甲

大补元煎(《景岳全书》)：人参　山药　熟地黄　杜仲　枸杞子　当归　山茱萸

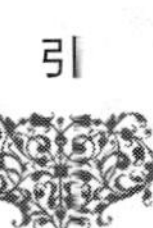

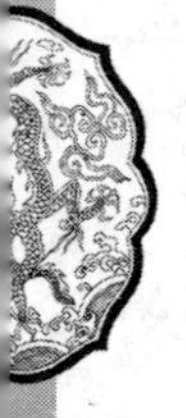

炙甘草

大补阴丸(《丹溪心法》)：黄柏　知母　熟地黄　龟甲　猪脊髓

大承气汤(《伤寒论》)：大黄　厚朴　枳实　芒硝

大柴胡汤(《伤寒论》)：柴胡　枳实　黄芩　芍药　半夏　大黄　大枣 生姜

大陷胸汤(《伤寒论》)：大黄　芒硝　甘遂

大黄牡丹汤(《金匮要略》)：大黄　牡丹皮　桃仁　冬瓜仁　芒硝

大黄䗪虫丸（金匮要略)：大黄　黄芩　甘草　桃仁　杏仁　虻虫　蛴螬　芍药　生地黄　干漆　水蛭　䗪虫

大定风珠(《温病条辨》)：白芍　阿胶　龟甲　干地黄　麻仁　五味子　生牡蛎　麦冬　炙甘草　鸡子黄　鳖甲

小承气汤(《伤寒论》)：大黄　厚朴　枳实

小柴胡汤(《伤寒论》)：柴胡　黄芩　半夏　人参　炙甘草　生姜　大枣

小陷胸汤(《伤寒论》)：黄连　半夏　栝蒌

小青龙汤(《伤寒论》)：麻黄　细辛　干姜　五味子　半夏　芍药　炙甘草　桂枝

小蓟饮子(《重订严氏济生方》)：生地黄　小蓟　滑石　通草　蒲黄　淡竹叶　藕节　当归　栀子　炙甘草

己椒苈黄丸(《金匮要略》)：防己　椒目　葶苈子　大黄

四画

丹参饮(《时方歌括》)：丹参　檀香　砂仁

丹栀逍遥散(《校注妇人良方》)：牡丹皮　栀子　柴胡　白术　茯苓　芍药　炙甘草　当归

乌梅丸(《伤寒论》)：乌梅　细辛　干姜　黄连　当归　附子　花椒　桂枝　人参　黄柏

乌头汤(《金匮要略》)：川乌　麻黄　芍药　黄芪　炙甘草

五苓散(《伤寒论》)：猪苓　茯苓　泽泻　白术　桂枝

五子衍宗丸(《摄生众妙方》)：菟丝子　枸杞子　覆盆子　五味子　车前子

五味消毒饮(《医宗金鉴》)：金银花　野菊　蒲公英　紫花地丁　天葵子

五皮饮(《三因极一病证方论》)：茯苓皮　生姜皮　桑白皮　大腹皮　陈皮

五皮散(《太平惠民和剂局方》)：五加皮　地骨皮　生姜皮　大腹皮　茯苓皮

五生饮(《世医得效方》)：生南星　生半夏　生白附子　川乌　黑豆

五汁安中饮(《新增汤头歌诀》)：韭汁　牛乳　生姜汁　梨汁　藕汁

六磨汤(《世医得效方》)：乌药　沉香　槟榔　枳壳　木香　大黄

六君子汤(《校注妇人良方》)：半夏　陈皮　茯苓　炙甘草　白术　人参　生姜　大枣

六味地黄丸(《小儿药证直诀》)：熟地黄　山茱萸　山药　泽泻　茯苓　牡丹皮

六味回阳饮(《景岳全书》)：人参　熟地黄　当归　附子　干姜　炙甘草

六神丸(《中药制剂手册》)：麝香　牛黄　珍珠　冰片　蟾酥　雄黄　百草霜

化积丸(《杂病源流犀烛·六淫门》)：阿魏　海浮石　莪术　三棱　香附　雄黄　槟榔　苏木　瓦楞子　五灵脂

升陷汤(《医学衷中参西录》)：黄芪　知母　柴胡　桔梗　升麻

天王补心丹(《校注妇人良方》)：人参　玄参　丹参　麦冬　天冬　桔梗　酸枣仁　柏子仁　远志　茯苓　五味子　当归　生地黄　朱砂　淡竹叶

天麻钩藤饮(《杂病证治新义》)：天麻　钩藤　石决明　栀子　黄芩　益母草　杜仲　桑寄生　牛膝　首乌藤　茯苓

少腹逐瘀汤(《医林改错》)：小茴香　干姜　延胡索　没药　当归　川芎　肉桂　赤芍　蒲黄　五灵脂

无比薯蓣丸(《太平惠民和剂局方》)：生地黄　山茱萸　山药　杜仲　菟丝子　巴戟天　肉苁蓉　赤石脂　牛膝　五味子　茯苓　泽泻

月华丸(《医学心悟》)：天冬　麦冬　生地黄　熟地黄　山药　百部　沙参　贝母　茯苓　阿胶　三七　獭肝　菊花　桑叶

木香顺气散(《医学统旨》)：木香　香附　槟榔　青皮　陈皮　厚朴　苍术　枳壳　砂仁　炙甘草

水陆二仙丹(《洪氏集验方》)：金樱子　芡实

不换金正气散(《太平惠民和剂局方》)：藿香　厚朴　苍术　陈皮　半夏　甘草　生姜　大枣

中满分消丸(《兰室秘藏》)：黄芩　黄连　知母　厚朴　枳实　砂仁　陈皮　半夏　泽泻　猪苓　茯苓　人参　白术　姜黄　炙甘草　干姜

石韦散(《外台秘要》)：石韦　冬葵子　瞿麦　滑石　车前子

止嗽散(《医学心悟》)：桔梗　荆芥　紫菀　百部　白前　陈皮　甘草

牛黄清心丸(《太平惠民和剂局方》)：白芍　麦冬　黄芩　当归　防风　白术　柴胡　桔梗　川芎　茯苓　杏仁　神曲　蒲黄　人参　羚羊角　麝香　冰片　肉桂　大豆黄卷　阿胶　白蔹　炮姜　牛黄　犀角　雄黄　山药　甘草　金箔　大枣

化痰通络汤(《临床中医内科学》)：茯苓　半夏　生白术　天麻　胆南星　天竺黄　丹参　香附　酒大黄

五画

加味二妙丸(《杂病源流犀烛·脏腑门》)：黄柏　苍术　萆薢　防己　当归　牛膝　龟甲

加减葳蕤汤(《重订通俗伤寒论》)：玉竹　葱白　桔梗　薄荷　白薇　豆豉　炙甘草　大枣

半夏白术天麻汤(《医学心悟》)：半夏　天麻　茯苓　白术　陈皮　炙甘草　生姜　大枣　蔓荆子

半夏厚朴汤(《金匮要略》)：半夏　厚朴　茯苓　生姜　紫苏叶

半夏泻心汤(《伤寒论》)：半夏　干姜　黄芩　黄连　人参　大枣　炙甘草

右归丸(《景岳全书》)：熟地黄　山药　山茱萸　枸杞子　菟丝子　鹿角胶　杜仲

当归　附子　肉桂

四君子汤(《太平惠民和剂局方》)：人参　白术　茯苓　炙甘草

四神丸(《校注妇人良方》)：肉豆蔻　补骨脂　五味子　吴茱萸　生姜　大枣

四逆散(《伤寒论》)：柴胡　芍药　枳实　炙甘草

四逆汤(《伤寒论》)：生附子　干姜　炙甘草

四妙散(《金匮要略》)：黄柏　苍术　薏苡仁　牛膝

四妙丸(《成方便读》)：黄柏　苍术　薏苡仁　牛膝

四妙勇安汤(《验方新编》)：金银花　玄参　当归　甘草

失笑散(《太平惠民和剂局方》)：五灵脂　蒲黄

左归饮(《景岳全书》)：熟地黄　山茱萸　山药　枸杞子　茯苓　炙甘草

左归丸(《景岳全书》)：熟地黄　山药　山茱萸　枸杞子　菟丝子　鹿角胶　龟甲胶　牛膝

平胃散(《太平惠民和剂局方》)：苍术　厚朴　陈皮　甘草　生姜　大枣

平喘固本汤(《南京中医学院附院验方》)：人参　黄芪　胡桃肉　沉香　冬虫夏草　五味子　苏子　半夏　款冬花　橘红　磁石

归脾汤(《正体类要》)：人参　黄芪　白术　茯苓　酸枣仁　龙眼肉　木香　炙甘草　当归　远志　生姜　大枣

龙胆泻肝汤(《医宗金鉴》)：龙胆草　泽泻　木通　当归　车前子　柴胡　黄芩　栀子　甘草　生地黄

生脉散(《医学启源》)：人参　麦冬　五味子

玉液汤(《医学衷中参西录》)：山药　黄芪　知母　鸡内金　葛根　五味子　天花粉

玉屏风散(《医方类聚》)：黄芪　白术　防风　大枣

玉枢丹(《百一选方》)：山慈菇　五倍子　千金子　大戟　麝香　朱砂　雄黄　糯米

甘露消毒丹(《续名医类案》)：滑石　茵陈　黄芩　石菖蒲　贝母　木通　藿香　射干　连翘　薄荷　白豆蔻

白头翁汤(《伤寒论》)：白头翁　黄柏　黄连　秦皮

白虎汤(《伤寒论》)：知母　石膏　炙甘草　粳米

白虎桂枝汤《金匮要略》：石膏　知母　炙甘草　粳米　桂枝

白虎加人参汤(《伤寒论》)：知母　石膏　粳米　炙甘草　人参

石韦散(《外台秘要》)：石韦　车前子　冬葵子　滑石　瞿麦

圣愈汤(《兰室秘藏》)：黄芪　人参　当归　川芎　生地黄　熟地黄

六　画

地黄饮子(《圣济总录》)：熟地黄　生地黄　山茱萸　肉苁蓉　巴戟天　附子　肉桂　麦冬　石斛　五味子　石菖蒲　远志　生姜　大枣　茯苓

安宫牛黄丸(《温病条辨》)：牛黄　郁金　犀角　黄连　朱砂　冰片　麝香　珍珠

七 画

苏子降气汤(《太平惠民和剂局方》)：紫苏子　半夏　当归　前胡　厚朴　肉桂　炙甘草　生姜　大枣　紫苏叶

苏合香丸(《太平惠民和剂局方》)：白术　木香　犀角　香附　朱砂　诃子　檀香　安息香　沉香　麝香　丁香　荜茇　冰片　薰陆香　苏合香油

补中益气汤(《内外伤辨惑论》)：黄芪　人参　炙甘草　当归　白术　陈皮　升麻　柴胡

补天大造丸(《医学心悟》)：白术　小茴香　黄柏　生地黄　牛膝　天冬　麦冬　杜仲　五味子　陈皮　干姜　侧柏叶　当归

补阳还五汤(《医林改错》)：黄芪　当归尾　赤芍　地龙　川芎　桃仁　红花

补肺汤(《永类钤方》)：五味子　干姜　肉桂　款冬花　麦冬　粳米　桑白皮

补气运脾汤(《统旨方》)：人参　黄芪　白术　茯苓　甘草　砂仁　橘红　生姜·大枣

附子理中丸(《太平惠民和剂局方》)：附子　炮姜　人参　白术　炙甘草

麦门冬汤(《金匮要略》)：麦冬　人参　半夏　甘草　粳米　大枣

麦味地黄丸(《寿世保元》)：麦冬　五味子　山茱萸　生地黄　山药　泽泻　牡丹皮　茯苓

苇茎汤(《备急千金要方》)：苇茎　冬瓜仁　薏苡仁　桃仁

定痫丸(《医学心悟》)：天麻　川贝母　半夏　茯苓　胆南星　石菖蒲　全蝎　甘草　僵蚕　琥珀　灯心草　陈皮　远志　丹参　麦冬　朱砂　鲜竹沥　生姜汁

连朴饮(《霍乱论》)：芦根　黄连　厚朴　石菖蒲　半夏　栀子　淡豆豉

连理汤(《证治要诀类方》)：人参　白术　干姜　茯苓　甘草　黄连

身痛逐瘀汤(《医林改错》)：秦艽　羌活　红花　香附　川芎　没药　甘草　牛膝　桃仁　当归　地龙　五灵脂

沉香散(《太平惠民和剂局方》)：沉香　陈皮　当归　王不留行　石苇　冬葵子　滑石　赤芍　瞿麦　炙甘草

扶元散(《医宗金鉴》)：人参　白术　茯苓　甘草　炙黄芪　当归　白芍　川芎　炙甘草　山药　熟地黄　石菖蒲　生姜　大枣

龟鹿二仙胶(《医便》)：龟甲　鹿角　枸杞子　人参

杏苏散(《温病条辨》)：紫苏叶　半夏　茯苓　前胡　桔梗　枳壳　陈皮　杏仁　甘草　生姜　大枣

八画

青蒿鳖甲汤(《温病条辨》)：青蒿　鳖甲　生地黄　知母　牡丹皮

苓桂术甘汤(《金匮要略》)：茯苓　白术　桂枝　甘草

虎潜丸(《丹溪心法》)：龟甲　黄柏　知母　熟地黄　白芍　锁阳　陈皮　干姜　虎骨

定喘汤(《扶寿精方》)：白果　麻黄　款冬花　桑白皮　紫苏子　甘草　杏仁　黄芩　半夏

实脾散(《重订严氏济生方》)：干姜　附子　白术　茯苓　炙甘草　大枣　槟榔　木瓜　木香　厚朴　草果　生姜

泻心汤(《伤寒论》)：黄连　黄芩　大黄

泻白散(《小儿药证直诀》)：地骨皮　桑白皮　炙甘草　粳米

泻心汤(《金匮要略》)：大黄　黄连　黄芩

泽泻汤(《金匮要略》)：泽泻　白术

驻车丸(《备急千金要方》)：黄连　当归　阿胶　干姜

知柏地黄丸(《症因脉治》)：知母　黄柏　熟地黄　山药　山茱萸　牡丹皮　茯苓　泽泻

金水六君煎(《景岳全书》)：熟地黄　当归　半夏　茯苓　陈皮　炙甘草　生姜

金铃子散(《素问病机气宜·保命集》)：川楝子　延胡索

金匮肾气丸(《金匮要略》)：生地黄　山药　山茱萸　泽泻　茯苓　牡丹皮　附子　桂枝

炙甘草汤(《伤寒论》)：炙甘草　生姜　人参　生地黄　桂枝　阿胶　麦冬　火麻仁　大枣　清酒

参苓白术散(《太平惠民和剂局方》)：人参　白术　茯苓　桔梗　山药　白扁豆　薏苡仁　莲子　砂仁　甘草　大枣

参芪地黄汤(《证治宝鉴》)：人参　黄芪　熟地黄　山茱萸　山药　茯苓　牡丹皮　生姜　大枣

参附汤(《重订严氏济生方》)：人参　附子　生姜

参苏饮(《太平惠民和剂局方》)：人参　紫苏叶　葛根　前胡　半夏　茯苓　炙甘草　桔梗　枳壳　木香　陈皮　生姜　大枣

参附龙牡汤（验方)：人参　附子　煅牡蛎　煅龙骨

参蚧散(《济生方》)：人参　蛤蚧

败毒散(《症因脉治》)：人参　羌活　独活　川芎　柴胡　陈皮　桔梗

九画

真武汤(《伤寒论》)：茯苓　芍药　白术　生姜　附子

茵陈蒿汤(《伤寒论》)：栀子　茵陈　大黄

荆防败毒散(《医学正传》)：荆芥　防风　人参　羌活　独活　柴胡　前胡　川芎　枳壳　茯苓　桔梗　甘草

茜根散(《重订严氏济生方》)：茜根　黄芩　阿胶　侧柏叶　炙甘草　生地黄　生姜

胃苓汤(《丹溪心法》)：苍术　厚朴　陈皮　肉桂　白术　泽泻　茯苓　大枣　猪苓　甘草　生姜

冠心二号(《新编药物学》)：川芎　赤芍　降香　红花　丹参

济生肾气丸(《济生方》)：附子　肉桂　山药　山茱萸　熟地黄　牡丹皮　茯苓　泽泻　牛膝　车前子

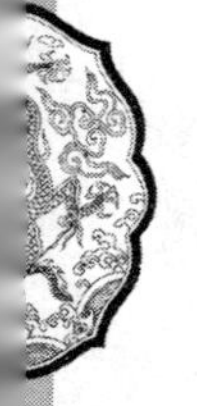

活络效灵丹(《医学衷中参西录》)：当归　丹参　乳香　没药

宣痹汤(《温病条辨》)：防己　杏仁　连翘　滑石　薏苡仁　半夏　蚕砂　赤小豆皮　栀子

养心汤(《仁斋直指方论》)：人参　黄芪　肉桂　五味子　当归　川芎　半夏曲　茯苓　远志　酸枣仁　炙甘草　柏子仁　生姜　大枣

香砂六君子汤(《古今名医方论》)：木香　砂仁　人参　白术　陈皮　茯苓　半夏　炙甘草　生姜　乌梅　大枣

香砂养胃丸(《中药制剂手册》)：白术　橘皮　茯苓　半夏　砂仁　香附　木香　枳实　白豆蔻　藿香　厚朴　甘草　生姜　大枣

独活寄生汤(《备急千金要方》)：生地黄　杜仲　牛膝　桑寄生　当归　芍药　川芎　人参　茯苓　甘草　独活　细辛　肉桂　秦艽　防风

独参汤(《十药神书》)：人参　大枣

保和丸(《丹溪心法》)：山楂　神曲　莱菔子　半夏　陈皮　茯苓　连翘

保元汤(《博爱心鉴》)：人参　黄芪　肉桂　生姜　甘草

保真汤(《十药神书》)：人参　白术　黄芪　甘草　茯苓　五味子　当归　生地黄　熟地黄　天冬　麦冬　赤芍　白芍　柴胡　厚朴　地骨皮　黄柏　知母　陈皮　生姜　大枣

复元活血汤(《医学发明》)：柴胡　天花粉　当归　红花　甘草　穿山甲　大黄　桃仁

星蒌承气汤(《临床中医内科学》)：胆南星　栝蒌　大黄　芒硝

十画

桂枝芍药知母汤(《金匮要略》)：桂枝　芍药　知母　甘草　麻黄　白术　防风　附子　生姜

桂枝茯苓丸(《金匮要略》)：桂枝　茯苓　牡丹皮　桃仁　芍药

桂枝甘草龙骨牡蛎汤(《伤寒论》)：桂枝　炙甘草　煅龙骨　煅牡蛎

桃核承气汤(《伤寒论》)：桃仁　大黄　桂枝　炙甘草　芒硝

桃红四物汤(《玉机微义》)：桃仁　红花　川芎　当归　生地黄　赤芍

桃红饮(《类证治裁》)：桃仁　红花　川芎　当归　威灵仙　麝香

桃仁红花煎(《素庵医案》)：丹参　桃仁　红花　香附　延胡索　青皮　当归　川芎　生地黄　赤芍

桃仁承气汤(《校注妇人良方》)：桃仁　大黄　甘草　肉桂

桃花汤(《伤寒论》)：赤石脂　干姜　粳米

秦艽鳖甲散(《卫生宝鉴》)：地骨皮　柴胡　秦艽　知母　鳖甲　当归　青蒿　乌梅

真武汤(《伤寒论》)：附子　茯苓　芍药　生姜　白术

真人养脏汤(《世医得效方》)：人参　白术　肉豆蔻　肉桂　当归　白芍　诃子　罂粟壳　木香　炙甘草

栝蒌薤白半夏汤(《金匮要略》)：栝蒌　薤白　白酒　半夏

逍遥散(《太平惠民和剂局方》)：白芍　当归　白术　柴胡　茯苓　甘草　薄荷　煨姜

柴胡疏肝散(《证治准绳》)：柴胡　芍药　香附　陈皮　枳壳　川芎　炙甘草

射干麻黄汤(《金匮要略》)：射干　麻黄　细辛　紫菀　款冬花　半夏　五味子　生姜　大枣

调营散(《风劳臌膈》)：莪术　川芎　当归　前胡　白芷　槟榔　赤芍　桑白皮　瞿麦　大腹皮　茯苓　葶苈子　大黄　细辛　肉桂　生姜　大枣　炙甘草

益气补肾汤(《赤水玄珠》)：人参　炙黄芪　白术　茯苓　山药　山茱萸　炙甘草　大枣

益胃汤(《温病条辨》)：沙参　麦冬　冰糖　生地黄　玉竹

消瘰丸(《医学心悟》)：贝母　煅牡蛎　玄参

涤痰汤(《奇效良方》)：人参　茯苓　甘草　橘红　胆南星　半夏　竹茹　枳实　石菖蒲

桑杏汤(《温病条辨》)：桑叶　杏仁　沙参　浙贝母　淡豆豉　栀子　梨皮

桑菊饮(《温病条辨》)：桑叶　菊花　杏仁　甘草　桔梗　芦根　连翘　薄荷

桑白皮汤(《古今医统大全》)：桑白皮　黄芩　黄连　半夏　紫苏子　杏仁　贝母　栀子　生姜

通幽汤(《兰室秘藏》)：桃仁　红花　当归　生地黄　熟地黄　槟榔　升麻　炙甘草

通窍活血汤(《医林改错》)：赤芍　川芎　桃仁　红花　老葱　生姜　大枣　麝香　黄酒

通关散(《世医得效方》)：细辛　薄荷　皂角　雄黄

健脾丸(《证治准绳》)：白术　木香　黄连　甘草　茯苓　人参　神曲　陈皮　砂仁　炒麦芽　山楂　山药　肉豆蔻

顾步汤(《外科真诠》)：黄芪　石斛　当归　牛膝　紫花地丁 人参　甘草　金银花　菊花　蒲公英

十一画

黄芪建中汤(《金匮要略》)：黄芪　饴糖　桂枝　芍药　炙甘草　大枣　生姜

黄芪桂枝五物汤(《金匮要略》)：黄芪　桂枝　芍药　生姜　大枣

黄连解毒汤(《外台秘要》)：黄连　黄柏　黄芩　栀子

黄连温胆汤(《六因条辨》)：半夏　陈皮　竹茹　茯苓　枳实　黄连　甘草　生姜

黄连阿胶汤(《伤寒论》)：黄芩　黄连　阿胶　芍药　鸡子黄

黄芩滑石汤(《温病条辨》)：黄芩　滑石　茯苓皮　大腹支　白豆蔻　通草　猪苓

黄土汤(《金匮要略》)：灶心土　附子　白术　生地黄　阿胶　甘草　黄芩

菖蒲郁金汤(《温病全书》)：石菖蒲　郁金　栀子　竹叶　牡丹皮　连翘　灯心草　木通　鲜竹沥　玉枢丹

菟丝子丸(《沈氏尊生书》)：菟丝子　茯苓　山药　莲子　枸杞子

理中汤(《伤寒论》)：人参　白术　干姜　炙甘草

麻黄附子细辛汤(《伤寒论》)：麻黄　附子　细辛

麻杏石甘汤(《伤寒论》)：麻黄　石膏　杏仁　炙甘草

麻子仁丸(《伤寒论》)：火麻仁　芍药　枳实　大黄　厚朴　杏仁

麻黄汤(《伤寒论》)：麻黄　桂枝　炙甘草　杏仁

麻黄连翘赤小豆汤(《伤寒论》)：麻黄　连翘　赤小豆　杏仁　梓白皮　甘草　生姜　大枣

银翘散(《温病条辨》)：金银花　连翘　薄荷　桔梗　淡竹叶　荆芥　淡豆豉　牛蒡子　芦根　甘草

清心莲子饮(《太平惠民和剂局方》)：莲子　黄芩　地骨皮　车前子　炙甘草　茯苓　黄芪　人参　麦冬

清暑益气汤(《脾胃论》)：黄芪　苍术　升麻　人参　泽泻　神曲　橘皮　白术　麦冬　当归　炙甘草　青皮　黄柏　葛根　五味子

清骨散(《证治准绳》)：银柴胡　胡黄连　秦艽　鳖甲　地骨皮　青蒿　知母　甘草

清瘟败毒散(《疫疹一得》)：石膏　犀角　黄连　栀子　桔梗　黄芩　连翘　淡竹叶　生地黄　知母　赤芍　玄参　牡丹皮　甘草

清金化痰汤(《医学统旨》)：黄芩　栀子　桔梗　麦冬　桑白皮　贝母　知母　栝蒌仁　橘红　茯苓　甘草

清营汤(《温病条辨》)：犀角　生地黄　玄参　竹叶　麦冬　丹参　黄连　金银花　连翘

清宫汤(《温病条辨》)：犀角　玄参　莲心　竹叶　麦冬　连翘

清骨散(《证治准绳》)：银柴胡　胡黄连　秦艽　地骨皮　鳖甲　青蒿　知母　甘草

清瘟败毒饮(《疫疹一得》)：生石膏　生地黄　犀角　黄连　栀子　桔梗　黄芩　知母　赤芍　玄参　连翘　竹叶　甘草　牡丹皮

羚角钩藤汤(《重订通俗伤寒论》)：羚羊角　钩藤　桑叶　菊花　白芍　竹茹　茯苓　川贝　生地黄　甘草

羚羊角汤(《圣济总录》)：羚羊角　百合　川芎　木通　葛根　升麻　黄芩　石膏　龙齿　防风

旋覆代赭汤(《伤寒论》)：旋覆花　代赭石　半夏　生姜　人参　大枣　炙甘草

猪苓汤(《伤寒论》)：猪苓　茯苓　泽泻　阿胶　滑石

十二画

越婢加术汤(《金匮要略》)：麻黄　石膏　生姜　大枣　甘草　白术

葶苈大枣泻肺汤(《金匮要略》)：葶苈子　大枣

葛根芩连汤(《伤寒论》)：葛根　黄芩　黄连　炙甘草

葱白七味饮(《外台秘要》)：葱白　葛根　淡豆豉　生姜　麦冬　生地黄

椒目栝蒌汤(《医醇賸义》)：葶苈子　桑白皮　紫苏子　栝蒌仁　陈皮　半夏　椒目　茯苓　蒺藜　生姜皮

紫雪丹(《千金翼方》)：石膏　寒水石　滑石　芒硝　磁石　朱砂　黄金　玄参　升麻　炙甘草　麝香　青木香　丁香　沉香　犀角　羚羊角　硝石

黑锡丹(《太平惠民和剂局方》)：黑锡　硫磺　川楝子　胡芦巴　木香　附子　肉豆蔻　阳起石　沉香　小茴香　肉桂　补骨脂

犀角地黄汤(《备急千金要方》)：犀角　生地黄　牡丹皮　芍药

温胆汤(《三因极一病证方论》)：半夏　陈皮　枳实　茯苓　竹茹　炙甘草　生姜　大枣　(《备急千金要方》：陈皮　半夏　枳实　竹茹　甘草　生姜)

痛泻要方(《丹溪心法》)：白术　白芍　陈皮　防风

普济消毒饮(《东垣试效方》)：黄芩　黄连　玄参　连翘　板蓝根　马勃　牛蒡子　升麻　柴胡　橘红　薄荷　僵蚕　桔梗　甘草　人参

程氏萆薢分清饮(《医学心悟》)：萆薢　石菖蒲　黄柏　车前子　白术　茯苓　莲心　丹参

疏凿饮子(《重订严氏济生方》)：泽泻　赤小豆　商陆　羌活　大腹皮　椒目　木通　秦艽　槟榔　茯苓皮　生姜

十三画

新加香薷饮(《温病条辨》)：香薷　厚朴　连翘　金银花　扁豆花

锡类散(《金匮翼》)：牛黄　人指甲　冰片　珍珠　象牙屑　青黛　壁钱

搐鼻散(《医学心悟》)：细辛　皂角刺　半夏

十四画

膈下逐瘀汤(《医林改错》)：五灵脂　赤芍　桃仁　红花　牡丹皮　川芎　乌药　延胡索　香附　枳壳　甘草　当归

酸枣汤(《金匮要略》)：酸枣仁　知母　甘草　茯苓　川芎

十五画

增液汤(《温病条辨》)：玄参　麦冬　生地黄

镇肝熄风汤(《医学衷中参西录》)：龙骨　牡蛎　赭石　龟甲　芍药　牛膝　玄参　天冬　麦芽　茵陈　甘草　川楝子

十六画

薏苡仁汤(《类证治裁》)：薏苡仁　川芎　当归　麻黄　桂枝　羌活　独活　防风　川乌　苍术　甘草　生姜

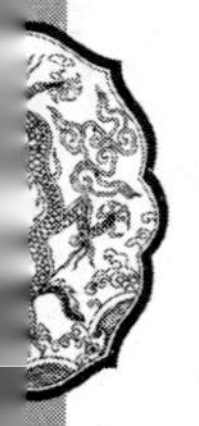

十七画

黛蛤散(《卫生鸿宝》)：青黛　蛤蚧

十九画

藿香正气散(《太平惠民和剂局方》)：藿香　紫苏叶　白芷　桔梗　白术　厚朴　半夏曲　大腹皮　茯苓　陈皮　甘草　大枣

鳖甲煎丸(《金匮要略》)：鳖甲　射干　黄芩　鼠妇　桂枝　干姜　大黄　石韦　紫葳　阿胶　柴胡　炒蜣螂　芍药　牡丹皮　炒䗪虫　葶苈子　半夏　人参　瞿麦　桃仁　赤硝　蜂房　清酒

二十三画

蠲痹汤(《医学心悟》)：羌活　独活　海风藤　秦艽　桂心　当归　川芎　乳香　木香　桑枝　炙甘草

说明：本书中医名词术语主要参照《中医药学名词2004》，全国科学技术名词审定委员会公布．北京：科学出版社，2005。

有关中药名称的特殊说明：

1．本书所用“半夏”指炮制过的半夏，半夏生用以“生半夏”表示。

2．本书所用“天南星”指炮制过的天南星，“胆南星”专指以牛、羊或猪胆汁炮制的天南星，天南星生用以“生南星”表示。

参考文献

1. 王吉耀，廖二元，胡品津. 普通高等教育“十五”国家规划教材·内科学（供8年制及7年制临床医学等专业用）. 北京：人民卫生出版社，2005

2. 叶任高，陆再英主编. 内科学. 第6版. 北京：人民卫生出版社，2004

3. 张伯臾主编. 中医内科学. 北京：人民卫生出版社，1997

4. 梁广寰，李绍白主编. 肝脏病学. 第2版. 北京：人民卫生出版社，2003

5. 田德禄主编. 中医内科学. 北京：人民卫生出版社，2002

6. 段富津主编. 方剂学. 上海：上海科学技术出版社，2003

7. 全国科学技术名词审定委员会公布. 中医药学名词2004. 北京：科学出版社，2005

8. 李经纬，余瀛鳌，蔡景峰等. 中医大辞典. 第2版. 北京：人民卫生出版社，2004

9. 萧树东主编. 胃肠病学和肝病学：基础理论与临床进展. 上海：上海世界图书出版公司，2004

10. 单兆伟，刘沈林，黄峻主编. 内科多发病中西医综合治疗. 北京：人民卫生出版社，2003

11. 李乾构，周学文，单兆伟主编. 实用中医消化病学. 北京：人民卫生出版社，2001

12. 李兆申主编. 消化系统疾病的诊断与鉴别诊断. 天津：天津科学技术出版社，2004

13. 刘亦选，陈镜合主编. 中医内科学. 北京：人民卫生出版社，2002

14. 沈开金主编. 常见胃肠病中医药诊治. 合肥：安徽科学技术出版社，2006

15. 刘友章，邝卫红主编. 胃病中西医诊疗与调养. 广州：广东旅游出版社，2001

16. 陈纪藩. 疑难病证治验精华. 广州：广东科技出版社，2001

17. 郭子光，熊曼琪，徐木林等主编. 现代中医治疗学. 成都：四川科学技术出版社，1995

18. 王书臣，李浩主编. 实用内科病证结合诊断治疗学. 北京：科学技术文献出版社，2003

19. 蒋季杰主编. 现代红斑狼疮病学. 北京：人民军医出版社，2005

20. 叶任高，张道友，刘冠贤主编. 红斑狼疮. 北京：人民卫生出版社，2003

21. 兰金初主编. 对系统性红斑狼疮的认识与治疗. 北京：中国科学技术出版社，2003

22. 中华医学会风湿病学分会. 系统性红斑狼疮诊治指南. 中华风湿病学杂志，

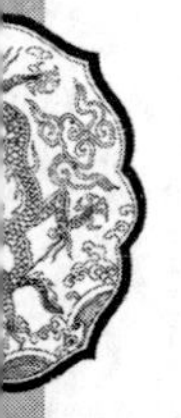

2003，7（8）：508

23．中华医学会风湿病学分会．结节性多动脉炎诊治指南．中华风湿病学杂志，2004，8（7）：436～437

24．周仲瑛主编．中医内科学．北京：中国中医药出版社，2003

25．洪钦国，汤水福主编．中西医结合肾脏病诊断治疗学．广州：广东科技出版社，2001

26．凌锡森，王行宽，陈大舜主编．中西医结合内科学．北京：中国中医药出版社，2001

27．何长民，张训主编．肾脏替代治疗学．上海：上海科学技术文献出版社，1999

28．林善锬主编．当代肾脏病学．上海：上海科技教育出版社，2001

29．钱桐荪主编．肾脏病学．北京：华夏出版社，2001

30．王海燕主编．肾脏病学．北京：人民卫生出版社，2001

31．谢桂权主编．肾脏病中西医诊疗与调养．广州：广东旅游出版社，2000

32．蒋季杰，范亚平主编．现代肾病学．北京：人民卫生出版社，2001

33．叶任高主编．中西医结合肾脏病学．北京：人民卫生出版社，2003

34．王钢，陈以平，邹燕勤主编．现代中医肾脏病学．北京：人民卫生出版社，2003

35．陈镜合，周海平主编．中西医结合急症诊治．北京：人民卫生出版社，2003

36．孙玉安，段文若，李德爱等主编．实用内分泌代谢疾病药物治疗学．北京：人民卫生出版社，2003

37．魏子孝，梁晓春主编．中西医结合内分泌代谢疾病诊疗手册．北京：人民军医出版社，2005

38．刘新民主编．实用内分泌学．北京：人民军医出版社，2004

39．王永炎，栗德林主编．今日中医内科．北京：人民卫生出版社，2000

40．丘和明主编．中医内科学．广州：广东高等教育出版社，1991

41．李顺民主编．现代肾脏病学．北京：中国医药科技出版社，2004

42．蔡光先主编．中西医结合内科学．北京：中国中医药出版社，2006

43．廖二元主编．内分泌学．北京：人民卫生出版社，2004

44．胡仁明主编．内分泌代谢病临床新技术．北京：人民军医出版社，2002

45．周岱翰主编．中医肿瘤学．广州：广州中医药大学，2004

46．吕景山．施今墨医案解读．北京：人民军医出版社，2004

47．危北海，张万岱，陈治水主编．中西医结合消化病学．北京：人民卫生出版社，2003

48．陈灏珠主编．实用内科学．第12版．北京：人民卫生出版社，2005

49．苏诚炼，沈绍功．现代中医心病学．北京：北京科学技术出版社，1997

50．颜红兵，柯元南（编译）．美国冠心病诊断与治疗指南．北京：中国环境科学出版社，2004

51．胡大一，马长生．心脏病学实践－规范化治疗．北京：人民卫生出版社，2006

52. 沈绍功，王承德，闫希军主编. 中医心病诊断疗效标准与用药规范. 北京：北京出版社，2001

53. 黄春林主编. 心血管科专病中医临床诊治. 北京：人民卫生出版社，2000

54. 杨跃进，华伟主编. 阜外心血管内科手册. 北京：人民卫生出版社，2006

55. 周仲瑛，金妙文主编. 中医内科急症学精要. 长沙：湖南科学技术出版社，2004

56. 陈新. 临床心律失常学. 北京：人民卫生出版社，2000

57. 屈松柏，李家庚. 实用中医心血管病学. 第2版. 北京：科学技术文献出版社，2000

58. 陈敏章主编. 中华内科学（下册）. 北京：人民卫生出版社，1999

59. 孔炳耀，李俊主编. 中西医结合神经病治疗学. 北京：人民卫生出版社，2005

60. 李成文，李增富主编. 神经内科中西医结合治疗手册. 北京：人民卫生出版社，2006

61. 张之文，杨宇主编. 现代中医感染性疾病学. 北京：人民卫生出版社，2004

62. 王维治主编. 神经病学. 北京：人民卫生出版社，2005

63. 陈生第主编. 神经病学. 北京：科学出版社，2005

64. Goldman and Bennett 主编. 西氏内科学. 西安：世界图书出版公司，2003

65. 黄如训，梁秀龄，刘焯霖主编. 临床神经病学. 北京：人民卫生出版社，1998

66. 徐新献，王志坦主编. 中西医结合内科手册. 成都：四川科学技术出版社，2003

67. 朱文锋主编. 国家标准应用中医内科疾病诊疗常规. 长沙：湖南科学技术出版社，1999

68. 王伯祥主编. 肝胆病中西医诊疗学. 北京：中国中医药出版社，2000

69. 梁扩寰，李绍白主编. 肝脏病学. 北京：人民卫生出版社，2006

70. ［美］尤金 R. 希夫等主编，黄志强主译. 希夫肝脏病学. 北京：化学工业出版社，2006

71. 李任先，刘国普，周海平主编. 中医内科五脏病学. 广州：广东科技出版社，2001

72. 冯维斌，刘伟胜主编. 呼吸科专病中医临床诊治. 北京：人民卫生出版社，2000

73. 方药中，邓铁涛，李可光等. 实用中医内科学. 上海：上海科学技术出版社，1985

74. 罗慰慈主编. 现代呼吸病学. 北京：人民军医出版社，1998

75. 赵绍琴主编. 赵绍琴内科学. 北京：北京科学技术出版社，2002

76. 胰腺疾病学组. 中国急性胰腺炎诊治指南（草案）. 胰腺病学. 2004，4（1）：35～37

77. 张之南，李蓉主编. 红细胞疾病基础与临床. 北京：科学出版社，2000

78. 陈泊，丘和明主编. 中西医结合血液病治疗学. 北京：人民军医出版社，2001

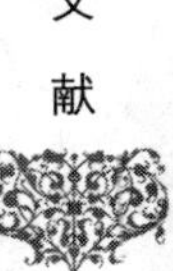

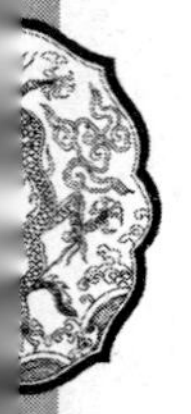

79．张之南．血液病诊断及疗效标准．北京：科学出版社，1998

80．沈迪，王辨明，宋善俊等．临床血液学．北京：人民卫生出版社，1991

81．邓家栋等主编．内科学．上海：上海科学技术出版社，2001

82．卞寿庚．白血病．北京：中国医药科技出版社，2003

83．万达明，裴雪涛．现代血液病学．北京：人民军医出版社，2003

84．杨进主编．血液病中西医结合治疗学．北京：科学技术文献出版社，2005

85．梁冰，葛志红主编．血液科专病中医临床诊治．北京：人民卫生出版社，2005

86．张之南，李家增主编．血液病治疗学．北京：科学技术文献出版社，2005

87．邓家栋，杨崇礼，杨天盈等．邓家栋临床血液学．上海：上海科学技术出版社，2001

88．陈国祯主编．内科学（第二版）．北京：人民卫生出版社，1987